CB004791

Órgãos Internos

PROMETHEUS

Atlas de Anatomia

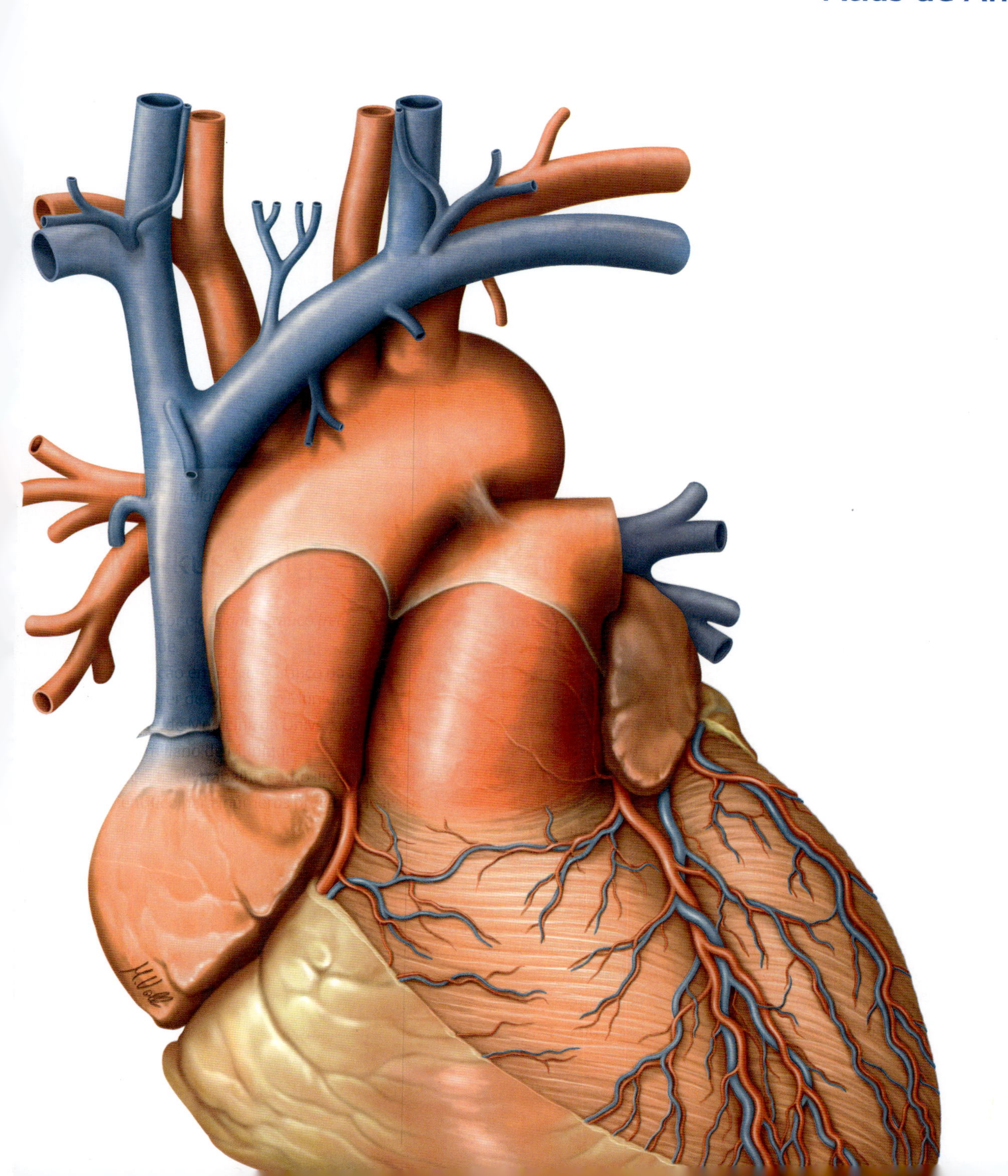

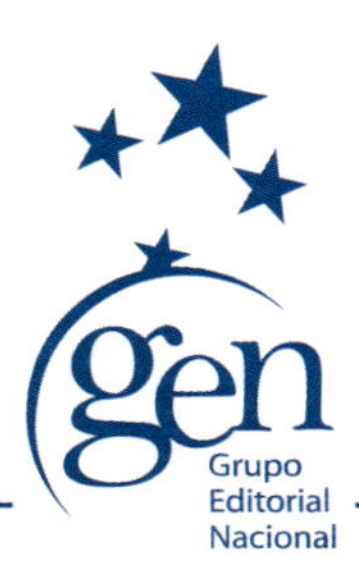
gen
Grupo
Editorial
Nacional

Órgãos Internos

PROMETHEUS

Atlas de Anatomia

Michael Schünke
Erik Schulte
Udo Schumacher

Ilustrações de
Markus Voll
Karl Wesker

6ª edição revisada e ampliada

1.437 ilustrações

Revisão Técnica
Marco Aurélio R. Fonseca Passos MD, Ms, PhD
Médico. Mestre em Anatomia pela Universidade Federal do Rio de Janeiro (UFRJ). Doutor em Ciências pela Universidade do Estado do Rio de Janeiro (UERJ). Chefe do Departamento de Anatomia da UERJ.

Tradução
Mariana Villanova Vieira

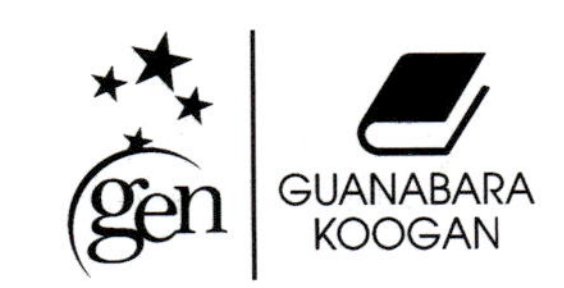

Professor
Dr. med. Dr. rer. nat. Michael Schünke
Anatomisches Institut der
Christian-Albrechts-Universität zu Kiel
Otto-Hahn-Platz 8
24118 Kiel

Professor
Dr. med. Erik Schulte
Universitätsmedizin der
Johannes Gutenberg-Universität Mainz
Institut für Funktionelle und Klinische Anatomie
Johann-Joachim-Becher-Weg 13
55128 Mainz

Professor
Dr. med. Udo Schumacher, FRCPath, FSB, DSc
MSB Medical School Berlin
Hochschule für Gesundheit und Medizin
Rüdesheimer Straße 50
14197 Berlin

Ilustrações
Markus Voll, München (Homepage: www.markus-voll.de)
Karl Wesker, Berlin (Homepage: www.karlwesker.de)

Editoração eletrônica: Anthares

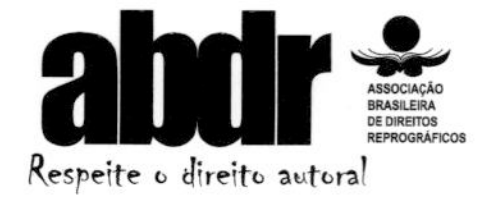

Nota Importante: A medicina é uma ciência em constante mudança e desenvolvimento. A pesquisa e a experiência clínica aumentam continuamente nosso conhecimento, sobretudo em relação ao tratamento adequado e à terapia com fármacos. Quando, neste livro, são mencionadas dosagens ou aplicações, os leitores podem ficar seguros de que os autores, os editores e os divulgadores envidaram todos os esforços para assegurar que tais referências estivessem de acordo com **o conhecimento em vigor no momento da produção do livro**. Entretanto, isso não envolve nem implica nenhuma garantia ou responsabilidade por parte dos editores no tocante a qualquer instrução de dosagem e formas de aplicação citadas neste livro. **Cada usuário deve examinar cuidadosamente** as recomendações dos fabricantes apresentadas em cada medicamento e verificar, se necessário, pela consulta de um clínico geral ou especialista, se a dosagem mencionada ou as contraindicações citadas pelo fabricante diferem daquelas referidas neste livro. Tal exame é, sobretudo, importante para substâncias ou fármacos que são raramente usados ou que foram recentemente introduzidos no mercado. **Os esquemas de dosagem ou formas de aplicação referidos são integralmente do risco e da responsabilidade do próprio usuário.** Os autores e os editores solicitam a cada usuário relatar aos editores eventuais discrepâncias ou falhas observadas.

Ficha catalográfica

S419p
6. ed.
v. 2

Schünke, Michael, 1950-
Prometheus atlas de anatomia : órgãos internos / Michael Schünke, Erik Schulte, Udo Schumacher; ilustração Markus Voll, Karl Wesker; revisão técnica Marco Aurélio R. Fonseca Passos; tradução Mariana Villanova Vieira. - 6. ed., rev. e ampl. - Rio de Janeiro: Guanabara Koogan, 2024.
il.

Tradução de: Prometheus lernatlas der anatomie
Apêndice
Inclui índice
"1.437 ilustrações"
ISBN 9788527740524

1. Anatomia humana - Atlas. 2. Órgãos (Anatomia). I. Schulte, Erik. II. Schumacher, Udo. III. Voll. Markus. IV. Wesker, Karl. V. Passos, Marco Aurélio R. Fonseca. VI. Vieira, Mariana Villanova. VII. Título.

24-88777
CDD: 611.0222
CDU: 611(084.4)

Meri Gleice Rodrigues de Souza - Bibliotecária - CRB-7/6439

Por que Prometheus?

Segundo a mitologia grega, Prometheus despertou a ira de Zeus por ter criado os homens à semelhança dos titãs e lhes entregado o fogo, que representa a iluminação.

Prometheus, em grego, significa "o que pensa adiante"; e, para fazer jus a seu nome, nosso atlas foi elaborado com o objetivo "abrir novos caminhos". Para tal, foi realizada uma ampla pesquisa com estudantes e docentes – em países de língua alemã e nos EUA –, a fim de se obter um projeto único e inovador. O ponto de partida para este trabalho foi investigar o que deveria constar em um atlas de anatomia para que ele fosse ideal para os estudantes. A partir disso, iniciou-se a busca por um conteúdo adequado para que o estudante pudesse aprender, de maneira objetiva e didática, a grande quantidade de informação que a anatomia demanda.

A anatomia – principalmente a anatomia macroscópica – representa um grande desafio para o estudante, uma vez que abrange inúmeros termos e conceitos, além de ser ensinada já no início da graduação, quando o aluno nem sempre consegue perceber a importância das informações e fazer correlações com outras disciplinas, como a fisiologia, por exemplo.

Sabe-se, não obstante, que o conhecimento sólido da anatomia é indispensável para uma prática médica competente, e isso se torna cada vez mais claro com o avanço dos estudos. É importante também conhecer as variantes do corpo humano, porque isso pode ser muito relevante posteriormente no contexto da interpretação dos achados, ou durante as cirurgias, e ajudar a prevenir erros. Em *Prometheus* houve, portanto, especial atenção às variantes da anatomia humana, tais como vasos sanguíneos adicionais ou não conformes, ou anomalias posicionais de órgãos, ao mesmo tempo que se buscou criar um modelo bem estruturado para facilitar o aprendizado do aluno. Para alcançar esse objetivo, os tópicos foram escolhidos cuidadosamente, visando estabelecer, desde o início, conexões importantes com a atividade clínica do futuro profissional da saúde. Outro propósito foi o de apresentar as figuras sempre acompanhadas de comentários explicativos, conduzindo o leitor, passo a passo, a uma compreensão detalhada dos conceitos e de complexas conexões.

O fato de a anatomia macroscópica ser considerada em muitas áreas – com exceção de alguns conteúdos neuroanatômicos – uma matéria "fechada" foi de grande ajuda. Algo inédito representaria uma exceção. A regra é um conhecimento especializado e estabelecido em muitas áreas, que somente ganha nova visão, em face de mudanças das exigências clínicas. A anatomia seccional é conhecida pelos anatomistas há mais de 80 anos, apesar de não ser amplamente utilizada. Ela passou por um grande renascimento com o avanço de novas técnicas de imagem, tais como as de TC e de RM, que sequer podem ser interpretadas sem um profundo conhecimento da anatomia seccional.

A anatomia pode não ser "nova" no sentido estrito da palavra, mas a maneira da apresentação didática tem de ser moderna e atualizada. Em suma, nosso objetivo maior foi produzir um atlas que representasse um guia didático ao estudante e que lhe despertasse o interesse para essa importante área. Esperamos que *Prometheus* sirva, igualmente, a alunos e profissionais da saúde como uma fonte abalizada e segura de informações.

"Para alcançar o possível, deve-se tentar o impossível."
(Rabindranath Tagore)

Michael Schünke, Erik Schulte, Udo Schumacher,
Markus Voll e Karl Wesker
Kiel, Mainz, Hamburgo, Munique e Berlim, agosto de 2022

Agradecimentos

Em primeiro lugar e sempre, gostaríamos de agradecer às nossas famílias, a quem dedicamos esta obra.

Desde o primeiro volume de *Prometheus*, em 2005, recebemos inúmeras notas e sugestões. Gostaríamos de usar esta página para expressar os nossos sinceros agradecimentos às seguintes pessoas que de alguma forma ajudaram ao longo dos anos a aprimorar o *Prometheus*:

Dr. rer. nat. Kirsten Hattermann, Dr. med. dent. Runhild Lucius, Prof. Dr. Renate Lüllmann-Rauch, Prof. Dr. Jobst Sievers, Dr. med. dent. Ali Therany, Prof. Dr. Thilo Wedel (todo o Instituto de Anatomia da Universidade Christian-Albrechts de Kiel) e Prof. Univ. Dr. med. Christoph Düber (Universidade de Medicina de Mainz), Dr. med. dent. Christian Friedrichs (Prática de Odontologia Restauradora e Endodontia, Kiel), Prof. Dr. Reinhart Gossrau (Charité Berlin, Instituto de Anatomia), Prof. Dr. Daniel Haag-Wackernagel (Basileia), Dr. med. Johannes Martin Hahn (Tübingen), Prof. Dr. med. Stefan Müller-Hülsbeck (DIAKO Krankenhaus gGmbH Flensburg), Dr. Róbert Késmárszky, MD, Prof. Susanne Klutmann (UKE Hamburg), Michael Kriwat (Kiel), Prof. Dr. Paul Peter Lunkenheimer (Universidade Westphalian Wilhelms de Münster), Prof. Dr. Janos Mester (UKE Hamburg), docente particular Dr. Jörg Detlev Moritz (Departamento de Radiologia e Neurorradiologia Kiel), docente particular Dr. Thomas Müller (Universidade de Medicina de Mainz), docente particular Dr. Dan mon O'Dey (Luisenhospital Aachen), Dr. Kai-Hinrich Olms, Cirurgia do Pé de Bad Schwartau, Dr. med. Dipl. Fis. Daniel Paech (Centro Alemão de Pesquisa do Câncer de Heidelberg), OA Dr. Thilo Schwalenberg (Clínica Urológica do Hospital Universitário de Leipzig), Dr. med. Hans-Peter Sobotta (Fundação Herzogin Elisabeth Hospital de Braunschweig), Prof. Dr. em. Katharina Spanel-Borowski (Universidade de Leipzig), Dr. Jürgen Specht (Orthopaedicum Frankfurt), Prof. Dr. Christoph Viebahn (Universidade de Göttingen), Dr. med. Imke Weyers (Universidade de Lübeck).
Pelo elaborado trabalho de revisão, em particular no contexto da 1ª edição, agradecemos a bióloga Gabriele Schünke, Dr. med. Jakob Fay e cand. med. Claudia Dücker, cand. med. Simin Rassouli, cand. med. Heike Teichmann, cand. med. Susanne Tippmann e cand. med. dent. Sylvia Zilles, especialmente pela ajuda com as legendas, Dr. Julia Jörns-Kuhnke.

Um agradecimento especial para os nossos dois editores de arte, Stephanie Gay e Bert Sender. A capacidade de organizar imagens e textos, relacionando-os lado a lado em duas páginas, foi fundamental para a qualidade didática e visual do nosso atlas.

Prometheus não teria surgido sem a editora. Como são sempre as pessoas, e não as instituições que tornam um projeto desse tipo possível, agradecemos especialmente àqueles que supervisionaram este projeto. "O impossível tornou-se possível" graças ao Dr. Jürgen Lüthje, programador da Thieme-Verlag. Ele não apenas conseguiu aliar os desejos dos autores e dos artistas gráficos às necessidades reais, mas também manteve ao longo dos anos de trabalho uma equipe de cinco pessoas concentrada em um projeto cujo objetivo nos era conhecido desde o início e cuja ampla dimensão, no entanto, só nos foi aberta ao máximo durante o nosso trabalho. O seu mérito é não ter deixado que os obstáculos impedissem a conquista do objetivo comum de toda a equipe. A paciência admirável e a capacidade de equilíbrio, especialmente em situações problemáticas, mostraram-se nas inúmeras conversas com ele. Portanto, ele merece o nosso sincero e profundo agradecimento. Desde que o Dr. Jürgen Lüthje se aposentou em 2018, o Dr. Jochen Neuberger assumiu *Prometheus* com grande empenho, continuando o desenvolvimento em conjunto com a equipe anterior.

A Sra. Sabine Bartl foi, no melhor sentido do termo, o ponto de referência para os autores. Ela leu – como estudiosa, e não como médica – todos os textos e, em conexão com as imagens, avaliou se para um (ainda não) médico – um estudante do ciclo básico – a lógica da apresentação seria realmente óbvia. Desse modo, sugeriu a reformulação do texto com inúmeras propostas. Graças às suas sugestões, os temas foram reformulados e reconfigurados. Não apenas os autores devem agradecê-la: o leitor, a quem agora os fatos estão bem acessíveis, também se beneficia do seu talento didático.

O Sr. Martin Spencker, Diretor de Publicação de Estudos e Ensino na publicação da 1ª edição, foi, como principal responsável pelo projeto, a conexão crucial na coordenação entre editores, por um lado, e autores e artistas gráficos, por outro. Sua capacidade de lidar com problemas e ambiguidades por meio de decisões rápidas e não convencionais beneficiou muito o projeto. A sua abertura a todas as preocupações dos autores e artistas gráficos, a transparência e a equidade em todas as discussões deram ao projeto cada vez mais impulso e condições estruturais claras para uma parceria aberta e cooperativa. Agradecemos muito a sua contribuição para esta obra.

Sem qualquer exceção, o trabalho conjunto com todos os funcionários da editora Thieme foi, em todos os momentos, agradável e amigável. Infelizmente, por motivos de espaço, não podemos mencionar aqui todas as pessoas que de algum modo estiveram envolvidas na conclusão do *Prometheus*. Nós nos limitamos, portanto, a alguns funcionários que tiveram uma ligação especial com este livro. Neste contexto, gostaríamos de agradecer a Antje Bühl, que esteve presente desde o início como assistente do projeto e assumiu vários trabalhos, como, por exemplo as revisões constantes dos leiautes e a assistência na captura das legendas, a Yvonne Straßburg, Michael Zepf e Laura Diemand, que se certificaram de que *Prometheus* fosse impresso no tempo planejado e dedicaram ao longo do processo de produção toda a sua experiência; Susanne Tochtermann-Wenzel e Anja Jahn, pelo apoio com questões técnicas sobre as ilustrações, Julia Fersch, que garantiu que *Prometheus* também estivesse acessível via eRef., a Almut Leopold e Dr. Wilhelm Kuhn pelo excelente índice; a Marie-Luise Kürschner e Nina Jentschke pelo atraente estilo da capa; e Dr. Thomas Krimmer, Liesa Arendt, Birgit Carlsen, Stephanie Eilmann, Marion Hamm e Anne Döbler representam todos que orientam ou orientaram *Prometheus* em termos de *marketing*, vendas e relações públicas.

Os autores, agosto de 2022

Quem está por trás de *Prometheus*

Uma obra como *Prometheus* somente pode ser criada quando as pessoas envolvidas nela trabalham lado a lado. E foi pelo intercâmbio ativo entre os professores de anatomia Michael Schünke, Erik Schulte e Udo Schumacher, por um lado, e entre os ilustradores anatômicos Markus Voll e Karl Wesker, por outro, que surgiu esta obra didática e artística como se apresenta diante dos seus olhos.

A criação de unidades de aprendizagem que abordam consistentemente um tópico em duas páginas lado a lado é, em si mesma, um grande desafio. Os autores devem selecionar o conteúdo com precisão, compilá-lo e fornecê-lo com legendas explicativas. No entanto, a forma como este conteúdo é apresentado no atlas, o quão atraente e memorável é, depende muito das imagens – em *Prometheus* há agora cerca de 5.000

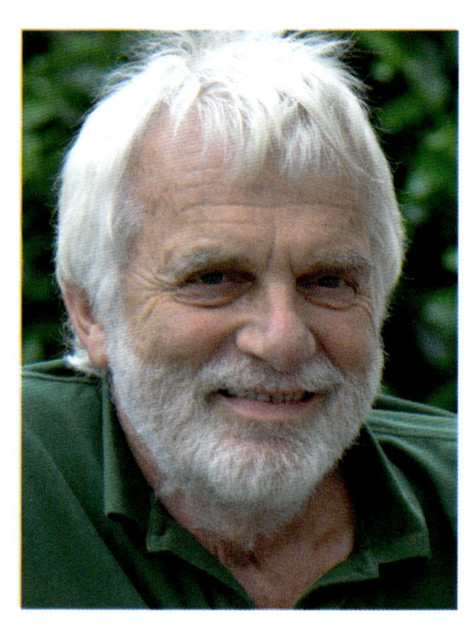

Foto: particular

Prof. Dr. med. Dr. rer. nat. Michael Schünke

Instituto de Anatomia, Universidade de Kiel
Estudo de Biologia e Medicina em Tübingen e Kiel
Ensino intensivo de estudantes de Medicina e Fisioterapeutas
Autor e tradutor de outros livros didáticos

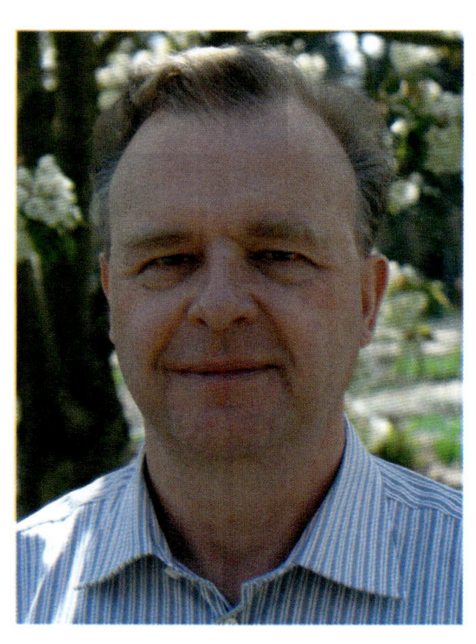

Foto: Kristina Schäfer

Prof. Dr. med. Erik Schulte

Instituto de Anatomia Funcional e Clínica da Universidade de Medicina de Mainz
Estudo de Medicina em Freiburg
Ensino intensivo de estudantes de Medicina
Prêmio de Excelência em Ensino em Mainz

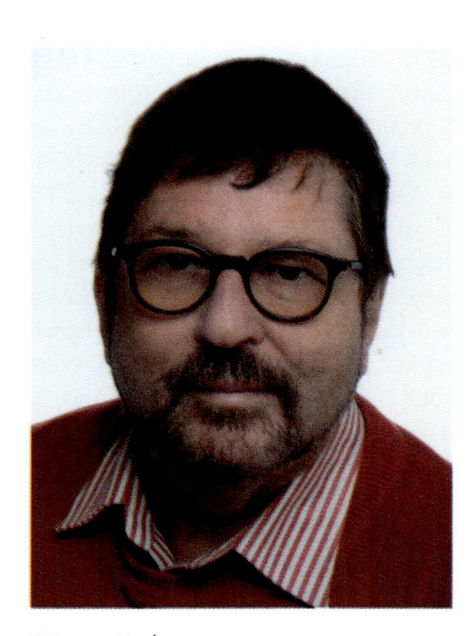

Foto: particular

Prof. Dr. med. Udo Schumacher

MSB Faculdade de Medicina de Berlim
Estudo de Medicina em Kiel, bem como um ano em temporada de estudos no Instituto Wistar de Anatomia e Biologia, Filadélfia
Ensino intensivo de estudantes de Medicina, Fisioterapeutas e Candidatos a Especialista (FRCS). Vários anos de residência em Southampton, com experiência em ensino transversal e integrado

imagens! Para criá-las, Markus Voll e Karl Wesker acumularam décadas de experiência em ilustração anatômica, visitaram coleções anatômicas, estudaram espécimes e trabalharam com obras de anatomia antigas e novas. Assim foi criado o *Prometheus*.

Prometheus o guiará com segurança, passo a passo, pela anatomia e mostrará o importante papel que a anatomia desempenha nas práticas posteriores: seja em uma cirurgia intestinal para um tumor, uma punção do tímpano para uma infecção da orelha média ou um exame de uma gestante – o profundo conhecimento anatômico é sempre necessário. Sem ele, não existe o bom médico.

Além disso, *Prometheus* não o poupará do aprendizado, o tornará, sim, ainda mais bonito. Assim garantem os autores e *designers* gráficos.

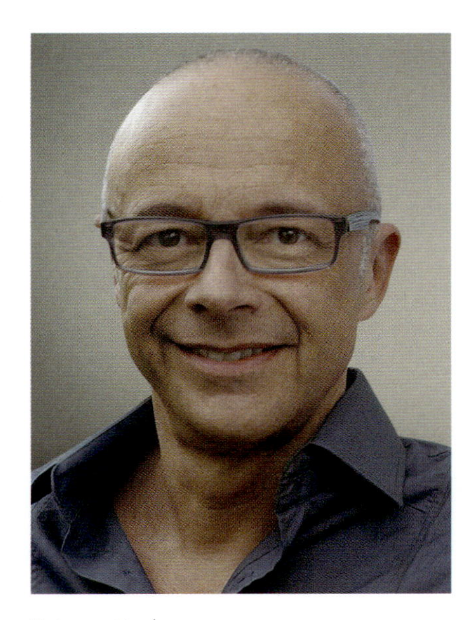

Foto: particular

Markus Voll

Ilustrador e *designer* gráfico *freelancer* em Munique
Formação em *Design* Gráfico na Escola Blocherer de *Design* em Munique
Estudo de Medicina na Universidade Luís Maximiliano de Munique
Décadas de trabalho como ilustrador científico para inúmeros projetos de livros

Foto: particular

Karl Wesker

Pintor *freelancer* e artista gráfico em Berlim
Treinamento em Estereografia e Litografia
Estudo de Comunicação Visual na Escola Politécnica de Münster e na Universidade de Artes de Berlim e História da Arte na Universidade Técnica de Berlim
Ativo há décadas na pintura livre e em desenhos gráficos científicos, como em projetos de livros de Anatomia

Sumário

A Estrutura e Desenvolvimento Embrionário dos Sistemas de Órgãos

B Tórax

C Abdome e Pelve

1 Visão Geral das Cavidades Abdominal e Pélvica

2 Organização das Vias de Condução

3 Sistema Digestório: Órgãos, Vias Circulatórias e Inervação

4 Sistema Urinário: Órgãos, Vias Circulatórias e Inervação

5 Sistema Genital: Órgãos, Vias Circulatórias e Inervação

6 Anatomia Topográfica

D Sistemática do Suprimento dos Órgãos

E Sinopse

Apêndice

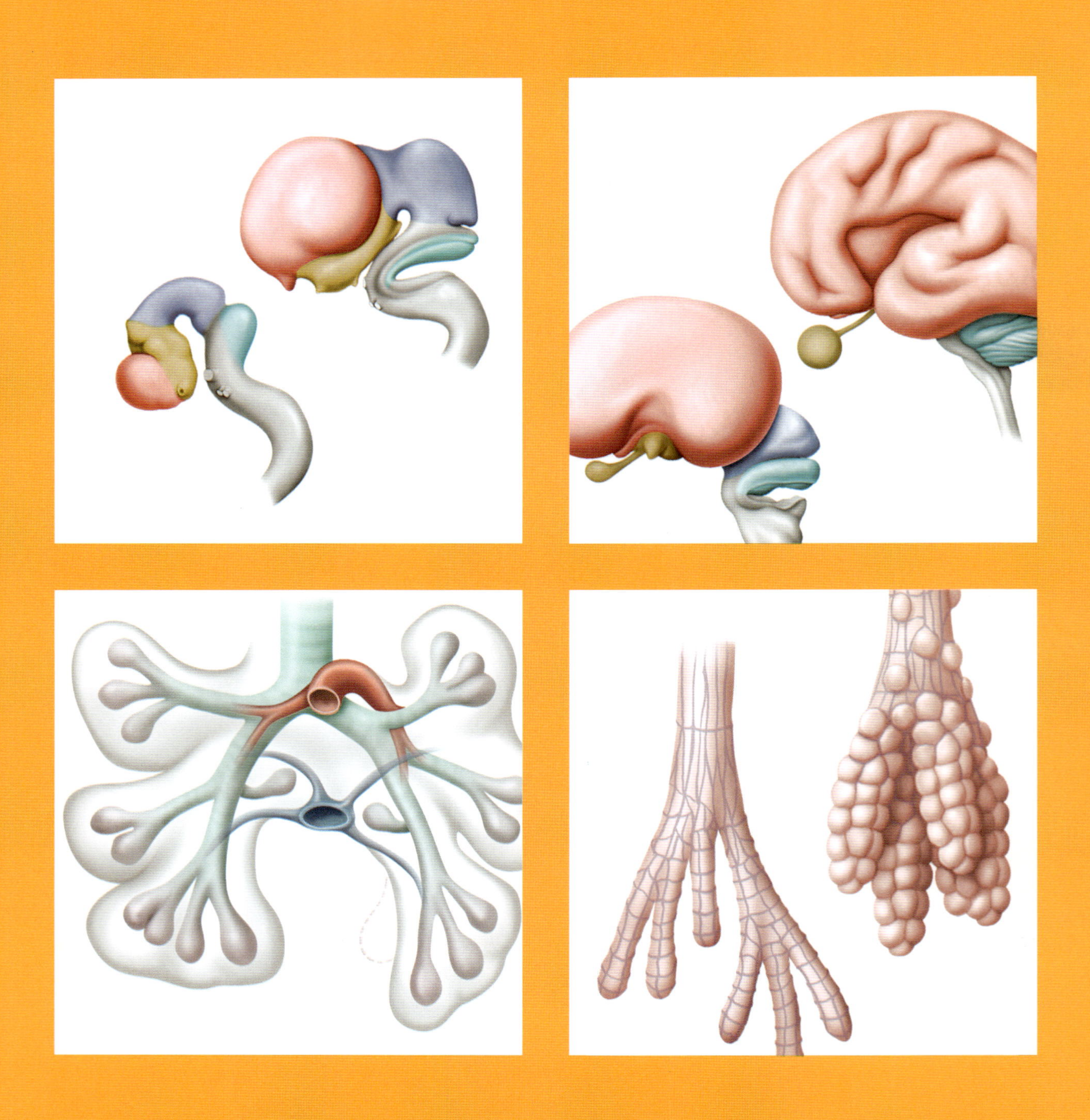

A Estrutura e Desenvolvimento Embrionário dos Sistemas de Órgãos

1.1 Definições, Visão Geral e Evolução das Cavidades Corporais

Definições

Como ocorre em todos os organismos superiores, vários níveis estruturais do corpo humano, organizados de maneira hierárquica, podem ser distinguidos:

- Uma **célula** é a unidade de organização biológica viva e essencialmente independente
- Um **tecido** é composto por células semelhantes e por uma matriz extracelular associada. O tecido forma uma associação celular de função mais uniforme
- Um **órgão** é uma associação estruturalmente delimitada, composta por vários tecidos. Consequentemente, ele reúne as funções dos tecidos constituintes
- Um **sistema de órgãos** é uma associação de vários órgãos que tem uma mesma função. Desta forma, por exemplo, os órgãos relacionados com a digestão são reunidos de modo a formar o *sistema digestório.* Os órgãos individuais se encontram, em sua maior parte, associados uns aos outros do ponto de vista morfológico. Em vez do conceito "*sistema* de órgãos", o conceito "*aparelho* de órgãos" tem sido frequentemente utilizado
- Finalmente, um **organismo** é composto por vários sistemas de órgãos.

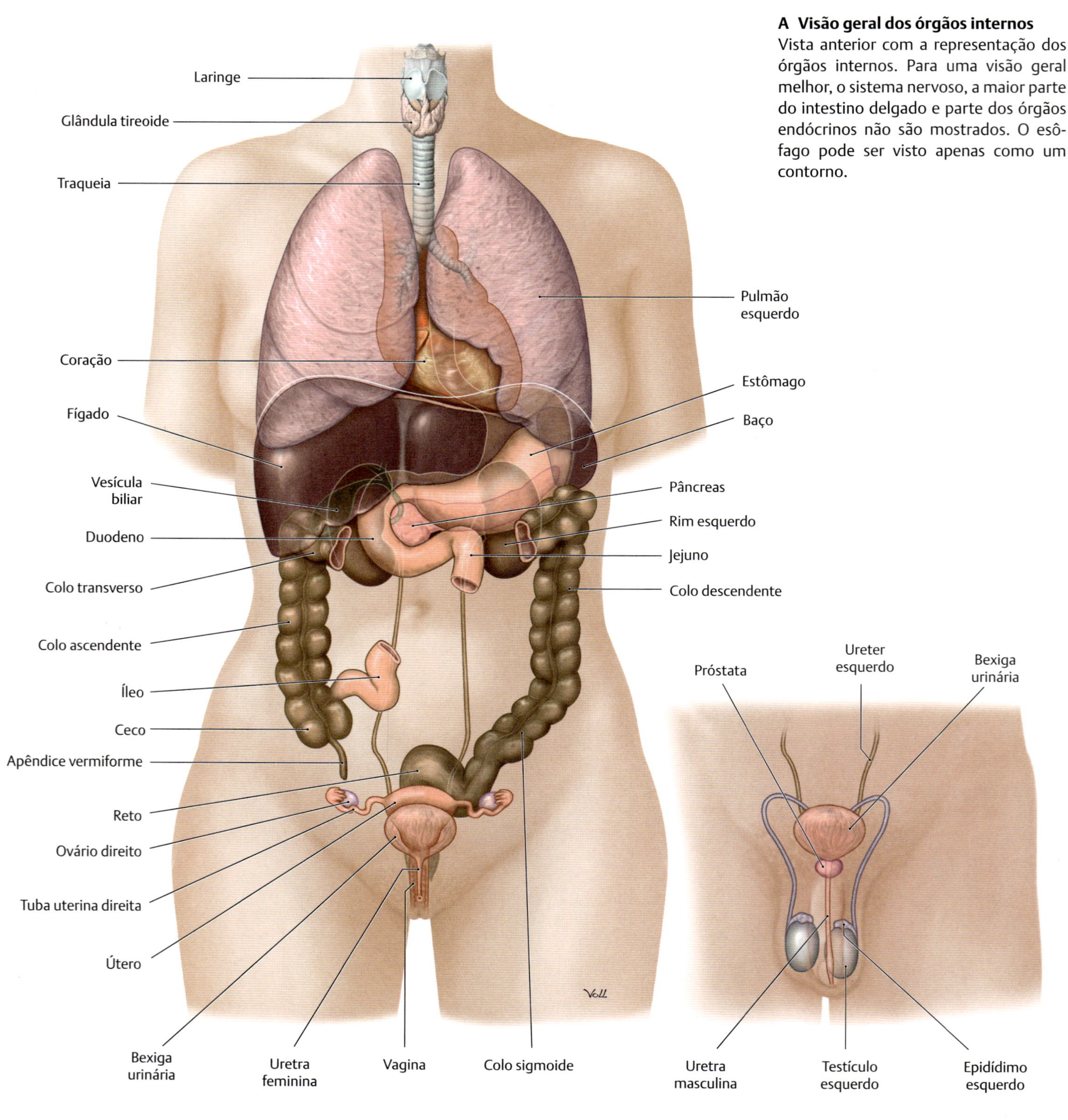

A Visão geral dos órgãos internos

Vista anterior com a representação dos órgãos internos. Para uma visão geral melhor, o sistema nervoso, a maior parte do intestino delgado e parte dos órgãos endócrinos não são mostrados. O esôfago pode ser visto apenas como um contorno.

B Visão geral dos sistemas de órgãos

A despeito de que cada associação morfologicamente delimitada e formada por vários tecidos é caracterizada como um órgão (segundo esta definição, cada músculo seria um órgão), no uso diário, este conceito é utilizado para os órgãos da cabeça, do pescoço e das cavidades corporais. Os órgãos no interior do corpo são, portanto, caracterizados como órgãos internos ou vísceras. Dentre outras utilidades, este atlas deve auxiliar no estudo da anatomia nos cursos de dissecção, uma vez que os órgãos internos estão representados aqui topograficamente, como nas preparações da dissecção. Entretanto, como os órgãos individuais formam sistemas inter-relacionados, dos pontos de vista morfológico e funcional, sem manter uma organização topográfica, devido ao desenvolvimento embrionário, estes sistemas de órgãos – incluindo a sua embriologia – foram inicialmente representados de forma integrada. Esta visão geral é um pré-requisito para a compreensão da posição, do formato e da função dos órgãos internos no organismo adulto.

Observação: Os nervos periféricos, a medula óssea vermelha e o sangue não são habitualmente caracterizados como "órgãos". Entretanto, no contexto geral, também foram aqui representados, uma vez que pertencem aos sistemas de órgãos de modo geral.

* Os órgãos que se encontram no pescoço ou na cabeça, e que por isso não foram mencionados aqui, foram destacados em itálico.

Sistema	Órgãos*
Sistema digestório	*Cavidade oral com os dentes e as glândulas salivares, a faringe*, o esôfago, o estômago, o intestino delgado, o intestino grosso, o reto, o pâncreas, o fígado e a vesícula biliar
Sistema respiratório	*Cavidade nasal e seios paranasais, laringe*, traqueia, pulmões
Sistema urinário	Rim, ureter, bexiga urinária, uretra
Sistema genital	♀ Útero, tuba uterina, ovário, vagina, glândulas vestibulares maiores (de Bartholin) ♂ Testículo, epidídimo, ducto deferente, glândulas seminais, próstata, glândulas bulbouretrais (de Cowper)
Sistema circulatório	Coração, vasos sanguíneos, sangue e *medula óssea vermelha*
Sistema imunológico	*Medula óssea vermelha, tonsilas*, timo, baço, linfonodos, troncos linfáticos centrais
Sistema endócrino	*Glândula tireoide, glândulas paratireoides*, glândulas suprarrenais, paragânglios, pâncreas endócrino (órgão insular – ilhotas de Langerhans), ovário, testículo, *hipófise, hipotálamo*
Sistema nervoso	*Encéfalo, medula espinal*, parte periférica do sistema nervoso (com uma parte *somática* e uma parte visceral)

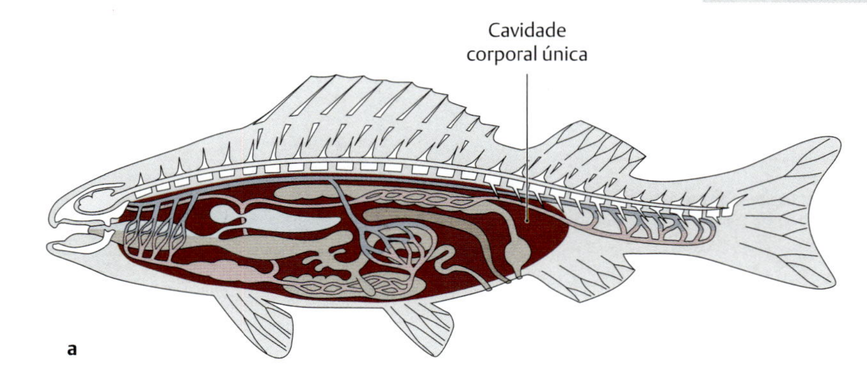

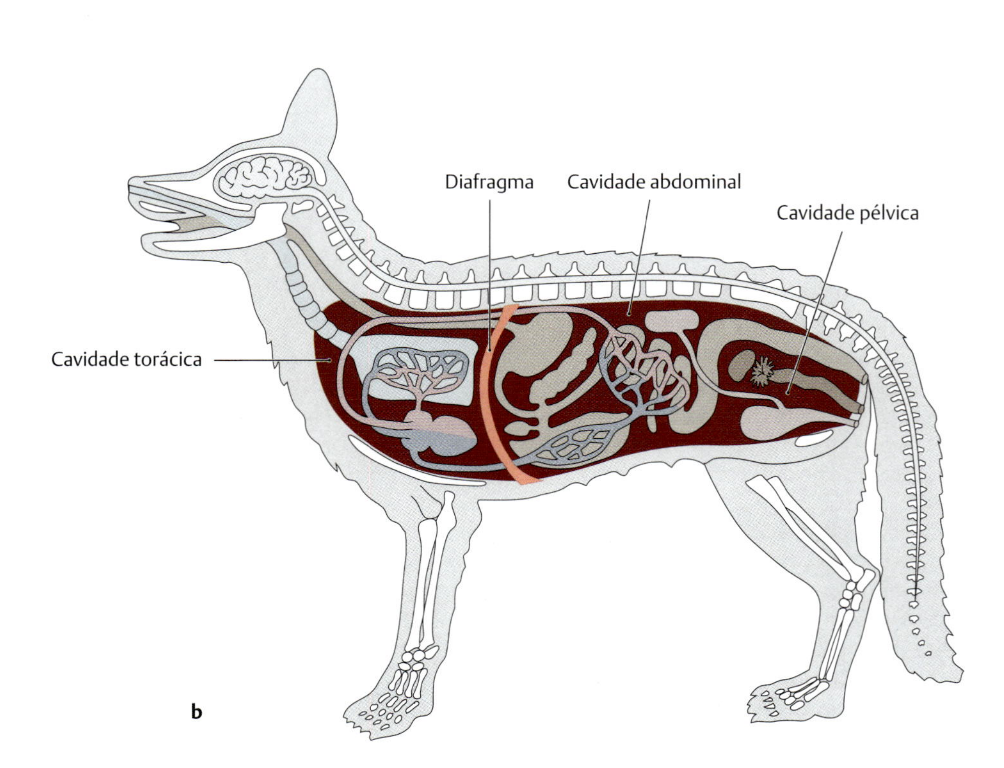

C Evolução das cavidades corporais

Enquanto nos peixes (**a**) todos os órgãos internos se encontram em uma mesma cavidade corporal, o diafragma separa a cavidade torácica da cavidade abdominal nos mamíferos (**b**). Devido ao desenvolvimento embrionário comum, a estrutura de ambas as cavidades corporais é, em princípio, semelhante. Os diferentes conceitos anatômicos para estruturas semelhantes (p. ex., pleura e peritônio) não têm suporte do ponto de vista funcional. A cavidade abdominal nos mamíferos se continua diretamente com a cavidade pélvica sem qualquer barreira anatômica, de modo que as cavidades formam um espaço conjunto do ponto de vista funcional, apenas separado topograficamente pelo osso do quadril. A unidade anatômica formada pelas cavidades abdominal e pélvica é importante clinicamente: inflamações e tumores podem se propagar nesses compartimentos sem barreiras anatômicas. O diafragma representa uma barreira no trajeto desse tipo de propagação da cavidade abdominal para a cavidade torácica e vice-versa.

1.2 Diferenciação dos Folhetos Embrionários e Desenvolvimento das Cavidades Corporais

A Diferenciação dos folhetos embrionários

Após a formação do disco embrionário tridérmico no final da 3ª semana de desenvolvimento (ver **B**), os componentes primordiais (diferentes células precursoras em processo de diferenciação) dos diferentes tecidos e órgãos se organizam em um plano geral da estrutura do corpo. A partir dos três folhetos embrionários (ectoderma, mesoderma e endoderma), todos os principais órgãos externos e internos se diferenciam no período embrionário que se segue (4ª–8ª semanas de desenvolvimento), caracterizando a organogênese. Ao mesmo tempo, o embrião começa a se dobrar, levando a uma modificação fundamental do formato dos seus componentes internos e externos. No fim do período embrionário, o formato definitivo do corpo – com suas características principais – já é visível e os órgãos ocupam a sua posição definitiva tanto no interior quanto no exterior das cavidades corporais.

Ectoderma	Tubo neural		Encéfalo, retina, medula espinal
	Crista neural	Crista neural cefálica	Gânglios sensitivos e parassimpáticos, sistema nervoso intramural dos intestinos, células parafoliculares, musculatura lisa, melanócitos, glomo carótico, tecido ósseo, tecido cartilaginoso, tecido conjuntivo, dentina e cemento dos dentes, derme e tela subcutânea da região da cabeça
		Crista neural do tronco	Gânglios sensitivos e autônomos, glia periférica, medula da glândula suprarrenal, melanócitos, plexo intramural
	Ectoderma superficial	Placoides ectodérmicos	Adeno-hipófise, gânglios sensitivos craniais, epitélio olfatório, orelha interna, lente
			Órgão dentário (ou órgão do esmalte), epitélio da cavidade oral, glândulas salivares, cavidades nasais, seios paranasais, vias lacrimais, meato acústico externo, epiderme, folículos pilosos e pelos, unhas, glândulas da pele
Mesoderma	Mesoderma axial	Notocorda, mesoderma pré-cordal	Músculos extrínsecos do bulbo do olho
	Mesoderma paraxial		Coluna vertebral, costelas, musculatura esquelética, tecido conjuntivo, derme e tela subcutânea do tronco e de uma parte da cabeça, musculatura lisa, vasos sanguíneos
	Mesoderma intermediário		Rins, gônadas, ductos excretores renais e genitais
	Mesoderma lateral	Folheto esplâncnico ou visceral (esplancnopleura)	Coração, vasos sanguíneos, musculatura lisa, parede do sistema digestório, sangue, córtex da glândula suprarrenal, folheto visceral das túnicas serosas
		Folheto somático ou parietal (somatopleura)	Esterno, membros sem a musculatura, derme e tela subcutânea da parede anterolateral do corpo, musculatura lisa, tecido conjuntivo, folheto parietal das túnicas serosas
Endoderma			Epitélios do sistema digestório, sistema respiratório, glândulas digestórias, glândulas da faringe, tubas auditivas, cavidade timpânica, bexiga urinária, timo, glândulas paratireoides, glândula tireoide

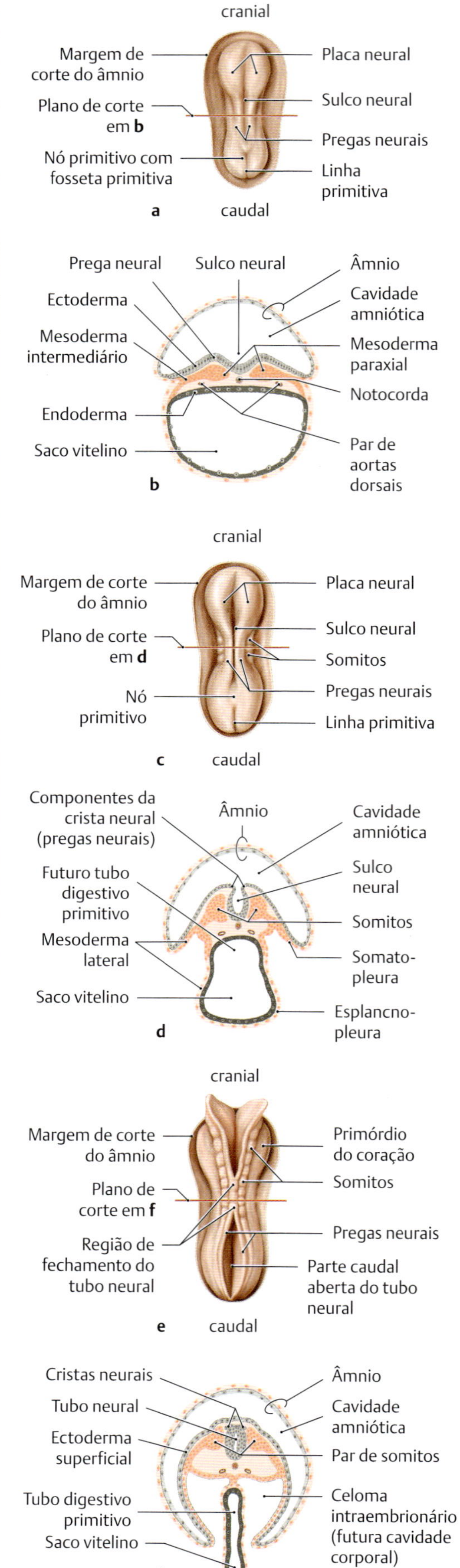

B Neurulação e formação dos somitos

a, c e **e** Disco embrionário em vista posterior após a retirada do âmnio.
b, d e **f** Corte transversal esquemático dos estágios correspondentes à altura dos planos de corte especificados em **a, c** e **e**; informações da idade p. o. (= pós-ovulação).

Durante a neurulação (formação do tubo neural, acompanhado do sulco neural; primórdio do SNC), sob a influência indutora da notocorda, o neuroectoderma se separa do ectoderma superficial e o tubo neural – juntamente com componentes das cristas neurais – se posiciona mais internamente.

a e **b** Disco embrionário de 19 dias: Na região da placa neural, desenvolve-se o sulco neural.

c e **d** Disco embrionário de 20 dias: No mesoderma paraxial, localizado lateralmente ao sulco neural e à notocorda, formam-se os primeiros somitos (contendo componentes celulares para a formação da coluna vertebral da musculatura e da tela subcutânea). Lateralmente aos somitos, seguem-se o mesoderma intermediário e o mesoderma lateral. O sulco neural começa a se fechar, formando o tubo neural, e inicia-se o dobramento do embrião.

e e **f** Embrião de 22 dias: Em ambos os lados do tubo neural, já parcialmente fechado e situado mais profundamente, podem ser identificados oito pares de somitos. No mesoderma lateral, com o surgimento do celoma intraembrionário, forma-se o primórdio das futuras cavidades corporais, com um folheto parietal (somatopleura) e um folheto visceral (esplancnopleura). Na superfície voltada para o celoma, desenvolve-se o mesotélio – tanto na somatopleura quanto na esplancnopleura –, correspondendo ao futuro revestimento das túnicas serosas das cavidades pericárdica, pleural e peritoneal. O mesotélio é um epitélio simples pavimentoso derivado de células mesenquimais. Os componentes celulares da crista neural começam a migrar em meio ao mesoderma, enquanto os somitos se diferenciam em esclerótomos, miótomos e dermátomos.

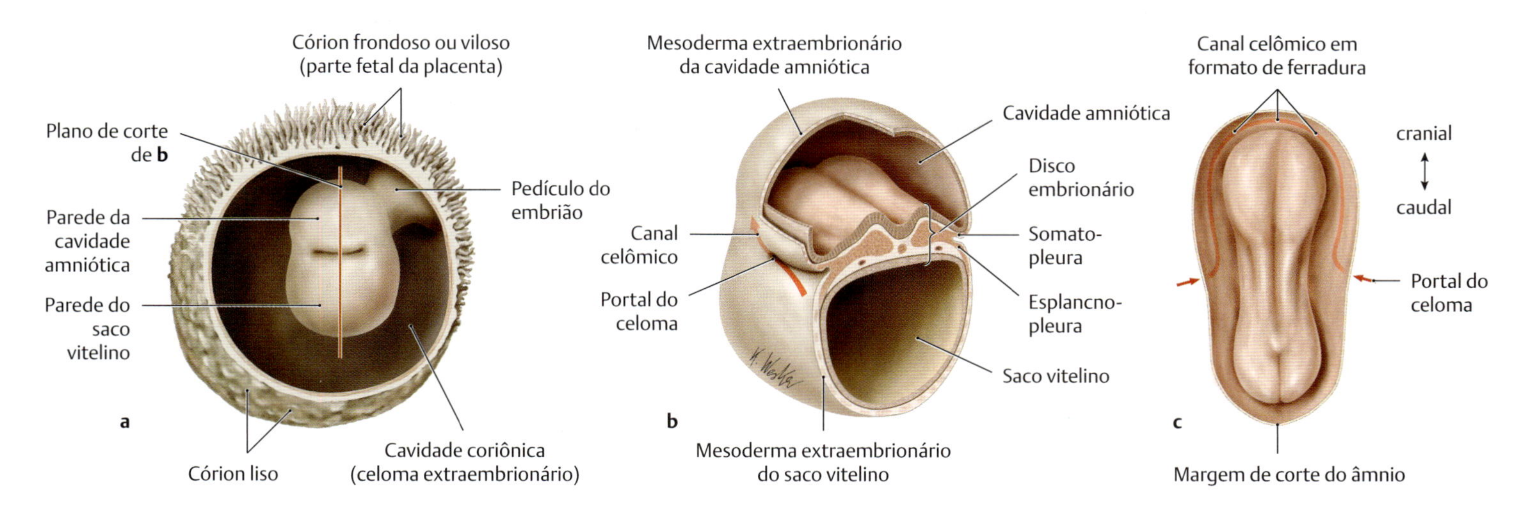

C Formação do celoma intraembrionário
a Visualização a partir de uma abertura feita na cavidade coriônica (celoma extraembrionário); **b** Corte através da cavidade amniótica, do disco embrionário e do saco vitelino (a cavidade coriônica foi removida); **c** Vista superficial do disco embrionário (o canal do celoma intraembrionário está representado em vermelho). As cavidades corporais definitivas (cavidades pericárdica, pleural e peritoneal), recobertas por suas túnicas serosas, se desenvolvem a partir do celoma intraembrionário, cuja formação ocorre no início da quarta semana de desenvolvimento, na forma de fendas intercelulares (não visualizadas aqui), em meio ao mesoderma lateral (ver **B**). Deste modo, o celoma intraembrionário, inicialmente em formato de fenda, separa a placa de mesoderma lateral em um folheto epitelial parietal ou somático (a *somatopleura*) e um folheto epitelial visceral ou esplâncnico (a *esplancnopleura*). A somatopleura, associada ao ectoderma superficial, continua nas margens do disco embrionário com o mesoderma extraembrionário do âmnio, enquanto a esplancnopleura, associada ao endoderma, continua com o mesoderma extraembrionário do saco vitelino. Consequentemente, o celoma intraembrionário envolve a abertura do saco vitelino como um anel (o chamado *anel celômico*). Enquanto este anel celômico permanece fechado na região *cranial* do embrião, ele se dirige para o celoma extraembrionário (cavidade coriônica) e, em uma vista externa, forma um *canal celômico* em formato de ferradura; *caudalmente*, os celomas intraembrionário e extraembrionário se comunicam (ver **D**) no chamado *portal do celoma*. Devido ao dobramento do embrião, ocorre em seguida, na região caudal, uma progressiva distinção entre os celomas intraembrionário e extraembrionário. Durante o desenvolvimento, o celoma intraembrionário é compartimentalizado e, a partir de uma parte cranial ímpar, origina-se a cavidade pericárdica e, a partir dos ramos celômicos laterais, originam-se o par de cavidades pleurais e a cavidade peritoneal.

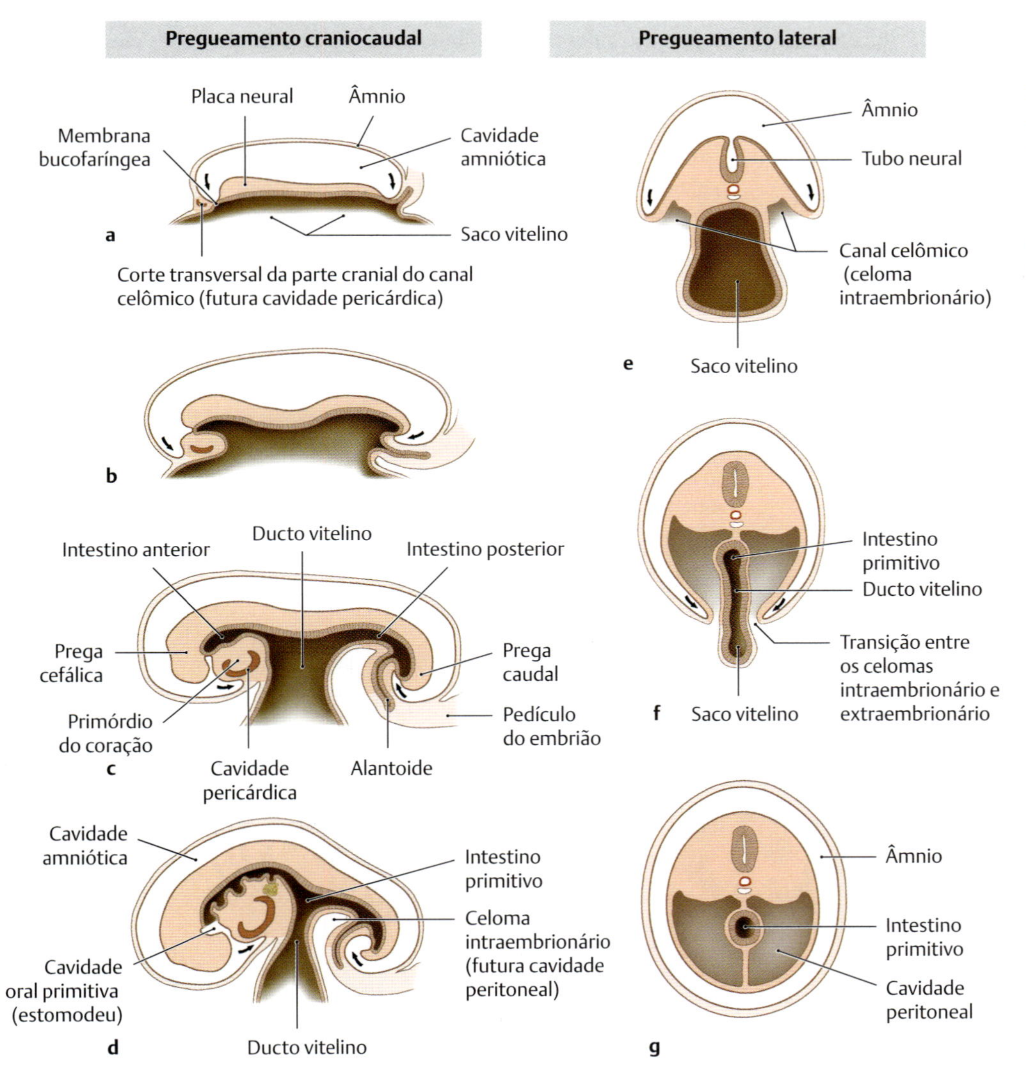

D Dobramento do embrião
a–d Cortes sagitais medianos; **e–g** Cortes frontais na altura do saco vitelino.
O dobramento é caracterizado pelo rápido crescimento do disco embrionário, inicialmente plano: o intenso crescimento da placa neural provoca um alongamento no eixo longitudinal do embrião (direção craniocaudal) levando à formação das pregas cefálica e caudal, que encurvam o embrião no plano sagital (**a–d**); a formação dos somitos também provoca alongamento do embrião nas direções laterais (formação das pregas laterais), acima do saco vitelino (**e–g**). Consequentemente, o canal do celoma se posiciona progressivamente na face anterior do embrião. Devido à formação da prega cranial, a região cranial ímpar do canal celômico se posiciona abaixo do intestino anterior e se alarga para formar a cavidade pericárdica. Do mesmo modo, a formação da prega caudal posiciona anteriormente o pedículo do embrião (futuro cordão umbilical) e o alantoide. Com a formação das pregas laterais, observa-se a separação gradual dos celomas extraembrionário e intraembrionário. Por um lado, esses processos levam a uma transição cada vez mais estreita entre o endoderma embrionário (futuro tubo digestivo primitivo) e o saco vitelino (futuro ducto vitelino) e, outro lado, a fusão entre as partes caudais esquerda e direita do canal do celoma e formação de uma grande cavidade celomática única, a futura cavidade peritoneal (para localização da cavidade pleural, ver p. 6).

1.3 Compartimentalização do Celoma Intraembrionário

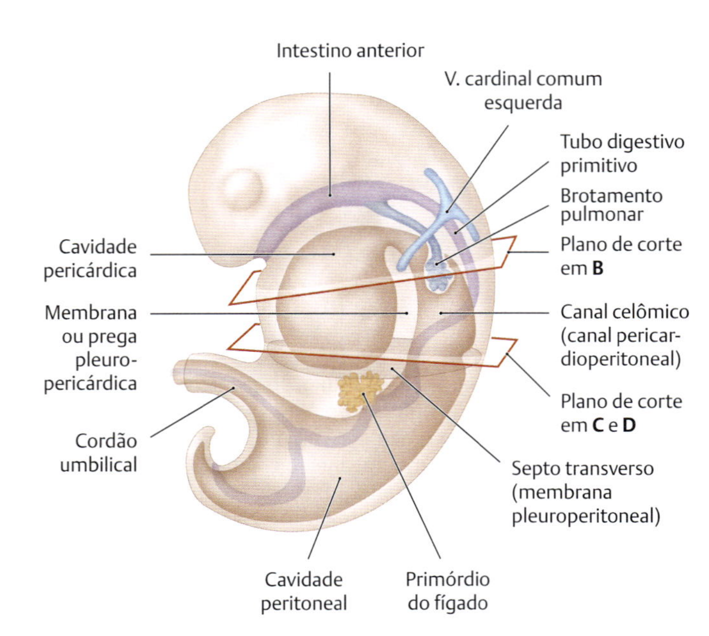

A Visão geral sobre a compartimentalização do celoma intraembrionário

Embrião de aproximadamente 4 semanas de desenvolvimento (vista pelo lado esquerdo).

Devido ao pregueamento cranial, a região anterior e ímpar do canal celômico se posiciona sob o intestino anterior e se expande para formar a cavidade pericárdica. Através dos canais celômicos, ou canais pericardioperitoneais, a cavidade pericárdica se comunica com a cavidade peritoneal, situada em posição caudal, de ambos os lados do intestino primitivo, a qual, na região lateral – que ainda não sofreu dobramento –, inicialmente ainda se abre na cavidade coriônica. Devido ao brotamento pulmonar, que cresce a partir do intestino primitivo no canal celômico, origina-se o par de cavidades pleurais. As cavidades pleurais são subsequentemente separadas pela formação de septos divisórios derivados da cavidade pericárdica (membranas ou pregas pleuropericárdicas) *e* da cavidade peritoneal (septo transverso/membrana ou prega pleuroperitoneal) (ver **B**). As pregas pleuroperitoneais, que seguem no plano frontal, originam-se da parte craniolateral de ambos os canais pericardioperitoneais, nas imediações das veias cardinais comuns; elas se fundem com o mesoderma situado anteriormente ao tubo digestivo (região do futuro esôfago). Na parede caudolateral dos canais pericardioperitoneais formam-se as pregas pleuroperitoneais que, juntamente com o mesentério dorsal do esôfago e com o septo transverso, levam à formação do futuro diafragma (ver **D**).

B Separação entre a cavidade pericárdica e as cavidades pleurais

Embrião de 5 semanas de desenvolvimento. Corte frontal na altura da futura cavidade pericárdica; para os planos de corte, ver **A**.

Na 5ª semana de desenvolvimento, na transição entre a cavidade pericárdica única e os dois canais pericardioperitoneais, crescem duas delgadas pregas de mesoderma, originadas da região lateral, uma em direção à outra. Em cada uma delas seguem o tronco de uma veia cardinal (veias cardinais comuns) e o nervo frênico. Com o crescimento do brotamento pulmonar nos canais pericardioperitoneais (ver p. 36, Desenvolvimento e Maturação dos Pulmões), formam-se as duas cavidades pleurais que se expandem e são completamente separadas da cavidade pericárdica. A separação definitiva da cavidade pericárdica ocorre após a fusão das duas pregas pleuropericárdicas com o mesênquima da raiz dos pulmões. Por meio da fusão das duas veias cardinais craniais forma-se a veia cava inferior; a partir das duas pregas pleuropericárdicas desenvolve-se, no adulto, o pericárdio fibroso (ver p. 14, Zona Cardiogênica e Desenvolvimento do Tubo Cardíaco).

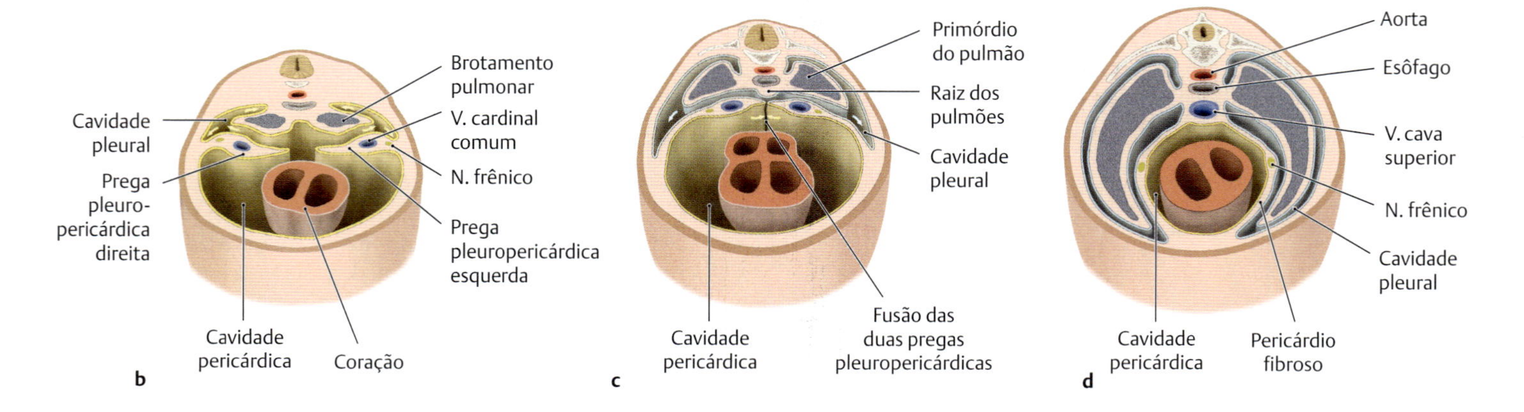

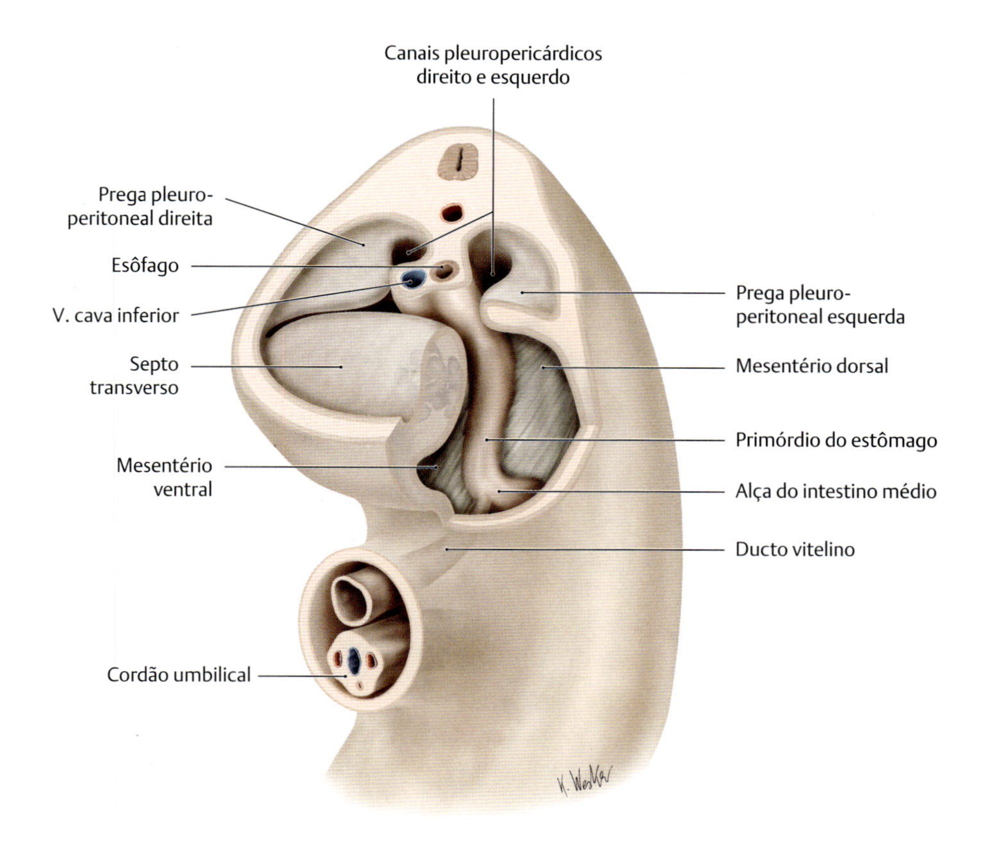

C Separação entre as cavidades pleurais e a cavidade peritoneal

Logo após as cavidades pleurais se separarem da cavidade pericárdica, elas ainda se encontram temporariamente em comunicação com a cavidade peritoneal, através dos canais pleuroperitoneais. O fechamento definitivo ocorre no fim da 7ª semana de desenvolvimento, com a formação do diafragma, na qual se observa a participação de diferentes estruturas (ver **D**). Caso ocorra fechamento incompleto dos canais pleuroperitoneais, forma-se a chamada *hérnia diafragmática congênita* (p. ex., a hérnia de Bochdalek), através da qual as vísceras abdominais podem entrar na cavidade pleural.

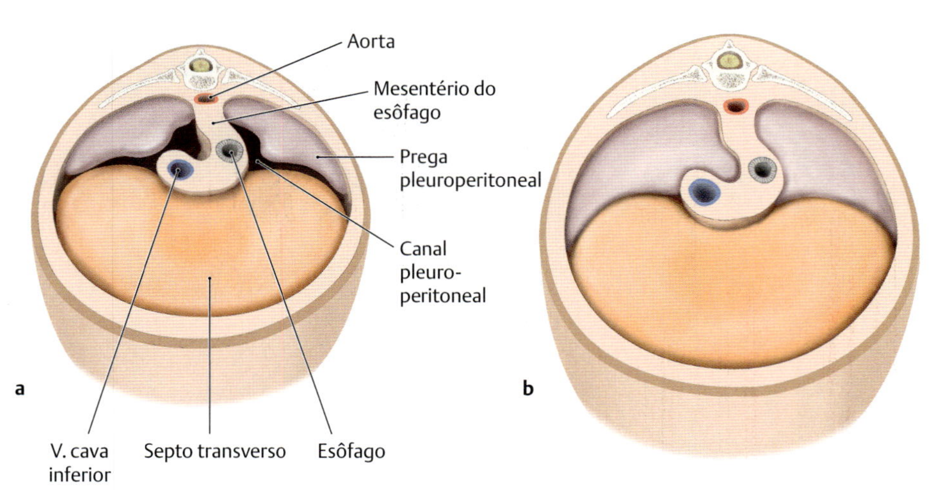

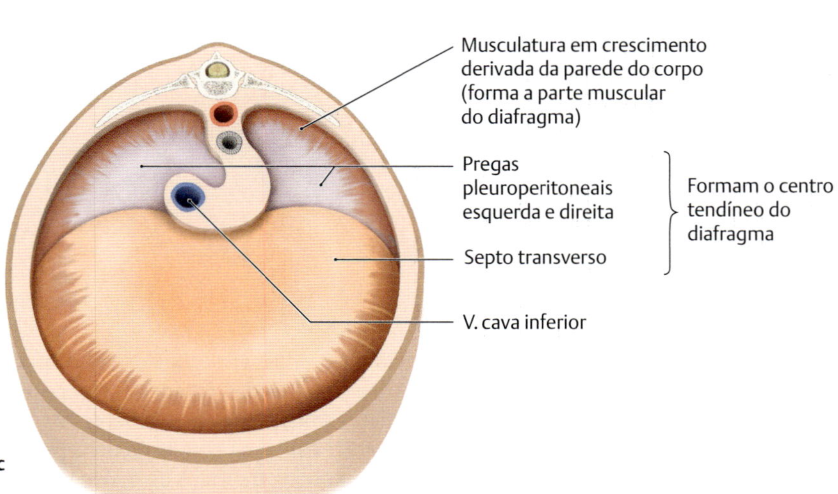

D Desenvolvimento do diafragma

Na formação do diafragma, quatro diferentes estruturas estão envolvidas:

- O septo transverso
- As pregas pleuroperitoneais esquerda e direita
- O mesentério dorsal do esôfago e
- A musculatura da parede do corpo.

O septo transverso se forma como uma espessa placa de mesênquima já na 4ª semana de desenvolvimento, na abertura superior do intestino anterior, entre a cavidade pericárdica e o ducto vitelino. Na 6ª semana de desenvolvimento, o septo transverso se posiciona caudalmente (**a**). Imediatamente abaixo deste septo, forma-se, no mesentério ventral, o primórdio do fígado. Durante o desenvolvimento, o septo transverso se funde com as duas pregas pleuroperitoneais e forma o futuro *centro tendíneo* do diafragma (**b**). A partir do mesentério dorsal do esôfago e da musculatura adjacente da parede do corpo forma-se finalmente a *parte muscular* do diafragma (**c**).

Observação: A inervação motora do diafragma é suprida pelo nervo frênico (C3, C4 e C5), que se estende na prega pleuropericárdica, imediatamente ao lado do tronco da veia cardinal, em direção ao diafragma. Este nervo é uma evidência da origem da musculatura estriada esquelética a partir dos somitos cervicais.

1.4 Divisão e Arquitetura das Cavidades Corporais

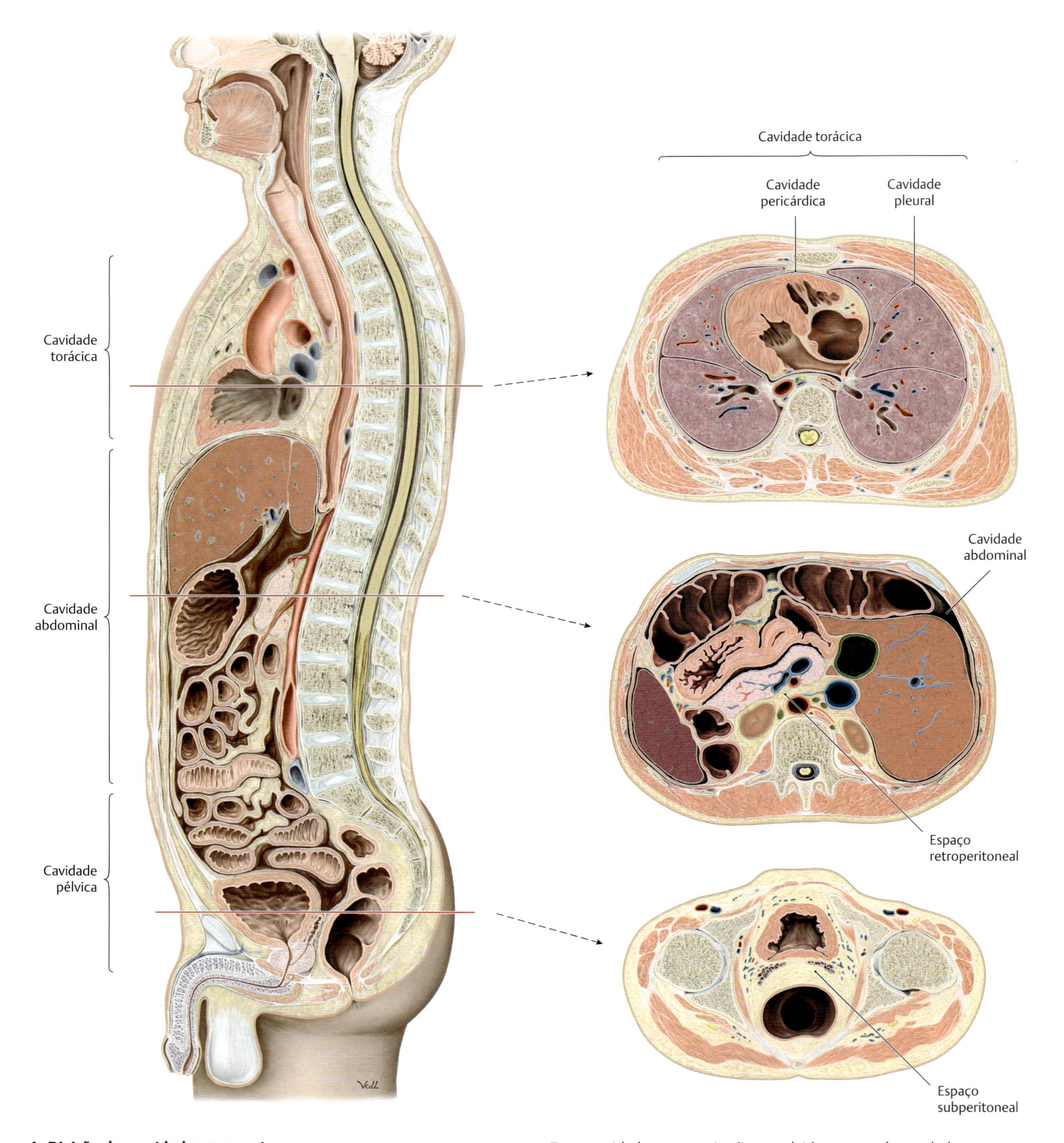

A Divisão das cavidades corporais
Corte sagital mediano, vista pelo lado esquerdo. Organizadas em sequência de cima para baixo, podem ser diferenciadas três grandes cavidades corporais:

- Cavidade torácica
- Cavidade abdominal e
- Cavidade pélvica.

Estas cavidades corporais são envolvidas, em todos os lados, por partes da parede do tronco. A maior parte das paredes é composta por musculatura e tecido conjuntivo. Também existem elementos ósseos na parede do tórax – no caso, as costelas – e na parede da pelve – com os ossos da pelve. Na extremidade superior, o espaço de tecido conjuntivo da cavidade torácica se continua com o do pescoço, enquanto na pelve o assoalho muscular fecha caudalmente. De acordo com a posição em cada uma das três cavidades, os órgãos são caracterizados como torácicos, abdominais ou pélvicos (ver **C**).

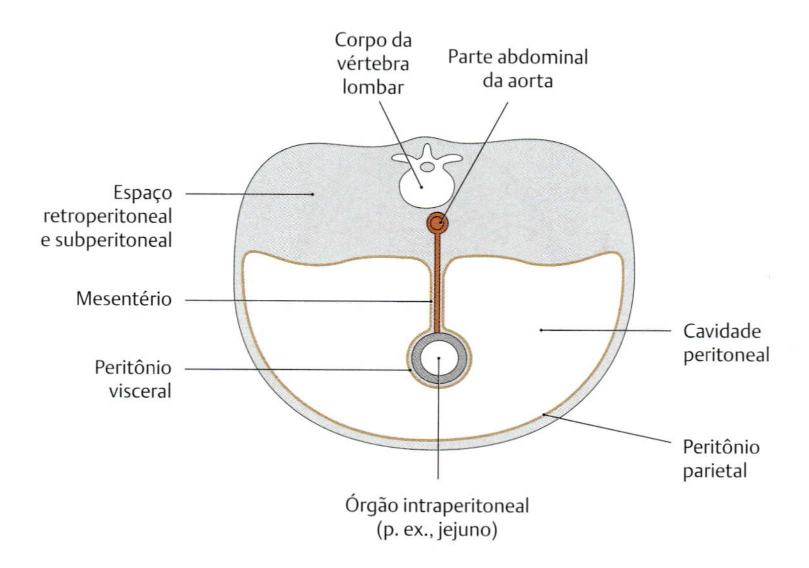

B Arquitetura das cavidades corporais
Corte transversal esquemático através de um corpo humano; vista superior. A princípio, pode-se dividir cada cavidade corporal em dois espaços estruturados de formas diferentes:

- Um **espaço cavitário:** as paredes interna e externa dos órgãos adjacentes são revestidas por uma membrana lisa, úmida e brilhante, a túnica serosa, revestida por um mesotélio (epitélio simples pavimentoso). A parte da túnica serosa que recobre o órgão é denominada folheto *visceral*, enquanto a parte que recobre a parede da cavidade é denominada de folheto *parietal*. Os órgãos que se encontram nesta cavidade são livremente móveis e se encontram associados ao espaço de tecido conjuntivo (mencionado abaixo) apenas por meio de uma ponte de tecido conjuntivo – também revestida pela túnica serosa – o "meso"
- Um **espaço de tecido conjuntivo**, no qual seguem as estruturas vasculonervosas em direção aos órgãos. Os órgãos que se encontram neste espaço estão envolvidos por tecido conjuntivo e são relativamente imóveis.

Este princípio estrutural vale para todas as três cavidades corporais; contudo, existem algumas diferenças em cada uma das cavidades (ver **C**):

- No **tórax**, o tecido conjuntivo se encontra em localização predominantemente central no chamado mediastino, no qual a cavidade pericárdica corresponde à cavidade serosa. Lateralmente ao mediastino encontram-se as duas cavidades serosas pleurais
- No **abdome**, o tecido conjuntivo se encontra posteriormente à cavidade serosa, a cavidade peritoneal, no espaço extraperitoneal do abdome
- Na **pelve**, o tecido conjuntivo se encontra posterior e inferiormente à cavidade peritoneal, no chamado espaço extraperitoneal da pelve.

Em consequência disso, todos os órgãos do tórax, do abdome e da pelve podem ser classificados de acordo com sua posição no espaço de tecido conjuntivo ou em uma das cavidades serosas (ver **C**).
Observação: A delimitação entre as cavidades torácica e abdominal é nitidamente determinada pelo diafragma; contudo, a delimitação entre as cavidades abdominal e pélvica ocorre – em parte de forma arbitrária – com base em pontos de referência ósseos da parede. Portanto, as cavidades abdominal e pélvica se comportam como uma mesma cavidade, e, por isso, formam um espaço potencial para a propagação de doenças. O mesentério é uma lâmina de tecido conjuntivo revestido, em ambos os lados, pelo mesotélio do peritônio. Nele se encontram os vasos sanguíneos, os vasos linfáticos e os nervos dos órgãos. Em relação aos órgãos, emprega-se o prefixo "meso".

C Espaços e cavidades corporais com os respectivos órgãos do tórax, do abdome e da pelve

Cavidade corporal e seu conteúdo	Cavidades serosas e órgãos situados em seu interior	Túnica serosa	Espaço de tecido conjuntivo e os órgãos situados em seu interior
Cavidade torácica Órgãos torácicos	• Par de cavidades pleurais com os pulmões: *órgãos intrapleurais* • Cavidade pericárdica com o coração: *órgão intrapericárdico*	• Pleura visceral (pulmonar) e pleura parietal (costal) • Pericárdio seroso: lâminas visceral e parietal (partes do pericárdio)	• Mediastino, entre as cavidades pleurais e, ainda, anterior e posteriormente em relação à cavidade pericárdica ímpar, contendo órgãos do mediastino – esôfago, traqueia e timo, além de todas as estruturas vasculonervosas – *órgãos mediastínicos*
Cavidade abdominal Órgãos abdominais	• Cavidade peritoneal abdominal (cavidade peritoneal na cavidade *abdominal*), com os seguintes órgãos: estômago, partes dos intestinos delgado e grosso, baço, fígado, vesícula biliar, ceco e apêndice vermiforme: *órgãos intraperitoneais*	• Peritônios visceral e parietal	• Espaço extraperitoneal (ou retroperitoneal) do abdome (e da pelve), portanto, externamente (ou posteriormente) à cavidade peritoneal do abdome (e da pelve), com os rins, os ureteres, as glândulas suprarrenais, além de partes do duodeno, intestino grosso e reto – os *órgãos extraperitoneais* ou *retroperitoneais*
Cavidade pélvica Órgãos pélvicos	• Cavidade peritoneal pélvica (cavidade peritoneal na cavidade *pélvica*), com os seguintes órgãos: fundo e corpo do útero, ovários, tubas uterinas e, ocasionalmente, parte mais superior do reto: *órgãos intraperitoneais*	• Peritônios visceral e parietal	• Espaço extraperitoneal (ou retroperitoneal ou, ainda, subperitoneal) da pelve, portanto externamente (posterior e inferiormente) à cavidade peritoneal da pelve, com os seguintes órgãos: bexiga urinária com ureteres próximos à sua desembocadura, próstata, glândulas seminais, colo do útero, vagina e partes do reto – *órgãos extraperitoneais*

2.1 Visão Geral e Princípios Estruturais do Sistema Circulatório

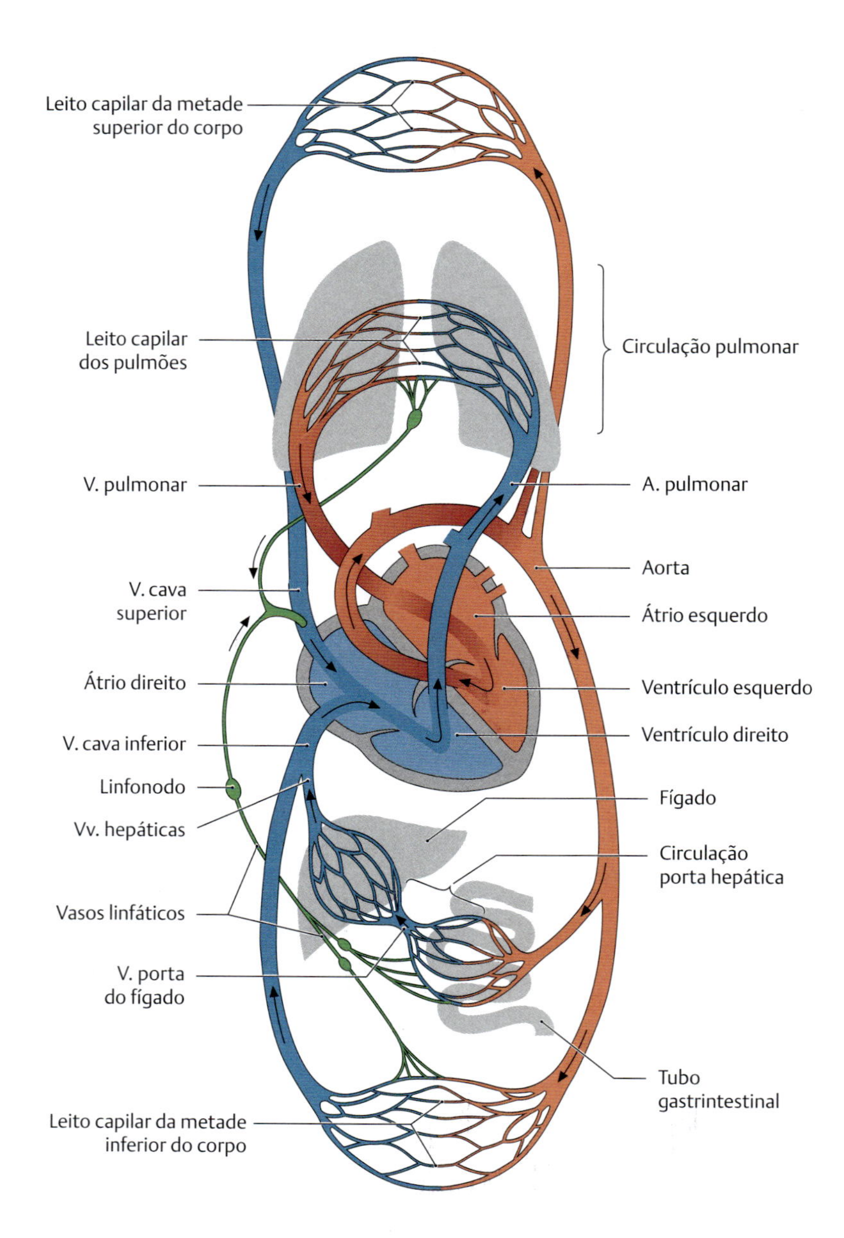

A Visão geral do sistema circulatório

O **sistema circulatório** é um sistema de tubos (os vasos sanguíneos), no qual o sangue circula. Esta circulação é necessária para que o oxigênio, os nutrientes e os hormônios sejam transportados para os órgãos e o dióxido de carbono e outros produtos finais do metabolismo sejam transportados de todos os demais órgãos para os órgãos excretores. Além disso, a corrente sanguínea transporta células e proteínas do sistema imunológico. Elas "patrulham" o corpo constantemente à procura de patógenos e utilizam o sangue como meio de transporte. O calor também pode ser transportado pelo sangue, que atua de forma semelhante a um aquecedor, de tal modo que a circulação participe do mecanismo de conservação da temperatura corporal. Além dessas funções essenciais, o sangue transporta os elementos da coagulação sanguínea. Este sistema é ativado quando os vasos são lesionados. A circulação sanguínea é impulsionada pelo coração, que atua como uma bomba de irrigação e de pressão.

Inicialmente, dois componentes do sistema circulatório são distinguidos:

- A grande circulação ou circulação sistêmica (sistema de alta pressão, com pressão sanguínea média de 100 mmHg nas grandes artérias) e
- A pequena circulação ou circulação pulmonar (sistema de baixa pressão, com valor médio de 12 mmHg; diferença na pressão de aproximadamente 10×).

São elementos dos dois tipos de circulação:

- Artérias e arteríolas: conduzem o sangue para longe do coração e o distribuem aos órgãos
- Capilares: seguem-se às artérias e atuam nas trocas metabólicas com os órgãos
- Vênulas e veias: captam o sangue dos capilares e o conduzem de volta ao coração
- Coração, de onde o sangue é reconduzido às artérias, atuando como uma bomba de recirculação.

Os **vasos linfáticos** constituem um sistema vascular adicional, que coleta o líquido excedente (linfa) dos órgãos. Eles se iniciam em fundo cego representado pelos capilares linfáticos nos órgãos e conduzem a linfa para o sistema venoso.

Observação: A designação de um vaso sanguíneo como "artéria" ou "veia" é feita exclusivamente de acordo com a direção do fluxo do sangue. Neste livro, as artérias são geralmente representadas em vermelho, e as veias são geralmente mostradas em azul. A figura **A**, no entanto, refere-se ao conteúdo de oxigênio do sangue, independentemente da direção do fluxo sanguíneo: aqui, o sangue *rico em oxigênio* é vermelho e o sangue *pobre em oxigênio* é azul, para representar o transporte de oxigênio. Na circulação pulmonar, portanto, a artéria pulmonar contém sangue venoso (em azul), enquanto a veia pulmonar contém o sangue arterial (em vermelho).

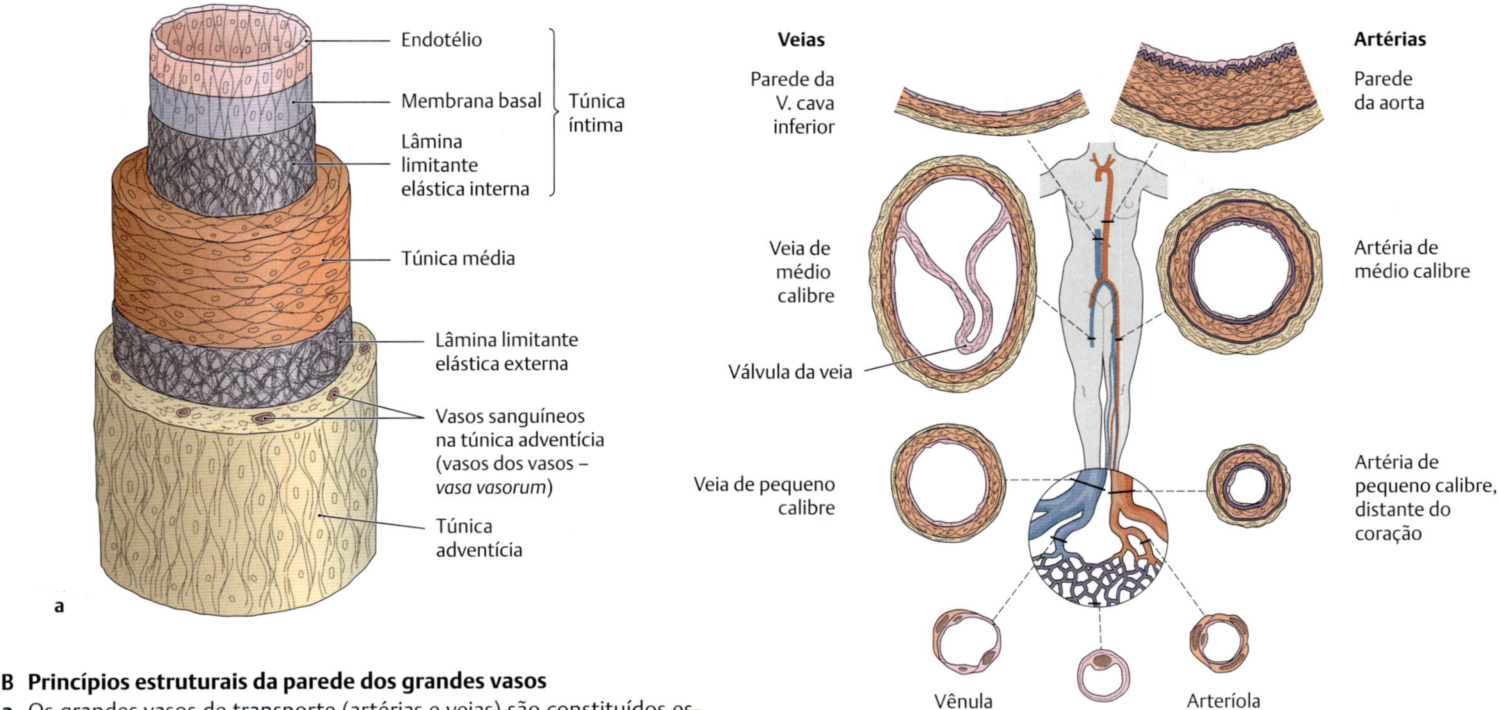

B Princípios estruturais da parede dos grandes vasos

a Os grandes vasos de transporte (artérias e veias) são constituídos essencialmente por:

- Túnica íntima: composta por endotélio – epitélio simples pavimentoso, no qual as células se estendem na direção do fluxo sanguíneo – e por uma camada de tecido conjuntivo frouxo subendotelial
- Túnica média: camada formada por células musculares lisas dispostas em um trajeto circular, externamente à lâmina limitante elástica *interna* (separando a túnica íntima da túnica média nas artérias) e internamente à lâmina limitante elástica *externa* em algumas artérias (separando a túnica média da túnica adventícia)
- Túnica adventícia: camada de tecido conjuntivo frouxo que permite a fixação dos vasos nos tecidos e permite uma certa mobilidade aos vasos durante os movimentos dos órgãos; contém também vasos sanguíneos, vasos linfáticos e nervos.

b (Segundo Frick/Leonhardt/Starck). Independentemente da estrutura em três túnicas – em princípio idênticas –, as veias apresentam uma túnica média com menos células musculares lisas e, consequentemente, menos compactadas do que nas artérias, de tal modo que a túnica média nas veias pareça mais frouxa. Essas duas características estruturais estão condicionadas a menor pressão sanguínea nas veias, em comparação com as artérias. As veias periféricas nos membros são caracterizadas ainda pela presença de válvulas. Os capilares – os menores vasos sanguíneos, relacionados com as trocas metabólicas – não têm túnica muscular, sendo compostos apenas pelo endotélio e por sua membrana basal.

C Relações da pressão sanguínea nos diferentes segmentos do sistema circulatório (segundo Siegenthaler)

Em nenhum sistema de órgãos a função se encontra tão dependente da morfologia quanto no sistema circulatório, uma vez que a pressão sanguínea mais alta está associada à parede vascular espessa e a pressão sanguínea menor se associa à parede vascular delgada. Por isso, o conhecimento das relações de pressão para a interpretação da morfologia é importante. Nas grandes artérias próximas do coração ocorrem variações da pressão sanguínea, uma vez que a pressão sanguínea também se altera durante as fases de atividade do coração: enquanto a pressão sanguínea atinge 120 mmHg no ventrículo esquerdo no pico da sístole, ela cai até quase 0 mmHg na diástole. Devido às propriedades da parede das artérias próximas do coração, os picos de pressão sanguínea são amortecidos e, graças aos vasos de resistência, a pressão é, subsequentemente, regulada, de tal modo a prevalecer uma pressão mais uniforme e regular nos capilares. A pressão é mais baixa nas veias centrais, próximas do coração, que, devido a sua pequena espessura de parede, conseguem acumular o sangue como em uma bolsa de água.

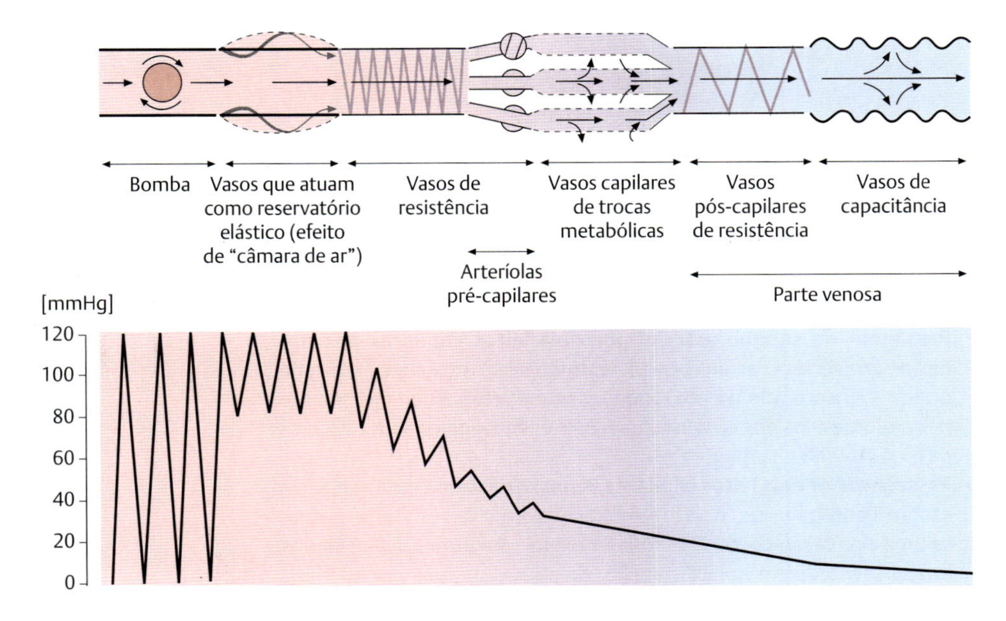

Observação: Cada segmento do sistema vascular apresenta funções especiais, que estão caracterizadas acima na figura.

2.2 Leito Vascular Terminal e Sistemática dos Grandes Troncos Vasculares

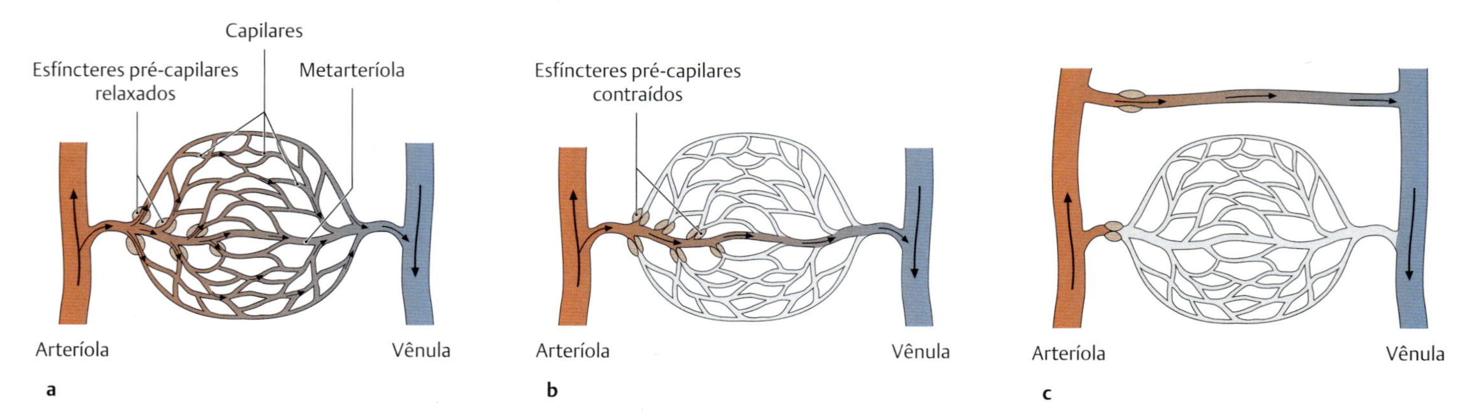

A Leito vascular terminal

a Em primeiro lugar, do ponto de vista funcional, o transporte do sangue ocorre nas artérias e nas veias, enquanto na região dos leitos vasculares terminais ocorrem as trocas metabólicas entre o sangue e os tecidos. Os leitos vasculares terminais podem ser denominados *microcirculação*.
Na microcirculação são encontrados os seguintes vasos:

- Arteríolas
- Capilares
- Vênulas.

b Em relação à perfusão sanguínea dos órgãos, é importante mencionar que nem todos os capilares são regularmente perfundidos. Para que o fluxo sanguíneo seja regulado, existem esfíncteres pré-capilares, formados por células musculares lisas, que controlam a perfusão do sangue em *um* capilar. A irrigação local no leito vascular terminal não é dependente da função somente no interior de um órgão, mas ela varia – inclusive de forma natural – de órgão para órgão, de acordo com a função.

c Além disso, existem anastomoses arteriovenosas que controlam a perfusão de um grupo de capilares adjacentes e agregados em uma unidade funcional. Consequentemente, através dessas anastomoses pode-se fazer o desvio do sangue de leitos capilares inteiros.
A falha da regulação específica da perfusão capilar é o principal problema no choque: o sangue "desaparece" dos capilares.

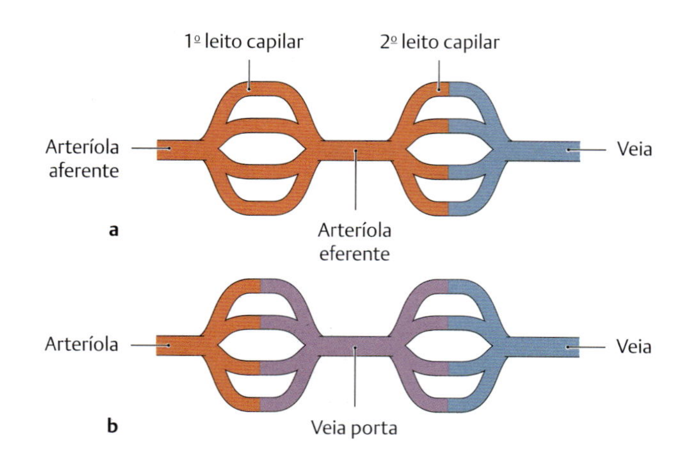

B Principais relações vasculares

Além dos elementos de irrigação dos órgãos acima mencionados – artérias – capilares – veias –, existem alguns casos especiais no suprimento vascular dos órgãos internos.

a Passagem do sangue arterial por dois leitos capilares posicionados em série: O arranjo envolvendo dois leitos capilares em série pode ser encontrado no rim, onde o sangue arterial flui inicialmente pelos glomérulos dos corpúsculos renais e, em seguida, nos capilares da medula renal.

b Passagem por dois leitos capilares venosos (sistema porta): Caso o sangue venoso flua por dois leitos capilares dispostos em série, forma-se uma circulação porta. O sangue originado do primeiro leito capilar foi representado em violeta, para fins didáticos, uma vez que ele ainda não se encontra completamente desoxigenado. Um sistema porta deste tipo é encontrado no sistema digestório, onde o sangue venoso oriundo dos órgãos abdominais ímpares (estômago, intestinos, baço) é coletado pela veia porta do fígado e um segundo leito capilar se desenvolve no fígado.

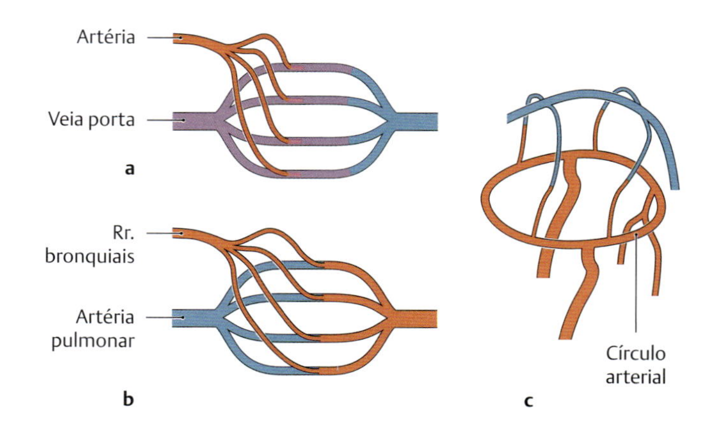

C Suprimento duplo de órgãos

O **fígado** é suprido tanto por uma artéria nutrícia, a artéria hepática (com sangue arterial), quanto por uma veia, a veia porta do fígado (com sangue venoso) (**a**). O vaso responsável pelo real suprimento do órgão é a artéria hepática. Ela é caracterizada como o vaso *exclusivo* (*vas privatum*) do órgão. O vaso que contém o sangue com os produtos que devem ser metabolizados no fígado é o chamado vaso *público* (*vas publicum*). Um suprimento sanguíneo realizado por duas artérias é encontrado nos **pulmões** (**b**). Aqui, o vaso público é representado pelas artérias pulmonares (que, no entanto, contêm sangue venoso), enquanto os vasos exclusivos são os ramos bronquiais derivados da aorta. No **encéfalo**, encontra-se uma outra variação do suprimento sanguíneo múltiplo, na qual quatro artérias formam um círculo fechado (o círculo arterial), do qual vasos se ramificam para o encéfalo (**c**). As variações do suprimento sanguíneo fornecem uma certa possibilidade de compensação, no caso de um dos vasos nutrícios ser obstruído.

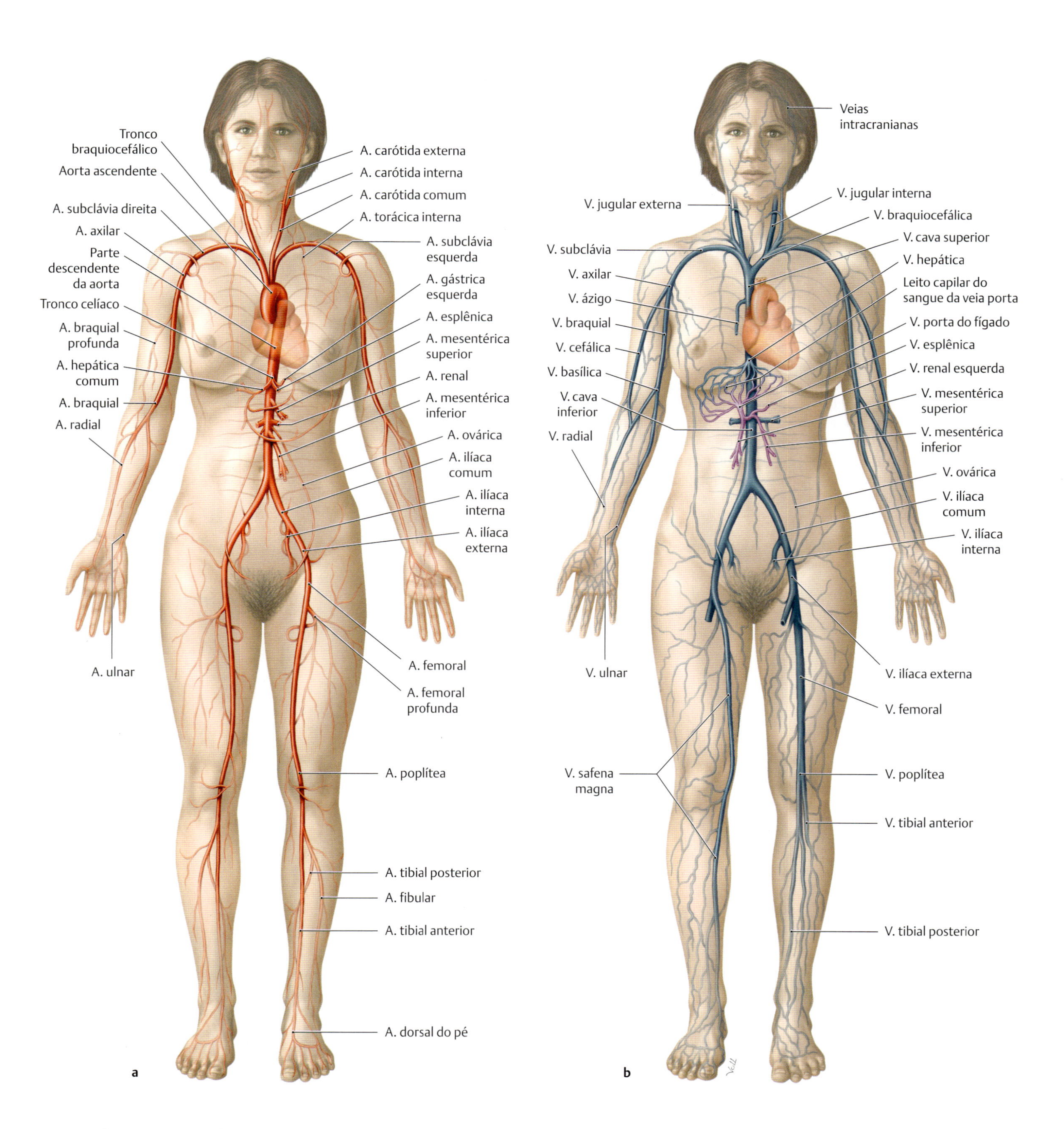

D Grandes troncos vasculares
Nesta visão geral, estão representadas as grandes artérias (**a**) e veias (**b**). Na seguinte sistemática dos órgãos, o conhecimento dos grandes troncos vasculares será destacado em primeiro lugar, enquanto os vasos menores nutrícios dos órgãos serão considerados em conjunto com os órgãos.

2.3 Zona Cardiogênica e Desenvolvimento do Tubo Cardíaco

Particularidades

O sistema circulatório é extraordinário em vários aspectos: por um lado, é o *1º sistema de órgãos* do embrião humano a *entrar em funcionamento*; ele já funciona no fim da 3ª semana de desenvolvimento (primeiras contrações do tubo endotelial cardíaco primitivo). Por outro lado, a chamada alça cardíaca (ver adiante) é a *primeira estrutura assimétrica* do corpo. Como o embrião humano não é dotado de vitelo de maneira suficiente, e, consequentemente, a nutrição por difusão é garantida apenas durante um curto período, ele já se torna precocemente dependente da circulação extraembrionária. Enquanto a circulação vitelina – estabelecida precocemente e temporária – não é importante do ponto de vista hemodinâmico, a *circulação placentária* torna-se a principal força motriz durante os períodos embrionário e fetal (ver **D**).

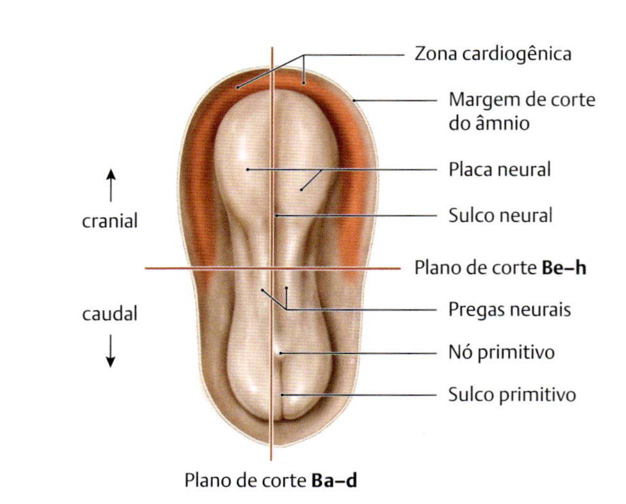

A Origem do tecido cardíaco (zona cardiogênica)

Vista posterior da cavidade amniótica sobre o disco embrionário. Durante a 3ª semana de desenvolvimento (estágio pré-somítico) do embrião humano, o mesoderma cardiogênico constitui uma zona em formato de ferradura (zona ou placa cardiogênica) na qual o mesênquima se condensa e a partir da qual o coração se desenvolve. Esta placa cardiogênica se encontra à frente e lateralmente à placa neural. Nesta fase, o mesênquima se encontra ainda no assoalho ou abaixo da cavidade do celoma intraembrionário, também em formato de ferradura e, sendo uma área da esplancnopleura (ou seja, o folheto somático do mesoderma intraembrionário, derivado do mesoderma lateral e associado às vísceras), ele delimita a futura cavidade pericárdica (ver **Be**). Com o início do pregueamento do embrião nos sentidos craniocaudal e lateral, a zona cardiogênica – inicialmente na posição superior (ou na parte anterior do disco embrionário) e lateral – migra na direção anterior, juntamente com a cavidade celomática suprajacente, posicionando-se abaixo do intestino anterior (ver **Bc**).

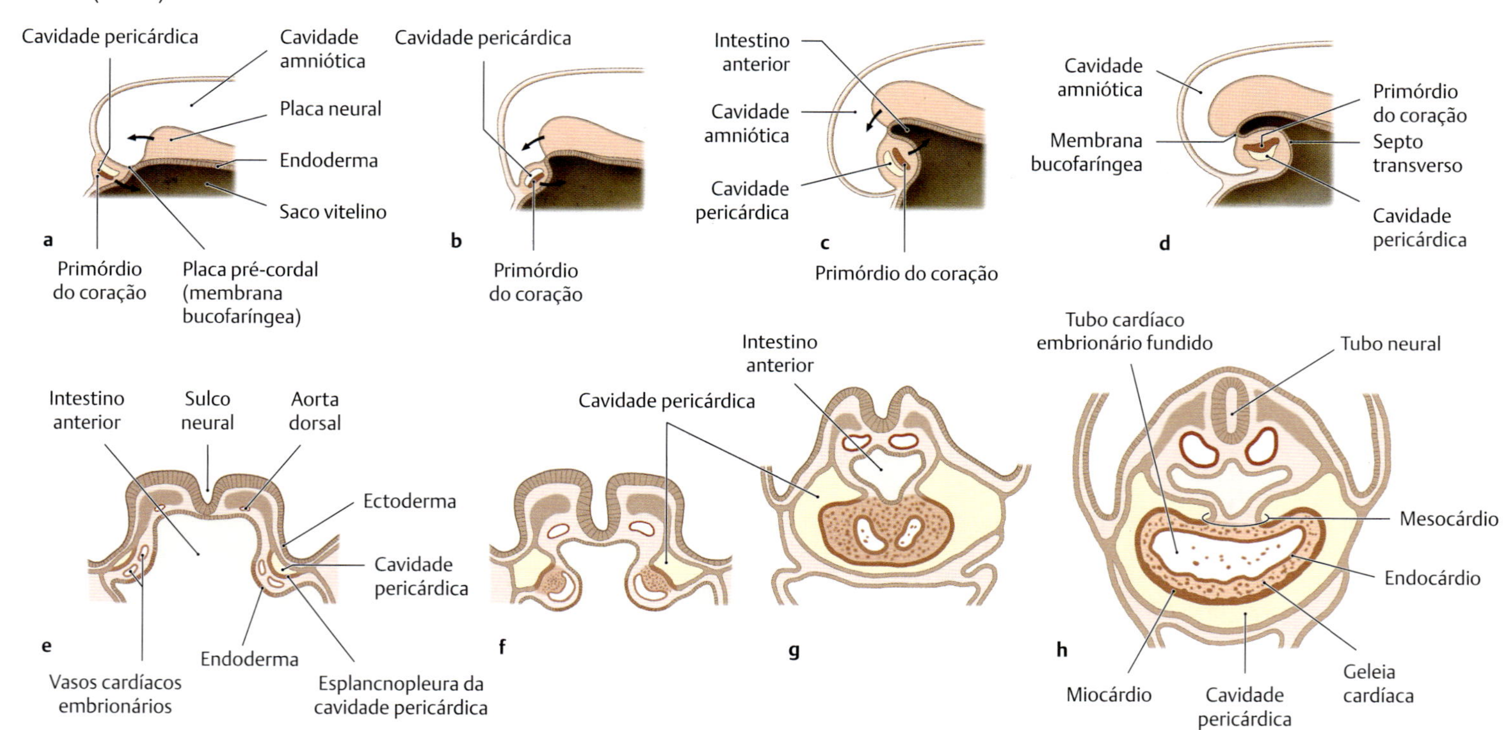

B Formação do primórdio cardíaco durante o dobramento do embrião

a–d Cortes sagitais; **e–h** cortes transversais (21º–23º dias de desenvolvimento/4 a 12 somitos); vistas lateral (**a–d**) e rostral (**e–h**); para o posicionamento dos respectivos planos de corte, ver **A**.

Devido ao pregueamento craniocaudal (**a–d**), o primórdio do coração e a cavidade pericárdica adjacente migram para uma posição abaixo do intestino anterior (descida do coração) devido a uma rotação de 180°. A placa pré-cordal (aqui se forma a futura abertura da boca), inicialmente situada em posição caudal ao mesoderma cardiogênico, em seguida se posiciona acima do primórdio cardíaco. Desta maneira, o septo transverso (primórdio do centro tendíneo do futuro diafragma) também migra no sentido caudal, para baixo dos primórdios do coração e do pericárdio. Durante o pregueamento lateral (**e–h**), que progride de uma forma um pouco mais lenta, o par de primórdios tubulares cardíacos iniciais se funde, de tal modo a formar um primórdio tubular único (**h**). No mesênquima da zona cardiogênica, isto é, entre o endoderma do intestino anterior e a esplancnopleura da cavidade pericárdica, desenvolvem-se numerosos vasos embrionários, revestidos por endotélio, a partir de hemangioblastos em proliferação. A esplancnopleura adjacente se espessa e, após fusão com o lado oposto, se desenvolve na musculatura cardíaca (*miocárdio*). Entre os primórdios do endocárdio e do miocárdio encontra-se uma estrutura considerada por muitos autores como semelhante a uma membrana basal, derivada de matriz extracelular gelatinosa (geleia cardíaca, ou também chamada cardioglia). Consequentemente, o tubo cardíaco embrionário fundido é formado, de dentro para fora, por três camadas; endocárdio, geleia cardíaca e miocárdio. O folheto visceral do pericárdio, o *epicárdio*, é formado a partir de células precursoras na região do seio venoso e que, posteriormente, crescem sobre o miocárdio.

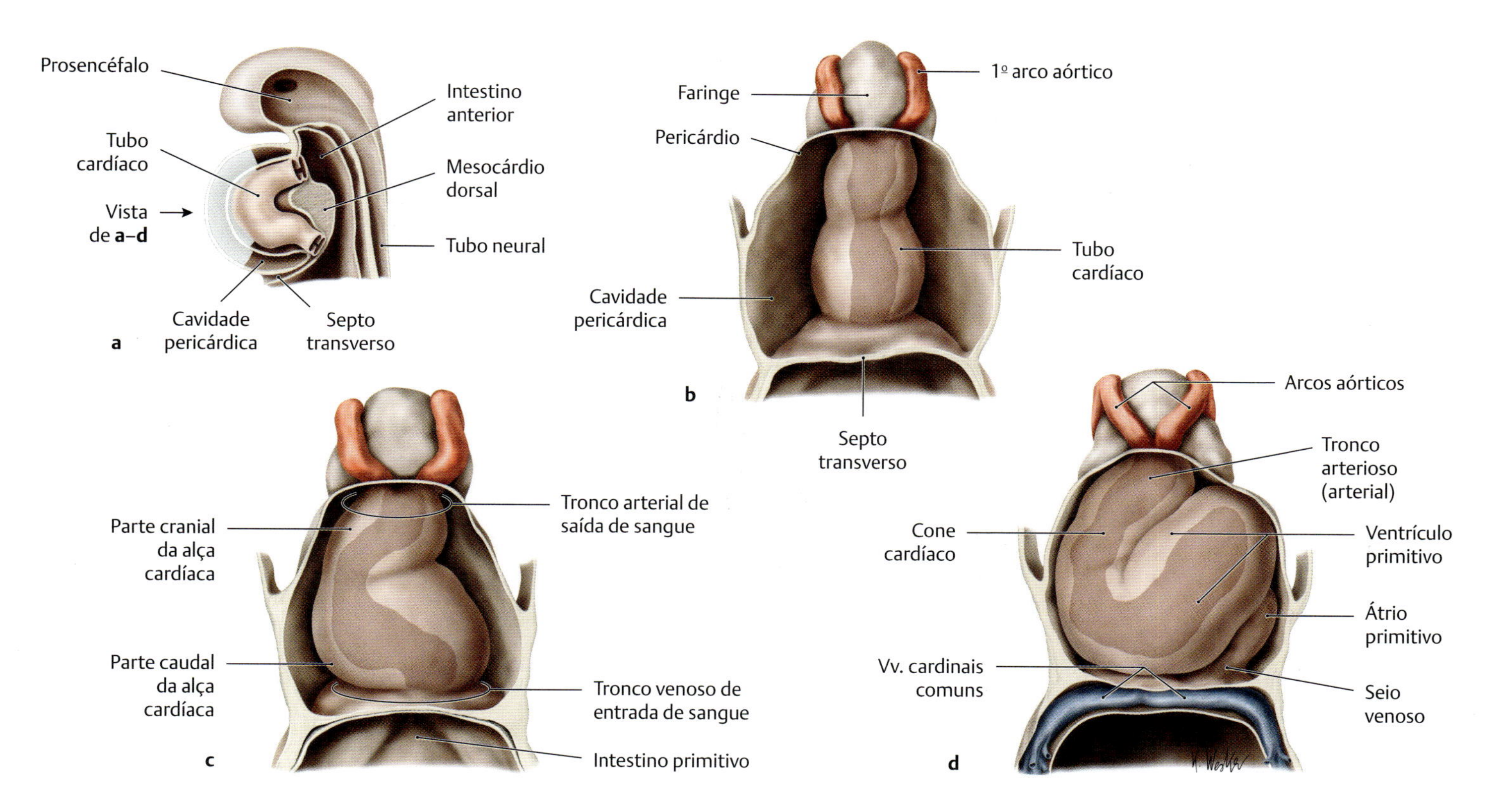

C Formação da alça cardíaca

a Vista lateral esquerda; **b–d** Vista anterior, com a cavidade pericárdica aberta.

Durante o pregueamento cranial do embrião, o primórdio do coração e a futura cavidade pericárdica migram nas direções anterior e caudal. Com o início da 4ª semana de desenvolvimento, o *tubo cardíaco* se alonga e se curva, de modo a formar a chamada alça cardíaca e que, inicialmente, se encontra presa à parede posterior da cavidade pericárdica por um mesocárdio dorsal. Esse ligamento suspensor subsequentemente degenera (formação do *seio transverso do pericárdio*), de modo que o tubo cardíaco fica fixado ao pericárdio apenas pelas suas extremidades venosa e arterial (tratos de entrada e de saída do sangue, respectivamente) (ver **c**). Com a formação da alça cardíaca, a parte cranial do tubo cardíaco migra na direção anteroinferior e para o lado direito, enquanto a parte caudal migra na direção posterossuperior e para a esquerda (**d**). Em consequência disso, o trato de entrada do sangue no coração (porta venosa) se encontra posteriormente à alça cardíaca, enquanto o trato de saída de sangue se posiciona anteriormente. Ao mesmo tempo, devido a constrições e dilatações locais, o tubo cardíaco se organiza em diferentes segmentos:

- Tronco arterial
- Cone cardíaco
- Ventrículo primitivo
- Átrio primitivo e
- Seio venoso.

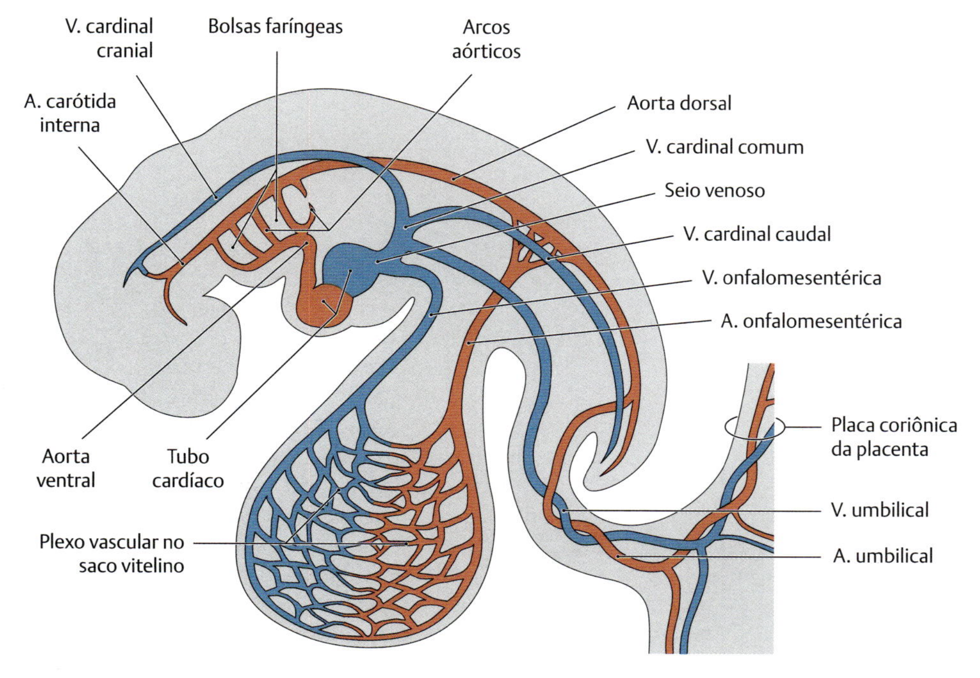

D Circulação embrionária primitiva

Vista lateral. Sistema circulatório de um embrião de 3 a 4 semanas com um tubo cardíaco e três diferentes sistemas vasculares sanguíneos:

- **Circulação intraembrionária sistêmica** (aortas ventral e dorsal, artérias dos arcos faríngeos, veias cardinais cranial, caudal e comuns)
- **Circulação vitelina extraembrionária** (artérias e veias onfalomesentéricas ou vitelinas) e
- **Circulação placentária** (artérias e veias umbilicais).

O sangue desoxigenado dos seis grandes troncos venosos (duas veias vitelinas, duas veias placentárias ou alantoideanas e duas veias cardinais comuns) desemboca em uma espécie de tanque coletor comum, próximo do coração, o seio venoso. Em seguida, ele retorna à circulação sistêmica pelo par de aortas dorsais, ao longo do tubo cardíaco e ao saco vitelino e à placenta (ver desenvolvimento do seio venoso na p. 17).

2.4 Desenvolvimento dos Espaços Cardíacos Internos e Destino do Seio Venoso

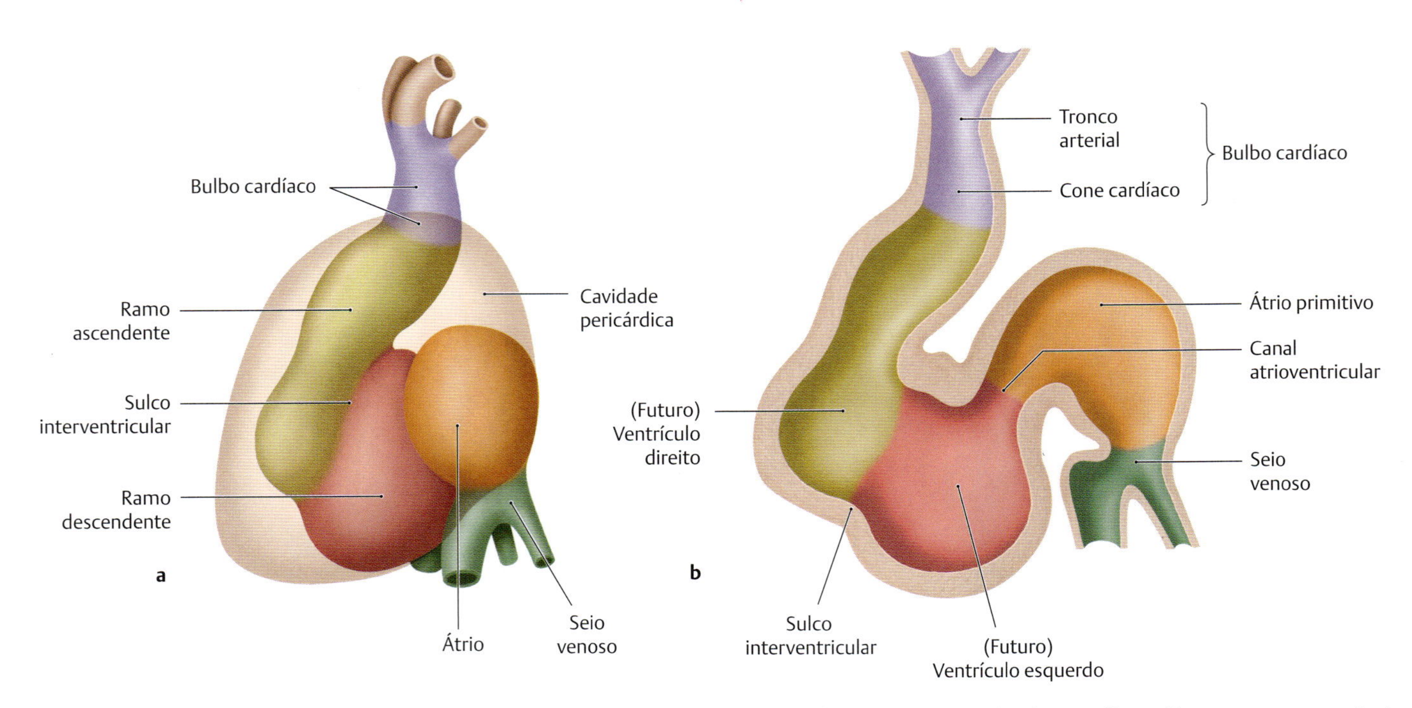

A Alça cardíaca e consequentes segmentos cardíacos originados

a Alça cardíaca em vista pelo lado esquerdo; **b** Corte sagital através da alça cardíaca.

Ao fim da 3ª semana/início da 4ª semana, já podem ser identificados, na alça cardíaca, os precursores dos segmentos cardíacos definitivos:

- O bulbo cardíaco (= tronco arterial e cone cardíaco) dá origem ao *tronco de saída* – de paredes lisas – dos ventrículos esquerdo e direito, e à parte inicial da parte ascendente da aorta (ou aorta ascendente) e do tronco pulmonar
- O ramo ascendente da alça cardíaca dá origem ao ventrículo direito
- O ramo descendente da alça cardíaca dá origem ao ventrículo esquerdo
- O sulco interventricular marca externamente o limite entre os ventrículos direito e esquerdo definitivos
- Na altura do canal atrioventricular, formam-se as futuras valvas atrioventriculares.

Entre o 27º e o 37º dia de desenvolvimento ocorre uma divisão do lúmen único da alça cardíaca em uma *via de fluxo* para o *coração "direito"* e para o *coração "esquerdo"*, devido a complexos processos de septação nas regiões do átrio, do ventrículo e do tronco de saída (ver p. 18).

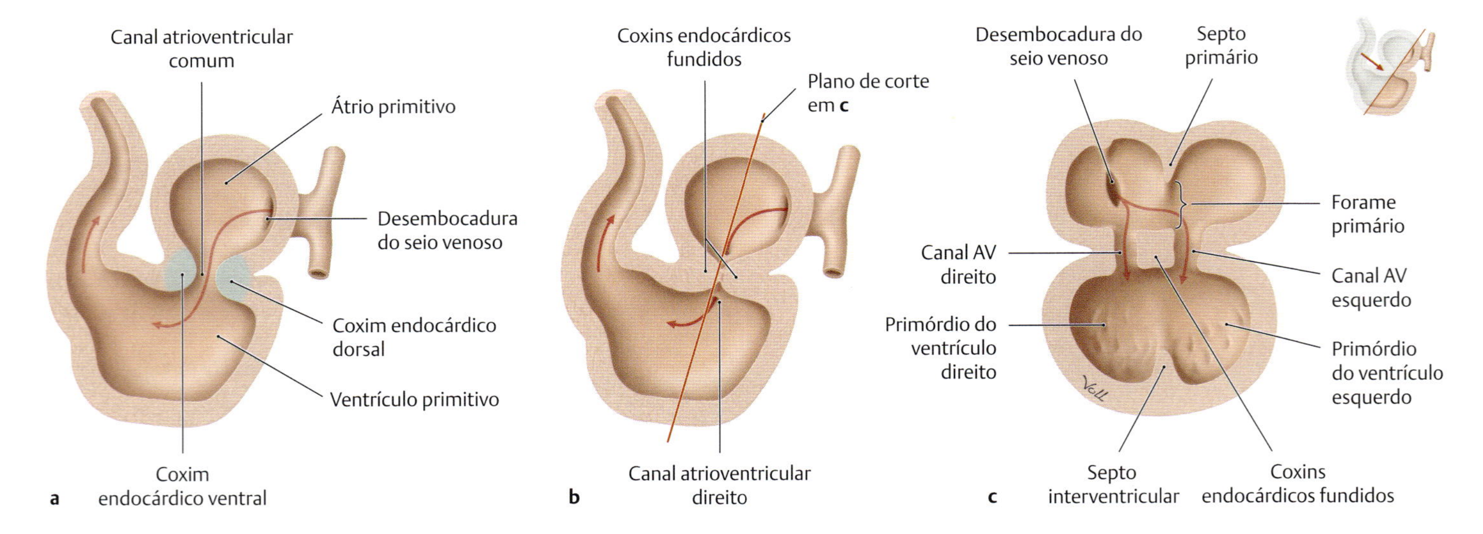

B Formação dos coxins endocárdicos e dos espaços cardíacos internos

a e **b** Corte sagital da alça cardíaca; **c** Corte frontal na altura dos coxins endocárdicos (plano de corte em **b**).

Durante a 4ª semana de desenvolvimento, o tubo cardíaco sofre um estreitamento na transição entre o átrio e o ventrículo para a formação do canal atrioventricular (canal AV). Isto ocorre devido à formação de dois coxins endocárdicos, um dorsal e um ventral, que são espessamentos localizados na membrana basal miocárdica (geleia cardíaca). Eles se fundem e, posteriormente, subdividem o canal AV em uma via de fluxo esquerda e uma via de fluxo direita (canais atrioventriculares direito e esquerdo). Em seguida, a partir dos coxins endocárdicos fundidos, desenvolvem-se as valvas atrioventriculares direita (tricúspide) e esquerda (mitral), que separam os átrios dos ventrículos. Simultaneamente, inicia-se a septação do átrio e do ventrículo primitivos (ver p. 18).

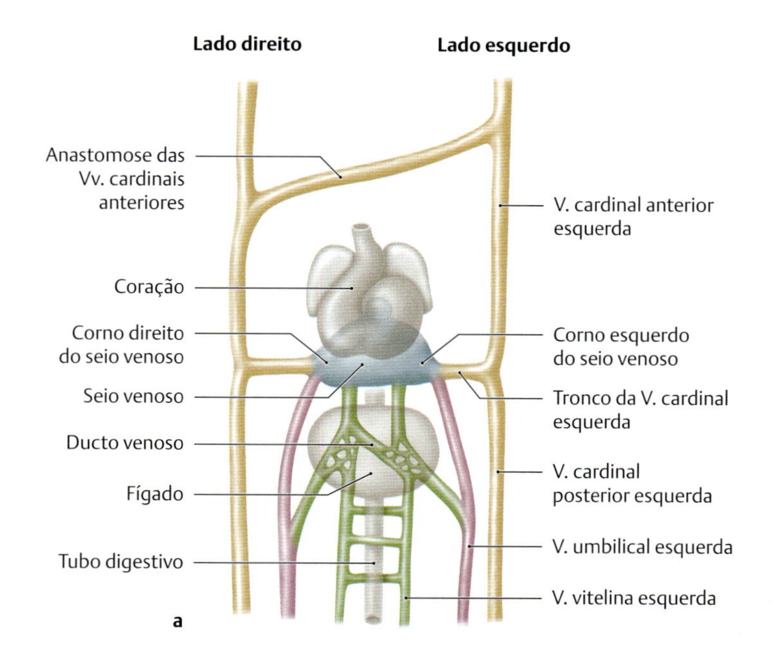

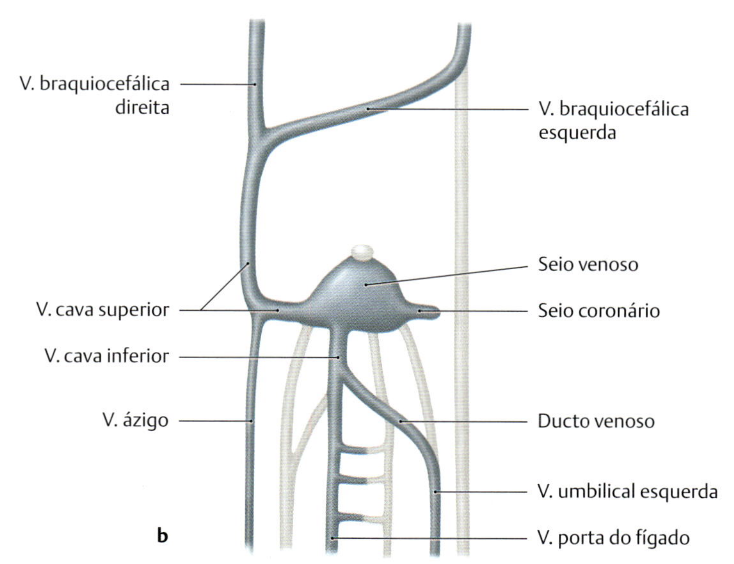

C Destino do seio venoso e seus locais de desembocadura venosa
a 4ª semana; **b** 3º mês; Vista anterior.
Até a 4ª semana, o seio venoso é um segmento cardíaco separado, no início do tronco venoso de entrada. Ele desemboca no meio do átrio primitivo, ainda não septado. Por meio de seus cornos esquerdo e direito, desembocam no seio venoso três grandes pares de veias no átrio primitivo: as veias vitelinas ou onfalomesentéricas, as veias umbilicais e os troncos das veias cardinais (ou veias cardinais comuns). Através de dois *desvios da esquerda para a direita* (ver adiante), o trato de entrada progressivamente migra para o lado direito do corpo, enquanto a maior parte das veias se torna obliterada à esquerda (ver **E**):

1º Desvio da esquerda para a direita: O fluxo sanguíneo oriundo da placenta atinge o lado direito do fígado através da veia umbilical esquerda e do ducto venoso e, do fígado, através do tronco da *veia vitelina* direita (futura V. cava *inferior*), atinge o corno direito do seio venoso.

2º Desvio da esquerda para a direita: As duas veias cardinais superiores são unidas por uma anastomose. O sangue originado da circulação sistêmica desemboca no corno direito do seio venoso através do tronco da *veia cardinal* direita (futura V. cava *superior*). Com isso, o corno direito do seio venoso é aumentado e progressivamente é incorporado à parede do átrio direito (**b**). O *corno esquerdo do seio venoso*, por sua vez, torna-se progressivamente menor e forma o seio coronário.

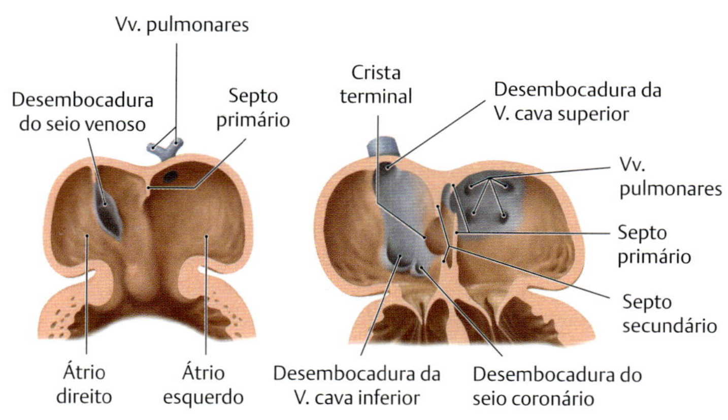

D Remodelação dos átrios
A divisão do átrio único primitivo (ou átrio comum) em um átrio esquerdo e um átrio direito se inicia na 5ª semana pela formação do *septo primário* (ver p. 18). Aproximadamente ao mesmo tempo, inicia-se a remodelação dos átrios pela incorporação de componentes das paredes de veias. Enquanto do lado direito partes do corno direito do seio venoso são incorporadas à parede do átrio, a maior parte do átrio esquerdo se origina da incorporação das veias pulmonares primitivas. A origem das partes dos átrios, no coração completamente desenvolvido, ainda pode ser descrita da seguinte maneira:

- Partes de parede lisa se originam de componentes das paredes de veias (seio venoso, Vv. pulmonares)
- Partes trabeculares (principalmente as aurículas esquerda e direita) se mantêm no coração definitivo como regiões derivadas do antigo átrio comum (o átrio ainda não dividido).

Esses limites entre partes da parede atrial de superfícies lisa e trabecular são marcados no átrio direito, por exemplo, por uma crista vertical, a crista terminal. A sua parte cranial é a antiga válvula do corno direito do seio venoso, enquanto a sua parte caudal corresponde às válvulas da V. cava inferior e do seio coronário.

E Remodelação do seio venoso e de seus locais de desembocadura venosa após a 4ª semana de desenvolvimento embrionário (ver também **Cb**)

Seio venoso e veias que aí desembocam até a 4ª semana	O que permanece no lado direito do corpo após a 4ª semana	O que permanece no lado esquerdo do corpo após a 4ª semana
Cornos direito e esquerdo do seio venoso	Partes de paredes lisas do átrio direito	Seio coronário
Vv. cardinais comuns direita e esquerda	A V. direita se torna uma parte da V. cava superior	A V. esquerda é incorporada ao seio coronário
Vv. cardinais craniais direita e esquerda	A V. direita também se torna uma parte da V. cava superior	A V. esquerda é obliterada
Vv. cardinais caudais direita e esquerda	A V. direita constitui a V. ázigo	A V. esquerda é obliterada
Vv. umbilicais direita e esquerda	A veia é obliterada	A parte distal permanece preservada até o nascimento
Vv. vitelinas direita e esquerda	• A parte proximal da V. vitelina direita se torna parte da V. cava inferior • A parte distal da V. vitelina direita se torna a V. porta do fígado	A V. vitelina esquerda é obliterada

2.5 Septação do Coração (Septos Interatrial, Interventricular e Aorticopulmonar)

Fundamentos do desenvolvimento dos septos cardíacos
A septação do coração se inicia no fim da 4ª semana e dura aproximadamente 3 semanas. Neste período, o embrião cresce em torno de 5 a 17 mm. Devido ao desenvolvimento de diferentes septos, o tubo cardíaco adquire as suas câmaras separadas e forma-se uma via de fluxo do coração esquerdo e uma via de fluxo do coração direito. A separação definitiva das duas circulações ocorre somente no momento do nascimento, pelo fechamento do forame oval (ver p. 20), quando os pulmões da criança se tornam responsáveis pela arterialização do sangue.

Observação: Distúrbios durante o desenvolvimento dos septos cardíacos são responsáveis por várias malformações cardíacas (p. ex., defeitos dos septos interatrial e interventricular, transposição dos grandes vasos, tetralogia de Fallot, ver p. 21). As malformações cardíacas são as mais frequentes doenças congênitas, com uma incidência de 7,5 em 1.000 nascidos vivos. Na Alemanha, a cada ano, cerca de 6.000 crianças nascem com um defeito cardíaco.

A Septação dos átrios (septo interatrial)
a, c, e, g, i, k Cortes frontais, vista anterior; **b, d, f, h, j** Cortes sagitais, vista do lado direito.

Septo primário e forame secundário: Ao fim da 4ª semana de desenvolvimento, o átrio primitivo (ou átrio comum) gradativamente se divide em dois átrios. A partir do teto do átrio, ainda não dividido, cresce um septo em formato de meia-lua, o *septo primário*, em direção aos coxins endocárdicos já fundidos no canal atrioventricular (**a** e **b**). Entre a margem do septo e os coxins endocárdicos permanece uma abertura, o *forame primário*. Entretanto, este forame se torna cada vez menor e finalmente desaparece, uma vez que o septo primário cresce de modo contínuo. Ao mesmo tempo, a parte central superior do septo primário torna-se perfurada com orifícios, devido a processos de morte celular (apoptose); esses orifícios se fundem entre si, de modo a formar uma nova grande abertura entre os dois átrios, o *forame secundário* (**c** e **d**). Esta nova passagem garante o fluxo contínuo de sangue rico em oxigênio do átrio direito para o átrio esquerdo até o nascimento.
Septo secundário e forame oval: Ao fim da 5ª semana de desenvolvimento, a partir da parede posterossuperior (ou anterossuperior) do átrio *direito* cresce uma segunda partição em formato de meia-lua em direção aos coxins endocárdicos fundidos, o *septo secundário* (**g** e **h**). Como o septo secundário não cresce totalmente até os coxins endocárdicos, aí também permanece uma abertura, o *forame oval* (no septo secundário). Devido ao seu crescimento, o septo secundário vai progressivamente recobrindo a abertura para a corrente sanguínea do átrio direito para o átrio esquerdo; portanto, a abertura a ser coberta é o *forame secundário* no septo *primário* (**i** e **j**). Porém, o sangue ainda pode continuar fluindo. Isto se deve às diferentes relações de pressão sanguínea nos átrios: antes do nascimento, a pressão no átrio direito é maior do que no esquerdo, uma vez que a corrente sanguínea oriunda da veia cava inferior flui do átrio direito para o átrio esquerdo. Consequentemente, o sangue tem baixa pressão, de modo a empurrar o septo primário como se fosse uma porta sendo fechada. Deste modo, o sangue pode fluir somente através do forame oval para os espaços entre o septo secundário e o septo primário, e, em seguida, continuar através do forame secundário para o interior do átrio esquerdo (**i** e **j**).
Fechamento do forame oval e septação definitiva dos átrios: Com o estabelecimento da circulação pulmonar após o nascimento, a pressão sanguínea aumenta no átrio esquerdo. Com isso, o septo primário é pressionado contra o septo secundário, de modo que o forame oval é fechado e ambos os átrios finalmente são separados de forma definitiva (**k**). Desta maneira, o septo primário forma o assoalho da futura fossa oval, e a margem livre do septo secundário torna-se o limbo da fossa oval. Esses dois septos se fundem, de modo que o forame oval é permanentemente fechado.
Observação: Quando os dois septos não se fundem de maneira completa, o forame oval permanece aberto (forame oval persistente). Entretanto, do ponto de vista hemodinâmico, devido às relações de pressão, isto é pouco significativo (ver p. 21). A pressão mais alta no átrio esquerdo comprime fortemente o septo primário contra o septo secundário.

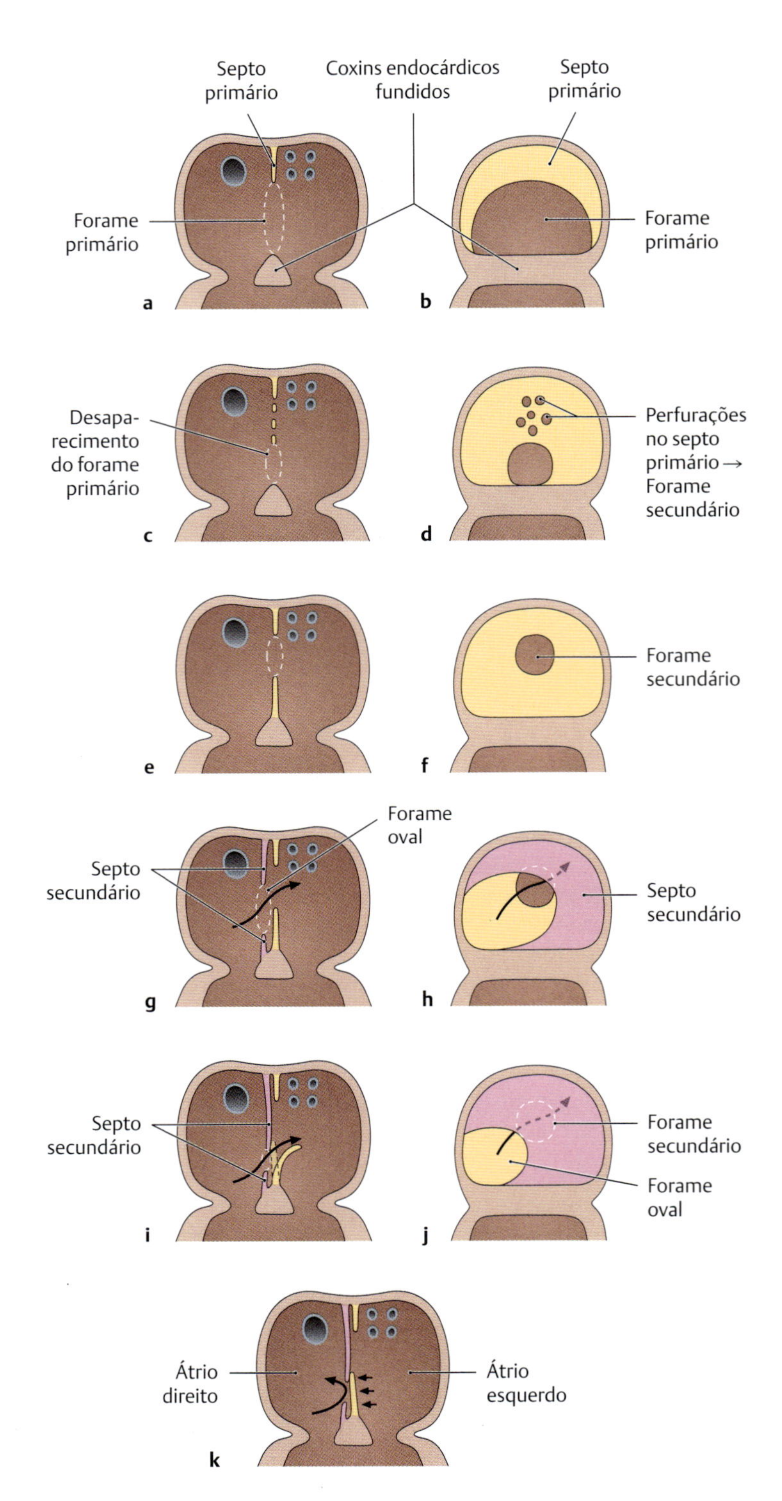

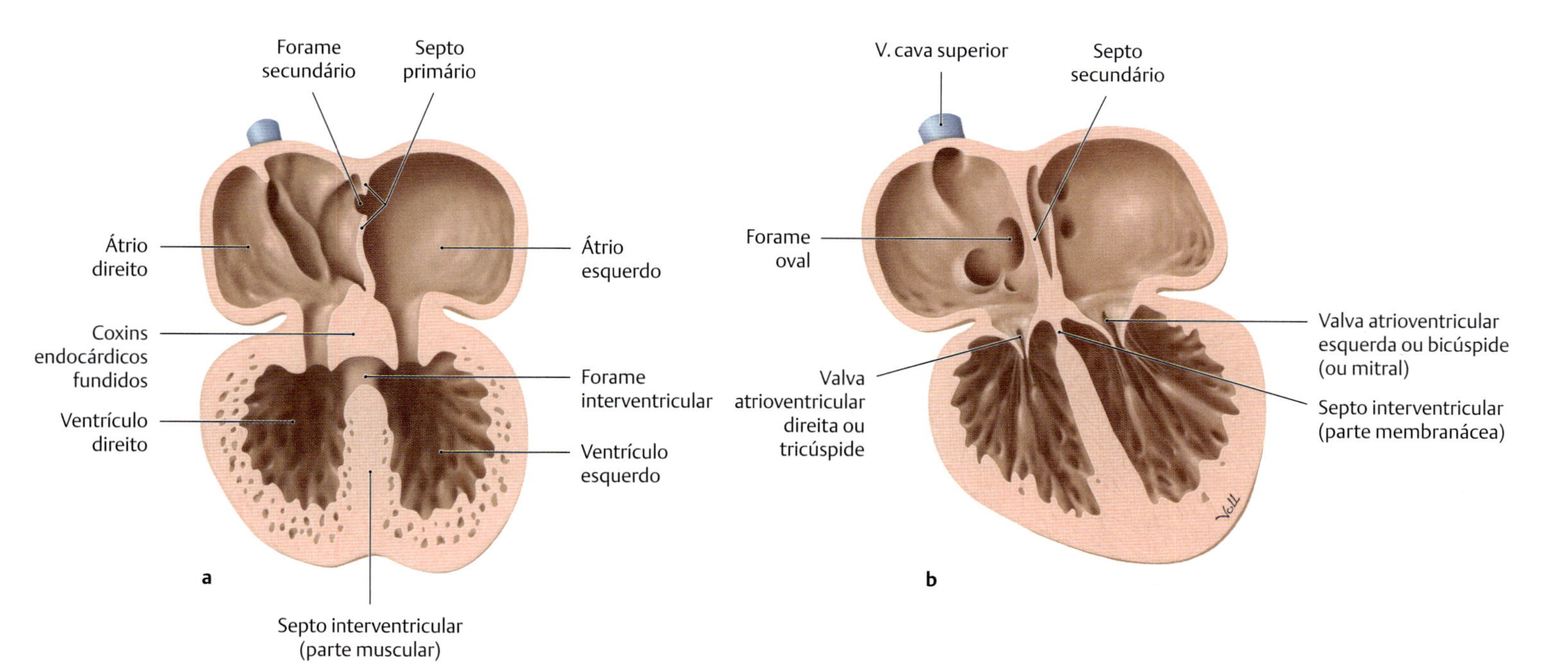

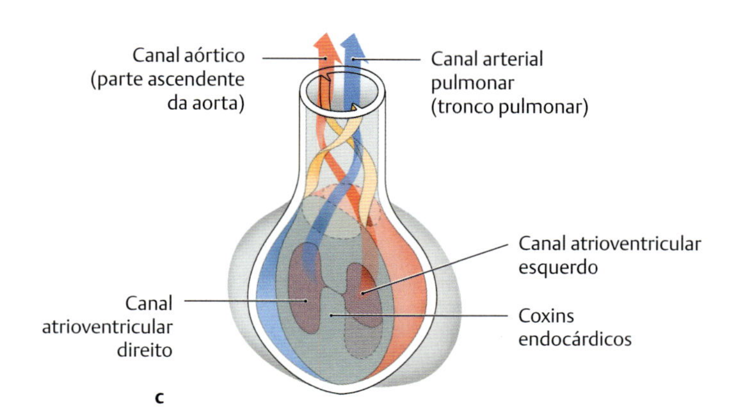

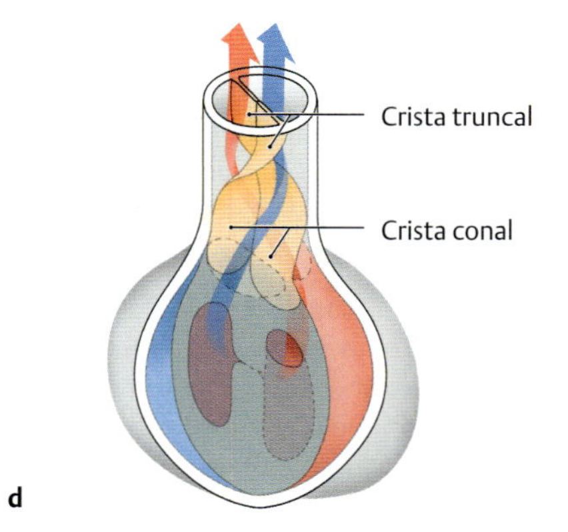

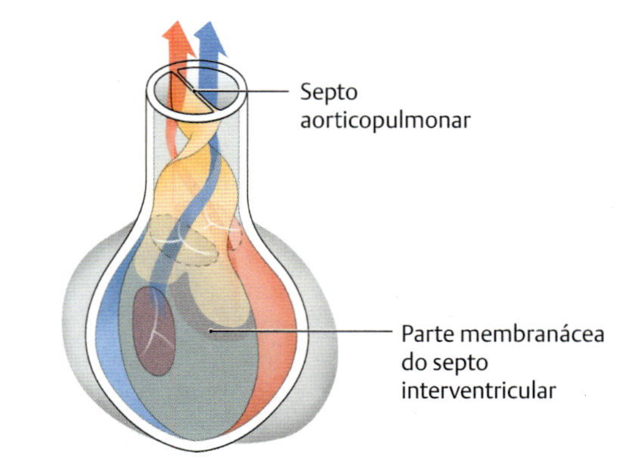

B Septação dos ventrículos e do tronco de saída (septos interventricular e aorticopulmonar)

A divisão dos ventrículos cardíacos começa também ao fim da 4ª semana de desenvolvimento, com um pregueamento da parede do miocárdio, no limite entre os ramos ascendente e descendente do ventrículo primitivo.

Septação dos ventrículos (a e b): Para o lúmen do ventrículo primitivo, cresce uma crista muscular em forma de meia-lua, a *parte muscular* do *septo interventricular*. Suas duas partes se fundem subsequentemente com os coxins endocárdicos do canal atrioventricular. A abertura que permanece entre os dois ventrículos é o *forame interventricular*. Ele é definitivamente fechado na 7ª semana pela *parte membranácea* (de tecido conjuntivo, derivado dos coxins endocárdicos) do septo interventricular e pela parte proximal da crista conal (ver abaixo).

Septação do tronco de saída (c–e): Simultaneamente à formação do septo interventricular, inicia-se a divisão do tronco de saída – inicialmente único – dos dois ventrículos (bulbo cardíaco) na *parte ascendente da aorta* e no *tronco pulmonar*. Isto ocorre principalmente pela formação de duas cristas longitudinais, em sentidos opostos, a partir das paredes da parte inferior (cone arterial) e da parte superior (tronco arterial) do tronco de saída. Essas cristas, chamadas, respectivamente, crista conal e crista truncal, provêm de uma proliferação aumentada de células mesenquimais das paredes do cone arterial e do tronco arterial. Suas células precursoras migram para o coração a partir das cristas neurais craniais através dos arcos faríngeos.

Observação: A partir de componentes das cristas neurais origina-se principalmente a parte periférica do sistema nervoso – porém, também há o fornecimento de células para o desenvolvimento do coração; isto é, as células das cristas neurais craniais são essenciais para o desenvolvimento normal do trato de saída do coração.

Durante a septação – provavelmente devido ao fluxo sanguíneo espiralado oriundo dos ventrículos – ocorre uma torção das cristas conal e truncal, em torno de 180°. Deste modo, após a fusão das cristas, forma-se o *septo aorticopulmonar*, de formato espiral, que separa o tronco comum de saída dos dois ventrículos.

Formação das valvas cardíacas: No limite entre o cone cardíaco e o tronco arterial – portanto, na transição entre a aorta e o tronco pulmonar – juntamente com a formação do septo aorticopulmonar – formam-se três cristas valvares subendocárdicas, das quais se desenvolvem as válvulas semilunares que compõem as valvas da aorta e do tronco pulmonar.

2.6 Sistema Circulatório Pré e Pós-natal e a Malformação Cardíaca Congênita Mais Comum

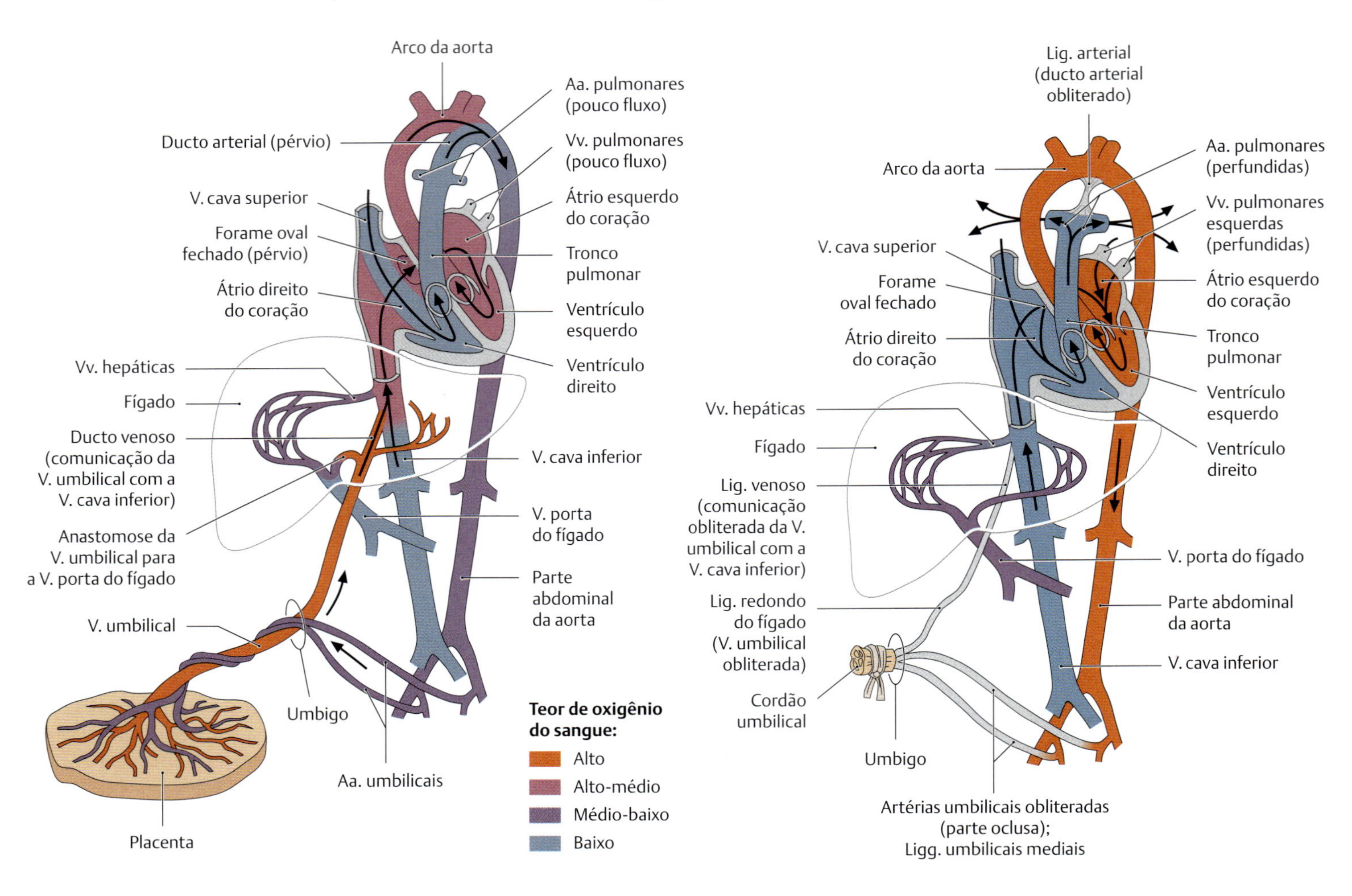

A Circulação pré-natal (segundo Fritsch e Kühnel)
A circulação pré-natal tem as seguintes características:

- Há baixo fluxo pulmonar
- As trocas gasosas ocorrem na placenta
- O feto recebe O_2 e nutrientes através da placenta e
- Ocorre desvio da direita para a esquerda no coração.

Os **pulmões** do feto ainda não estão desenvolvidos, não são ventilados e recebem baixo fluxo sanguíneo. A troca de O_2 e CO_2 ocorre, portanto, no ambiente externo ao feto, na placenta. O sangue da parte fetal da placenta, rico em oxigênio (vermelho) e nutrientes, chega ao organismo da criança através da V. umbilical única, que desemboca, próximo do fígado, através do ducto venoso (comunicação venovenosa), na V. cava inferior. Então, o sangue rico em oxigênio (da V. umbilical) se mistura com o sangue pobre em oxigênio (da V. cava inferior). Ao mesmo tempo, a V. umbilical segue, através de uma anastomose venosa do sangue rico em nutrientes, para a V. porta do fígado e, com isso, para o metabolismo no fígado.
No **coração**, o desvio da direita para a esquerda é dominante. A partir de ambas as Vv. cavas, o sangue flui para o átrio direito. O sangue da V. cava *inferior* é conduzido através do forame oval pérvio para o átrio esquerdo do coração (comparar com a p. 18). O sangue da V. cava *superior* chega através do ventrículo direito no tronco pulmonar; deste, no entanto, não segue para os pulmões e sim, através do ducto arterial, uma comunicação arterioarterial, para a aorta e, então, para os vasos fetais periféricos. Através da A. umbilical dupla (ramos das artérias ilíacas internas), o sangue retorna para a placenta. Como nos pulmões há pouco fluxo sanguíneo, não há condução de sangue para o átrio esquerdo através das Vv. pulmonares.

B Circulação pós-natal (segundo Fritsch e Kühnel)
Com o nascimento, as trocas gasosas e a hemodinâmica são completamente reorganizadas. Portanto, são características da circulação pós-natal:

- Interrupção da circulação placentária, uma vez que...
- Inicia-se a ventilação pulmonar, com trocas gasosas pulmonares
- Fechamento funcional do desvio da direita para a esquerda e de todas as anastomoses.

Com o estabelecimento da ventilação, os pulmões encontram-se desenvolvidos e ventilados, e assumem a função das trocas gasosas. A resistência dos vasos pulmonares diminui subitamente nos pulmões desenvolvidos. Devido à intensa queda de pressão no átrio direito (a pressão no átrio esquerdo agora é mais alta do que no direito), o forame oval é fechado (ver p. 18). O ducto arterial também é fechado, inicialmente apenas do ponto de vista funcional, graças à contração da musculatura lisa, mais tarde se fechando de forma completa, de modo a tornar-se um ligamento fibroso, chamado ligamento arterial. O ventrículo direito bombeia sangue pelas artérias pulmonares para os pulmões expandidos. O sangue do ventrículo esquerdo atinge todas as partes do corpo graças à aorta e, pelas veias cavas, ele retorna ao átrio direito. As metades do coração se encontram agora completamente separadas, do ponto de vista hemodinâmico. Como a veia umbilical não é mais perfundida, o ducto venoso – que a comunicava com a veia cava inferior – é fechado, sendo futuramente transformado em uma estrutura fibrosa, o ligamento venoso; ocorre também o fechamento da ligação da veia umbilical com o fígado; esta veia normalmente torna-se fibrosada em toda a sua extensão, transformando-se no ligamento redondo do fígado. As artérias umbilicais permanecem apenas com sua parte proximal aberta (parte pérvia), enquanto a parte distal é obstruída (parte oclusa) e, de ambos os lados, formam os ligamentos umbilicais mediais.

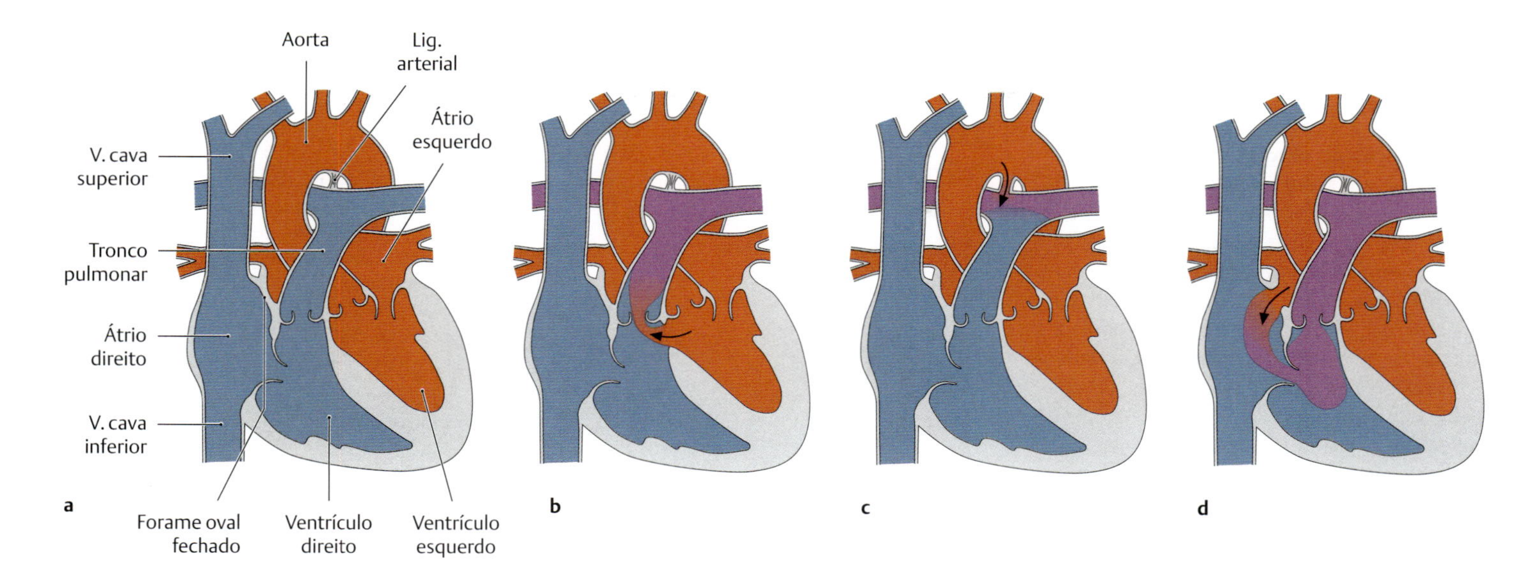

C Malformações congênitas cardíacas

As malformações cardíacas são as mais frequentes doenças congênitas (incidência de cerca de 7,5 por 1.000 nascidos vivos). As causais gerais são principalmente genéticas (p. ex., trissomia do cromossomo 21) e exógenas (p. ex., infecções virais, embriopatia por rubéola, álcool, medicamentos, citostáticos, radiações ionizantes).

Observação: Do ponto de vista teratogênico, a fase sensível para o coração se encontra entre a 4ª e a 7ª semana de desenvolvimento embrionário, isto é, em um período no qual a gestação frequentemente ainda não é percebida.

Atualmente, devido aos grandes avanços no diagnóstico e na terapia, até 85% dos pacientes jovens sobrevivem e atingem a idade adulta. Entre as malformações cardíacas congênitas mais frequentes estão incluídas as chamadas *malformações cardíacas não cianóticas primárias* (cianose = tonalidade azulada da pele e de túnicas mucosas devido ao conteúdo reduzido de O_2 no sangue), representadas por defeitos no septo interventricular (31%), defeitos no septo interatrial (10%) e persistência do canal arterial (9%). Deste modo, existe uma ligação não fisiológica entre o coração esquerdo e o coração direito. Como o sangue sempre flui de um sistema de alta pressão para um sistema de baixa pressão, inicialmente prevalece, no defeito descrito, um desvio da esquerda para a direita. A alta pressão no coração esquerdo é transmitida para o fluxo sanguíneo pulmonar e atua de modo "retroativo" também sobre o ventrículo direito. Como reação à pressão aumentada, a parede interna dos vasos pulmonares torna-se espessada, de modo que sua resistência – e, portanto, também a pressão nos vasos pulmonares – aumenta continuamente (hipertensão pulmonar), até que ela esteja mais alta do que a pressão na circulação sistêmica. Com o decorrer do tempo, ocorrem a "inversão do desvio" (agora um desvio da direita para a esquerda – reação de Eisenmenger) e a descompensação do coração direito. Uma vez que, agora, flui pouco sangue pelos vasos pulmonares, o sangue se torna desoxigenado, e isto origina – de modo secundário – cianose. De modo geral, as malformações cardíacas não cianóticas primárias na infância são bem toleradas e somente em idade mais avançada tornam-se sintomáticas. Caso o fechamento do defeito ocorra antes do aparecimento de complicações (p. ex., diagnóstico por cateterismo cardíaco), a expectativa de vida é normal.

- **a Coração pós-natal normal:** O forame oval está fechado e o canal arterial está obliterado; consequentemente, as circulações sistêmica e pulmonar encontram-se completamente separadas uma da outra.
- **b Defeito no septo interventricular (DSIV) ou na comunicação interventricular (CIV):** Este defeito ocorre preferencialmente na parte membranácea do septo interventricular graças à não fusão da parte muscular do septo interventricular com a parte proximal do septo aorticopulmonar. Com isso, o forame interventricular permanece aberto; a cada sístole, o sangue passa do ventrículo esquerdo para o ventrículo direito. Defeitos do septo interventricular não raramente estão associados à septação assimétrica do tronco de saída do coração, por exemplo, com tronco pulmonar estreito, aorta "cavalgante" sobre o septo interventricular e hipertrofia do ventrículo direito associada à estenose do tronco pulmonar (a chamada *tetralogia de Fallot*, a mais frequente malformação cardíaca cianótica primária). A criança apresenta, dentre outras coisas, mucosas, lábios e dedos de tonalidade azulada, uma vez que pouco sangue atinge a circulação pulmonar e, consequentemente, há pouca oxigenação).
- **c Persistência do canal arterial (PCA):** Ocorre frequentemente em prematuros (em 75% dos casos, ocorre fechamento espontâneo dentro de 1 semana). A sintomatologia é baseada no intenso refluxo de sangue da aorta para o tronco pulmonar, com a consequente sobrecarga de volume da circulação pulmonar (ver anteriormente). Caso o fechamento ocorra antes do aparecimento de complicações (p. ex., diagnóstico por cateterismo cardíaco), a expectativa de vida é normal.
- **d Defeitos do septo interatrial (DSIA) ou na comunicação interatrial (CIA):** De acordo com a localização do defeito, são distinguidos três subtipos: defeito do septo primário (DSIA I), defeito do septo secundário (DSIA II) e defeito do seio venoso (DSV). No mais frequente desses defeitos, o defeito do septo secundário (75% de todos os casos), não há septo primário na região do forame oval devido à intensa reabsorção do septo primário (forame secundário muito grande) ou devido à formação insuficiente do septo secundário (o forame secundário não se encontra suficientemente coberto, ver p. 18). Consequentemente, na vida pós-natal, o sangue flui do átrio esquerdo para o átrio direito e, dependendo do volume de sangue desviado, ocorre, com o tempo, sobrecarga de volume da circulação pulmonar. Visto que, dependendo das dimensões do defeito do septo secundário, as repercussões pioram com o passar do tempo, se os pacientes estiverem assintomáticos o defeito é pequeno. O DSIA II exige fechamento que é feito por meio de uma intervenção cirúrgica, com a utilização de cateter cardíaco que permite um implante autoexpansível (de formato semelhante a um duplo guarda-chuva) de níquel-titânio.

Observação: Quando o septo primário e o septo secundário se fundem entre si de maneira incompleta, ocorre a permanência de um forame oval anatomicamente aberto (forame oval persistente ou pérvio, FOP) e, habitualmente, passível de ser atravessado por um cateter. Devido ao mecanismo das valvas e das relações de pressão existentes, esta falha é subestimada do ponto de vista hemodinâmico (ver p. 18) e, por isso, não há malformação cardíaca no sentido estrito, mas sim uma variação do padrão normal (quase 30% dos adultos são afetados). Sob condições patológicas, por exemplo, em consequência de embolia pulmonar aguda e hemodinamicamente relevante, pode haver a formação de um desvio da direita para a esquerda. Através deste desvio, trombos que habitualmente seriam "filtrados" no pulmão podem atingir a circulação sistêmica e, deste modo, causar um acidente vascular encefálico isquêmico (a chamada embolia paradoxal ou cruzada). Entretanto, mesmo em situações cotidianas (pressão atmosférica, levantamento de pesos, tosse etc.), por breves períodos a pressão intratorácica pode se alterar tanto, de modo que um FOP possa provocar um desvio da direita para a esquerda.

3.1 Sangue: Componentes

A Composição do sangue

O sangue é um tecido especial, porque é líquido. No entanto, consiste, como todos os outros tecidos, em matriz extracelular (plasma) e componentes celulares (hemácias, leucócitos e plaquetas). Está localizado em um sistema vascular fechado que conecta todos os sistemas de órgãos. Suas funções são variadas: transporte de gases e substâncias, defesa, regulação da temperatura, regulação do pH e coagulação. A coagulação evita que o sangue flua para fora do sistema circulatório se as paredes dos vasos forem danificadas.

Cinquenta a 63% do volume do sangue consistem em um líquido rico em proteínas (plasma), 37 a 50% são células. A porcentagem de hemácias do sangue é chamada de hematócrito. O **plasma** é obtido por meio da centrifugação do sangue total, que se torna não coagulável pela adição de heparina. Após a coagulação e a centrifugação do sangue, obtém-se o **soro**. Soro é o plasma sem os fatores de coagulação. Cerca de 90% do plasma são compostos de água, o restante são proteínas, eletrólitos e substâncias de baixo peso molecular do metabolismo e sua regulação (hormônios). A maioria das proteínas do plasma é produzida pelo fígado. Nas **células sanguíneas** (ver p. 24) as *hemácias anucleadas* predominam (com 99% do hematócrito!). O citoplasma das hemácias é repleto de hemoglobina, que promove o transporte e o armazenamento de oxigênio no sangue. Os leucócitos são responsáveis pela defesa, e as plaquetas, pela coagulação do sangue.

Todas as células sanguíneas se originam das células-tronco da medula óssea vermelha (ver p. 27), onde são permanentemente reproduzidas.

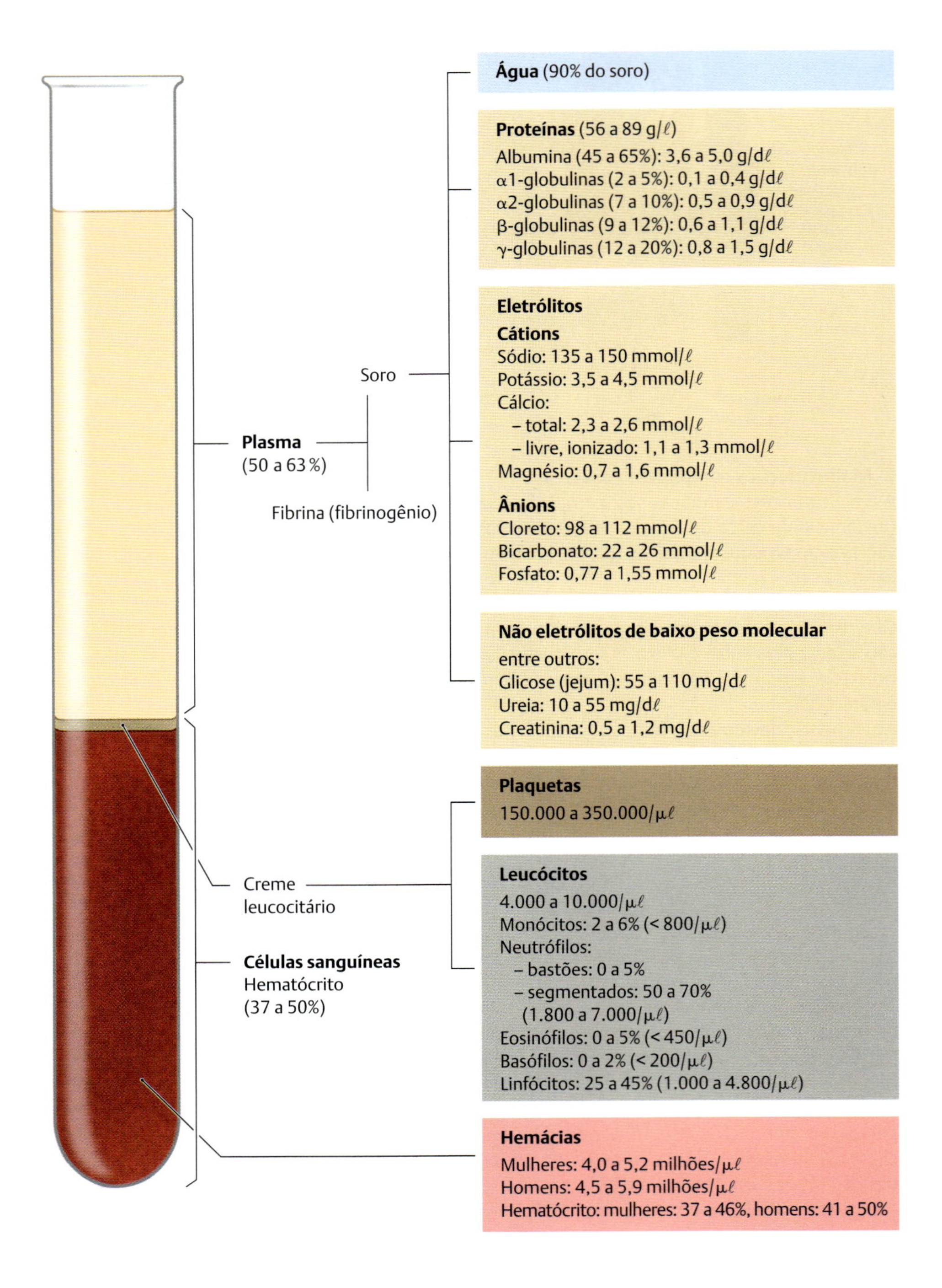

B Fases da formação do sangue durante o desenvolvimento

Como o sangue pré-natal já é necessário antes da formação da medula óssea vermelha secundária, a formação de sangue ocorre primeiramente em outros locais: no saco vitelino (insular), no fígado (hepático), no baço (esplênico) e, finalmente, na medula óssea secundária. Doenças sistêmicas malignas do sangue e do sistema imunológico são "reminiscentes" desses locais, que possibilitam a elas condições de crescimento favoráveis, e algumas formas dessas doenças se estabelecem novamente no fígado e no baço.

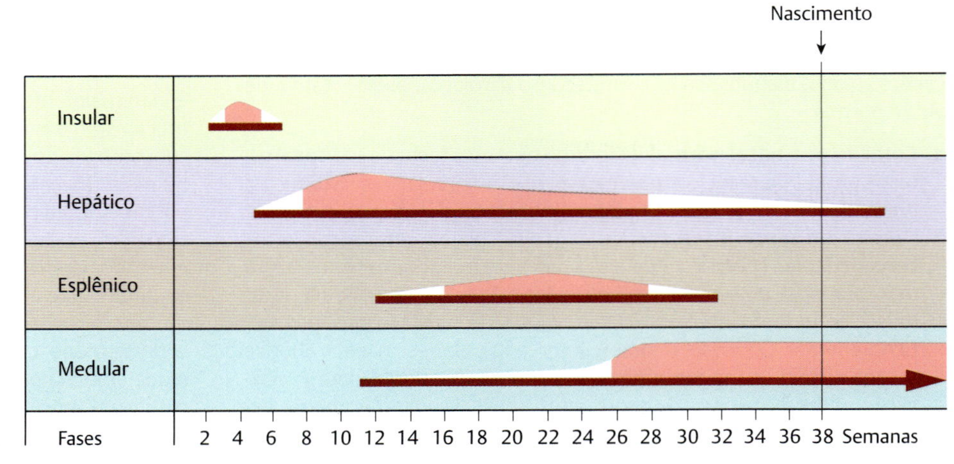

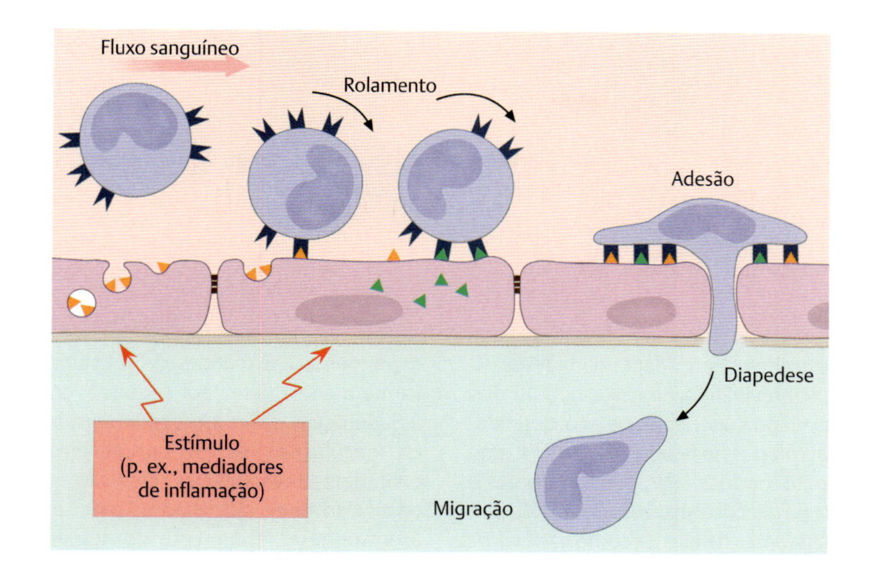

C Sangue como veículo de transporte para as células sanguíneas (segundo Lüllmann-Rauch)

Os leucócitos são distribuídos por todo o organismo e são responsáveis pela sua proteção. Eles migram permanentemente do fluxo sanguíneo para o tecido conjuntivo dos órgãos, onde combatem bactérias ou células cancerígenas. A emigração (diapedese) ocorre na *cascata de adesão leucocitária*. Após um estímulo, as células endoteliais expressam moléculas de adesão celular na sua superfície luminal, que chegam imediatamente à superfície a partir de vesículas no citoplasma ou são novamente sintetizadas. A essas moléculas se unem ligantes na membrana celular de leucócitos. Por meio dessa ligação (princípio da chave e fechadura), os leucócitos rolam no endotélio e às vezes chegam a um ponto de parada, às vezes se dissolvem novamente e continuam com o fluxo de sangue. Quando eles param, as células intercelulares abrem as suas conexões intercelulares, de modo que os leucócitos possam migrar através dessa abertura entre as células.

Imunidade inata

- Celular
  - Fagócitos
    - Neutrófilos
    - Macrófagos
  - Células efetoras secretoras
    - Mastócitos
    - Basófilos
    - Eosinófilos
  - Células NK
- Humoral
  - Complemento
  - Citocina
    - Quimiocina
    - Citocina pró-inflamatória
    - IFN
    - Citocina inibitória

Imunidade adaptativa

- Celular (linfócitos T)
  - Linfócitos T CD4 restritos por MHC II
    - Linfócitos T_H1 (IL-2, IFNγ)
    - Linfócitos T_H2 (IL-1, IL-4, IL-5, IL-9, IL-13, TGFβ)
  - Linfócitos T CD8 restritos por MHC I
    - Linfócitos T_c-citotóxicos
- Humoral (linfócitos B)
  - IgG
  - IgM
  - IgA
  - IgE
  - IgD

D Sistema imunológico inato e adquirido

Como o sangue alcança todos os órgãos, ele desempenha um papel importante no sistema imunológico para combater infecções e células malignas. O sistema imunológico e o sangue estão, portanto, intimamente ligados. O sistema imune inato responde imediatamente a um estímulo correspondente e não é específico, porque é acionado por vários agravos. Distinguem-se um componente celular (as células são transportadas no sangue) e um componente humoral. Como componentes humorais ("líquidos") encontramos o complemento e citocinas no sangue. A imunidade adaptativa é específica e direcionada para fatores definidos, como, por exemplo, determinado vírus. No sistema imunológico adaptativo incluem-se os linfócitos T e B, que também circulam no sangue. Os linfócitos T destroem células infectadas por vírus ou células cancerígenas em contato direto (imunidade celular), e os linfócitos B secretam diferentes classes de anticorpos (imunidade humoral). IFN = interferona; Ig = imunoglobulina; IL = interleucina; MHC = complexo de histocompatibilidade principal; TGFβ = fator transformador do crescimento beta.

E Dados de vida de uma célula sanguínea

Tipo de célula	Tempo de permanência no sangue	Tempo de vida no intestino	Regeneração na medula óssea
Hemácia	120 dias	–	Cerca de 8 dias
Plaqueta	10 dias, se não for usada	–	Cerca de 8 dias
Neutrófilo	<1 dia	1 a 2 dias	Cerca de 8 dias
Monócito	Cerca de 1 a 3 dias	Meses (como macrófago)	Cerca de 8 dias

3.2 Sangue: Células

Essa seção apresenta as células do sangue que podem ser distinguidas morfologicamente no esfregaço de sangue normal. Classicamente, o esfregaço de sangue é colorido com o método de May-Grünwald-Giemsa. São distinguidos hemácias, leucócitos, assim como plaquetas. Para os seus valores padrão no sangue, ver p. 22.

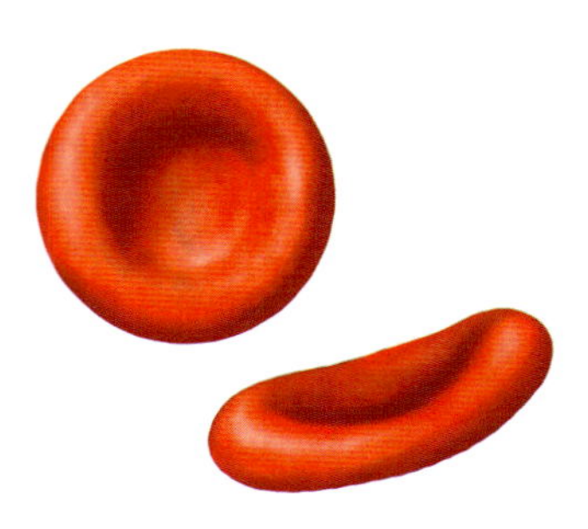

A Hemácias

As hemácias (cerca de 5 milhões/μℓ) são células bicôncavas com aproximadamente 7,5 μm de diâmetro, que nos mamíferos não contêm núcleo nem organelas. Como não têm organelas celulares e a membrana celular é especialmente reforçada, as hemácias conseguem se adaptar bem a diferentes condições de fluxo no sangue, "passando espremidas" através de capilares estreitos. Essa adaptabilidade possibilita uma sobrevivência de cerca de 120 dias no sangue; depois as hemácias são degradadas por macrófagos no fígado e no baço. Como não têm mitocôndrias, elas precisam obter a sua energia da glicólise anaeróbia. Elas são, portanto, dependentes de glicose como carreadora de energia. No seu interior, as hemácias contêm até 95% de proteína hemoglobina, que se liga a O_2 e também a CO_2. A hemácias são formadas por várias formas intermediárias morfologicamente distinguíveis de uma célula nucleada precursora na medula óssea (ver p. 27).
Os reticulócitos são precursores diretos de hemácias maduras, que podem ser demonstrados com o corante cresil-violeta. Este corante liga-se ao RNA do retículo endoplasmático rugoso das hemácias, cujas células precursoras lançaram seu núcleo há 1 a 2 dias e ainda contêm restos do retículo endoplasmático. Aproximadamente 2,5 milhões de reticulócitos deixam a medula óssea por segundo; em um dia amadurecem e se transformam em hemácias. Os reticulócitos representam cerca de 1% da contagem das hemácias. Eles são, portanto, particularmente adequados para monitorar a eritropoese. O aumento do número de reticulócitos, por exemplo, após uma hemorragia aguda, é chamado de reticulocitose. Isso sugere que a medula óssea reagiu à perda de sangue e forma novas hemácias mais rápido; Neste caso, o termo reticulocitose é um sinal positivo para o desempenho da regeneração da eritropoese na medula óssea.
Observação: Como o maior diâmetro das hemácias de 7,5 μm é bastante constante, elas podem ser usadas em cortes histológicos como padrão interno para o tamanho de uma estrutura histológica.

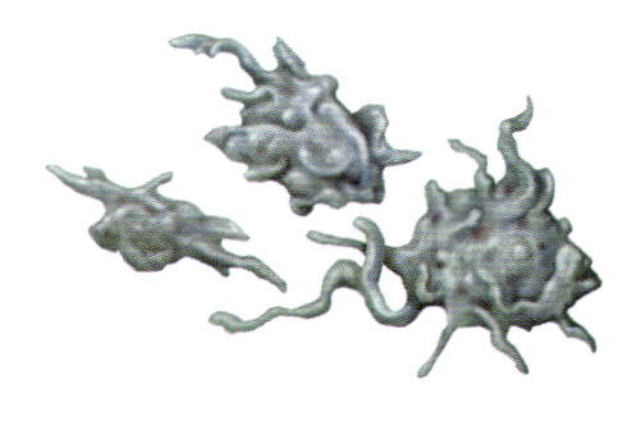

B Plaquetas

As plaquetas (cerca de 250 mil/μℓ) são fragmentos anucleados de megacariócitos, células gigantes polinucleares, que residem na medula óssea. Elas sobrevivem no sangue por cerca de 10 dias e, em seguida, são fagocitadas por macrófagos no fígado e no baço, de modo que devem ser produzidas constantemente. No sangue circulante, elas têm formato de um disco bicôncavo de 2,5 μm de diâmetro. As plaquetas são parte essencial da coagulação do sangue. A multiplicação, a redução e as anomalias das plaquetas podem ser diagnosticadas no esfregaço de sangue. Quando a contagem é de 30 mil/μℓ ocorrem sangramentos de múltiplos pequenos capilares (hemorragia petequial). Com 10 mil/μℓ há hemorragia potencialmente fatal. Alterações na contagem de plaquetas são um indicador sensível da função da medula óssea. Uma diminuição na contagem de plaquetas no sangue pode ser um indicador precoce de deterioração da função da medula óssea, por outro lado, o aumento de plaquetas no sangue é um indicador precoce da recuperação da função da medula óssea.

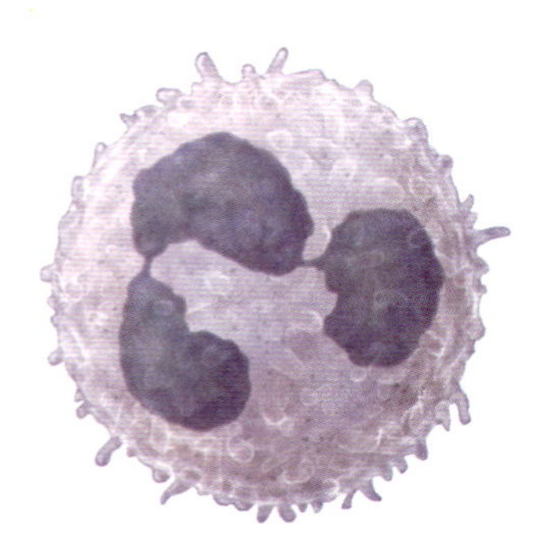

C Neutrófilos

Entre os leucócitos no sangue os neutrófilos representam o principal grupo com cerca de 60% (4.000 a 10.000/μℓ). Um neutrófilo tem diâmetro de 10 a 12 μm e permanece menos de 1 dia no sangue. É caracterizado por um núcleo que consiste em 3 a 4 segmentos que estão ligados entre si por finas pontes. Por isso também é chamado de polimorfonuclear. Os granulócitos são descritos de acordo com os seus grânulos na coloração de May-Grünwald-Giemsa. O termo *neutrófilo* deriva do fato de que os seus grânulos citoplasmáticos (< 1 μm) não podem ser corados especialmente bem nem com corantes basófilos nem com corantes eosinofílicos; eles são, portanto, neutros.
Os neutrófilos pertencem ao sistema imunológico inespecífico e fagocitam especialmente bactérias (micrófagos). Portanto, uma grande parte de seus grânulos são lisossomos, nos quais as bactérias fagocitadas são destruídas. Os neutrófilos são formados na medula óssea e, em caso de maior necessidade (como na infecção bacteriana), são dela secretados em maior quantidade para o sangue periférico. No esfregaço de sangue encontram-se, então, em maior quantidade, os precursores de neutrófilos de núcleo não segmentado ou pouco segmentado (chamados "jovens" ou bastões). Um reativo aumento de neutrófilos no esfregaço de sangue, portanto, pode indicar uma infecção bacteriana.

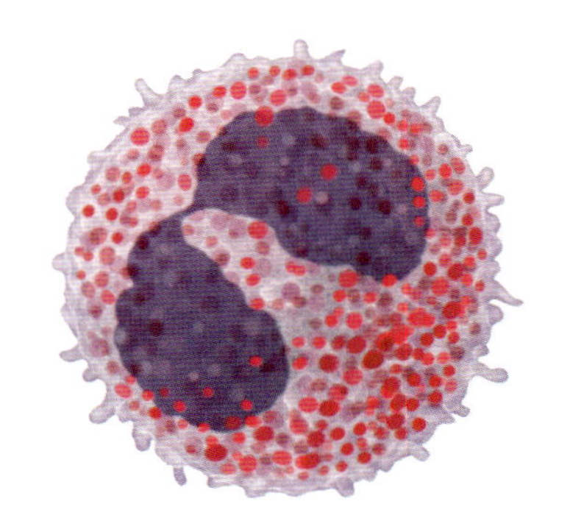

D Eosinófilos

Os eosinófilos (diâmetro de 12 μm) têm um núcleo celular bilobulado. Eles contêm grânulos eosinofílicos de 1,5 μm, que são lisossomos modificados, liberando o seu conteúdo por degranulação na matriz extracelular. O corante aniônico eosina liga-se a proteínas catiônicas nos grânulos (p. ex., proteína básica principal, proteína catiônica eosinofílica). Os eosinófilos agem especialmente na defesa contra parasitas (grandes parasitas multicelulares podem não ser fagocitados completamente por pequenos eosinófilos!), por isso em doenças parasitárias estão aumentados no sangue. Eles migram mais comumente do sangue para as membranas mucosas dos sistemas digestório e pulmonar. Eles também são encontrados em maior número em doenças alérgicas.

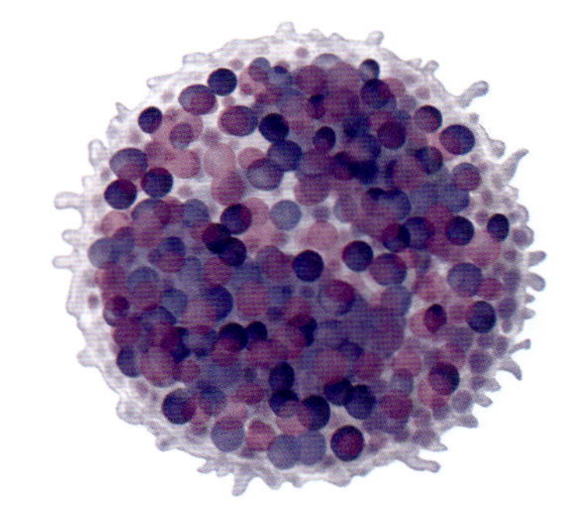

E Basófilos

O núcleo lobular dos basófilos geralmente não é reconhecido, porque ele é escondido pelos grandes grânulos grosseiros de cerca 1 μm corados por forte azul-violeta. A heparina polianiônica contida nos grânulos absorve o corante catiônico (azul de metileno, azure). Além disso, os grânulos contêm histamina, que é liberada durante uma reação alérgica. Embora os basófilos se assemelhem morfológica e funcionalmente aos mastócitos no tecido conjuntivo, ambos são tipos celulares independentes entre si, que descendem de diferentes células-tronco e não se misturam.

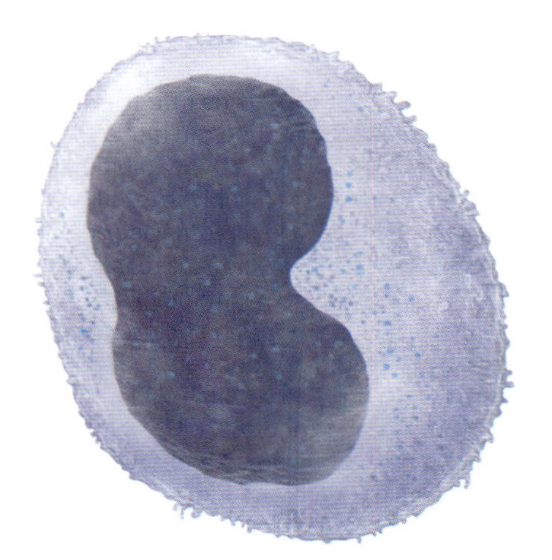

F Monócitos

Com 20 a 40 μm de diâmetro, os monócitos são as maiores células do sangue. Eles apresentam um citoplasma cinza-azul pálido e um núcleo endentado em forma de feijão, que pode tomar também outras formas. Portanto, os monócitos são também a forma celular mais variável no esfregaço de sangue. Pequenos grânulos azurófilos no limite da visibilidade podem ser encontrados no citoplasma, especialmente na dobra do núcleo; eles correspondem aos lisossomos.

Os monócitos deixam o sangue após cerca de 1 dia e migram para o tecido conjuntivo dos órgãos, onde se diferenciam em macrófagos. Os macrófagos são monócitos que se tornaram assentados, nos quais ainda ocorre uma série de processos de diferenciação. Em particular, o número de lisossomos aumenta muito. Essas células foram combinadas por van Furth sob o termo genérico de sistema fagocitário mononuclear (SFM).

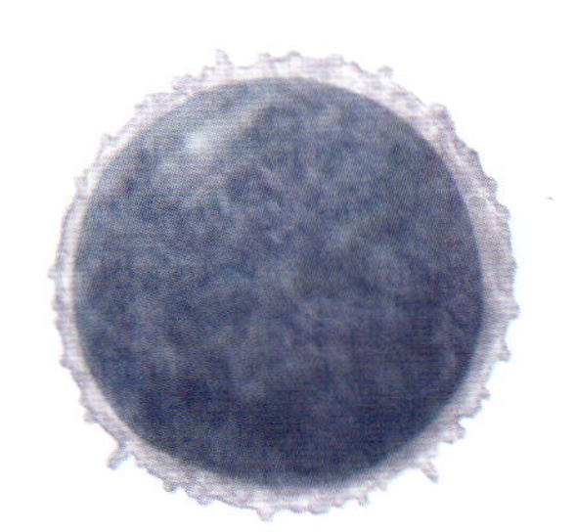

G Linfócitos

Os linfócitos se distinguem por um núcleo celular circular rico em heterocromatina, em volta do qual, em pequenos linfócitos, se encontra uma estreita bainha de citoplasma (4 a 7 μm de diâmetro), que em linfócitos de tamanho médio a grande (até 15 μm) é mais ampla e pode conter grânulos (ver **H**).

Os linfócitos são incluídos no sistema imunológico adaptativo ou específico e ocorrem em duas formas principais, linfócitos B e linfócitos T, que não se pode distinguir no esfregaço de sangue. Eles são analisados com a ajuda de anticorpos monoclonais na citometria de fluxo (importante para pacientes de AIDS). Os linfócitos B diferenciam-se, por fim, em plasmócitos, que produzem anticorpos, e os linfócitos T são responsáveis pela defesa imunológica específica ligada a células. Os linfócitos utilizam a circulação sanguínea apenas por um curto período (cerca de 1 h de duração) para o transporte por todo o corpo, para alcançar os órgãos linfáticos e o interstício dos órgãos.

Os linfócitos se parecem com os monócitos, por isso muitas vezes são agrupados juntos como células mononucleares; estas são comparadas com os granulócitos (células polimorfonucleares). A proliferação reativa de linfócitos no sangue ocorre geralmente em doenças virais.

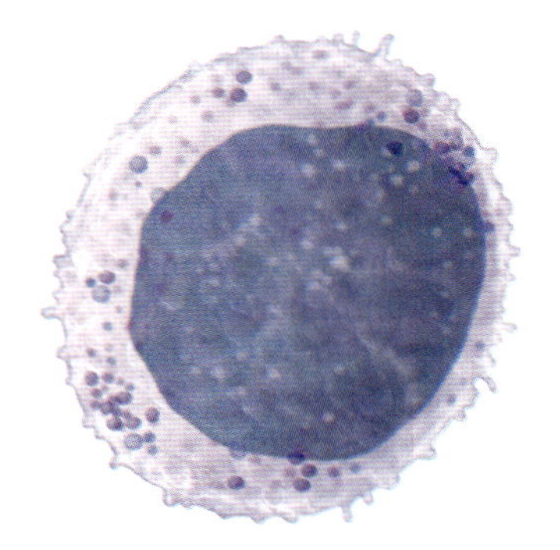

H Linfócitos granulares azurófilos

Os linfócitos granulares azurófilos representam uma forma especial de linfócitos grandes, que podem ser reconhecidos pela sua grande bainha citoplasmática e seus grânulos azurófilos (linfócitos granulares grandes). Eles representam as células *natural killer* (NK), que são incluídas no sistema imunológico não específico. Eles reagem imediatamente ao entrar em contato com células infectadas por vírus ou com células cancerígenas no fluxo sanguíneo e geralmente as destroem em contato direto com as células-alvo.

3.3 Sangue: Medula Óssea

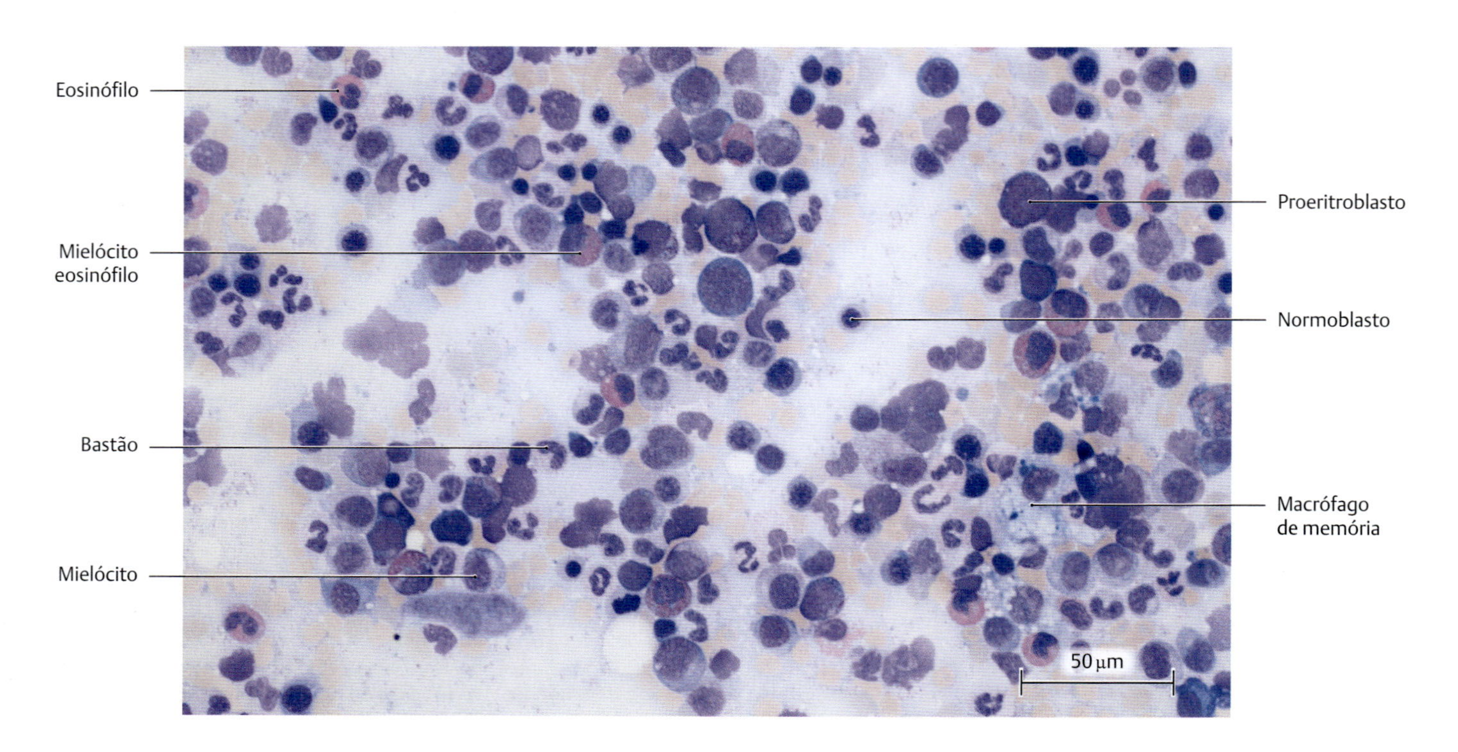

A Citologia da medula óssea

Na medula óssea normal existe uma enorme variedade de células. Atribui-se a isso o fato de que – a partir de uma célula-tronco pluripotente – ocorrem paralelamente eritro-, granulo- e linfopoese e outras etapas intermediárias morfologicamente distintas. Alguns desses tipos de célula são mostrados aqui (para a classificação dos tipos celulares nas diferentes linhas, ver **D**). Na citologia da medula óssea, as células da hematopoese são espalhadas, após punção, em uma lâmina de microscópio, e são avaliadas, portanto, como uma camada de células em propagação. Como as células estão, na sua totalidade, espalhadas em um local, os detalhes celulares são muito mais visíveis do que na histologia de medula óssea, na qual as células são apenas parcialmente seccionadas devido ao seu tamanho.
(Preparação do Prof. Hans-Peter Horny, Munique)

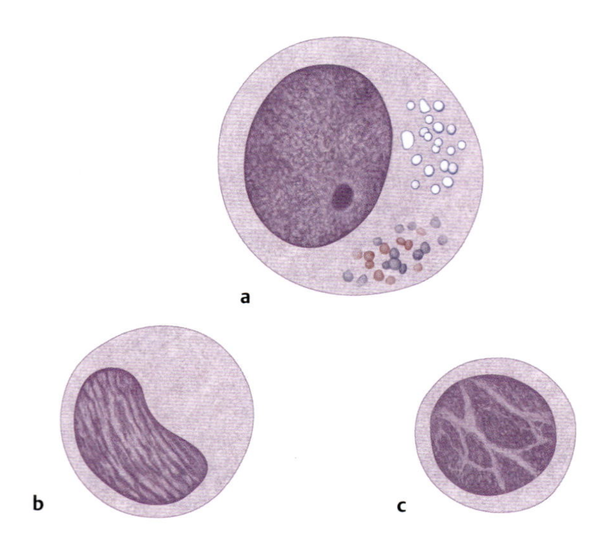

B Critérios de avaliação da citologia da punção da medula óssea

As várias estruturas de cromatina possibilitam a distinção de diferentes tipos de células: **a** Tipo celular mieloblasto a promielócito; **b** Tipo celular mieloblasto a bastão; **c** Tipo celular linfócito; estrutura da cromatina, arenosa.
Além das estruturas de cromatina no núcleo celular, na citologia também é avaliada a estrutura do citoplasma e seus grânulos. Se os grânulos estiverem presentes, a sua corabilidade possibilita a associação a determinado grupo celular, por exemplo, neutrófilos (= grânulos pouco coráveis) ou eosinófilos (= grânulos corados de vermelho).

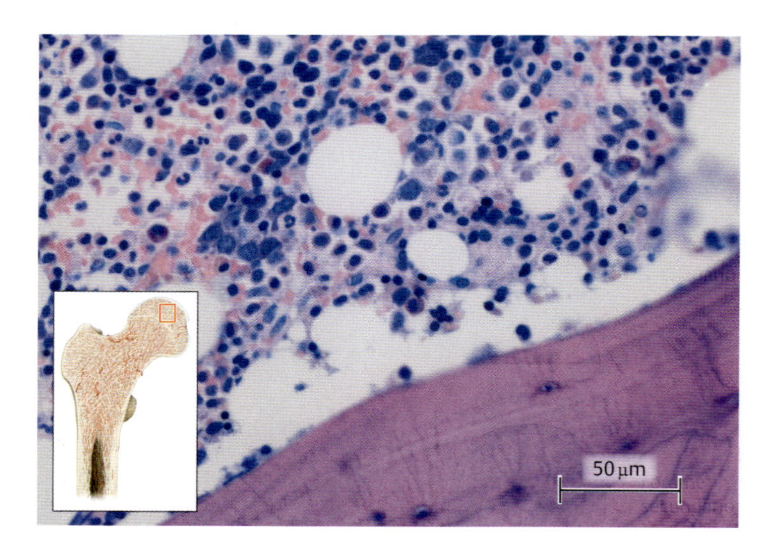

C Histologia da medula óssea

Para preparar uma lâmina histológica da medula óssea, é retirada a medula óssea vermelha do fêmur em um corte (*in vivo*, por biopsia da espinha ilíaca posterossuperior). As células da medula óssea vermelha enchem as cavidades entre as trabéculas ósseas. Em contraste com a citologia da medula óssea, a histologia permite a correlação local das células da hematopoese entre si e com as trabéculas da medula óssea. Essa correlação precisa pode ser útil para solucionar questões específicas.
(Preparação do Prof. Hans-Peter Horny, Munique)

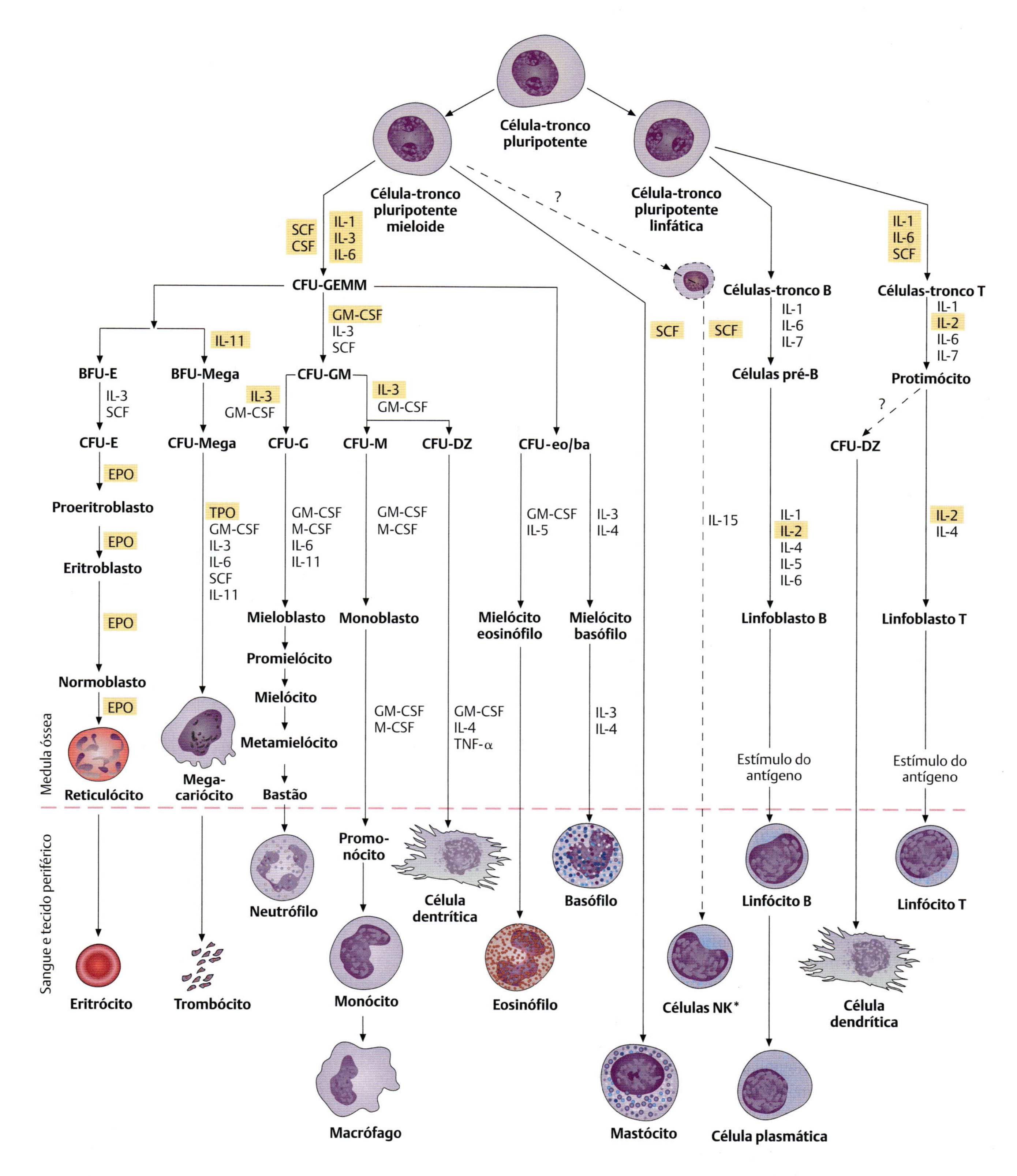

D Hematopoese

Os fatores de crescimento marcados de amarelo são os mais importantes fatores de crescimento hematopoéticos para diferenciação celular. Todas as células do sangue são descendentes das células-tronco pluripotentes. Delas surgem outras duas também designadas como células-tronco pluripotentes: a linfática (à direita) e a mieloide (à esquerda). As diferentes populações de células-tronco não são morfologicamente distinguíveis umas das outras. As células-tronco que são subordinadas às duas células-tronco pluripotentes são determinadas e únicas células-tronco para as populações celulares subsequentes. Tal complexa hierarquia de células-tronco é necessária para o sistema hematopoético, pois em um local (medula óssea) precisam ser produzidas constantemente células com diferentes funções e tempos de vida (p. ex., as hemácias têm 120 dias de vida, os neutrófilos têm poucos dias). Além disso, em caso de perda de sangue é necessário produzir mais hemácias, e em casos de infecção bacteriana, mais neutrófilos. Portanto, o sistema precisa de um alto grau de flexibilidade para produzir células de diferentes funções e tempos de vida. As diferentes populações de células-tronco garantem essa flexibilidade. A morfologia das diferentes células normais da hematopoese é usada como uma base para a classificação de células leucêmicas (células malignas degeneradas): por exemplo, leucemia promielocítica, leucemia eritroide. Este esquema hierárquico de um tecido de célula-tronco foi transferido para muitos outros tipos de tumores, também sólidos (conceito de célula-tronco maligna). CFU-GEMM = unidade formadora de colônias de granulócitos, eritrócitos, monócito/macrófago, megacariócito.

* A correlação exata das células *natural killer* (NK) com as células-tronco ainda não está clara.

4.1 Visão Geral

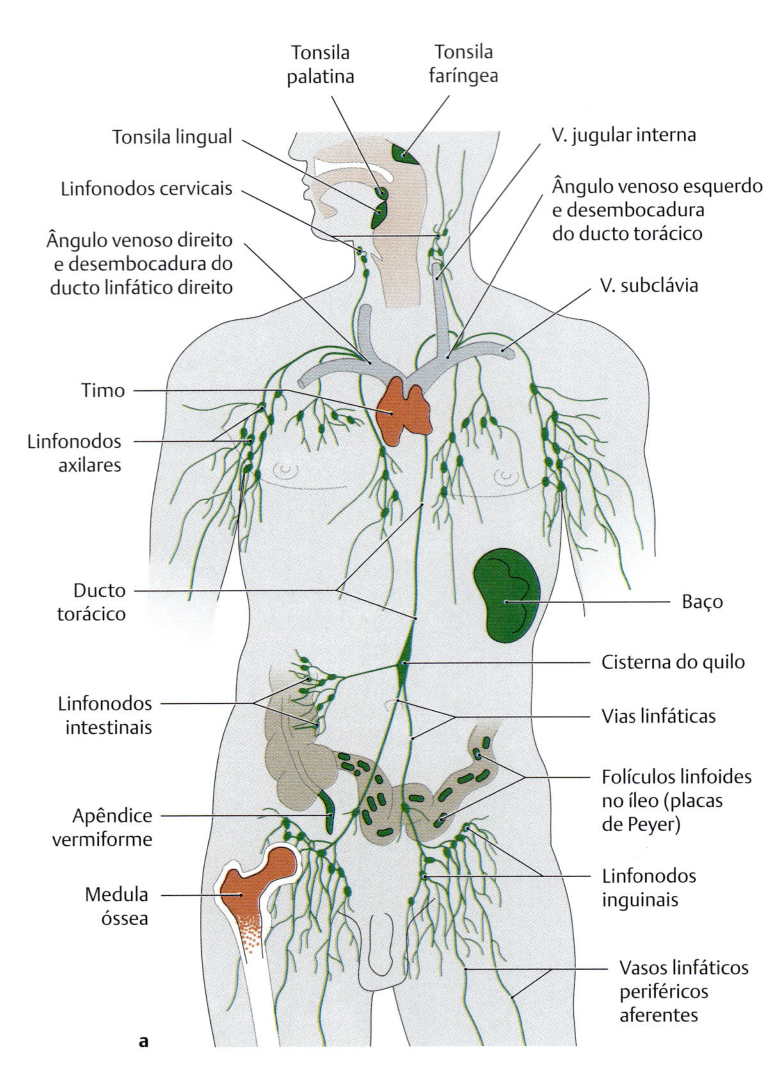

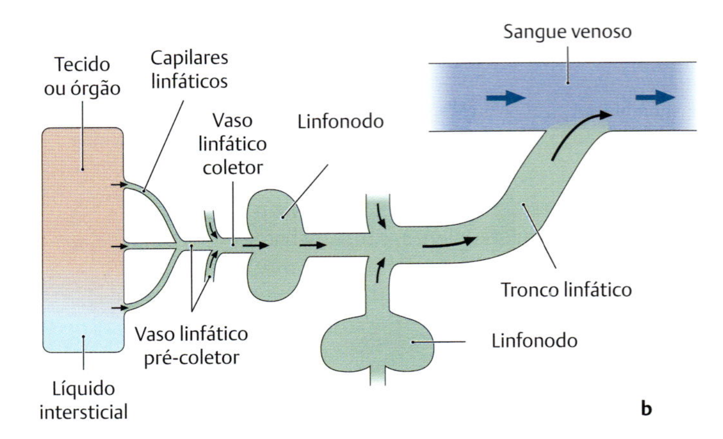

A Órgãos linfáticos e vasos linfáticos
O sistema linfático, distribuído por todo o corpo, é composto pelos *órgãos* linfáticos e pelos *vasos* linfáticos. Ele apresenta três principais funções:

- Defesa imunológica (órgãos linfáticos e vasos linfáticos); função principal: distinguir entre os componentes "próprios" e "estranhos" do organismo (patógenos, transplantes) e eliminar as estruturas reconhecidas como estranhas
- Transporte do líquido coletado nos tecidos (linfa) para o sangue venoso (somente os vasos linfáticos)
- Transporte dos lipídios dos alimentos a partir do intestino delgado, desviando-os da circulação porta hepática (apenas vasos linfáticos). Graças à via de drenagem, os triglicerídios evitam o contato direto com o fígado e alcançam os demais órgãos para o metabolismo.

a Órgãos linfáticos: sua característica comum é o povoamento de seu estroma com linfócitos, que se originam da medula óssea. Esses linfócitos atuam direta ou indiretamente (ver adiante) na defesa específica do organismo contra antígenos (reações imunológicas). Os antígenos são moléculas (proteínas, carboidratos, lipídios) reconhecidas como elementos estranhos pelo sistema imunológico e contra as quais a defesa imunológica é direcionada.

De modo geral, podem ser distinguidos *dois tipos de linfócitos*, que podem, ainda, ser subdivididos (para detalhes, consulte livros-texto de imunologia):

- Linfócitos B ("B" para *bone marrow*, medula óssea em inglês, o local de origem/maturação destas células) e que, quando maduros, se transformam em plasmócitos, as células secretoras de anticorpos; anticorpos são um importante componente da *resposta imunológica de base humoral*. O termo "humoral" significa que os anticorpos que se ligam aos antígenos encontram-se dissolvidos no sangue e nos líquidos corporais (os humores do organismo), de modo que os plasmócitos *não estão diretamente envolvidos* na resposta imunológica
- Linfócitos T ("T" para timo, o órgão responsável pela maturação destas células), e que atacam diretamente as células reconhecidas como estranhas (p. ex., células infectadas por vírus) e as eliminam por meio de um contato celular *direto* (*resposta imunológica de base celular*).

Basicamente, considerando o local de maturação dos linfócitos, os órgãos linfáticos podem ser distinguidos como *órgãos linfáticos primários* (em vermelho) e *secundários* (em verde):

- Nos órgãos linfáticos primários, os linfócitos se originam de células-tronco, que sofrem, nestes órgãos, maturação parcial e se tornam imunocompetentes, isto é, elas se tornam capazes de distinguir entre estruturas próprias e estruturas estranhas do organismo
- A partir dos órgãos linfáticos primários, os linfócitos povoam os órgãos linfáticos secundários. Nestes órgãos, os linfócitos ainda sofrem proliferação, maturação completa e, finalmente, adquirem a sua função específica nas respostas imunológicas. Os linfócitos podem, ainda, sair de um órgão linfático e entrar na corrente sanguínea.

Nas seções correspondentes aos órgãos linfáticos, serão abordadas estrutura e função específicas desses órgãos.

b Vasos linfáticos: Os vasos linfáticos (verde em **a**) são sistemas de canais vasculares distribuídos por todo o corpo (exceções: SNC, medula renal), que captam o excesso de líquido intersticial (entre as células) e conduzem este líquido (agora denominado linfa) ao sangue venoso. Os vasos linfáticos se iniciam como capilares muito pequenos e de parede delgada e desembocam nos grandes vasos pré-coletores e coletores (**b**) e, finalmente, terminam nos troncos linfáticos. Por sua vez, esses troncos se reúnem em troncos maiores, de modo que cada grande tronco linfático termine em um ângulo venoso (confluência das veias jugular interna e subclávia) (ver p. 30). No sistema de vasos linfáticos periféricos, encontram-se linfonodos como estações de filtração, onde a linfa é examinada e rastreada à procura de patógenos. Os vasos linfáticos convergem para os linfonodos, onde a linfa é filtrada, sendo coletada centralmente.

B Visão geral das vias de drenagem linfática

As vias de drenagem linfática são importantes do ponto de vista clínico, na classificação de tumores e do acometimento dos linfonodos (metástases). Como as metástases em linfonodos às vezes aparecem clinicamente antes do tumor primário, pode-se fazer o diagnóstico de um tumor em um órgão a partir dos linfonodos afetados. Por isso, as vias de drenagem linfática dos órgãos e das regiões precisam ser conhecidas. Por esta razão, a sistemática dos vasos linfáticos é representada juntamente com os respectivos linfonodos associados. Pode-se traçar o trajeto da linfa, a partir de seu local periférico de origem nos tecidos, até a drenagem central no sangue venoso, e, deste modo, estabelece-se a seguinte sistemática básica:

- A linfa se origina pela ultrafiltração a partir dos capilares no tecido conjuntivo (**C**)
- Existe um sistema de drenagem linfática superficial e um sistema de drenagem linfática profunda (**D**)
- Toda a linfa do corpo é drenada por meio de cinco grandes troncos (ver p. 30)
- Os linfonodos situados no trajeto dos vasos linfáticos podem ser classificados de acordo com pontos de vista topográficos (ver p. 31).

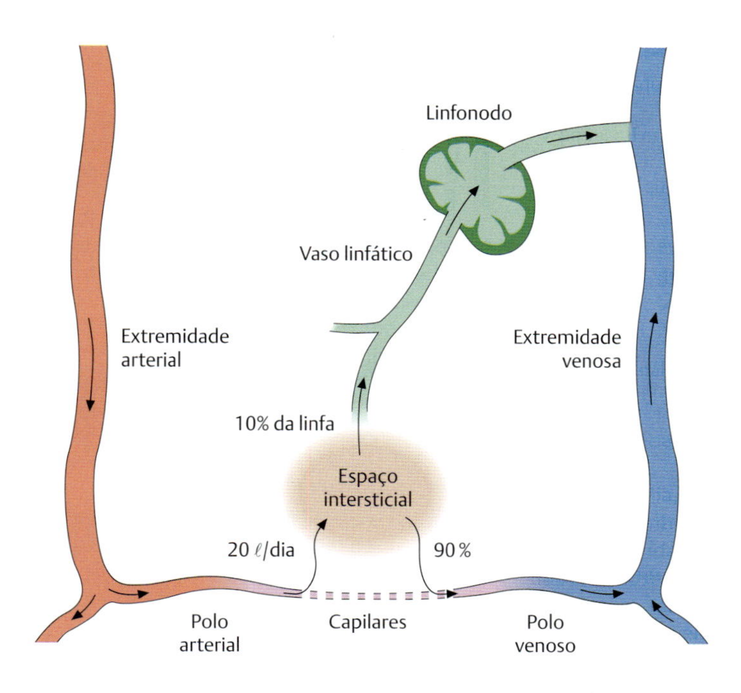

C Formação da linfa

A linfa se origina como um fluido aquoso pela ultrafiltração do sangue dos capilares. O sangue perfunde os capilares a partir da extremidade arterial do sistema vascular para a extremidade venosa. O somatório de todas as pressões direcionadas para fora dos capilares é maior do que o somatório da pressão coloidosmótica no interior dos capilares, de modo que, efetivamente, 10% do líquido derivado dos vasos permanecem no espaço intersticial como líquido intersticial, sendo 1,8 a 2 ℓ recolhidos como linfa inicialmente pelos capilares linfáticos (ver **Ab**), coletados por grandes vasos linfáticos e conduzidos aos troncos linfáticos e, finalmente, chegando à circulação venosa. Em última análise, toda a linfa do corpo flui em dois troncos linfáticos (ducto torácico e ducto linfático direito), que desembocam nos chamados ângulos venosos esquerdo e direito na junção entre o pescoço e o tórax (ver p. 28, Fig. **Aa**). Como os linfonodos encontram-se em meio ao trajeto dos vasos linfáticos, o organismo consegue inspecionar a ocorrência de microrganismos e toxinas na linfa.

Observação: A linfa do intestino delgado é uma emulsão rica em quilomícrons após uma refeição hiperlipídica, e, por isso, tem aspecto leitoso. A linfa do intestino delgado é denominada "quilo", e este é o motivo para os vasos linfáticos do intestino delgado serem denominados vasos quilíferos.

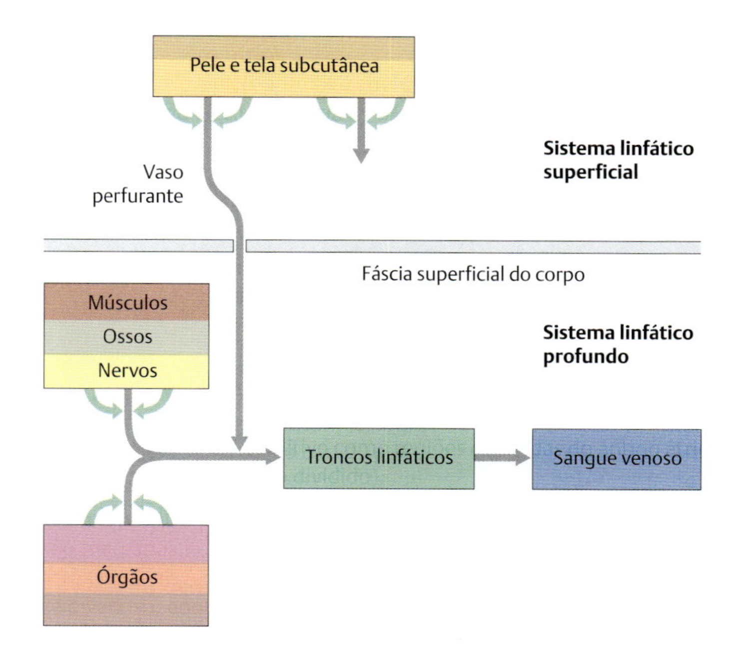

D Sistemas de vasos linfáticos superficiais e profundos

Sob aspecto topográfico, podem ser distinguidos um sistema de vasos linfáticos superficiais e um sistema de vasos linfáticos profundos:

- O sistema superficial se encontra acima da fáscia muscular do corpo e coleta a linfa da pele e da tela subcutânea
- O sistema profundo se encontra abaixo da fáscia muscular do corpo e coleta a linfa de todos os órgãos, além da linfa dos músculos, dos ossos e dos nervos.

Apenas o sistema profundo tem conexão direta com os grandes troncos linfáticos (ver p. 30). O sistema superficial conduz sua linfa por vasos perfurantes, que atravessam a fáscia muscular do corpo e transportam a linfa da superfície para as partes profundas, em direção aos vasos linfáticos profundos. Em três locais do corpo, a conexão entre os sistemas superficial e profundo é especialmente proeminente:

- Na região cervical lateral
- Na região axilar e
- Na região inguinal.

Nesses locais de conexão entre os sistemas superficial e profundo são encontrados vários linfonodos. A cada exame clínico, eles devem ser palpados.

4.2 Vias de Drenagem Linfática

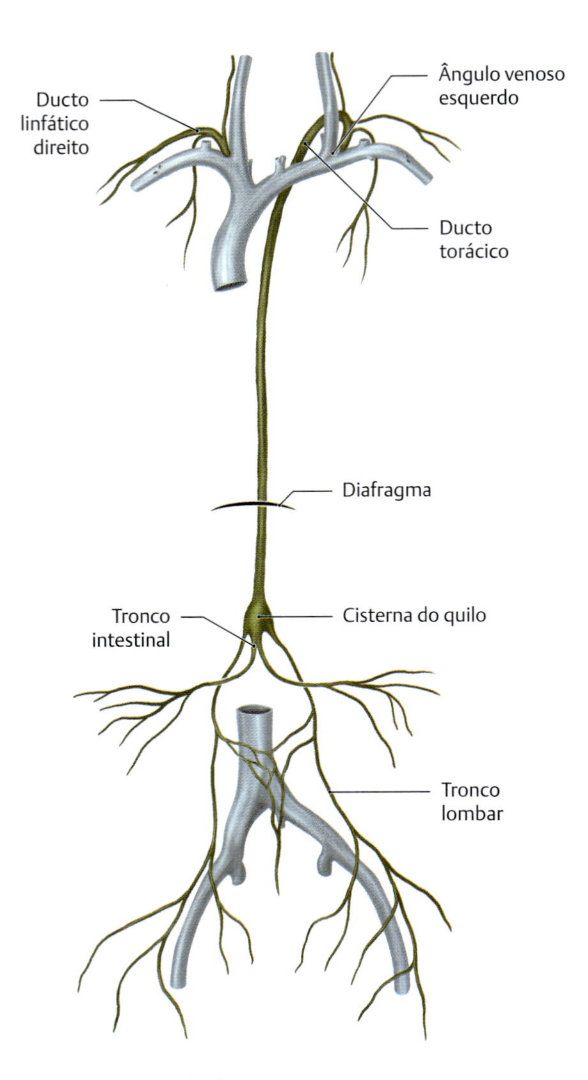

A Os grandes troncos linfáticos

Para as regiões individuais do corpo, podem ser distinguidos, no total, 5 troncos linfáticos — em parte formando pares. A Tabela **B** reúne os troncos e as suas regiões de drenagem. Em geral, todos os troncos estabelecem conexão com o *ducto torácico* ou com o *ducto linfático direito* que, por sua vez, mantêm conexão com o sistema venoso. Os três grandes troncos linfáticos para o abdome, para a pelve e para os membros inferiores — portanto, o tronco intestinal e os dois troncos lombares — se unem logo abaixo do diafragma em um tronco comum, o ducto torácico. O local de união é frequentemente mais dilatado, e é denominado *cisterna do quilo*. O **ducto torácico**, mais **longo**, atravessa o diafragma no hiato aórtico e incorpora normalmente o tronco broncomediastinal esquerdo e, frequentemente, também os troncos jugular e subclávio esquerdos. Entretanto, todos esses troncos podem desembocar separadamente no sistema venoso. O ducto torácico desemboca no ângulo venoso esquerdo.
O **ducto linfático direito**, mais **curto**, se origina da confluência dos troncos broncomediastinal direito, jugular direito e subclávio direito. O ducto linfático direito desemboca no ângulo venoso direito.
Observação: Com exceção do tronco intestinal, todos os troncos linfáticos são pares — de acordo com a organização par de suas regiões de drenagem. O tronco intestinal conduz a linfa dos órgãos abdominais ímpares (ver **B**): por isso esse tronco é ímpar, muito embora seja frequentemente dividido topograficamente em vários subtroncos (sem denominações específicas) e que na Terminologia Anatômica (TA) são reunidos também sob a denominação de troncos intestinais.

B Classificação dos troncos linfáticos e de suas regiões de drenagem

Resumo dos troncos linfáticos e associação com suas regiões de drenagem.

Tronco linfático	Região de drenagem
Cabeça, pescoço e membros superiores	
• Troncos jugulares esquerdo e direito	• Metades esquerda e direita da cabeça e do pescoço
• Troncos subclávios esquerdo e direito	• Membros superiores esquerdo e direito
Tórax	
• Troncos broncomediastinais esquerdo e direito	• Órgãos, estruturas internas e parede das metades esquerda e direita do tórax
Cada tronco linfático situado à direita se une ao ducto linfático direito. Os troncos situados à esquerda estabelecem conexões com o ducto torácico (ver adiante).	
Abdome, pelve e membros inferiores Toda a linfa é drenada pelo ducto torácico. Ele é constituído a partir da confluência dos seguintes troncos:	
• Tronco intestinal	• Órgãos ímpares no abdome (sistema digestório e baço)
• Troncos lombares esquerdo e direito	• Órgãos pares abdominais (rins, glândulas suprarrenais) • Todos os órgãos pélvicos • Paredes esquerda e direita do abdome • Paredes esquerda e direita da pelve • Membros inferiores esquerdo e direito
Deste modo, o ducto torácico drena a linfa de todo o corpo abaixo do diafragma, além da linfa da metade esquerda do corpo acima do diafragma. O ducto linfático direito drena apenas a linfa da metade direita do corpo acima do diafragma. Consequentemente, é possível uma divisão de todo o corpo em quatro quadrantes de drenagem linfática (ver **C**)	

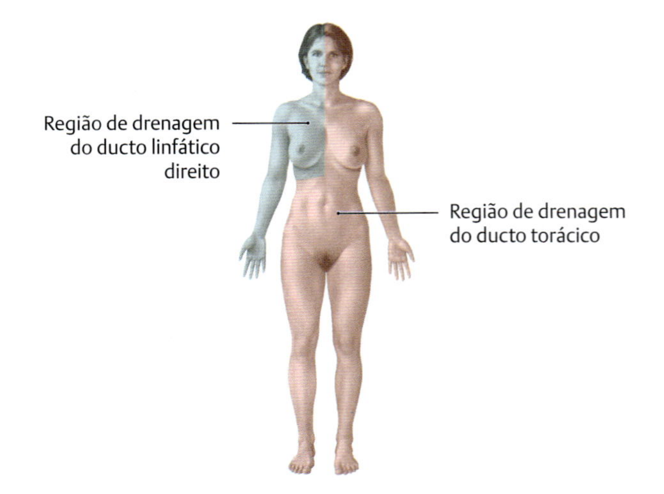

C Divisão do corpo em quadrantes de drenagem linfática

A drenagem linfática do corpo não é simétrica. Na verdade, a distribuição é em quadrantes: o quadrante superior direito tem sua linfa drenada para o ducto linfático direito, enquanto os outros três quadrantes têm sua linfa drenada para o ducto torácico (ver **B**).

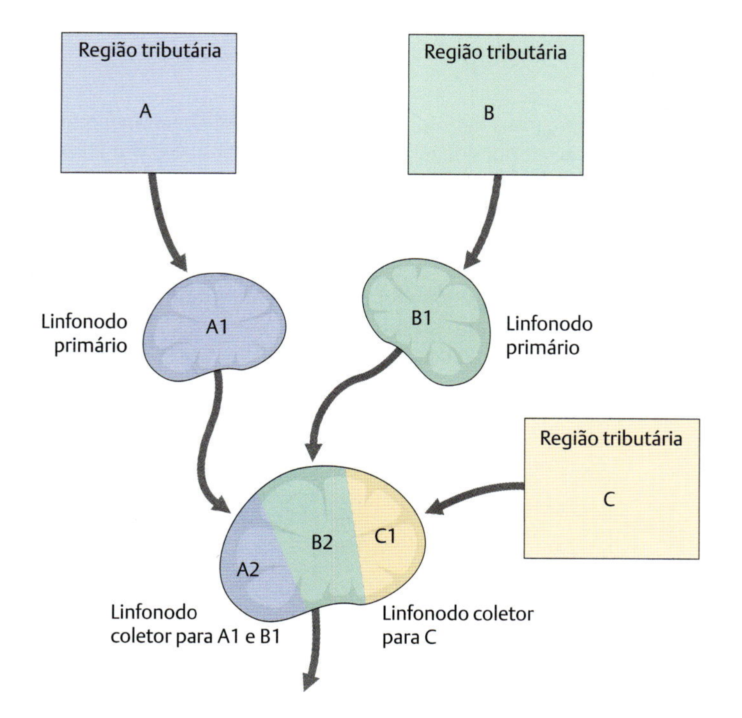

D Classificação dos linfonodos

Existem muitas classificações para as cadeias de linfonodos. Uma delas se aplica ao sentido do fluxo da linfa e à posição em relação ao órgão interno.

Classificação segundo o sentido do fluxo da linfa: ao fluir dos tecidos periféricos até o sistema venoso, a linfa passa normalmente por várias cadeias consecutivas de linfonodos, situadas em série. Os linfonodos são denominados primários, secundários e terciários:

- Os linfonodos primários (ou linfonodos regionais) recolhem a linfa imediatamente a partir de uma região (órgão, membro ou área do tronco). A região que tem sua linfa drenada para determinado linfonodo primário (linfonodo A1 ou B1, em azul ou em verde) é caracterizada como região tributária desses grupos de linfonodos (caracterizada como A—C na figura).
- Quando a linfa sai do grupo de linfonodos primários, pode ser drenada em linfonodos subsequentes (secundários, terciários etc.). Os linfonodos secundários frequentemente coletam a linfa de várias cadeias de linfonodos primários, sendo também denominados linfonodos coletores (linfonodo com várias cores na figura).

Observação: Uma cadeia de linfonodos pode ser uma região tributária para uma cadeia de linfonodos primários, enquanto eles, por sua vez, coletam a linfa de outros linfonodos primários, de modo que representem um grupo de linfonodos secundários para esses linfonodos. Assim, o linfonodo em três cores é um linfonodo primário para a região tributária C (em amarelo), mas é, ao mesmo tempo, um linfonodo coletor para os linfonodos primários A1 e B1 (em azul e verde).

Classificação segundo a posição em relação ao órgão interno: especialmente no abdome e na pelve, considera-se a posição dos linfonodos em relação aos grandes troncos e órgãos, de modo que possam ser distinguidos, nessas regiões, linfonodos *parietais* ("próximos à parede") e linfonodos *viscerais* ("próximos às vísceras"):

- Os linfonodos parietais se encontram no abdome e na pelve imediatamente ao redor dos grandes vasos (parte abdominal da aorta, veia cava inferior e vasos ilíacos) (grupo maior), ou intimamente associados à parede abdominal do tronco (grupo menor)
- Os linfonodos viscerais no abdome se encontram imediatamente associados aos órgãos abdominais ímpares, supridos pelos três grandes troncos arteriais ímpares. Na pelve, também são encontradas cadeias de linfonodos (primários) próximo dos órgãos. Estas cadeias drenam a sua linfa para os linfonodos ilíacos (parietais) e que, por sua vez, representam linfonodos coletores para os grupos viscerais.

Grupos de linfonodos	Grupo parietal	Grupo visceral
Abdome	• Linff. lombares esquerdos/direitos/intermediários • Linff. epigástricos inferiores • Linff. frênicos inferiores	• Denominados de acordo com o órgão — ver p. 238
Pelve	• Linff. ilíacos internos/externos/comuns	• Denominados de acordo com o órgão — ver p. 239

E Desenvolvimento embrionário dos órgãos linfáticos e dos vasos linfáticos

Os órgãos linfáticos e os vasos linfáticos são derivados do mesoderma (SD = semana de desenvolvimento).

Observação: Das estruturas aqui mencionadas, apenas o timo — em sua maior parte — se desenvolve antes do nascimento. Todas as outras estruturas estão de fato presentes no período mencionado, porém desenvolvem a sua função somente por volta da época do nascimento, uma vez que somente nessa época ocorre a importante distinção imunológica entre o que é próprio e o que é estranho ao organismo.

Estrutura linfoide/linfática	Período	Processo de desenvolvimento
Vasos linfáticos	Em torno da 5ª à 9ª SD	Brotamentos endoteliais das veias cardinais formam vasos saculares, que se tornam associados por um plexo de vasos linfáticos próximos à parede do tronco. Os troncos individuais se formam como brotamentos derivados dos vasos e do plexo
Tonsilas	Em torno da 12ª à 16ª SD	Invaginações epiteliais do 2º par de bolsas faríngeas
Baço	Em torno da 5ª à 24ª SD	Proliferação do mesênquima no mesogastro dorsal. Migração do baço para o hipocôndrio esquerdo devido à rotação do estômago
Timo	Em torno da 4ª à 16ª SD	Invaginação do epitélio do endoderma ventral e do ectoderma do 3º par de bolsas faríngeas

5.1 Visão Geral

Introdução e visão geral

Os órgãos da respiração atuam nas trocas gasosas do organismo com a atmosfera. Além disso, os órgãos da respiração estão envolvidos na produção da voz.

Por meio de um delicado sistema de tubos ramificados (traqueia e brônquios), que atuam no *transporte* de gases, o ar inspirado atinge a periferia dos pulmões. Aí ocorrem as *trocas* gasosas. No início das vias respiratórias, o ar é aquecido, umedecido e filtrado. Graças a outro delicado sistema ramificado, as Aa. pulmonares e seus ramos transportam o sangue para os pulmões. Com elas, o *dióxido de carbono* (CO_2), um produto do metabolismo celular, atinge os pulmões. Com a respiração, o *oxigênio* é captado do ar e ligado à hemoglobina das hemácias; simultaneamente, CO_2 é liberado no ar pulmonar. Como o CO_2 no sangue é um componente do sistema tampão do bicarbonato, a respiração influencia o equilíbrio ácido-básico pela eliminação de CO_2. As trocas gasosas entre o ar e o sangue ocorrem por difusão, impulsionadas pela diferença de pressão parcial de ambos os gases (= diferença de pressão entre o sangue e o ar atmosférico). Consequentemente, em nenhum momento o ar e o sangue estabelecem contato direto, uma vez que se encontram separados pela barreira alveolocapilar. Dos pulmões, o sangue retorna ao coração pelas Vv. pulmonares, e daí é bombeado para a circulação sistêmica (grande circulação).

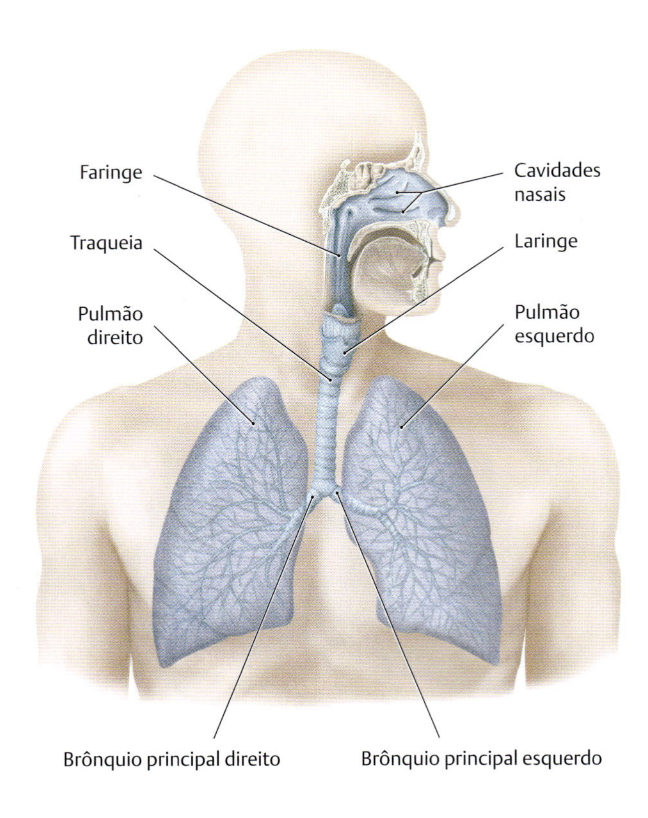

A Estrutura das vias respiratórias

Do ponto de vista anatômico, as vias respiratórias podem ser divididas em:

- **Vias respiratórias superiores, na cabeça:**
  - Nariz e cavidades nasais
  - Seios paranasais
  - Faringe, que é um componente das vias respiratórias exclusivamente em sua parte superior (parte nasal da faringe). Na parte média da faringe (parte oral da faringe), as vias respiratória e digestória se cruzam
- **Vias respiratórias inferiores, no pescoço e no tórax:**
  - Laringe, que atua no fechamento temporário das vias respiratórias durante a deglutição, e também atua na produção da voz
  - Traqueia
  - Dois brônquios principais se continuam à traqueia e se ramificam em vários brônquios lobares e segmentares
  - Alvéolos pulmonares, que representam as partes finais dessas ramificações; neles ocorrem as trocas gasosas acima mencionadas.

A estrutura histológica dos segmentos individuais das vias respiratórias está descrita em maiores detalhes nos capítulos sobre os órgãos.

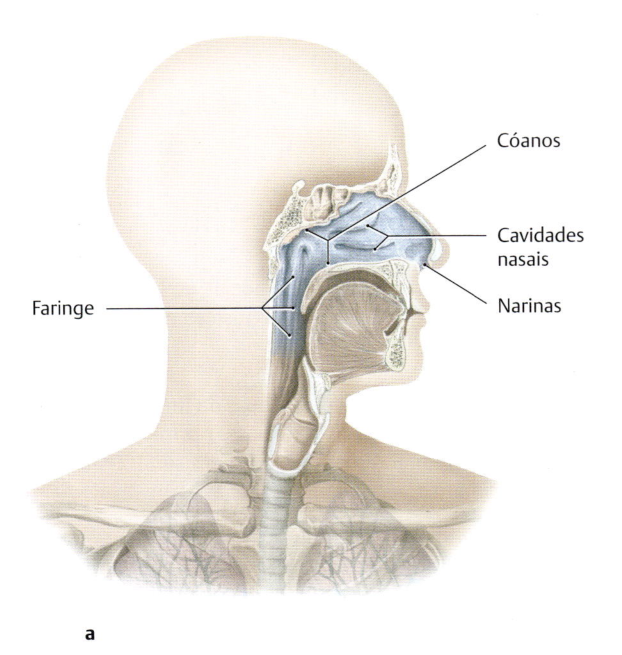

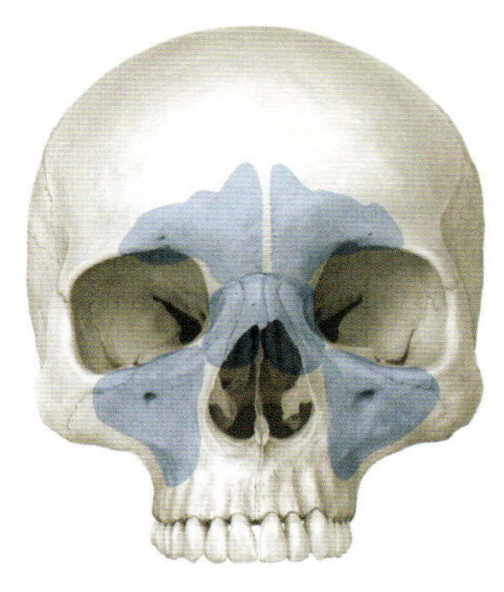

B Vias respiratórias superiores: nariz, seios paranasais e faringe

a Vista das cavidades nasais e da faringe pelo lado direito, com a cabeça voltada para a esquerda; **b** Crânio; vista anterior dos seios paranasais.

Através das narinas, o ar inspirado atinge as cavidades nasais, que estão associadas à faringe através dos cóanos. A faringe conduz o fluxo de ar para a laringe. Os seios paranasais estão ligados às cavidades nasais por pequenos óstios.

Observação: A cavidade nasal não é somente uma via respiratória, mas também atua na percepção do olfato.

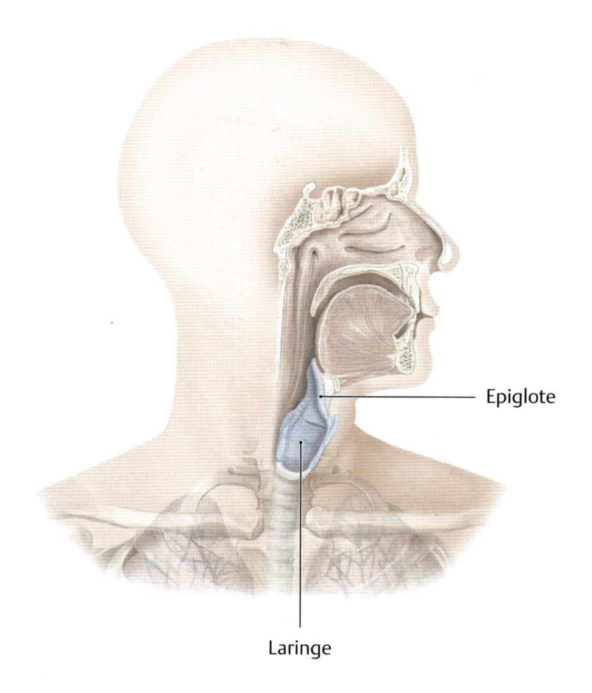

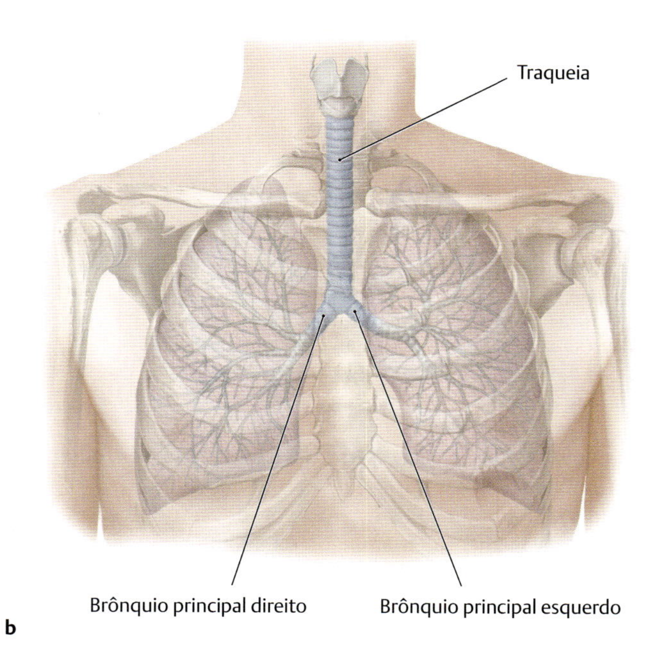

C Vias respiratórias inferiores: laringe e traqueia
a Vista da laringe pelo lado direito; **b** Vista anterior da traqueia. A laringe representa a entrada das vias respiratórias inferiores. Sua região anterior, a epiglote, fecha temporariamente as vias respiratórias durante a deglutição. Consequentemente, a entrada de alimentos nas vias respiratórias é evitada (em uma disfunção, ocorre o engasgo). Além disso, a laringe atua na produção da voz. Do ponto de vista anatômico, a traqueia é a continuação inferior da laringe. Ela se localiza no pescoço e no tórax e se divide nos dois brônquios principais, que conduzem o ar para os dois pulmões. A laringe e a traqueia apresentam elementos cartilagíneos em sua estrutura.

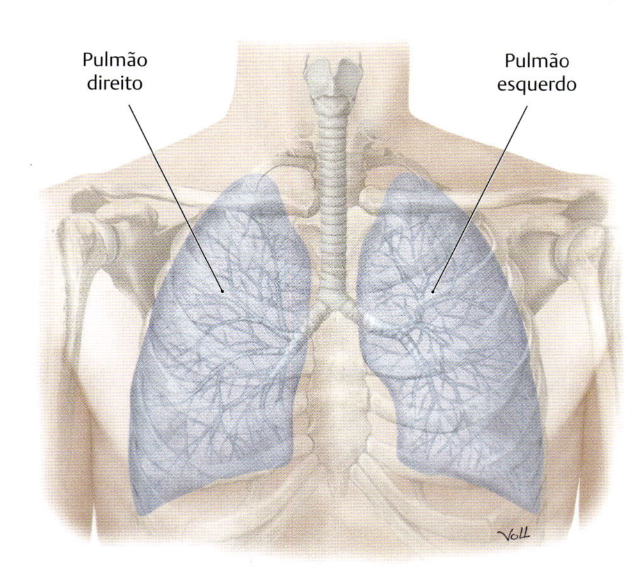

D Vias respiratórias inferiores: árvore bronquial e pulmões
Vista anterior da árvore bronquial e dos pulmões. Os dois brônquios principais se dividem em três brônquios lobares à direita e em dois brônquios lobares à esquerda que, em seguida, se dividem em muitos segmentos, cujas últimas ramificações chegam aos alvéolos, nos quais ocorre a maior parte das trocas gasosas. Os dois pulmões estão cercados pelas cavidades pleurais, recobertos pelas pleuras visceral e parietal. Toda a árvore bronquial atua na *condução* do ar. As *trocas gasosas* ocorrem essencialmente nos alvéolos.

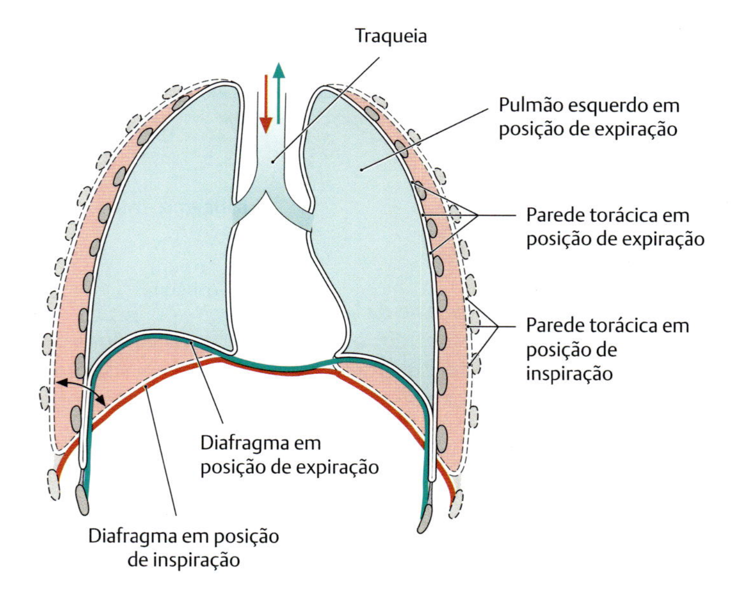

E Bases da mecânica respiratória
Vista anterior dos pulmões (corte frontal esquemático). Pela atividade muscular, as paredes do tórax são expandidas para a frente, para os lados e para baixo, de forma rítmica. Por ação das pleuras, esta alteração de volume do tórax é transmitida aos pulmões e, consequentemente, também se expandem ritmicamente e se movimentam em conjunto graças à sua elasticidade. Deste modo, as estruturas ósseas e musculares da parede torácica, que envolvem os pulmões, bem como o diafragma, funcionam como um fole.

5.2 Desenvolvimento da Laringe e da Traqueia; Primórdios Embrionários do Pulmão

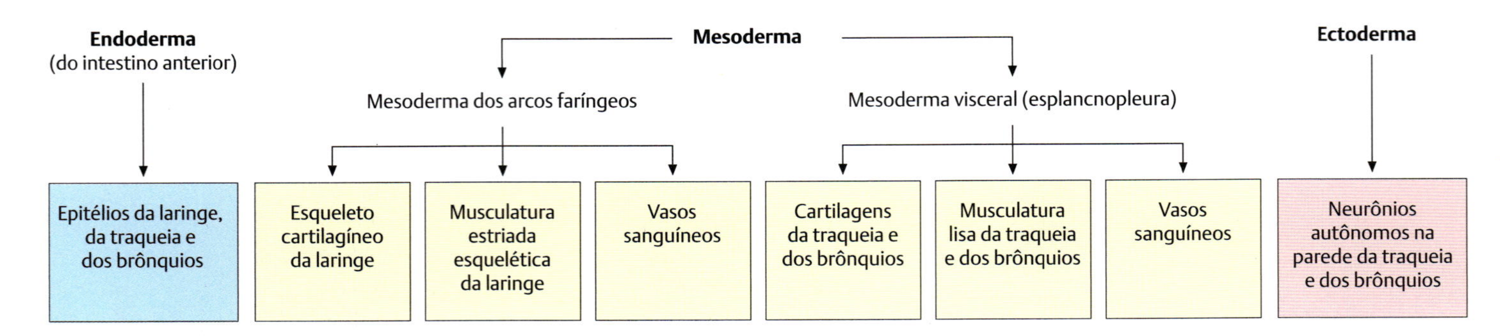

A Desenvolvimento da via respiratória a partir dos três folhetos embrionários

Os três folhetos embrionários estão envolvidos em diferentes proporções no desenvolvimento embrionário da laringe, da traqueia e da árvore bronquial. A traqueia e a árvore bronquial dela originada se formam a partir de um brotamento do intestino anterior, na região do esôfago. A laringe se desenvolve, em sua maior parte (cartilagens, músculos, vasos e nervos), a partir dos 4º a 6º pares de arcos faríngeos. Por sua vez, o epitélio da laringe é derivado do endoderma do intestino anterior.

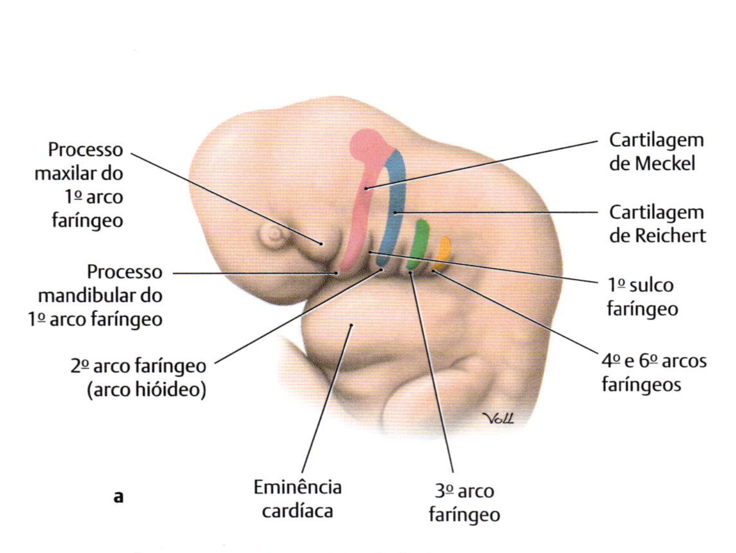

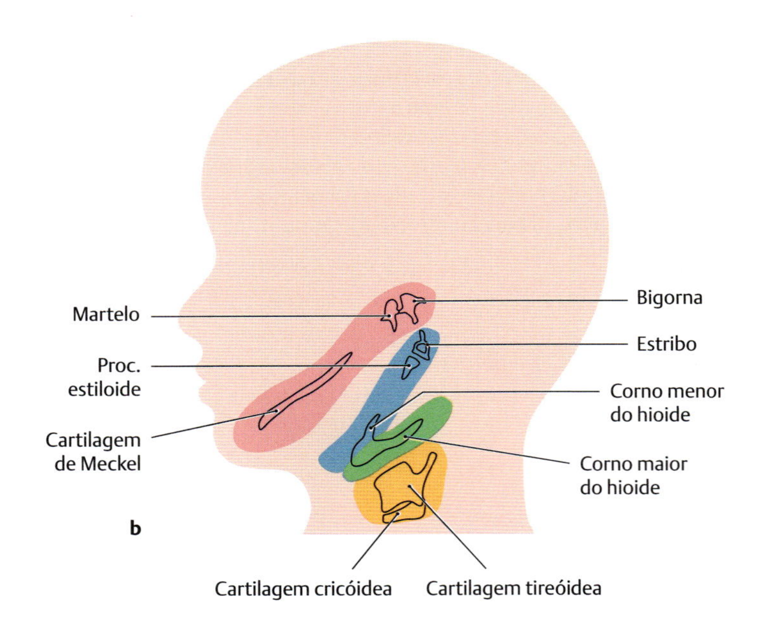

B Desenvolvimento embrionário da laringe

a Embrião, vista do lado esquerdo; **b** Situação topográfica no organismo maduro, vista pelo lado esquerdo; **c** Arcos faríngeos em vista posterior de um embrião de cerca de 6 semanas de desenvolvimento, corte frontal.

Em **a** observam-se os primórdios dos arcos faríngeos. A partir dos 1º e 2º pares de arcos faríngeos, origina-se o viscerocrânio, enquanto do 3º par de arcos faríngeos forma-se uma grande parte do hioide. Os componentes dos 4º e 6º pares de arcos faríngeos formam o esqueleto cartilagíneo da laringe e os músculos da laringe. De modo correspondente à sua origem embrionária, a musculatura estriada esquelética da laringe é inervada pelo nervo vago (NC X).

Observação: O epitélio da laringe não se origina dos arcos faríngeos, mas – como o epitélio da traqueia e dos brônquios – do endoderma do intestino anterior.

A vista posterior dos arcos faríngeos (**c**) mostra, em um embrião de cerca de 6 semanas de desenvolvimento, o primórdio da entrada da laringe, em íntima proximidade com os 4º e 6º pares de arcos faríngeos. Neste local, as vias respiratória e digestória são separadas e se continuam caudalmente como sistemas tubulares separados (ver **C**).

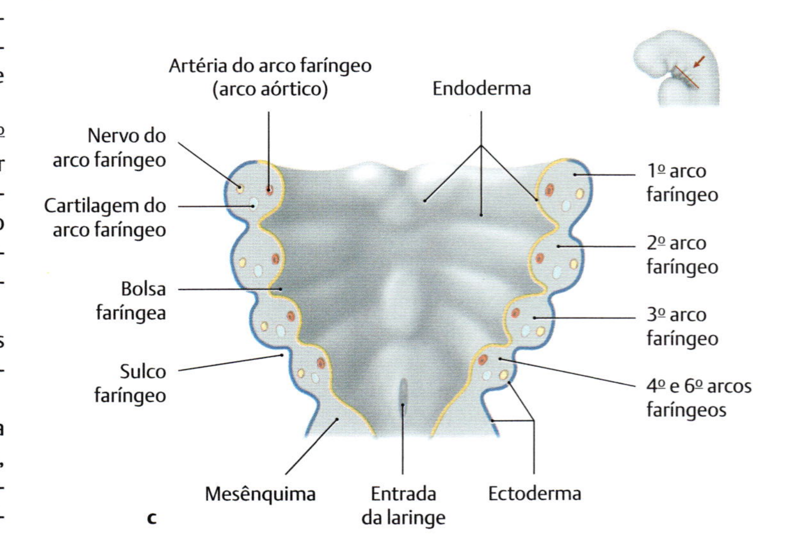

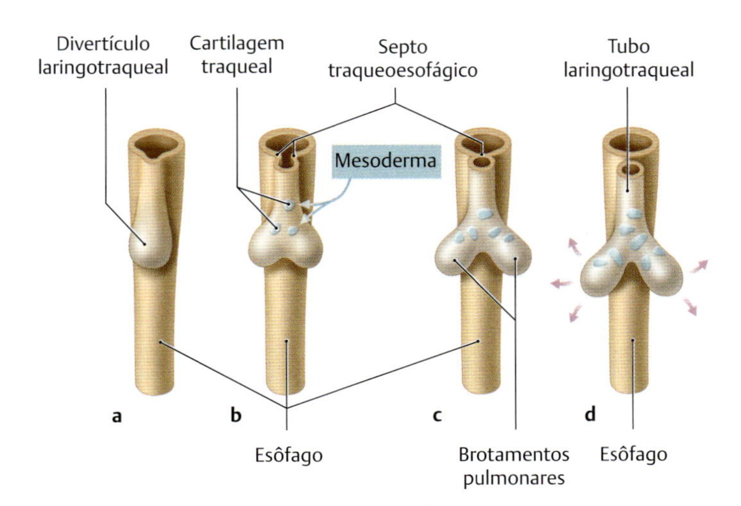

C Desenvolvimento da traqueia e dos pulmões: tubo laringotraqueal e brotamentos pulmonares

Intestino anterior, vista anterior. Próximo ao fim da 4ª semana de desenvolvimento embrionário, uma dilatação – o *divertículo laringotraqueal* (**a**) – aparece na face anterior do intestino anterior; esse divertículo se converte no chamado tubo laringotraqueal devido a alongamento progressivo. Esse tubo inicialmente se apresenta aberto em direção ao intestino anterior; porém, a partir de duas pregas laterais, logo se forma o chamado septo traqueoesofágico (**b** e **c**), delimitando o tubo laringotraqueal do intestino anterior. Consequentemente, na direção anteroposterior, o intestino anterior finalmente se divide em duas partes (**d**):

- Anteriormente ao septo traqueoesofágico, encontra-se o primórdio da via respiratória
- Posteriormente ao septo traqueoesofágico, encontra-se o primórdio do esôfago (ver localização do intestino anterior na p. 40).

Apenas na parte superior do tubo laringotraqueal – na região da futura laringe – a conexão com o intestino anterior permanece aberta (aí é a futura entrada para a laringe, ver **b**). Na extremidade inferior do tubo aparece um brotamento, o brotamento pulmonar (**c**) que se divide em uma parte esquerda menor e uma parte direita maior. Os brotamentos pulmonares representam o primórdio dos pulmões. Eles crescem para baixo e simultaneamente se expandem para os lados (**d**). Em cada brotamento forma-se o respectivo brônquio principal (brônquios principais esquerdo e direito).

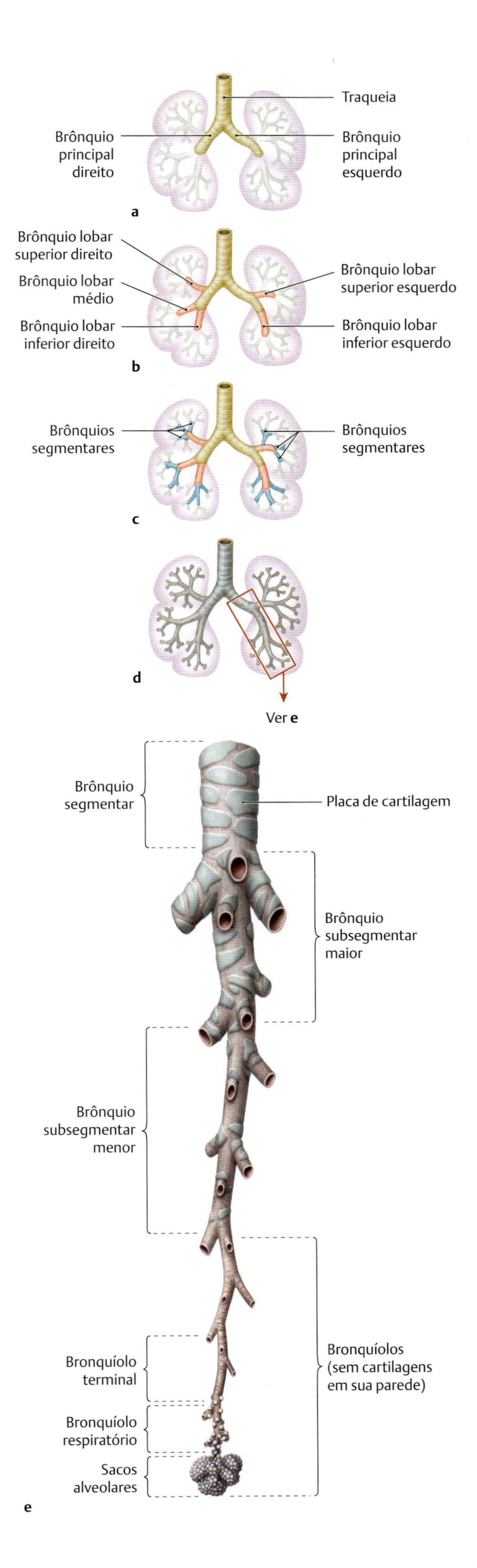

D Desenvolvimento da traqueia e dos pulmões: a árvore bronquial

Árvore bronquial nas idades de 5 semanas (**a**), 6 semanas (**b**) e 8 semanas (**c**) de desenvolvimento embrionário, vista anterior; **d** Árvore brônquica diferenciada; **e** Parte de **d**.

Os brotamentos se dividem em três brônquios à direita e em dois brônquios à esquerda, constituindo os brônquios lobares, e determinam a organização dos pulmões em três lobos à direita e dois lobos à esquerda. Graças ao crescimento longitudinal progressivo esses futuros brônquios lobares se dividem nos brônquios segmentares, que subdividem os pulmões em segmentos (dez segmentos à direita e apenas nove à esquerda). Outras divisões formam os brônquios segmentares de diferentes tamanhos até a formação dos bronquíolos terminais (**e**). No total, o tubo laringotraqueal realiza 23 divisões dicotômicas – começando do brotamento pulmonar. Os 17 primeiros segmentos se formam antes do nascimento e levam à formação de alvéolos primários, mais simples, predominantemente na forma de sacos alveolares (ver p. 37). Os seis segmentos restantes se desenvolvem apenas após o nascimento e causam aumento pós-natal considerável dos pulmões graças à neoformação de numerosos alvéolos maduros. A maturação definitiva dos pulmões começa nos segmentos pulmonares superiores e termina nos segmentos inferiores, em torno de 8 a 10 anos de vida.

5.3 Desenvolvimento e Maturação dos Pulmões

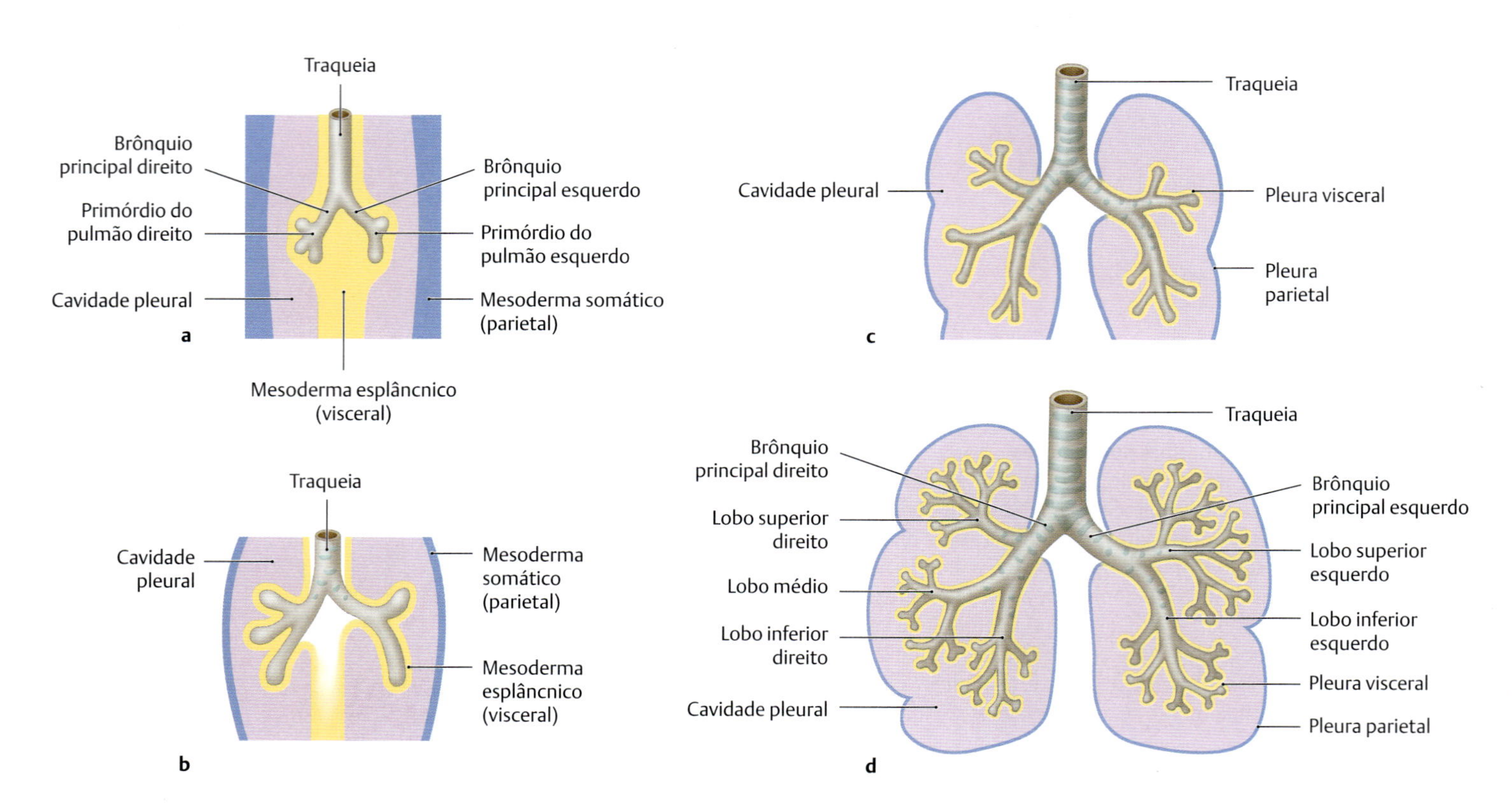

A Desenvolvimento da traqueia e dos pulmões: as cavidades pleurais

Esquema das cavidades pleurais em 5 semanas (**a**) e 6 semanas (**b**) de desenvolvimento; **c** e **d** Árvore bronquial na vista anterior.

Graças à ramificação anteriormente descrita, a árvore bronquial cresce em direção lateral e para baixo na cavidade corporal, e vai deslocando o mesoderma esplâncnico (visceral) (**a**), até que ele estabeleça contato com o mesoderma somático (parietal) (**b**). A partir do mesoderma esplâncnico, ao redor dos brotamentos pulmonares, origina-se o folheto *visceral* da pleura (pleura visceral) e, a partir do mesoderma somático, que reveste internamente a cavidade corporal, origina-se o folheto *parietal* da pleura (pleura parietal). A cavidade corporal (revestida com a pleura parietal) é progressivamente preenchida com o parênquima pulmonar em desenvolvimento (recoberto pela pleura visceral) (**c** e **d**). Nesta região, a cavidade corporal, ainda sem divisões –, devido a seu aspecto semelhante a um canal, é também chamada *canal celômico*, ou – devido ao fato de ela ligar a cavidade pericárdica (em cima) à cavidade peritoneal (embaixo) – é também denominada *canal pericardioperitoneal*. Duas pregas que crescem a partir dos lados esquerdo e direito, as membranas pleuropericárdicas, se unem na linha média e se associam a um pilar sólido central no tórax (o futuro mediastino posterior, ver p. 79); deste modo separam as cavidades pleurais – agora formando um par – da cavidade pericárdica, onde se encontra o coração (ver p. 6). Graças ao septo transverso (o futuro diafragma, não representado aqui), as cavidades pleurais são separadas caudalmente da cavidade abdominal, dividindo a cavidade corporal previamente única.

B Visão geral das fases do desenvolvimento pulmonar

De modo geral, o desenvolvimento dos pulmões pode ser dividido em quatro fases: fases pseudoglandular, canalicular, sacular terminal e alveolar. As três primeiras fases começam e terminam antes do nascimento e ao nascimento (ver **C**).

Observação: As fases adjacentes se sobrepõem temporalmente.

Fase do desenvolvimento	Antes do nascimento (semanas de desenvolvimento)	Etapas do desenvolvimento
• Fase pseudoglandular	5 a 17 semanas	Ramificação da árvore bronquial até os bronquíolos terminais; os bronquíolos respiratórios e os alvéolos ainda não estão formados
• Fase canalicular	16 a 25 semanas	Ramificação dos bronquíolos terminais em bronquíolos respiratórios. Estes se dividem em ductos alveolares com os alvéolos
• Fase sacular terminal	24 semanas até o nascimento	Alvéolos simples estabelecem contato com capilares, primeira diferenciação dos alvéolos com a formação de células epiteliais alveolares especializadas (pneumócitos dos tipos I e II). Os pulmões têm capacidade limitada de realizar a respiração
	Após o nascimento	
• Fase alveolar	Do nascimento até cerca de 8 a 10 anos de vida	Intenso aumento do número de alvéolos devido a subsequentes divisões das células do antigo tecido dos brotamentos pulmonares. Diferenciação de alvéolos maduros, com a formação da barreira alveocapilar

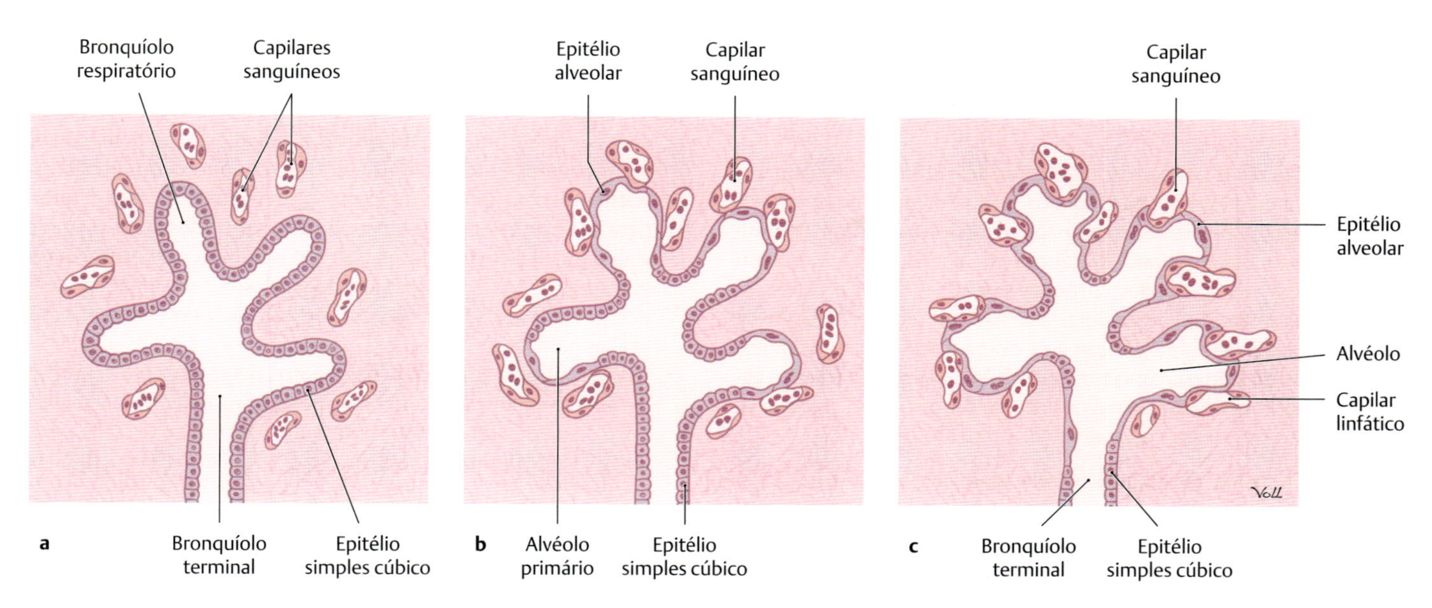

C Desenvolvimento dos pulmões: formação dos alvéolos e maturação dos pulmões

Por motivos didáticos, o desenvolvimento dos alvéolos foi demonstrado separadamente das etapas do desenvolvimento até agora descritas, embora o desenvolvimento dos alvéolos se sobreponha temporalmente a essas etapas (ver **B**). Da formação dos brotamentos pulmonares, em torno da 5ª semana de desenvolvimento embrionário, até o desenvolvimento dos bronquíolos terminais, por volta da 17ª semana (**a**), o pulmão primitivo se assemelha a uma glândula exócrina (por isso o nome *fase pseudoglandular*, ver **B**): os alvéolos ainda não estão formados e, por isso, o órgão lembra uma glândula acinosa com seus ductos excretores. Na subsequente *fase canalicular*, a árvore bronquial ramifica-se em ramos cada vez menores, até a formação dos bronquíolos respiratórios. A estes se conectam as estruturas precursoras dos alvéolos. A partir do epitélio simples cúbico dos bronquíolos respiratórios, por meio de divisões celulares, surgem células epiteliais alveolares pavimentosas. Elas estabelecem contato próximo com os capilares (**b**; correspondente morfológico da barreira alveolocapilar). Devido a esse processo são formados os *alvéolos primários* (**b**), cujo número, por volta do 7º mês de gestação, é suficiente para permitir a respiração de um prematuro. Nos últimos 2 meses antes do nascimento (*fase sacular terminal*), os pulmões aumentam de tamanho devido a sucessivas ramificações da árvore bronquial, com aumento progressivo do número de bronquíolos respiratórios e de alvéolos. Nesta fase, os primeiros *sacos alveolares* são formados (ver **D**, p. 35). Capilares sanguíneos se projetam em direção ao espaço alveolar (**c**). Nos alvéolos, o epitélio começa a se diferenciar e agora podem ser distinguidas as células epiteliais alveolares do tipo I e do tipo II (ver p. 157). As células do tipo II produzem o surfactante, uma camada de fosfolipídios que reduz a tensão superficial dos alvéolos e, consequentemente, possibilita a expansão dos pulmões durante os primeiros esforços respiratórios. No momento do nascimento, existem apenas cerca de 15 a 20% (!) do número definitivo de alvéolos (cerca de 300 milhões de alvéolos no pulmão maduro); os 80 a 85% restantes se formam nos próximos 8 a 10 anos de vida por meio de constantes neoformação e diferenciação (a chamada *fase alveolar*).

Observação: Durante a vida intrauterina, os pulmões contêm líquido (aspirado do âmnio, juntamente com secreções dos brônquios). Com as primeiras incursões respiratórias, este líquido é substituído por ar. Portanto, a expansão dos pulmões durante as primeiras respirações não causa aumento e distensão, mas substituição do líquido pelo ar respirado, sendo que a tensão superficial é diminuída pela ação do surfactante e, assim, os alvéolos ventilados se expandem. A ausência congênita de surfactante causa uma doença grave, a *síndrome de angústia respiratória* (SAR). Na SAR, realiza-se a administração terapêutica de surfactante por meio de nebulização. Apesar destas medidas, o desenvolvimento e a maturação dos pulmões ainda representam uma fase crítica no desenvolvimento embrionário: distúrbios do desenvolvimento pulmonar estão incluídos entre as mais frequentes causas de morte pós-natal.

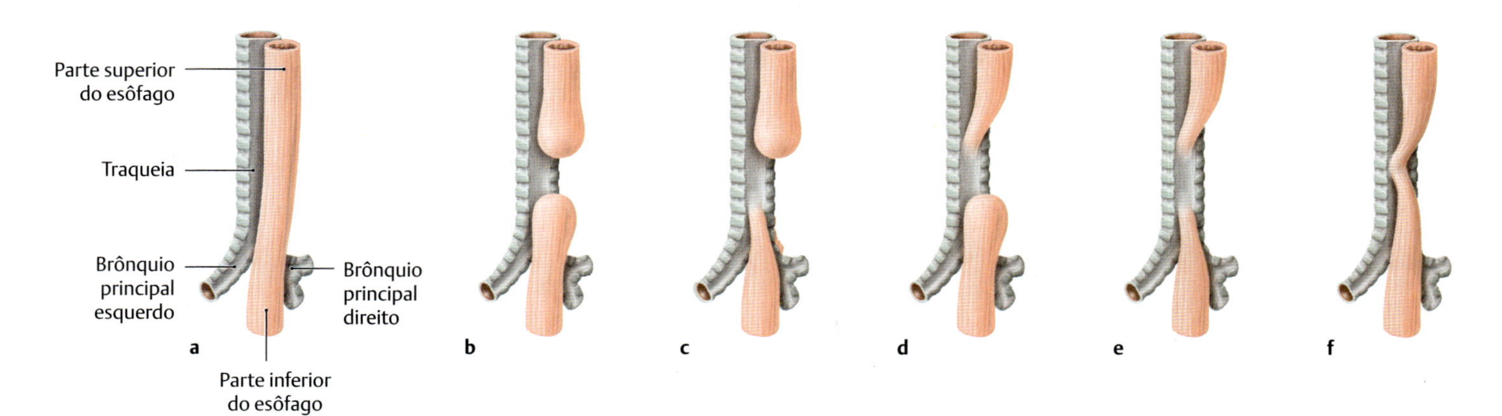

D Desenvolvimento da traqueia e dos pulmões: malformações

a Estrutura normal; **b–f** Malformações. Vista posterior esquerda.

Distúrbios do desenvolvimento dos brotamentos pulmonares – incluindo a sua separação do intestino anterior – causam diversas malformações, que podem ser acompanhadas ou não de contato remanescente entre a traqueia e o esôfago. Frequentemente, a parte superior do esôfago termina em fundo cego (**b** e **c**), de modo que o recém-nascido não consegue se alimentar. É necessário realizar uma cirurgia imediatamente!). Uma conexão remanescente entre o esôfago e a traqueia é caracterizada como uma fístula traqueoesofágica. Esta fístula ocorre sob diferentes formas (**c–f**), e pode causar aspiração do leite, de modo que a traqueia e os pulmões sofram constantes processos inflamatórios (o bebê tosse após mamar). Fístulas traqueoesofágicas precisam ser corrigidas cirurgicamente.

6.1 Visão Geral

Introdução

Função, localização e conceitos: Os órgãos do sistema digestório absorvem componentes nutricionais sólidos e líquidos, os utilizam e controlam a eliminação dos resíduos não aproveitáveis (*digestão*). Trata-se de um sistema tubular contínuo, da cabeça até a pelve menor que atravessa as três grandes cavidades corporais (tórax, abdome e pelve). O sistema é caracterizado por glândulas acessórias e *tubo gastrintestinal*. Além dos conceitos gerais de posição e de orientação, no sistema digestório ainda são utilizados os conceitos de "*oral*" e "*aboral*", de modo a caracterizar a orientação longitudinal no sistema tubular: "oral" quer dizer "próximo à boca", e "aboral" quer dizer "distante da boca".

Estrutura do sistema digestório e utilização dos alimentos: O sistema digestório é constituído por órgãos contínuos, de formatos mais ou menos tubulares, dispostos em sequência craniocaudal, pelo qual o bolo alimentar é transportado do sentido oral para aboral. Da cavidade oral até o estômago ocorre essencialmente a fragmentação dos alimentos, enquanto nos segmentos mais distantes (do intestino delgado até o colo) ocorre a absorção dos componentes nutricionais dos alimentos e da água (do lúmen do sistema para a circulação sanguínea). A parte final (reto e canal anal) atua no armazenamento temporário e na eliminação controlada das fezes (defecação). Neste sistema tubular, ocorrem os seguintes eventos:

- Os *alimentos sólidos* são fragmentados e misturados com água para a formação de um bolo alimentar (quimo), e processados por meio de enzimas no estômago e no intestino delgado para a obtenção de seus componentes fundamentais. Através do epitélio do intestino, esses nutrientes são, em grande parte, absorvidos e levados diretamente para a corrente sanguínea, sendo transportados para o fígado pela veia porta; no fígado, esses nutrientes sofrem numerosos processos metabólicos. As gorduras são absorvidas por via linfática; portanto, não passam pela circulação porta e não são primariamente metabolizadas no fígado
- A *água* é absorvida, em sua maior parte, pela túnica mucosa intestinal, de onde é conduzida para o sangue e para a linfa. No contexto da regulação da pressão osmótica do sangue, os rins controlam a excreção de água (ver Órgãos do sistema urinário, p. 50).

Fatores que sustentam os processos de digestão: Para a movimentação e a mistura do bolo alimentar, o estômago e partes dos intestinos realizam constantes movimentos lentos e ondulatórios (*peristalse* ou *peristaltismo*), predominantemente no sentido aboral, de modo que o bolo alimentar seja transportado para o reto. O peristaltismo é regulado pelo *sistema nervoso entérico*. Por meio de *glândulas*, que estão associadas ao sistema tubular ou se encontram localizadas diretamente na parede do sistema tubular, são adicionados água, ácido clorídrico, enzimas e substâncias solventes que atuam na digestão. No tubo gastrintestinal são encontrados *componentes do sistema linfático* (tonsilas e folículos [ou nódulos] linfoides na parede do tubo gastrintestinal), de modo que o sistema digestório é importante para o sistema imunológico.

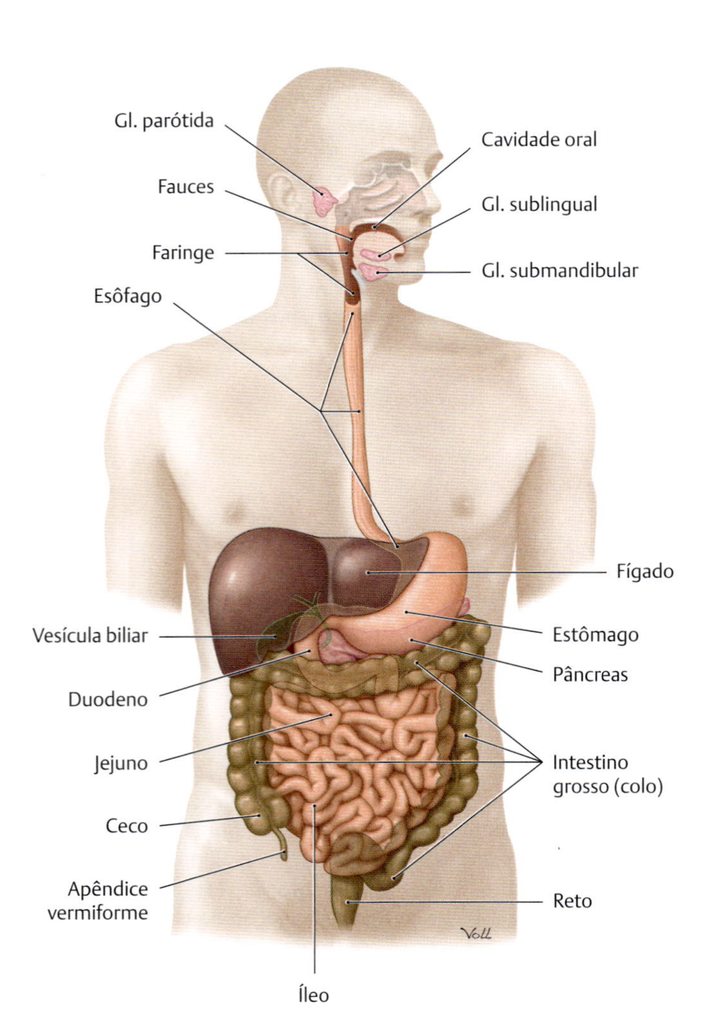

A Divisão e segmentos dos órgãos do sistema digestório

Da região oral para a aboral, podem ser distinguidos os seguintes **segmentos:**

Na **cabeça** e na **região cervical superior:**
- Cavidade oral, com o istmo das fauces na transição para a faringe.

Nas **regiões cervicais média** e **inferior** e no **tórax**:
- Partes oral e laríngea da faringe
- Esôfago, com as partes cervical e torácica.

No **abdome:**
- Parte inferior do esôfago (parte abdominal)
- Estômago
- Intestino delgado, com o duodeno, o jejuno e o íleo
- Intestino grosso, com o ceco e o apêndice vermiforme e os colos ascendente, transverso, descendente e sigmoide.

Na **pelve:**
- Intestino grosso, com o reto e o canal anal.

As **glândulas** associadas são:
- Glândulas salivares maiores (submandibulares, sublinguais e parótidas), e glândulas salivares menores da cavidade oral, na cabeça
- Pâncreas, no abdome
- Fígado, com a vesícula biliar, no abdome.

Do esôfago até o reto, são encontradas numerosas pequenas glândulas na parede dos segmentos do sistema digestório.

B Cavidade oral, fauces, faringe, esôfago e estômago

A **cavidade oral**, com os dentes, a língua e as glândulas salivares, fragmenta e umedece os alimentos. Os três pares de grandes glândulas salivares – glândulas sublinguais, submandibulares e parótidas – liberam saliva, através de ductos excretores, na cavidade oral.

Fauces e faringe: Os alimentos passam da cavidade oral, através das fauces, para a faringe. A faringe apresenta três partes e faz parte também das vias respiratórias. O seu segmento inferior – parte laríngea da faringe – se liga ao esôfago. Alguns livros didáticos representam toda a *extensão* da faringe como fazendo parte do pescoço.

Esôfago e estômago: O esôfago continua em sentido aboral a partir da faringe no pescoço, atravessa todo o tórax e termina no estômago, situado no abdome, após a passagem através do diafragma. Ele atua no transporte de líquidos e de alimentos sólidos para o estômago. No estômago, o alimento ingerido é ainda mais fragmentado pela ação de ativos movimentos gástricos e misturado ao ácido clorídrico e às enzimas digestivas para desnaturação das proteínas. Após algum tempo, o bolo alimentar é liberado do estômago de forma descontínua, em pequenas partes, através do piloro, para o intestino delgado.

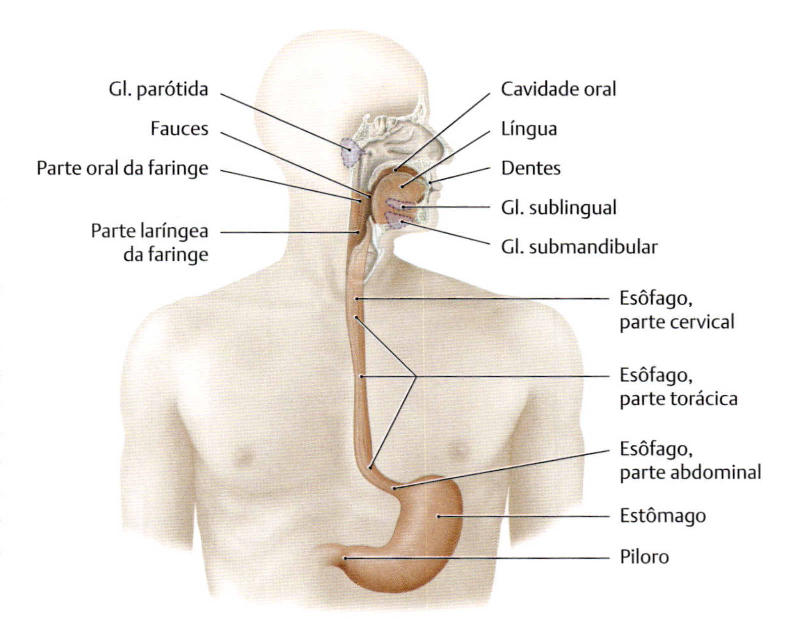

C Intestino delgado, intestino grosso e glândulas do sistema digestório no abdome (fígado – com a vesícula biliar – e o pâncreas)

Intestinos delgado e grosso: A parte superior do intestino delgado, o *duodeno*, na forma de uma grande letra "C", está situada posteriormente e abaixo do fígado. Os segmentos subsequentes do intestino delgado, o *jejuno* e o *íleo*, que não podem ser bem delimitados, consistem em numerosas alças densamente agregadas e posteriormente situadas à parede abdominal anterior, sendo circundadas pelo intestino grosso, como se este fosse uma moldura. No *intestino delgado* ocorre a absorção de nutrientes; contudo, no *intestino grosso* ocorre a absorção de água e de eletrólitos. O reto atua na eliminação das fezes.

O **fígado** se encontra na metade superior direita do abdome (**a**) e promove o metabolismo de numerosos substratos, que lhe são conduzidos do intestino delgado por um sistema vascular próprio, o sistema porta hepático (ver p. 13). O fígado produz, dentre outros, ácidos biliares, liberados pelo ducto colédoco para o duodeno. Os ácidos biliares emulsificam as gorduras no intestino e, consequentemente, atuam na sua digestão. A bile é armazenada temporariamente na vesícula biliar, que se situa na face visceral do fígado.

O **pâncreas** (**b**), que se encontra posicionado transversalmente no epigástrio, próximo do duodeno, é funcionalmente constituído por:

- Uma parte glandular exócrina, que libera uma secreção aquosa e rica em enzimas por um ducto pancreático no duodeno. As enzimas atuam na digestão de numerosos substratos
- Uma parte glandular endócrina (o órgão insular, formado pelas ilhotas de Langerhans), que produz os hormônios insulina e glucagon, dentre outros, para a regulação do nível sanguíneos de glicose.

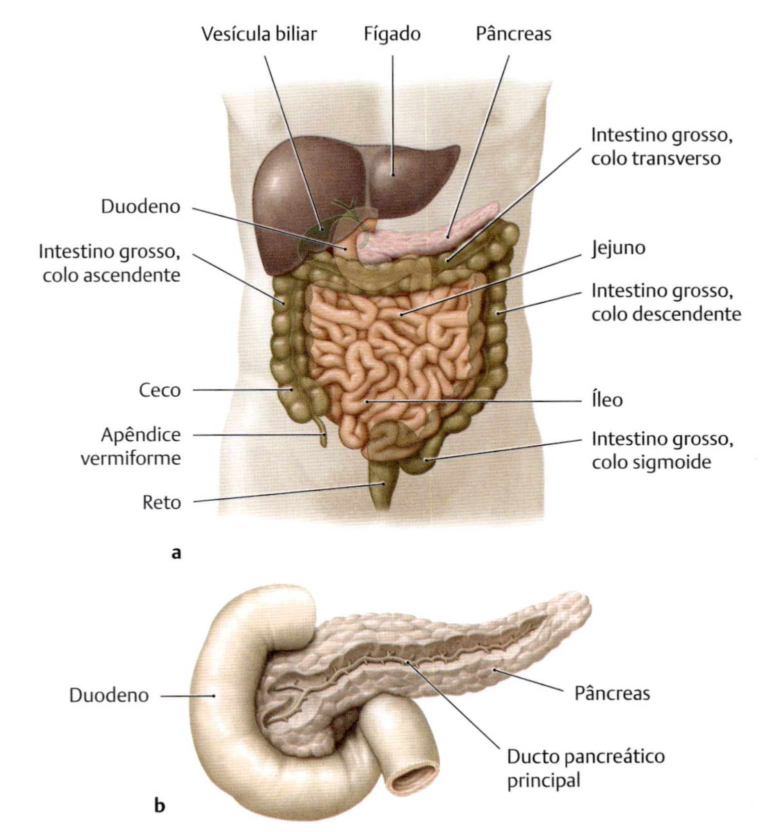

D Estrutura histológica esquemática do tubo gastrintestinal em corte transversal

Ao longo de todo o tubo gastrintestinal, observa-se sua estrutura histológica formada por quatro camadas:

- Túnica mucosa: formada por um epitélio de revestimento e um tecido conjuntivo frouxo (lâmina própria) que delimita o seu lúmen
- Tela submucosa: formada por tecido conjuntivo, situada abaixo da túnica mucosa e contém vasos sanguíneos e linfáticos, além de nervos autônomos
- Túnica muscular: adjacente à tela submucosa e formada por duas camadas de musculatura lisa, uma circular interna e uma longitudinal externa
- Túnica adventícia ou serosa (de acordo com a posição do segmento do tubo gastrintestinal): mais externa, fixa o segmento do tubo gastrintestinal ao redor.

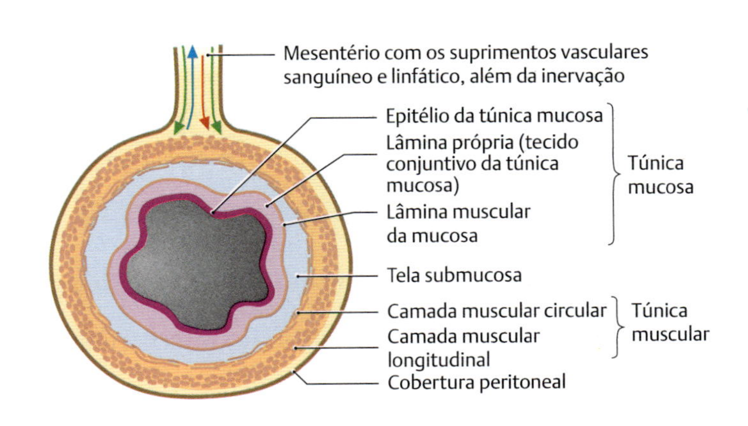

6.2 Desenvolvimento e Diferenciação do Tubo Gastrintestinal

Introdução

Os órgãos do sistema digestório estão localizados na cabeça, no pescoço e nas grandes cavidades corporais. Seu complexo desenvolvimento influencia a arquitetura das cavidades corporais nas principais dimensões e, por isso, foi aqui demonstrado em conjunto com a estrutura e o desenvolvimento das cavidades corporais. Finalmente, forma-se um tubo contínuo da cavidade oral (como entrada) até o ânus (como saída) com duas glândulas abdominais (fígado com a vesícula biliar e o pâncreas) associadas de modo terminolateral, que liberam suas secreções nesse tubo.

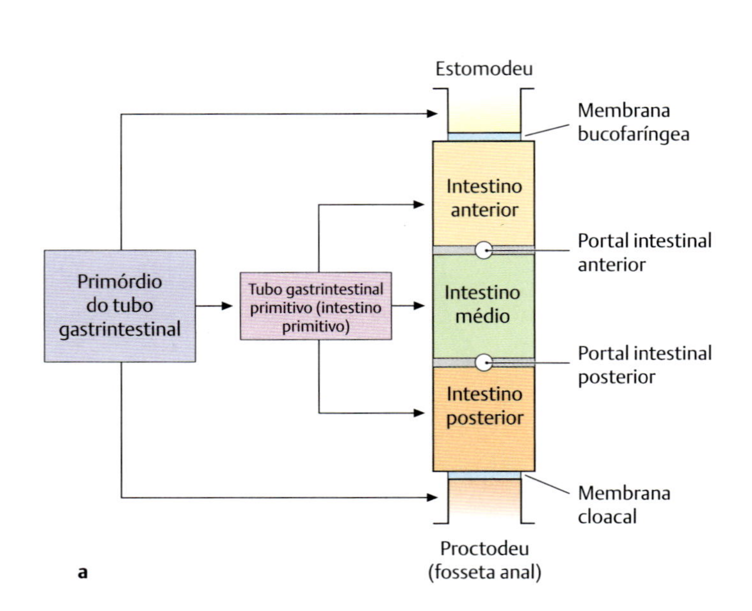

Brotamento pulmonar
Intestino anterior
Primórdio do coração
Cavidade amniótica
Brotamento hepático
Intestino médio
Intestino posterior
Alantoide
Membrana bucofaríngea
Membrana cloacal
Saco vitelino
b

A Desenvolvimento do tubo gastrintestinal: visão geral

a Visão geral; **b** Corte longitudinal através de um embrião no início da 5ª semana de desenvolvimento.

O tubo gastrintestinal embrionário (ou intestino primitivo) se forma por meio da incorporação da parte dorsal do saco vitelino ao embrião. Por meio da formação dos chamados portais intestinais (dois), pode-se subdividir o intestino primitivo em três segmentos:

- O *intestino anterior*, em localização cranial
- O *intestino médio*, como futuro segmento mais longo e
- O *intestino posterior*, em localização caudal.

O intestino primitivo termina em fundo cego tanto cranial quanto caudalmente: o intestino anterior encontra-se obliterado em sua extremidade cranial pela chamada *membrana bucofaríngea*, enquanto intestino posterior encontra-se obstruído em sua extremidade caudal pela chamada *membrana cloacal*. Ambas as membranas são delimitadas externamente por invaginações ectodérmicas: cranialmente, o *estomodeu*, e caudalmente, o *proctodeu* (ou fosseta anal). O intestino médio, inicialmente ainda muito curto, apresenta, ao longo de toda a sua extensão, uma conexão direta com o saco vitelino. Os dois "segmentos das extremidades" desse tubo de conexão são caracterizados no limite entre o intestino anterior e o intestino médio como *portal intestinal anterior* e, no limite entre o intestino médio e o intestino posterior, como *portal intestinal posterior*. Durante o desenvolvimento embrionário subsequente, o embrião se eleva mediante intenso crescimento do disco embrionário e se curva na direção anterior (o chamado pregueamento ou dobramento do embrião). Simultaneamente, outras partes do saco vitelino são integradas ao embrião como intestino primitivo (principalmente o intestino médio). O intestino posterior apresenta uma conexão com o alantoide (um divertículo da parte caudal do saco vitelino no estágio inicial de desenvolvimento embrionário, ver **b**).

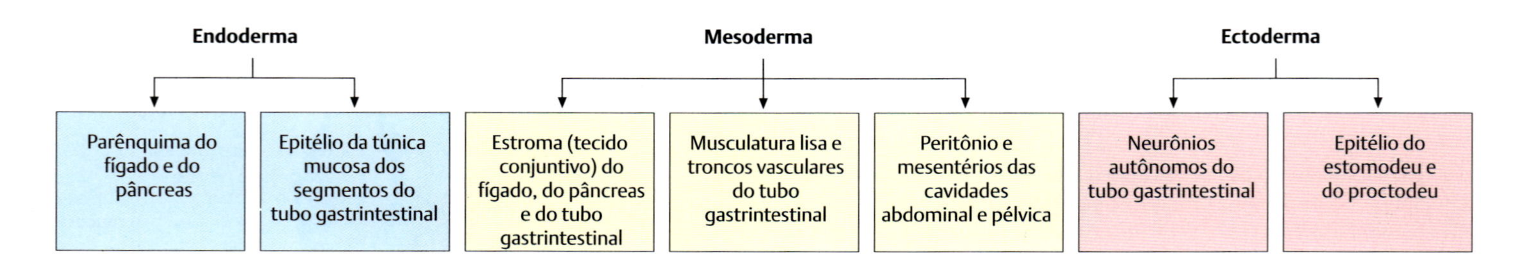

B Desenvolvimento do tubo gastrintestinal a partir dos folhetos embrionários

Os órgãos do tubo gastrintestinal se desenvolvem a partir dos três folhetos embrionários.

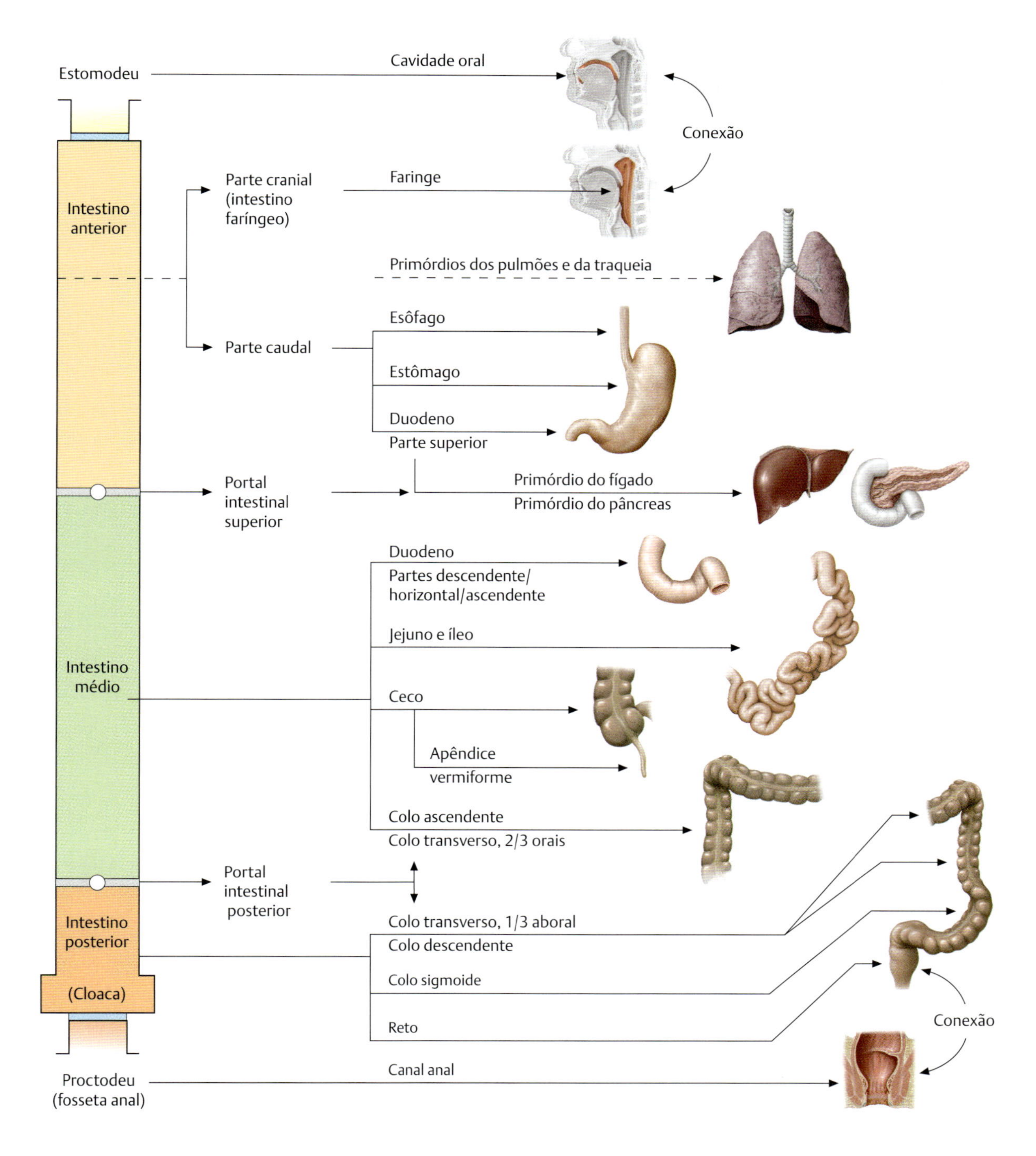

C Diferenciação do tubo gastrintestinal

Todos os segmentos do sistema digestório se formam a partir do tubo gastrintestinal primitivo (intestino primitivo), cujo epitélio é derivado do *endoderma* (ver **B**). As partes do estomodeu e do proctodeu, cujo revestimento é de natureza *ectodérmica*, são conectadas ao intestino primitivo apenas tardiamente; ver p. 47.

- O **intestino anterior** se divide em uma *parte cranial*, o intestino faríngeo, que origina a faringe, e uma *parte caudal*, da qual se desenvolvem o esôfago, o estômago e o segmento superior do duodeno (ver p. 42 e seguintes). O limite entre essas duas partes do intestino anterior é marcado pelo chamado brotamento pulmonar, do qual deriva o primórdio para os pulmões e para a traqueia (ver p. 35)
- A partir do **intestino médio** se forma todo o restante do intestino delgado e parte do intestino grosso, incluindo os 2/3 orais do colo transverso
- A partir do **intestino posterior** se originam as partes restantes do intestino grosso e o reto, que se forma a partir da parte mais inferior do intestino posterior. Este segmento é bastante alargado e é denominado *cloaca*. A partir da cloaca origina-se não somente o reto mas, também, uma parte do sistema urogenital.

O limite entre os intestinos anterior e médio é denominado **abertura intestinal anterior**. Ele se encontra na região duodenal superior e representa o local de origem dos primórdios do fígado, da vesícula biliar e do pâncreas. O limite entre os intestinos médio e posterior é denominado **abertura intestinal posterior**, entre os 2/3 orais e o 1/3 aboral do colo transverso, uma região conhecida como ponto de Cannon-Böhm, que é importante para a inervação autônoma. O **estomodeu** se diferencia na cavidade oral, enquanto o **proctodeu** se transforma no canal anal. Ambos os primórdios têm o seu revestimento epitelial derivado do ectoderma e se posicionam diretamente adjacentes à membrana bucofaríngea e à membrana cloacal, respectivamente. Nesses dois locais, os epitélios do endoderma e do ectoderma se justapõem. Devido à ruptura das membranas bucofaríngea e cloacal, o intestino primitivo finalmente estabelece conexões com o meio externo ao embrião.

6.3 Mesentérios e Primórdios dos Órgãos do Sistema Digestório na Região Caudal do Intestino Anterior; Rotação do Estômago

Introdução

Para o desenvolvimento embrionário dos órgãos do sistema digestório, dois processos são fundamentais:

- A rotação do estômago, na região *caudal* do *intestino anterior* (ver p. 44)
- A rotação da chamada alça do intestino médio, na região dos *intestinos médio* e *posterior* (ver p. 46).

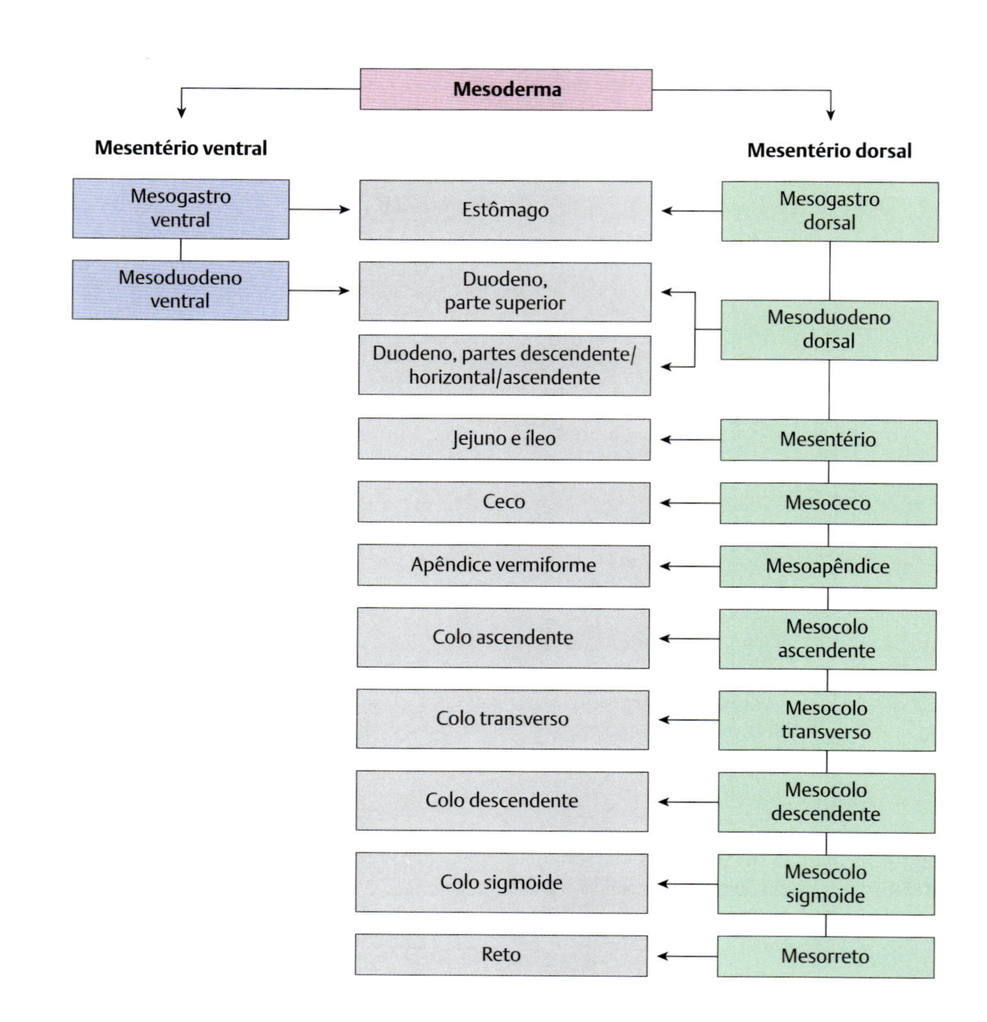

A Mesentérios do sistema digestório no organismo embrionário (visão geral)

O esôfago, o estômago e a parte superior do duodeno se desenvolvem a partir da parte caudal do intestino anterior. Como ocorre com todos os órgãos do sistema digestório no abdome e na pelve, têm um mesentério dorsal (faixa de suprimento vascular e nervoso que se estende para o órgão a partir da parede posterior da cavidade peritoneal, sustentando-o). Na região do estômago e na parte superior do duodeno existe ainda um mesentério ventral, que sustenta e se estende para o órgão a partir da parede anterior da cavidade peritoneal. Por meio desse mesentério ventral, a veia umbilical conduz o sangue rico em oxigênio da placenta para o fígado e para a veia cava inferior do embrião. Por causa deste mesentério adicional, a cavidade peritoneal é dividida em metades direita e esquerda, na altura do estômago e do duodeno (ver p. 44).

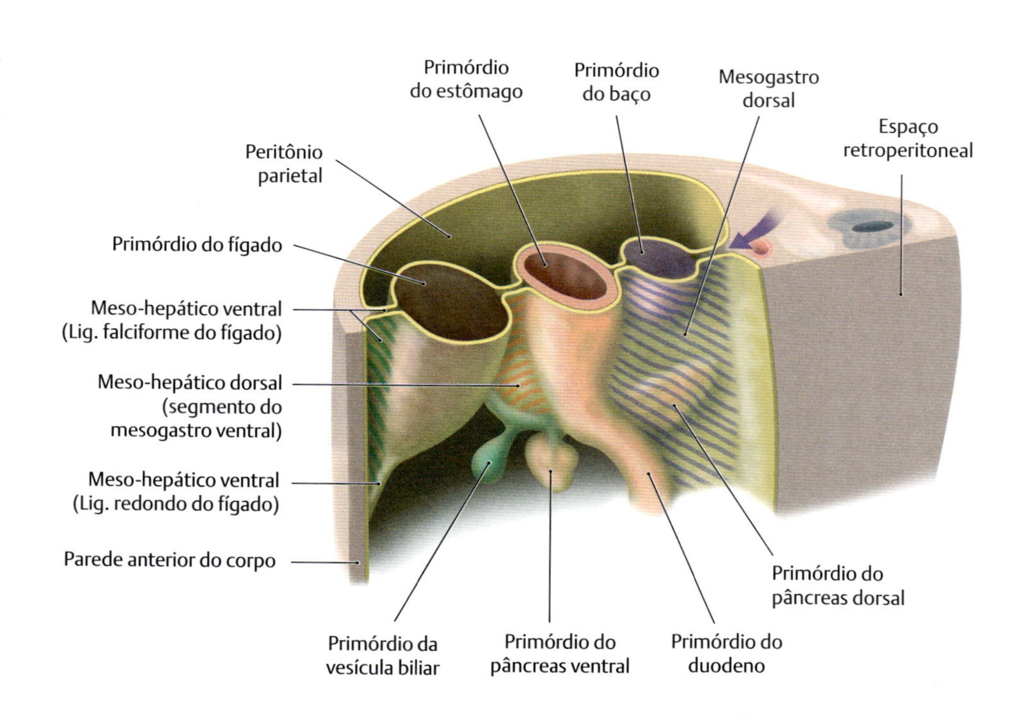

B Mesentérios da parte caudal do intestino anterior no organismo embrionário

Nos mesentérios do duodeno e do estômago (ver **A**), a partir do epitélio do endoderma na região do duodeno, desenvolvem-se os seguintes órgãos:

- No meso*duodeno* ventral, em direção cranial, no meso*gastro* ventral: fígado e vesícula biliar
- No mesoduodeno *ventral*, o primórdio ventral do pâncreas, e no mesoduodeno *dorsal*, o primórdio dorsal do pâncreas.

O baço, um órgão linfático, migra do mesênquima do espaço retroperitoneal, posterior à cavidade peritoneal, para o mesogastro dorsal (seta), por volta da 5ª semana de desenvolvimento embrionário. Ele se relaciona, portanto, com os mesentérios basicamente da mesma forma que o primórdio do pâncreas dorsal. Durante a rotação do estômago (ver **D**), os mesentérios se deslocam com seus órgãos situados em meio à sua estrutura (ver p. 44). Ver a denominação dos mesentérios no organismo maduro em **E**.

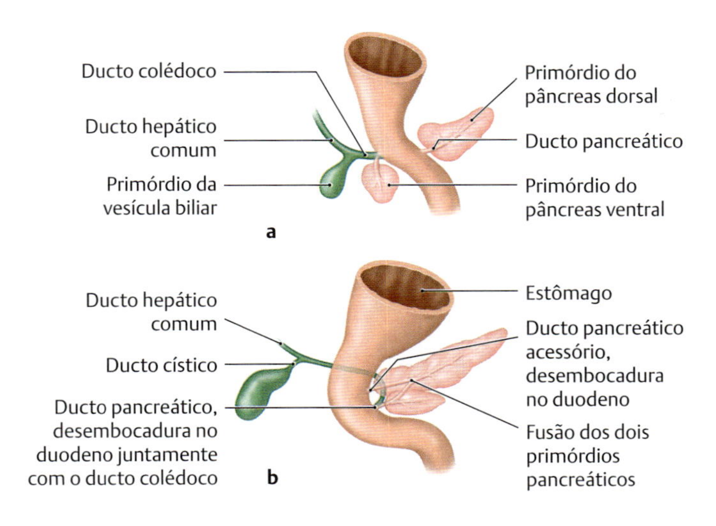

C Fusão dos primórdios dorsal e ventral do pâncreas

Vista muito esquematizada do estômago e dos primórdios das vias biliares e do pâncreas, pelo lado esquerdo do tubo gastrintestinal. A partir do epitélio endodérmico da região do duodeno surgem os dois brotamentos pancreáticos (**a**), que migram para o mesogastro ventral e dorsal imediatamente na passagem para o mesoduodeno (ver **B**). O primórdio do pâncreas *ventral* se desenvolve em grande proximidade ao primórdio das vias biliares. Juntamente com o primórdio das vias biliares, ele migra ao redor do lado direito do duodeno e, deste modo, se movimenta e se aproxima sobre o primórdio do pâncreas ventral, de forma a localizar-se finalmente no mesoduodeno dorsal (**b**) (ver a influência da rotação do estômago sobre a migração do primórdio do pâncreas ventral na p. 44). Ambos os primórdios pancreáticos se fundem, ocorrendo anastomoses de seus ductos.

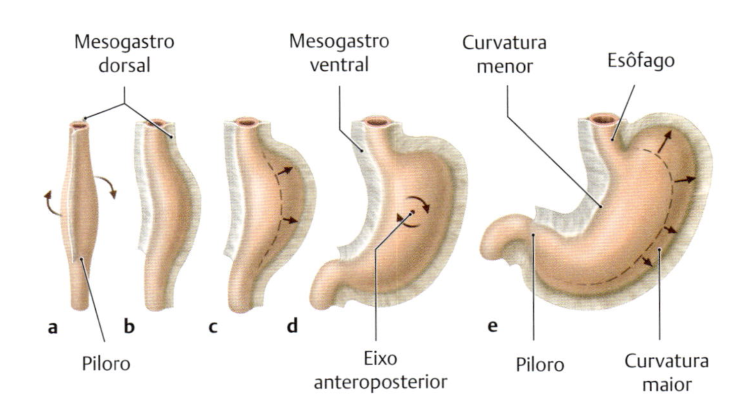

D Rotação do estômago

Vista anterior. Em torno da 5ª semana de desenvolvimento embrionário, o estômago gira no sentido horário, observado de cima, cerca de 90° em torno de seu eixo longitudinal (**a**). Simultaneamente, cresce de forma assimétrica em sua largura: sua antiga parede posterior – agora, sua parede esquerda – cresce consideravelmente mais do que sua antiga parede anterior – agora, sua parede direita (**b** e **c**). Finalmente, todo o estômago se inclina ao redor de um eixo anteroposterior em sentido horário e, então, se posiciona de maneira oblíqua no abdome: sua parede posterior original – agora a curvatura maior – está voltada para a esquerda e para baixo, enquanto a sua antiga parede anterior – agora a curvatura menor – está voltada para a direita e para cima (**d**). Os dois *mesentérios* do estômago (mesogastros ventral e dorsal) participam dessa rotação, do crescimento assimétrico e da inclinação do estômago: o mesogastro ventral é deslocado para a direita (e para cima), e o mesogastro dorsal, devido ao intenso crescimento, é deslocado para a esquerda (e para baixo, **e**).

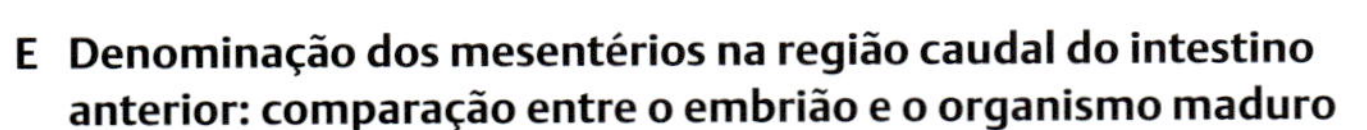

E Denominação dos mesentérios na região caudal do intestino anterior: comparação entre o embrião e o organismo maduro

Os dois mesentérios do estômago, os mesogastros dorsal e ventral, devido ao rápido crescimento do fígado e do baço no embrião, são subdivididos em um meso-hepático ventral e um meso-hepático dorsal, além da subdivisão em um mesoesplênico ventral e um mesoesplênico dorsal. No organismo maduro, esses mesentérios são omentos ou ligamentos.

Denominação no embrião	Denominação no organismo maduro
Mesogastro ventral com suas subdivisões	
• Meso-hepático dorsal ("atrás do fígado")	• **Omento menor**; ligação entre o fígado em um lado e a curvatura *menor* do estômago e a parte superior do duodeno do outro lado; subdividido em: – Lig. hepatoesofágico (muito pequeno) – Lig. hepatogástrico, com uma parte flácida e uma parte tensa – Lig. hepatoduodenal
• Meso-hepático ventral ("à frente do fígado")	• Ligação entre o fígado e a parede anterior do tronco; subdividido em: – Lig. falciforme do fígado – Lig. redondo do fígado (contém a V. umbilical obliterada)
Mesogastro dorsal com suas subdivisões	• Subdividido em uma parte denominada **omento maior** (ligação entre a curvatura *maior* do estômago e o fundo gástrico de um lado e o baço, o colo transverso e a parede posterior da cavidade peritoneal do outro lado), além de vários ligamentos:
• *Na altura do primórdio do baço* – Mesoesplênico ventral ("à frente do baço") – Mesoesplênico dorsal ("atrás do baço")	– Lig. gastroesplênico (ligação entre o estômago e o baço) – Lig. frenoesplênico – Lig. esplenorrenal (ligação entre o baço e a parede posterior da cavidade peritoneal)
• *Acima do primórdio do baço* (não há denominações detalhadas no organismo embrionário)	– Lig. gastrofrênico (ligação entre o estômago e a parede posterior da cavidade peritoneal)
• *Abaixo do primórdio do baço* (não há denominações detalhadas no organismo embrionário)	– Omento maior com Lig. gastrocólico (ligação entre o estômago e o colo transverso) – Lig. frenocólico (ligação entre a parede posterior da cavidade peritoneal e a flexura esquerda do colo)

Observação: Frequentemente, todas as estruturas originadas do mesogastro dorsal também são denominadas, de forma conjunta, como omento maior.

6.4 Rotação do Estômago e Topografia dos Órgãos na Região Caudal do Intestino Anterior; Formação da Bolsa Omental

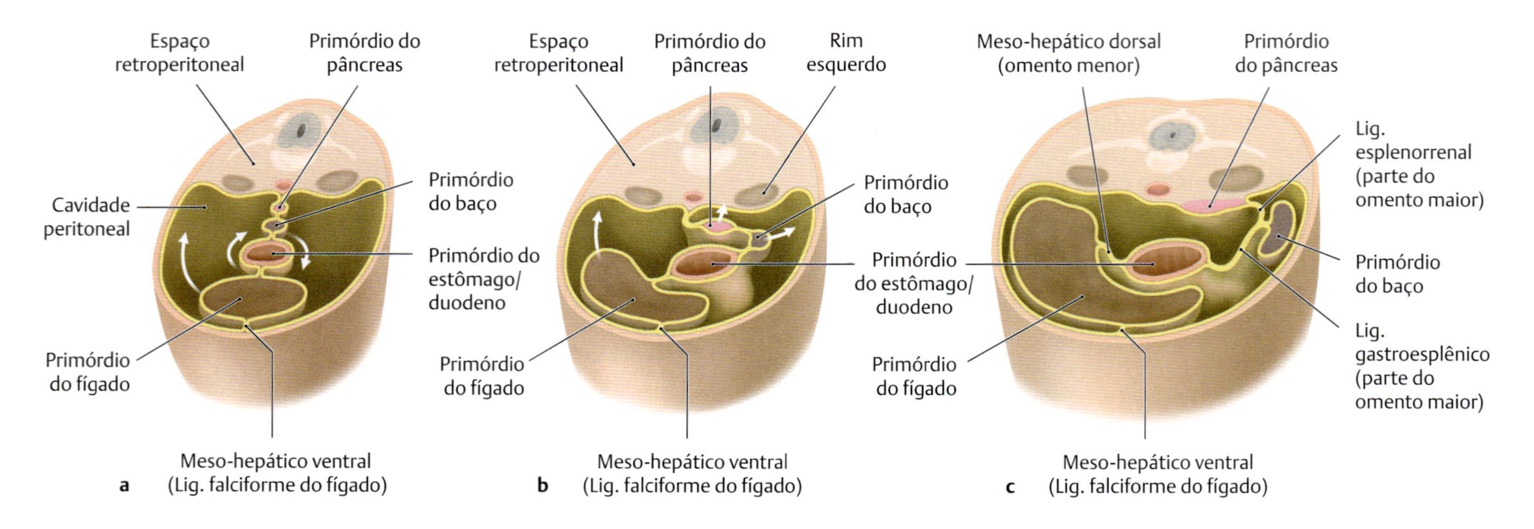

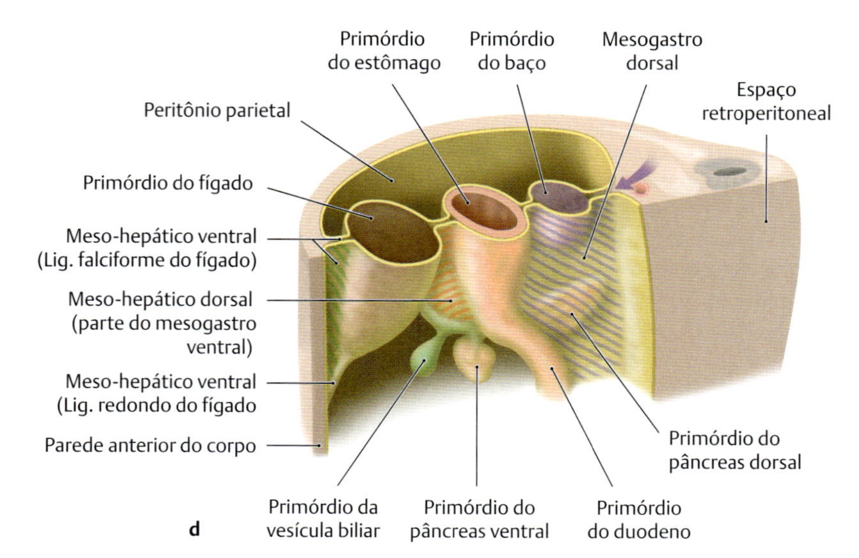

A Efeitos da rotação do estômago e de seus mesentérios na topografia dos órgãos na região caudal do intestino anterior
Abdome embrionário em estágios sucessivos de desenvolvimento; representação esquemática. Vista superior e anterior (**a–c**) e superior esquerda (**d**). As setas brancas mostram a direção da rotação e o deslocamento do órgão.

Duodeno: O duodeno está incluído na rotação do estômago, sendo deslocado para a direita e (graças à inclinação do estômago) um pouco para cima. Até a conclusão da rotação do estômago, ele se desenvolve como uma alça “em formato de C” aberto em direção posterior. Como o duodeno, o seu mesoduodeno ventral gira para a direita, um processo também influencia o posicionamento do primórdio do pâncreas ventral no mesoduodeno: devido à rotação deste “meso”, ele migra – independentemente do movimento de migração representado na p. 43 – sobre uma parte do primórdio do pâncreas dorsal.

Pâncreas: Os primórdios fundidos do pâncreas giram, no sentido horário, simultaneamente com o duodeno, vindo a se posicionar transversalmente no abdome e se deslocando para se sobrepor à parede posterior da cavidade peritoneal. Neste local, o peritônio *visceral* do pâncreas – da mesma forma que o peritônio visceral do duodeno – se funde com o peritônio da parede posterior da cavidade peritoneal. Consequentemente, o pâncreas e o duodeno são secundariamente *retroperitonizados*. Ambos os órgãos são cobertos pelo peritônio da cavidade abdominal *apenas em sua face anterior*.

Fígado: Como o primórdio do fígado se situa no mesogastro ventral, ele se desloca para a direita e para cima no abdome, juntamente com este mesogastro. Consequentemente, a sua cobertura peritoneal entra em contato parcial com a cobertura peritoneal do diafragma. Neste local de contato, devido à absorção de ambos os folhetos peritoneais, o fígado se fixa firmemente ao diafragma. Esta região de fusão (sem peritônio) é denominada “área nua” no fígado e “nicho hepático” no diafragma. O fígado permanece como um órgão intraperitoneal embora, devido ao seu intenso crescimento, também se mova para trás, vindo a se posicionar nas proximidades do rim direito, que, assim, também se posiciona mais profundamente do que o rim esquerdo.

Vias biliares: Uma parte das vias biliares permanece próximo do primórdio do fígado, enquanto outra parte se estende como ducto biliar no ligamento hepatoduodenal – a margem externa do omento maior – em direção ao duodeno, no qual desemboca. Como consequência, as vias biliares extra-hepáticas se encontram, em grande parte, na posição intraperitoneal e atingem o duodeno após a passagem através do pâncreas, onde se unem ao ducto pancreático, em sua posição retroperitoneal secundária.

Baço: O baço, cujo primórdio se encontra no mesogastro dorsal, é deslocado para a esquerda com a rotação do estômago. Ele permanece em posição intraperitoneal neste mesogastro.

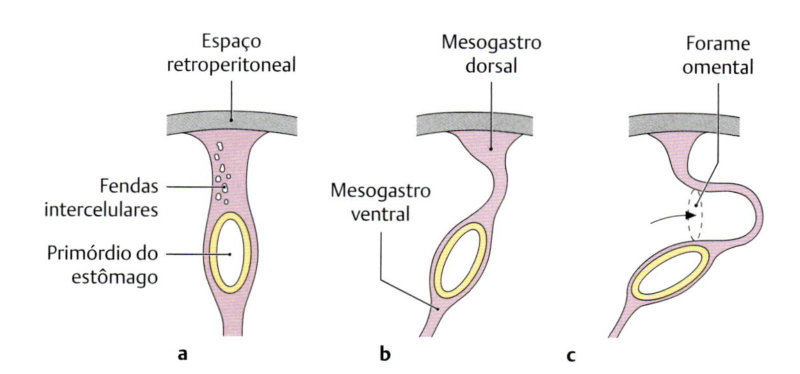

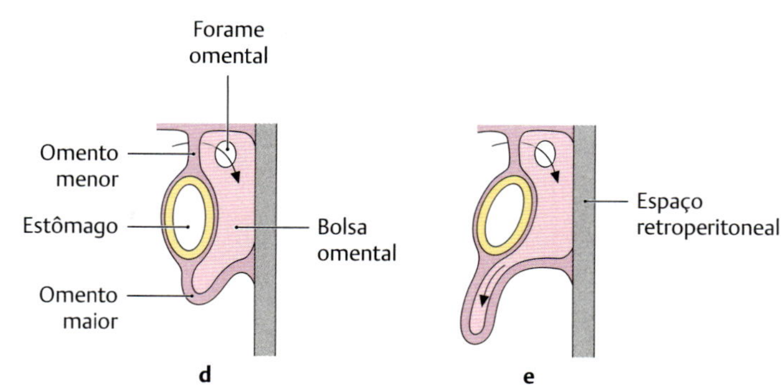

B Formação da bolsa omental

Estômago e mesogastros; **a–c** Cortes horizontais do abdome, vista superior; **d** e **e** Cortes sagitais, vista pelo lado esquerdo. A seta inferior em **e** mostra como o omento maior sofre uma eversão, e a seta superior em **c–e** indica o forame omental, a única abertura fisiológica da bolsa omental.

Devido à rotação do estômago e dos mesogastros, a parede direita original do estômago é deslocada para trás, enquanto a parede esquerda original é deslocada para a frente. Os mesogastros dorsal e ventral se encontram agora como uma lâmina posicionada frontalmente – com o estômago mantido em sua parte média – no abdome. Devido à rotação dessa lâmina, uma parte da cavidade peritoneal – a bolsa omental – permanece na posição posterior. Ela é delimitada pelas seguintes estruturas:

- Posteriormente, pela parede posterior da cavidade peritoneal (à frente do pâncreas já retroperitonizado, ver **Ac**)
- Anteriormente, pela parede posterior do estômago e de ambos os mesogastros
- À direita, pelo fígado
- À esquerda, pelo baço
- Acima, pelo diafragma (não visualizado aqui)
- Abaixo, por uma dilatação do mesogastro dorsal.

C Desenvolvimento embrionário na região caudal do intestino anterior: resumo e peritonização

Os processos durante o desenvolvimento embrionário mencionados a seguir são fundamentais para a compreensão das estruturas definitivas. Eles ocorrem de modo a se sobrepor, sob o ponto de vista temporal, e estão representados de maneira cronológica simplesmente por razões didáticas.

Primórdios dos órgãos; rotação do estômago; rotação dos mesentérios

No estômago e na parte superior do duodeno existem dois mesentérios – um dorsal e um ventral. Por esta razão, a cavidade peritoneal é dividida, na altura desses órgãos, em metades esquerda e direita

↓

Nos mesentérios desenvolvem-se primórdios de órgãos:
- No ventral, fígado, vias biliares e pâncreas ventral
- No dorsal, baço e pâncreas dorsal

↓

O estômago sofre uma *rotação*, vista de cima, em torno de 90° no sentido horário. O duodeno acompanha a rotação, com a formação de uma "alça em C"

↓

Os mesentérios acompanham a rotação. O mesentério ventral se estende para a direita, e o dorsal segue para a esquerda, sob intensos processos de proliferação/crescimento

→

Inclinação do estômago; posicionamento do pâncreas, do fígado e do baço

Os primórdios dos pâncreas ventral e dorsal migram um sobre o outro, em parte devido ao posicionamento do duodeno para a direita, por meio do qual o primórdio do pâncreas *ventral* migra em direção posterior sendo, em parte, porém, independente deste processo. Após a migração, os primórdios pancreáticos se fundem

↓

Visto de cima, o primórdio do estômago se inclina no sentido horário e cresce de forma assimétrica; nele se formam a curvatura maior (à esquerda) e a curvatura menor (à direita), com os mesogastros dorsal e ventral

↓

Devido à rotação e à inclinação do primórdio do estômago, o primórdio do fígado é deslocado para a direita e para cima, e adere parcialmente ao diafragma. O primórdio do baço é deslocado para a esquerda e não permanece aderido

↓

O primórdio do duodeno e o primórdio do pâncreas a ele associado também se movimentam na direção posterior, juntamente com o seu mesentério dorsal, e se tornam secundariamente retroperitoneais

→

Diferenciação dos mesentérios; posicionamento peritoneal dos órgãos

O mesogastro dorsal (na curvatura maior) torna-se o omento maior. O intenso crescimento do fígado divide o mesogastro ventral em meso-hepáticos ventral e dorsal

↓

O meso-hepático dorsal torna-se o omento menor (ligação entre o fígado e o estômago/duodeno). O meso-hepático ventral forma os Ligg. falciforme e redondo do fígado (ligação entre o fígado e a parede anterior do abdome)

↓

O primórdio do baço divide a parte superior do mesogastro dorsal em um mesoesplênico ventral (forma o Lig. gastroesplênico) e um mesoesplênico dorsal (forma o Lig. frenoesplênico)

↓

Em seguida, o estômago e os omentos se encontram agora em uma parte separada da cavidade peritoneal, a bolsa omental. O fígado, a vesícula biliar e o baço permanecem intraperitoneais como o estômago. O pâncreas e o duodeno se tornam secundariamente retroperitoneais

6.5 Rotação da Alça do Intestino Médio e Desenvolvimento dos Órgãos na Região dos Intestinos Médio e Posterior

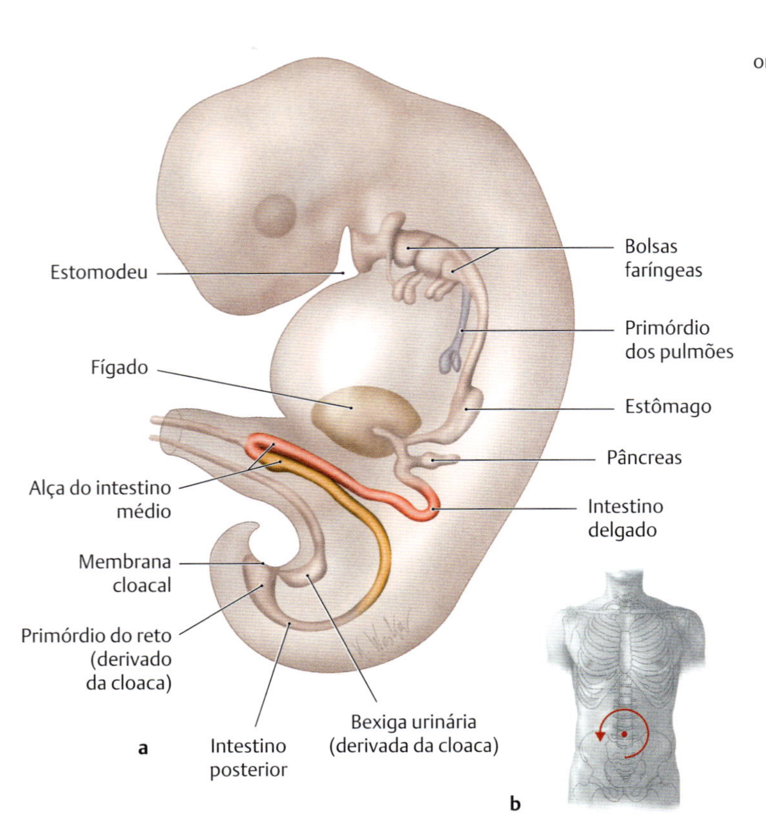

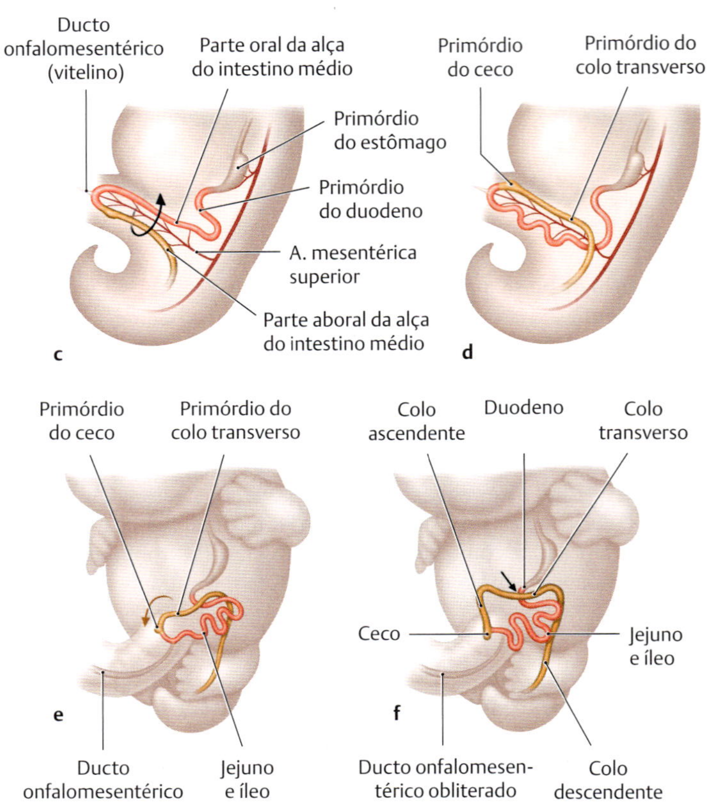

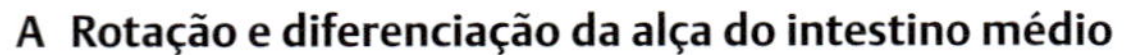

A Rotação e diferenciação da alça do intestino médio
a Visão geral da alça do intestino médio: vista de um embrião pelo lado esquerdo, 5ª semana de desenvolvimento; **b** Orientação da rotação da alça do intestino médio: vista anterior do abdome; **c–f** Rotação da alça do intestino médio: vista da esquerda (**c** e **d**: estômago *ainda não rotacionado*); **e** e **f** Vista anterior esquerda da localização dos intestinos delgado e grosso no fim da rotação da alça do intestino médio.

Na região dos intestinos médio e posterior (na altura dos futuros intestinos delgado e grosso, além do reto), principalmente entre a 6ª e a 11ª semana de desenvolvimento embrionário, ocorre um 2º processo de rotação, a chamada "rotação da alça do intestino médio" (devido ao formato em alça do intestino fetal). Deste modo, todo o tubo intestinal sofre uma rotação em torno de um eixo virtual, determinado por uma grande artéria intestinal – a artéria mesentérica superior – e pelo ducto vitelino (ou ducto onfalomesentérico) (**c**). Em uma vista anterior, esta rotação ocorre no *sentido anti-horário* (**d** e **e**). No total, a alça sofre uma rotação em torno de 270° e, ao mesmo tempo, o sistema tubular da alça cresce intensamente no sentido longitudinal. A partir da parte oral (superior) original da alça do intestino médio se desenvolvem o jejuno e o íleo, formando numerosas alças (**e** e **f**). A parte aboral (inferior) da alça dá origem a um pequeno segmento terminal do íleo; porém, ela origina principalmente os colos e o reto, que se dispõem como uma moldura ao redor das alças do intestino delgado (**f**). O ceco e o apêndice vermiforme se desenvolvem durante a rotação (ver **B**). Por motivos didáticos, a rotação pode ser dividida em três partes:

- Subida da parte aboral da alça do intestino médio (rotação em torno de 90°) (**c**)
- Alongamento da parte elevada na região abdominal superior direita → as partes oral e aboral agora se entrecruzam (**d**)
- Descida da parte aboral para a região abdominal inferior direita (**e**).

Observação: A primeira parte da rotação da alça do intestino médio (os primeiros 90°) ocorre na 6ª semana de desenvolvimento fora da cavidade abdominal (!), no celoma extraembrionário, localizado no cordão umbilical (**c**). Este mecanismo, caracterizado como hérnia umbilical fisiológica – após a rotação ocorrida em posição extracorpórea – é reduzido em torno da 10ª semana de desenvolvimento embrionário, com o retorno das alças intestinais para a cavidade abdominal.

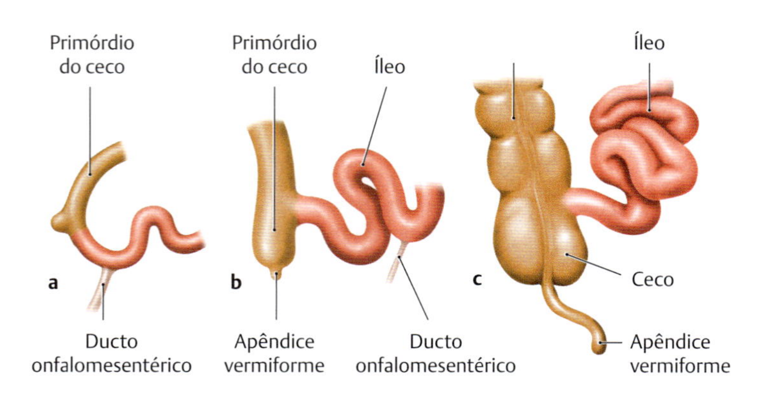

B Desenvolvimento do ceco e do apêndice vermiforme
Na parte aboral da alça do intestino médio, em torno da 6ª semana de desenvolvimento, parte da futura parede do intestino grosso se projeta lateralmente, devido ao intenso crescimento no sentido longitudinal (**a**). Ele cresce na direção lateral e, principalmente, no sentido caudal, e forma, nas 7ª a 8ª semanas de desenvolvimento embrionário, um prolongamento cônico, o apêndice vermiforme (**b**). Por meio desta projeção lateral, desenvolve-se, nesse segmento intestinal, uma parte em fundo cego do intestino grosso (o ceco, **c**). A partir daí, o íleo desemboca em posição terminolateral, diretamente na transição entre o ceco e o colo ascendente. O desenvolvimento do ceco também ocorre fora da cavidade abdominal. O ceco é o último segmento do tubo intestinal a retornar para a cavidade abdominal.

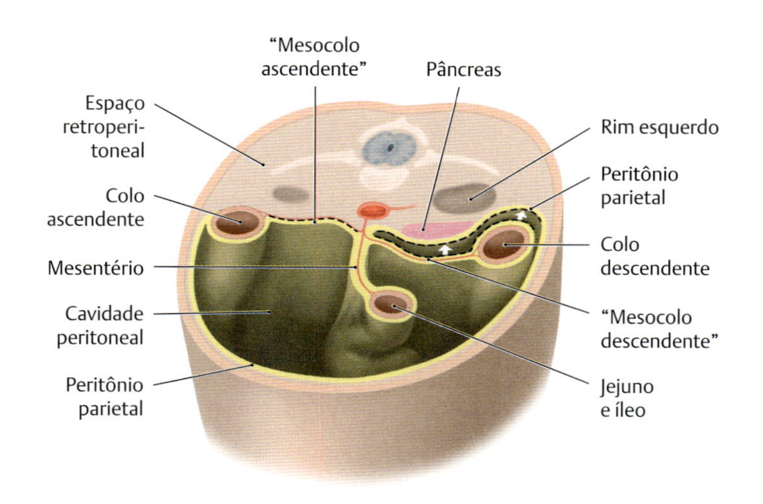

Fígado
Bolsa omental
Duodeno
Estômago
Pâncreas
Omento menor
Mesocolo transverso
a
b
Omento maior
Mesocolo transverso
Lig. gastrocólico
Jejuno e íleo
Colo transverso
Aorta
Omento maior
Mesentério

C Retroperitonização dos colos ascendente e descendente
Corte horizontal do abdome, vista anterossuperior.
Após a rotação da alça do intestino médio, os colos ascendente e descendente se posicionam à direita e à esquerda no abdome, respectivamente. Como atrás deles não há alças do intestino delgado, eles podem aderir, juntamente com os seus mesentérios, na parede posterior da cavidade abdominal. Consequentemente, os colos ascendente e descendente se posicionam secundariamente na região retroperitoneal. O colo *ascendente* (do lado direito do corpo) e seu mesocolo ascendente já estão fundidos. O colo *descendente* (do lado esquerdo no corpo) está ainda intraperitoneal e próximo da adesão (setas). O colo *transverso* (não mostrado) permanece intraperitoneal, assim como o jejuno e íleo (ver **D**).

D Aderências para a formação do omento maior
Corte sagital através do abdome, vista pelo lado esquerdo. O mesogastro dorsal (que no organismo maduro é o omento maior, ver p. 45) projeta-se da curvatura maior do estômago para esquerda e para baixo no abdome. Ele cresce para baixo em forma de saco e os seus folhetos se fundem parcialmente entre si, e parcialmente com o colo transverso e com o mesocolo transverso (**a**). Deste modo, forma-se um pequeno abaulamento saculiforme entre a face inferior do estômago e a face superior do colo transverso (**b**) e que constitui o limite inferior da bolsa omental (ver p. 47). As partes do omento maior que se fundiram, e que unem o estômago ao colo transverso, constituem o ligamento gastrocólico.

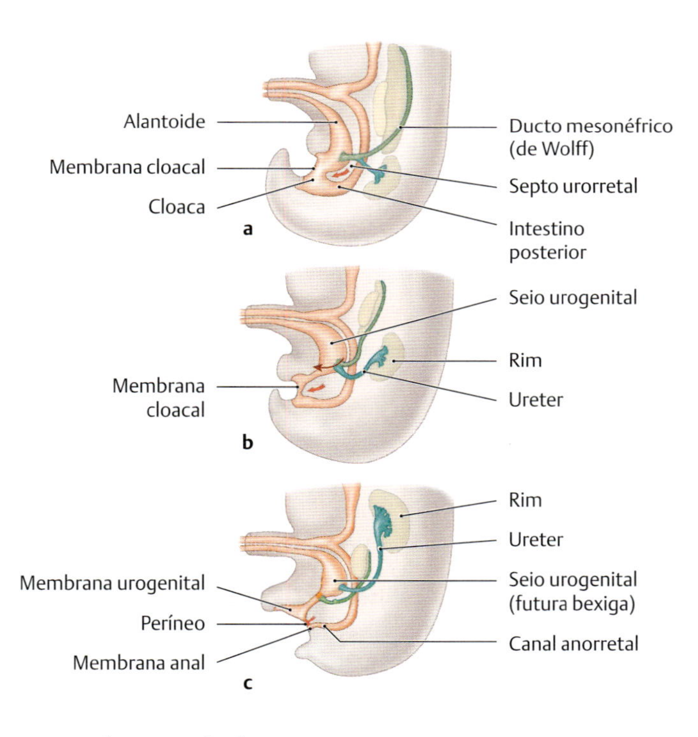

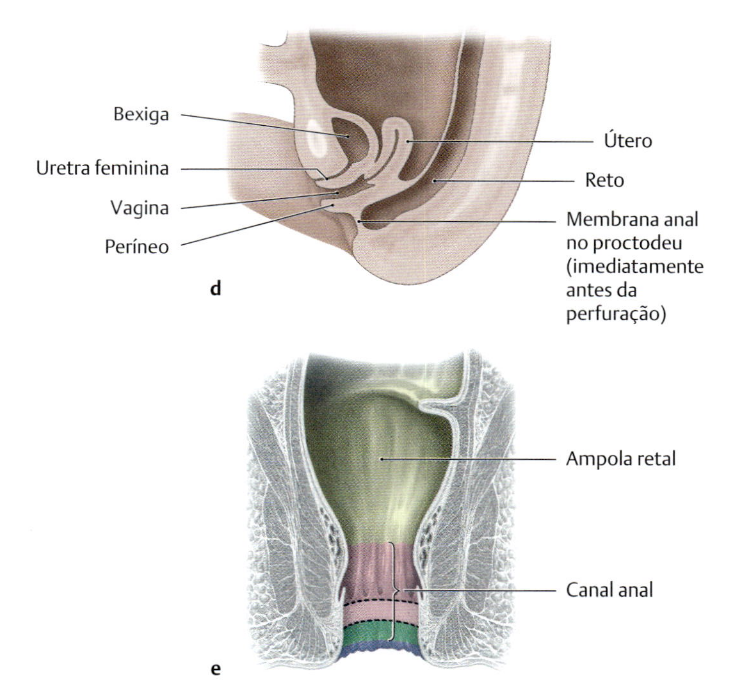

E Desenvolvimento da cloaca
a–d Vistas das vísceras pélvicas embrionárias pelo lado esquerdo; **e** Vista anterior do canal anorretal em sua fase final de desenvolvimento.
No embrião, a extremidade inferior do intestino posterior desemboca, juntamente com a via urinária, em uma dilatação do intestino posterior, a cloaca. Em direção à membrana cloacal, que fecha a cloaca, cresce uma crista de trajeto transversal, o septo urorretal (**a** e **b**). Esta estrutura divide a cloaca em uma parte anterior e uma parte posterior (**c**): a parte anterior corresponde ao seio urogenital, a partir do qual se desenvolvem partes do sistema urogenital, enquanto a parte posterior dá origem ao canal anorretal (por volta da 7ª semana de desenvolvimento embrionário). Ambas as regiões são fechadas pela membrana cloacal. O septo urorretal migra caudalmente, em direção à membrana cloacal, até que estas duas estruturas se fundam; o local de fusão forma o futuro períneo, e a membrana cloacal é dividida em uma membrana urogenital, anterior, e uma membrana anal, posterior. Nas margens da membrana anal, a partir de elevações mesenquimais, formam-se as chamadas pregas anais, de modo que, por volta da 9ª semana, a membrana anal propriamente dita sofra uma depressão, onde se encontra o proctodeu (**d**). Próximo ao fim da 9ª semana, a membrana anal se rompe e o reto estabelece uma conexão com o meio externo (**e**). Portanto, o reto é constituído por duas partes de origens diferentes: a parte superior do reto, originada do intestino posterior, e a parte inferior, que se desenvolve a partir da cloaca.

6.6 Resumo do Desenvolvimento na Região dos Intestinos Médio e Posterior; Distúrbios do Desenvolvimento

A Desenvolvimento embrionário dos intestinos médio e posterior: resumo e peritonização

Em linhas gerais, a diferenciação dos intestinos médio e posterior compreende dois eventos: a "rotação da alça do intestino médio" e as "relações com o peritônio e a formação da cloaca".

Rotação da alça do intestino médio

Todo o tubo originado dos intestinos médio e posterior (que forma a chamada alça do intestino médio) sofre uma rotação em torno de um eixo virtual formado pela A. mesentérica superior e pelo ducto vitelino (ducto onfalomesentérico). Com isso, o tubo intestinal cresce e se diferencia

↓

A rotação da alça do intestino médio compreende 270° em sentido anti-horário, vista pela região anterior. Os primeiros 90° da rotação ocorrem fora da cavidade corporal ("hérnia umbilical fisiológica"). As alças intestinais retornam à cavidade abdominal até a 11ª semana de desenvolvimento

↓

A parte oral da alça do intestino médio cresce sobretudo em comprimento. Ela dá origem a numerosas alças e se diferencia nos segmentos do intestino delgado caracterizados como jejuno e íleo que se mantêm fixados à parede posterior da cavidade peritoneal, pelo seu mesentério

↓

A parte aboral da alça do intestino médio, durante o processo de rotação, se posiciona ao redor das alças do jejuno e do íleo e forma as partes individuais do intestino grosso (colos ascendente à direita, transverso e descendente à esquerda) no abdome

↓

Na parte aboral da alça do intestino médio (correspondente à parte do intestino grosso), forma-se uma dilatação lateral, próxima do eixo da artéria mesentérica superior. A partir desta dilatação se diferencia o ceco, do qual se origina o apêndice vermiforme

↓

A rotação progressiva determina a posição relativa dos intestinos delgado e grosso: o intestino grosso circunda as alças do intestino delgado como se fosse a moldura de um quadro. A subsequente retroperitonização estabelece as relações definitivas do tubo intestinal com o peritônio

→

Relações com o peritônio e formação da cloaca

Após a rotação da alça do intestino médio, o ceco se posiciona na região inguinal direita. Os colos ascendente e descendente migram posteriormente e são secundariamente retroperitonizados. Os colos transverso e sigmoide permanecem intraperitoneais, cada um com o seu respectivo mesocolo

↓

O colo transverso e o mesocolo transverso aderem e se fundem ao omento maior, o antigo mesogastro dorsal (que se projeta da curvatura maior do estômago). Deste modo, a bolsa omental, localizada posteriormente ao estômago, é fechada inferiormente

↓

A dilatação terminal do intestino posterior – a cloaca – é completamente dividida, pelo septo urorretal, em um seio urogenital (anterior) e um canal anorretal (posterior). O septo urorretal cresce em direção caudal até estabelecer contato com a membrana cloacal

↓

Devido à septação da cloaca, a membrana cloacal também é dividida em uma membrana urogenital (anterior) e uma membrana anal (posterior). A membrana anal se aprofunda devido à formação de pregas mesenquimais laterais, e assim se forma o proctodeu

↓

O proctodeu se aprofunda em direção ao intestino posterior, até que dele se origine a parte inferior do canal anal. Devido à ruptura da membrana anal na 9ª semana de desenvolvimento, o reto – derivado da cloaca – estabelece uma conexão com o meio externo do embrião

↓

O reto, que se aprofunda na pelve, também migra no sentido posterior e perde o seu mesorreto, ao longo da maior parte de sua extensão: o reto torna-se retroperitoneal. O canal anal, derivado do proctodeu, não apresenta cobertura peritoneal

B Movimentos de rotação do tubo intestinal e relações com o peritônio (resumo)

Movimento do órgão	Posicionamento consequente do órgão	Relação com o peritônio resultante deste movimento/posicionamento
Rotação do estômago com os mesogastros dorsal e ventral	• Fígado e vesícula biliar na região abdominal superior direita • Baço na região abdominal superior esquerda • A *maior parte* do duodeno e *todo* o pâncreas se fundem com a parede posterior da cavidade peritoneal	• Intraperitoneais, com o omento menor e os ligamentos falciforme e redondo do fígado • Intraperitoneal • Secundariamente retroperitoneais
Rotação da alça do intestino médio com os mesentérios	• A parte oral da alça do intestino médio forma os segmentos mais longos do intestino delgado – jejuno e íleo – com seus mesentérios • A parte aboral forma os colos e o reto, com os seus mesocolos e mesorreto, respectivamente, e constituem uma moldura • O colo ascendente, o colo descendente e o reto se fundem à parede posterior da cavidade peritoneal	• O mesentério é preservado; o jejuno e o íleo são intraperitoneais • Os colos transverso e sigmoide mantêm os seus mesocolos: intraperitoneais • O colo ascendente, o colo descendente e o reto perdem seus mesentérios: secundariamente retroperitoneais

C Distúrbios do desenvolvimento do tubo gastrintestinal
As malformações aqui mencionadas e, em parte, muito raras, com exceção do divertículo de Meckel, diferem consideravelmente em sua importância patológica. Uma oclusão completa ou uma constrição significativa do lúmen do tubo gastrintestinal que não seja tratada é, habitualmente, fatal; por outro lado, estreitamentos discretos podem ser assintomáticos. A intussuscepção de partes intestinais costuma ser fatal devido ao resultante distúrbio no trânsito intestinal.

Atresia duodenal	Duodeno sólido, sem lúmen
Estenose duodenal	Estreitamento do lúmen duodenal (provavelmente devido a um pâncreas anular)
Atresia das vias biliares	Oclusão congênita ou adquirida total ou de uma parte das vias biliares extra-hepáticas
Pâncreas anular	Estenose duodenal (ver acima) devido a um pâncreas que comprime o seu lúmen
Onfalocele	O intestino delgado se localiza em posição extracorpórea, no umbigo, devido à falha de retorno das alças intestinais após a rotação da alça do intestino médio
Má rotação	Rotação imperfeita ou defeituosa da alça do intestino médio (ver **E**)
Volvo (ou vólvulo)	Entrelaçamento de partes do intestino devido à fixação incorreta do mesentério: risco de íleo paralítico
Estenose intestinal	Estreitamento do lúmen intestinal
Atresia intestinal	Oclusão completa do lúmen intestinal; se não tratada, é incompatível com a vida
Divertículo de Meckel	Distúrbio de regressão do ducto onfalomesentérico, com a formação de um divertículo no íleo

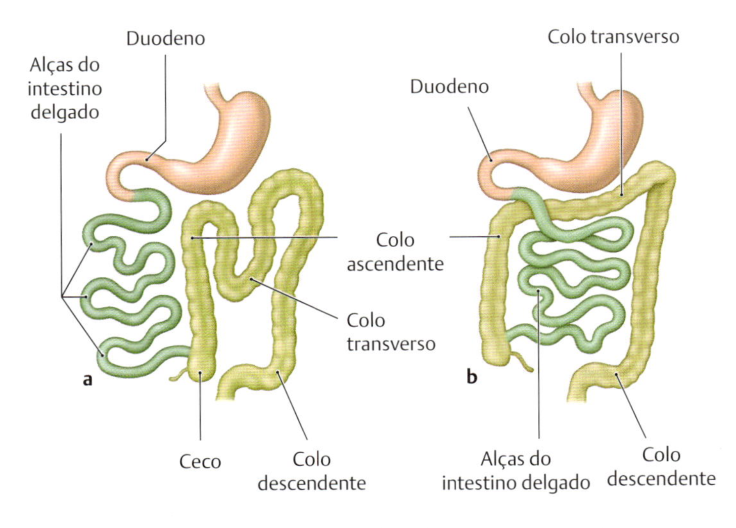

E Distúrbios do desenvolvimento do tubo gastrintestinal: má rotação
Vista anterior. As seguintes más rotações podem permanecer assintomáticas, contanto que nenhuma parte intestinal sofra intussuscepção e cause distúrbios da motilidade gastrintestinal (o chamado vólvulo, ver **C**).

a Rotação de apenas 90°, em vez de 270°: o intestino grosso permanece à esquerda do intestino delgado; não se forma uma moldura ao redor do intestino delgado
b Rotação *no* sentido horário (vista anterior), aqui em torno de 90°: a parte originalmente aboral da alça do intestino médio pode se posicionar posteriormente à parte oral, e o colo transverso se encontra posteriormente às alças do intestino delgado.

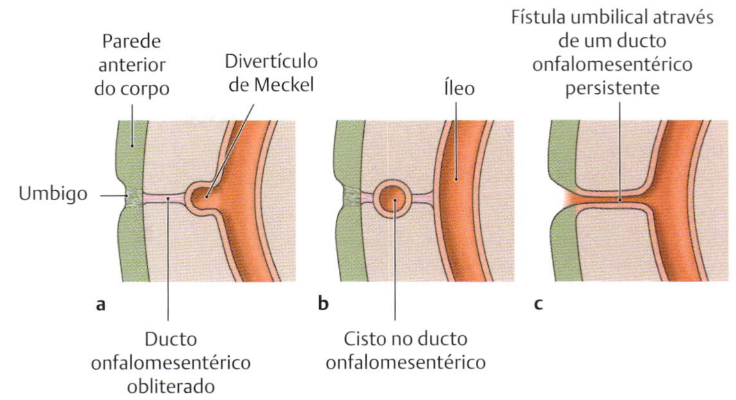

D Remanescentes do ducto onfalomesentérico
No embrião, o ducto onfalomesentérico inicialmente aberto é, de modo geral, completamente obliterado, e a conexão entre o íleo e a parede anterior do abdome é perdida. No entanto, ocasionalmente a obliteração não é completa, ou permanecem faixas de tecido conjuntivo após a obliteração que fixam o íleo à parede anterior do abdome. Isto pode se manifestar de diferentes maneiras:

a A parede do íleo torna-se parcialmente abaulada e se mantém um cordão fibroso, unindo o íleo à parede abdominal anterior. Forma-se o chamado **divertículo de Meckel** (geralmente 40 a 60 cm em posição oral à valva ileocecal), no qual podem ocorrer processos inflamatórios (esse divertículo frequentemente contém tecido gástrico ou pancreático ectópico).
b Um cisto pode permanecer no cordão fibroso (este cisto é caracterizado como **enterocistoma**). Ele pode causar distúrbios e nele pode surgir um tumor.
c O ducto onfalomesentérico permanece aberto ao longo de toda a sua extensão; forma-se uma **fístula do ducto vitelino**. Em casos extremos, pode haver extravasamento de conteúdo intestinal através do umbigo; a consequência é inflamação. Caso haja a permanência de um resto do ducto onfalomesentérico como um cordão fibroso entre o íleo e o umbigo, pode haver o enovelamento de alças do intestino delgado muito móveis ao seu redor que, consequentemente, podem sofrer um autoestrangulamento (com consequente íleo paralítico que é potencialmente fatal).

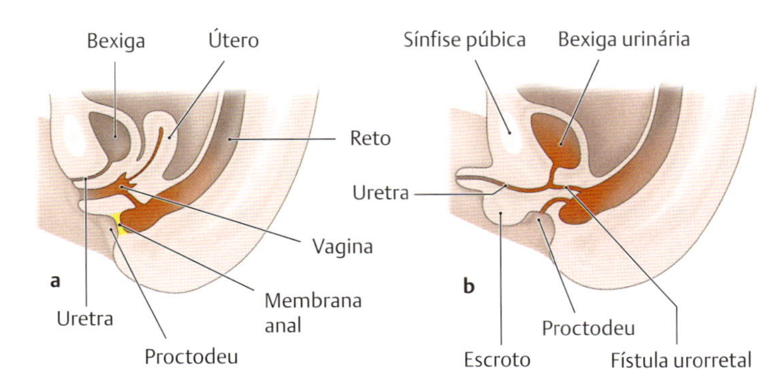

F Malformações do canal anal
Vista pelo lado esquerdo das vísceras pélvicas embrionárias. Em cerca de um em 5.000 nascimentos não ocorre a abertura da membrana anal. Em consequência disso, o reto não estabelece uma conexão com o meio externo. As duas malformações mais frequentes são:

a Ânus imperfurado: o canal anal é perfeitamente estabelecido, porém a membrana anal não é perfurada, permanecendo íntegra. Além disso, uma fístula retovaginal se desenvolveu, ver também **b**.
b Atresia anorretal (com formação de fístula): devido a uma falha do desenvolvimento, na região do septo urorretal pode haver a formação de uma conexão tubular não fisiológica (fístula) do reto para o períneo ou para o sistema urogenital devido à ausência de um primórdio do canal anal.

Tanto a inexistência de conexão fisiológica do reto com o meio externo quanto as fístulas têm de ser corrigidas cirurgicamente.

7.1 Visão Geral

Introdução

Os órgãos urinários se estendem do abdome até a pelve. Como eles se encontram intimamente relacionados com os órgãos genitais, do ponto de vista embriológico, os dois sistemas são frequentemente reunidos como *órgãos do sistema urogenital*. Entretanto, por motivos didáticos, os dois sistemas serão tratados separadamente nas seções seguintes.

Os órgãos urinários regulam a manutenção, a preservação e o equilíbrio da água e dos minerais do organismo e, consequentemente, a pressão osmótica do corpo. Eles excretam escórias do metabolismo e substâncias nocivas na forma de solução aquosa, a *urina*. Essas substâncias urofânicas, nocivas (*i. e.*, obrigatoriamente excretadas na urina) utilizam a água excretada como solvente. Por meio da regulação do volume de água no corpo, os rins também influenciam a pressão sanguínea; pela excreção ou a retenção de íons sódio, potássio, cálcio e cloreto, eles estão envolvidos na regulação dos níveis sanguíneos desses importantes eletrólitos do ponto de vista fisiológico. O equilíbrio ácido-básico do sangue é afetado pela excreção ou pela retenção de prótons. Vários medicamentos também são excretados pelos rins. Finalmente, os rins podem influenciar a pressão sanguínea pela produção da enzima renina e afetar a produção de eritrócitos (hemácias) pela produção do hormônio eritropoetina. Além disso, são importantes no metabolismo da vitamina D.

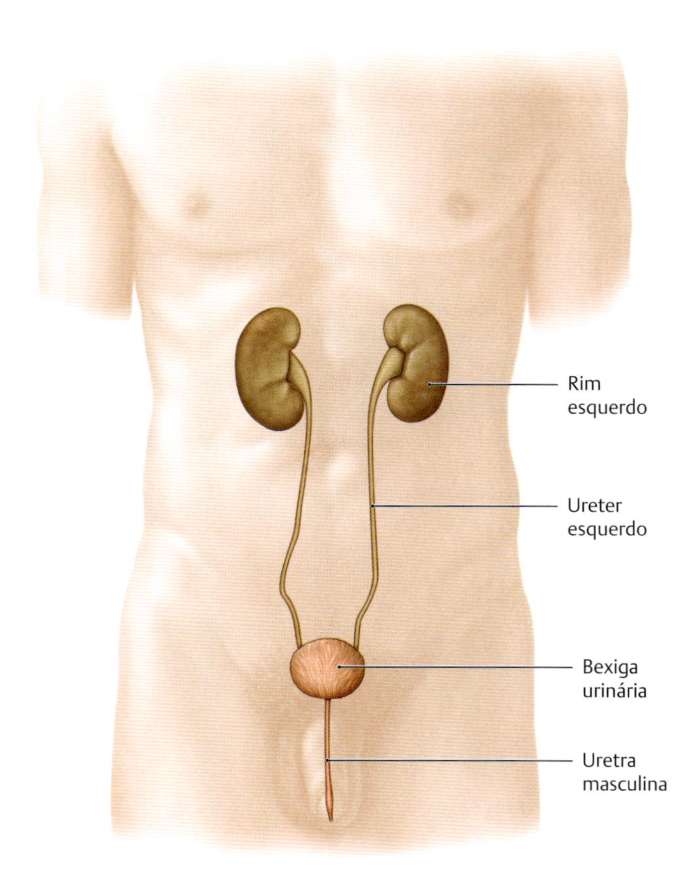

A Visão geral sobre os órgãos do sistema urinário

Órgãos do sistema urinário masculino em vista anterior. São distinguidos os seguintes órgãos:

- Um par de rins, que produzem urina de modo contínuo
- Um par de ureteres, que conduzem a urina dos rins para a bexiga urinária
- Uma bexiga urinária, que armazena temporariamente a urina e controla a sua eliminação
- Uma uretra, que na mulher é componente apenas do sistema urinário (uretra feminina), enquanto, no homem, também pertence ao sistema genital. No sistema urinário, a uretra atua na liberação de urina da bexiga urinária para o meio externo. No homem, também é uma via para a ejaculação.

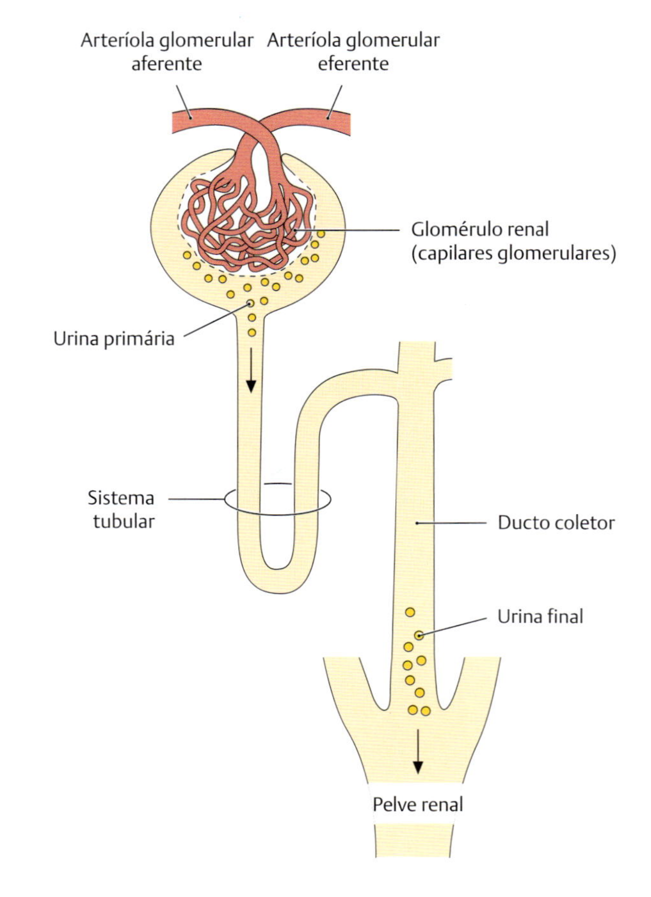

B Bases da produção de urina

Aqui está representado o túbulo urinífero (com um néfron e o seu ducto coletor), como a unidade morfofuncional do rim (ver p. 54).

Em alças capilares muito numerosas e ramificadas, supridas por ramos da artéria renal, um ultrafiltrado do sangue – a chamada *urina primária* – é liberado em um sistema tubular, constituído por túbulos muito finos e delicados dispostos em série. A urina primária, cujo volume no adulto atinge quase 170 ℓ/24 h, é concentrada neste sistema tubular até cerca de 1% de seu volume (pela reabsorção de eletrólitos e de água para o sangue) e modificada em relação à sua composição com eletrólitos e prótons – para a formação da *urina final*. Esta urina final (1 a 2 ℓ/24 h) é liberada pelos túbulos coletores para as pelves renais e conduzida até a bexiga urinária pelos ureteres.

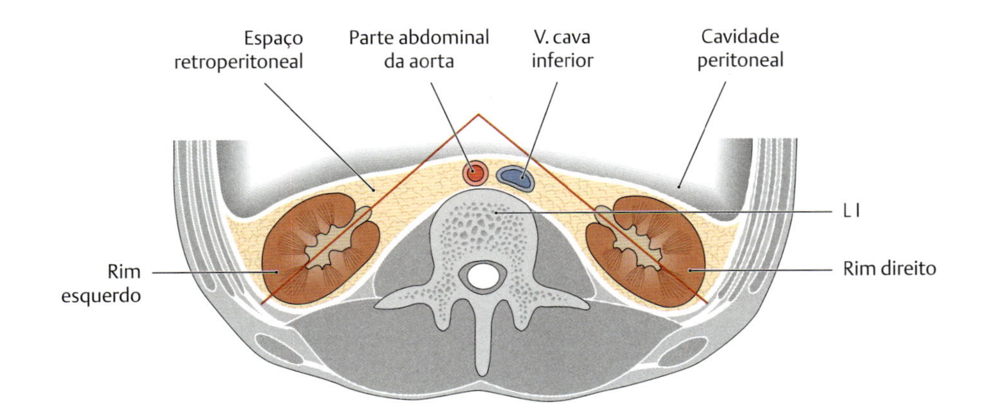

C Posição dos rins e dos ureteres

Vista superior de um corte horizontal do corpo na altura da 1ª vértebra lombar. Os dois rins se encontram envolvidos por uma cápsula formada por tecido adiposo e tecido conjuntivo em ambos os lados da coluna vertebral, posteriormente, no espaço retroperitoneal. Também através deste espaço os ureteres (não visualizados neste plano) seguem para baixo e para a pelve menor, em direção à bexiga urinária. Os dois rins estão inclinados e voltados com seus hilos em direção medial e anterior (eixos vermelhos).

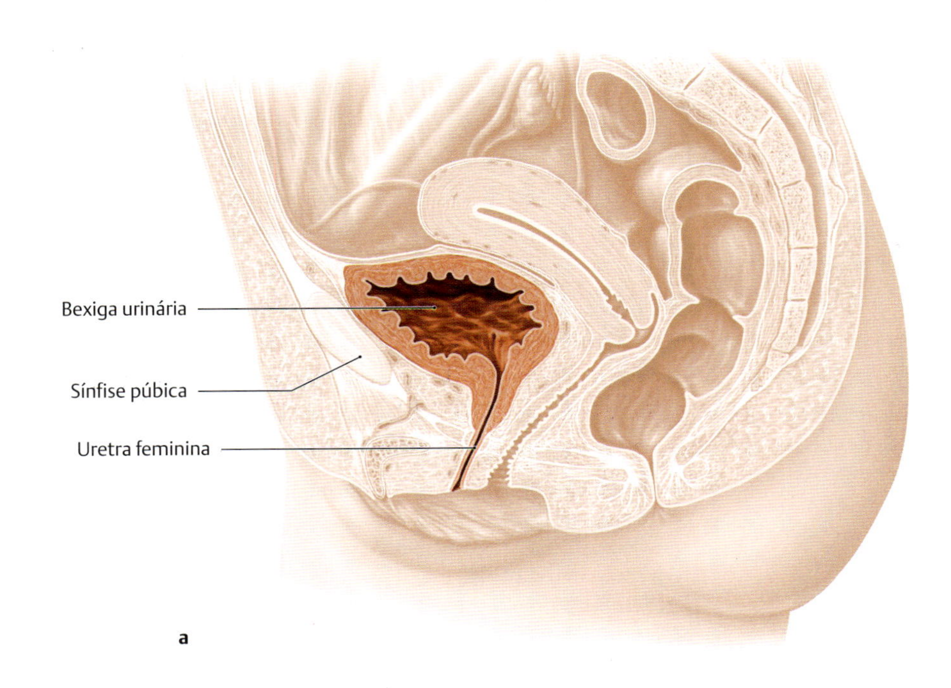

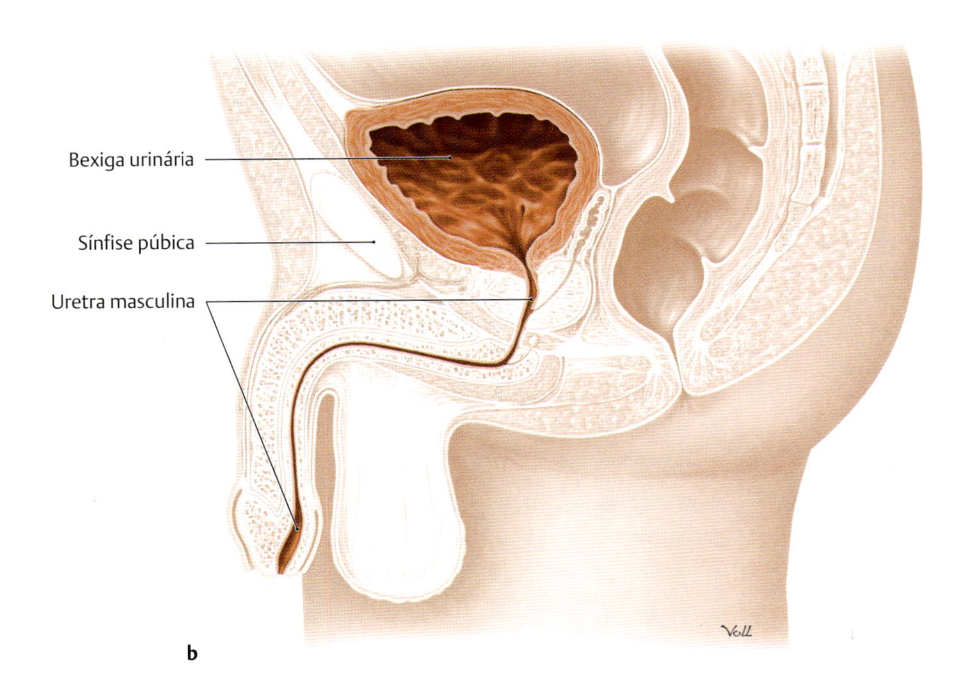

D Posição da bexiga urinária e da uretra

Cortes medianos através de uma pelve feminina (**a**) e de uma pelve masculina (**b**), vista pelo lado esquerdo.

Em ambos os sexos, a bexiga urinária se localiza na pelve menor, posteriormente à sínfise púbica. Na mulher, encontra-se anteriormente à vagina e ao útero, enquanto no homem se encontra anteriormente ao reto. De acordo com o seu estado de enchimento, a bexiga urinária tem formato achatado ou ovalado. A uretra feminina é retilínea e curta; a uretra masculina atravessa o pênis, é mais longa e apresenta várias curvaturas.

7.2 Desenvolvimento dos Rins, das Pelves Renais e dos Ureteres

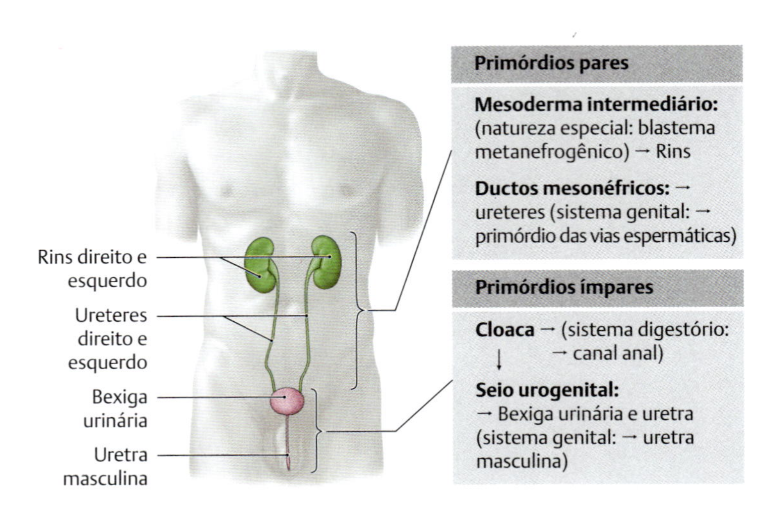
Rins direito e esquerdo
Ureteres direito e esquerdo
Bexiga urinária
Uretra masculina
Primórdios pares
Mesoderma intermediário: (natureza especial: blastema metanefrogênico) → Rins
Ductos mesonéfricos: → ureteres (sistema genital: → primórdio das vias espermáticas)
Primórdios ímpares
Cloaca → (sistema digestório: → canal anal)
↓
Seio urogenital: → Bexiga urinária e uretra (sistema genital: → uretra masculina)

A Visão geral sobre o desenvolvimento embrionário dos órgãos do sistema urinário

O desenvolvimento embrionário dos órgãos do sistema urinário é complexo e apresenta sobreposições com os sistemas genital e digestório:

- Com o sistema genital: o desenvolvimento de algumas partes do sistema genital masculino (ver p. 62) guarda uma correlação significativa com o desenvolvimento dos mesonefros, dos ureteres e do seio urogenital
- Com o sistema digestório: o canal anal se origina a partir da cloaca.

O desenvolvimento embrionário dos órgãos urinários pode ser dividido preferencialmente no desenvolvimento dos *pares* de rins e de ureteres, e no desenvolvimento da bexiga urinária e da uretra, que são órgãos *ímpares*. Os rins e os ureteres se desenvolvem a partir do mesoderma intermediário, enquanto a bexiga urinária e a uretra se desenvolvem a partir do seio urogenital que se origina na parte anterior da cloaca, na região do futuro assoalho da pelve (ver p. 47). Essas duas partes estabelecem conexões entre si apenas durante o desenvolvimento embrionário. O seio urogenital se origina do endoderma, de modo que os órgãos do sistema urinário se formam a partir de dois folhetos embrionários diferentes.

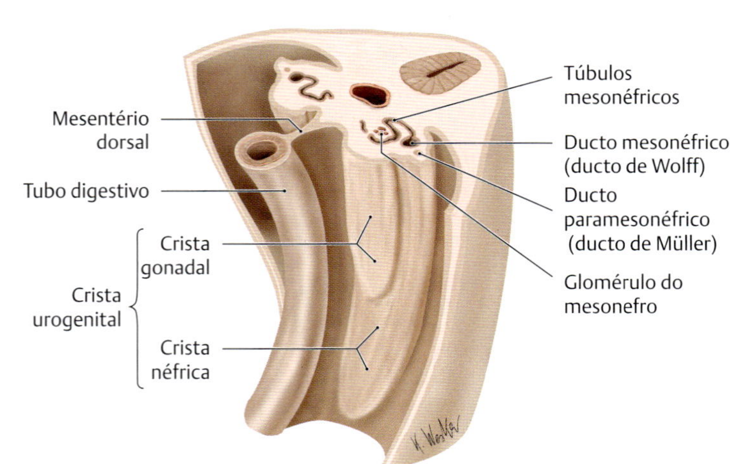
Mesentério dorsal
Tubo digestivo
Crista gonadal
Crista urogenital
Crista néfrica
Túbulos mesonéfricos
Ducto mesonéfrico (ducto de Wolff)
Ducto paramesonéfrico (ducto de Müller)
Glomérulo do mesonefro

B Cristas urogenitais

Vista anterossuperior e pelo lado esquerdo da parede posterior do corpo de um embrião. Os primórdios dos rins e dos órgãos genitais internos estão muito próximos. Eles se projetam anteriormente na cavidade corporal, em ambos os lados, na forma de duas cristas: as cristas néfricas (ou nefrogênicas) e as cristas genitais (cristas urogenitais). Os primórdios das gônadas, portanto, se encontram em posição anteromedial aos primórdios dos rins. O ducto de Müller (ou ducto paramesonéfrico), que na mulher se desenvolve nas tubas uterinas e no útero, está em uma posição anterolateral aos primórdios dos rins.

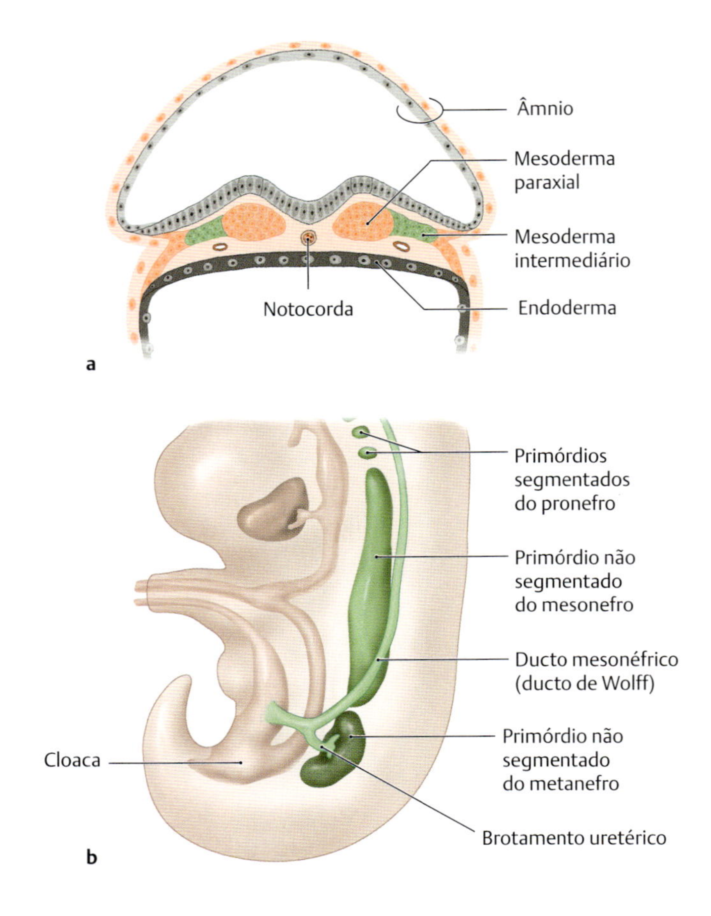
Âmnio
Mesoderma paraxial
Mesoderma intermediário
Notocorda
Endoderma
a
Primórdios segmentados do pronefro
Primórdio não segmentado do mesonefro
Ducto mesonéfrico (ducto de Wolff)
Primórdio não segmentado do metanefro
Cloaca
Brotamento uretérico
b

C Primórdios dos rins no mesoderma intermediário

a Corte transversal de um disco germinativo com cerca de 19 dias de desenvolvimento, vista cranial; **b** Vista pelo lado esquerdo de um embrião (em comparação com **a**, esta figura não representa um estágio específico do desenvolvimento embrionário, mas apenas mostra como o embrião seria visualizado e como os primórdios dos rins se apresentariam um em relação ao outro, caso todos eles existissem simultaneamente no corpo).

O par de rins se desenvolve em uma forma especializada de mesoderma, o chamado mesoderma intermediário, que se organiza de ambos os lados da parte posterior da cavidade corporal. O mesoderma intermediário encontra-se segmentado nas regiões cervical e torácica superior, e está dividido em nefrótomos, enquanto na região inferior do tórax e no abdome ele se apresenta como um cordão homogêneo (cordão nefrogênico). O desenvolvimento dos rins no interior do mesoderma ocorre na forma de três primórdios sucessivos e que estão organizados da região cranial para a caudal:

- Pronefro, no pescoço e na região superior do tórax
- Mesonefro, nas regiões torácica inferior e abdominal
- Metanefro, nas regiões abdominal e pélvica.

O pronefro regride totalmente, sem o estabelecimento de capacidade funcional, ainda durante a formação do mesonefro. O mesonefro, que no período embrionário produz urina durante um breve tempo, também regride em sua maior parte. Normalmente permanecem alguns dos túbulos mesonéfricos, dos quais se formam os ductos genitais intratesticulares, durante o desenvolvimento do sistema genital (ver p. 64) e também persistem os chamados ductos mesonéfricos (ou ductos de Wolff). Os ductos mesonéfricos já se encontram de fato posicionados antes do pronefro; portanto, esses ductos são "assumidos" pelo mesonefro. Ainda durante a regressão do mesonefro, metanefro se forma na parte mais caudal do mesoderma intermediário, formando, juntamente com uma parte dos ductos mesonéfricos, os rins definitivos.

Observação: Os rins definitivos, que no adulto se encontram imediatamente abaixo do diafragma, se formam, portanto, na região da pelve, e sofrem ascensão de forma secundária (a chamada ascensão renal, ver **D**).

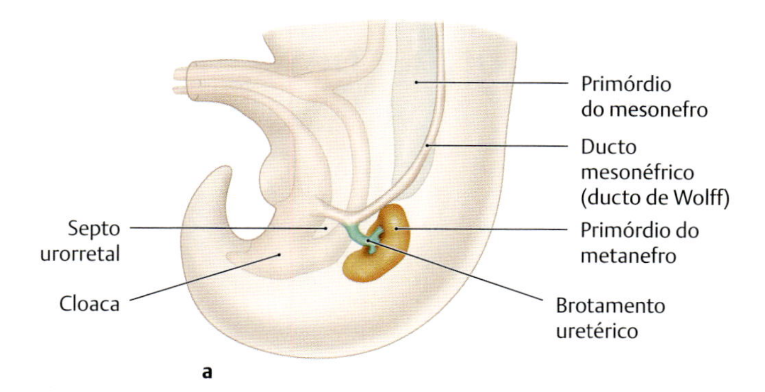

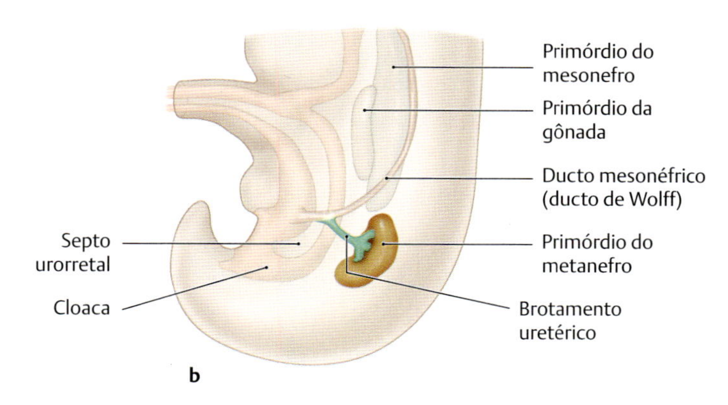

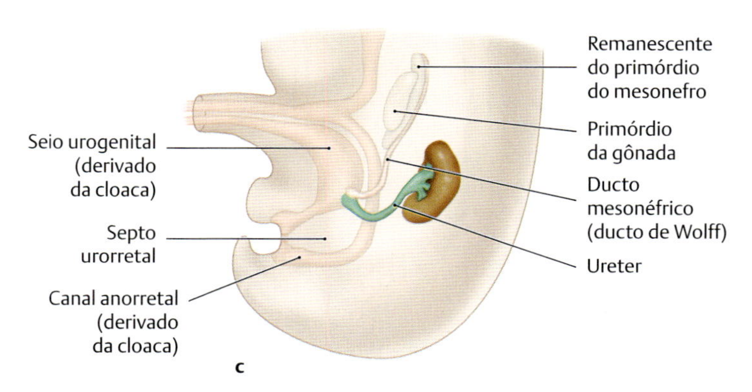

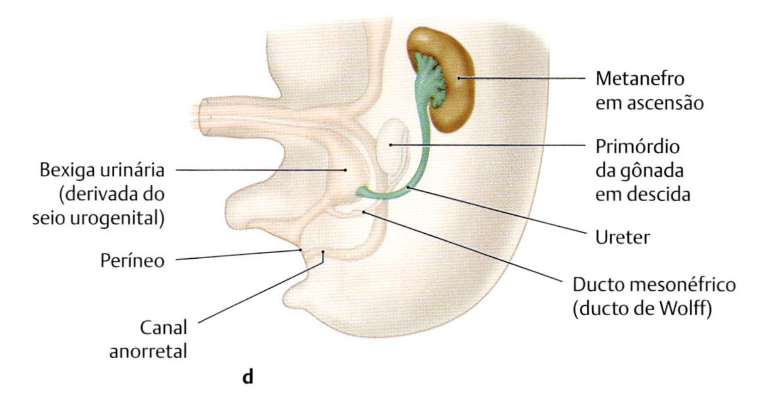

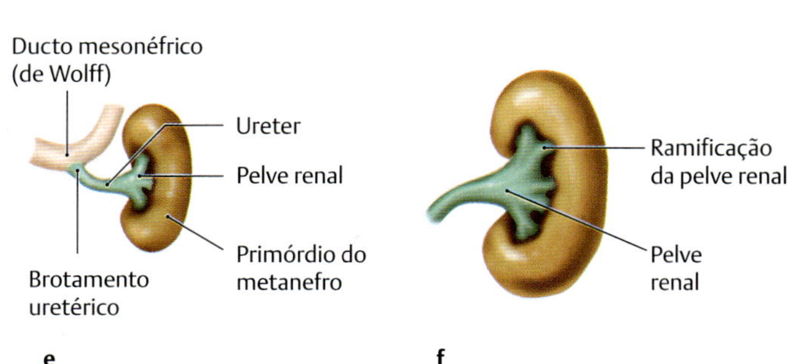

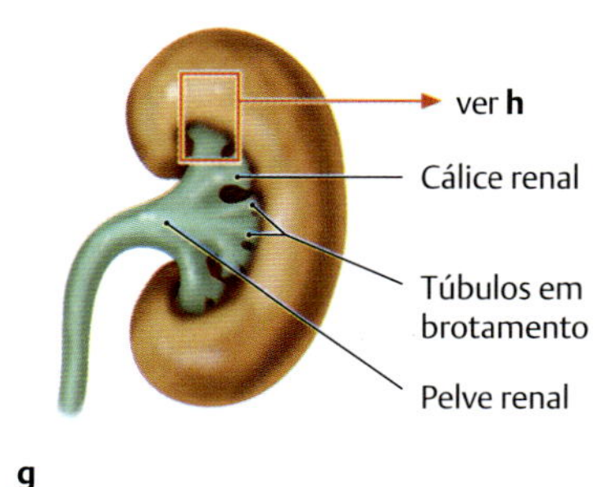

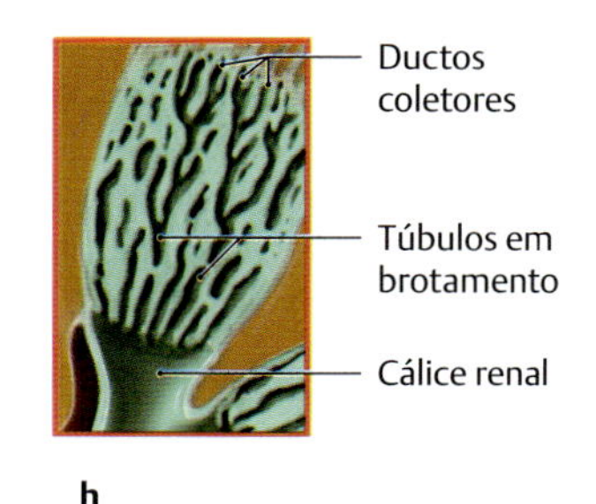

D Desenvolvimento dos ureteres e dos rins

Brotamento uretérico e primórdio do metanefro (**a**) e ascensão do rim (**b–d**), vista pelo lado esquerdo de um embrião; **e–h** Desenvolvimento subsequente do metanefro (para o posicionamento da crista urogenital, ver **B**).

a O metanefro se desenvolve a partir da 5ª semana de desenvolvimento na parte mais inferior do mesoderma intermediário. Por isso, esta parte é também denominada "*blastema metanefrogênico*". A partir da parte também situada mais inferiormente do ducto mesonéfrico e que se encontra próximo a este blastema, surge o brotamento de um ducto que penetra no primórdio do metanefro; trata-se do chamado *brotamento uretérico*. Com o crescimento subsequente, o pedículo inicialmente curto desse brotamento se alonga para formar o *ureter*; a extremidade do brotamento, que invade o primórdio do metanefro, se diferencia em um componente do rim definitivo, a *pelve renal*, com seus cálices e o sistema coletor (ver **e–h**).
Observação: Neste estágio, o ureter ainda não apresenta uma conexão direta com a cloaca, a partir da qual se desenvolverá a bexiga urinária; no entanto, desemboca de forma indireta na cloaca através do ducto mesonéfrico (do qual ele se origina). Porém, a conexão com o rim já foi estabelecida.

b–d O primórdio do metanefro com o brotamento uretérico infiltrado agora se desloca, a partir da região pélvica, na direção cranial e, subsequentemente, vem a se posicionar imediatamente abaixo do diafragma (a chamada ascensão do rim). Esta ascensão é um movimento de subida apenas relativo; além disso, ela sofre o efeito da diminuição da curvatura do corpo e de um grande crescimento da região lombossacral. Caso a ascensão não ocorra em um dos rins ou em ambos, ocorre a formação de um rim pélvico (ver p. 55). Os primórdios das gônadas se encontram anteriormente aos metanefros. Como se fosse "em sentido contrário", os primórdios das gônadas descem, juntamente com os remanescentes dos mesonefros ("descida" das gônadas).

e–h O brotamento uretérico se expande em direção ao local de inserção (**e**) no primórdio do metanefro, de modo a se transformar na pelve renal com 2 a 3 cálices renais maiores (**f**). Após subsequente ramificação dicotômica em vários túbulos, o brotamento se aprofunda cada vez mais no tecido metanéfrico (**g**). Os túbulos derivados do brotamento uretérico no interior do rim formam os ductos coletores (**h**), que convergem em grupos próximos aos cálices e desembocam em uma papila no cálice (papila renal). A última geração de ductos coletores não mais se divide. Consequentemente, a partir do brotamento uretérico são derivadas as seguintes estruturas:

- Ureter
- Pelve renal
- Cálices renais
- Papila renal com os ductos coletores (ductos coletores maiores) e
- Ductos coletores, com os túbulos de conexão (ver p. 54).

Observação: O blastema metanefrogênico forma a parte produtora de urina do rim definitivo, enquanto o brotamento uretérico forma o sistema coletor de urina.

7.3 Desenvolvimento dos Néfrons e da Bexiga Urinária; Conexão dos Ureteres com a Bexiga Urinária; Malformações

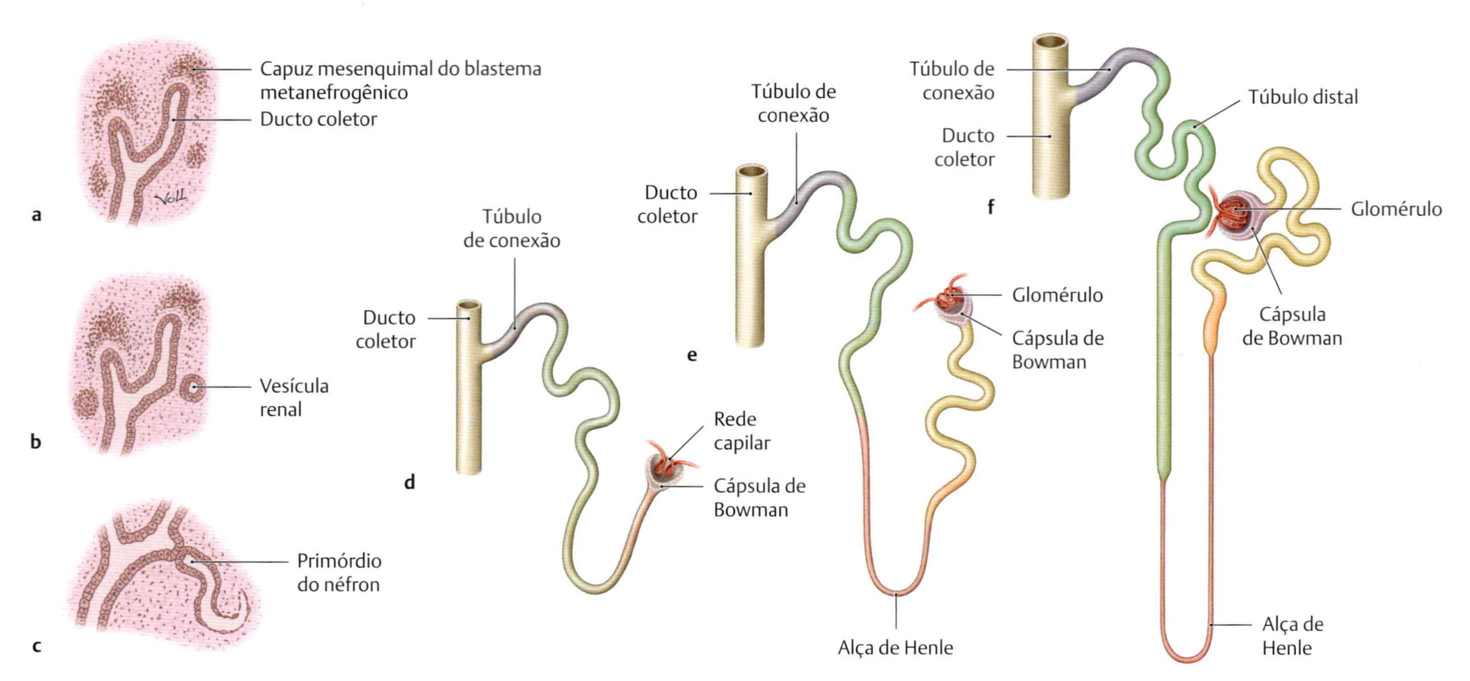

A Desenvolvimento dos néfrons

O néfron é a menor unidade estrutural do rim; consiste em um emaranhado capilar de vasos a partir do qual a denominada urina primária é liberada no sistema tubular (túbulos renais) por meio de ultrafiltração. Dentro desse sistema, a urina primária é concentrada na urina secundária ou final por meio da reabsorção de eletrólitos e água (ver p. 50). O desenvolvimento do néfron é a etapa final de desenvolvimento do rim definitivo e consiste em duas partes:

- Um sistema de vasos sanguíneos capilares associado a um sistema de túbulos renais (produção de urina)
- Um sistema tubular, associado ao sistema de ductos coletores – este último relacionado com a condução de urina.

A formação dos néfrons é induzida pela ramificação do brotamento uretérico, onde cada ducto coletor – como ramificação terminal do brotamento – é recoberto por um "*capuz*" *de mesênquima metanefrogênico* (**a**). Deste capuz mesenquimal, células se destacam e formam as chamadas vesículas renais, que se posicionam lateralmente aos brotamentos dos ductos coletores ainda em formação (**b**). A partir de cada vesícula também surge um pequeno canal, o *túbulo renal* (**c**), que cresce em comprimento e sofre progressiva diferenciação de seus segmentos. Sua extremidade distal estabelece conexão com um ducto coletor por um pequeno túbulo de conexão (**d**). Sua extremidade proximal apresenta um abaulamento côncavo (a chamada *cápsula de Bowman*) em torno de um enovelado de capilares (o *glomérulo*), suprido por um ramo da artéria renal (**e**). Devido ao subsequente crescimento longitudinal e diferenciação dos túbulos, forma-se o *sistema tubular* com a *alça de Henle* (**f**), que concentra o volume da urina primária (cerca de 170 ℓ/dia) até 1% de seu volume em urina final. Na 13ª semana de desenvolvimento embrionário, quase 20% dos néfrons já apresentam capacidade funcional e produzem urina.

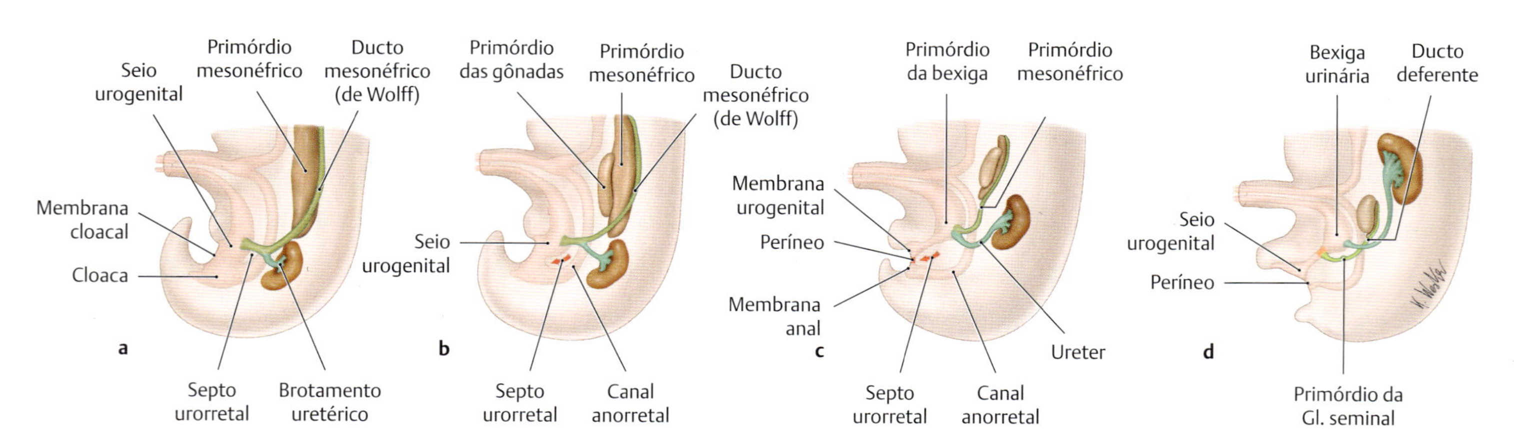

B Desenvolvimento da bexiga urinária e da uretra

Vista de um embrião pelo lado esquerdo; 5 semanas (**a**), 7 semanas (**b**) e 8 semanas (**c**) de desenvolvimento; **d** Cerca de 10 semanas de desenvolvimento.

Com o desenvolvimento da bexiga urinária e da uretra, forma-se um sistema que atua no armazenamento temporário e na eliminação da urina. Ambos os órgãos se desenvolvem a partir da *cloaca*, o órgão excretor comum aos aparelhos urinário e digestório. A cloaca, que ainda se encontra fechada em sua parte inferior pela membrana cloacal, sofre septação devido a uma coluna de tecido conjuntivo que cresce de cima para baixo, o *septo urorretal*, dividindo completamente a cloaca em um *seio urogenital*, situado anteriormente, e um *canal anal*, situado posteriormente (**a–c**). Quando o septo urorretal atinge a membrana cloacal, ela é dividida em uma membrana *urogenital*, situada anteriormente, e uma membrana *anal*, situada posteriormente. O local de contato entre o septo urorretal e a membrana cloacal se torna a região do *períneo*. Com a reabsorção das membranas urogenital e anal, o seio urogenital e o canal anal estabelecem conexão com o meio externo. A parte superior do seio urogenital se converte na bexiga urinária, e a parte inferior, na uretra (**d**).

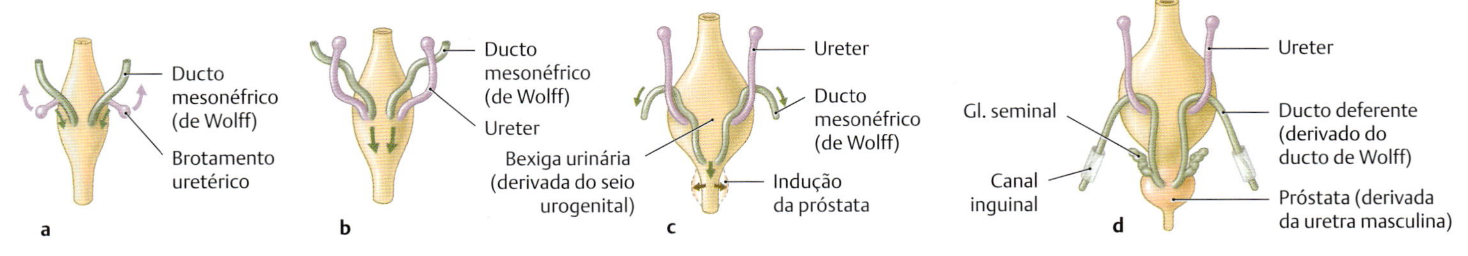

C Conexão dos ureteres com a bexiga urinária

Vista posterior da bexiga urinária e dos ductos mesonéfricos. Inicialmente, os ureteres não têm uma conexão direta com a cloaca, porém desembocam indiretamente neste órgão através dos ductos mesonéfricos (**a**). Devido à progressiva diferenciação e ao crescimento da bexiga urinária, os ductos mesonéfricos são cada vez mais incorporados à parede da bexiga urinária e, deste modo, deslocam-se continuamente para baixo. Portanto, por um curto período do desenvolvimento, os ductos mesonéfricos e os brotamentos uretéricos têm uma desembocadura comum na bexiga urinária (**b**). Graças à progressiva incorporação dos ductos mesonéfricos à parede da bexiga urinária, os ductos mesonéfricos perdem o contato com o brotamento uretérico e os ureteres desembocam, por uma conexão própria, na parede posterior da bexiga urinária. Com o seu alongamento, os ductos mesonéfricos se projetam para baixo, em direção à região da uretra (**c**). Nesta região, nos embriões masculinos, a uretra emite brotamentos epiteliais que dão origem à *próstata*, na qual os ductos mesonéfricos se tornam incluídos (**d**). No subsequente curso do desenvolvimento, os ductos mesonéfricos se diferenciam em um segmento das vias espermáticas do sistema genital masculino, o *ducto deferente* (ver **E** e pp. 62 e 64). Nos embriões femininos, após o posicionamento definitivo dos ureteres na parede da bexiga urinária, os ductos mesonéfricos degeneram. Destes ductos permanecem apenas dois resíduos, o epoóforo e o paraoóforo (ver pp. 62 e 64).
Observação: A inclusão do mesoderma dos ductos mesonéfricos e dos ureteres na parede posterior da bexiga urinária determina a formação de uma ampla área de formato triangular, o trígono vesical, de modo que o tecido mesodérmico se una ao revestimento endodérmico interno da bexiga urinária.

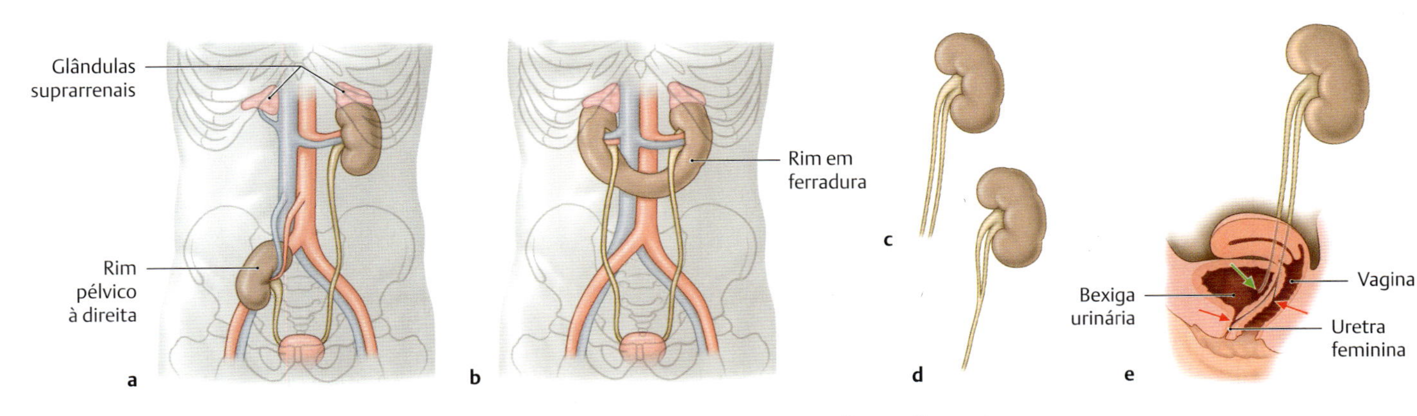

D Malformações na região do sistema urinário

a Ausência de ascensão do rim direito: rim pélvico.
Observação: Como as glândulas suprarrenais se originam na região superior do espaço retroperitoneal do abdome, de ambos os lados, os rins em ascensão se movimentam embaixo das glândulas suprarrenais. Nesta figura, portanto, o rim direito permanece na pelve, enquanto a glândula suprarrenal direita já se encontra na posição correta.
b Fusão dos dois blastemas nefrogênicos: rins em ferradura; **c** e **d** *Clivagem* ureteral com duplicação completa (**c**) ou parcial (**d**) do ureter (há apenas *um* brotamento uretérico, o ureter se divide em seu trajeto); e ureter *supranumerário* (existem *dois* brotamentos uretéricos *separados* no ducto mesonéfrico). O ureter supranumerário muitas vezes desemboca de forma atípica (aqui, na vagina ou na uretra)

Essas malformações podem causar:

- Inflamação *bacteriana* da pelve renal, geralmente como resultado da estase urinária (as bactérias migram com a urina represada da bexiga urinária até a pelve renal)
- Inflamação *abacteriana*, por exemplo, da vagina, devido ao fluxo de urina permanente e mal direcionado, como é frequentemente o caso de um ureter supranumerário. O epitélio vaginal não está ajustado à urina hipertônica. Esta inflamação inicialmente *abacteriana* pode evoluir para uma inflamação *bacteriana* e, finalmente, levar a uma inflamação bacteriana ascendente da pelve renal.

E Resumo: desenvolvimento dos órgãos do sistema urinário

Resumo da estrutura embrionária e das estruturas definitivas derivadas dos primórdios embrionários; mencionadas apenas as estruturas funcionalmente relevantes.

<table>
<tr><th>Estrutura embrionária</th><th>Estrutura definitiva no homem</th><th>Estrutura definitiva na mulher</th></tr>
<tr><td>Blastema metanefrogênico</td><td colspan="2">Néfrons definitivos</td></tr>
<tr><td rowspan="2">Ductos mesonéfricos</td><td colspan="2">Pelves renais; cálices; ductos coletores; ureteres</td></tr>
<tr><td>Ducto do epidídimo
Ducto deferente
Ducto ejaculatório
Glândula seminal</td><td></td></tr>
<tr><td>Túbulos mesonéfricos</td><td>Ductos eferentes dos testículos</td><td>–</td></tr>
<tr><td rowspan="3">Seio urogenital</td><td colspan="2">Bexiga urinária</td></tr>
<tr><td>Uretra masculina
Próstata
Glândulas bulbouretrais</td><td>Uretra feminina

Glândulas vestibulares maiores</td></tr>
<tr><td colspan="2">Glândulas uretrais</td></tr>
</table>

8.1 Visão Geral

Introdução

Função e conceitos: Os órgãos do sistema genital, que na espécie humana apresentam diferenças qualitativas específicas dos sexos, atuam na geração dos descendentes. Nos mamíferos, incluindo a espécie humana, a sua função compreende, em princípio, o desenvolvimento de células germinativas haploides – tanto no organismo feminino quanto no masculino – em órgãos especializados (as *gônadas*) e a sua união em um zigoto diploide no organismo feminino. Durante a *cópula*, as células germinativas masculinas são expelidas pela *ejaculação* por um sistema especializado de ductos do organismo masculino e depositadas em um sistema especializado de ductos do organismo feminino, onde se encontram com a célula germinativa feminina. Uma célula germinativa masculina então se une com uma célula germinativa feminina (fecundação, fertilização ou *concepção*). O novo ser, inicialmente unicelular – o *zigoto* – é transportado até um órgão oco, o útero. Nele ocorre o subsequente desenvolvimento embrionário, até que ao fim da *gestação* (ou *gravidez*), o feto é expulso através do canal do parto. Nos mamíferos, enquanto o organismo masculino está envolvido apenas na fecundação, o organismo feminino assume adicionalmente as funções de estabelecer as condições ideais para uma gestação e iniciar oportunamente o parto. As funções reprodutivas são controladas, em ambos os sexos, por *hormônios sexuais* específicos, produzidos nas gônadas. Eles determinam o desenvolvimento e a função dos órgãos genitais e as características sexuais secundárias de todo o organismo.

Classificação: Diferenças funcionais e circunstâncias topográficas formam as bases para a classificação dos órgãos genitais, que pode ser feita de diversas maneiras:

- Do ponto de vista topográfico (ver **A**), em órgãos genitais *internos* (no interior das cavidades corporais; genitália interna) e órgãos genitais *externos* (externamente às cavidades corporais; genitália externa)
- Do ponto de vista funcional (**B** e **C**) em órgãos para a produção de células germinativas e de hormônios (as gônadas) e órgãos para o transporte de células germinativas, geração e cópula, e as glândulas associadas aos órgãos e
- Do ponto de vista embrionário (ver p. 4).

Diferenças funcionais entre os sistemas genitais masculino e feminino: Ambos os sexos geram células germinativas, que no homem são denominadas *espermatozoides* e, na mulher, são denominadas *ovócitos* (oócitos). Enquanto os espermatozoides são *constantemente* produzidos (vários milhões por dia) desde a puberdade *até a idade avançada* a partir das espermatogônias, o número de ovócitos já se encontra estabelecido ao nascimento. Eles podem se diferenciar apenas em uma célula capaz de fecundar (nos ciclos menstruais, nos quais um ovócito maduro é produzido por mês). Portanto, no homem, a produção de espermatozoides, e a consequente geração de descendentes, a princípio, é possível desde a puberdade até a idade avançada, enquanto a capacidade de procriar na mulher, a princípio, é restrita a um período entre a diferenciação dos primeiros ovócitos no primeiro ciclo menstrual (menarca, em torno dos 10 a 14 anos) e a diferenciação dos últimos ovócitos (telarca, que varia dos 40 aos 60 anos). Deste modo, considera-se que, provavelmente, tanto os ovócitos que se desenvolvem nos primeiros ciclos menstruais quanto aqueles que se desenvolvem nos últimos ciclos são os únicos que apresentam capacidade restrita de fecundação.

A Órgãos genitais masculinos e femininos internos e externos*

	Masculinos	Femininos
Órgãos genitais internos	Testículo Epidídimo Ducto deferente Próstata Glândula seminal Glândula bulbouretral	Ovário Útero Tuba uterina Vagina (parte superior)
Órgãos genitais externos	Pênis com a uretra Escroto com os envoltórios testiculares	Vagina (apenas o vestíbulo) Lábios maiores e menores do pudendo Monte do púbis Glândulas vestibulares maiores e menores Clitóris

*Os órgãos sexuais externos da *mulher* (pudendo feminino) são também denominados *vulva*, principalmente em linguagem clínica.

B Função dos órgãos genitais masculinos

Órgão	Função
Testículo	Produção de células germinativas Produção de hormônios
Epidídimo	Órgão de armazenamento dos espermatozoides
Ducto deferente	Órgão para transporte dos espermatozoides
Uretra	Órgão para transporte de espermatozoides e urina
Glândulas genitais acessórias (próstata, glândulas seminais e glândulas bulbouretrais)	Produção de secreções
Pênis	Órgão para a cópula e micção (urinário)

C Função dos órgãos genitais femininos

Órgão	Função
Ovário	Produção de células germinativas Produção de hormônios
Tuba uterina	Local da fecundação e órgão para o transporte do zigoto
Útero	Órgão mantenedor da gestação
Vagina	Órgão copulador e órgão do parto
Lábios maiores e menores do pudendo Clitóris	Órgãos para a cópula
Glândulas vestibulares maiores e menores	Produção de secreções

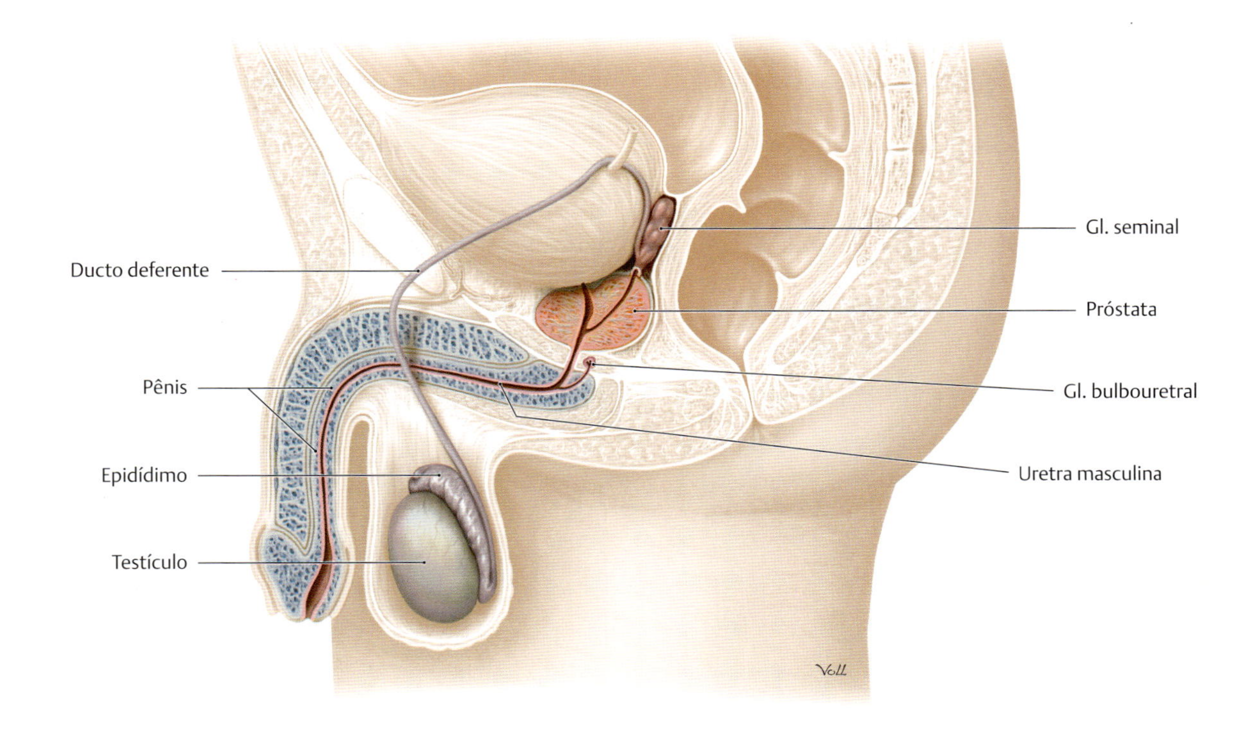

D Visão geral dos órgãos genitais masculinos
Representação esquemática dos órgãos genitais masculinos; vista pelo lado esquerdo; para melhor visualização, a representação não está rigorosamente mostrada no mesmo plano sagital.

Observação: Uma parte do sistema urinário masculino, a uretra masculina, também é uma parte das vias espermáticas. As gônadas masculinas, os testículos, encontram-se localizadas em um recesso de pele, o escroto, externamente às cavidades corporais.

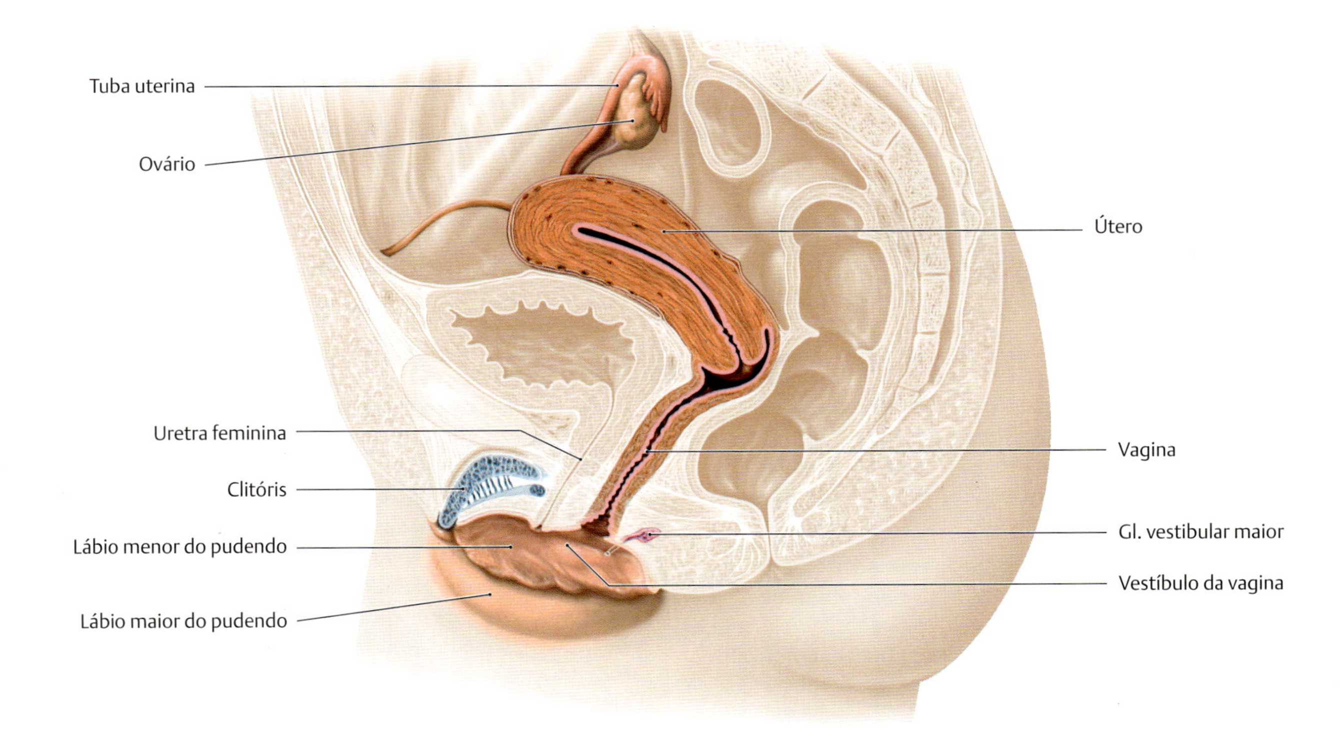

E Visão geral dos órgãos genitais femininos
Representação esquemática dos órgãos genitais femininos; vista pelo lado esquerdo; para melhor visualização, a representação não está rigorosamente mostrada no mesmo plano sagital.

Observação: A uretra feminina desemboca muito perto do vestíbulo da vagina. Na mulher, a uretra – de forma diferente do organismo masculino – não está incluída no sistema genital. Em comparação às gônadas masculinas, as gônadas femininas – os ovários – se encontram na pelve menor.

8.2 Desenvolvimento das Gônadas

Classificação dos órgãos genitais segundo o desenvolvimento embriológico
Considerando a estrutura básica masculina ou feminina, quatro partes podem ser definidas:

- Origem dos primórdios das gônadas: as gônadas (ver **A–C**) se formam nas cristas gonadais (ou cristas genitais), a partir do epitélio celomático e do mesoderma intermediário
- Origem dos ductos paramesonéfricos (de Müller) e mesonéfricos (de Wolff) (ver p. 60). Destas estruturas se desenvolve a maior parte das vias genitais:
  - No homem, a maior parte das vias espermáticas
  - Na mulher, o útero e a vagina
- Origem do assoalho da pelve: os órgãos genitais externos se originam a partir do tubérculo genital, das pregas genitais e das eminências labioescrotais (ver p. 65)
- Origem do seio urogenital em íntima proximidade ao assoalho da pelve:
  - Nos dois sexos, a uretra, que no homem também é parte do aparelho genital, juntamente com a próstata, uma glândula acessória
  - Na mulher, uma parte da vagina.

Observação: Em ambos os sexos, tanto os primórdios das gônadas quanto o sistema de ductos genitais são, a princípio, indiferenciados, isto é, um estágio no qual o sexo não pode ser estabelecido do ponto de vista morfológico. Com o desenvolvimento subsequente, em cada sexo se desenvolve apenas um dos sistemas de ductos genitais específicos daquele sexo, enquanto o outro sistema regride. Em alguns indivíduos, ocorre a permanência de remanescentes não funcionais desses sistemas de ductos, os quais, no entanto, podem ser importantes, em determinadas doenças (p. ex., ductos de Gartner, ver p. 64).

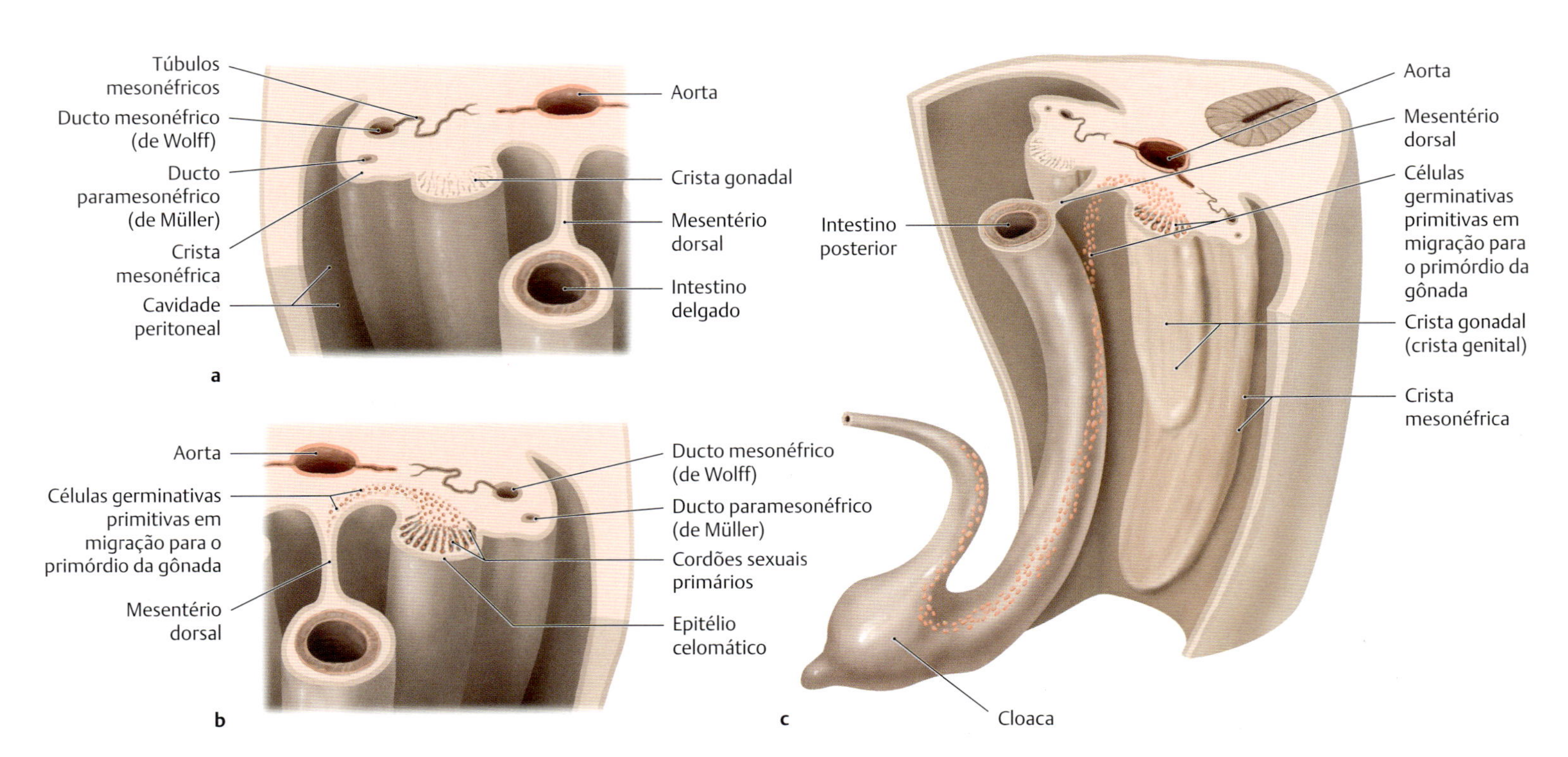

A Desenvolvimento da crista gonadal e dos primórdios das gônadas; migração das células germinativas primordiais
Representação esquemática de um embrião em corte horizontal (**a** e **b**; vista cranial), bem como em uma representação espacial (**c**; vista superior esquerda).

a e **c Cristas gonadais (genitais) e primórdio das gônadas:** As gônadas – nos homens os testículos, nas mulheres os ovários têm origem na chamada crista gonadal (genital) como órgãos pareados inicialmente não diferenciados morfologicamente (primórdios gonadais não diferenciados). Cromossomicamente, no entanto, eles já são determinados como do sexo masculino ou feminino. Este sistema indiferenciado está localizado na parede posterior da cavidade abdominal, nas imediações da crista renal e medialmente ao primórdio mesonéfrico. As cristas nefrogênicas e as cristas gonadais se projetam junto da parede posterior da cavidade do corpo, formando as *cristas urogenitais*.
Observação: Esses primórdios gonadais ainda não contêm células germinativas. Elas migram para os primórdios somente a partir da 6ª semana de desenvolvimento embrionário, advindas da parede do saco vitelino (ver **b** e **c**).

b e **c Desenvolvimento das gônadas e migração das células germinativas primordiais:** A partir do fim da 3ª semana embrionária, as gônadas na crista gonadal começam a se desenvolver. Isso ocorre pela proliferação do epitélio da cavidade abdominal (epitélio do celômico, ver **b**) e do tecido conjuntivo embrionário subjacente (mesênquima). As células epiteliais migram em direção ao mesênquima e formam os cordões sexuais primários que, em ambos os sexos, ainda se mantêm em contato com o epitélio celomático. Com o advento da 6ª semana de desenvolvimento embrionário, as *células germinativas* primordiais, inicialmente localizadas na parede do saco vitelino, migram para os primórdios das glândulas através do mesentério dorsal do intestino posterior. Sob a influência das células germinativas em migração (**b** e **c**), inicia-se, nos primórdios das gônadas indiferenciadas, uma especialização morfológica no sentido de configurar gônadas masculinas ou femininas. A partir da 7ª semana de desenvolvimento embrionário, com base em critérios morfológicos, pode-se atribuir características sexuais específicas aos primórdios das gônadas: inicia-se o desenvolvimento dos testículos (em embriões masculinos) ou os ovários (em embriões femininos) (ver **C**).

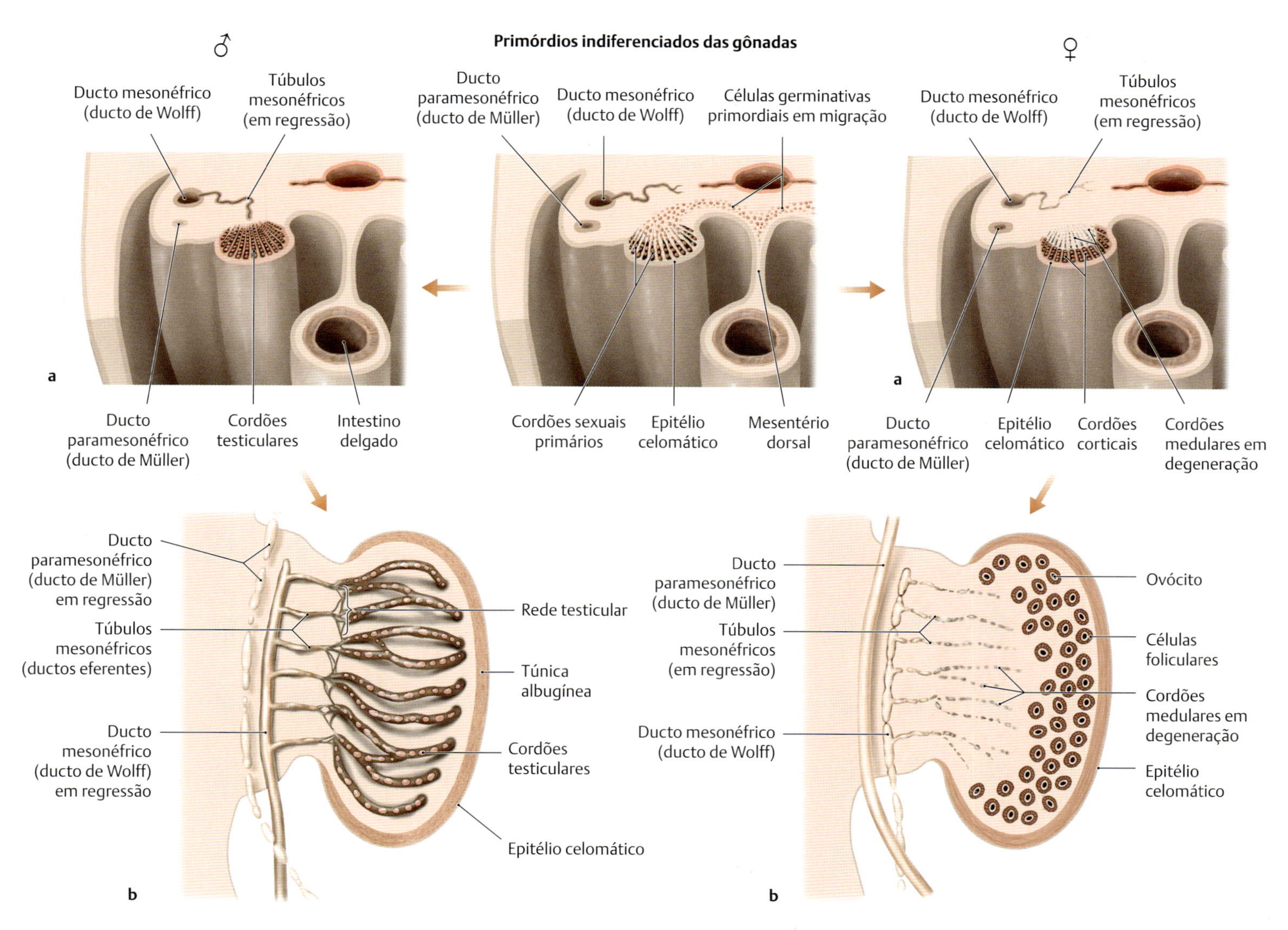

B Desenvolvimento dos testículos

Cortes do primórdio do testículo e de ductos genitais no embrião masculino, vistas superior (**a**) e anterior (**b**).

Os cordões sexuais primários crescem e se invaginam para o centro (medula) do primórdio da gônada e aí formam os *cordões testiculares* ou *medulares*. No primórdio da gônada, próximo do hilo, a partir dos cordões sexuais, forma-se uma rede de túbulos muito delicados, a futura *rede testicular*, que estabelecem contato com os cordões testiculares. Os cordões testiculares perdem o contato com o epitélio celomático e são separados deste epitélio por uma camada de tecido conjuntivo, a túnica albugínea. Por volta do 4º mês, as extremidades dos cordões testiculares, que se encontram *distantes do hilo*, formam alças em formato de "ferradura" (as extremidades *próximas ao hilo* já se encontram associadas à rede testicular, ver acima), originando um sistema de drenagem com cordões arciformes que seguem em direção à rede testicular. Os cordões testiculares, inicialmente sólidos, são compostos apenas por espermatogônias (derivadas das células germinativas primordiais) e por células de sustentação, as células de Sertoli (derivadas do epitélio celomático superficial dos primórdios das gônadas), e não apresentam mais associações transversais. Em torno das 7ª–8ª semanas de desenvolvimento embrionário, as células de Leydig iniciam a produção de testosterona, o hormônio específico do sexo masculino, que então induz o desenvolvimento sexual específico dos ductos genitais. Ainda no embrião, os testículos iniciam um processo de descida, a partir de sua posição abdominal alta, pelo canal inguinal, em direção ao escroto. Sua posição no escroto é um sinal de maturidade do recém-nascido masculino. Somente com o advento da puberdade (em torno dos 12 a 13 anos de vida), os cordões testiculares são canalizados e, portanto, adquirem um lúmen, sendo agora caracterizados como *túbulos seminíferos*. Os túbulos seminíferos estabelecem conexões com a rede testicular que, por sua vez, estabelece conexões com os remanescentes dos túbulos mesonéfricos, constituindo os dúctulos eferentes do testículo. Estes dúctulos eferentes desembocam no epidídimo, que se continua com o ducto deferente e, sob estímulo da testosterona, se diferenciam do ducto mesonéfrico.

C Desenvolvimento do ovário dos ovários

Imagens de cortes do primórdio do ovário e dos ductos genitais no embrião feminino; vistas superior (**a**) e anterior (**b**).

No ovário também se observam o crescimento e a invaginação de cordões sexuais primários. Eles são divididos em grandes fileiras celulares irregulares por vários septos mesenquimais que se entremeiam nos cordões sexuais. As fileiras celulares são deslocadas para o centro do ovário e são substituídas por tecido conjuntivo com numerosos vasos sanguíneos. Esse tecido conjuntivo ricamente vascularizado forma a *medula do ovário*. Por volta da 7ª semana de desenvolvimento embrionário, novos cordões epiteliais, derivados do epitélio superficial (epitélio celomático) do primórdio do ovário, penetram no mesênquima do ovário e formam uma 2ª geração de cordões, os *cordões corticais* e que – em comparação aos cordões sexuais primários – estão situados mais próximo à superfície. Os cordões corticais são também divididos em pequenos grupos celulares individuais por meio de septos mesenquimais no 4º mês de desenvolvimento. Cada um desses pequenos grupamentos celulares envolve uma ou mais células germinativas. As células germinativas se desenvolvem em *ovogônias*, enquanto a camada circunjacente derivada do epitélio dos cordões corticais se desenvolve nas células epiteliais foliculares (**b**), constituindo, assim, os *folículos ovarianos*. O mesênquima forma as tecas foliculares ao redor dos folículos. Durante o desenvolvimento, o ovário sofre uma descida até o interior da pelve menor, e aí atinge a sua posição definitiva. Os túbulos mesonéfricos situados no hilo do ovário degeneram em sua maior parte. Remanescentes não funcionais podem permanecer na forma de um paraoóforo (ou epoóforo) (ver p. 64).

8.3 Desenvolvimento das Vias Genitais

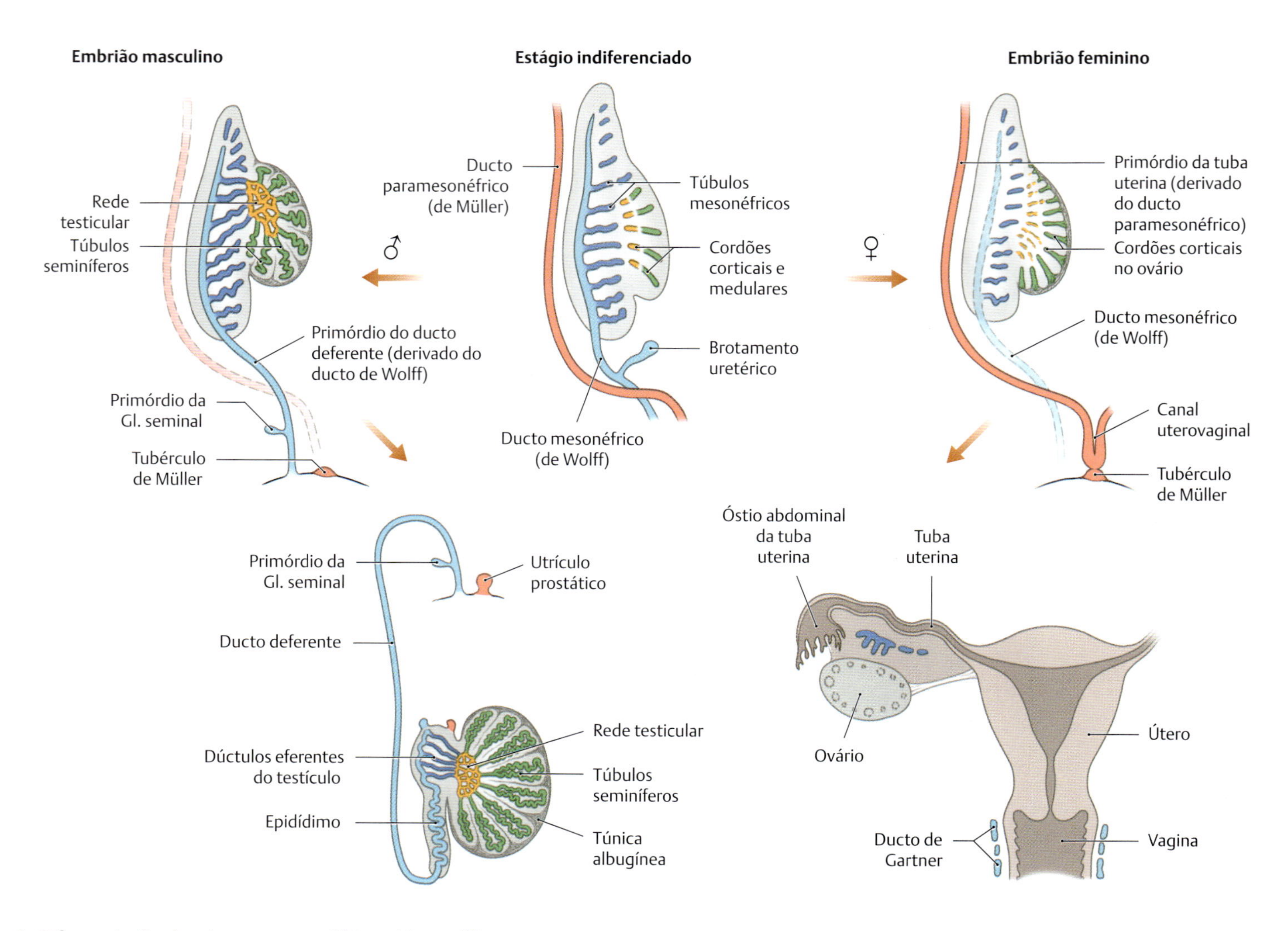

A Diferenciação dos ductos mesonéfricos (de Wolff) e paramesonéfricos (de Müller)

Cortes dos primórdios das gônadas e das vias genitais, vista anterior. Assim como ocorre com as gônadas, também existe, inicialmente, um estágio indiferenciado para as vias genitais: existem dois pares de ductos que se desenvolvem das cristas urogenitais – os ductos mesonéfricos (ou ductos de Wolff) e os ductos paramesonéfricos (ou ductos de Müller). Ambos os pares de ductos estabelecem contato com a parede do seio urogenital. O *ducto mesonéfrico* é um derivado do mesoderma intermediário, enquanto o *ducto paramesonéfrico* se forma a partir de uma invaginação longitudinal do epitélio celomático, que segue de cima para baixo ao longo da crista urogenital. O desenvolvimento de ambos os pares de ductos é determinado principalmente por dois hormônios da gônada embrionária masculina, a testosterona e o hormônio antimülleriano (HAM): a testosterona estimula a diferenciação dos ductos genitais masculinos a partir dos ductos mesonéfricos, enquanto o HAM promove degeneração ativa dos ductos paramesonéfricos no embrião masculino. Sem esses hormônios, os ductos mesonéfricos – não estimulados – degeneram; os ductos paramesonéfricos conseguem se desenvolver sem a supressão imposta pelo HAM.

Observação: Em ambos os sexos, os ureteres se desenvolvem a partir dos ductos mesonéfricos (ductos de Wolff).

Embrião masculino	Embrião feminino
• Os cordões sexuais primários (cordões medulares) formam a rede testicular	• Os cordões sexuais primários (cordões medulares) degeneram
• *Alguns* túbulos mesonéfricos estabelecem conexão com a rede testicular	• *Não ocorrem conexões* com os túbulos mesonéfricos
• Os *demais túbulos mesonéfricos* degeneram. Como remanescente não funcional, permanece o chamado paradídimo	• *Todos* os túbulos mesonéfricos degeneram. Como restos não funcionais, permanecem o epoóforo e o paraoóforo
• O ducto mesonéfrico (ou ducto de Wolff) forma o ureter *e também* o epidídimo e o ducto deferente. A partir do ducto deferente formam-se a glândula seminal e o ducto ejaculatório	• O ducto mesonéfrico (ducto de Wolff) forma o ureter, *enquanto as demais partes do ducto degeneram*. Restos não funcionais podem persistir com os chamados ductos de Gartner, lateralmente à vagina
• A próstata se forma a partir do epitélio da uretra masculina (não representada). Como a glândula seminal é derivada de uma evaginação do ducto deferente, o ducto desta glândula desemboca no ducto deferente; quando penetra na próstata, o ducto deferente forma o ducto ejaculatório, que desemboca na uretra masculina. O tubérculo de Müller se transforma no colículo seminal, e o utrículo prostático representa um rudimento dos ductos paramesonéfricos (ductos de Müller)	• Os dois ductos paramesonéfricos (ductos de Müller) se fundem parcialmente: as partes superiores formam o par de tubas uterinas, e as partes inferiores se fundem para formar o útero (ver **C**)
• *Sob influência do hormônio antimülleriano, os ductos paramesonéfricos (ductos de Müller)* degeneram	• *Sem* a estimulação pela *testosterona*, os *ductos mesonéfricos (ductos de Wolff)* degeneram.

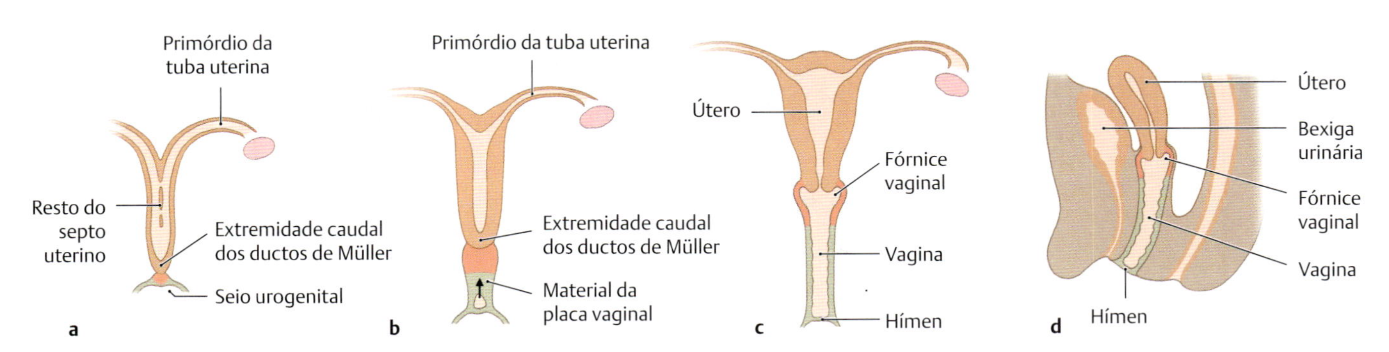

B Desenvolvimento das vias genitais no embrião feminino: formação do útero, da tuba uterina e da vagina

Vistas anteriores (**a–c**) e do lado esquerdo (**d**) dos primórdios das tubas uterinas, do útero e da vagina.

Durante o subsequente desenvolvimento, as partes superiores dos ductos paramesonéfricos (ductos de Müller) atingem uma posição horizontal, enquanto as partes inferiores permanecem na posição vertical. As partes *horizontais* dos ductos de Müller permanecem separadas em sua posição na pelve e se desenvolvem no par de tubas uterinas. As extremidades das partes superiores dos ductos de Müller abertas para a cavidade celomática (que será a futura cavidade peritoneal) permanecem como as extremidades abertas das tubas uterinas (óstios abdominais das tubas uterinas) em direção aos ovários, por toda a vida. Em suas partes *inferiores*, os dois ductos se fundem e determinam a formação de um primórdio uterovaginal, inicialmente dividido por um septo. Este septo degenera e os dois ductos constituem agora uma única cavidade uterina. A extremidade inferior dos ductos de Müller fundidos cresce subsequentemente na direção caudal sobre o seio urogenital. Pouco antes da entrada dos ductos de Müller fundidos no seio urogenital, uma projeção deste seio cresce em direção contrária a esses ductos; essa projeção é o bulbo sinovaginal, que forma a placa vaginal, ainda compacta (**b**). A placa vaginal cresce continuamente em direção cranial e até o 5º mês de desenvolvimento é progressivamente canalizada da região caudal para a cranial (**b**). Durante esse crescimento, a distância do primórdio do útero em relação ao seio urogenital aumenta gradualmente. A placa vaginal forma o epitélio da vagina, enquanto os ductos de Müller formam o restante da parede vaginal. A vagina é incompletamente obstruída por uma delgada placa de tecido, o hímen, na região de contato com o seio urogenital (**c, d**). Quando os ductos de Müller não se fundem de maneira completa ou o septo do primórdio uterovaginal não é completamente degenerado, a cavidade uterina é duplicada ou septada (ver as variações possíveis, em **D**). Distúrbios da canalização da placa vaginal resultam em atresia vaginal mais ou menos completa.

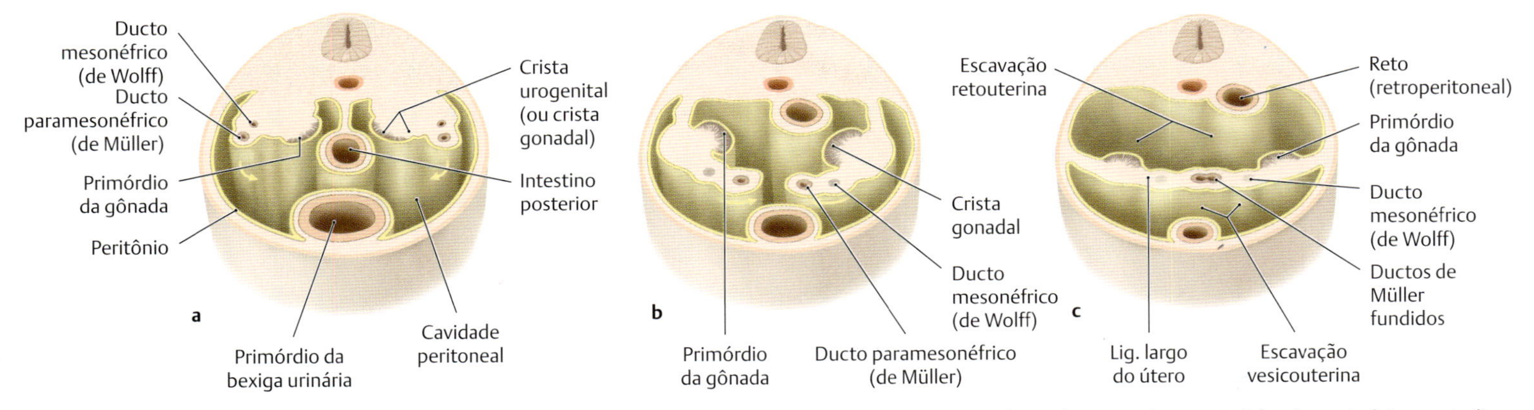

C Fusão das cristas urogenitais no embrião feminino

Vista superior de um corte horizontal da região abdominal em um embrião feminino. **a** Projeção das cristas urogenitais; **b** Aproximação das cristas urogenitais; **c** Fusão das cristas urogenitais.

As cristas urogenitais se projetam cada vez mais para a frente, em direção à cavidade celomática, da região cranial para a caudal, graças à proliferação do mesênquima local. Simultaneamente, os dois ductos de Müller são deslocados medialmente e se aproximam de modo a estabelecer um contato entre si. Com a fusão dos dois ductos de Müller para constituir o primórdio uterovaginal, forma-se, desta maneira, uma lâmina de tecido conjuntivo posicionada frontalmente na região da pelve menor, resultante do crescimento combinado das duas cristas urogenitais e dos ductos de Müller nelas situados. Essa lâmina de tecido conjuntivo se estende lateralmente ao primórdio uterino e futuramente será caracterizada, na mulher, como o *ligamento largo do útero*. O ligamento largo divide a cavidade peritoneal na pelve menor em uma região anterior e uma região posterior:

- Anteriormente ao útero (e posteriormente à bexiga urinária, aqui não representada) – escavação vesicouterina
- Posteriormente ao útero (e anteriormente ao reto – parte terminal do intestino posterior) – escavação retouterina.

Observação: Os primórdios das gônadas, graças ao movimento em curvatura das cristas urogenitais, a partir de uma posição voltada para a frente e direcionada medialmente, atingem uma posição voltada para trás; os ovários se encontram na face posterior do ligamento largo do útero.

Os ductos de Müller (ou ductos paramesonéfricos) se desenvolvem lateral e anteriormente aos ductos mesonéfricos (ver p. 59). Devido à projeção das cristas genitais e à fusão dos ductos de Müller, estes ductos atingem uma posição medial em relação aos ductos mesonéfricos nas partes inferiores da cavidade celomática. Na mulher, os ureteres também se originam dos ductos mesonéfricos (ductos de Wolff), que atravessam obrigatoriamente o ligamento largo do útero durante o seu trajeto dos rins até a bexiga urinária.

D Distúrbios do desenvolvimento

Vista anterior dos primórdios do útero e da vagina. Durante a fusão dos ductos de Müller, podem ocorrer diversos distúrbios do desenvolvimento. Fusão incompleta (**a–c**) com duplicação uterina mais ou menos pronunciada (e/ou da vagina); primórdio rudimentar unilateral de um corno uterino (**d**); atresia (ausência de lúmen) do colo do útero (**e**); atresia da vagina (**f**), eventualmente com partes abertas. As malformações do primórdio da vagina, particularmente a atresia, também podem estar relacionadas com distúrbios do desenvolvimento do seio urogenital.

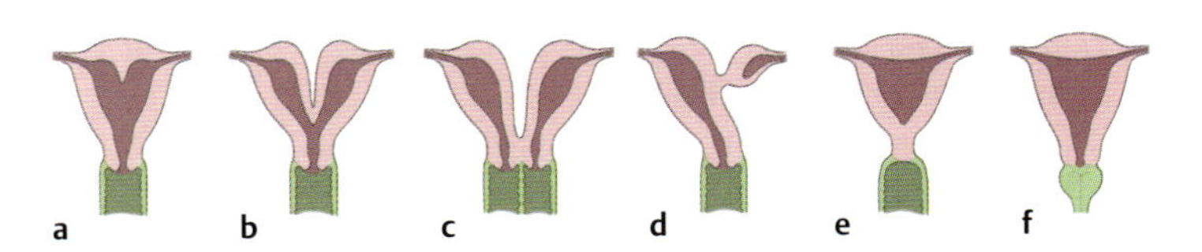

8.4 Comparação dos Sistemas Genitais e Relações com o Sistema Urinário

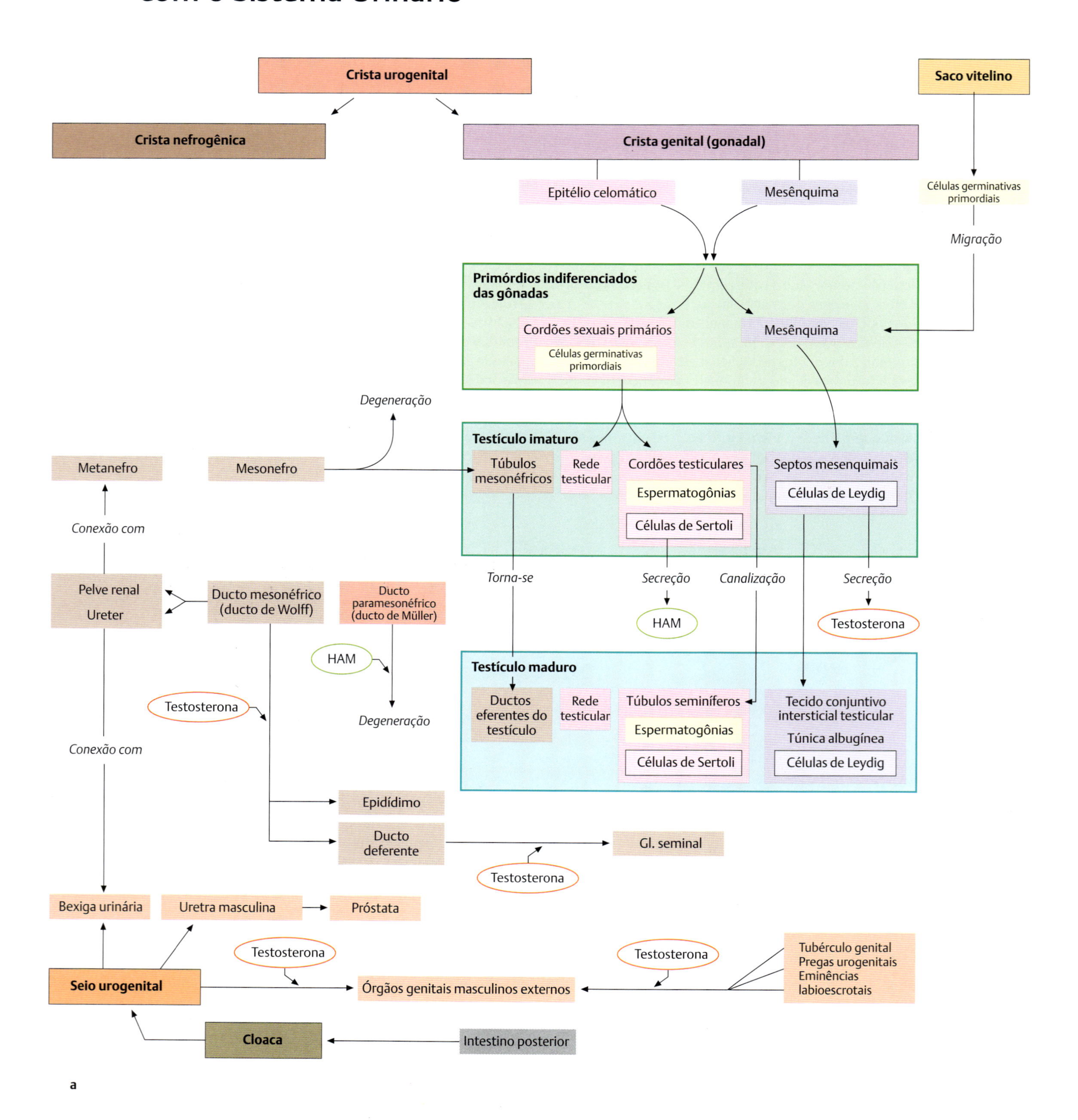

A Desenvolvimento comparativo do sistema genital em ambos os sexos e relações com o sistema urinário

Visão geral esquemática sobre o desenvolvimento dos sistemas genitais masculino (**a**) e feminino (**b**). Os remanescentes embrionários não funcionais não estão representados (para estes, ver **A**, p. 64). As conexões sexuais *inespecíficas* do sistema genital com o sistema urinário estão representadas, mostrando a associação dos sistemas.

Observação: Em ambos os primórdios das gônadas se desenvolvem em cordões sexuais primários. Esses cordões no primórdio determinado como gônada feminina formam uma 2ª geração de cordões, os cordões

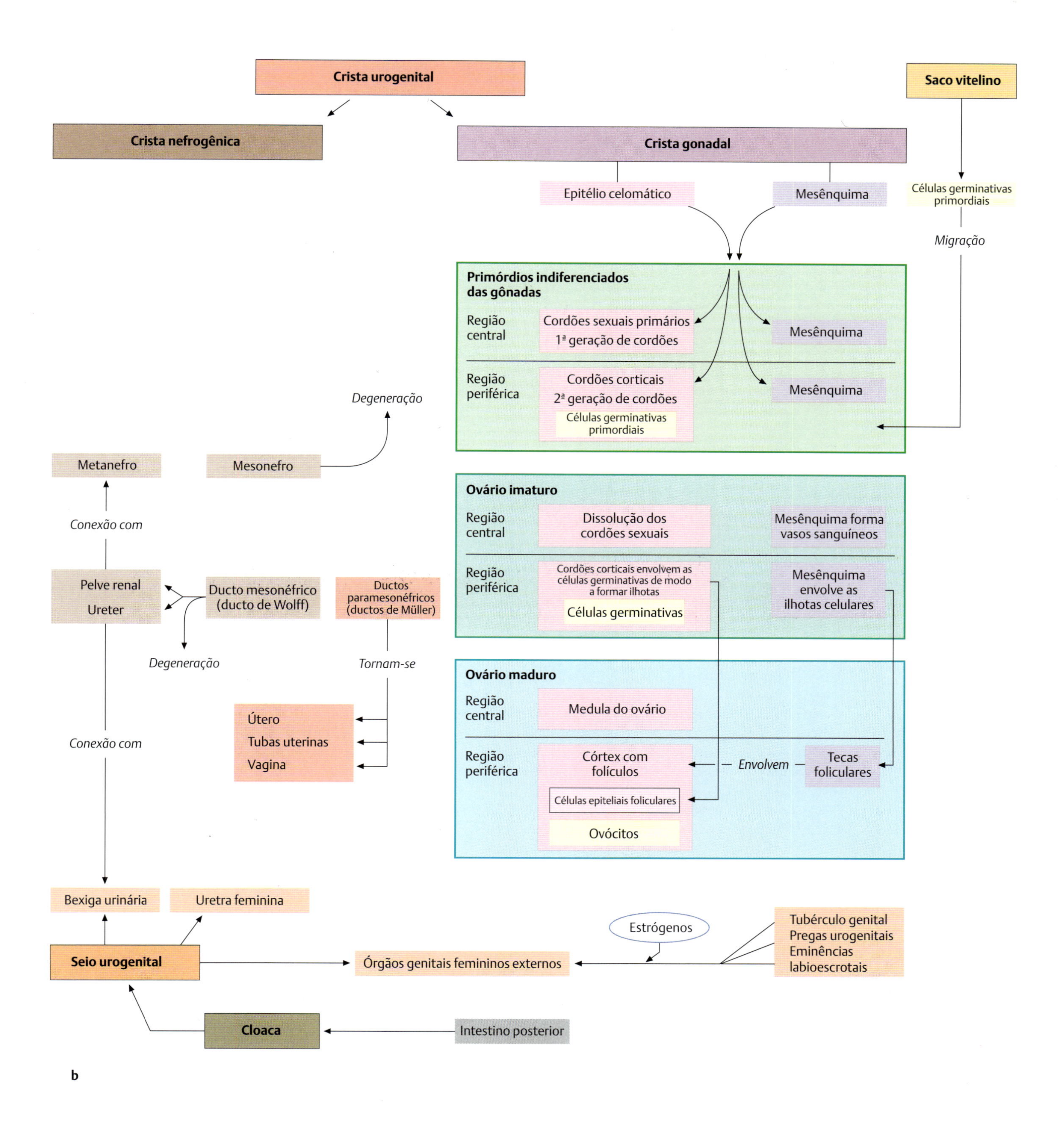

b

corticais, que estão envolvidos na formação dos folículos ovarianos. No primórdio determinado como gônada masculina, os cordões sexuais primários se transformam em cordões medulares, a partir dos quais se formam os túbulos seminíferos. Os cordões corticais não se formam no testículo.

Para o desenvolvimento de um fenótipo masculino, é necessário tanto testosterona (para desenvolvimento dos ductos masculinos) como hormônio antimülleriano (HAM, para a degeneração dos ductos paramesonéfricos ou de Müller). Caso esses dois hormônios falhem – ou caso os ductos não respondam ao efeito hormonal devido à deficiência de receptores hormonais – desenvolve-se um fenótipo feminino mesmo sem estrógenos.

8.5 Comparação entre as Estruturas Embrionárias e Maduras

A Comparação entre as estruturas embrionárias e maduras
Visão geral sobre as estruturas embrionárias formadas em ambos os sexos, que se desenvolvem em uma estrutura específica daquele sexo, *ativa* do ponto de vista *funcional*, ou – eventualmente apenas em partes – permanecem com *remanescentes não funcionais*. As estruturas na Tabela estão graficamente confrontadas entre si em **B** e **C** (ver página ao lado).

Primórdio embrionário	Estrutura definitiva no homem	Estrutura definitiva na mulher	Remanescentes não funcionais no homem	Remanescentes não funcionais na mulher
Gônada indiferenciada com • Córtex • Medula	Testículo com • Túbulos seminíferos • Rede testicular	Ovário com • Folículos ovarianos • Estroma ovariano		
Túbulos mesonéfricos	Ductos eferentes do testículo		Paradídimo	Epoóforo e paraoóforo
Ducto mesonéfrico (ducto de Wolff)	• Ducto do epidídimo • Ducto deferente • Ducto ejaculatório • Glândula seminal • *Ureter* • *Pelve renal com cálices renais, ductos coletores*	• *Ureter* • *Pelve renal com cálices renais, ductos coletores*	Apêndice do epidídimo	Apêndice vesiculoso Ducto de Gartner
Ducto paramesonéfrico (ducto de Müller)		• Tuba uterina • Útero • Primórdio fibromuscular da vagina	• Apêndice do testículo • Parte fibromuscular do utrículo prostático	Hidátide de Morgagni
Seio urogenital	• Próstata • Glândula bulbouretral • *Bexiga urinária* • *Uretra masculina*	• Epitélio vaginal • Glândulas vestibulares maiores/menores • *Bexiga urinária* • *Uretra feminina*	Epitélio do utrículo prostático	
Falo (tubérculo genital)	Corpos cavernosos do pênis	Corpo do clitóris com partes ascendente e descendente • Ângulo do clitóris • Ramo do clitóris		
Pregas urogenitais	• Corpo esponjoso do pênis • Glande do pênis	• Lábios menores do pudendo • Bulbo do vestíbulo • Glande do clitóris • PER (parte esponjosa residual infracorpórea)		
Eminências labioescrotais	Escroto	Lábios maiores do pudendo		
Gubernáculo		• Lig. útero-ovárico • Lig. redondo do útero	Gubernáculo do testículo	
Tubérculo de Müller			Colículo seminal	Hímen

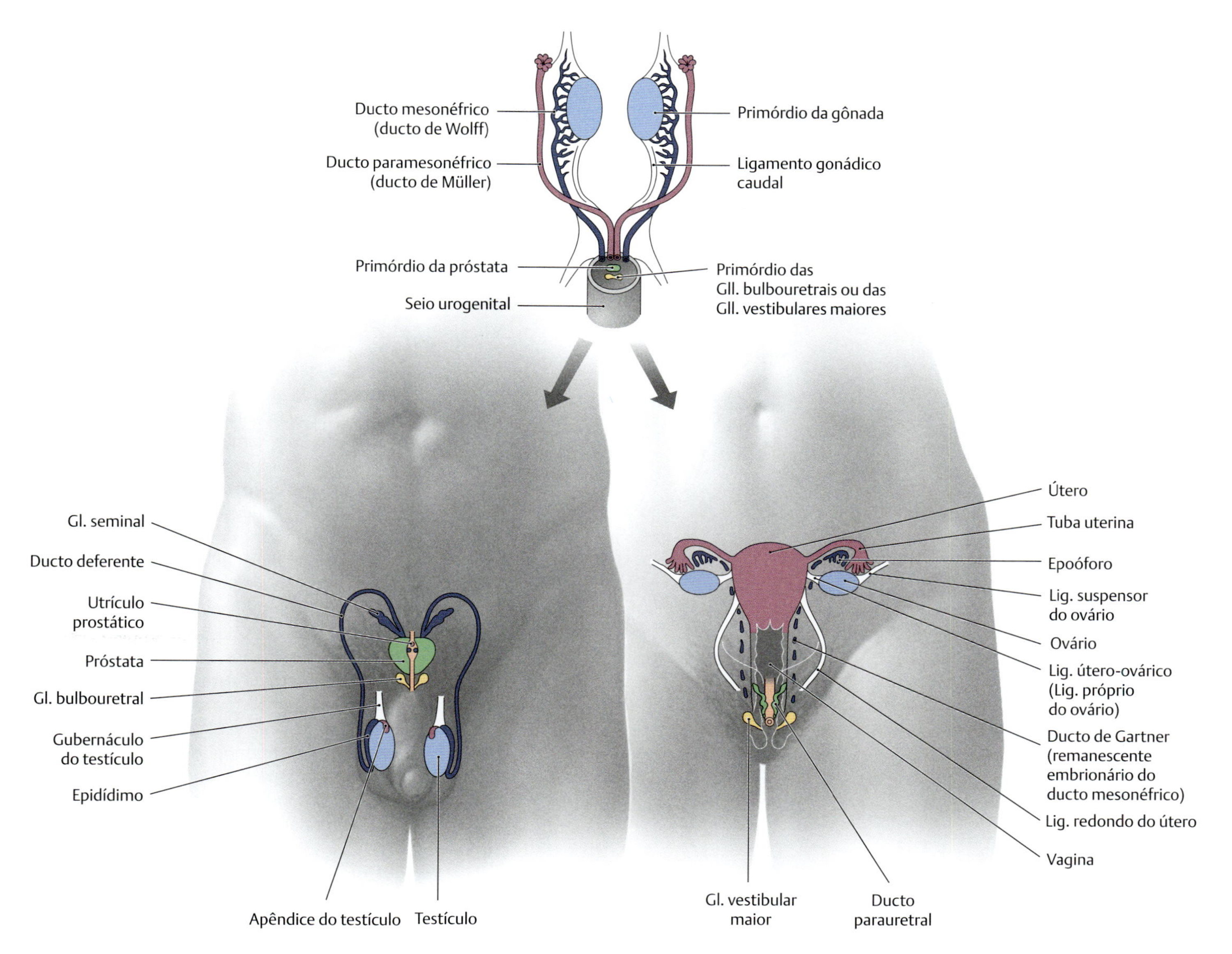

B Primórdios embrionários e estruturas maduras dos órgãos genitais internos

Representação esquemática dos órgãos genitais e seus primórdios embrionários, vista anterior. Por motivos didáticos, os órgãos e seus primórdios não estão representados em suas posições respectivas.

Observação: Os órgãos genitais estão localizados na pelve menor, ou – como os testículos, no escroto – até mesmo fora das cavidades corporais.

As vias genitais, que se desenvolvem a partir dos ductos mesonéfricos (de Wolff) e paramesonéfricos (de Müller), descem juntamente com as gônadas e, deste modo, a partir de sua orientação craniocaudal, vêm a assumir uma posição quase horizontal (como no caso das tubas uterinas na mulher), ou permanecem como se estivessem "de cabeça para baixo", como no caso do ducto deferente que, saindo do escroto, retorna para a cavidade do corpo.

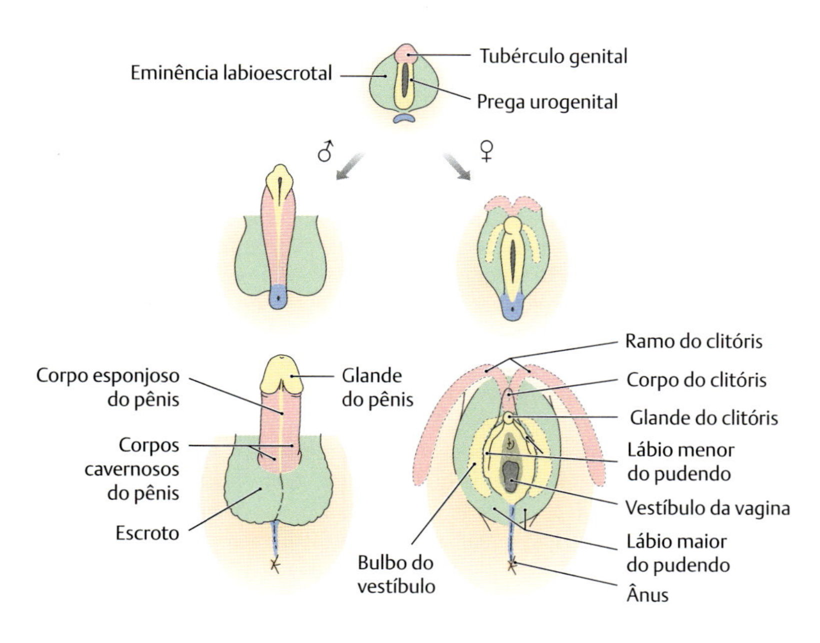

C Primórdios embrionários e estruturas maduras dos órgãos genitais externos

Representação esquemática dos órgãos genitais externos, situada no assoalho da pelve, vista inferior.

Em ambos os sexos, a uretra se origina do seio urogenital. No homem, a uretra masculina é um órgão do sistema urinário e do sistema genital, enquanto na mulher, a uretra feminina é um órgão puramente urinário e passa imediatamente acima da vagina. Sua abertura para o vestíbulo vaginal está localizada entre a entrada da vagina (óstio da vagina) e a glande do clitóris. Porém, de um ponto de vista sistemático, ela se posiciona diretamente à frente do vestíbulo da vagina e entre os lábios menores do pudendo, em muito próximo aos órgãos genitais femininos externos. Em termos sistemáticos, no entanto, na mulher, os órgãos genitais internos e externos estão completamente separados dos órgãos do sistema urinário. Devido à proximidade topográfica, na mulher – sobretudo nos órgãos genitais externos – também pode haver distúrbios do desenvolvimento em um sistema que podem afetar o outro (p. ex., na forma de canalização não fisiológica entre a uretra e a vagina, a chamada fístula uretrovaginal).

9.1 Visão Geral

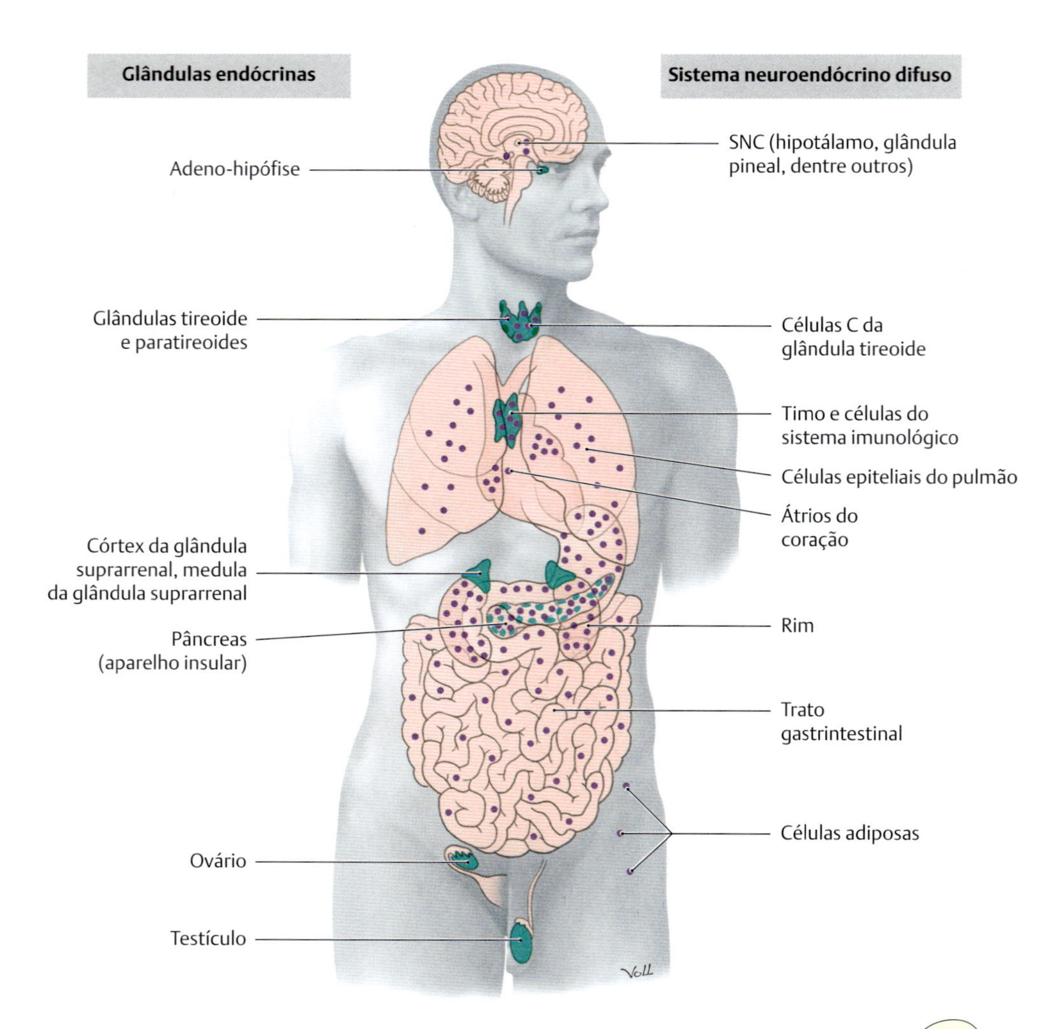

A Sistema endócrino

O sistema endócrino atua na comunicação entre as células, por meio da secreção de substâncias mensageiras (hormônios) e, deste modo, coordena as funções do corpo. Com relação à função de coordenação, está associado ao sistema nervoso, desempenhando funções semelhantes. Em primeiro lugar, o sistema endócrino é constituído pelas glândulas endócrinas clássicas, que estão representadas à esquerda, do *ponto de vista macroscópico*. Além delas, existem células isoladas ou pequenos grupos de células que também liberam hormônios, embora sejam representadas apenas do ponto de vista *histológico*: são as células do sistema neuroendócrino difuso (à direita). Elas são encontradas em vários órgãos do corpo, inclusivas nas próprias glândulas endócrinas.

Como os órgãos endócrinos produzem hormônios que atuam sobre outras células em pequenas concentrações, eles são pequenos e difíceis de ser dissecados, do ponto de vista anatômico. Do ponto de vista histológico, os órgãos endócrinos também não são fáceis de serem classificados, uma vez que produzem diferentes classes de hormônios (ver **C**). Consequentemente, os aspectos funcionais e bioquímicos são os mais importantes nesta visão geral do sistema endócrino.

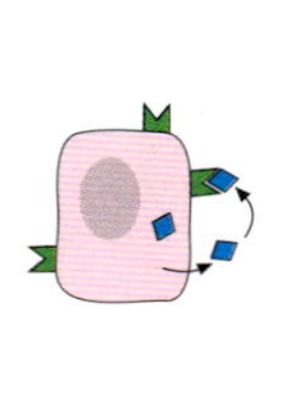

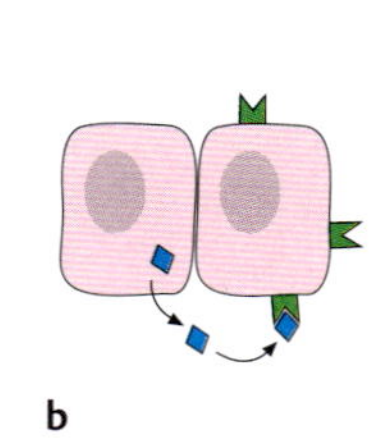

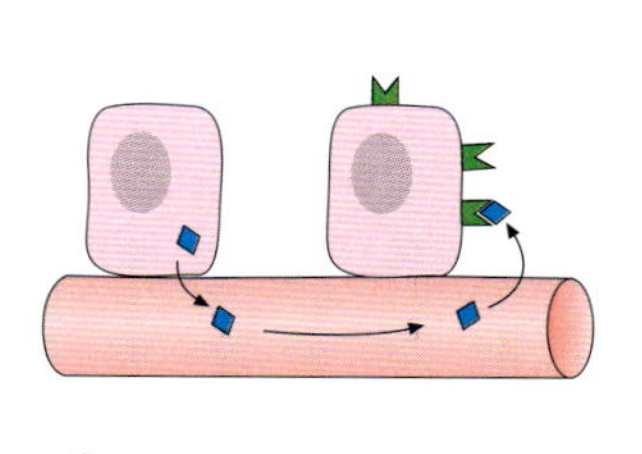

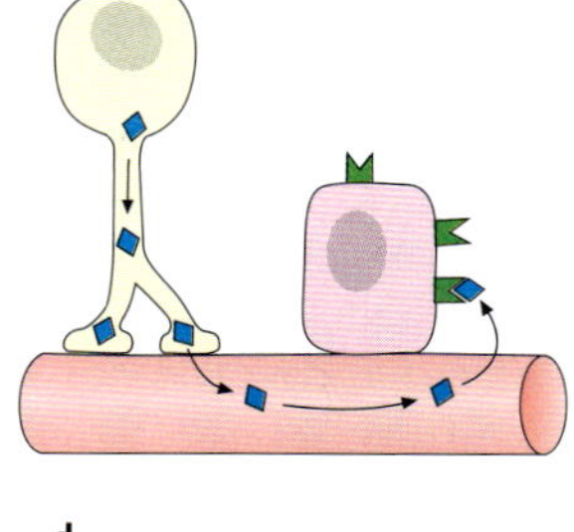

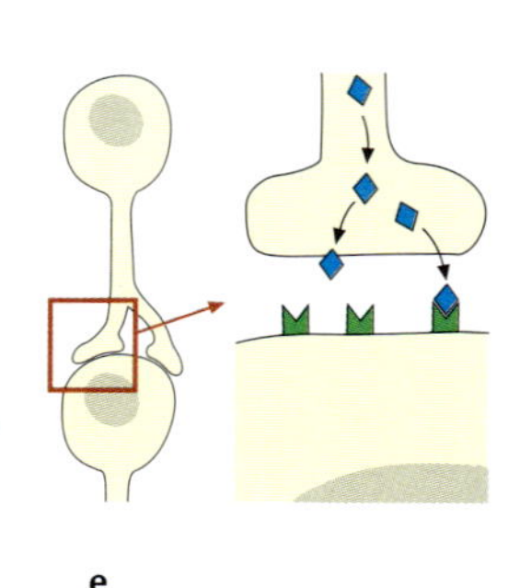

B Tipos de comunicações hormonais

O princípio da regulação hormonal consiste no seguinte: uma célula secreta um hormônio, um receptor específico para o hormônio reconhece este hormônio e deflagra uma cascata de sinais de transdução; isto leva a alterações na célula que apresenta o receptor para o hormônio.

- **a Secreção autócrina:** O hormônio é sintetizado e secretado pela célula, que também tem um receptor para o mesmo hormônio e que, portanto, estimula a própria célula. Esta secreção autócrina desempenha um importante papel, particularmente nas células tumorais.
- **b Secreção parácrina:** O hormônio é liberado no líquido intersticial e, por meio de difusão, atinge as células adjacentes, que têm receptores para o hormônio. Esta é a forma mais primitiva de efeito hormonal: ela teria se desenvolvido precocemente na evolução e se encontra amplamente difundida na espécie humana. Células do sistema neuroendócrino difuso (ver anteriormente) atuam desta maneira; da mesma forma, a comunicação no sistema imunológico, por exemplo, através de interleucinas, ocorre de modo parácrino.
- **c Secreção endócrina:** O hormônio é liberado pela célula secretora no sangue e é transportado pela corrente sanguínea até células com receptores para tal hormônio. Todas as grandes glândulas endócrinas funcionam segundo este princípio.
- **d Neurossecreção:** Um neurônio, atuando como célula secretora, libera o seu neurotransmissor, que atua como um hormônio, diretamente na corrente sanguínea. A neurossecreção é uma forma de transição entre a secreção endócrina e a transmissão sináptica. Ela ilustra a íntima relação entre os sistemas nervoso e endócrino.
- **e Transmissão sináptica** (secreção neurócrina): A transmissão sináptica é uma forma especial de secreção parácrina. Consequentemente, o neurotransmissor ("hormônio") é liberado pelo neurônio envolvido na membrana pré-sináptica. O neurotransmissor se difunde através da fenda sináptica (ainda que de forma muito restrita) até a membrana pós-sináptica, onde se encontra o seu receptor. Este mecanismo — a princípio semelhante à secreção parácrina — é evidente.

C Classificação dos hormônios em substâncias lipofílicas e hidrofílicas (segundo Karlson)

Os hormônios podem ser hidrofílicos ou hidrofóbicos (ou lipofílicos), variando, assim, a grande heterogeneidade de sua síntese e de seus efeitos. Hormônios hidrofóbicos são, por exemplo, os esteroides, sintetizados no retículo endoplasmático agranular; por sua vez, hormônios proteicos hidrofílicos são sintetizados no retículo endoplasmático granuloso. Consequentemente, o contingente de organelas difere consideravelmente nas células secretoras de hormônios.

	Hormônios lipofílicos	Hormônios hidrofílicos
Tipos de hormônios	• Hormônios esteroides • Hormônios tireoidianos • Ácido retinoico	• Aminoácidos e seus derivados • Hormônios peptídicos • Hormônios proteicos
Transporte no plasma	Ligados a outras moléculas	A maior parte é livre
Tempo de vida média	Longo (de horas a dias)	Curto (minutos)
Receptores	Receptores intracelulares	Receptores de membrana plasmática
Modo de ação	Controle da transcrição	Por meio de proteínas de membrana e cascatas de sinalização intracelular

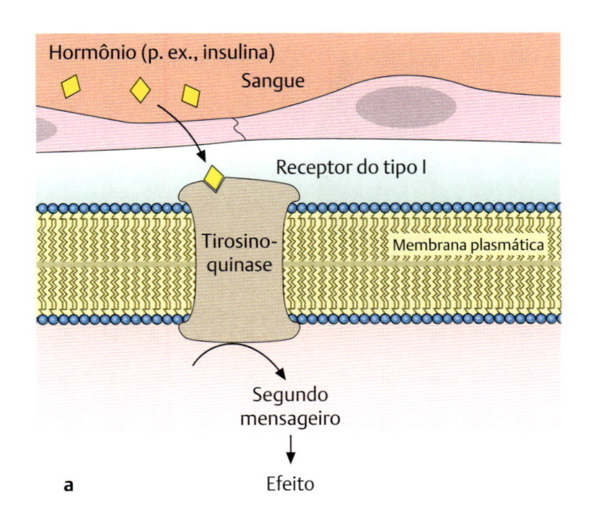

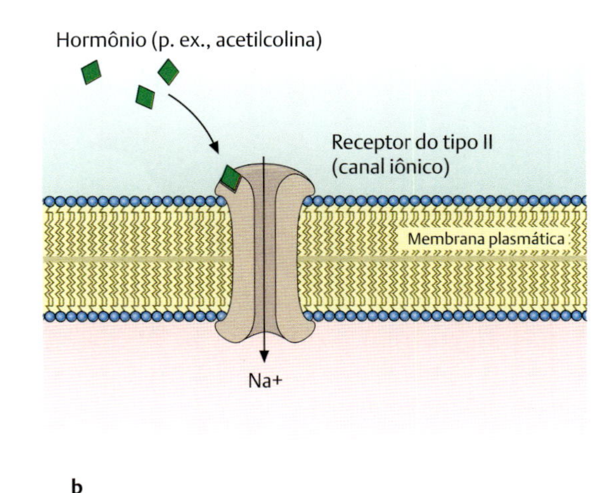

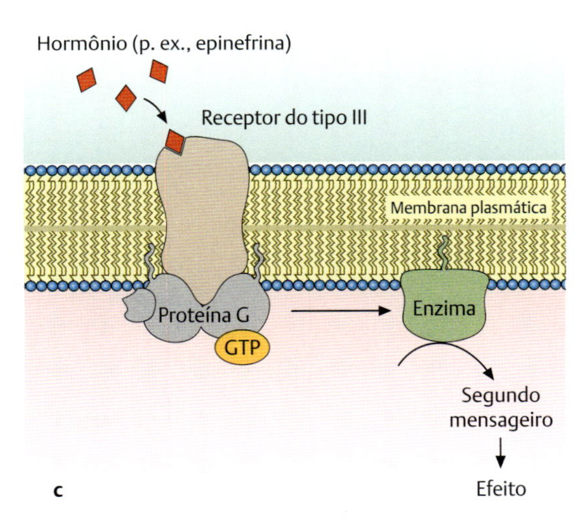

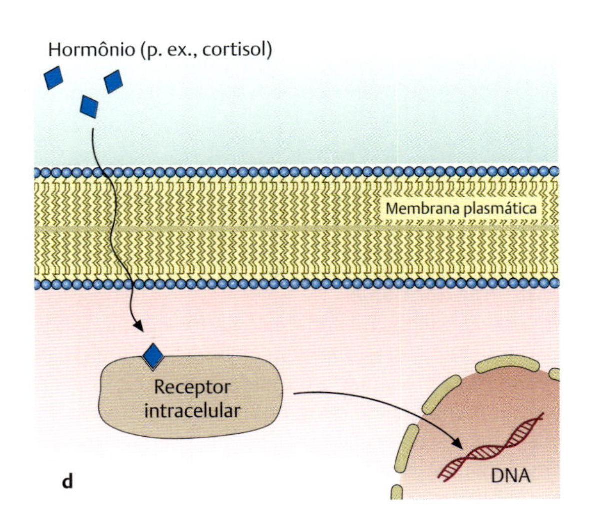

D Classes de receptores hormonais

Os receptores hormonais podem ser divididos em quatro classes.

a Receptores do tipo I: A proteína receptora encontra-se incluída na bicamada lipídica da membrana plasmática e é, na verdade, uma enzima. O hormônio se une no local de ligação do receptor na superfície da célula que, por sua vez, deflagra uma reação enzimática na face citoplasmática da membrana, onde se encontra o local de ligação do substrato para as reações enzimáticas. Normalmente, esta enzima é uma tirosinoquinase, que fosforila resíduos de tirosina em proteínas. *Exemplo: receptor de insulina*.

b Receptores do tipo II: Os receptores são canais iônicos e, após a ligação do ligante, modificam a sua condutividade aos íons. *Exemplo: receptor para a acetilcolina* nos neurônios, um outro exemplo da grande correlação entre os sistema endócrino e nervoso.

c Receptores do tipo III: Os receptores hormonais ativam a proteína G (proteína de ligação ao nucleotídio GTP — trifosfato de guanosina) que, por sua vez, ativa proteínas intracelulares (ativação indireta). Esta é a maior classe de receptores para hormônios. *Exemplo: receptor de epinefrina*.

d Receptores intracelulares: Os hormônios lipofílicos atravessam diretamente a membrana plasmática e ativam receptores de localização intracelular. Estes hormônios regulam, em sua maior parte, a expressão gênica. *Exemplo: receptor de cortisol*.

Observação: O efeito hormonal exercido por meio da expressão gênica apresenta uma latência temporal muito maior do que, por exemplo, o efeito mediado pelos receptores do tipo II, que atuam diretamente.

9.2 Circuitos Reguladores no Sistema Endócrino

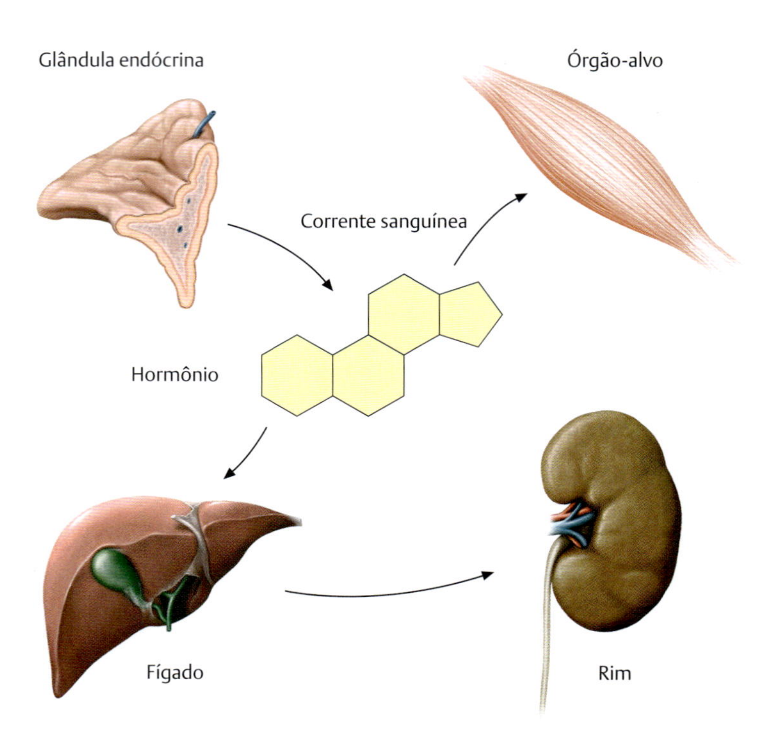

A Metabolismo de um sistema hormonal
O hormônio – aqui, neste caso, um hormônio esteroide – é produzido pelas células de uma glândula endócrina (aqui é o córtex da glândula suprarrenal) e, quando necessário, liberado no sangue. Uma vez na circulação sanguínea, o hormônio atinge o órgão-alvo ou tecido-alvo (aqui, a musculatura esquelética). Neste tecido-alvo, o hormônio se liga a receptores que medeiam o efeito do hormônio sobre as células. O hormônio é degradado no fígado e os produtos de degradação são, em seguida, excretados pelos rins.

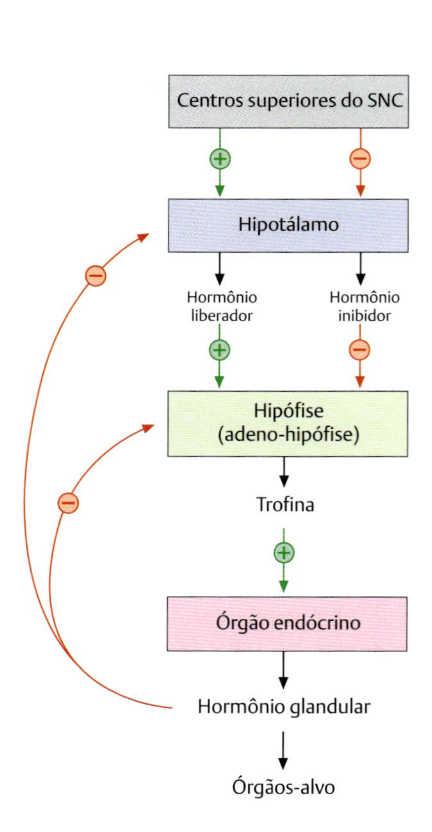

B Circuito de um sistema hormonal
Fatores inibidores (em vermelho) e estimuladores (em verde), liberados por centros nervosos superiores, exercem influências sobre o hipotálamo, uma parte do diencéfalo que representa uma estação de conexões secundárias para uma grande parte do metabolismo hormonal. Fatores predominantemente estimuladores liberam liberinas (ou hormônios liberadores), enquanto fatores predominantemente inibidores liberam hormônios inibidores. Com o predomínio de fatores estimuladores, as liberinas medeiam a liberação de um hormônio glandotrófico (hormônio que atua sobre uma glândula endócrina periférica, como, por exemplo, a glândula suprarrenal ou a glândula tireoide) pela parte distal da adeno-hipófise (que corresponde à maior parte desta glândula). Por sua vez, esse hormônio controla a liberação de hormônios pela glândula endócrina. Esse novo hormônio liberado pela glândula estimula os órgãos-alvo periféricos, porém, ao mesmo tempo – como retroalimentação (*feedback*) – inibe a hipófise e o hipotálamo, de modo que não haja produção hormonal excessiva. Durante a regulação da produção de hormônios, portanto, vários hormônios encontram-se interagindo em série, como parte de uma cadeia, com mecanismos de *feedback* entre os elementos da cadeia.

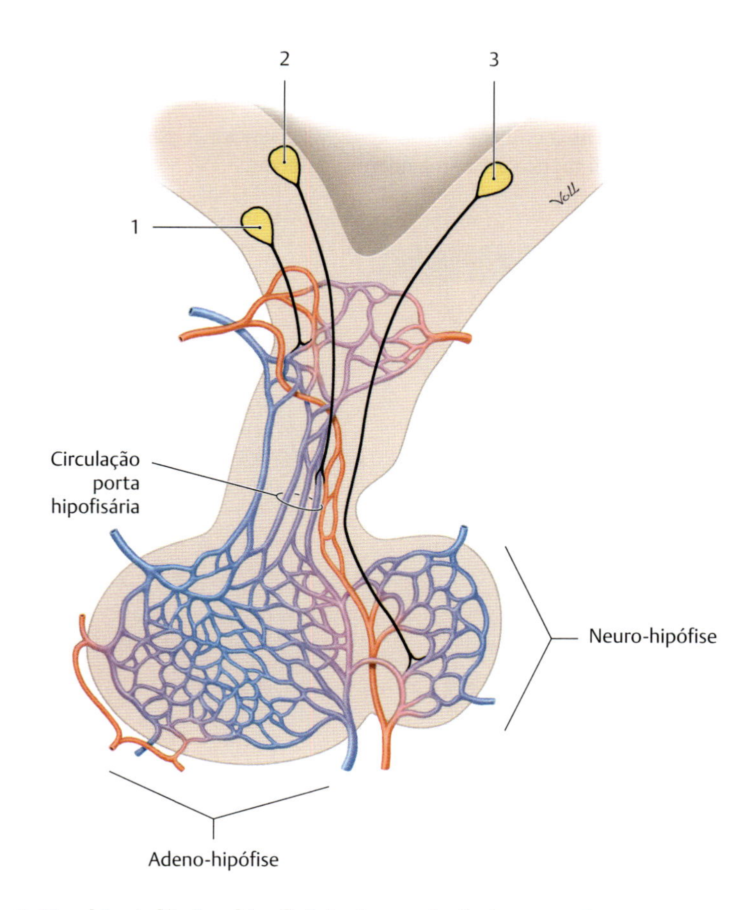

C Eixo hipotalâmico-hipofisário da regulação hormonal

O hipotálamo e a hipófise representam os centros superiores da regulação para o controle de produção hormonal das glândulas endócrinas. Eles estão associados entre si pelo pedículo hipofisário. No pedículo hipofisário existem dois tipos de associação entre o hipotálamo e a hipófise — a conexão por via sanguínea (sistema porta hipofisário) e a conexão pelos axônios:

- Na conexão sanguínea — ou seja, no sistema porta hipofisário (ou circulação porta hipofisária) — são liberados hormônios de liberação e de inibição, sintetizados nos corpos celulares de neurônios situados em núcleos no hipotálamo (indicados em 1 e 2) e que seguem por meio de curtos axônios que se associam à superfície dos vasos porta. Nos vasos sanguíneos, esses hormônios são transportados até as células da parte distal da *adeno-hipófise*. Em seguida, estas células na parte distal da adeno-hipófise produzem os hormônios que são liberados na circulação sistêmica. Os neurônios indicados em 1 e 2 são chamados "transdutores neuroendócrinos": eles convertem as informações neurais em hormonais, uma vez que seu (neuro)transmissor é liberado na corrente sanguínea da circulação porta hipofisária e não terminam em outros neurônios
- Por meio de *longos* axônios, hormônios produzidos por neurônios indicados pelo número 3, que também se encontram em núcleos hipotalâmicos, são transportados até a parte nervosa da *neuro-hipófise* e são liberados localmente. O axônio do neurônio indicado em 3 — ao contrário dos axônios dos neurônios indicados em 1 e 2 — termina diretamente na neuro-hipófise, onde seu (neuro)transmissor é liberado diretamente na corrente sanguínea, sem que passe pela circulação porta hipofisária: neste caso, trata-se de uma neurossecreção. Consequentemente, o neurônio em 3 é o próprio transdutor neuroendócrino. Os hormônios ocitocina e vasopressina (ou hormônio antidiurético, HAD) são liberados desta maneira.

Observação: A secreção das células endócrinas disseminadas pelos sistemas digestório e respiratório não é controlada por esse eixo.

D Principais locais de produção de hormônios e de substâncias de natureza hormonal semelhante

Os hormônios são mensageiros químicos essenciais à vida e que atuam na comunicação entre as células de um organismo. Normalmente eles agem em quantidades muito pequenas sobre os processos metabólicos de suas células-alvo. Os diferentes hormônios podem ser diferenciados com base nos seguintes critérios:

- Seus locais de produção
- Seus locais de ação
- Seu mecanismo de ação ou
- Sua estrutura química.

Podem ser distinguidos, por exemplo, hormônios esteroides (p. ex., testosterona, aldosterona), hormônios derivados de aminoácidos (p. ex., epinefrina, norepinefrina, dopamina, serotonina), hormônios peptídicos (p. ex., insulina, glucagon) e derivados de ácidos graxos (p. ex., prostaglandinas).

Local principal de produção	Hormônio/Substância semelhante a hormônio
Glândulas endócrinas clássicas	
Hipófise (adeno-hipófise e neuro-hipófise)	ACTH (hormônio adrenocorticotrófico ou corticotrofina) TSH (hormônio tireotrófico ou tireotrofina) FSH (hormônio foliculoestimulante ou foliculotrofina) LH (hormônio luteinizante ou luteotrofina) GH (hormônio do crescimento ou somatotrofina) MSH (hormônio estimulante dos melanócitos ou melanotrofina) Prolactina (ou mamotrofina) HAD (hormônio antidiurético ou vasopressina) e ocitocina (produzidos no hipotálamo e liberados na neuro-hipófise)
Glândula pineal	Melatonina
Glândula tireoide	Tiroxina (T4) e tri-iodotironina (T3)
Células C da glândula tireoide (ou células parafoliculares)	Calcitonina
Glândulas paratireoides	Paratormônio
Glândulas suprarrenais	Mineralocorticoides, glicocorticoides, andrógenos, epinefrina, norepinefrina
Ilhotas de Langerhans	Insulina, glucagon, somatostatina e polipeptídio pancreático
Ovário	Estrógenos e progesterona
Testículo	Andrógenos (principalmente a testosterona)
Placenta	Gonadotrofina coriônica, progesterona
Tecidos e células isoladas produtores de hormônios	
Parte central do sistema nervoso e divisão autônoma do sistema nervoso	Neurotransmissores neuronais
Partes do diencéfalo (p. ex., hipotálamo)	Hormônios de liberação (liberinas) e de inibição
Células endócrinas do sistema neuroendócrino difuso do trato gastrintestinal	Gastrina, colecistoquinina, secretina
Átrios do coração	Peptídio natriurético atrial
Rim	Eritropoetina
Fígado	Angiotensinogênio, somatomedina
Órgãos do sistema imunológico	Hormônios tímicos, citocinas, linfocinas
Hormônios teciduais	Eicosanoides, prostaglandinas, histamina, bradicinina

10.1 Partes Simpática e Parassimpática da Divisão Autônoma do Sistema Nervoso

A divisão autônoma do sistema nervoso (ou sistema nervoso vegetativo) inerva os órgãos internos. Ela se encontra dividida em três partes que, por motivos didáticos, são descritas aqui separadamente, mas que formam uma unidade, do ponto de vista funcional: parte simpática, parte parassimpática e sistema nervoso entérico.

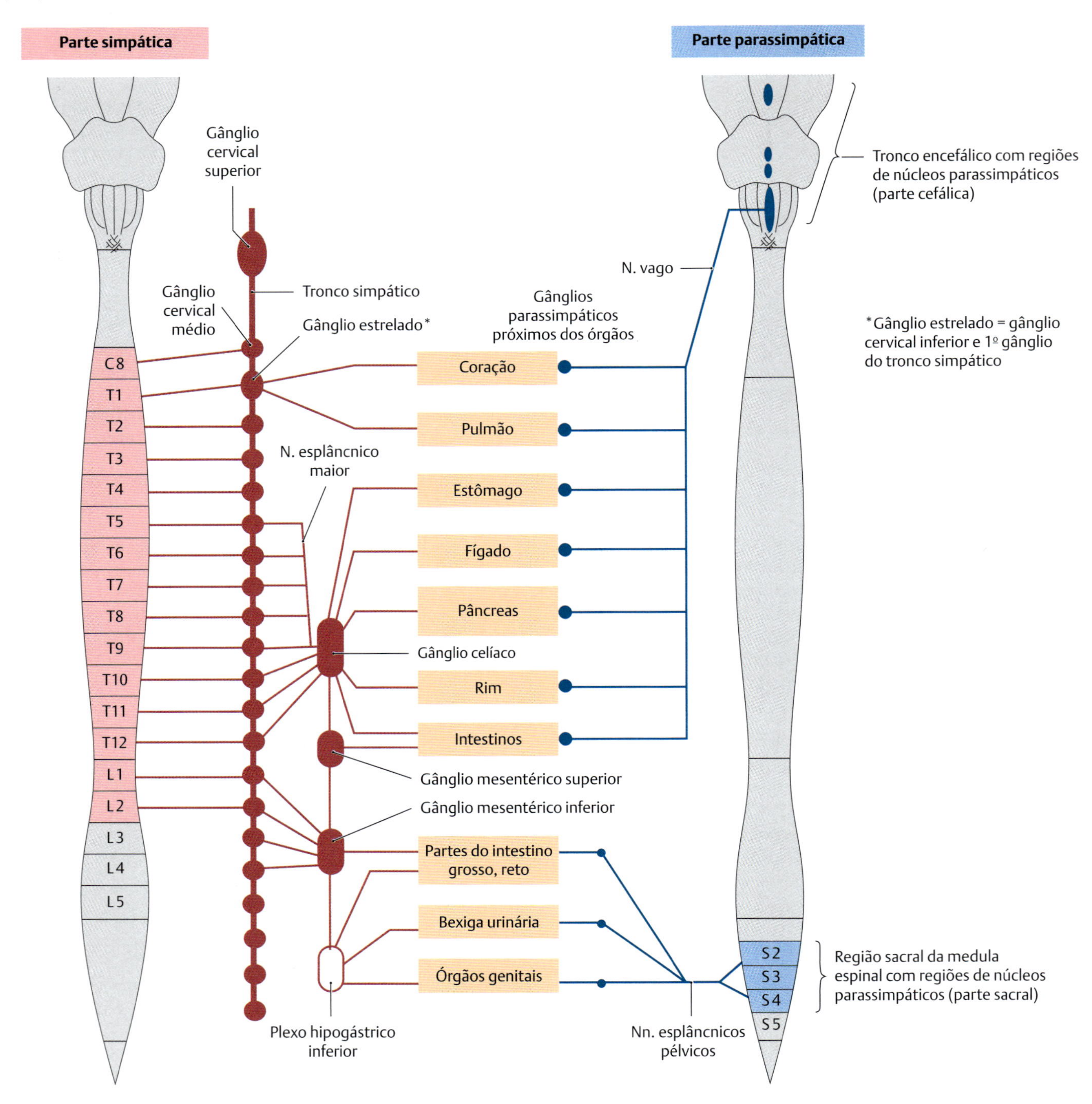

A Estrutura das segmentações das partes simpática (em vermelho) e parassimpática (em azul) para as vísceras

Os neurônios da parte simpática do sistema nervoso encontram-se nos cornos laterais dos segmentos cervical, torácico e lombar superior da medula espinal, enquanto os neurônios da parte parassimpática do sistema nervoso são encontrados em partes dos núcleos dos nervos cranianos e na região sacral da medula. Para as vísceras do pescoço, tórax e abdome, dentre os nervos cranianos, apenas o nervo vago tem importância. Tanto na parte simpática como na parte parassimpática, o 1º neurônio originado a partir do SNC estabelece conexões sinápticas com um 2º neurônio situado em um gânglio da parte periférica do sistema nervoso (ver **C** e **D**).

- Na parte simpática, as conexões sinápticas dos 1os neurônios com os 2os neurônios ocorrem nos gânglios do tronco simpático (para o tronco e membros), em gânglios pré-vertebrais (para as vísceras), em gânglios próximos dos órgãos (para as vísceras) ou nos próprios órgãos (apenas para as glândulas suprarrenais)
- Na parte parassimpática, as conexões sinápticas do nervo vago ocorrem em gânglios próximos dos órgãos, no caso das vísceras.

Segundo Langley (1905), os conceitos de parte simpática e parte parassimpática se referem originalmente apenas aos neurônios eferentes e seus axônios (fibras eferentes viscerais; apenas estas estão representadas). Entretanto, foi comprovada a existência também de aferências nas partes simpática e parassimpática (aferências viscerais, receptores para dor e distensão; não estão representadas aqui; ver p. 72).

B Sinopse das partes simpática e parassimpática

1. A parte simpática do sistema nervoso é a parte estimuladora da divisão autônoma do sistema nervoso, envolvida com reações de luta ou fuga.
2. A parte parassimpática do sistema nervoso coordena o repouso e as fases de digestão do corpo: descansar e digerir.
3. Embora ambas as partes contenham regiões de núcleos separadas, estão intimamente associadas na periferia, dos pontos de vista anatômico e funcional.
4. O neurotransmissor nos órgãos-alvo na parte parassimpática é a acetilcolina, e na parte simpática é a norepinefrina.
5. A estimulação das partes simpática e parassimpática provoca os seguintes diferentes efeitos sobre determinados órgãos:

Órgão	Parte simpática	Parte parassimpática
Coração	Aumento da frequência cardíaca	Redução da frequência cardíaca
Pulmões	Diminuição da secreção brônquica e broncodilatação	Aumento da secreção brônquica e broncoconstrição
Trato gastrintestinal	Secreção/atividade motora diminuídas	Secreção/atividade motora aumentadas
Pâncreas	Secreção diminuída da parte endócrina	Secreção aumentada
Órgãos sexuais masculinos	Ejaculação	Ereção

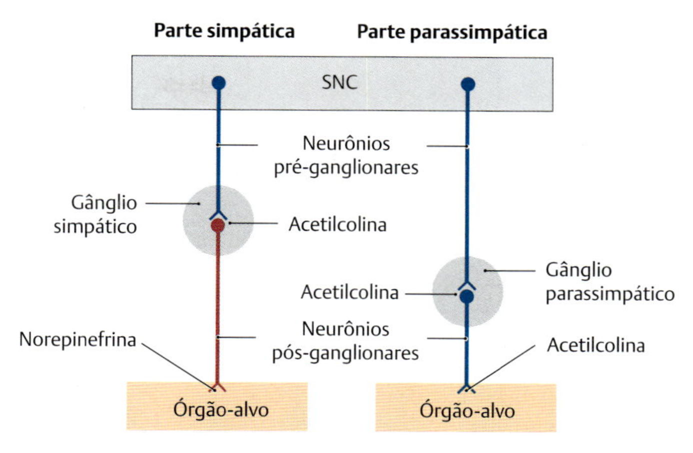

C Esquema de conexões da divisão autônoma do sistema nervoso

Tanto no sistema nervoso simpático quanto no parassimpático, o 1º neurônio está localizado no SNC (neurônio *central*). A sinapse do 1º neurônio para o 2º neurônio (neurônio *periférico*) ocorre sempre em um gânglio (simpático ou parassimpático). Em ambos os casos, o 1º neurônio usa a *acetilcolina* como transmissor (neurônio *colinérgico*, em azul) na sinapse *ganglionar*. No sistema nervoso parassimpático, o 2º neurônio também usa a acetilcolina como transmissor no órgão efetor (também colinérgico). O transmissor do 2º neurônio *simpático* no órgão efetor é a noreprinefina (neurônio adrenérgico, em vermelho).

Observação: Para ambos os neurotransmissores, existem *diferentes tipos de receptores*, localizados na membrana das células-alvo. Deste modo, os dois neurotransmissores — dependendo do tipo de receptor — deflagram efeitos bastante diferentes.

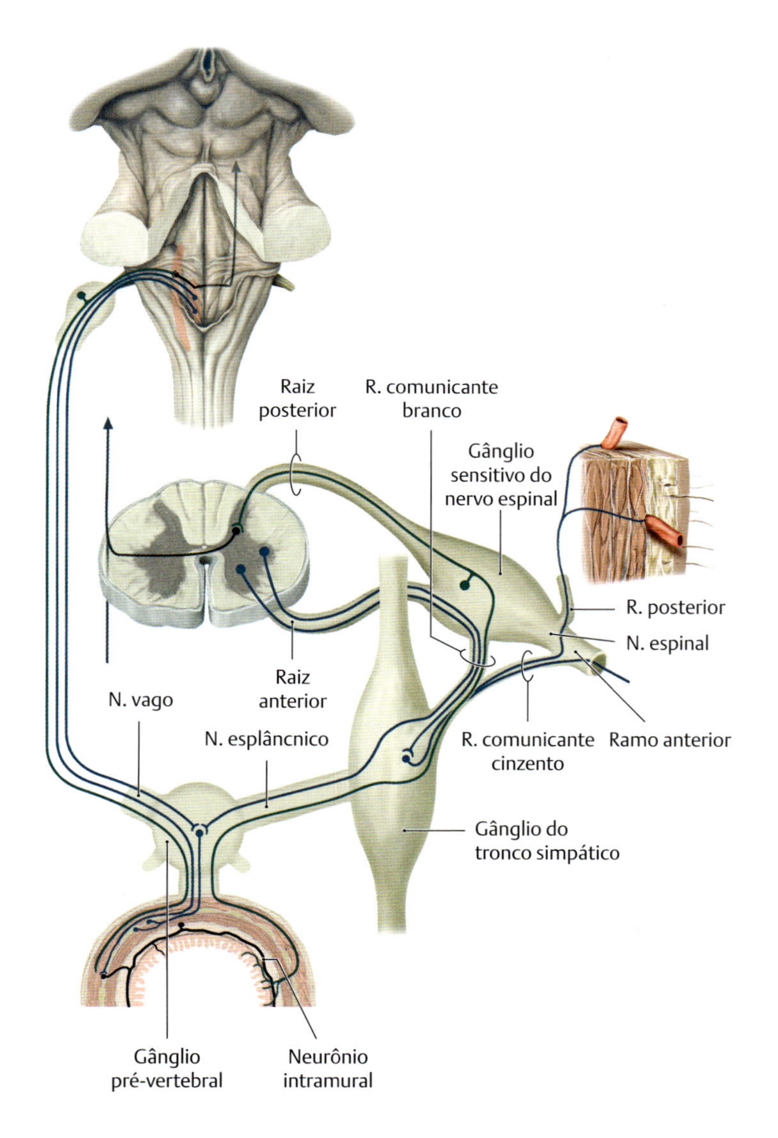

D Nervos e gânglios na divisão autônoma do sistema nervoso dos órgãos internos

Embora as partes simpática e parassimpática dirijam-se da parte central do sistema nervoso para os diferentes órgãos (ver **A**), elas formam — nas proximidades destes órgãos nas cavidades corporais — uma unidade dos pontos de vista estrutural e funcional. Os corpos celulares dos 1ºˢ neurônios (neurônios pré-ganglionares) da parte **simpática** se encontram nos cornos laterais da medula espinal. Seus axônios saem da medula espinal pelas raízes anteriores e se estendem pelos ramos comunicantes brancos (com fibras mielínicas) em direção a um gânglio do tronco simpático. As conexões sinápticas sobre os 2ºˢ neurônios podem ocorrer em três locais:

- As fibras simpáticas para os membros e para a parede do tronco estabelecem sinapses com gânglios do tronco simpático e se estendem pelos ramos comunicantes cinzentos (com fibras amielínicas) de volta para um nervo espinal
- As fibras simpáticas para as vísceras seguem inicialmente como nervos esplâncnicos, atravessando os gânglios do tronco simpático, de modo a estabelecer sinapses nos gânglios pré-vertebrais ou nos gânglios próximos dos órgãos. Daqui, os axônios seguem para os órgãos. No exemplo do intestino, como órgão aqui representado, a parte simpática influencia o sistema nervoso entérico (com neurônios intramurais), que é considerado como o 3º componente da divisão autônoma do sistema nervoso (ver p. 73)
- As fibras simpáticas que seguem para a medula da glândula suprarrenal estabelecem sinapses com o próprio órgão (não representado).

Para as vísceras das cavidades corporais, os neurônios pré-ganglionares da parte **parassimpática** se originam do nervo vago ou da região sacral da medula (não representado). Elas fazem sinapses com os 2ºˢ neurônios nos gânglios próximos dos órgãos ou nos gânglios situados em meio à estrutura dos próprios órgãos (gânglios intramurais). Tanto as fibras simpáticas quanto as fibras parassimpáticas estão associadas com fibras nociceptivas aferentes (representadas aqui também em verde). Os axônios dessas fibras se originam de neurônios pseudounipolares, localizados nos gânglios sensitivos dos nervos espinais ou no gânglio do nervo vago (ver p. 72).

10.2 Aferências da Divisão Autônoma do Sistema Nervoso e do Sistema Nervoso Entérico

A Transmissão de aferências nociceptivas a partir das vísceras através das partes simpática e parassimpática da divisão autônoma do sistema nervoso

a Fibras para dor da parte simpática do sistema nervoso; **b** Fibras para dor da parte parassimpática do sistema nervoso.

Além das eferências, axônios de aferências nociceptivas seguem, em grande parte, em paralelo nos sistemas nervosos simpático e parassimpático – mesmo que representem apenas 5% de todas as fibras aferentes nociceptivas. Quantitativamente, portanto, desempenham um papel secundário; são ativados mais frequentemente durante lesões nos órgãos.

a Os axônios nociceptivos aferentes (condutores da sensação de dor) originados das vísceras seguem com os nervos esplâncnicos até os gânglios do tronco simpático, atingem um nervo espinal por ramos comunicantes brancos e seguem com a raiz posterior do nervo espinal em direção a um gânglio sensitivo do nervo espinal, onde os corpos celulares destes axônios se encontram. Do gânglio, os axônios seguem pela raiz posterior em direção ao corno posterior da medula espinal. Aí fazem sinapses e estabelecem conexão com o trato nociceptivo ascendente. *Observação:* Ao contrário do sistema eferente, as fibras nociceptivas aferentes não fazem sinapses nos gânglios periféricos.

b Os corpos celulares dos neurônios pseudounipolares nociceptivos se encontram na parte *cefálica* da parte parassimpática nos gânglios inferior e superior do nervo vago, enquanto na parte *sacral* da parte parassimpática estes neurônios se encontram nos gânglios sacrais de S2—S4. Suas fibras seguem paralelamente às fibras eferentes do nervo vago. Em seguida elas estabelecem conexão com o sistema nociceptivo central.

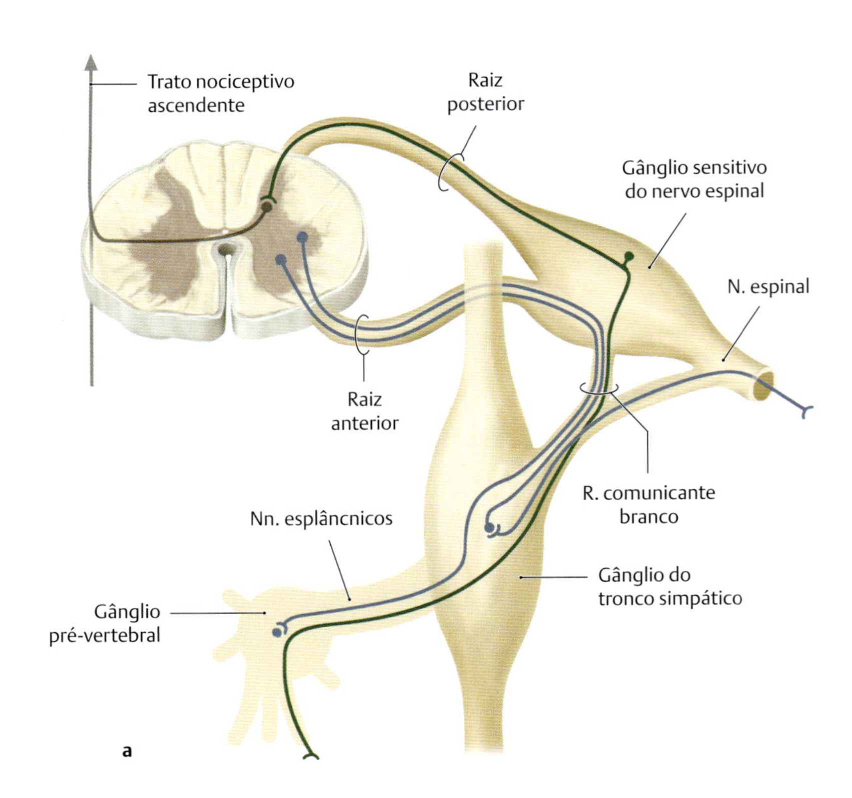

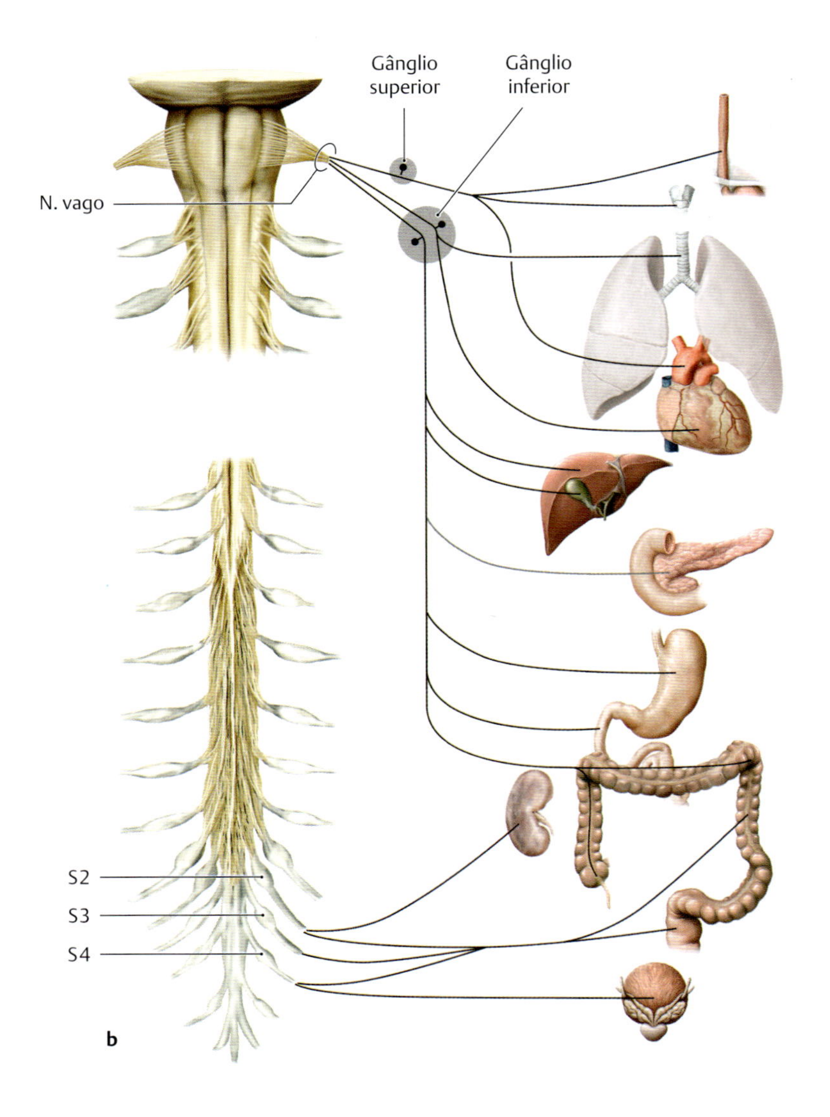

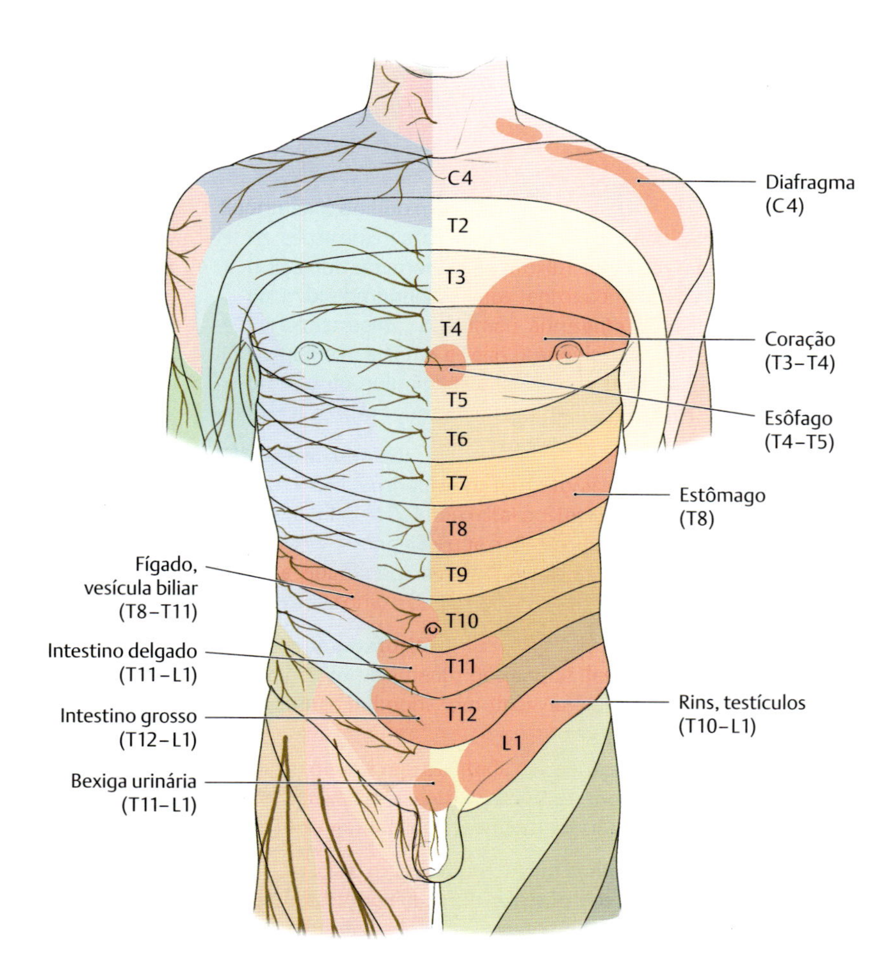

B Zonas de Head

Acredita-se que os aferentes da dor dos órgãos internos (dor visceral) e dos dermátomos (dor somática) terminem nos mesmos neurônios do corno posterior da medula espinal. Por essa mistura de fibras viscerais e somáticas, a discriminação fina entre o surgimento da dor e a sua percepção é perdida. O córtex associa, por exemplo, os impulsos de dor a partir do estômago à parede abdominal. Este fenômeno é chamado de dor referida. Os impulsos de dor de um órgão interno específico são projetados regularmente a partir das mesmas áreas de pele bem definidas, de modo que essa projeção de dor fornece instruções importantes sobre o órgão doente. As áreas de pele para onde se projetam os impulsos de dor de determinados órgãos internos são chamadas de zonas de Head em homenagem ao seu primeiro descritor, o neurologista inglês Henry Head. Esse modelo descritivo leva em conta apenas o processamento periférico dos impulsos, que são percebidos como dor no córtex. Ainda não está claro por que, por exemplo, a dor somática não é percebida como dor visceral.

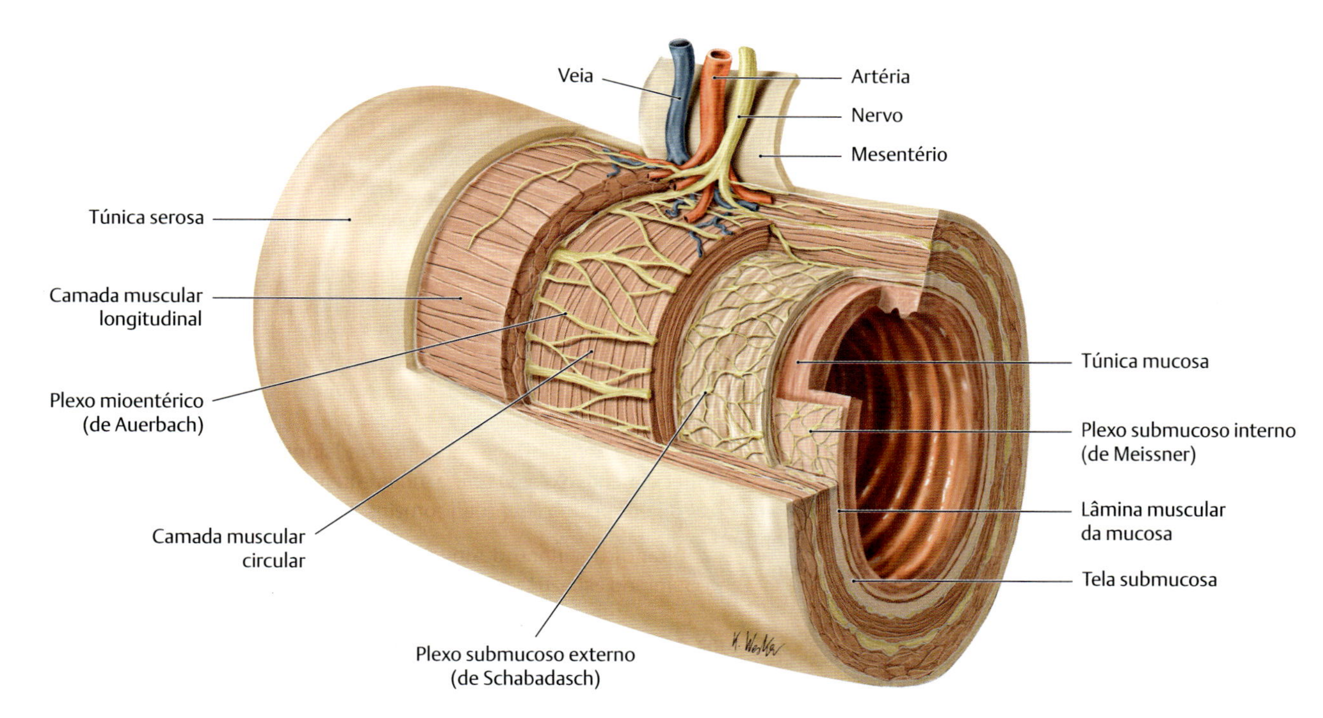

C Sistema nervoso entérico, tendo o intestino delgado como exemplo

Considera-se o sistema nervoso entérico como o terceiro componente e a parte mais independente da divisão autônoma do sistema nervoso ("o sistema digestório é um pequeno encéfalo"). Por isso ele foi apresentado em uma imagem independente após a abordagem sobre as partes simpática e parassimpática. O sistema nervoso entérico é composto por pequenas associações de neurônios, que formam gânglios associados em plexos, visíveis microscopicamente na parede do tubo digestório. De modo geral, podem ser distinguidos o *plexo mioentérico* (ou de *Auerbach*), que se localiza entre as camadas circular e longitudinal da túnica muscular e o *plexo submucoso* (localizado na tela submucosa) e que ainda é subdividido em um plexo submucoso externo (ou de Schabadasch) e um plexo submucoso interno (ou de Meissner) (para camadas ainda mais específicas do sistema nervoso entérico, consulte livros-texto de histologia). Essas associações neuronais são a base das vias de reflexos autônomos. Elas atuam principalmente sem uma inervação extrínseca; entretanto, a sua atividade é intensamente influenciada pelas partes simpática e parassimpática. Entre os exemplos para as atividades que são influenciadas pelo sistema nervoso entérico estão a motilidade intestinal, a secreção no tubo gastrintestinal e a perfusão sanguínea do tubo gastrintestinal.

10.3 Paragânglios

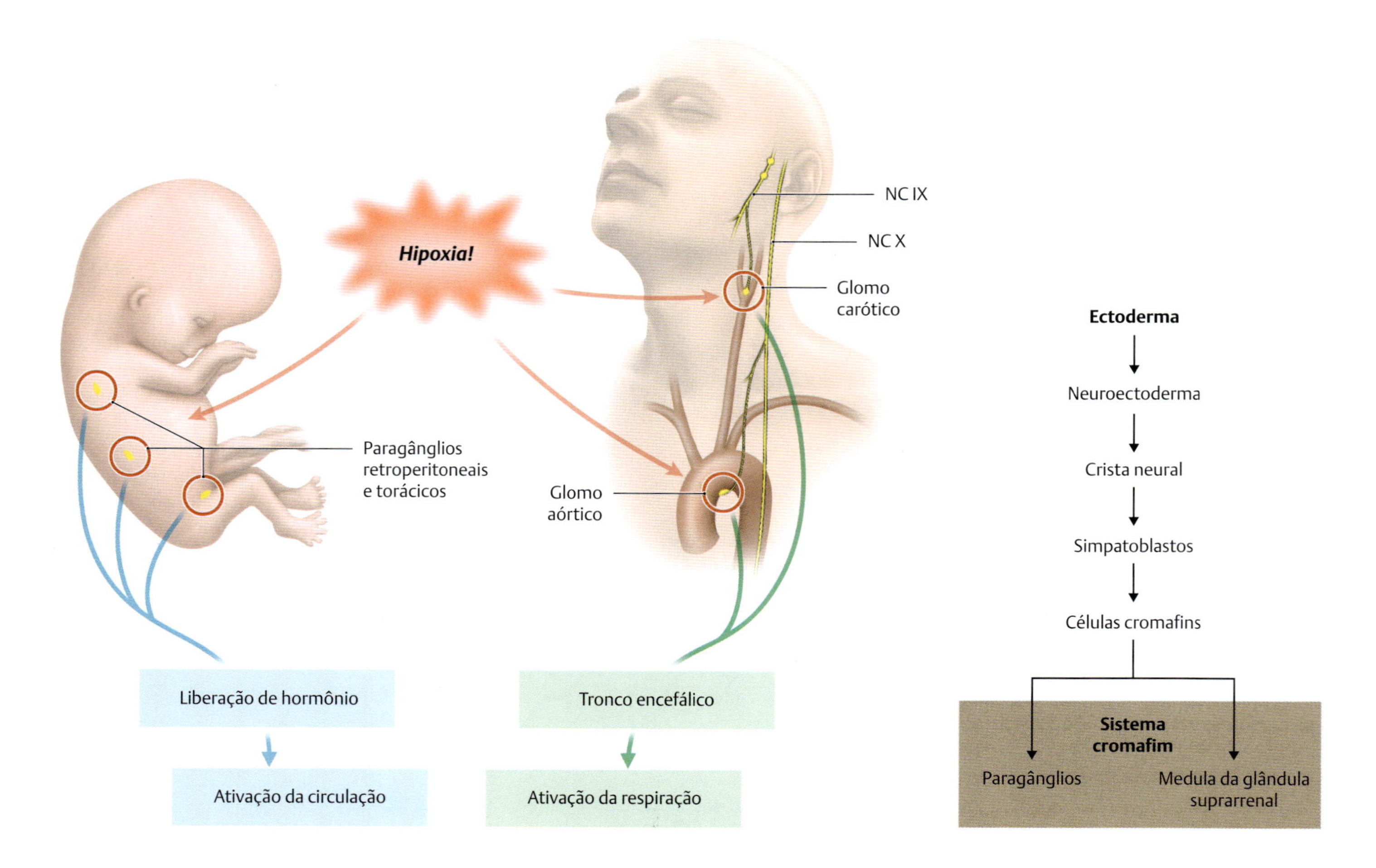

A Definição, função e classificação dos paragânglios

Gânglios são coleções de corpos de células nervosas no sistema nervoso. Os paragânglios são coleções de neurônios especializados no sistema nervoso periférico, que, em parte, têm uma função endócrina. Estão, portanto, entre o sistema hormonal e o sistema nervoso. Os paragânglios que medem somente alguns milímetros servem como "sistema de controle e alerta precoce" para a falta de oxigênio no sangue arterial (hipoxia). Eles medem continuamente a pressão arterial parcial de O_2 e CO_2, assim como os valores de pH; são, então, funcionalmente, *quimiossensores*. No feto, os paragânglios aumentam a atividade vascular em caso de hipoxia, por meio da liberação de hormônios. No organismo maduro após o nascimento, determinados paragânglios enviam, em caso de hipoxia, um sinal para o tronco encefálico pelos nervos. O tronco encefálico aumenta o reflexo da respiração e melhora, portanto, o suprimento de oxigênio. Os paragânglios também têm importância central na regulação do aporte de oxigênio no organismo. De acordo com a sua localização no corpo, podem-se distinguir dois tipos de paragânglios:

- *Gânglios retroperitoneais:* no embrião e na criança pequena, estão localizados, em grande número, no tórax e no espaço *retroperitoneal* do abdome, ao lado dos gânglios do tronco simpático. Esses gânglios também podem ser encontrados na região genital. Em adultos, o seu número diminui bastante. No período fetal e ao nascimento, eles liberam, em caso de hipoxia, o hormônio norepinefrina, por meio da qual elevam a pressão arterial e frequência cardíaca do feto. A sua importância funcional em adultos é discutida. Um grupo de paragânglios relativamente grande e de localização constante na altura da saída da A. mesentérica inferior a partir da parte abdominal da aorta é chamado de "*órgão de Zuckerkandl*"
- *Corpos glômicos* (especialmente o *glomo carótico* e o *glomo aórtico*): em posição extravascular, encontram-se na bifurcação da A. carótida comum (*glomo carótico*; altura da vértebra cervical IV; um para cada lado) e arco da aorta (geralmente múltiplos como *glomos aórticos*). Funcionalmente, estão associados diretamente com os nervos cranianos IX (*N. glossofaríngeo; glomo carótico*) e X (*N. vago; glomos aórticos*), pelos quais chegam ao tronco encefálico. O sinal de hipoxia dos corpos glômicos leva a aumento na atividade respiratória. No feto, que ainda não tem respiração externa independente, não são funcionalmente significativos
- Um *glomo jugular* localizado próximo da base do crânio na V. jugular interna é inconstante. A sua função é pouco conhecida. Ele não é mostrado aqui.

B Origem dos paragânglios

Os paragânglios derivam da crista neural, portanto do neuroectoderma. Compartilham uma característica histológica central com a medula da glândula suprarrenal derivada da crista neural (ver **C**): as "*células cromafins*". As células cromafins contêm grânulos (*grânulos cromafins*), nos quais são armazenadas catecolaminas (epinefrina, norepinefrina, dopamina) como hormônios ou neurotransmissores. Essas células podem ser fixadas histologicamente com sais de cromo, e os grânulos (e, portanto, indiretamente, as células) são corados de amarronzado. Histofisiologicamente, o termo "*células cromafins*" é um sinônimo para "*células produtoras de catecolamina*". A medula da glândula suprarrenal e os paragânglios, produtores de catecolaminas e cujas células, portanto, contêm grânulos cromafins, histologicamente fazem parte do *sistema cromafim*. As células cromafins são derivadas embriologicamente de uma célula neuroectodérmica especial, o "*simpatoblasto*". Em virtude da relação embrionária e das similaridades histoquímicas, a medula da glândula suprarrenal é considerada "uma forma especial de paragânglio" – embora não seja mencionado de modo uniforme na literatura.

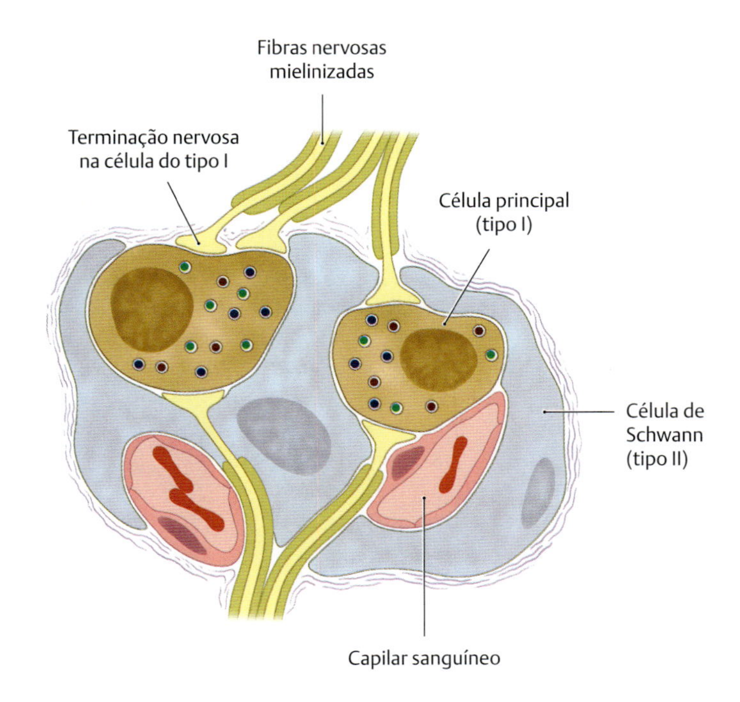

C Estrutura dos paragânglios

Aqui é mostrada a estrutura esquemática de um corpo glômico. Os gânglios contêm, pelo menos, dois tipos de células:

- *Células principais = células do tipo I (marrons):* elas armazenam catecolaminas (especialmente dopamina), serotonina e encefalinas em pequenos grânulos e secretam dopamina como um *neurotransmissor*. Funcionalmente, elas são, na verdade, quimiossensores e, morfologicamente, *células cromafins*. Como células sensoriais *secundárias*, elas não têm axônios, mas são contactadas pelas fibras dos nervos aferentes (NC IX ou X)
- *Células de Schwann = células do tipo II (azul):* elas envolvem as células do tipo I e fazem parte da glia periférica. Elas não são quimiossensitivas; no entanto, devem suportar a transmissão do sinal das células principais para as fibras nervosas.

Os corpos glômicos contêm muitas terminações nervosas sensíveis (azuis) dos nervos cranianos IX e X e são interconectados pelo *gânglio inferior do NC IX (glomo carótico)* ou X (*glomo aórtico*) com o *núcleo solitário*, que por sua vez se projeta nos neurônios do centro respiratório do bulbo (ver **D**). Os corpos glômicos são ricamente vascularizados com um epitélio *fenestrado*. O seu fluxo sanguíneo relativo é 25 vezes mais intenso do que o do encéfalo! Esse fluxo sanguíneo extremo garante que os níveis sanguíneos "representativos", no que diz respeito ao conteúdo de O_2 e CO_2, possam ser continuamente controlados.

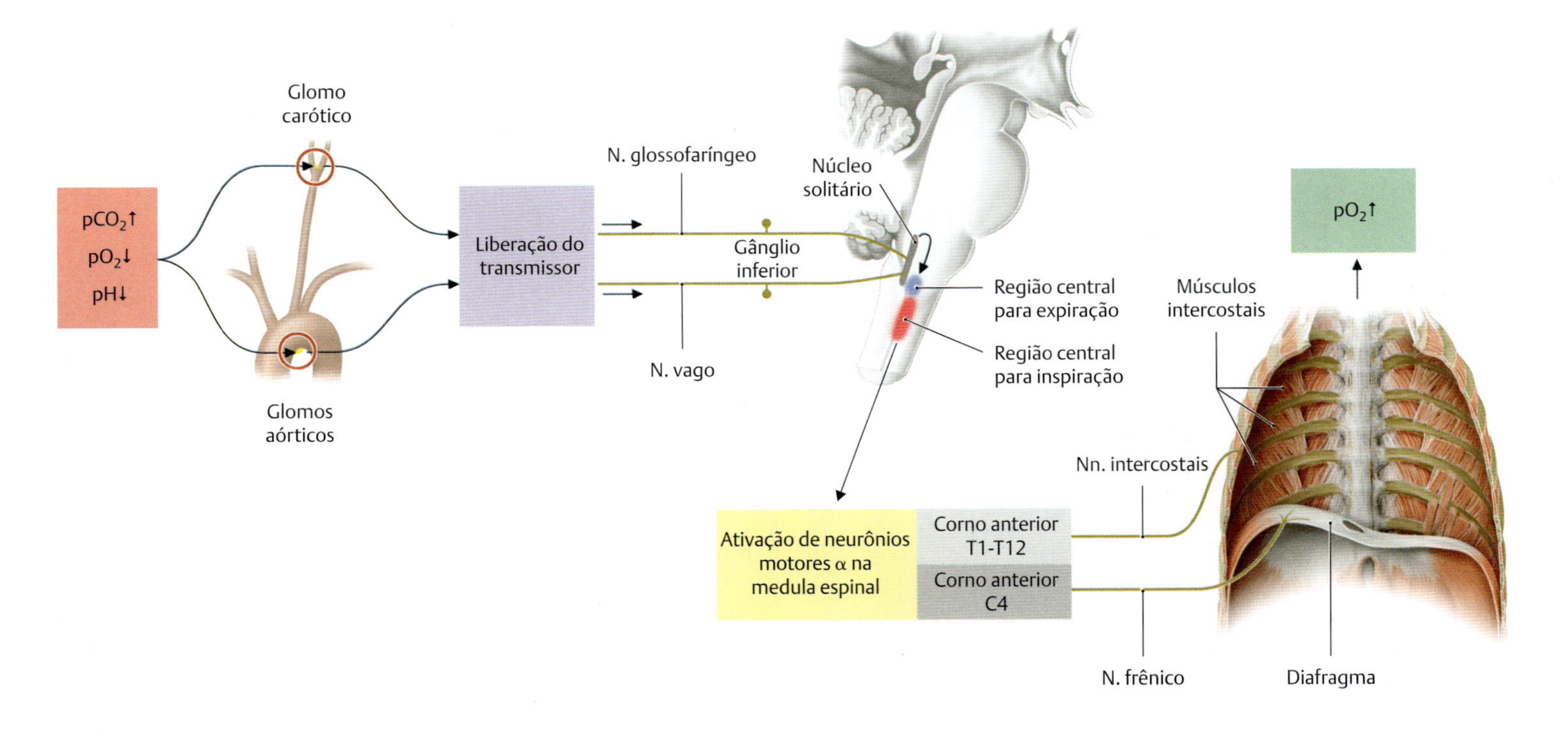

D Resumo funcional dos corpos glômicos

As células do tipo I detectam declínio da pressão arterial parcial de O_2 (valor real em relação ao valor ideal), diminuição do valor de pH ou aumento da pressão arterial parcial de CO_2. Elas liberam, de seus grânulos, *dopamina* como neurotransmissor. Fibras aferentes do N. glossofaríngeo (glomo carótico) ou N. vago (glomo aórtico) projetam-se através do gânglio inferior dos respectivos nervos cranianos no núcleo solitário, que, por sua vez, ativa os centros respiratórios no bulbo. Esses agem nos neurônios motores α na medula espinal. Por meio dos nervos intercostais e nervos frênicos, os músculos respiratórios são ativados. A maior atividade respiratória, então, promove aumento da pressão arterial parcial de O_2, aumento do valor de pH e diminuição da pressão parcial de CO_2. Os paragânglios retroperitoneais no embrião agem ativados na circulação (porque o aumento da respiração no embrião não é obviamente possível, ver **A**). A função dos paragânglios retroperitoneais no organismo maduro é desconhecida.

Observação clínica: Assim como podem surgir tumores da medula da glândula suprarrenal, eles também podem ocorrer a partir dos paragânglios (os chamados feocromocitomas/paragangliomas), que, em virtude da liberação espontânea de catecolaminas, podem causar hipertensão arterial paroxística. A progressão desses tumores na infância é, geralmente, não favorável. Além disso, discute-se que "falsos alarmes" espontâneos de corpos glômicos, supostamente pela redução do conteúdo de oxigênio do sangue, podem levar a episódios de pânico e sensação de asfixia.

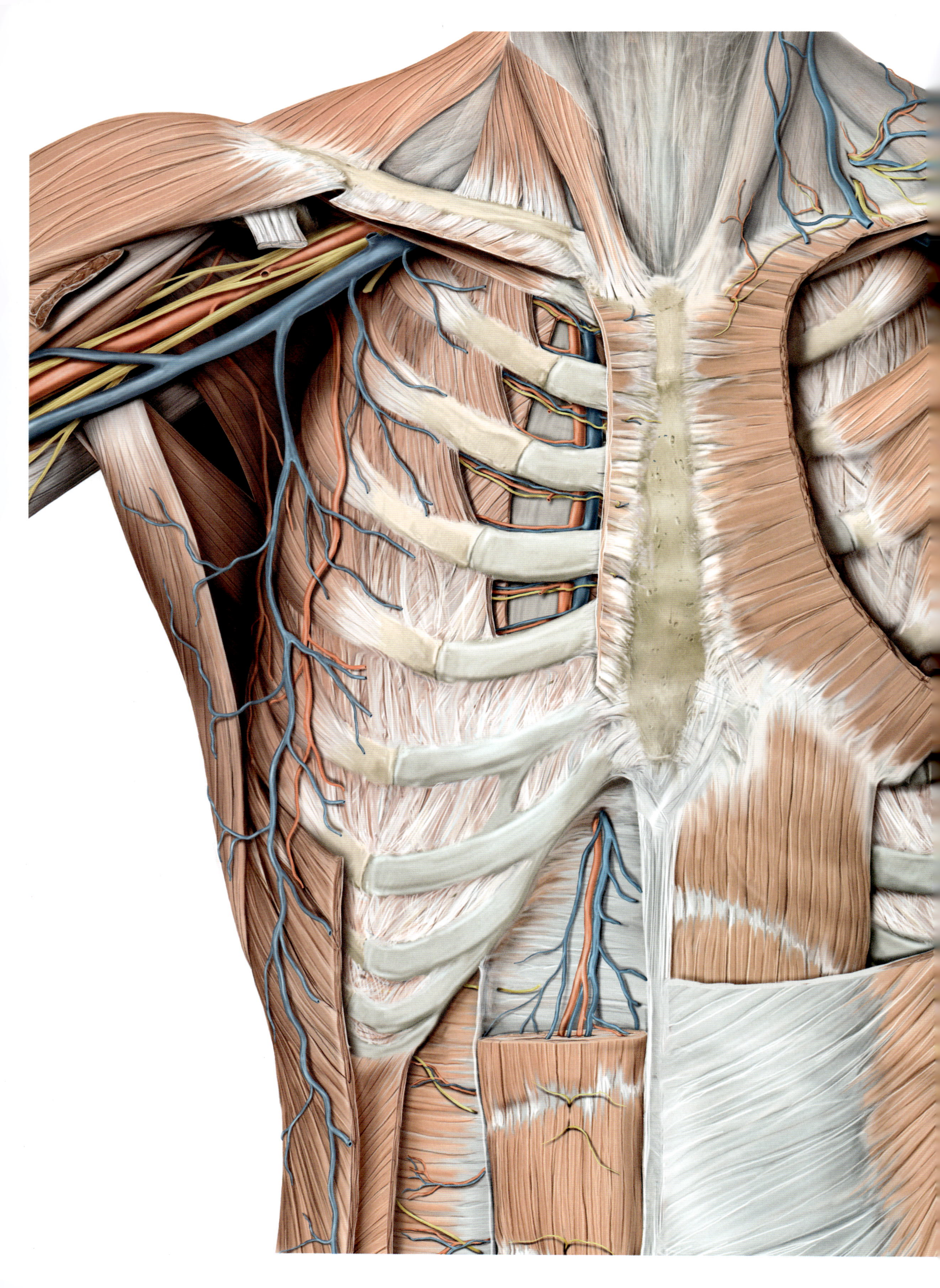

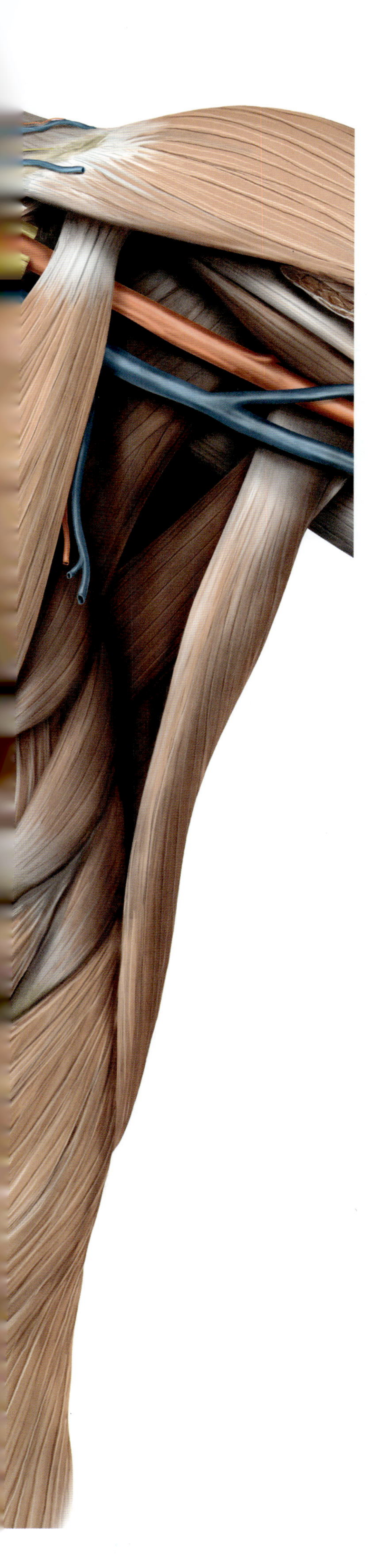

B Tórax

1.1 Organização da Cavidade Torácica e Divisão do Mediastino

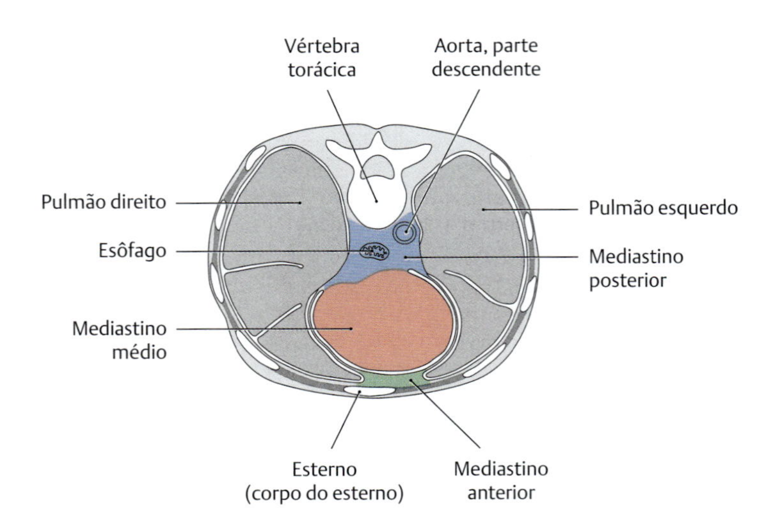

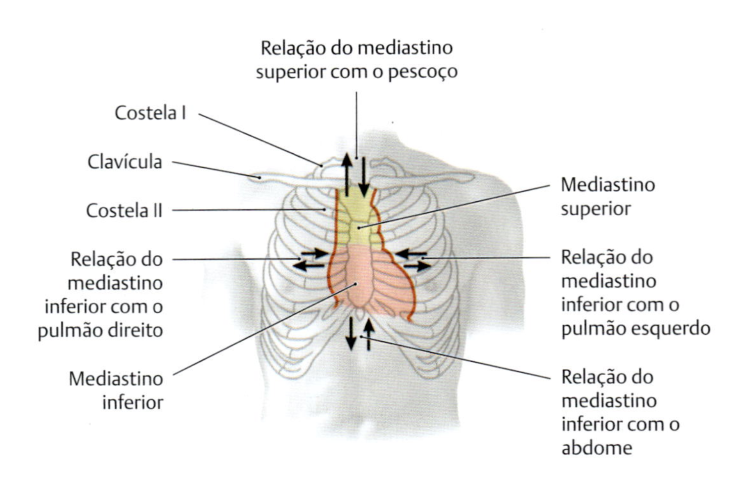

A Subdivisão da cavidade torácica e do mediastino
Corte horizontal, vista superior.
A cavidade torácica é subdividida em três grandes áreas ou compartimentos, que preenchem completamente o seu diâmetro anteroposterior:

- O **mediastino**, região **ímpar**, é subdividido, de cima para baixo (ver **B**), em *mediastino superior* (menor) e *mediastino inferior*, sendo este último ainda subdividido, da região anterior para a posterior, em *mediastino anterior*, *médio* e *posterior*. O mediastino anterior é, devido à expansão das cavidades pleurais em direção medial, um espaço estreito entre o esterno e o pericárdio, que não contém nenhum órgão (ver **C**) e que, portanto, não será discutido nas seções seguintes
- As **cavidades pleurais**, à esquerda e à direita do mediastino, são revestidas por uma túnica serosa (= pleura parietal) e envolvem os pulmões direito e esquerdo. Eles estão completamente separados um do outro pelo mediastino. Devido à posição assimétrica do coração e do pericárdio, o mediastino se estende mais para a esquerda do que para a direita, de modo que a cavidade pleural (e o pulmão) à esquerda é menor do que à direita. Enquanto as cavidades pleurais terminam em fundo cego em sua extremidade superior, o mediastino se continua com o tecido conjuntivo do pescoço.

B Principais estruturas neurovasculares que entram e saem do mediastino
No **mediastino superior** (em conexão com o pescoço, em amarelo)

- Entram, a partir do pescoço, os nervos vago e frênico, veias (fluxo para V. cava superior), esôfago e traqueia, e
- Saem, em direção ao pescoço, ramos arteriais do arco da aorta e a parte cervical do tronco simpático.

No **mediastino inferior** (em conexão com o abdome, os pulmões e as cavidades pleurais, em vermelho)

- Entram, pelo diafragma em direção ao tórax, o ducto torácico e as veias lombares ascendentes abdominais (no tórax V. ázigo à direita e V. hemiázigo à esquerda), e
- Saem, pelo diafragma em direção ao abdome, os nervos vago e frênico, além de segmentos da parte simpática da divisão autônoma do sistema nervoso, a aorta e o esôfago.

As Aa. e Vv. pulmonares, vasos linfáticos e nervos autônomos (plexo pulmonar), além dos brônquios principais, partem do mediastino em direção aos pulmões (e, no devido caso, vice-versa).

C Conteúdo do mediastino (ver divisão, em **A**)

	Mediastino superior	Mediastino inferior		
		Mediastino anterior	*Mediastino médio*	*Mediastino posterior*
Órgãos	• Timo • Traqueia • Esôfago	• Timo (em crianças)	• Coração • Pericárdio	• Esôfago
Artérias	• Arco da aorta • Tronco braquiocefálico • A. carótida comum esquerda • A. subclávia esquerda	• Pequenos vasos sanguíneos	• Parte ascendente da aorta • Tronco pulmonar com ramificações • Aa. pericardicofrênicas	• Parte torácica da aorta com ramos
Veias e vasos linfáticos	• V. cava superior • Vv. braquiocefálicas • V. hemiázigo acessória • Ducto torácico	• Pequenos vasos sanguíneos e linfáticos • Pequenos linfonodos	• V. cava superior • V. ázigo • Vv. pulmonares • Vv. pericardicofrênicas	• V. ázigo • V. hemiázigo • Ducto torácico
Nervos	• Nn. vagos • N. laríngeo recorrente esquerdo • Nn. cardíacos • Nn. frênicos	–	• Nn. frênicos	• Nn. vagos • Tronco simpático

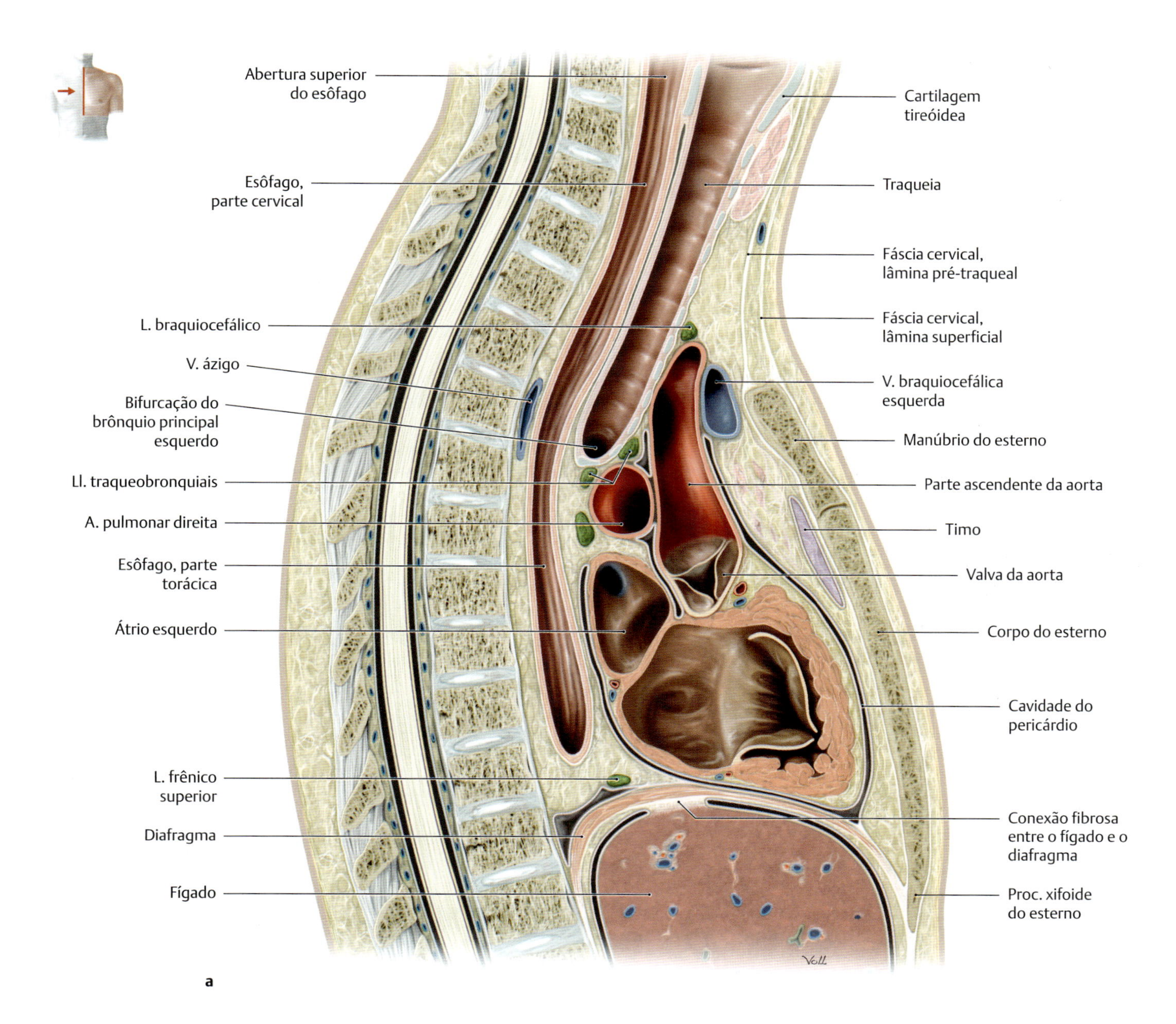

D Subdivisão do mediastino
Corte mediano, vista a partir da direita.

a Vista detalhada: Nesta figura muito simplificada, estão seccionados o pericárdio, o coração, a traqueia e o esôfago. Nesta vista lateral, reconhece-se nitidamente como o coração — em particular o átrio esquerdo — estreita o mediastino posterior, e está muito próximo do esôfago. Assim sendo, se houver aumento patológico do átrio esquerdo, pode ocorrer constrição do lúmen esofágico, que pode ser reconhecido por radiografia contrastada do tórax com esôfago). A área entre a imagem do coração e a coluna vertebral é radiologicamente caracterizada como *espaço retrocardíaco* ou *espaço de Holzknecht*.

b A **representação esquemática** torna clara, de modo resumido, a subdivisão do mediastino, de cima para baixo e da região ventral para a região dorsal (para o conteúdo de cada região do mediastino, ver **C**).

Observação: Devido à assimetria do mediastino e sua expansão nos três planos corporais, não existe uma representação anatômica na qual todas as regiões e as estruturas componentes do mediastino sejam reconhecidas simultaneamente. Por isso, o mediastino pode ser completamente visualizado apenas quando ele for observado em muitas direções e em diferentes planos de corte (ver pp. 192 e seguintes).

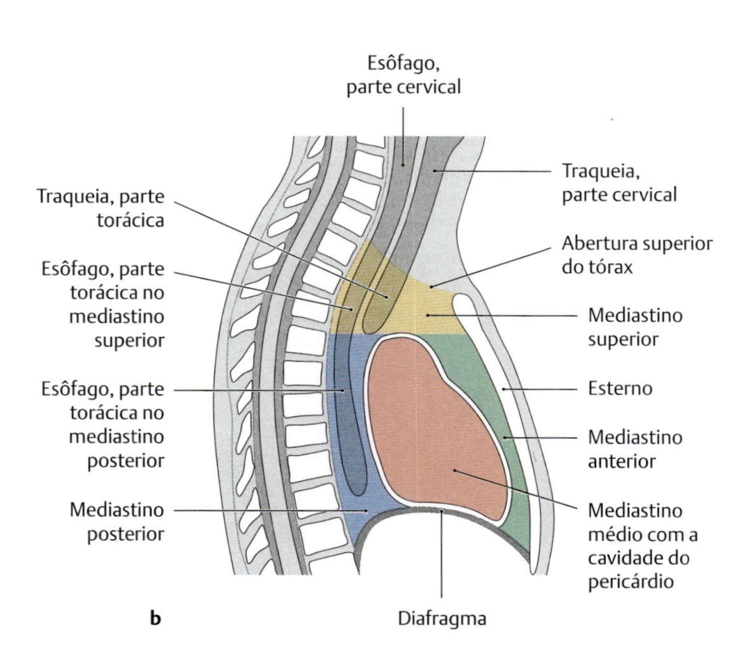

1.2 Diafragma: Posição e Projeção sobre o Tronco

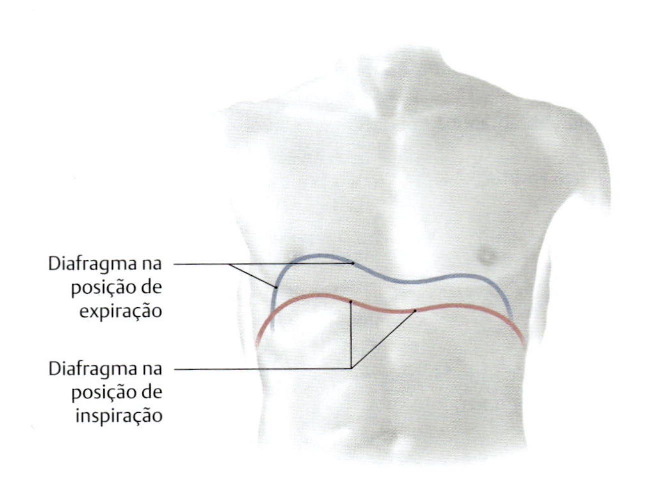

A Projeção do diafragma no tronco
Vista anterior. Estão representadas as posições de expiração (em azul) e de inspiração (em vermelho). Na posição de expiração, o diafragma pode estar na altura da 4ª costela, enquanto na posição de inspiração, o diafragma pode ser abaixado até, aproximadamente, a 7ª costela à direita.
Observação:

- A exata posição do diafragma depende do biotipo, do sexo e da idade
- O diafragma se encontra mais baixo à esquerda do que à direita, por causa da posição assimétrica do coração
- Durante a inspiração, não ocorre somente rebaixamento do diafragma, mas também retificação de suas duas cúpulas
- No decúbito, o diafragma se encontra mais alto (pressão dos órgãos intra-abdominais) do que na posição ortostática
- A amplitude dos movimentos do diafragma durante a inspiração pode ser avaliada com base no deslocamento da margem do fígado, facilmente palpável
- No cadáver, o diafragma se encontra mais alto em relação ao indivíduo vivo em expiração, devido à perda do tônus.

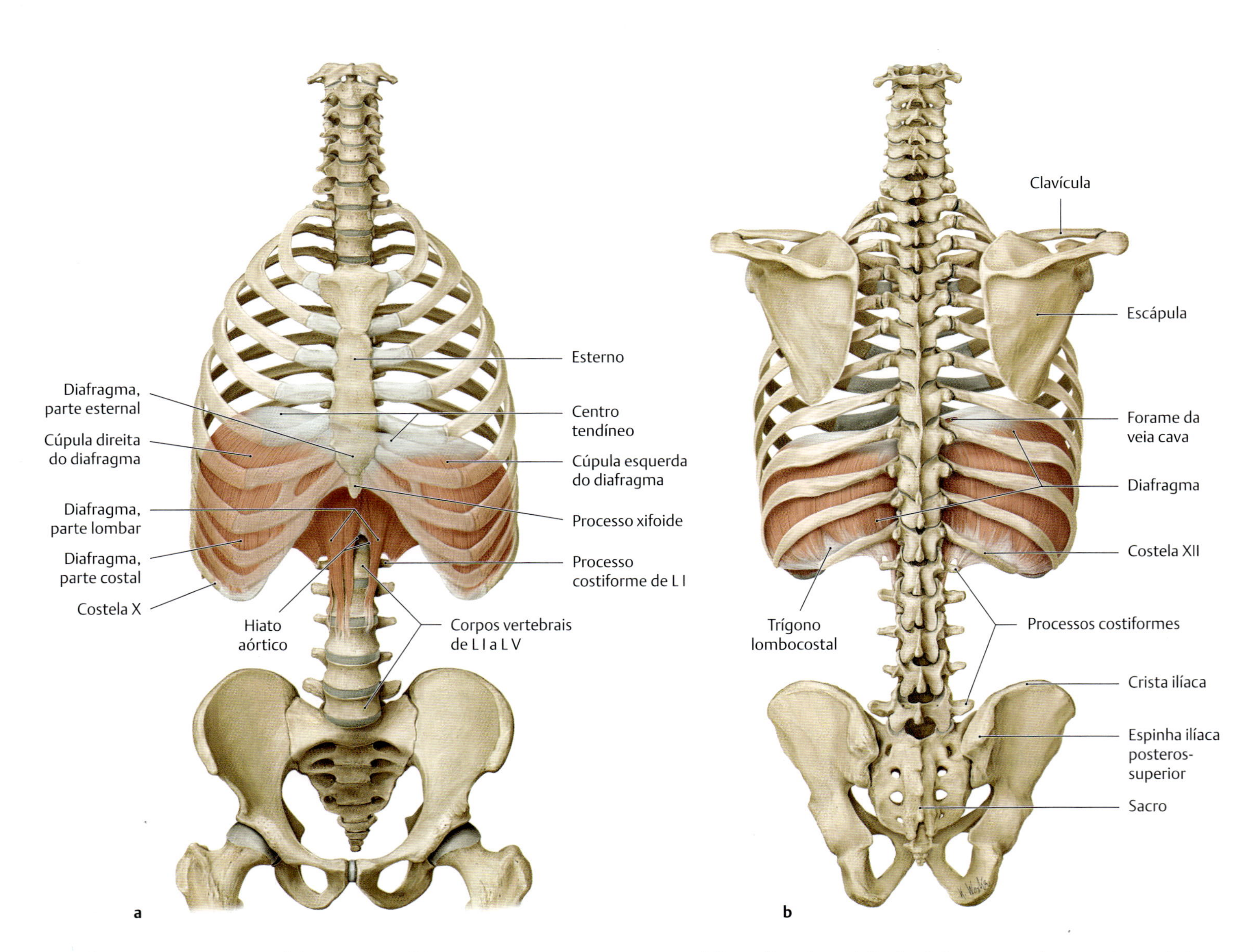

B Diafragma, vistas anterior (a) e posterior (b)
Em **a**, as partes *anteriores* das costelas, por trás das quais o diafragma se posiciona, estão representadas transparentes, de modo a possibilitar uma visão melhor da posição do diafragma; em **b**, as partes *posteriores* das mesmas costelas não estão representadas transparentes como em **a**.

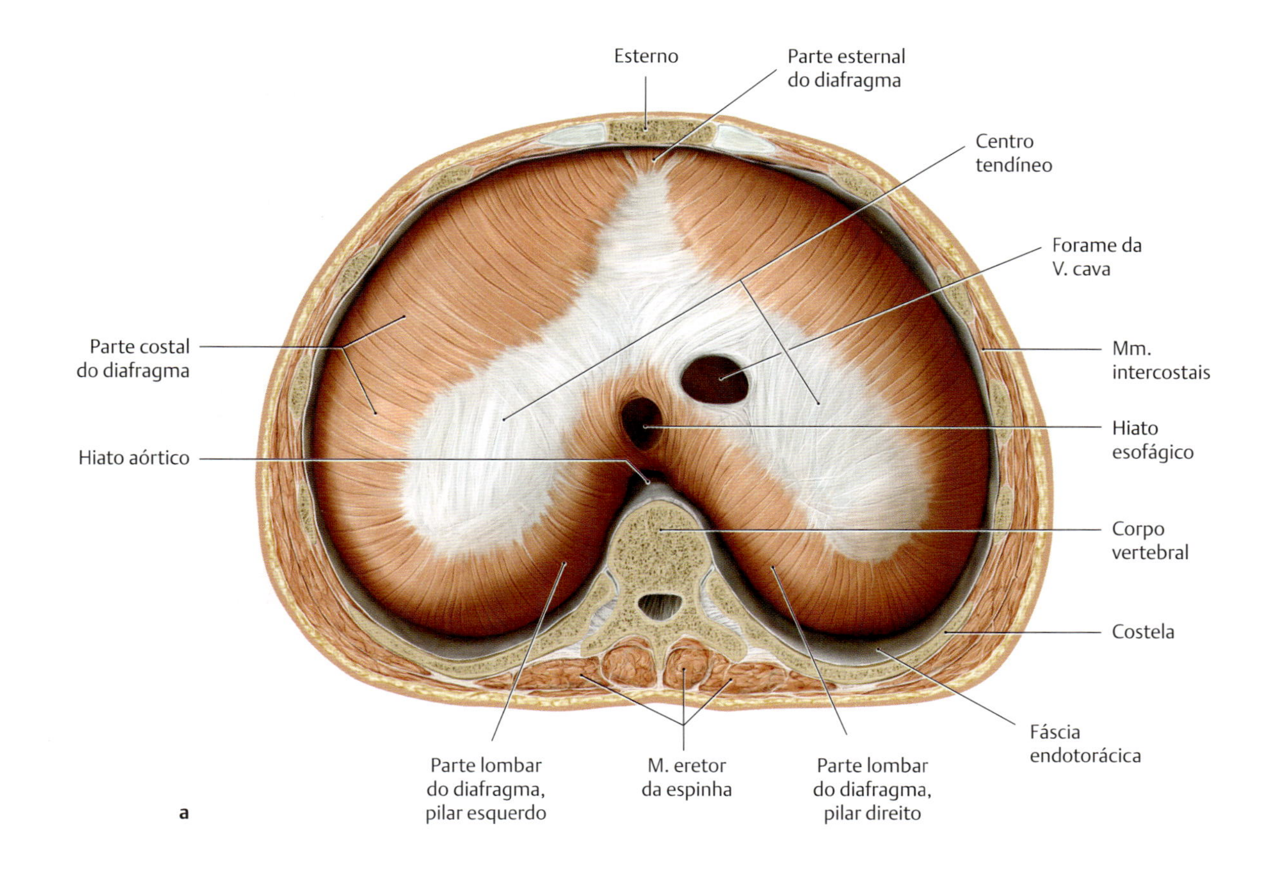

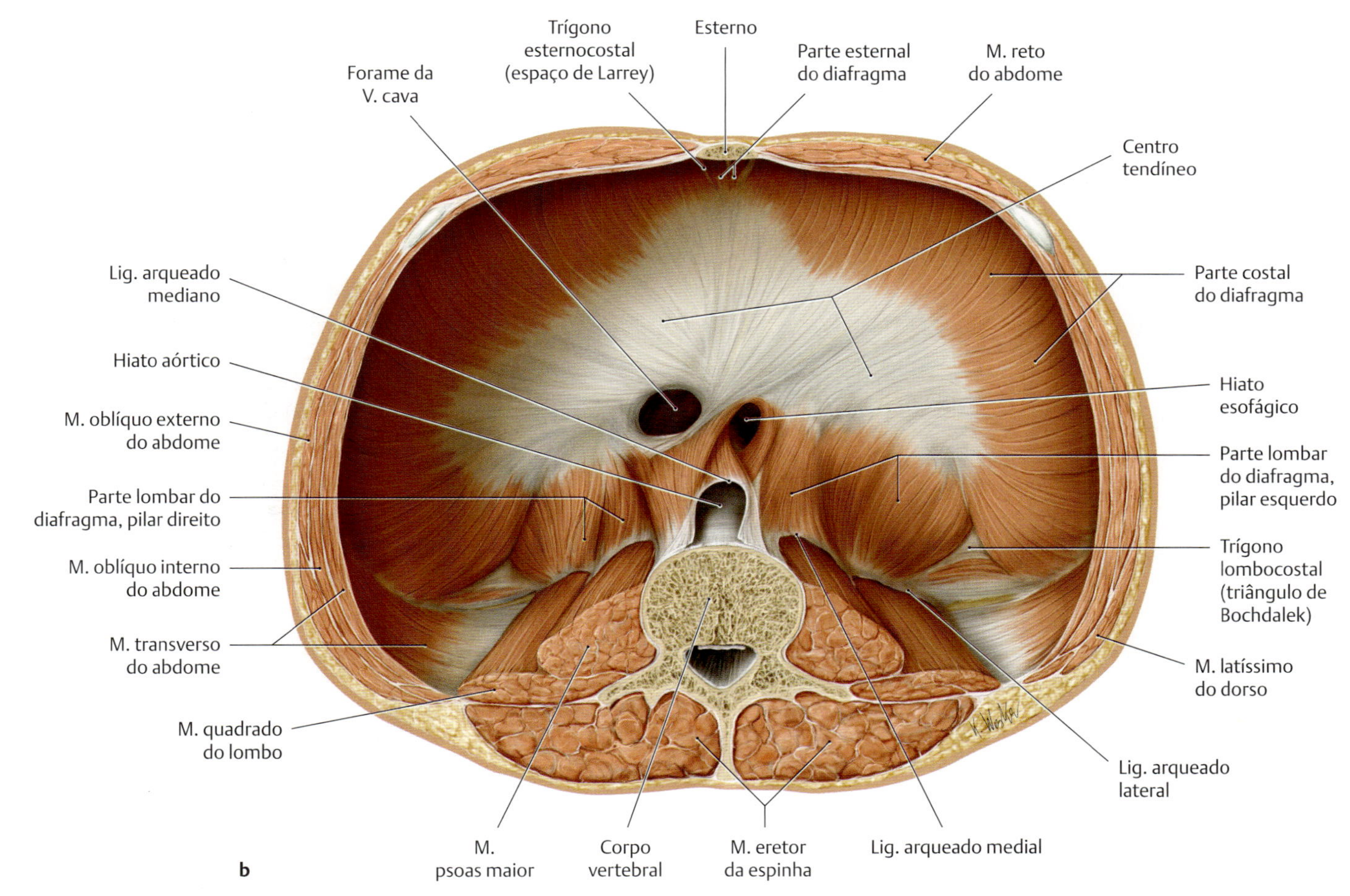

C Diafragma, vistas superior (a) e inferior (b)
As fáscias e as túnicas serosas sobre as faces superior e inferior do diafragma foram removidas.

A oclusão da abertura inferior do tórax pelo diafragma é de natureza muscular. Ele separa completamente as cavidades torácica e abdominal e tem três grandes aberturas para a passagem do esôfago, da aorta e da V. cava inferior.

1.3 Diafragma: Estrutura e Aberturas

A Forma e estrutura do diafragma
a Vista inferior; **b** Corte frontal do diafragma em vista anterior; **c** Corte mediano, com vista da metade direita do corpo; o diafragma encontra-se em posição de expiração.
O diafragma é subdividido em três partes, aqui limitadas entre si por cores: parte costal, parte lombar e parte esternal. Ver a origem dessas três partes em **C**; ver a posição dos hiatos do diafragma na página à direita. Os cortes **b** e **c** mostram o diafragma *in situ*, entre as duas cavidades corporais, e ilustram a proeminente estrutura cupuliforme: em ambos os lados (**b**) e também nas regiões anterior e posterior (**c**) do diafragma existem recessos de diferentes profundidades (ver pp. 143 e 185). O rebaixamento das cúpulas do diafragma e o achatamento desses recessos são essenciais na mecânica respiratória.

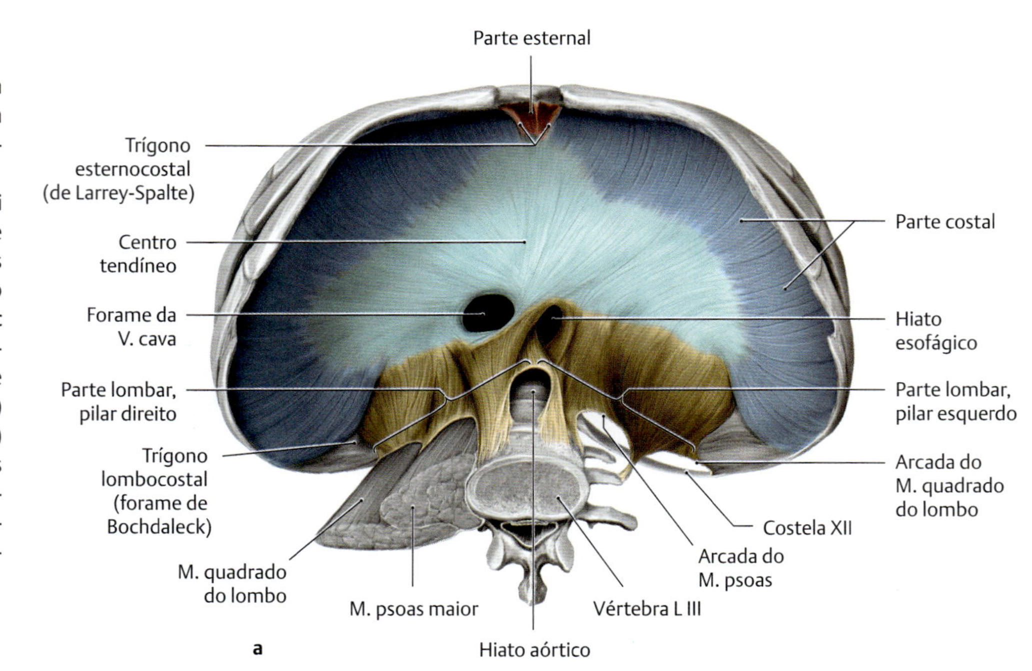

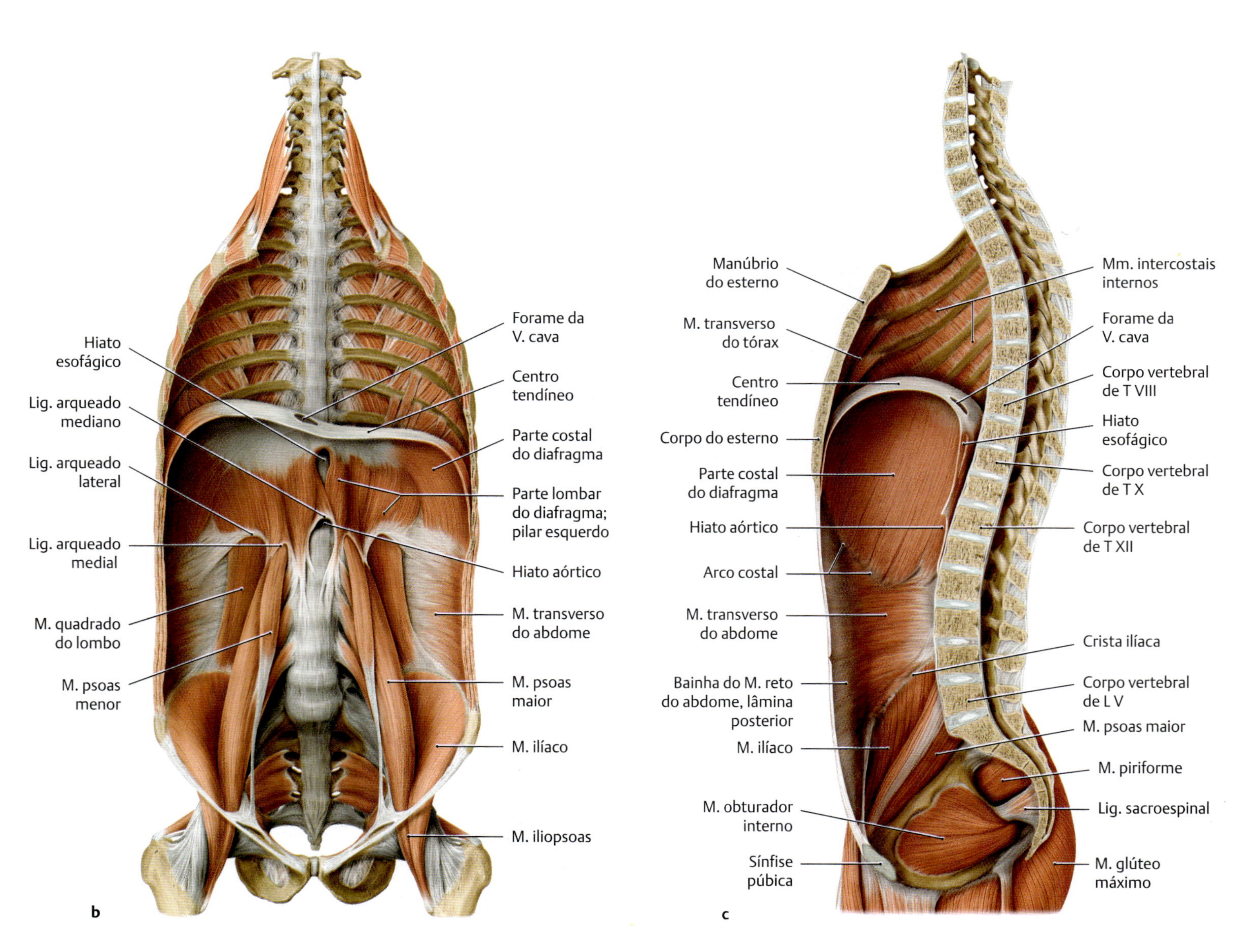

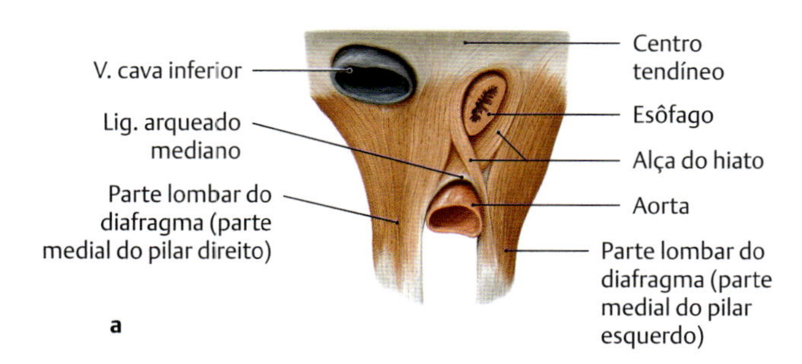

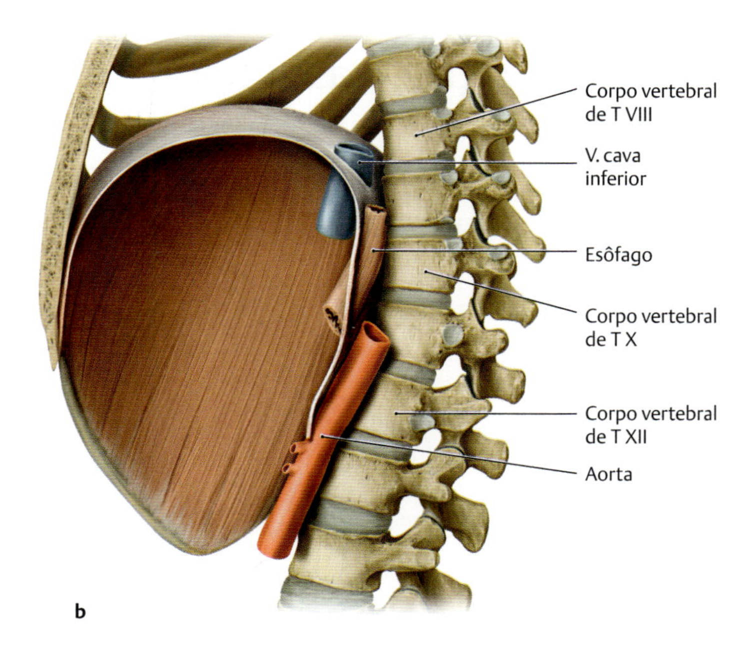

B Aberturas e hiatos do diafragma e sua importância clínica

a Parte lombar e parte do centro tendíneo de frente; localização das aberturas; **b** Vista da esquerda com o tórax aberto, diafragma em posição respiratória; projeção das aberturas na coluna torácica inferior: forame da veia cava: vértebra T III; hiato esofágico: vértebra T X; hiato aórtico: vértebra T XII.

As aberturas e os hiatos do diafragma existem pelas seguintes razões:

- O esôfago e grandes estruturas vasculonervosas se projetam do tórax para o abdome e vice-versa através da parte muscular ou do centro tendíneo do diafragma (**aberturas funcionais**, ver acima) e
- Os espaços entre cada uma das partes do diafragma são fechados apenas por tecido conjuntivo (**hiatos do diafragma**, como, por exemplo, os espaços no pilar medial, através do qual passam vasos sanguíneos e nervos (Nn. esplâncnicos, Vv. lombares ascendentes).

Os hiatos maiores têm importância clínica, como locais potenciais de fraqueza através dos quais órgãos do abdome e do tórax podem se deslocar (hérnias viscerais ou diafragmáticas, ver **D**).

C Visão geral do diafragma

Origem:	• Parte costal: margem inferior do arco costal (face interna das costelas VII–XII • Parte lombar (pilar direito e pilar esquerdo): – parte medial: corpos vertebrais de L I a L III, 2º e 3º discos intervertebrais, Lig. longitudinal anterior – parte lateral: arco tendíneo 1 do Lig. arqueado medial, a partir do corpo vertebral de L II, em direção ao processo costal correspondente; arco tendíneo 2 do Lig. arqueado lateral, do processo costal do corpo vertebral de L II, em direção à extremidade da costela XII • Parte esternal: face posterior do processo xifoide do esterno
Inserção:	Centro tendíneo
Função:	Mais importante músculo da inspiração (respiração diafragmática ou abdominal), atua nas variações da pressão intra-abdominal
Inervação:	N. frênico, derivado do plexo cervical (C3–C5)

D Aberturas e espaços do diafragma e estruturas que os atravessam

Aberturas do diafragma	Estruturas que as atravessam
Forame da veia cava (na altura do corpo vertebral de T VIII)	V. cava inferior N. frênico direito (o R. frenicoabdominal esquerdo atravessa a musculatura)
Hiato esofágico (na altura do corpo vertebral de T X)	Esôfago Troncos vagais anterior e posterior (sobre o esôfago)
Hiato aórtico (na altura do corpo vertebral de T XII/ corpo vertebral de L I)	Parte descendente da aorta Ducto torácico
Espaços do diafragma	**Estruturas que os atravessam**
Espaços no pilar medial	V. ázigo, V. hemiázigo, Nn. esplâncnicos maior e menor
Espaços entre o pilar medial e o pilar lateral	Tronco simpático, N. esplâncnico menor (variante comum)
Trígono esternocostal	A. e V. torácicas internas/epigástricas superiores

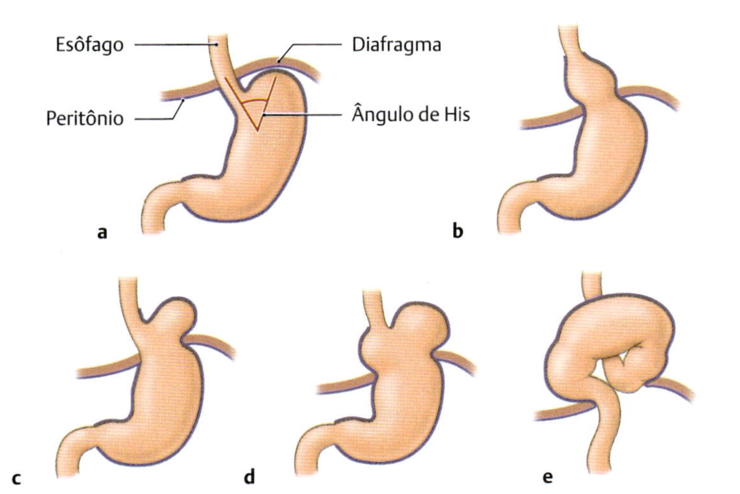

E Hérnias de hiato

a Achados normais; **b** Hérnia de hiato axial; **c** Hérnia paraesofágica; **d** Hérnia mista (parcial do tórax-estômago); **e** Estômago invertido (estômago-tórax).

O local mais frequente de ocorrência de hérnias de órgãos abdominais para a cavidade torácica é o hiato esofágico (hérnia de hiato; 90% dos casos). Na maioria das vezes, a extremidade do esôfago junto à cárdia do estômago "desliza" através do hiato esofágico para o tórax (hérnia por deslizamento, aproximadamente 85% de todas as hérnias de hiato). Os típicos sintomas vão desde azia, eructação e sensação de pressão retroesternal após as refeições até náuseas e vômitos, dispneia e sintomas que simulam infarto do miocárdio.

1.4 Diafragma: Inervação, Vasos Sanguíneos e Vasos Linfáticos

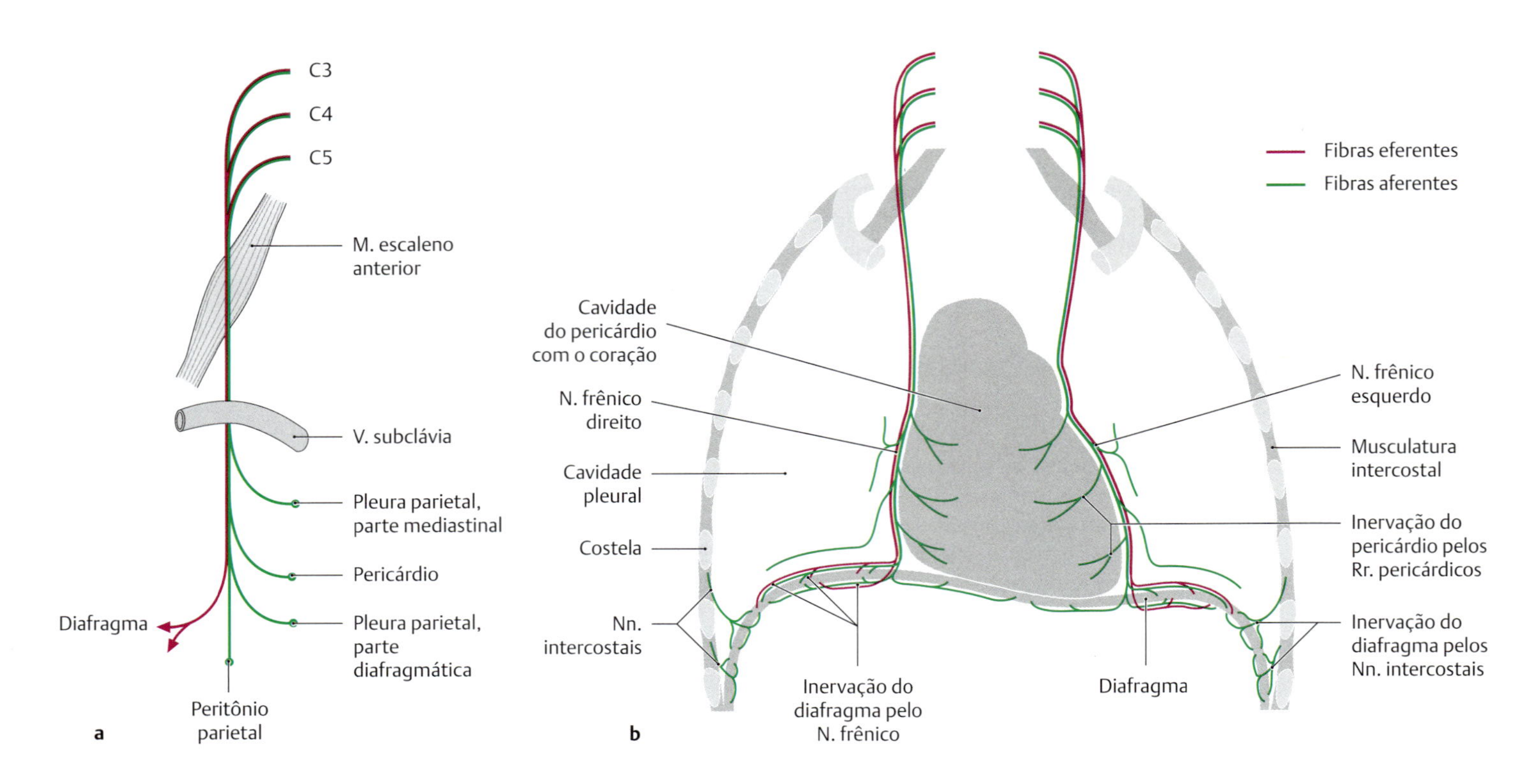

A Inervação

Em sua maior parte, o diafragma é inervado pelo nervo frênico. Este nervo se origina do plexo cervical, a partir dos segmentos C3–C5 da medula espinal (ver **a**), com os componentes principais originados de C4. Ao emitir os ramos somáticos, ele segue sobre a pleura mediastinal e sobre o pericárdio (Rr. pericárdicos, ver **b**), contendo numerosas fibras eferentes (motoras) e menor quantidade de fibras aferentes (sensitivas); estas fibras aferentes estão relacionadas à condução da sensação de dor a partir das túnicas serosas (pleura diafragmática e peritônio parietal) que recobrem o diafragma cranial e caudalmente. Um R. frenicoabdominal atravessa o diafragma em direção ao peritônio, de modo a atingir a vesícula biliar e o pâncreas. Ocasionalmente, um N. frênico acessório (não representado aqui) é observado: fibras derivadas de C5 (6) se unem ao N. frênico por meio do N. subclávio. As túnicas serosas coladas no diafragma têm apenas os segmentos da parte costal, próximo às costelas, supridos pelos Nn. intercostais (X e XI, ver **b**), e pelo N. subcostal (T12, não visualizado) com relação à inervação sensitiva somática. Os vasos sanguíneos do diafragma são, como todos os vasos sanguíneos, inervados pela divisão autônoma do sistema nervoso.

Observação: Uma deficiência bilateral do N. frênico (p. ex., durante distúrbios da região cervical da medula espinal nas lesões transversais altas) causa paralisia bilateral do diafragma. Como o diafragma é o principal músculo da respiração, a paralisia bilateral do diafragma é normalmente fatal.

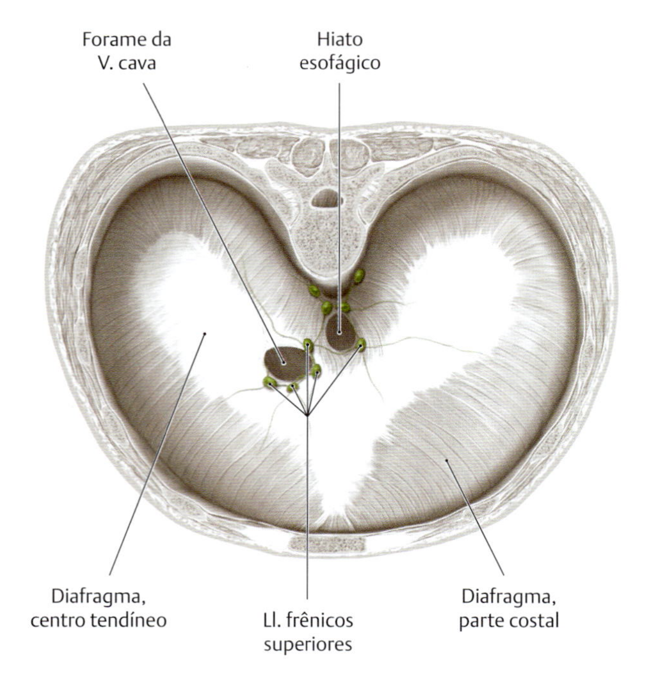

B Linfonodos e drenagem linfática do diafragma

Vista cranial. Os linfonodos do diafragma estão divididos em dois grupos, segundo a sua posição:

- Ll. frênicos superiores, sobre a face superior do diafragma, e
- Ll. frênicos inferiores, na face inferior do diafragma (aqui não representados).

Os **linfonodos frênicos superiores** são, consequentemente, linfonodos do *tórax*, os quais, além de recolher a linfa do diafragma, a partir dos segmentos inferiores do esôfago (ver p. 174), e dos pulmões, também recolhem a linfa do fígado (por uma via transdiafragmática) (ver p. 91). Isto também é válido principalmente para os linfonodos superiores direitos. Eles conduzem a linfa para o tronco broncomediastinal. Os **Ll. frênicos inferiores** são linfonodos do *abdome* e recolhem a linfa do diafragma, a qual conduzem normalmente para um tronco lombar (ver p. 239). Eles também podem recolher a linfa dos lobos inferiores do pulmão.

N. frênico
A. torácica interna
V. ázigo
A. pericardicofrênica
Aorta torácica
A. musculofrênica
A. frênica superior esquerda
V. lombar ascendente direita
A. frênica inferior direita
Tronco celíaco
V. cava inferior
Aorta abdominal descendente
a

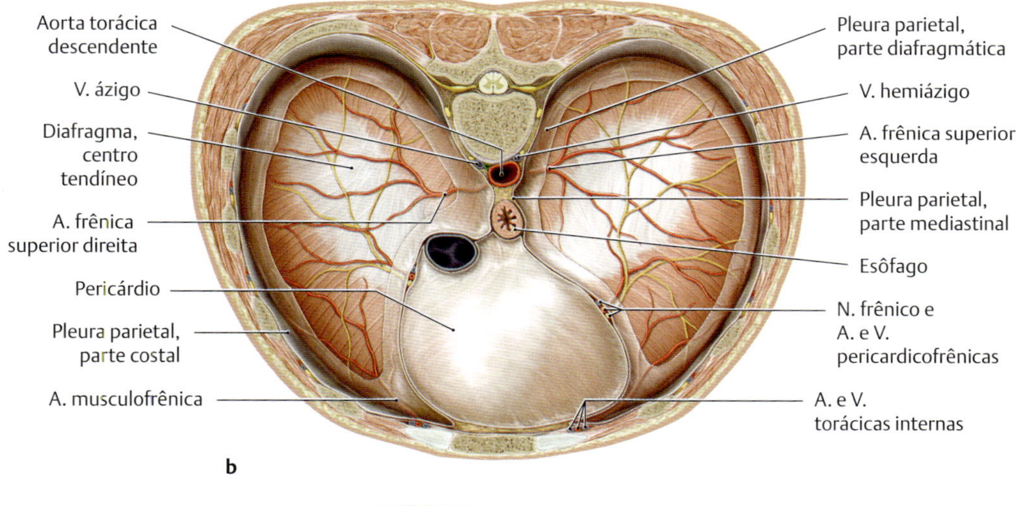

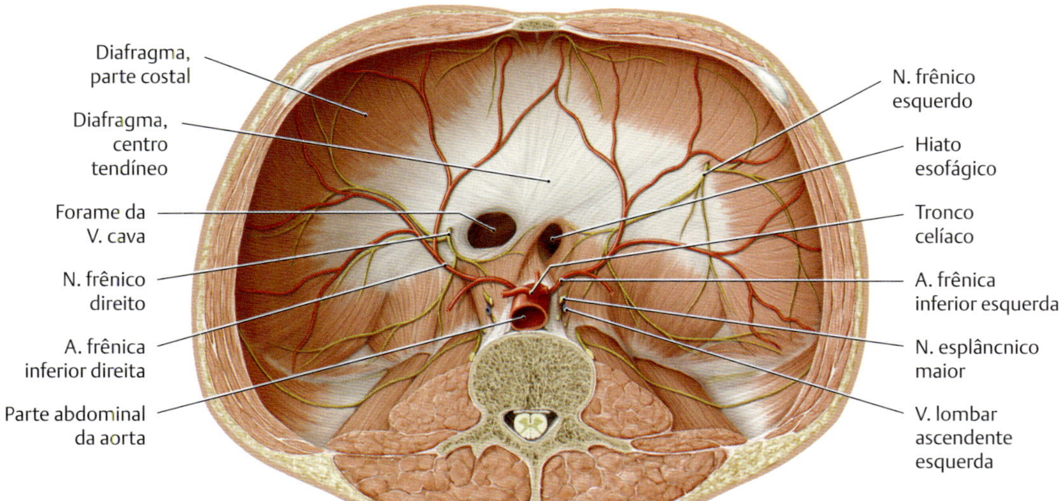

C Artérias do diafragma

a Vista anterior do tórax seccionado; os órgãos, as fáscias conjuntivas e as túnicas serosas foram retirados. O N. frênico (para detalhes, ver p. 99) está representado, no seu trajeto juntamente com a A. pericardicofrênica, lateralmente ao pericárdio, que foi removido nesta imagem. O longo trajeto da A. pericardicofrênica através de todo o mediastino é bem ilustrado.

b Vista superior da face superior do diafragma, a pleura parietal (parte diafragmática) foi amplamente removida. O pericárdio foi mantido. Três pares de artérias irrigam a face superior do diafragma:

- A. frênica superior: origina-se da aorta torácica descendente imediatamente acima do diafragma e supre uma área maior
- A. pericardicofrênica: segue muito próxima ao pericárdio e origina ramos para o diafragma
- A. torácica interna: supre o diafragma por meio de ramos diretos ou através da A. musculofrênica.

c Vista inferior da face inferior do diafragma, o peritônio parietal foi completamente removido: a face inferior do diafragma é suprida pelo par de Aa. frênicas inferiores, os primeiros ramos da parte abdominal da aorta.
As veias do diafragma (aqui não esquematizadas) seguem em grande parte com as artérias:

- Vv. frênicas inferiores: desembocam na V. cava inferior
- Vv. frênicas superiores: desembocam normalmente à direita na V. ázigo, e à esquerda na V. hemiázigo.

2.1 Parte Torácica da Aorta

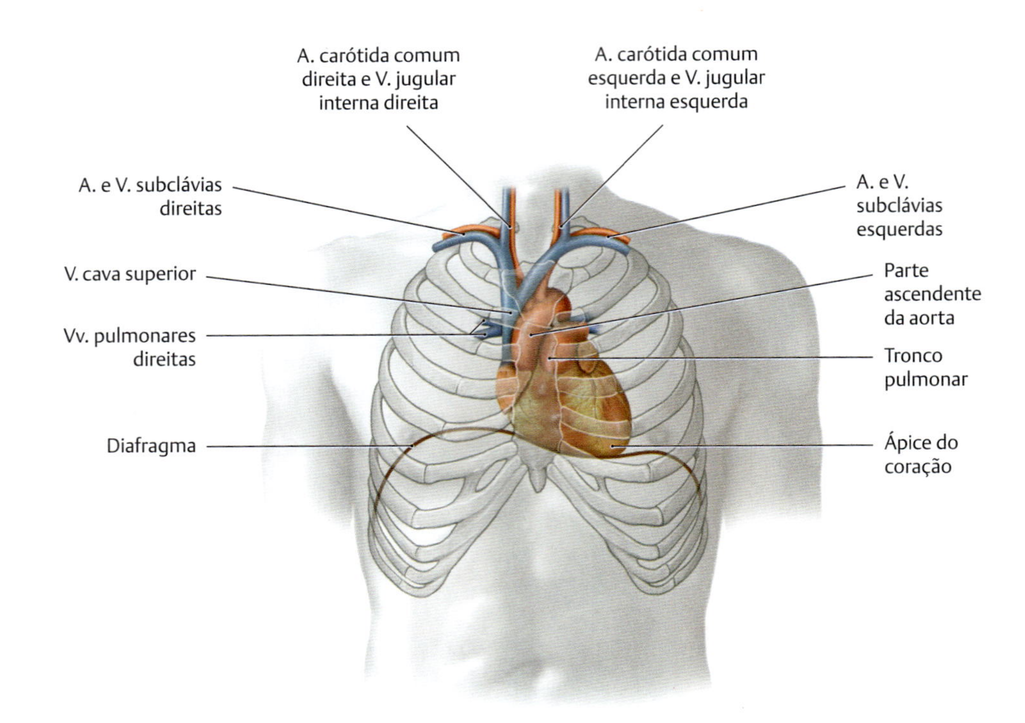

A Projeção do coração e dos vasos na parede torácica

Vista anterior. Os dois grandes vasos arteriais do tórax são a *aorta* e *tronco pulmonar*. Como as artérias pulmonares chegam aos pulmões após um percurso livre muito curto, elas serão abordadas com os vasos dos pulmões (ver p. 152 e seguinte).

Na imagem radiográfica, a parte *ascendente* da aorta se situa "na sombra" do esterno, enquanto a parte *descendente* da aorta aparece na margem esternal esquerda (ver estes segmentos em **B**).

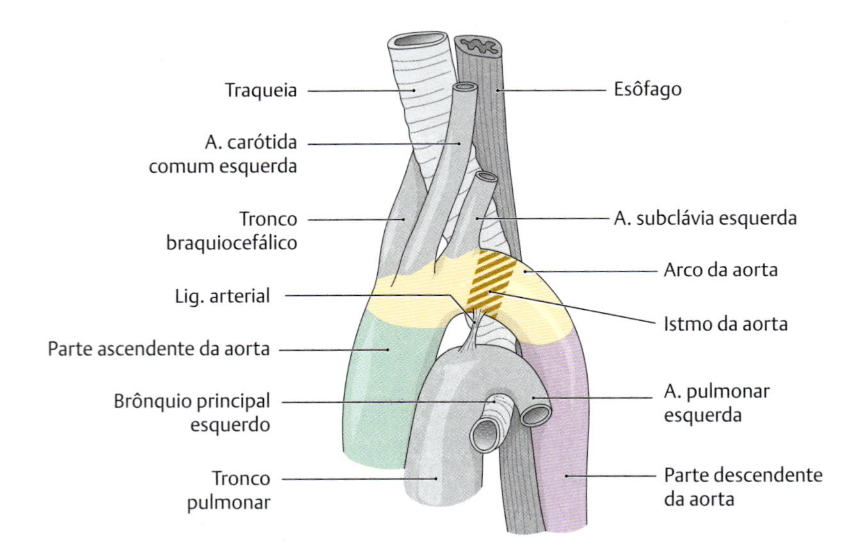

B Segmentos da aorta e posição em relação à traqueia e ao esôfago

Vista pelo lado esquerdo. Na aorta são distinguidas as seguintes partes:

- Parte ascendente da aorta: origina-se do ventrículo esquerdo; próximo do coração, dilata-se para formar o bulbo da aorta (não visualizado aqui)
- Arco da aorta: o arco da aorta se encontra entre a parte ascendente da aorta e a parte descendente da aorta; está voltado para a esquerda e posteriormente; aqui, a aorta pode apresentar uma constrição (istmo da aorta, ver área tracejada na figura e p. 200), como remanescente do período embrionário
- Parte descendente da aorta: é composta pelas partes torácica e abdominal (ver **D**).

C Sistematização das artérias que irrigam os órgãos torácicos

Aqui estão em destaque os vasos que irrigam *os órgãos e as estruturas internas* do tórax. Os ramos da aorta no tórax podem ser subdivididos em quatro grupos:

Artérias para a cabeça e o pescoço e para os membros superiores:

- Tronco braquiocefálico, com
  - A. carótida comum direita
  - A. subclávia direita e
- A. tireóidea ima (existente em apenas 10% dos seres humanos)
- A. carótida comum esquerda
- A. subclávia esquerda

Artérias que irrigam estruturas do tórax como ramos diretos da aorta:

- Ramos viscerais para irrigação de órgãos (coração, traqueia, brônquios e esôfago):
  - Aa. coronárias direita e esquerda
  - Rr. traqueais
  - Rr. pericárdicos
  - Rr. bronquiais
  - Rr. esofágicos
- Ramos parietais para o suprimento da parede torácica interna (principalmente a região dorsolateral) e do diafragma:
  - Aa. intercostais posteriores
  - Aa. frênicas superiores direita e esquerda

Ramos pares indiretos (que não se originam diretamente da aorta) que seguem primariamente para a cabeça e o pescoço, mas que originam ramos (geralmente pequenos) que se projetam de cima para a cavidade torácica e irrigam os órgãos:

- A. tireóidea inferior (a partir do tronco tireocervical = ramo da A. subclávia), com
  - Rr. esofágicos
  - Rr. traqueais

Ramos pares indiretos que normalmente suprem a parede do tórax (basicamente a parede anterior, mas também a parte inferior) e, ainda, ramos parietais que podem originar outros ramos para órgãos:

- A. torácica interna (a partir da A. subclávia), com
  - Rr. tímicos
  - Rr. mediastinais
  - Rr. intercostais anteriores
  - A. pericardicofrênica (com ramos para o pericárdio e para o diafragma)
  - A. musculofrênica (com ramo para o diafragma)

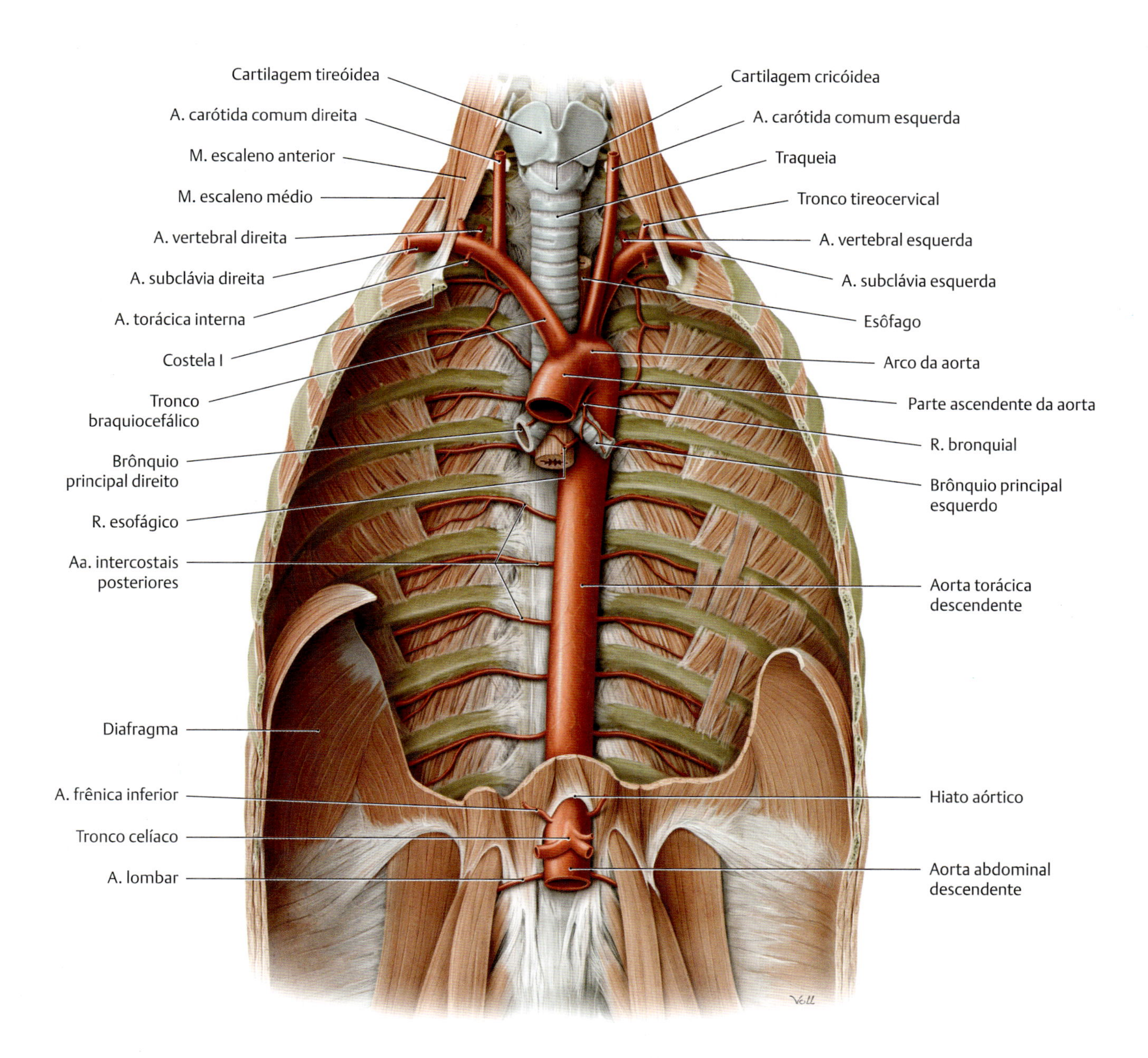

D Posição da aorta no tórax

Vista anterior. A pleura, as fáscias internas e a maioria dos órgãos torácicos foram retiradas, e o diafragma foi seccionado. A aorta supre todos os órgãos com seus ramos (ver **C** e p. 211), e por ela passam quase 5 litros de sangue por minuto. Sua parede, principalmente na parte ascendente da aorta e no arco da aorta, é constituída por numerosas lâminas elásticas, que são a base da chamada "*função de câmara de ar*": o sangue, bombeado pelo coração esquerdo de forma pulsátil, distende a aorta muito rapidamente e aumenta o seu calibre. As lâminas elásticas, então distendidas, retraem mais lentamente; o ritmo de pulso do coração, em *staccato*, consequentemente, é suavizado, a onda do pulso é reduzida, tornando o fluxo sanguíneo mais regular. A posição da aorta em relação à traqueia e ao esôfago se altera ao longo de seu trajeto pelo tórax (ver também **B** e p. 172). O motivo deste comportamento é a curvatura do arco da aorta para a esquerda e para trás. A *parte ascendente da aorta* encontra-se em posição mais anterior. A *parte torácica da aorta* passa ao lado esquerdo da traqueia e sobre o brônquio principal esquerdo, seguindo finalmente à esquerda e *dorsalmente* ao esôfago e anteriormente à coluna vertebral, em direção caudal. Dilatações saculares patológicas da parede vascular aórtica (aneurismas) podem, consequentemente, estreitar o esôfago (distúrbios da deglutição). No hiato aórtico (na altura da transição entre os corpos vertebrais de T XII/L I), a parte torácica da aorta atravessa o diafragma e se transforma em parte abdominal da aorta.

Observação: Raramente, o calibre vascular no arco da aorta, atrás do ligamento arterial (ver **B**) é estreito (istmo da aorta; na circulação embrionária, isso é ainda fisiológico). Esta região pode ser clinicamente considerada uma estenose do istmo da aorta (ver pp. 200 e seguinte).

E Função de "câmara de ar" da aorta

a Durante a sístole, uma parte do volume de sangue é armazenada na parede elástica da aorta (setas azuis voltadas para fora); durante a diástole (**b**), este volume é novamente ejetado (setas azuis voltadas para dentro).

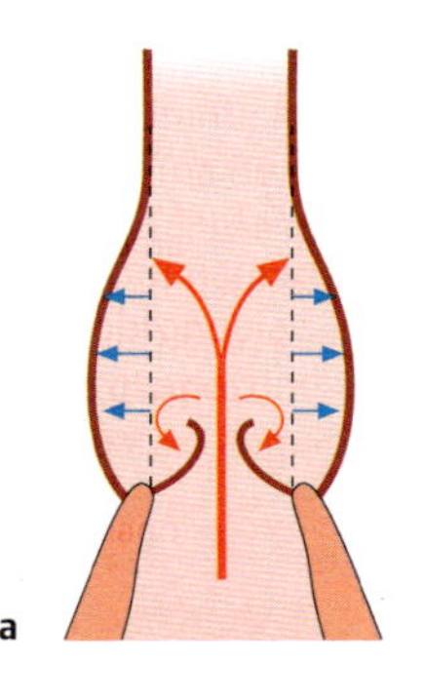

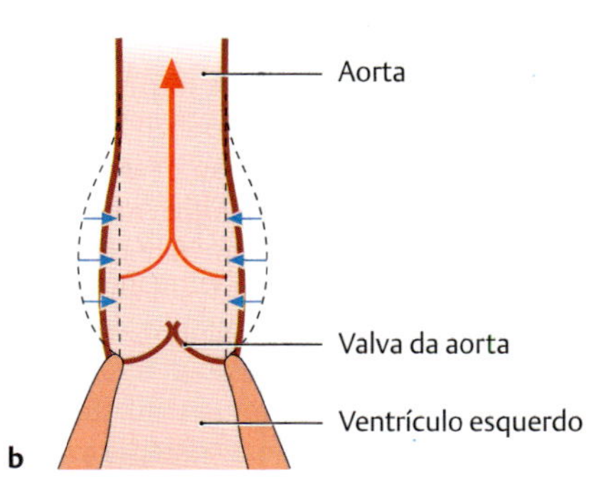

2.2 Veia Cava e Sistema Ázigo

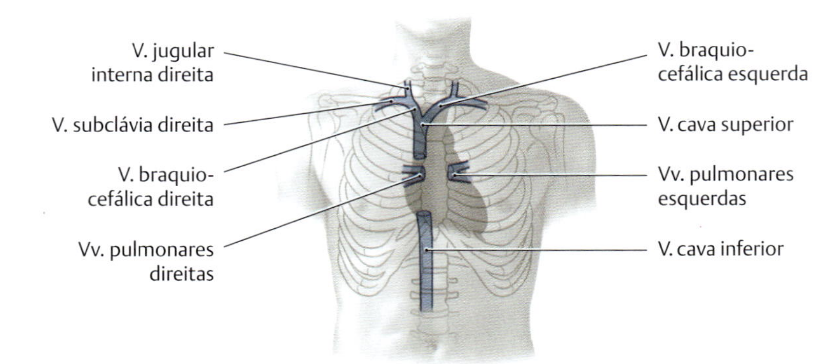

A Projeção das veias cavas sobre o esqueleto
Vista anterior. A *V. cava superior* se situa à direita da linha mediana e aparece ao lado da margem esternal direita. Ela se origina a partir da confluência das duas Vv. braquiocefálicas e, vindo da região cranial, desemboca no átrio direito do coração e auxilia na definição da silhueta cardíaca na imagem radiográfica (ver p. 110). O trajeto da *V. cava inferior* no tórax é muito pequeno (cerca de 1 cm, aqui não representado): imediatamente após a passagem pelo diafragma (forame da veia cava), ela atravessa o pericárdio, advinda da cavidade abdominal, e entra no átrio direito do coração. No tórax não apresenta veias tributárias (ver as Vv. pulmonares, nas pp. 152 e seguinte).

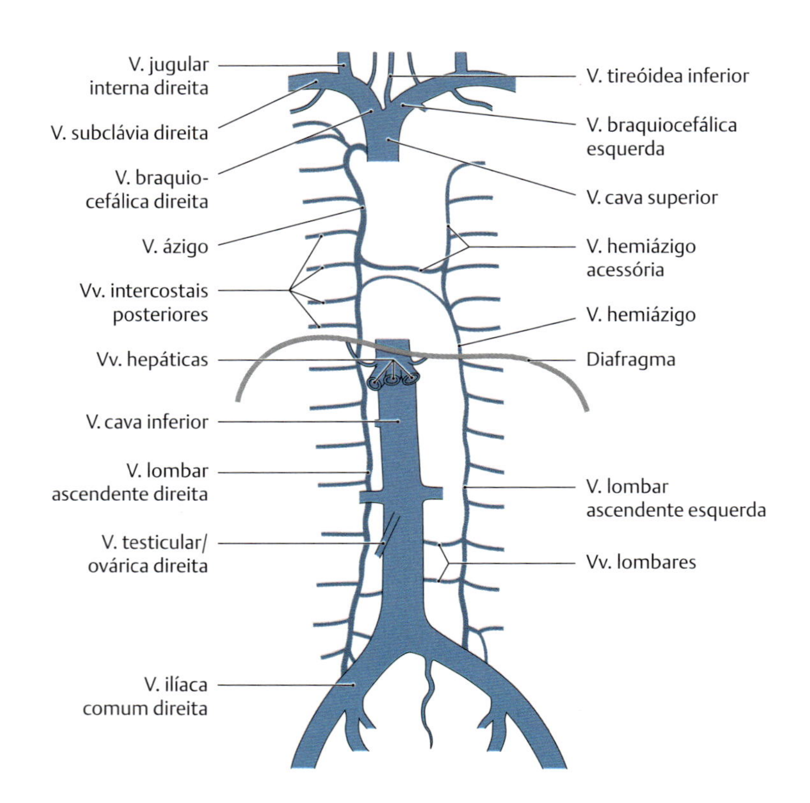

B Sistema ázigo
Vista anterior. Como ambas as Vv. cavas reunidas ainda são bem mais curtas do que a aorta, a drenagem venosa do tórax ocorre principalmente pelo longo sistema ázigo, de trajeto craniocaudal: à direita da coluna vertebral encontra-se a *V. ázigo*, e à esquerda encontra-se a *V. hemiázigo*, que desemboca na V. ázigo, e esta, por sua vez, desemboca na V. cava superior. Frequentemente, no tórax superior à esquerda, forma-se uma *V. hemiázigo acessória*, que desemboca na V. ázigo independentemente ou através da V. hemiázigo. O sistema ázigo drena veias do mediastino e de segmentos médio e inferior da parede do tórax.

Observação: A V. ázigo desemboca na V. cava superior, e as Vv. lombares ascendentes apresentam, em ambos os lados, uma conexão com a V. cava inferior por meio das Vv. ilíacas comuns. Por meio do sistema ázigo forma-se um desvio venoso entre ambas as Vv. cavas, a chamada anastomose cavocava. Durante uma obstrução do fluxo na região da V. cava inferior, o sangue venoso ainda pode atingir a V. cava superior, e consequentemente o coração direito, através do sistema ázigo (ver também **D** e p. 234).

C Sistematização das veias responsáveis pela drenagem dos órgãos torácicos
Aqui estão em destaque os vasos que drenam *os órgãos e as estruturas internas* do tórax. Todos os vasos conduzem o sangue para a V. cava superior, cujas tributárias no tórax podem ser subdivididas em quatro grupos:

Veias que drenam a cabeça e o pescoço ou os membros superiores:
- Vv. braquiocefálicas direita e esquerda, com
  - Vv. subclávias direita e esquerda
  - Vv. jugulares internas direita e esquerda
  - Vv. jugulares externas direita e esquerda
  - Vv. intercostais supremas
  - Vv. pericárdicas
  - V. intercostal superior esquerda

Veias que drenam as estruturas do tórax (desembocam à esquerda na V. hemiázigo acessória ou na V. hemiázigo, à direita na V. ázigo). A partir das duas fontes, o sangue flui para a V. ázigo, que desemboca na V. cava superior. As tributárias venosas podem ser mais uma vez subdivididas em:
- Veias viscerais para drenagem da traqueia, dos brônquios e do esôfago:
  - Vv. traqueais
  - Vv. bronquiais
  - Vv. esofágicas
- Veias parietais para drenagem da parede torácica interna e do diafragma:
  - Vv. intercostais posteriores
  - Vv. frênicas superiores direita e esquerda
  - V. intercostal superior direita

Veias pares indiretas da veia cava superior, oriundas primariamente da cabeça e do pescoço, mas que, por sua vez, recebem tributárias (geralmente pequenas) que drenam os órgãos torácicos:
- V. tireóidea inferior (= afluente da veia braquiocefálica), com
  - Vv. esofágicas
  - Vv. traqueais

Veias pares indiretas da veia cava superior, que, habitualmente, como veias parietais, drenam principalmente a parede anterior do tórax, mas que, por sua vez, também podem receber veias dos órgãos (sub-ramos viscerais):
- V. torácica interna (para a V. braquiocefálica), com
  - Vv. tímicas
  - Vv. mediastinais
  - Vv. intercostais anteriores
  - V. pericardicofrênica (com ramos para o pericárdio e para o diafragma)
  - V. musculofrênica (com ramo para o diafragma)

Observação: As estruturas do mediastino superior podem ter, ainda, o seu sangue drenado por pequenas veias (p. ex., Vv. traqueais, Vv. esofágicas, Vv. mediastinais). diretamente para as Vv. braquiocefálicas.

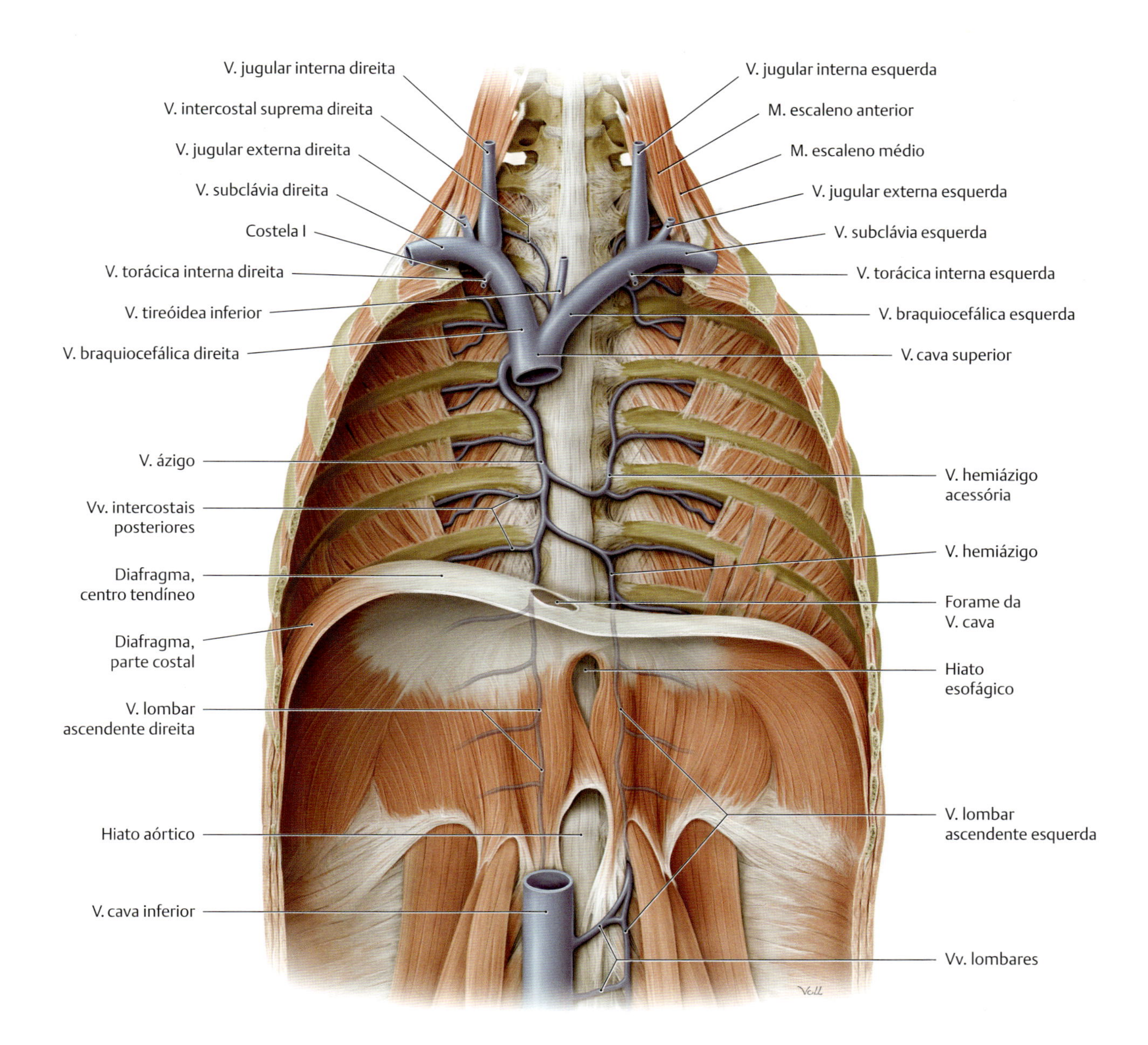

D Veia cava superior e sistema ázigo no tórax

Vista anterior, com o tórax aberto, e os órgãos, fáscias internas e túnicas serosas retirados; a V. cava inferior foi seccionada e retirada na altura dos corpos vertebrais de L I/L II para visualização da V. lombar ascendente direita. A **V. cava superior** se origina à direita do plano mediano, aproximadamente na altura da transição dos corpos vertebrais de T II/T III, a partir da confluência das duas Vv. braquiocefálicas, que por sua vez originam-se a partir da associação da V. jugular interna com a V. subclávia. Logo abaixo da origem da V. cava superior desemboca a V. ázigo, de trajeto à direita da coluna vertebral, à direita e dorsalmente à V. cava superior. A **V. ázigo** – à direita –, e a **V. hemiázigo** – à esquerda – se originam das Vv. lombares ascendentes direita e esquerda, após a passagem destas através do diafragma. Na altura do corpo vertebral de T VII, a V. hemiázigo, de trajeto à esquerda, cruza a coluna vertebral e desemboca na V. ázigo. Nesta representação, a V. hemiázigo acessória desemboca (após o cruzamento sobre a coluna vertebral da esquerda para a direita) de forma isolada na V. ázigo. Entretanto, as Vv. hemiázigo e hemiázigo acessória, não raramente, se conectam por meio de anastomoses.

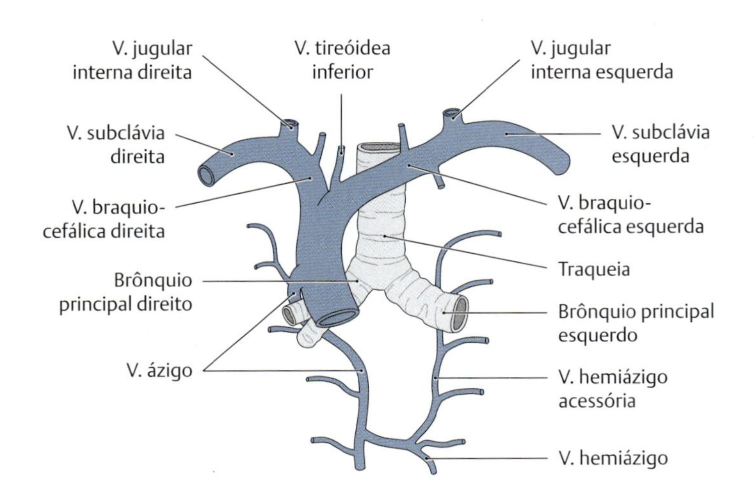

E Posição da traqueia, V. cava superior e sistema ázigo

A V. cava superior se encontra à direita da traqueia. A V. braquiocefálica esquerda passa anteriormente à traqueia para a direita, de modo a se unir com a V. braquiocefálica direita. A V. ázigo segue posteriormente ao brônquio principal direito em direção superior e então se dobra em direção anterior, de modo a desembocar na parte posterior da V. cava superior (a V. ázigo "cavalga" o brônquio principal direito). A V. hemiázigo acessória passa posteriormente ao brônquio principal esquerdo em direção inferior e desemboca isoladamente, ou juntamente com a V. hemiázigo, na V. ázigo.

2.3 Vasos Linfáticos

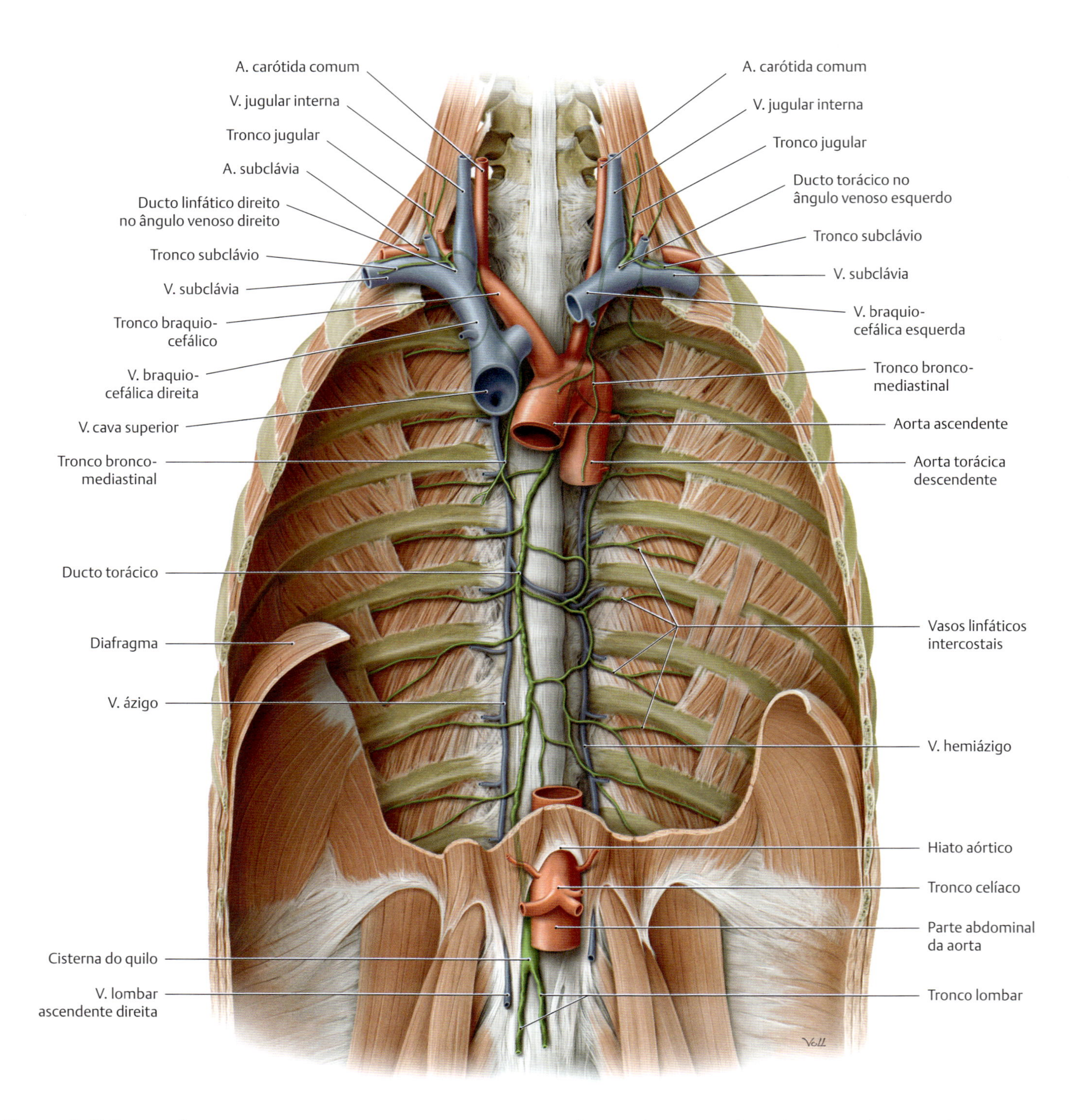

A Troncos linfáticos no tórax

Vista anterior do tórax aberto. Foram retirados a pleura, as fáscias internas e os órgãos; o diafragma está seccionado, e a parte superior do abdome está visível. Os principais troncos linfáticos, que conduzem a linfa de todo o corpo para o sistema venoso, são o ducto torácico e o ducto linfático direito. O **ducto torácico** (que se origina, ainda no abdome, da cisterna do quilo) acompanha posteriormente a aorta através do hiato aórtico em direção cranial e, portanto, anteriormente à coluna vertebral, geralmente um pouco à direita do plano mediano. Bem abaixo do arco da aorta, vira para a esquerda e desemboca no ângulo venoso esquerdo. Nesse momento, recebe os *troncos broncomediastinal*, *jugular* e *subclávio esquerdos*. Numerosos troncos linfáticos pequenos e sem nomes específicos recebem a linfa a partir de pequenos grupos de linfonodos e a conduzem do mediastino e dos espaços intercostais para o ducto torácico (os segmentos posteriores dos espaços intercostais inferiores direitos são drenados principalmente pelo ducto torácico, e não pelo curto tronco broncomediastinal direito). O curto **ducto linfático direito** recebe os *troncos broncomediastinal*, *jugular* e *subclávio direitos* logo antes de desembocar no ângulo venoso direito.

Observação: Todos os grandes troncos linfáticos passam pela cavidade torácica. Como aí prevalecem alterações de pressão sincronizadas com a respiração, estas também ocorrem nos troncos linfáticos. Elas têm efeito principalmente sobre o refluxo da linfa no ducto torácico, o qual tem um calibre relativamente grande: a diminuição da pressão intratorácica durante a inspiração causa alargamento passivo do ducto torácico e, com isso, intensificação do refluxo da linfa neste tronco linfático. Isso pode ser de utilização terapêutica durante obstruções linfáticas: o paciente precisa produzir, por exemplo, uma intensa queda na pressão no tórax (= sucção para o leito capilar) por meio de uma longa e profunda inspiração.

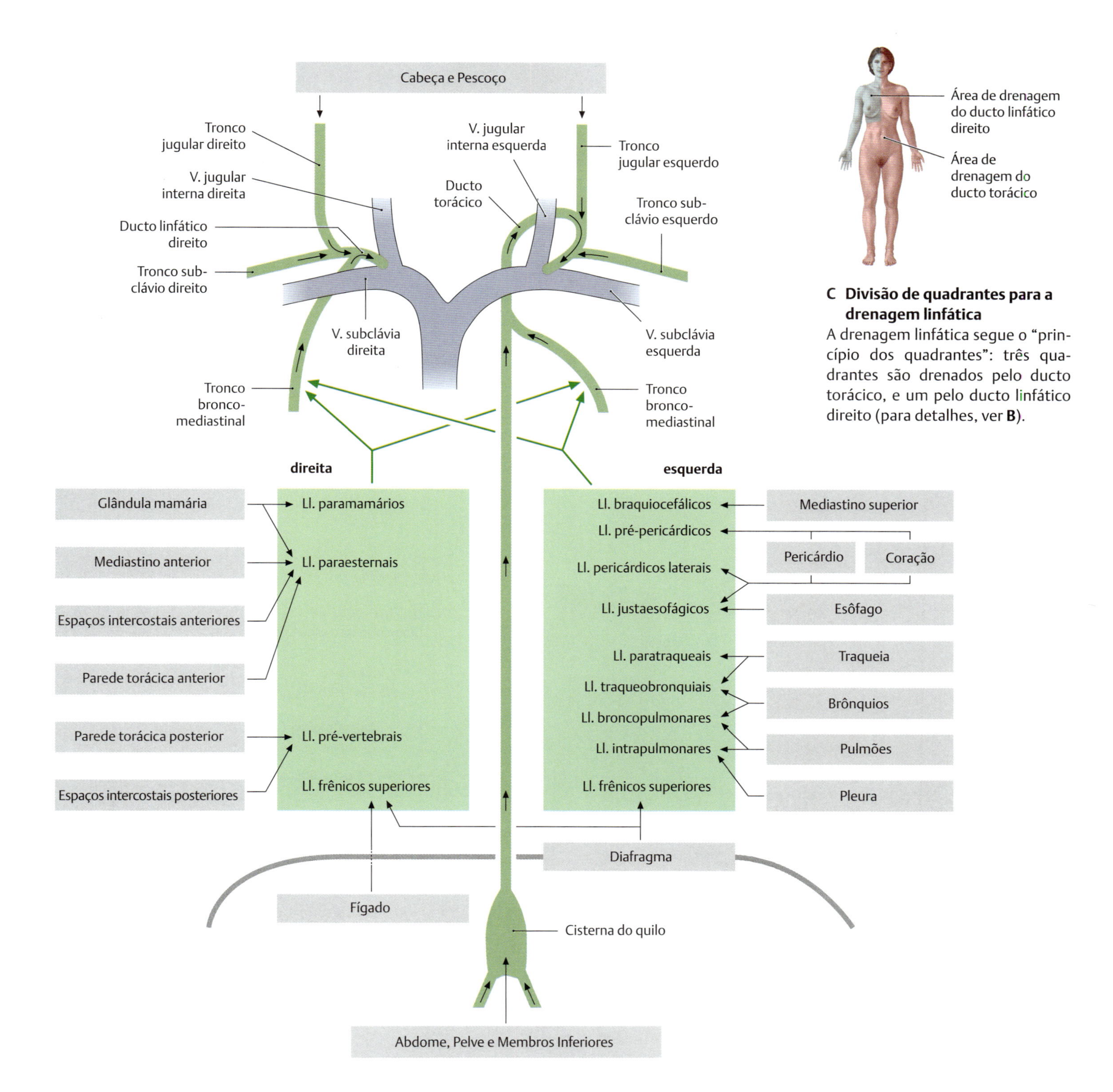

C Divisão de quadrantes para a drenagem linfática

A drenagem linfática segue o "princípio dos quadrantes": três quadrantes são drenados pelo ducto torácico, e um pelo ducto linfático direito (para detalhes, ver **B**).

B Visão geral das vias de drenagem linfática no tórax

A linfa de todo o corpo é lançada no sangue venoso nas regiões dos ângulos venosos direito e esquerdo (confluência da V. subclávia com a V. jugular interna). O **ducto torácico** conduz a linfa do abdome e da pelve, dos membros inferiores, da metade esquerda do tórax, do membro superior esquerdo e das metades esquerdas da cabeça e do pescoço para o *ângulo venoso esquerdo* (o que corresponde a três dos quatro quadrantes, ver **C**). O curto **ducto linfático direito** (com apenas cerca de 1 cm de comprimento) conduz a linfa da metade direita do tórax e de partes do fígado, do membro superior direito e das metades direitas da cabeça e do pescoço para o *ângulo venoso direito* (o que corresponde a um dos quatro quadrantes), onde a linfa dos segmentos posteriores dos espaços intercostais inferiores, de *ambos os lados*, geralmente alcança a conexão com o ducto torácico (ver **A**). Ambos os troncos linfáticos recebem a linfa do tórax pelos **troncos broncomediastinais esquerdo** e **direito**, e também por troncos menores, sem, no entanto, denominação específica. Os **linfonodos** (ver p. 94) se encontram próximos à parede torácica (p. ex., os linfonodos paraesternais, paramamários, pré-vertebrais), no mediastino (clinicamente caracterizados como linfonodos "mediastinais"), ou associados à árvore bronquial, sendo denominados segundo a sua localização. Devido às relações topográficas no tórax, uma superposição da drenagem linfática é frequente: por exemplo, os linfonodos justaesofágicos captam a linfa do esôfago *e* do coração.

2.4 Cadeias de Linfonodos no Tórax

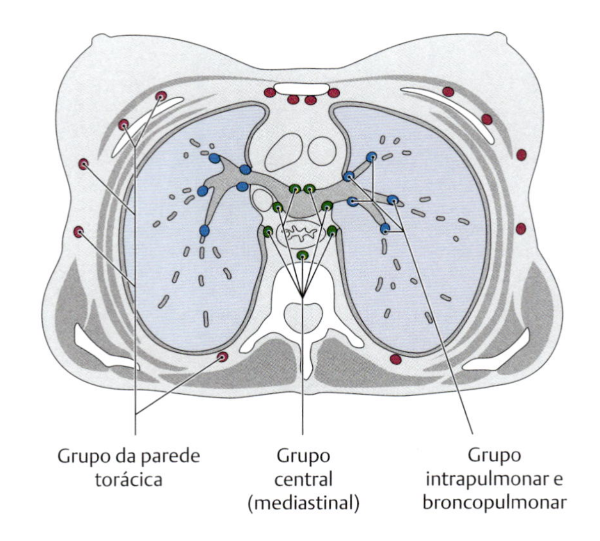

A Visão geral dos linfonodos do tórax
Corte horizontal na altura da bifurcação da traqueia (aproximadamente no nível do corpo vertebral de T IV); vista cranial. Do ponto de vista topográfico, os linfonodos torácicos podem ser divididos em três grupos:

- Linfonodos da parede do tórax (aqui em violeta): drenagem da parede torácica
- Linfonodos nos pulmões e na divisão da árvore bronquial (grupos intrapulmonar e broncopulmonar; aqui em azul): drenagem dos pulmões e da árvore bronquial. Estes grupos drenam a linfa para os grupos seguintes (ver **C** e p. 91)
- Linfonodos ao redor das estruturas centrais do mediastino (traqueia, esôfago, pericárdio; aqui em verde): drenagem dos pulmões, da árvore bronquial, e dos órgãos mediastinais.

Todos os linfonodos aqui representados estabelecem conexão tanto com o ângulo venoso esquerdo quanto com o ângulo venoso direito — principalmente através dos troncos broncomediastinais.

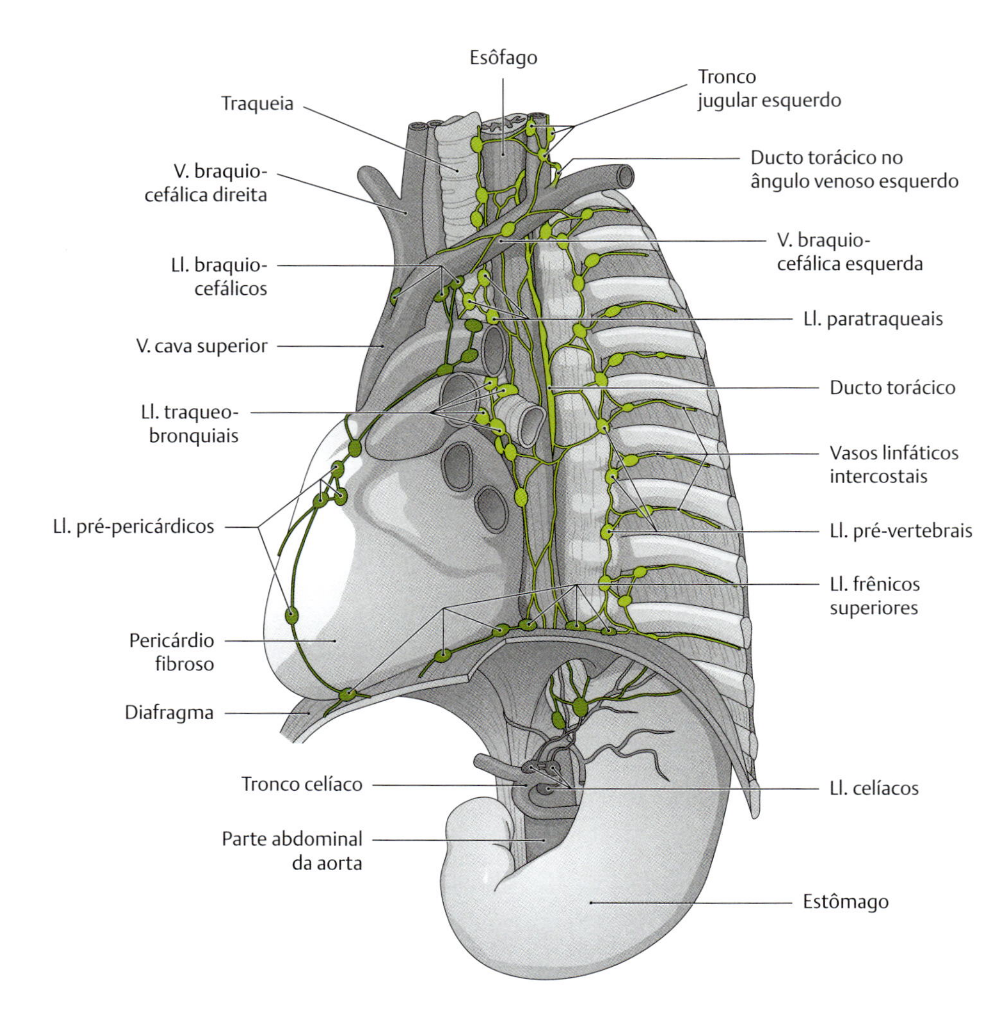

B Linfonodos do tórax
Vista anterior do lado esquerdo; a figura foi esquematizada (o estômago e a V. braquiocefálica não se encontram representados na devida escala); o diafragma está seccionado e a V. braquiocefálica está levemente deslocada em direção posterior e cranial, para que os linfonodos e o ângulo venoso esquerdo possam ser visualizados. Em comparação ao abdome e à pelve (ver p. 238 e seguinte), no tórax não se distinguem linfonodos parietais e viscerais a partir de bases sistemáticas.

Os linfonodos torácicos estão agrupados no mediastino (linfonodos "mediastinais") ao redor do pericárdio, da traqueia, do esôfago e dos brônquios, e drenam a linfa destes órgãos.
Observação: Devido a uma conexão através do diafragma (transdiafragmática), os linfonodos do tórax (diferenciados individualmente) conseguem estabelecer um contato direto com linfonodos do abdome. Esta conexão pode levar à metastatização linfogênica direta de tumores malignos (p. ex., carcinoma gástrico) para linfonodos do tórax.

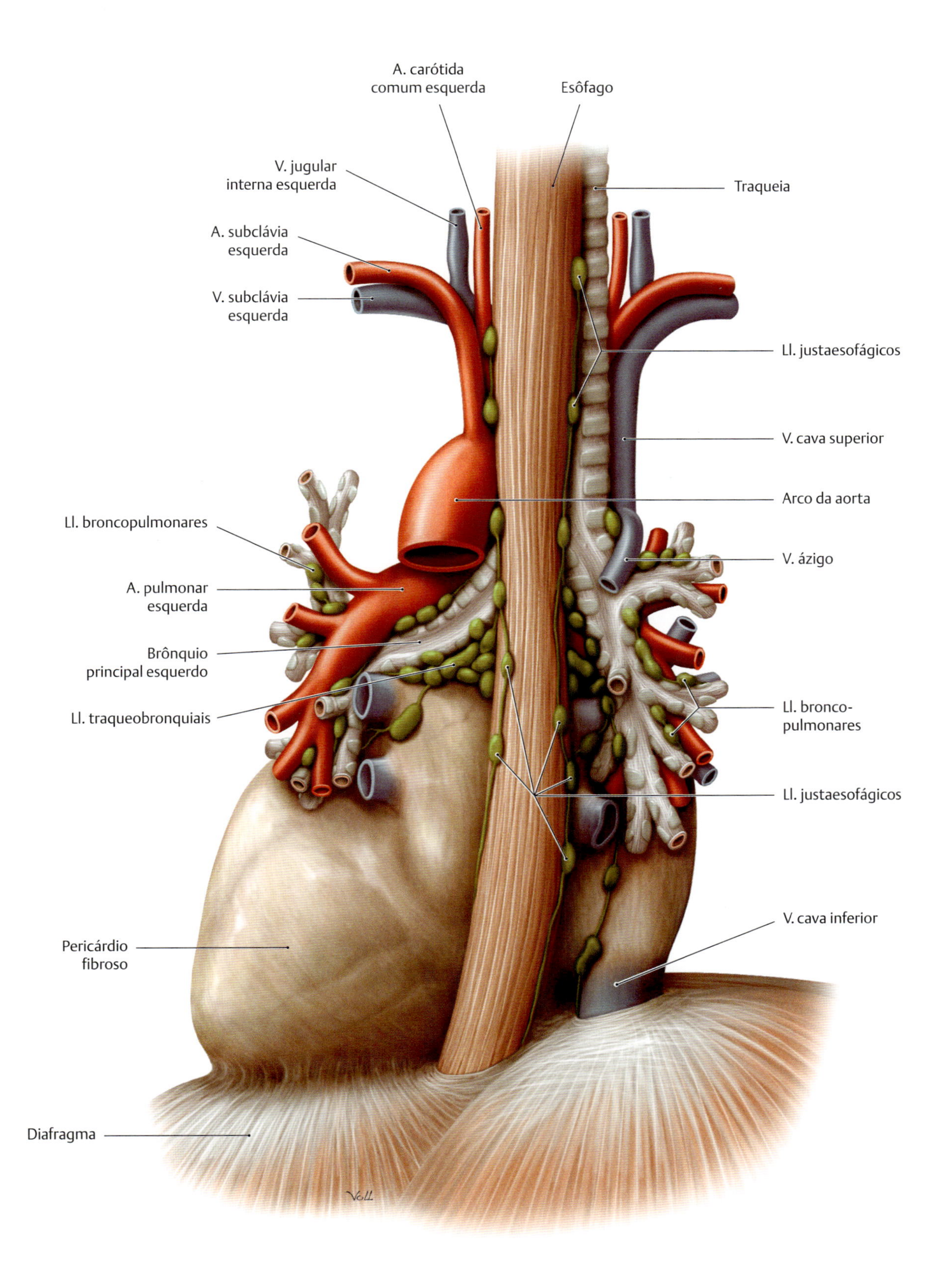

C Linfonodos do tórax em uma vista dorsal

Os numerosos linfonodos, localizados na região de divisão dos brônquios principais em brônquios lobares, são frequentemente caracterizados como linfonodos "hilares" (estes se encontram na região do hilo de cada pulmão, aqui não representados). Eles são frequentemente os primeiros grupos afetados em doenças do pulmão (tuberculose, tumores malignos).

2.5 Nervos

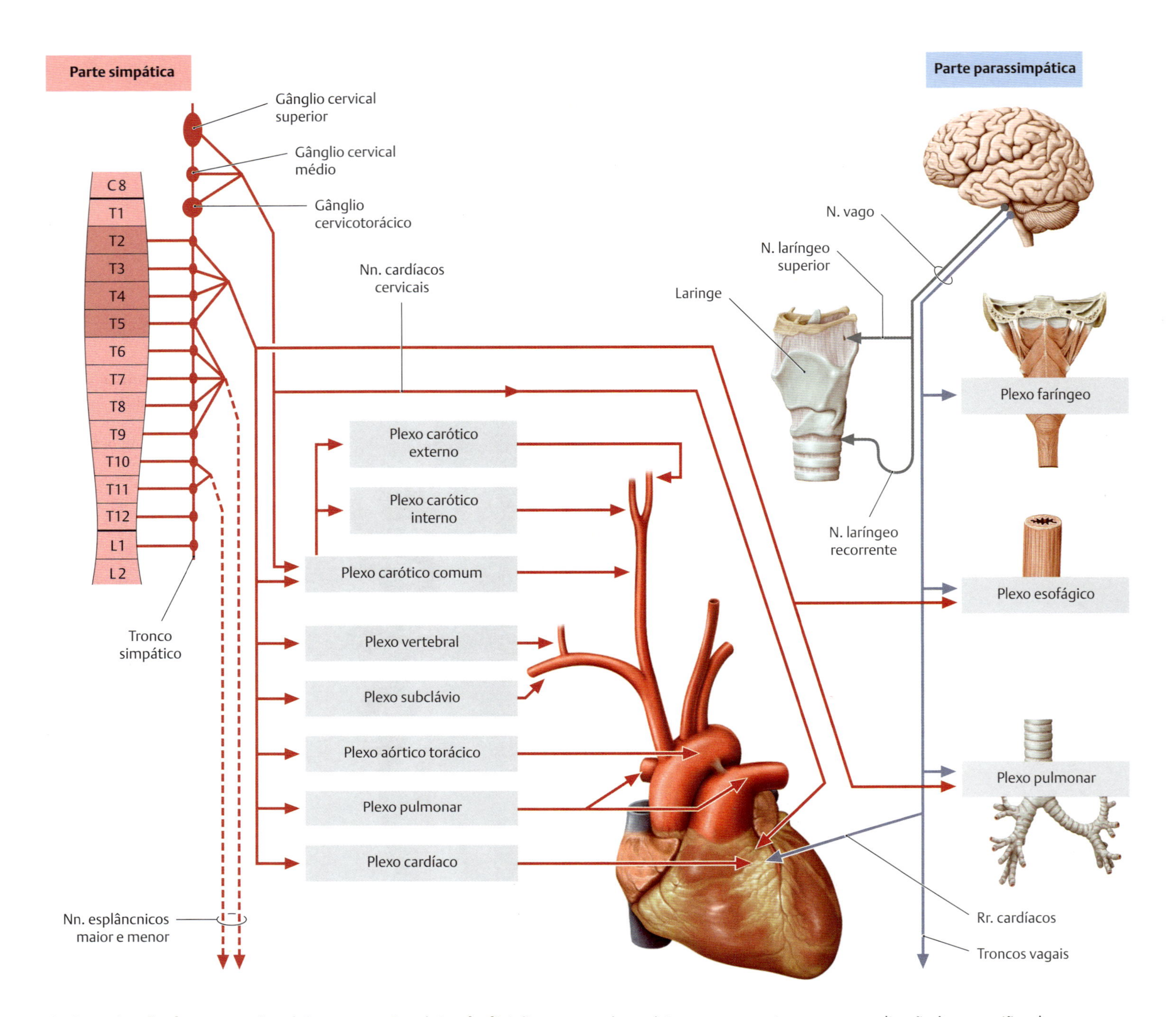

A Organização das partes simpática e parassimpática da divisão autônoma do sistema nervoso no tórax

Os nervos autônomos do tórax se originam do tronco simpático (parte simpática) ou do N. vago (parte parassimpática).

Organização da parte simpática da divisão autônoma do sistema nervoso: A origem (os 1os neurônios centrais) das fibras simpáticas se encontra, principalmente, nos cornos laterais das regiões cervical, torácica e lombar da medula espinal (C8 [T1]–L1/2). Os axônios seguem em direção aos gânglios simpáticos *paravertebrais* (situados lateralmente à coluna vertebral) do tórax, que estão conectados ao tronco simpático pelos Rr. interganglionares. Nos gânglios ocorrem, em parte, as conexões sinápticas sobre os 2os neurônios (periféricos). Para o suprimento simpático dos órgãos torácicos, os 2º–5º gânglios torácicos são particularmente importantes. De todos os gânglios torácicos seguem fibras, com os nervos intercostais, em direção à parede torácica (suprimento autônomo da parede torácica: glândulas, folículos pilosos e vasos sanguíneos). Além disso, dos 5º–11º (12º) gânglios se originam os Nn. esplâncnicos maior, menor e imo em direção ao abdome (ver p. 242). As fibras nervosas simpáticas pós-ganglionares se associam habitualmente às artérias, com as quais seguem em direção à sua região-alvo, e, com o respectivo vaso, formam plexos (p. ex., o plexo aórtico torácico). Em seguida, as fibras seguem para o plexo autônomo situado no órgão-alvo (plexos cardíaco, esofágico, pulmonar), para o qual fibras parassimpáticas também se irradiam.

Observação: No tórax não existem gânglios pré-vertebrais como ocorre no abdome.

Organização da parte parassimpática da divisão autônoma do sistema nervoso: O N. vago (NC X) emite os seguintes ramos para o suprimento de órgãos torácicos:

- Rr. cardíacos para o plexo cardíaco (coração)
- Rr. esofágicos para o plexo esofágico (esôfago)
- Rr. traqueais (traqueia); Rr. bronquiais para o plexo pulmonar (brônquios e vasos pulmonares).

Após a emissão desses ramos, os Nn. vagos seguem como troncos vagais anterior e posterior sobre o esôfago e, juntamente com esse órgão, atravessam o hiato esofágico, em direção ao abdome, onde suprem vários órgãos (ver p. 243).

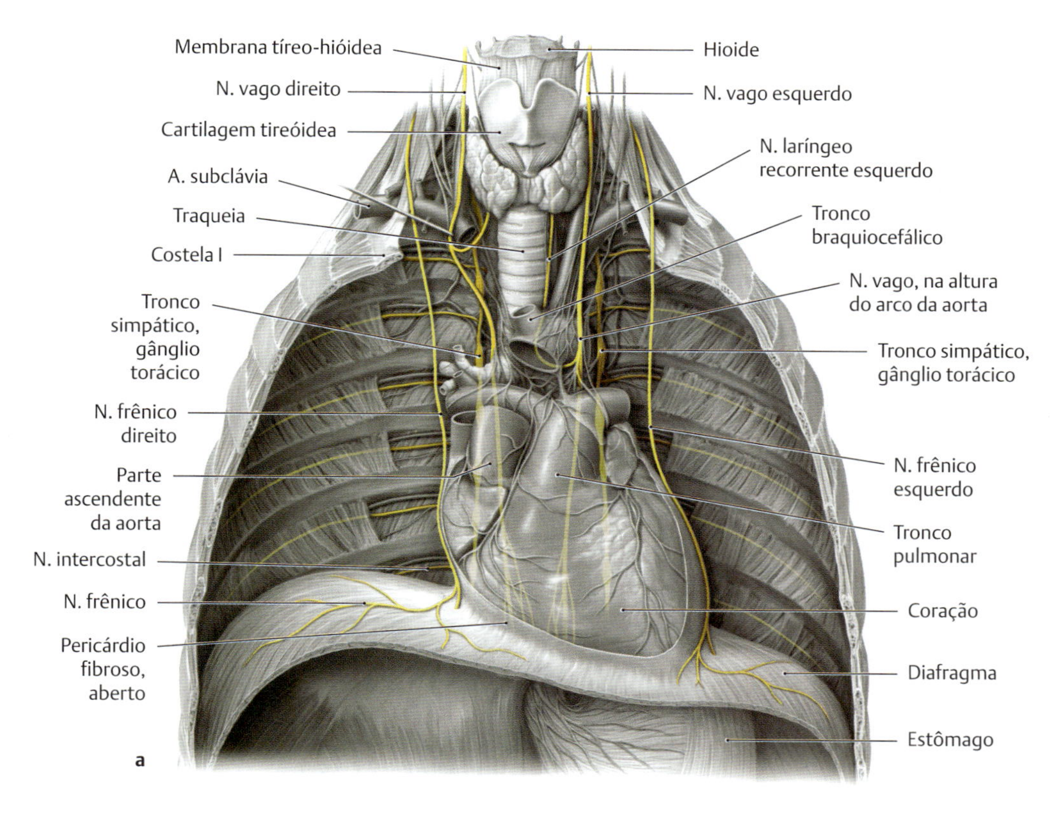

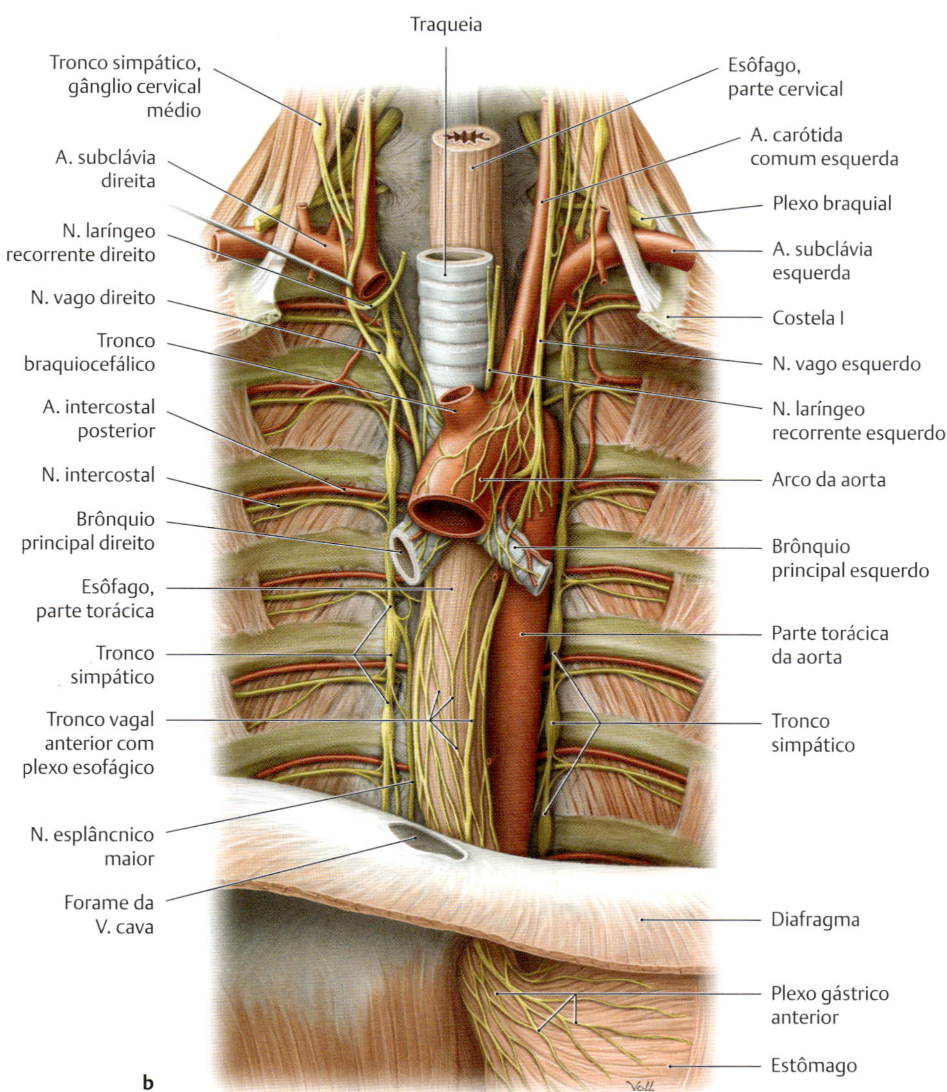

B Visão geral dos nervos do tórax

Vista anterior. **a** O coração e parte do pericárdio se mantêm *in situ* no mediastino médio, permitindo identificar a posição e o trajeto de ambos os Nn. frênicos; **b** Todos os órgãos foram retirados, com exceção do esôfago e da traqueia; os Nn. frênicos também foram retirados; o tronco simpático, os Nn. intercostais e o plexo esofágico estão bem visualizados.

O **tronco simpático** segue no tórax, imediatamente ao lado da coluna vertebral. Ramos pós-ganglionares do tronco simpático seguem no tórax, normalmente acompanhando as artérias, em direção aos órgãos, onde eles se integram e se irradiam nos plexos aí presentes (ver p. 94). Os **Nn. intercostais** seguem bem posteriormente. Eles se originam dos 1º a 12º segmentos da medula espinal (o par de nervos que se origina do 12º segmento da medula espinal é denominado par de *Nn. subcostais*, uma vez que ele segue por baixo da costela XII; aqui ele não está visualizado). Os nervos intercostais estão situados abaixo das vértebras T I-T XII. Eles seguem com os vasos intercostais, inicialmente na margem inferior da respectiva costela. Suas fibras motoras inervam os músculos intercostais; as fibras sensitivas inervam os dermátomos T1–T12. Cada nervo intercostal inclui fibras simpáticas pós-ganglionares para a inervação autônoma de glândulas, folículos pilosos e vasos sanguíneos na pele de cada dermátomo.

Os **Nn. vagos** seguem no tórax inicialmente sobre o plano da traqueia; conforme vão emitindo os seus ramos, eles atingem a região posterior dos dois brônquios principais e se associam ao esôfago, com o qual atravessam o hiato esofágico, em direção ao abdome.

Observação: Os Nn. vagos esquerdo e direito estão organizados ao redor do esôfago como troncos vagais anterior e posterior, o que – do ponto de vista topográfico – representa uma continuação do plexo esofágico. Ambos os troncos contêm fibras derivadas de ambos os Nn. vagos: o tronco vagal *anterior* contém mais fibras do N. vago esquerdo, enquanto o tronco vagal *posterior* contém mais fibras do N. vago direito. Na altura do arco da aorta, o N. vago esquerdo emite o *N. laríngeo recorrente esquerdo* e na altura da A. subclávia direita, o N. vago direito emite o *N. laríngeo recorrente direito*; estes nervos são ramos dos nervos vagos que, como seu nome sugere, retornam em relação ao trajeto dos nervos principais. Os Nn. laríngeos recorrentes seguem no pescoço em posição mais posterior do que a aqui representada, de modo a ocupar uma espécie de sulco entre a traqueia e o esôfago e, por isso, estes nervos correm risco de lesão em cirurgias da glândula tireoide. Para melhor visão geral, foram discretamente deslocados anteriormente.

Observação: O pericárdio e o diafragma não apresentam inervação autônoma (com exceção dos vasos sanguíneos).

3.1 Localização do Coração no Tórax

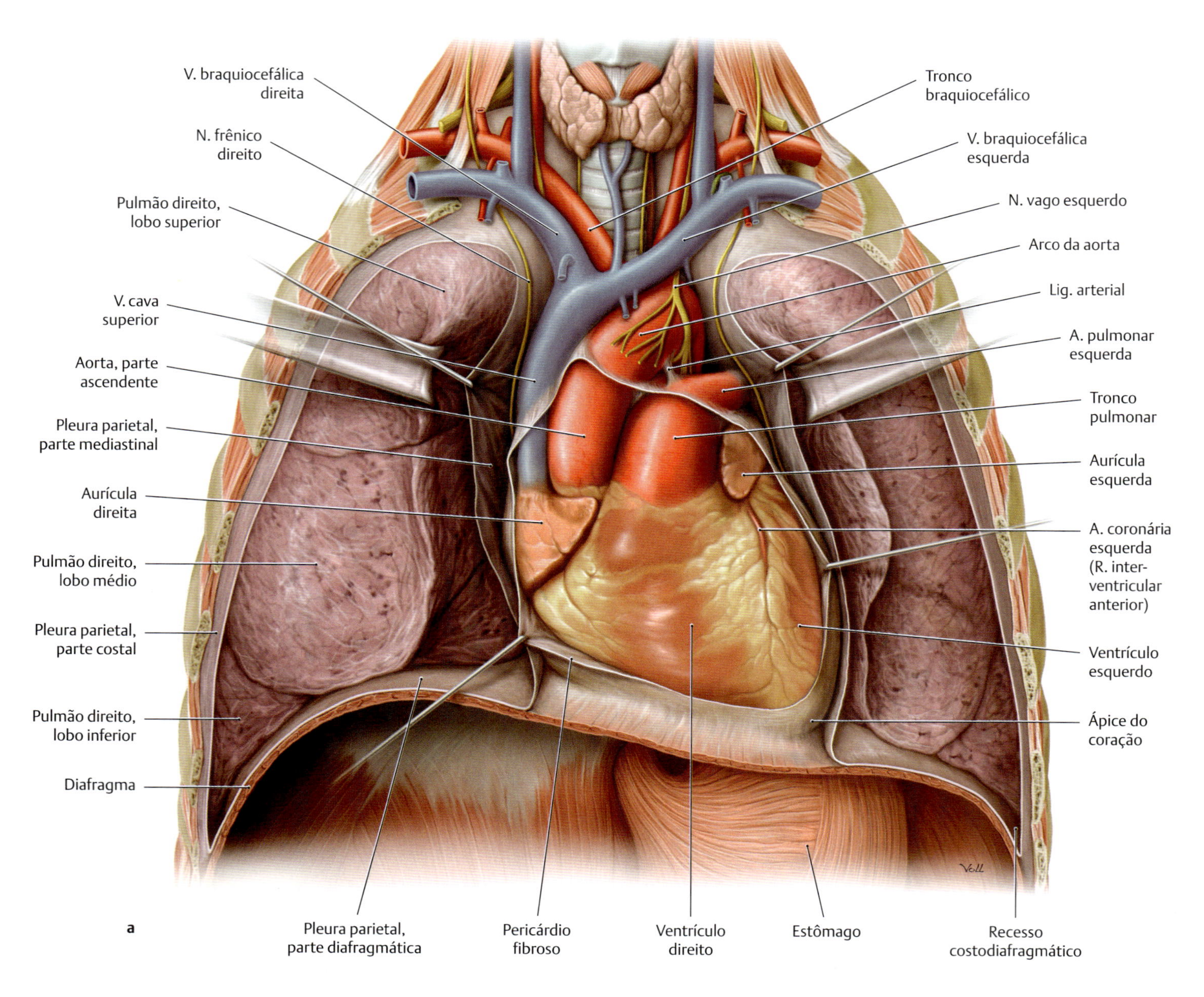

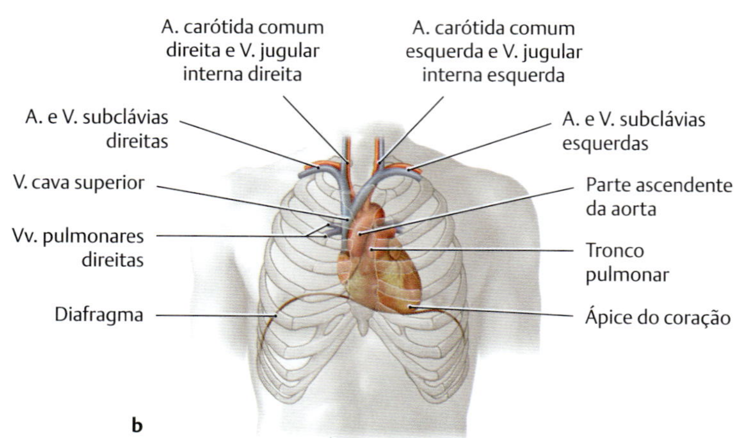

A Coração no tórax, vista ventral

a Coração *in situ,* representação simplificada; o tórax foi aberto amplamente, as cavidades pleurais e o pericárdio fibroso foram seccionados, e o tecido conjuntivo no mediastino anterior foi retirado, de modo que a vista do coração ficasse livre. Os pulmões não são mostrados em estado retraído apesar de a cavidade pleural estar aberta; **b** Projeção do coração sobre os ossos do tórax. O coração se encontra no pericárdio (aqui aberto) que, por um lado, está fixado ao diafragma (ver p. 98) e, por outro lado, é móvel com relação à pleura parietal. Pode-se projetar um eixo longitudinal através do coração, a partir da base até o ápice, de modo que este eixo se direcione para a direita – superior e posteriormente – e para a esquerda, inferior e anteriormente. Deste modo, o coração – em vista anterior – se posiciona obliquamente, inclinado no tórax no sentido anti-horário. Ao longo deste eixo, está discretamente "rodado" para trás; portanto, o ventrículo direito direciona-se para a frente, como se observa aqui, na vista anterior; em contrapartida, o ventrículo esquerdo é apenas parcialmente visualizado. Consequentemente, nesta vista anterior, nem todos os grandes vasos são visualizados na base do coração: as pequenas veias pulmonares se encontram "na sombra do coração", uma vez que desembocam no átrio esquerdo, que também se encontra direcionado para trás. As duas aurículas (esquerda e direita) estão bem visualizadas em sua disposição, formando as margens cardíacas. O ápice do coração aponta para a esquerda e para baixo; ele se encontra oculto pelo pericárdio. O seu movimento (impulso apical) é palpável como um pequeno golpe no 5º espaço intercostal, à esquerda da linha medioclavicular, durante a atividade cardíaca (ver p. 109). A lâmina visceral do pericárdio seroso (epicárdio, ver p. 98) confere um brilho reflexivo à superfície cardíaca. Aqui, observa-se tecido adiposo subjacente à túnica serosa envolvendo as artérias coronárias.

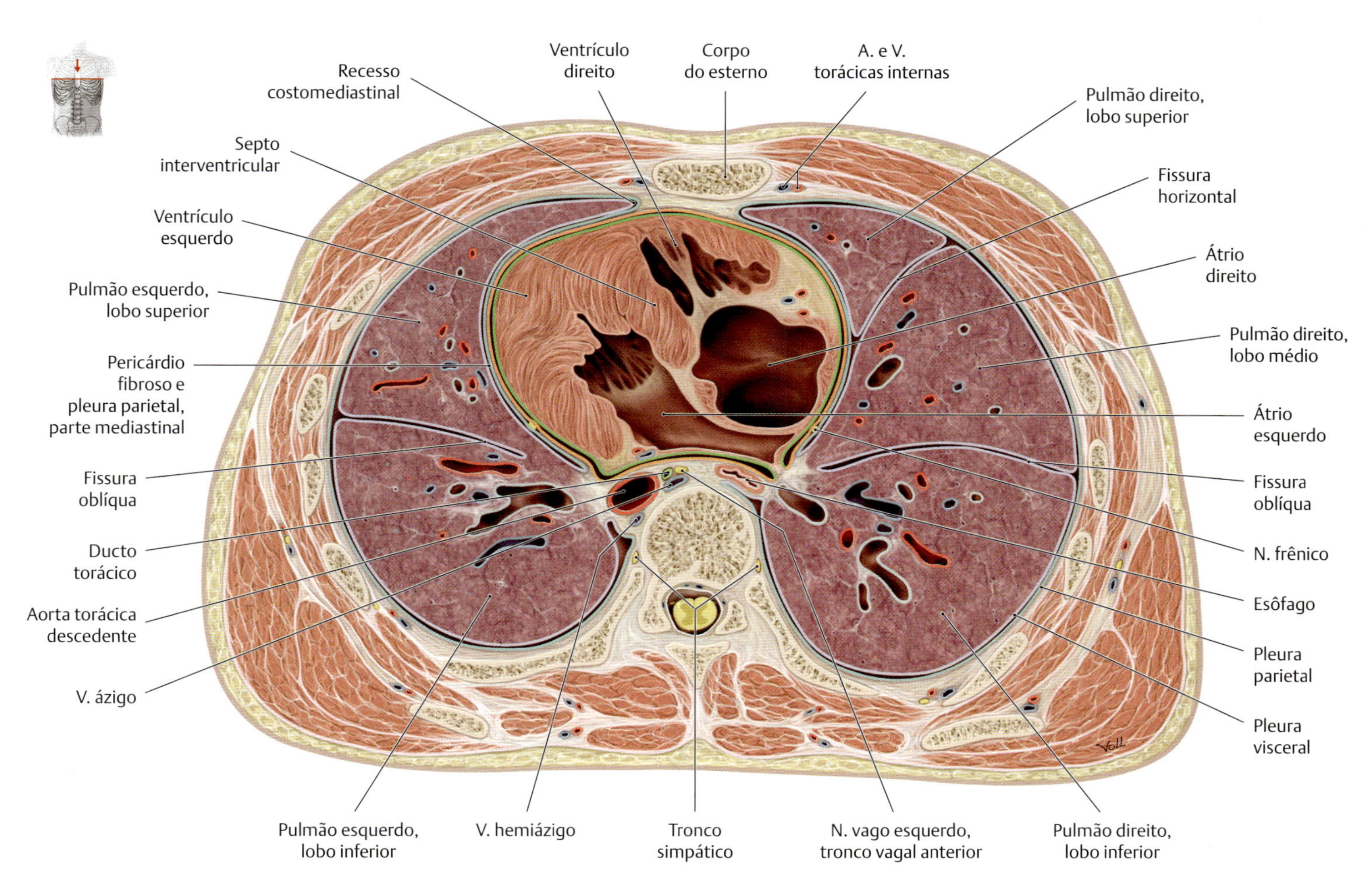

B Coração *in situ* em vista cranial

Corte horizontal do tórax, na altura da vértebra T VIII. A partir da vista cranial, pode-se identificar que o coração se posiciona assimetricamente no mediastino e que apresenta discreta rotação em sentido anti-horário: o ventrículo esquerdo está voltado para a esquerda e para trás, o ventrículo direito está voltado para a direita e para frente. O *ventrículo direito* se encontra, portanto, atrás da parede posterior do esterno (entre eles existe somente o estreito mediastino anterior, ver p. 79); o *átrio esquerdo* "encosta" no esôfago. Entre o coração e a *coluna vertebral*, permanece um espaço relativamente pequeno para a passagem de vasos e nervos e de órgãos, como a parte torácica da aorta, o esôfago, o ducto torácico, as Vv. ázigo e hemiázigo, além de partes da divisão autônoma do sistema nervoso. Em ambos os pulmões, o coração produz uma depressão, a impressão cardíaca. Ela é mais profunda à esquerda do que à direita, uma vez que o coração se estende mais para o lado esquerdo. Os espaços em forma de fenda entre os folhetos pleurais e as partes serosas do pericárdio são consideravelmente menores do que a forma pela qual estão representados aqui, para melhor visualização.

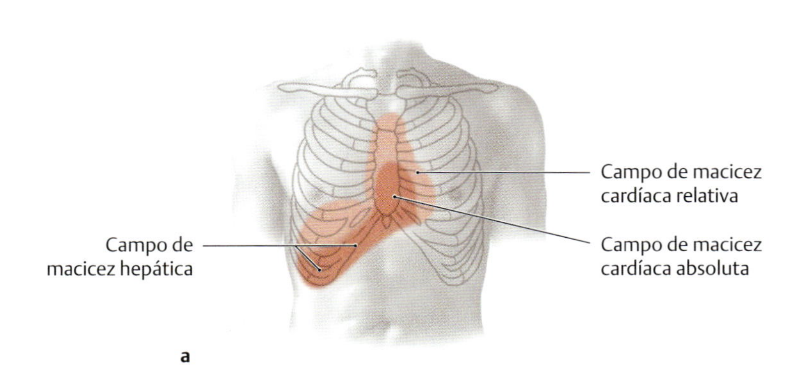

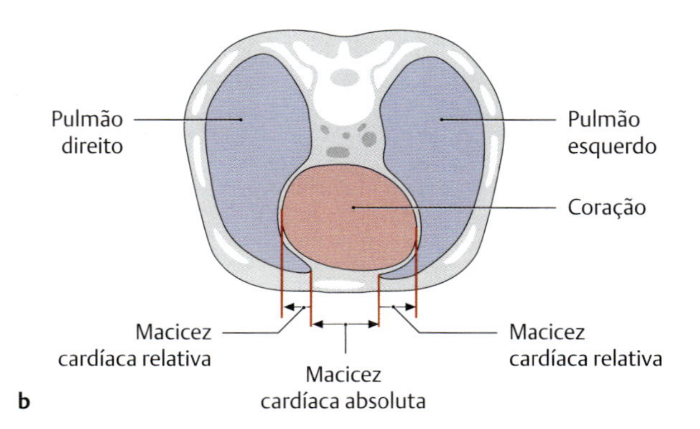

C Macicez cardíaca durante a percussão torácica

Vistas anterior (**a**) e superior em corte horizontal (**b**). Em comparação ao som claro pulmonar, que é produzido nos pulmões *cheios de ar* durante a percussão (ver p. 138), o coração *cheio de líquido* produz um som mais abafado, a chamada macicez cardíaca. Ela pode ser *absoluta* (quando não há segmento pulmonar que possa prejudicar a percussão do coração), ou *relativa* (segmentos pulmonares se superpõem ao coração — em uma vista anterior — e cujo som é ouvido adicionalmente "através" da percussão do coração). Consequentemente, o campo de macicez absoluta do coração é delimitado entre a parede do tórax e o coração, e o campo de macicez relativa do coração corresponde à região do recesso costomediastinal, no qual pequenos segmentos pulmonares penetram à esquerda e à direita (ver **B**).

Observação: A macicez cardíaca se modifica para a macicez hepática, de acordo com o grau de expansão do fígado para o epigástrio, e no hipocôndrio direito (ver **a**). Tanto a extensão quanto a delimitação do coração podem ser determinadas aproximadamente com base na macicez cardíaca, uma vez que a característica sonora nas margens cardíacas é diferente do som claro (atimpânico) pulmonar.

3.2 Pericárdio: Localização, Estrutura e Inervação

A Localização do pericárdio no tórax, vista anterior
Tórax aberto. O pericárdio é a estrutura dominante no mediastino inferior. Caudalmente, ele é unido à fáscia diafragmática, ventralmente ele é separado apenas pelos tecidos conjuntivos no estreito mediastino anterior (aqui removido, ver p. 79) da face posterior do esterno. Lateralmente, o pericárdio faz fronteira com as cavidades pleurais, das quais é separado pela pleura mediastinal.

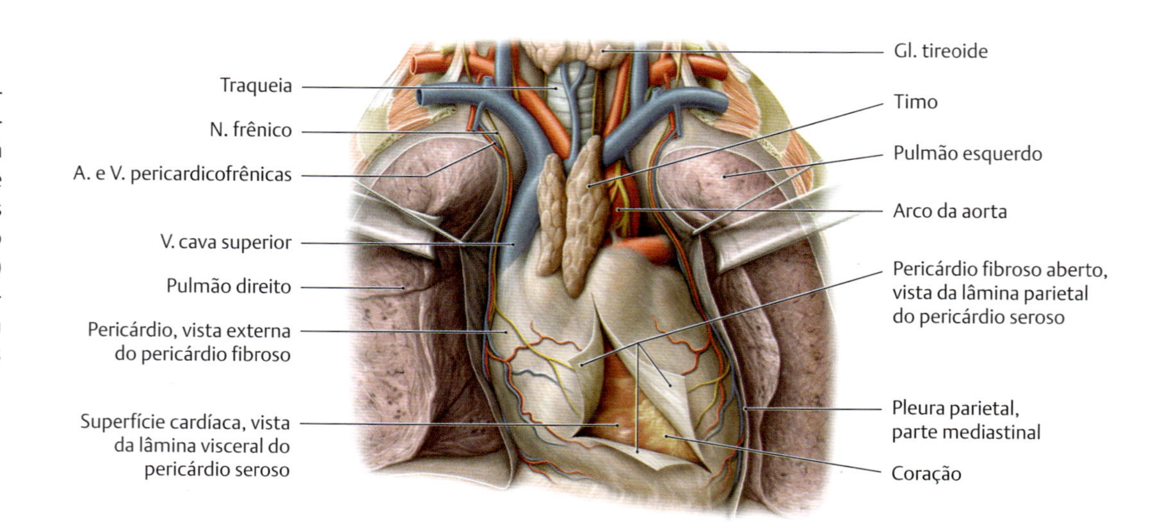

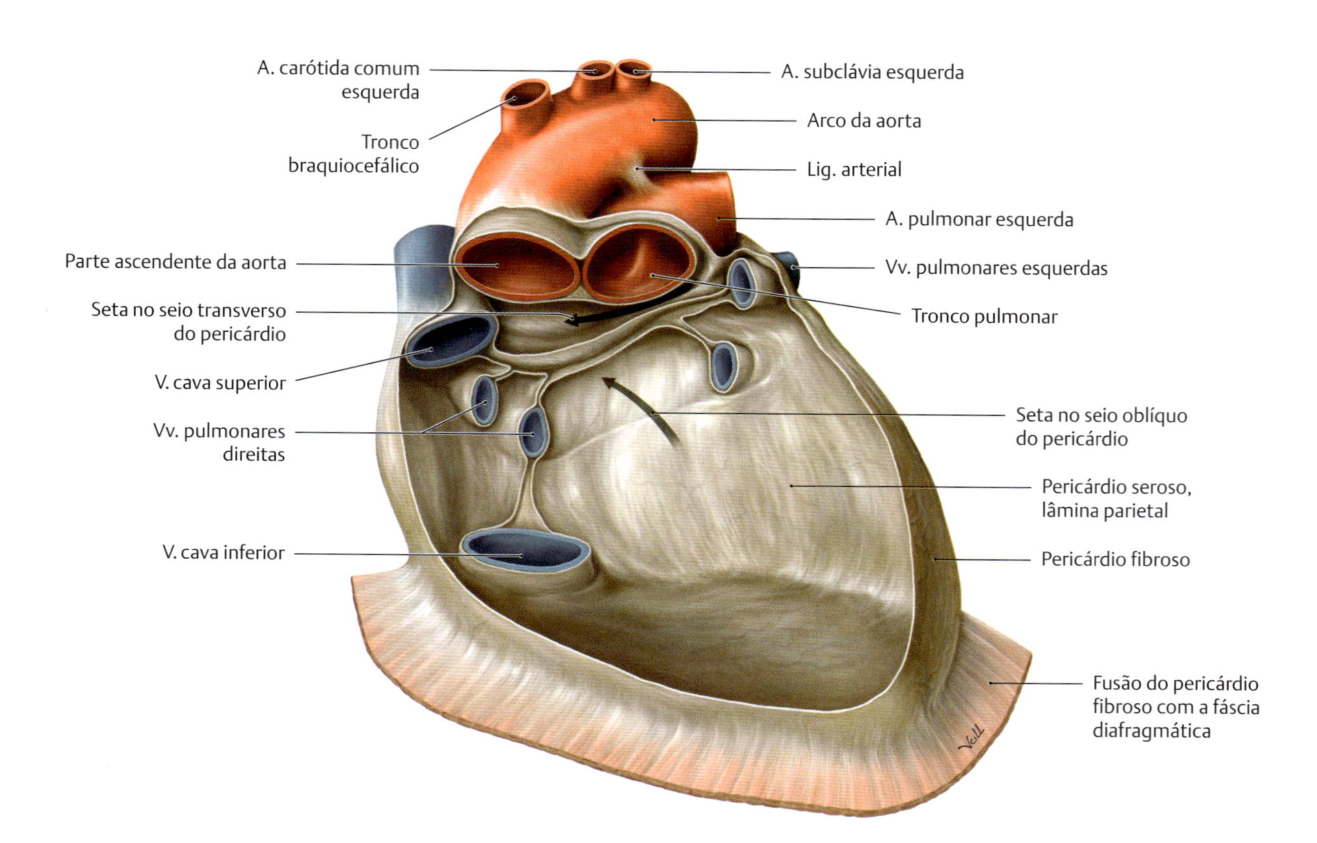

B Cavidade do pericárdio e estrutura do pericárdio
O pericárdio encontra-se seccionado e aberto; vista anterior da cavidade do pericárdio vazia. O pericárdio envolve e protege o coração e impede a sua distensão excessiva na fase de relaxamento (diástole). Ele é composto por três **camadas**:

- Pericárdio fibroso: camada mais externa, formada por tecido conjuntivo, parcialmente fixada ao diafragma, juntamente com a lâmina parietal do pericárdio seroso é chamado *clinicamente pericárdio*
- Pericárdio seroso: túnica serosa (como o peritônio e a pleura), com uma lâmina *parietal* firmemente unida à face interna do pericárdio fibroso, e uma lâmina *visceral* (*clinicamente denominada epicárdio*), que recobre o miocárdio e as partes dos grandes vasos próximas ao coração, firmemente fixada a essas estruturas.

Entre os locais de reflexão da lâmina parietal sobre a lâmina visceral, nas proximidades dos grandes vasos, formam-se dois **seios** (ver setas):

- O seio transverso do pericárdio, entre as artérias e veias, e
- O seio oblíquo do pericárdio, entre as Vv. pulmonares esquerda e direita.

Observação: Como o pericárdio é praticamente inextensível, durante uma hemorragia na cavidade do pericárdio (p. ex., devido ao rompimento de uma dilatação patológica da parede ou aneurisma), o coração é comprimido, devido ao progressivo aumento do volume de sangue intrapericárdico a cada contração, até que essa capacidade de bombear o sangue seja impedida – o chamado tamponamento cardíaco, com o risco de parada cardíaca! A inflamação do pericárdio (pericardite), levando a enrijecimento do pericárdio, também pode impedir a expansão do coração.

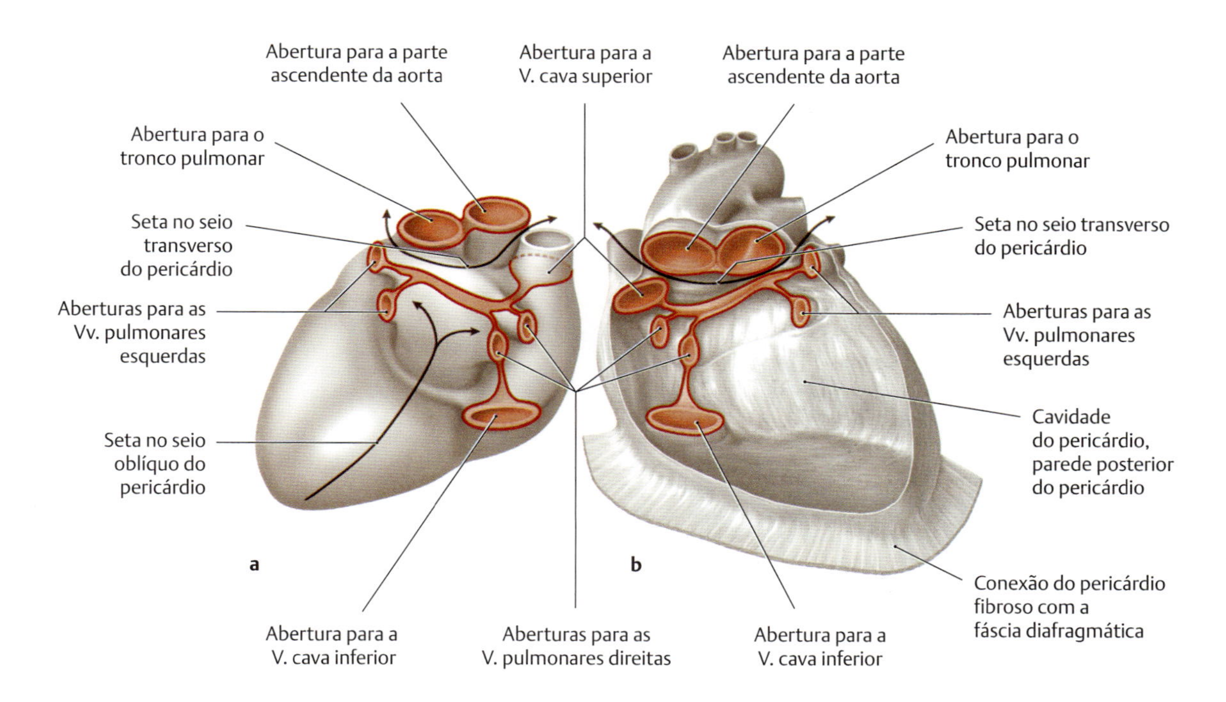

C Aberturas do pericárdio

a Vista posterior do coração com o epicárdio; **b** Vista anterior da cavidade do pericárdio "vazia". Um pericárdio "vazio" contém tipicamente oito aberturas para a entrada e saída de vasos:

- Uma abertura para a parte ascendente da aorta
- Uma abertura para o tronco pulmonar
- Duas aberturas para as duas Vv. cavas
- Quatro aberturas para as quatro Vv. pulmonares.

Tanto sobre o coração como também sobre a face interna do pericárdio pode-se observar o revestimento formado pelas duas lâminas do pericárdio seroso.

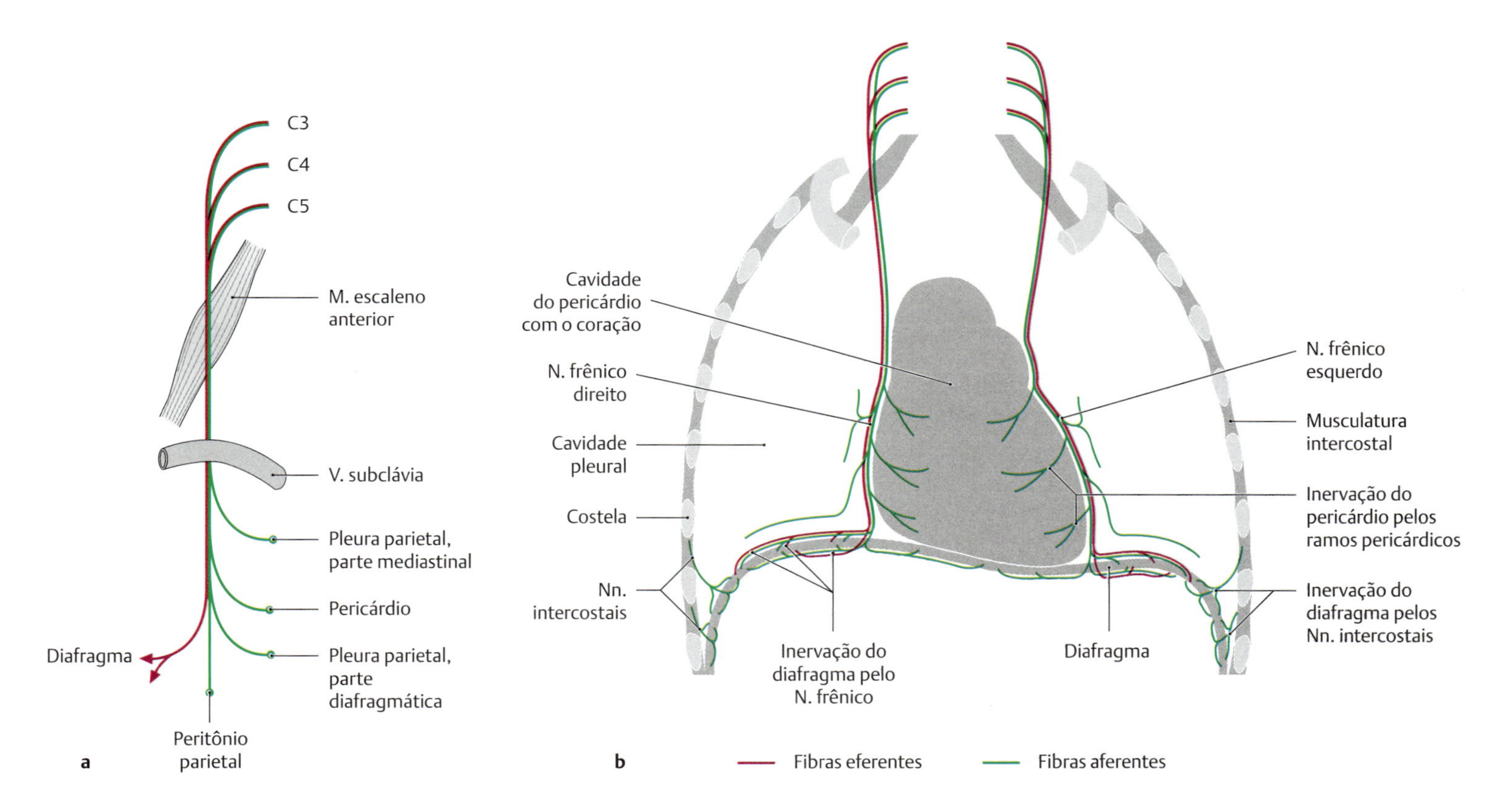

D Inervação do pericárdio

a Inervações sensitiva e motora somáticas do N. frênico.

b Regiões de suprimento sensitivo e motor do N. frênico.

A inervação sensitiva do pericárdio (pericárdio fibroso e lâmina parietal do pericárdio seroso) é provida pelo N. frênico, derivado dos segmentos C3–C5 da medula espinal, da mesma maneira que as túnicas serosas associadas ao diafragma (parte diafragmática da pleura parietal e peritônio parietal).

3.3 Coração: Forma e Estrutura Anatômica

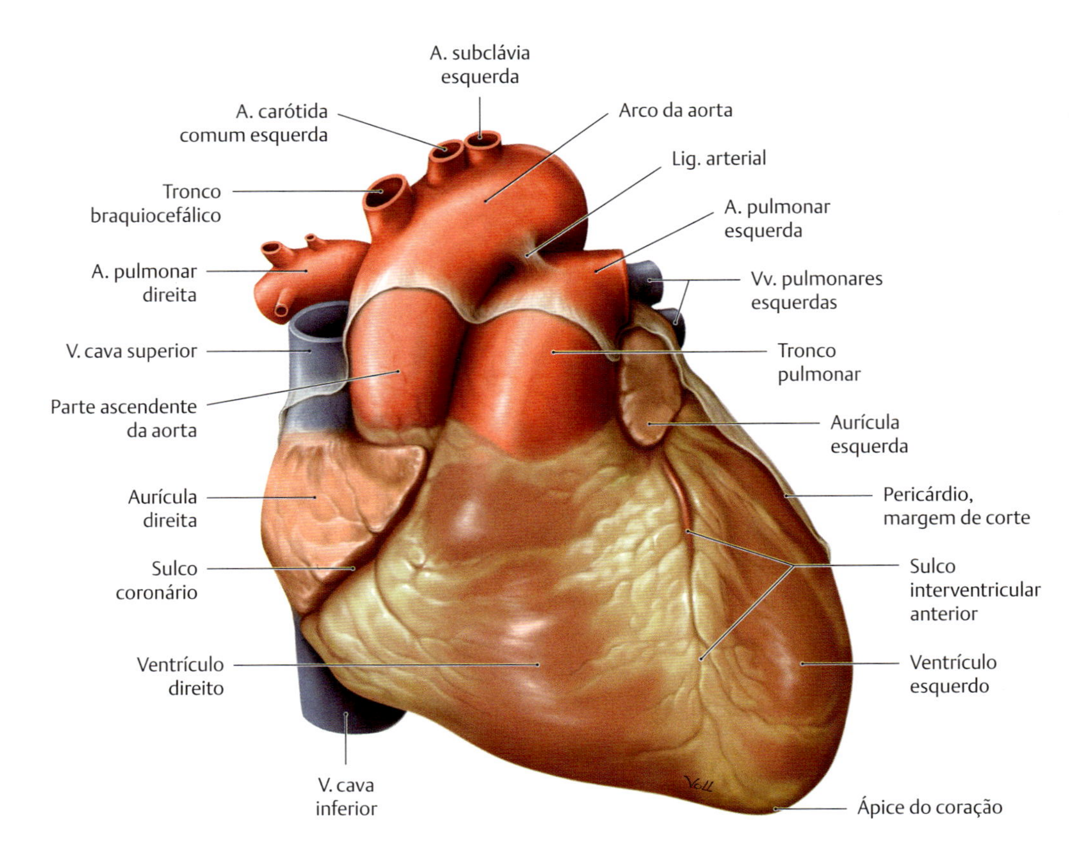

A Coração, face esternocostal
Vista anterior. O coração é um órgão muscular oco e apresenta a forma aproximada de um cone achatado. Basicamente, são distinguidas no coração as seguintes partes:

- Uma base do coração, direcionada para a direita, para cima e para trás, com a entrada e a saída de vasos
- Um ápice do coração, direcionado para a esquerda, para baixo e para frente, e também
- Três faces, cujas denominações estão relacionadas às paredes torácicas adjacentes (ver **B**).

Na face esternocostal, pode-se ver principalmente o ventrículo direito, que é delimitado do ventrículo esquerdo por meio do sulco interventricular anterior. Nesta vista, o ventrículo esquerdo (faces inferior e posterior do coração) forma a margem cardíaca esquerda e o ápice do coração. O *sulco interventricular anterior* contém o R. interventricular anterior da A. coronária esquerda (ver p. 120) e a V. interventricular anterior. Ambos os vasos estão imersos em gordura e preenchem o sulco quase completamente, de tal forma que a parede anterior do coração mostra-se lisa. Os átrios (esquerdo e direito) são delimitados dos ventrículos por meio do *sulco coronário*, que contém as Aa. coronárias (ver pp. 120–123). A aurícula direita se relaciona com a origem da aorta (parte ascendente), e a aurícula esquerda, com o tronco pulmonar. A saída da A. pulmonar direita, a partir do tronco pulmonar, está aqui encoberta pela parte ascendente da aorta. A prega de reflexão das lâminas visceral e parietal do pericárdio está aqui representada, nas três figuras (**A**, **B** e **C**), para uma visão geral. O pericárdio envolve uma parte das artérias próximas ao coração.

B Faces do coração

Faces	Posicionamento	Segmentos do coração formados pelas faces em associação com os vasos
Face anterior (face esternocostal)	Em direção anterior, voltada para a face posterior do esterno e das costelas	• Átrio direito com aurícula direita • Ventrículo direito • Parte menor do ventrículo esquerdo com o ápice do coração • Aurícula esquerda • Parte ascendente da aorta, V. cava superior, tronco pulmonar
Face posterior	Em direção posterior, voltada para o mediastino posterior	• Átrio esquerdo com a desembocadura das quatro Vv. pulmonares • Ventrículo esquerdo • Parte do átrio direito com a desembocadura das Vv. cavas superior e inferior
Face inferior (clinicamente: parede posterior) (face diafragmática)	Em direção caudal, voltada para o diafragma	• Ventrículo esquerdo com o ápice do coração • Ventrículo direito • Parte do átrio direito com a desembocadura da V. cava inferior

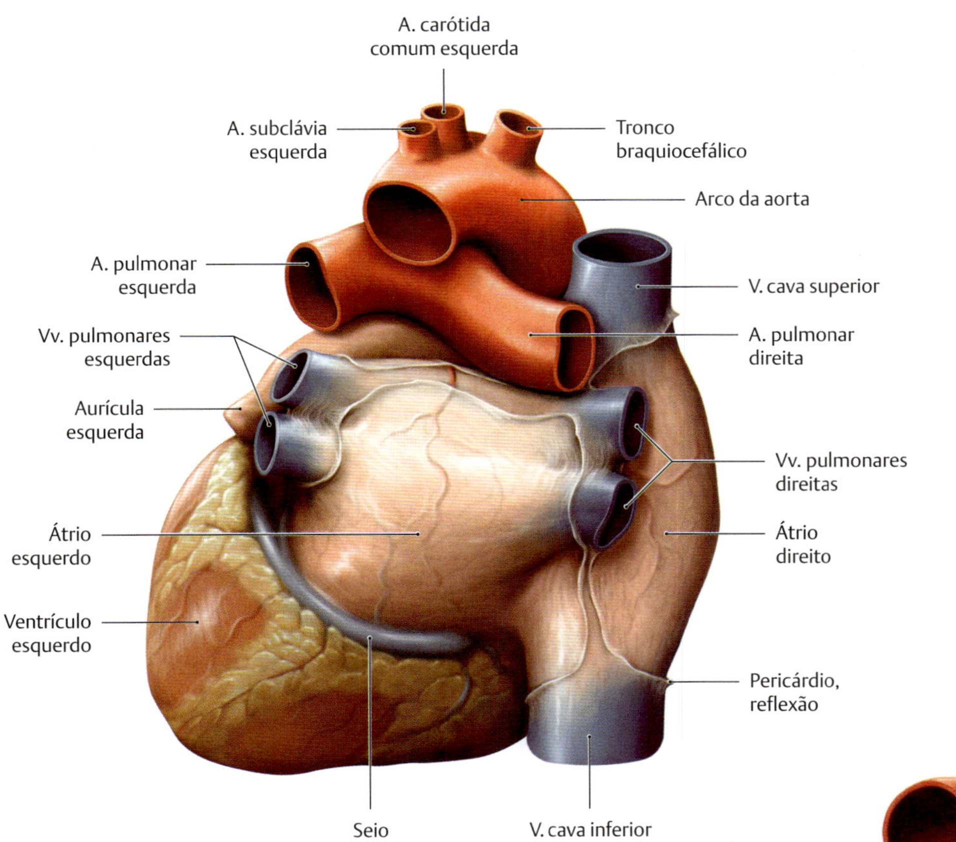

C Coração, face posterior

Vista posterior. Aqui pode-se ver como o arco da aorta cruza superiormente o tronco pulmonar, exatamente onde este se divide nas Aa. pulmonares esquerda e direita. Neste local de cruzamento, a aorta dá origem às três grandes artérias que seguem para os membros superiores, para o pescoço e para a cabeça: o tronco braquiocefálico, a A. carótida comum esquerda e a A. subclávia esquerda. Também pode ser bem visualizada a desembocadura das Vv. pulmonares — geralmente quatro — no átrio *esquerdo*, além da desembocadura das duas Vv. cavas, no átrio *direito*. Da mesma maneira, também é visível o seio coronário, no sulco de mesmo nome, que separa o ventrículo esquerdo do átrio esquerdo. Este seio coleta o sangue venoso, que é drenado do coração pelas Vv. cardíacas.

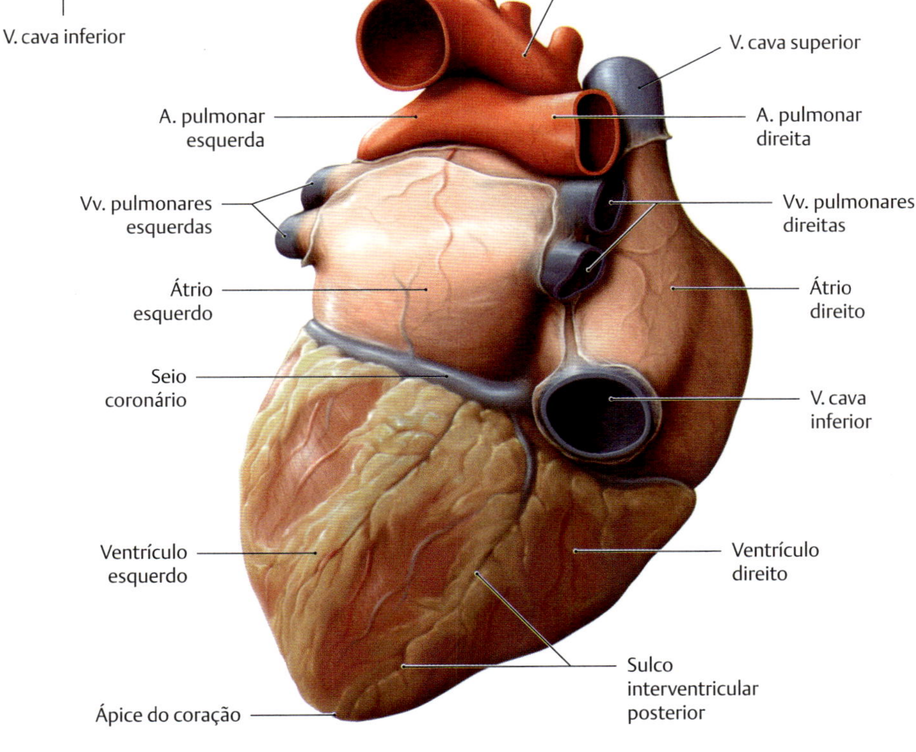

D Coração, face diafragmática

Vistas posterior e inferior. Inclinando-se anteriormente o coração, visualiza-se melhor a face diafragmática, que é formada pelos dois ventrículos e pelo átrio direito com a desembocadura da V. cava inferior. Em uma vista inferior apenas, a partir do diafragma (aqui não representado), não seria possível identificar simultaneamente as duas Vv. cavas: poder-se-ia ver apenas a V. cava inferior.

E Estrutura da parede do coração

Nome	Localização	Constituição
Endocárdio	Camada interna, que reveste as cavidades cardíacas	Epitélio pavimentoso simples, com camada subendotelial de fibras elásticas; ambas se continuam na túnica íntima dos vasos
Miocárdio	Camada média e parte mais espessa da parede cardíaca, ação de bombeamento (ver pp. 102 e 103)	Fibras musculares organizadas de modo complexo
Epicárdio (= conceito anatômico clínico; outra denominação anatômica: lâmina visceral do pericárdio seroso)	Camada externa sobre a superfície cardíaca, já considerada como componente do pericárdio (ver p. 98), uma vez que é a lâmina visceral do pericárdio seroso	Túnica serosa (camada única de epitélio pavimentoso com tecido conjuntivo subjacente)

3.4 Estrutura Anatômica do Miocárdio

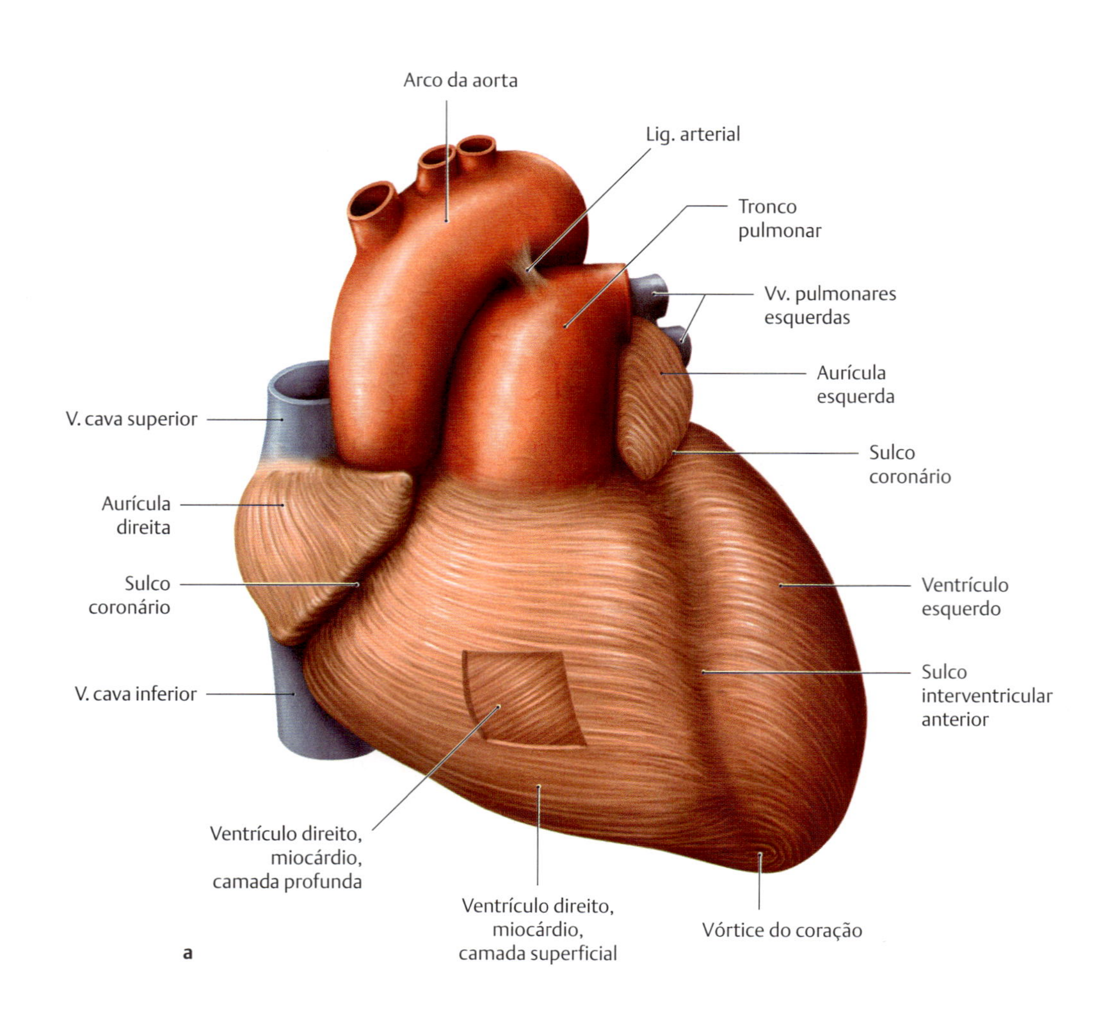

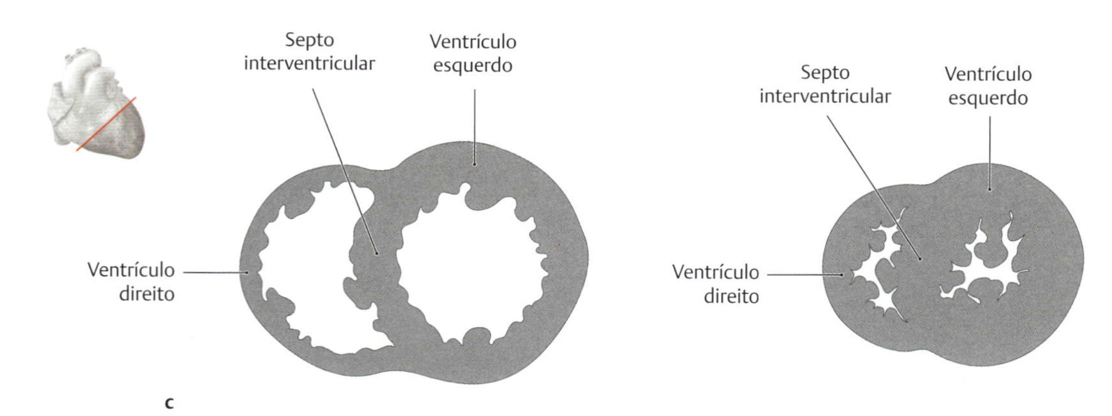

A Estrutura anatômica do miocárdio

a e **b** Musculatura externa em vistas anterior e inferior; representação simplificada; foram abertas duas janelas nos ventrículos direito e esquerdo.

Observação: Em ambas as figuras não há lâmina visceral do pericárdio seroso (epicárdio) com o tecido adiposo subepicárdico. Da mesma maneira, as Aa. coronárias não estão representadas. Por isso, os sulcos interventriculares anterior e posterior estão nitidamente identificados no coração.

O **miocárdio dos dois átrios** apresenta uma camada superficial e uma camada profunda. A camada superficial (aqui representada) se estende em conjunto nos dois átrios, mas a camada profunda não: cada átrio tem a sua "própria" camada. Fibras musculares organizadas em formatos espiral e circular se projetam em direção caudal até os limites atrioventriculares e também circundam os segmentos terminais de desembocadura das veias. A organização da **musculatura ventricular** é mais complexa. Basicamente, distinguem-se uma camada externa (subepicárdica), uma camada média e uma camada interna (subendocárdica). No ápice do ventrículo, a camada externa se transforma em uma espiral (vórtice do coração) para o interior de cada uma das camadas profundas. No ventrículo direito, como a musculatura é bem menos desenvolvida (sistema de baixa pressão, ver **c**),

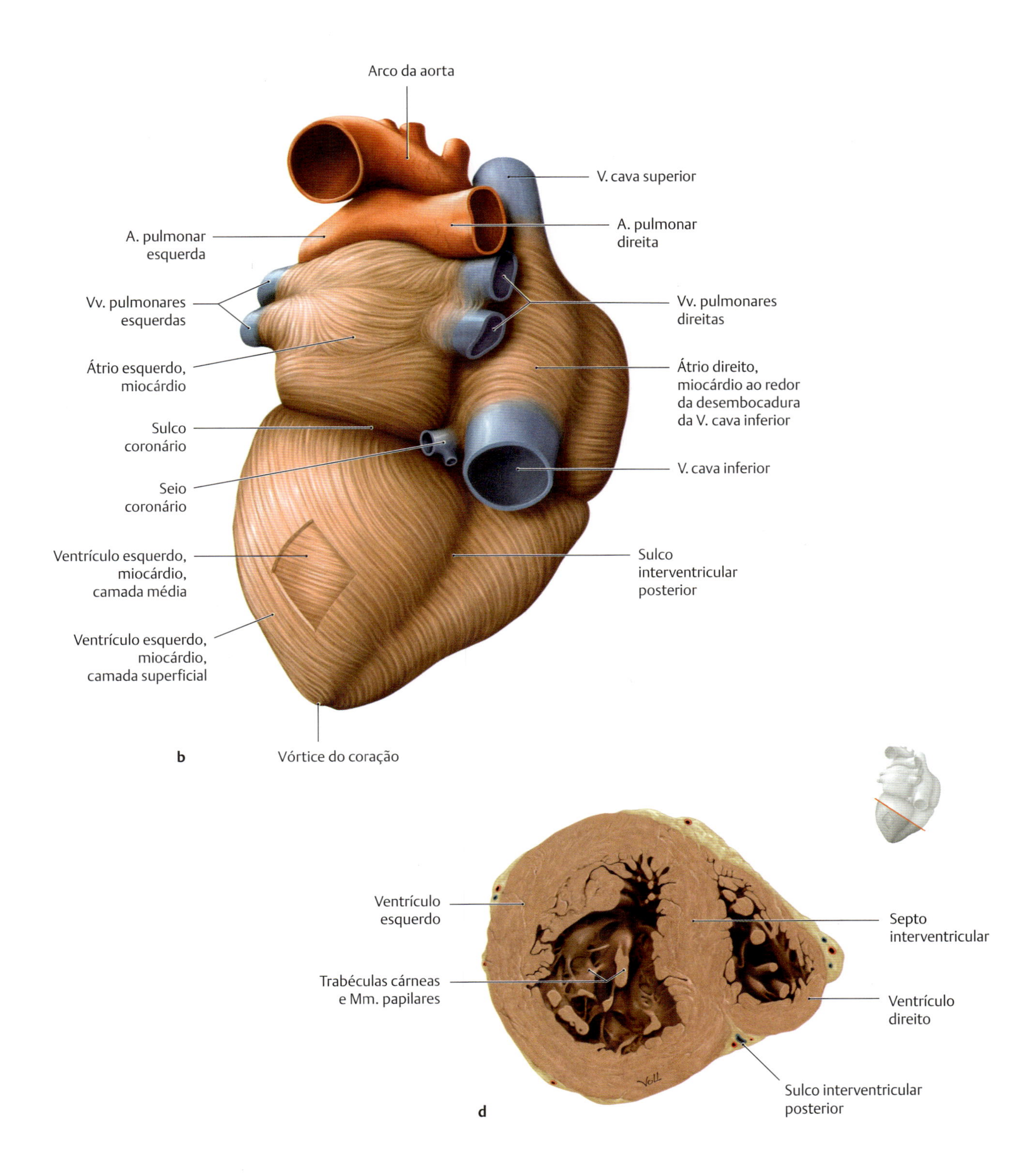

uma camada média está quase completamente ausente. A camada subendocárdica forma, em ambos os ventrículos, as trabéculas cárneas e os Mm. papilares (ver **d** e p. 109).
Histologicamente, o miocárdio é músculo estriado. As células musculares formam um sincício funcional (ver livros-texto de fisiologia).

c e **d** Corte da musculatura em vista superior; o coração foi cortado transversalmente ao eixo longitudinal; **c** Representação esquemática: ventrículo esquerdo relaxado (diástole), contração do ventrículo direito (sístole); **d** Corte através de um preparado original em diástole.

Em ambas as figuras, é flagrante a diferença de espessura entre o miocárdio ventricular esquerdo e o direito: como o ventrículo esquerdo precisa produzir pressão consideravelmente mais alta do que o direito durante a contração ventricular (o ventrículo esquerdo faz parte do sistema de alta pressão durante a sístole), seu miocárdio é visivelmente mais espesso (ver **c**) do que o do ventrículo direito, que pertence ao sistema de baixa pressão. Para comparação: pressão sistólica no ventrículo esquerdo: 120 a 140 mmHg, no ventrículo direito: 25 a 30 mmHg.

3.5 Coração: Morfologia Interna

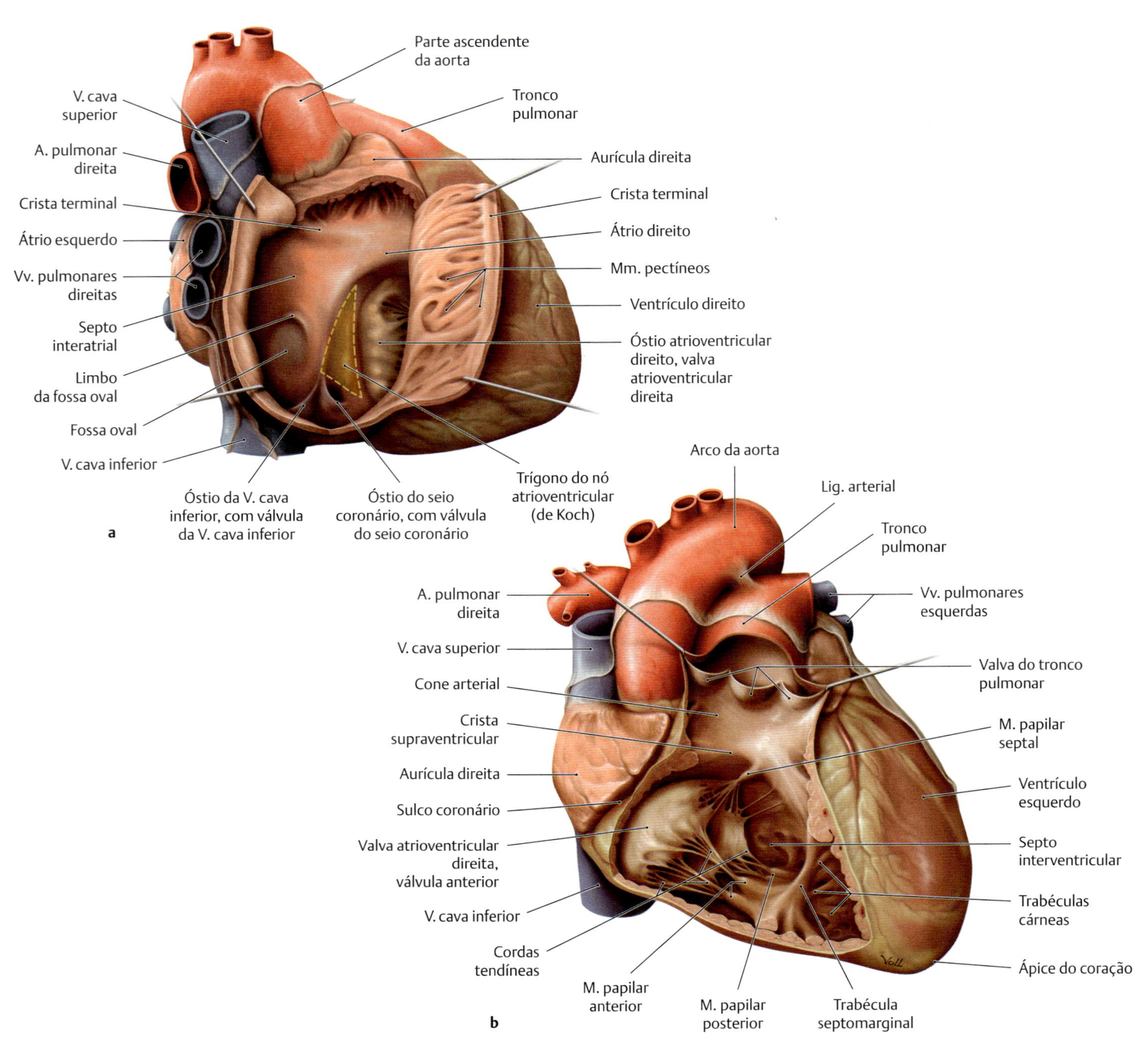

A Morfologia interna do coração direito

a Vista do átrio pelo lado direito; **b** Vista anterior do ventrículo. A parede do ventrículo e do átrio foi extensamente recortada; para a visualização da morfologia interna, a parede cardíaca também foi extensamente seccionada.

O **átrio direito** é constituído por:

- Um segmento anterior, o átrio real com uma aurícula, e
- Um segmento posterior com o seio das veias cavas (aqui coberto); nele desembocam as duas Vv. cavas, nos óstios das veias cavas superior e inferior, respectivamente.

O óstio do seio coronário, a parte septal do anel da valva atrioventricular direita e o tendão da válvula da V. cava inferior (de Todaro) margeiam o chamado *trígono do nó sinoatrial* (triângulo de Koch), uma área na parede do átrio direito onde está localizado o nó atrioventricular. No óstio da V. cava inferior há uma pequena válvula (válvula da V. cava interior), que direciona o sangue para o forame oval no septo interatrial. Na circulação *pós-natal*, essa válvula atrofia à medida que o forame é fechado e se torna a fossa oval (circundada pelo limbo da fossa oval. A desembocadura do seio coronário (óstio do seio coronário) também apresenta uma pequena válvula falciforme, a válvula do seio coronário. Os segmentos anterior e posterior do átrio direito são separados por uma crista, a *crista terminal*. Trabéculas musculares (Mm. pectíneos) surgem desta crista, de modo que a parede do segmento anterior tem um relevo interno pronunciado. A parede do segmento posterior, ao contrário, é lisa. O **ventrículo direito** também é dividido em dois segmentos por duas cristas musculares, a crista supraventricular e a trabécula septomarginal:

- Posterior e inferiormente (considerando o coração *in situ*), a chamada *câmara de recepção*
- Anterior e superiormente, a chamada *câmara de ejeção* (ver também p. 119).

Trabéculas cárneas podem ser observadas na parede da câmara de recepção do ventrículo direito; os músculos papilares também estão conectados à valva atrioventricular (direita) por meio das cordas tendíneas (ver p. 103). A *câmara de ejeção* tem formato cônico e consiste essencialmente no cone arterial, cuja parede é lisa. Através da valva do tronco pulmonar, o sangue flui pelo óstio do tronco pulmonar para o tronco pulmonar. As cavidades cardíacas são revestidas pelo endocárdio.

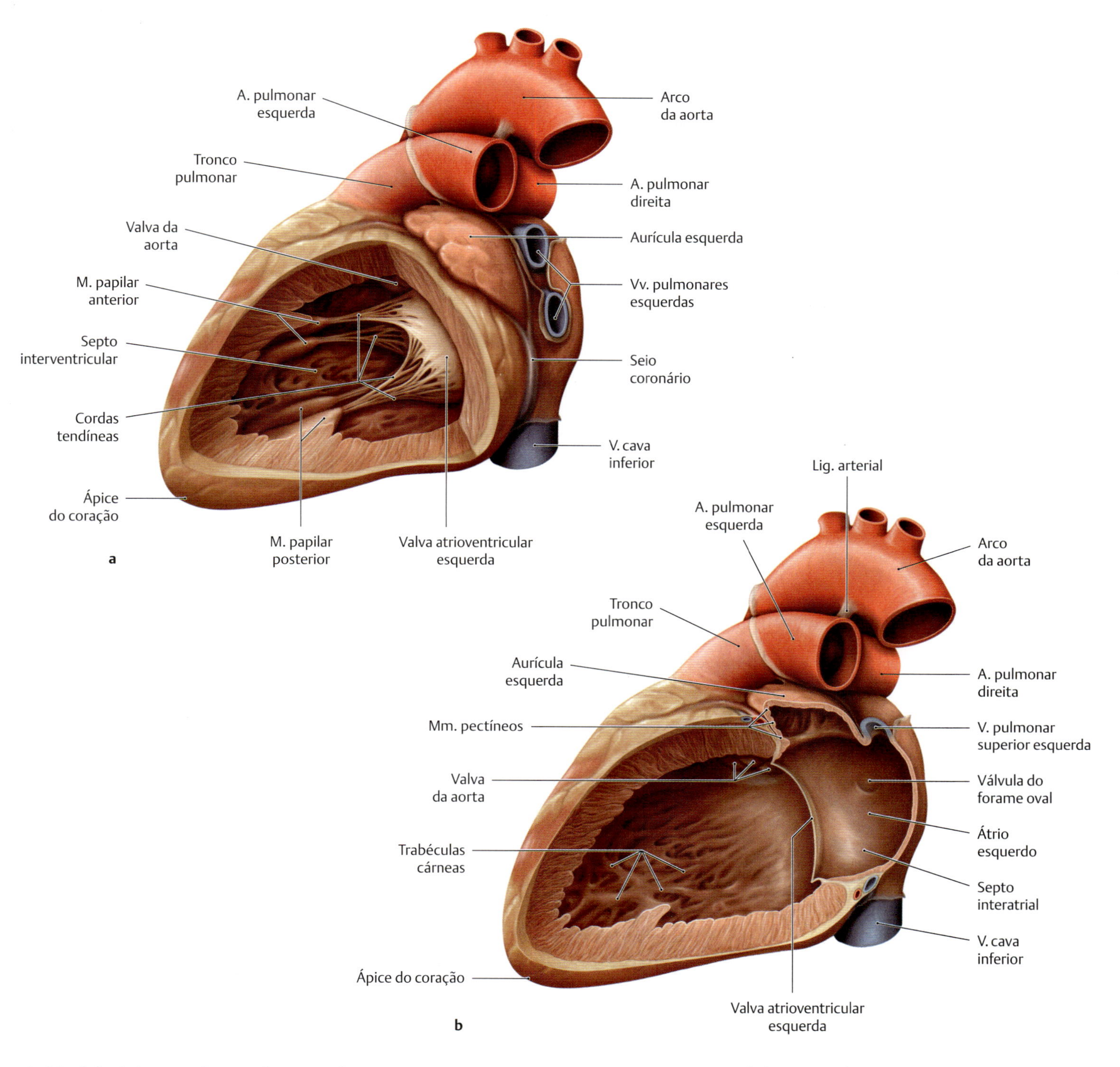

B Morfologia interna do coração esquerdo

Vista do lado esquerdo; **a** Ventrículo; **b** Ventrículo e átrio; tanto a parede do ventrículo quanto a parede do átrio foram recortadas.

O **átrio esquerdo** é menor que o direito (ver **Aa**). Sua parede muscular é delgada (sistema de baixa pressão) e, nas regiões originadas embriologicamente das Vv. pulmonares, essa parede é lisa. No restante do átrio, são encontrados os Mm. pectíneos. No átrio esquerdo desembocam as Vv. pulmonares (normalmente em número de quatro). No septo interatrial pode-se ver ocasionalmente uma pequena prega (válvula do forame oval), que é formada pela protrusão da fossa oval no átrio esquerdo. Ela indica o local de fusão entre os septos embrionários primário e secundário.

O **ventrículo esquerdo** tem uma câmara de recepção e outra de ejeção. A *câmara de recepção* se inicia no óstio atrioventricular esquerdo, que é fechado pela valva atrioventricular esquerda (ver p. 107). Esta câmara apresenta um relevo por causa das trabéculas cárneas (que se projetam para a cavidade ventricular). Os Mm. papilares, que são trabéculas de formato especial, sustentam as válvulas da valva atrioventricular esquerda através das cordas tendíneas. A *câmara de ejeção* apresenta uma parede lisa e se encontra próximo ao septo interventricular, conduzindo o sangue à aorta. Na saída do ventrículo, situa-se a valva da aorta (ver p. 107), bem no início da parte ascendente da aorta. O septo interventricular consiste, em sua maior parte, em musculatura (parte muscular). Apenas um pequeno segmento próximo à aorta é formado por tecido conjuntivo (parte membranácea). A inserção do septo interventricular entre as áreas internas do coração corresponde aos sulcos interventriculares anterior e posterior na superfície cardíaca externa. A parede muscular do ventrículo esquerdo é significativamente mais espessa do que a do direito (relação de espessura de aproximadamente 3:1), ver p. 102, Figura **Ac**. As cavidades cardíacas são revestidas pelo endocárdio.

3.6 Visão Geral das Valvas Cardíacas (Plano Valvar e Esqueleto Cardíaco)

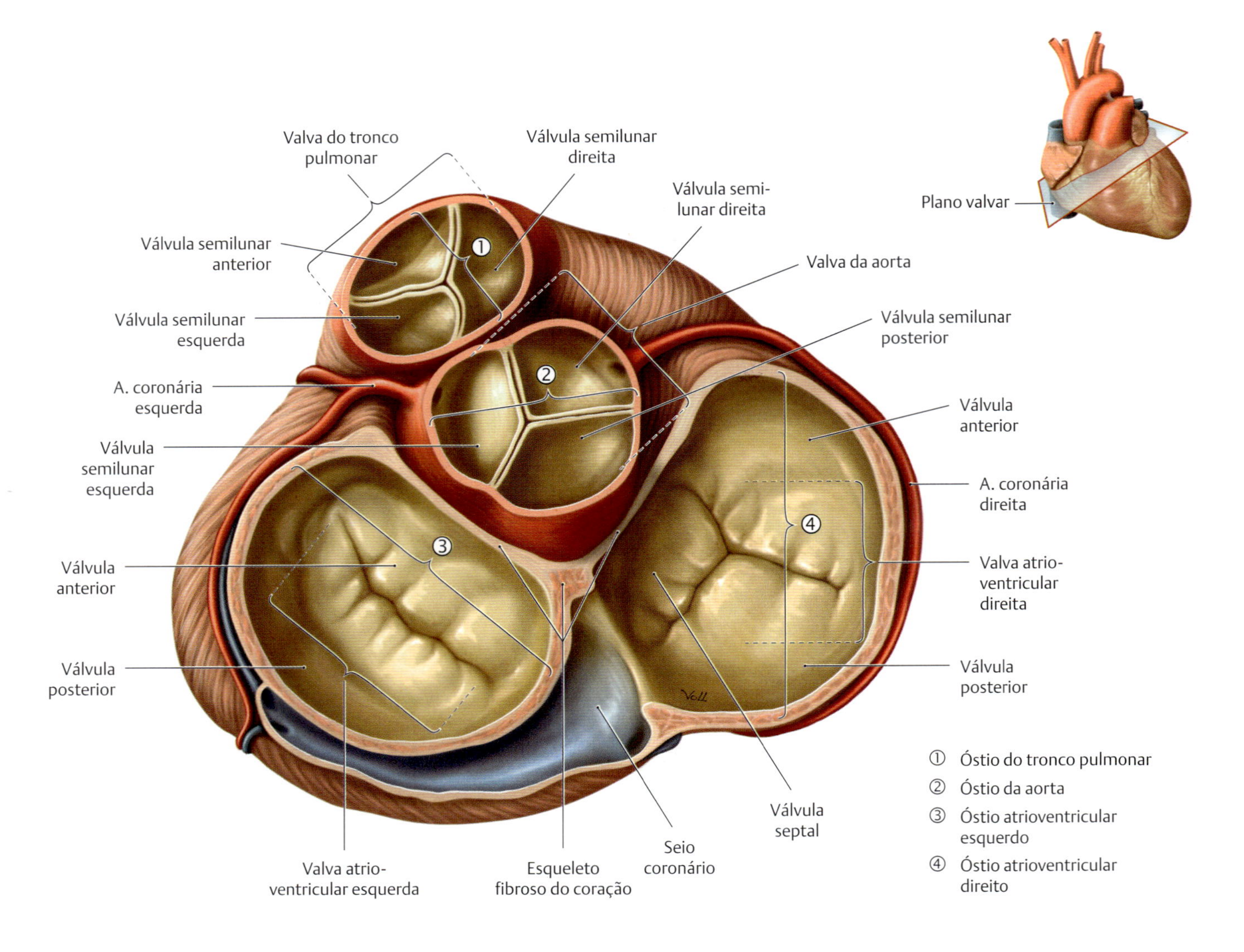

A Valvas cardíacas, visão geral
Vista do plano valvar a partir da base do coração; os átrios foram retirados e as grandes artérias próximas do coração foram seccionadas. Todas as valvas cardíacas se encontram em um único plano, o plano valvar, sendo que as valvas atuam em um único sentido (valvas unidirecionais). Elas determinam tanto o sentido do fluxo de sangue entre os átrios e ventrículos (valvas atrioventriculares) quanto o fluxo de saída do sangue a partir dos ventrículos (valvas da aorta e do tronco pulmonar). Basicamente, podem ser distinguidas no coração as seguintes valvas:

Valvas atrioventriculares esquerda e direita: Estas valvas se localizam no limite entre cada átrio e cada ventrículo, nos óstios atrioventriculares esquerdo e direito, e são constituídas por uma delgada lâmina de tecido conjuntivo avascular, sendo revestidas pelo endotélio do endocárdio. Do ponto de vista mecânico, têm *formato de vela* (ver **B**; elas "ondulam" devido ao fluxo sanguíneo, como a vela de um barco). Sua função é impedir refluxo de sangue para os átrios durante a contração dos ventrículos (sístole ventricular).

- A *valva atrioventricular esquerda* apresenta duas grandes válvulas (*valva bicúspide*): uma válvula anterior (em posição medial anterior) e uma válvula posterior (em posição lateral posterior). A válvula anterior se continua com a parede da aorta. As duas grandes válvulas são conhecidas como "*valva mitral*", em alusão ao formato da mitra de um bispo. Devido ao intenso pregueamento das margens laterais, a valva, geralmente lisa, produz pequenas válvulas adicionais próximo à margem, as válvulas comissurais (habitualmente duas). Entretanto, não são válvulas verdadeiras e não atingem o anel fibroso no esqueleto cardíaco (ver **C**). A valva é sustentada pelos músculos papilares (ver **B**)
- A *valva atrioventricular direita* apresenta três válvulas (*valva tricúspide*): válvulas anterior, posterior e septal. Existem, ainda, uma ou duas pequenas válvulas comissurais adicionais na valva atrioventricular direita. Elas também não atingem o anel fibroso.

Valvas vasculares: No início do tronco pulmonar (valva pulmonar ou valva do tronco pulmonar) e no início da aorta (valva da aorta). Estas valvas são compostas, cada uma, por três "bolsas" em formato de meia-lua, de tamanho aproximadamente igual. Como ocorre com as valvas atrioventriculares, as "bolsas" são constituídas por uma delicada lâmina de tecido conjuntivo com revestimento endotelial endocárdico e fecham o óstio da aorta e o óstio do tronco pulmonar, respectivamente. Do ponto de vista mecânico, são *válvulas semilunares*, em formato de bolsa (elas se projetam devido à coluna sanguínea retrógrada). Na região das valvas, a parede vascular da aorta e do tronco pulmonar é discretamente dilatada para fora (seio do tronco pulmonar e seio da aorta). Na aorta, o seio segue para uma dilatação transversal (bulbo da aorta). Imediatamente atrás da valva da aorta originam-se as Aa. coronárias direita e esquerda (ver detalhes nas pp. 120–123).

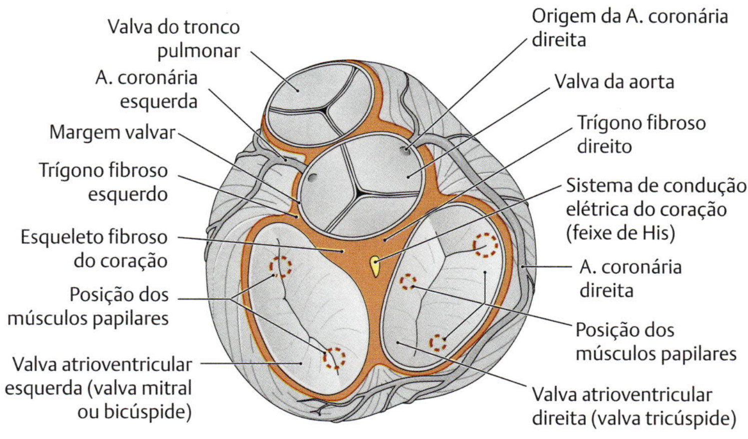

B Esqueleto fibroso cardíaco

Vista do plano valvar a partir da base do coração. O esqueleto fibroso cardíaco é uma camada de tecido conjuntivo fibroso (parcialmente infiltrado por tecido adiposo) que separa completamente o miocárdio dos ventrículos do miocárdio dos átrios. Em *sentido estrito*, os componentes do esqueleto fibroso cardíaco são os seguintes:

- Os anéis fibrosos, com os trígonos fibrosos interpostos
- O anel fibroso da valva da aorta, unido aos dois anéis fibrosos e
- A parte membranácea do septo interventricular (não representada aqui).

Em *sentido amplo*, o anel de tecido conjuntivo da valva do tronco pulmonar também pertence ao esqueleto cardíaco; este anel se encontra unido ao anel fibroso da valva da aorta por tecido conjuntivo (tendão do infundíbulo). As valvas atrioventriculares estão ancoradas no tecido conjuntivo dos anéis fibrosos, enquanto as válvulas semilunares se encontram fixadas ao tecido conjuntivo dos anéis fibrosos, ao redor das valvas da aorta e do tronco pulmonar. Portanto, em sentido amplo, o esqueleto fibroso confere um local de fixação mecânica para todas as valvas cardíacas. Sendo uma camada de tecido conjuntivo denso entre ventrículos e átrios, além da *estabilidade mecânica*, o esqueleto cardíaco também tem uma função adicional de *isolamento elétrico*: o estímulo elétrico – na atividade cardíaca (ver p. 116 e seguinte) – só pode ser transmitido dos átrios para os ventrículos pelo fascículo atrioventricular (feixe de His). A camada de tecido conjuntivo do esqueleto fibroso contém uma abertura apenas para a passagem deste fascículo atrioventricular (ver o local de passagem no trígono fibroso direito).

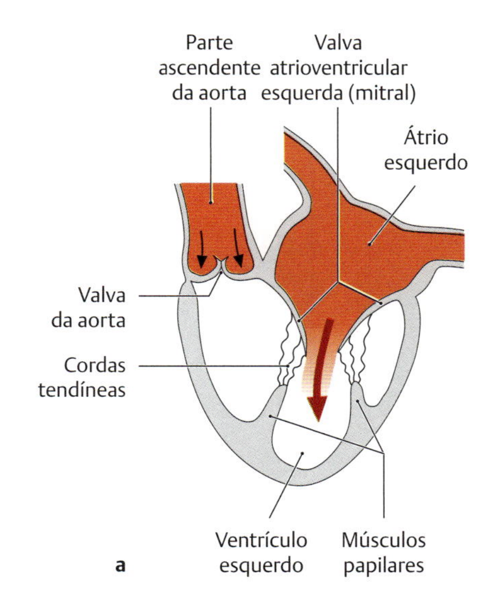

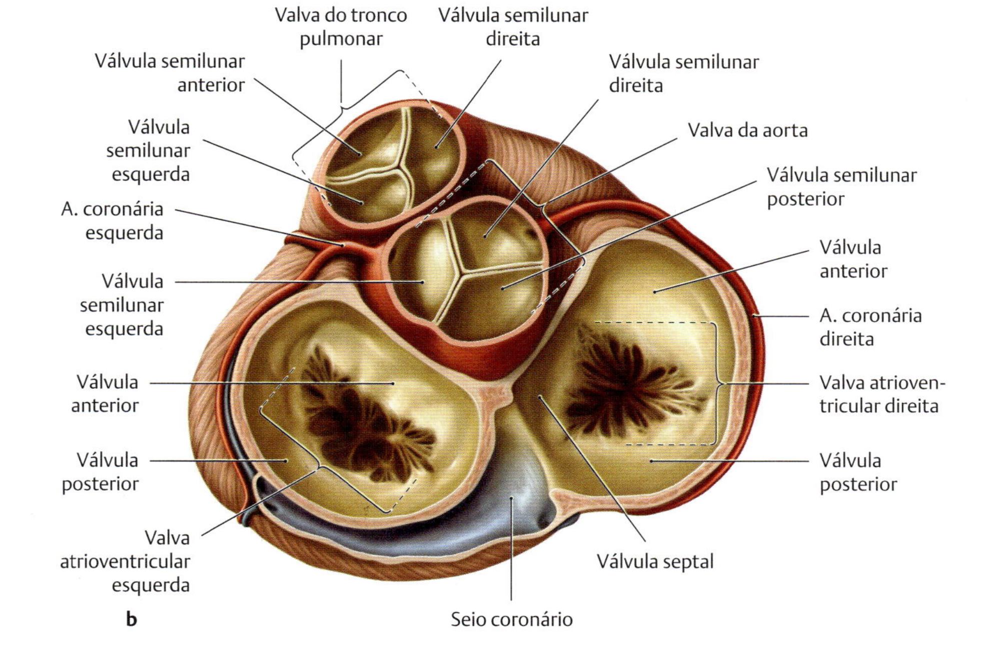

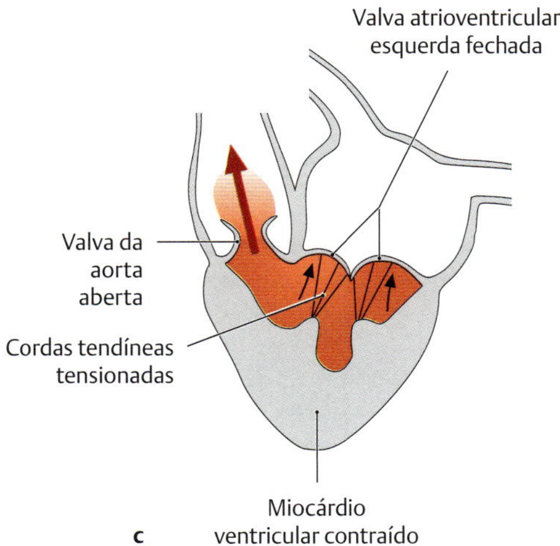

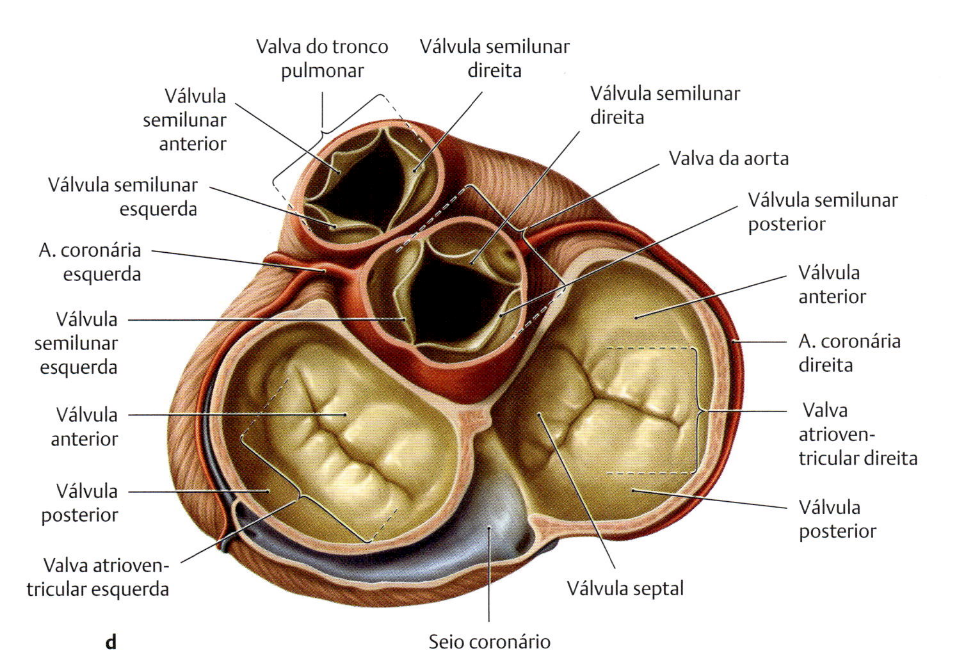

C Função das valvas cardíacas durante a atividade cardíaca

a e **b** Diástole dos ventrículos; **c** e **d** Sístole dos ventrículos.
a e **c** Sentido do fluxo sanguíneo no coração esquerdo; **b** e **d** Vista do plano valvar.

3.7 Valvas Cardíacas e Locais de Ausculta

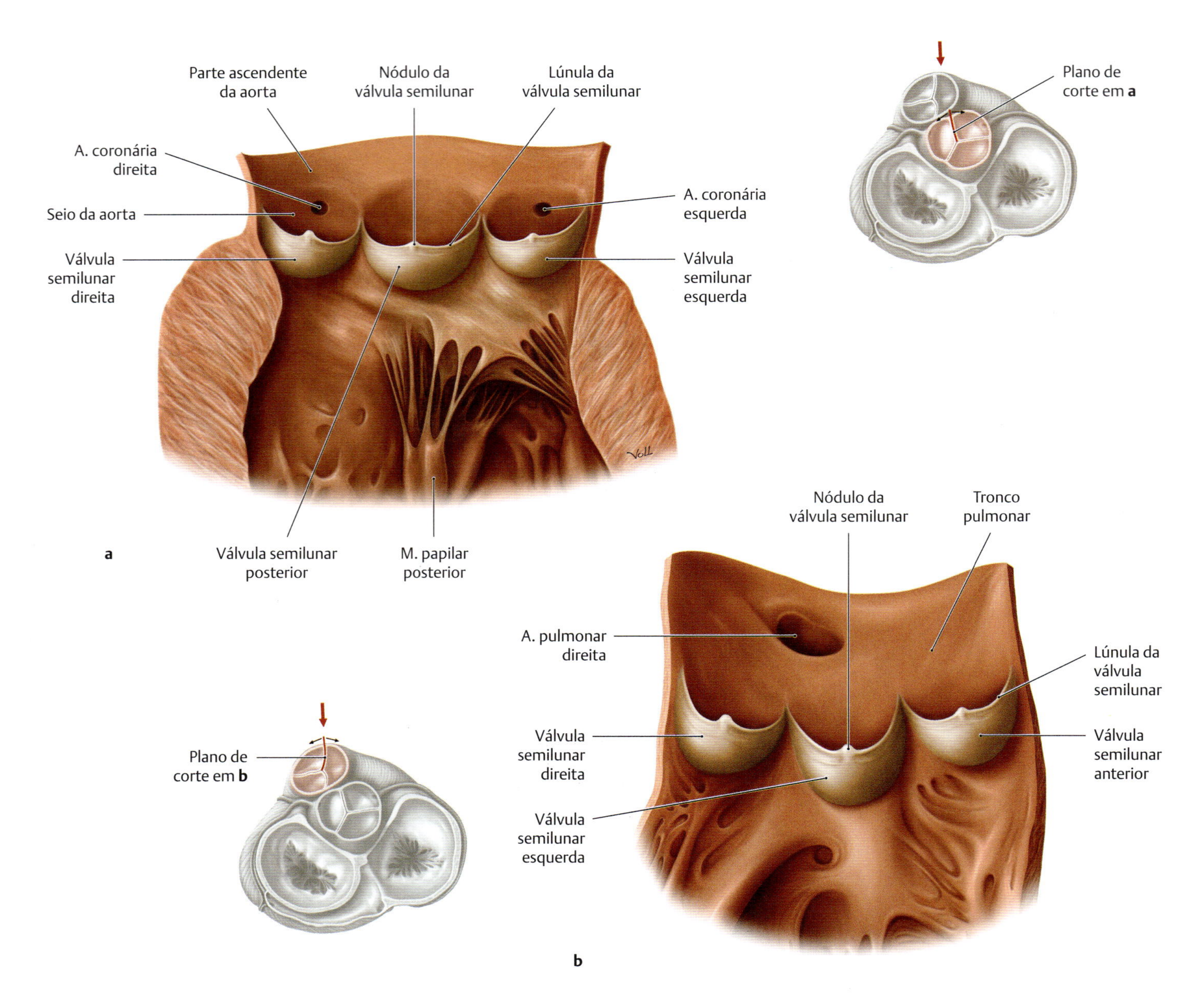

A Valvas da aorta e do tronco pulmonar
Vista da valva da aorta (**a**) e da valva do tronco pulmonar (**b**). A parte ascendente da aorta e o tronco pulmonar estão aqui seccionados e abertos como um livro. A valva da aorta e a valva do tronco pulmonar fecham as câmaras de ejeção dos ventrículos, durante o relaxamento (diástole):

- A valva da aorta fecha a saída do ventrículo esquerdo
- A valva do tronco pulmonar fecha a saída do ventrículo direito.

Consequentemente, elas impedem, quase de modo completo, o refluxo do sangue ejetado pelos ventrículos. Aqui são evidentes as regiões de saída das Aa. coronárias esquerda e direita no seio da aorta, por trás de cada válvula semilunar (**a**); no tronco pulmonar, observa-se a região de saída da A. pulmonar direita (**b**). Na margem livre de cada válvula semilunar, encontra-se um delicado nódulo (nódulo da válvula semilunar), e ao lado deste, na mesma margem, uma delicada bainha (lúnula da válvula semilunar). O nódulo e as lúnulas fazem com que as margens das válvulas, que se encontram durante o fechamento das valvas, promovam esse fechamento de forma firme e efetiva. Tanto as valvas atrioventriculares (ver p. 106) quanto as valvas arteriais podem sofrer alterações patológicas, geralmente devido a inflamação (endocardite). Por causa da inflamação, vasos sanguíneos secundários podem migrar para o interior das valvas, naturalmente avasculares. As valvas sofrem cicatrização e acumulam tecido conjuntivo fibroso — tornando-se menos móveis e com a sua função restrita. São distinguidos dois principais distúrbios da mecânica valvar, que podem ocorrer de forma combinada:

- Estenose valvar: a valva não se *abre* o suficiente, e a corrente sanguínea, através da valva de abertura reduzida, é bloqueada, causando sobrecarga de pressão no segmento do coração disposto anteriormente à barreira valvar
- Insuficiência valvar: a valva não se *fecha* mais de modo completo, e ocorre refluxo não fisiológico de sangue para o segmento cardíaco que antecede a valva lesada. Esse refluxo não fisiológico leva à sobrecarga de volume no segmento cardíaco afetado. Se determinada carga de pressão ou volume for ultrapassada, provavelmente uma valvoplastia deve ser realizada para evitar futuras lesões no coração
- A estenose e a insuficiência podem ocorrer também de forma combinada: uma valva permanece como se estivesse em posição intermediária e pode nem abrir completamente, nem fechar de forma adequadamente firme.

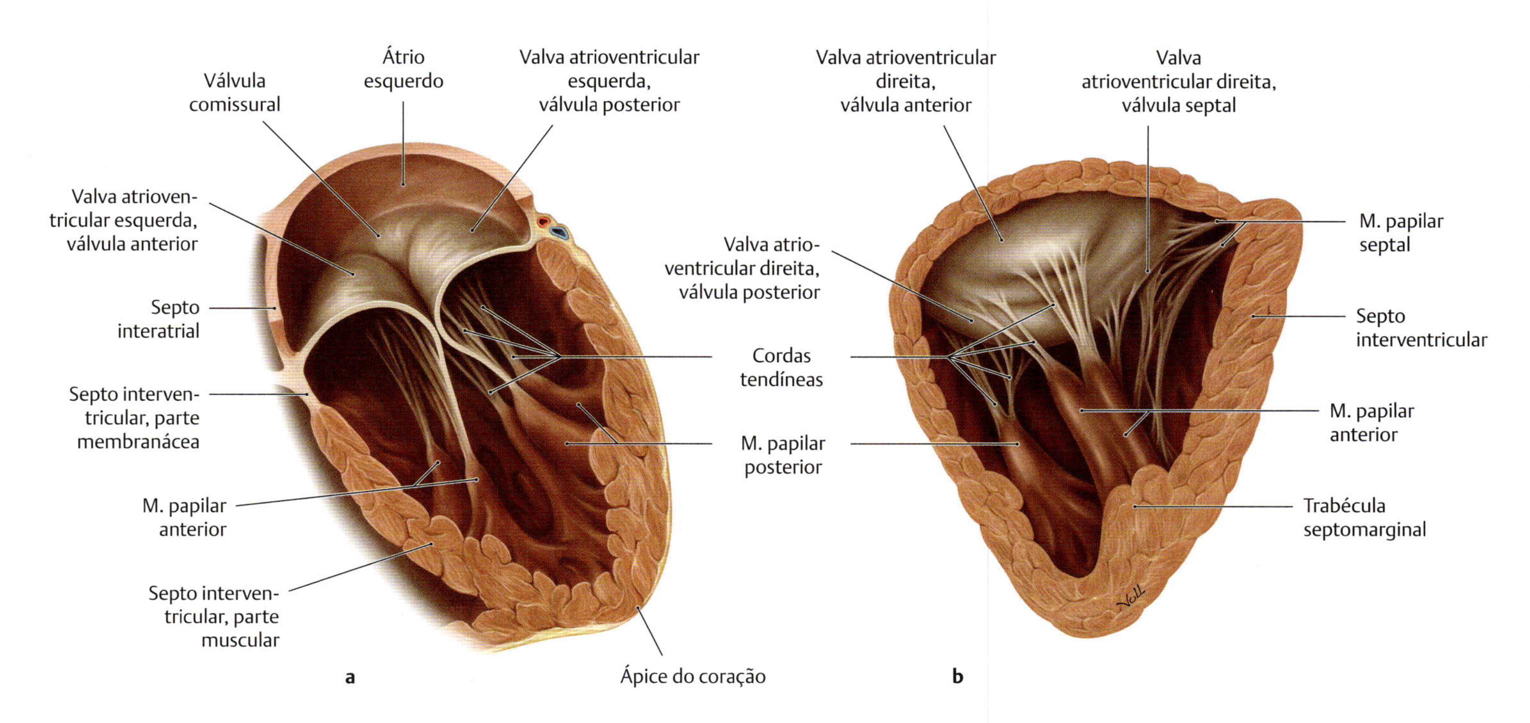

B Valvas atrioventriculares e músculos papilares

Valvas atrioventriculares esquerda (**a**) e direita (**b**), vista anterior. Está representada uma fase muito precoce da contração ventricular, e as valvas atrioventriculares estão bem fechadas. Aqui estão bem visíveis os Mm. papilares, que possibilitam a abertura e o fechamento das valvas: *três* Mm. papilares para as *três* válvulas da valva atrioventricular direita (Mm. papilares anterior, posterior e septal), e *dois* Mm. papilares para as *duas* válvulas da valva atrioventricular esquerda (Mm. papilares anterior e posterior). Os Mm. papilares (formações especiais das trabéculas cárneas) são fixados próximo às margens livres das válvulas por meio das cordas tendíneas. Isto previne que as valvas se projetem para o interior dos átrios, durante a contração dos ventrículos, impedindo o fechamento completo e o "refluxo" de sangue.

Observação: Um infarto do miocárdio também pode afetar o miocárdio dos músculos papilares. Devido à necrose do tecido muscular pela redução da irrigação sanguínea, pode ocorrer comprometimento dos Mm. papilares. As valvas então não se fecham adequadamente, e o sangue reflui para o átrio, durante a sístole ventricular (ver p. 118).

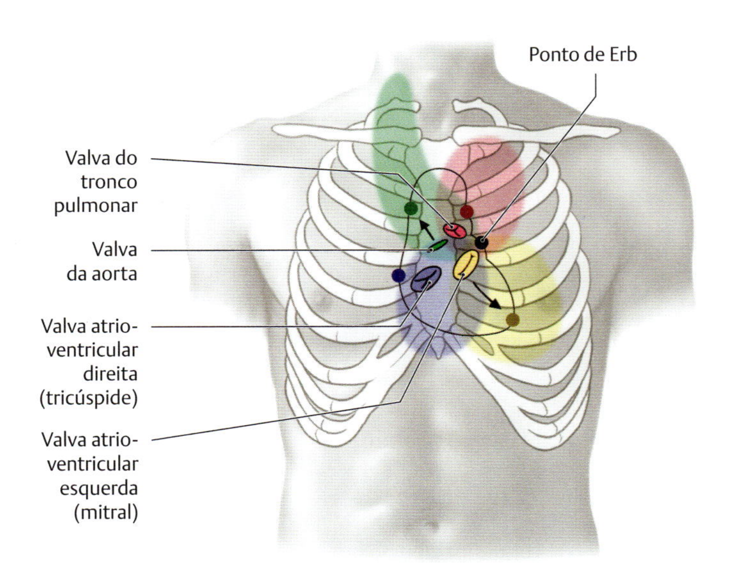

C Ausculta das valvas cardíacas

Projeção das valvas no tórax e campos de sopros (áreas em que um sopro corrente patológico é redirecionado). No coração saudável, o sangue que flui nas valvas não produz sopros audíveis (para os sons cardíacos, ver p. 118). Se, no entanto, as valvas adoecem e se tornam disfuncionais, o sangue forma vórtices nas valvas. Isso é auscultado como sopros. Como a espessa parede cardíaca abafa os sopros, eles não são melhor audíveis na projeção anatômica da valva do tórax, e sim em um ponto distante da valva que fica na direção do fluxo sanguíneo (ver **D**).

Observação: os locais de ausculta do coração são os seguintes: valva da aorta: 2º espaço intercostal (EIC) direito; valva do tronco pulmonar: 2º EIC esquerdo; valva tricúspide: 4º EIC direito; valva mitral: 5º EIC esquerdo.

Além disso, a localização do ponto de Erb (ponto onde se pode auscultar as quatro valvas) é o 3º EIC esquerdo.

D Projeção anatômica e locais de ausculta das valvas cardíacas

Valva	Projeção anatômica	Local de ausculta
Valva da aorta	Margem esternal esquerda, na altura do 3º espaço intercostal	2º espaço intercostal à direita, na linha paraesternal
Valva do tronco pulmonar	Fixação esternal da 3ª cartilagem costal à esquerda	2º espaço intercostal à esquerda, na linha paraesternal
Valva atrioventricular direita	Esterno, na altura da 5ª cartilagem costal	4º espaço intercostal à direita, na linha paraesternal
Valva atrioventricular esquerda	4ª/5ª cartilagem costal à esquerda	5º espaço intercostal à esquerda da linha medioclavicular

3.8 Representação do Coração em Radiografias de Tórax

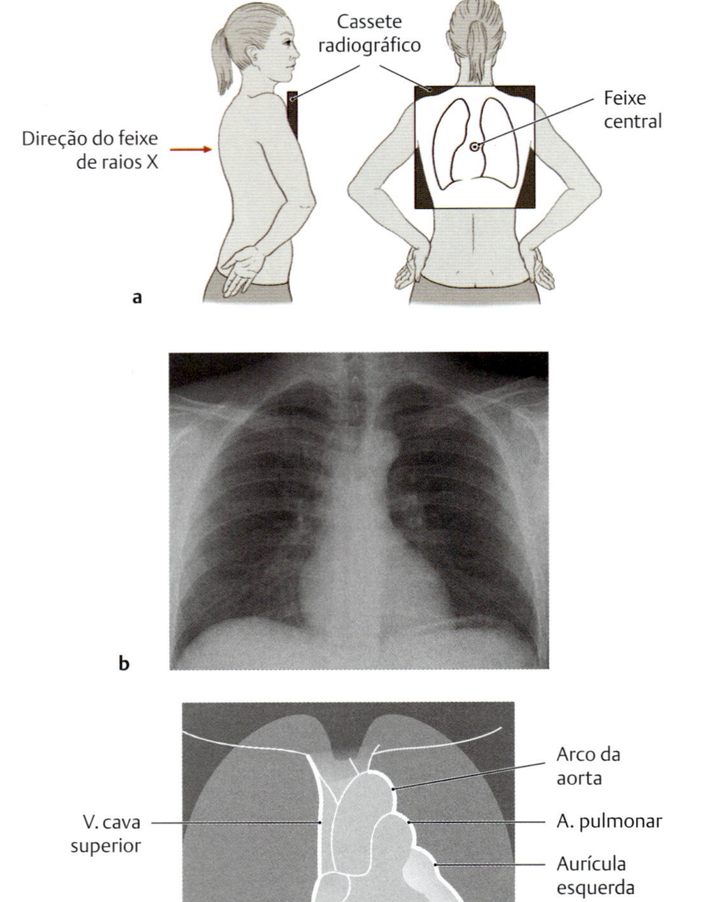

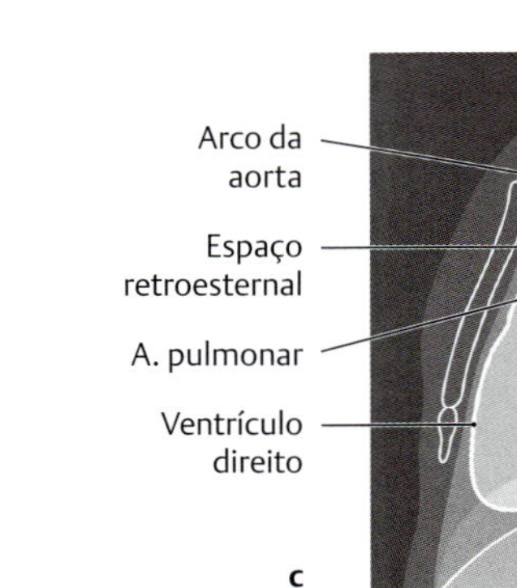

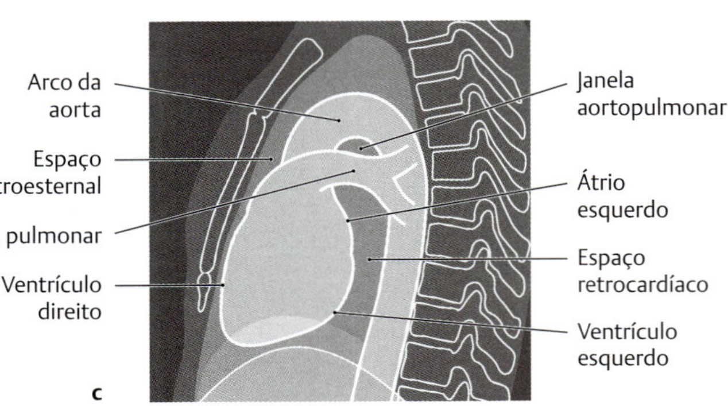

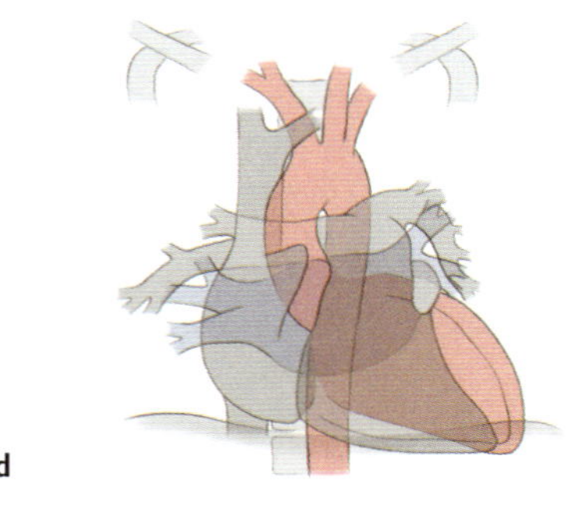

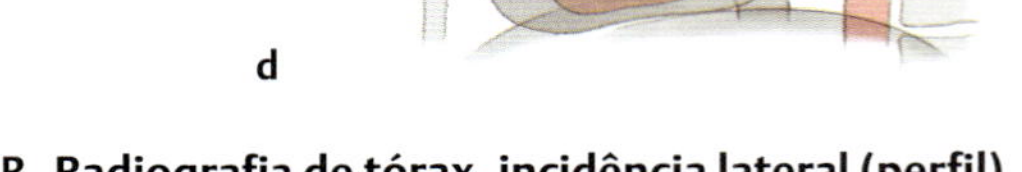

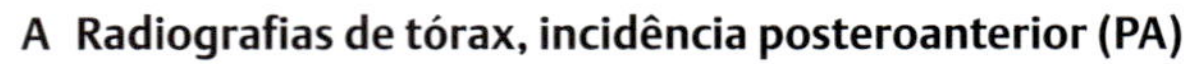

A Radiografias de tórax, incidência posteroanterior (PA)

a A parede anterior do tórax do paciente, em posição ortostática, é encostada no cassete radiográfico (os raios X "penetram" no paciente de trás para a frente; feixe central na altura da vértebra T VI). A radiografia é obtida em apneia inspiratória. Os dorsos das mãos estão apoiados nos quadris e os antebraços rodados medialmente.

b Incidência posteroanterior (PA).

c Silhueta cardíaca, com as estruturas delimitantes.

d Topografia da silhueta cardíaca: coração direito com tratos de entrada e de saída (em cinza); coração esquerdo com trato de saída (em vermelho), átrio esquerdo com tratos de entrada (em azul).

B Radiografia de tórax, incidência lateral (perfil)

a O tórax do paciente, em posição ortostática, é posicionado com o lado esquerdo encostado no cassete radiográfico (com isso, evita-se uma imagem muito ampliada do coração), e os dois braços são elevados sobre a cabeça. O feixe central atravessa o corpo a 6,5 a 10 cm abaixo da cavidade axilar esquerda.

b Radiografia lateral esquerda.

c Silhueta cardíaca com as estruturas delimitantes.

d Topografia da silhueta cardíaca: coração direito com tratos de entrada e de saída (em cinza); coração esquerdo com trato de saída (em vermelho); átrio esquerdo com trato de entrada (em azul).

(As radiografias desta página foram obtidas de: Reiser M, Kuhn F, Debus J, Hrsg. Duale Reihe Radiologie. 4. Aufl. Stuttgart: Thieme; 2017.)

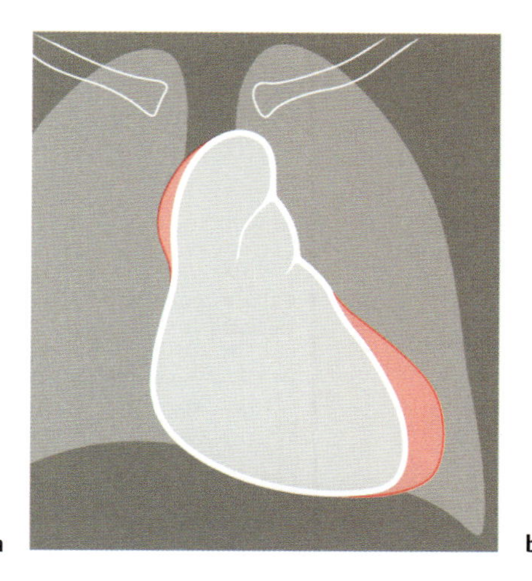

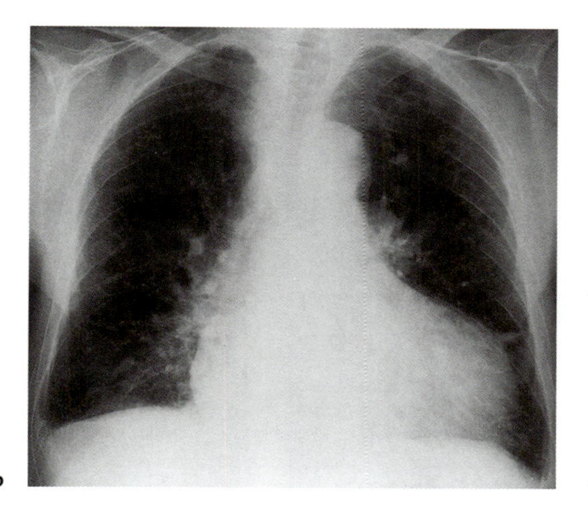

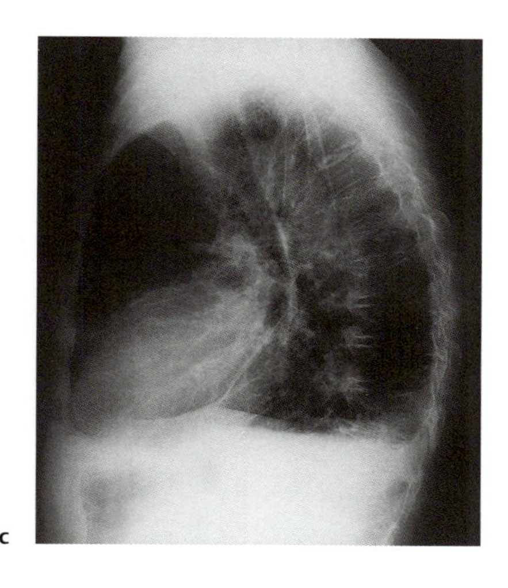

C Diagnóstico radiográfico convencional de regurgitação aórtica

a Representação esquemática do coração na projeção do feixe sagital com alteração da silhueta cardíaca.
Observe o aumento do ventrículo esquerdo, bem como a dilatação da aorta ascendente com a carga de volume.

b Radiografia posteroanterior (PA) com a sombra cardíaca significativamente aumentada à esquerda e o ápice arredondado.
Observe as estruturas de arestas no canto superior direito no mediastino em forma de arco da aorta alongado no lugar da V. cava superior.

c Radiografia do lado esquerdo com estreitamento significativo do espaço retrocardíaco (ver **Bc**).

(Radiografias de: Reiser M, Kuhn F, Debus J, Hrsg. Duale Reihe Radiologie. 4. Aufl. Stuttgart: Thieme; 2017).

A regurgitação aórtica ocorre quando a valva ou raiz da aorta, por exemplo, no contexto de endocardite, é lesionada, de modo que a valva da aorta já não fecha completamente (para a função das valvas cardíacas, ver p. 107). Como resultado, o sangue flui de volta para o ventrículo esquerdo durante a diástole, que deve, portanto, absorver permanentemente sangue adicional. Em resposta, ele se expande. No exame clínico, a regurgitação aórtica manifesta-se sob a forma de uma alta amplitude de pressão arterial (pressão arterial sistólica alta/diastólica baixa; sopro diastólico decrescente típico). É feita uma distinção entre regurgitação aórtica aguda e crônica. A regurgitação crônica afeta principalmente homens mais velhos (a partir dos 70 anos) e muitas vezes só se torna sintomática nos estágios tardios (dispneia e desempenho reduzido).
O padrão-ouro para a confirmação diagnóstica é a ecocardiografia (ETT).

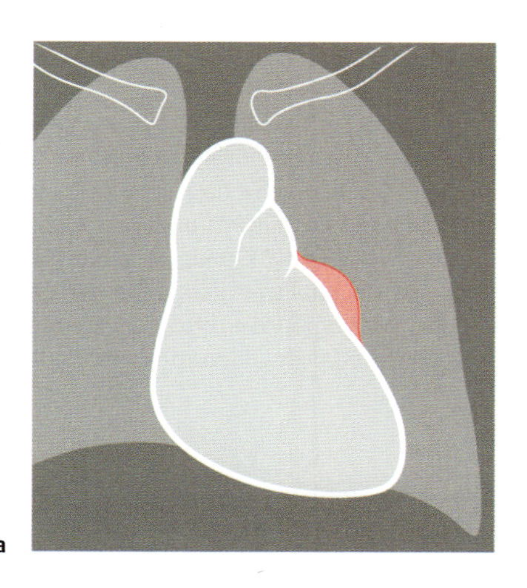

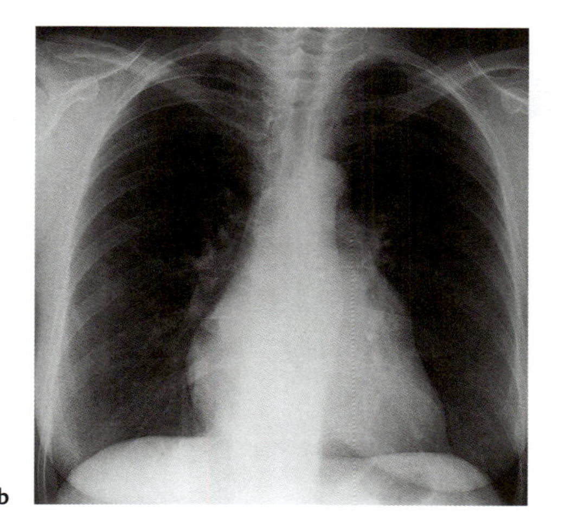

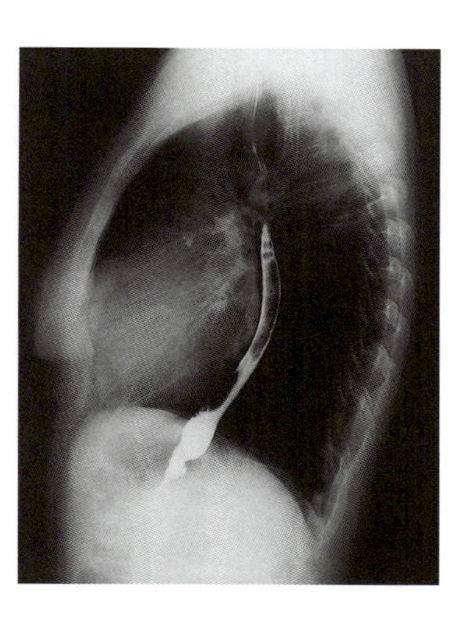

D Diagnóstico radiográfico convencional de estenose da valva atrioventricular esquerda (mitral)

a Representação esquemática do coração na projeção do feixe sagital. *Observe* a mudança característica na silhueta do coração com aumento significativo da estrutura formadora de margens no nível da aurícula esquerdo (corresponde à altura do átrio esquerdo; aqui em vermelho).

b Radiografia posteroanterior (PA).

c Radiografia lateral esquerda com ingestão de bário para visualização do esôfago e, assim, indiretamente, do átrio esquerdo. O aumento do átrio desvia o esôfago dorsalmente (estreitamento do espaço retrocardíaco).

(Radiografias de: Reiser M, Kuhn F, Debus J, Hrsg. Duale Reihe Radiologie. 4. Aufl. Stuttgart: Thieme; 2017.)

A estenose da valva mitral geralmente ocorre no contexto de febre reumática (doença estreptocócica) e leva à calcificação das margens das valvas com os seguintes efeitos:

- A área de abertura da valva é reduzida (até <1 cm^2 no caso de estenose grave!)
- Como resultado, cada vez menos sangue chega ao ventrículo esquerdo durante a diástole (sopro diastólico decrescente típico)
- O átrio esquerdo aumenta à medida que o sangue flui permanentemente da circulação pulmonar e cada vez menos para o ventrículo esquerdo.

Devido ao aumento compensatório do átrio, a estenose da valva mitral frequentemente permanece subjetivamente assintomática por anos. Torna-se sintomática quando o sangue volta para os pulmões. Então, subitamente, ocorre dispneia ao esforço com redução progressiva do desempenho. O aumento do átrio também frequentemente leva à fibrilação atrial, com risco de trombos atriais e embolia arterial. O padrão-ouro para confirmação diagnóstica é a eletrocardiografia, que permite a avaliação morfológica simultânea da valva mitral e a quantificação da área de abertura valvar e do gradiente de pressão transvalvar.

3.9 Ecocardiografia

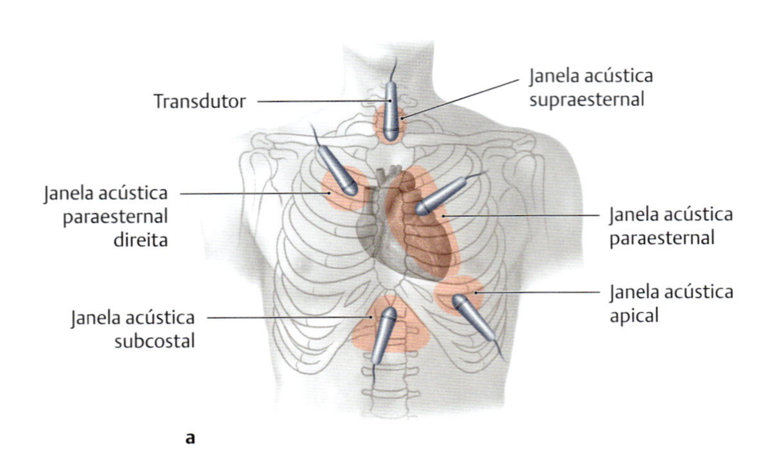

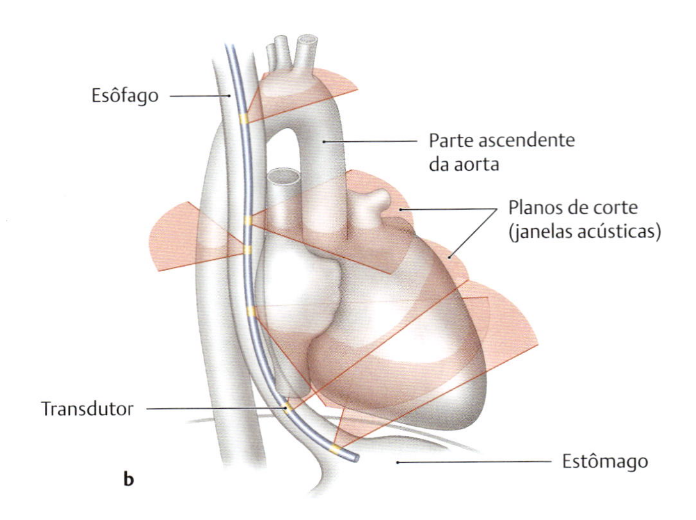

A Ecocardiografias transtorácica (ETT) e transesofágica (ETE)

A ecocardiografia está incluída entre os procedimentos padrão para o diagnóstico de doenças cardíacas e, na cardiologia, é o método mais importante e não invasivo de obtenção de imagens. O principal componente do instrumental para uma ecocardiografia é o transdutor que gera ondas sonoras por meio de cristais com efeitos piezoelétricos e que – através da pele – penetram no corpo e recebem a onda de ultrassom daí refletida. Transdutores ultrassônicos mais modernos contêm muitos cristais que funcionam de modo paralelo e produzem frentes de ondas que geram imagem bidimensional (o chamado procedimento em modo B). O exame ecocardiográfico é feito com o paciente deitado. O local onde o transdutor é posicionado é a chamada janela acústica – um local do corpo no qual o som não seja atenuado pelo tecido pulmonar ou pelo tecido ósseo, como, por exemplo, os espaços intercostais. Deve ser enfatizado que a janela acústica não é um ponto precisamente fixo do ponto de vista anatômico, mas sim uma região na qual a posição do transdutor ultrassônico seja ideal para cada paciente. De acordo com a janela acústica escolhida, são distinguidas a *ecocardiografia transtorácica (ETT)* e a *ecocardiografia transesofágica (ETE)*:

- Na **ecocardiografia transtorácica (a)**, a janela acústica é procurada principalmente na posição lateral esquerda do paciente (janelas acústicas paraesternal e apical). As exceções são as janelas acústicas supraesternal e subcostal, que se localizam posteriormente além da janela acústica paraesternal direita, que é examinada em posição lateral direita. Em posição lateral, o braço deve ser posicionado sob a cabeça, de modo que os espaços intercostais se abram o máximo possível. *Desvantagem deste método:* estruturas do tórax e dos pulmões – portanto, partes de costelas, músculos e tecido adiposo – podem prejudicar o diagnóstico, inclusive de doenças pulmonares (p. ex., enfisema).
- A **ecocardiografia transesofágica (b)**, em vez dessas janelas acústicas convencionais, utiliza uma parte do esôfago e o fundo gástrico como janela acústica. Como ocorre na gastroscopia, um transdutor miniaturizado é introduzido – através da cavidade oral e da faringe – no esôfago e no fundo gástrico, de modo a maximizar a proximidade com o coração. Devido à pequena distância entre o transdutor e o coração e à consequente ausência de interferência de estruturas pulmonares e torácicas, a imagem na ETE é, por isso, mais nítida do que com a ETT. Deste modo, com a ETE obtém-se uma demonstração mais exata, principalmente, das estruturas posteriores do coração, das valvas cardíacas, dos átrios e também das partes torácica e descendente da aorta. Por meio da utilização de transdutores multiplanares (rotação dos planos acústicos em torno de 180°), pode ser realizada uma rotação do transdutor para a frente, para trás, para a esquerda e para a direita, além de movimentos anterógrados e retrógrados, obtendo-se uma grande variabilidade na seleção de planos de corte dentro da janela acústica esofágica.

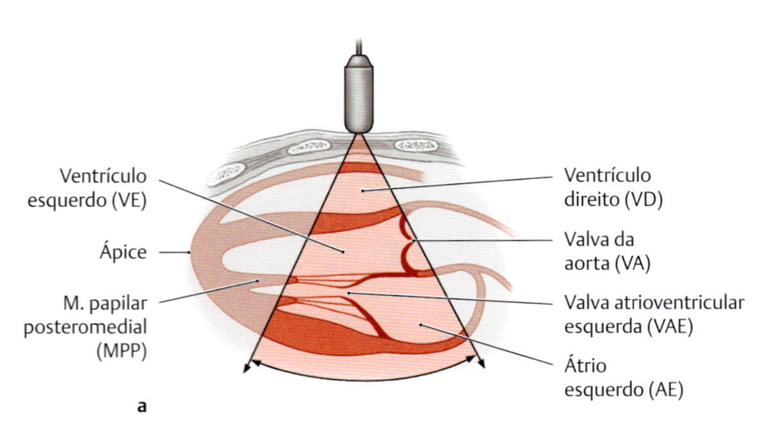

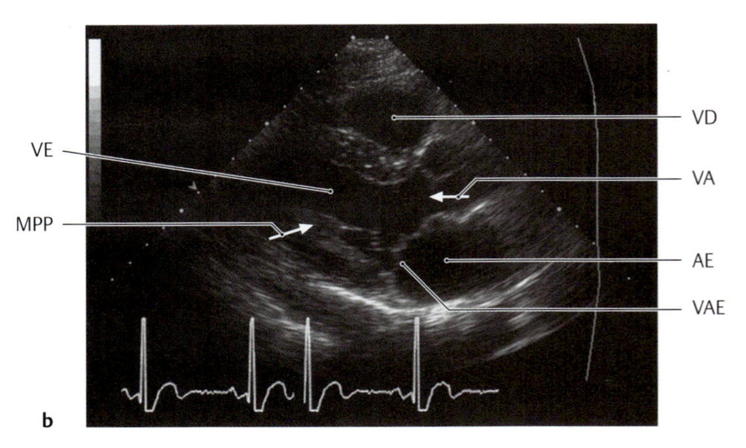

B Ecocardiografia transtorácica: janela acústica paraesternal (corte longitudinal)

a Esquema (*observe* que o ápice do ventrículo esquerdo não está representado!); **b** Corte longitudinal paraesternal na fase de relaxamento isovolumétrico (de: Flachskampf F. Kursbuch Echokardiografie. 6. Aufl. Stuttgart: Thieme; 2017.)

O exame ecocardiográfico começa com o *corte longitudinal* paraesternal. Ele é definido pela identificação das valvas da aorta e atrioventricular esquerda, através do septo interventricular, de trajeto horizontal, e da parede posterior do ventrículo esquerdo, assim como de um segmento do ventrículo direito. Uma rotação do transdutor em torno de 90° produz um dos muitos cortes transversais paraesternais possíveis do coração (ver **C**).

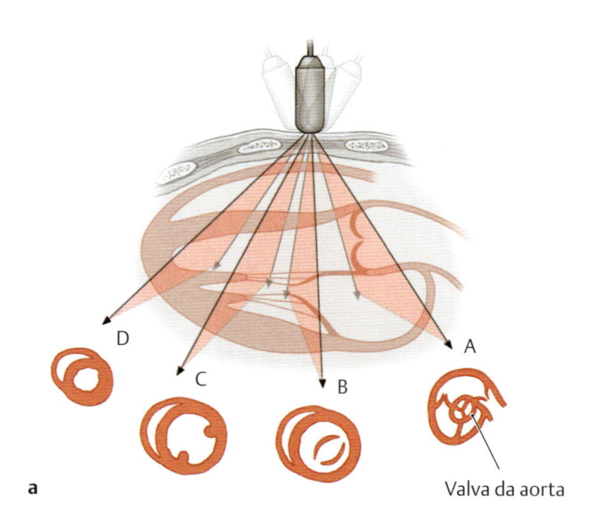

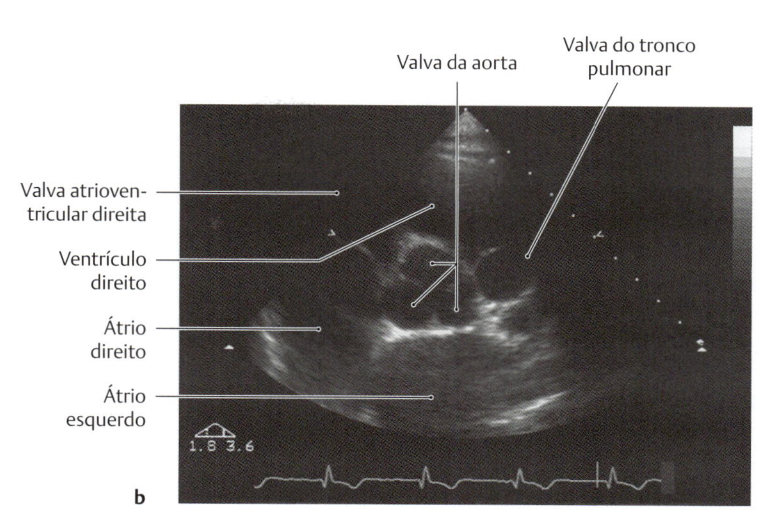

C Ecocardiografia transtorácica: janela acústica paraesternal (corte transversal)

a Esquema dos principais cortes transversais (planos de corte A, B, C e D em relação a um corte longitudinal); **b** Corte transversal basal na altura da valva da aorta (de: Flachskampf F. Kursbuch Echokardiografie. 6. Aufl. Stuttgart: Thieme; 2017.)

Neste corte, a valva da aorta se encontra em posição central, com a demonstração das três válvulas (válvulas semilunares esquerda, direita e posterior não coronariana), ver **B**, p. 128). Nesta imagem, a valva da aorta está envolvida pelas seguintes estruturas, em sentido horário: trato de saída do ventrículo direito (12 h), valva do tronco pulmonar (2 h), átrio esquerdo (5 a 7 h), átrio direito (7 a 10 h), e valva atrioventricular direita (10 h).

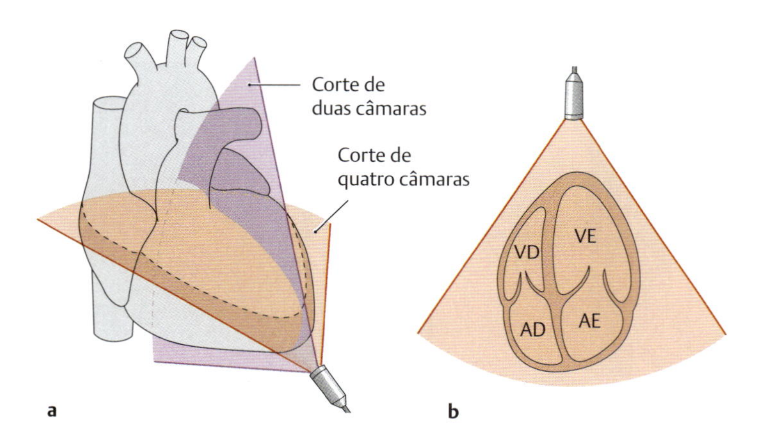

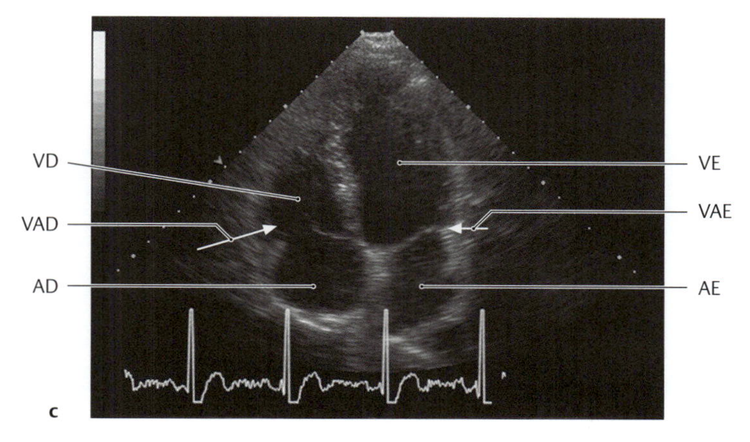

D Ecocardiografia transtorácica: janela acústica apical (cortes de duas câmaras e de quatro câmaras)

a e **b** Esquema (observa-se que as imagens de duas câmaras e de quatro câmaras se posicionam perpendicularmente uma à outra); **c** Vista apical das quatro câmaras no início da sístole (de: Flachskampf F. Kursbuch Echokardiografie. 6. Aufl. Stuttgart: Thieme; 2017.)

A janela acústica apical se encontra aproximadamente na altura do ápice do coração. A vista apical das quatro câmaras mostra os dois ventrículos (VE, VD) e os dois átrios (AE, AD), além da valva atrioventricular esquerda (VAE) e da valva atrioventricular direita (VAD). Ademais, nesta demonstração pode-se observar, principalmente, os segmentos septais e laterais do miocárdio sem sua contração individual.

E Ecocardiograma transesofágico de um defeito do septo interatrial

Ecocardiografia com Doppler colorido, com representação do fluxo de desvio do átrio esquerdo (AE) para o átrio direito (AD), janela acústica esofágica (corte de quatro câmaras). O defeito mede aproximadamente 1 cm. Neste procedimento, ocorre uma demonstração simultânea da ultrassonografia bidimensional e do Doppler colorido. Neste caso, o fluxo sanguíneo torna-se visível e codificado por cores de acordo com o sentido e a velocidade do fluxo. Pode-se ver em vermelho o fluxo sanguíneo patológico do átrio esquerdo para o direito. Deste modo, insuficiências das valvas e desvios (*shunts*) podem ser mais bem analisados (de: Reiser M, Kuhn F, Debus J, Hrsg. Duale Reihe Radiologie. 4. Aufl. Stuttgart: Thieme; 2017).

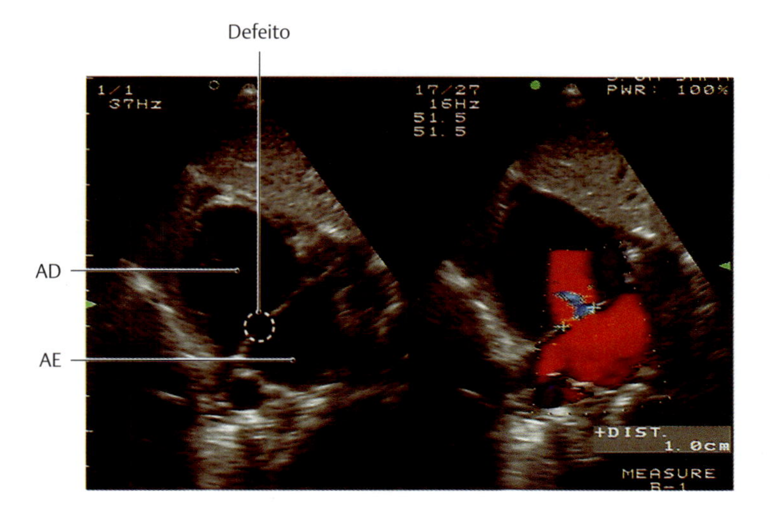

3.10 Ressonância Magnética do Coração

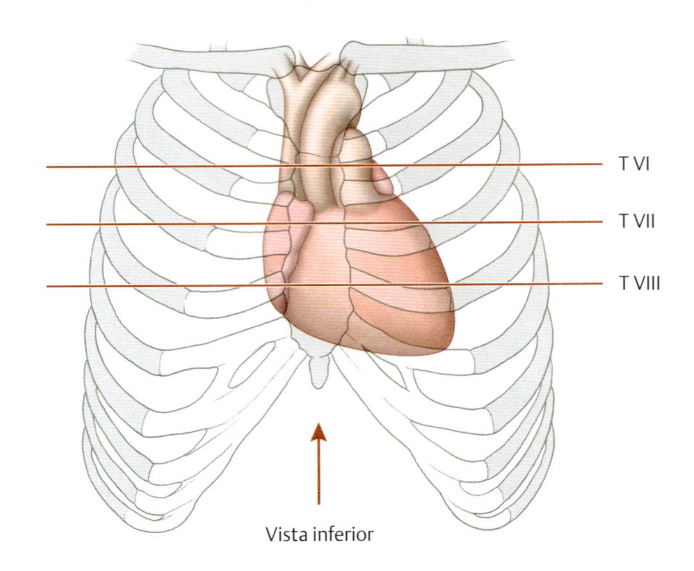

A Exame de imagens seccionais
O exame de imagens de cortes **axiais** ou **transversais** pelo observador faz-se a partir da vista *inferior* e pela *posição de decúbito dorsal* do paciente. Consequentemente, os planos de corte são representados de modo que a coluna vertebral – posteriormente – apareça na parte de baixo, e o esqueleto torácico – em posição anterior –, por sua vez, apareça na parte de cima. Além disso, as estruturas anatômicas posicionadas à direita são representadas à esquerda do examinador, enquanto as estruturas anatômicas posicionadas à esquerda aparecem à direita do examinador.
O exame de imagens em cortes **frontais** ou **coronais** faz-se como se o paciente se posicionasse diante do observador.

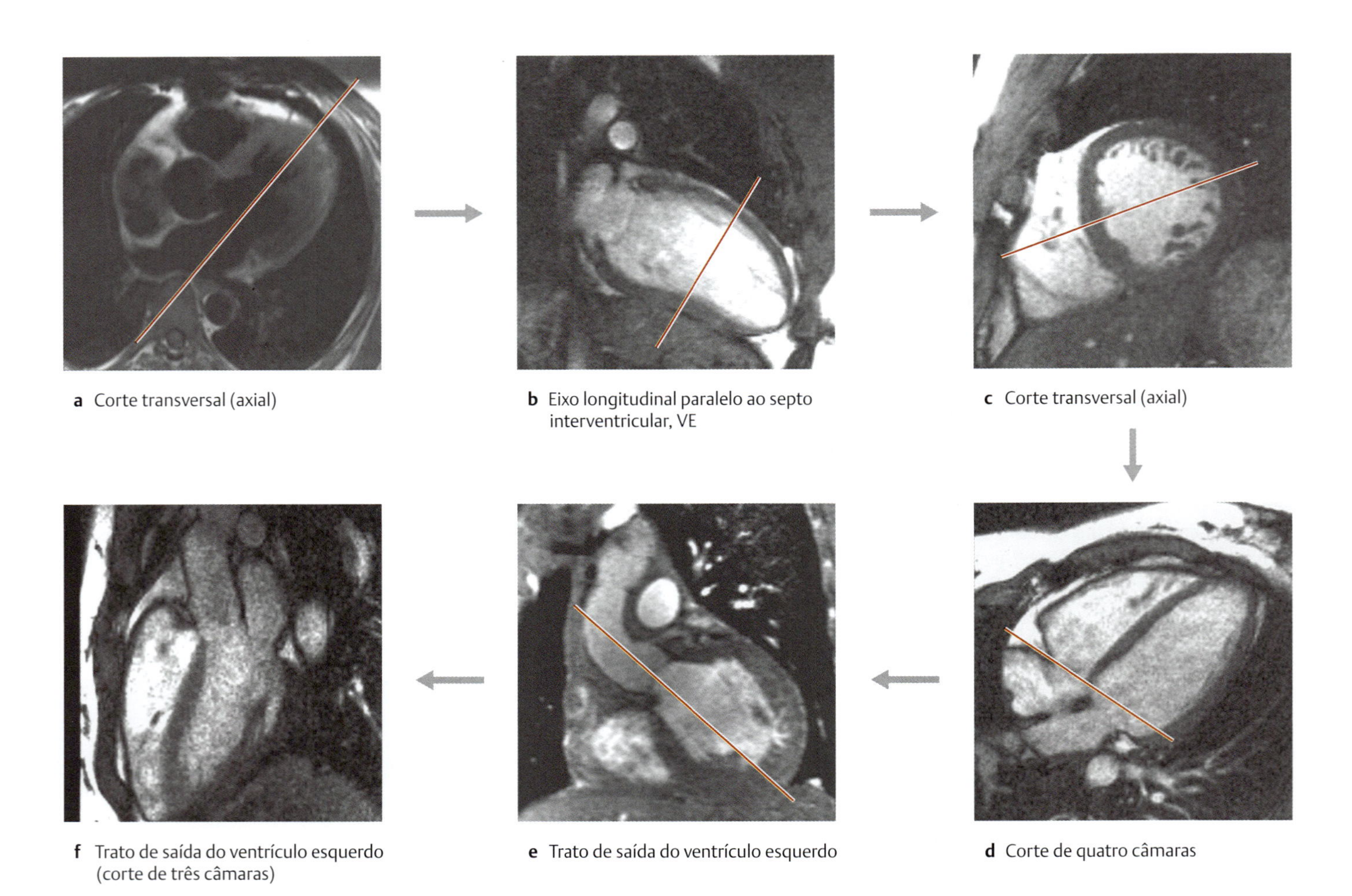

a Corte transversal (axial)

b Eixo longitudinal paralelo ao septo interventricular, VE

c Corte transversal (axial)

d Corte de quatro câmaras

e Trato de saída do ventrículo esquerdo

f Trato de saída do ventrículo esquerdo (corte de três câmaras)

B Visão geral sobre os cortes padrão de uma RM do coração
Para procedimentos de imagem no diagnóstico de doenças cardíacas, determinados cortes padronizados do coração são utilizados em diferentes planos (**a–d**). Na imagem de cada corte está indicada a *angulação* (plano de corte) observada na imagem seguinte; por exemplo, **a** mostra um corte transversal do coração e a linha indicada corresponde a um corte longitudinal através do ventrículo esquerdo (**b**), paralelo ao septo interventricular, e assim por diante.
(Todas as RM desta seção foram obtidas de: Claussen CD et al. Pareto-Reihe Radiologie. Herz. Stuttgart: Thieme; 2006.)

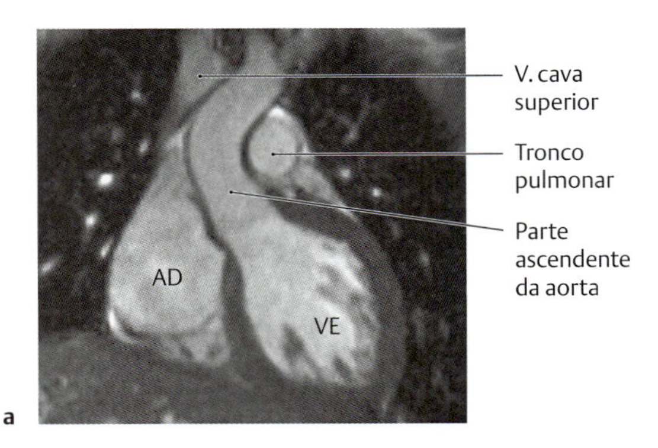

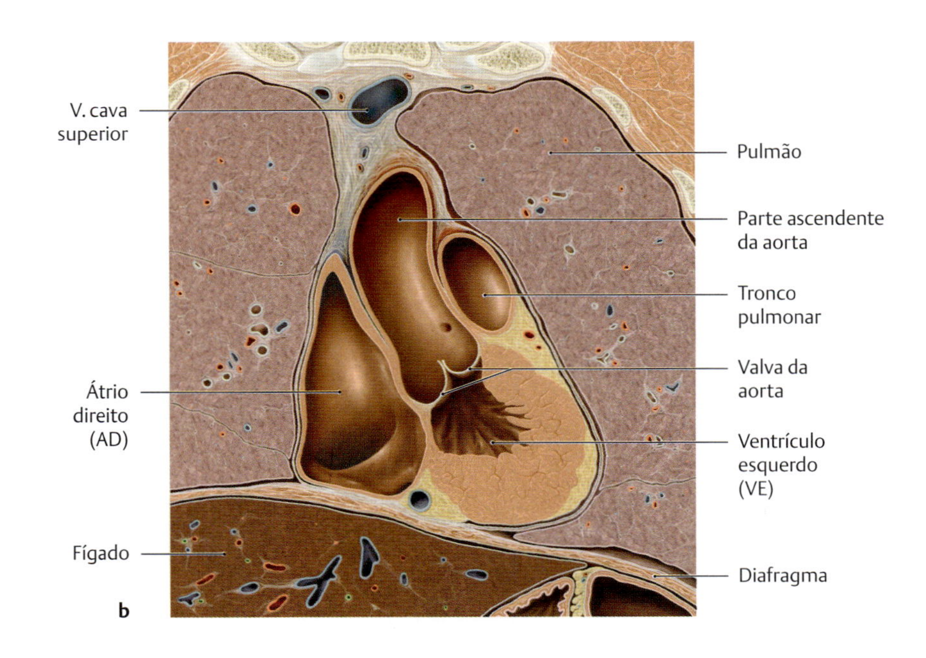

C RM coronal do coração (sequência SSFP)

a Demonstração do trato de saída do ventrículo esquerdo na diástole.

b Imagem correspondente do corte anatômico coronal (frontal) do coração em vista inferior.

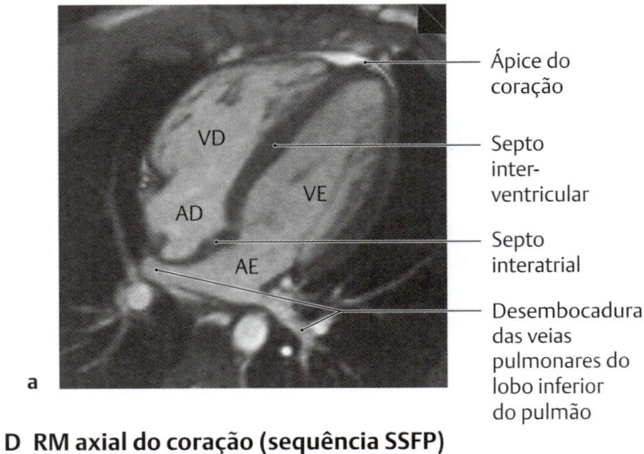

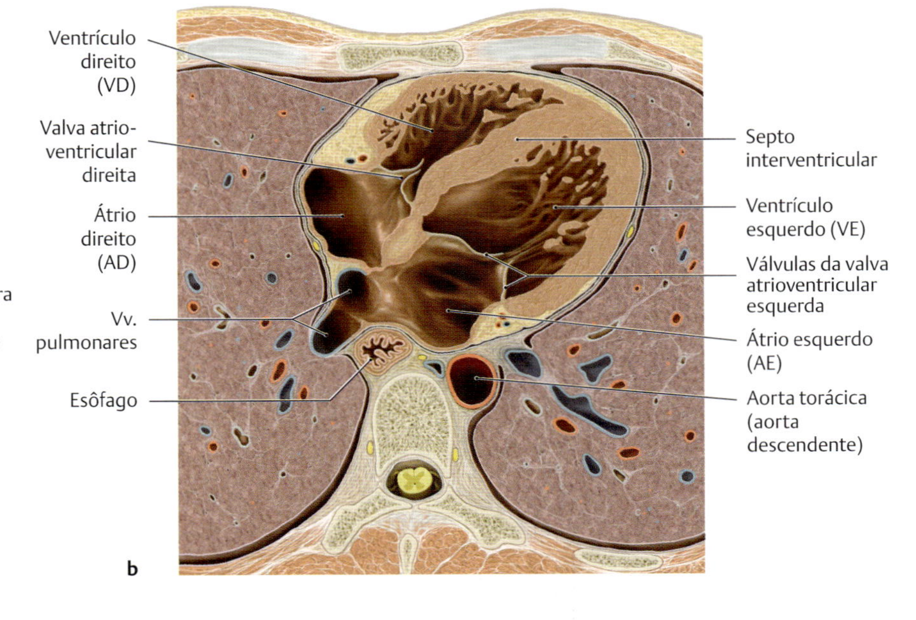

D RM axial do coração (sequência SSFP)

a Representação de átrios e ventrículos (direitos e esquerdos) na diástole (corte de quatro câmaras).

b Imagem correspondente de um corte transversal anatômico do coração em vista caudal.

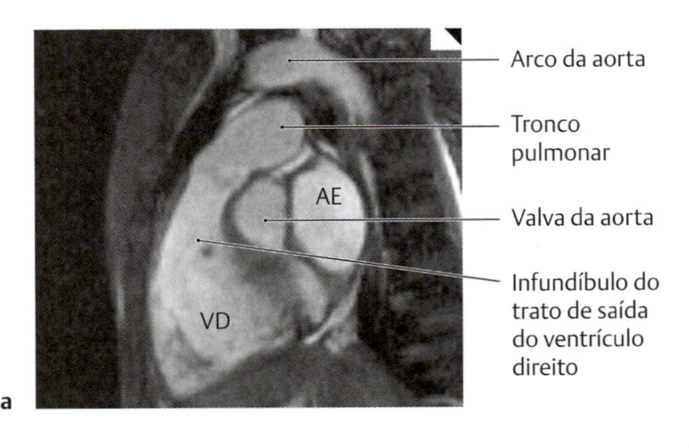

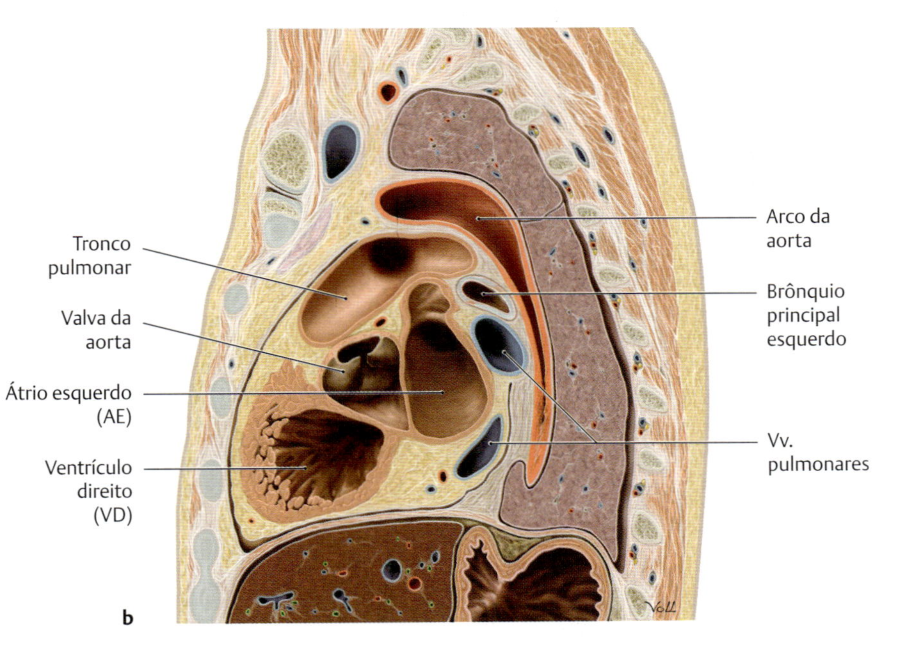

E RM sagital do coração (sequência SSFP)

a Demonstração do trato de saída do ventrículo direito na diástole.

b Imagem correspondente do corte sagital anatômico do coração (vista pelo lado esquerdo).

3.11 Complexo Estimulante do Coração; Eletrocardiograma

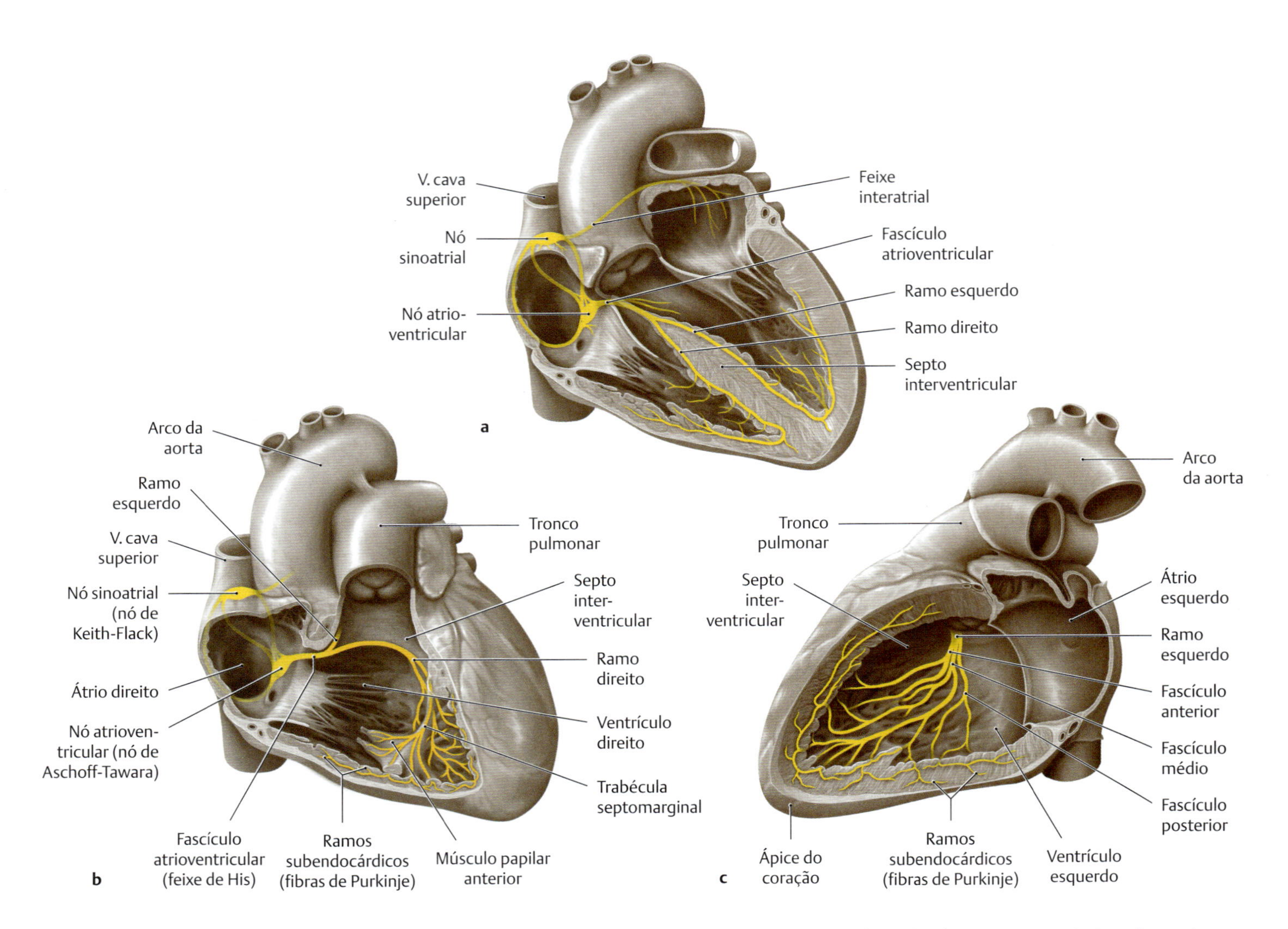

A Visão geral do complexo estimulante do coração
Vista anterior (**a**), e vistas do coração pelo lado direito (**b**) e pelo lado esquerdo (**c**).

Após completa denervação (seccionamento da inervação autônoma), o coração ainda se contrai – por meio do suprimento com oxigênio e nutrientes – até mesmo se for retirado do tórax. O responsável por isso é um sistema que proporciona uma autonomia na excitação (complexo estimulante do coração). Este sistema é constituído por células musculares cardíacas especializadas e apresenta quatro segmentos:

- Nó sinoatrial (nó de Keith-Flack)
- Nó atrioventricular (nó AV; nó de Aschoff-Tawara)
- Fascículo atrioventricular (feixe AV; feixe de His) e
- Dois ramos ventriculares (ramos direito e esquerdo; ramos de Tawara).

Nó sinoatrial (com cerca de 1 cm de comprimento, é o "marca-passo" do coração): localização subepicárdica, na parte posterior do átrio direito, próximo à desembocadura da V. cava superior; produz salvas de estímulos com uma frequência de repouso de 60 a 70 impulsos por minuto, com o que excita o miocárdio atrial; as ondas de excitação se propagam rapidamente pelo átrio em direção aos ventrículos (uma propagação essencialmente rápida e, do ponto de vista eletrofisiológico, verificável na crista terminal e nos chamados feixes internodais, entre os nós sinoatrial e atrioventricular). A transmissão subsequente (para o miocárdio ventricular) é feita através do nó atrioventricular e do fascículo atrioventricular (a transmissão direta do átrio para o ventrículo não é possível, uma vez que entre eles existe o esqueleto cardíaco, que promove isolamento elétrico).

Nó atrioventricular (cerca de 5 mm de comprimento): localizado no septo interatrial, próximo à desembocadura do seio coronário; ele retarda a transmissão do estímulo para os ventrículos, de modo a assegurar que a contração dos átrios seja concluída antes que a contração dos ventrículos se inicie; o estímulo também pode ser produzido espontaneamente, porém com uma frequência consideravelmente menor (cerca de 40 a 50 despolarizações por minuto) do que a do nó sinoatrial; por isso, estando o nó sinoatrial intacto, ele não consegue se impor com sua despolarização mais demorada.

Fascículo atrioventricular (cerca de 2 cm de comprimento): inicialmente em posição subendocárdica no átrio, ele atravessa o trígono fibroso direito (ver p. 107) para o septo interventricular; aí (na parte membranácea do septo), ele se divide nos ramos ventriculares (ramos direito e esquerdo). O fascículo AV conduz os impulsos elétricos do nó AV para os ventrículos.

Ramo ventricular esquerdo: a partir do fascículo atrioventricular, ramifica-se para a esquerda, dividindo-se em três grandes feixes (fascículos anterior, médio e posterior).

Ramo ventricular direito: segue inicialmente no septo interventricular em direção ao ápice do coração, em seguida se irradia em meio à musculatura ventricular, onde emite um cordão maior através da trabécula septomarginal, sendo, esta, denominado também de "banda moderadora". No miocárdio ventricular, o estímulo é finalmente transmitido aos chamados ramos subendocárdicos (fibras de Purkinje).

Observação: A excitação da parede ventricular ocorre de modo retrógrado através dos ramos subendocárdicos, do ápice para a base do coração. Logo, o ápice do coração se contrai primeiro, de modo que o plano valvar seja puxado para o ápice do coração. Antes de as paredes ventriculares se contraírem, os músculos papilares são contraídos, estimulados diretamente pelas fibras dos ramos ventriculares. Deste modo, garante-se que as valvas atrioventriculares permaneçam fechadas durante a sístole ventricular.

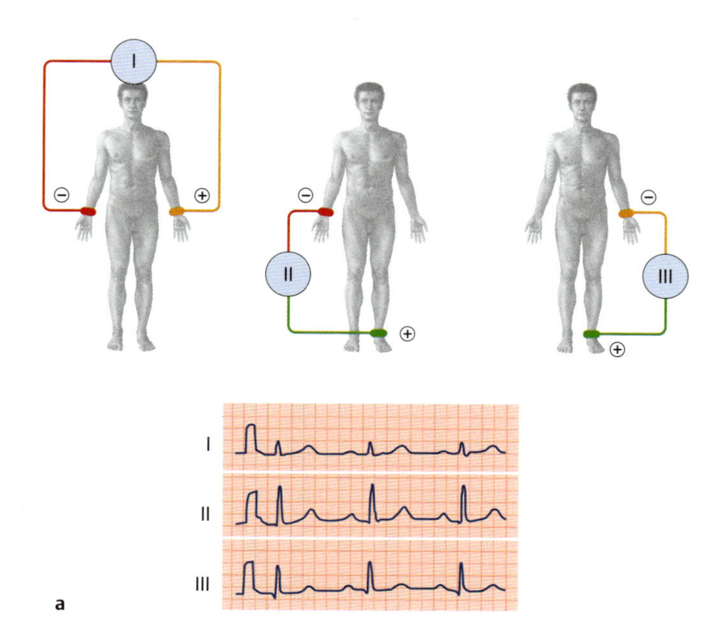

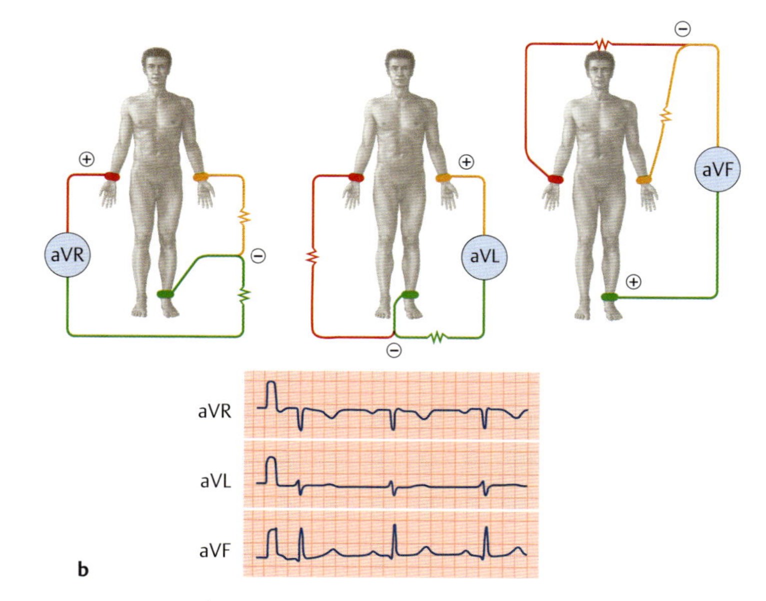

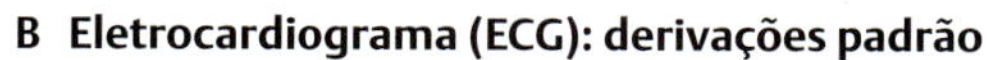

B Eletrocardiograma (ECG): derivações padrão

a Derivação bipolar dos membros, segundo Einthoven; **b** Derivação unipolar dos membros, segundo Goldberger; **c** Derivações da parede torácica, segundo Wilson. O impulso elétrico (o chamado potencial de ação), produzido no nó sinoatrial, se propaga através do complexo estimulante do coração de impulsos cardíacos por todo o coração (ver **A**). Consequentemente, o impulso elétrico produz um campo elétrico no coração, que pode ser registrado na superfície do corpo. Neste campo elétrico, existem diferenças de voltagem (as chamadas diferenças de potencial) entre alguns pontos da superfície corporal (p. ex., entre o braço direito e a perna esquerda) durante a propagação e a recuperação do estímulo no coração, de até 1 mV (1 V = 1.000 mV). Essas diferenças de voltagem podem ser registradas – "derivadas" – com o auxílio de eletrodos que são fixados em determinados locais da superfície do corpo, e são traçadas sob a forma de linhas e de curvas (= eletrocardiograma). Em um coração sadio, as linhas e as curvas têm formatos e intervalos definidos e permitem, entre outros, conclusões sobre a frequência de batimentos (e, consequentemente, sobre o ritmo cardíaco) e sobre o tipo de eixo elétrico do coração mas, principalmente, sobre o funcionamento do complexo estimulante do coração. O ECG padrão de superfície inclui 12 derivações: 6 derivações de membros (I, II, III, aVR, aVL, aVF) e 6 derivações da parede torácica (V_1–V_6).

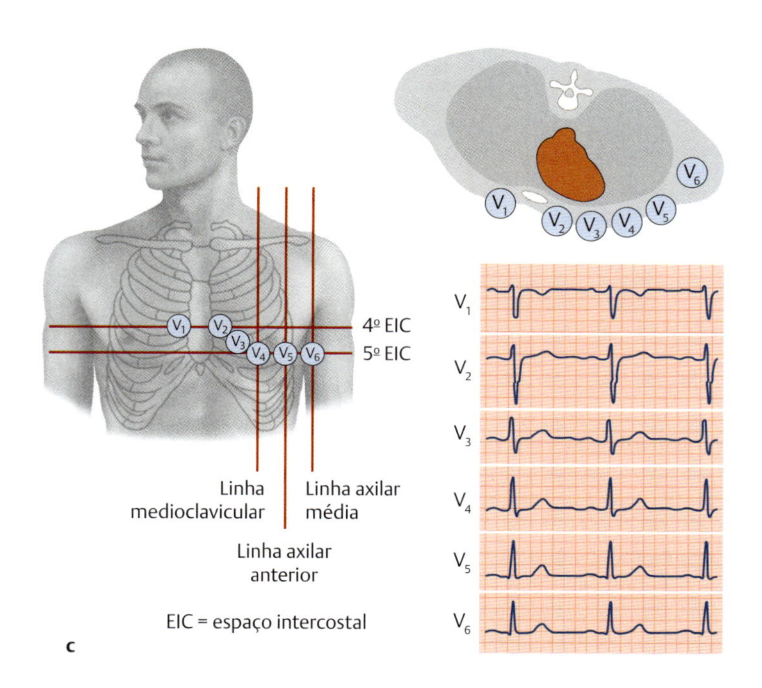

C Denominações das curvas, dos picos e dos intervalos no ECG

Nome	Denominação para
Onda P	Propagação da excitação nos átrios (< 0,1 s)
Ondas Q, R e S (o chamado complexo QRS)	Início da excitação dos ventrículos (< 0,1 s)
Onda T	Fim da excitação dos ventrículos
Intervalo PQ	Início da excitação dos átrios até o início da excitação dos ventrículos = período de transição = 0,1 a 0,2 s
Intervalo QT	Da onda Q até o fim da onda T = duração da despolarização e da repolarização de ambos os ventrículos cardíacos = dependente da frequência cardíaca individual = 0,32 a 0,39 s
Ciclo cardíaco	Intervalo entre duas ondas R
Frequência cardíaca	60 s/distância das ondas R (s) = batimentos/min; p. ex., 60/0,8 = 75

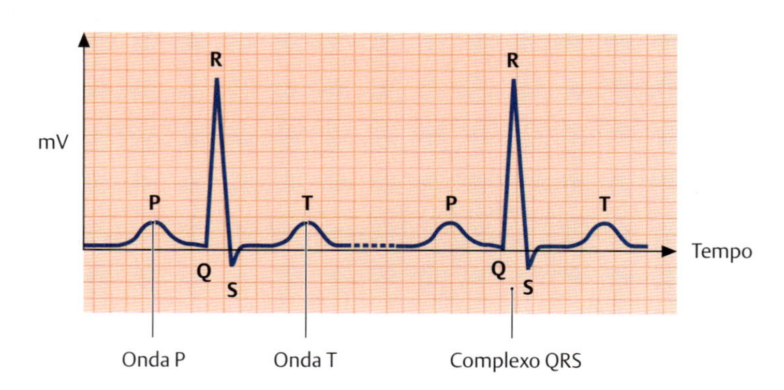

D ECG: ciclo de excitação (registro de dois ciclos de atividade cardíaca, segundo Wilson)

A curva do ECG apresenta vários picos e ondas, cujas denominações são bem caracterizadas (ver **C**).

3.12 Atividade Mecânica do Coração

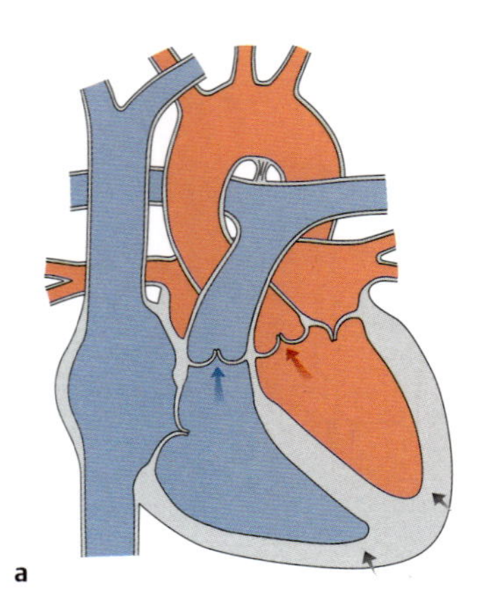
a

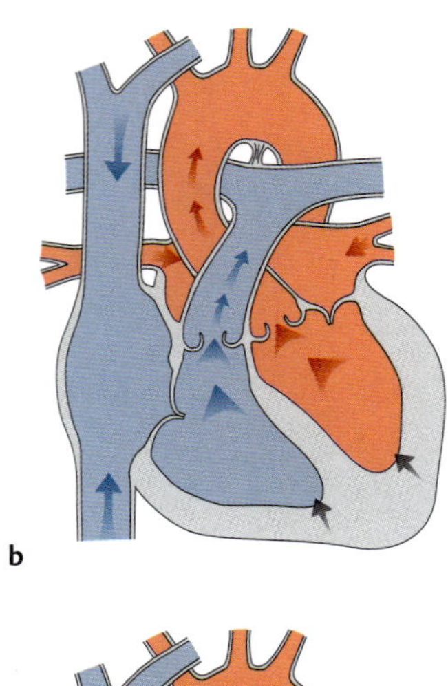
b

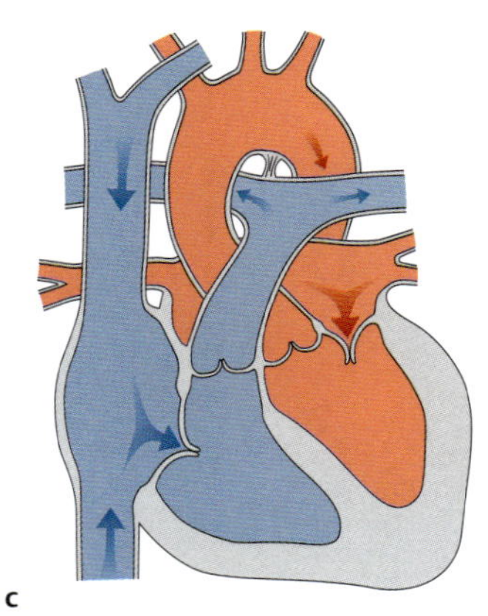
c

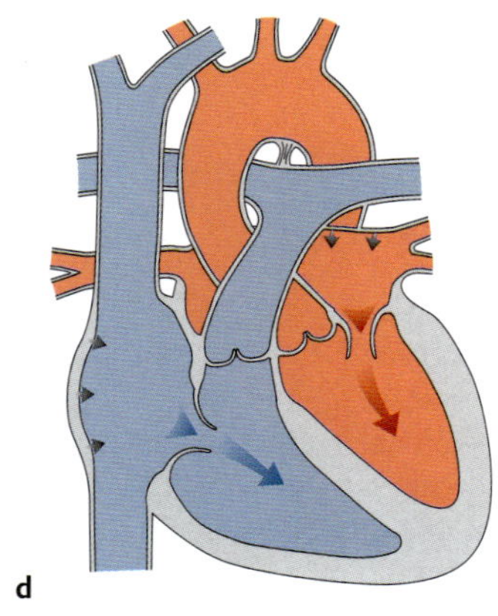
d

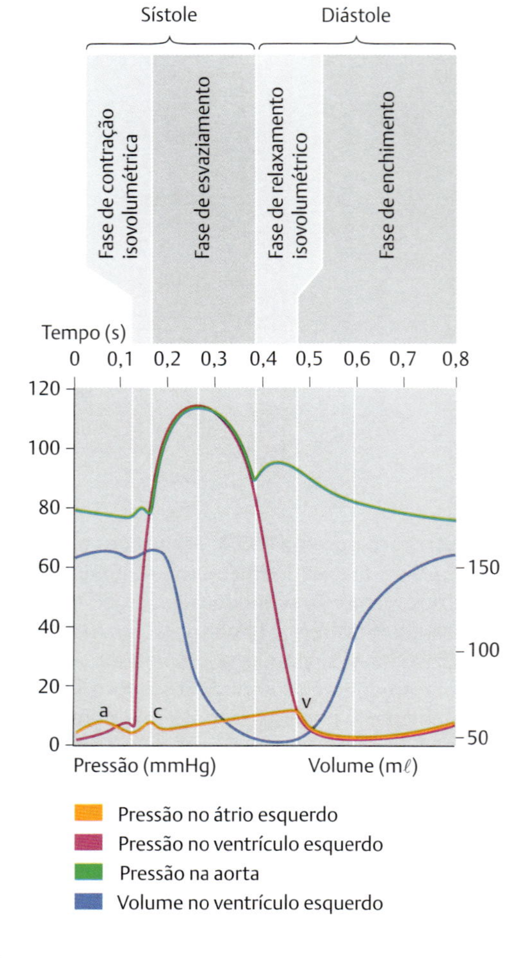

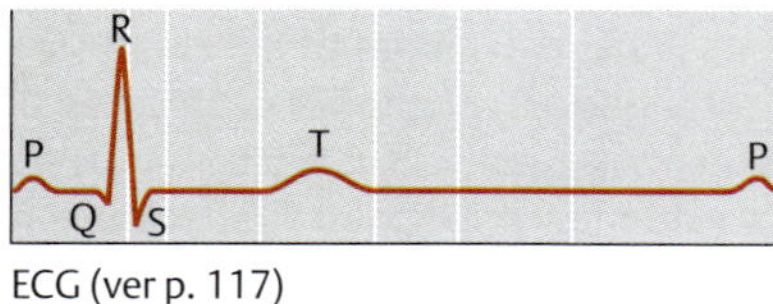

ECG (ver p. 117)

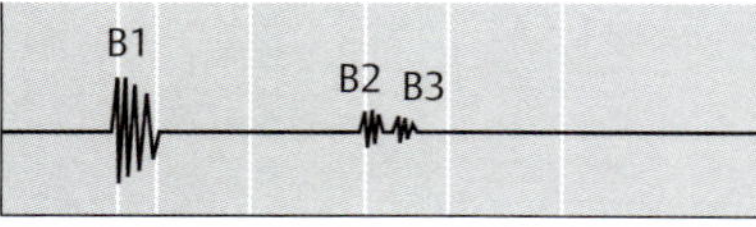

Sons cardíacos

B1 = 1ª bulha cardíaca (fechamento das valvas atrioventriculares)

B2 = 2ª bulha cardíaca (fechamento das válvulas semilunares)

B3 = (2ª bulha cardíaca dividida) → a valva da aorta (B2) se fecha antes da valva do tronco pulmonar (B3)

e

A Ação mecânica do coração

a e **b** Sístole ventricular: fase de contração isovolumétrica (**a**) e fase de esvaziamento (**b**); **c** e **d** Diástole ventricular: fase de relaxamento isovolumétrico (**c**) e fase de enchimento (**d**); **e** Correlação temporal entre pressão, volume, ECG e bulhas cardíacas na sístole e na diástole. Podem-se distinguir duas fases de ação do coração: contração (sístole) e relaxamento (diástole). Tendo em vista a função dos ventrículos podem distinguir-se quatro fases principais:

Sístole ventricular:

- Fase de contração isovolumétrica (**a**): o miocárdio ventricular contrai-se e se estende em volta da coluna de sangue no ventrículo. Todas as valvas estão fechadas: valvas atrioventriculares *já* fechadas (a pressão da câmara excede a pressão atrial), valvas arteriais *ainda* fechadas (a pressão da câmara é ainda menor do que a pressão intra-arterial). A contração do miocárdio em volta da coluna de sangue produz uma vibração mecânica e, com isso, um som (som de contração), conhecido como 1ª bulha cardíaca. No entanto, é, na verdade, o fechamento da valva atrioventricular que causa a 1ª bulha cardíaca
- Fase de esvaziamento (**b**): as valvas atrioventriculares permanecem fechadas e evitam o refluxo reverso de sangue ventricular para os átrios. A pressão intraventricular excede a pressão arterial; as valvas arteriais se abrem, o sangue flui para a aorta e o tronco pulmonar.

Diástole ventricular:

- Fase de relaxamento isovolumétrico (**c**): o miocárdio ventricular relaxa. Também nesta fase, todas as valvas estão fechadas: valvas atrioventriculares *ainda* fechadas, valvas arteriais *já* fechadas (evitam o refluxo de sangue que acabou de ser ejetado das artérias para o ventrículo). O fechamento das valvas produz a 2ª bulha cardíaca. Ocasionalmente, as duas valvas arteriais se fecham temporariamente um pouco desviadas; fala-se, então, em 2ª bulha cardíaca desdobrada (**e**)
- Fase de enchimento (**d**): a pressão intraventricular cai bruscamente, as valvas arteriais permanecem fechadas; as valvas atrioventriculares se abrem, o sangue entra nos ventrículos. O fluxo sanguíneo segue, principalmente, pelo movimento do plano valvar, menos do que pela contração dos átrios: durante a sístole, o plano da valva se move em direção ao ápice cardíaco; durante a diástole ele retorna rapidamente para a sua posição inicial e "se lança" sobre a coluna de sangue.

Observação: Tanto no período de contração quanto no período de relaxamento há fases em que todas as valvas estão fechadas. Não há fase de ação do coração em que todas as valvas estejam abertas! Os sons cardíados são fenômenos acústicos fisiológicos do coração. Ver sons cardíacos patológicos na p. 109.

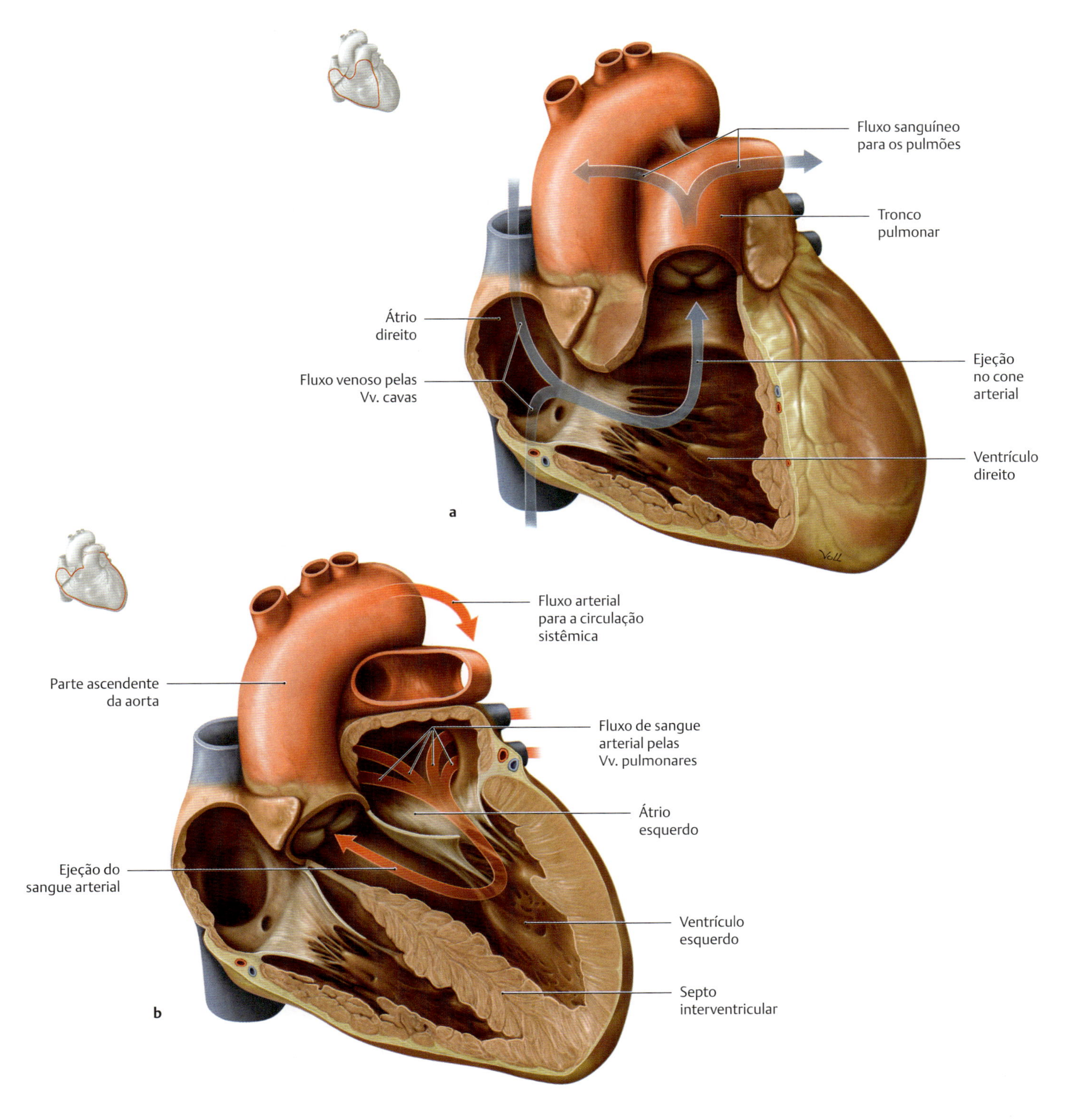

B Fluxo sanguíneo no coração

Funcionalmente, o coração é dividido, através dos septos entre os dois átrios e os dois ventrículos, em um coração direito e um coração esquerdo. Graças às valvas, as câmaras apresentam fluxo sanguíneo unidirecional. Deste modo, o coração direito e o coração esquerdo trabalham como bombas consecutivamente alternadas e posicionadas em série.

Fluxo sanguíneo no coração direito (a): Vista anterior; o átrio direito e o ventrículo direito foram seccionados. O sangue venoso, proveniente das Vv. cavas superior e inferior, flui através do seio das veias cavas para o átrio direito. Daí, com a valva atrioventricular direita aberta e através do óstio atrioventricular direito, ele flui para a câmara de recepção do ventrículo direito. No ventrículo direito, ele é conduzido pela câmara de ejeção e, com a valva do tronco pulmonar aberta (aqui representada fechada), ele flui pelo cone arterial para o tronco pulmonar, e daí, pelas Aa. pulmonares, para os pulmões, onde é arterializado. O coração direito bombeia o sangue com baixa pressão parcial de oxigênio.

Fluxo sanguíneo no coração esquerdo (b): Vista anterior e do lado esquerdo. Todas as cavidades cardíacas estão seccionadas em sua parte anterior. O sangue arterial oriundo dos pulmões flui através do óstio atrioventricular esquerdo (com a valva atrioventricular esquerda aberta) ao longo da câmara de recepção para o interior do ventrículo esquerdo. Aí, ele é desviado em direção à câmara de ejeção e flui próximo ao septo interventricular, com a valva da aorta aberta (aqui representada fechada), através do óstio da aorta, para a aorta (parte ascendente), para que daí seja distribuído (primeiro para as Aa. coronárias) para a circulação sistêmica. O coração esquerdo bombeia o sangue com alta pressão parcial de oxigênio.

3.13 Artérias Coronárias e Veias Cardíacas: Sistemática e Topografia

A Aa. coronárias e Vv. cardíacas
a Vista anterior, face esternocostal.
b Vista posteroinferior, face difragmática do coração.

Como um órgão de bombeamento em atividade permanente, o coração apresenta elevada demanda de oxigênio. Isto é proporcionado por seus próprios vasos, as Aa. coronárias (direita e esquerda), com um distinto sistema capilar. Elas se originam da aorta, imediatamente acima da valva da aorta, em pequenas dilatações que formam o seio da aorta. A **A. coronária esquerda**, geralmente um pouco maior, divide-se em:

- R. circunflexo: segue pelo sulco coronário (limite entre os átrios e ventrículos) *à esquerda*, ao redor do coração, para a parede cardíaca posterior, e
- R. interventricular anterior: segue pelo sulco interventricular anterior (limite entre os dois ventrículos) para o ápice do coração. Ambos os ramos, por sua vez, originam outros pequenos ramos.

A **A. coronária direita**, geralmente menor, segue pelo sulco coronário *à direita*, ao redor do coração, para a parede cardíaca posterior e forma aí o R. interventricular posterior. Ela também origina numerosos ramos (ver p. 122).
Observação: Funcionalmente, as artérias coronárias são artérias terminais, uma vez que suas anastomoses não são suficientes para uma irrigação sanguínea recíproca.
As **Vv. cardíacas** seguem geralmente com as artérias coronárias como Vv. cardíacas magna, média e parva, e se reúnem, na parede cardíaca posterior, no *seio coronário*, que desemboca no átrio direito. Além disso, pequenas veias (Vv. cardíacas mínimas ou Vv. de Tebésio, aqui não representadas) desembocam diretamente nas cavidades cardíacas, principalmente no átrio direito.
Observação: A V. oblíqua do átrio esquerdo é um remanescente da V. cava superior esquerda embriológica.

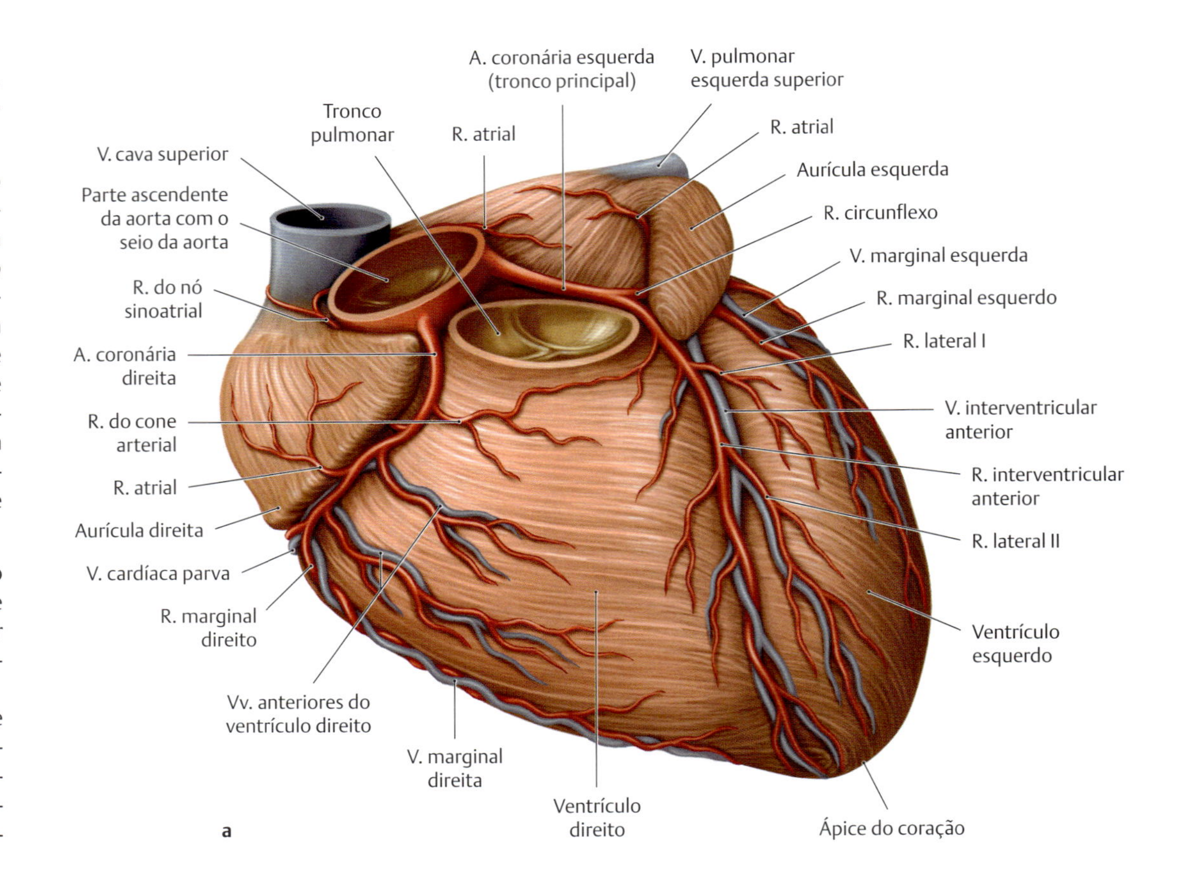

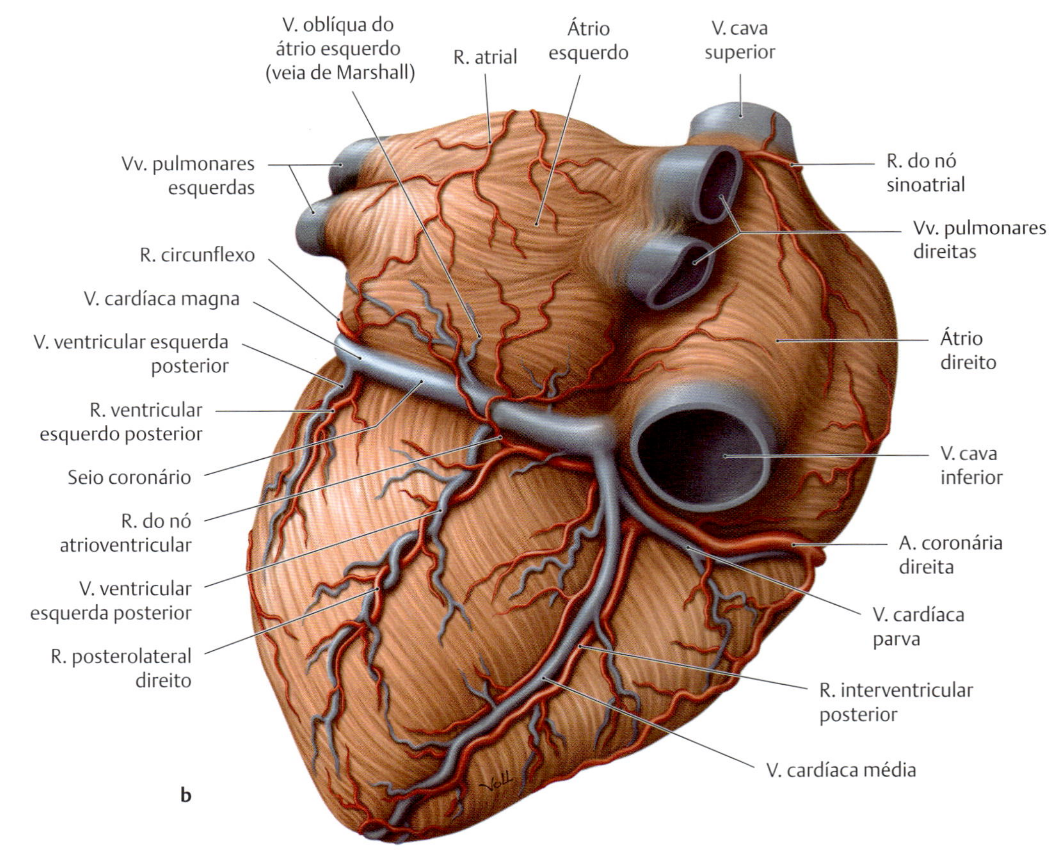

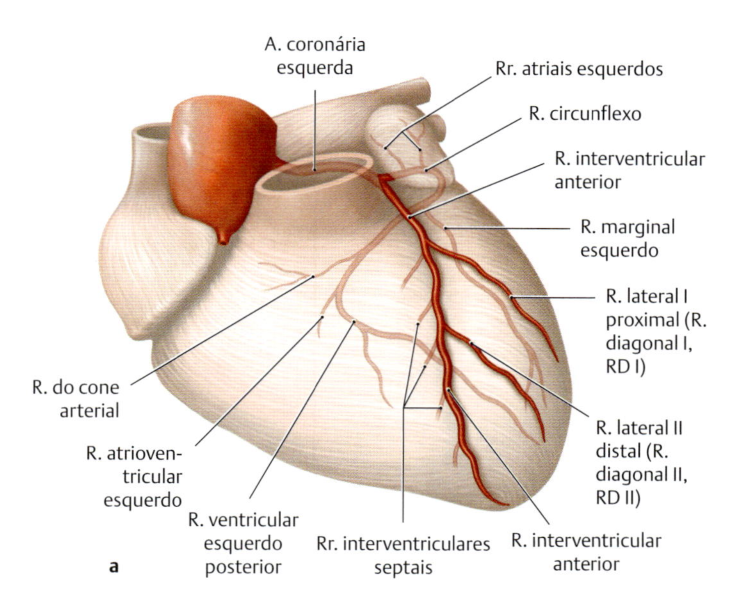

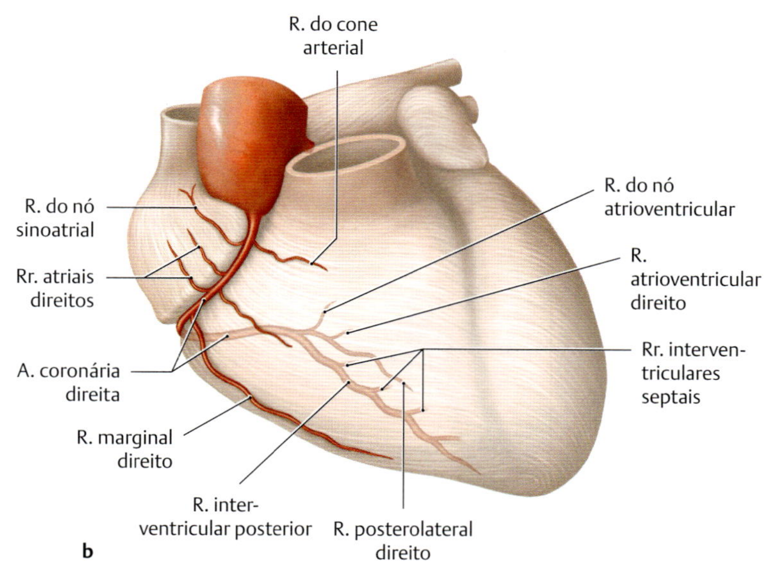

B Terminologia das artérias coronárias
a Ramos da A. coronária esquerda; **b** Ramos da A. coronária direita (vista anterior da face esternocostal).
Está representado o chamado tipo normal de suprimento, ou tipo mais equilibrado de suprimento (70% dos casos), no qual a parede diafragmática do coração (face diafragmática; clinicamente chamada parede posterior) é suprida em partes iguais pelas artérias coronárias esquerda e direita (para os outros tipos de suprimento – suprimentos dos tipos direito e esquerdo – ver pp. 122 e seguinte). De acordo com uma recomendação da American Heart Association, as partes das artérias coronárias são divididas em segmentos: artéria coronária direita (segmentos 1 a 4) e artéria coronária esquerda (segmentos 5 a 15). Neste caso, o segmento 5 corresponde ao tronco principal, os segmentos 6 a 10 correspondem ao ramo interventricular anterior e os segmentos 11 a 15 correspondem ao ramo circunflexo da artéria coronária esquerda (ver também p. 126).

C Ramos das artérias coronárias*

A. coronária esquerda (ACE)

R. circunflexo (RCX, às vezes também denominado ECX)
- Rr. atriais esquerdos (RAE)
- R. marginal esquerdo (RME)
- R. atrioventricular esquerdo (RAVE)
- R. ventricular esquerdo posterior (RVEP)

R. interventricular anterior (RIVA ou artéria descendente anterior esquerda, ADAE)
- R. do cone arterial
- R. lateral I (R. diagonal proximal, RD I)
- R. lateral II (R. diagonal distal, RD II)
- Rr. interventriculares septais

Artéria coronária direita (ACD)
- R. do nó sinoatrial (RNS)
- Rr. atriais direitos (RAD)
- R. do cone arterial
- R. do nó atrioventricular (RNAV)
- R. marginal direito (RMD)
- R. interventricular posterior (RIVP ou RIP, ou artéria descendente posterior, ADP)
- R. atrioventricular direito (RAVD)
- Rr. interventriculares septais
- R. posterolateral direito (RPLD)

* As abreviaturas entre parênteses são utilizadas frequentemente na clínica.

Parte ascendente da aorta
Tronco pulmonar
Aurícula esquerda
V. cardíaca magna
V. marginal esquerda
V. ventricular esquerda posterior
V. interventricular anterior
V. oblíqua do átrio esquerdo (veia de Marshall)
Aurícula direita
Seio coronário
V. cardíaca parva
V. ventricular direita anterior
V. cardíaca média
V. marginal direita

D Terminologia das veias cardíacas
Vista anterior da face esternocostal.

E Tributárias das Vv. cardíacas

V. cardíaca magna
- V. marginal esquerda
- V. interventricular anterior
- V. ventricular esquerda posterior

V. cardíaca média (V. interventricular posterior)

V. cardíaca parva
- V. ventricular direita anterior
- V. marginal direita

Observação: O sangue das veias cardíacas atinge o átrio direito, em sua maior parte (aproximadamente 75%), pelo seio coronário (sistema do seio coronário). Além disso, o sangue venoso é drenado por um sistema transmural (veias superficiais, que desembocam diretamente no átrio) e um sistema endomural (veias derivadas da camada interna do miocárdio e que desembocam diretamente na câmara cardíaca correspondente).

3.14 Artérias Coronárias: Áreas de Irrigação

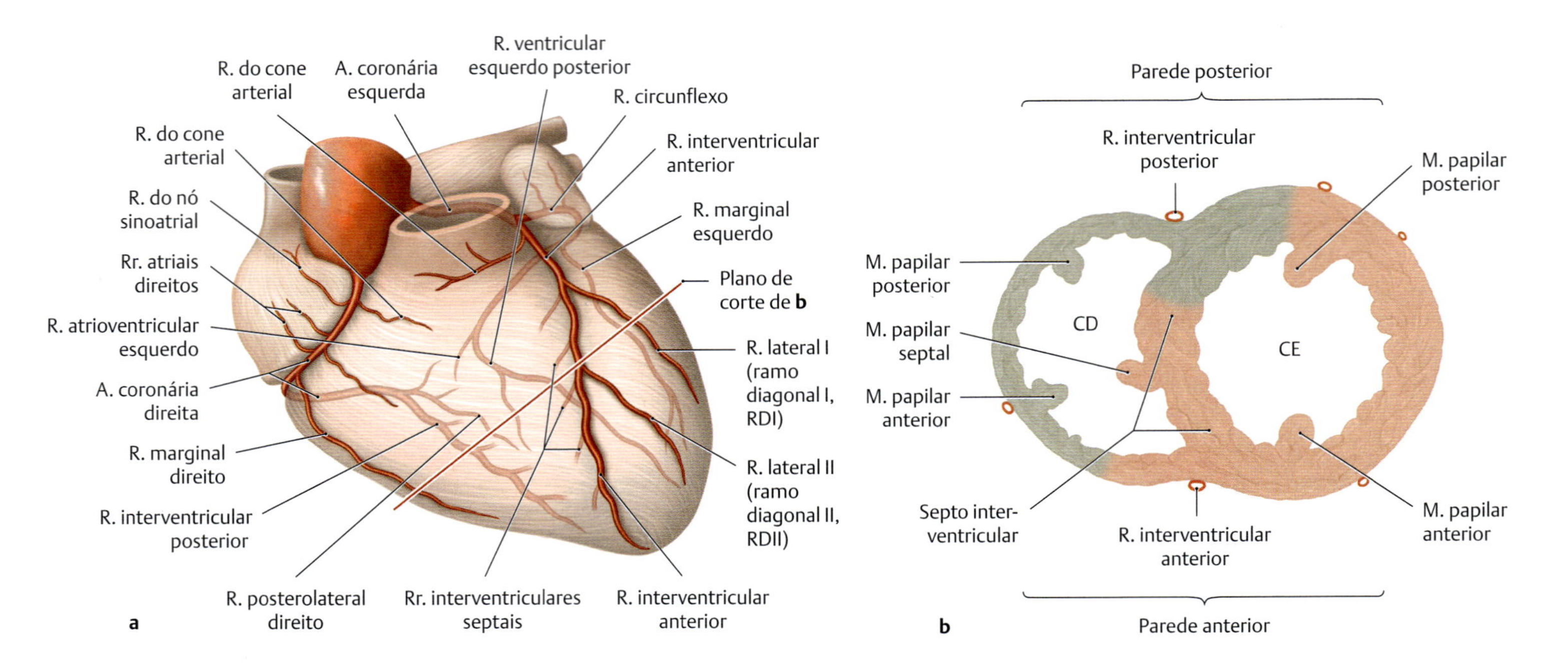

A Irrigação do tipo mais equilibrado (suprimento do tipo normal)
a Trajeto das artérias coronárias direita e esquerda (vista anterior da face esternocostal); **b** Corte transversal dos dois ventrículos cardíacos, vista superior (área de irrigação da artéria coronária direita em verde; área de irrigação da artéria coronária esquerda em vermelho).
Na irrigação do tipo mais equilibrado (70% dos casos), a parede posterior do coração é suprida aproximadamente em partes iguais pelas Aa. coronárias esquerda e direita (R. interventricular posterior originado da A. coronária direita). Neste contexto, considera-se este aspecto também como um suprimento equilibrado de dominância da parede posterior do coração (face diafragmática) (ver **B**).
Observação: Como os ramos da A. coronária direita suprem também importantes centros do complexo estimulante do coração (nó sinoatrial, nó AV, fascículo atrioventricular), ocorrem frequentes distúrbios do ritmo cardíaco durante uma obstrução da A. coronária direita!

B Áreas de irrigação das Aa. coronárias esquerda e direita

Área de irrigação	A. coronária esquerda	A. coronária direita
Átrio esquerdo	Por meio dos ramos atriais esquerdos	
Átrio direito		Por meio de ramos atriais direitos
Ventrículo esquerdo • Parede anterior • Parede lateral • Parede posterior	• Pelo R. interventricular anterior e pelo seu R. lateral • Pelo R. marginal esquerdo derivado do R. circunflexo • Partes supridas pelo R. ventricular esquerdo posterior, derivado do R. circunflexo	• Partes supridas pelo R. posterolateral direito
Ventrículo direito • Parede anterior • Parede lateral • Parede posterior	• Faixas próximas ao septo interventricular supridas pelo R. do cone arterial, além de pequenas ramificações do R. interventricular anterior	• Por meio do R. do cone arterial, além de pequenas ramificações, e do R. marginal direito • Por meio do R. marginal direito • Por meio do R. interventricular posterior
Septo interventricular	Pelos Rr. interventriculares septais (os maiores suprem a parte anterior do septo)	Por meio dos Rr. interventriculares septais (os menores suprem a parte posterior do septo)
Nó sinoatrial		Por meio do R. do nó sinoatrial
Nó atrioventricular (nó AV)		Por meio do R. do nó atrioventricular

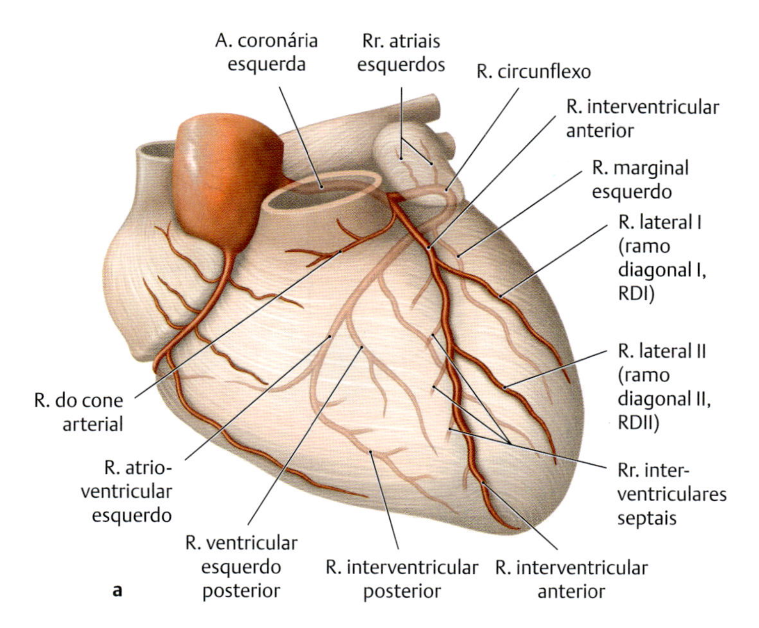

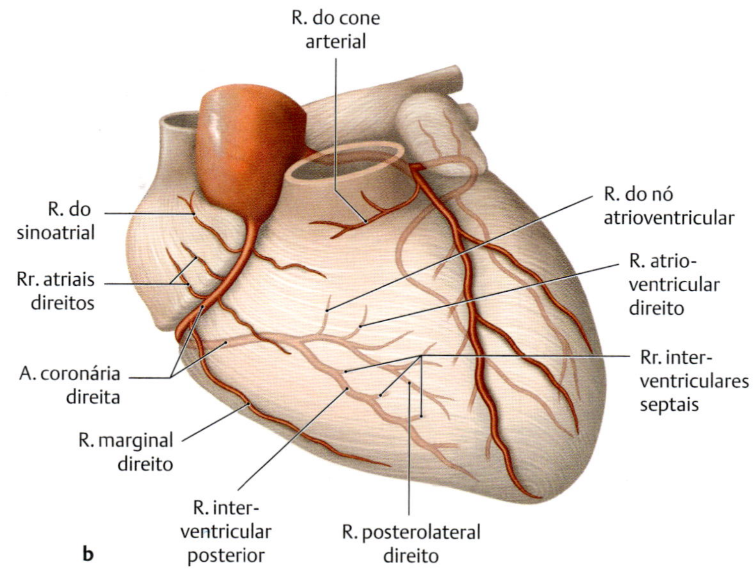

C Irrigação dos tipos esquerdo e direito
a Tipo esquerdo; **b** Tipo direito.
Em torno de 15% dos casos, encontra-se irrigação do tipo esquerdo ou do tipo direito. Os dois tipos são diferentes, principalmente, na irrigação da parede posterior do coração:

- A **irrigação do tipo esquerdo (a)** é dominada por um calibroso R. circunflexo que termina, na parede posterior, como R. interventricular posterior, suprindo, ainda, as partes posteriores do septo interventricular e partes do ventrículo direito
- A **irrigação do tipo direito (b)** é dominada pela A. coronária direita, a qual – juntamente com o R. interventricular posterior, um calibroso R. posterolateral direito – supre a maior parte da parede posterior do coração, enquanto o R. circunflexo da A. coronária esquerda é bem menos calibroso (ver as diferenças entre os três tipos de irrigação na Figura **Da–c**).

Observação: Como o R. interventricular posterior pode ser bastante distinto ou pode variar com relação à sua origem, a irrigação dos ventrículos esquerdo e direito também varia consideravelmente, assim como a irrigação do septo interventricular pelas Aa. coronárias esquerda e direita.

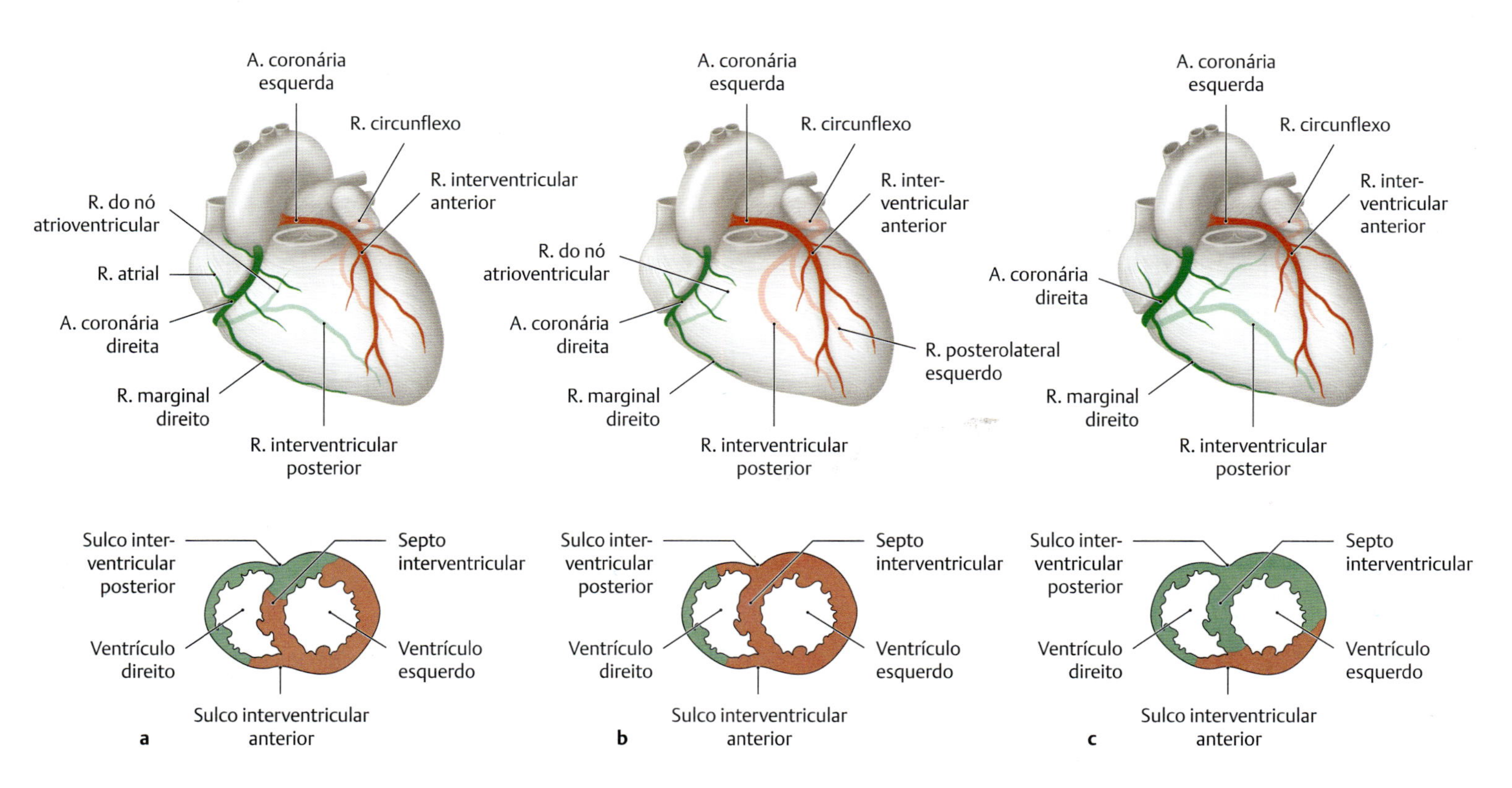

D Comparação dos tipos de irrigação sanguínea do coração
a Tipo normal (70% dos casos); **b** Tipo esquerdo (15% dos casos); **c** Tipo direito (15% dos casos).

Em cada coluna está representada uma vista anterior e um corte transversal de ambos os ventrículos, vistos de cima; artéria coronária esquerda e área irrigada em vermelho; artéria coronária direita e área irrigada em verde.

3.15 Doença da Artéria Coronária e Infarto do Miocárdio

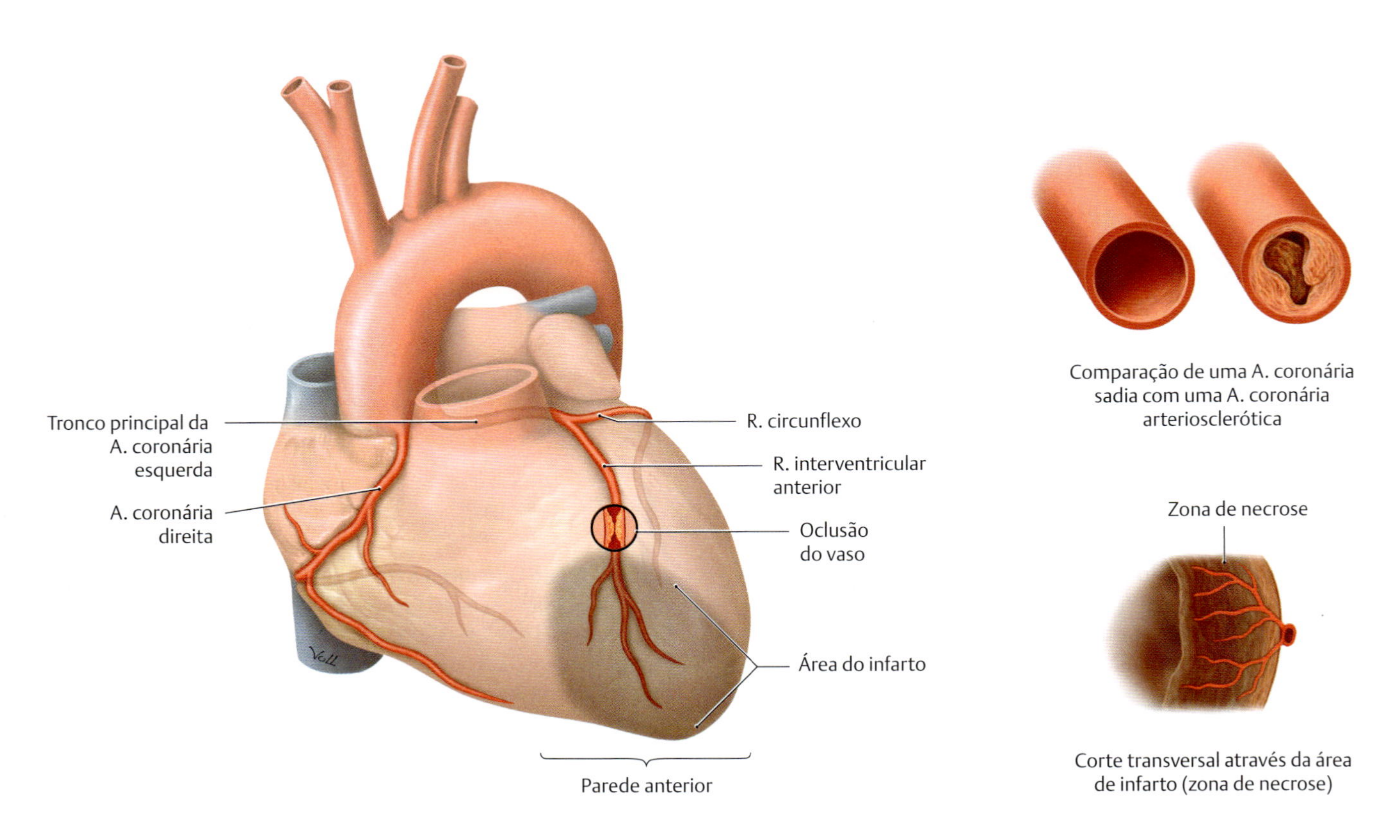

A Infarto agudo do miocárdio

Um infarto agudo do miocárdio (IAM) é caracterizado por necrose do tecido muscular cardíaco, após a redução completa ou subcrítica da perfusão das artérias coronárias (incidência na Alemanha: 330/100.000 habitantes/ano). Ele se origina de doença nas artérias coronárias (ver **C**). Habitualmente, a necrose aguda do miocárdio (IAM) ocorre quando uma placa arteriosclerótica se rompe (ruptura de placa, ver **D**) e, consequentemente, forma-se um trombo que provoca a oclusão de um ou mais ramos das artérias coronárias. Logo após 20 a 30 minutos, a isquemia prolongada do miocárdio leva a necrose tecidual, na qual as camadas subendocárdicas do miocárdio – que se encontram mais distantes dos capilares sanguíneos – são primeiramente lesadas, devido à necessidade extremamente alta de oxigênio ("princípio das zonas limítrofes"!). O mecanismo principal da lesão é a mudança para glicólise anaeróbica, causando deficiência de ATP. O aumento de escórias metabólicas, por sua vez, bloqueia a formação glicolítica de ATP, com subsequente lesão celular irreversível, em particular da membrana plasmática, das mitocôndrias e do retículo sarcoplasmático das fibras musculares cardíacas. Ocorre sobrecarga das células por íons cálcio, o que ativa fosfolipases de membrana e inicia a formação de mediadores inflamatórios. Com isso, granulócitos e macrófagos migram para a região do infarto e, em seguida, a região necrótica se organiza, ocasionando a formação de tecido de granulação. Caso o indivíduo sobreviva ao infarto do miocárdio, o reparo definitivo da zona de necrose é concluído aproximadamente após 6 semanas, com sua substituição por tecido cicatricial rico em fibras colágenas.

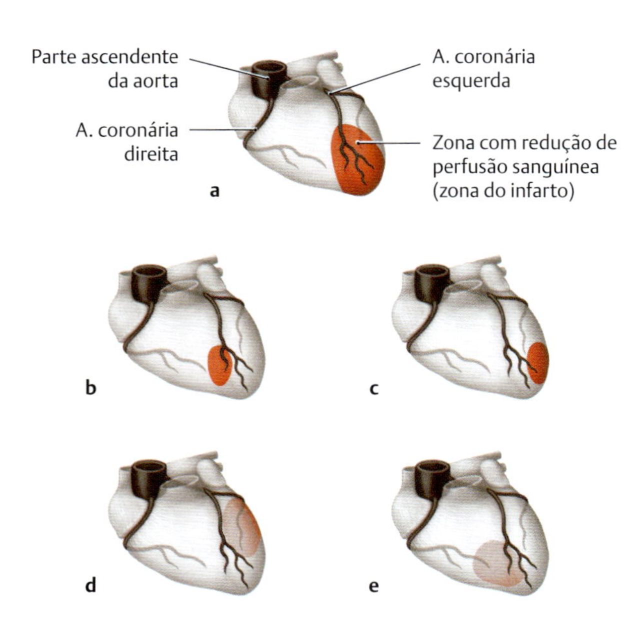

B Localizações de infartos e possíveis complicações

Dependendo da localização da artéria coronária estenosada, podem ser distinguidas as seguintes localizações de infartos do miocárdio:

a Infarto da parede anterior do ápice.
b Infarto da parede anterior suprapical.
c Infarto da parede lateral anterior.
d Infarto da parede lateral posterior.
e Infarto da parede posterior.

Distúrbios do ritmo cardíaco ocorrem com uma frequência maior quando a A. coronária direita é comprometida, uma vez que esta artéria é responsável pelo suprimento do nó sinoatrial, dentre outros (ver p. 122)! Cerca de 30% dos pacientes morrem na primeira hora e as principais causas de morte são distúrbios de ritmo cardíaco, com consequente fibrilação ventricular (a chamada morte cardíaca secundária), além de insuficiência cardíaca esquerda e choque cardiogênico. Outras complicações são rupturas da parede cardíaca (em particular perfurações do septo interventricular), com consequente tamponamento pericárdico, insuficiência da valva atrioventricular esquerda devido a rompimento dos músculos papilares e aneurisma da parede cardíaca.

C Visão geral: doença da artéria coronária (DAC) e isquemia do miocárdio

Definição: Estreitamento das artérias coronárias devido a aterosclerose e consequente isquemia (redução da irrigação sanguínea) do miocárdio.
Epidemiologia: Mais frequente causa de morte na Alemanha; a frequência da DAC aumenta a partir da 5ª década de vida (nas mulheres, principalmente após a menopausa), sendo que os homens são 3 vezes mais acometidos do que as mulheres.
Patogênese da isquemia do miocárdio (ver patogênese das alterações arterioscleróticas das Aa. coronárias em **D**): O suprimento de oxigênio do músculo cardíaco depende predominantemente do fluxo sanguíneo miocárdico, uma vez que, mesmo em condições de repouso, existe utilização máxima do oxigênio e a diferença arteriovenosa de oxigênio não pode ser aumentada. Durante um esforço físico ou um estímulo psíquico, aumenta a necessidade de O_2 pelo miocárdio, principalmente porque ocorre aumento da frequência cardíaca e da contratilidade do músculo cardíaco, devido à ativação da parte simpática da divisão autônoma do sistema nervoso. Em seguida, um coração saudável reage com elevação da pressão arterial diastólica na aorta e diminuição da resistência coronariana em até 20% do valor de repouso. Este mecanismo equilibra o balanço de O_2, ainda sob esforço, com a perfusão coronariana correspondentemente aumentada. O aumento da perfusão em cerca de 5 vezes, em relação ao valor de repouso, é chamado reserva coronariana. Uma reserva coronariana diminuída é característica da DAC, o que indica grave e progressivo estreitamento das Aa. coronárias, no qual a oferta de O_2 não pode atingir a demanda de O_2 do esforço, ocorrendo, em consequência, isquemia miocárdica (ver **A**). No coração, não é possível o aumento da diferença arteriovenosa de oxigênio. O coração já absorve a quantidade máxima possível de ácido dos vasos coronários, mesmo em repouso.
Sintomas clínicos: A partir de uma redução do calibre vascular, a DAC é responsável por cerca de 75% das manifestações clínicas;

- Sintoma principal: *angina de peito* = dor retroesternal de caráter lancinante, opressiva ou em queimação, de aparecimento súbito, causada por esforços físicos e/ou psíquicos; frequentemente se irradia para a metade esquerda do tórax e para o braço esquerdo, às vezes também para o pescoço ou para regiões de dentes, boca e mandíbula e, ainda, para o dorso
- Manifestações associadas: sudorese abundante, dispneia, capacidade restrita das atividades
- Angina de peito estável: a dor desaparece com a interrupção do esforço
- Angina de peito instável: dor mais frequente, mais intensa e de duração mais prolongada, que não desaparece com a interrupção do esforço; risco nitidamente aumentado de infarto do miocárdio!

Observação: Vinte e cinco por cento dos pacientes com angina de peito estável desenvolvem um infarto do miocárdio em um período de 5 anos; em pacientes com angina de peito instável, 25% sofrem um infarto do miocárdio em 4 semanas. Em mais de 50% dos pacientes com angina o infarto do miocárdio ou a morte súbita cardíaca são as consequências de uma DAC.

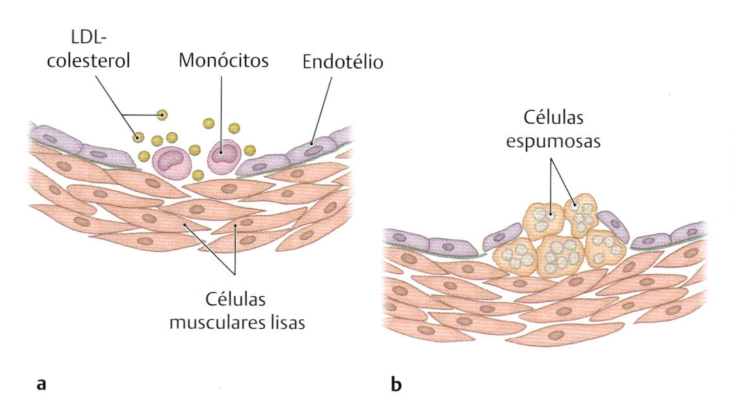

D Patogênese das alterações arterioscleróticas das Aa. coronárias

a Lesão endotelial inicial; **b** Lesão precoce; **c** Lesão tardia e **d** Oclusão coronariana.

Os locais de predileção para lesões arterioscleróticas são os segmentos proximais das Aa. coronárias, em particular na região de ramificações, pois é aí que, normalmente, ocorre turbulência aumentada da corrente sanguínea, favorecendo a formação de lesões vasculares. A estenose coronariana se origina inicialmente por uma lesão do endotélio, de acordo com determinados fatores de risco e substâncias tóxicas correspondentes (ver **E**). Com o auxílio de proteínas de adesão, monócitos aderem exatamente nesses locais, onde as lesões iniciais se encontram e, agindo como macrófagos, essas células migram para o interior da parede do vaso. Pelo acúmulo de lipídios (principalmente LDL-colesterol oxidado), os macrófagos se transformam nas chamadas células espumosas (*foam cells*). Essas lesões arterioscleróticas iniciais são caracterizadas também como "estrias gordurosas". Em seguida, outras células migram para o interior da parede vascular. Ocorre a proliferação das células musculares lisas e de fibroblastos, e são observadas alterações nas células musculares lisas, que produzem matriz fibrosa constituída por colágeno, proteoglicanos, cálcio e depósitos extracelulares de lipídios. Esses depósitos confluem e são armazenados em uma cavidade, recoberta por uma capa fibrosa e endotélio recém-formado. Deste modo, formam-se complexas lesões tardias (placas fibromusculares) que reduzem progressivamente o lúmen vascular. Depois, devido à ruptura de placas particularmente ricas em lipídios, ocorrem sangramentos internos na placa, na parede do vaso alterado, predispondo-o à trombose e ocasionando, assim, oclusão parcial ou completa da A. coronária. Essas chamadas "placas vulneráveis" são caracterizadas pelo elevado acúmulo de lipídios, atividade aumentada de células inflamatórias (macrófagos e linfócitos T) e alta concentração de fatores da coagulação teciduais.

E Fatores de risco cardiovascular da arteriosclerose e da DAC

Os fatores de risco da DAC são determinadas características que, sob o ponto de vista estatístico, aparecem mais frequentemente em pacientes com DAC do que em indivíduos sadios; entretanto, considera-se que nem todos os eventos cardiovasculares fundamentados em fatores de risco estejam esclarecidos. Os seguintes fatores de risco favorecem o desenvolvimento da arteriosclerose e, portanto, da DAC:

- Hipertensão arterial
- Sobrepeso (IMC > 25 kg/m^2)
- Sedentarismo
- Hiperlipidemia (em particular distúrbios do metabolismo lipídico, com aumento de LDL-colesterol e diminuição de HDL-colesterol)
- Tabagismo
- Diabetes melito
- Predisposição hereditária.

Observação: O risco de DAC aumenta substancialmente quando existem vários fatores de risco simultâneos.

3.16 Angiografia Coronariana Convencional (Cateterismo Cardíaco): Princípio e Procedimento

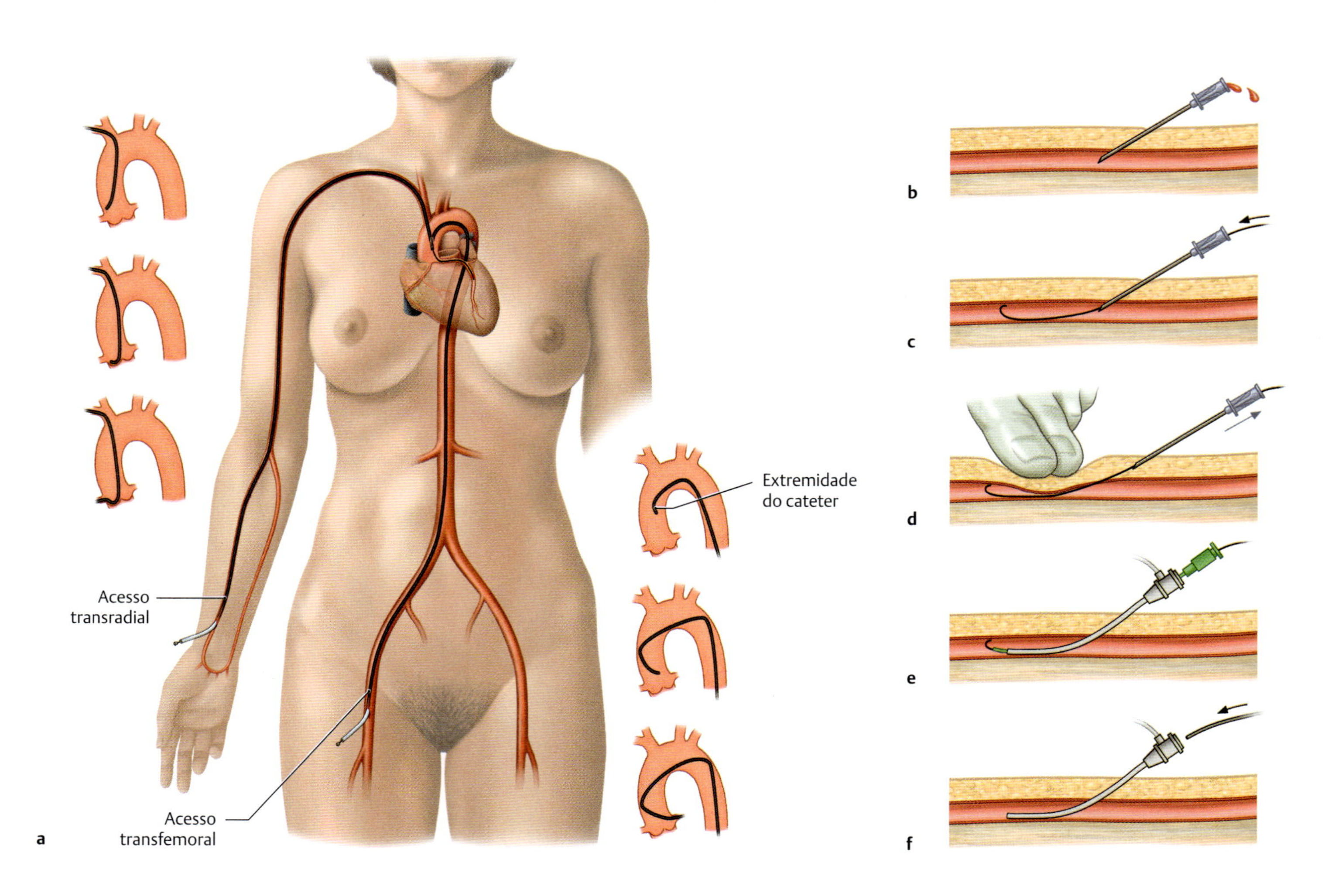

A Princípio e implementação da angiografia coronariana seletiva (convencional)

a Acesso transradial e transfemoral às artérias coronárias (para a localização do cateter na região do arco da aorta, ver diagramas à esquerda e à direita); **b–f** Punção da artéria e inserção da bainha para o cateter.

Em princípio, é feita uma distinção entre o exame do cateter cardíaco esquerdo e direito; o exame do cateter cardíaco esquerdo é muito mais comum, por exemplo, em caso de suspeita de doença cardíaca coronariana (ver p. 124). Para o exame angiográfico, o contraste hidrossolúvel contendo iodo é injetado através do cateter, é distribuído nas artérias coronárias. Com base na distribuição, torna-se possível ver onde, e até que ponto, determinado vaso está estreitado ou completamente fechado. A perfusão é documentada por meio de fluoroscopia por raios X.

Observação: Para manter a exposição à radiação e a quantidade total de meio de contraste injetado as mais baixas possível, o número de injeções deve ser sempre limitado ao mínimo. Para que o cateter gerador de contraste possa avançar para as artérias coronárias, opta-se pelo acesso pela A. radial ou pela A. femoral.

Observação: O **acesso através da A. radial**, cerca de 2 dedos transversais, proximal ao punho, é preferido atualmente (ver **a**). É tecnicamente mais sofisticado que o acesso transfemoral, mas tem vantagens decisivas:

- Taxa de complicações significativamente menor do que o acesso transfemoral (sem imobilização subsequente do paciente, nenhuma complicação significativa de hemorragia etc.); além disso, baixo risco de lesão ao nervo e pouco risco de isquemia (duplo suprimento através do arco palmar)
- Após o procedimento: compressão simples da A. radial superficial para possível fechamento da abertura da punção.

Procedimento (b–f):

b Incisão cutânea por punção após palpação da artéria e anestesia local, avanço da cânula de punção para dentro da artéria através da parede anterior (técnica de punção de parede única) até a saída de sangue pulsátil.

c Inserção do fio-guia através da cânula de punção (a bainha entra no vaso através do fio, ver **d**).

d Retração da cânula de punção com compressão do local da punção.

e Avanço da bainha com o dilatador preso sobre o fio-guia.

f Após a remoção do dilatador: inserção do cateter na artéria através da bainha.

Observação: O cateter é posicionado retrogradamente através da aorta ascendente. A partir daqui, pode-se aplicar sonda nos óstios de ambas as artérias coronárias imediatamente acima da valva da aorta. Embora a coronariografia convencional não seja isenta de riscos (intolerância ao contraste, lesão vascular, complicações cardíacas), complicações graves são muito raras em centros especializados (em menos de 1% dos casos). Menos invasivos e, portanto, significativamente menos arriscados são outros exames de imagem, procedimentos angiográficos, como a angiografia coronariana por RM e TC. Eles permitem imagens detalhadas dos vasos coronarianos sem punção arterial e, em alguns casos (angio-RM), mesmo sem contraste. No entanto, a angiografia coronariana convencional ainda é o padrão-ouro, pois pode ser combinada com uma intervenção terapêutica (p. ex., implante de *stent*, ver p.133). Na Alemanha, mais de 700.000 procedimentos diagnósticos e mais de 290.000 procedimentos intervencionistas (intervenção coronariana percutânea, ICP) são realizados a cada ano.

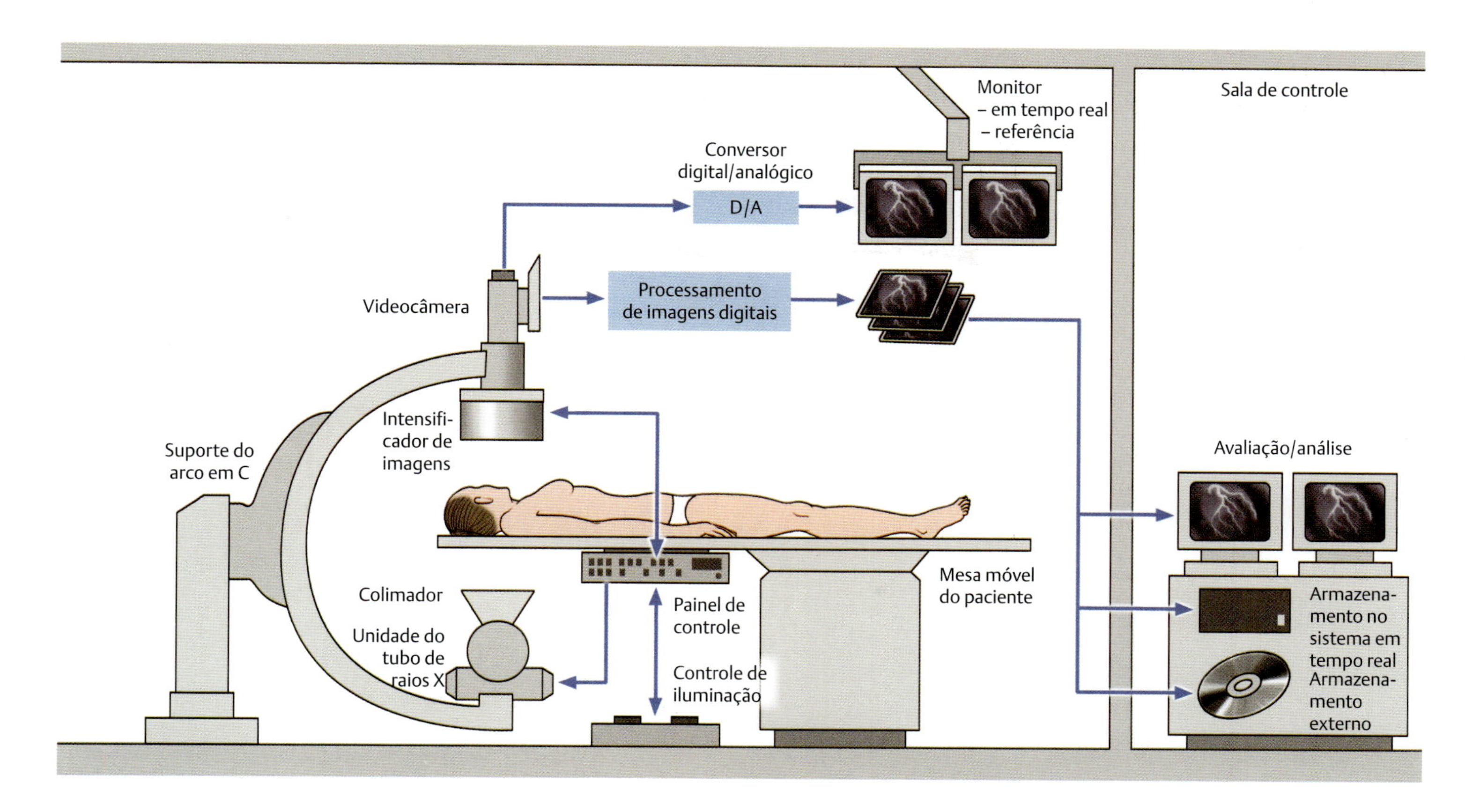

B Estrutura de um sistema de angiografia em um laboratório de cateterismo cardíaco

A angiografia coronariana convencional (ver **A**) é realizada em laboratórios de cateterismo cardíaco, que devem conter certos detalhes espaciais e instrumentais do equipamento (ver diretrizes da Sociedade Alemã de Cardiologia):

- Mesa do paciente, que é móvel e de fácil acesso por todos os lados (importante em caso de necessidade de reanimação)
- Intensificador de imagem (II) ou sistema detector de imagem, livremente móvel na sala por meio de um tripé (importante para poder visualizar as artérias coronárias de diferentes posições: faixa de rotação de 0 a 90°, faixa de angulação de 0 a 40°, ver **c**)
- Tubo de raios X/gerador de raios X para geração de radiação, localizado diretamente em frente ao intensificador/detector de imagem
- Tela plana (não mostrada aqui) para aquisição de imagens digitais.

Observação: Como a fonte de raios X está localizada abaixo da mesa e o paciente está deitado de costas, os raios X sempre seguem de posterior para anterior (portanto, a menor distorção óptica possível). Para cateterismo cardíaco intervencionista (dilatação por balão, inserção de *stents* etc., ver p.132 e seguinte), a regulação dos procedimentos de radiografia impõe requisitos especiais adicionais a um laboratório de cateterismo cardíaco (incluindo proteção radiológica estendida na mesa de exame, uso de dosímetros).

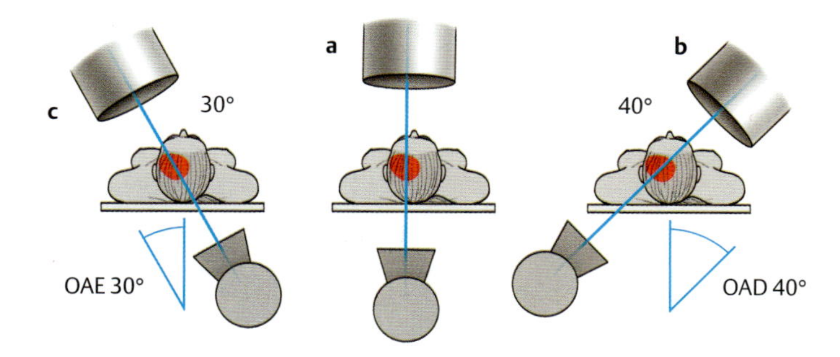

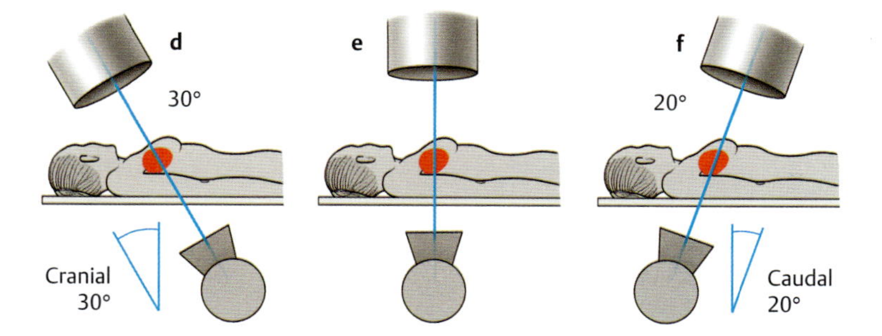

C Planos de projeção e angulações

a–c Planos de projeção; **d–f** Angulações.

Os planos de projeção são nomeados de acordo com a posição do intensificador de imagem. Existem basicamente três projeções principais:

- Projeção anterior (anteroposterior, **a**): o intensificador de imagem fica localizado diretamente acima do paciente.
- Posição oblíqua anterior direita (OAD, **b**): o intensificador de imagem fica localizado à direita do paciente em qualquer ângulo entre 0° e 90°.
- Posição oblíqua anterior esquerda (OAE, **c**): o intensificador de imagem fica localizado à esquerda do paciente em qualquer ângulo entre 0° e 90°.

Além disso, o intensificador de imagem pode ser inclinado ("angulado") em direção à cabeça ou ao pé do paciente, ou seja, cranial ou caudal:

- Angulação cranial 30° (**d**): o intensificador de imagem é inclinado na direção da cabeça.
- Posição 0° (**e**): a representação corresponde à projeção anteroposterior, ver **a**; é mostrada aqui a partir da perspectiva do paciente, a fim de ilustrar a orientação do intensificador de imagem, que está localizado verticalmente acima na posição de 0°
- Angulação caudal 20° (**f**): o intensificador de imagem é inclinado na direção dos pés. Combinando as projeções OAD/OAE (**a–c**) com as diferentes angulações, as duas artérias coronárias e todos os ramos podem ser visualizados quase sem sobreposição.

3.17 Angiocoronariografia Convencional: Projeções OAD e OAE das Artérias Coronárias

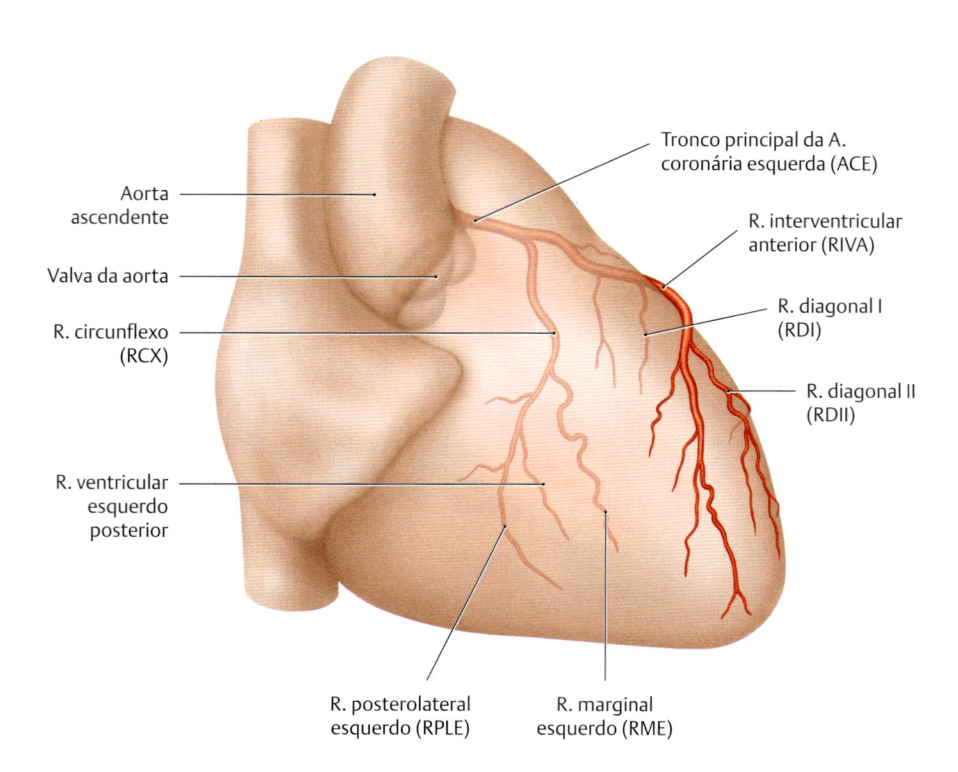

A Curso topográfico da artéria coronária esquerda na projeção OAD

As artérias coronárias são examinadas em projeções padrão que garantem que a respectiva artéria seja exibida em toda a sua extensão e não seja sobreposta por outras estruturas, como a aorta ou a coluna vertebral. Isso é particularmente relevante na representação dos componentes vasculares proximais, por exemplo, do tronco principal da artéria coronária esquerda. Todas as projeções são feitas em inspiração o mais profunda possível para evitar a sobreposição pelo diafragma.

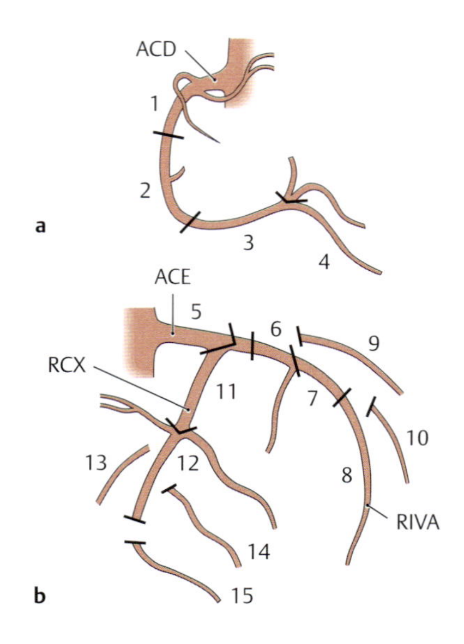

C Segmentação dos vasos coronarianos

a Artéria coronária direita (ACD); **b** Artéria coronária esquerda (ACE) e seus respectivos segmentos (conforme proposto pela American Heart Association, AHA): artéria coronária direita (segmentos 1–4); artéria coronária esquerda (segmentos 5–15).

ACD 1 = parte proximal; 2 = parte média; 3 = parte distal; 4 = R. interventricular posterior (RIVP) e R. posterolateral direito (RPLD)

ACE 5 = tronco da artéria coronária esquerda

RIVA 6 = parte proximal; 7 = parte média (após saída do 1º R. diagonal, RDI); 8 = parte distal (após saída do 2º R. diagonal, RDII); 9 = RDI; 10 = RDII

RCX 11 = parte proximal; 12 = parte distal (após saída do R. marginal esquerdo (RME); 13 = R. atrioventricular esquerdo (RAVE); 14 = R. ventricular esquerdo posterior; 15 = R. posterolateral esquerdo (RPLE)

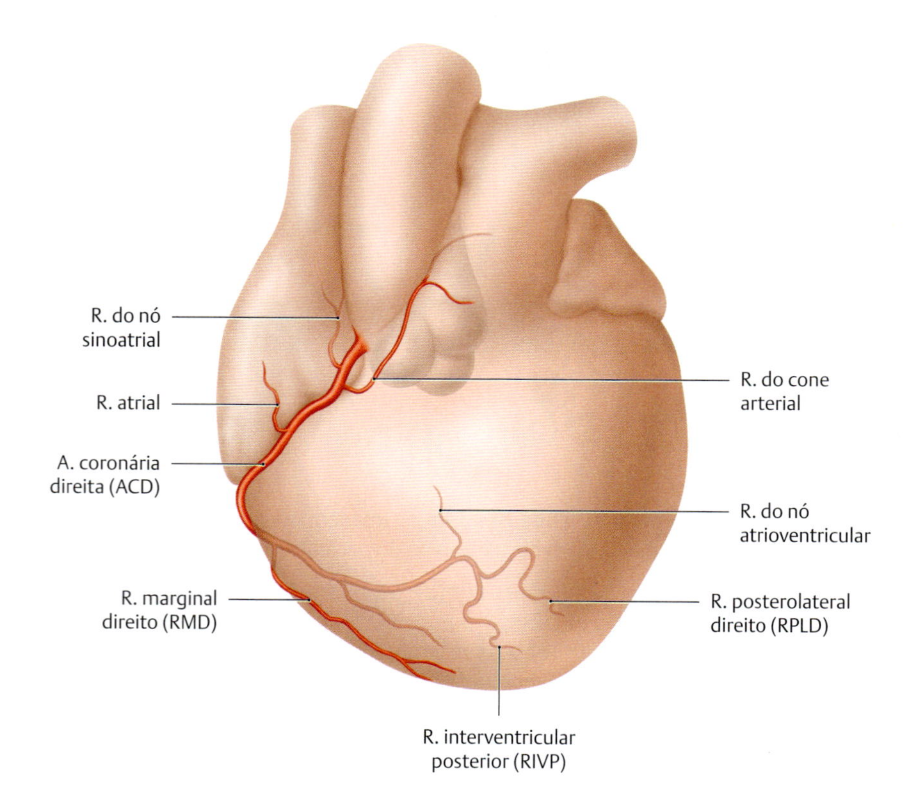

B Curso topográfico da artéria coronária direita na projeção OAE

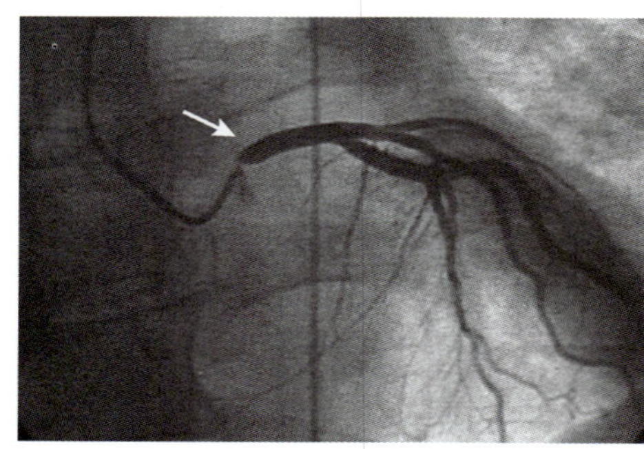

D Estenose de tronco principal da artéria coronária esquerda de alto grau

Angiografia coronariana seletiva em projeção de OAD 10°. A seta marca uma estenose de mais de 90% no segmento 5, tronco principal da artéria coronária esquerda (de: Lapp H. Das Herzkatheterbuch. 5. Aufl. Stuttgart: Thieme; 2019).

E Projeções padrão preferidas para aquisição de imagens da artéria coronária esquerda

Para aquisição de imagens da A. coronária esquerda, são utilizadas seis projeções padrão, mais comumente as três a seguir (de: Lapp H. Das Herzkatheterbuch. 5. Aufl. Stuttgart: Thieme; 2019):

- OAD 10° (**a**): representa o tronco principal da A. coronária esquerda não encurtado e, portanto, permite o diagnóstico de uma possível estenose do tronco principal (ver **C**)
- OAD 30° com angulação caudal de 20° (**b**): representação integral do R. circunflexo, incluindo seu R. marginal, bem como o R. posterolateral e o terço proximal do R. interventricular anterior (RIVA)
- OAD 30° com angulação cranial de 20° (não mostrado): remove a sobreposição da seção média do RIVA pelos dois Rr. diagonais RDI e RDII.

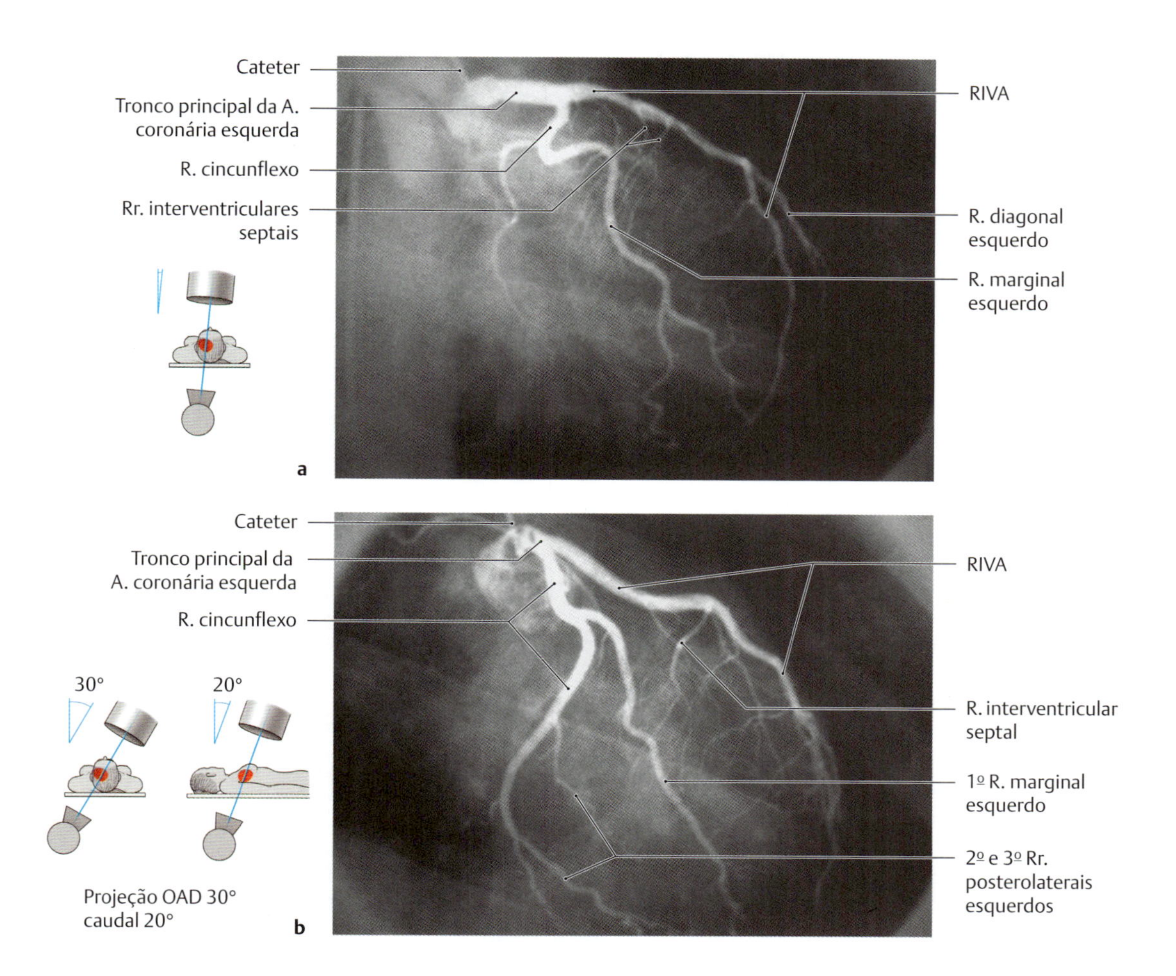

F Projeções padrão preferidas para aquisição de imagens da artéria coronária direita

Para visualizar a A. coronária direita, as seguintes duas projeções são suficientes na maioria dos casos (de: Lapp H. Das Herzkatheterbuch. 5. Aufl. Stuttgart: Thieme; 2019):

- OAE 60° (**a**): boa visibilidade da área do *óstio atrioventricular direito* e do tronco principal longo (mas apenas representação encurtada dos ramos terminais) e
- OAE 45° com angulação cranial de 15° (**b**): boa visualização dos dois ramos terminais, principalmente do *R. interventricular posterior*.

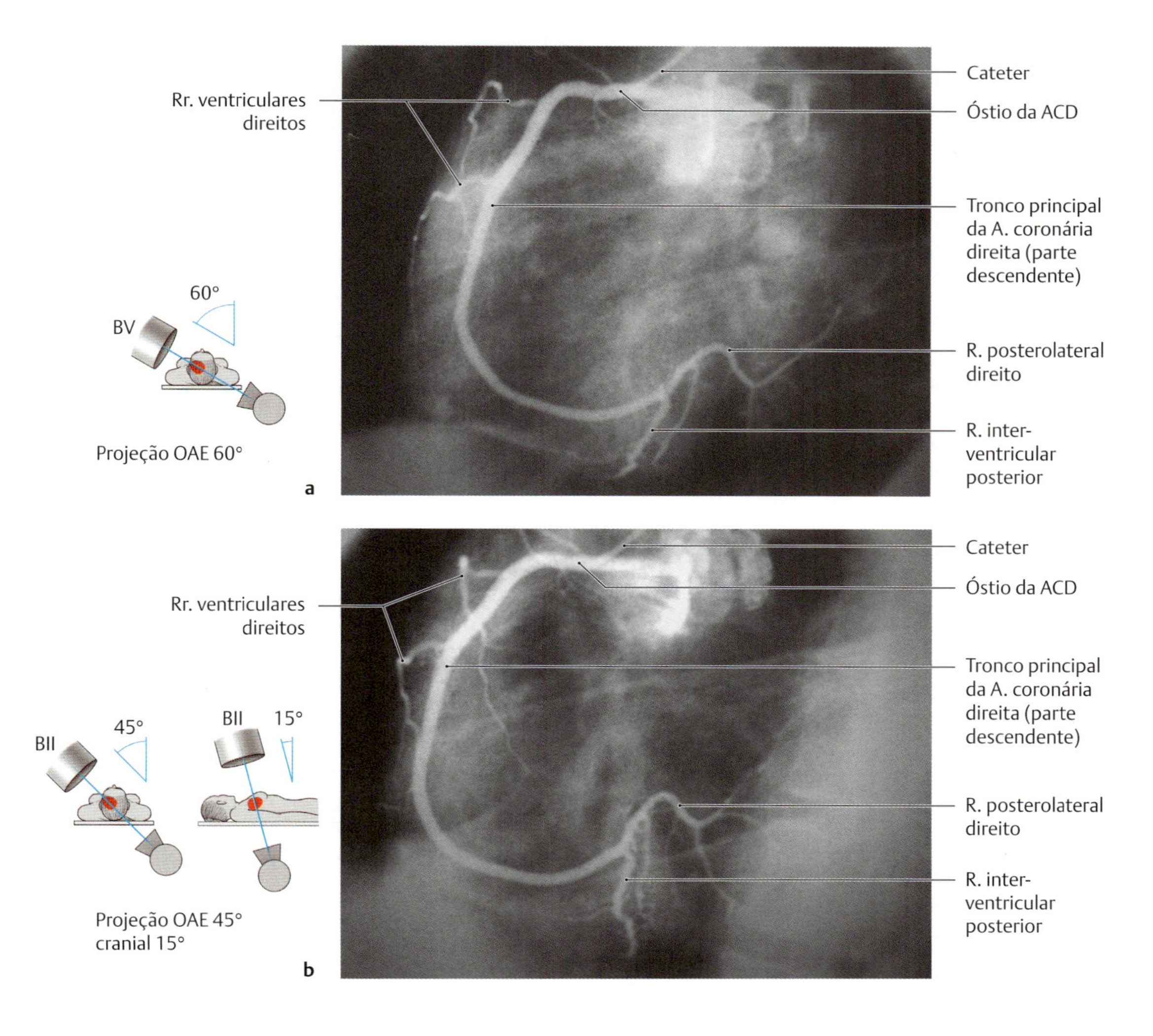

3.18 Angiografia Coronariana por Tomografia Computadorizada Helicoidal de Múltiplos Cortes (TCMC)

A Típicos planos do coração em TC

a Na altura do tronco pulmonar; **b** Representação do espaço cardíaco interno; **c** Na altura da raiz da aorta; **d** Abaixo do átrio esquerdo (de: Reiser M, Kuhn F, Debus J, Hrsg. Duale Reihe Radiologie. 3. Aufl. Stuttgart: Thieme; 2011).

Observação: Considerando que durante a angiografia coronariana *convencional* invasiva (ver pp. 126 e seguinte) ocorrem casos de intervenção coronariana (dilatação com balão, colocação de *stent*, ver pp. 132 e seguinte) em apenas 30 a 40% dos casos, procedimentos cada vez menos invasivos vêm ganhando importância no diagnóstico da DAC (ver pp. 124 e seguinte), como a angiografia coronariana-TCMC. Com o uso da tomografia computadorizada helicoidal de múltiplos cortes (TCMC), atualmente quase todas as dúvidas clínicas no campo do radiodiagnóstico e da radiologia intervencionista podem ser respondidas. Com o uso dos atuais tomógrafos computadorizados helicoidais e com 64 camadas, é possível, por exemplo, a obtenção de imagens anatômicas do coração e das Aa. coronárias por reconstrução tridimensional, sem artefatos de movimento (graças à sincronização com o ECG) e realizando cortes de 0,5 mm de espessura (ver Figuras **Ea** e **b**).

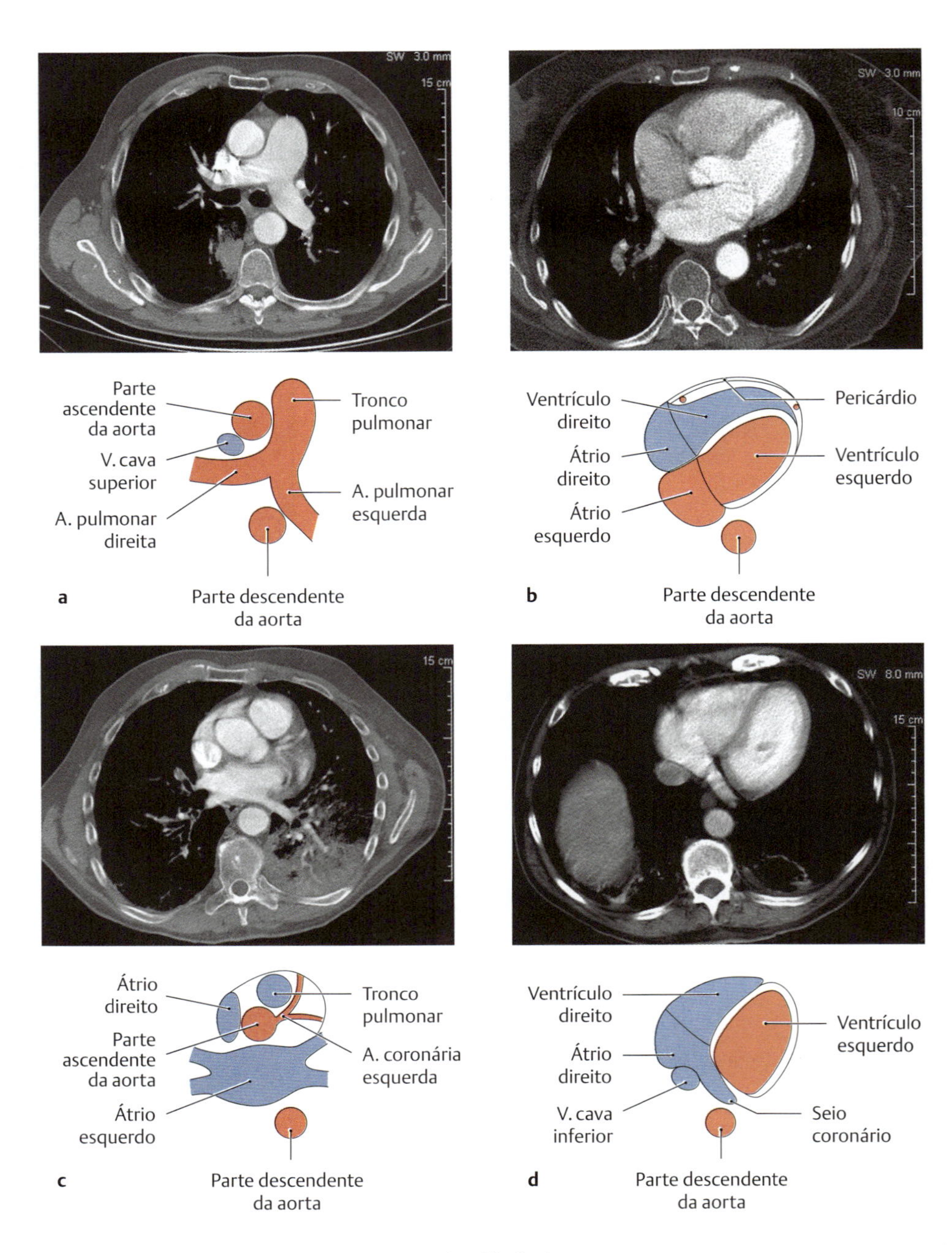

B Representação das origens das artérias coronárias

Representação esquemática de uma imagem, em corte axial em TC, imediatamente acima da valva da aorta (para isto, ver também o plano de corte em **Ac**). Nesta representação, a raiz da aorta encontra-se envolvida pelos dois átrios e pelo trato de saída do lado direito (tronco pulmonar) e a posição do ventrículo esquerdo, projetado na ramificação do tronco principal da A. coronária esquerda, está indicada.

Observação: A valva da aorta com as suas três válvulas semilunares forma três recessos ou seios, um seio esquerdo, um seio direito e um seio não coronariano, delimitados pelas válvulas correspondentes (válvulas semilunares esquerda, direita e posterior [não coronariana]). A partir do seio coronário esquerdo se origina a A. coronária esquerda, e a partir do seio coronário direito se origina a A. coronária direita. Podem ocorrer anomalias na origem das Aa. coronárias, embora de modo geral sejam raras.

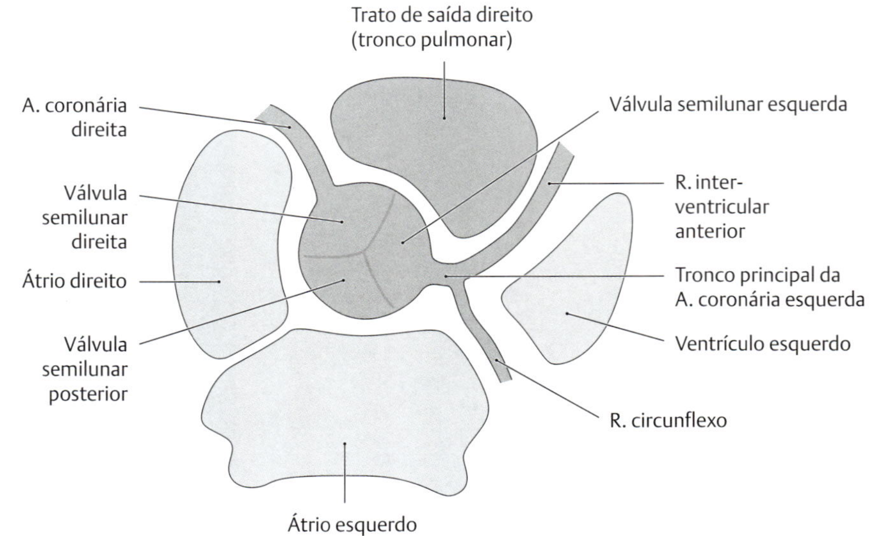

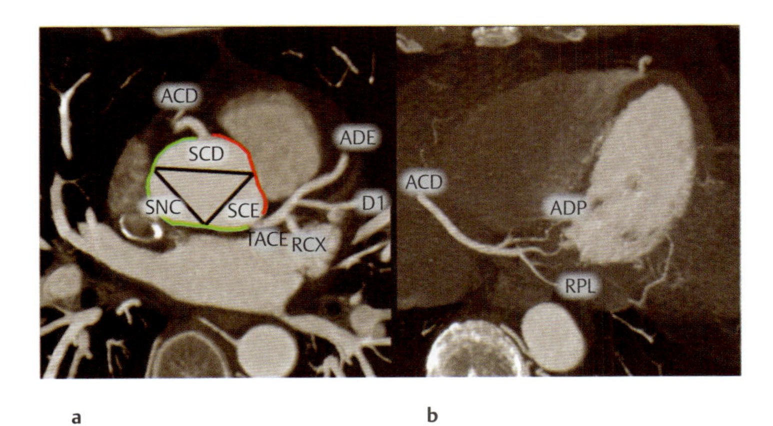

C TC das origens das artérias coronárias

a Corte axial em TC na altura da origem das artérias coronárias:

SCE, SCD, SNC = seios coronários esquerdo e direito, além do seio não coronariano
ACD = artéria coronária direita
TACE = tronco principal da artéria coronária esquerda
RCX = R. circunflexo
ADE = *artéria descendente anterior esquerda* = R. interventricular anterior
D1 = R. diagonal proximal

b Trajeto da A. coronária direita (ACD) em direção à parede posterior do coração, e divisão em um R. interventricular posterior (ADP, *artéria descendente posterior*) e um R. posterolateral (RPL).
(De: Becker C. CT-Diagnostik der koronaren Herzkrankheit [Teil I: Indikation, Durchführung und Normalbefundung der CT-Koronarographie], Radiologie up2date 1. Stuttgart: Thieme; 2008.)

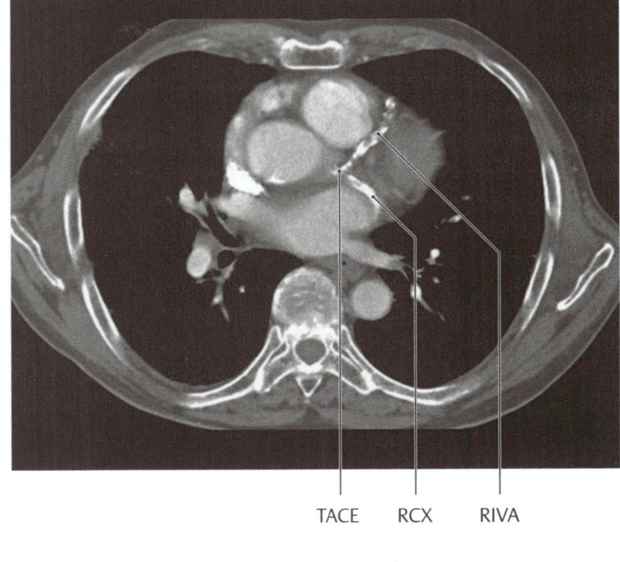

D TC de esclerose da A. coronária esquerda

Corte transversal (axial) na altura da origem da A. coronária esquerda. Uma importante utilização da TC cardíaca é a identificação da calcificação das Aa. coronárias com arteriosclerose. Neste exame, não é necessária a administração de meio de contraste. Observa-se esclerose difusa do tronco principal da A. coronária esquerda (TACE) e também do ramo circunflexo (RCX) e do R. interventricular anterior (RIVA) (de: Claussen D et al. Pareto-Reihe Radiologie. Herz. Stuttgart: Thieme; 2006).

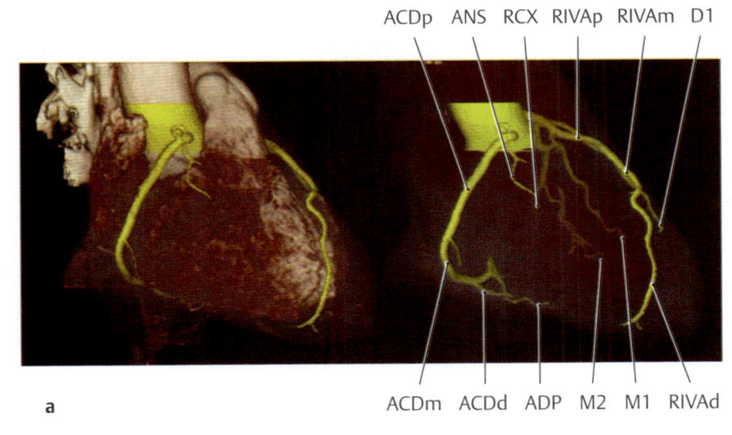

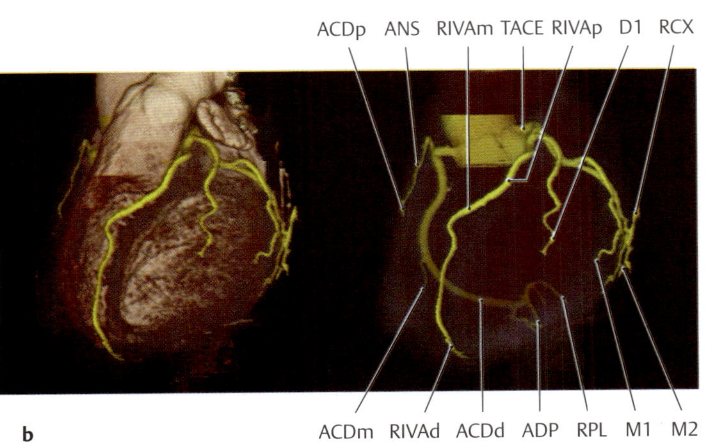

E Reconstrução tridimensional do coração em TC

a Anatomia do coração na TC, incidência OAD de 30°; **b** Anatomia do coração na TC, incidência OAE de 60°.

Após a administração de um meio de contraste, as Aa. coronárias (ou a coluna de meio de contraste formada nas mesmas) podem ser reconstruídas tridimensionalmente. De acordo com a incidência utilizada (OAD, *oblíqua anterior direita*; OAE, *oblíqua anterior esquerda*) e a angulação (30° ou 60°), o trajeto das Aa. coronárias pode ser bem demonstrado.

ACDp, ACDm e ACDd = segmentos proximal, médio e distal da artéria coronária direita
ADP = *artéria descendente posterior* = R. interventricular posterior
RPL = R. posterolateral
ANS, *artéria do nó sinoatrial* = R. do nó sinoatrial
TACE = tronco principal da artéria coronária esquerda
RIVAp, RIVAm e RIVAd (*artéria descendente anterior esquerda*) = segmentos proximal, médio e distal do ramo interventricular anterior
RCX = R. circunflexo
D1 = R. diagonal I
M1 = R. marginal esquerdo
M2 = R. posterolateral esquerdo

(De: Becker C. CT-Diagnostik der koronaren Herzkrankheit [Teil I: Indikation, Durchführung und Normalbefundung der CT-Koronarographie], Radiologie up2date 1. Stuttgart: Thieme; 2008.)

3.19 Dilatação com Balão e Revascularização Miocárdica Venosa e com a Artéria Torácica Interna (ATI)

A Possibilidades terapêuticas intervencionistas e cirúrgicas para as estenoses das artérias coronárias

O objetivo da intervenção coronariana é a melhora do prognóstico (*indicação prognóstica*) e/ou da sintomatologia (*indicação sintomática*) em pacientes com DAC. Por meio do restabelecimento de perfusão e suprimento de oxigênio suficientes, o miocárdio pode melhorar sua capacidade funcional. Caso a terapia medicamentosa da DAC não atinja resultado satisfatório, existe a indicação para a terapia intervencionista (procedimento invasivo por meio de um cateter, por exemplo, através da A. femoral) ou para o tratamento cirúrgico (cirurgia com abertura de tórax etc.). Além disso, a revascularização por meio de desvios aortocoronarianos no infarto agudo do miocárdio tem ganhado progressiva importância. Atualmente, os seguintes procedimentos são os mais frequentemente utilizados:

- **Técnicas intervencionistas (ICP = intervenção coronariana percutânea):**
  - Angioplastia coronariana transluminal percutânea (ACTP)
  - Implantação transluminal percutânea de suportes intravasculares coronarianos (implantação de *stents*)
- **Técnicas cirúrgicas de revascularização miocárdica:**
  - Desvio aortocoronariano venoso (DACV)
  - Desvio com uso da artéria torácica interna (desvio ATI).

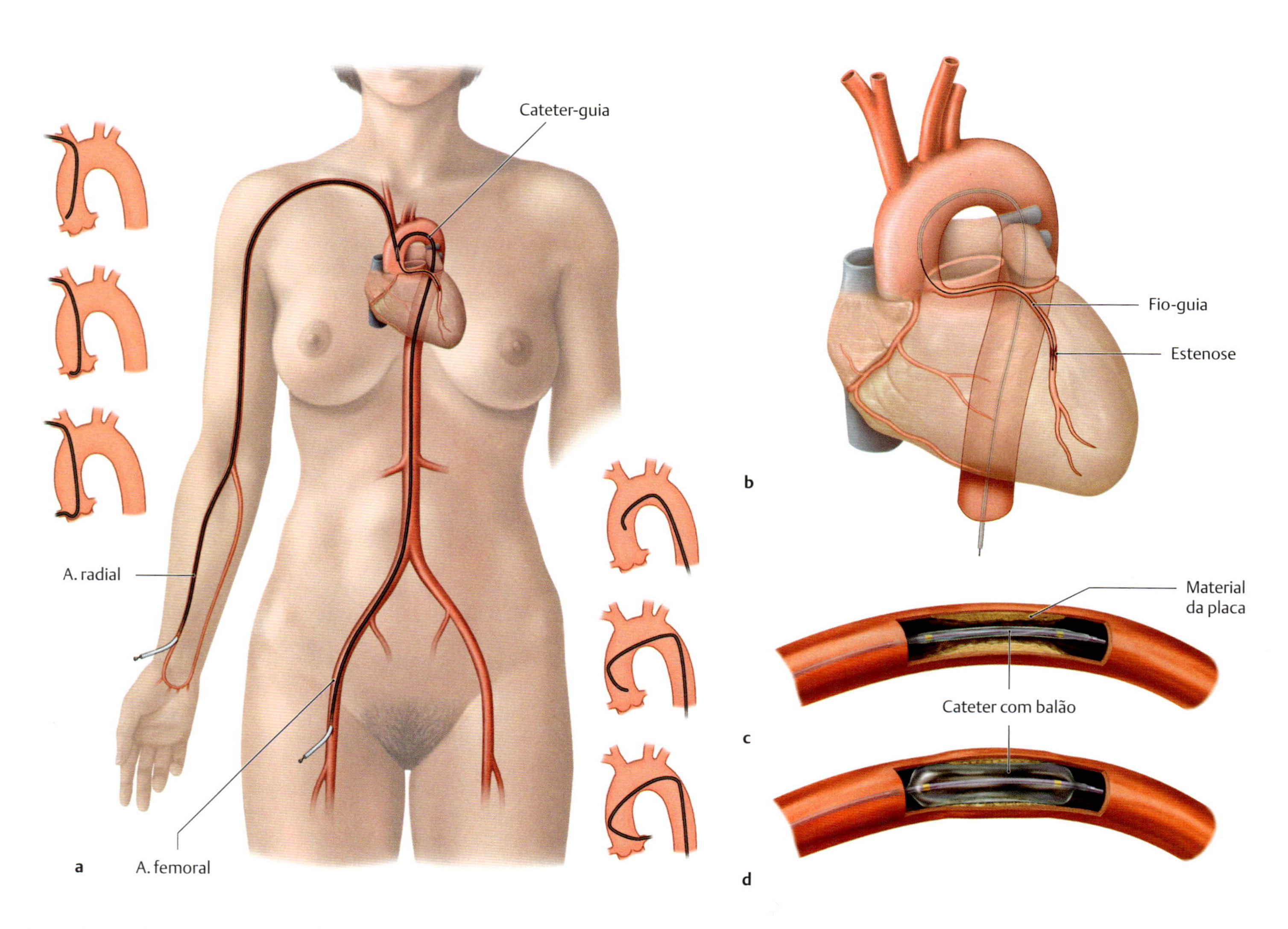

B Angioplastia coronariana transluminal percutânea (ACTP)

a Investigação da artéria coronária com um fio-guia através de um cateter-guia; **b** Transposição da estenose com o fio-guia; **c** e **d** Colocação de um cateter com balão através do fio-guia e dilatação da zona estenosada.

O princípio da ACTP consiste na dilatação do segmento vascular estreitado, controlada por um balão. Para tanto, procede-se à investigação da A. coronária por um fio-guia após a punção da A. femoral/A. radial (**a**). Por meio do fio-guia, um cateter com balão é colocado no segmento vascular estreitado e, subsequentemente, tem sua dilatação controlada em aproximadamente 8 a 20 atm (**c** e **d**). Deste modo, ocorre o deslocamento ou a compressão do material da placa que obstrui a artéria e o lúmen vascular é dilatado. Aproximadamente 50 a 80% das dilatações com balão são primariamente bem-sucedidas, embora se calcule que em aproximadamente 15 a 30% dos casos ocorra reestenose a cada ano. As contraindicações são estenoses significativas de troncos e de origens, isto é, estenoses nas regiões de ramificações das artérias coronárias (aí eles não podem ser dilatados!). Devido às possíveis complicações (risco de perfuração ou de obstrução devido à dissecção da túnica íntima), as dilatações coronarianas sempre são realizadas em centro cirúrgico. Como os resultados a longo prazo (um ano após a intervenção) após a dilatação são piores do que após a revascularização miocárdica, este método é ainda considerado de forma muito reservada.

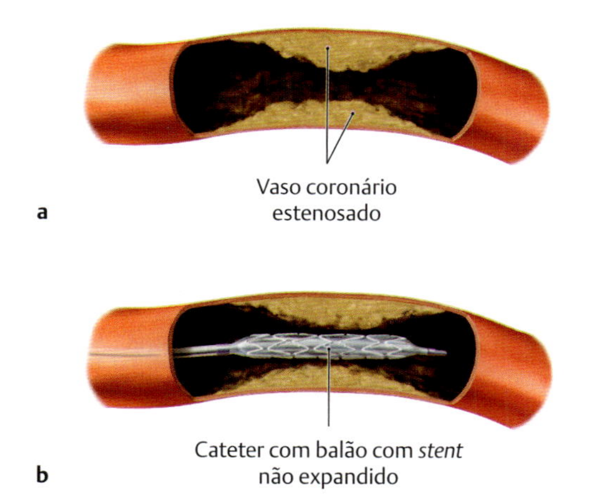

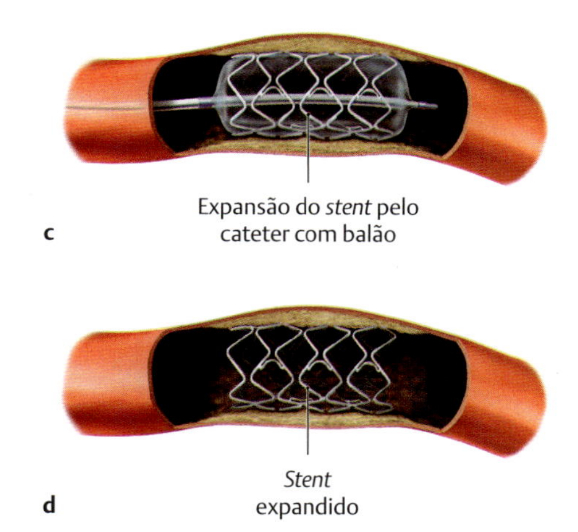

C Implantação de *stents*

A implantação de próteses intravasculares compostas por redes metálicas (*stents*) é, hoje em dia, o procedimento padrão (80% de todas as intervenções) para as ICP. A trama de metal é posicionada por meio de um cateter com balão no segmento coronariano estenosado e expandido com cerca de 12 atm. Desta maneira, o segmento vascular dilatado é também sustentado por longa duração e mantido pérvio. Ao contrário da dilatação clássica com balão, no caso dos *stents* existe uma taxa menor de recorrência da estenose, por exemplo, devido à hiperplasia da túnica íntima. Além disso, atualmente os *stents* coronarianos são sempre revestidos com medicamentos.

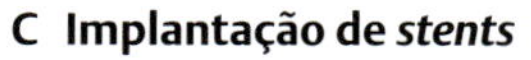

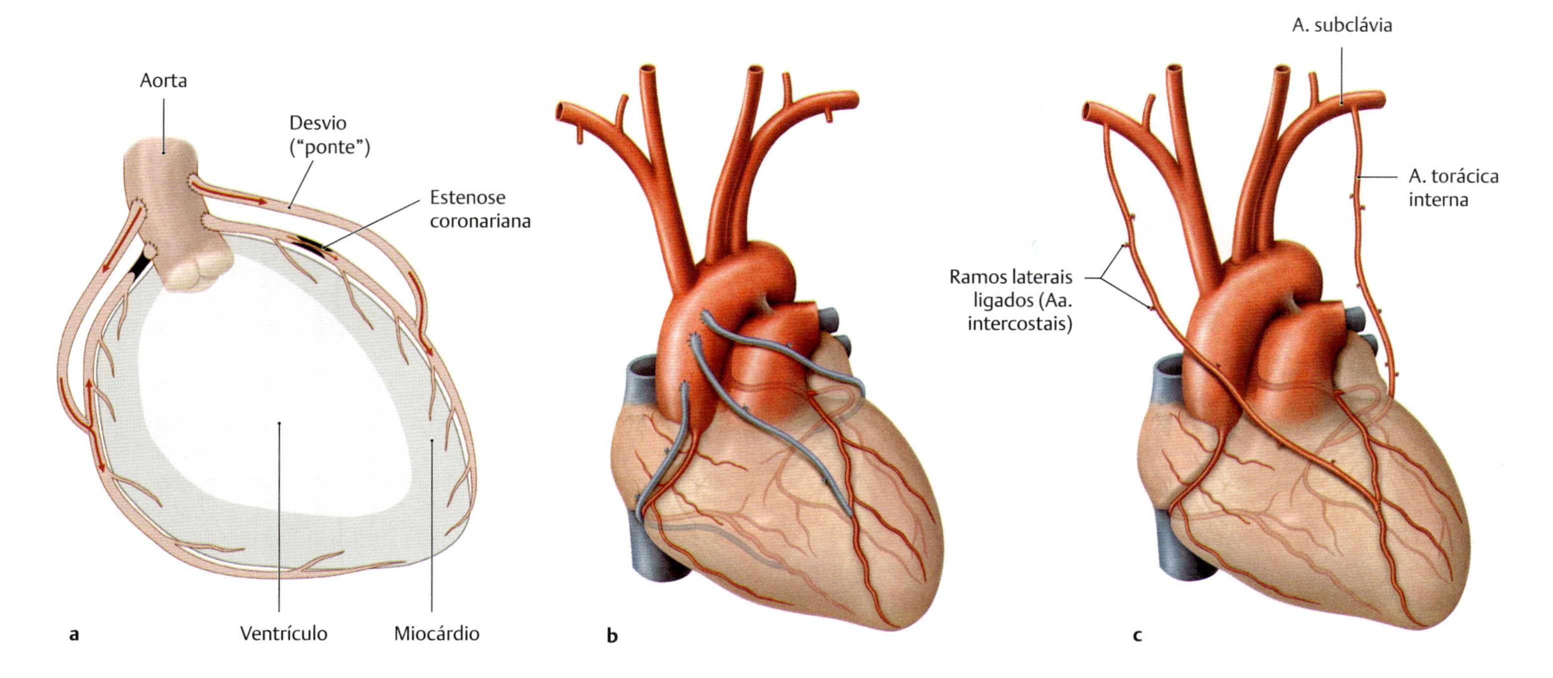

D Revascularização cirúrgica

a Princípio de desvio aortocoronariano com enxerto venoso (DACV): Nesta forma de revascularização cirúrgica do miocárdio, um ou mais enxertos venosos interpostos (geralmente obtidos da veia safena magna) são colocados entre a parte ascendente da aorta e o segmento pós-estenótico da A. coronária. O princípio deste método consiste na criação de uma ponte a partir do segmento estreitado (à direita) ou obstruído (à esquerda) da artéria coronária envolvida. O pré-requisito é que o vaso a ser anastomosado no segmento pós-estenose tenha pelo menos 1 mm de diâmetro e que proporcione um fluxo adequado na periferia e a manutenção da contratilidade do miocárdio. A revascularização por meio de uma ponte vascular puramente venosa no infarto do miocárdio adquiriu uma crescente e significativa importância.

b Desvio aortocoronariano com enxerto venoso em doença de 3 vasos: Neste caso, é realizado um desvio para cada vaso: uma ponte venosa no segmento da A. coronária direita, uma no R. interventricular anterior e outra no R. marginal esquerdo do R. circunflexo.

c Desvio com enxerto de artéria torácica interna (ATI): Além da veia safena, as artérias estão sendo utilizadas para vascularização das artérias coronárias com frequência cada vez maior. Para este procedimento, de modo geral, são utilizadas as Aa. torácicas internas esquerda e direita (ATIE e ATID, respectivamente) como "enxertos *in situ*", ou a A. radial (AR) como "enxerto livre". A parte distal da A. torácica interna é retirada de seu leito vascular e seus ramos laterais são ligados – exceto sua origem proximal, a partir da A. subclávia. Em seguida, a artéria é anastomosada com o segmento pós-estenótico da A. coronária. A vantagem do enxerto de A. torácica interna em relação ao DACV é o nítido índice menor de obstrução: enquanto com o DACV descreve-se a manutenção do calibre em aproximadamente 50% dos casos após 10 anos, comparativamente observa-se em até 90% dos casos o calibre dos enxertos arteriais após 10 anos. Além disso, ocorreu uma incidência muito menor de eventos cardíacos (angina de peito, infarto do miocárdio, morte súbita) nos anos subsequentes após enxertos de ATI em comparação aos enxertos venosos.

3.20 Drenagem Linfática do Coração

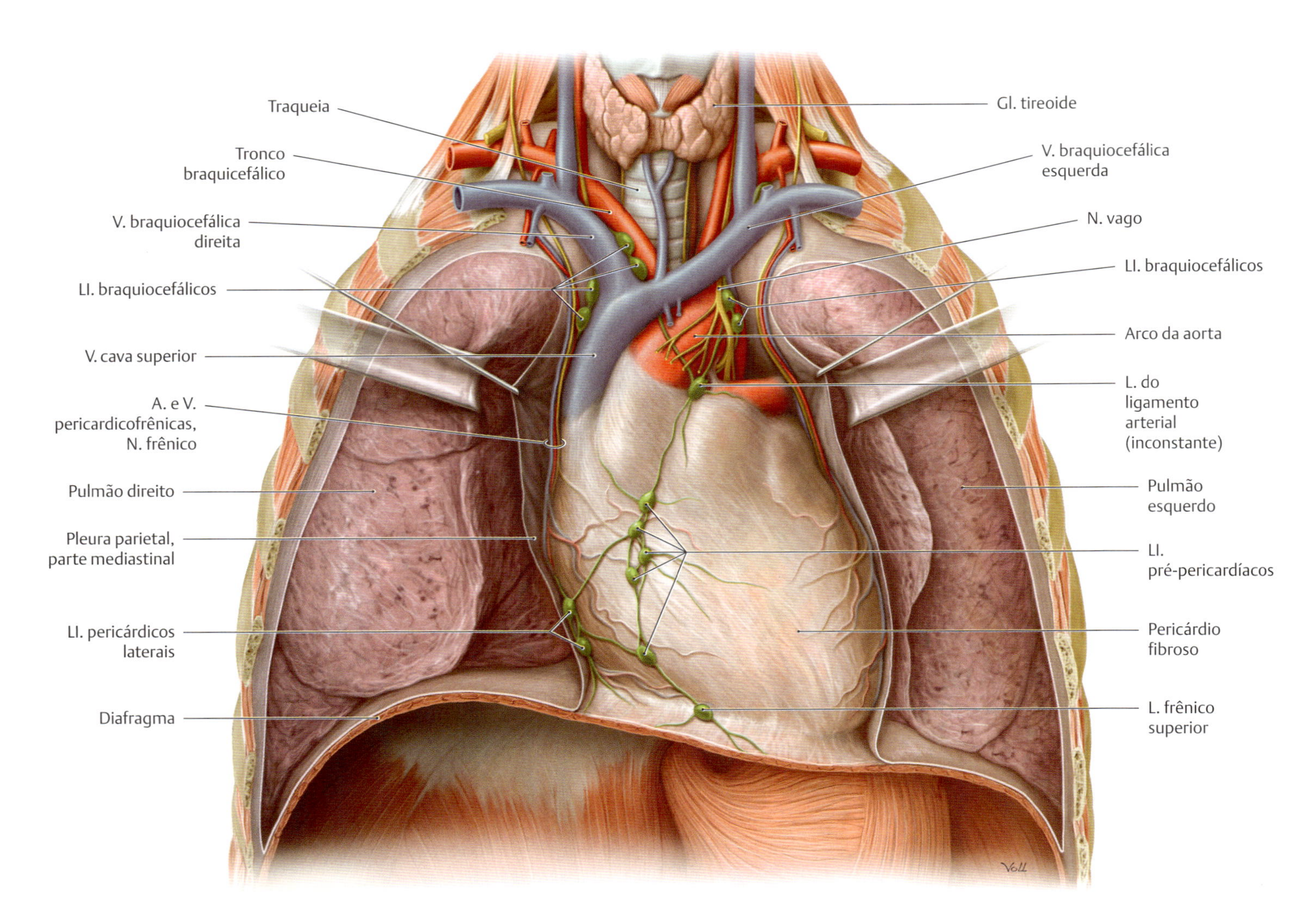

A Linfonodos e drenagem linfática do pericárdio
Vista anterior no tórax aberto. Cavidades pleurais abertas, pulmões e pleura movidos lateralmente. Em virtude da relação topográfica extremamente próxima do coração e do pericárdio, a drenagem linfática do pericárdio é tratada em conjunto com a do coração: ambos terminam drenando a linfa para um tronco broncomediastinal, mas usam diferentes estações de linfonodos primários. Anteriormente e próximo do pericárdio estão localizados linfonodos em diferentes grandes grupos (Ll. pré-pericárdicos e pericárdicos laterais), conectados por uma rede de finos vasos linfáticos. Esses linfonodos pericárdicos podem, por um lado, conduzir a linfa inferiormente (para os Ll. frênicos superiores), por outro lado, superiormente (geralmente Ll. braquiocefálicos). Por fim, os linfonodos pericárdicos ganham conexão nos troncos broncomediastinais (ver p. 91), que conduzem a linfa para o ângulo venoso esquerdo ou direito.

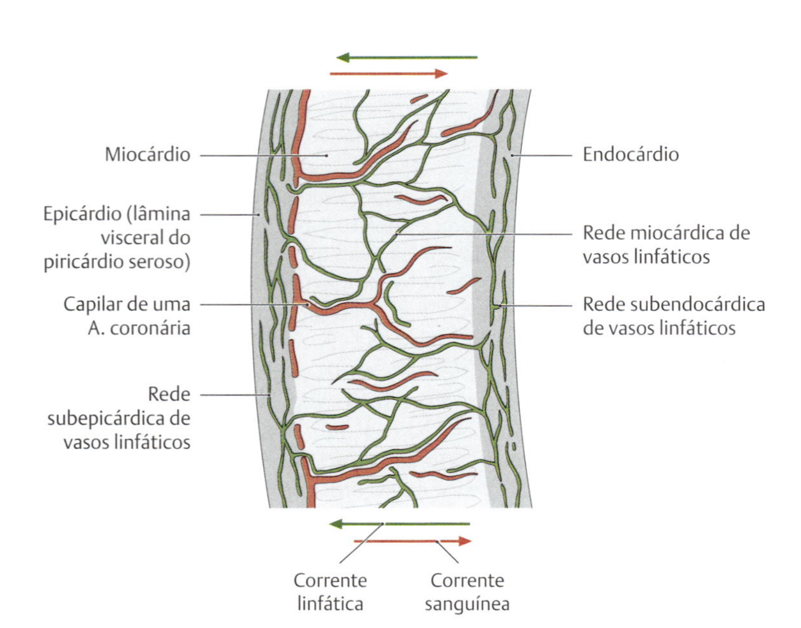

B Drenagem linfática da parede do coração
Corte da parede do coração. As três camadas da parede do coração correspondem a três plexos de vasos linfáticos, significativamente interconectados:

- Epicárdio (= lâmina visceral do pericárdio seroso): um plexo subepicárdico coleta a linfa do epicárdio e dos outros dois plexos. O plexo subepicárdico conduz a linfa para os vasos coletores e os linfonodos do coração
- Miocárdio: o plexo miocárdico, bastante extenso, coleta a linfa do miocárdio e recolhe a linfa do plexo subendocárdico. Os vasos linfáticos do plexo miocárdico estão frequentemente orientados no trajeto dos capilares sanguíneos que se originam das artérias coronárias. Entretanto, o sangue (seta vermelha) e a linfa (seta verde) seguem em sentidos contrários
- Endocárdio: um plexo subendocárdico coleta a linfa do endocárdio e a conduz — diretamente, ou graças à mediação do plexo miocárdico — para o plexo subepicárdico.

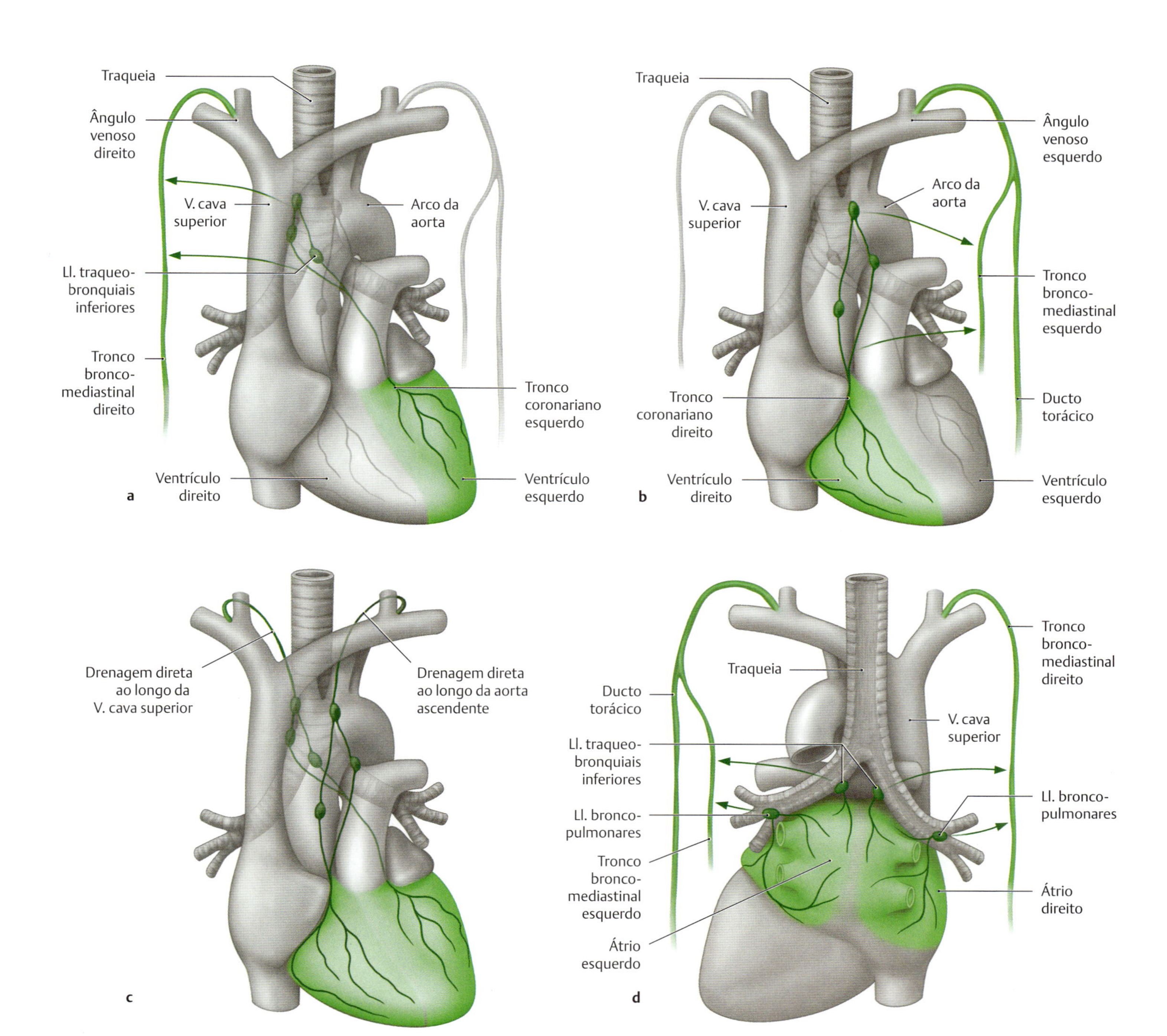

C Drenagem linfática do coração
Vistas do coração, anterior (**a–c**) e posterior (**d**).
Ventrículos e átrios seguem diferentes vias de drenagem linfática.

Ventrículos: A drenagem linfática dos ventrículos (e uma pequena parte dos átrios) é dividida aproximadamente em dois territórios, que são referidos como áreas tributárias (ver **a–c**):

- A área tributária esquerda (**a**) inclui o ventrículo esquerdo (com uma pequena seção marginal do ventrículo *direito*) e pequenas porções do átrio *esquerdo*. Conduz sua linfa através de um tronco coronariano esquerdo para os Ll. traqueobronquiais inferiores e, então, para o ângulo venoso *direito*, indiretamente pelo tronco broncomediastinal direito (**a**) ou, em menor extensão, diretamente por pequenos vasos linfáticos ao longo da V. cava superior (**c**)
- A área tributária direita (**b**) inclui principalmente o ventrículo *direito*, bem como pequenas porções do átrio *direito*. Direciona sua linfa para o ângulo venoso *esquerdo* através de um tronco coronariano direito, seja indiretamente através do tronco broncomediastinal esquerdo e ducto torácico, ou diretamente através de pequenos vasos linfáticos ao longo da aorta ascendente (**c**).

As áreas tributárias, portanto, drenam sua linfa "transversalmente":

- Área tributária esquerda → tronco coronariano esquerdo → ângulo venoso direito
- Área tributária direita → tronco coronariano direito → ângulo venoso esquerdo.

Essa saída "transversal" ocorre no desenvolvimento embrionário do coração por meio da rotação da alça cardíaca.

Átrios: Drenagem linfática das seções maiores remanescentes dos átrios (**d**): As áreas tributárias dos dois átrios não estão conectadas às condições de drenagem dos dois ventrículos e conduzem sua linfa para os Ll. traqueobronquiais inferiores ou através dos Ll. broncopulmonares equilaterais e, a partir daí, para o tronco broncomediastinal equilateral e, portanto, para o ângulo venoso equilateral.

3.21 Inervação do Coração

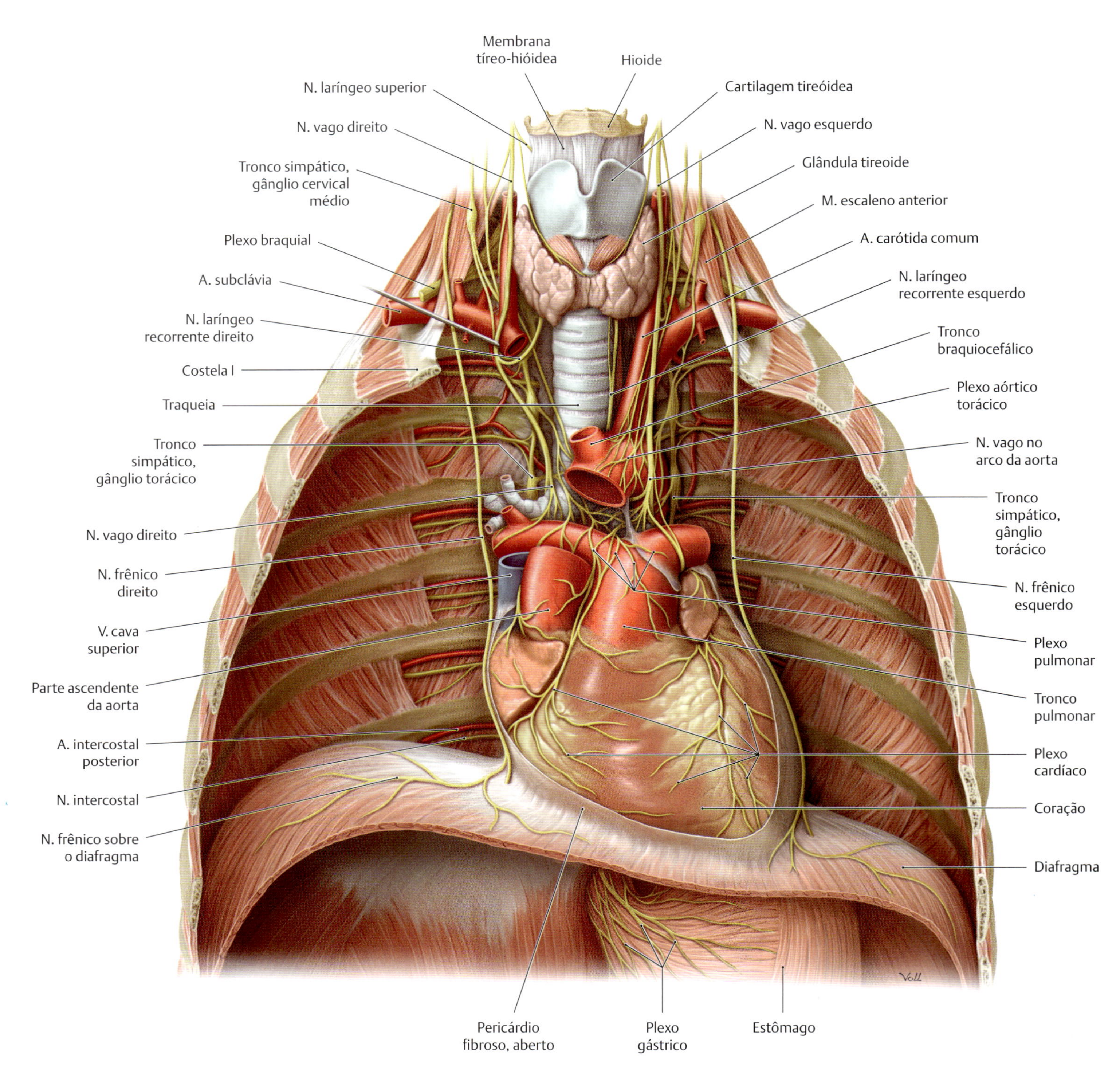

A Nervos autônomos do coração

Vista anterior de um tórax aberto. Os pulmões, a pleura e as fáscias internas foram retirados; o pericárdio foi recortado na face anterior; os grandes vasos próximos do coração foram mantidos, e um segmento da parte ascendente da aorta foi retirado para permitir a visualização da A. pulmonar direita; o abdome também foi seccionado. Sobre o coração e os grandes vasos da base pode-se observar a formação de plexos (plexos cardíaco, pulmonar, aórtico torácico), que contêm as fibras dos Nn. vagos e do tronco simpático. Os **Nn. vagos direito e esquerdo** seguem, inicialmente, na posição anterior (no mediastino superior). Em seguida, após a emissão de ramos, eles seguem para os plexos no mediastino posterior. As **fibras simpáticas** seguem como Nn. cardíacos cervicais (originadas dos três gânglios cervicais) ou como Rr. cardíacos torácicos (originadas dos gânglios torácicos) para o plexo cardíaco.

Observação: Habitualmente, as fibras autônomas no plexo são muito delgadas; porém, aqui, para a melhor visualização geral, estão representadas como se fossem mais calibrosas. O N. frênico (aqui representado apenas para visão geral) não entra em contato com o coração, mas ao longo de seu trajeto para o diafragma, no mediastino médio, dá origem a ramos sensitivos somáticos para o pericárdio (Rr. pericárdicos, não representados aqui) (ver p. 99).

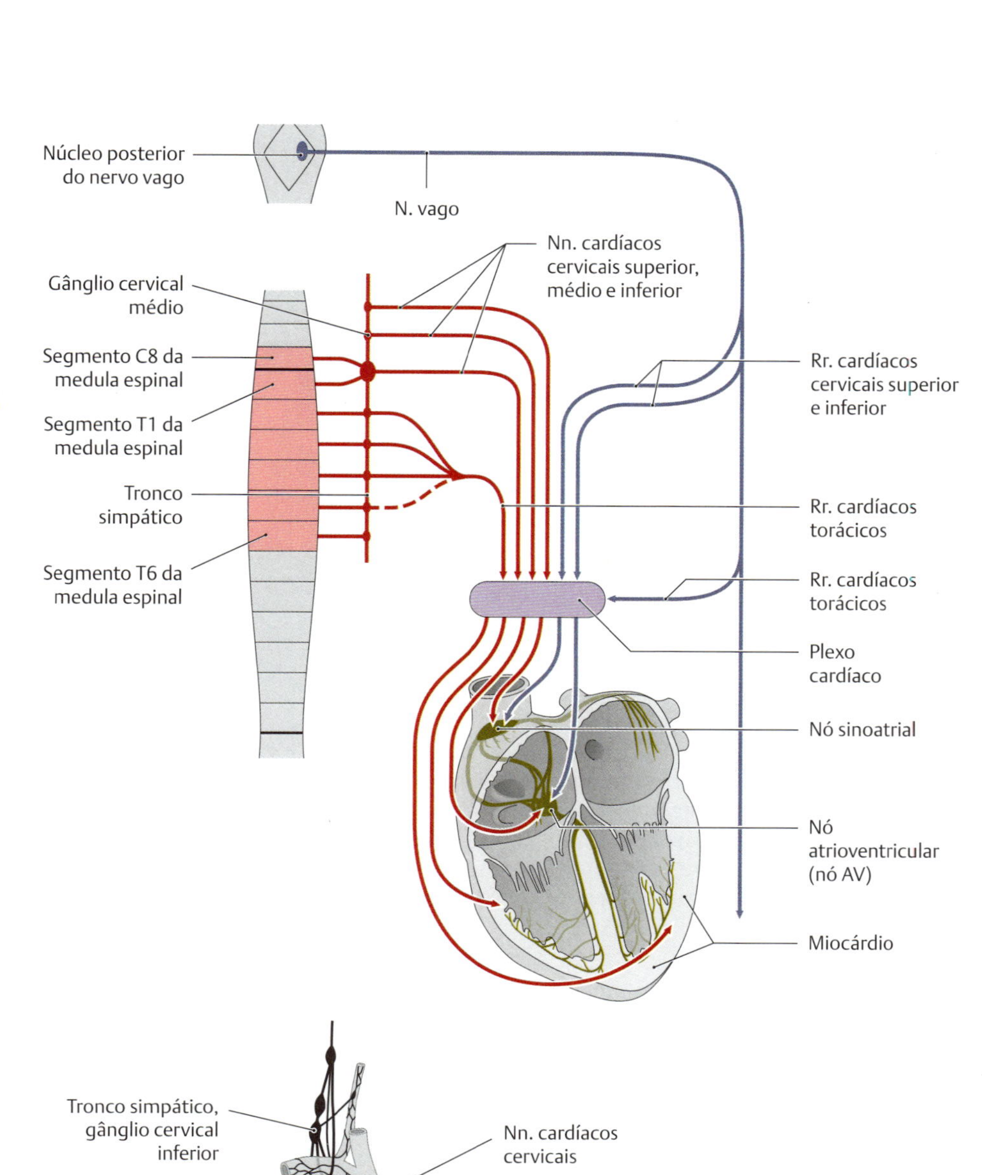

B Inervação autônoma do coração

Parte parassimpática: Fibras do N. vago, derivadas do núcleo posterior do nervo vago, dão origem, no pescoço, aos Rr. cardíacos cervicais superiores e inferiores e, no tórax, aos Rr. cardíacos torácicos. Os Rr. cardíacos seguem para o plexo cardíaco.

Parte simpática: A partir do tronco simpático, os três gânglios cervicais dão origem aos Nn. cardíacos cervicais superior, médio e inferior; cinco gânglios torácicos originam os Rr. cardíacos torácicos. Todos os Rr. cardíacos seguem para o *plexo cardíaco*. Do plexo cardíaco, emergem ramos parassimpáticos para o nó sinoatrial e para o nó AV, ramos simpáticos para o nó sinoatrial, para o nó AV, para o miocárdio e para as artérias coronárias. A parte *simpática* da divisão autônoma do sistema nervoso aumenta a frequência de batimentos do coração, a força de contração do miocárdio e promove a dilatação dos vasos coronarianos. A parte *parassimpática* da divisão autônoma do sistema nervoso diminui a frequência de batimentos cardíacos. Ambas as partes podem ser influenciadas pela ação de medicamentos no tratamento de várias doenças (dentre outras, hipertensão arterial, infarto do miocárdio e distúrbios do ritmo cardíaco).

Observação: O coração é ativado por meio de um complexo estimulante (ver p. 116). Portanto, a inervação autônoma não induz os batimentos cardíacos (que são deflagrados de forma independente), mas influencia a ação do complexo estimulante do coração.

C Organização dos plexos autônomos no coração

Sobre o coração e os vasos da base, extensos plexos autônomos se organizam contendo fibras derivadas das partes simpática e parassimpática (aqui não representadas) da divisão autônoma do sistema nervoso:

- Plexo cardíaco: sobre o coração, particularmente proeminentes na base do coração e ao longo dos vasos coronários (inervação do coração)
- Plexo aórtico torácico: ao redor da parte torácica da aorta (fibras para o coração e para os outros plexos de órgãos: plexo pulmonar e plexo esofágico)
- Plexo pulmonar: ao redor das Aa. (e Vv.) pulmonares e sobre os brônquios. O plexo pulmonar é uma estrutura par: ambas as partes se associam entre si e com o plexo cardíaco (irrigação da árvore bronquial e dos vasos no pulmão).

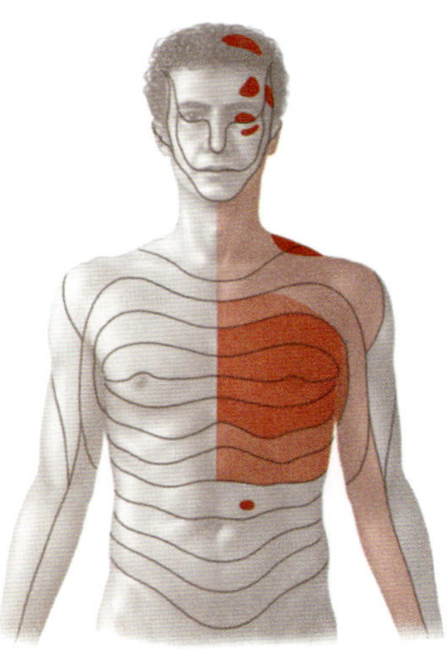

D Zonas de Head e áreas de reações autônomas nas doenças cardíacas

Nas doenças cardíacas, particularmente durante os distúrbios de perfusão do coração (angina de peito ou infarto), a **dor** se irradia para regiões características do corpo:

- Ombro esquerdo; braço esquerdo (principalmente na face medial)
- Metades esquerdas do pescoço e da cabeça (na região da mandíbula – "dor de dente" – e do crânio – "cefaleia")
- Região esquerda do epigástrio.

Nos dermátomos sobre o coração, porém também em dermátomos mais distantes, são observadas **reações autônomas**: alteração da perfusão sanguínea da pele; sudorese; ereção dos pelos e, não raramente, ocorre dilatação da pupila (midríase) esquerda.

4.1 Pulmões: Posição no Tórax

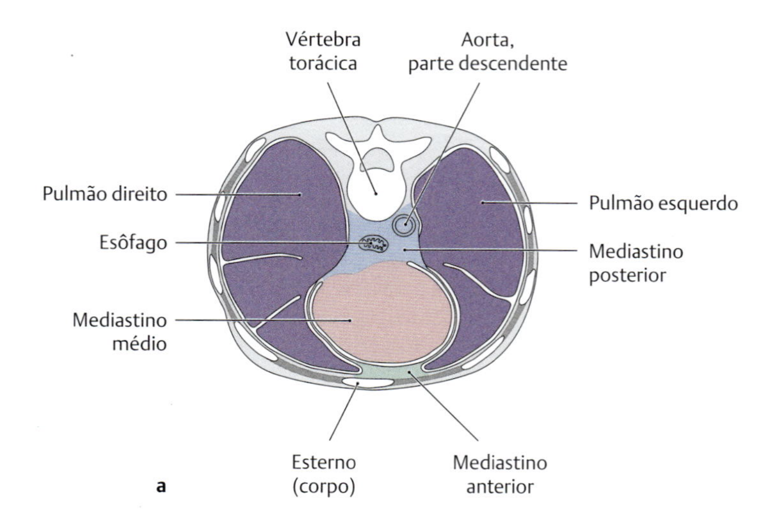

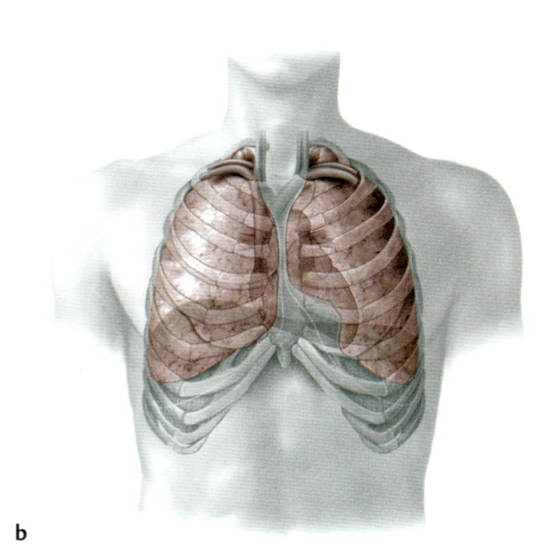

A Posição dos pulmões no tórax: relações topográficas

a Corte horizontal do tórax, vista superior. Os pulmões preenchem completamente a cavidade torácica à esquerda e à direita do mediastino. Anteriormente, aproximam-se do pericárdio, enquanto posteriormente se aproximam da coluna vertebral. Devido à posição assimétrica do coração, o pulmão esquerdo é um pouco menor que o direito (ver também **D**).

b Projeção dos pulmões sobre os ossos do tórax, vista anterior. Superiormente, ambos os pulmões atingem a abertura superior do tórax; inferiormente, eles se arqueiam com as suas faces inferiores sobre as cúpulas do diafragma. A evidente "reentrância" na margem inferior medial do pulmão esquerdo é causada pelo coração, que, por sua vez, é parcialmente recoberto pela margem medial dos pulmões.

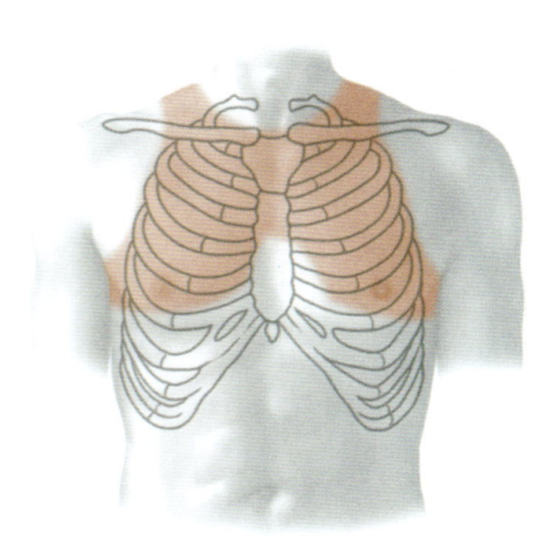

B Campo de percussão dos pulmões

Vista anterior. Quando se realiza a percussão do tórax, os pulmões, cheios de ar, fornecem uma boa área de ressonância, e a percussão gera o chamado *som claro pulmonar*. O campo do som claro pulmonar se projeta, em condições de repouso, em direção superior (ápices dos pulmões na abertura superior do tórax) e para a região anterior do tórax, também em repouso, até próximo à linha mediana anterior (recesso costomediastinal da pleura, com a margem anterior do pulmão durante inspiração profunda, ver pp. 140 e 143). O coração cheio de líquido abafa o som e gera o campo de macicez cardíaca (ver p. 97). Na margem inferior do pulmão direito, pode-se caracterizar nitidamente a transição abrupta do som pulmonar para o som hepático (do som atimpânico para o som maciço). Para detalhes, consulte livros-texto de semiologia.

Observação: O campo sonoro de percussão não corresponde precisamente à área dos pulmões, uma vez que apenas segmentos pulmonares bem preenchidos de ar produzem o som claro atimpânico. Consequentemente, a área dos pulmões é maior do que a área do campo sonoro de percussão.

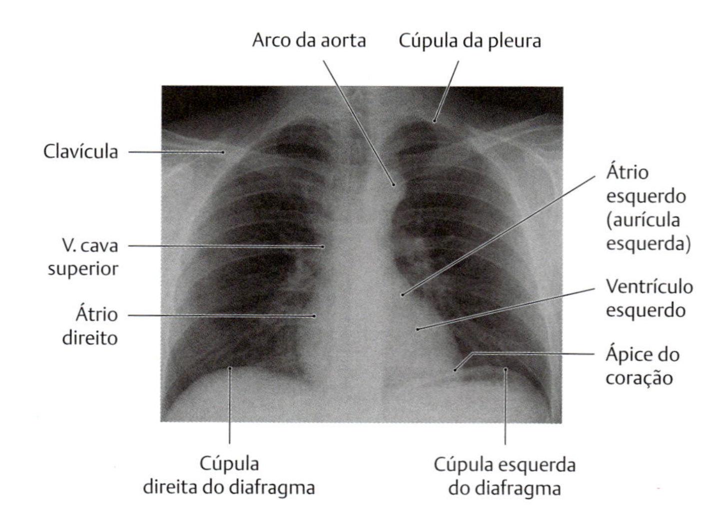

C Radiografia dos pulmões

Vista anterior. As regiões pulmonares são radiotransparentes. Nas proximidades do hilo do pulmão (entrada e saída de vasos e entrada dos brônquios principais), o órgão é menos radiotransparente do que na periferia, com suas delicadas ramificações dos vasos sanguíneos e dos brônquios segmentares. Além disso, a região do hilo do pulmão é parcialmente recoberta pelo coração. Essas hipotransparências na radiografia (tecnicamente, um negativo!) são identificadas como áreas claras (ou "brancas"). Regiões patológicas do pulmão apresentam o mesmo efeito, a radiotransparência desaparece devido ao acúmulo de líquido (inflamações) ou excesso de tecido (tumor). Essas imagens são mais fáceis de ser identificadas na radiografia na periferia dos pulmões (devido à radiotransparência ser maior nesses locais) do que nas proximidades do hilo do pulmão (de: Reiser M, Kuhn F, Debus Hrsg. Duale Reihe Radiologie. 4. Aufl. Stuttgart: Thieme; 2017).

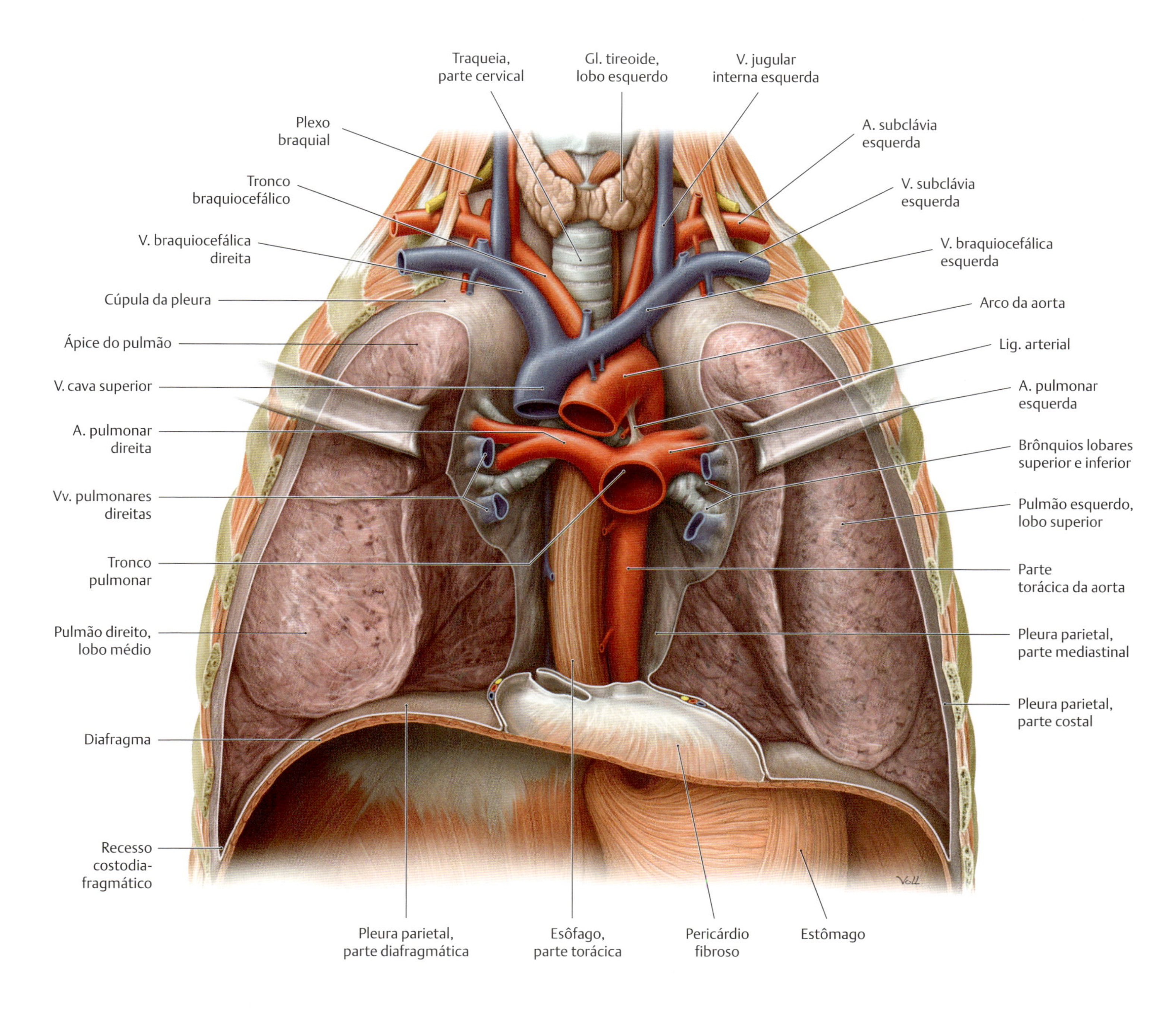

D Pulmões *in situ*

Vista anterior no tórax aberto, figura muito simplificada. Coração e pericárdio removidos, vasos separados próximo do coração, tecido conjuntivo mediastinal removido inteiramente, pulmões movidos lateralmente, para que os brônquios principais se expandissem e se estendessem. A cavidade abdominal é aberta e apenas o estômago é deixado no lugar. Abaixo da cartilagem cricóidea está a traqueia (parte cervical) ainda visível; logo após a entrada no tórax, através da abertura superior do tórax, ela é quase completamente oculta pelos grandes vasos. Abaixo da bifurcação da traqueia, que se encontra logo atrás da parte ascendente da aorta, é visível a parte torácica do esôfago. Os pulmões envolvidos pelas pleuras estão *posteriormente* em grande proximidade com a coluna vertebral; *anteriormente*, eles deslizam na frente do pericárdio e comprimem o mediastino anterior. Na percussão do tórax é, portanto, ainda bem audível o chamado som pulmonar (ver **B**) através do coração e do pericárdio. A expansão dos pulmões varia de acordo com a fase de respiração (ver p. 161); no entanto, o ápice do pulmão ainda alcança a abertura superior do tórax, que está apenas levemente fechado. O tecido pulmonar é macio e móvel, o que corresponde à sua consistência natural. Na abertura da cavidade pleural, em virtude da sua elasticidade, os pulmões entrariam em colapso na direção do hilo, e não – como aqui – preencheriam a cavidade pleural. Para melhor visão, no entanto, os pulmões são mostrados no estado expandido.

4.2 Cavidade Pleural

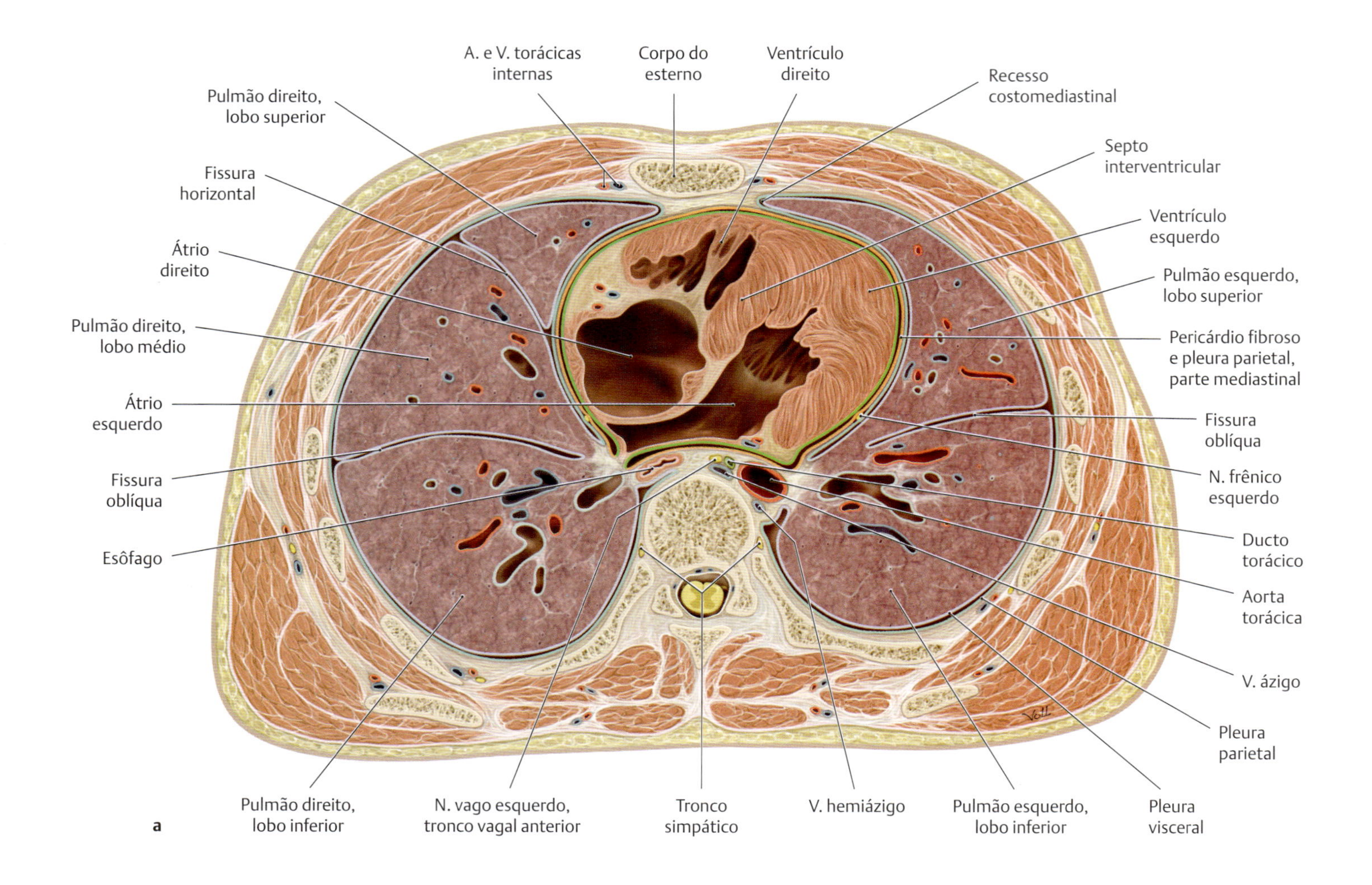

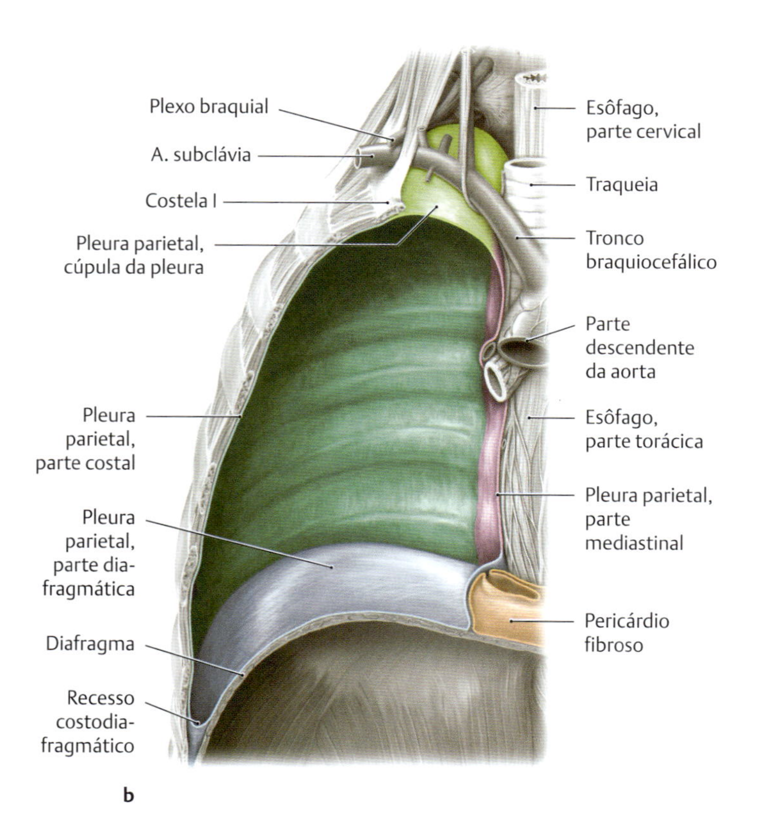

A Pleura e cavidades pleurais: estrutura e topografia
a Corte horizontal do tórax, vista inferior. **b** Vista anterior na cavidade pleural direita aberta.
As cavidades pleurais são pareadas, como os pulmões, que elas rodeiam. A sua extensão é maior do que a da superfície dos pulmões porque:

- Anteriormente se estendem muito à frente do pericárdio até atrás do esterno e, posteromedialmente, até a coluna vertebral (**a**)
- Através da curvatura da cúpula do diafragma, atingem o limite inferior da cavidade pleural profundamente e sobrepõem-se à cavidade abdominal (**b**)
- Como o coração está localizado assimetricamente no mediastino, a cavidade pleural esquerda se projeta menos anteriormente do que a direita (**a**)
- Como a expansão da cavidade pleural é maior do que a dos pulmões, ocorrem recessos (ver também p. 143).

Em completa analogia às cavidades peritoneal e do pericárdio, a cavidade pleural se localiza entre as duas lâminas serosas: pleura visceral (anexa aos pulmões) e pleura parietal (anexa à fáscia interna do tórax). Por meio desse intercrescimento com o tórax, a pleura e, portanto, os pulmões (que são conectados pelas forças capilares à pleura) aderem automaticamente ao movimento da parede torácica. A transição das lâminas parietal e visceral ocorre na face medial dos pulmões (ver p. 36). A fenda capilar entre a pleura visceral e a pleura parietal contém uma pequena quantidade de um líquido claro. Ambas as lâminas pleurais podem deslizar uma sobre a outra e estão, ao mesmo tempo, ligadas pela força capilar. Para os cortes topográficos das lâminas pleurais, ver **C**.

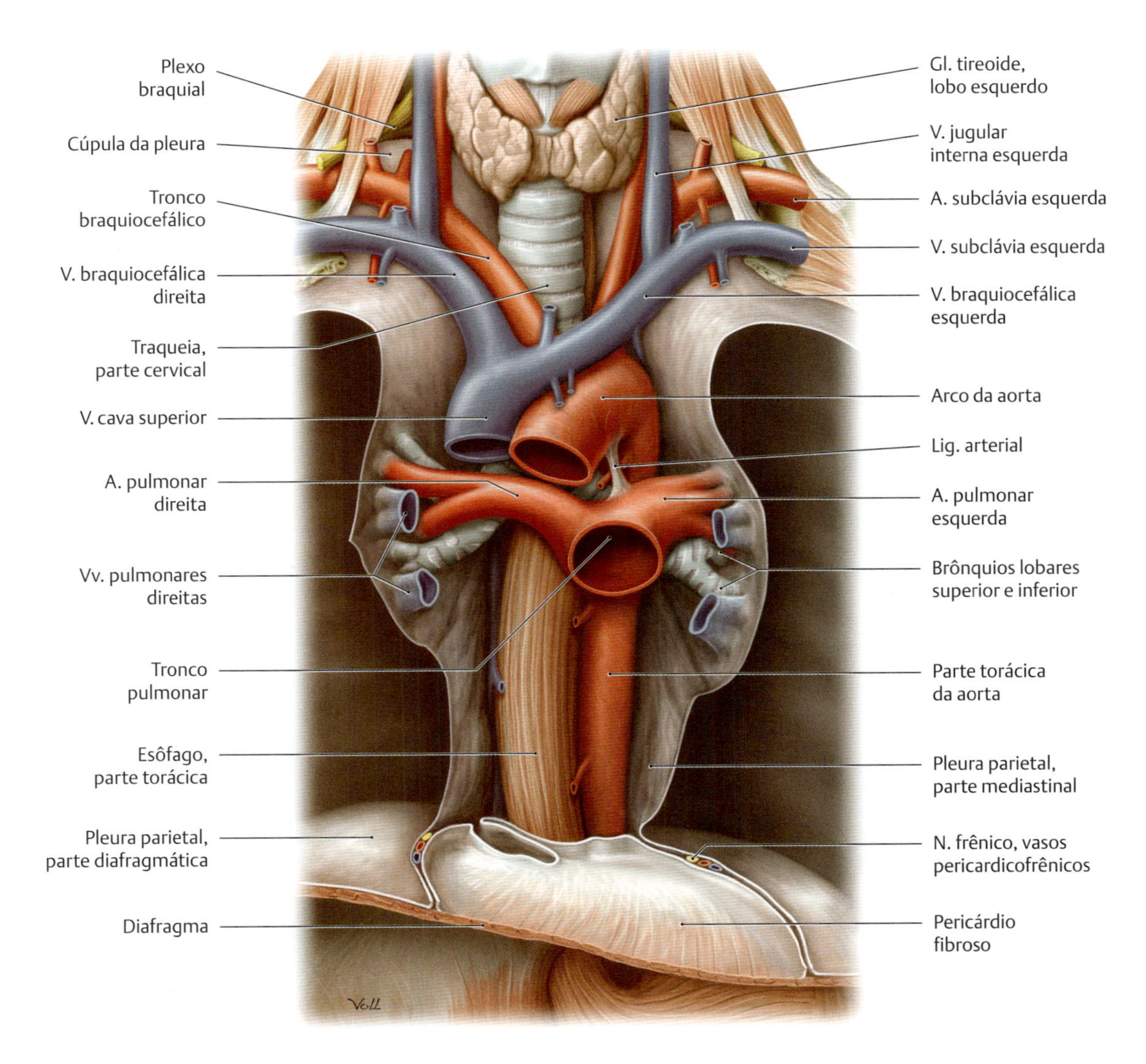

B Parte mediastinal da pleura e do mediastino

A parte mediastinal da pleura parietal limita as cavidades pleurais medialmente em oposição ao mediastino. Ela está diretamente unida ao tecido conjuntivo mediastinal. Todas as estruturas vasculares que seguem do mediastino até os pulmões, ou vêm destes (p. ex., brônquios, Aa. pulmonares, Vv. pulmonares) são cobertas pela pleura mediastinal, que adere firmemente ao tecido conjuntivo exterior dessa estrutura vascular. Entre a pleura mediastinal e o pericárdio correm o N. frênico e os vasos pericardicofrênicos, que são pouco visíveis como seções na parte inferior da imagem.

C Partes da pleura parietal

Parte	Posição	Camada de tecido conjuntivo associada
Parte costal	Face interna da parede torácica	Fáscia endotorácica
Parte diafragmática	Sobre o diafragma	Fáscia frenicopleural
Parte mediastinal	Região lateral do mediastino	Desconhecido; transição direta para o tecido conjuntivo do mediastino
Pleura cervical com as cúpulas das pleuras	Região apical, acima da abertura superior do tórax	Membrana suprapleural (fáscia de Sibson)

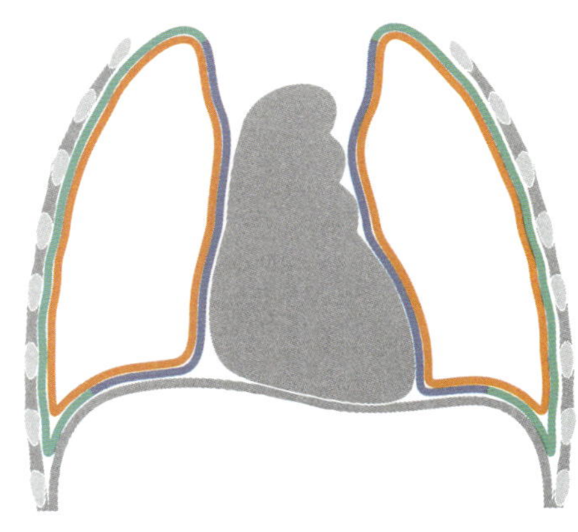

Inervação da pleura parietal pelos Nn. intercostais
Inervação da pleura parietal pelo N. frênico
Inervação da pleura visceral pela divisão autônoma do sistema nervoso

D Inervação da pleura

A *pleura parietal* – como componente do tronco – é inervada por fibras sensitivas somáticas: a parte mediastinal e quase toda a parte diafragmática são inervadas pelo N. frênico; uma pequena parcela da parte diafragmática, próxima às costelas, também é inervada pelos Nn. intercostais. A parte costal é inervada pelos Nn. intercostais. A *pleura visceral*, como folheto associado aos órgãos, apresenta esparsa inervação por fibras sensitivas viscerais, principalmente derivadas da parte simpática. Os corpos celulares dos neurônios que enviam estas fibras se encontram nos gânglios sensitivos dos nervos espinais – seus axônios de natureza funcional dendrítica seguem sem conexões sinápticas através do tronco simpático.

4.3 Limites da Pleura e dos Pulmões

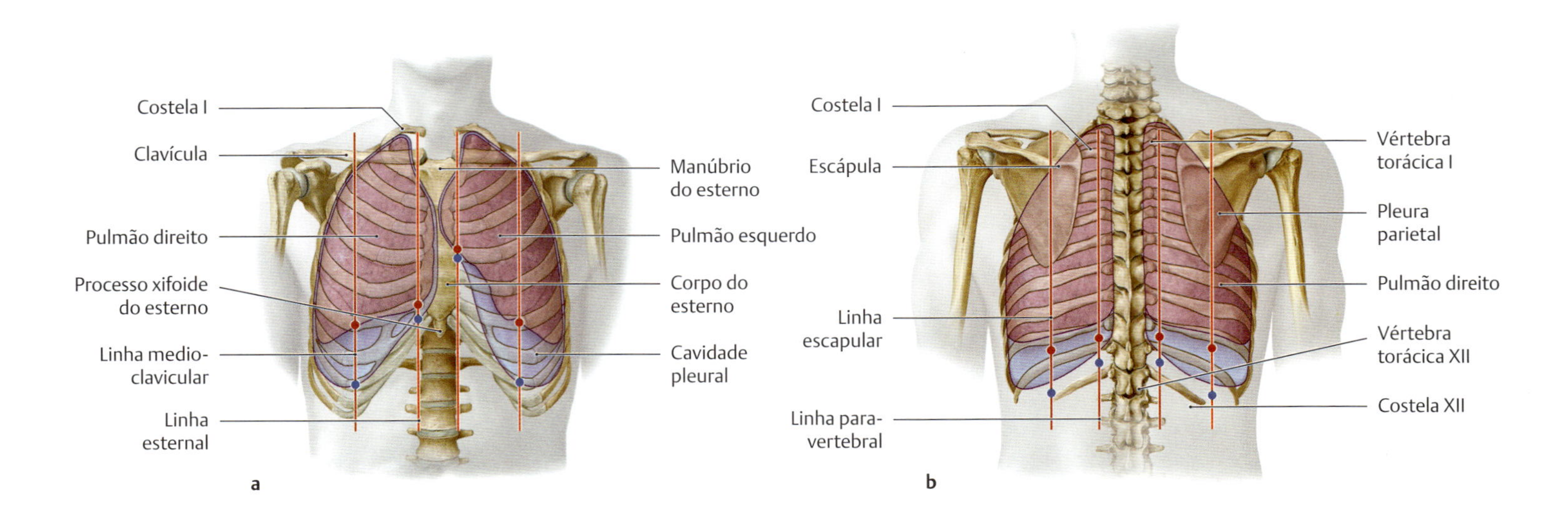

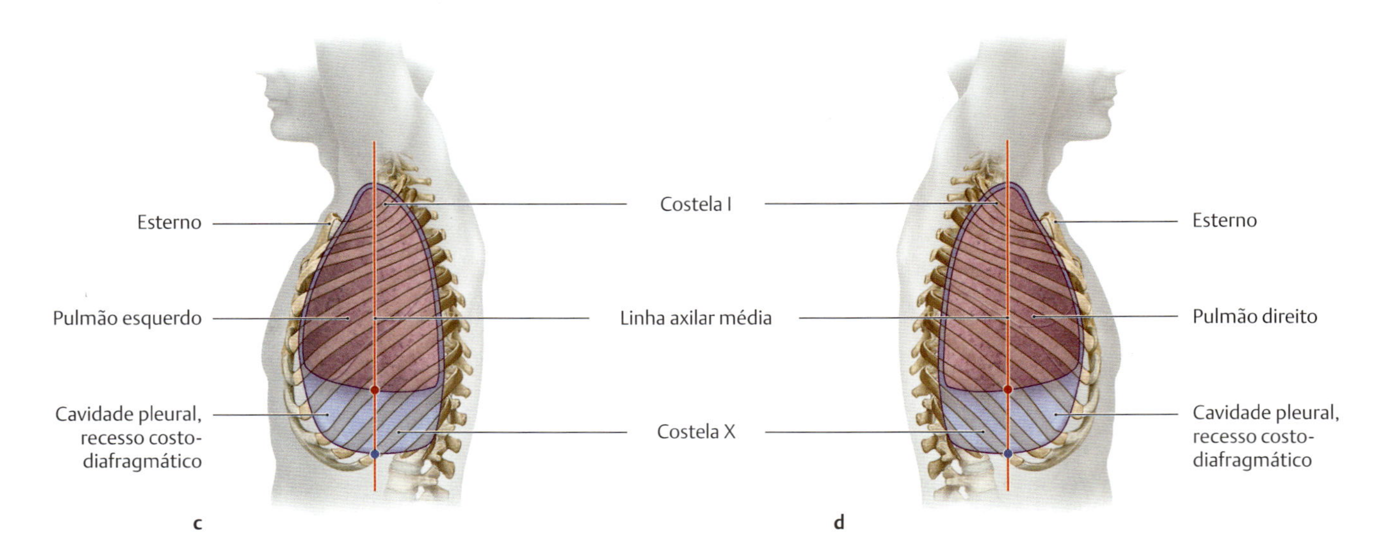

A Projeção dos limites do pulmão e da pleura no tórax ósseo
Vistas anterior (**a**), posterior (**b**) e laterais esquerda e direita (**c** e **d**). São mostrados os limites da pleura parietal e, para orientação, os pulmões. A tabela (ver **B**) resume alguns locais de projeção para a parede torácica anterior, posterior e lateral.
A pleural parietal cobre a parede interna do tórax ósseo e se projeta, assim, nas estruturas ósseas visíveis ou palpáveis.
A conexão desses locais de projeção resulta nos limites da pleura parietal (importante, por exemplo, em caso de inflamação da pleura com efusões visíveis na radiografia).
Observação: Devido à localização assimétrica do coração, a cavidade pleural esquerda, especialmente ventralmente, é ligeiramente menor do que a direita, de modo que os limites da pleura parietal na altura do coração no lado esquerdo localizam-se mais lateralmente do que no lado direito (ver **a**).

B Projeção dos limites dos pulmões e da pleura sobre os ossos do tórax

Linha de orientação	Posição do pulmão direito	Posição da pleura parietal direita	Posição do pulmão esquerdo	Posição da pleura parietal esquerda
Linha esternal	Corta a 6ª costela	Entre as cartilagens costais 6/7	Corta a 4ª costela	Fixação da cartilagem, 4ª costela
Linha medioclavicular	Corre paralelamente à 6ª costela	Corta a 7ª costela	Corta a 6ª costela	Corta a 7ª costela
Linha axilar média	Corta a 8ª costela	Corta a 10ª costela	Como o direito	Como a direita
Linha escapular	Corta a 10ª costela	Corta a 11ª costela	Como o direito	Como a direita
Linha paravertebral	Corta a 11ª costela	Atinge a vértebra torácica XII	Como o direito	Como a direita

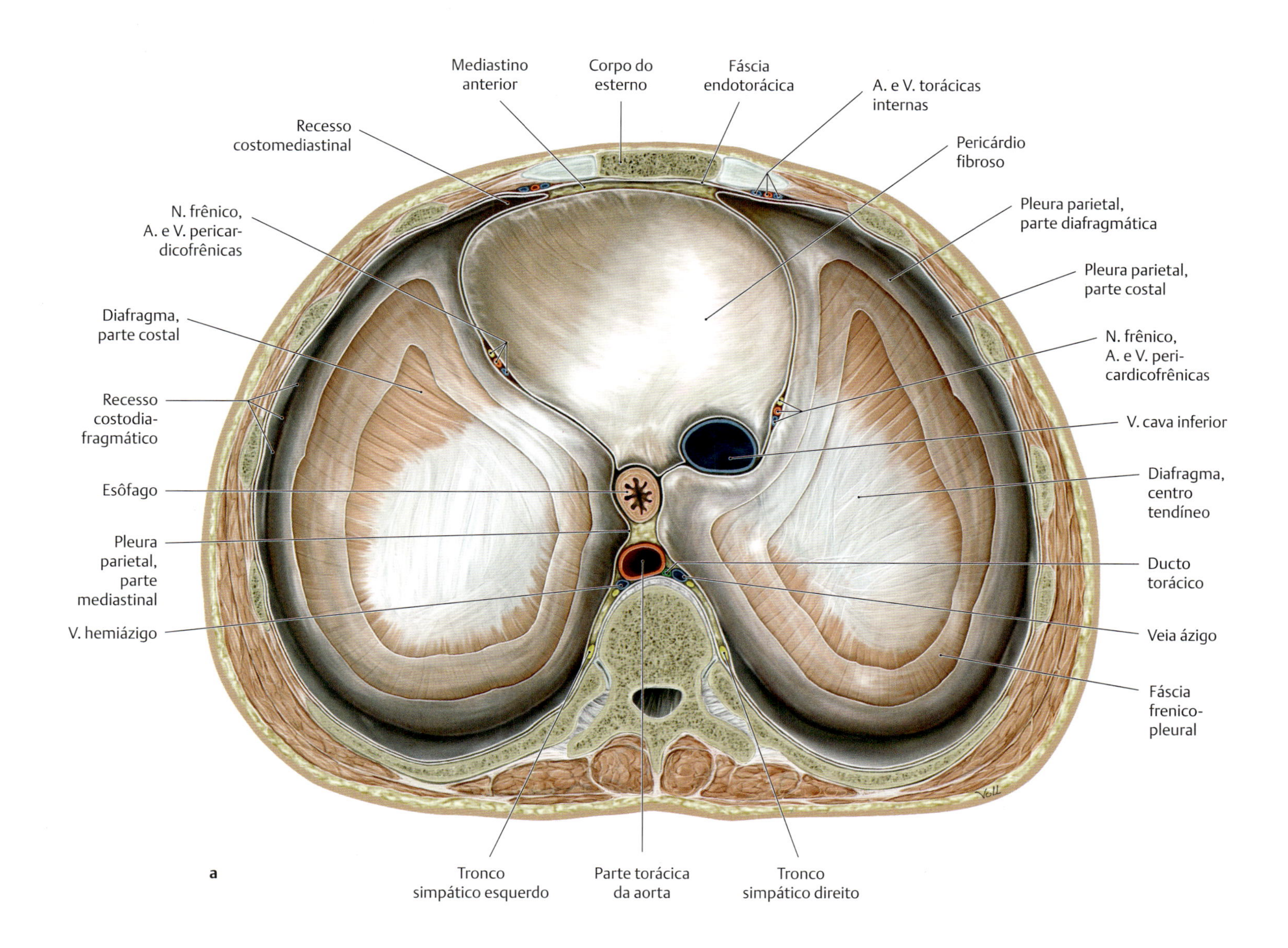

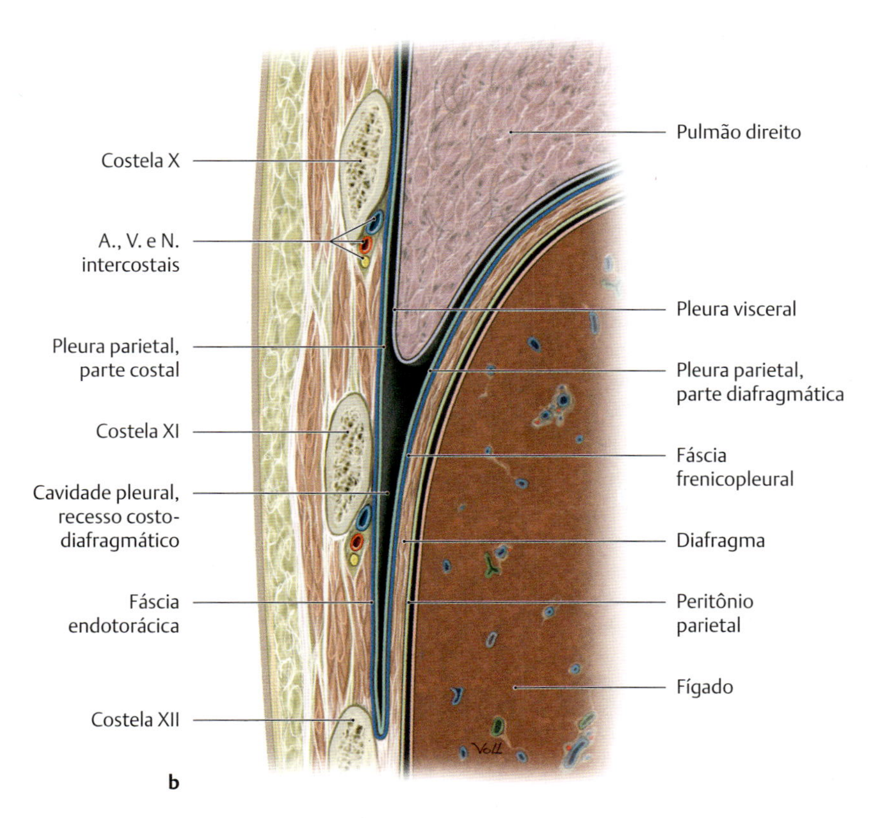

C Recesso pleural

a Vista superior, coração e pulmões removidos, pleura parietal no diafragma amplamente fenestrada; **b** Seção de um corte paramediano à direita do tórax e do abdome, vista lateral.

Enquanto a expansão da pleura *visceral*, que cobre diretamente os pulmões, é idêntica à expansão dos pulmões, a expansão da pleura *parietal*, que cobre toda a parede torácica interna, é maior do que a dos pulmões. Portanto, ocorrem recessos:

- No lado da cúpula do diafragma, oposto às costelas: *recesso costodiafragmático* (**b**), que é revestido com a parte costal e a parte diafragmática da pleura parietal, bem como
- Anteriormente ao pericárdio, à esquerda e à direita do mediastino anterior: *recesso costomediastinal* (**a**), o qual é revestido pela parte costal e pela parte mediastinal da pleura parietal.

Para a função do recesso pleural, ver p. 161.

4.4 Traqueia

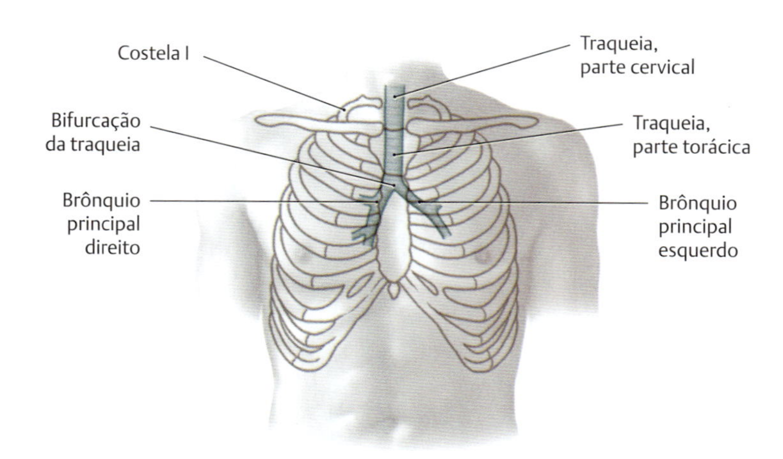

A Projeção no pescoço e no tórax
A traqueia encontra-se no mediastino, precisamente na linha mediana. Ela se inicia no pescoço (parte cervical) diretamente abaixo da laringe e termina no tórax (parte torácica), onde se bifurca. Durante a inspiração a traqueia se distende, e durante a expiração ela se retrai. A projeção representada corresponde aproximadamente à posição intermediária da respiração.

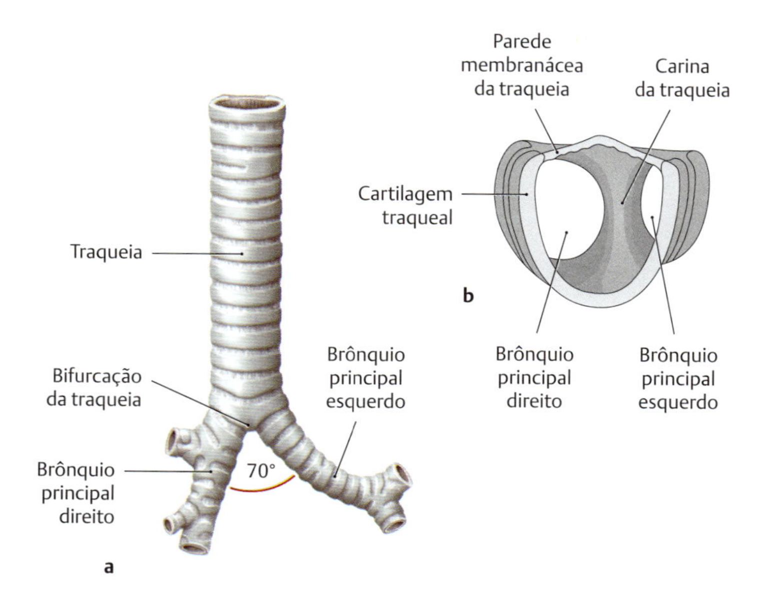

B Forma
a Vista anterior; **b** Vista superior da bifurcação da traqueia.
A traqueia é um tubo flexível e condutor de ar, que após cerca de 10 a 12 cm se ramifica (bifurcação da traqueia), originando os brônquios principais esquerdo e direito (ângulo de ramificação de aproximadamente 55 a 70°). O local de divisão se projeta aproximadamente sobre o corpo vertebral de T III/T IV. Em uma visão anterior, esta bifurcação se encontra um pouco abaixo do limite entre o manúbrio e o corpo do esterno.
Observação: O ângulo de saída do brônquio principal direito a partir da traqueia deixa este brônquio bem mais verticalizado do que o esquerdo: consequentemente, corpos estranhos aspirados atingem mais frequentemente o brônquio principal direito do que esquerdo. Além disso, devido à sua posição mais verticalizada, o brônquio principal direito, em uma visão superior, é mais bem visualizado do que o esquerdo. Devido à assimetria do coração, e à consequente assimetria dos pulmões, o brônquio principal esquerdo é um pouco mais longo do que o direito.

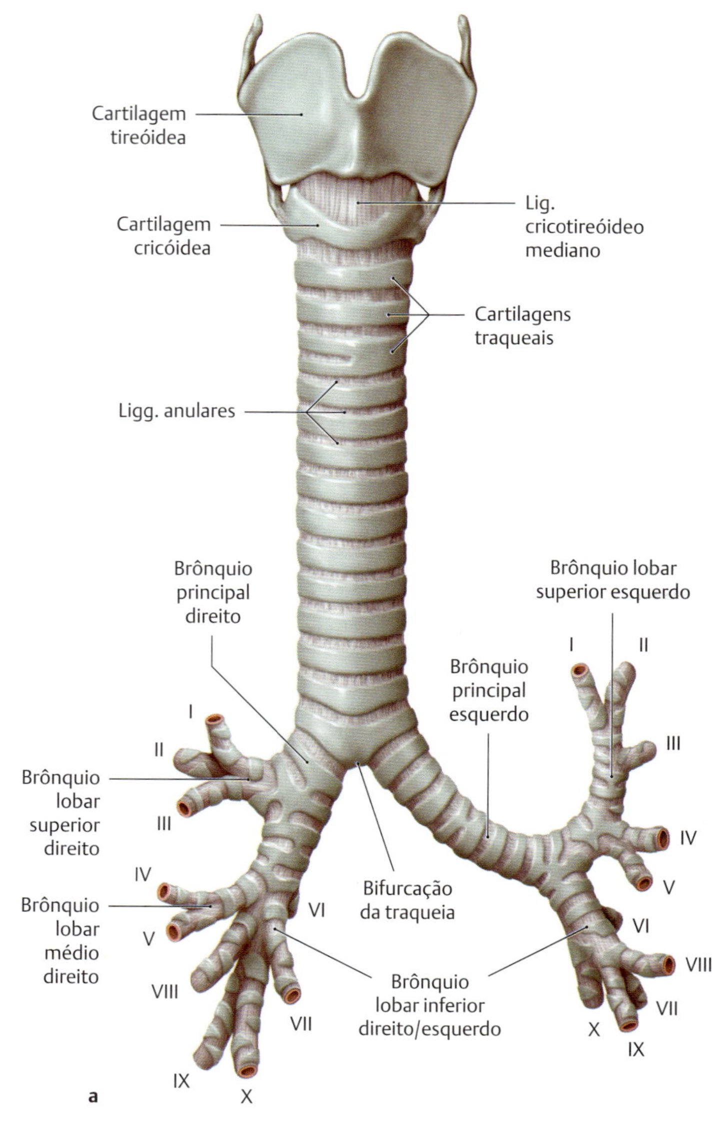

C Estrutura da traqueia e da árvore bronquial
a Vista anterior; **b** Vista posterior; a parede posterior foi parcialmente recortada.
A traqueia é composta por cartilagem hialina em formato de "ferradura", (16 a 20 cartilagens traqueais) e uma parede posterior sem estruturas cartilagíneas, dotada de uma lâmina de tecido conjuntivo e de músculo liso (parte membranácea com o músculo traqueal, ver **Ea**). Os anéis cartilagíneos estão ligados uns aos outros por feixes de tecido conjuntivo fibroso (Ligg. anulares). Os dois segmentos da traqueia podem ser aqui observados:

- Parte cervical: do 1º anel traqueal, abaixo da cartilagem cricóidea da laringe, na altura de C VI/C VII, até a abertura superior do tórax (ver **A**)
- Parte torácica: da abertura superior do tórax até a bifurcação da traqueia, a divisão da traqueia nos brônquios principais direito e esquerdo, na altura de T IV. Na bifurcação da traqueia, um esporão cartilagíneo (carina da traqueia, ver **Bb**) se projeta para o interior da traqueia.

Os brônquios principais se dividem em dois *brônquios lobares* (no pulmão esquerdo) e em três *brônquios lobares* (no pulmão direito) e, em seguida, se dividem em *brônquios segmentares* (ver **D**).

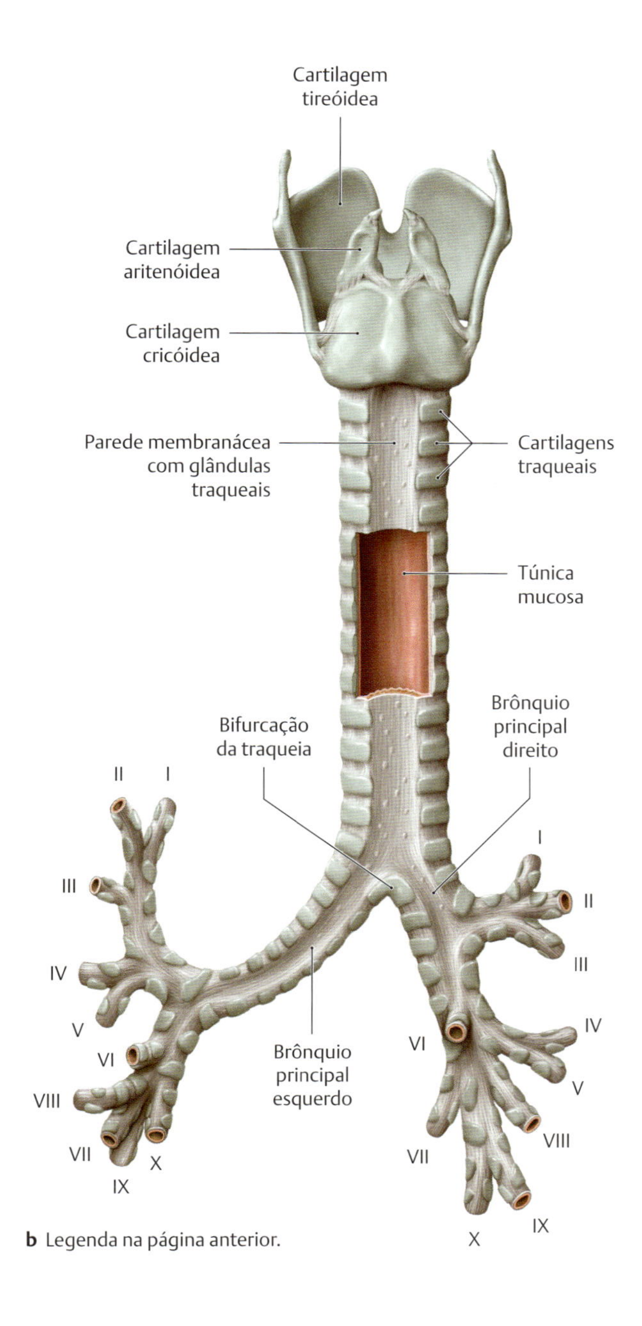

b Legenda na página anterior.

D Divisão da traqueia e da árvore bronquial

Brônquio principal direito	Brônquio principal esquerdo
Brônquio lobar superior direito	*Brônquio lobar superior esquerdo*
Brônquio segmentar apical (I)	Brônquio segmentar apico-posterior (I + II)
Brônquio segmentar posterior (II)	
Brônquio segmentar anterior (III)	Brônquio segmentar anterior (III)
Brônquio lobar médio direito	
Brônquio segmentar lateral (IV)	Brônquio lingular superior (IV)
Brônquio segmentar medial (V)	Brônquio lingular inferior (V)
Brônquio lobar inferior direito	*Brônquio lobar inferior esquerdo*
Brônquio segmentar superior (VI)	Brônquio segmentar superior (VI)
Brônquio segmentar basilar medial (VII)	Brônquio segmentar basilar medial (VII)
Brônquio segmentar basilar anterior (VIII)	Brônquio segmentar basilar anterior (VIII)
Brônquio segmentar basilar lateral (IX)	Brônquio segmentar basilar lateral (IX)
Brônquio segmentar basilar posterior (X)	Brônquio segmentar basilar posterior (X)

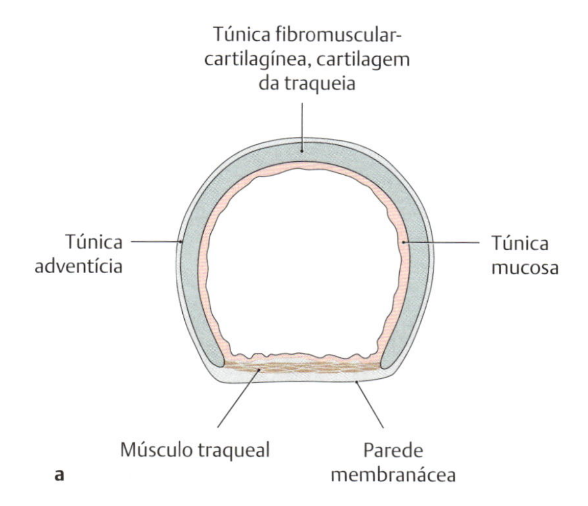

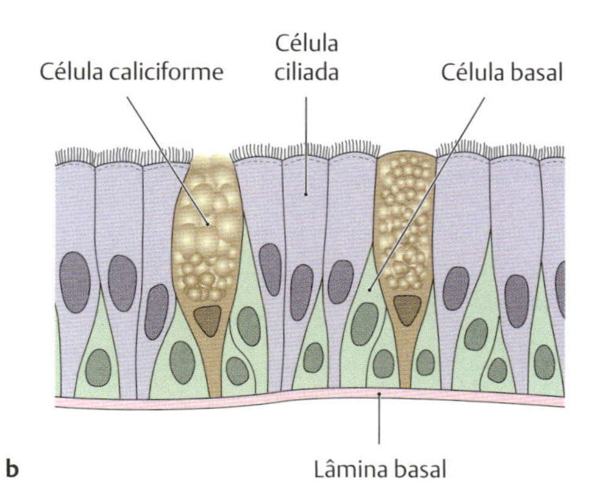

E Estrutura histológica da traqueia e dos brônquios principais

a Estrutura histológica da parede (para a estrutura histológica da árvore bronquial, ver pp. 150 e seguinte e 156 e seguinte):

- Túnica mucosa, com epitélio pseudoestratificado ciliado e células caliciformes e lâmina própria de tecido conjuntivo; abaixo da lâmina própria, existe uma camada adjacente de tecido conjuntivo frouxo – a tela submucosa – mal definida histologicamente, que contém glândulas seromucosas (glândulas traqueais) que secretam uma camada de muco sobre a superfície da mucosa
- Túnica fibromuscular-cartilagínea: contém os anéis de cartilagem hialina e, na face posterior da traqueia, o músculo liso traqueal, em meio a abundante tecido conjuntivo
- Túnica adventícia: inclui a traqueia no tecido conjuntivo circunjacente do pescoço e do mediastino, permitindo uma certa mobilidade.

Observação: Em contraste com o restante da traqueia, a carina da traqueia tem sua túnica mucosa revestida por epitélio estratificado pavimentoso não queratinizado.

b Estrutura do epitélio: A túnica mucosa da traqueia e dos brônquios é revestida pelo epitélio respiratório, que é pseudoestratificado ciliado e com células caliciformes: todas as células se apoiam sobre a lâmina basal, porém nem todas as células atingem a superfície livre. A maior parte das células em contato com a superfície apresenta cílios que se movimentam em direção à laringe, de modo a deslocar a camada de muco sobre o epitélio, retendo pequenos materiais estranhos inspirados para serem expulsos do sistema respiratório. A fumaça do tabaco interfere na corrente de secreção e, deste modo, compromete a função de limpeza das vias respiratórias. Entremeadas nas células epiteliais ciliadas encontram-se células caliciformes secretoras de muco, mas que *não apresentam* cílios.

4.5 Pulmões: Forma e Estrutura Anatômica

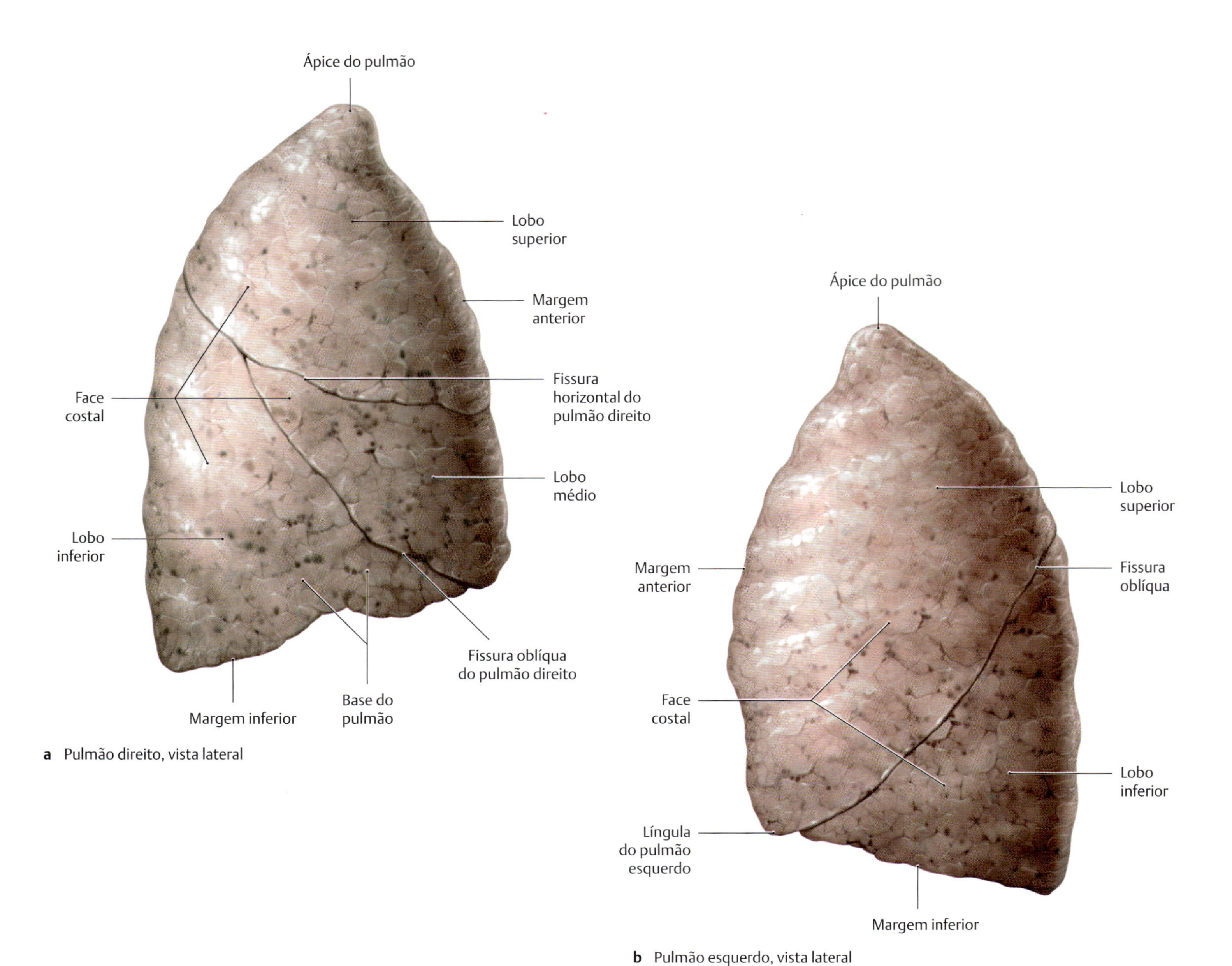

a Pulmão direito, vista lateral

b Pulmão esquerdo, vista lateral

A Pulmões esquerdo e direito: forma e estrutura anatômica básica
a e **b** Vista lateral; **c** e **d** Vista medial.

A coloração dos pulmões sadios varia entre o cinza e o azul-rosado. Partículas cinza-escuras – mostradas aqui – são frequentemente identificadas sob a superfície pleural, sendo também encontradas em indivíduos não fumantes. Elas são pequenas partículas de carvão ou de poeira, que são depositadas nos pulmões após a sua inalação e não têm necessariamente importância patológica. O pulmão não fixado por substâncias químicas é de consistência macia e esponjosa, e colaba quando é retirado do tórax. O formato, aqui representado, se mantém apenas durante a expansão dinâmica no tórax (ver também p. 159), onde o pulmão direito, com um volume de cerca de 1.500 cm^3, é um pouco maior que o pulmão esquerdo, com um volume de cerca de 1.400 cm^3 (a causa disto é a posição assimétrica do coração para a esquerda). Distinguem-se os seguintes *lobos* (lobos pulmonares) e *fissuras* (fissuras interlobares) entre os lobos:

- Pulmão esquerdo: dois lobos (lobos pulmonares superior e inferior esquerdos), que são separados por uma fissura oblíqua
- Pulmão direito: três lobos (lobos pulmonares superior, médio e inferior direitos), que são separados por uma fissura oblíqua e uma fissura horizontal. A pleura visceral penetra completamente nestas fissuras.

Observação: Devido ao trajeto bem inclinado da fissura oblíqua do pulmão esquerdo, a língula pulmonar do lobo superior forma, no lado esquerdo, uma parte da base do pulmão.

A menor unidade independente e morfologicamente considerável do pulmão é o *lóbulo pulmonar*, que é suprido de ar por um bronquíolo. Os lóbulos pulmonares estão separados uns dos outros – frequentemente de maneira incompleta – por septos de tecido conjuntivo, que podem conferir à face pulmonar um aspecto demarcado.

A despeito das diferenças referidas, os dois pulmões são estruturados, de modo semelhante, com as seguintes regiões:

- Ápice do pulmão: estende-se até a abertura superior do tórax
- Base do pulmão: é a parte do pulmão voltada para o diafragma.

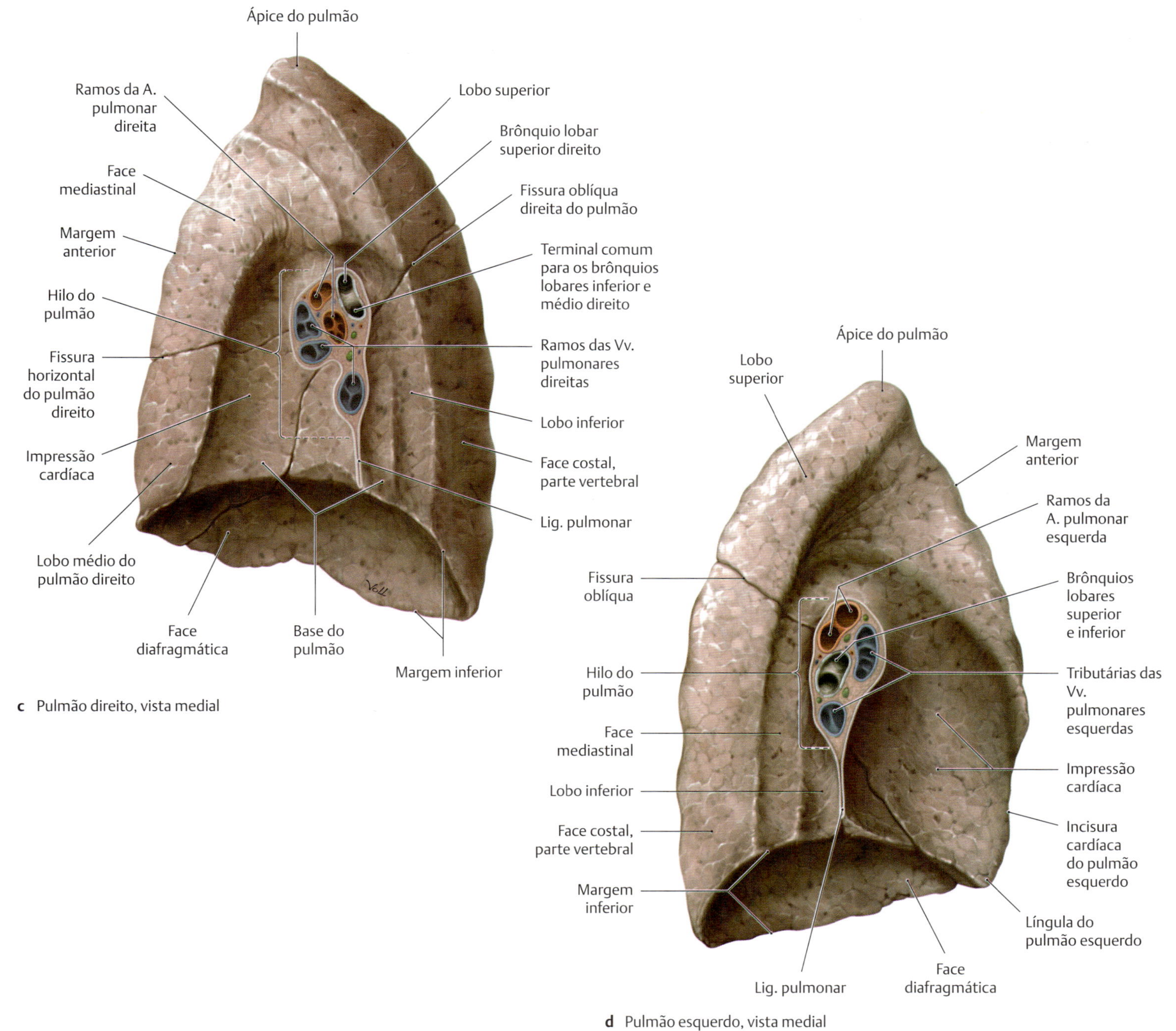

c Pulmão direito, vista medial

d Pulmão esquerdo, vista medial

- Superfícies pulmonares (faces pulmonares): dependendo da orientação, distinguem-se:
  - Face costal: limitada lateral e dorsalmente pelas costelas; uma parte da face costal é, como parte vertebral, limitada pela coluna vertebral (ver **c** e **d**)
  - Face mediastinal: limitada medialmente pelo mediastino
  - Face diafragmática (ver **c** e **d**): limitada caudalmente pelo diafragma e
  - Face interlobar: limitada no espaço entre os lobos. São observadas após fixação química: na face costal, as impressões das costelas; na face medial, as impressões cardíacas; e na face diafragmática, a curvatura do diafragma. O pulmão esquerdo apresenta uma margem frontal, além de uma clara *incisura* cardíaca
- Margens pulmonares:
  - Margem anterior: distinta na transição da face costal para a face mediastinal
  - Margem inferior: margem pulmonar inferior parcialmente distinta na transição da face diafragmática para a face costal ou face mediastinal
- Hilo do pulmão: ponto de entrada e saída para os brônquios e as vias vasculares na face mediastinal. Aqui se encontra a raiz do pulmão (a soma dos vasos sanguíneos e linfáticos, brônquios e nervos que saem e entram no hilo). Basicamente, partes dos ramos brônquicos são localizadas preferencialmente posteriormente, os ramos das Vv. pulmonares principalmente anterior e inferiormente, e os ramos da A. pulmonar, superiormente. A melhor maneira de lembrar dessas condições de posição é criando uma mnemônica: os **B**rônquios estão localizados **P**osteriormente; as **V**eias, **A**nteriormente; a **A**rtéria, **A**picalmente. A principal diferença entre o hilo esquerdo e o direito é que no direito encontra-se um brônquio na parte mais superior (brônquio eparterial), enquanto no esquerdo as artérias são superiores (brônquio hiparterial).

Ambos os pulmões são revestidos por uma túnica serosa, a pleura visceral (*pleura pulmonar*), que se torna a face mediastinal na pleura parietal. Isso cria uma dobra de cobertura, que se rompe quando da retirada dos pulmões e é visível como *Lig. pulmonar* nos pulmões removidos.

4.6 Pulmões: Segmentos Broncopulmonares

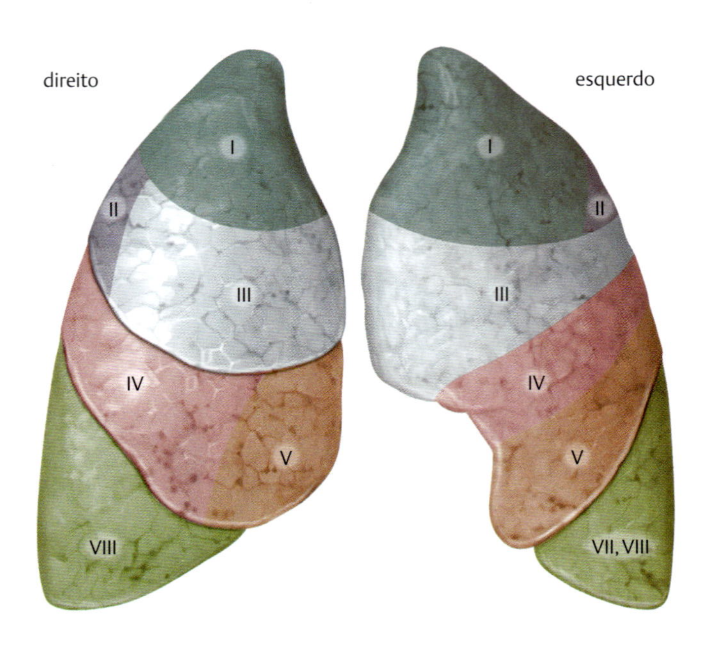

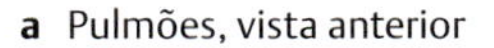
a Pulmões, vista anterior

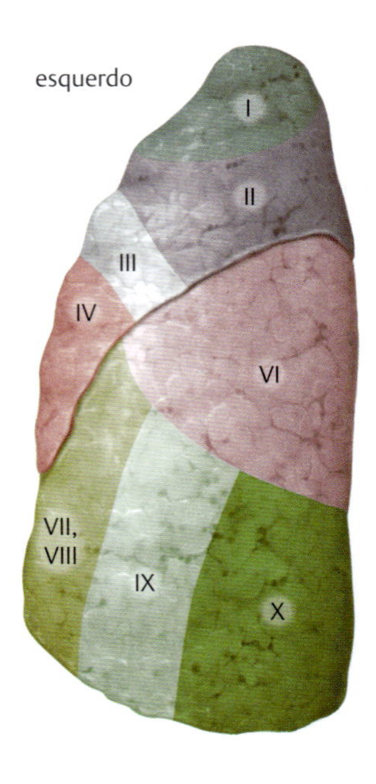

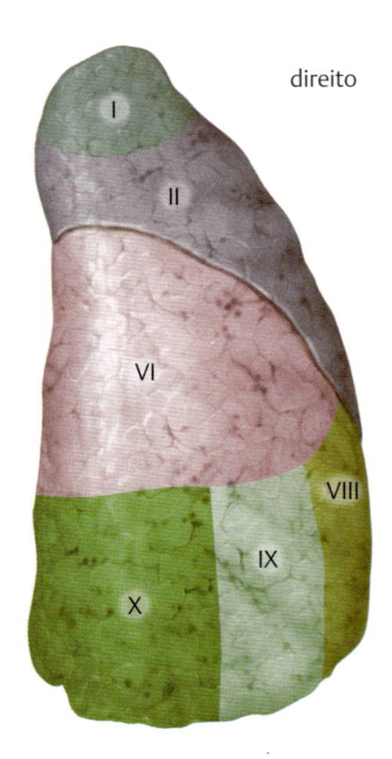

b Pulmões, vista posterior

A Estrutura segmentar dos pulmões

Vistas anterior (**a**) e posterior (**b**) dos dois pulmões, e também vistas lateral e medial dos pulmões direito (**Ca** e **Cc**) e esquerdo (**Cb** e **Cd**).

A arquitetura segmentar dos pulmões resulta diretamente da ramificação da árvore bronquial (ver p. 145). As unidades fundamentais dos pulmões são os *lobos*, cujos limites podem ser bem identificados na face pulmonar com base nas fissuras. Eles são ainda subdivididos em *segmentos* de formato cuneiforme (cujos ápices apontam para o hilo do pulmão), que são separados uns dos outros (de modo incompleto) por delicados septos de tecido conjuntivo e que não são distinguíveis na face pulmonar. Nesses segmentos, em sua posição central, estendem-se um *brônquio segmentar* e um *ramo segmentar da A. pulmonar* (A. segmentar): estes são os chamados segmentos broncopulmonares. Estes segmentos apresentam ainda subsegmentos, que se originam da subsequente ramificação dos brônquios segmentares. Basicamente, cada pulmão tem dez segmentos. Por causa da impressão cardíaca (ver também p. 149, **Da**), no entanto, o segmento VII *à esquerda* é tão pequeno, que não é considerado como um segmento individual, mas adicionado ao segmento VIII ("ausência" do segmento nº VII). Os limites dos segmentos não são visíveis na face pulmonar. Para que partes pulmonares sejam retiradas em uma cirurgia (ver **D**), uma artéria segmentar deve, portanto, ser pinçada, de modo que o segmento pulmonar, não mais perfundido com sangue, fique descorado e visualmente delimitado em relação ao tecido, ainda irrigado, ao redor. Uma representação ultrassonográfica da corrente sanguínea segmentar também é possível. O Quadro **B** resume os segmentos.

B Estrutura segmentar dos pulmões

Pulmão direito	Pulmão esquerdo
Lobo superior	*Lobo superior*
Segmento apical (I)	Segmento apicoposterior (I + II)
Segmento posterior (II)	
Segmento anterior (III)	Segmento anterior (III)
Lobo médio	
Segmento lateral (IV)	Segmento lingular superior (IV)
Segmento medial (V)	Segmento lingular inferior (V)
Lobo inferior	*Lobo inferior*
Segmento superior (VI)	Segmento superior (VI)
Segmento basilar medial (VII)	[Segmento basilar medial (VII)]
Segmento basilar anterior (VIII)	Segmento basilar anterior (VIII)
Segmento basilar lateral (IX)	Segmento basilar lateral (IX)
Segmento basilar posterior (X)	Segmento basilar posterior (X)

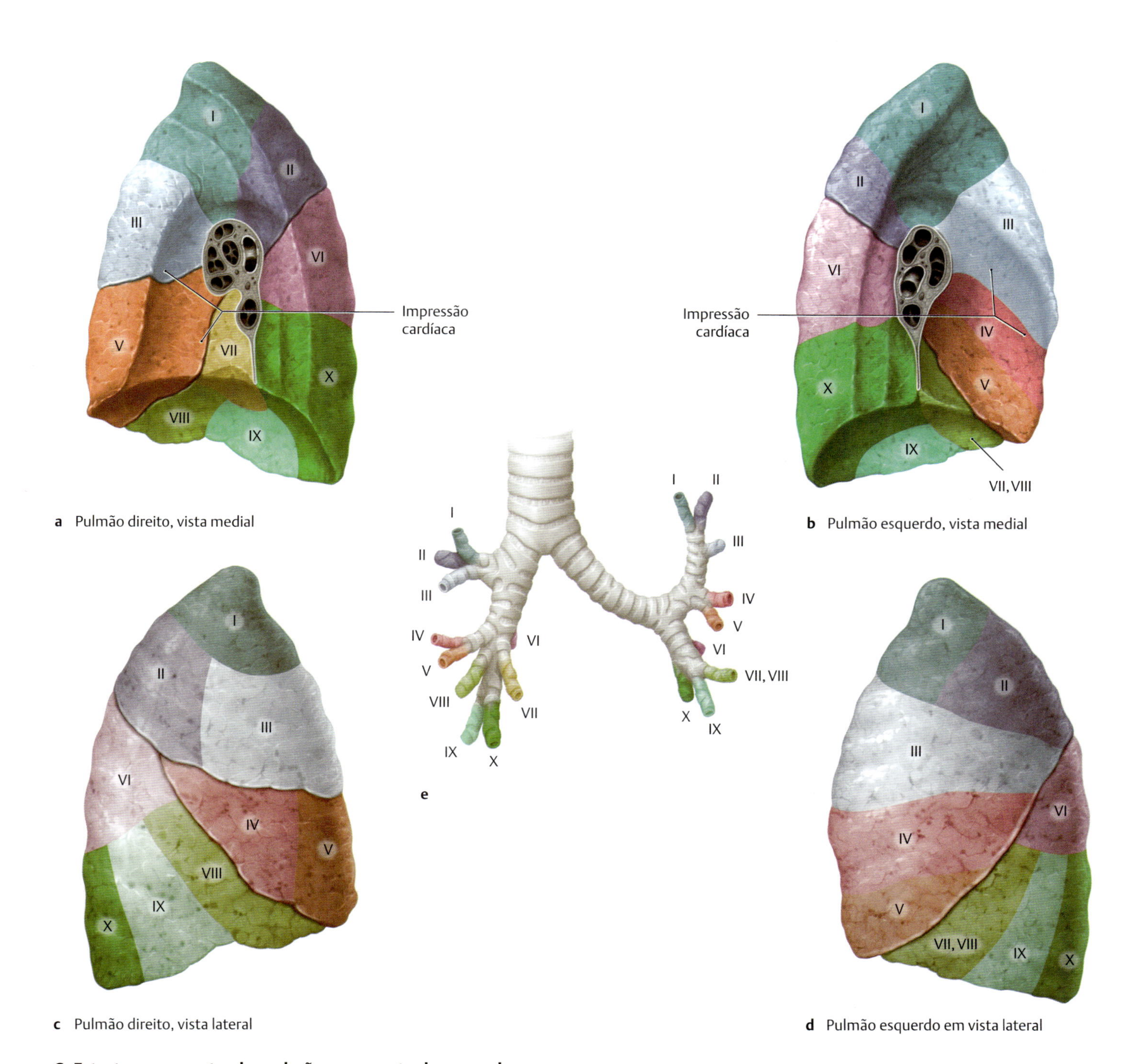

a Pulmão direito, vista medial

b Pulmão esquerdo, vista medial

c Pulmão direito, vista lateral

d Pulmão esquerdo em vista lateral

e

C Estrutura segmentar dos pulmões: segmentos broncopulmonares
Vistas medial e lateral dos pulmões direito (**a**, **c**) e esquerdo (**b**, **d**).

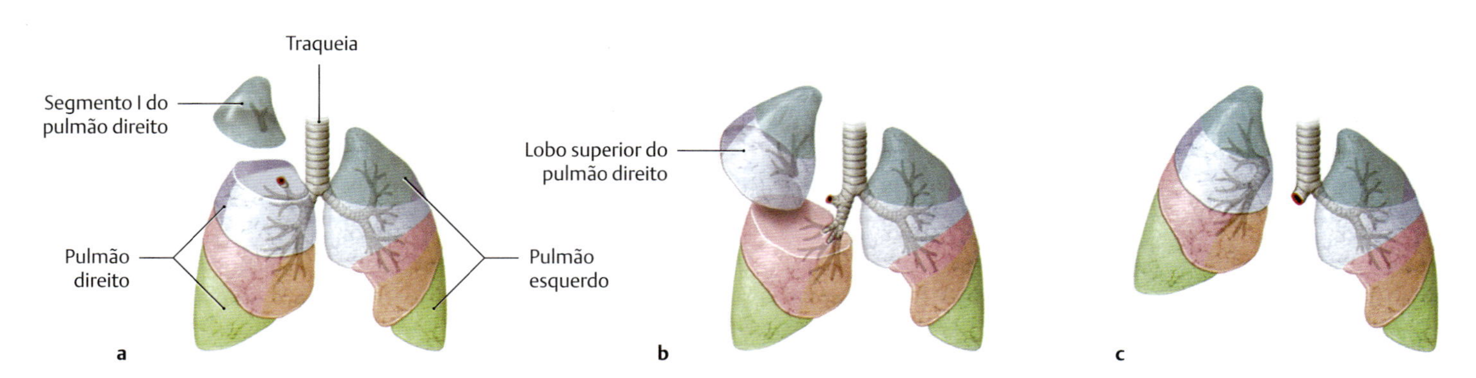

D Remoção cirúrgica de partes dos pulmões
O conhecimento da organização anatômica de ambos os pulmões, em lobos e segmentos (ver **B**), é útil durante a retirada cirúrgica de partes dos pulmões:

- Ressecção segmentar: retirada de um ou mais segmentos (**a**)
- Ressecção lobar (lobectomia): retirada de um lobo inteiro (**b**), e ressecção total de um pulmão (pneumectomia) (**c**).

4.7 Pulmões: Estrutura Funcional da Árvore Bronquial

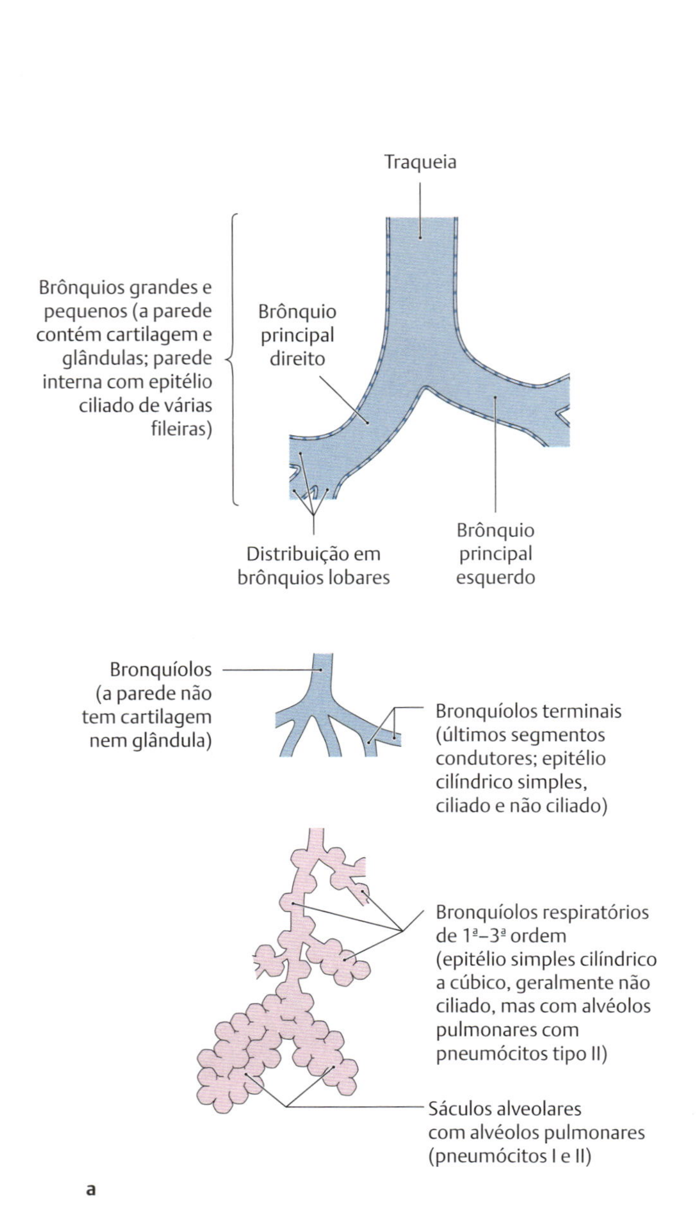

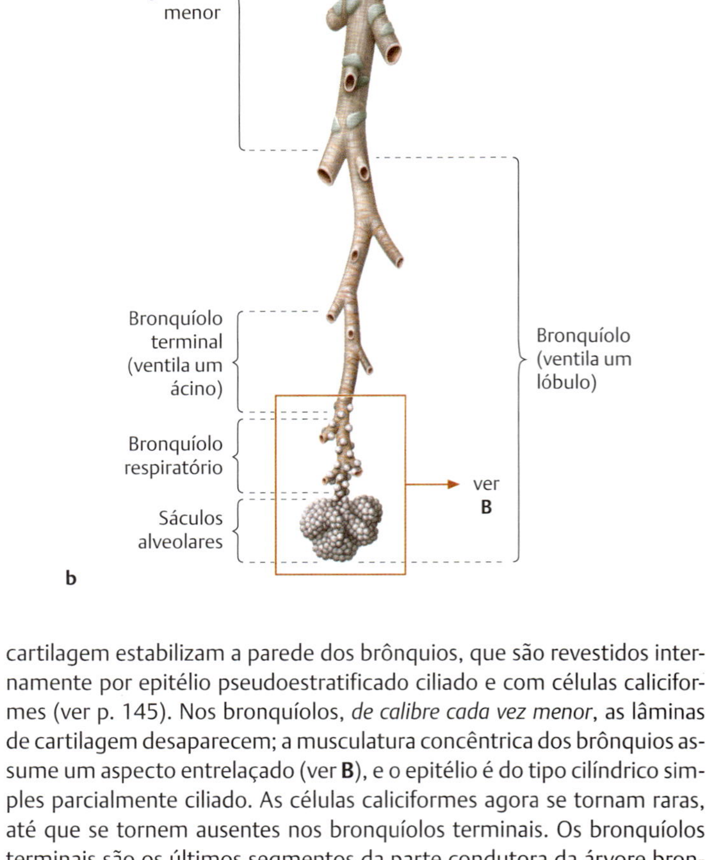

A Partes condutora e respiratória da árvore bronquial
A árvore bronquial conduz o ar umedecido e aquecido, até os alvéolos pulmonares, pequenas dilatações saculares com um diâmetro de apenas 300 μm. O número de alvéolos aumenta rapidamente no sentido distal (em um total de cerca de 300 milhões; a superfície alveolar inteira envolvida nas trocas gasosas é de 100 a 120 m^2). Para que o ar seja conduzido até os alvéolos, a árvore bronquial se ramifica progressivamente, a partir da bifurcação da traqueia, de tal modo que o calibre diminui continuamente (22 ramificações dicotômicas = a partir de uma estrutura de origem, emergem duas estruturas-filhas). Funcionalmente, são distinguidas duas partes:

- Uma parte condutora (em azul): brônquios principais e lobares; brônquios segmentares e brônquios intrassegmentares, bronquíolos e bronquíolos terminais e
- Uma parte respiratória (em vermelho): bronquíolos respiratórios, ductos alveolares (não visualizados), e sáculos alveolares com alvéolos.

Até o nível dos brônquios segmentares, a estrutura da árvore bronquial é bastante uniforme: anéis cartilagíneos e lâminas individuais de cartilagem estabilizam a parede dos brônquios, que são revestidos internamente por epitélio pseudoestratificado ciliado e com células caliciformes (ver p. 145). Nos bronquíolos, *de calibre cada vez menor*, as lâminas de cartilagem desaparecem; a musculatura concêntrica dos brônquios assume um aspecto entrelaçado (ver **B**), e o epitélio é do tipo cilíndrico simples parcialmente ciliado. As células caliciformes agora se tornam raras, até que se tornem ausentes nos bronquíolos terminais. Os bronquíolos terminais são os últimos segmentos da parte condutora da árvore bronquial. Cada bronquíolo terminal supre de ar um chamado *ácino pulmonar* (ácino = estrutura semelhante a um cacho de uvas); vários ácinos formam um lóbulo pulmonar, a menor unidade morfológica a ser considerada nos pulmões.
Observação: Aqui, a árvore vascular (ver p. 156) está representada apenas pelos vasos pulmonares e bronquiais, embora naturalmente esteja muito relacionada com a árvore bronquial. Porém, como a árvore vascular é composta pelas ramificações terminais dos vasos pulmonares e bronquiais, estes vasos precisam ser conhecidos, de modo que a estrutura da árvore vascular seja bem compreendida.

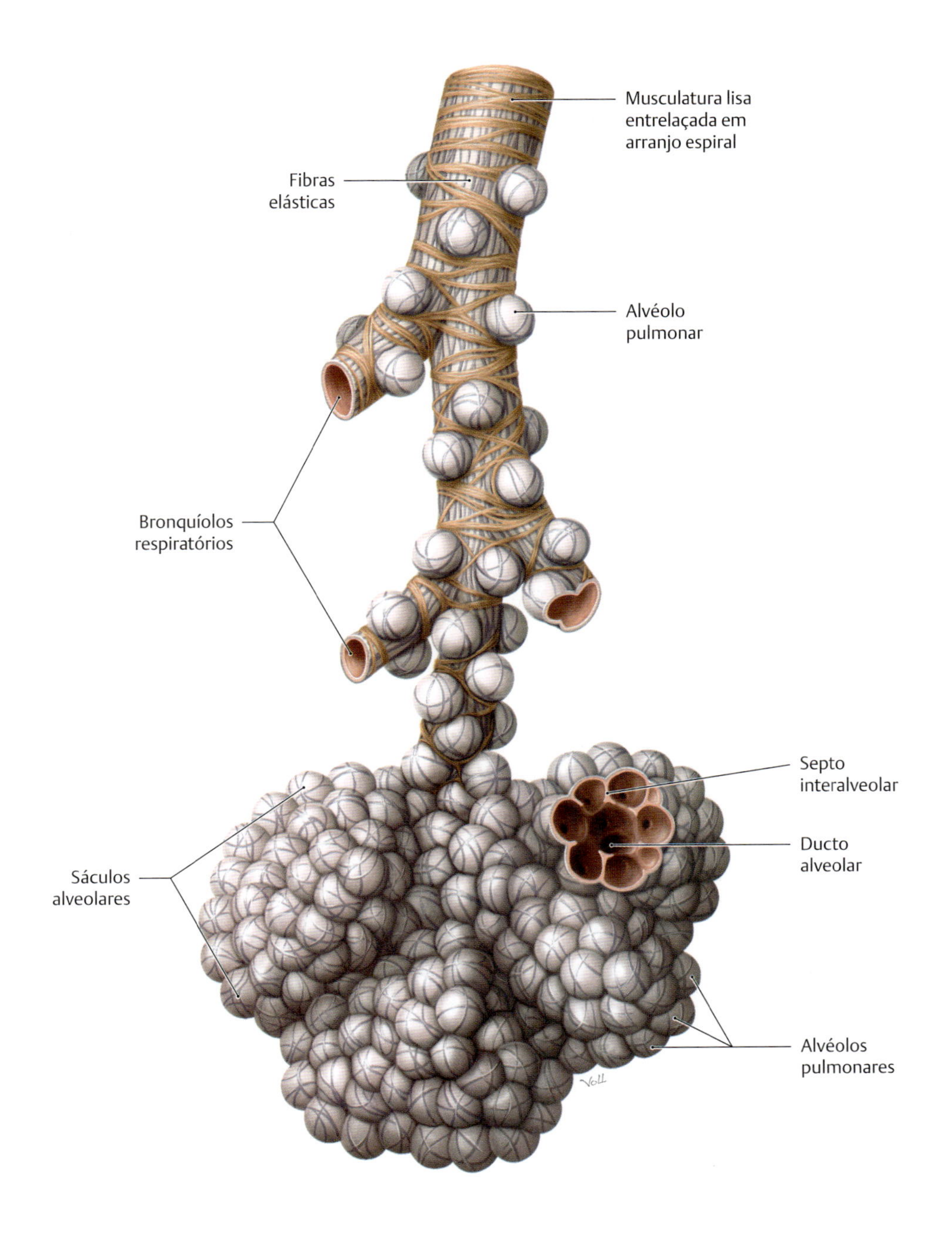

B Estrutura microscópica de um bronquíolo respiratório

Os bronquíolos respiratórios, que se originam dos bronquíolos terminais, sofrem três divisões dicotômicas (bronquíolos respiratórios de 1ª–3ª ordem; o diâmetro é menor que 0,5 mm!). A partir daí (início da parte respiratória), os alvéolos são encontrados na árvore bronquial, inicialmente isolados, e em seguida agrupados em sáculos alveolares, nos quais desembocam os ductos alveolares, originados dos bronquíolos respiratórios. Sua parede consiste em um delgado epitélio simples pavimentoso que estabelece contato direto com os capilares para a realização das trocas gasosas. Os alvéolos adjacentes estão separados uns dos outros por um septo interalveolar contendo poros. Entre as ramificações da árvore bronquial e os alvéolos encontra-se tecido conjuntivo com abundantes fibras elásticas. A distensão destas fibras elásticas, durante a inspiração, é fundamental para a capacidade de retratilidade dos pulmões durante a expiração ("energia armazenada" nas fibras elásticas).

Na asma brônquica, ocorrem contrações da musculatura lisa na parede dos bronquíolos. Uma vez que são desprovidos de cartilagem, o calibre dos bronquíolos — principalmente durante a expiração — é estreitado. Isto leva à obstrução do fluxo de ar (o chamado distúrbio obstrutivo de ventilação), com dificuldade respiratória (dispneia). As contrações da musculatura podem ser causadas por uma reação alérgica (p. ex., ao pólen).

4.8 Artérias e Veias dos Pulmões

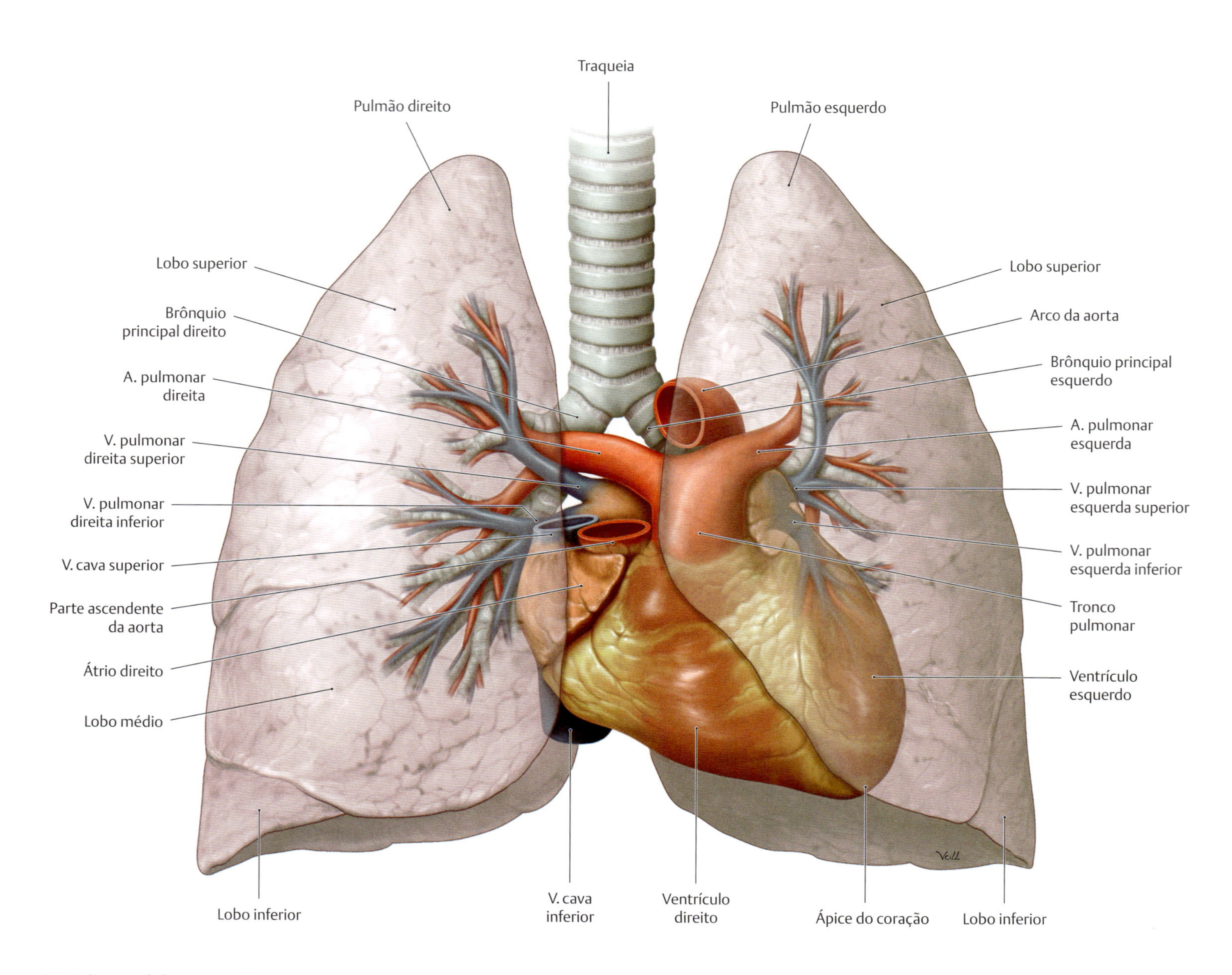

A Visão geral dos vasos pulmonares
Vista anterior de um "bloco cardiopulmonar"; os segmentos das Vv. cavas estão seccionados próximo do coração; um segmento da parte ascendente da aorta e o arco da aorta foram removidos, de modo que a divisão do tronco pulmonar (que se situa abaixo do arco da aorta!) e a saída da A. pulmonar direita possam ser visualizadas; os pulmões e o coração estão representados parcialmente por transparência, para a melhor visualização geral. As artérias e as veias que seguem para os pulmões estão divididas em dois grupos:

- Aa. e Vv. *pulmonares*: atuam nas *trocas gasosas* (de O_2 e CO_2) nos alvéolos pulmonares, sendo importantes para todo o organismo
- Aa. e Vv. *bronquiais*: atuam no *suprimento de sangue* para o tecido pulmonar (não representadas aqui, ver p. 154).

A **divisão das artérias pulmonares** está orientada de acordo com a ramificação da árvore bronquial (ver p. 145): com os dois ou três brônquios lobares (como no caso do pulmão direito), dois ou três troncos arteriais (artérias lobares) seguem para o parênquima do pulmão (as artérias lobares são maiores do que os brônquios lobares). Com a divisão da árvore bronquial em *brônquios segmentares*, as artérias também se dividem em *Aa. segmentares*. Consequentemente, cada artéria e cada brônquio seguem sempre no centro da respectiva unidade estrutural do pulmão: inicialmente no *centro de um lobo*, em seguida no *centro de um segmento pulmonar* (o chamado segmento broncopulmonar, ver p. 148).
A **divisão das Vv. pulmonares** é separada da árvore bronquial, uma vez que as veias pulmonares seguem *entre* os segmentos pulmonares, e o sangue é captado de um segmento (parte *intra*segmentar) ou parcialmente de dois segmentos adjacentes (parte *inter*segmentar). Por esta razão, as artérias e veias pulmonares são, em parte, denominadas de formas distintas (ver **C** e **D**). Na insuficiência cardíaca esquerda, o sangue se acumula nas veias pulmonares, tornando os limites entre os segmentos pulmonares visíveis nas radiografias.
Observação: As Aa. pulmonares conduzem sangue desoxigenado aos pulmões; as Vv. pulmonares conduzem sangue rico em oxigênio dos pulmões para o coração.

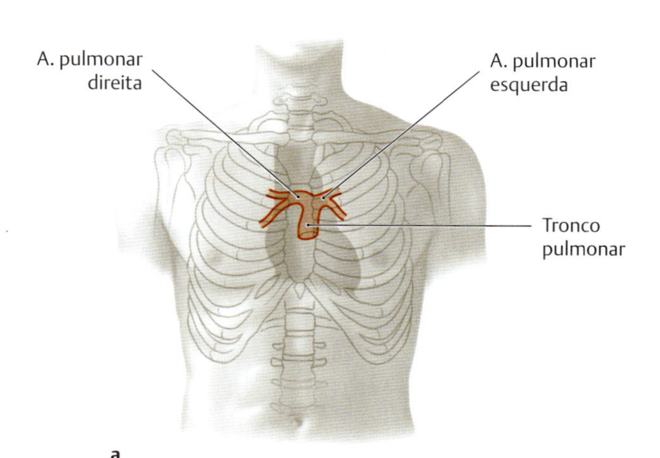

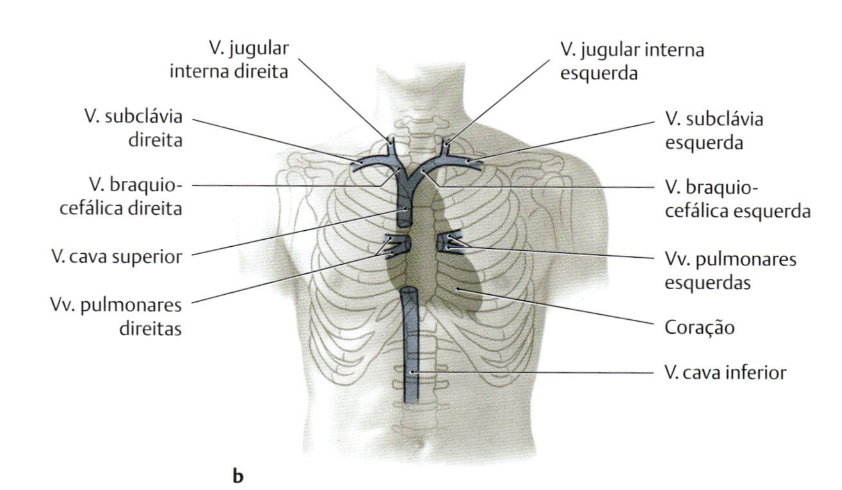

B Projeção das artérias e das veias pulmonares na parede do tórax
Vista anterior.

a Projeção das Aa. pulmonares na parede do tórax: O tronco pulmonar se origina do ventrículo direito, que devido à posição levemente girada do coração se direciona anteriormente, e se divide em uma A. pulmonar esquerda e uma A. pulmonar direita para os pulmões. Em uma radiografia, o tronco pulmonar é visualizado como "botão pulmonar", uma sombra no contorno esquerdo do coração próxima à base do coração (situada cranialmente!).

Observação: O tronco pulmonar situa-se no tórax à esquerda do plano mediano. Por isso, a A. pulmonar direita (cerca de 2 a 3 cm) é mais longa que a esquerda.

b Projeção das Vv. pulmonares na parede do tórax: Originadas tanto da esquerda quanto da direita, cada par de veias pulmonares desemboca no átrio esquerdo do coração. Juntamente com as duas Vv. cavas (aqui representadas para uma visualização melhor), formam o (assimétrico) "cruzamento venoso" no tórax.

C Artérias pulmonares e seus ramos

Pulmão direito A. pulmonar direita	Pulmão esquerdo A. pulmonar esquerda
Aa. lobares superiores	*Aa. lobares superiores*
① A. segmentar apical	⑪ A. segmentar apical
② A. segmentar posterior	⑫ A. segmentar posterior
③ A. segmentar anterior	⑬ A. segmentar anterior
A. lobar média	⑭ A. lingular
④ A. segmentar lateral	
⑤ A. segmentar medial	
Aa. lobares inferiores	*Aa. lobares inferiores*
⑥ A. segmentar superior	⑮ A. segmentar superior
⑦ A. segmentar basilar anterior	⑯ A. segmentar basilar anterior
⑧ A. segmentar basilar lateral	⑰ A. segmentar basilar lateral
⑨ A. segmentar basilar posterior	⑱ A. segmentar basilar posterior
⑩ A. segmentar basilar medial	⑲ A. segmentar basilar medial

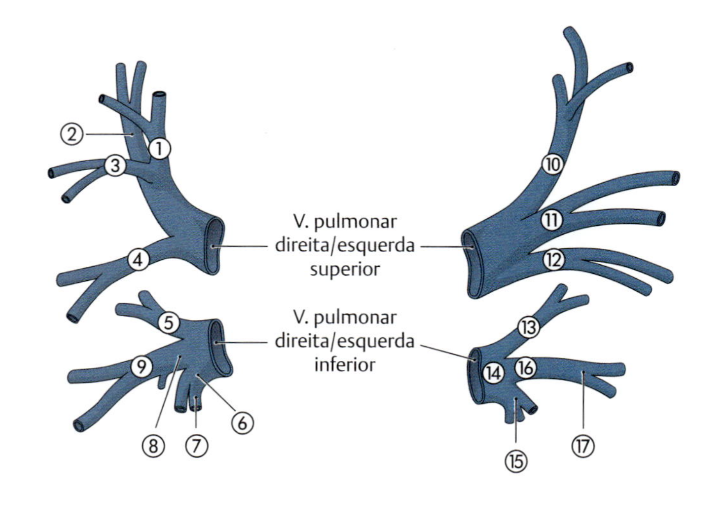

D Veias pulmonares e suas tributárias

Pulmão direito Vv. pulmonares direitas	Pulmão esquerdo Vv. pulmonares esquerdas
V. pulmonar direita superior	*V. pulmonar esquerda superior*
① V. apical	⑩ V. apicoposterior
② V. posterior	⑪ V. anterior
③ V. anterior	⑫ V. lingular
④ V. do lobo médio	
V. pulmonar direita inferior	*V. pulmonar esquerda inferior*
⑤ V. superior	⑬ V. superior
⑥ V. basilar comum	⑭ V. basilar comum
⑦ V. basilar inferior	⑮ V. basilar inferior
⑧ V. basilar superior	⑯ V. basilar superior
⑨ V. basilar anterior	⑰ V. basilar anterior

4.9 Artérias e Veias dos Brônquios

A Artérias e veias bronquiais
Vista anterior. A traqueia e os brônquios foram representados como se fossem parcialmente transparentes.

a Irrigação arterial dos brônquios: Provém da parte torácica da aorta por meio dos Rr. bronquiais, que seguem a divisão dos brônquios principais. Não raramente, um dos Rr. bronquiais não se origina diretamente da aorta, mas de uma A. intercostal posterior (geralmente à direita). Por causa da posição dos brônquios em relação à parte torácica da aorta, os Rr. bronquiais se aproximam dos brônquios mais posteriormente.
Observação: A traqueia é suprida por pequenos Rr. traqueais (aqui não representados), que, de acordo com o segmento da traqueia, podem originar-se da parte torácica da aorta ou da A. torácica interna, ou ainda do tronco tireocervical.

b Drenagem venosa dos brônquios: Pelas Vv. bronquiais, que desembocam normalmente à esquerda na V. hemiázigo acessória, e à direita na V. ázigo. As Vv. bronquiais e as Vv. pulmonares podem se associar por meio de anastomoses, o que leva a insignificante mistura de sangue desoxigenado com o sangue rico em oxigênio das Vv. pulmonares. Pequenas Vv. traqueais (aqui não representadas), de acordo com o segmento da traqueia, desembocam na V. cava superior, na V. braquiocefálica esquerda ou na V. tireóidea inferior.

Observação: Na embolia pulmonar, um coágulo sanguíneo oriundo de uma veia do corpo (geralmente uma veia da perna ou da pelve) é carreado através do coração direito para uma das Aa. pulmonares. De acordo com o tamanho, o trombo pode bloquear um ramo maior de uma das Aa. pulmonares e, em casos extremos, até mesmo toda a A. pulmonar. Devido a esse bloqueio mecânico de grande parte do fluxo sanguíneo arterial para o pulmão, ocorre intensa e aguda sobrecarga de pressão no coração direito. Isto pode levar à falência imediata do coração direito: grandes êmbolos pulmonares não raramente são fatais! Por sua vez, caso apenas um vaso de pequeno calibre seja obstruído por um êmbolo pequeno, o bloqueio mecânico e o aumento de pressão sobre o coração são consideravelmente menores, o que pode ser suportado sem maiores problemas. Em geral, não ocorre necrose do parênquima pulmonar devido à obstrução vascular, uma vez que a nutrição e o suprimento de oxigênio do parênquima pulmonar são garantidos pelas artérias bronquiais.

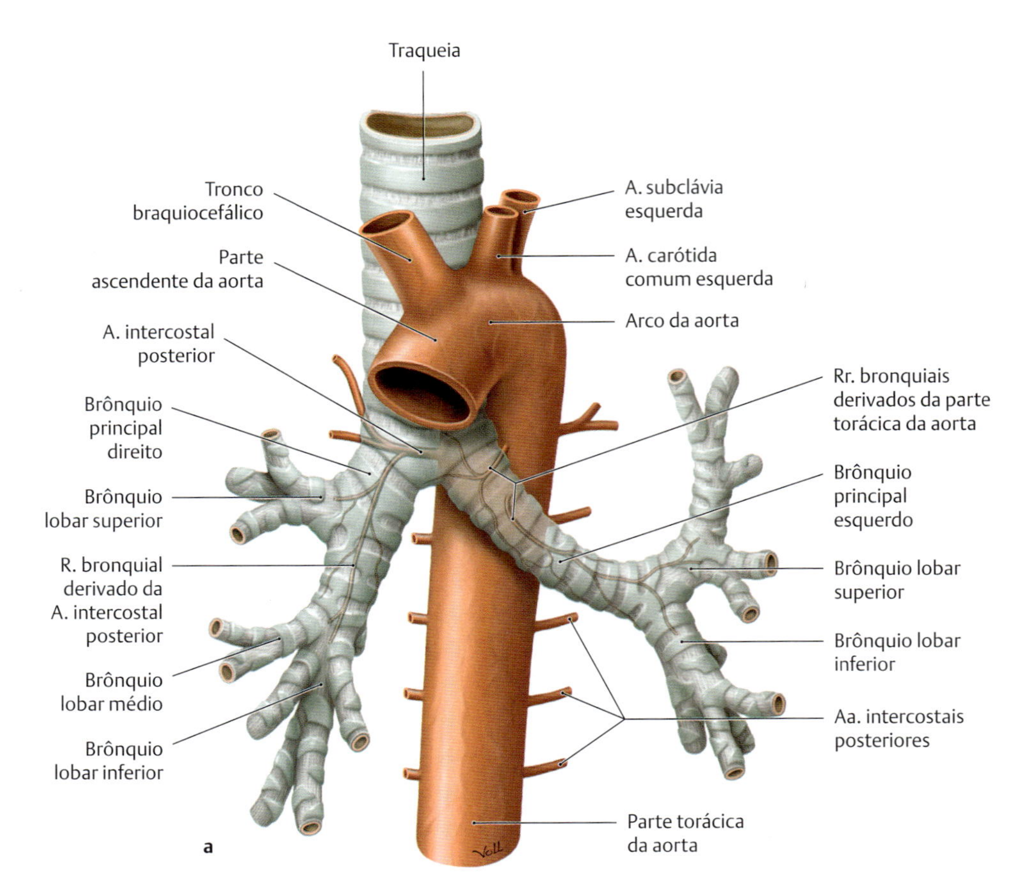

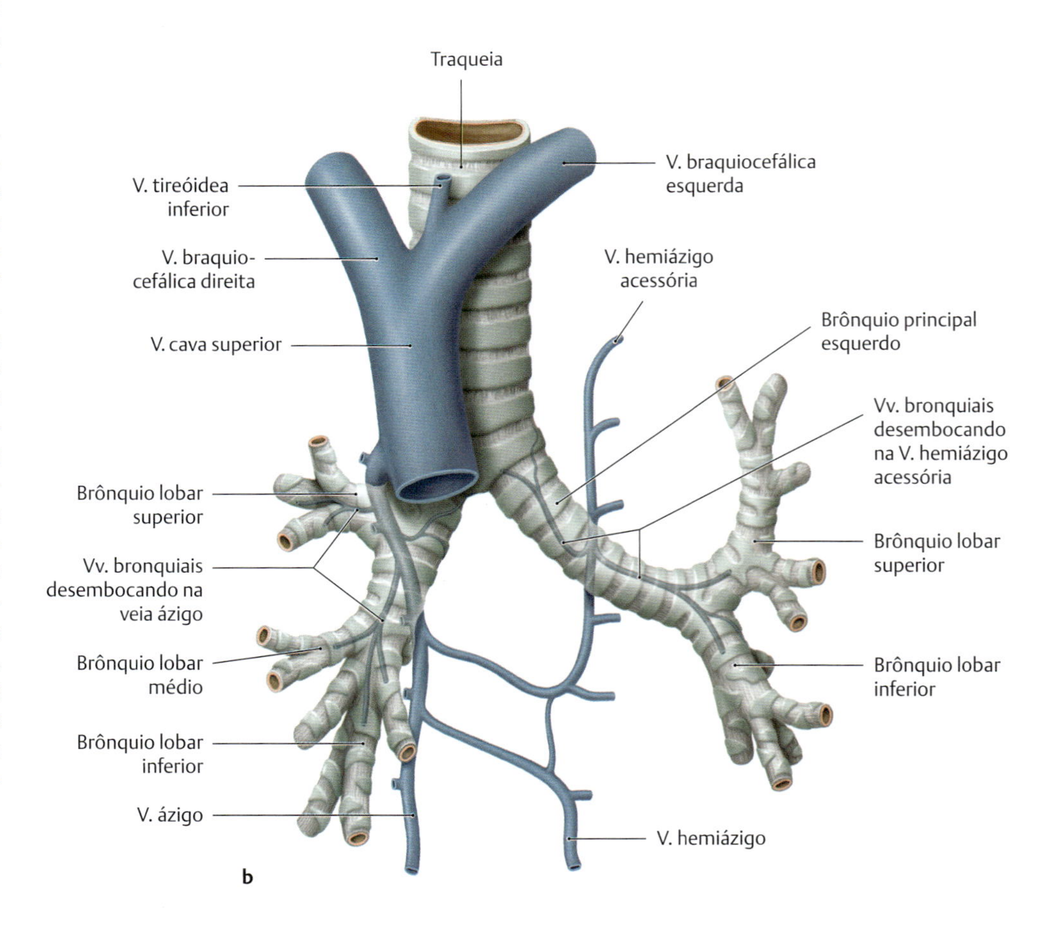

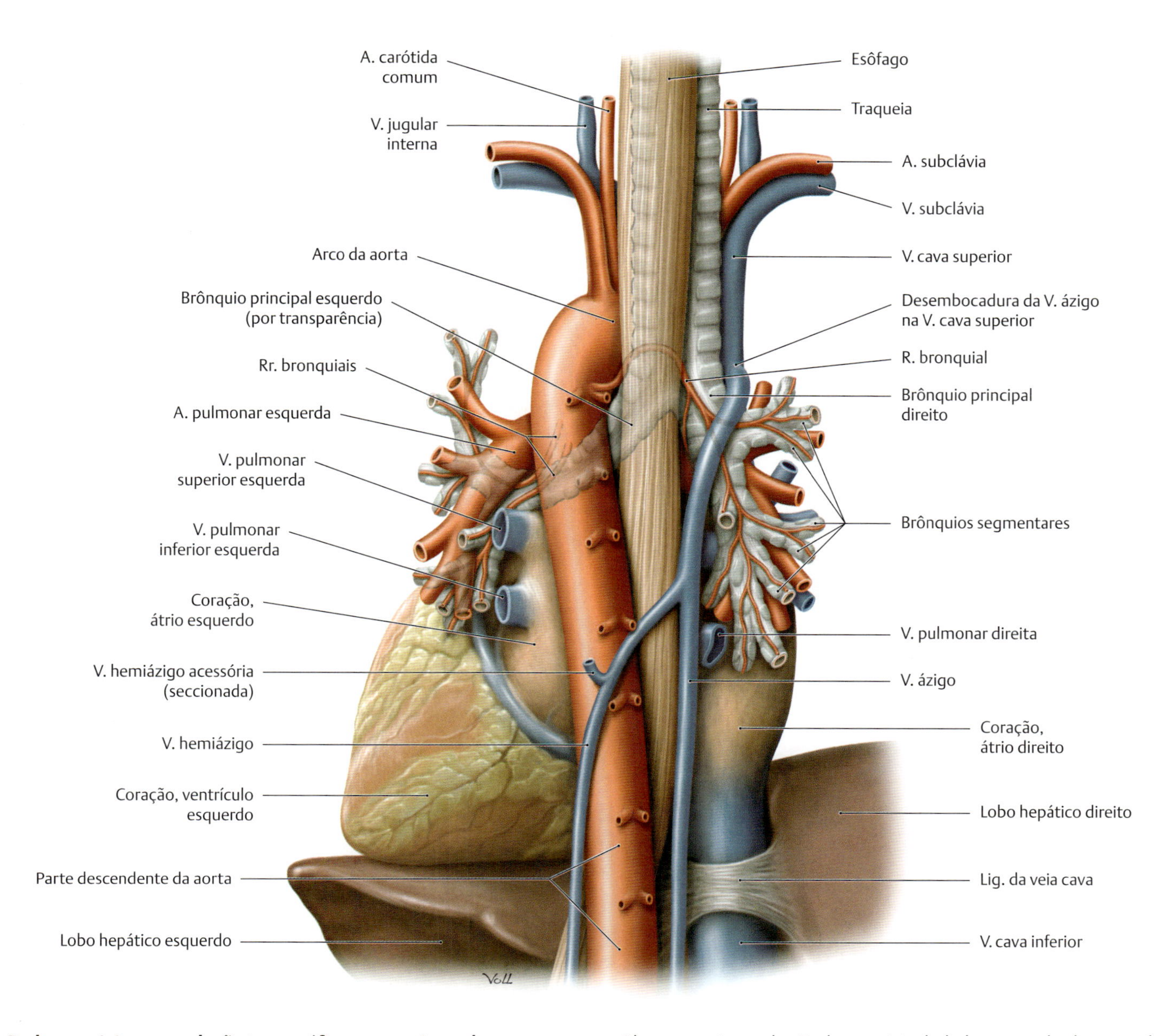

B Rr. bronquiais e sua relação topográfica com as Aa. pulmonares
Bloco de órgãos isolado, formado por coração, grandes vasos, traqueia, esôfago e fígado em vista posterior.

Observe a origem dos Rr. bronquiais do lado esquerdo da parte descendente da aorta.

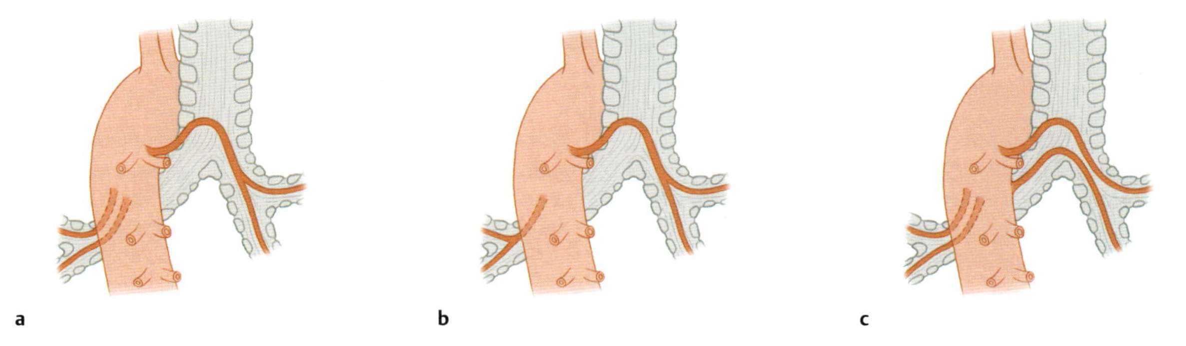

C Origem dos Rr. bronquiais a partir da aorta: configuração mais comum e variações (segundo Platzer)
Vista posterior.

a Configuração mais frequente (40% dos casos): a partir da aorta, à direita, originam-se um R. bronquial e uma A. intercostal posterior, enquanto à esquerda originam-se dois Rr. bronquiais

b Variação 1 (15 a 30% dos casos): à direita e à esquerda origina-se apenas *um* R. bronquial

c Variação 2 (12 a 23% dos casos): à direita e à esquerda originam-se *dois* Rr. bronquiais.

4.10 Arquitetura Funcional da Árvore Vascular Pulmonar

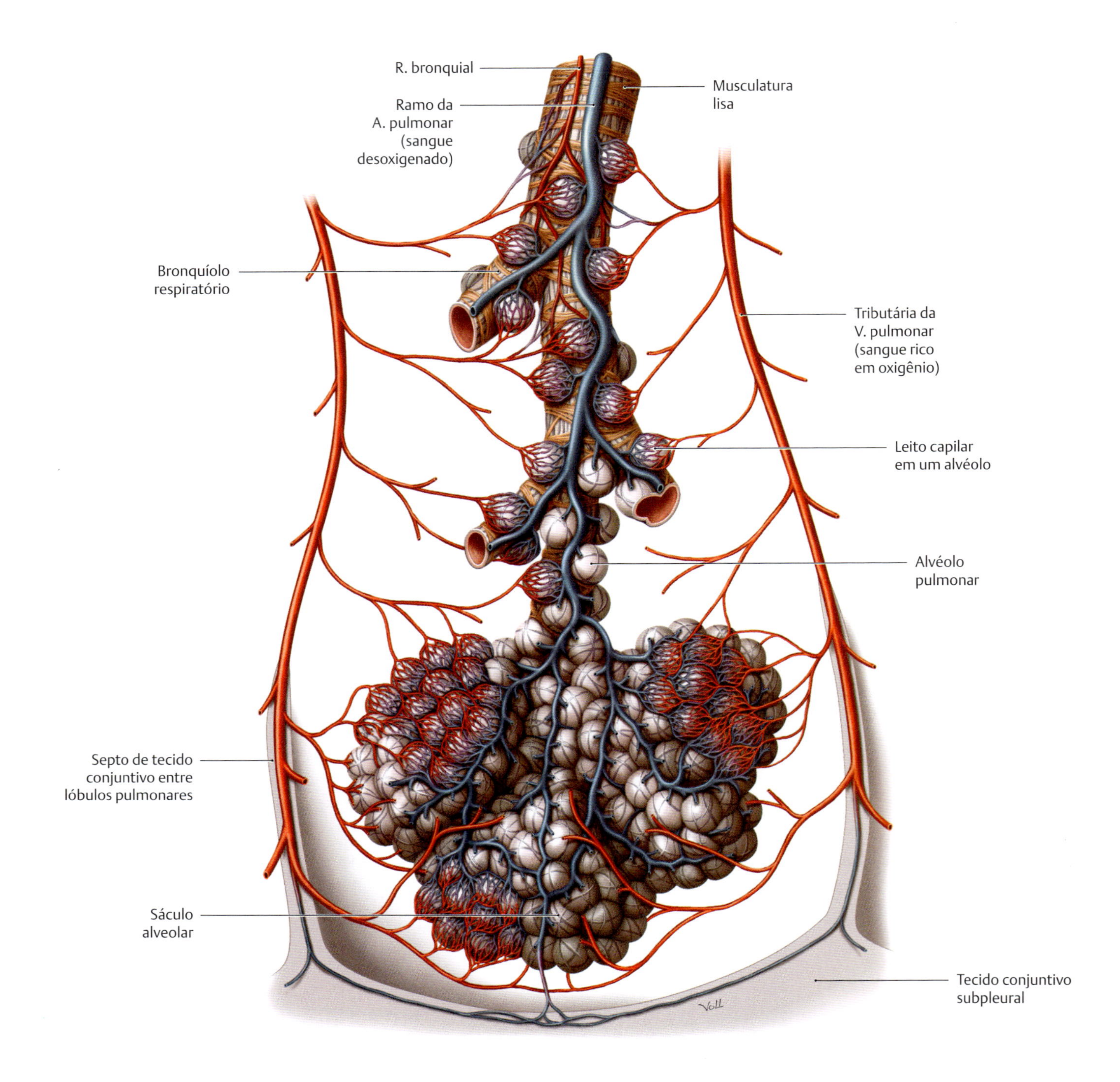

A Estrutura da árvore vascular pulmonar, visão geral

Nota: Como se trata especificamente da estrutura funcional da árvore vascular, foi feita uma exceção à representação anterior "artérias vermelhas, veias azuis": os ramos da artéria pulmonar (parte arterial da via vascular) são mostrados em azul porque têm baixo teor de oxigênio; os ramos da veia pulmonar (parte venosa da via vascular) são mostrados em vermelhos porque são ricos em oxigênio.

As ramificações mais delicadas da A. pulmonar e as tributárias mais delgadas da V. pulmonar, além do R. bronquial e da V. bronquial, formam a árvore vascular. Essas ramificações dos vasos sanguíneos seguem de modo análogo às ramificações da árvore bronquial (ver p. 154). Somente assim é possível haver as trocas gasosas entre o ar nos alvéolos (as menores ramificações da árvore bronquial) e o sangue (nas menores ramificações dos vasos pulmonares).

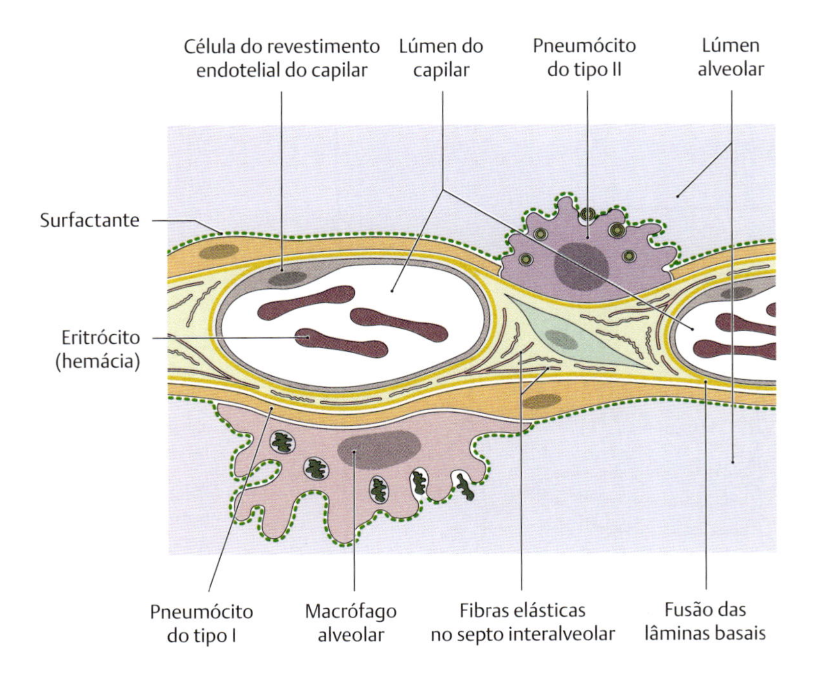

B Revestimento dos alvéolos pulmonares
Os alvéolos são revestidos por dois tipos de células alveolares epiteliais (ou pneumócitos):

- Células epiteliais alveolares do tipo I: são as células predominantes nos alvéolos (90%), de formato pavimentoso (achatado) e formam uma camada contínua, mantendo-se unidas entre si por meio de zônulas de oclusão
- Células epiteliais alveolares do tipo II: bem maiores do que as células do tipo I, sendo encontradas de modo isolado (células septais). Elas produzem uma camada de proteínas e de fosfolipídios, que constituem o chamado surfactante, que se distribui por toda a superfície alveolar e diminui a tensão superficial dos alvéolos (distensão pulmonar mais fácil!). O pulmão imaturo de prematuros, com frequência, ainda não produz surfactante suficiente. Logo, prematuros frequentemente apresentam problemas respiratórios. O surfactante é continuamente produzido e reabsorvido pelas células alveolares do tipo II, de modo que uma grande parte do surfactante é utilizada múltiplas vezes. Apenas uma parte é degradada pelos macrófagos alveolares.

Nos locais de contato de células endoteliais do revestimento capilar e pneumócitos do tipo I, as duas lâminas basais desses revestimentos se fundem. A distância anatômica entre o lúmen alveolar e o lúmen capilar – portanto, a barreira de difusão para as trocas gasosas – atinge aqui apenas 0,5 μm.
Observação: Todas as doenças que provocam as alterações a seguir:

- Espessamento da barreira de difusão entre o lúmen alveolar e o lúmen capilar (acúmulo de água = edema, ou devido a inflamações)
- Diminuição da ventilação (destruição de alvéolos, por exemplo, no enfisema pulmonar) ou da perfusão sanguínea (destruição de capilares) pulmonar ou
- Promoção da entrada de líquido nos alvéolos (inflamações pulmonares) diminuem a capacidade de trocas gasosas através da membrana alveolocapilar e, consequentemente, promovem distúrbio respiratório.

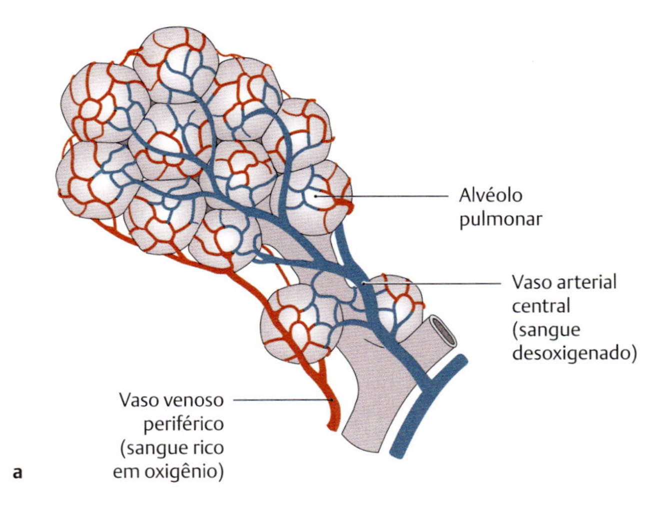

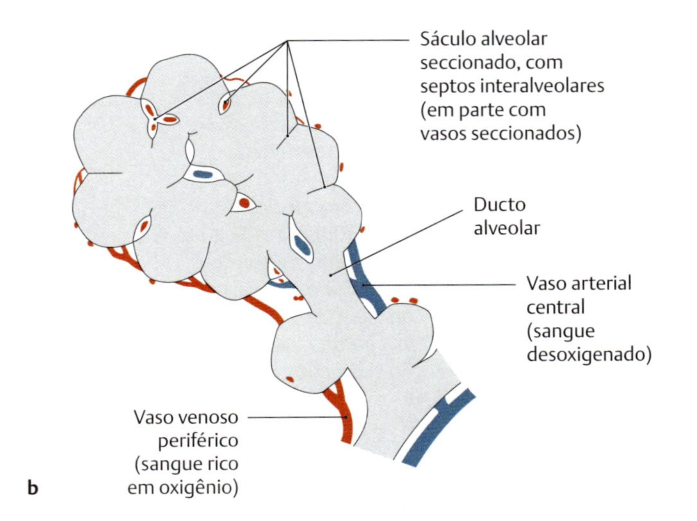

C Estrutura microscópica de um sáculo alveolar
Os vasos contendo sangue rico em oxigênio (ramos venosos da rede vascular) estão representados em vermelho, e os vasos contendo sangue desoxigenado (ramos arteriais da rede vascular), em azul. Os eritrócitos se ligam ao oxigênio no interior dos pequenos capilares, e estes capilares coalescem para vasos sanguíneos maiores. Estes seguem pelos septos intrapulmonares de tecido conjuntivo, inicialmente entre os lóbulos pulmonares, e subsequentemente entre segmentos pulmonares, desembocando nas Vv. pulmonares. Os sáculos alveolares seccionados (**b**) mostram claramente que os vasos sanguíneos não apenas envolvem os alvéolos, em sua superfície externa, mas também penetram nos septos interalveolares, de modo que os capilares possam participar nas trocas gasosas de alvéolos adjacentes.
Observação: O ramo da A. pulmonar e o segmento correspondente do sistema bronquial (brônquio, bronquíolo) sempre se dispõem lado a lado no centro da unidade pulmonar (segmento, ou lóbulo); o ramo da V. pulmonar, por sua vez, está sempre na periferia do segmento ou do lóbulo, de modo que possa capturar o sangue rico em oxigênio advindo dos capilares.

4.11 Inervação e Drenagem Linfática da Traqueia, da Árvore Bronquial e dos Pulmões

A Inervação autônoma da traqueia e da árvore bronquial

Parte parassimpática: Ramos dos Nn. vagos se projetam na região cervical, geralmente, por meio dos Nn. laríngeos recorrentes para a traqueia; na região torácica, eles se continuam como Rr. traqueais, e depois como Rr. bronquiais, no plexo pulmonar, que se ramificam significamente no hilo do pulmão.

Parte simpática: Algumas fibras pós-ganglionares atingem a traqueia; numerosos Rr. pulmonares torácicos (ramos pós-ganglionares dos gânglios torácicos) seguem no plexo pulmonar.

O plexo pulmonar regula o calibre e a atividade secretora dos brônquios, e influencia o calibre dos vasos sanguíneos pulmonares. A ativação da parte parassimpática da divisão autônoma do sistema nervoso leva à broncoconstrição (possivelmente durante a asma brônquica), enquanto a ativação da parte simpática da divisão autônoma do sistema nervoso provoca broncodilatação. Medicamentos que ativam a parte simpática da divisão autônoma do sistema nervoso promovem aumento do calibre dos brônquios e, portanto, podem ser utilizados na terapia da asma brônquica aguda. A influência da divisão autônoma do sistema nervoso sobre os vasos sanguíneos pulmonares faz com que segmentos pulmonares sejam intensamente perfundidos com sangue de maneiras diferentes durante a regulação do calibre vascular. Deste modo, a circulação sanguínea em segmentos pulmonares mal ventilados (durante uma baixa respiração superficial) é muito reduzida.

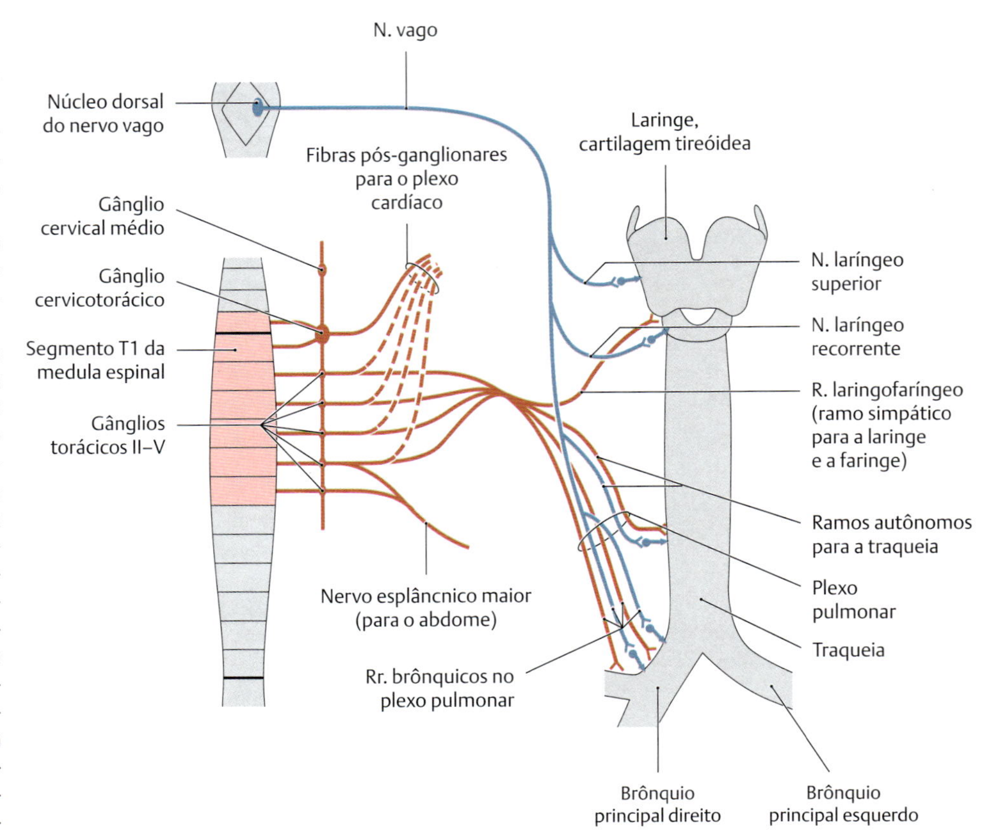

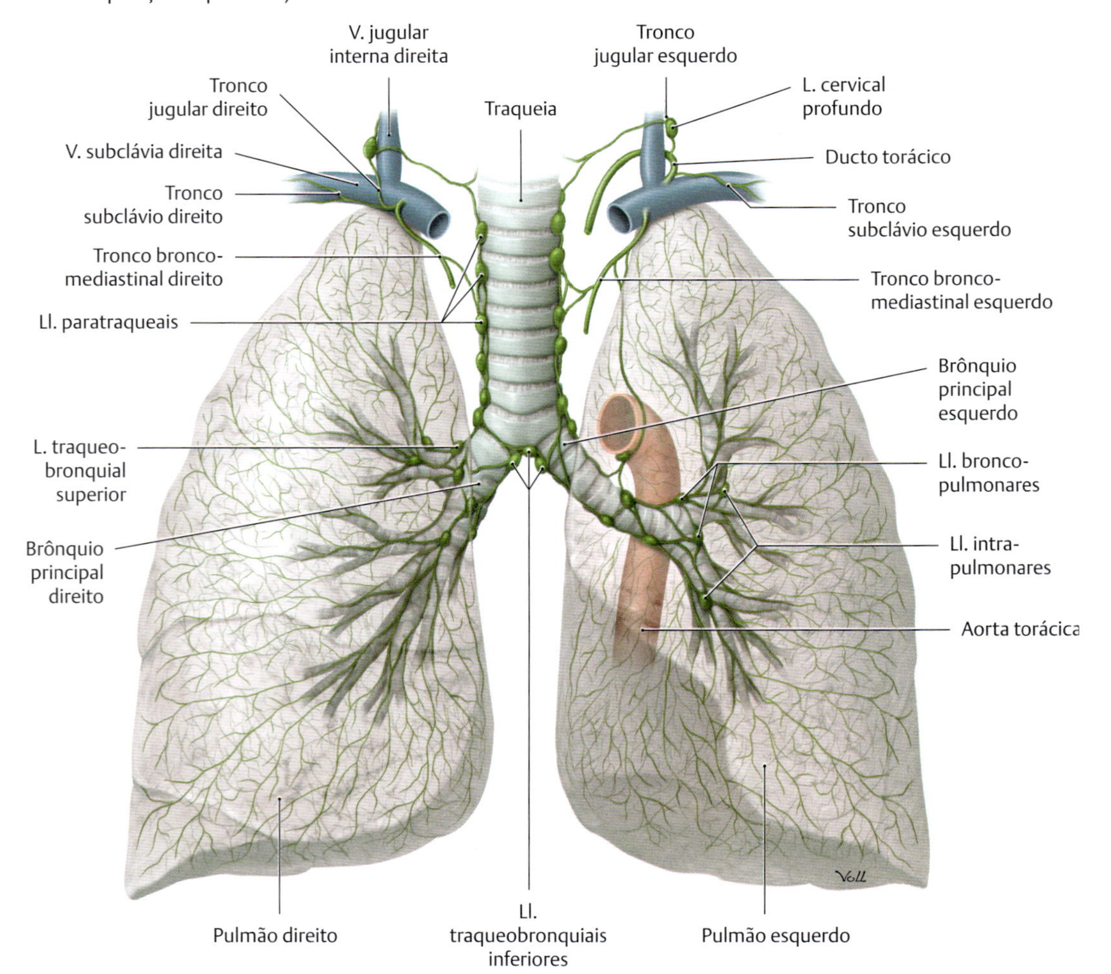

B Linfonodos da traqueia, dos brônquios e dos pulmões

Vista anterior. Na sequência do fluxo da linfa de dentro para fora (ver **A**), pode-se distinguir:

- Dentro do pulmão: Ll. intrapulmonares, no parênquima pulmonar e em locais de saída de brônquios segmentares; Ll. broncopulmonares, na divisão dos brônquios lobares
- Fora do pulmão: Ll. traqueobronquiais inferiores e superiores, na bifurcação da traqueia e nos dois brônquios principais, além de Ll. paratraqueais.

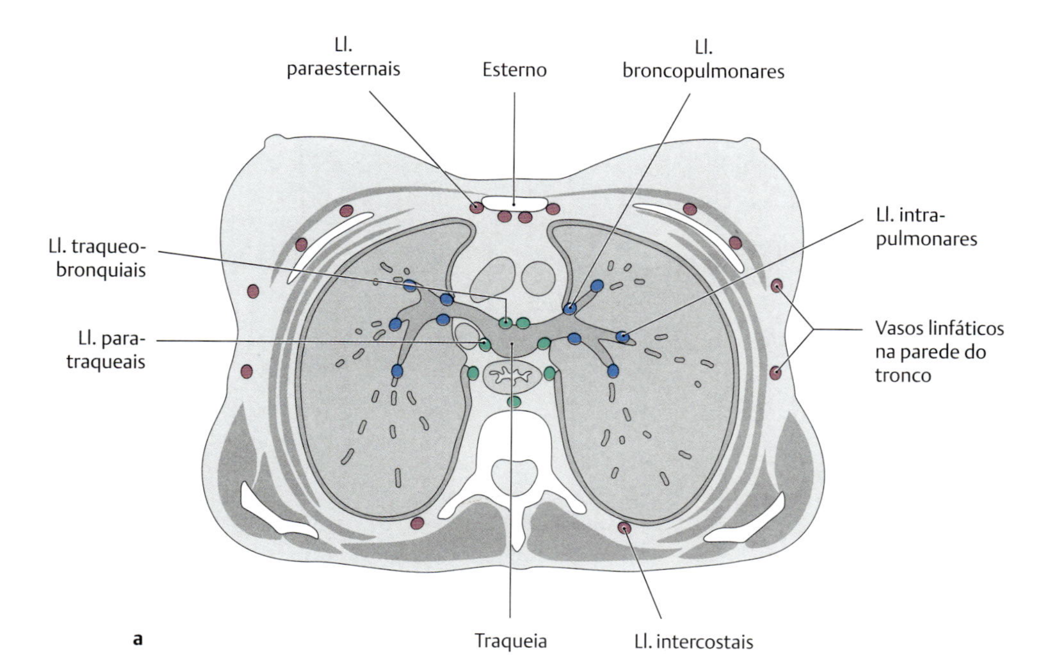

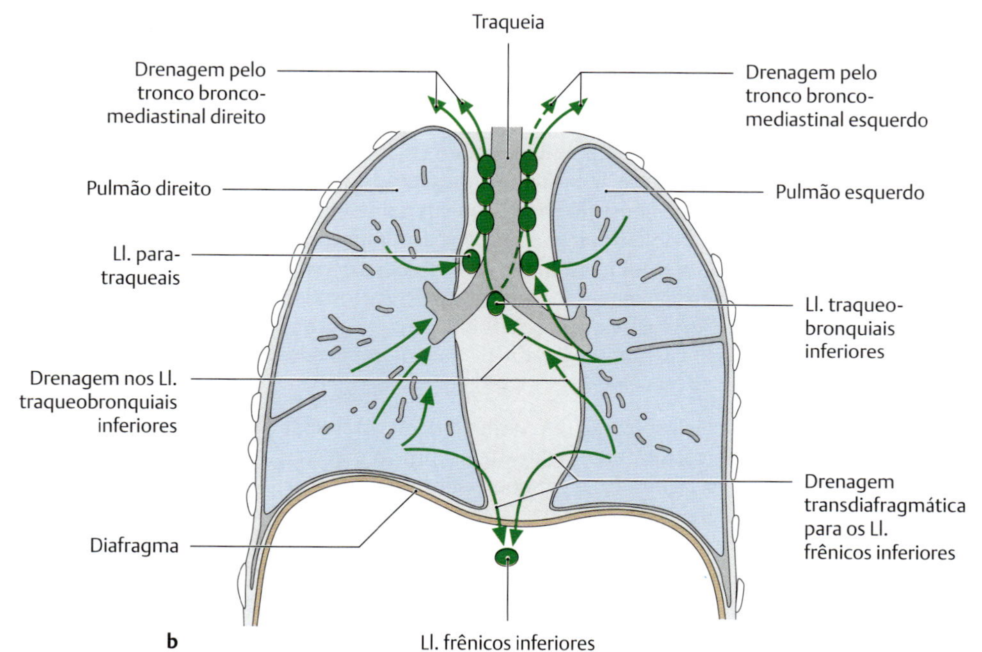

C Drenagem linfática dos pulmões, da árvore bronquial e da traqueia

a e **b** Vistas superior e anterior (cortes horizontal e frontal, respectivamente). A drenagem linfática dos *pulmões e dos brônquios* se dá por duas redes separadas de delgados vasos linfáticos (ver **b**):

- A *rede peribronquial*, posicionada na bifurcação da árvore bronquial (ver p. 145), que recolhe a linfa dos brônquios e da maior parte dos pulmões
- A *rede subpleural* (menor) na periferia pulmonar, que recolhe a linfa de áreas mais periféricas do pulmão e da pleura *visceral*. A pleura *parietal* (parte da parede torácica!) tem sua linfa drenada por linfonodos da parede torácica (Ll. intercostais, Ll. paraesternais)!

Ambas as redes se conectam no hilo do pulmão e conduzem a linfa no sentido *cranial* até os Ll. traqueobronquiais (segmentos profundos do parênquima podem ter sua linfa drenada primeiramente pelos Ll. intrapulmonares ou pelos Ll. broncopulmonares; no entanto, a drenagem dos pulmões segue, de modo geral, através dos Ll. traqueobronquiais). Dos Ll. traqueobronquiais, a linfa flui para os Ll. paratraqueais e para os troncos broncomediastinais, que desembocam independentemente, ou juntamente com os ductos torácico e linfático direito, no ângulo venoso.

Observação: A linfa do lobo inferior *esquerdo* também pode ser drenada em conexão com os Ll. traqueobronquiais (inferiores) para o tronco broncomediastinal direito. *Ambos* os lobos inferiores do pulmão ainda podem utilizar, além da via cranial, uma via caudal: nos Ll. frênicos superiores ou (através do diafragma) inferiores.

A **traqueia** tem sua linfa drenada para os Ll. paratraqueais, daí seguindo diretamente, ou através dos Ll. broncomediastinais, para o tronco jugular.

Observação: Os linfonodos traqueobronquiais são denominados clinicamente linfonodos hilares, pelo fato de serem encontrados muito próximos do hilo do pulmão. Seu aumento de tamanho em processos patológicos pode ser identificado, se necessário, por técnicas de imagem.

4.12 Mecânica da Respiração

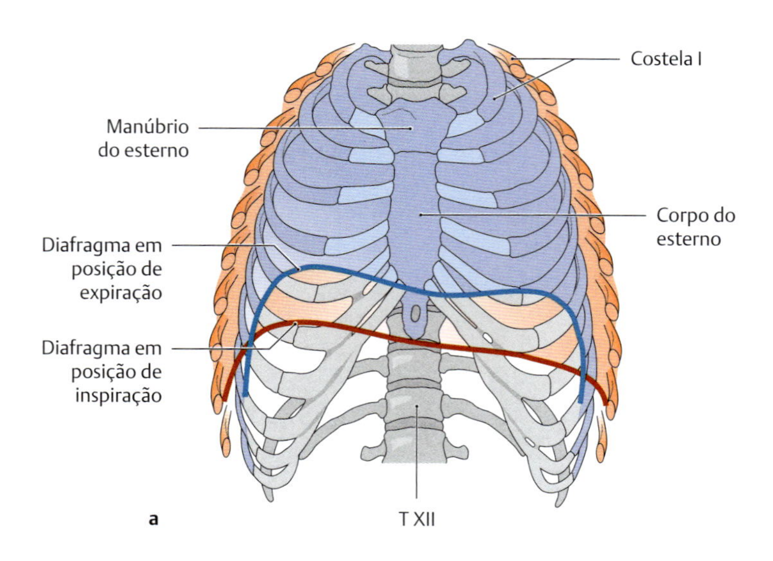

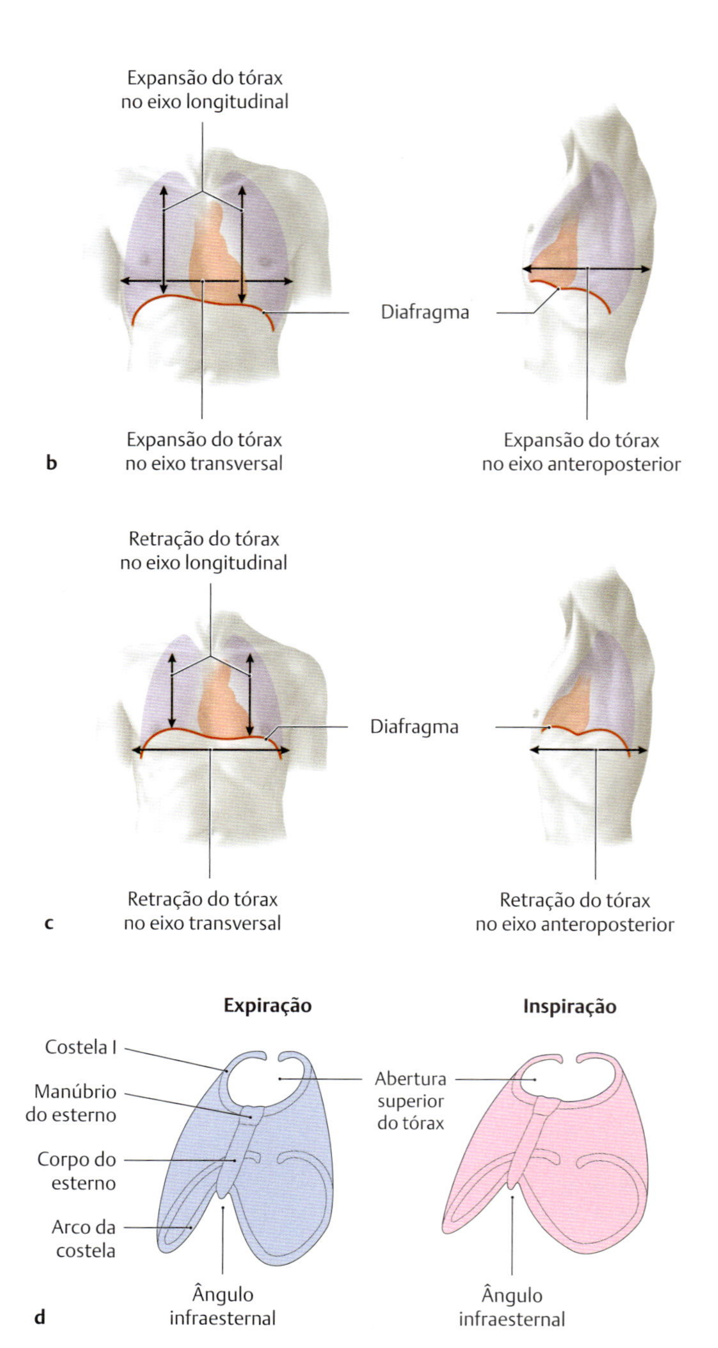

A Bases da mecânica da respiração

As bases mecânicas da respiração externa (em contraste com a respiração interna das células e dos tecidos) são representadas pelas alterações rítmicas de aumento e de diminuição do volume do tórax e, consequentemente, do volume dos pulmões. O aumento do volume pulmonar leva à redução da pressão nos pulmões: o ar é aspirado (inspiração). A redução do volume pulmonar leva ao aumento da pressão nos pulmões: o ar é expelido (expiração). Contrariamente ao que se imagina, durante a inspiração o ar não é bombeado nos pulmões, mas é aspirado devido à criação de uma baixa pressão intrapulmonar ("efeito de fole"). As costelas, os músculos do tórax (principalmente os músculos intercostais) e o diafragma, além das fibras elásticas do pulmão, atuam conjuntamente durante a respiração da seguinte maneira:

- Durante os movimentos **de inspiração** (em vermelho), as costelas são elevadas pelos Mm. intercostais (principalmente os Mm. intercostais externos) e pelos Mm. escalenos. Uma vez que as costelas são encurvadas e seguem obliquamente de cima para baixo, o tórax é expandido para os lados e para frente. Simultaneamente, as cúpulas diafragmáticas são abaixadas por meio da contração (contorno vermelho do diafragma em **a**), de modo que o tórax também é alargado para baixo. Além disso, o ângulo infraesternal é aumentado (ver **d**). Por meio desses mecanismos, o volume do tórax é ampliado de modo geral
- Durante os movimentos **de expiração** (em azul), o tórax é novamente reduzido em todas as direções, e o volume torácico é diminuído. Este processo não demanda energia muscular adicional: os músculos ativos durante a inspiração relaxam, os pulmões se retraem, de modo que as numerosas fibras elásticas do estroma (tecido conjuntivo) pulmonar, distendidas durante a inspiração, liberem então a energia de distensão armazenada nelas. Somente durante uma expiração forçada é que os músculos que atuam na expiração (principalmente os Mm. intercostais internos) abaixam ativamente a estrutura torácica óssea (de modo mais rápido e em maior amplitude do que as fibras elásticas isoladamente seriam capazes de fazer).

B Músculos da respiração

Musculatura inspiratória	Musculatura expiratória
Mm. escalenos	Mm. intercostais internos
Mm. intercostais externos	M. transverso do tórax
Mm. intercartilagíneos	M. subcostal
Mm. serráteis posteriores superiores e inferiores	
Diafragma	

Os músculos do cíngulo do membro superior, cuja função primária é o movimento do cíngulo do membro superior, podem elevar e alargar o tórax, do qual se originam e, deste modo, os chamados músculos auxiliares da respiração são ativados em caso de dificuldade respiratória.

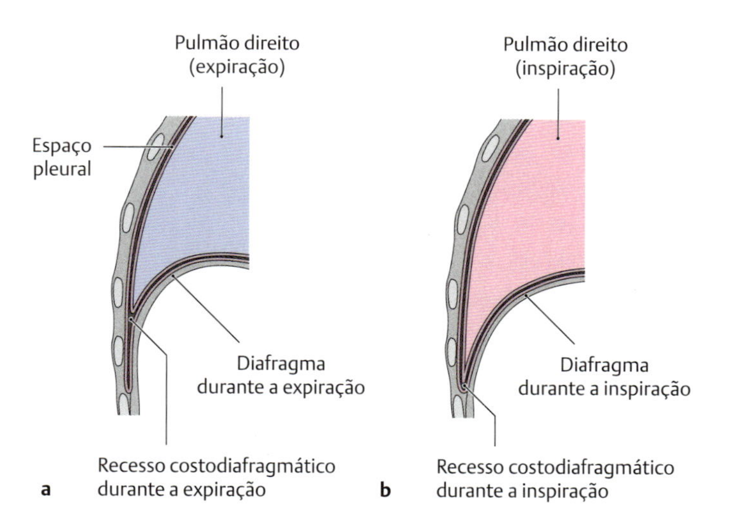

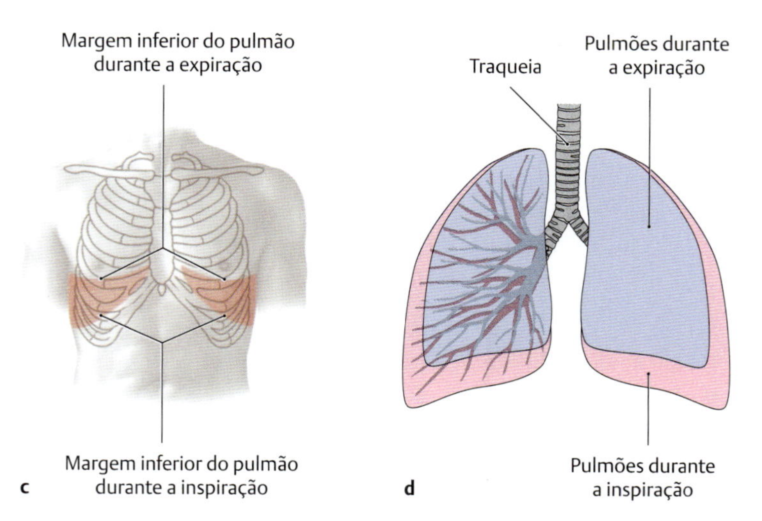

C Alterações respiratórias do volume pulmonar

a–c Redução e aumento respiratório dos pulmões: Os pulmões ficam como que "aderidos" à parede da cavidade pleural devido à capilaridade no espaço pleural. Por isso, são compelidos a seguir as alterações de volume do tórax. Isto é particularmente evidente nos recessos da pleura; portanto, nos locais nos quais os pulmões não penetram totalmente no espaço pleural durante a posição intermediária de respiração (ver p. 143). Devido à retificação do diafragma, durante a inspiração (ver **A**), o recesso costodiafragmático é alargado, e os pulmões penetram como que em um espaço potencial, sem, no entanto, preenchê-lo completamente; durante a expiração, tornam a se retrair um pouco do recesso. A alteração do volume respiratório no recesso costodiafragmático leva a considerável deslocamento das margens pulmonares inferiores (**c**).

d Deslocamento respiratório da árvore bronquial: No contexto das variações de volume respiratório, toda a árvore bronquial é movimentada dentro dos pulmões. Estes deslocamentos estruturais são tanto mais característicos quanto mais as porções da árvore bronquial se distanciam do hilo do pulmão.

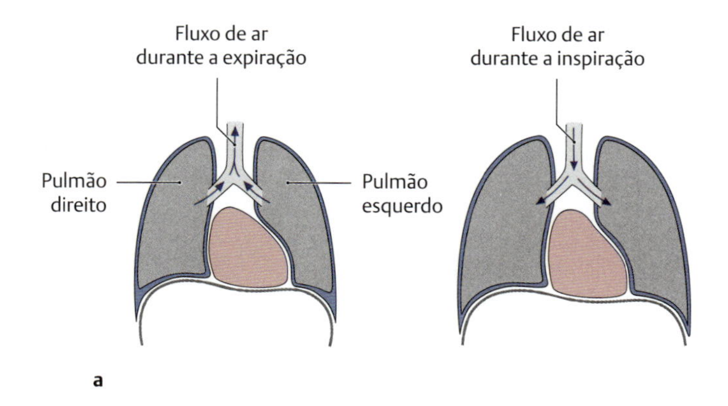

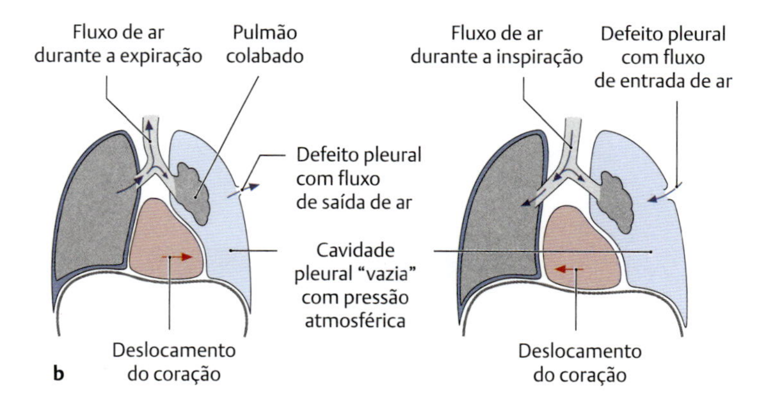

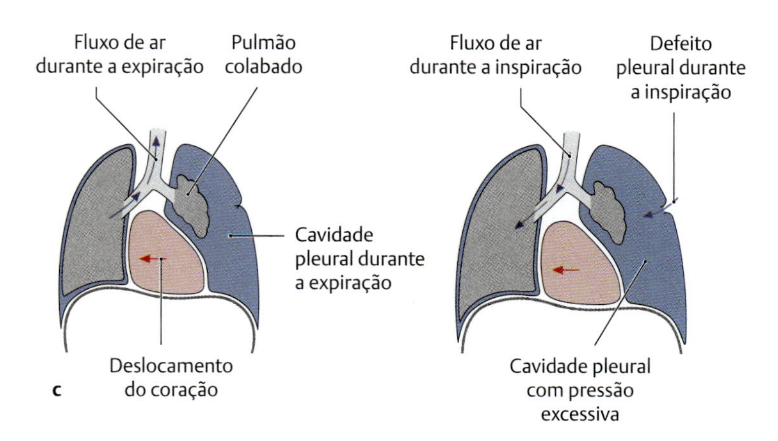

D Alteração da mecânica da respiração durante um pneumotórax

a Mecânica respiratória normal: O espaço pleural encontra-se completamente fechado.

b Pneumotórax: Devido a uma lesão na pleura parietal à esquerda, o ar externo penetra no espaço pleural. O efeito mecânico da capilaridade do espaço pleural (ver **C**) desaparece, e o pulmão esquerdo é colabado devido à elasticidade própria de seu tecido conjuntivo. Ele não mais participa da respiração. Apenas a cavidade pleural direita — intacta — está ativa na mecânica respiratória. Durante a inspiração, o ar penetra na cavidade pleural aberta, e durante a expiração ele é novamente expelido. Como na cavidade pleural direita as variações de pressão respiratória ainda permanecem normais, e na esquerda isso não mais acontece devido à lesão, ocorrem movimentos do mediastino que são sincrônicos com a respiração, da direita para a esquerda (o chamado desvio mediastinal).

c Pneumotórax de tensão (pneumotórax hipertensivo): Tecidos traumaticamente destacados e deslocados cobrem, internamente, o defeito na cavidade pleural como uma "parede móvel" (uma "válvula") e impedem a saída de ar. O ar passa pelo defeito apenas em um único sentido: para dentro. Entretanto, isto faz com que este ar não possa mais ser liberado, uma vez que, a cada respiração, a cavidade pleural aspira um pequeno volume de ar pela "válvula". Pouco a pouco, a cavidade pleural é inflada ("mecanismo da válvula de bicicleta"). O mediastino é gradualmente deslocado para o lado sadio (o chamado desvio do mediastino), o que pode resultar em compressão dos vasos próximos ao coração. Sem tratamento, o pneumotórax de tensão sempre evolui de modo fatal.

4.13 Anatomia Seccional do Pulmão e do Sistema Vascular

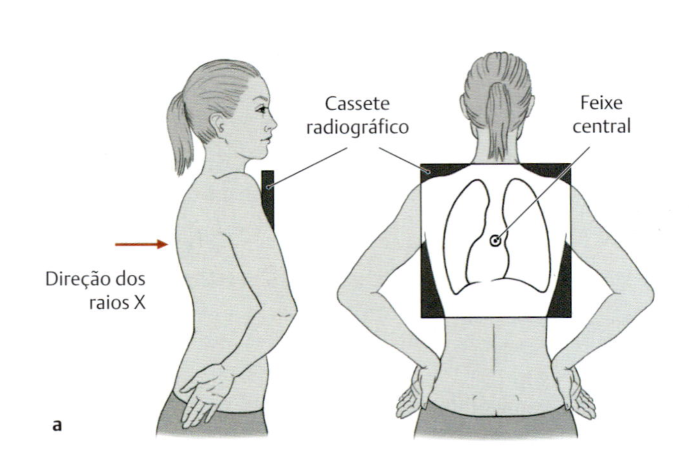

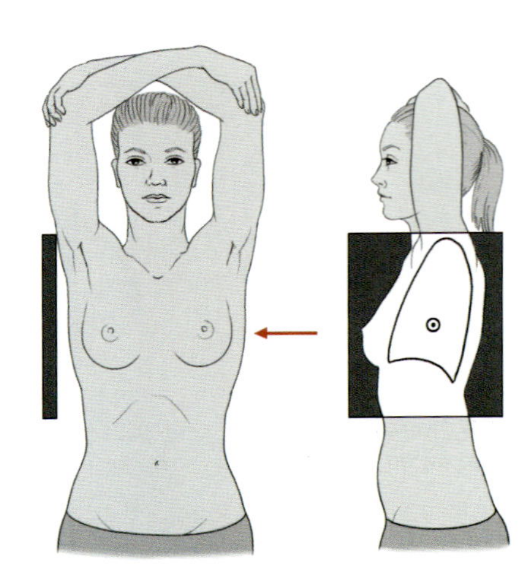

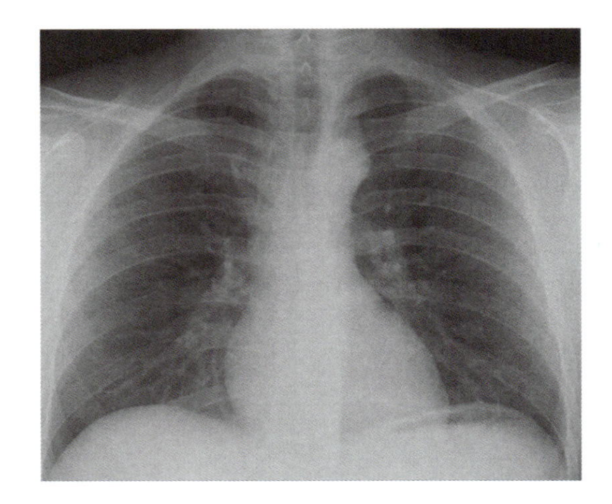

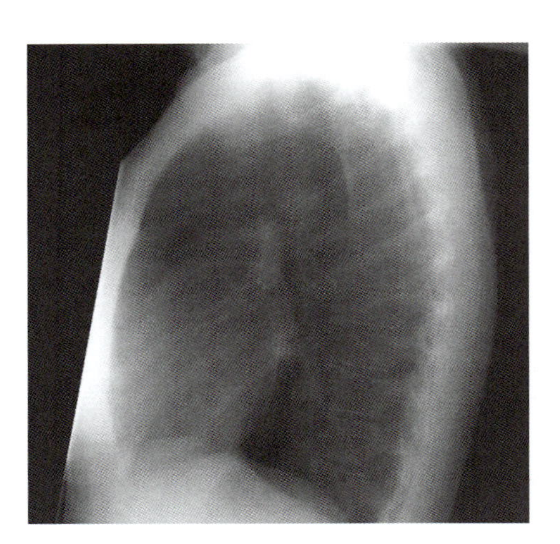

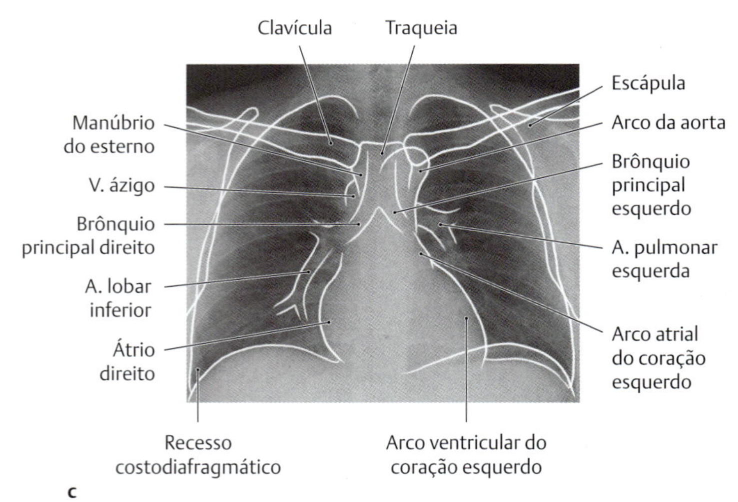

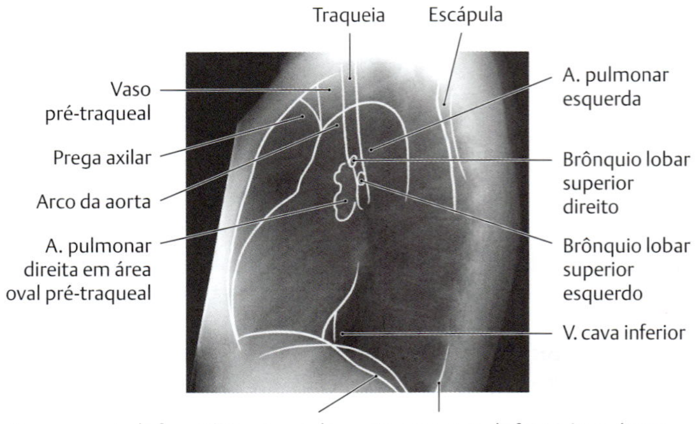

A Radiografias de tórax, incidência posteroanterior (PA)

a A parede torácica anterior do paciente, em posição ortostática, encosta no cassete radiográfico (os raios X “atravessam” o paciente de trás para a frente; o feixe central é projetado na altura da vértebra T VI). A radiografia é obtida em posição de inspiração máxima. Os dorsos das mãos são apoiados nos quadris e os antebraços são rodados medialmente.

b Incidência posteroanterior (PA).

c Explicação das estruturas representadas.

B Radiografia, incidência lateral (perfil)

a O lado esquerdo ou direito do tórax do paciente, em posição ortostática, encosta no cassete radiográfico. Os dois braços são elevados sobre a cabeça. O feixe central atravessa o corpo 6,5 a 10 cm abaixo da cavidade axilar esquerda (ou direita).

b Incidência lateral.

c Explicação das estruturas representadas.

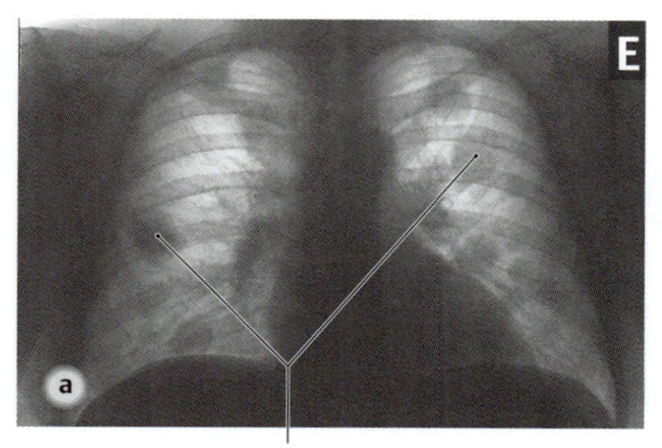

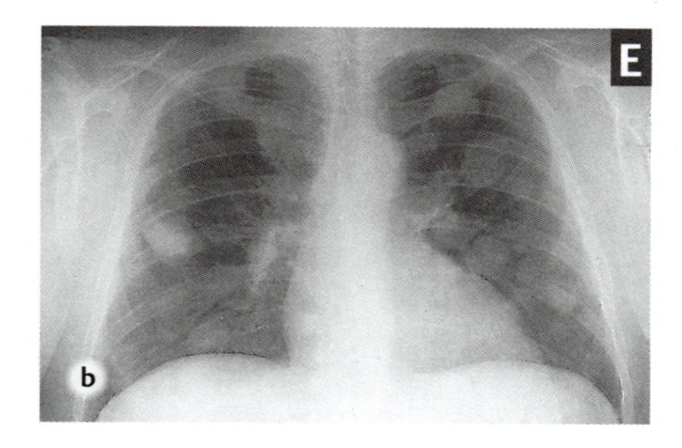

C Terminologia para os achados nas radiografias convencionais

A terminologia para os achados nas radiografias convencionais advém da era da *radiologia*. Antigamente, o uso de fluoroscópios com telas fluorescentes proporcionava a representação de regiões com uma absorção mais intensa de raios X, por exemplo, do coração ou das estruturas ósseas, mas também metástases pulmonares (as chamadas lesões circulares), com base na emissão mais fraca de luz como *opacidades* (**a**). Atualmente, as radiografias (**b**) proporcionam um contraste invertido em comparação à imagem fluoroscópica (imagem negativa): as áreas de *transparência* (regiões de menor absorção) aparecem como zonas escuras, enquanto as áreas de *opacidade* (regiões de maior absorção) aparecem como regiões mais brancas.

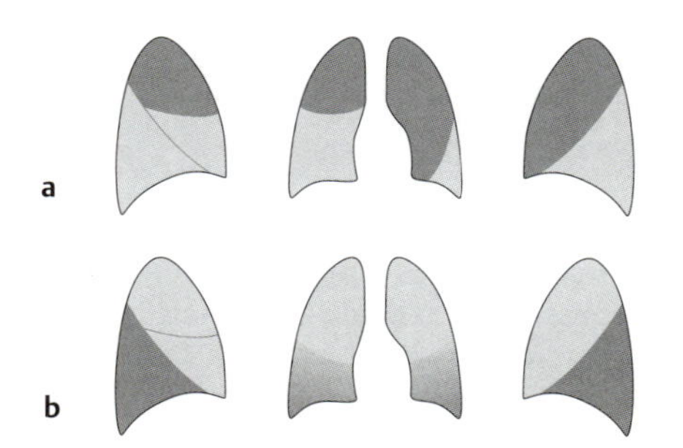

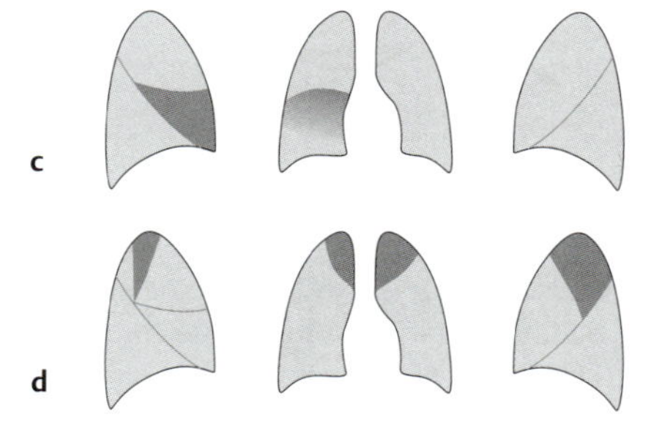

D Opacidades em doenças pulmonares

Vistas lateral e anterior dos pulmões direito e esquerdo.

a Opacidades nos dois lobos superiores; **b** Opacidades nos dois lobos inferiores; **c** Opacidades no lobo médio (à direita); **d** Opacidade dos segmentos apicais em ambos os lados.

Tais opacidades, que permitem a delimitação dos segmentos, são quase sempre atribuídas a uma inflamação dos pulmões.

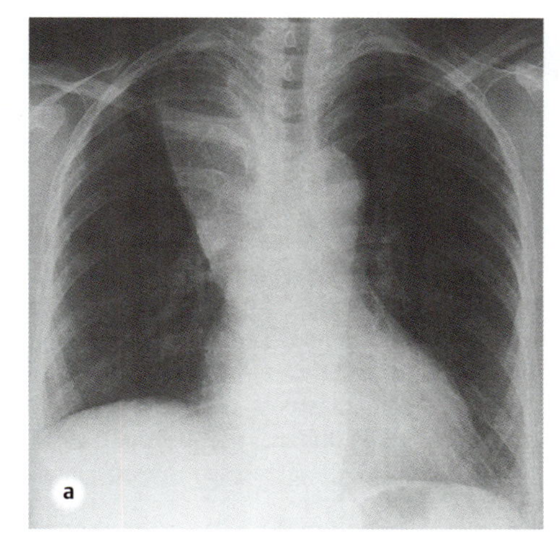

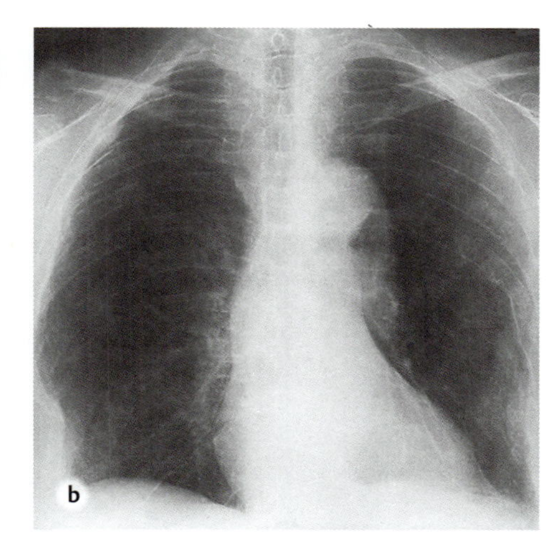

E Opacidades dos pulmões, incidência PA

a Atelectasia do lobo superior direito devido ao deslocamento do brônquio lobar superior direito, causado por um carcinoma brônquico central. Consequentemente, ocorre ventilação reduzida no lobo superior correspondente e o subsequente colapso do parênquima pulmonar.

b Derrame pleural basal no pulmão direito, provocando hipotransparência de todo o recesso costodiafragmático lateral. A opacidade aumentada no sentido lateral apresenta uma concavidade em relação ao pulmão e não acompanha os limites dos lobos.

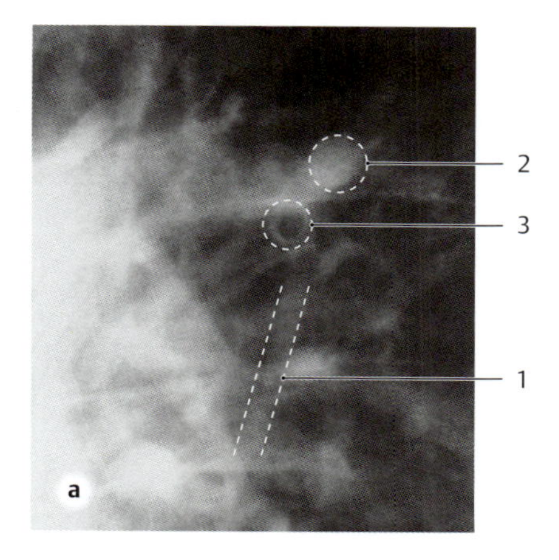

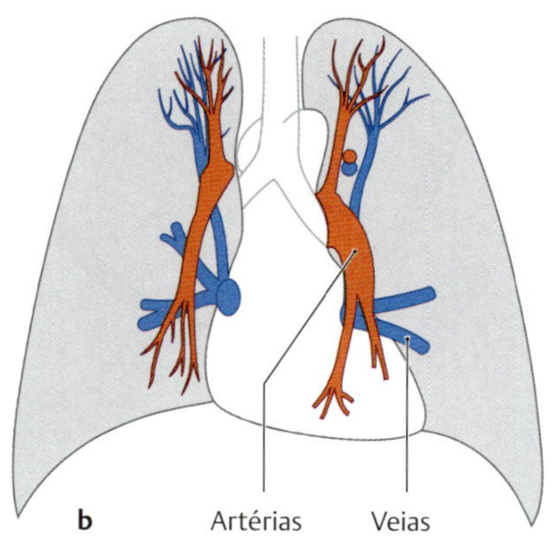

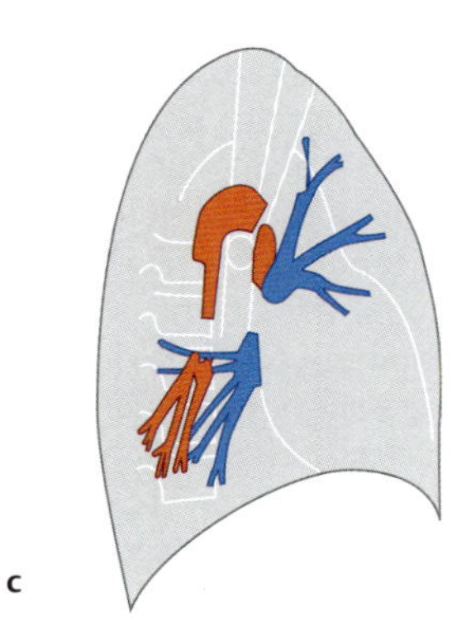

F Vasos pulmonares nas radiografias

a Detalhe de uma área próxima do hilo do pulmão em uma radiografia torácica AP: observam-se um vaso em corte longitudinal (1) e um vaso em corte transversal (2), além de um brônquio em corte transversal (3). Próximo à parede torácica, portanto, bem na periferia, a trama vascular não é observada.

b Esquema de feixes vasculares em uma radiografia PA.
Observação: As artérias seguem sempre em posição parabronquial; na região apical, seguem medialmente às veias e, na região basal, veias de trajeto horizontal cruzam as artérias dos lobos inferiores.

c Esquema de um feixe vascular em uma radiografia lateral.
Observação: Em posição retrocardíaca, as veias seguem anteriormente às artérias.

(Todas as fotos desta unidade de: Reiser M, Kuhn F, Debus J, Hrsg. Duale Reihe Radiologie. 4. Aufl. Stuttgart: Thieme; 2017.)

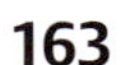

4.14 Tomografia Computadorizada dos Pulmões e Mediastino (TC de Tórax)

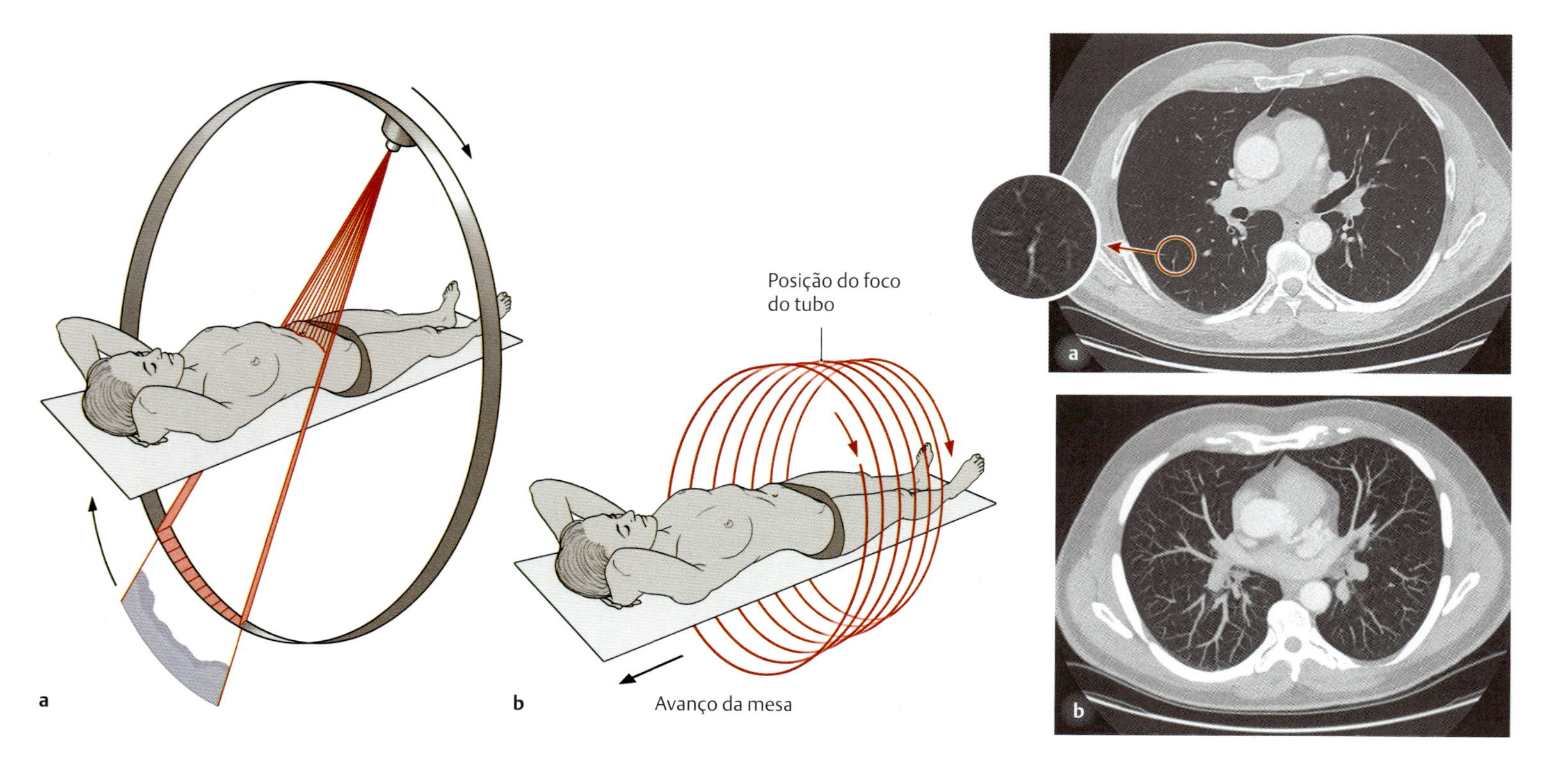

A Princípio da tomografia computadorizada

a Princípio de aquisição de imagens em tomografia computadorizada; **b** Ilustração da trajetória espiral (TC espiral) do tubo de raios X ao redor do corpo. A rotação do tubo e o avanço da mesa são contínuos na TC. Os dados de medição são registrados como um conjunto de dados de volume, a partir do qual camadas de qualquer espessura e em intervalos variáveis podem ser calculadas. A tomografia computadorizada (do grego: *tomos* = corte) é um procedimento de raios X que cria seções transversais (axiais) através do corpo. Foi desenvolvida na década de 1960 por Hounsfield e Cormack. A diferença decisiva para os radiografias convencionais é que as imagens não são tiradas diretamente, mas são calculadas por um computador. Dependendo de quais e quantos dados de imagem são coletados durante a emissão dos raios X, reconstruções ou imagens bidimensionais, mas também tridimensionais, podem ser criadas em todos os planos espaciais (sagitais, coronais etc.; ver **D**). A tomografia computadorizada também possibilita que todas as estruturas sejam vistas sem sobreposição (sem sombras de raios X dos órgãos/tecidos que, de outra forma, estariam um atrás do outro). Basicamente, um tomógrafo computadorizado consiste em uma unidade de varredura (*gantry*) com um tubo de raios X e um sistema de detector (ver **a**), uma mesa de posicionamento do paciente, um painel de controle e um computador. Dependendo da densidade do tecido irradiado, o feixe de raios X é mais ou menos atenuado: os tecidos moles absorvem muito mais do que os tecidos contendo ar, ou seja, o contraste da imagem fornece essencialmente as diferentes densidades do tecido. Os detectores eletrônicos medem as diferenças na intensidade dos raios X e os convertem em sinais elétricos, que são então digitalizados e introduzidos na construção da imagem.

B Visualização dos pulmões em função da espessura da camada e da janela

a Imagem axial de TC na janela pulmonar; **b** MIP (projeção de intensidade máxima) na janela pulmonar (para tecnologia de janela, ver **C**). A representação das estruturas na TC depende, entre outras coisas, da espessura da camada selecionada. Geralmente, os cortes examinados têm 1,25 a 2,5 mm de espessura. Com essa espessura de camada, os interlobos e lóbulos pulmonares secundários podem ser bem representados como as menores unidades de construção do parênquima pulmonar, por exemplo, em relação aos pulmões. Para a representação de estruturas maiores, são necessários cortes um pouco mais espessos (cerca de 10 mm de espessura) e, ao mesmo tempo, uma representação de contraste mais alto (ver **b**). Isso é conseguido com a chamada técnica MIP, na qual são levados em conta apenas os *pixels* com maior intensidade de sinal, ou seja, os mais brilhantes. A MIP é usada, por exemplo, na busca dos chamados nódulos pulmonares, que são regiões de compactação esférica aproximadamente arredondadas com diâmetro de 1 a 3 cm de diferentes origens, por exemplo, carcinoma brônquico, metástases, abscessos, infartos etc.)

C Valores típicos de densidade de diferentes tecidos em unidades Hounsfield

Os valores de densidade dos tecidos são indicados na tomografia computadorizada com as chamadas unidades Hounsfield (UH). Eles definem os valores de absorção ("valores de atenuação") dos tecidos radiografados em relação aos valores de absorção do ar e da água: ao ar é atribuído o valor de absorção –1000, à água, o valor de absorção 0. Neste contexto, o tecido pulmonar "com ar" tem UH –500 e a substância compacta densa dos ossos tem UH +1.000 a +2.000.

Tecido ou achado	Unidades Hounsfield (UH)
Ar	–1.000
Tecido pulmonar	– 500
Tecido adiposo	– 50 a –100
Água	0
LCS	+15
Tecido hepático	+ 40 a +60
Tecido hepático com agente de contraste	+150
Sangramento fresco	+70 a +90
Substância compacta	+1.000 até +2.000

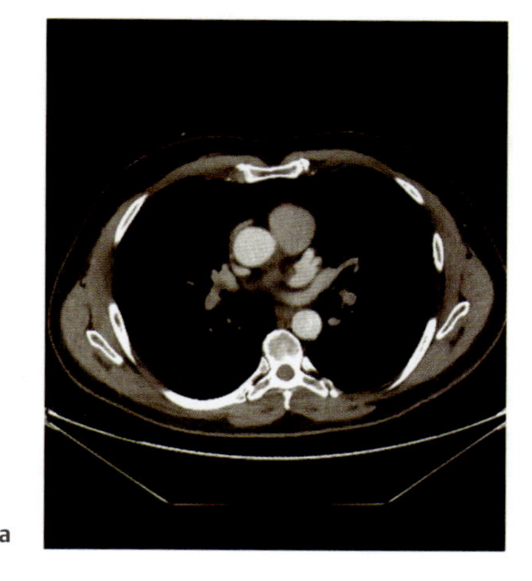
a

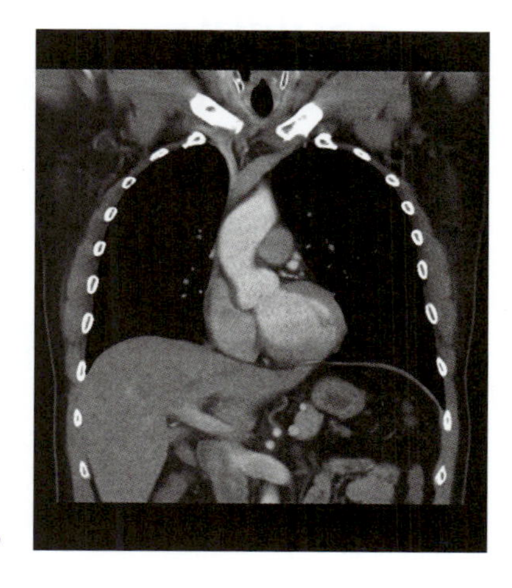
b

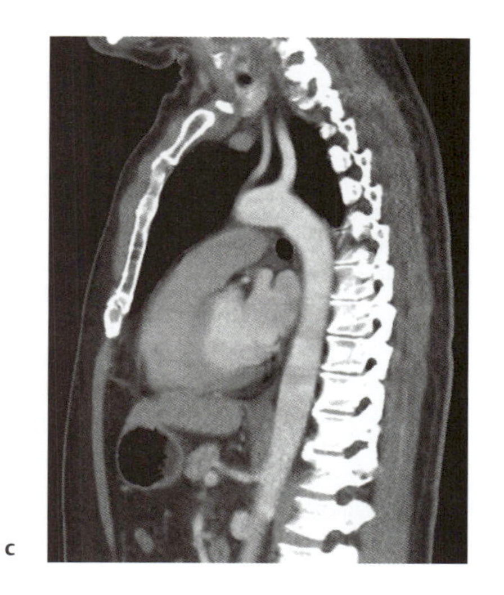
c

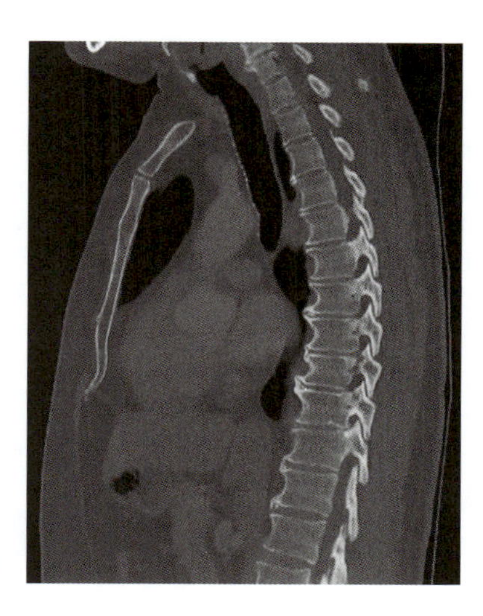
d

D Exibição de estruturas dependendo da janela selecionada

a–c Janela de tecidos moles em corte **a** axial, **b** coronal e **c** sagital; **d** Janela óssea em corte sagital. Além da espessura do corte, ver **B**, a chamada janela tem papel decisivo na tomografia computadorizada. Em princípio, a imagem de TC pode representar consideravelmente mais tons de cinza do que o olho humano pode distinguir. Portanto, os tons de cinza capturados devem ser limitados dependendo de quais estruturas se deseja examinar. Isso é feito selecionando as chamadas janelas. Selecione determinado valor de densidade (valor de UH) como o centro (ou nível) da imagem/janela em tons de cinza e amplie esse centro até um certo grau (largura da janela). Janelas pequenas têm maior contraste, e as janelas maiores, menor contraste. A respectiva janela então exibe apenas as estruturas como escala de cinza que você deseja examinar, aqui relacionadas ao tórax:

- **Janela de tecidos moles ou mediastinal**, estruturas mediastinais, especialmente nos cortes axial (**a**), coronal (**b**) e sagital (**c**).
- **Janela óssea**, as estruturas ósseas, especialmente nos corte sagitais (**d**) e
- Janela pulmonar, estruturas pulmonares, especialmente em cortes axiais (ver Figuras **Ba** e **b**).

Por exemplo, para os pulmões, selecione −650 UH como o centro e 1.500 UH como a largura da janela. O valor −650 UH é considerado porque os pulmões têm −500 UH (ver Tabela **C**) e o centro é adaptado com a maior precisão possível ao valor de densidade de UH do tecido a examinar. No entanto, não se considera apenas −500 UH, mas um total de −650 UH, porque também se capturam ar, vasos e tecido conjuntivo. Uma janela pulmonar com esses valores varia de −1.400 UH a +100 UH. Todas

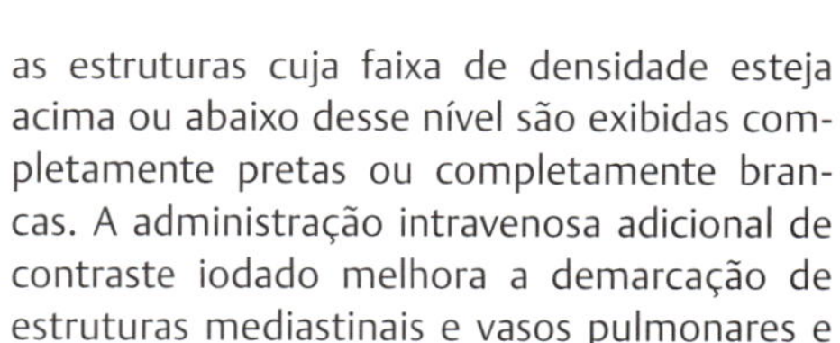
as estruturas cuja faixa de densidade esteja acima ou abaixo desse nível são exibidas completamente pretas ou completamente brancas. A administração intravenosa adicional de contraste iodado melhora a demarcação de estruturas mediastinais e vasos pulmonares e fornece indicações do fluxo sanguíneo para estruturas patológicas. (TCs nestas páginas: Prof. Dr. med. S. Müller-Hülsbeck, Institut für Diagnostische und Interventionelle Radiologie/Neuroradiologie, DIAKO Krankenhaus gGmbH Flensburg.)

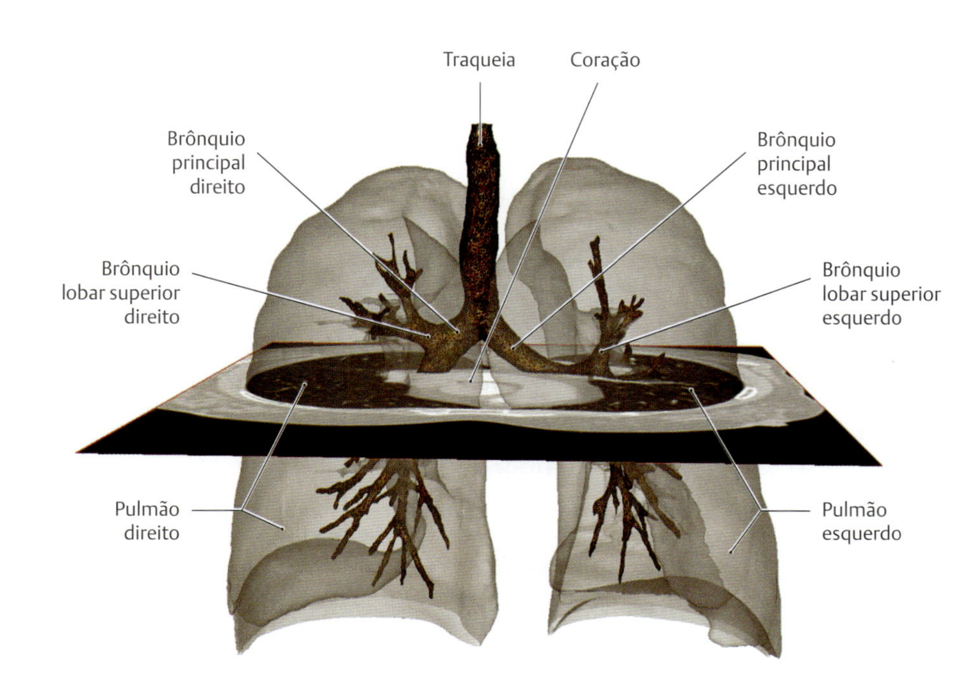

E Reconstrução da árvore bronquial a partir de imagens transversais

Vista anterior; a árvore bronquial foi seccionada tomograficamente e reconstruída tridimensionalmente a partir dos cortes individuais. O resultado é uma representação espacial com alta resolução óptica. Para orientação, é inserido um plano de TC do tórax com os "cortes" do coração e dos pulmões. Em contraste com as broncografias frequentemente realizadas no passado (com preenchimento de agentes de contraste dos brônquios), este exame não é tão incômodo para o paciente. Graças à alta resolução, mesmo pequenas alterações na árvore bronquial podem ser detectadas e relacionadas topograficamente com precisão. Um tumor maligno do epitélio brônquico, o carcinoma brônquico, comum em fumantes, pode ser localizado com precisão dessa forma.

5.1 Esôfago: Localização, Subdivisões e Peculiaridades

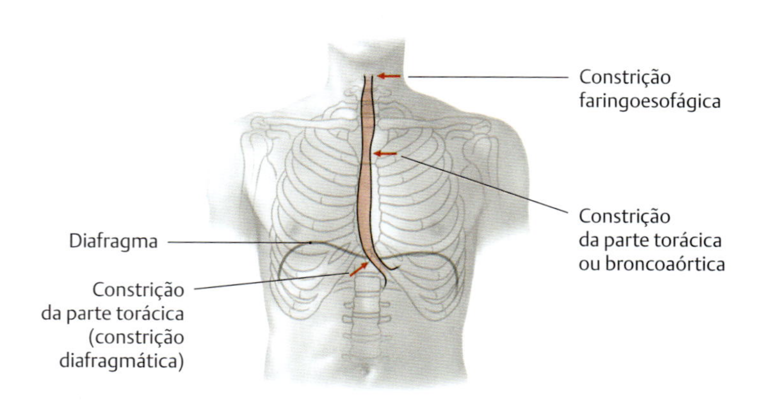

A Projeção na parede do tórax
Vista anterior. O esôfago se situa principalmente na região posterior, um pouco à direita da linha mediana (deslocado devido à aorta, situada à sua esquerda). A passagem através do diafragma ocorre um pouco abaixo do processo xifoide do esterno. As setas indicam a posição das três constrições do esôfago (ver **C**).

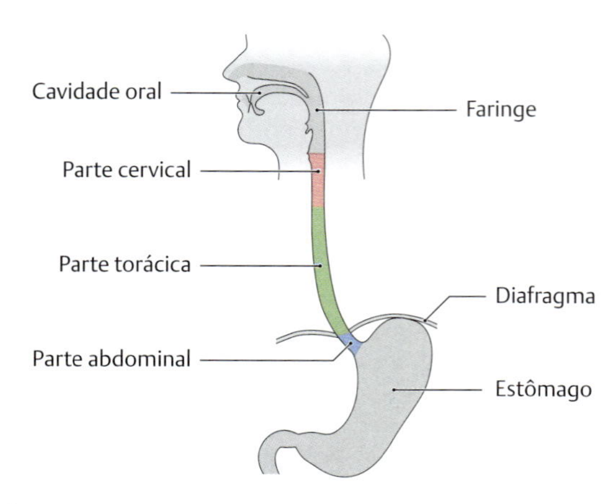

B Subdivisões
Vista anterior, com a cabeça voltada para a direita. O esôfago, com cerca de 23 a 27 cm de comprimento e 1 a 2 cm de largura, apresenta três segmentos:

- Parte cervical: no pescoço, anteriormente à coluna cervical; projetando-se do corpo vertebral de C VI ao corpo vertebral de T I
- Parte torácica: nos mediastinos superior e posterior; projetando-se do corpo vertebral de T I até a passagem através do diafragma (aproximadamente na altura do corpo vertebral de T XI); é o segmento mais longo
- Parte abdominal: na cavidade abdominal; projetando-se do local de passagem através do diafragma até a cárdia; é o segmento mais curto.

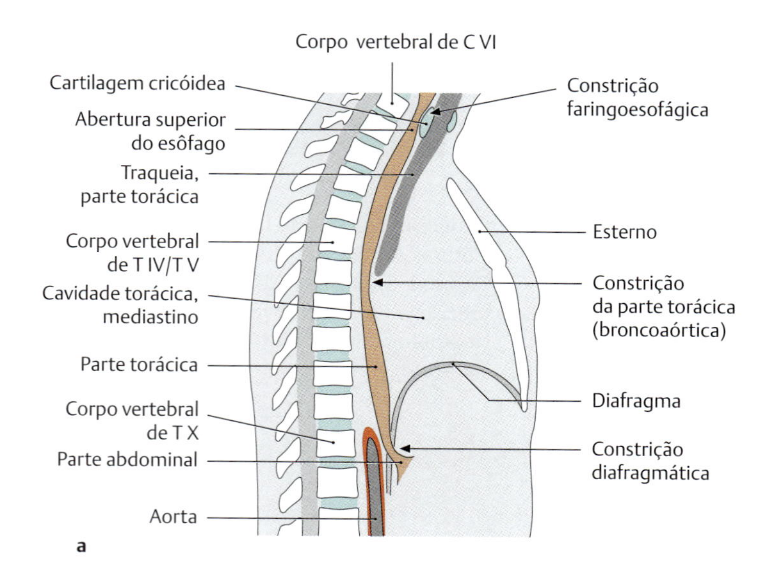

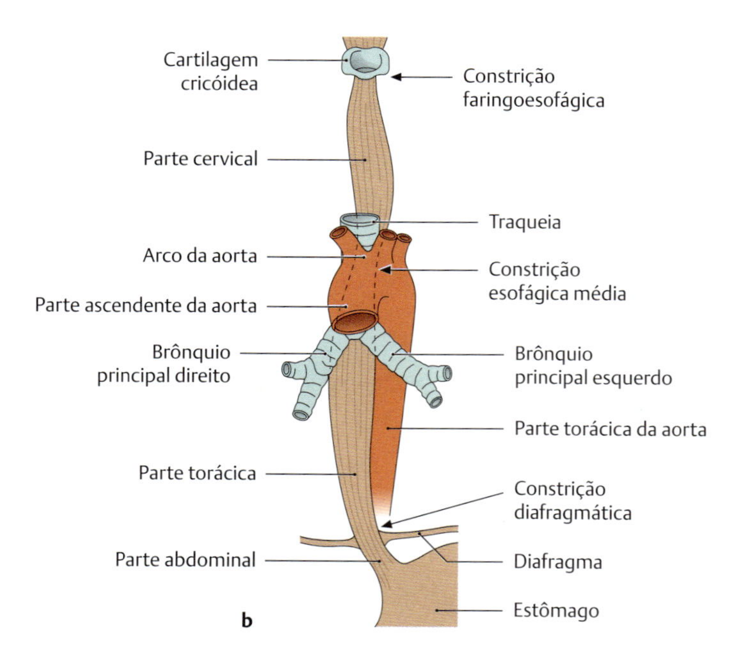

C Constrições e curvaturas do esôfago
Vistas do lado direito (**a**) e anterior (**b**).
O esôfago apresenta três **constrições**, que se projetam no nível de determinadas vértebras (**a**). As causas dessas constrições são as relações anatômicas com estruturas que estreitam o esôfago externamente (p. ex., a parte torácica da aorta), além de mecanismos funcionais de fechamento/oclusão (constrição inferior, ver também a p. 169). Estas constrições são identificadas com a introdução de um gastroscópio e devem ser ultrapassadas com cuidado (a largura normal do esôfago é de cerca de 20 mm):

- Constrição faringoesofágica (14 a 16 cm a partir da arcada dentária da mandíbula): corresponde à abertura superior do esôfago na parte cervical (ver p. 168) do órgão; o esôfago localiza-se posteriormente à cartilagem cricóidea (altura do corpo vertebral de C VI); largura máxima de 14 mm
- Constrição da parte torácica (25 a 27 cm a partir da arcada dentária da mandíbula): o esôfago (parte torácica) posiciona-se à direita do arco da aorta e da parte torácica da aorta (esta constrição também é conhecida como constrição broncoaórtica, à altura do corpo vertebral de T IV/T V); largura máxima de 14 mm
- Constrição diafragmática (36 a 38 cm a partir da arcada dentária da mandíbula): região de passagem do esôfago através do diafragma, início da parte abdominal do órgão; região de fechamento funcional do esôfago por meio da musculatura e das veias da parede esofágica. Exceto durante a deglutição, a parte abdominal encontra-se permanentemente fechada (ver p. 169); largura máxima também em torno de 14 mm.

Além das constrições, o esôfago apresenta **curvaturas** (**b**) típicas: uma superior e outra inferior, ambas para a esquerda (nas partes cervical e abdominal, respectivamente), além de uma curvatura média para a direita (na parte torácica, devido à relação com a parte torácica da aorta). Além disso, o esôfago apresenta-se côncavo anteriormente no plano sagital, uma vez que segue o trajeto da coluna vertebral (cifose torácica) (**a**).

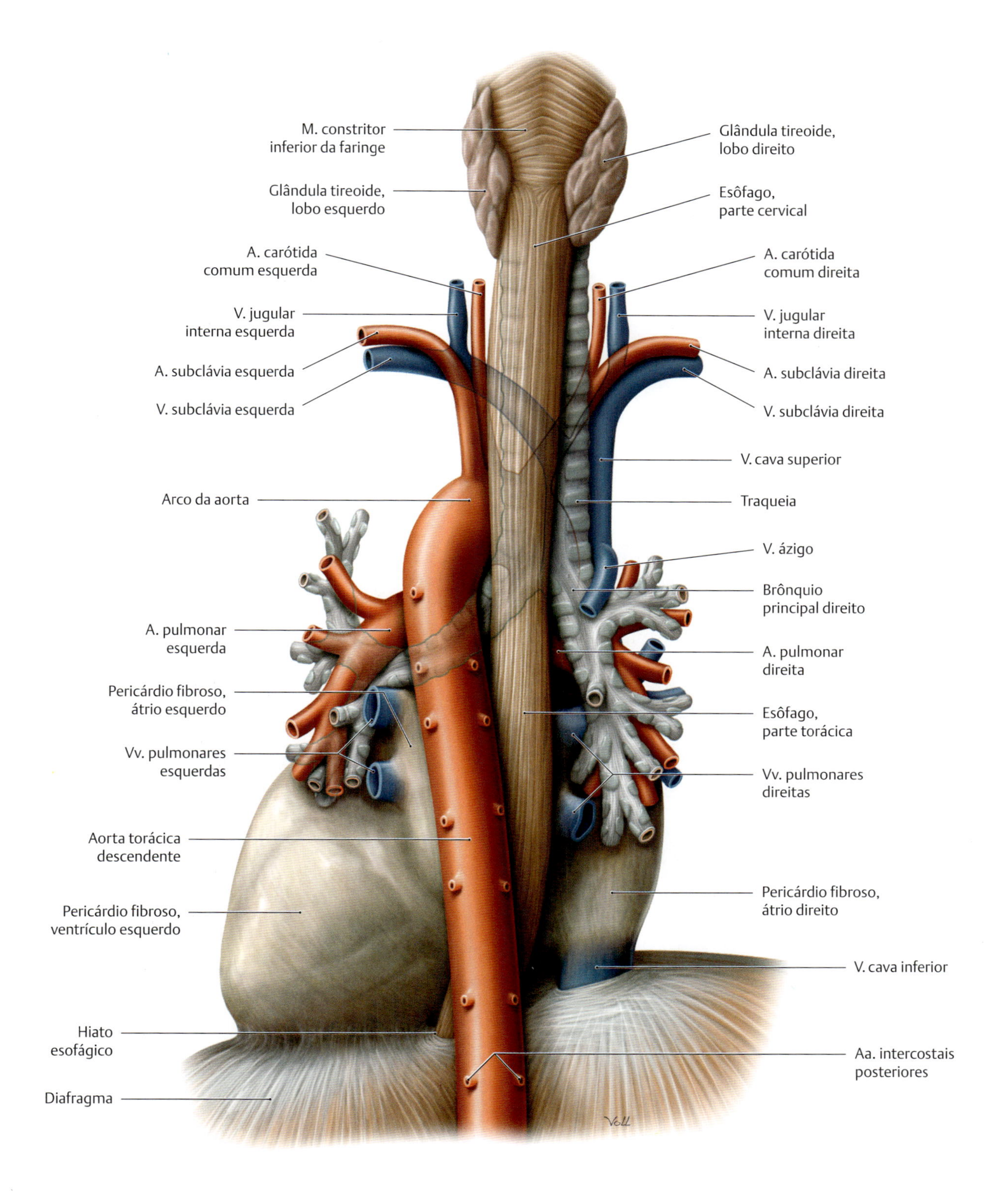

D Relações topográficas, vista posterior

"Bloco de órgãos", com o pericárdio, os grandes vasos, a traqueia e o esôfago: as estreitas relações topográficas do esôfago com o átrio esquerdo do coração e com a parte torácica da aorta podem ser observadas. Como o coração se dispõe assimetricamente no tórax, as Vv. pulmonares direitas estão mais próximas do esôfago do que as esquerdas. Inicialmente, o esôfago se projeta em direção inferior, à direita da aorta, depois fica anteriormente à aorta, imediatamente acima do diafragma, antes de atravessar o hiato esofágico e entrar na cavidade abdominal (ver também as constrições, **C**). Graças ao seu tecido conjuntivo, o esôfago encontra-se conectado e é facilmente movimentado no tecido conjuntivo do mediastino (importante para o ato de deglutição). Ele exibe alguma estabilidade devido à fixação de sua parede anterior à parede posterior da traqueia, por numerosos feixes de tecido conjuntivo.

Observação: A traqueia se origina de um brotamento do esôfago. Consequentemente, durante uma fase muito precoce de seu desenvolvimento embrionário existe conexão significativa entre a traqueia e o esôfago. Se houver uma falha em seu fechamento fisiológico, pode ocorrer uma fístula traqueoesofágica. Por esta físula, o alimento pode atingir a traqueia e os pulmões, causando pneumonia recidivante.

5.2 Esôfago: Aberturas Superior e Inferior — Abertura e Fechamento

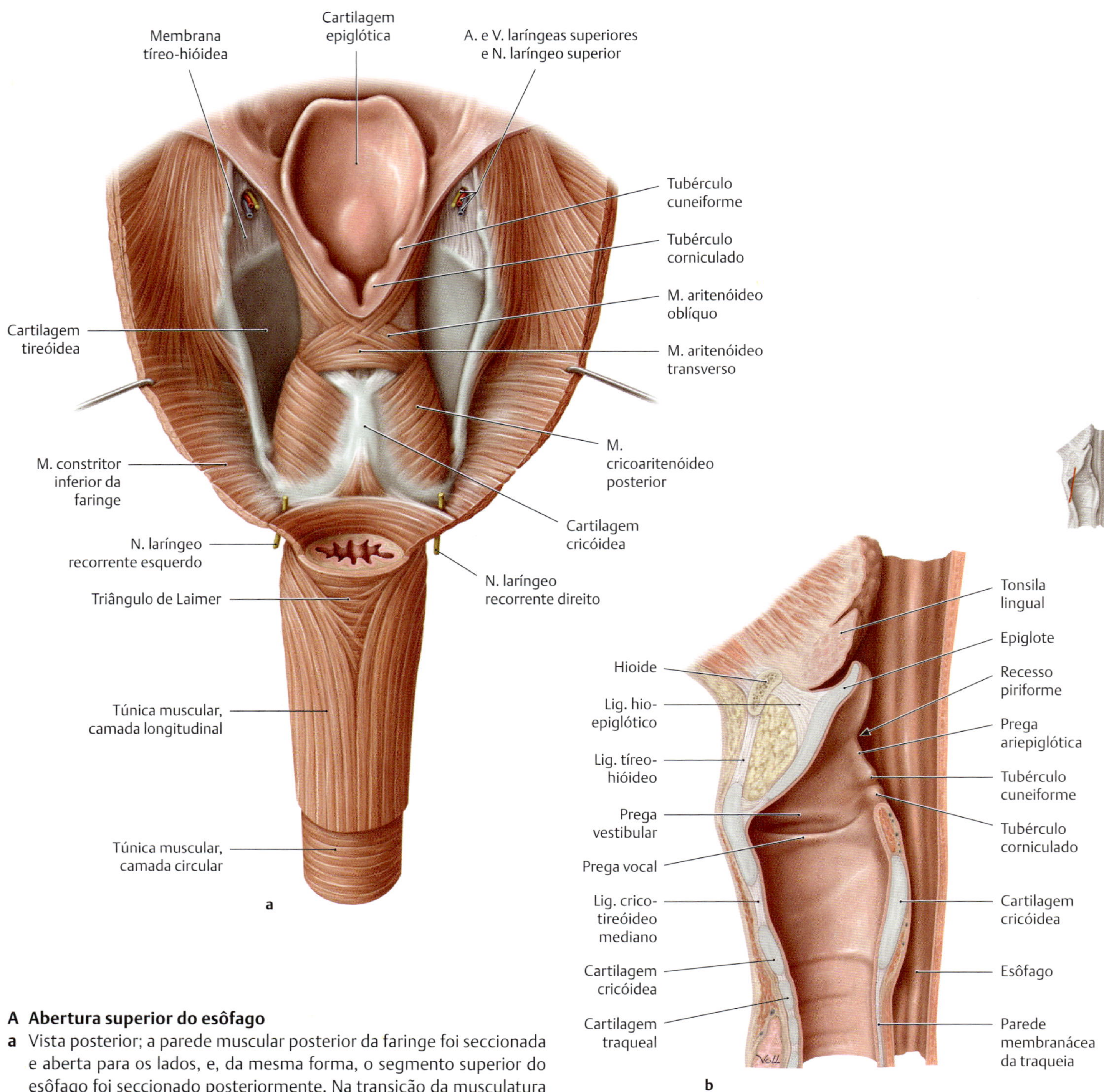

A Abertura superior do esôfago

a Vista posterior; a parede muscular posterior da faringe foi seccionada e aberta para os lados, e, da mesma forma, o segmento superior do esôfago foi seccionado posteriormente. Na transição da musculatura longitudinal do esôfago com a musculatura da faringe, a camada longitudinal é delgada na região posterior do esôfago, além de não ser tão desenvolvida como ao redor de toda a circunferência do esôfago (esta região é chamada de triângulo de Laimer). Deste modo, forma-se um ponto fraco na parede muscular, através da qual podem se formar divertículos (ver p. 171). Nesta figura, a representação do esôfago foi feita muito próximo da abertura superior do esôfago, com seu lúmen estrelado e alargado; portanto, como ocorre durante o ato de deglutição. Exceto durante a deglutição, a abertura superior do esôfago apresenta-se habitualmente como uma fenda transversal. A musculatura do segmento superior do esôfago é composta pela continuação da musculatura (estriada) da faringe, com fibras musculares estriadas esqueléticas, que são caudalmente substituídas pela musculatura lisa (não visualizada aqui).

b Corte sagital mediano, lado esquerdo. Na vista lateral, pode-se observar não apenas a musculatura, mas também a túnica mucosa do esôfago. Além disso, a expansão posterior do esôfago está visível e também as relações de tamanho entre o esôfago e a laringe. Aqui também se observa a constrição esofágica atrás da cartilagem cricóidea.

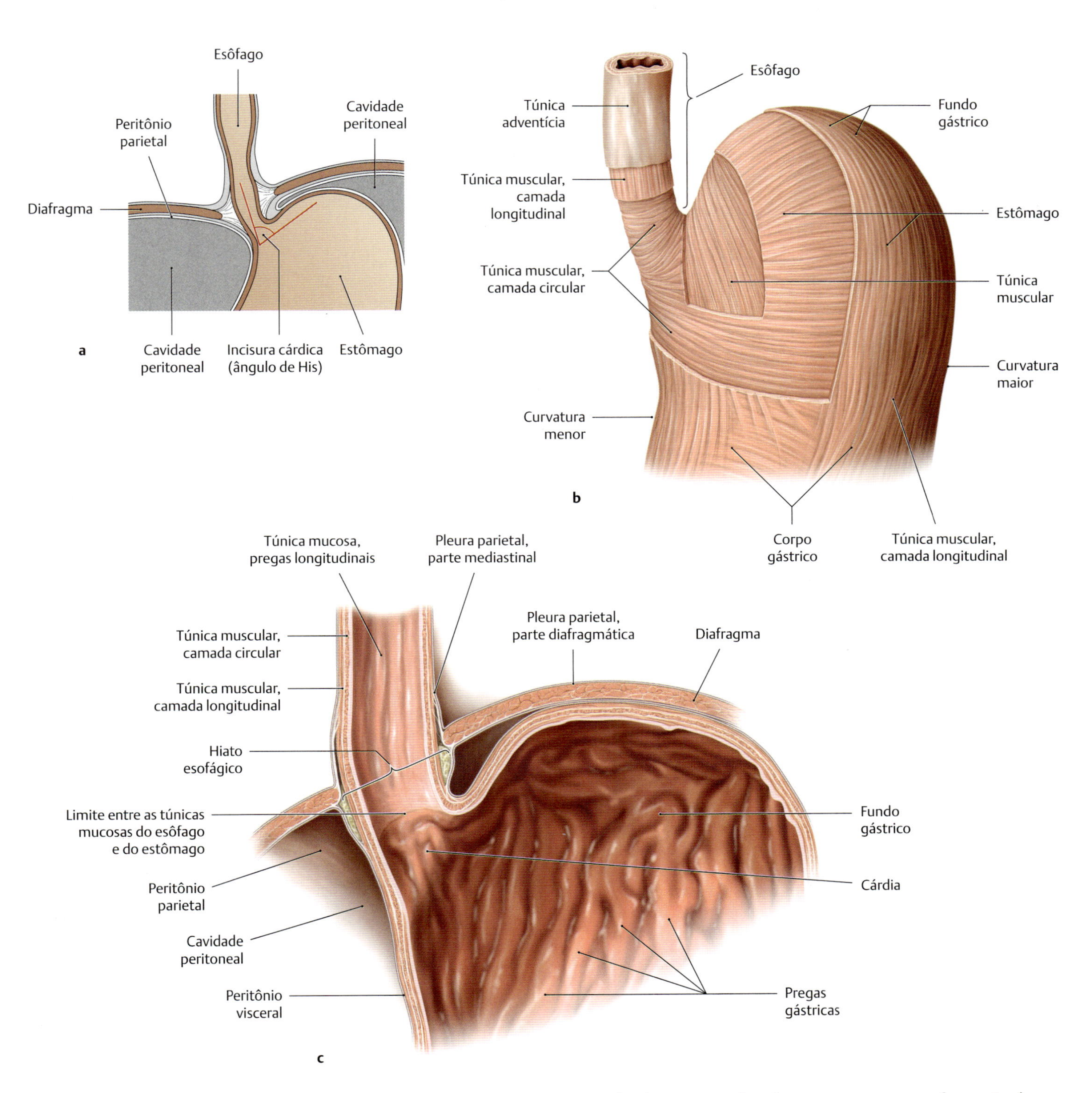

B Abertura inferior do esôfago

O fechamento funcional da abertura inferior do esôfago é um importante mecanismo para impedir o refluxo gastroesofágico do conteúdo gástrico, principalmente de ácido clorídrico. Em comparação com a túnica mucosa gástrica, a túnica mucosa esofágica não é protegida contra o ácido clorídrico: exposição repetida ao ácido clorídrico resulta em inflamação do esôfago (*esofagite de refluxo*). Formas agudas (e suaves) de tal refluxo (pirose) frequentemente ocorrem como dor retroesternal, principalmente em decúbito (à noite!). O fechamento do esôfago está baseado em muitos fatores:

- Estreitamento da abertura inferior do esôfago, por meio:
  - da musculatura esofágica circular (ver **b**), e
  - do plexo venoso da submucosa, que causa a formação de pregas longitudinais da túnica mucosa esofágica (ver **c**). Estas veias características são utilizadas como desvios por anastomoses portocava (ver p. 173). Os dois mecanismos juntos formam o chamado fechamento angiomuscular
- Fixação do esôfago na estreita passagem através do hiato esofágico, de natureza muscular (ver **c**)
- Envolvimento da transição esofagogástrica por tecido conjuntivo e tecido adiposo (**c**)
- Transição contínua da musculatura esofágica na musculatura gástrica (**b**), além do desvio do esôfago para a esquerda, abaixo do hiato esofágico do diafragma (ângulo de His; ver **a**).

5.3 Esôfago: Estrutura da Parede e Pontos Fracos

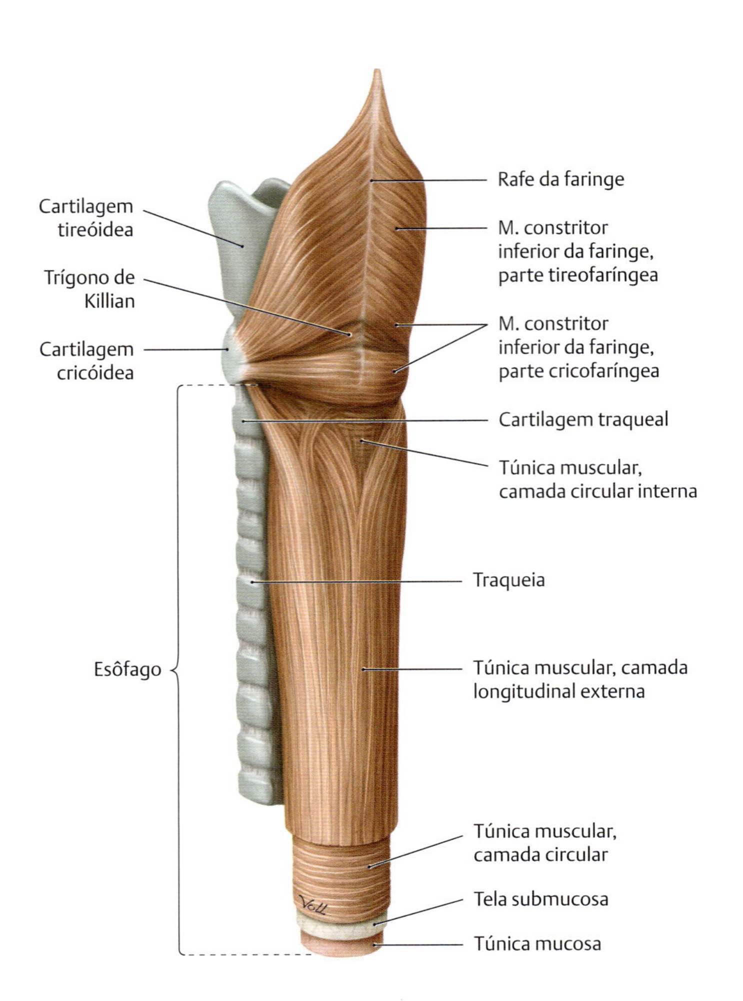

A Estrutura da parede do esôfago
Vista posterior. Partes da faringe, da laringe e da traqueia foram representadas para visão geral; a túnica adventícia (mais externa) foi retirada (ver as túnicas da parede, em **B**). A parede do esôfago está exposta de forma semelhante a um telescópio, de modo que as duas camadas da túnica muscular (camadas circular e longitudinal) sejam visíveis. Na abertura superior do esôfago (aqui recoberta pela faringe), estão associadas à musculatura da faringe. A forte musculatura do esôfago apresenta proeminentes movimentos peristálticos em direção ao estômago (transporte ativo dos alimentos durante a deglutição em 5 a 8 segundos). O sentido do fluxo pode ser modificado durante episódito de vômito (antiperistaltismo).

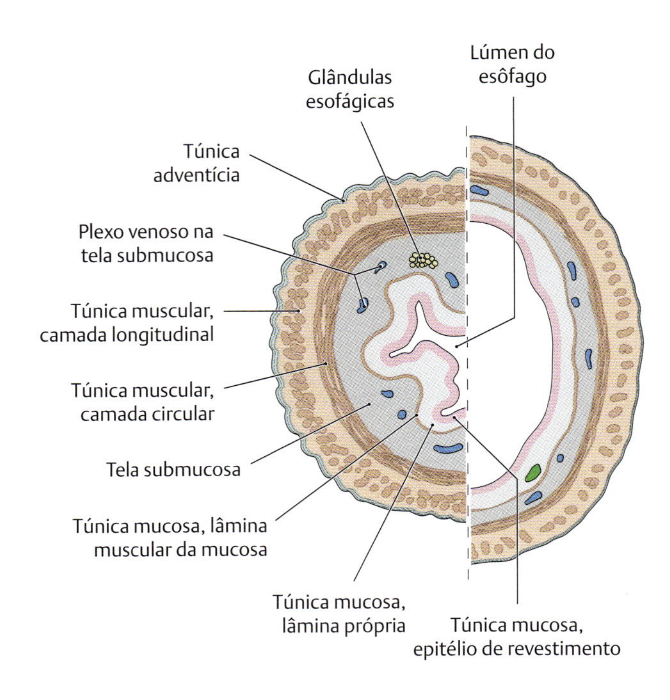

B Estrutura histológica do esôfago
Corte transversal do esôfago em estado contraído (à esquerda) e relaxado (à direita). As túnicas da parede do esôfago são típicas de um órgão oco do sistema digestório:

- Túnica mucosa, com epitélio de revestimento estratificado pavimentoso não queratinizado (resistência mecânica durante a passagem de fragmentos de alimentos), lâmina própria e lâmina muscular da mucosa
- Tela submucosa: camada de tecido conjuntivo frouxo que confere certa mobilidade, contendo numerosas glândulas mucosas (glândulas esofágicas), cuja secreção lubrifica a túnica mucosa para o deslizamento dos alimentos. Principalmente nas partes caudais do esôfago, a tela submucosa apresenta numerosas veias, que atuam no fechamento da abertura inferior do esôfago (ver p. 169)
- Túnica muscular, organizada em uma camada circular interna e uma camada longitudinal externa. A musculatura lisa atua no transporte peristáltico dos alimentos para o estômago
- Túnica adventícia: camada de tecido conjuntivo frouxo com certa mobilidade, que inclui o esôfago no tecido conjuntivo mediastinal e se encontra intimamente associada ao tecido conjuntivo da parede posterior da traqueia (túnica adventícia da traqueia).

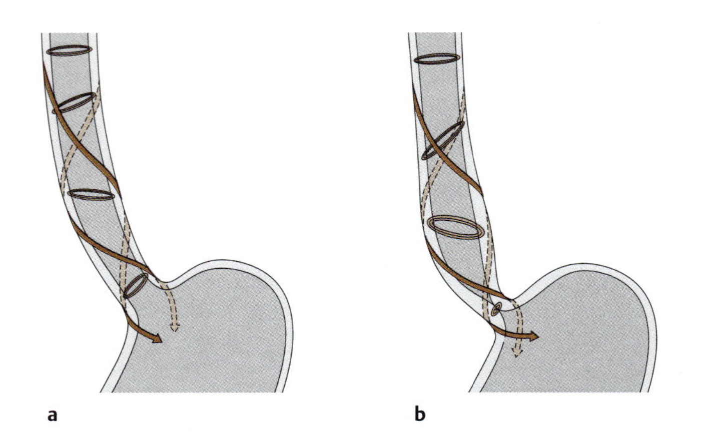

C Configuração funcional da musculatura esofágica
Ato de deglutição: a passagem do esôfago para o estômago encontra-se aberta (**a**), e, em seguida, é fortemente fechada (**b**). As camadas da musculatura do esôfago, de trajeto basicamente longitudinal e circular (camadas longitudinal e circular, ver também **A**), apresentam numerosas fibras *espiraladas* (ver os círculos na figura) ao redor do órgão. Durante a rotação do estômago no período embrionário (ver p. 43), a musculatura é adicionalmente "retorcida". A combinação de fibras de trajeto longitudinal, circular e oblíquo tem como consequência o fato de que o esôfago pode, em caso de necessidade, estreitar as aberturas superior e inferior e, consequentemente, "se fechar" (efeito isolado das fibras circulares) (ver p. 169). Também consegue se estreitar e se encurtar (efeito das fibras longitudinais, circulares e oblíquas) produzindo movimentos peristálticos em direção ao estômago durante a deglutição.

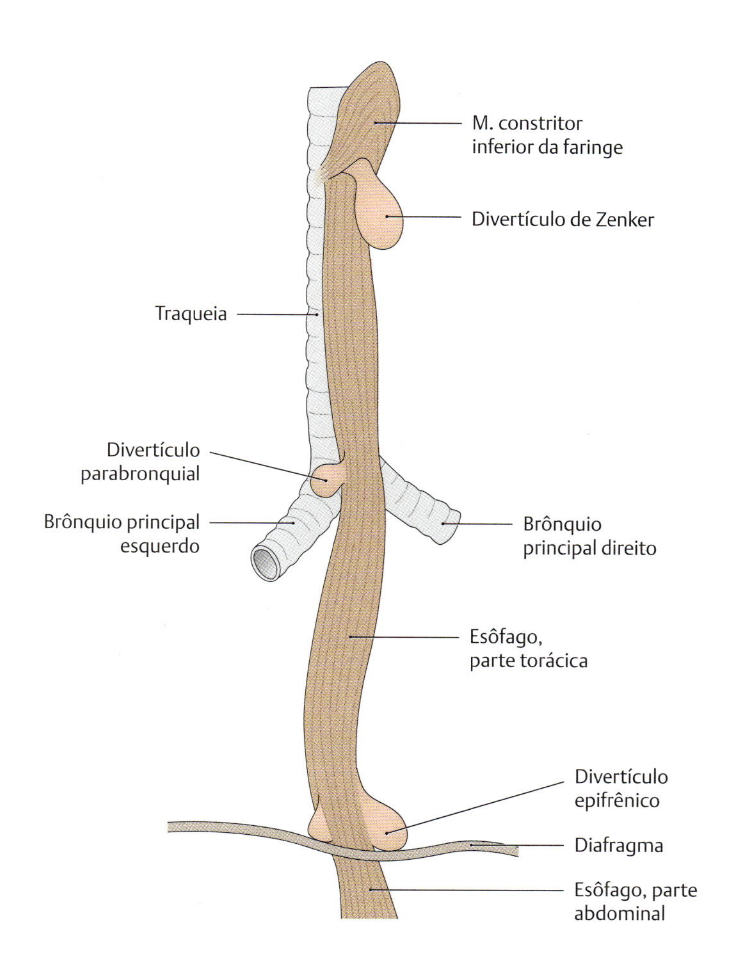

D Formação de divertículos esofágicos

Os divertículos esofágicos se formam mais frequentemente em locais de maior fragilidade, como, por exemplo, acima da passagem do esôfago pelo diafragma (divertículo para-hiatal ou epifrênico, 10% dos casos). Este é um *divertículo de pulsão* "não verdadeiro", isto é, a túnica mucosa e a tela submucosa são pressionadas para fora através da túnica muscular devido à pressão aumentada no esôfago (p. ex., com a deglutição normal) nos locais de fragilidade estrutural mencionados. O chamado divertículo de Zenker, o mais frequente dos divertículos esofágicos (70% dos casos), é, na verdade, um divertículo da *parte laríngea da faringe*. Ele se forma no chamado trígono de Killian, e daí o nome de "*divertículo limítrofe*". Os demais 20% dos divertículos esofágicos se formam independentemente dos locais de fragilidade estrutural mencionados e causam a projeção de todas as túnicas da parede (divertículos "verdadeiros", ou *divertículos de tração*). Habitualmente são consequência de inflamações, como, por exemplo, linfangite, e, por isso, tendem a se localizar onde o esôfago passa junto aos brônquios e aos linfonodos bronquiais (divertículos torácicos ou parabronquiais).

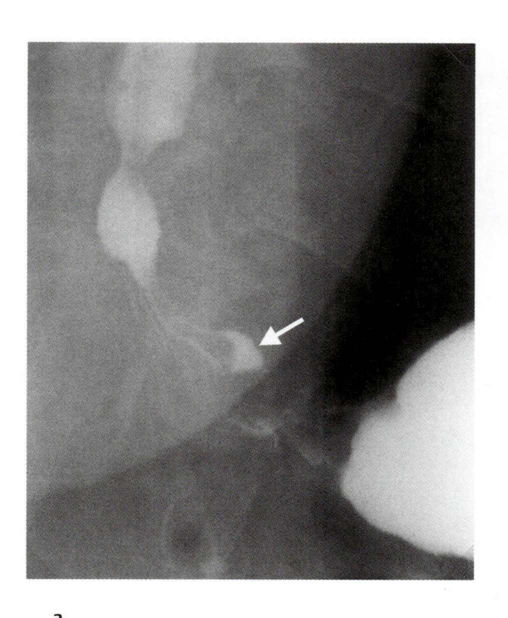
a

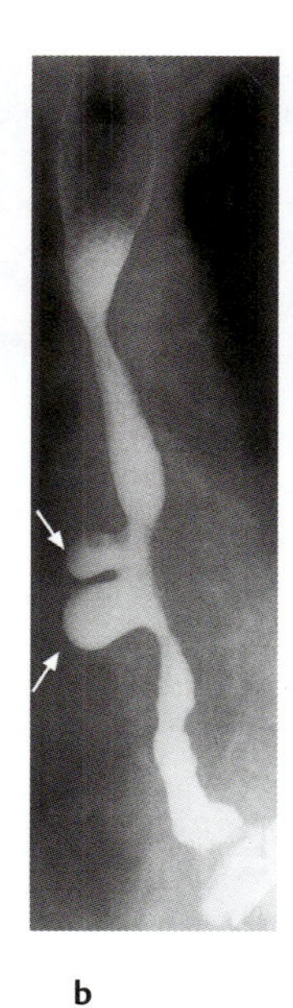
b

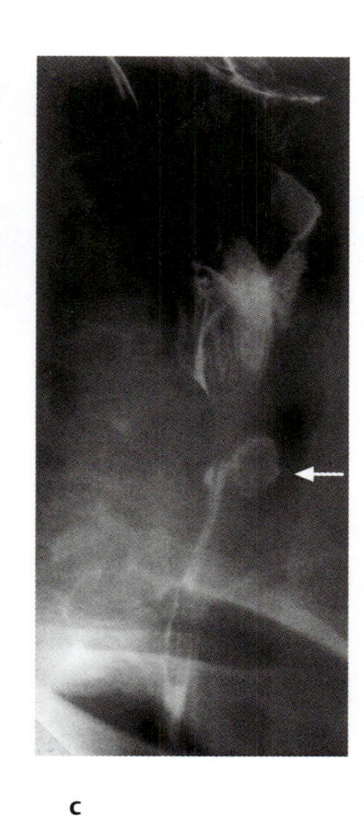
c

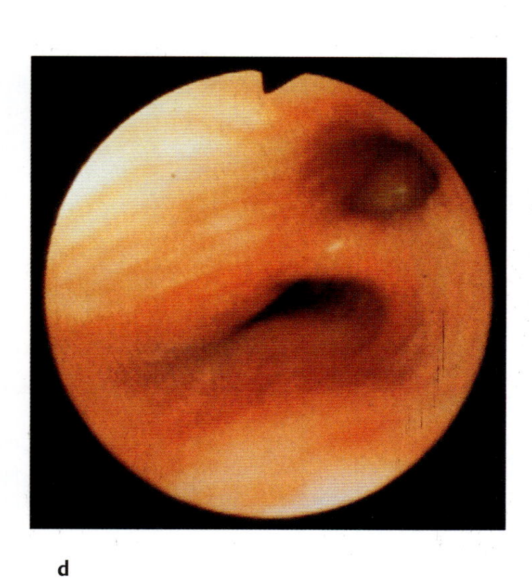
d

E Detecção de um divertículo na esofagografia (a–c) e na endoscopia (d) (de: Reiser M, Kuhn F, Debus J, Hrsg. Duale Reihe Radiologie. 4. Aufl. Stuttgart: Thieme; 2017.)

a Divertículo epifrênico com um pequeno depósito de meio de contraste (seta), imediatamente acima do diafragma.

b Divertículo de tração (duas setas) na altura da bifurcação da traqueia.

c Divertículo de Zenker imediatamente abaixo da cartilagem cricóidea, indicado pelo depósito de meio de contraste (seta).

d Na endoscopia os divertículos esofágicos são identificados pela abertura adicional na parede do esôfago.

5.4 Artérias e Veias do Esôfago

A Vasos sanguíneos do esôfago
a Artérias; **b** Veias.
Vista anterior da parede posterior do tórax e da parte superior do abdome; todos os órgãos foram retirados, exceto o esôfago e uma parte da traqueia; a parte oral do estômago permanece no abdome.
Observação: O esôfago, de acordo com a sua divisão em três segmentos (ver p. 166), é suprido por três fontes arteriais e drenado por uma rede venosa.

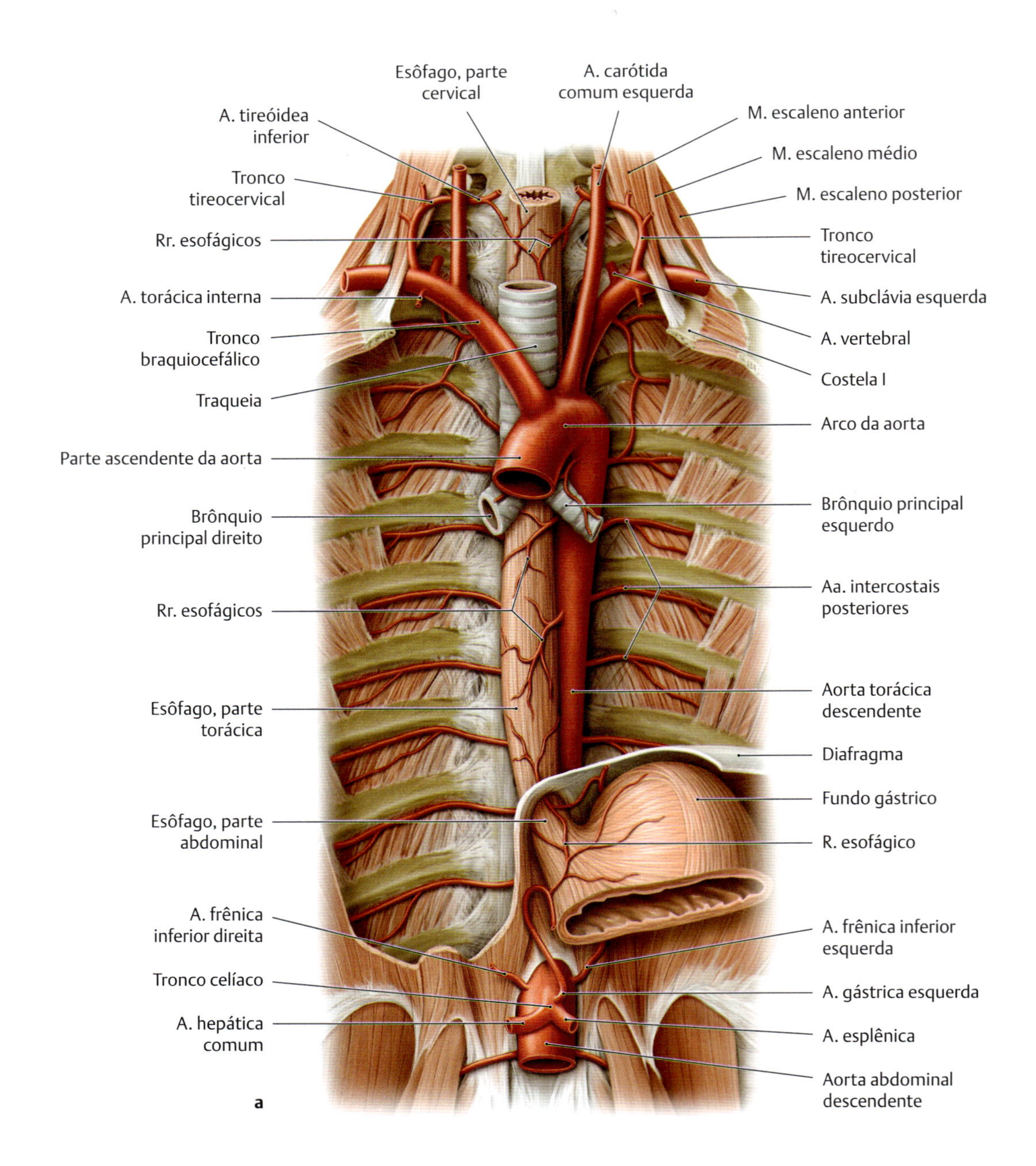

B Suprimento arterial e drenagem venosa do esôfago

Segmento do esôfago	Suprimento arterial	Drenagem venosa (ver Ab)
• Parte cervical	• Rr. esofágicos – geralmente derivados da A. tireóidea inferior, ou – ramos diretos (raros, aqui não representados) derivados do tronco tireocervical ou da A. carótida comum	• Vv. esofágicas – com drenagem para a V. tireóidea inferior, ou – para a V. braquiocefálica esquerda
• Parte torácica (região de maior fluxo arterial e venoso do esôfago)	• Rr. esofágicos derivados da aorta torácica descendente; os ramos envolvem o esôfago em suas faces anterior e posterior	• Vv. esofágicas com drenagem – à esquerda, acima, para a V. hemiázigo acessória, ou para a V. braquiocefálica esquerda – à esquerda, abaixo, para a V. hemiázigo – à direita para a V. ázigo
• Parte abdominal (região de menor fluxo arterial e venoso do esôfago)	• Rr. esofágicos derivados da A. gástrica esquerda	• Vv. esofágicas com drenagem para a V. gástrica esquerda

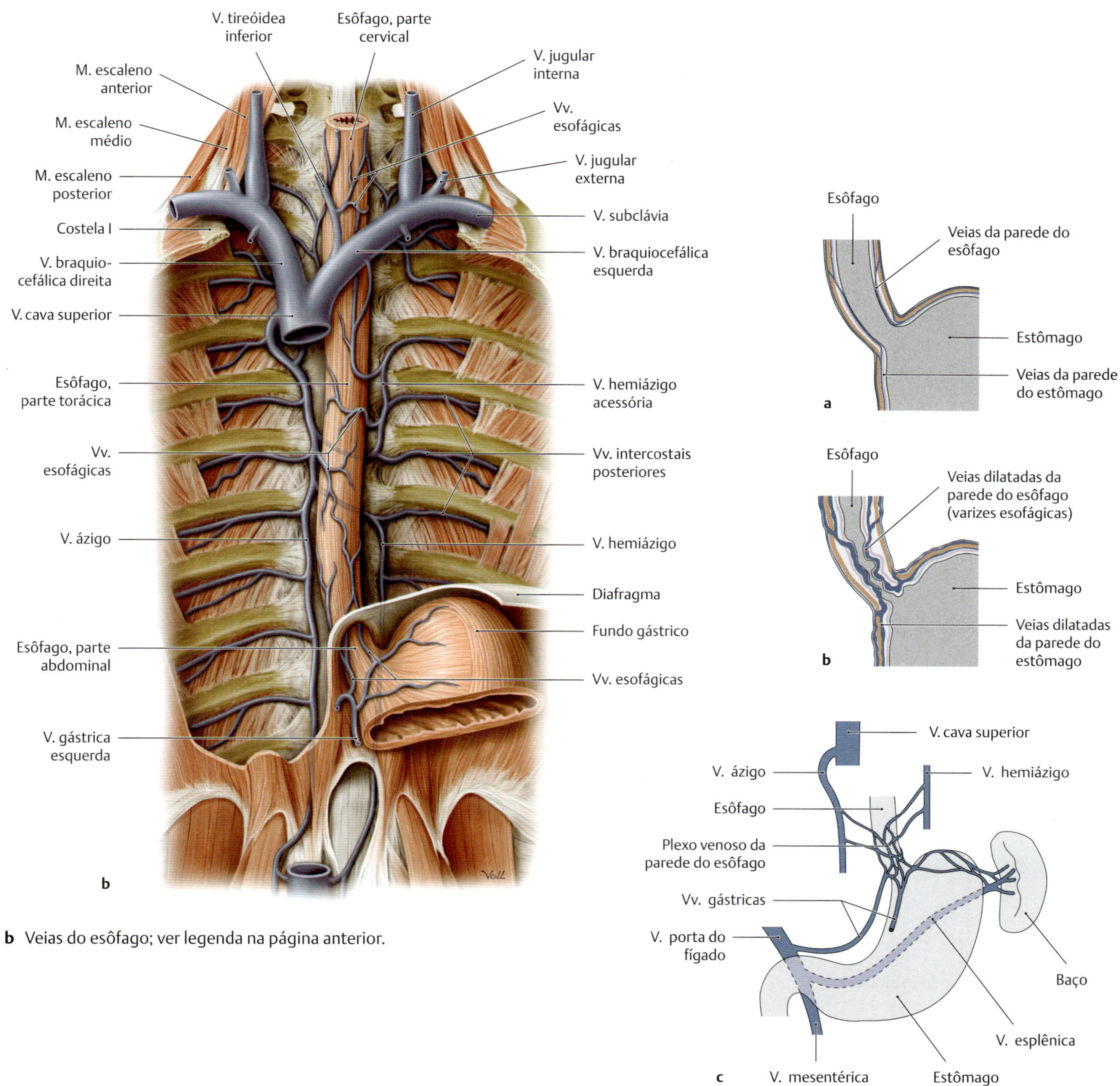

b Veias do esôfago; ver legenda na página anterior.

C Plexo venoso submucoso e anastomoses venosas

a e **b Plexo venoso submucoso e varizes do esôfago**: Pequenos ramos das Vv. esofágicas, juntamente com ramos arteriais, seguem, penetrando todas as camadas da parede, atingindo até a lâmina própria da mucosa. Na espessa tela submucosa, de localização externa à túnica mucosa, estes ramos venosos formam um vasto plexo, que auxilia no fechamento funcional do esôfago (ver p. 169) na transição da parte torácica para a parte abdominal. Ele se continua com um plexo análogo na cárdia. Se houver obstrução venosa localizada antes da cárdia, o sangue da veia porta é desviado para este plexo esofágico, graças às anastomoses das Vv. esofágicas no plexo venoso submucoso, que, então, sofrem dilatação patológica (varizes esofágicas, ver **b**, não raramente associadas a dilatações patológicas de veias do estômago).

c Anastomoses das veias esofágicas: Na transição da parte torácica para a parte abdominal, as Vv. esofágicas apresentam duas áreas de drenagem, de acordo com as anastomoses:

1. a parte torácica, drenada pela V. ázigo ou pela V. hemiázigo para a V. cava superior, e
2. a parte abdominal, drenada pela V. gástrica esquerda para a V. porta do fígado.

Durante um bloqueio do fluxo sanguíneo na V. porta do fígado, portanto, o sangue pode alcançar a V. cava superior pelas Vv. esofágicas (anastomoses portocava, ver p. 235). As Vv. esofágicas recebem o sangue do plexo venoso da parede do esôfago.

5.5 Drenagem Linfática do Esôfago

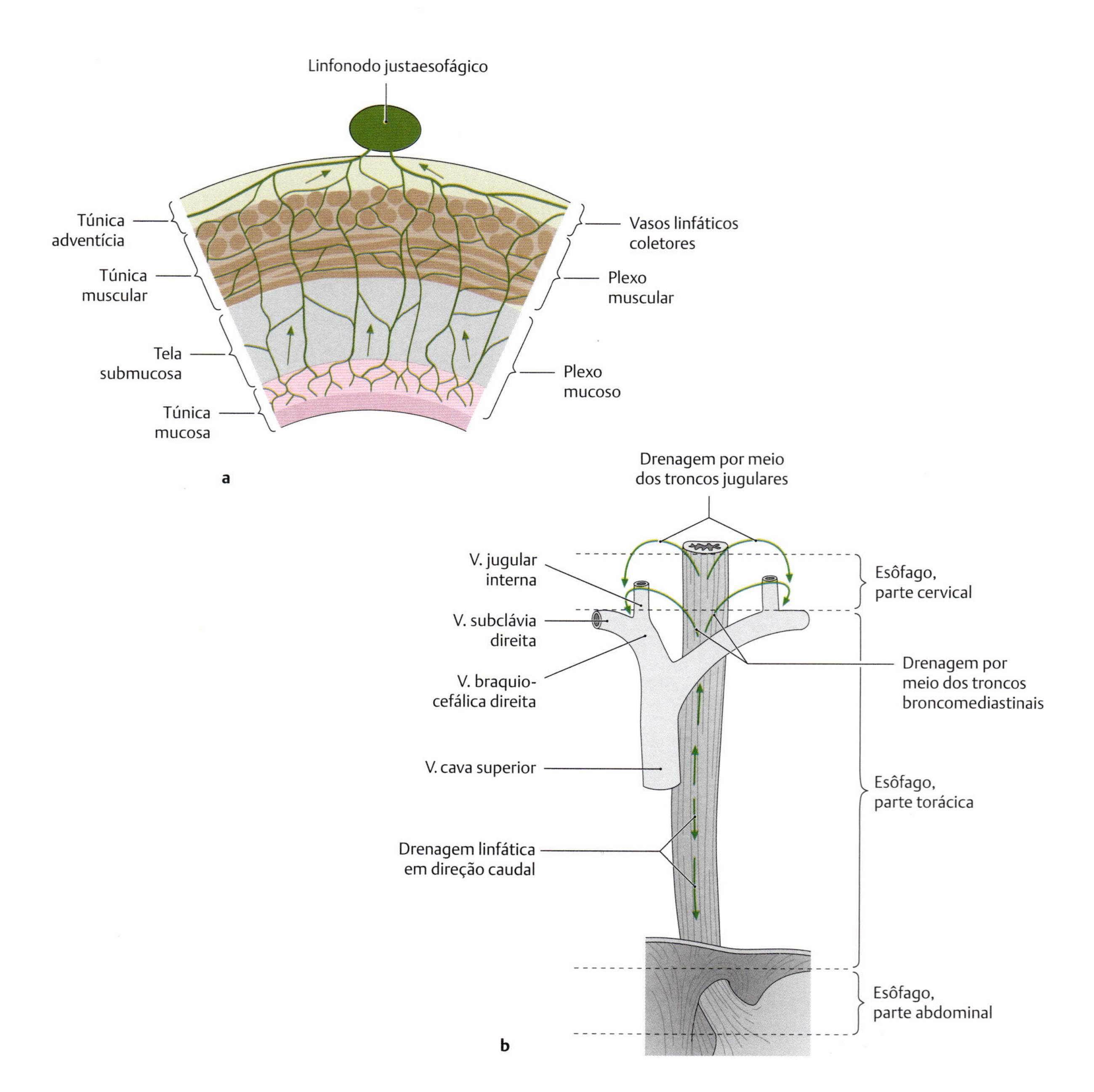

A Drenagem linfática do esôfago

a Drenagem da linfa da parede do esôfago; **b** Drenagem da linfa do esôfago em segmentos.

A linfa do esôfago flui de dentro para fora através das camadas de sua parede (**a**) primeiramente, em maior parte, para os linfonodos associados à parede (linfonodos justaesofágicos, ver **B**). Existem três sentidos principais de drenagem, que correspondem, aproximadamente, aos três segmentos do esôfago (**b**):

- A *parte cervical* conduz a linfa no sentido cranial principalmente para os linfonodos cervicais profundos e daí para o tronco jugular
- A *parte torácica* tem dois sentidos de drenagem:
  - Cranial para os troncos broncomediastinais (metade superior)
  - Caudal (em parte através dos Ll. frênicos *superiores*) também para os troncos broncomediastinais (metade inferior). Uma parte menor pode, através de finos vasos linfáticos, atingir o abdome superior por via transdiafragmática (através do hiato esofágico) e estabelecer conexão com a parte abdominal do esôfago (além de drenagem pelos Ll. celíacos, é possível drenagem linfática pelos Ll. frênicos *inferiores*). O "divisor de águas" para esses dois sentidos de drenagem encontra-se, aproximadamente, no meio da parte torácica, cuja porção superior pode ter uma conexão adicional com os linfonodos traqueais
- A *parte abdominal* tem, como o estômago, conexão com os Ll. celíacos (aqui não representados). Durante um refluxo da corrente nestes linfonodos esofágicos inferiores (alteração da posição do corpo e da pressão nas cavidades — respiração, pressão abdominal — pode provocar um distúrbio no sentido do fluxo linfático em questão), a linfa do estômago (e as metástases de um carcinoma gástrico!) pode, consequentemente, chegar aos linfonodos do tórax através da via transdiafragmática.

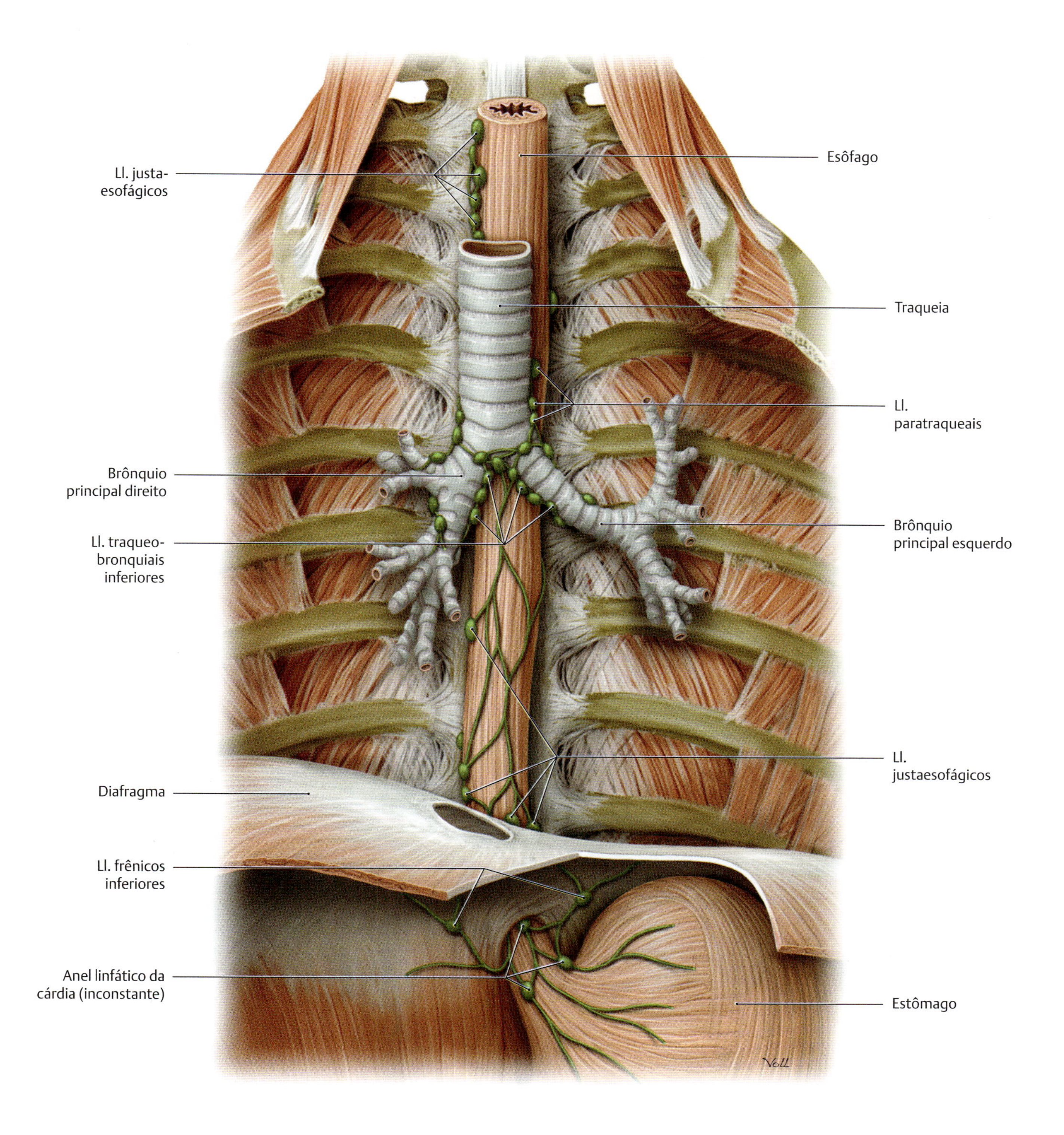

B Linfonodos do esôfago

Vista anterior do tórax aberto: todos os órgãos torácicos, incluindo uma parte da traqueia com os brônquios principais, além do esôfago, foram retirados; o abdome foi seccionado, e o estômago foi levemente deslocado em direção inferior. Para a visualização do hiato esofágico, uma parte do diafragma foi recortada. O esôfago encontra-se recoberto por uma rede de delgados vasos linfáticos, os quais conduzem a linfa para os Ll. justaesofágicos, localizados, lateralmente, ao longo do esôfago. A partir dos Ll. justaesofágicos a linfa atinge linfonodos coletores, e daí diretamente para o tronco jugular ou para os troncos broncomediastinais direito e esquerdo (compare com **A**). Próximo à bifurcação da traqueia, também existem conexões de vasos linfáticos esofágicos com os Ll. traqueobronquiais inferiores. Juntamente com o esôfago, vasos linfáticos atravessam o hiato esofágico e podem estabelecer conexão com o inconstante anel linfático da cárdia (fluxo subsequente para os Ll. celíacos). Todavia, os linfonodos esofágicos caudais também podem estabelecer conexão com os linfonodos do lado inferior do diafragma (= Ll. frênicos *inferiores*). *Observação*: Para fins de nomenclatura: os Ll. justaesofágicos são um subgrupo dos linfonodos mediastinais (compare com a p. 91).

5.6 Inervação do Esôfago

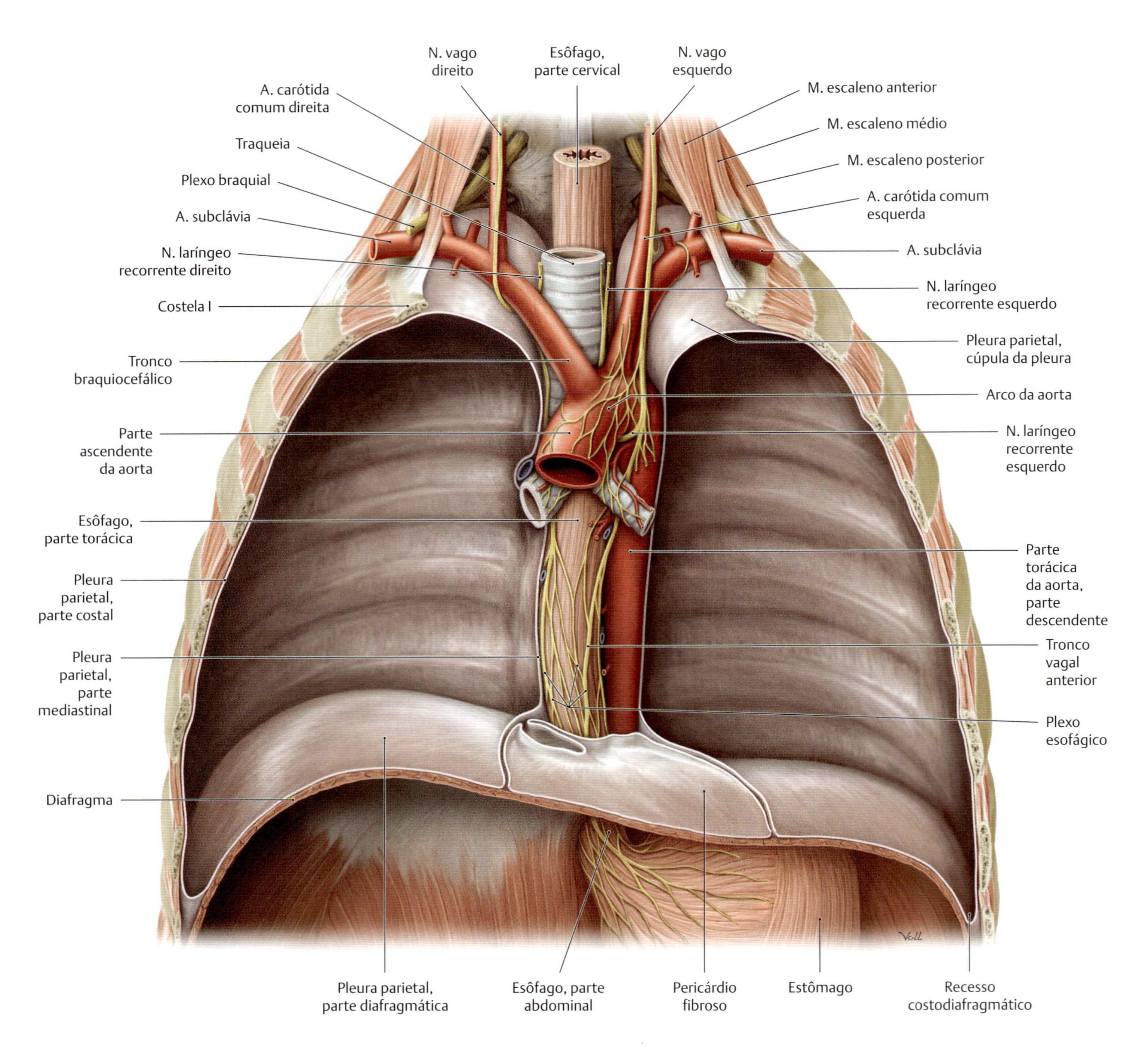

A Visão geral da inervação do esôfago
Vista anterior no tórax aberto. Todos os órgãos, até a traqueia e o esófago, foram removidos. Os Nn. vagos esquerdo e direito dão ramos para o esôfago, que formam o chamado plexo esofágico. Este continua com espessamentos filamentosos localizados nas paredes esofágicas anterior e posterior como tronco vagal anterior e posterior até o abdome. As fibras do tronco simpático se irradiam para o suprimento simpático do esôfago também no plexo esofágico.

B Efeito das partes simpática e parassimpática da divisão autônoma do sistema nervoso no esôfago

Simpática	Parassimpática
• Diminuição do peristaltismo • Diminuição da secreção das glândulas esofágicas	• Intensificação do peristaltismo • Aumento da secreção das glândulas esofágicas

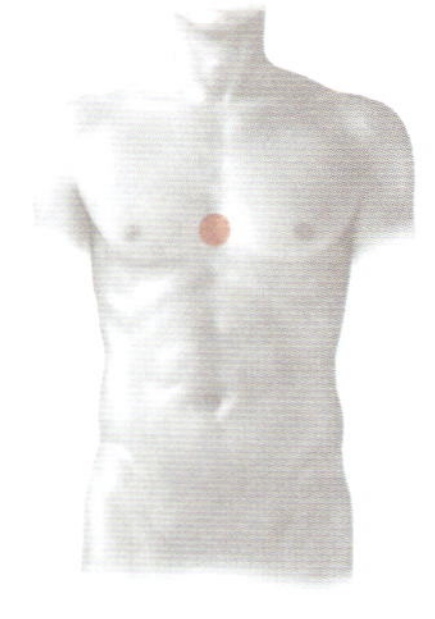

C Zona de Head do esôfago
Vista anterior. Em doenças do esôfago, a dor frequentemente não é bem localizada no órgão, mas projetada em uma área de pele na região inferior do esterno.

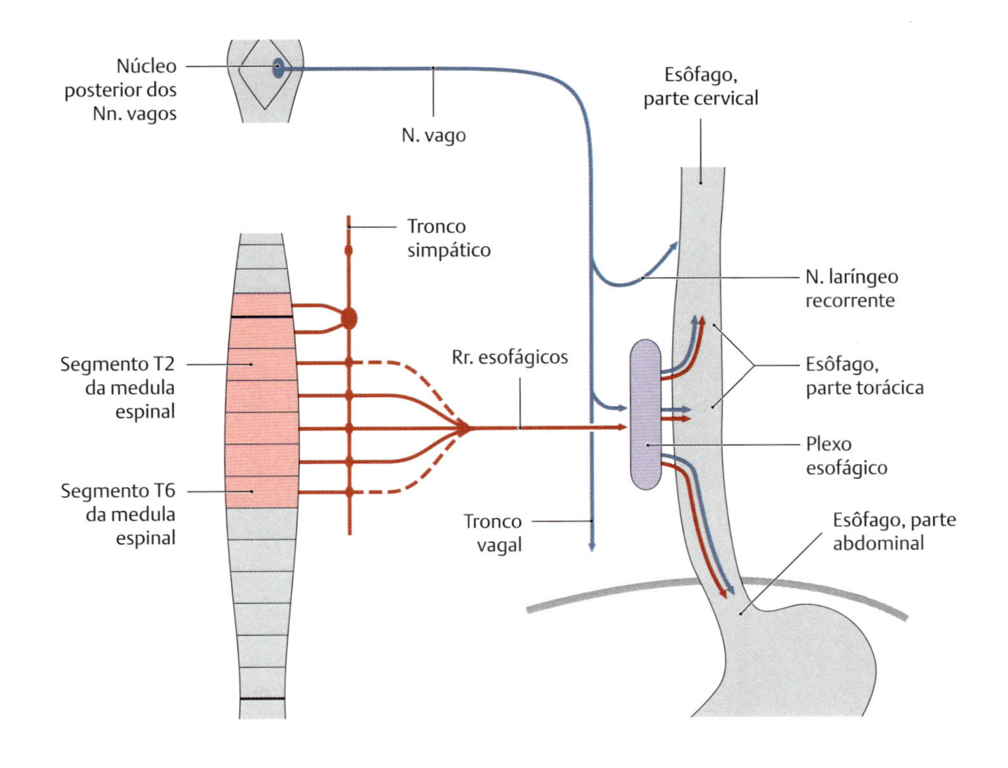

D Inervação autônoma do esôfago

O esôfago apresenta fibras parassimpáticas e simpáticas.

As **fibras parassimpáticas** seguem com os Nn. vagos (direito e esquerdo), derivadas do núcleo posterior do N. vago, e emitem Rr. esofágicos para a parte cervical, através dos Nn. laríngeos recorrentes. As fibras vagais formam, sobre o esôfago, um extenso plexo esofágico, que se estende até a parte abdominal do esôfago. Os Nn. vagos direito e esquerdo seguem (como continuação topográfica do plexo esofágico) como troncos vagais posterior e anterior na direção caudal, para o abdome.

As **fibras simpáticas** originam-se do tronco simpático, principalmente a partir dos (2º) 3º–5º (6º) gânglios torácicos. As fibras pós-ganglionares se projetam como Rr. esofágicos para o plexo esofágico. O suprimento simpático da parte cervical do esôfago ocorre por meio de fibras simpáticas derivadas do plexo esofágico ou de fibras derivadas do gânglio cervical médio (fibras não representadas aqui, por razões didáticas).

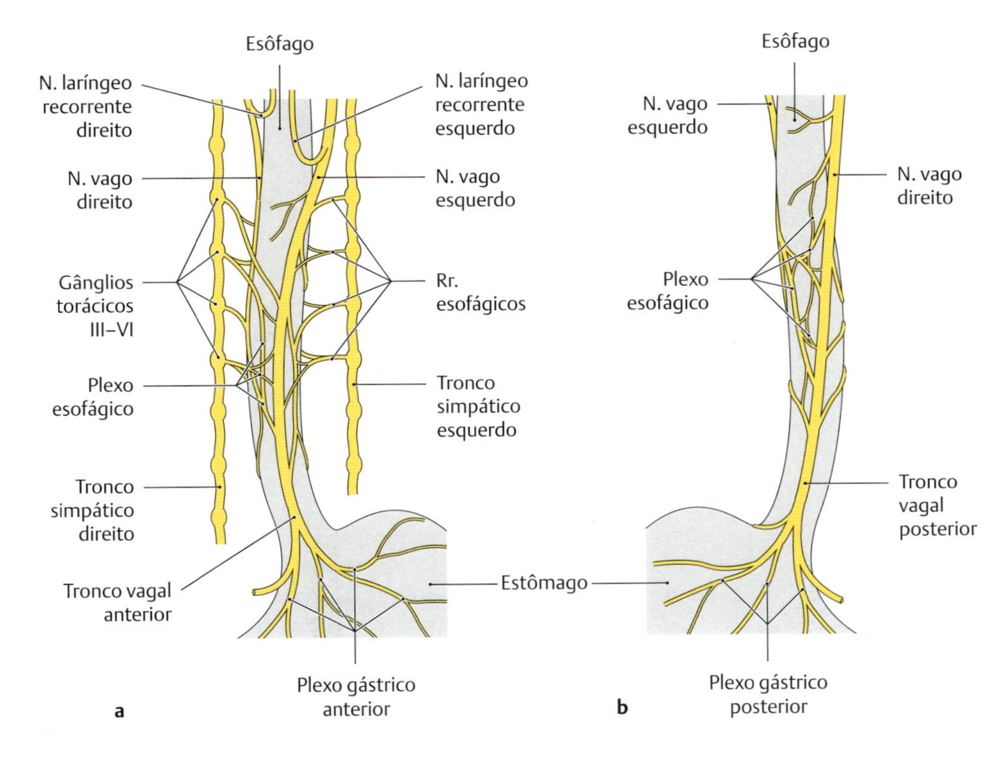

E Formação de plexos autônomos no esôfago

Vistas anterior (**a**) e posterior (**b**) do esôfago e de parte do estômago.

Os Nn. vagos seguem inicialmente um curto trajeto como Nn. vagos esquerdo e direito, à esquerda e à direita do esôfago; em seguida eles se deslocam anterior e posteriormente – isto é causado pela rotação do esôfago durante o desenvolvimento embrionário em torno de 90° em sentido horário (vista por cima): os Nn. vagos esquerdo e direito tornam-se os troncos vagais anterior e posterior, respectivamente. Entretanto, ambos os troncos trocam fibras em quantidades consideráveis, de modo que, por exemplo, o tronco vagal anterior (originariamente um derivado ou uma continuação do N. vago esquerdo) também tem fibras do N. vago direito – e vice-versa. Ambos os Nn. vagos e os troncos vagais emitem numerosas fibras para esôfago e, deste modo, formam os plexos esofágicos anterior e posterior. Os plexos esofágicos se continuam com o plexo gástrico. Na parte cervical, o esôfago é suprido pelos Nn. laríngeos recorrentes, derivados dos Nn. vagos. As fibras pós-ganglionares da parte simpática entram no plexo esofágico que, portanto, contém fibras parassimpáticas e simpáticas. No geral, a inervação simpática do esôfago é menor do que a parassimpática.

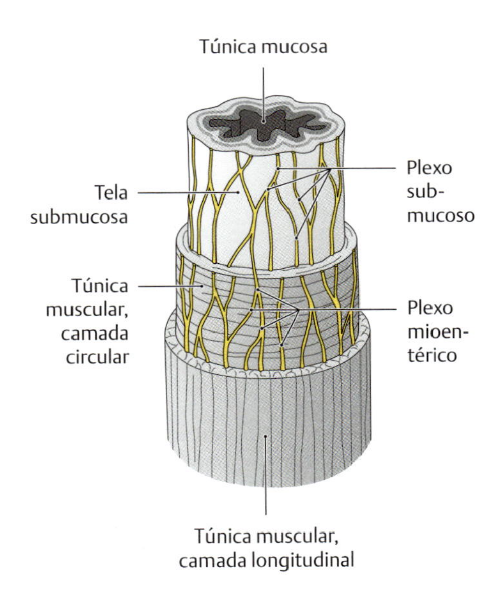

F Plexos nervosos autônomos na parede do esôfago

Esôfago em vista oblíqua; as túnicas da parede foram dissecadas de forma semelhante a um telescópio. Como todos os órgãos ocos do trato gastrintestinal, o esôfago também apresenta sistema nervoso intramural autônomo. Este é composto essencialmente por dois plexos, localizados na tela submucosa (plexo submucoso) e na túnica muscular (plexo mioentérico). Esses plexos são compostos por neurônios ganglionares intramurais, associados entre si por uma extensa rede de axônios responsável pelas funções musculares autônomas do esôfago (p. ex., o peristaltismo). Essa rede nervosa autônoma é influenciada e modulada pelas partes simpática e parassimpática (ver **B**).

5.7 Timo

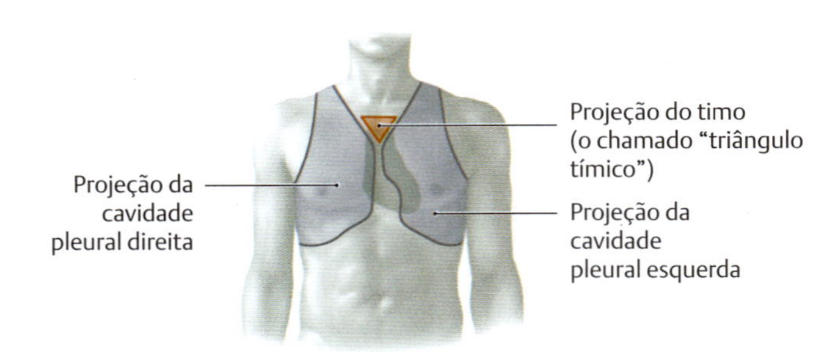

A Projeção do timo na parede torácica
As cavidades pleurais foram projetadas para orientação sobre o tórax. O timo se encontra no mediastino superior, anteriormente ao coração e aos grandes vasos, e posteriormente ao esterno. A área de projeção é frequentemente caracterizada como "triângulo tímico". Em uma criança muito pequena, um timo aumentado pode aparentemente ampliar a sombra da base do coração.

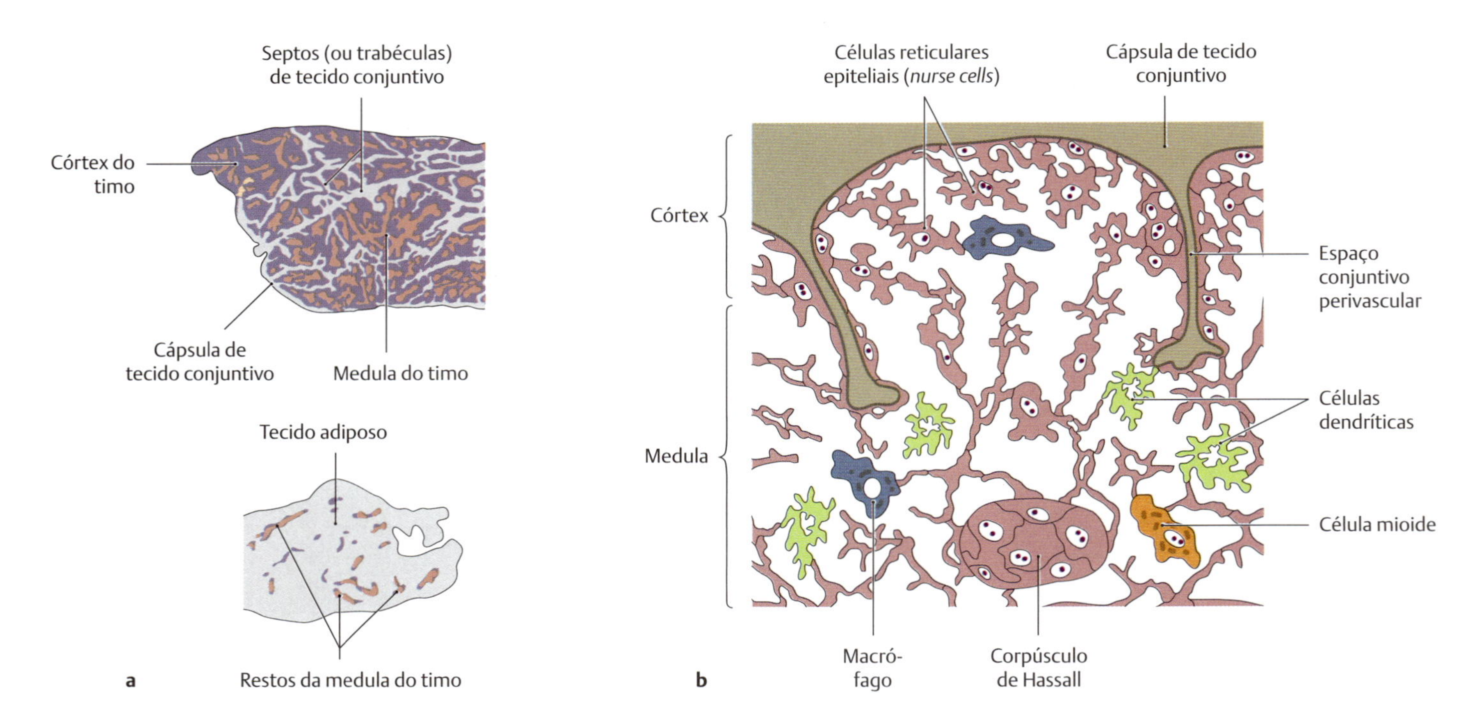

B Timo: estrutura histológica

a Timo de um adolescente (acima) e de um homem adulto (abaixo).
O timo é um órgão linfoide (linfoepitelial) primário de origem predominantemente endodérmica (3º par de bolsas faríngeas), mas também com porções de origem ectodérmica. Ele é essencial na maturação de linfócitos T (= *timo*) e na aquisição do perfil imunológico do indivíduo. Além do mais, nele são produzidos hormônios imunomoduladores (timosina, timopoetina, timulina). Em defeitos congênitos do timo, desenvolve-se uma grave deficiência imunológica. O timo é dividido em córtex e medula. No *córtex* são encontrados os chamados timócitos (= os precursores dos linfócitos T no timo da criança), além de linfócitos T maduros, enquanto na *medula* predominam as células reticulares epiteliais (*nurse cells*), de coloração pouco intensa, o que faz com que a medula apareça menos corada. Uma delgada cápsula de tecido conjuntivo envia delicados septos, ricos em vasos sanguíneos, para o interior do parênquima e subdivide o órgão em numerosos lóbulos tímicos.

b Ultraestrutura funcional (segundo Lüllmann-Rauch). O timo é constituído por uma trama de natureza basicamente epitelial (por isso ele é considerado um órgão linfoepitelial). Durante o desenvolvimento embrionário, os precursores dos linfócitos migram para o timo e amadurecem (regulação das células reticulares epiteliais) até se tornarem linfócitos T imunocompetentes. As células reticulares epiteliais formam, na região subcapsular, uma camada densamente compacta para a delimitação do interior do timo e dos capilares localizados no córtex, advindos das trabéculas de tecido conjuntivo (este arcabouço é caracterizado como barreira hematotímica, aqui não representada). No córtex e na medula, as células reticulares epiteliais se unem graças a longos prolongamentos de modo a formar uma rede tridimensional, na qual os timócitos encontram-se envoltos; na medula, essas células se agregam nos chamados corpúsculos de Hassall. Em grandes corpúsculos de Hassall, as células mais internas frequentemente degeneram, formando massa homogênea. A função dos corpúsculos de Hassall ainda não está esclarecida. Outras células do timo são:

- Macrófagos (fagocitose de timócitos)
- Células dendríticas (apresentação de antígenos)
- Células mioides (função desconhecida).

A maturação dos timócitos ocorre durante a migração do córtex para a medula. Os linfócitos maduros asseguram o reconhecimento de antígenos estranhos e sua distinção das estruturas do próprio corpo ("autotolerância"). Durante a involução do timo, após a puberdade, o tecido tímico específico — especialmente evidente no córtex — é substancialmente substituído por tecido adiposo, porém sempre permanecendo algum tecido tímico residual.

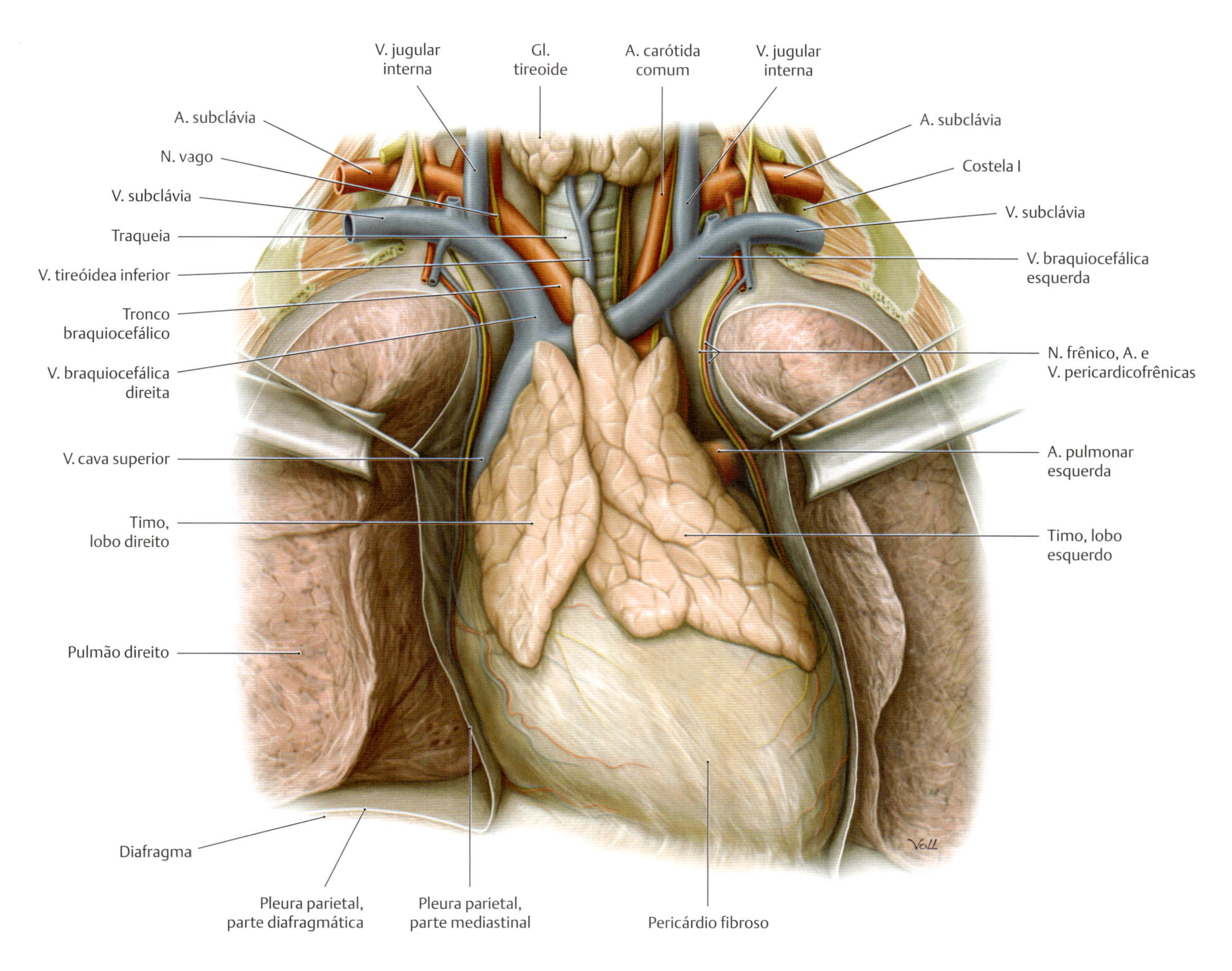

C Timo: tamanho e forma

Vista anterior do mediastino superior de uma criança de 2 anos. O timo ainda bem desenvolvido tem dois lobos (lobos direito e esquerdo), que são divididos pelo septo de tecido conjuntivo, em numerosos lóbulos (lóbulos do timo). Ele se localiza sobre o pericárdio, diretamente anterior aos ventrículos, à V. cava superior, às Vv. braquicefálicas e à aorta. Em uma criança pequena, o timo pode chegar, em direção cranial na região do pescoço, até quase a glândula tireoide. No pescoço, ele se encontra atrás da lâmina pré-traqueal da fáscia cervical. Durante a sua maior extensão (geralmente na puberdade), o timo alcança massa máxima de 30 g.

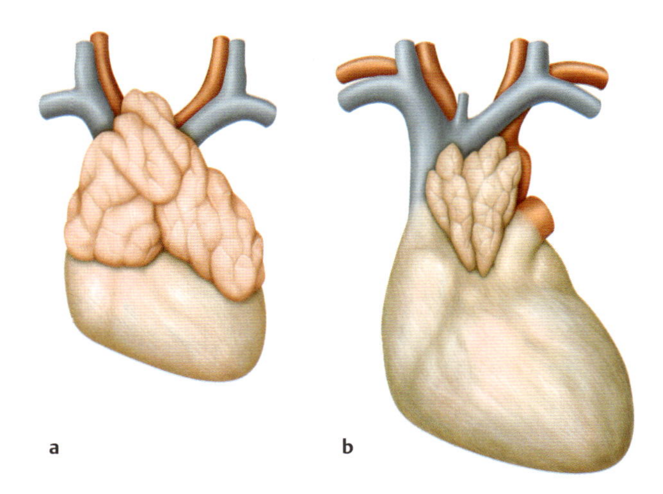

D Comparação do tamanho do timo em um recém-nascido (a) e em um adulto (b)

O timo menor do adulto se encontra apenas no mediastino superior, enquanto o timo mais volumoso do recém-nascido chega ao mediastino inferior.

6.1 Anatomia da Superfície Corporal, Regiões Topográficas e Relevos Ósseos Palpáveis

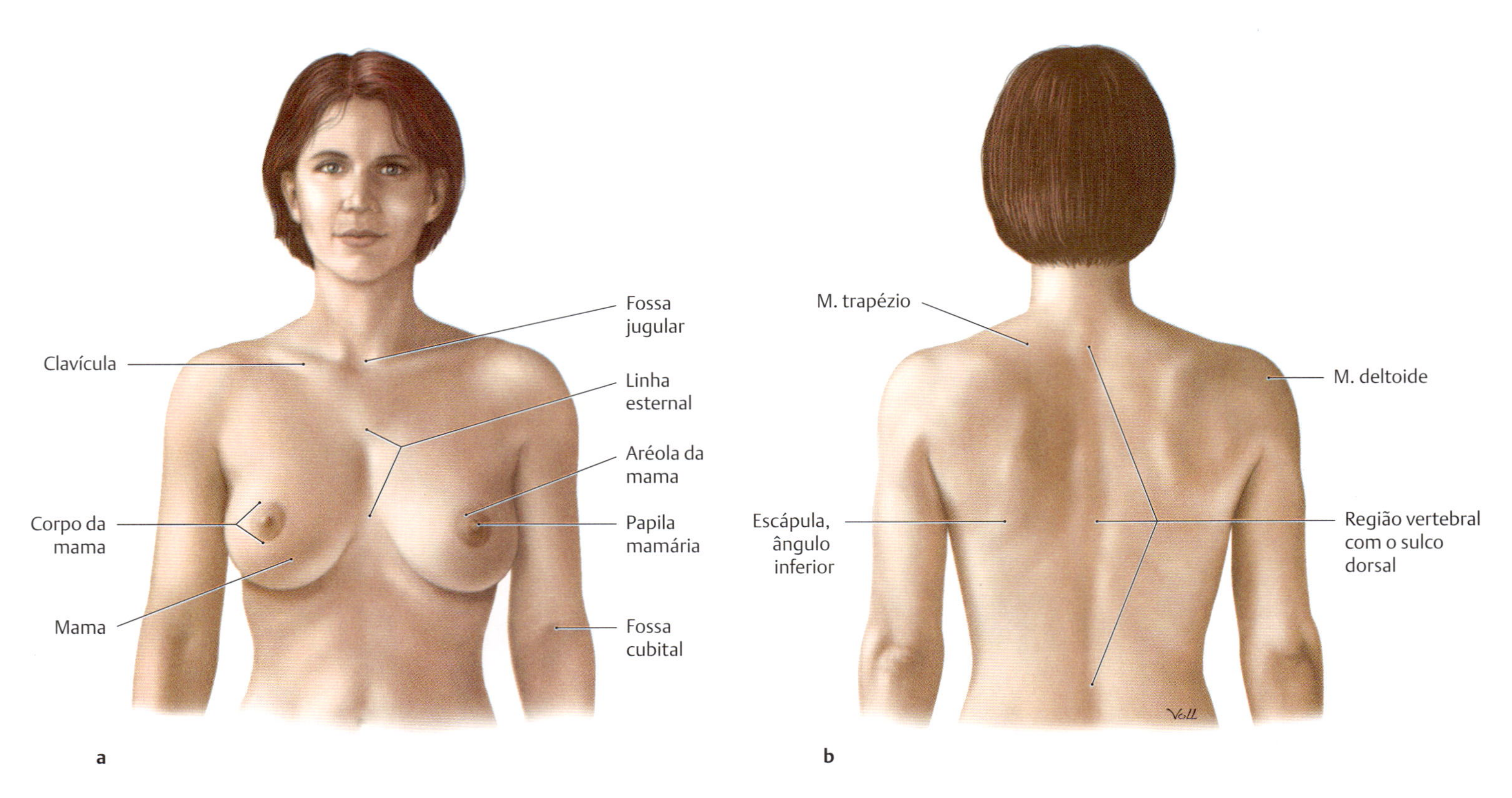

A Relevo superficial do tórax feminino
a Vista anterior; **b** Vista posterior.

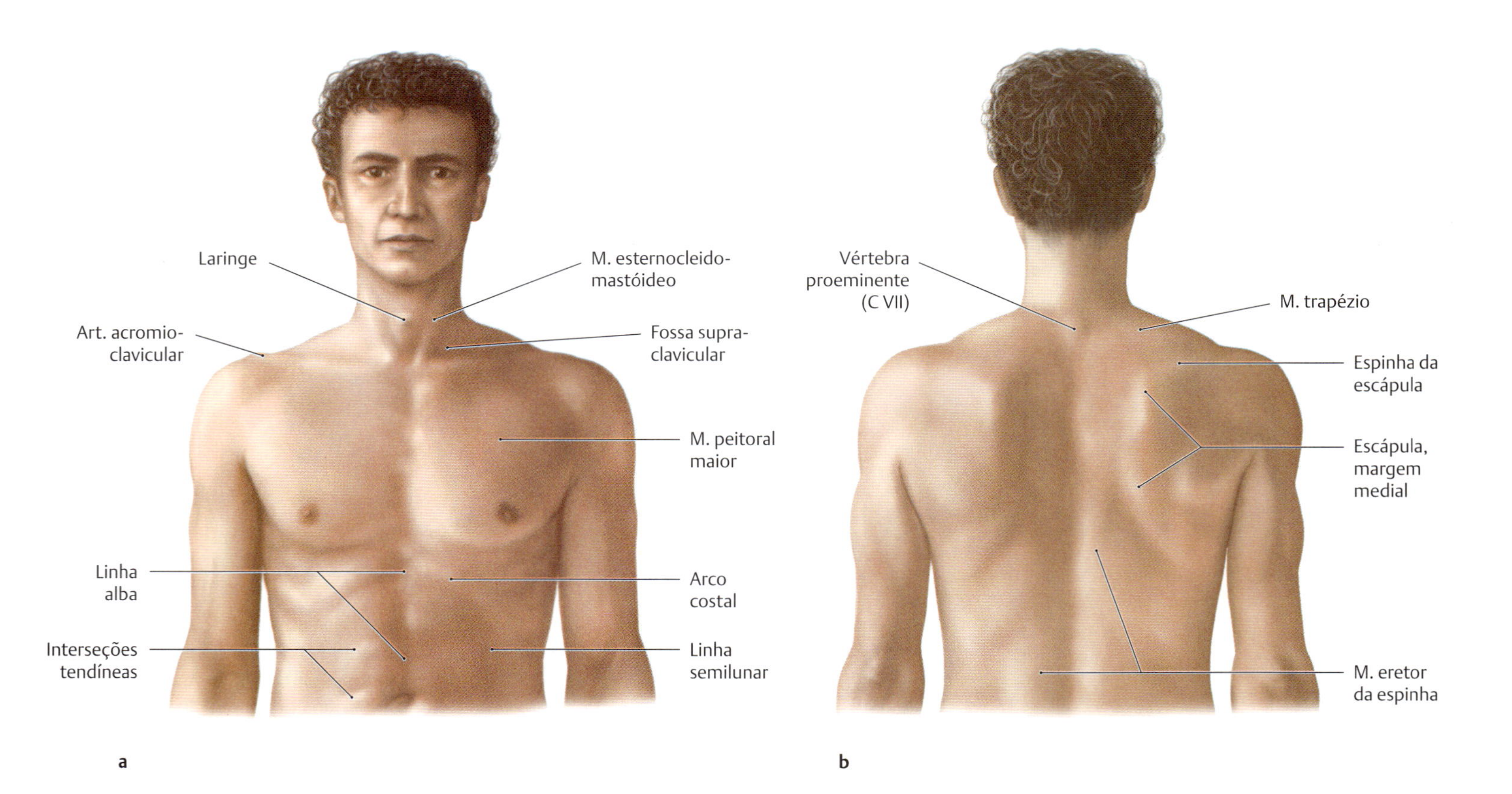

B Relevo superficial do tórax masculino
a Vista anterior; **b** Vista posterior.

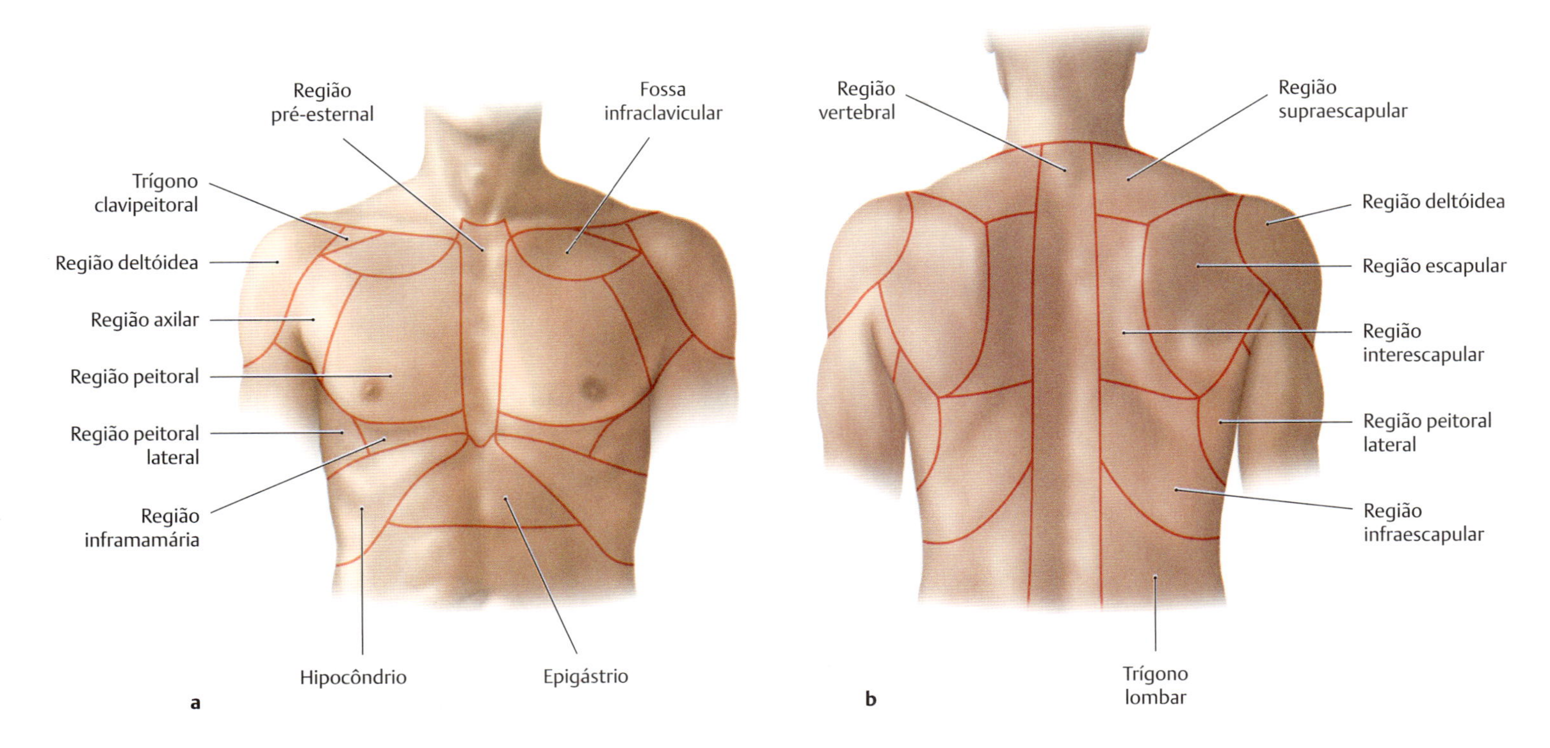

C Regiões topográficas do tórax no homem
a Vista anterior; **b** Vista posterior.

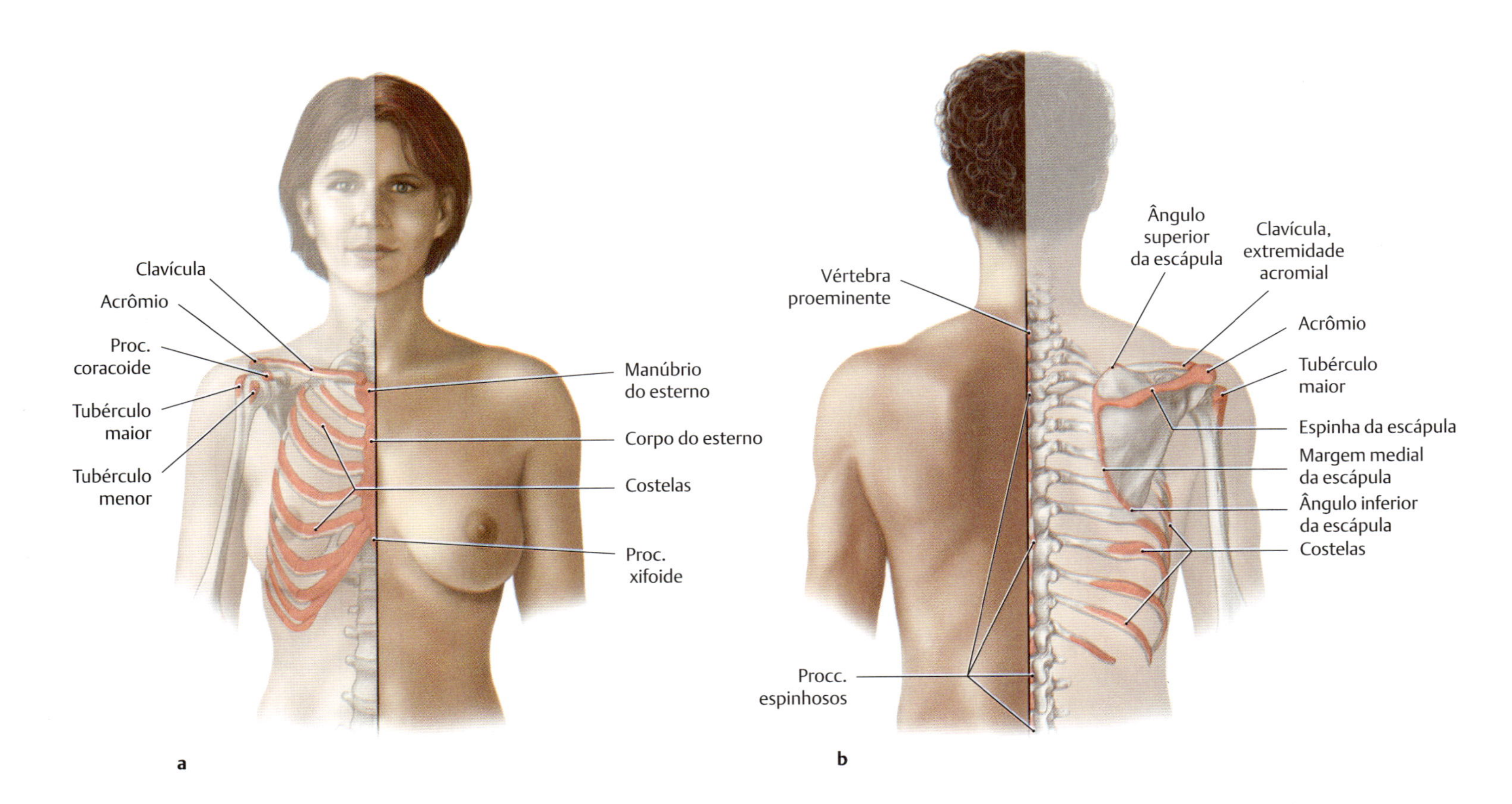

D Relevo superficial e pontos ósseos palpáveis na região do tórax
a Vista anterior; **b** Vista posterior.

6.2 Ossos do Tórax: Visão Geral e Orientação (Projeção dos Órgãos)

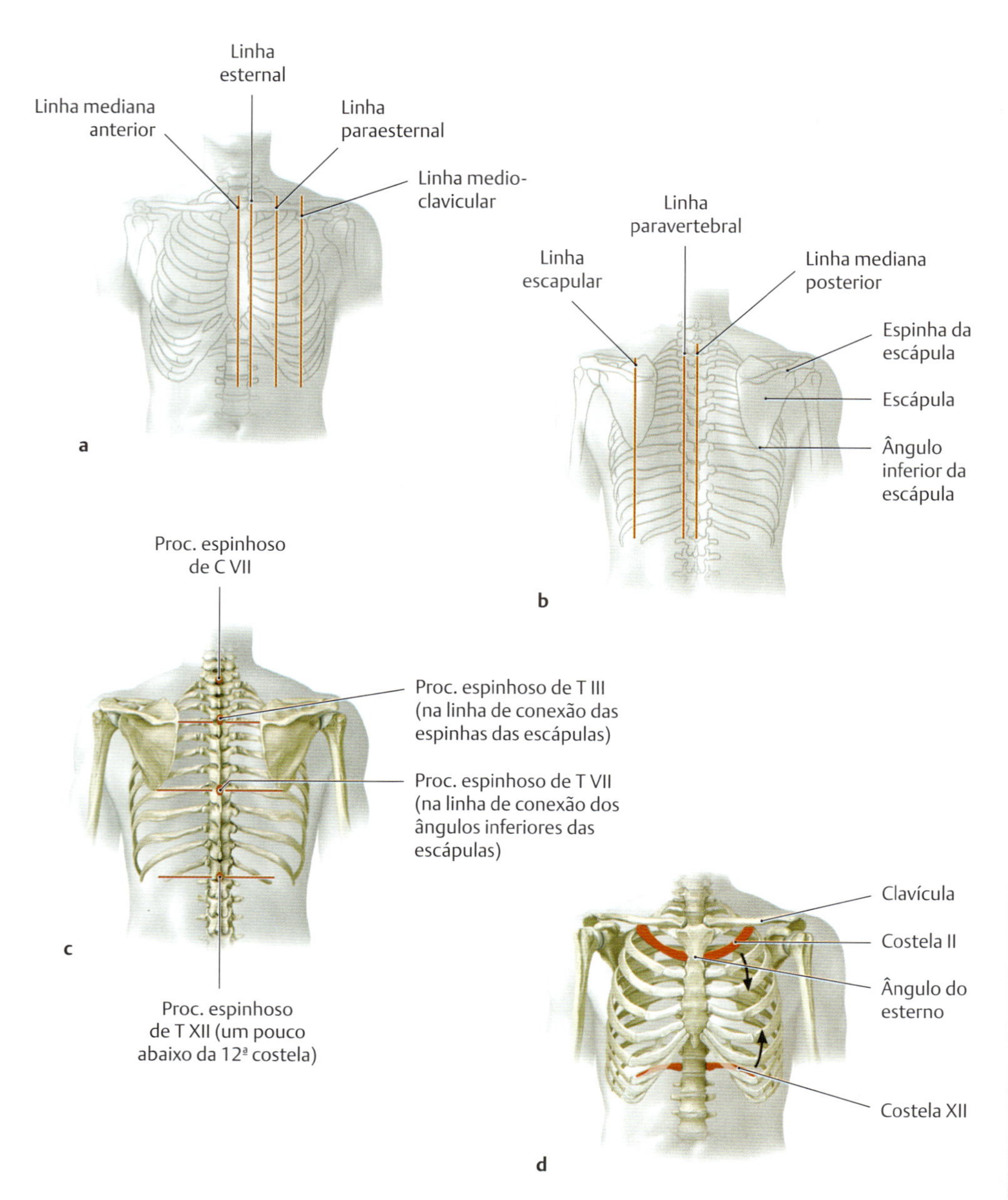

A Orientação em relação aos ossos do tórax

No tórax existem (direta ou indiretamente na imagem radiográfica) estruturas ósseas que são bem palpáveis e visíveis (ver **B**). Elas possibilitam a determinação de linhas de orientação, de modo que a posição e a expansão dos órgãos possam ser descritas com base em sua situação em relação a estas linhas:

- Linhas de orientação longitudinal (**a, b**) originam-se a partir de estruturas ósseas visíveis ou palpáveis em posições ventrais (**a**) ou dorsais (**b**), e permitem a obtenção de informações sobre a posição e a extensão lateral de determinados órgãos torácicos (p. ex., o impulso apical cardíaco é palpado na linha medioclavicular à esquerda)
- Linhas de orientação horizontal (**c**) estão habitualmente orientadas na posição de vértebras torácicas individuais. A vértebra C VII é facilmente palpável devido ao seu grande e saliente processo espinhoso (vértebra proeminente); a partir dela, pode-se contar todas as 12 vértebras torácicas, em sentido caudal. Deste modo, a altura dos corpos vertebrais de T III e T VII corresponde à extremidade medial da espinha da escápula e ao ângulo inferior da escápula, respectivamente
- Posição em relação às costelas (**d**): o nível (altura) dos órgãos no tórax pode ser estabelecido com relação às costelas, principalmente em posição ventral, tendo, ainda, como referência, os espaços intercostais. Geralmente, a 1ª costela, em função de sua posição atrás da clavícula, não é palpável. A 2ª costela, por sua vez, é bem palpável lateralmente ao ângulo do esterno (= transição do corpo do esterno para o manúbrio, o que ocasiona a formação de um ângulo). A partir da 2ª costela, as costelas seguintes podem ser contadas em direção caudal.

B Projeção de estruturas anatômicas sobre as vértebras torácicas

T I	Margem superior da escápula
T II/III	Incisura jugular do esterno
T III	• Limite medial da espinha da escápula • Extremidade dorsal da fissura oblíqua do pulmão
T III/IV	• Bifurcação da traqueia • Origem do arco da aorta
T III–IV	Manúbrio do esterno
T IV	Fim do arco da aorta
T IV/V	Ângulo do esterno (de Louis)
T V	O ducto torácico atravessa o plano mediano
T V–VIII	Esterno
T VII	• Ângulo inferior da escápula • A V. hemiázigo acessória atravessa o plano mediano para a direita e desemboca na V. ázigo
T VIII	• Forame da V. cava (diafragma) – V. cava inferior – N. frênico direito • O N. frênico esquerdo passa à esquerda do centro tendíneo do diafragma • A V. hemiázigo atravessa o plano mediano para a direita e desemboca na V. ázigo
T VIII/IX	• Sínfise xifosternal • Os vasos epigástricos superiores atravessam o diafragma • Processo xifoide
T VIII–X	Parte superior do fígado (movimenta-se com a respiração)
T X	• Hiato esofágico (diafragma): – Esôfago – Tronco vagal anterior – Tronco vagal posterior
T XII	• Hiato aórtico (diafragma): – Aorta – Vv. ázigo e hemiázigo – Ducto torácico • Origem do tronco celíaco (margem inferior a partir de T XII) • Nn. esplâncnicos passam pelos pilares do diafragma • O tronco simpático passa por baixo do Lig. arqueado medial: plano transpilórico (= linha no abdome, ver p. 160)

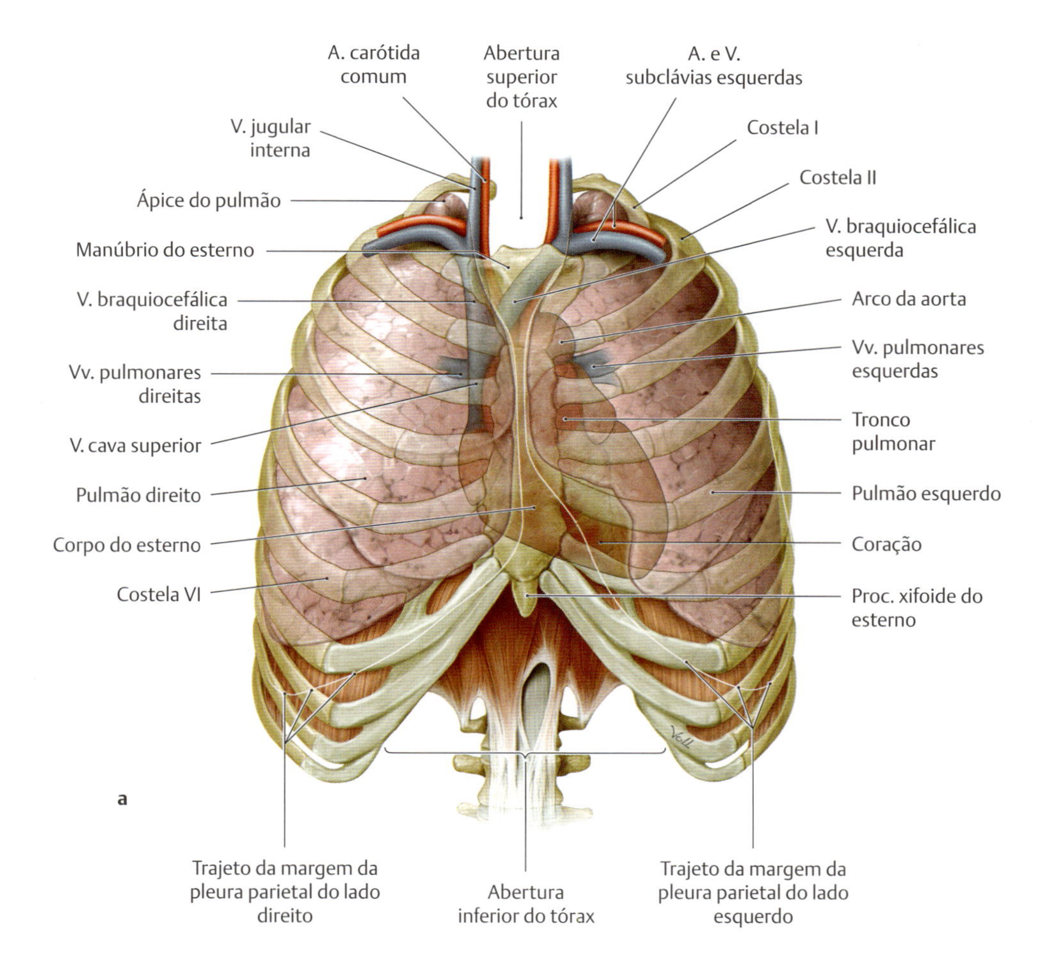

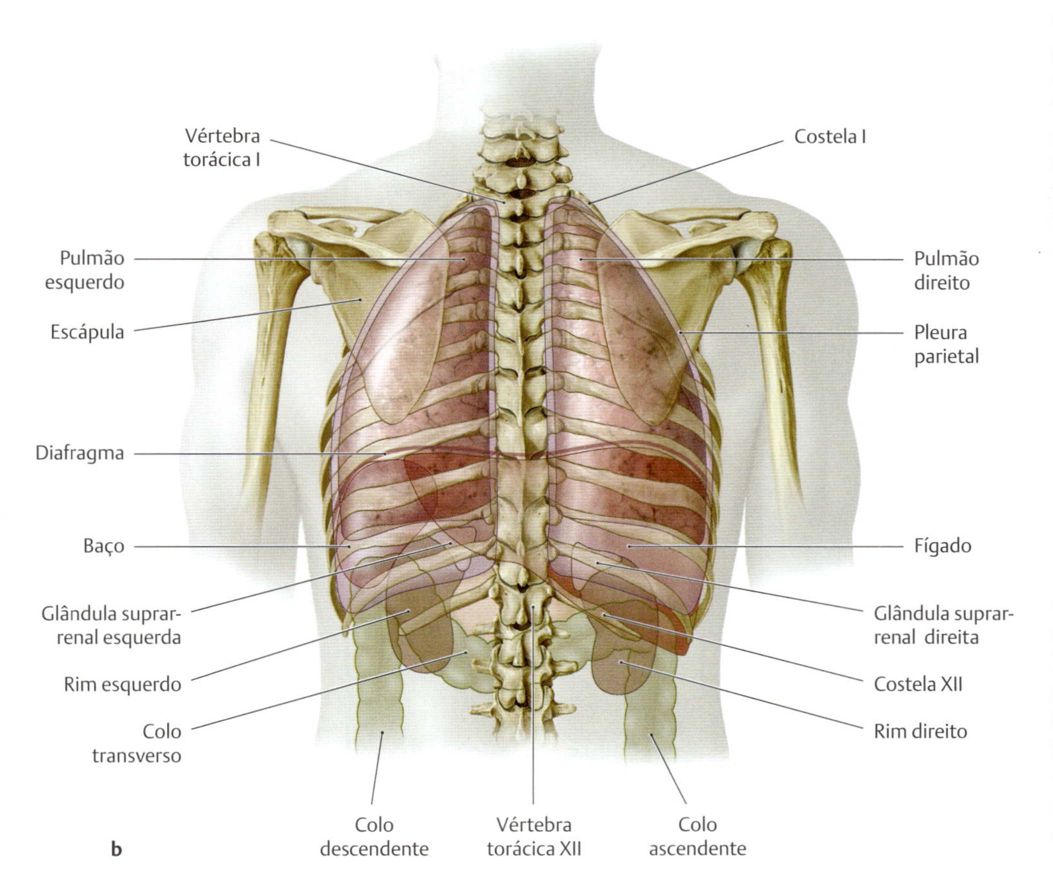

C Visão geral do tórax
a Vista anterior, com remoção dos músculos intercostais das fáscias e dos órgãos abdominais; **b** Vista posterior, muito esquematizada; as escápulas e alguns órgãos abdominais foram projetados para orientação.
A cavidade torácica, além das cavidades abdominal e pélvica, é uma das três grandes cavidades corporais, com uma parede que envolve:

- Ossos: doze vértebras torácicas e doze pares de costelas, além do esterno
- Tecido conjuntivo: fáscias internas do tórax (endotorácicas) e fáscias musculares e
- Músculos: principalmente os músculos intercostais, os músculos intrínsecos do tórax e do dorso e o diafragma.

Ela é dividida em um mediastino (no qual se encontram os *órgãos do mediastino*) e um par de cavidades pleurais (que envolvem os dois *pulmões*). O tórax contém o coração como órgão motor central do sistema circulatório, os pulmões como órgãos principais do sistema respiratório, e o esôfago como a parte torácica do sistema digestório. Além disso, numerosos feixes nervosos e vasos sanguíneos tanto atravessam como terminam nesta cavidade. A caixa torácica óssea é aberta tanto na parte superior como na inferior (aberturas superior e inferior do tórax), sendo fechada apenas por músculos e tecido conjuntivo:

- Inferiormente: voltada para a cavidade abdominal, por intermédio do diafragma e de suas fáscias (isto pode ser bem observado em **a**)
- Superiormente: voltada para o pescoço, na transição contínua do tecido conjuntivo do tórax para o tecido conjuntivo do pescoço (não há "oclusão" nem "fechamento" real — em comparação ao fechamento inferior proporcionado pelo diafragma).

Observação: Devido ao grande abaulamento do diafragma, as cavidades torácica e abdominal se sobrepõem, no plano horizontal (note principalmente **b** com os órgãos abdominais indicados). Lesões perfurantes na parede do tronco (arma branca ou de fogo) podem, consequentemente, afetar ambas as cavidades simultaneamente (as chamadas lesões multicavitárias).

6.3 Estrutura da Parede Anterior do Tronco e suas Estruturas Vasculonervosas

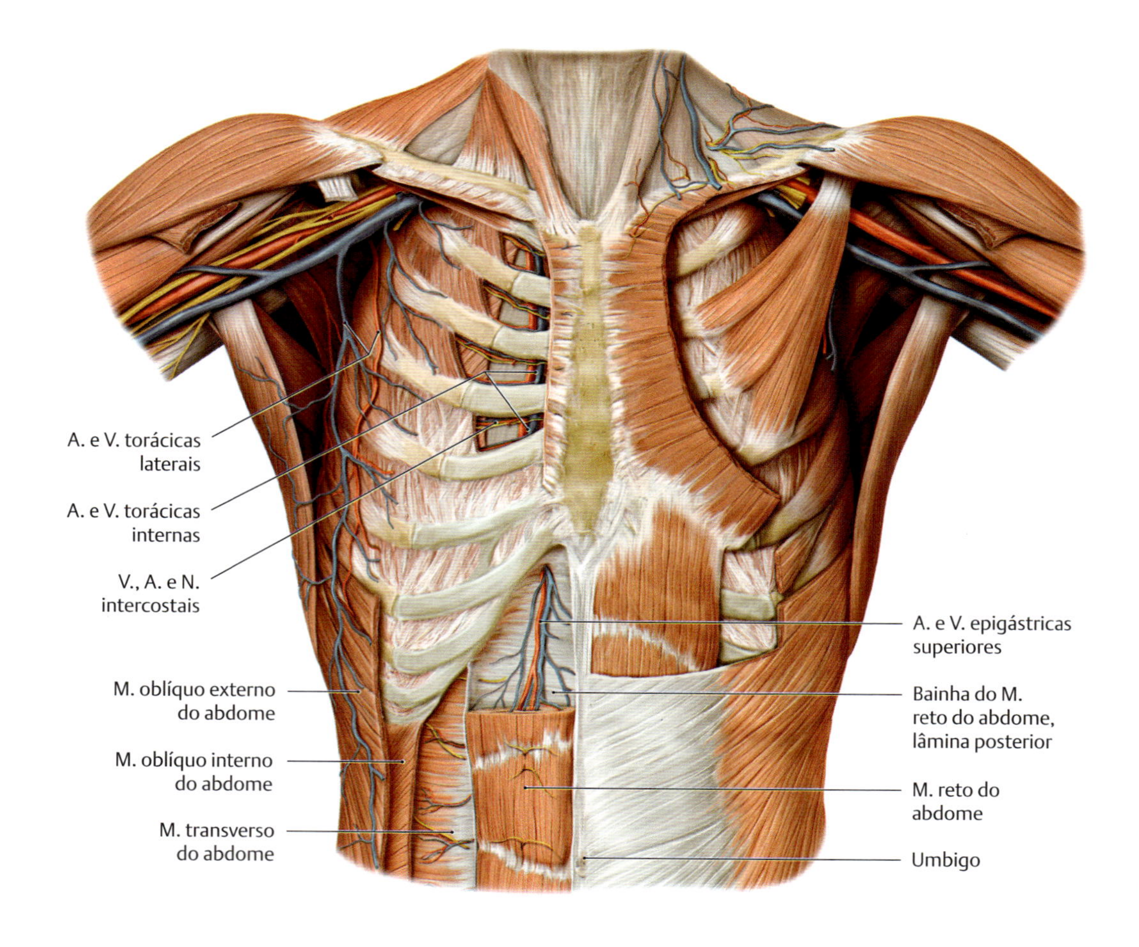

A Vasos sanguíneos e nervos da face anterior da parede anterior do tronco
Vista anterior. Na metade direita do tronco, estão representadas as estruturas vasculonervosas epifasciais (subcutâneas) e profundas (subfasciais). Para isso, os Mm. peitorais maior e menor do lado direito foram completamente removidos, e os Mm. oblíquos externo e interno do abdome foram parcialmente removidos. Para a demonstração dos vasos epigástricos superiores foi retirada uma parte do M. reto do abdome do lado direito. Para que se possa perceber o trajeto dos vasos intercostais e dos Nn. intercostais, os espaços intercostais foram recortados.

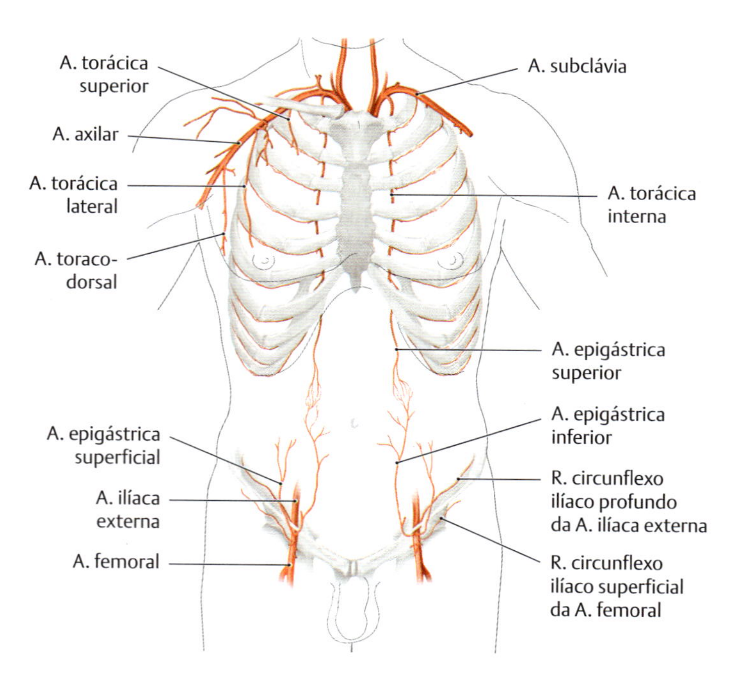

B Esquema da irrigação arterial da parede anterior do tronco
Vista anterior. A parede anterior do tronco é irrigada essencialmente por duas fontes: a A. subclávia, com o seu ramo A. torácica interna, e a partir da A. ilíaca externa, com o seu ramo A. epigástrica inferior. Há, ainda, contribuições de artérias oriundas da A. axilar (A. torácica superior, A. toracodorsal e A. torácica lateral) e da A. femoral (A. epigástrica superficial e R. circunflexo ilíaco superficial).

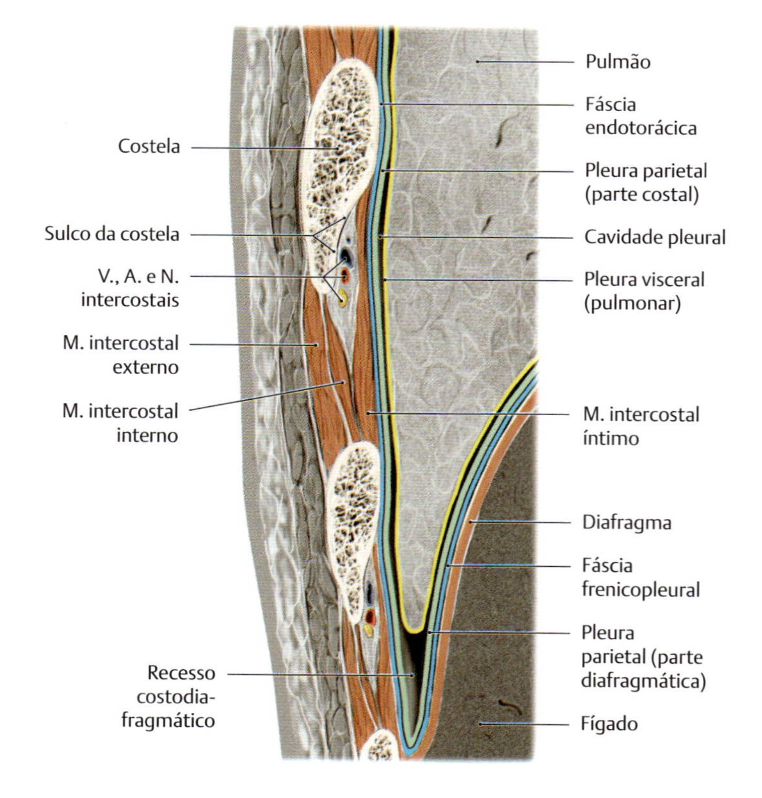

C Estrutura da parede lateral do tórax
Corte frontal na parede lateral do tronco, na região do recesso costodiafragmático.

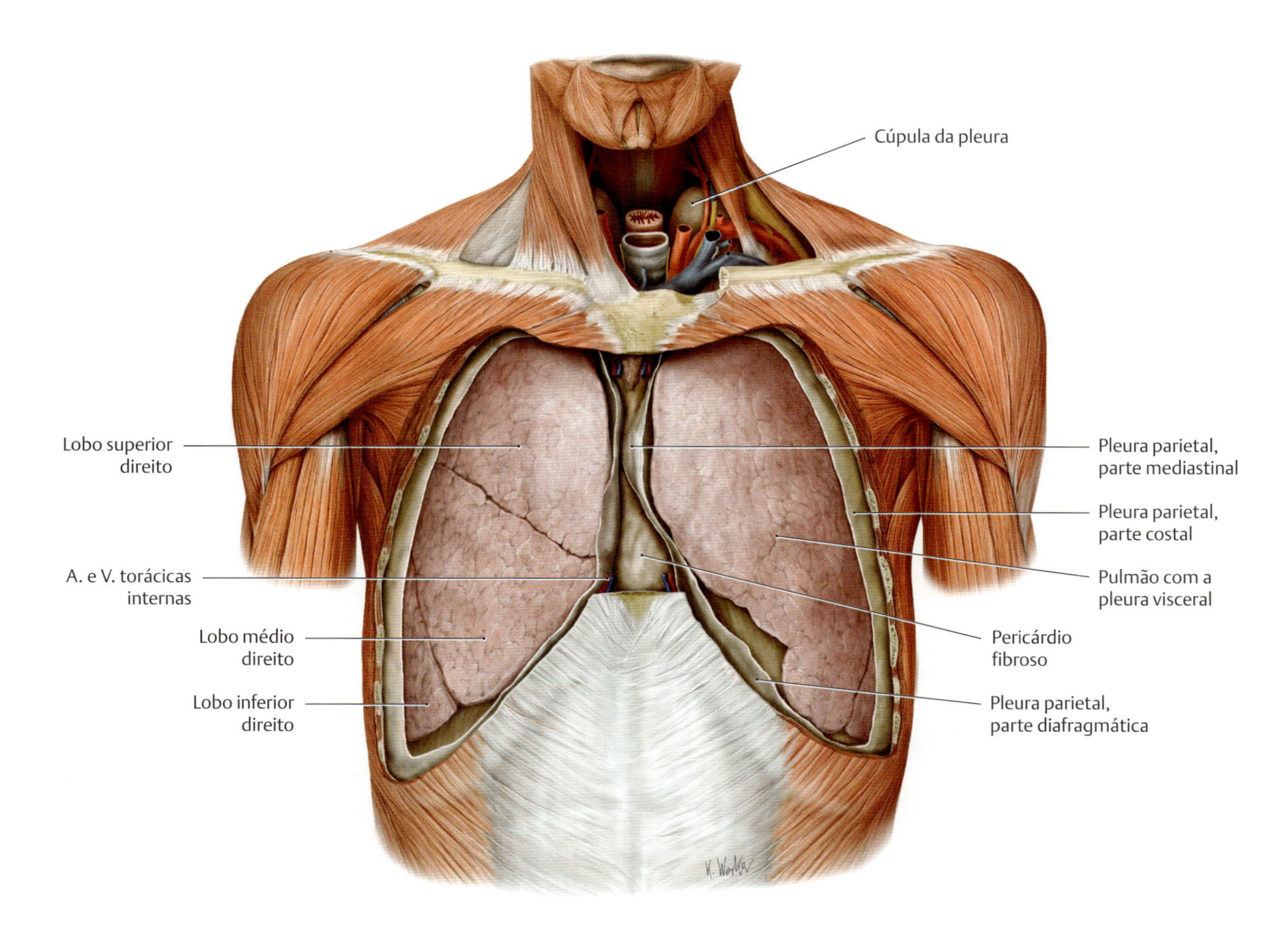

D Cavidade torácica com as cavidades pleurais abertas
Vista anterior.

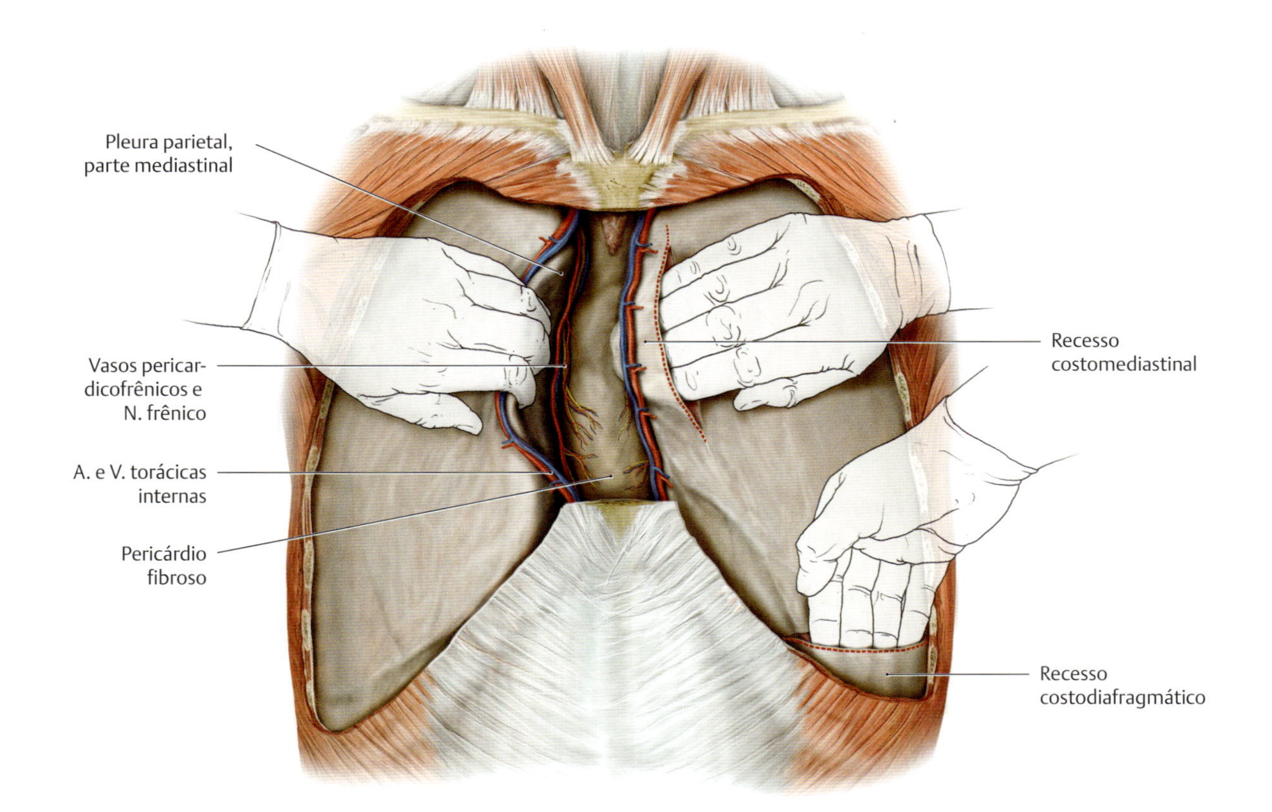

E Recessos costomediastinal e costodiafragmático
Do lado esquerdo, a pleura parietal está cortada em posição paraesternal e acima da 9ª costela, para que os recessos costomediastinal e costodiafragmático possam ser palpados com a mão aberta. À direita, o pulmão – com sua pleura mediastinal – foi cuidadosamente afastado do pericárdio, para que os vasos pericardicofrênicos e o N. frênico possam ser mostrados.

6.4 Órgãos Torácicos *in situ*: Vistas Anterior, Lateral e Inferior

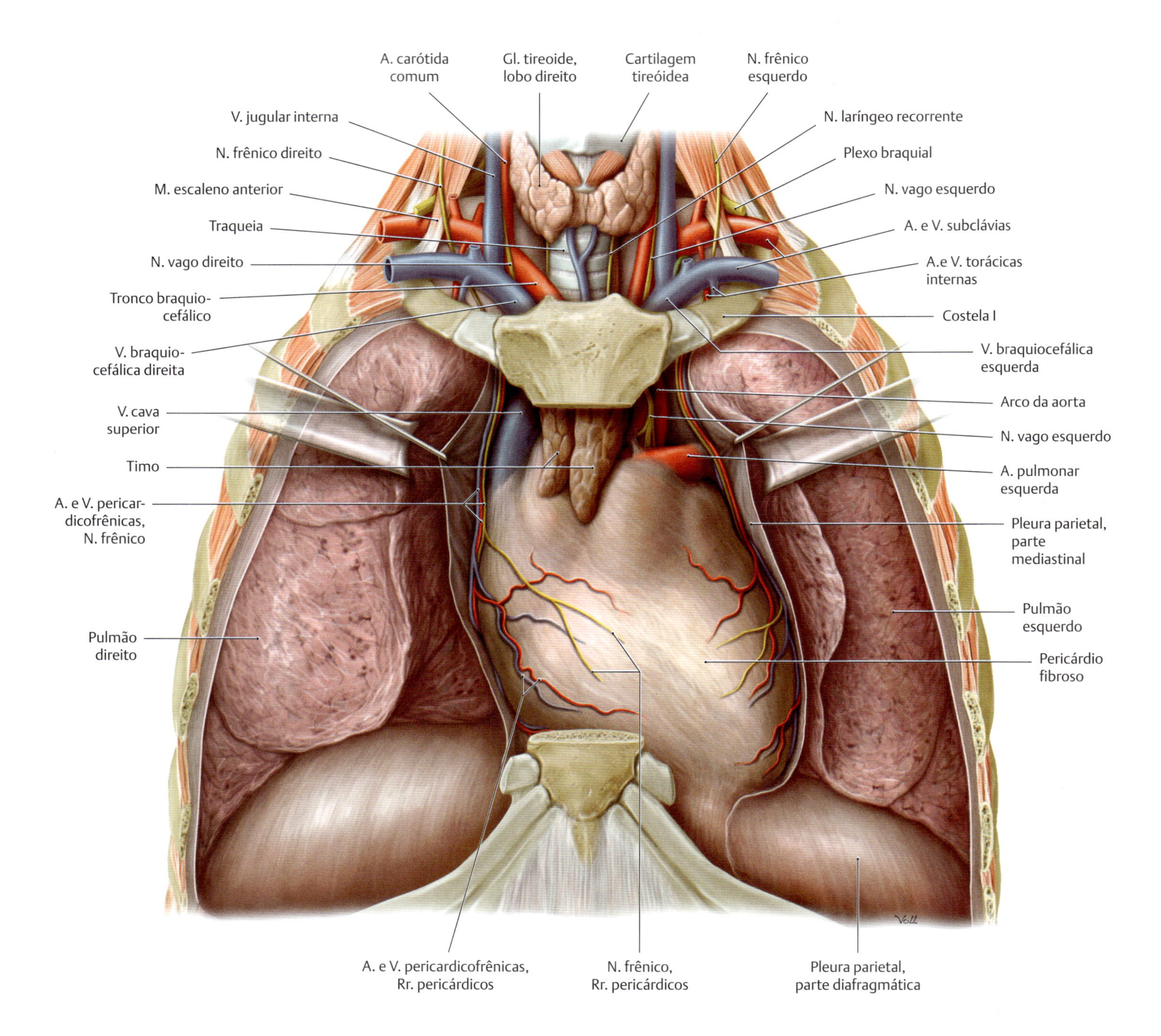

A Mediastino, vista anterior, parede torácica anterior removida
Corte frontal do tórax; o tecido conjuntivo no *mediastino anterior*, muito estreito, foi completamente removido.
Bem pronunciado está apresentado o timo, o único órgão que em adultos está localizado exclusivamente no *mediastino superior*. Como estruturas que continuam a partir do mediastino superior no pescoço, ou no membro superior, são reconhecidos ramos do arco da aorta, V. cava superior e traqueia, que aqui, no entanto, está, em grande parte, obscurecida pelos vasos do coração. O *mediastino médio*, que está evidente neste corte frontal, é restrito ao coração e pericárdio (que se une ao diafragma) e, consequentemente, pelas vias vasculares associadas, N. frênico e vasos pericardicofrênicos. Eles seguem sob contribuição dos ramos através do pericárdio na direção do diafragma.

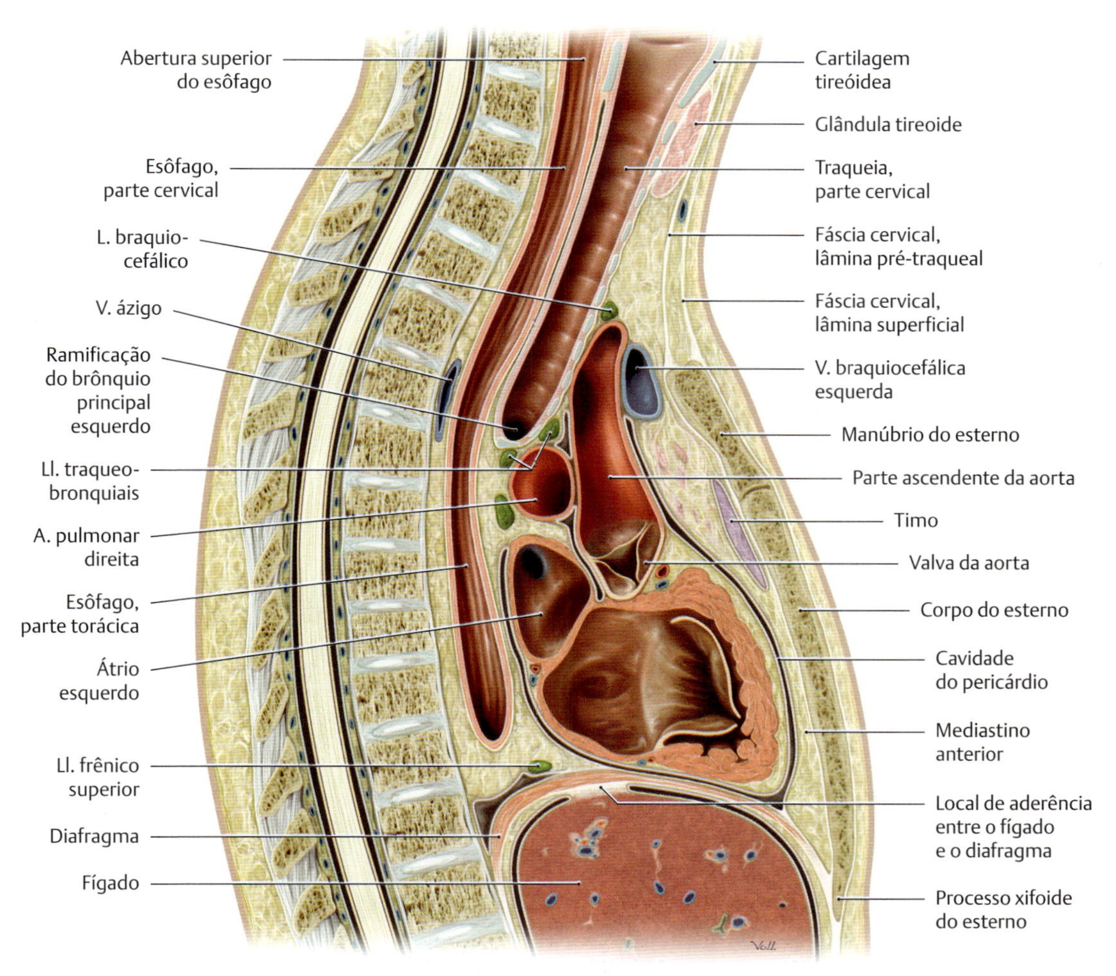

B Mediastino, vista lateral
Corte mediano; vista pelo lado direito. O pericárdio, o coração, a traqueia e o esôfago estão seccionados; a figura está bastante simplificada.
Nesta vista lateral, observa-se que a traqueia, que se encontra imediatamente à frente do esôfago, durante seu trajeto no pescoço e ao longo do tórax, se desvia para trás: após a entrada no tórax através da abertura superior do tórax, ela segue *posteriormente* aos grandes vasos próximos do coração. O esôfago está bem próximo do átrio esquerdo do coração.

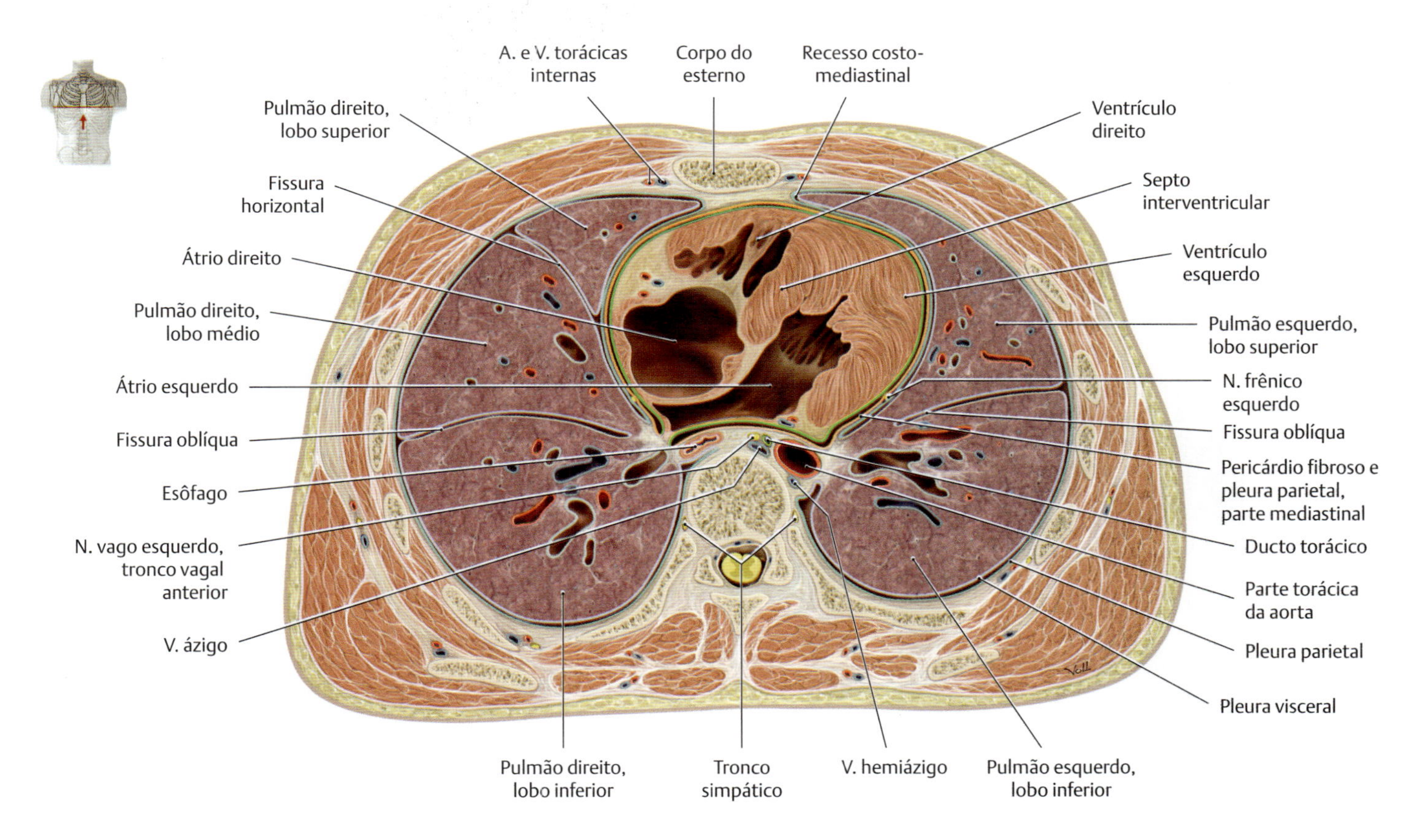

C Mediastino, vista inferior
Corte horizontal na altura da oitava vértebra torácica. Está bem visível a localização assimétrica do coração no tórax (comparar com a p. 97).

Entre o coração e o esterno desliza da esquerda e da direita o recesso costomediastinal (ver p. 185).

6.5 Órgãos Torácicos *in situ*: Vista Posterior

A Mediastino, vista posterior
A parte torácica da coluna vertebral foi retirada; a parede posterior do tórax e a cavidade pleural esquerda foram recortadas, permitindo a representação dos pulmões.
Observe o trajeto do ducto torácico entre a parte torácica da aorta e o esôfago.

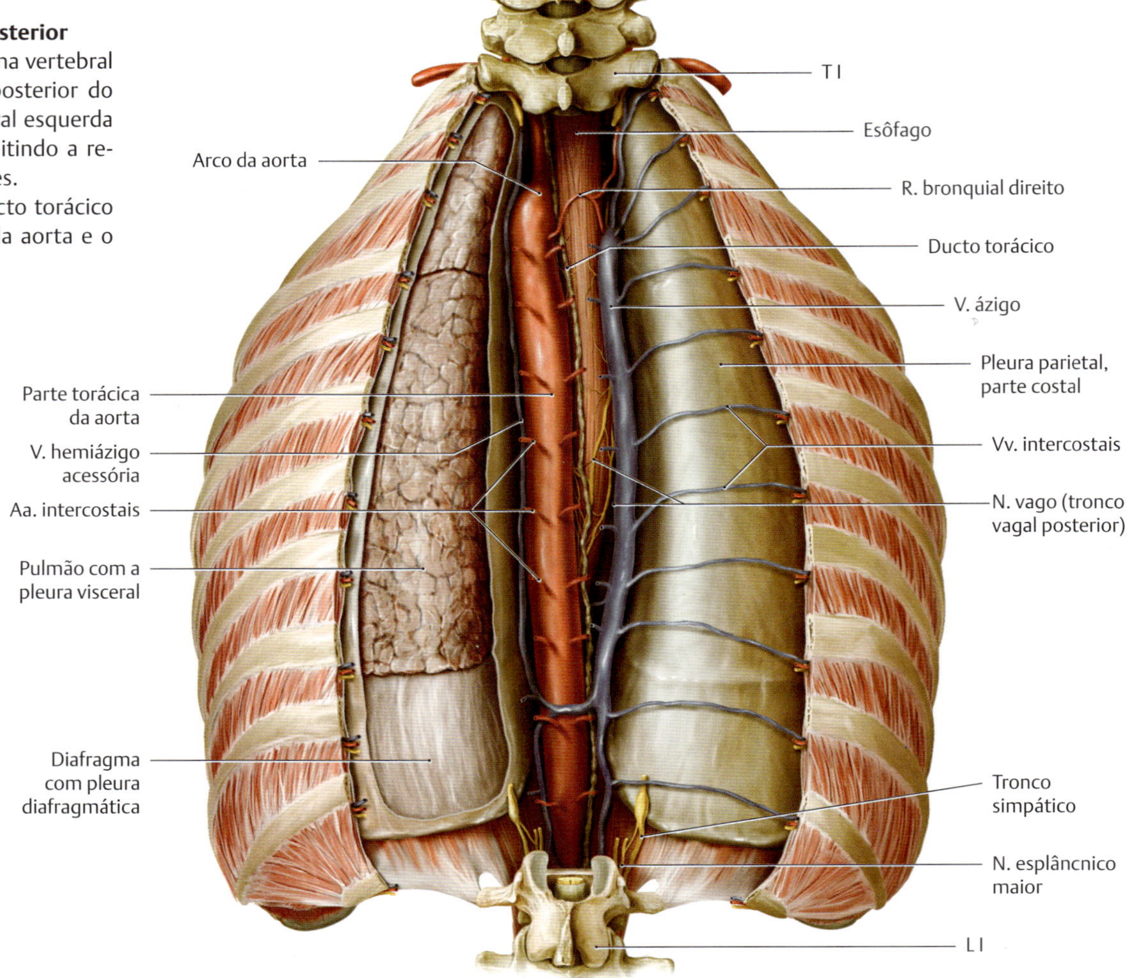

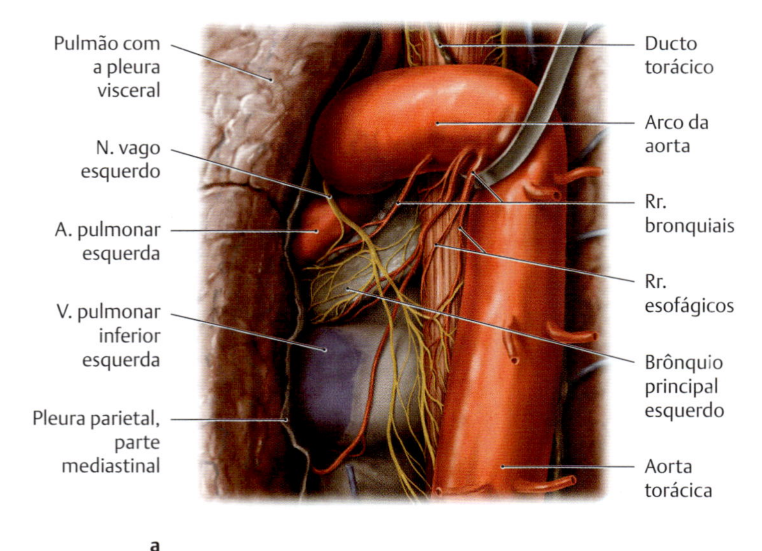

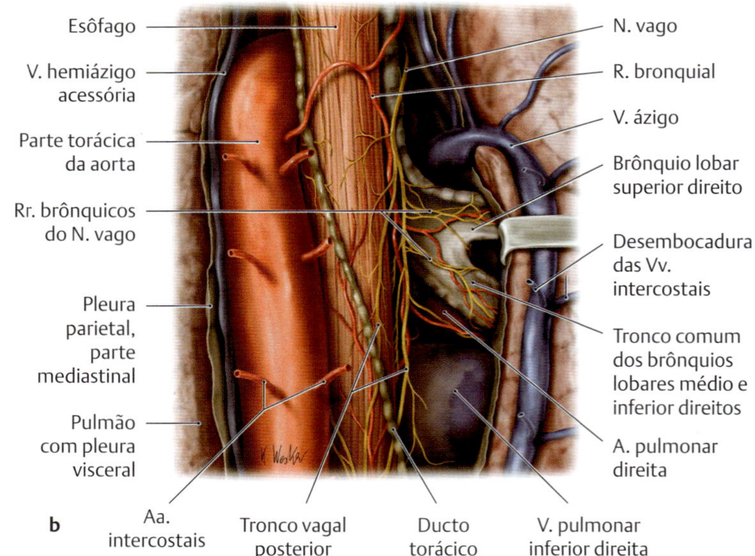

B Hilo dos pulmões esquerdo (a) e direito (b), vista posterior
Para que o hilo esquerdo seja demonstrado, em **a** a aorta – na transição do arco da aorta para a parte torácica da aorta – está deslocada para o lado, e, em **b**, para a melhor visualização do hilo direito, o vaso deslocado foi a V. ázigo.

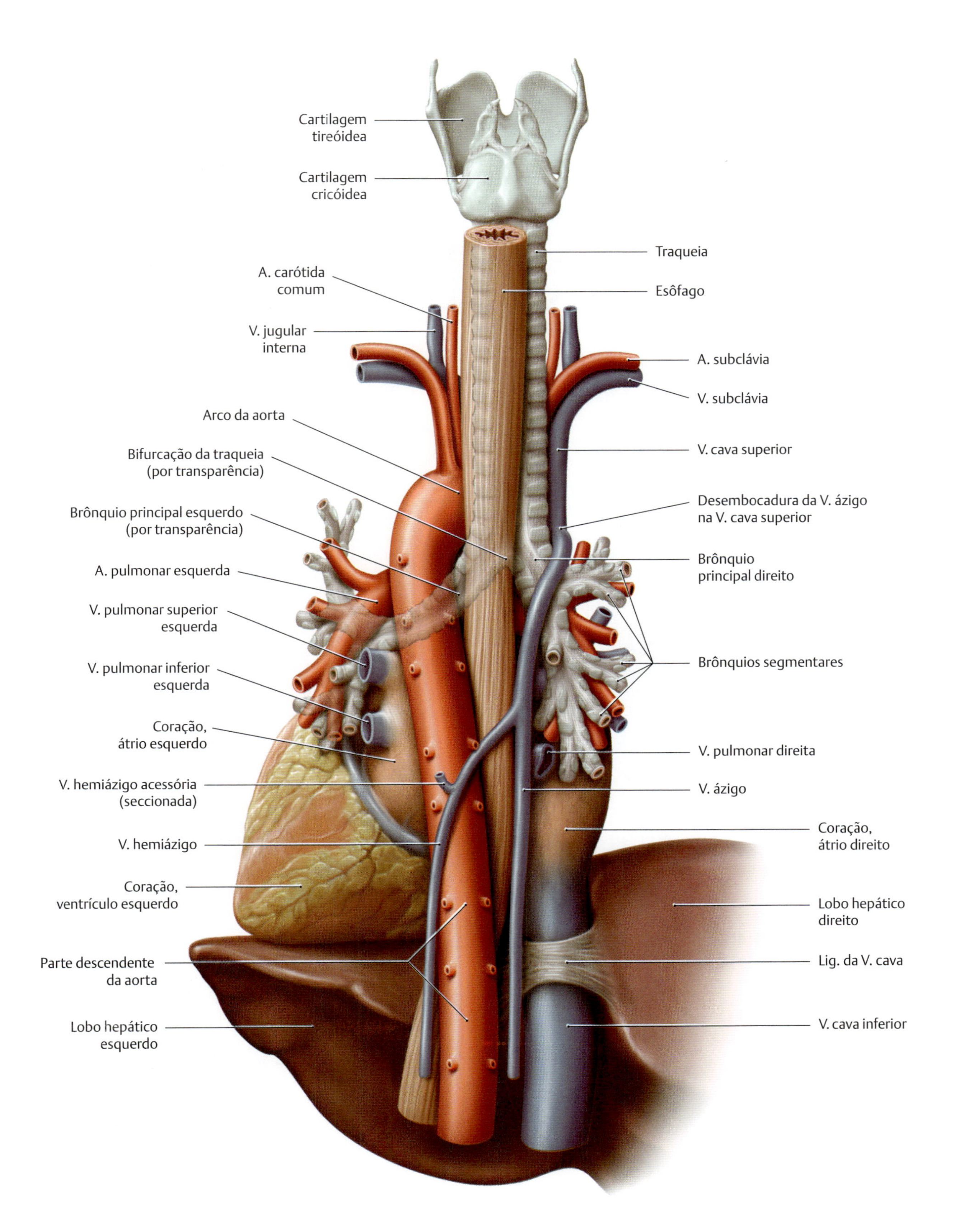

C Mediastino em vista posterior, preparação com órgãos isolados

Aqui, as estruturas no *mediastino posterior* estão especialmente bem visíveis, em particular, o trajeto da parte descendente da aorta, as Vv. ázigo e hemiázigo e o esôfago, que se encontra posteriormente à traqueia e a encobre parcialmente (o mediastino posterior é visualizado à p. 194 em uma vista anterior). A aorta apresenta suas relações anatômicas modificadas várias vezes, durante o seu trajeto. Primeiramente, ela se localiza — com a parte ascendente — próxima ao coração, no mediastino médio, logo em uma subárea do mediastino inferior. Topograficamente, está em posição anterior à traqueia e ao esôfago. Em seguida, ascende no mediastino superior e forma, com uma curva direcionada posteriormente e para a esquerda, o arco da aorta. Devido à "curva para esquerda", ela se dispõe à esquerda do esôfago e da traqueia, e cruza sobre o brônquio principal esquerdo (a aorta "cavalga" o brônquio principal esquerdo). Continuando seu trajeto, ela se volta um pouco medial e posteriormente, e então alcança o esôfago por trás, no mediastino posterior, seguindo em direção inferior. Aqui, está próxima das Vv. ázigo e hemiázigo. Na figura, também se pode observar como o fígado e o coração direito se encontram próximos um do outro.

6.6 Coração: Cavidade do Pericárdio

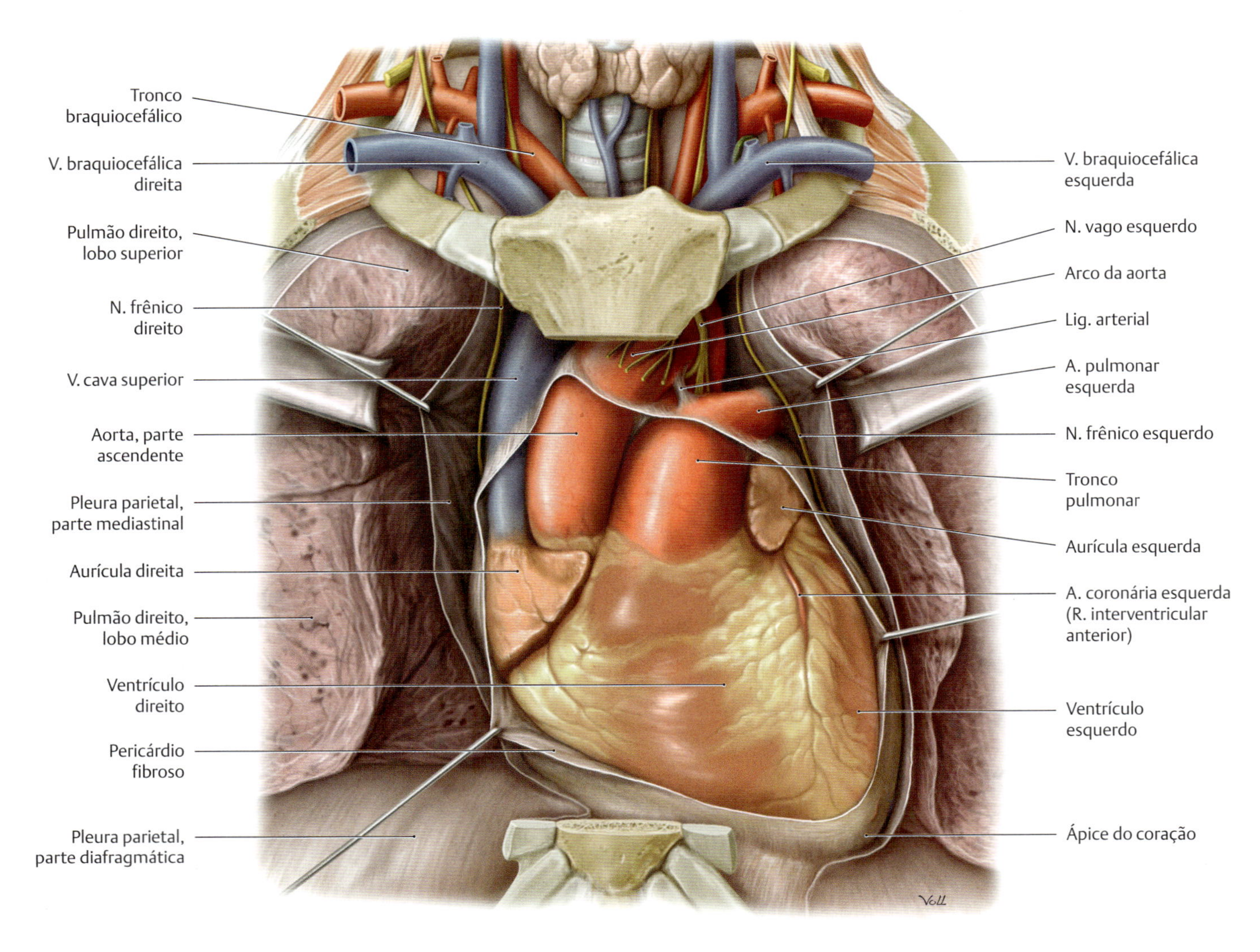

A Abertura da cavidade do pericárdio e representação da face esternocostal do coração

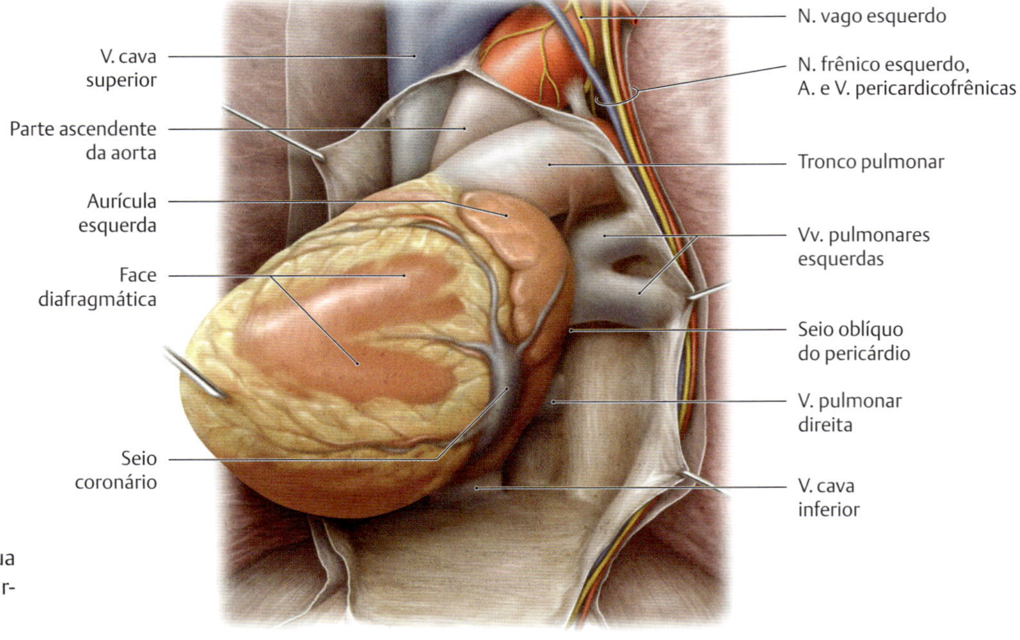

B Face diafragmática do coração (parede posterior do coração)
Após a elevação do coração, estão visíveis a sua face diafragmática e o seio oblíquo do pericárdio.

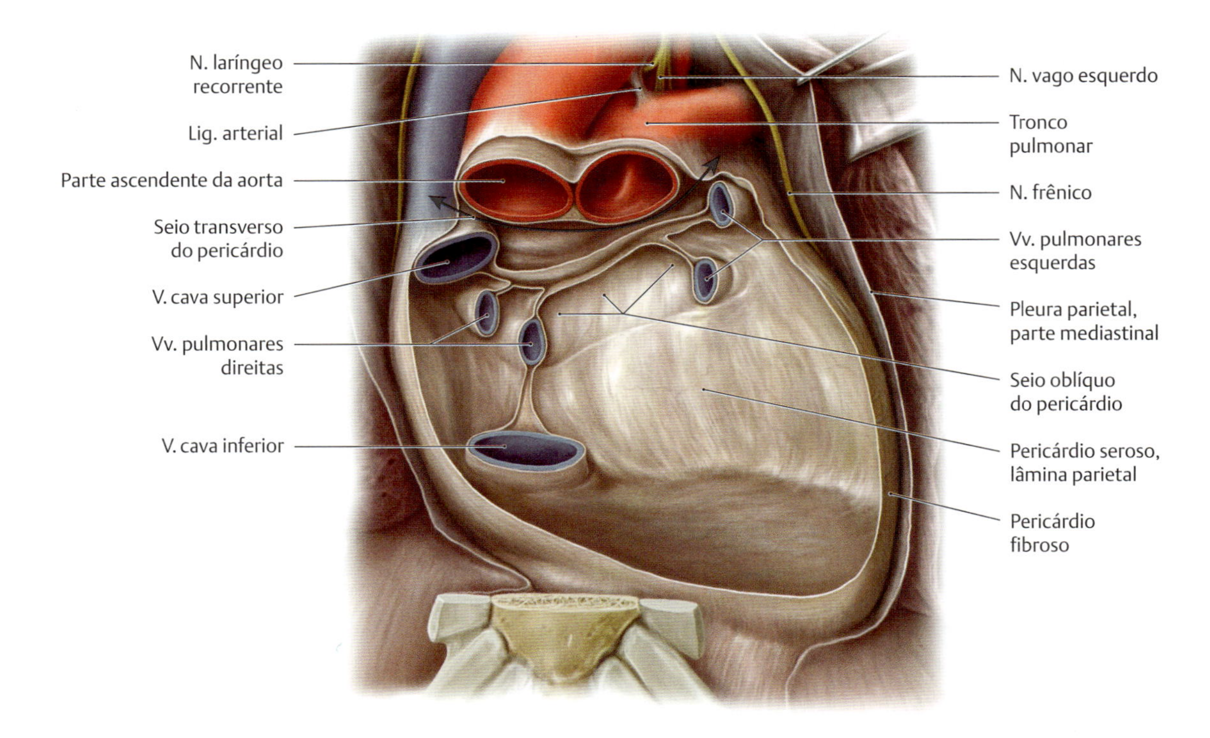

C Cavidade do pericárdio após a remoção do coração
Observe os locais de reflexão do pericárdio sobre o epicárdio e a fusão do pericárdio com o diafragma.

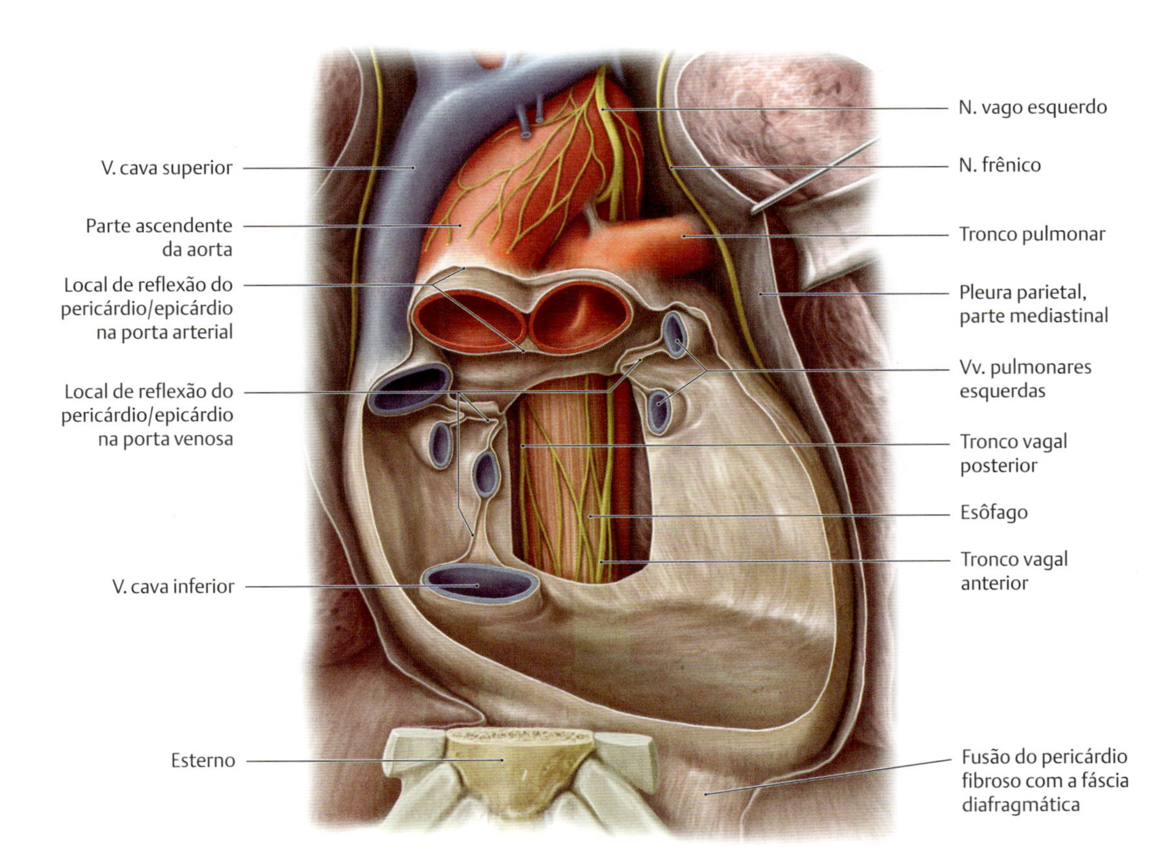

D Trajeto do esôfago posteriormente ao átrio esquerdo
Após o recorte do pericárdio na região do seio oblíquo do pericárdio, pode-se observar a proximidade imediata do trajeto do esôfago, acompanhado pelo tronco vagal anterior.

6.7 Vista do Mediastino Como um Todo

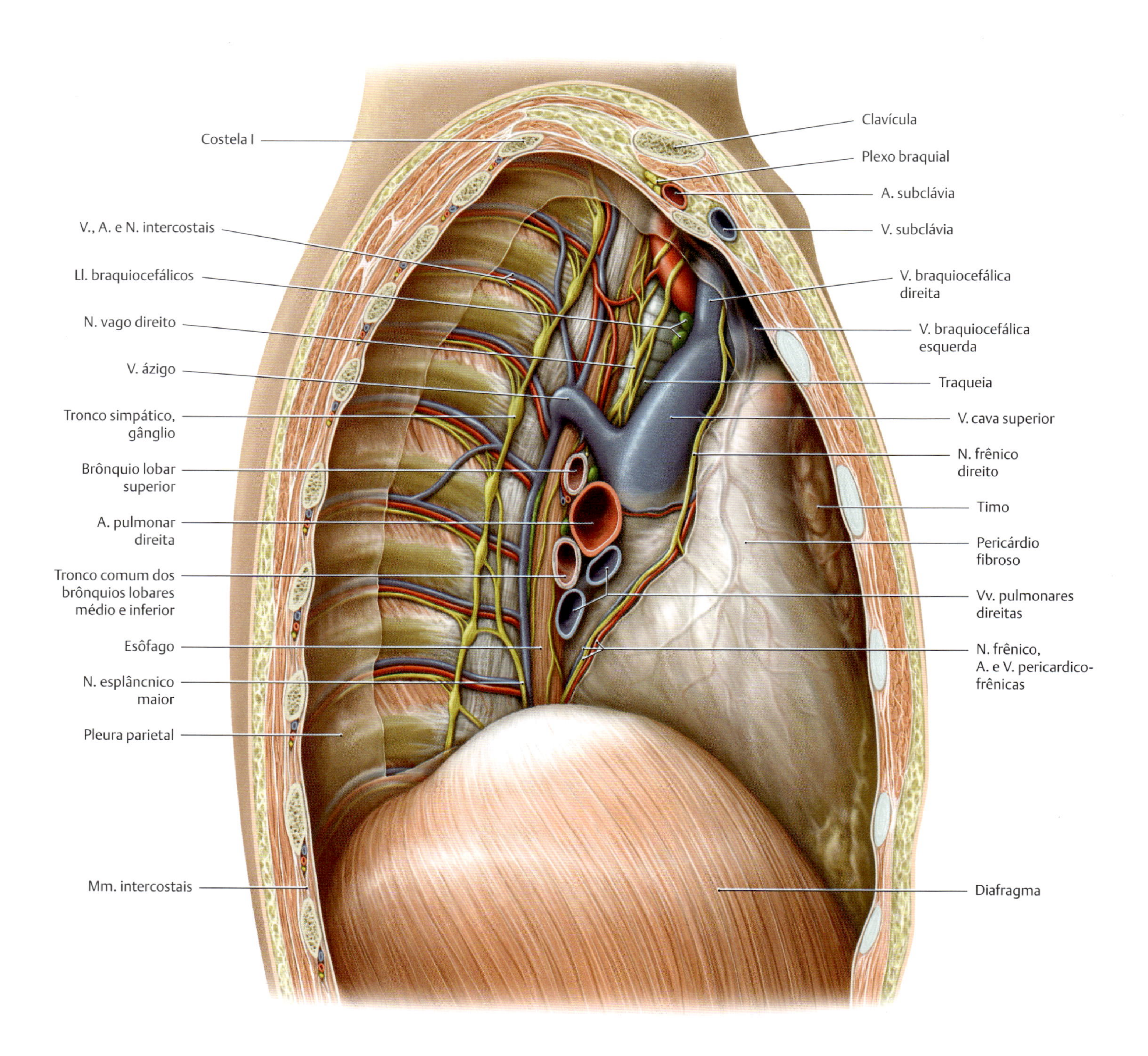

A Vista direita do mediastino

Corte paramediano; pulmão direito completamente removido, parede da cavidade pleural (pleura parietal) em grande parte removida. Aqui estão visíveis as estruturas do *mediastino posterior*, que se localizam próximas aos corpos vertebrais, especialmente o tronco simpático e a V. ázigo com desembocadura na V. cava superior. No *mediastino médio*, estão visíveis no pericárdio N. frênico (direito) e V. e A. pericardicofrênicas (direitas); N. vago (direito) é visível diretamente na parede lateral do esôfago. Em uma seção paramediana à direita, a traqueia, localizada próximo do plano mediano, está parcialmente coberta por outras estruturas (N. vago, V. ázigo, linfonodos, se aplicável). Pode-se ver com muita nitidez as incisões do brônquio lobar superior e do tronco comum dos brônquios médio e inferior, as quais, vindas do mediastino, situam-se acima e abaixo da A. pulmonar e se estendem até o pulmão direito. O timo é mostrado mais claramente do que se poderia esperar em uma pessoa adulta (como aqui), na qual, no lugar do timo, há geralmente um chamado corpo adiposo retroesternal (timo encapsulado) significativamente menor.

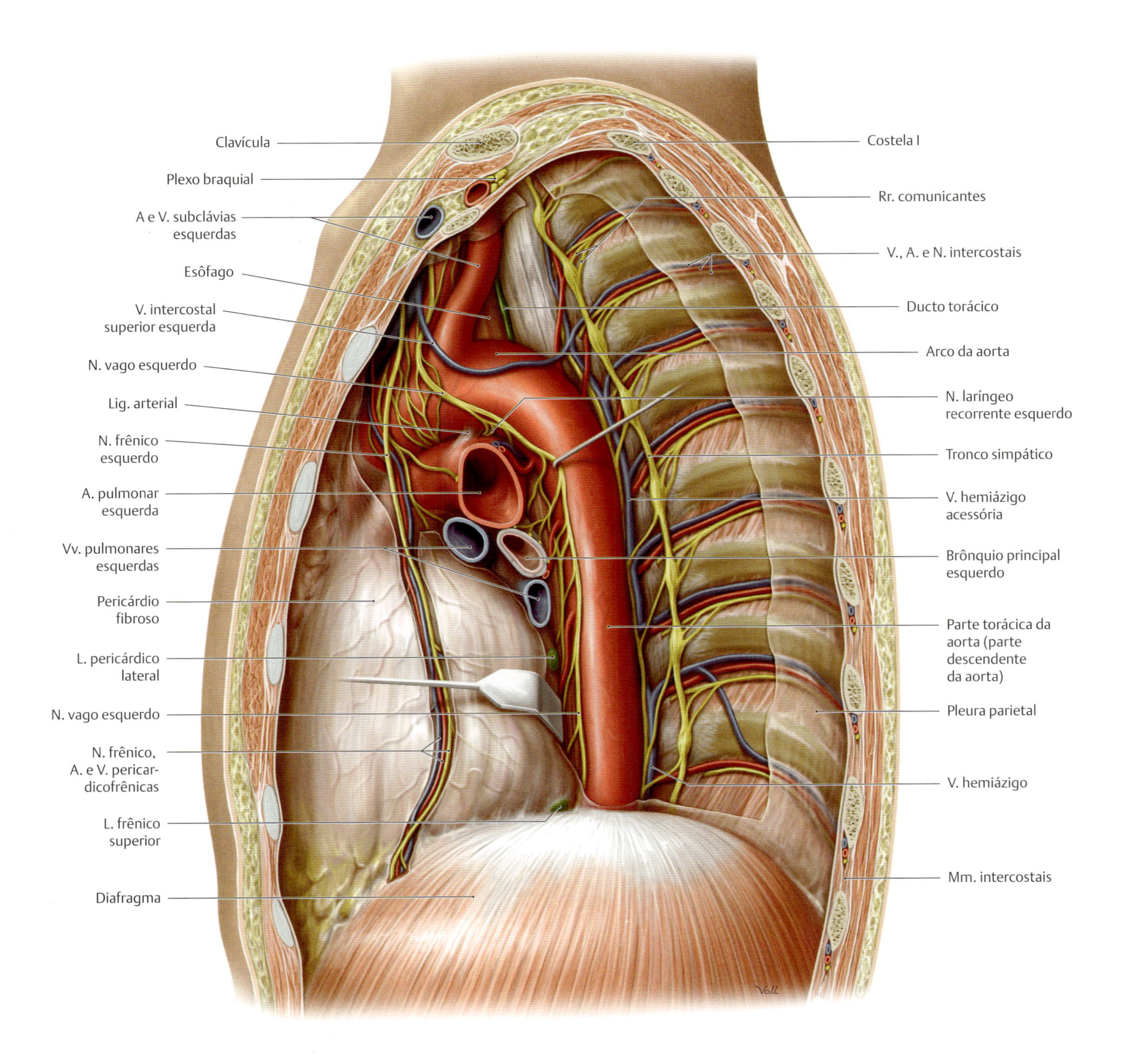

B Vista do mediastino da esquerda

Corte paramediano, vista da esquerda; pulmão esquerdo completamente removido, pleura parietal da cavidade pleural esquerda amplamente removida. A coluna vertebral e o pericárdio não foram retirados. As partes das estruturas mediastinais pareadas localizadas à esquerda (tronco simpático, N. vago, N. frênico, vasos pericardicofrênicos) podem ser vistas. Como estruturas ímpares, pode-se ver a V. hemiázigo e a V. hemiázigo acessória (inconstante). O vaso predominante é a aorta, da qual é possível ver o arco (arco da aorta) e a parte descendente da aorta anterior e lateral ao esôfago. As duas Vv. pulmonares esquerdas foram cortadas próximo da sua desembocadura no átrio esquerdo; então, aqui também é visível a estreita relação topográfica entre o átrio esquerdo e o esôfago. Em um corte paramediano à esquerda, a traqueia está quase completamente obscurecida. Apenas o corte do brônquio principal esquerdo está claramente visível entre as Vv. pulmonares esquerdas.

6.8 Mediastino Posterior

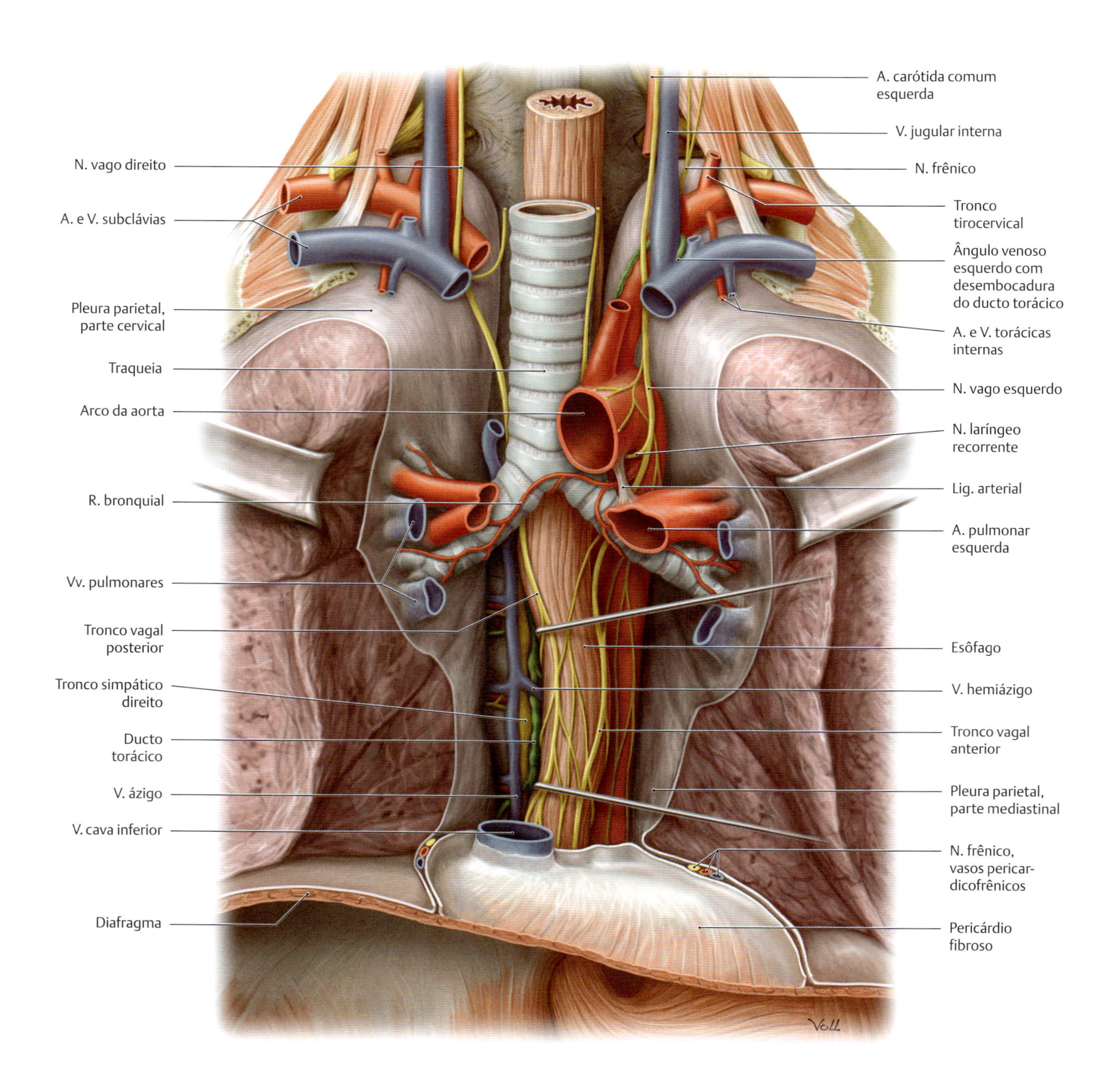

A Mediastino posterior, vista anterior
O coração foi removido, e o esôfago foi ligeiramente deslocado para a esquerda. Podem ser vistas as estruturas essenciais do mediastino posterior: esôfago, Nn. vagos, parte torácica da aorta, vasos intercostais, Vv. ázigo e hemiázigo e tronco simpático.

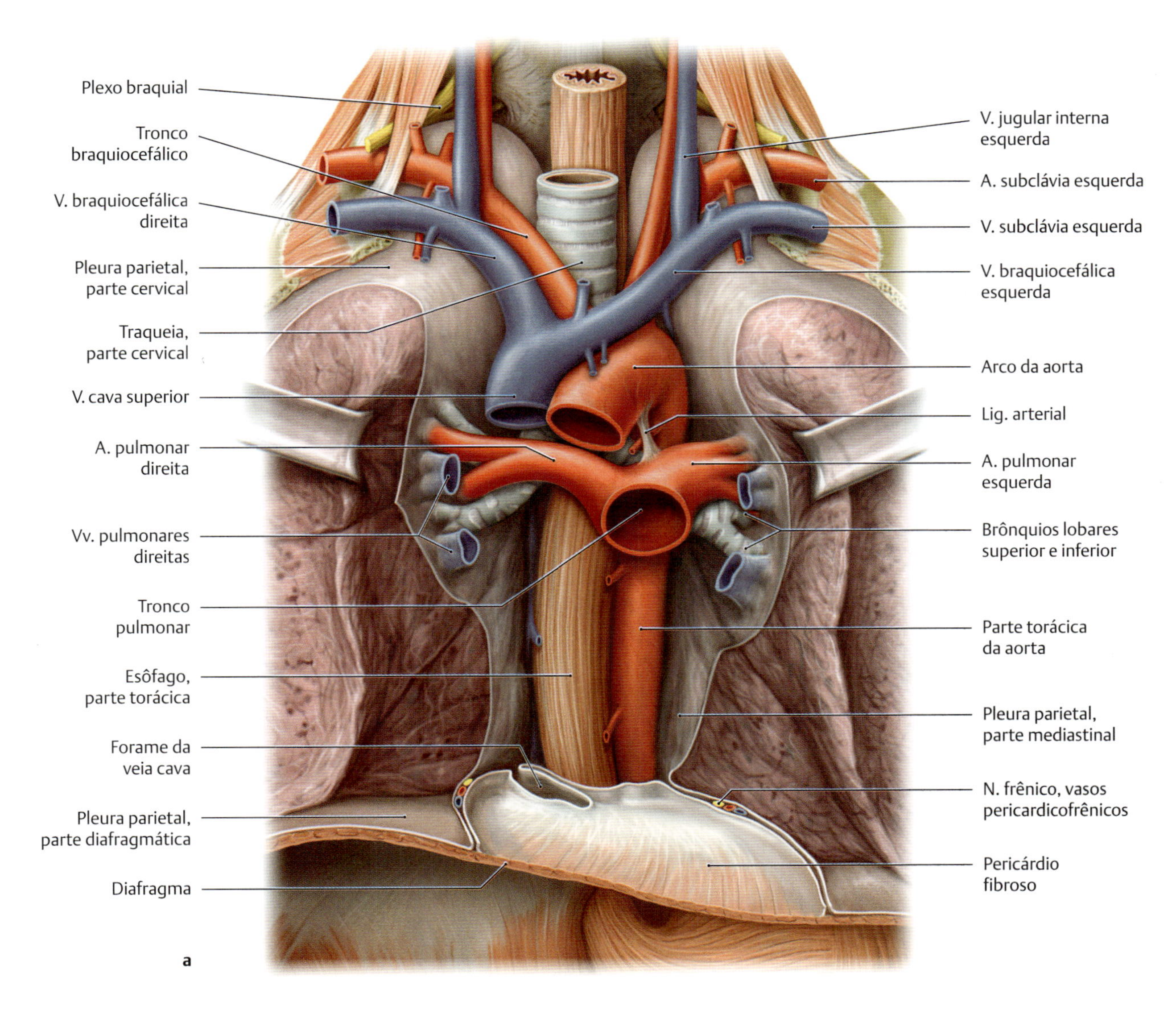

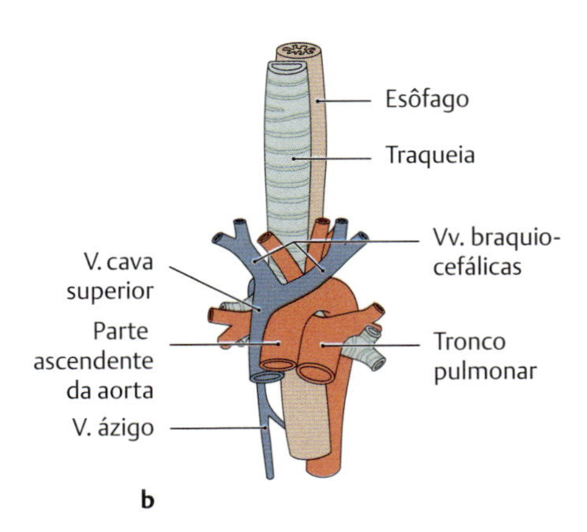

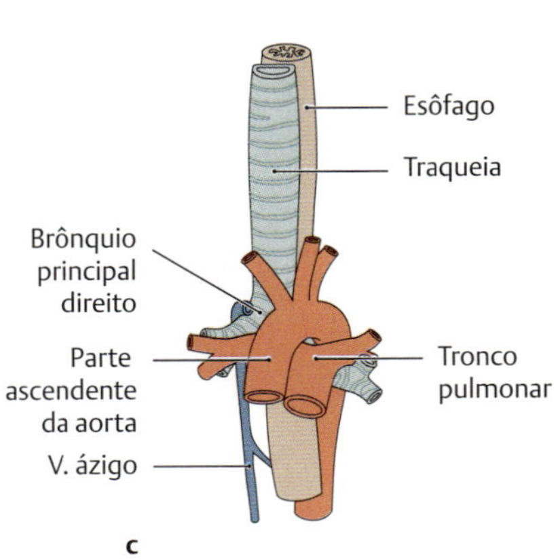

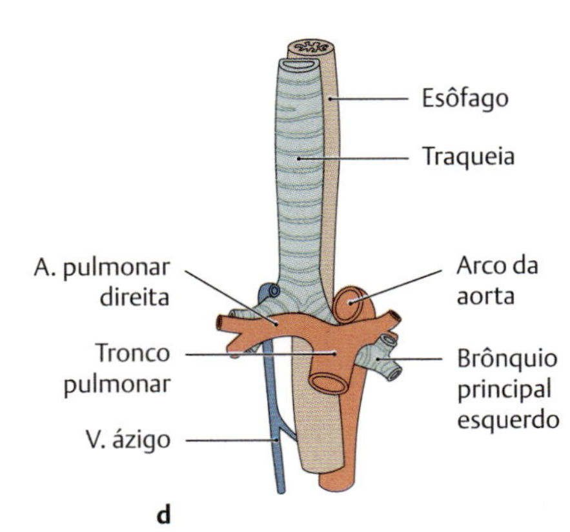

B Relações topográficas

a Vista anterior; o coração foi removido. **b–e** Aqui as estruturas foram removidas consecutivamente para que a vista da traqueia e dos brônquios ficasse livre:

b Local semelhante ao de **a**. A traqueia está visível anteriormente ao esôfago e a sua bifurcação está coberta pelo arco da aorta e pela A. pulmonar.

c A V. cava superior e as Vv. braquiocefálicas foram retiradas; com isso o brônquio principal direito, sendo "cavalgado" pela V. ázigo, e o brônquio do lobo superior direito estão bem visíveis.

d A parte ascendente da aorta e a maior parte do arco da aorta foram retiradas; a bifurcação da traqueia e as Aa. pulmonares estão visíveis, estando estas artérias em posição anterior aos brônquios principais.

e O tronco pulmonar foi retirado: aorta "cavalgando" o brônquio principal esquerdo está visível.

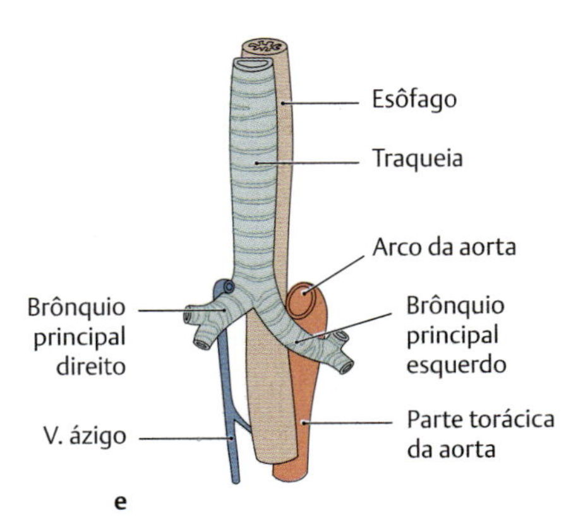

6.9 Mediastino Superior

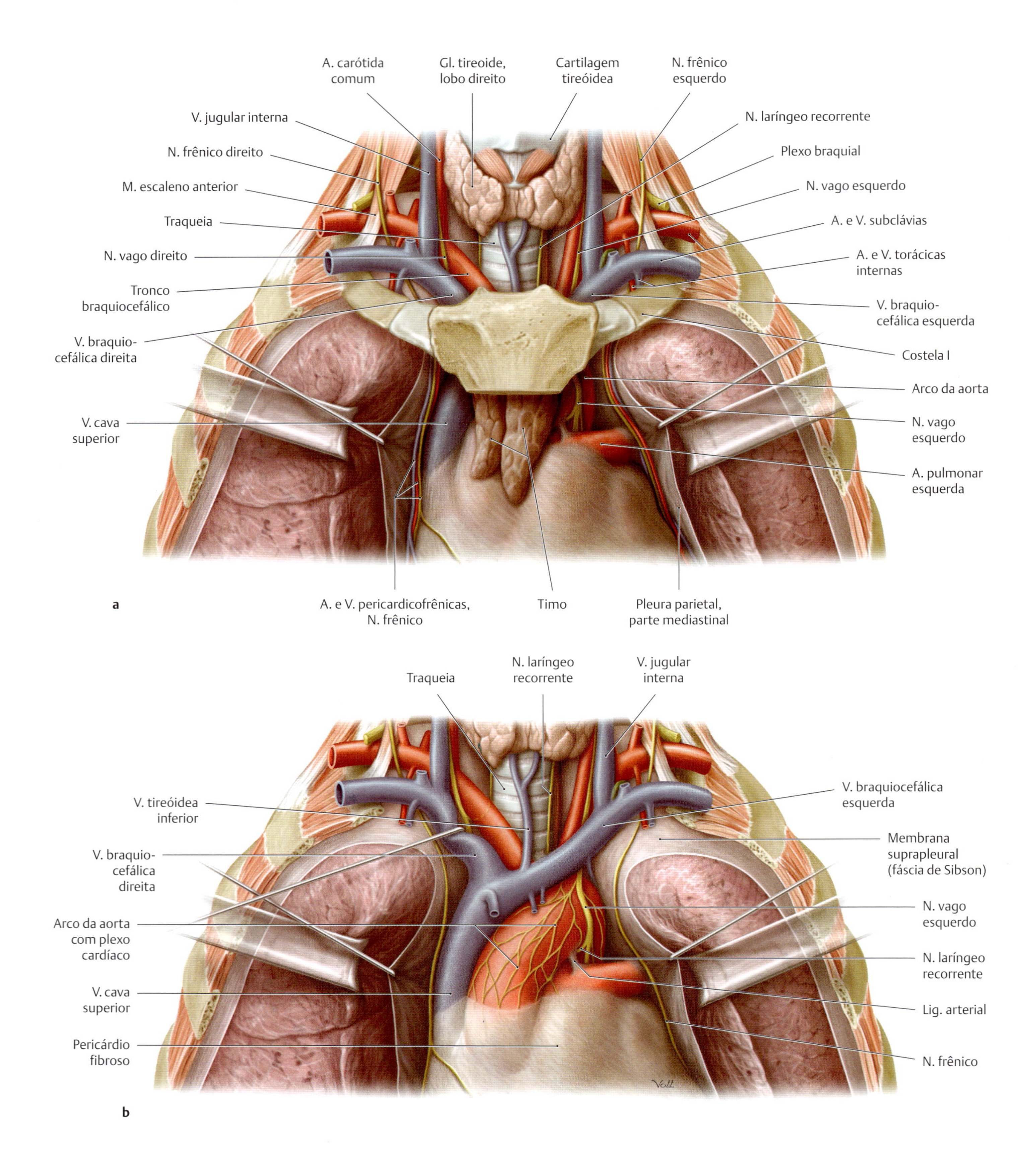

A Vista da abertura superior do tórax e do mediastino superior

a O corpo do esterno com as costelas adjacentes foi removido; na altura da abertura superior do tórax o mediastino superior é limitado pelos órgãos do pescoço; as estruturas reais do mediastino superior somente são visíveis após a remoção do manúbrio do esterno (ver **b**).

b Mediastino superior livre: o manúbrio do esterno, o timo e seus resíduos (chamados de corpos adiposos retroesternais) foram removidos.

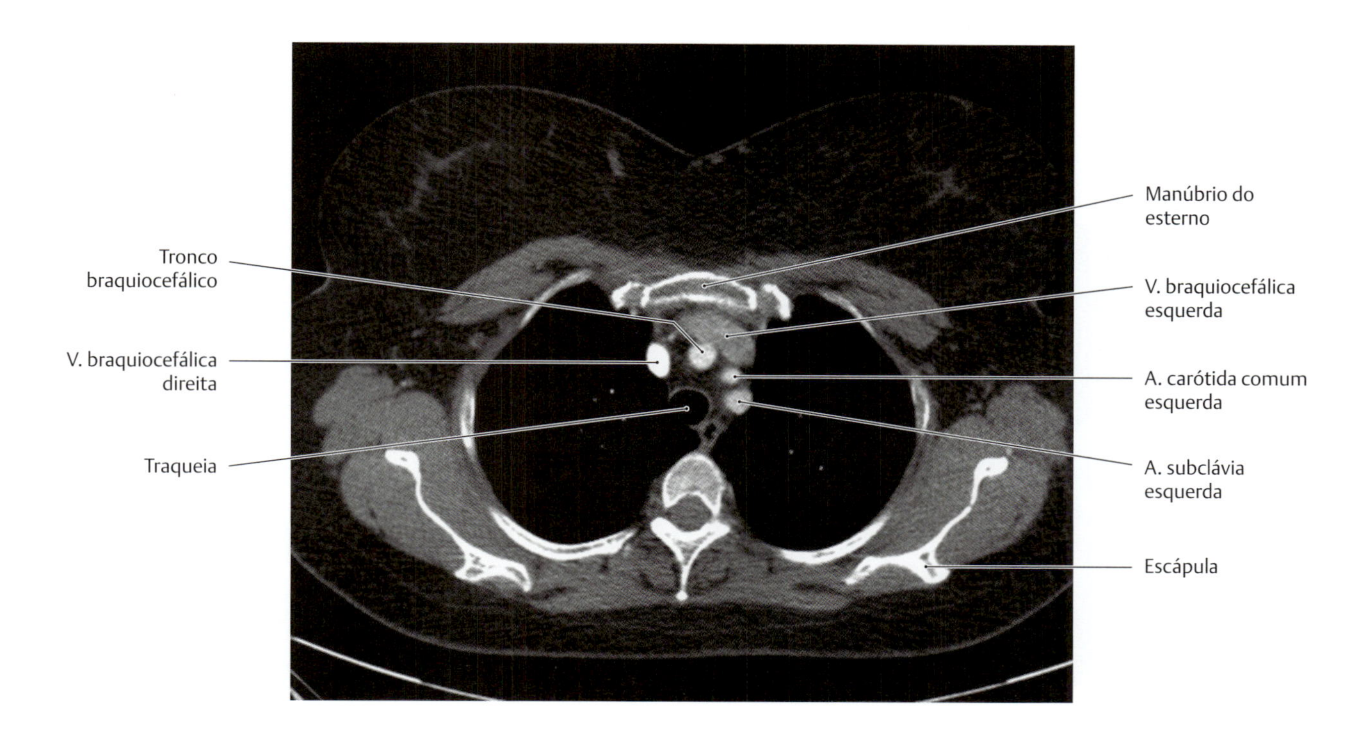

B Anatomia seccional, TC da abertura superior do tórax
Corte horizontal (axial) em TC (janela de partes moles) na altura da abertura superior do tórax (manúbrio do esterno ou corpo da 3ª vértebra torácica) em vista caudal (figura original do Prof. Dr. med. S. Müller-Hülsbeck, Institut für Diagnostische und Interventionelle Radiologie/Neuroradiologie, DIAKO Krankenhaus gGmbH Flensburg).

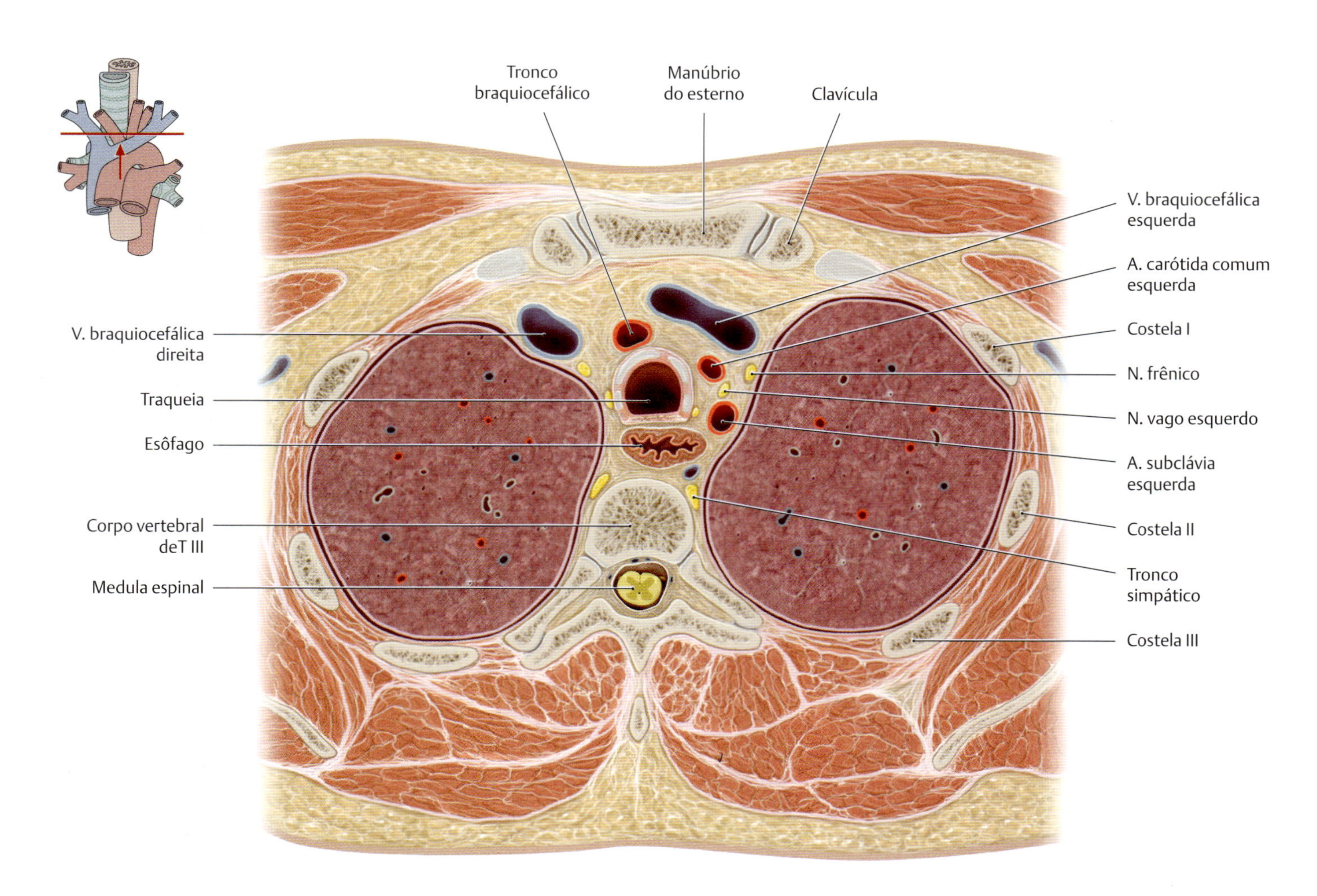

C Corte horizontal na altura da abertura superior do tórax
Vista inferior.

6.10 Arco da Aorta e Abertura Superior do Tórax

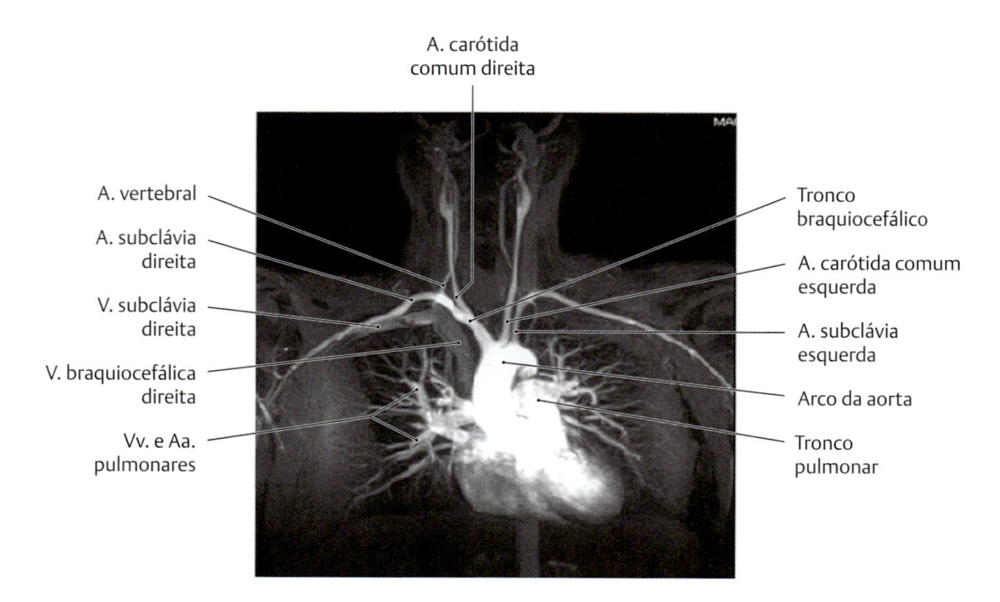

A Angio-RM contrastada dos grandes vasos próximos do coração

Demonstração da anatomia normal dos grandes vasos próximos do coração por angiorressonância magnética (administração intravenosa do meio de contraste pela fossa cubital), com o chamado método MIP (projeção de máxima intensidade). Os fundamentos desta técnica são sequências rápidas em gradiente-eco 3D, realizadas antes e depois da administração do meio de contraste em posições idênticas. Por meio de subsequente subtração de imagens, um registro 3D é produzido, contendo somente as informações sobre os vasos. Consequentemente, séries dinâmicas, por exemplo, da perfusão sanguínea pulmonar, com resolução temporal de poucos segundos, são possíveis (figura original do Prof. Dr. med. S. Müller-Hülsbeck, Institut für Diagnostische und Interventionelle Radiologie/ Neuroradiologie, DIAKO Krankenhaus gGmbH Flensburg).

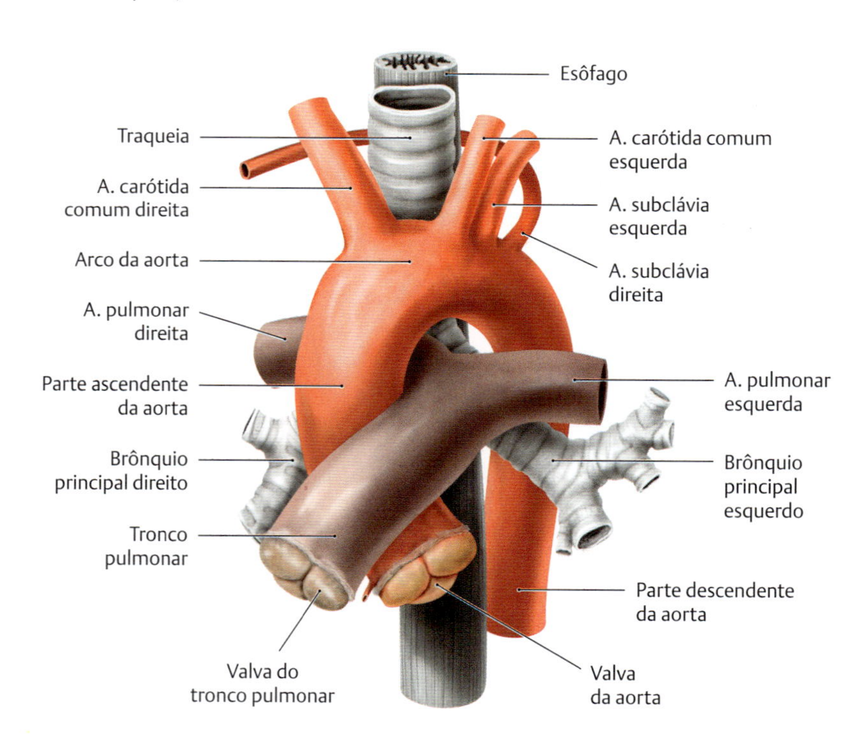

B Anomalia congênita da aorta: artéria lusória

Caso a A. subclávia direita se origine como o último vaso do arco da aorta, posteriormente à A. subclávia esquerda, e, em seguida, siga por trás da traqueia e do esôfago em direção ao lado direito, é chamada A. lusória (ver também **C**). Entretanto, só é indicada cirurgia se houver sintomatologia clínica (disfagia, dispneia e estridor).

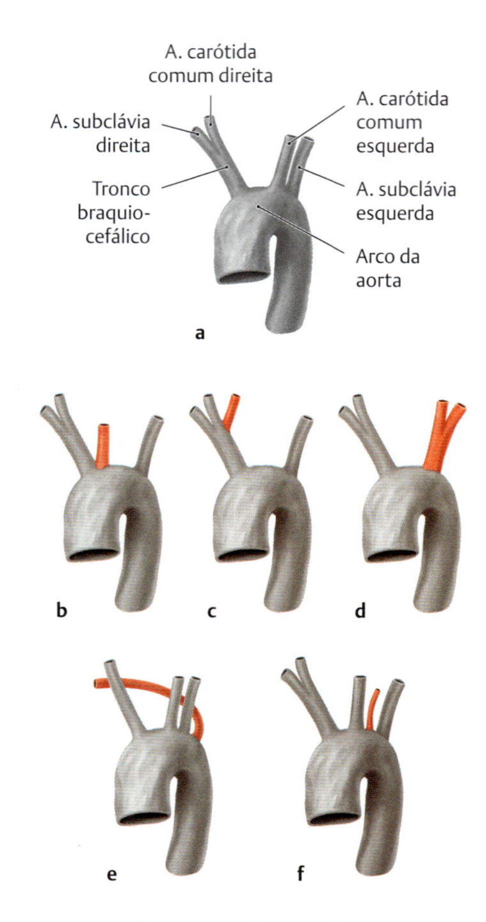

C Origem dos ramos do arco da aorta: configuração normal e variações
(segundo Lippert e Pabst)
Vista anterior.

- **a** Configuração normal (70% dos casos): as Aa. subclávia direita e carótida comum direita se originam juntas do tronco braquiocefálico que, por sua vez, se origina do arco da aorta; as Aa. carótida comum esquerda e subclávia esquerda se originam diretamente do arco da aorta.
- **b** Variação 1 (13% dos casos): o tronco braquiocefálico (com suas ramificações, a A. carótida comum direita e a A. subclávia direita) e a A. carótida comum esquerda se originam juntos do arco da aorta.
- **c** Variação 2 (9%): adicionalmente à A. subclávia direita e à A. carótida comum direita origina-se, também do tronco braquiocefálico, a A. carótida comum *esquerda*.
- **d** Variação 3 (1%): existem dois troncos braquiocefálicos, um com a A. subclávia direita e a A. carótida comum direita, e outro com a A. subclávia esquerda e a A. carótida comum esquerda.
- **e** Variação 4 (1%): a A. subclávia direita se origina como último ramo do arco da aorta é denominada A. lusória.
- **f** Variação 5 (1%): a A. vertebral esquerda se origina diretamente do arco da aorta.

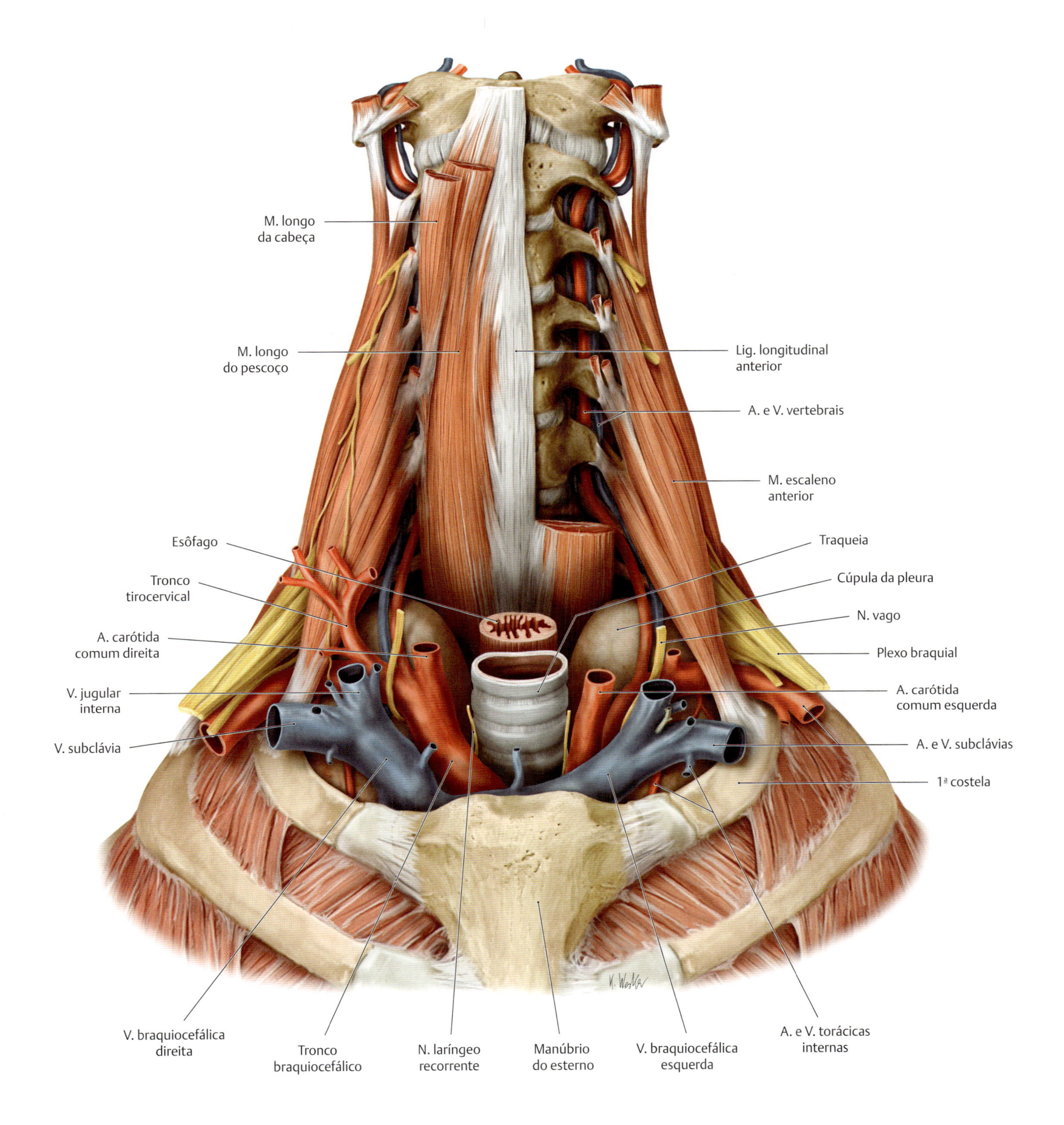

D Topografia das saídas do arco da aorta na abertura superior do tórax

Vista ventral após a remoção das vísceras do pescoço. Para representar o curso da A. vertebral esquerda, uma parte dos músculos pré-vertebrais (Mm. longo da cabeça e longo do pescoço) também foi removida.

6.11 Manifestações Clínicas: Estenose do Istmo da Aorta (Coarctação da Aorta)

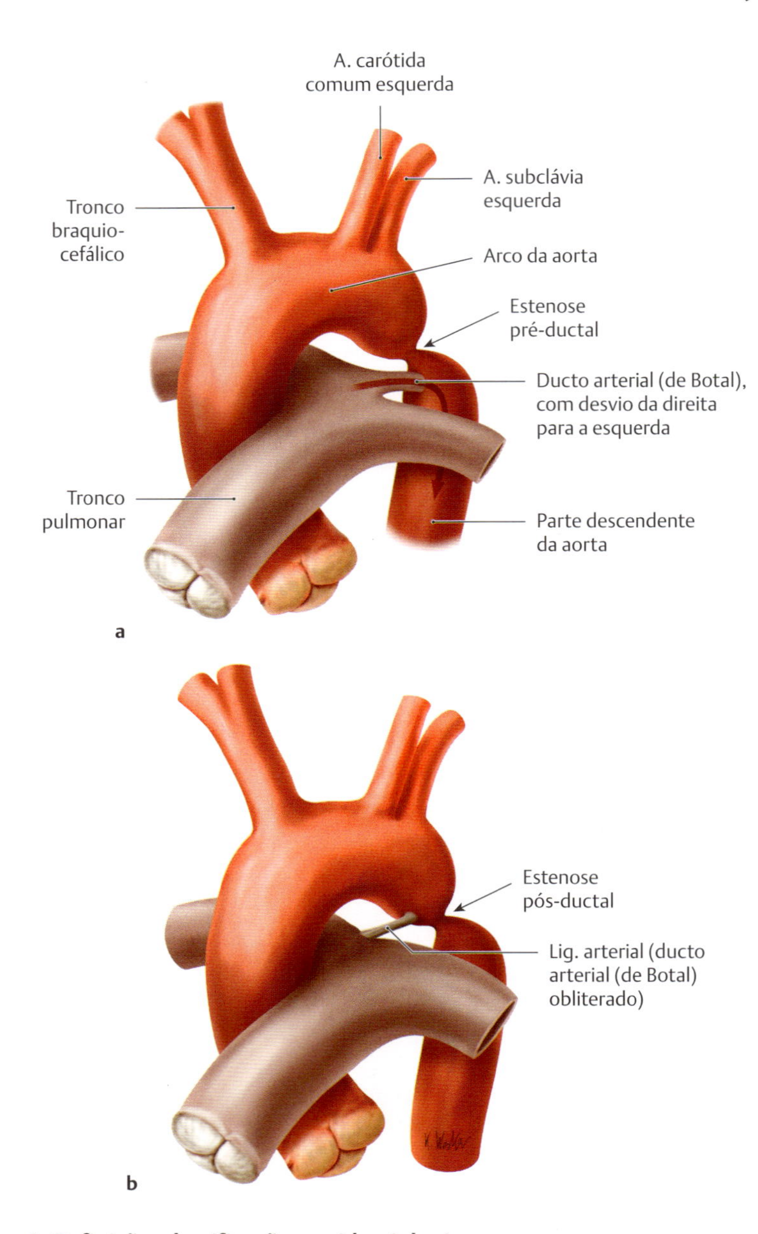

A Definição, classificação e epidemiologia

a Estenose pré-ductal do istmo da aorta; **b** Estenose pós-ductal do istmo da aorta.

Na estenose do istmo da aorta (coarctação da aorta), existe constrição circunscrita na região entre o arco da aorta e a aorta descendente (istmo da aorta), isto é, abaixo da origem da A. subclávia esquerda, aproximadamente na altura do ligamento arterial (ducto arterial, ou ducto de Botal, obliterado). De acordo com as relações topográficas com o Lig. arterial, são distinguidas uma forma pré-ductal e uma forma pós-ductal:

- Forma pré-ductal: a estenose se encontra proximal ao ducto arterial que, neste caso, permanece aberto, e
- Forma pós-ductal: a estenose se encontra distal ao ducto arterial, normalmente obliterado (agora, chamado Lig. arterial).

Como a forma pré-ductal geralmente causa sinais e sintomas já nos primeiros anos de vida, também é chamada "forma infantil"; a forma pós-ductal, que habitualmente causa sintomas somente na vida adulta, também é conhecida como "forma adulta". A estenose do istmo da aorta é uma anomalia relativamente frequente, e representa cerca de 5 a 7% de todas as malformações congênitas do coração e dos vasos sanguíneos (proporção meninos:meninas = 3:1). No entanto, considerando que não necessariamente provoca sintomas (ver **b**) é raramente visto como doença.

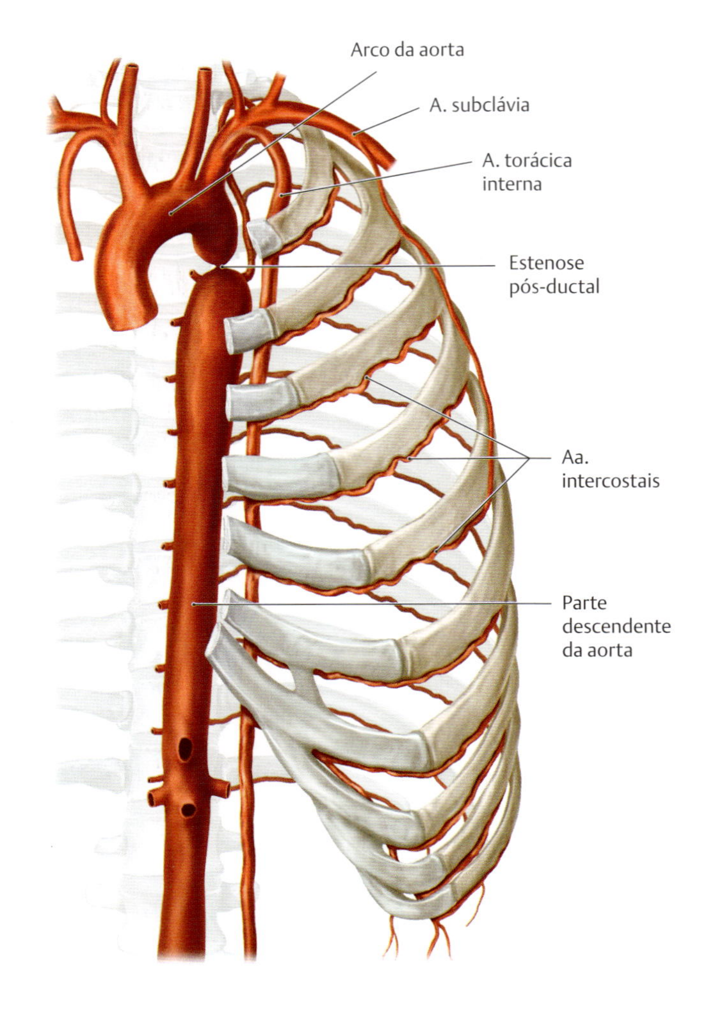

B Fisiopatologia e manifestações clínicas

O estreitamento da aorta leva a aumento característico da pressão arterial (hipertensão) na circulação da parte superior do corpo, com simultânea diminuição da pressão arterial na metade inferior do corpo (hipotensão). O sinal principal é a diferença de pressão arterial entre os membros superiores e inferiores (pulso fraco ou ausente na artéria femoral), além de pés frios e sintomas de claudicação intermitente, devido à redução da irrigação vascular.

- Na **estenose pré-ductal**, em que se observa a persistência do ducto arterial, forma-se um *desvio funcional da direita para a esquerda*, com cianose da metade inferior do corpo e sobrecarga do coração direito (dispneia, taquipneia) devido à pressão reduzida na metade inferior do corpo. Como resultado, existe o risco de morte prematura e a necessidade de correção cirúrgica (ressecção do segmento estenosado e anastomose terminoterminal)
- Na **estenose pós-ductal**, em que se observa a obliteração do ducto arterial (aqui representada), forma-se uma típica circulação colateral entre as partes torácica e abdominal da aorta (através da A. subclávia, da A. torácica interna e/ou das Aa. intercostais). Dependendo da funcionalidade dessa circulação colateral, os pacientes podem ter poucos sintomas ou até mesmo ficar assintomáticos. Caso ocorram problemas, o principal sinal é frequentemente a hipertensão arterial resistente ao tratamento nos primeiros anos de vida, com manifestações associadas como cefaleia, zumbido, tontura e sangramento nasal. Os sintomas clínicos (hipertrofia do miocárdio do ventrículo esquerdo, DAC, hemorragias cerebrais) predominam apenas na idade madura, devido às complicações da hipertensão crônica da metade superior do corpo.

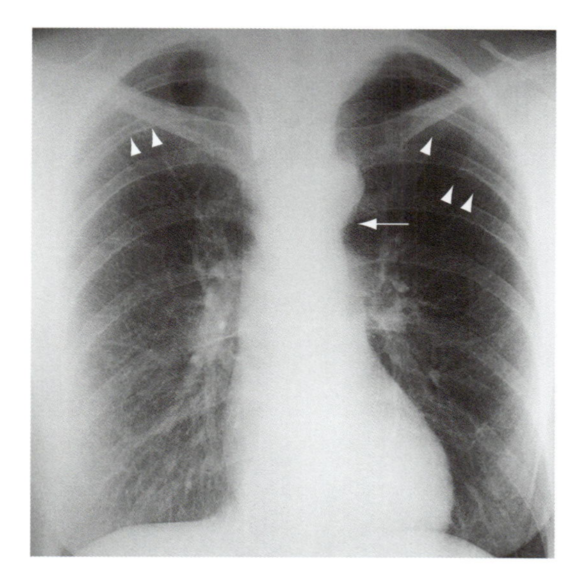

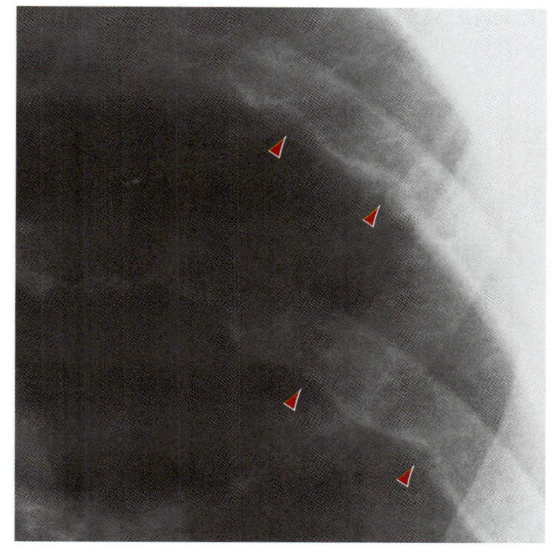

C Radiografia convencional

a e **b** Estenose pós-ductal do istmo da aorta em incidência AP (de: Reiser M, Kuhn F, Debus J, Hrsg. Duale Reihe Radiologie. 4. Aufl. Stuttgart: Thieme; 2017).

A aorta torácica apresenta alterações pouco significativas em seu contorno, na forma de dilatação da parte ascendente da aorta, arco da aorta estreito, e nítida incisura na margem externa da aorta, na altura da estenose (seta). Habitualmente, pode-se identificar um apagamento ou "borramento" da margem inferior das costelas (ver aumento da imagem em **b**, pontas de seta vermelhas), que são alterações ósseas na região dos sulcos das costelas, causadas pela dilatação e alongamento dos vasos intercostais da circulação colateral.

A extensão e a localização da estenose são mais bem demonstradas à angio-RM ou com TC helicoidal, incluindo a reconstrução tridimensional (ver p. 164).

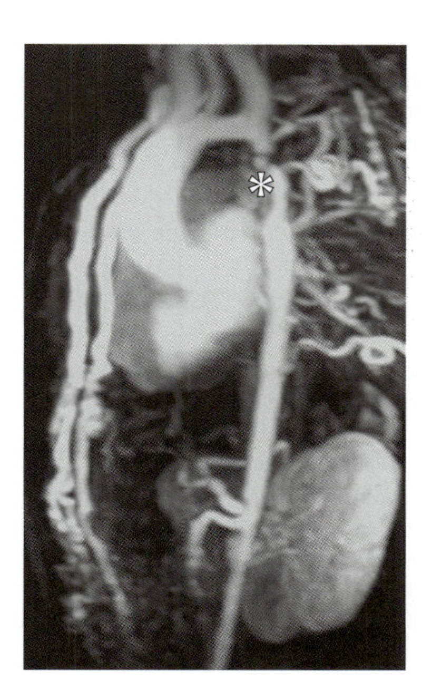

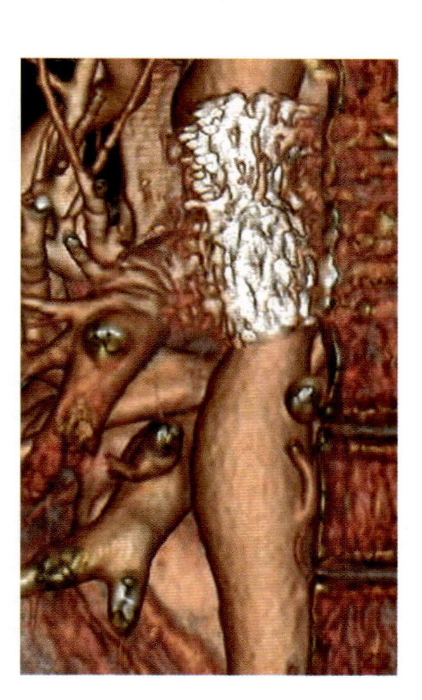

D Tratamento intervencionista da estenose do istmo da aorta

Em comparação ao tratamento cirúrgico das formas infantis da estenose do istmo da aorta, as formas adultas nos últimos anos vêm cada vez mais sendo tratadas com técnicas intervencionistas minimamente invasivas (dilatação por meio de cateter com balão e/ou implantação de *stent*).

a Reconstrução 3D-MIP de uma angiografia por RM com contraste de um adulto com estenose grave do istmo da aorta (*) e colaterais pronunciadas antes do implante; **b** Renderização de volume 3D de uma angiografia por TC após implante de *stent* (de: Gutberlet M. Bildgebende Diagnostik angeborener Herzfehler. Stuttgart: Thieme; 2017).

6.12 Manifestações Clínicas: Aneurisma da Aorta

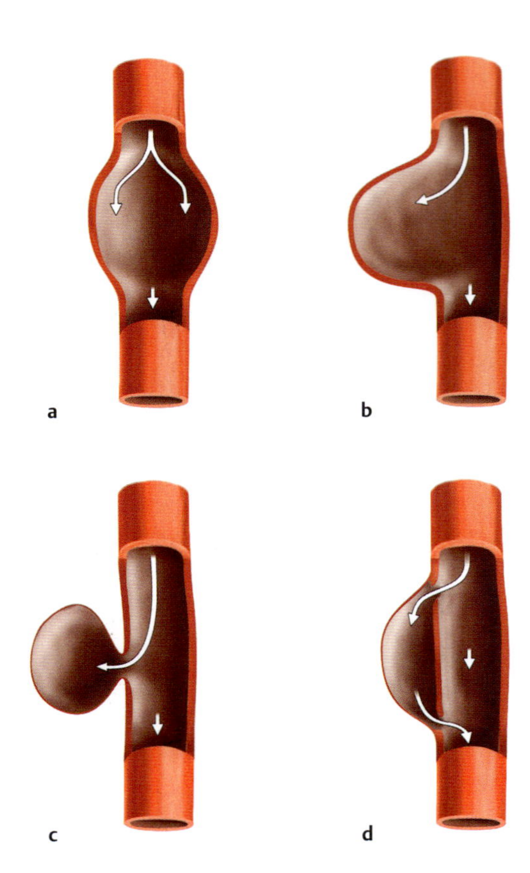

A Definição e classificação

Um aneurisma é a dilatação patológica de uma artéria, geralmente de natureza arteriosclerótica, que, a princípio, pode acometer qualquer artéria do corpo. Entretanto, a localização preferencial é a parte abdominal da aorta, infrarrenal (em 90% dos casos); aneurismas periféricos afetam predominantemente a A. poplítea. As diferenças são as seguintes:

- **Aneurisma verdadeiro (a e b):** Dilatação do lúmen vascular com participação de todas as túnicas da parede do vaso, sendo que a continuidade da parede vascular permanece preservada. Do ponto de vista morfológico, são distinguidos os aneurismas *fusiformes*, com um envolvimento circular de toda a parede vascular, e os aneurismas *saculiformes*, que afetam apenas uma região circunscrita
- **Aneurisma falso (c):** hematoma perivascular, que se origina frequentemente após lesões perfurantes nos vasos (p. ex., após punções arteriais), e em regiões de anastomose após cirurgias vasculares. Devido à oclusão malsucedida da abertura vascular, ocorre extravasamento de sangue para o tecido conjuntivo perivascular, com formação da cavidade de um aneurisma, que é revestida com material trombótico
- **Aneurisma dissecante (d):** devido à laceração das túnicas íntima e média e subsequente dilatação das túnicas média e adventícia, forma-se um segundo lúmen "falso" na parede vascular. Deste modo, forma-se um vaso com dois canais, um perfundido e outro sem perfusão. De acordo com a localização da laceração inicial da túnica íntima (a chamada "entrada"), toda a aorta ou apenas a sua parte abdominal é afetada. No decorrer do processo, pode aparecer uma perfuração externa (ruptura com subsequente sangramento) ou uma perfuração interna, através da membrana dissecante no lúmen perfundido (a chamada "reentrada"), ver **C**.

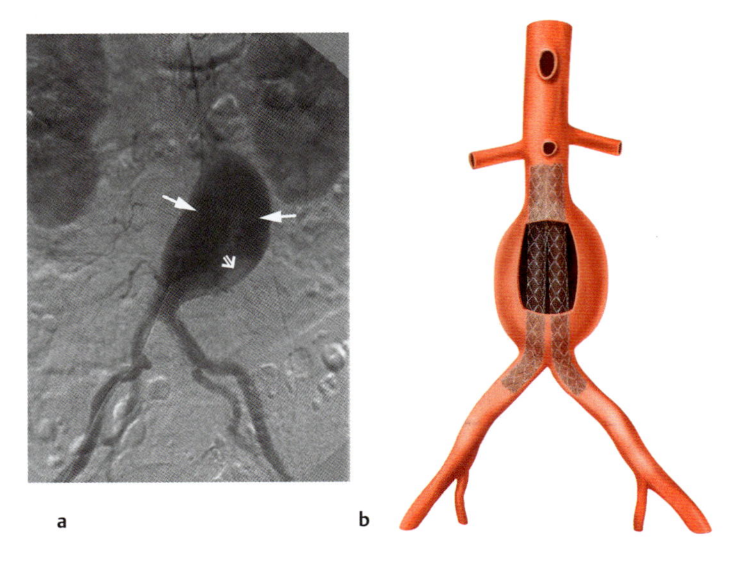

B Aneurisma infrarrenal da aorta: sintomas, diagnóstico e tratamento

a Demonstração de um aneurisma infrarrenal saculiforme da aorta, com o auxílio de angiografia de subtração digital (ASD), sem envolvimento das artérias renais ou das artérias da pelve. Na região da parede do aneurisma, são visíveis depósitos trombóticos (de: Reiser M, Kuhn F, Debus J, Hrsg. Duale Reihe Radiologie. 4. Aufl. Stuttgart: Thieme; 2017).

b Esquema de uma prótese vascular para o tratamento de aneurismas infrarrenais da aorta (*bypass* aortoilíaco).

Sintomas: Os aneurismas da parte abdominal da aorta causam sintomas quando o vaso dilatado comprime estruturas ósseas (corpos vertebrais adjacentes) ou partes moles, como o ureter ou os nervos (geralmente são dores torácicas e/ou abdominais, ou dor irradiada para a coluna vertebral, como se a pessoa estivesse sendo apertada por um cinto) ou, ainda, quando trombos murais causam embolia, com problemas isquêmicos agudos na corrente sanguínea periférica. Por outro lado, a ruptura de um aneurisma se manifesta como forte dor persistente (abdome agudo) e sintomatologia de choque.

Observação: A ruptura de um aneurisma de aorta é uma emergência aguda, grave e potencialmente fatal. Apenas uma intervenção imediata pode salvar a vida do paciente (a letalidade das cirurgias se encontra entre 30 e 50%).

Diagnóstico: A maioria dos aneurismas de aorta é diagnosticada por ultrassonografia. Com este método (que é dos menos invasivos), uma avaliação segura sobre a localização e a extensão da lesão, sob o ponto de vista prático, é sempre possível. Para os aneurismas torácicos e abdominais, a opção é a TC contrastada para determinação mais exata do tamanho (p. ex., relação entre o lúmen perfundido e a formação de trombos na parede) e para melhor esclarecimento das relações de posição anatômica para o procedimento. A angiografia transarterial de subtração digital (em geral, a ASD) fornece, principalmente, informações sobre a origem dos vasos, em particular das artérias renais.

Tratamento: A indicação para o tratamento é determinada pela avaliação do grau de risco de ruptura. A típica sintomatologia, a proeminente assimetria (conforme demonstrado aqui), além de diâmetro transversal de mais de 5 cm e crescimento rápido (> 1 cm por ano) representam indicação absoluta para a cirurgia. A técnica cirúrgica para um aneurisma consiste na sua ressecção e na substituição subsequente do vaso. Particularmente o aneurisma infrarrenal é, hoje em dia, tratado cada vez mais de forma intervencionista, isto é, a implantação de *stent* intraluminal de material plástico fixado com *stent*, por um acesso femoral com o auxílio de um sistema de cateteres.

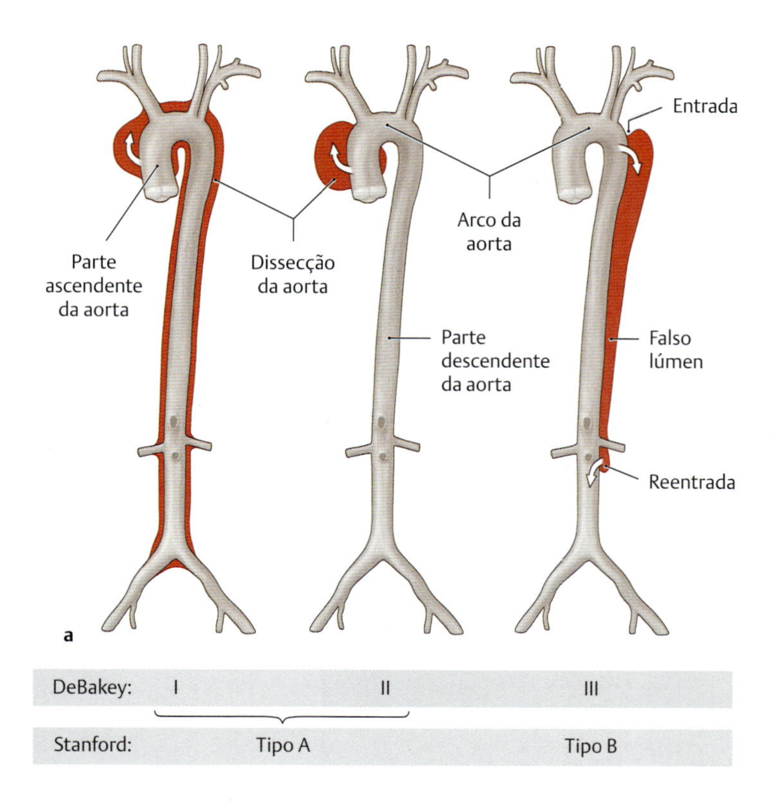

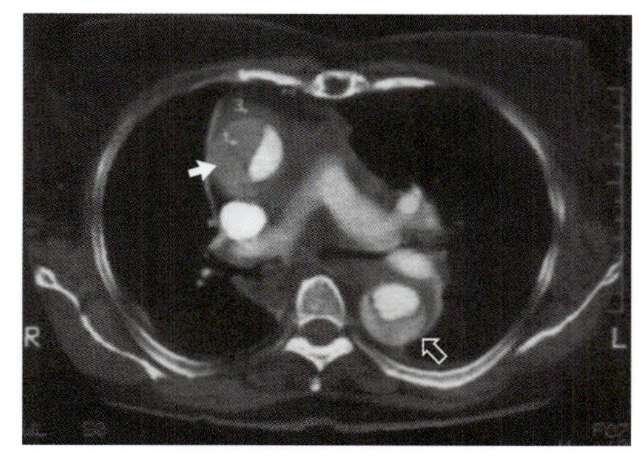

C Dissecção da aorta: classificação segundo a localização anatômica

a As dissecções da aorta podem ser classificadas de acordo com sua localização anatômica, segundo os critérios de Stanford e de DeBakey. A mais comum é a **classificação de Stanford**, na qual as dissecções da aorta são distinguidas conforme a posição da laceração de entrada:

- Laceração na região da aorta ascendente (Stanford do tipo A, aproximadamente 80% dos casos) ou
- Laceração na região da aorta descendente (Stanford do tipo B, aproximadamente 20% dos casos).

Na **classificação de DeBakey**, os aneurismas do tipo A de Stanford são subdivididos em:

- DeBakey do tipo I (envolvimento total da aorta) e
- DeBakey do tipo II (envolvimento isolado da parte ascendente da aorta)
- O DeBakey do tipo III corresponde ao Stanford do tipo B (a dissecção é restrita à parte descendente da aorta).

b TC axial de uma dissecção da aorta do tipo I segundo DeBakey (Stanford do tipo A), com envolvimento das partes ascendente (seta branca) e descendente da aorta (seta vazada): o falso lúmen demora a ser preenchido e, por isso, está representado menos densamente do que o lúmen verdadeiro (de: Reiser M, Kuhn F, Debus J, Hrsg. Duale Reihe Radiologie. 4. Aufl. Stuttgart: Thieme; 2017).

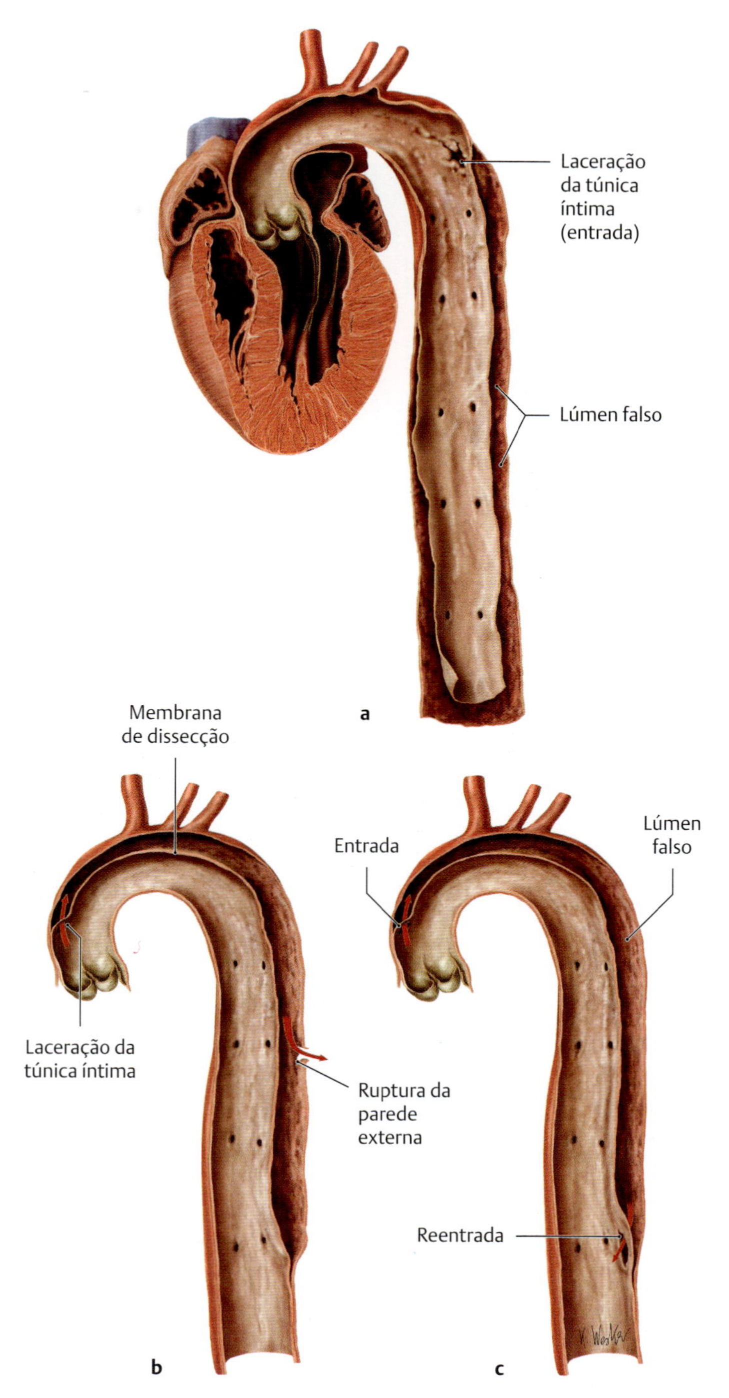

D Fisiopatologia da dissecção da aorta

a Dissecção da aorta com laceração da túnica íntima e formação de lúmen falso; **b** Dissecção da aorta com laceração da túnica íntima e ruptura da parede externa; **c** Dissecção da aorta com laceração da túnica íntima (entrada) e reentrada.

Na dissecção clássica da aorta (incidência de 2,6 a 3,5/100.000 habitantes), a hipertensão arterial leva inicialmente a alterações degenerativas das túnicas individuais da parede da aorta. Através desse defeito original da parede da aorta, a túnica íntima e parte da túnica média sofrem uma laceração (entrada). Com isso, ocorre a formação de uma fenda na parede da aorta, e assim se constituem um lúmen verdadeiro e um lúmen falso; esses dois compartimentos estão separados um do outro pela chamada membrana de dissecção. De acordo com a localização da laceração inicial da túnica íntima, toda a aorta (com a laceração da túnica íntima na altura da parte torácica da aorta) ou apenas a parte abdominal da aorta é afetada. Devido ao abaulamento da membrana de dissecção, as origens de vasos viscerais podem ser ocluídas secundariamente e, com isso, causar uma síndrome isquêmica. No decorrer do processo, pode ocorrer perfuração externa (ruptura e sangramento) ou retorno para o lúmen verdadeiro (reentrada, de prognóstico mais favorável).

7.1 Cortes Transversais do Tórax no Nível das Vértebras T I–T II

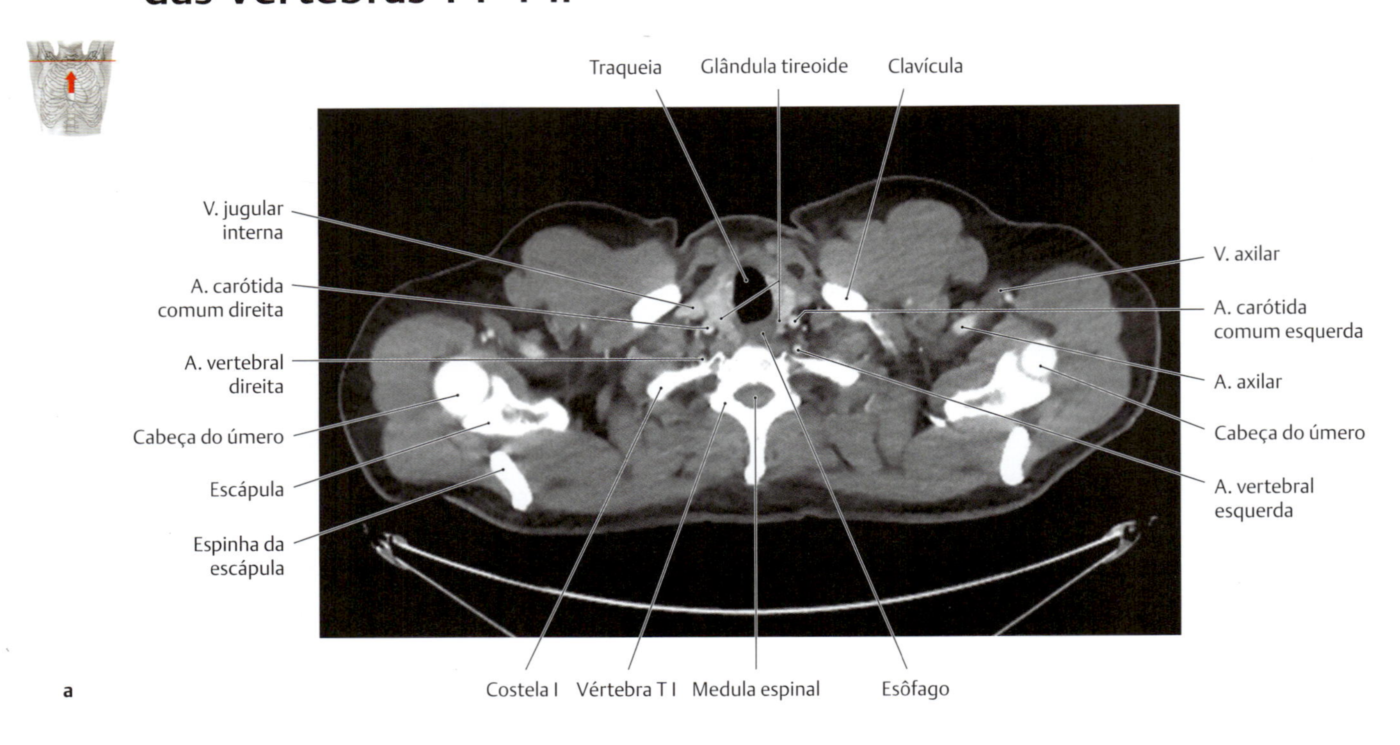

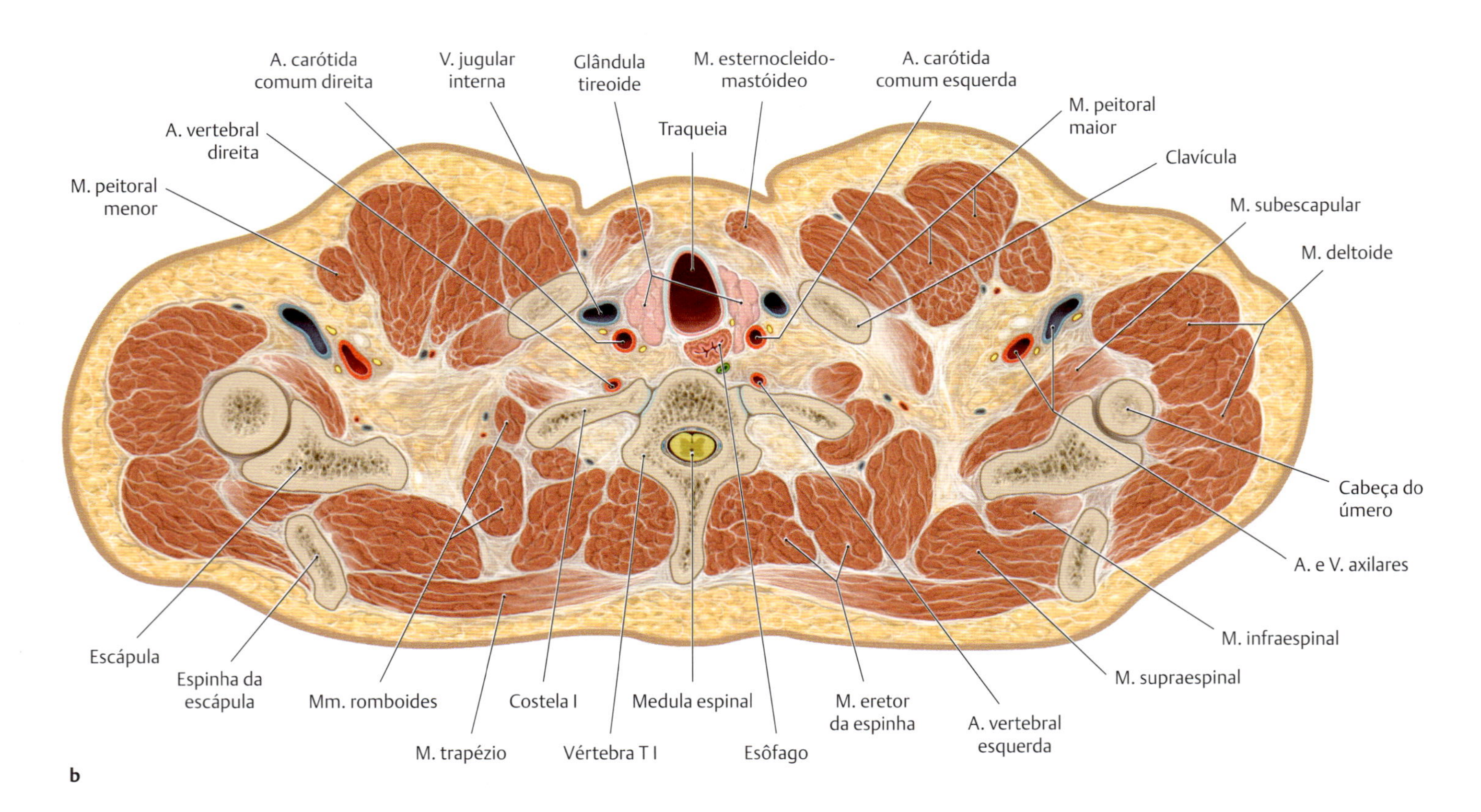

A Corte transversal do tórax no nível da vértebra T I

a Imagem transversal de TC horizontal (axial) (janela de partes moles); **b** Corte horizontal, vista inferior. Neste plano de corte, a cabeça do úmero e a escápula foram seccionados. Como a conexão da espinha da escápula com a escápula como um todo ocorre abaixo do plano de incisão escolhido aqui, a espinha da escápula aparece como um osso separado. A partir das vísceras cervicais, os dois lobos da glândula tireoide que envolvem a traqueia podem ser vistos anteriormente. Em seu lado posterior, a A. carótida comum move-se para cranial. Atrás da traqueia passa o esôfago. Este espaço visceral é delimitado anteriormente por ambos os Mm. esternocleidomastóideos.

Agradecemos ao Prof. Dr. Med. S. Müller-Hülsbeck, Institut für Diagnostische und Interventionelle Radiologie/Neuroradiologie, DIAKO Krankenhaus gGmbH Flensburg, pelo fornecimento de TCs para o Capítulo 7.

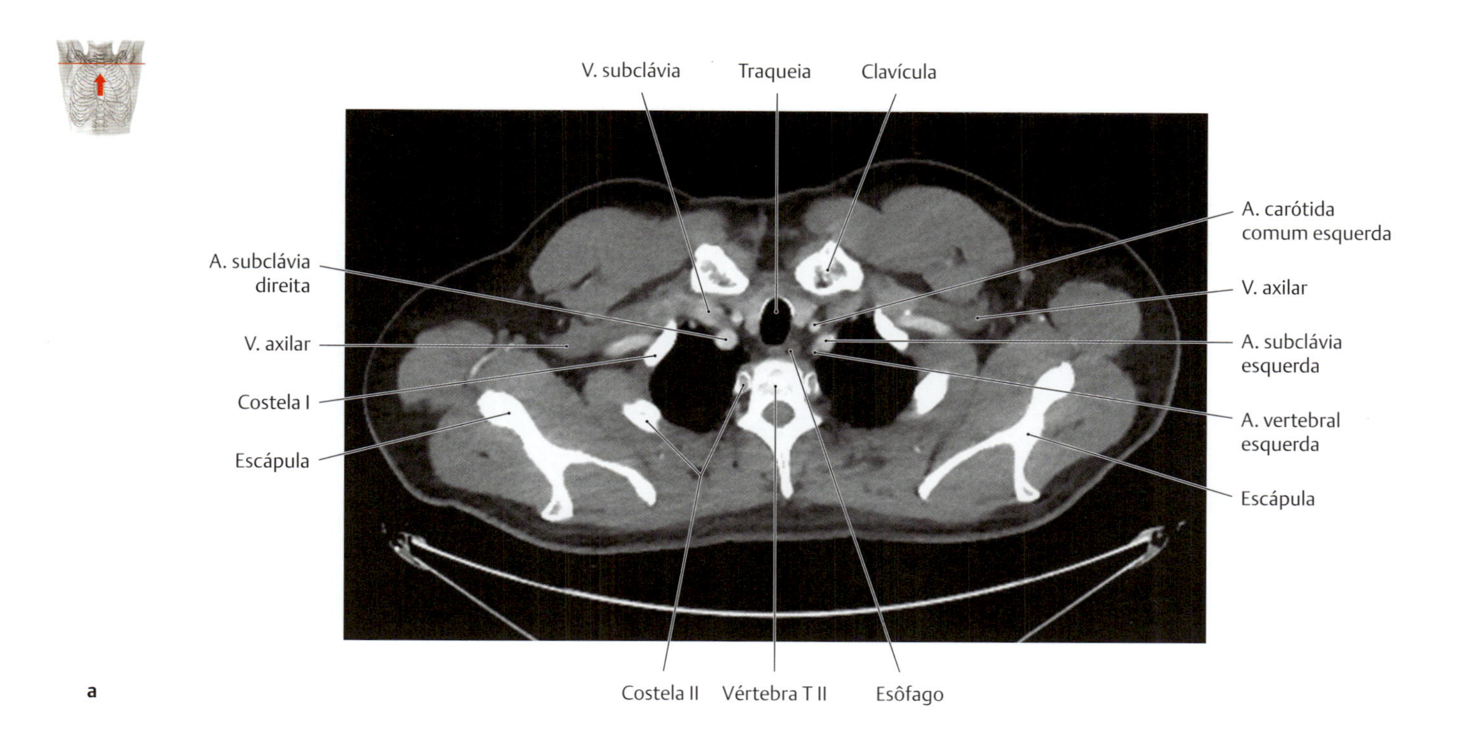

a

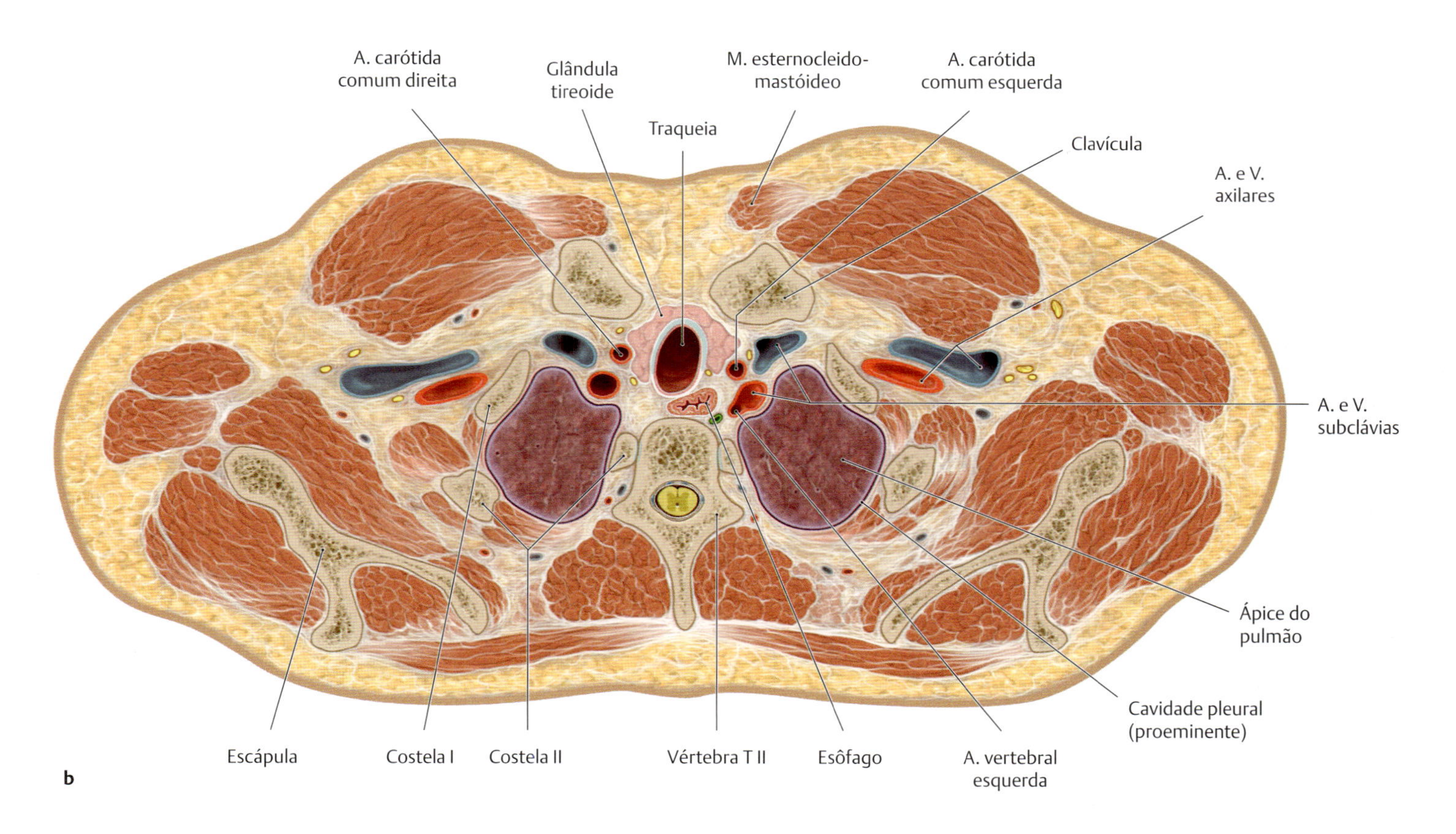

b

B Corte transversal do tórax no nível da margem superior da vértebra T II

a Imagem transversal de TC horizontal (axial) (janela de partes moles); **b** Corte horizontal, vista inferior. A clavícula, a 1ª e a 2ª costela, foram seccionadas em virtude da cifose torácica, mas o esterno não. Assim, observa-se o corte superior do plano oblíquo da abertura superior do tórax. O polo inferior dos dois lobos da tireoide é coberto anteriormente em ambos os lados pelos Mm. esternocleidomastóideos. De ambos os pulmões, os ápices dos pulmões, que se projetam em ambos os lados da abertura superior do tórax, foram seccionados. A A.e V. subclávias seguem de medial para lateral. Logo acima desse nível, a V. subclávia passa diretamente sobre os ápices dos pulmões, que são separados da V. subclávia apenas pela membrana suprapleural (fáscia de Sibson). Essa estreita relação topográfica significa que ocorre um pneumotórax em cerca de cada 10 punções da A. subclávia (por isso o controle radiográfico após a inserção do cateter subclávio!)

7.2 Cortes Transversais do Tórax no Nível das Vértebras T III–T IV

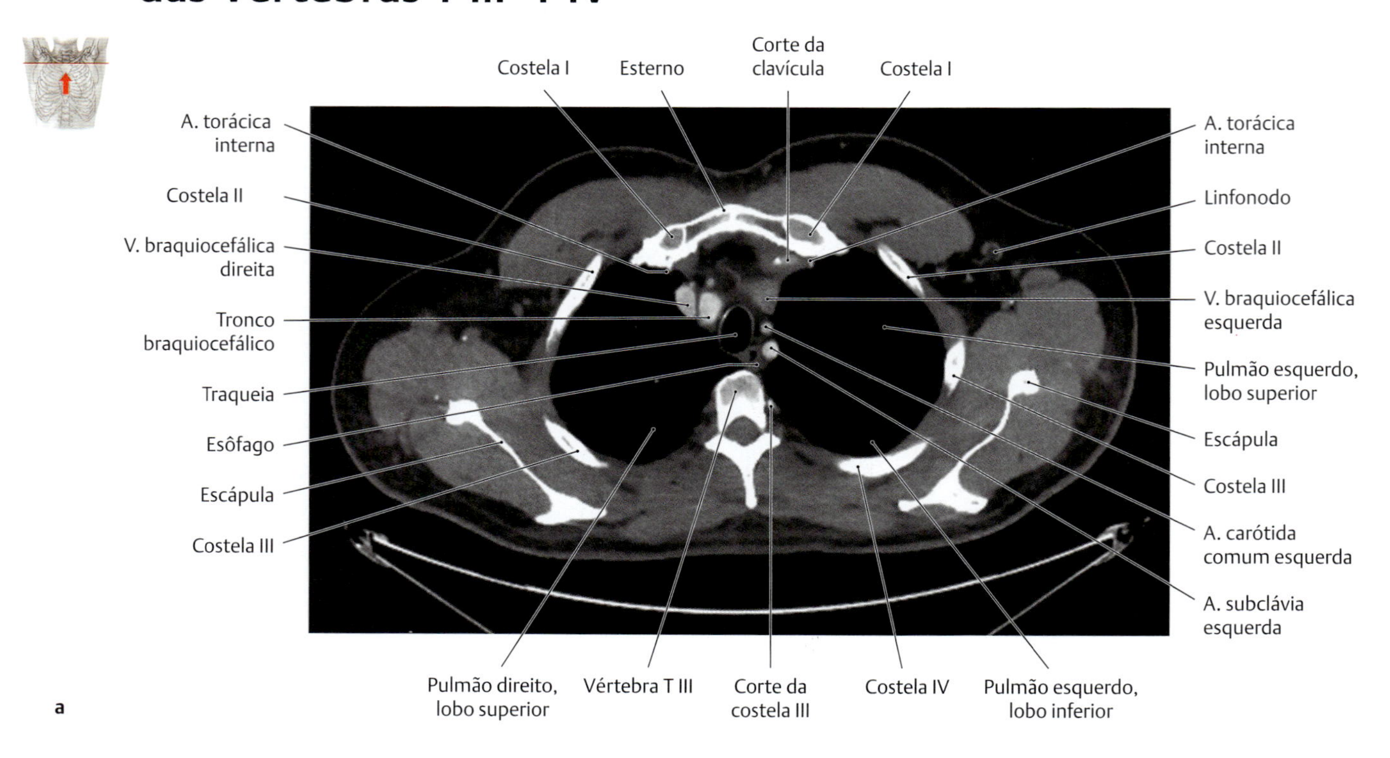

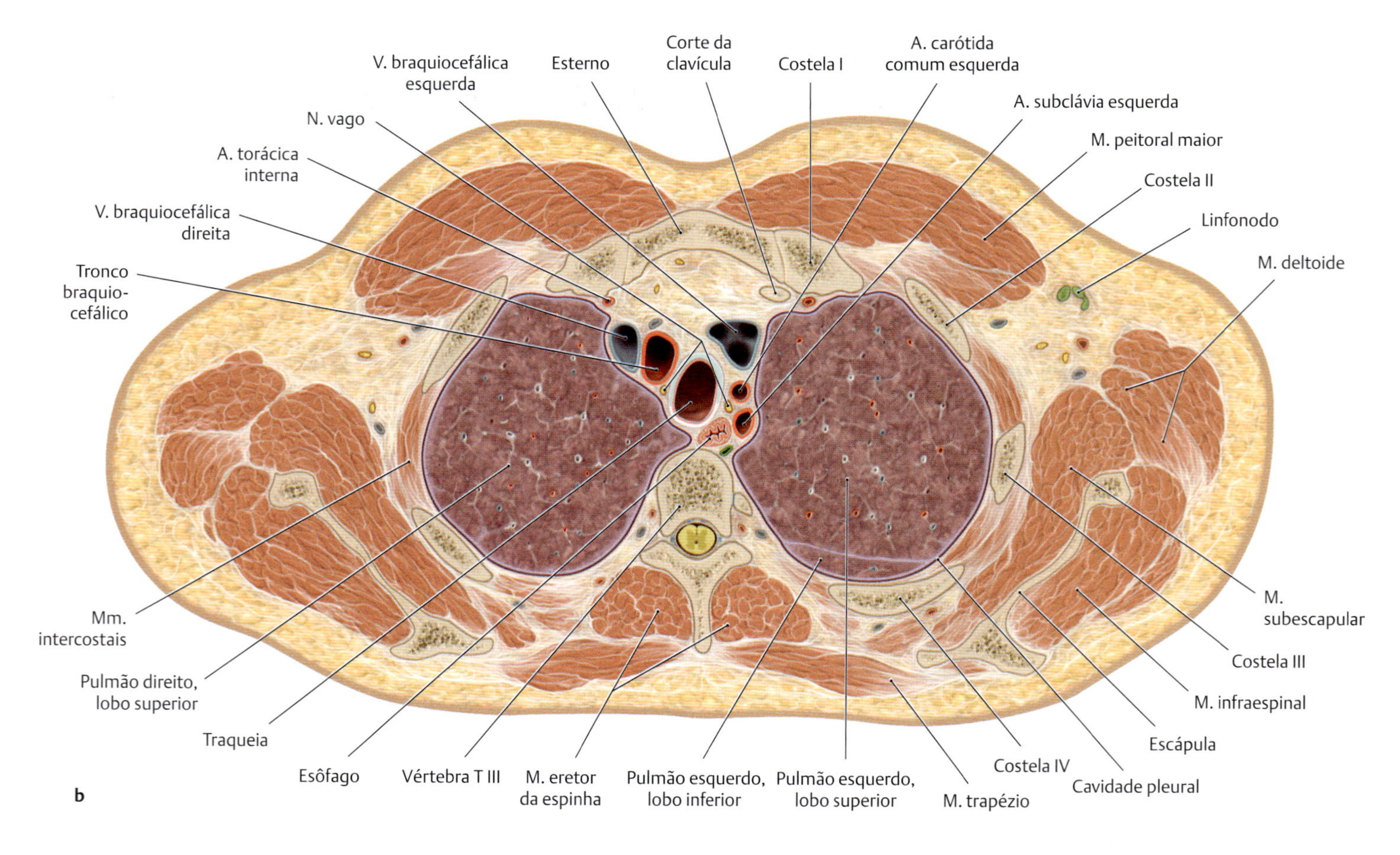

A Corte transversal do tórax no nível da vértebra T III

a Imagem transversal de TC horizontal (axial) (janela de partes moles); **b** Corte horizontal, vista inferior. Dos elementos esqueléticos, foram seccionados a escápula, a vértebra T III, a 1ª a 4ª costela e o esterno. Assim, estamos no plano do corte inferior da abertura superior do tórax. Entre os cortes das costelas, pode-se observar os músculos intercostais. Dos principais vasos, o tronco braquiocefálico pode ser visto à direita, e a A. carótida comum e a A. subclávia, à esquerda. Como a A. subclávia foi tangencialmente cortada, ela parece maior aqui do que a A. carótida comum. Em ambos os lados da traqueia, observa-se o N. vago (não observado na TC).

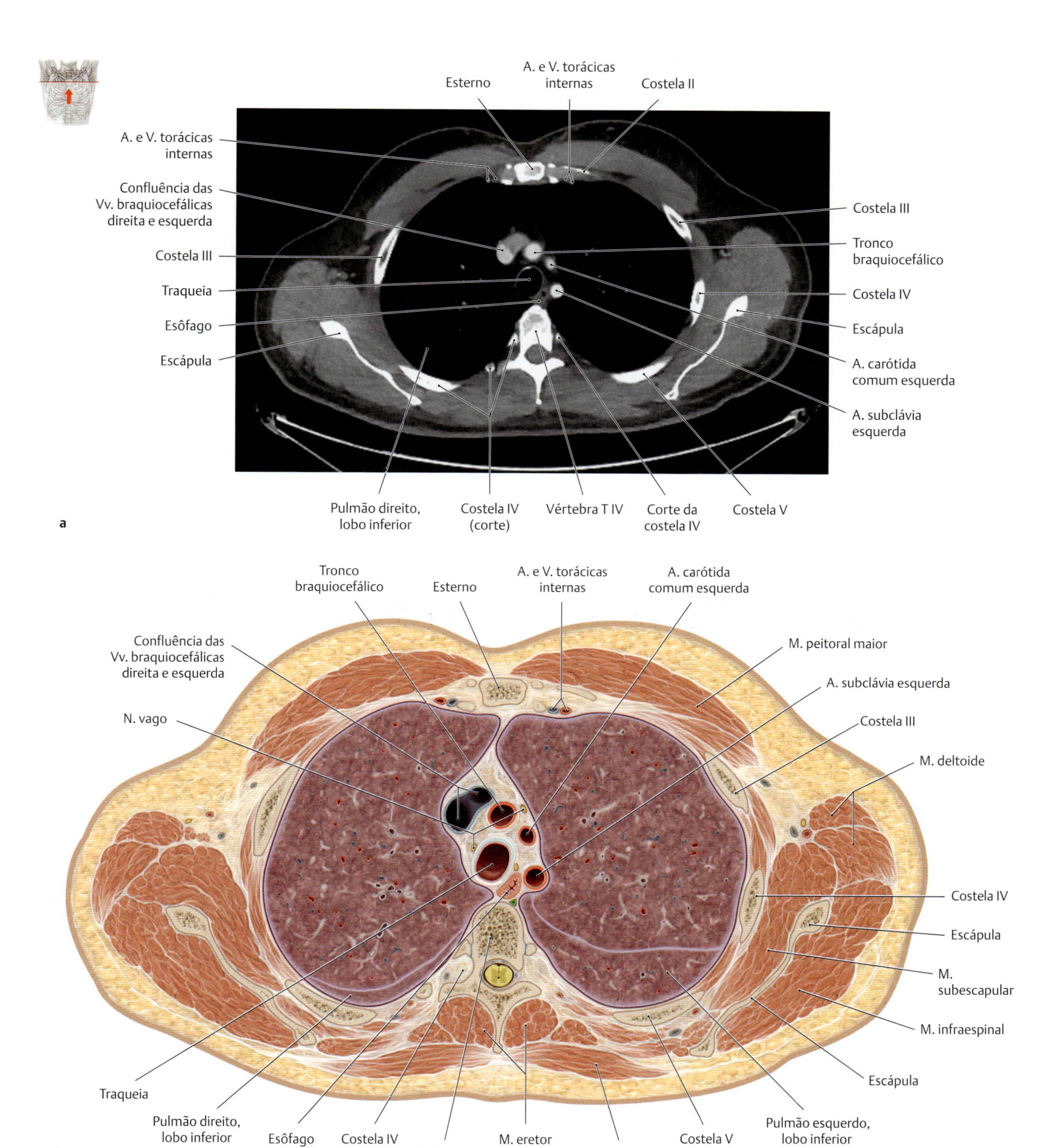

B Corte transversal do tórax no nível da vértebra T IV

a Imagem transversal de TC horizontal (axial) (janela de partes moles); **b** Corte horizontal, vista inferior. O esterno, a 4ª costela e a vértebra T IV foram seccionados. As seguintes estruturas no mediastino superior são de particular interesse aqui: o esôfago encontra-se diretamente adjacente à vértebra torácica, anteriormente a partir dele encontra-se a traqueia, que é acompanhada em ambos os lados pelo N. vago. Os vasos à frente e próximos à traqueia são importantes: confluência das Vv. braquiocefálicas esquerda e direita, tronco braquiocefálico e a A. carótida comum posteriormente, bem como a A. subclávia que já se afastou dela.

7.3 Cortes Transversais do Tórax no Nível das Vértebras T V–T VI

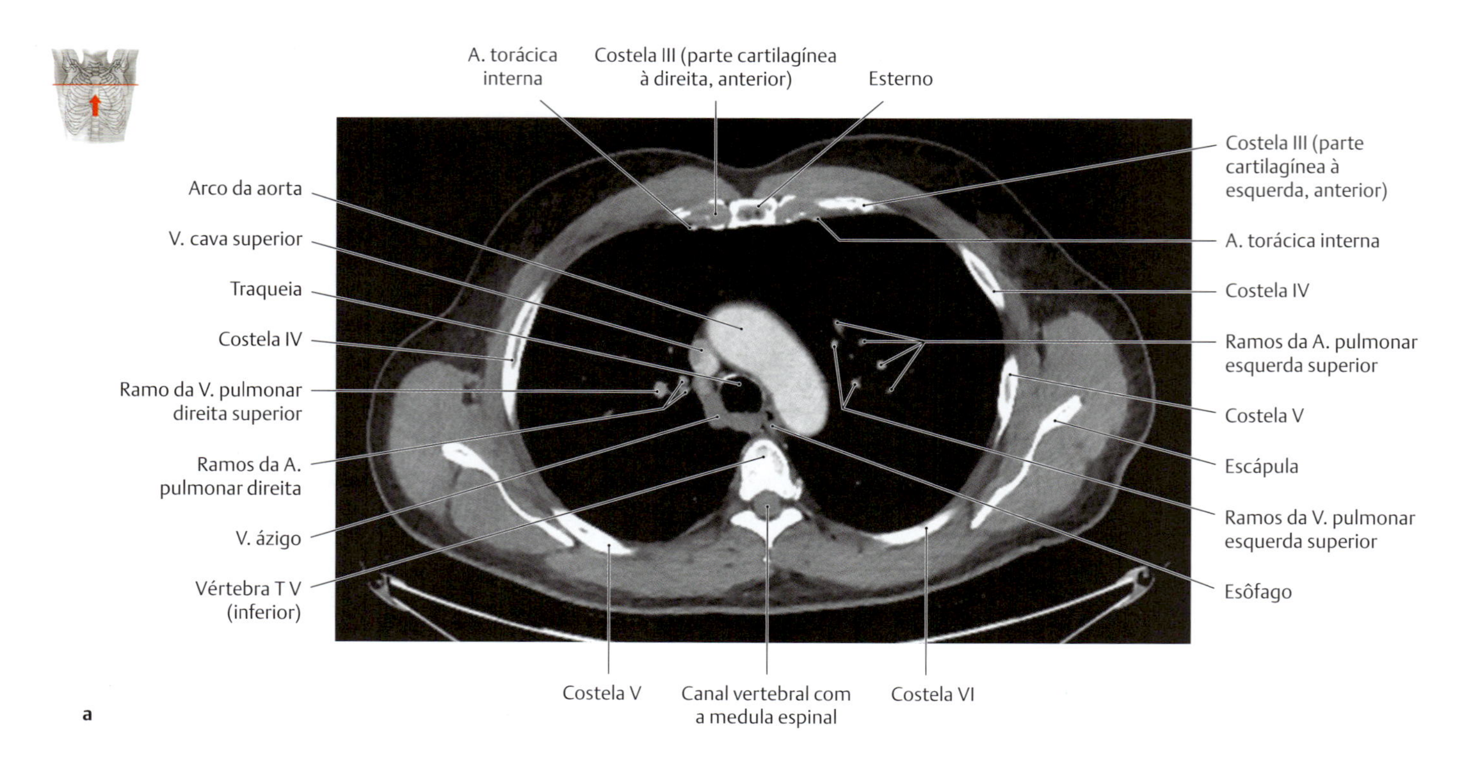

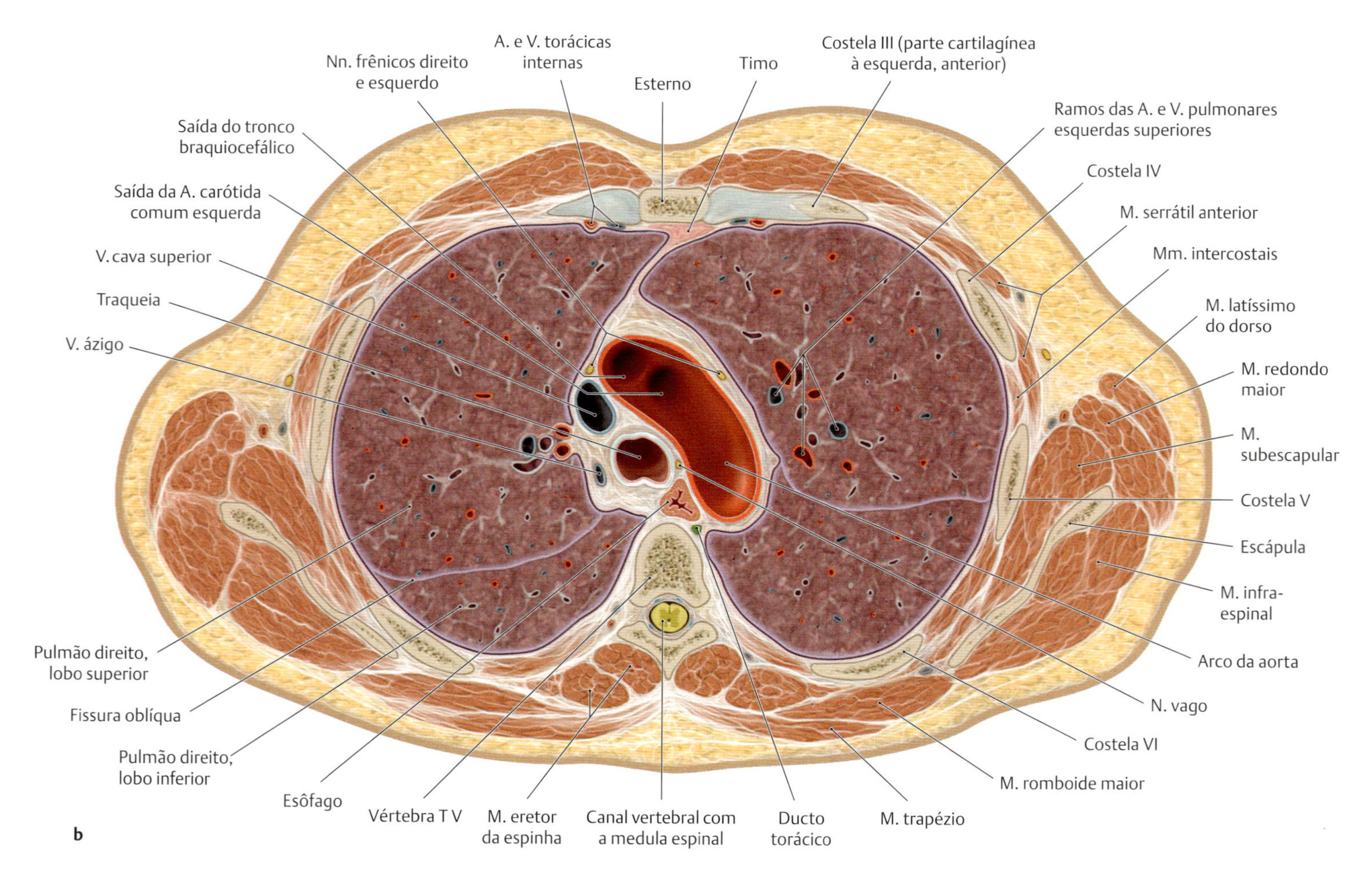

A Corte transversal do tórax no nível da vértebra T V
a Imagem transversal de TC horizontal (axial) (janela de tecidos moles), vista inferior; **b** Corte horizontal, vista inferior. As estruturas da V. cava superior, do arco da aorta, do esôfago e do timo estão todas localizadas no mediastino superior (para o conteúdo do mediastino superior, ver p. 196).

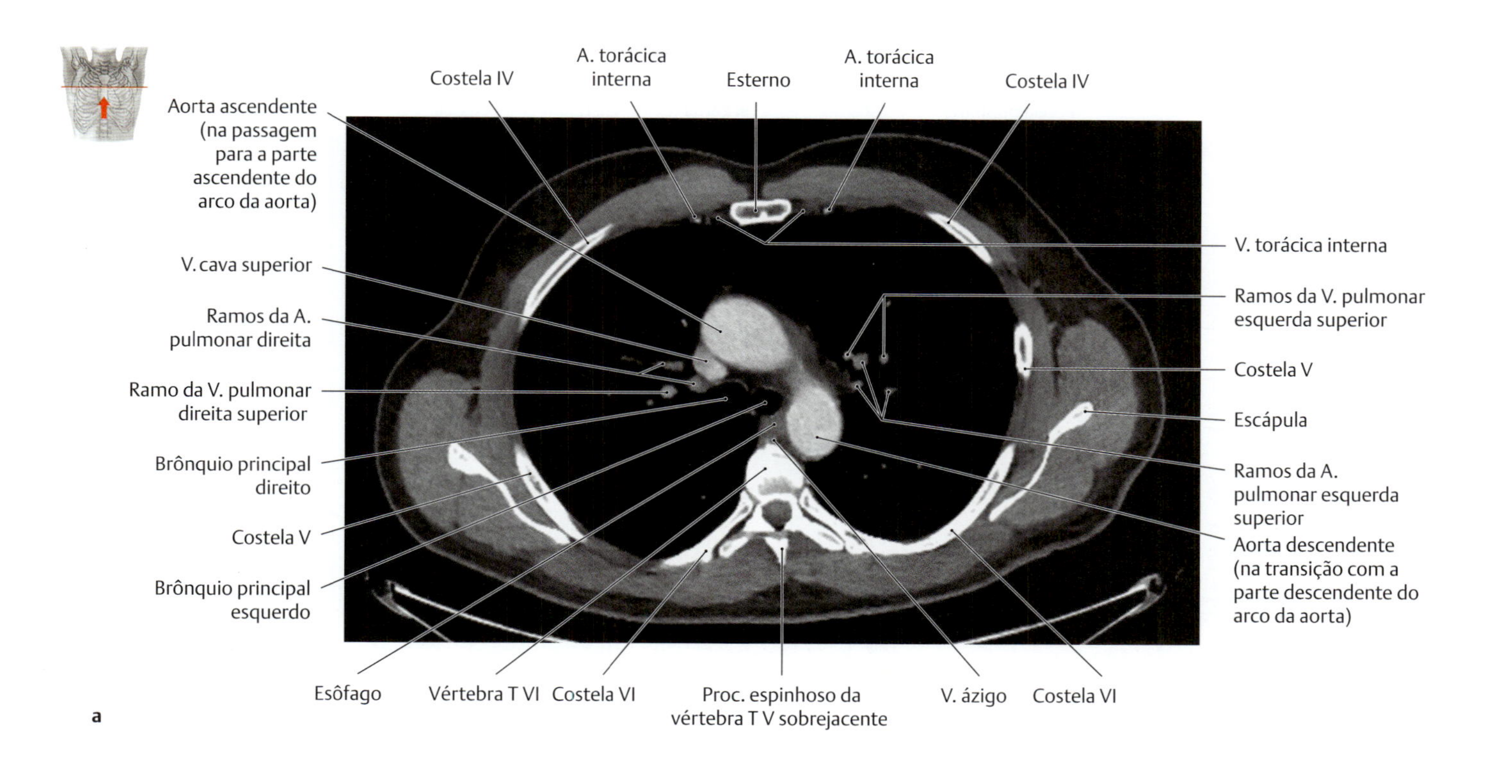

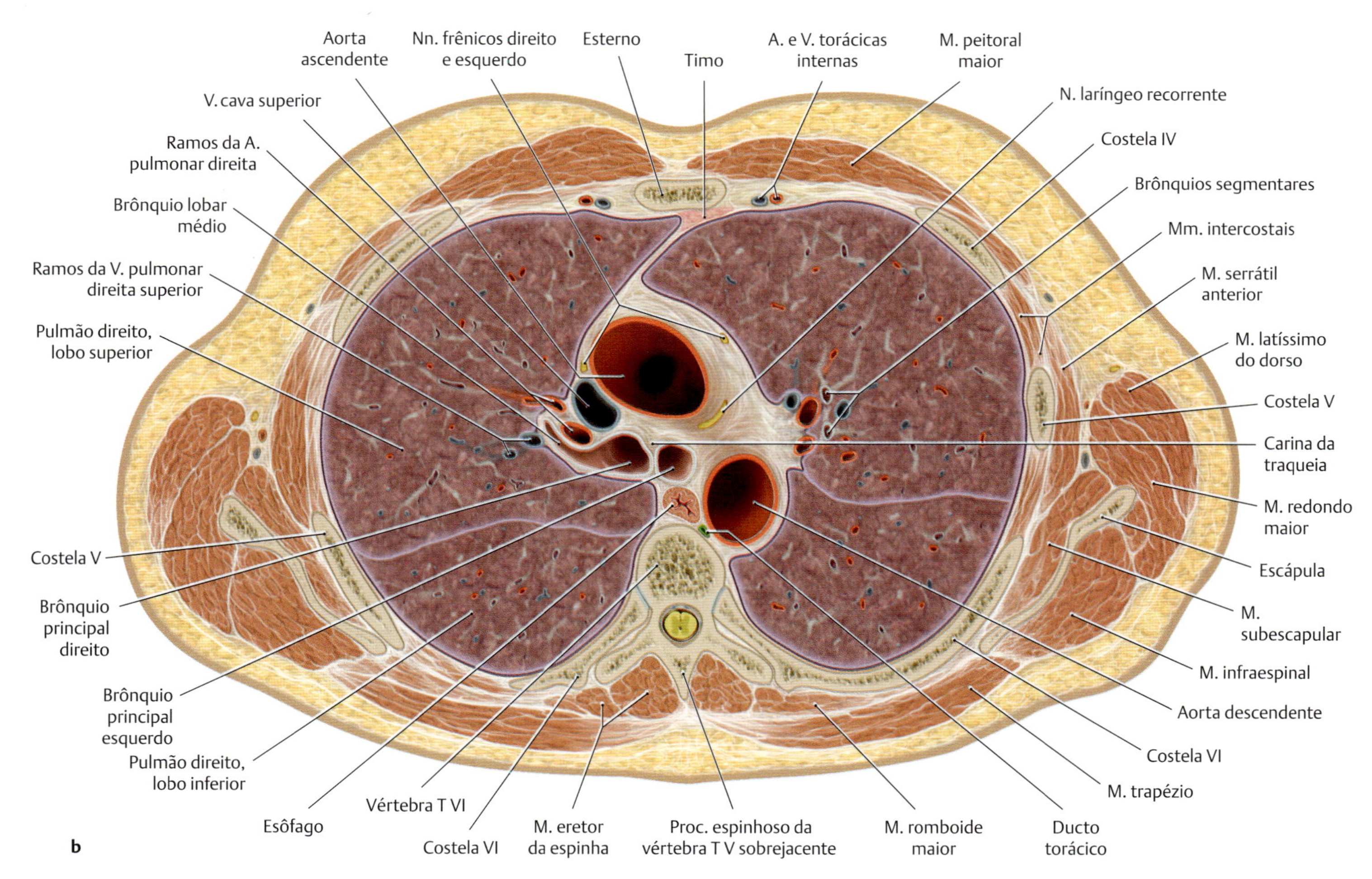

B Corte transversal do tórax no nível da vértebra T VI

a Imagem transversal de TC horizontal (axial) (janela de partes moles); **b** Corte horizontal, vista inferior. Diretamente anterior, abaixo do esterno, estão as A.e V. torácicas internas. À frente do brônquio principal direito está a V. cava superior, que é conectada anteriormente à aorta ascendente. Porteriormente ao brônquio principal esquerdo, estão localizados o esôfago e o ducto torácico, posterolateralmente, a aorta descendente.

7.4 Cortes Transversais do Tórax no Nível das Vértebras T VI–T VII

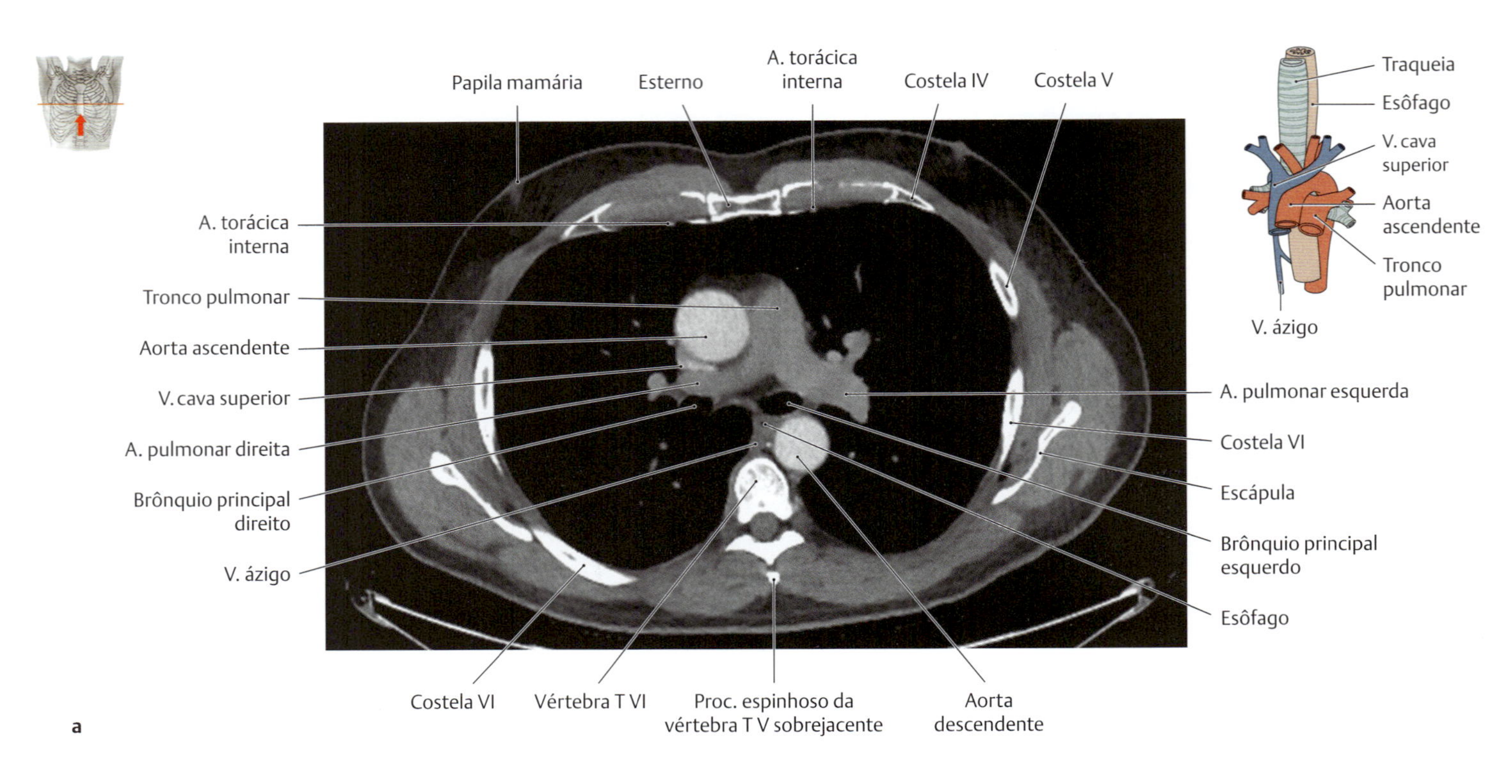

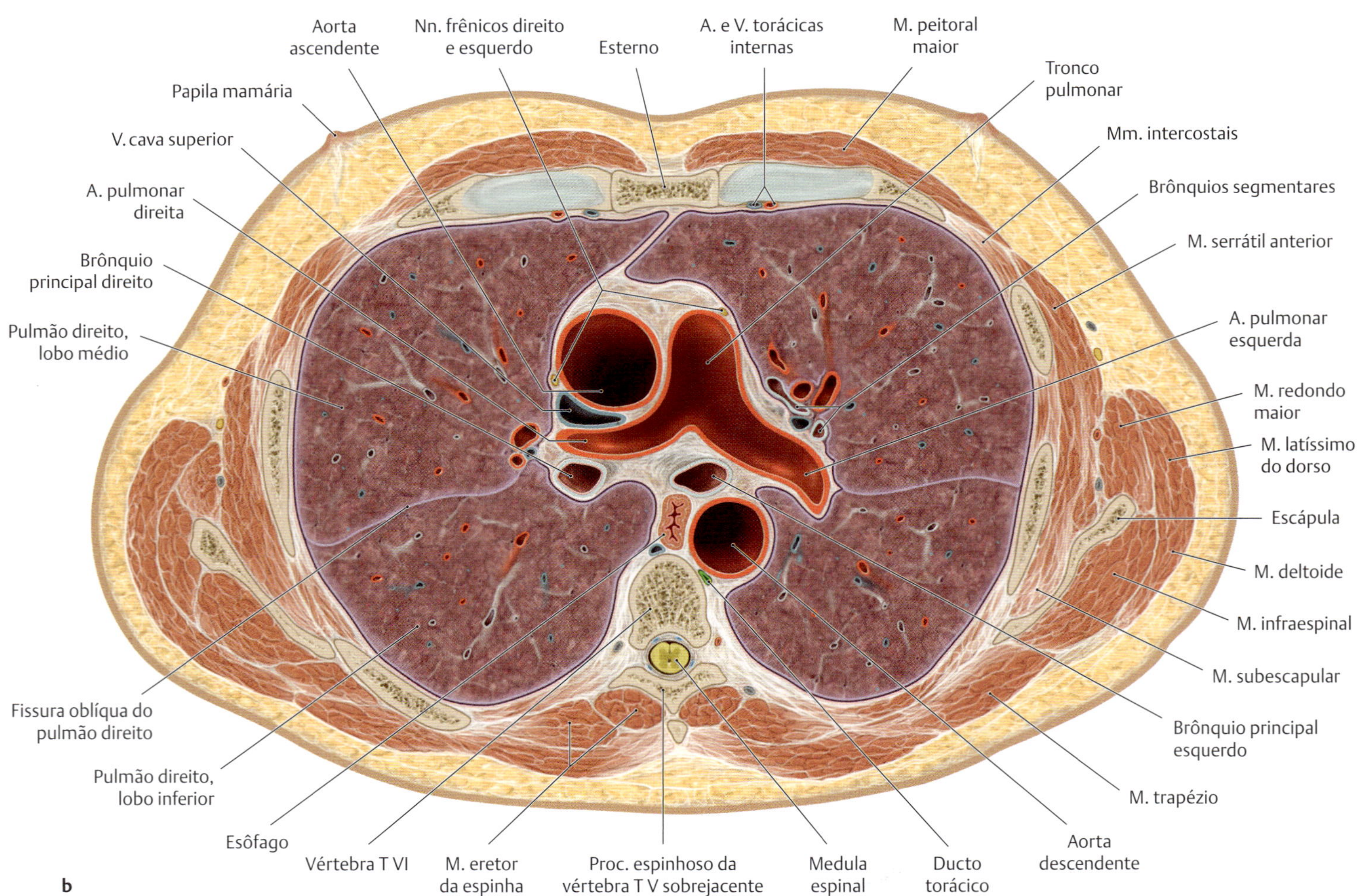

A Corte transversal do tórax no nível da vértebra T VI

a Imagem transversal de TC horizontal (axial) (janela de partes moles); **b** Corte horizontal, vista inferior. O tronco pulmonar é dividido em Aa. pulmonares direita e esquerda. Anteriormente à A. pulmonar direita está a V. cava superior, seguida pela aorta ascendente. Laterais à aorta estão os Nn. frênicos, posteriormente ao brônquio principal esquerdo estão o esôfago e a aorta descendente.

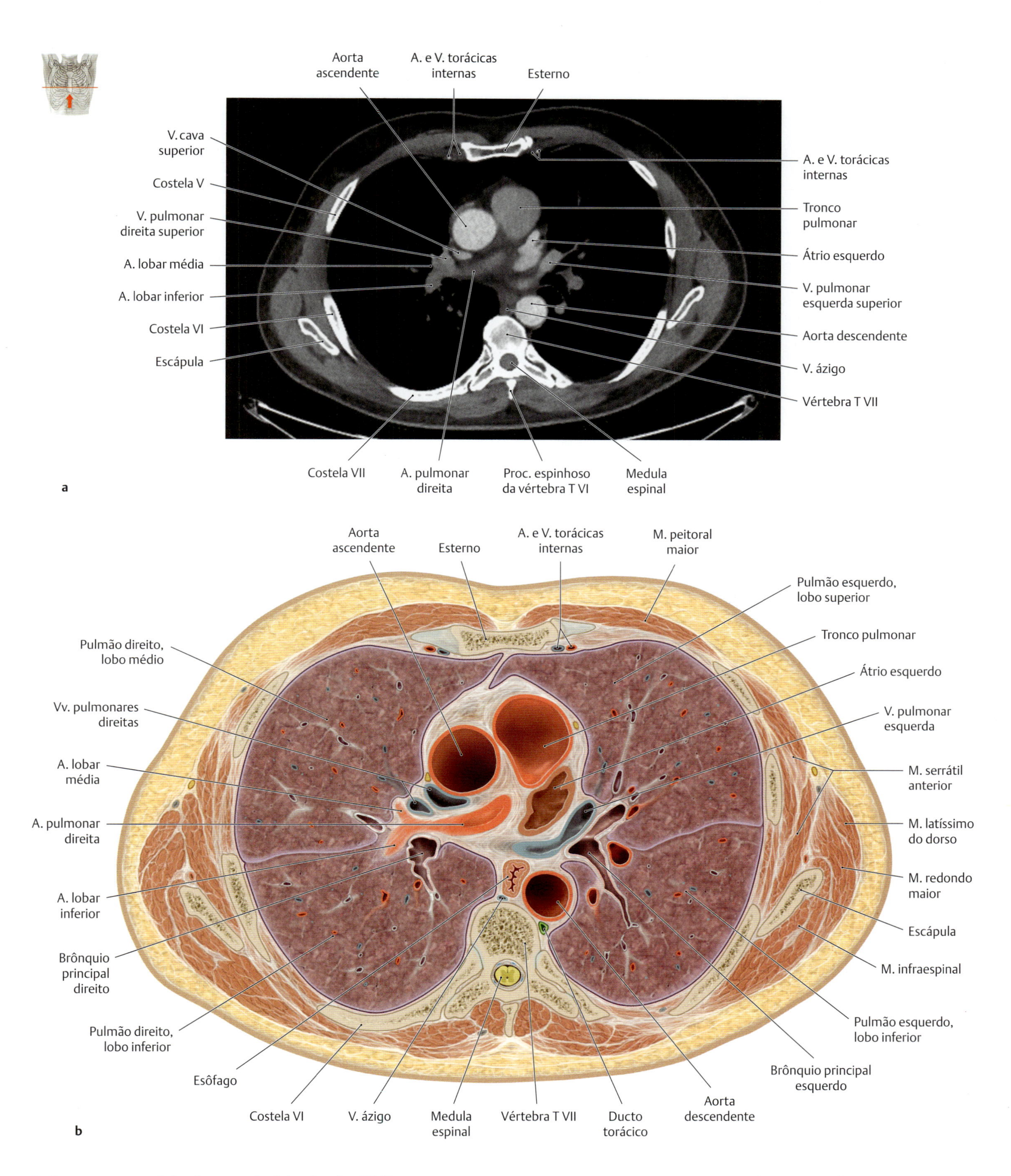

B Corte transversal do tórax no nível da vértebra T VII

a Imagem transversal de TC horizontal (axial) (janela de partes moles); **b** Corte horizontal, vista inferior. Os dois brônquios principais com seus ramos foram seccionados. O tronco pulmonar e a artéria pulmonar direita devem ser usados como pontos de referência. Entre essas duas estruturas encontra-se a aorta ascendente, posteriormente encontram-se a V. pulmonar direita e o átrio esquerdo. O átrio esquerdo é limitado posteriormente pela V. pulmonar esquerda, seguida pelo esôfago e aorta descendente. Medial a ela está a V. ázigo e o ducto torácico localiza-se posteriormente a esta, o que não se observa na TC.

7.5 Cortes Transversais do Tórax no Nível da Vértebra T VIII

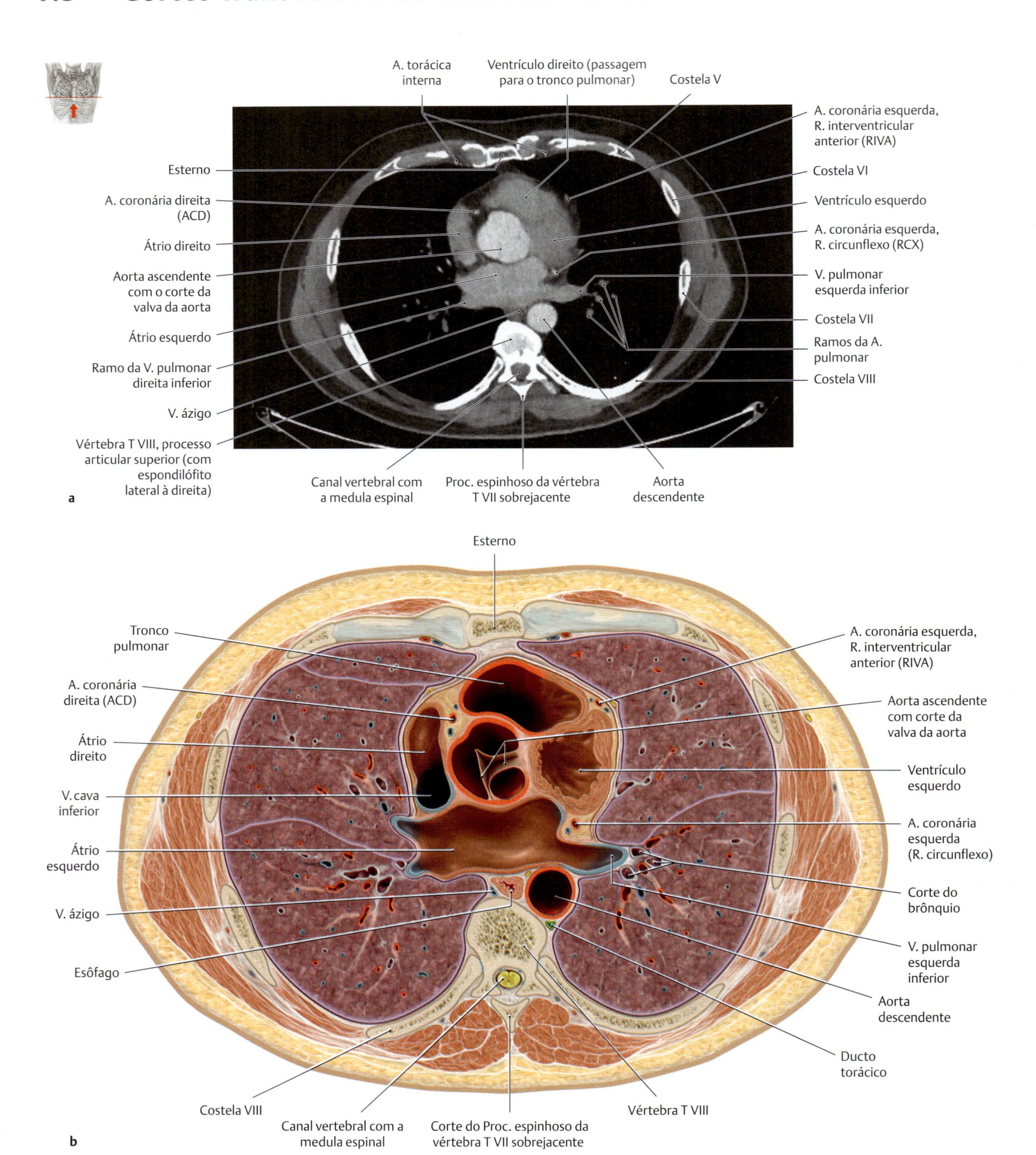

A Corte transversal do tórax no nível da vértebra T VIII

a Imagem transversal de TC horizontal (axial) (janela de partes moles); **b** Corte horizontal, vista inferior. No coração, a A. coronária direita foi seccionada no espaço de tecido conjuntivo entre a aurícula direita e o tronco pulmonar. Porteriormente à aurícula está o átrio esquerdo, atrás dele estão o esôfago e a aorta descendente, e atrás desta está o ducto torácico, que não se observa na TC.

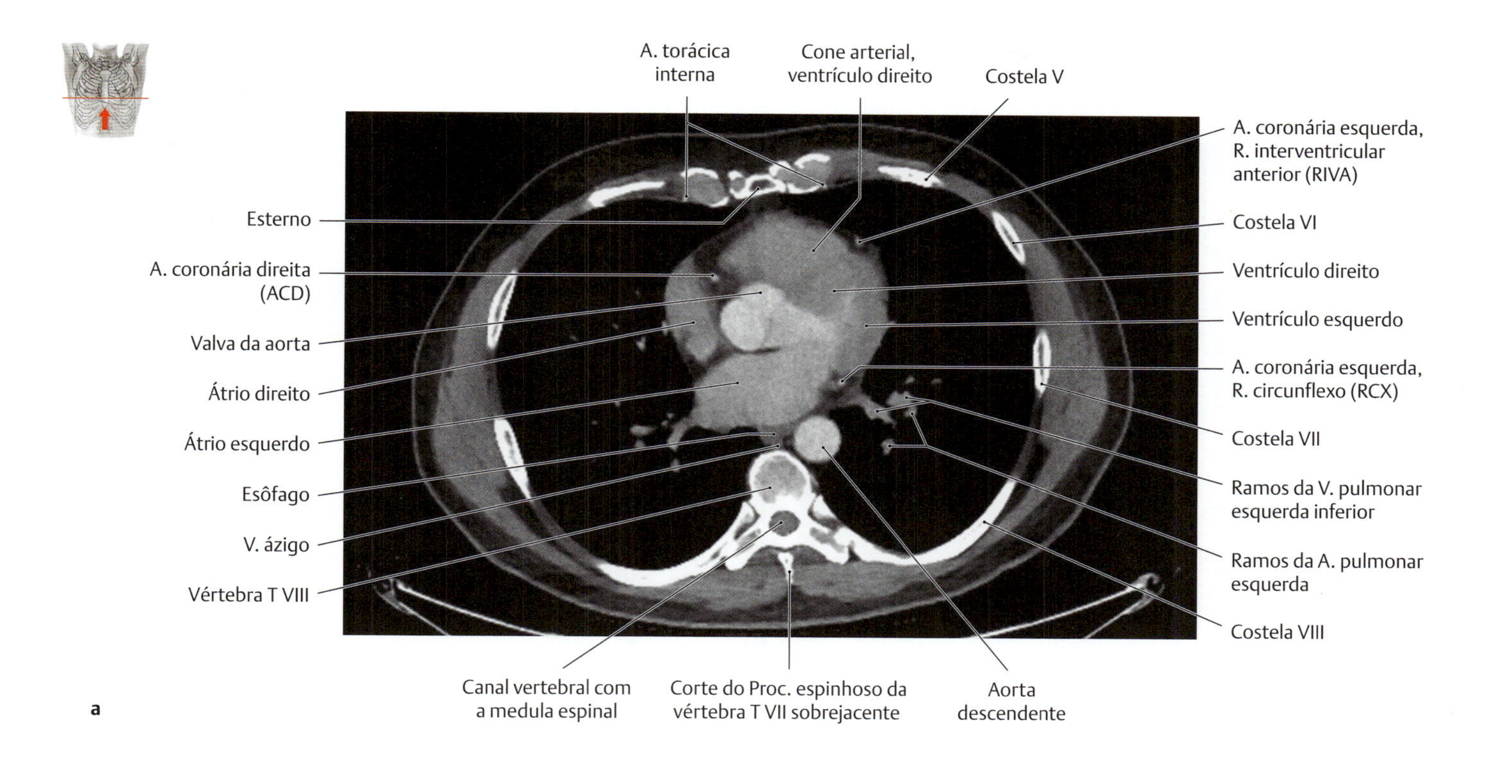

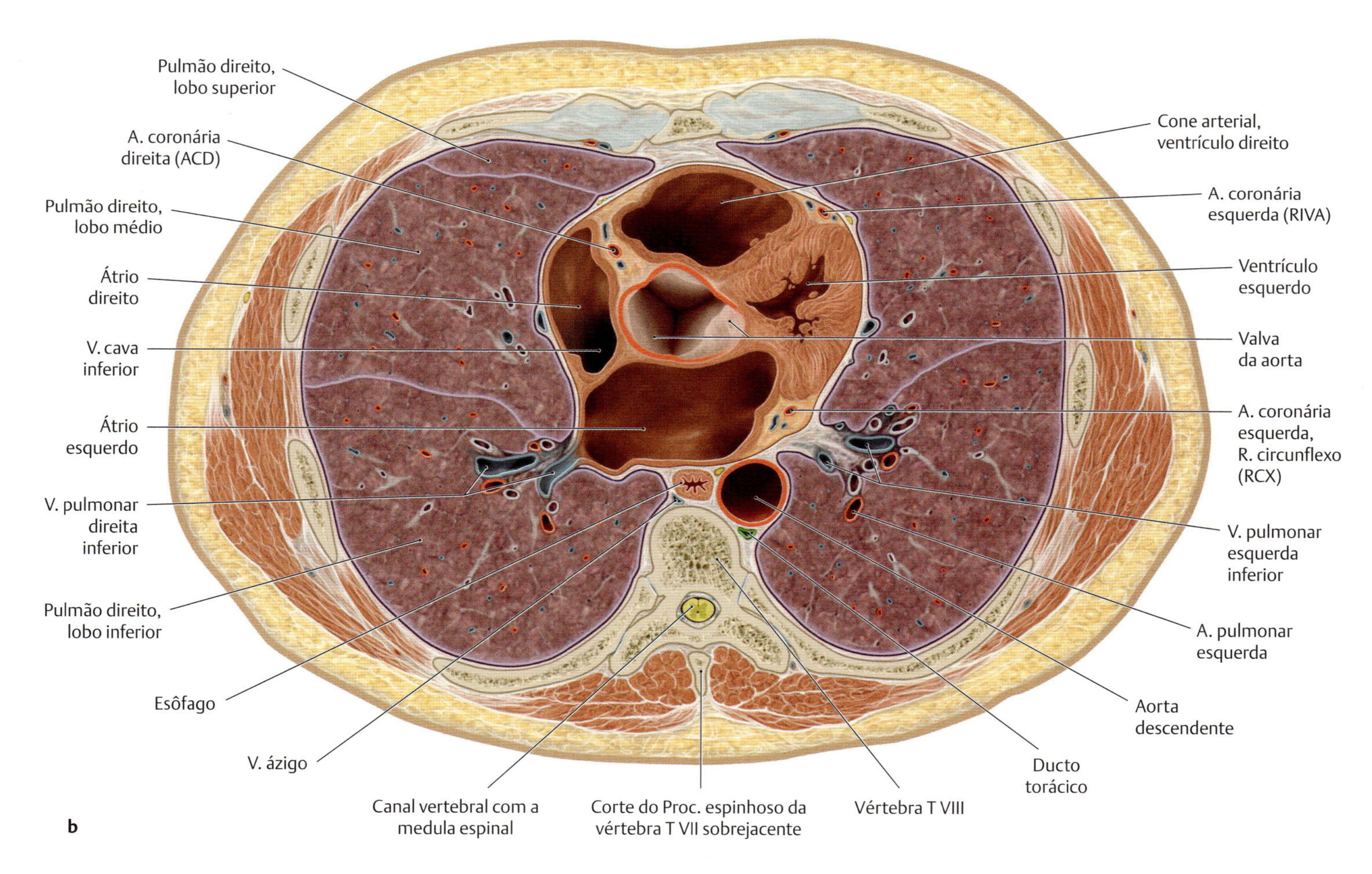

B Corte transversal do tórax no nível da vértebra T VIII

a Imagem transversal de TC horizontal (axial) (janela de partes moles); **b** Corte horizontal, vista inferior. Na linha média, anterior a posterior, foram seccionados o cone arterial do ventrículo direito, a valva da aorta do ventrículo esquerdo e o átrio esquerdo. Lateralmente, à direita dessas três estruturas da linha média, está a aurícula direita, lateralmente à esquerda está o ventrículo esquerdo. As veias pulmonares superior e inferior desembocam no átrio esquerdo em ambos os lados, embora o óstio das veias pulmonares esquerdas não esteja visível aqui. Posteriores ao átrio esquerdo estão a V. ázigo, o esôfago e a aorta descendente. A artéria coronária direita foi seccionada na margem posterior do cone arterial. O lobo superior do pulmão direito foi seccionado.

7.6 Cortes Transversais do Tórax no Nível das Vértebras T IX–T X

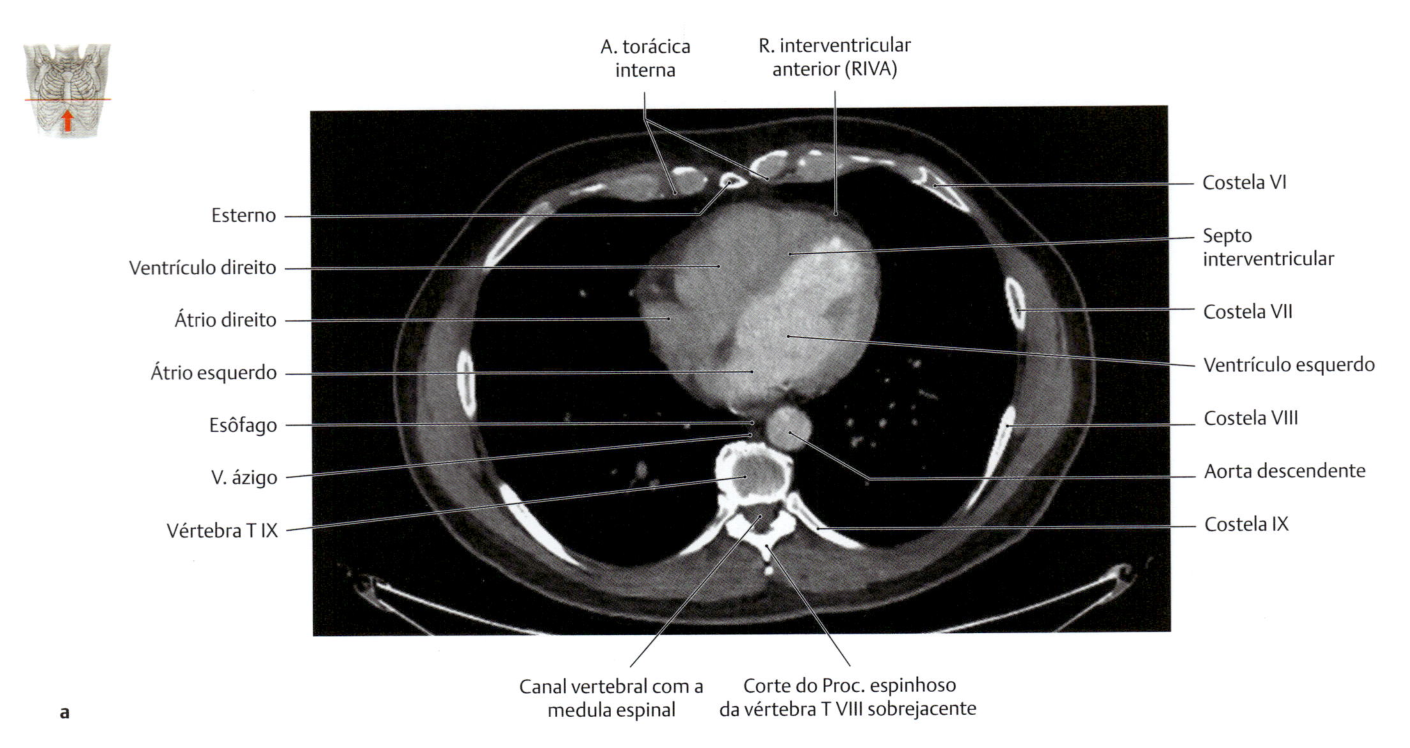

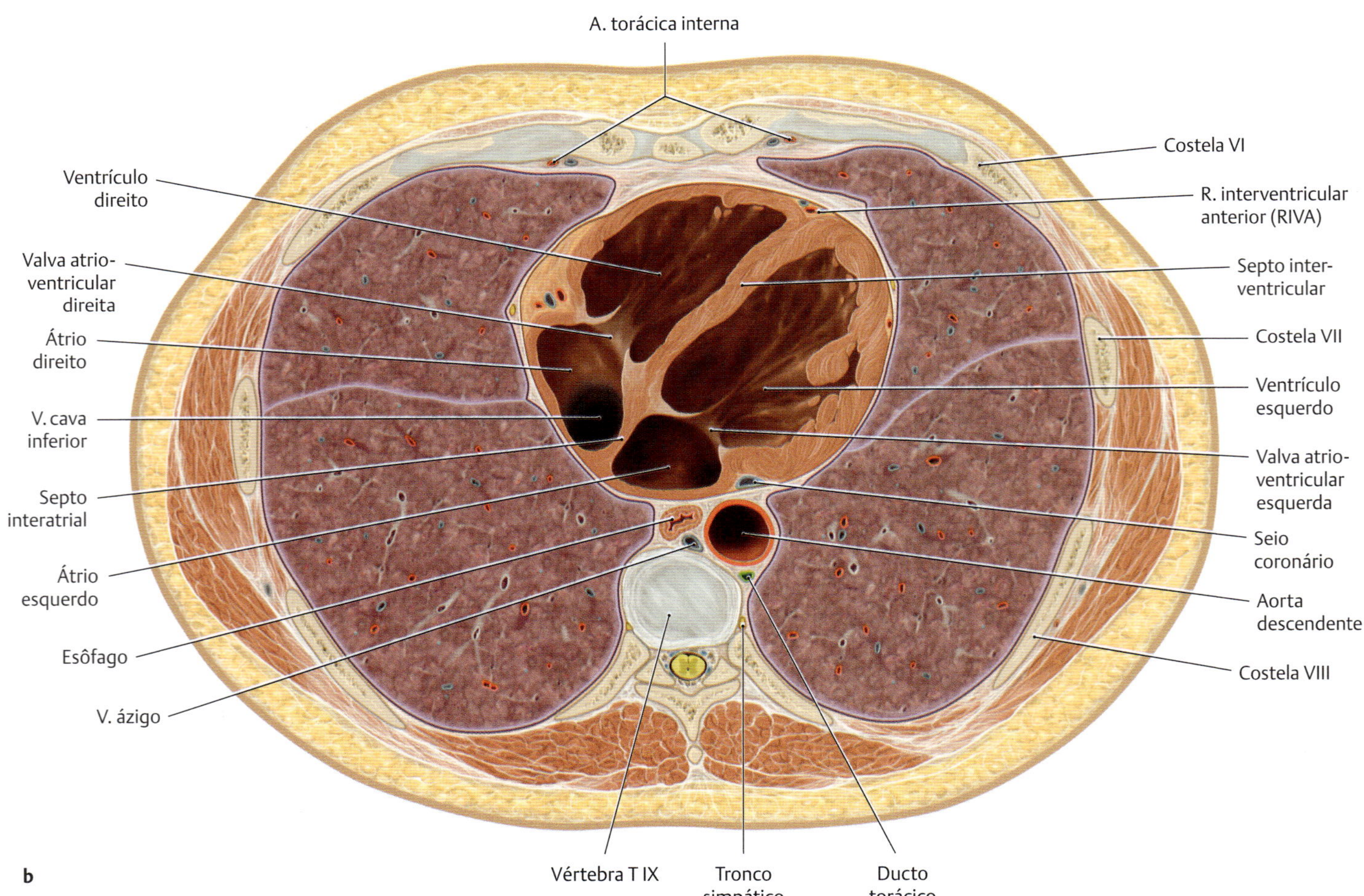

A Corte transversal do tórax no nível da vértebra T IX

a Imagem transversal de TC horizontal (axial) (janela de partes moles); **b** Corte horizontal, vista inferior. O ventrículo direito com sua valva atrioventricular direita seccionada encontra-se diretamente adjacente ao esterno e às costelas. Posterolateralmente, à direita, está o átrio direito. Lateral à esquerda do ventrículo direito, delimitado pelo septo interventricular, encontra-se o ventrículo esquerdo com a valva atrioventricular esquerda como limite para o átrio esquerdo, posterior. A aorta descendente, a V. ázigo, o ducto torácico e o tronco simpático estão localizados posteriormente ao coração.

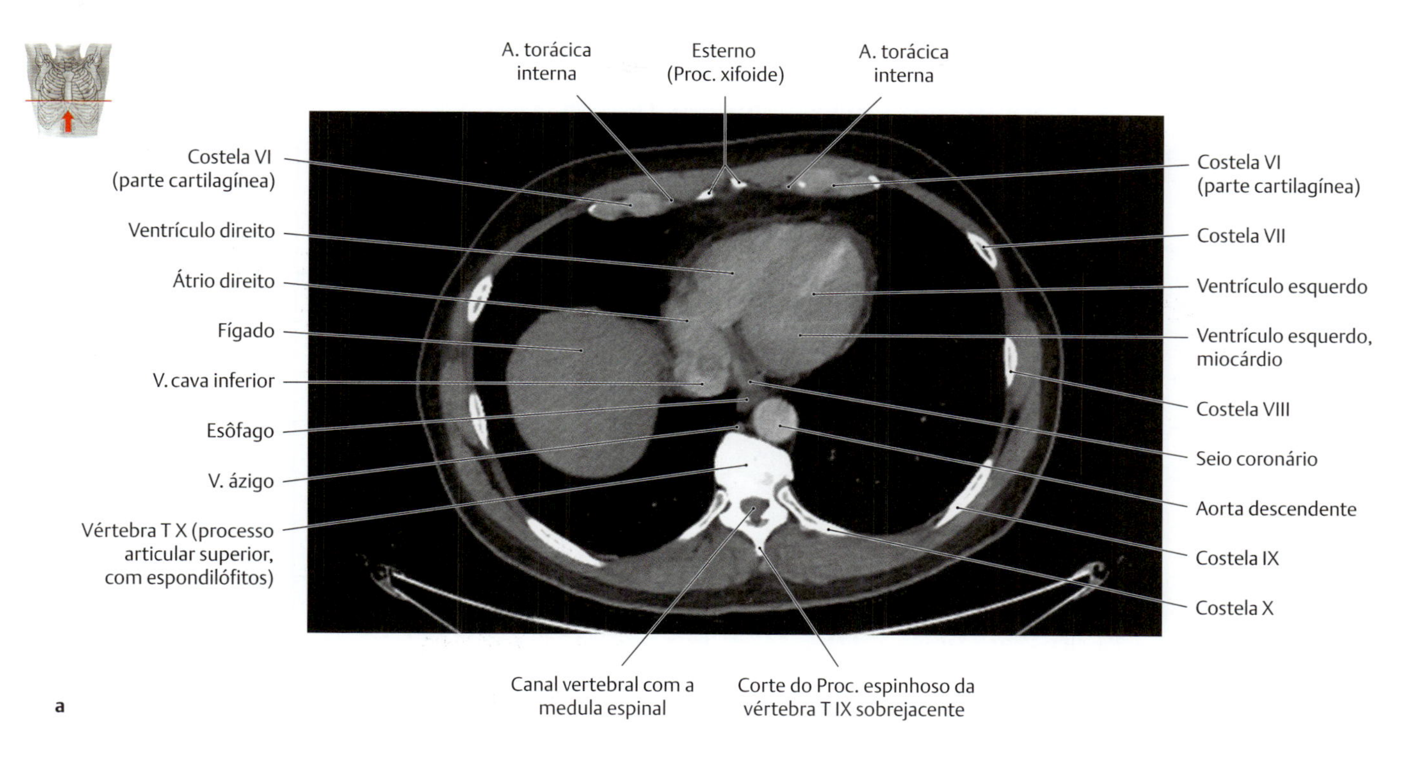

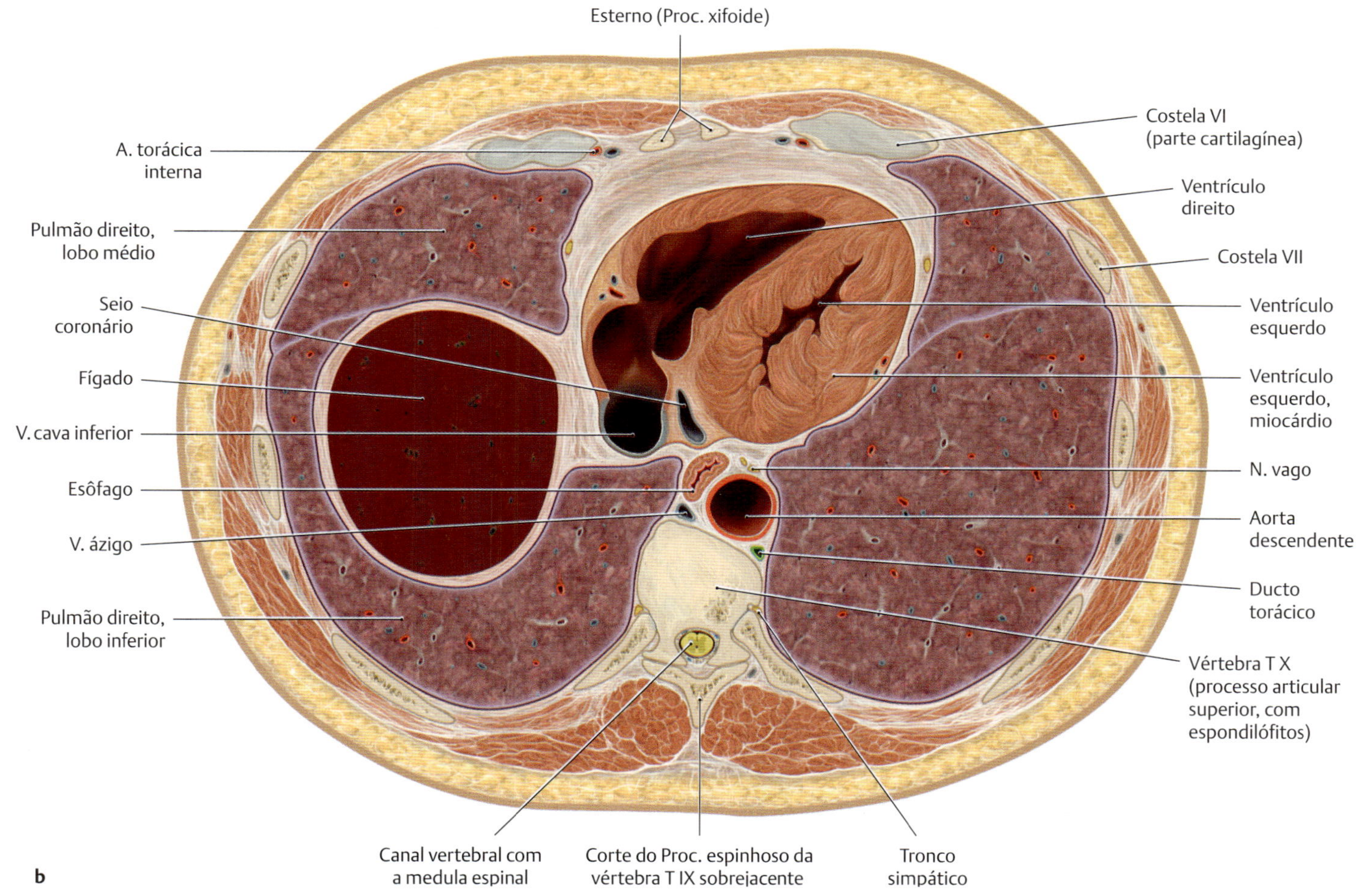

B Corte transversal do tórax no nível da vértebra T X

a Imagem transversal de TC horizontal (axial) (janela de partes moles); **b** Corte horizontal, vista inferior. Nesse plano, a V. cava inferior foi novamente seccionada, encontrando-se posteriormente ao átrio direito. O seio coronário, localizado medialmente, também foi seccionado, e tangencia o ventrículo esquerdo e grande parte da musculatura miocárdica. O fígado também está visível pela primeira vez no corte.

7.7 Cortes Transversais do Tórax no Nível das Vértebras T X–T XI

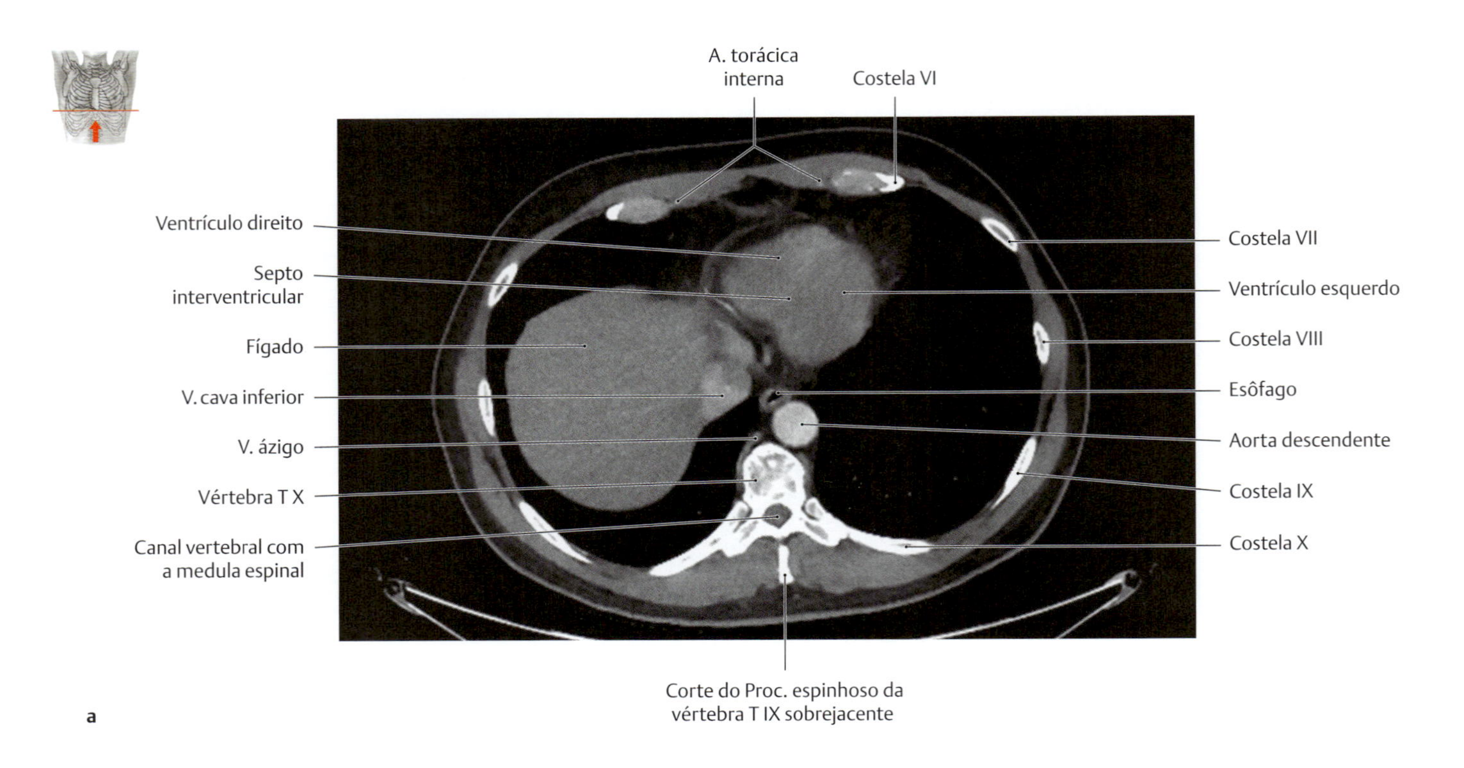

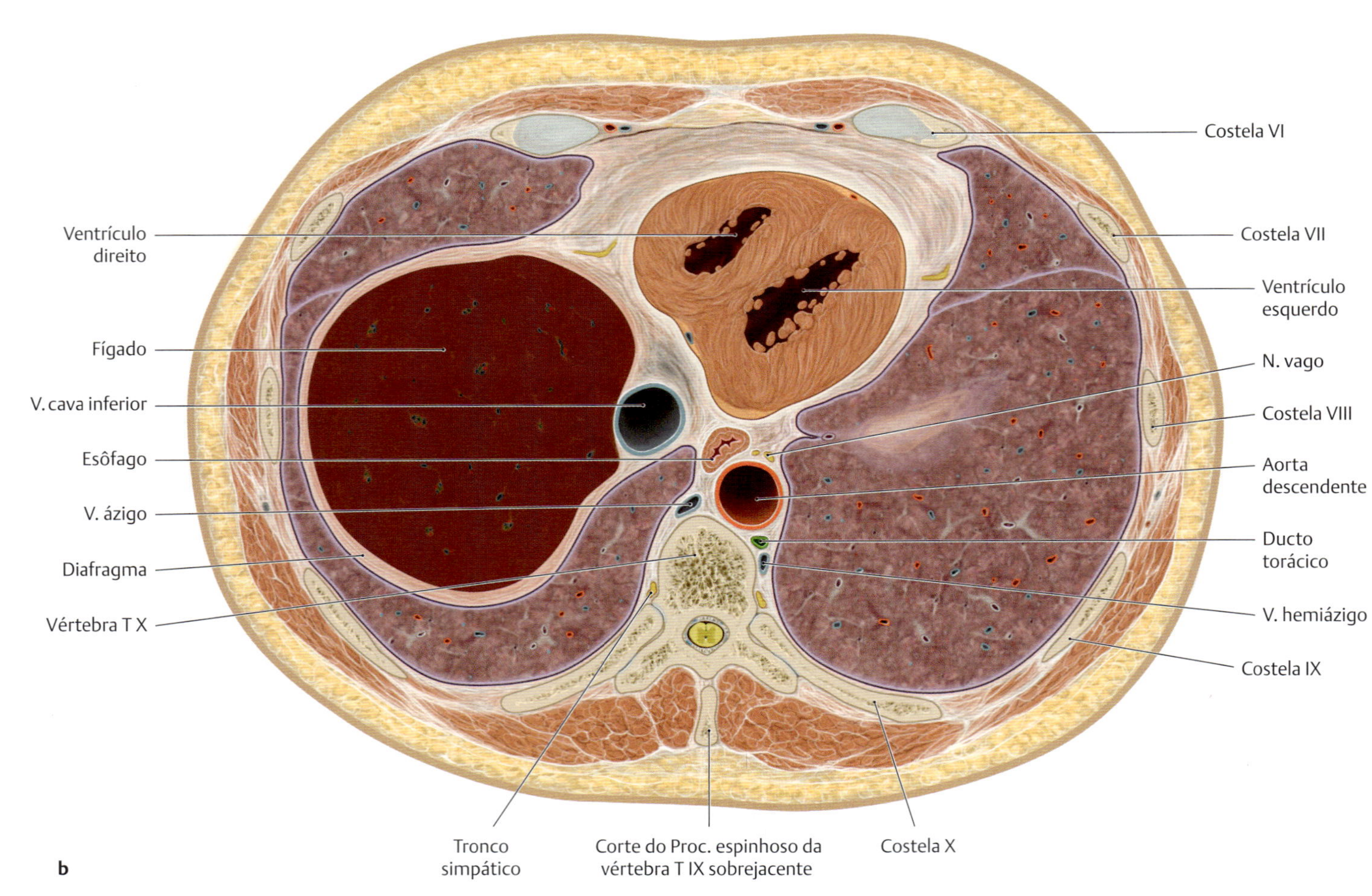

A Corte transversal do tórax no nível da vértebra T X
a Imagem transversal de TC horizontal (axial) (janela de partes moles); **b** Corte horizontal, vista inferior. Nesse nível, o diafragma se projeta para a cavidade torácica do lado direito. Abaixo dele está o fígado, que está lateralmente adjacente à V. cava inferior. Como o baço não se projeta para o tórax do lado esquerdo da cúpula do diafragma tão alto quanto o fígado do lado direito, ainda encontramos o miocárdio de ambos os ventrículos seccionado.

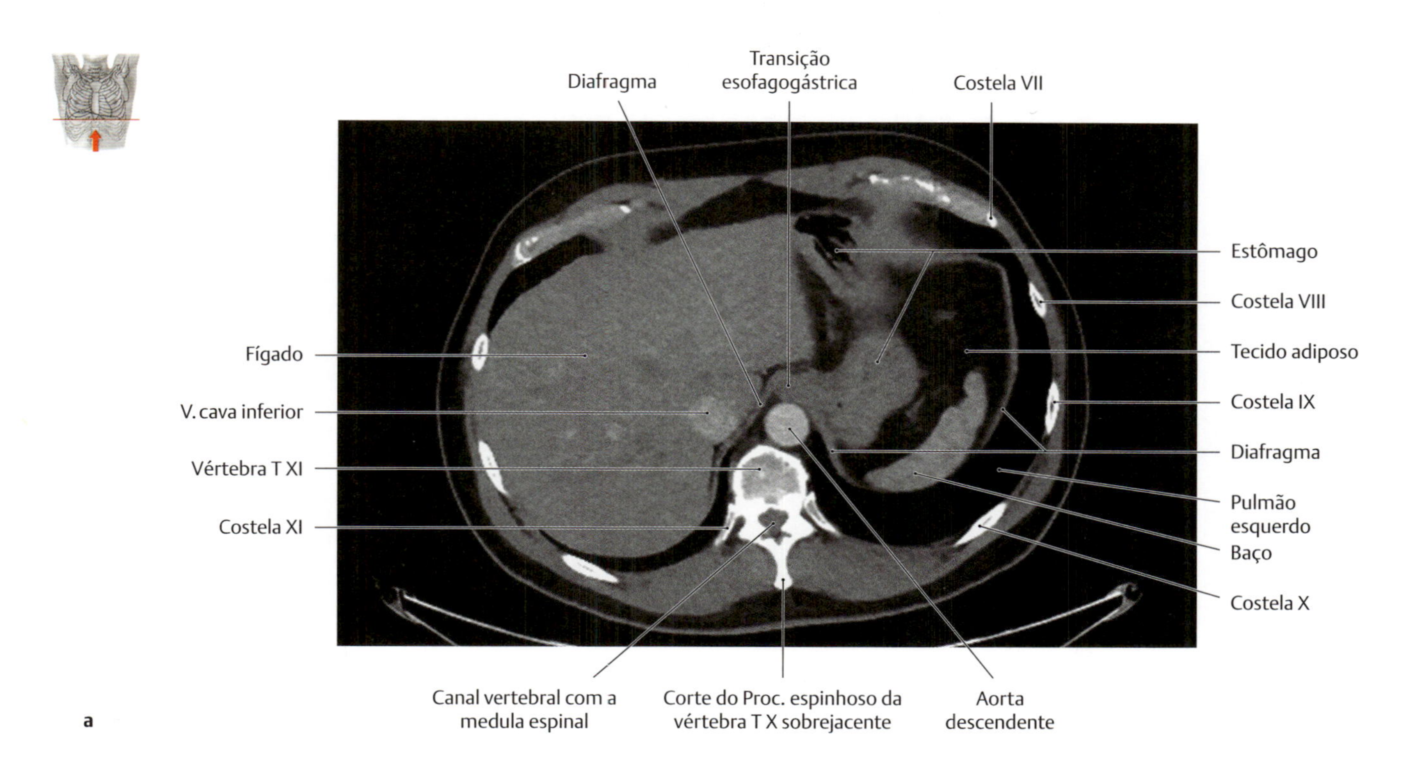

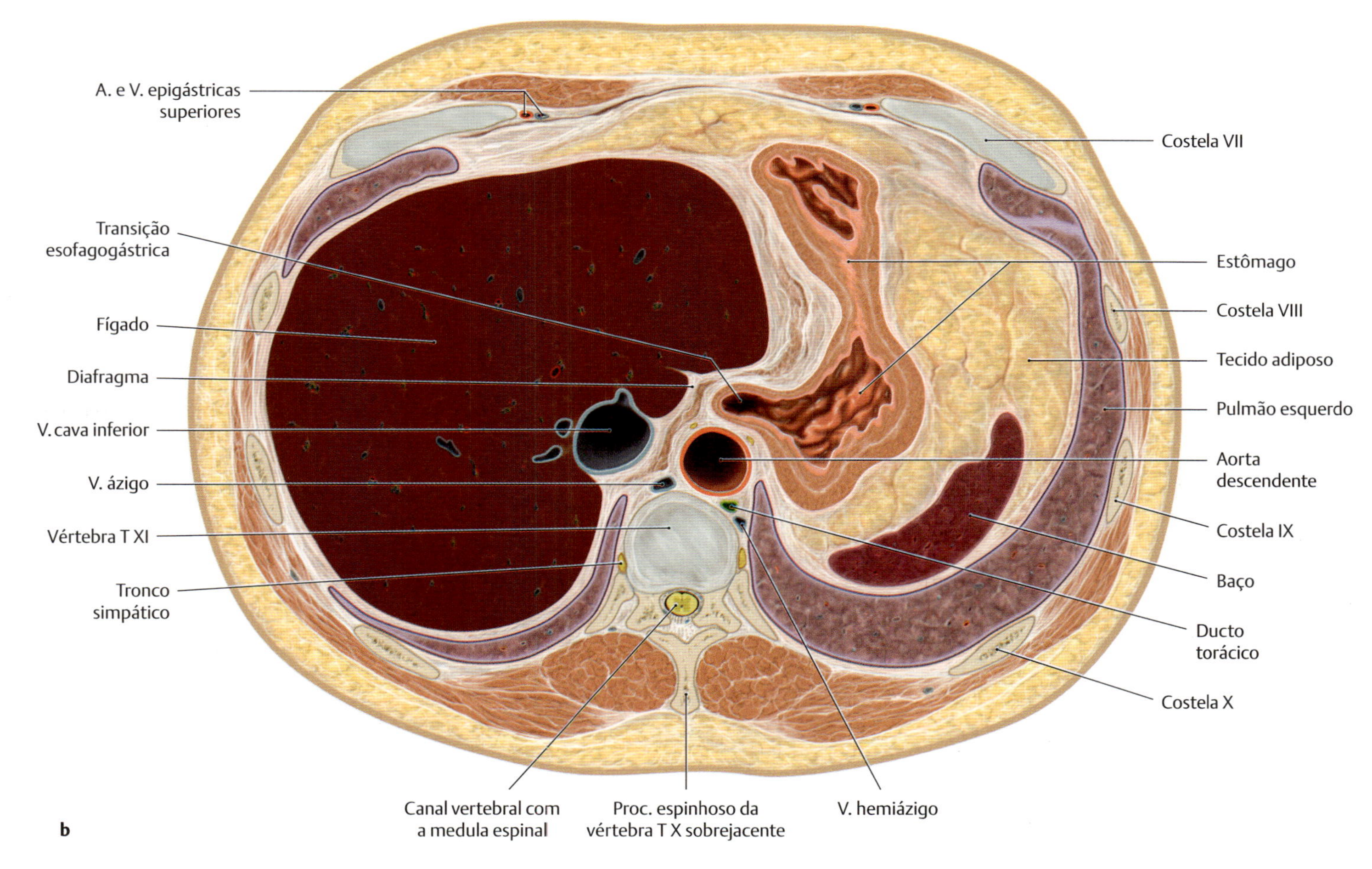

B Corte transversal do tórax no nível da vértebra T XI
a Imagem transversal de TC horizontal (axial) (janela de partes moles); **b** Corte horizontal, vista inferior. Aqui estamos na área da fixação do diafragma à parede torácica. No tórax, apenas os vasos na coluna vertebral e os dois pulmões podem ser vistos. No abdome predominam o fígado, o estômago e o baço.

C Abdome e Pelve

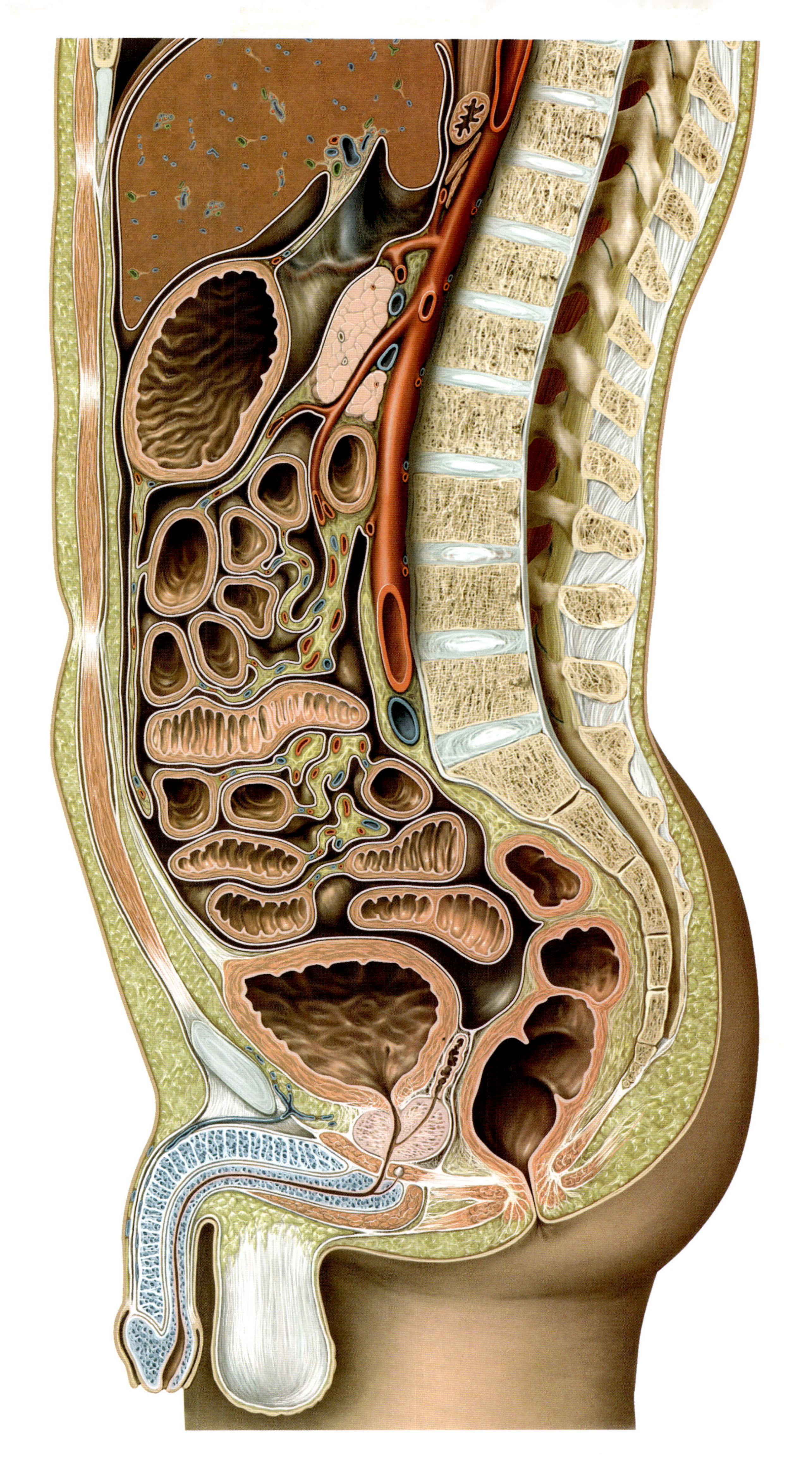

1.1 Organização Geral das Paredes e Aspectos Funcionais

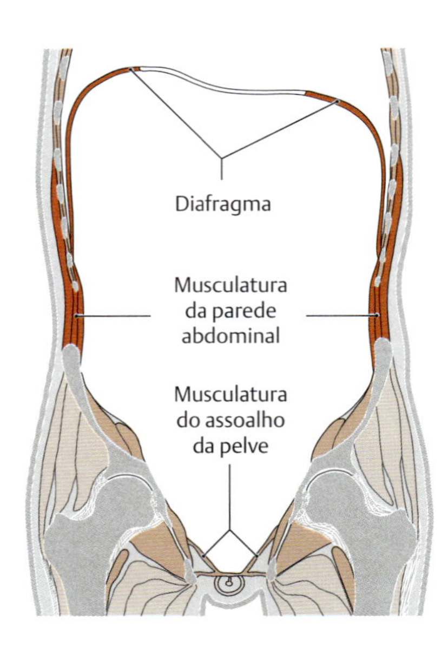

A Organização geral das paredes das cavidades abdominal e pélvica

As cavidades torácica e abdominal são separadas entre si pelo diafragma; em contrapartida, as cavidades abdominal e pélvica são contínuas. A linha terminal separa as duas cavidades por um critério apenas topográfico. Deste modo, elas formam um espaço cavitário comum e, portanto, também uma unidade funcional (ver p. 2). Tanto ossos (coluna vertebral, gradil costal e pelve) quanto os músculos (diafragma, musculaturas abdominal e do assoalho da pelve) e suas fáscias e aponeuroses formam as paredes desses espaços. As seguintes estruturas formam os seus limites:

- Superiormente (ver **Ca**): diafragma com as cúpulas e o centro tendíneo
- Inferiormente (ver **Cb**): pelve óssea, músculos da parede da pelve (Mm. ilíaco, obturador interno, piriforme e coccígeo) e M. do assoalho da pelve (principalmente o M. levantador do ânus como o diafragma da pelve)
- Posteriormente (ver **Cc**): parte lombar da coluna vertebral, músculos profundos da parede abdominal (Mm. quadrado do lombo e psoas maior) e músculos próprios do dorso
- Anterior e lateralmente (ver **Cd**): musculatura anterior e lateral do abdome com as suas aponeuroses (Mm. reto do abdome e transverso do abdome, além dos Mm. oblíquos interno e externo do abdome).

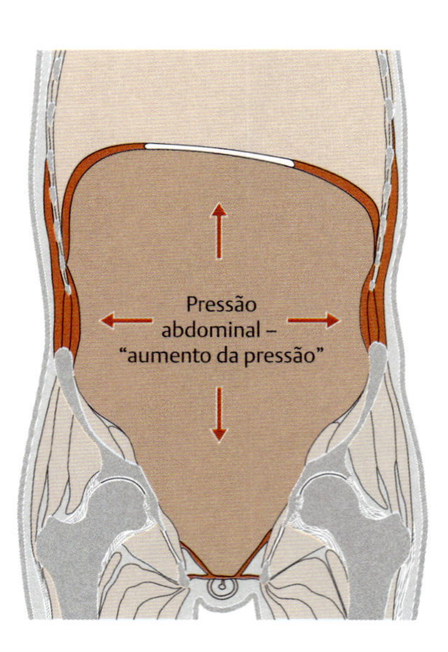

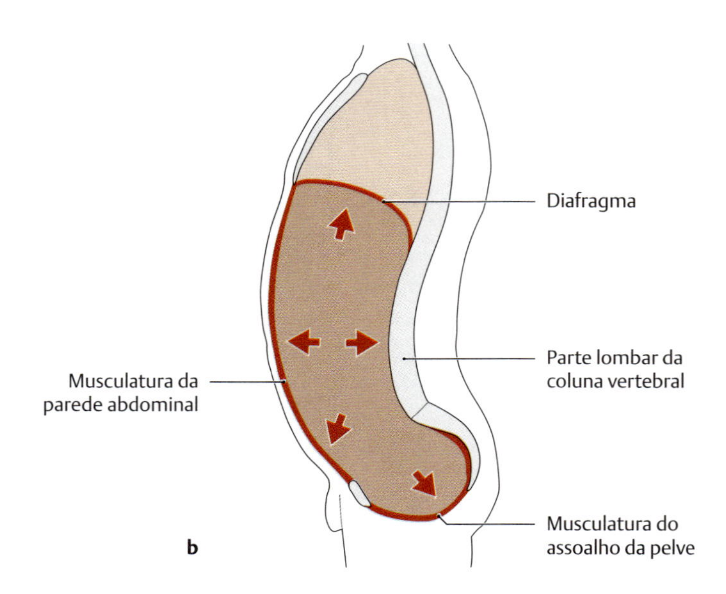

B Aspectos funcionais das estruturas da parede: pressão intra-abdominal

As estruturas da parede são muito importantes na contenção das forças das paredes abdominal e pélvica envolvidas na criação da pressão intra-abdominal. A pressão intra-abdominal envolve as contrações voluntárias do diafragma e das musculaturas abdominal e pélvica. Ela reduz os espaços abdominal e pélvico, promovendo, assim, nítido aumento da pressão no seu interior: a pressão de repouso, na posição ortostática, é cerca de 1,7 kPa (= 2,75 mmHg), enquanto na posição de decúbito esta pressão é cerca de 0,2 kPa (= 1,5 mmHg) e a pressão sob estresse, como ocorre na tosse ou na compressão, fica em torno de 10 a 20 kPa (= 75 a 150 mmHg). A pressão abdominal está envolvida nos seguintes mecanismos:

- Esvaziamento do reto (defecação), da bexiga urinária (micção) e do estômago (vômito)
- Contração do útero durante a fase de expulsão do parto
- Sustentação da coluna vertebral (principalmente a parte lombar) e a contração da parede do tronco, por exemplo, durante o levantamento de cargas pesadas, ou mesmo na posição ortostática (efeito hidrostático da pressão intra-abdominal).

Quando ocorre aumento de pressão que supera a capacidade de resistência proporcionada pelo complexo arcabouço de músculos e fáscias, formam-se hérnias na parede abdominal anterior ou – principalmente – na região inguinal, considerando que as estruturas da parede são sobrecarregadas progressivamente de cima para baixo pelo peso das vísceras abdominais e pélvicas. Além disso, a musculatura do assoalho da pelve oferece resistência muito menor ao aumento de pressão intra-abdominal do que a musculatura da parede abdominal ou o diafragma. A posição do diafragma é sustentada pela pressão abdominal por meio do fechamento da rima da glote na laringe e da consequente retenção de ar nos pulmões; tal mecanismo compensatório não existe em relação à musculatura do assoalho da pelve. Por isso, é um local comum de fragilidade estrutural e, devido à distensão significativa (p. ex., em consequência de partos vaginais), os órgãos da pelve apresentam dificuldade para manter suas posições normais (abaixamento do assoalho da pelve). Em consequência, não contribuem mais, de maneira eficiente, para a manutenção da pressão intra-abdominal. As consequências são incontinências urinária e fecal.

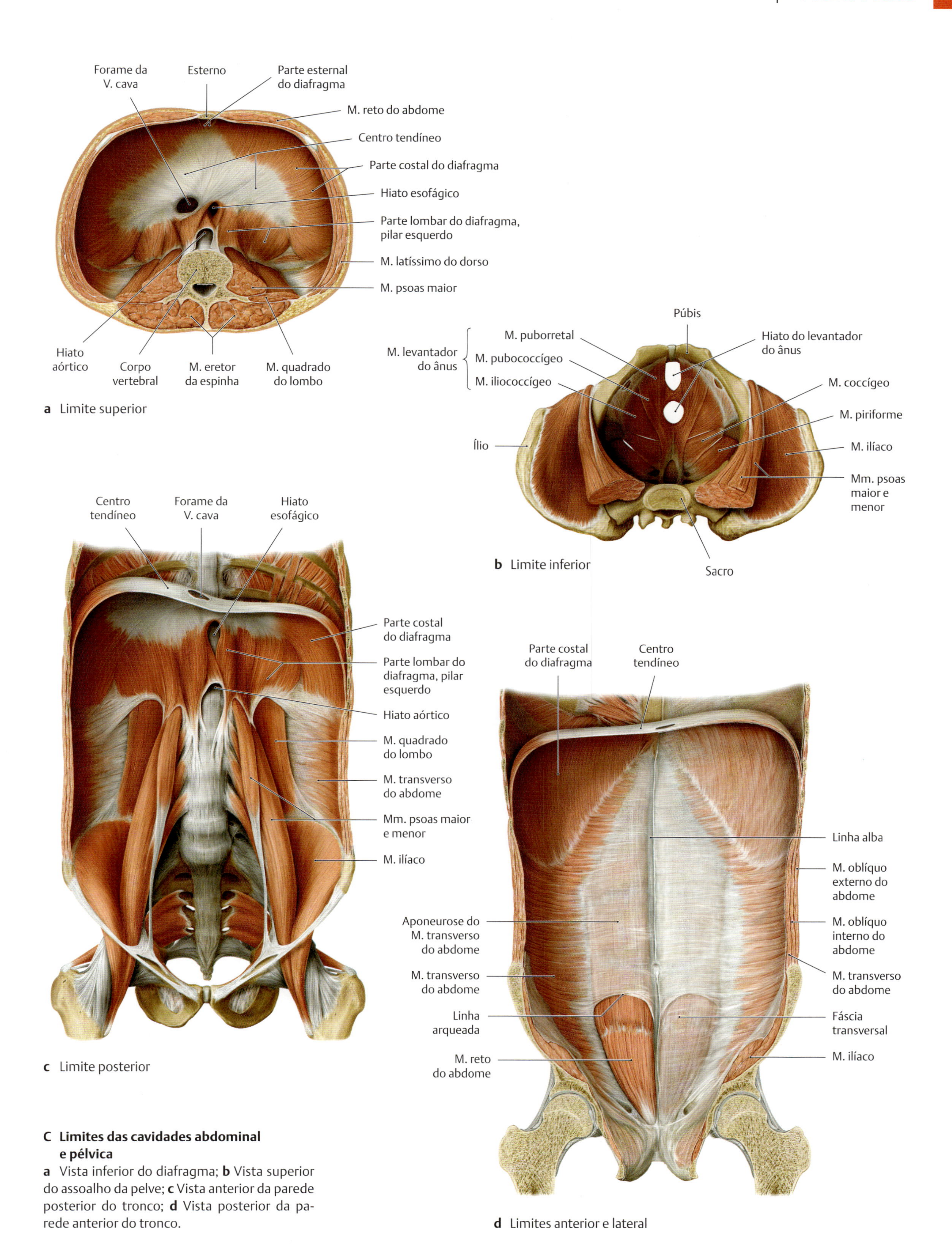

C Limites das cavidades abdominal e pélvica

a Vista inferior do diafragma; **b** Vista superior do assoalho da pelve; **c** Vista anterior da parede posterior do tronco; **d** Vista posterior da parede anterior do tronco.

1.2 Organização das Cavidades Abdominal e Pélvica

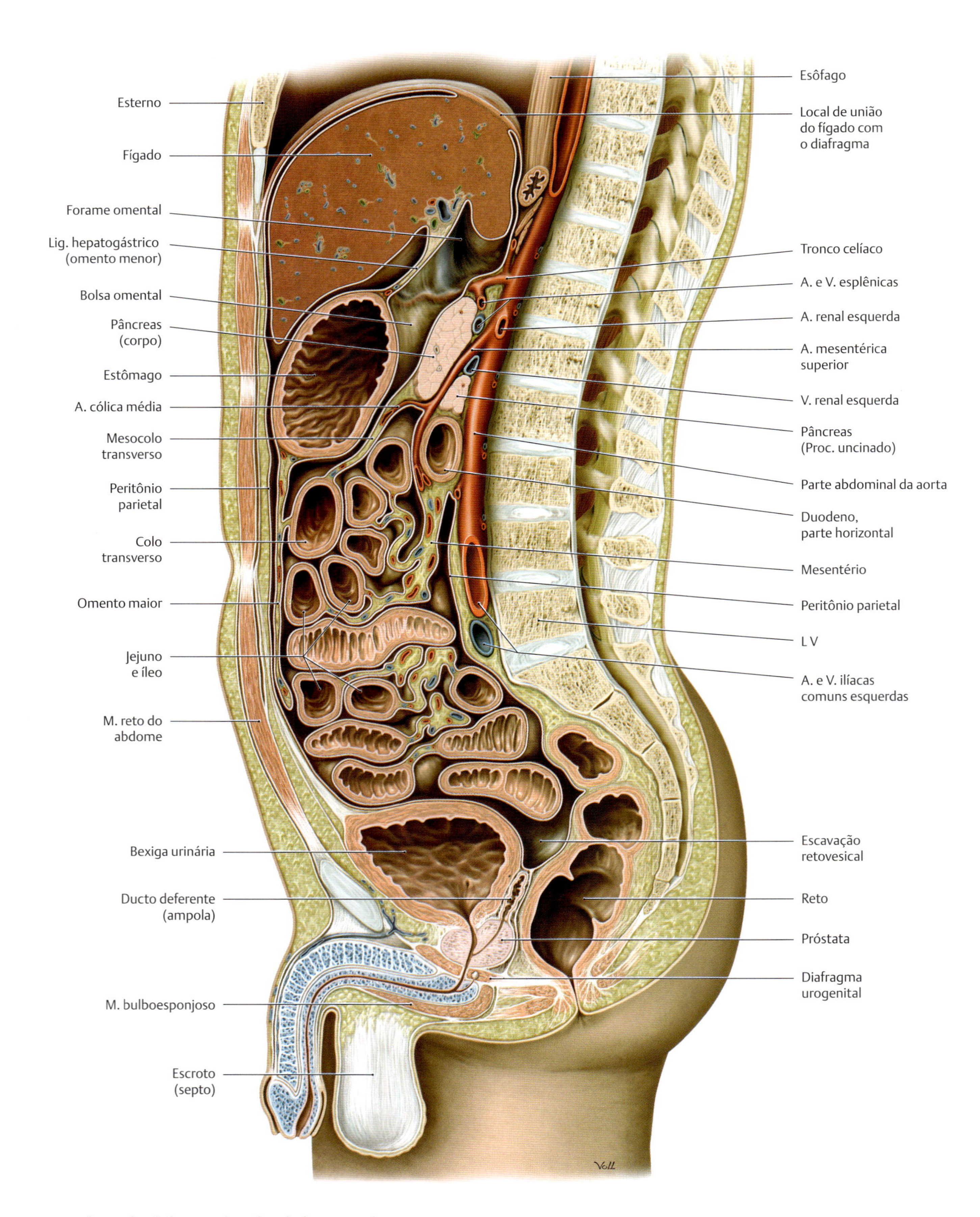

A Corte mediano do abdome e da pelve, lado esquerdo

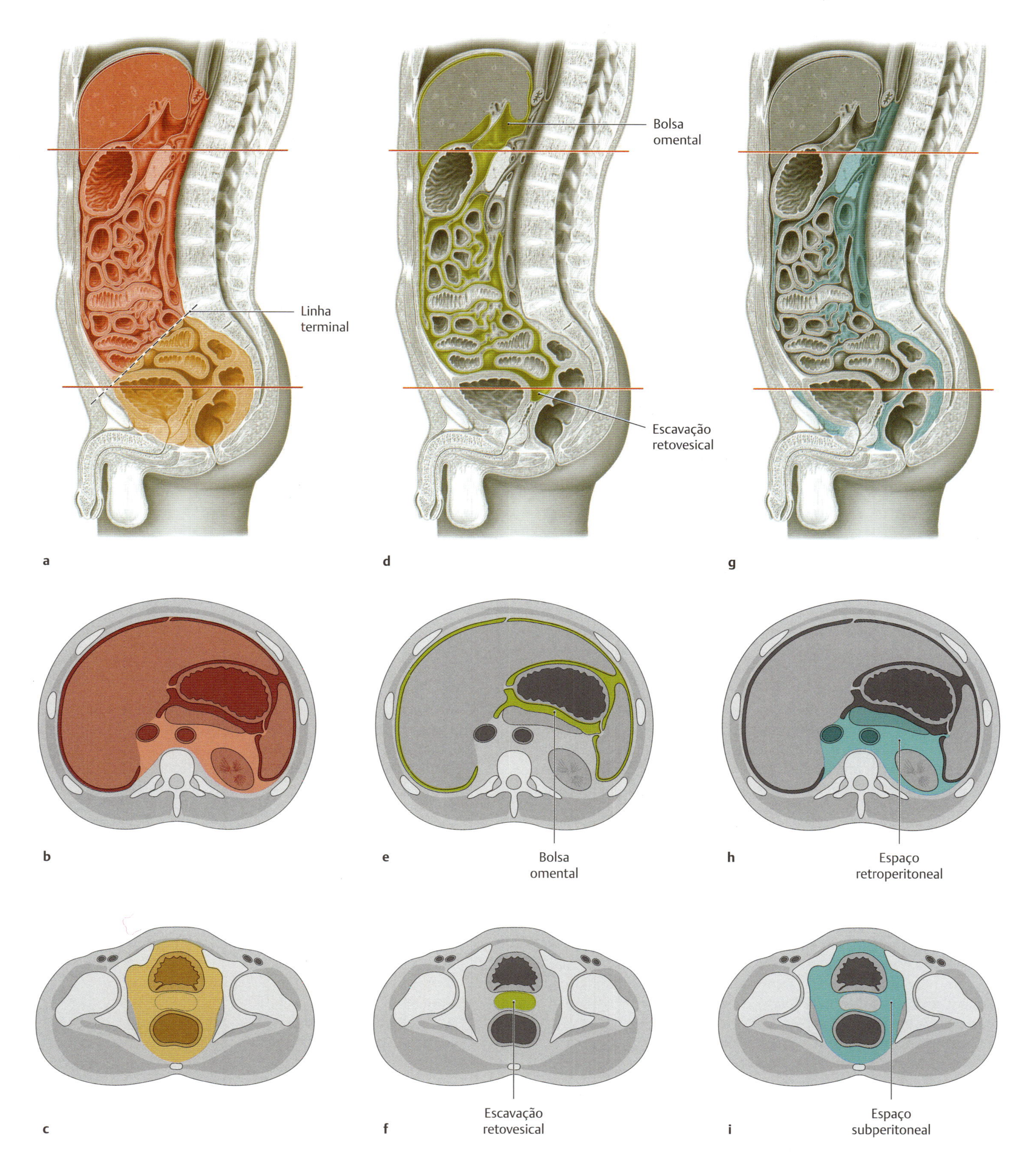

B Organização das cavidades abdominal e pélvica
Em cada coluna estão representados um corte mediano visto pelo lado esquerdo e dois cortes transversais – um na altura do corpo vertebral de L I e o outro na região inferior do sacro, ambos em vista inferior.

a–c Cavidades corporais topográficas: cavidade abdominal e cavidade pélvica (a linha de separação imaginária é a linha terminal).

d–f Cavidades serosas (espaço peritoneal): cavidade peritoneal do abdome e cavidade peritoneal da pelve.

g–i Espaço de tecido conjuntivo (espaço extraperitoneal): espaços retroperitoneal e subperitoneal; as cavidades serosas e os espaços extraperitoneais estão separados pelo peritônio (ver p. 225).

1.3 Relação dos Órgãos Internos com a Cavidade Abdominopélvica

Os órgãos da região abdominopélvica podem ser classificados de acordo com diferentes critérios:

- Em camadas anterior e posterior (**A**)
- Em níveis superior e inferior (**B**) e
- Com base no revestimento peritoneal nos órgãos intra e extraperitoneais (**C** e **D**).

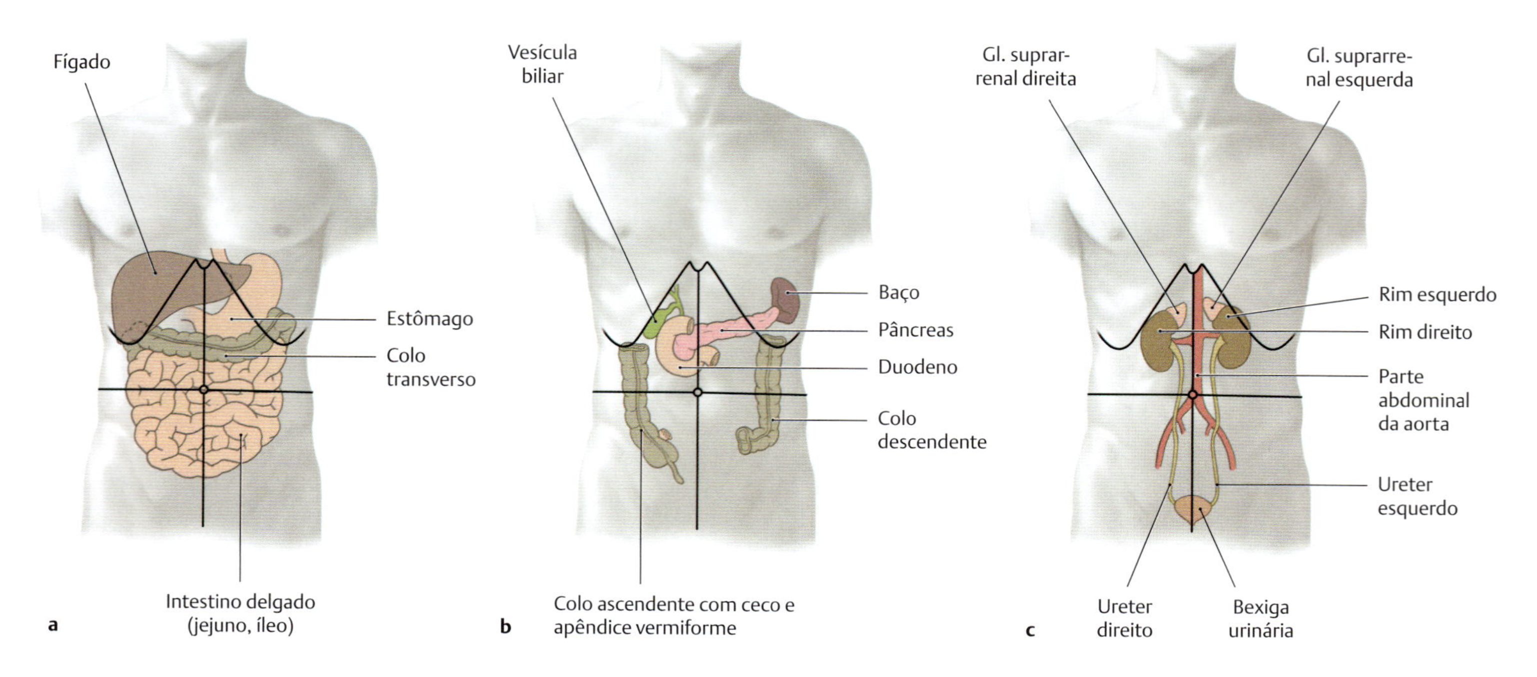

A Organização do abdome e da pelve em camadas
De anterior para posterior são mostradas três camadas consecutivas pelas quais os órgãos ou seções de órgãos se diferenciam. Esta classificação é útil especialmente para fins cirúrgicos.
Observação: Grandes órgãos podem estar localizados em mais de uma camada (ver p. 222).

- **a** Camada anterior: fígado, estômago, colo transverso, jejuno, íleo, bexiga urinária (esta não é mostrada nesta vista, mas é representada com outros órgãos urinários em **c**).
- **b** Camada média: fígado, duodeno, pâncreas, baço, colos ascendente e descendente, útero (por questão de visão geral não é mostrado aqui, alcança a camada anterior).
- **c** Camada posterior: grandes vasos, rins, glândulas suprarrenais (por questão de visão geral, a bexiga urinária é mostrada aqui juntamente com os órgãos urinários, ver **a**).

B Organização dos órgãos nas cavidades abdominal e pélvica em andares
Esta divisão agrega os órgãos segundo sua posição em relação ao mesocolo transverso (órgãos dos abdomes superior e inferior), e em relação à pelve menor (órgãos pélvicos), em andares ou níveis aproximadamente definidos. Os rins e as glândulas suprarrenais, dispostos primariamente no espaço retroperitoneal (e por isso não listados na Tabela), estão projetados sobre o plano do abdome superior, a partir do qual o polo inferior do rim já atinge o abdome inferior.

"Andar"	Órgãos que estão aí localizados
• **Abdome superior** (acima do mesocolo transverso)	• Estômago • Duodeno • Fígado • Vesícula biliar e vias biliares • Baço • Pâncreas
• **Abdome inferior** (entre o mesocolo transverso e o plano de entrada da pelve)	• Jejuno e íleo • Ceco e segmentos do colo *Observação*: O colo transverso pertence funcionalmente ao abdome inferior, apesar de sua localização no abdome superior!
• **Pelve menor**	• Bexiga urinária • Segmentos terminais dos ureteres • Reto • Órgãos genitais femininos com útero, tuba, ovário e vagina • Órgãos genitais masculinos com segmentos do ducto deferente, próstata e glândula seminal (o testículo e o epidídimo estão situados fora do espaço pélvico)

C Posições intraperitoneal e extraperitoneal dos órgãos no abdome e na pelve

Corte mediano (os rins estão fora do plano de corte), vista pelo lado esquerdo (peritônio em vermelho).

A cavidade peritoneal é uma cavidade completamente fechada, recoberta pelo **peritônio** e circundada por todos os lados pela cavidade extraperitoneal. Lateral, anterior e superiormente, encontra-se o espaço extraperitoneal, embora este seja apenas uma fenda muito estreita (ver p. 223). Para considerá-lo como um espaço em sentido estrito, no qual órgãos são encontrados, ele é representado apenas em posições posterior (espaço retroperitoneal) e inferior (espaço extraperitoneal da pelve). Devido à cobertura peritoneal nos órgãos (*peritônio visceral*) e na parede (*peritônio parietal*), os órgãos em posição intraperitoneal deslizam levemente uns sobre os outros. Os órgãos extraperitoneais não são recobertos pelo peritônio, ou o são apenas parcialmente, como, por exemplo, a bexiga urinária e e o reto. A cobertura peritoneal da bexiga urinária em apenas uma de suas faces (apenas sua face superior) permite sua distensão para cima durante seu enchimento. Este segmento peritoneal, que na mulher também recobre grande parte do útero, é denominado *peritônio urogenital*.

O **mesentério** é uma faixa de tecido conjuntivo (um ligamento suspensório, também denominado "meso") que também é recoberto pelo peritônio – nas proximidades da parede do tronco pelo peritônio parietal, e nas proximidades dos órgãos pelo peritônio visceral. Ele contém as estruturas vasculonervosas dos órgãos intraperitoneais, que se encontram "suspensas" nele. Também graças a esse ligamento suspensório os órgãos intraperitoneais apresentam mobilidade maior do que os órgãos extraperitoneais, os quais se encontram inseridos diretamente no tecido conjuntivo da parede da cavidade peritoneal, seja de modo primário (já estavam aí posicionados durante o período embrionário), seja de modo secundário (foram "deslocados" para trás durante o desenvolvimento embrionário) (ver **D** e p. 47).

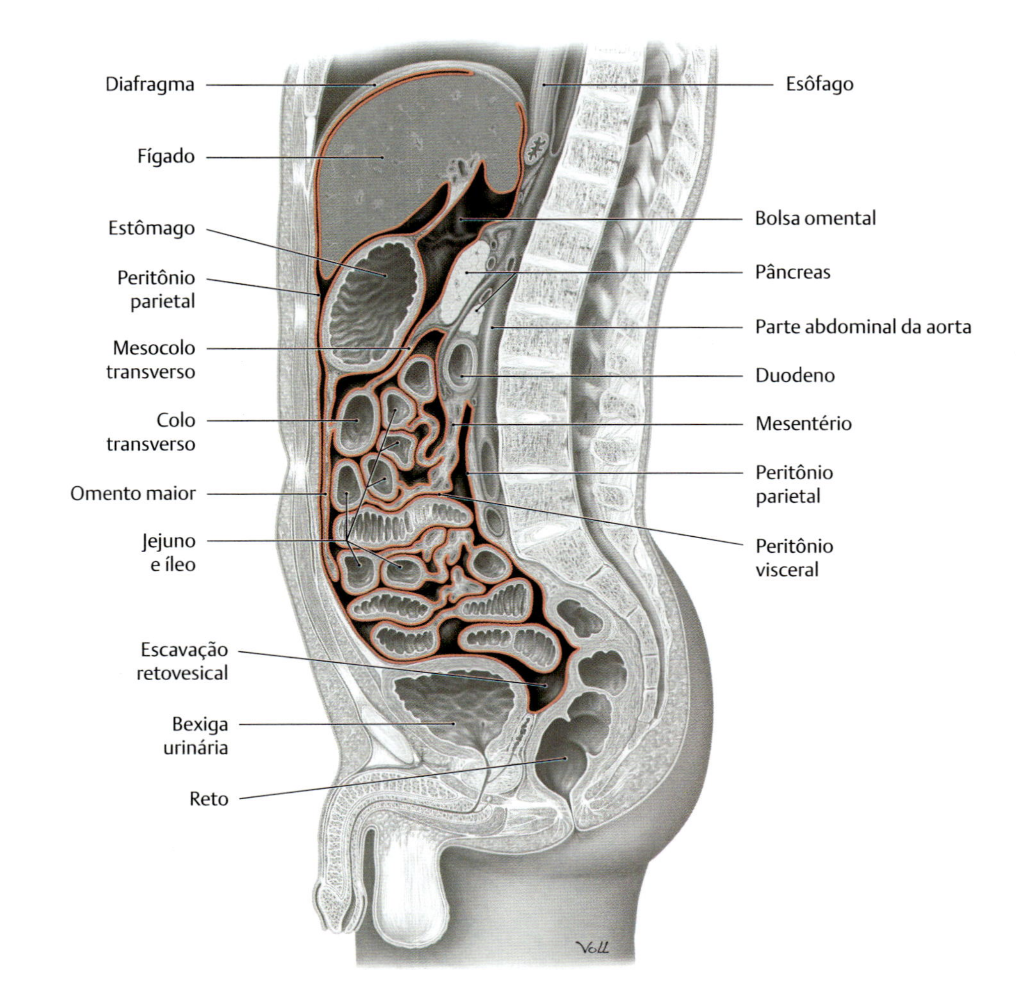

D Órgãos intraperitoneais e extraperitoneais no abdome e na pele

Posição em relação ao peritônio	Órgãos que estão aí localizados
Posição intraperitoneal (Órgãos que são completamente recobertos pelo peritônio e que apresentam um *meso*-)	
• Na cavidade peritoneal do abdome	• Estômago, baço, fígado e vesícula biliar, intestino delgado (duodeno com uma porção da parte superior e uma porção da parte ascendente, além do jejuno e íleo), colos transverso e sigmoide, e ceco (este último, variavelmente) (os segmentos maiores podem encontrar-se em posição extraperitoneal de formas diferentes, ver abaixo)
• Na cavidade peritoneal da pelve	• Fundo e corpo do útero, ovários, tubas uterinas; ocasionalmente, a parte mais superior do reto
Posição extraperitoneal (Órgãos sem *meso*-; os vasos sanguíneos e nervos encontram-se no tecido conjuntivo extraperitoneal) *Órgãos primariamente extraperitoneais* (= posicionados extraperitonealmente desde o período embrionário)	
• Posteriormente às cavidades peritoneais do abdome ou da pelve, portanto retroperitoneais	• Rins, suprarrenais, ureteres
• Inferiormente à cavidade peritoneal da pelve, portanto infraperitoneais ou subperitoneais	• Bexiga urinária, próstata, glândula seminal, colo do útero, vagina, reto *a partir* da flexura sacral (a bexiga urinária tem uma cobertura peritoneal sobre sua face superior = peritônio urogenital)
Órgãos secundariamente extraperitoneais (deslocados para uma posição extraperitoneal durante o desenvolvimento embrionário; o órgão ainda apresenta uma cobertura peritoneal sobre sua face anterior)	
• Posteriormente às cavidades peritoneais do abdome ou da pelve, portanto, retroperitoneais	• Intestino delgado (duodeno: partes descendente, horizontal e segmentos da parte ascendente), pâncreas, colos ascendente e descendente; de modo variável: segmentos do ceco (ver anteriormente), reto *até* a flexura sacral

2.1 Ramos da Aorta Abdominal: Visão Geral e Ramos Pareados

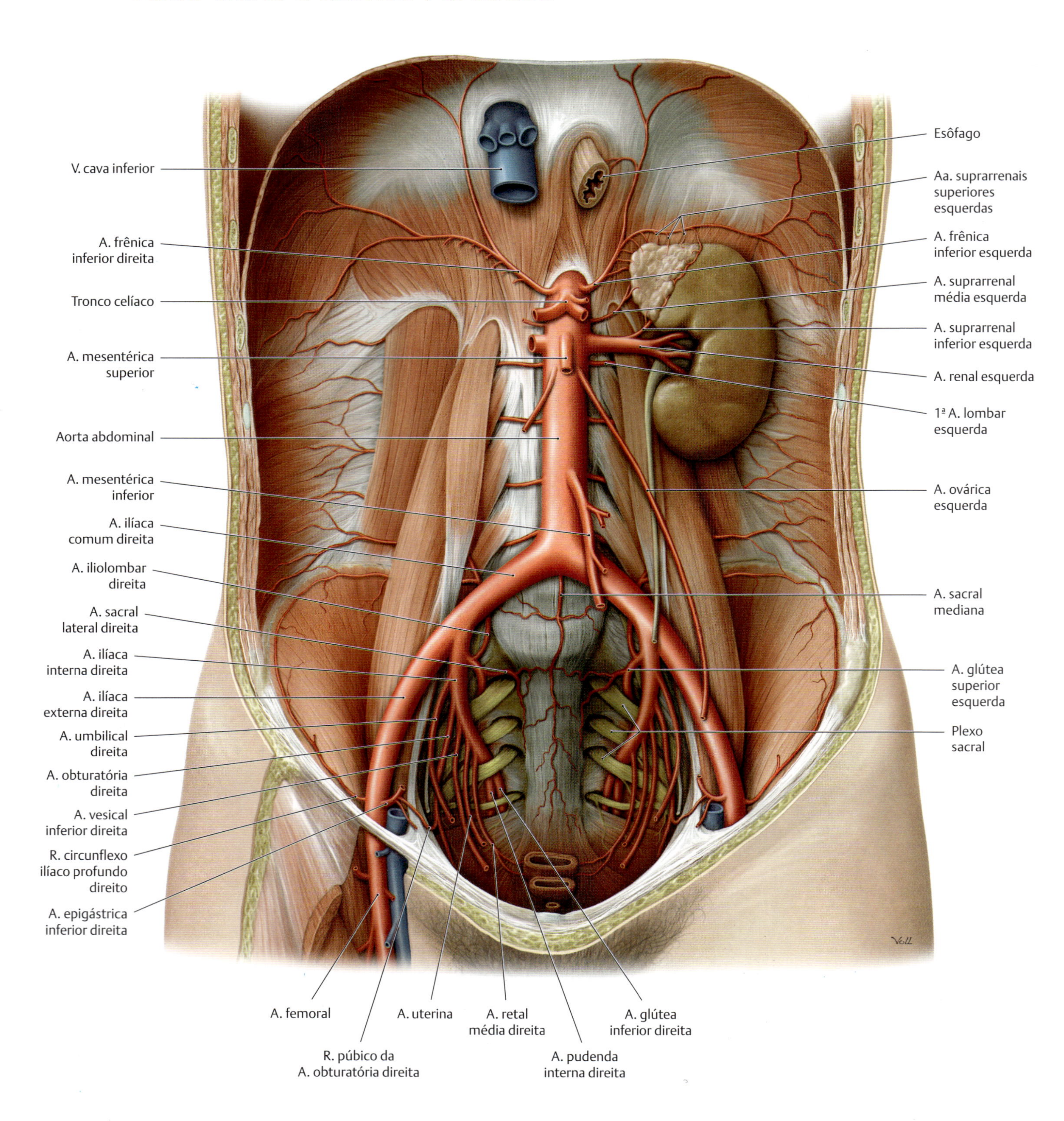

A Visão geral da parte abdominal da aorta e artérias da pelve (órgãos abdominais retirados)

Vista anterior (pelve feminina), o esôfago está discretamente deslocado para baixo, e o peritônio foi completamente retirado.

A parte abdominal da aorta descendente é a continuação da parte torácica da aorta descendente. Ela segue discretamente à esquerda da linha mediana aproximadamente até a altura de L IV, ver **B** (em pessoas idosas, ela pode também ir até L V). Neste nível ela se divide no par de Aa. ilíacas comuns (a chamada bifurcação da aorta). Estas Aa. ilíacas se dividem, em seguida, nas Aa. ilíacas interna e externa. Tanto da parte abdominal da aorta (ver **C**) quanto de suas ramificações principais se originam vários "sub"-ramos para o suprimento do abdome e da pelve (ver **D**, ver p. 229).

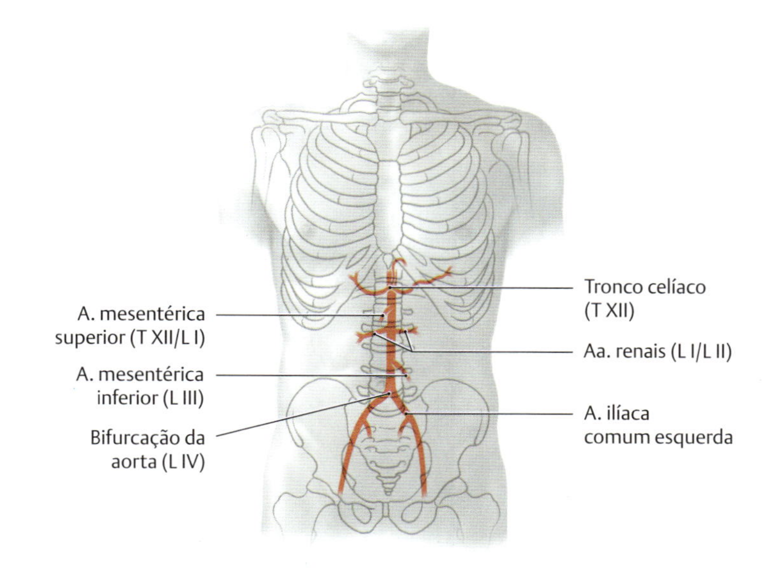

B Projeção da aorta abdominal e de seus ramos principais na coluna vertebral e na pelve

Representação dos cinco grandes troncos vasculares. Vista anterior. Dependendo da posição em relação às vértebras, pode-se identificar os ramos principais da parte abdominal da aorta com o auxílio de técnicas de imagens.

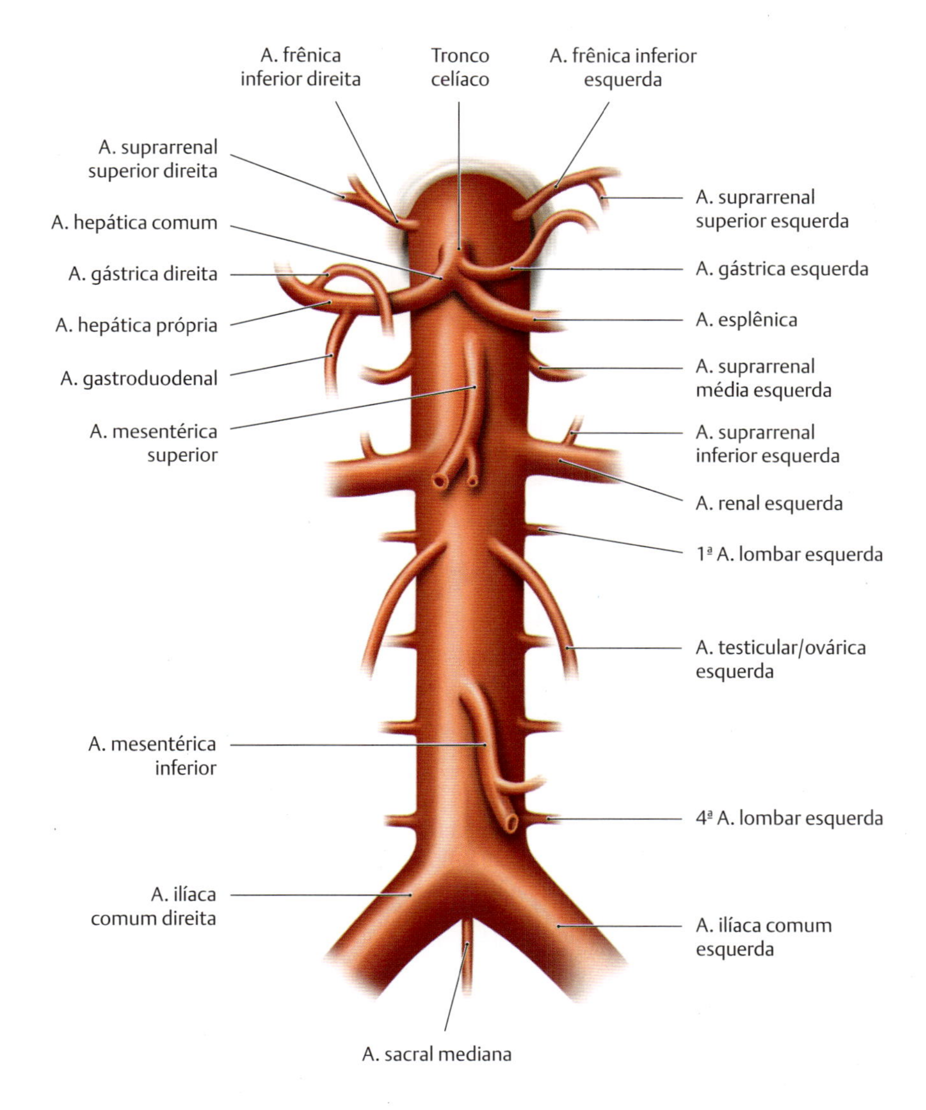

C Sequência de ramos da aorta abdominal

D Ramos principais da aorta abdominal

Os ramos da parte abdominal da aorta, bem como as artérias pélvicas, podem ser divididos em cinco áreas principais de suprimento (→ = entra em).

Para a área de suprimento dos ramos não pareados, ver p. 229.

Ramos pareados (e um ramo não pareado) para o suprimento do diafragma, dos rins e das glândulas suprarrenais, da parede abdominal posterior, da medula espinal e das gônadas (ver **C**)
• A. frênica inferior direita/esquerda → A. suprarrenal superior direita/esquerda • A. suprarrenal média direita/esquerda • A. renal direita/esquerda → A. suprarrenal inferior direita/esquerda • A. testicular (ovárica) direita/esquerda • Aa. lombares direitas/esquerdas (I a IV) • A. sacral mediana (com Aa. lombares inferiores)
Um tronco não pareado para o suprimento do pâncreas, do estômago e do duodeno (ver **C**, pp. 229 e 283)
• Tronco celíaco com – A. gástrica esquerda – A. esplênica – A. hepática comum
Um tronco não pareado para o suprimento dos intestinos até a flexura esquerda do colo (ver **C**, pp. 229 e 287)
• A. mesentérica superior
Um tronco não pareado para o suprimento dos intestinos a partir da flexura esquerda do colo (ver **C** e p. 229)
• A. mesentérica inferior
Um tronco pareado indireto (ver adiante) para o suprimento da pelve (ver **A** e p. 229)
• A. ilíaca interna (a partir da A. ilíaca comum, não diretamente da aorta, portanto "tronco pareado indireto")

2.2 Ramos da Aorta Abdominal: Ímpares e Pareados Indiretos

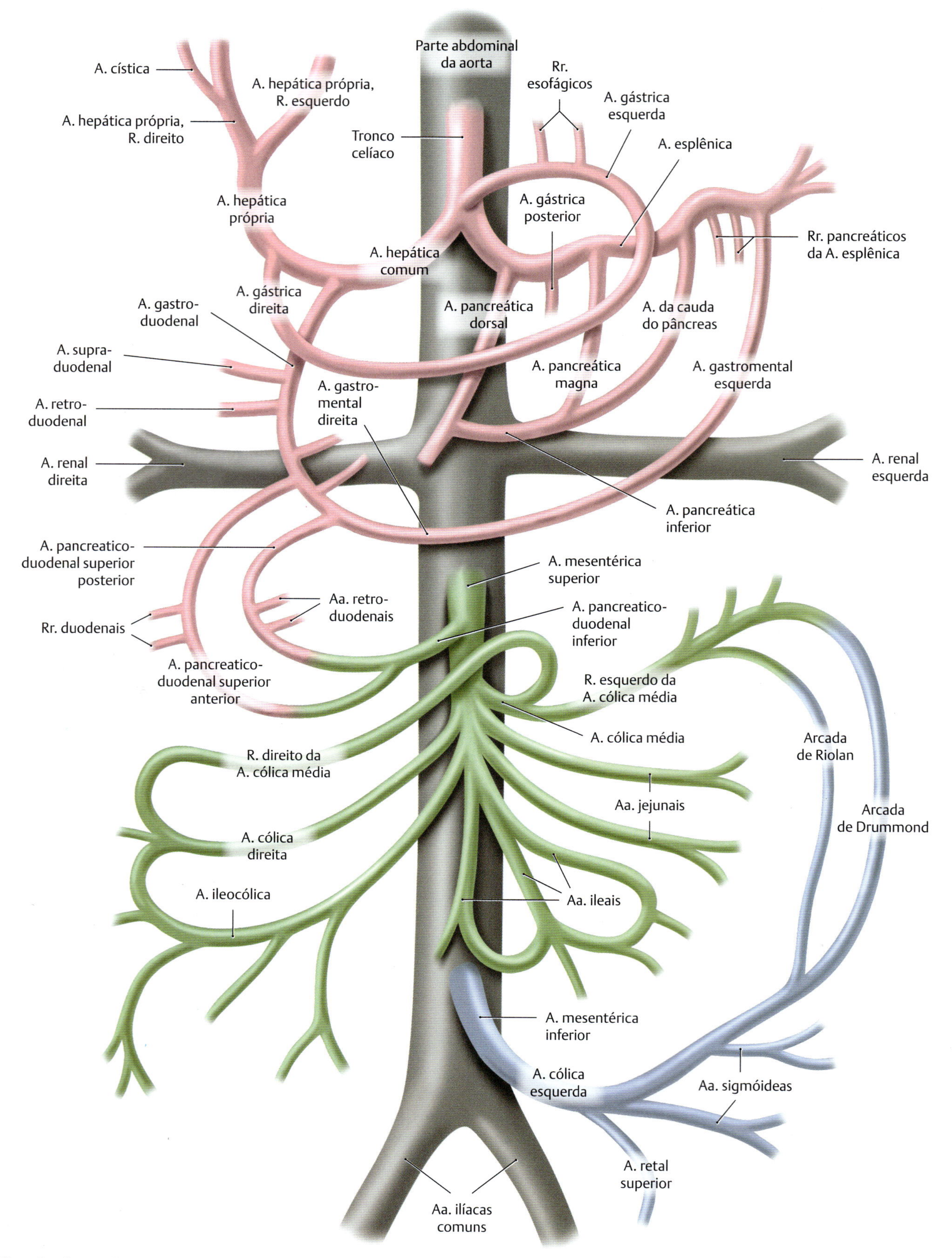

A Classificação das artérias para o suprimento do abdome e da pelve (segundo o esquema de Daniel Paech)

Rosa: Ramos do tronco celíaco. Suprimento de segmentos do intestino anterior a partir da parte abdominal do esôfago até o pâncreas e o duodeno.

Verde: Ramos da A. mesentérica superior. Suprimento de segmentos do intestino médio a partir do pâncreas e do duodeno até a flexura esquerda do colo.

Azul: Ramos da A. mesentérica inferior. Suprimento de segmentos do intestino posterior a partir da flexura esquerda do colo até o reto.

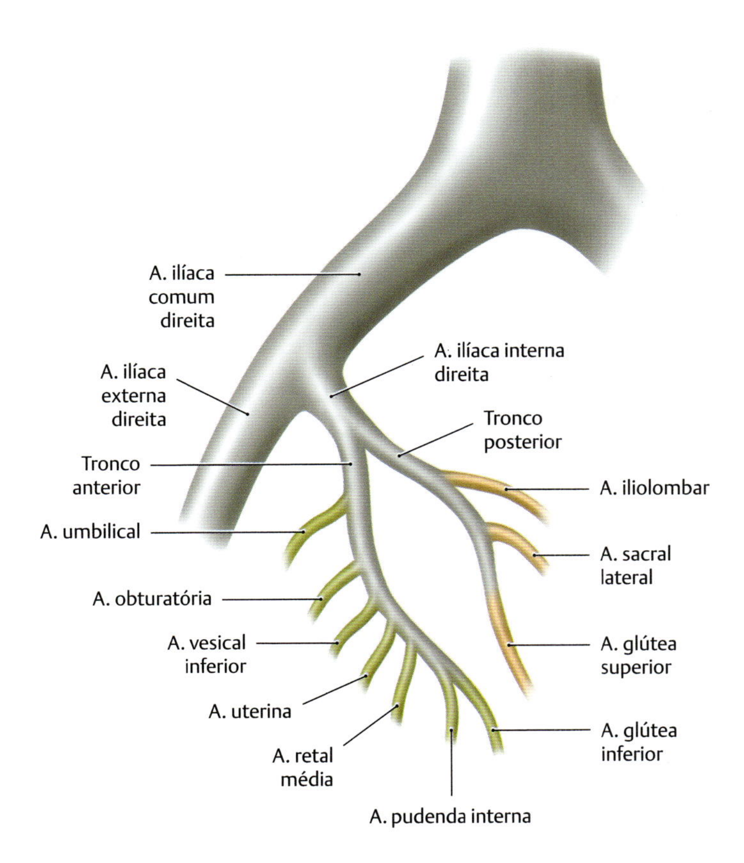

B A. ilíaca comum direita com ramos inferiores

Na bifurcação da aorta, a parte abdominal da aorta se divide nas duas Aa. ilíacas. A A. ilíaca *interna*, por sua vez, supre com inúmeros ramos interiores os intestinos e a parede pélvica.

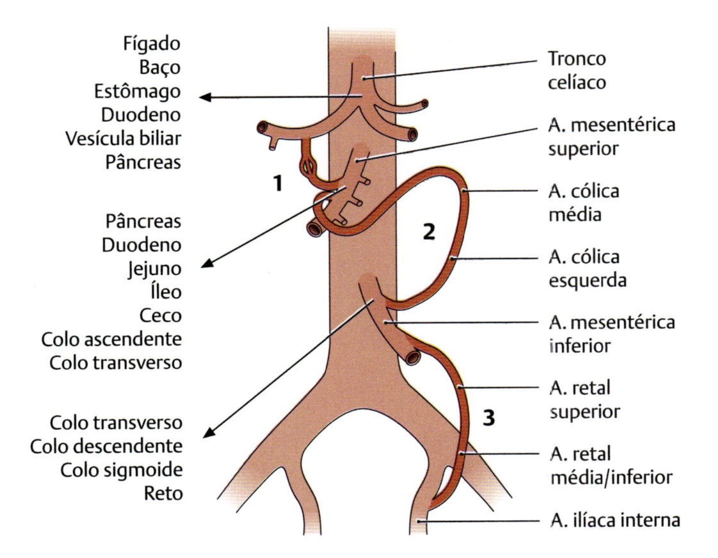

C Anastomoses entre os ramos da parte abdominal da aorta

1 Entre o tronco celíaco e a A. mesentérica superior (Aa. pancreaticoduodenais).
2 Entre as Aa. mesentérica superior e inferior (Aa. cólicas média e esquerda; arcadas de Riolan-Bogen e Drummond, ver **A**).
3 Entre as Aa. mesentérica inferior e ilíaca interna (Aa. retais superior, média e inferior).

Nos distúrbios circulatórios do trato gastrintestinal, as partes afetadas podem ter o suprimento assegurado por meio das anastomoses.

D Sistematização das artérias para irrigação do abdome e da pelve

Para a região suprida pelos ramos pares, ver p. 227 (→ = dá origem a). *Observe* as anatomoses entre as distintas áreas de ramos não pareados (ver Figuras **A** e **C**).

Um tronco ímpar para irrigação de órgãos glandulares abdominais, incluindo o estômago e o duodeno (ver **A**)	
• Tronco celíaco, com	
– A. esplênica	→ A. gastromental esquerda → A. gástrica posterior (e Aa. gástricas curtas) → Rr. pancreáticos → A. da cauda do pâncreas → A. pancreática magna → A. pancreática dorsal → A. pancreática inferior → A. pancreática transversa
– A. gástrica esquerda	→ Rr. esofágicos
– A. hepática comum	→ A. gastroduodenal → A. supraduodenal (ramo inconstante da A. gastroduodenal) → A. retroduodenal → A. gastromental direita → A. pancreaticoduodenal superior anterior/posterior → R. duodenal → A. gástrica direita → A. hepática própria → A. cística
Um tronco ímpar para irrigação dos intestinos até a flexura esquerda do colo (ver **A**)	
• A. mesentérica superior	→ A. pancreaticoduodenal inferior → Aa. jejunais e ileais → A. ileocólica → A. cólica direita → A. cólica média
Um tronco ímpar para irrigação dos intestinos após a flexura esquerda do colo (ver **A**)	
• A. mesentérica inferior	→ A. cólica esquerda → Aa. sigmóideas → A. retal superior
Um tronco par indireto (ver adiante) para irrigação da pelve (ver **B**)	
• A. ilíaca interna (derivada da A. ilíaca comum, portanto não derivada diretamente da aorta, por isso um "tronco par indireto") com ramos (tronco anterior, tronco posterior) para irrigação das vísceras (ramos viscerais):	→ A. umbilical → A. vesical superior → A. do ducto deferente ♂ → A. vesical inferior → A. uterina → A. retal média → A. pudenda interna
Da parede pélvica (ramos parietais):	→ A. iliolombar → A. sacral lateral → A. obturatória → Aa. glúteas superior e inferior

2.3 Drenagem para a Veia Cava Inferior

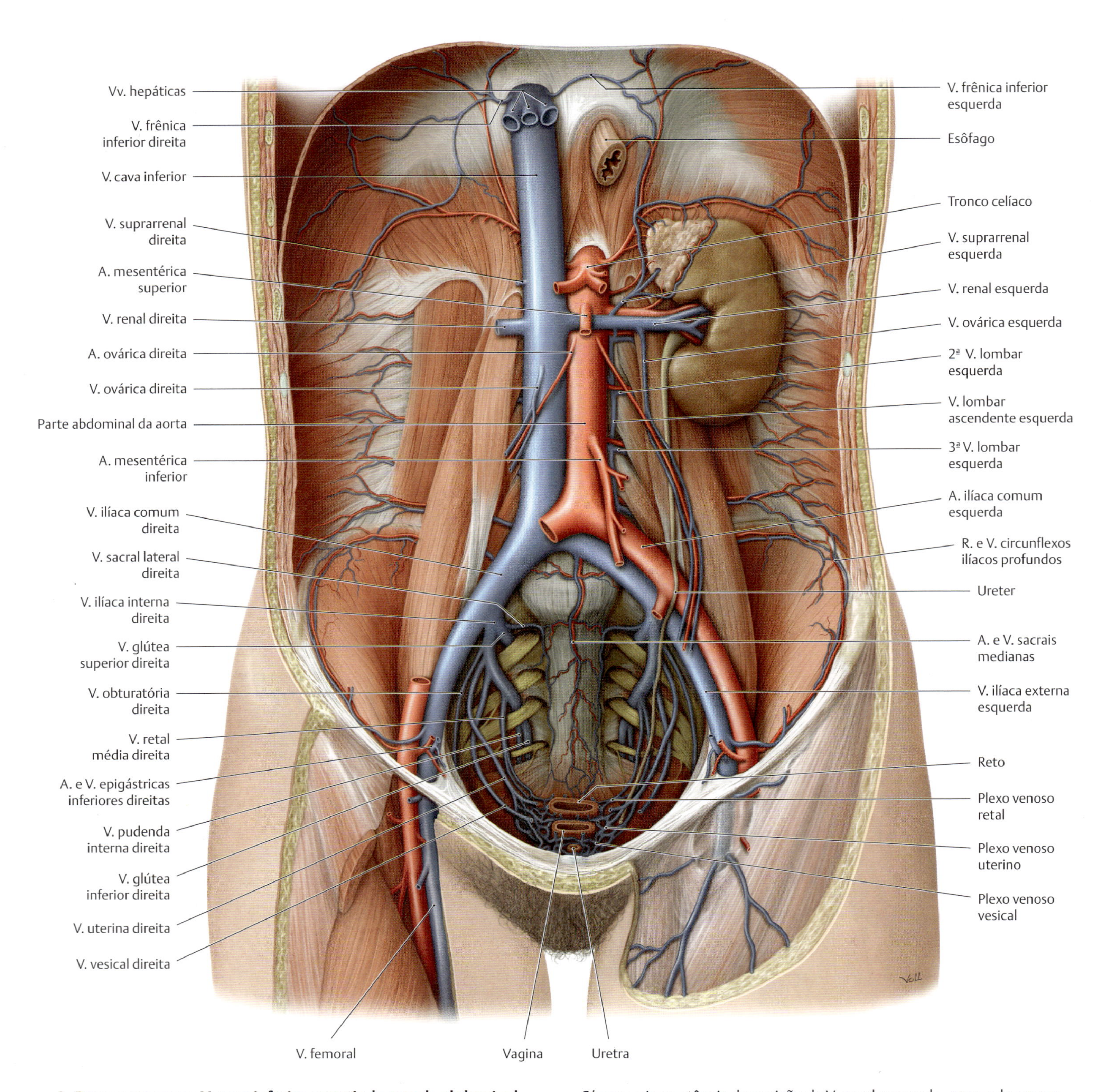

A Drenagem para a V. cava inferior a partir da parede abdominal posterior e da parede da pelve

Vista anterior de um abdome de uma mulher; todos os órgãos foram retirados, excetuando-se o rim esquerdo e a glândula suprarrenal esquerda. O esôfago encontra-se levemente deslocado para baixo.

A V. cava inferior, com suas numerosas tributárias, drena o sangue venoso do abdome e da pelve (em última análise, também dos membros inferiores) – de modo análogo à parte abdominal da aorta, cujos ramos abastecem essas regiões. A V. cava inferior origina-se da confluência das duas Vv. ilíacas comuns, na altura de L V (ver **C**), atrás e um pouco abaixo da bifurcação da aorta.

Observe a importância da posição da V. renal esquerda, que pode ser memorizada facilmente pela comparação com a posição de uma noz entre as duas pinças de um quebra-nozes (ver p. 287): a V. renal esquerda cruza anteriormente a parte abdominal da aorta, porém se situa atrás da A. mesentérica superior. Ver as veias na pelve masculina, na p. 365.

As veias na pelve têm numerosas variações, por exemplo, as tributárias da V. ilíaca interna frequentemente apresentam variantes (diferente da representação acima), porém desembocam em seguida em um único tronco (ver também p. 367).

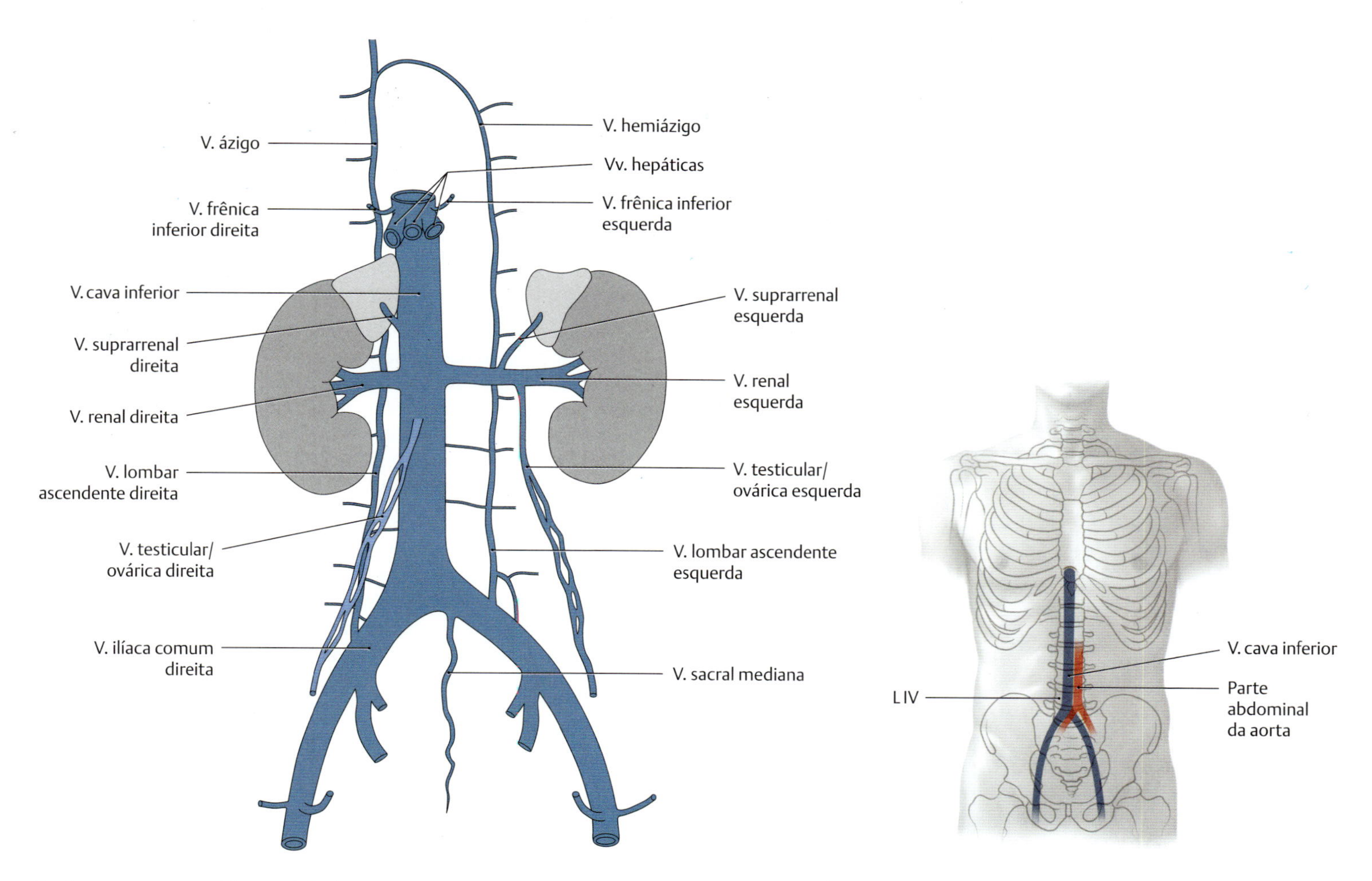

B Drenagem para a V. cava inferior

Em comparação, e como complemento de **A**, aqui se pode ver nitidamente a diferença das duas Vv. renais, assim como da V. lombar ascendente direita e sua desembocadura na V. ázigo.

A **drenagem direta** (*i. e., sem passagem por leitos capilares* antes da drenagem para a V. cava inferior) ocorre a partir:

- Do diafragma, parede abdominal, rins e glândulas suprarrenais, testículo/ovário e fígado
- Da *pelve* (através da V. ilíaca comum), a partir: da parede pélvica e diafragma da pelve, do útero e das tubas uterinas, da bexiga urinária e dos ureteres, das glândulas sexuais acessórias, do segmento retal inferior e dos membros inferiores.

A **drenagem indireta** (*i. e., com passagem pelo leito capilar do fígado*, por intermédio do sistema da V. porta do fígado, antes da entrada na V. cava inferior, ver p. 233) ocorre a partir:

- Do baço e
- De órgãos do sistema digestório: pâncreas, duodeno, jejuno, íleo, ceco, colos e segmento retal superior.

Observação: O sangue da V. cava inferior pode ser drenado pelas Vv. lombares ascendentes para as Vv. ázigo e hemiázigo e, portanto, para a V. cava *superior*. Aqui, portanto, na parede posterior do tórax e do abdome, existe uma anastomose entre as Vv. cavas (anastomose cavocava ou intercava). Ver a posição e e a importância das anastomoses cavocava na p. 234. Frequentemente, do lado esquerdo do corpo, existe uma anastomose entre a V. suprarrenal e a V. frênica superior (aqui não esquematizado; para isto, ver **A**).

C Projeção da V. cava inferior na coluna vertebral

A V. cava inferior se situa à direita da parte abdominal da aorta e atravessa o diafragma no forame da veia cava, na altura de T VIII. A confluência das duas Vv. ilíacas comuns para a V. cava inferior ocorre na altura de L V (ver também **A**).

D Drenagem direta para a V. cava inferior

- Vv. frênicas inferiores direita e esquerda
- Vv. hepáticas
- V. suprarrenal direita
- Vv. renais direita e esquerda na altura de L I/L II (com desembocadura da V. testicular/ovárica esquerda e da V. suprarrenal esquerda na V. renal esquerda)
- Vv. lombares
- V. testicular/ovárica direita
- Vv. ilíacas comuns (altura de L V)
- V. sacral mediana (esta também desemboca frequentemente na V. ilíaca comum esquerda)

2.4 Sistema da Veia Porta do Fígado

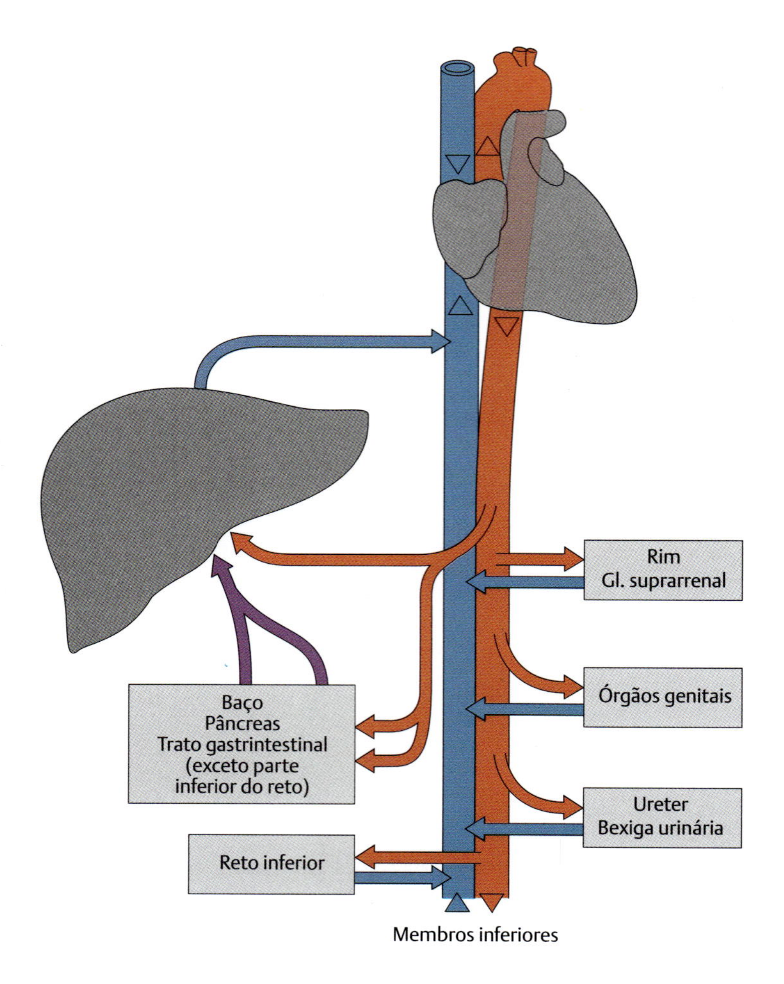

A Sistema da V. porta no abdome

A sistematização para a irrigação arterial e a drenagem venosa dos órgãos do abdome e da pelve é diferente no seguinte aspecto: enquanto a irrigação arterial se origina exclusivamente na parte abdominal da aorta ou em algum grande ramo da aorta, a *drenagem venosa* ocorre por meio de *dois diferentes sistemas de veias*:

1. Veias do próprio órgão, direta ou indiretamente (através das Vv. ilíacas) na área de drenagem da V. cava inferior, e daí para as cavidades direitas do coração (para a V. cava inferior, ver p. 230).
2. Veias do próprio órgão, direta ou indiretamente (através das Vv. mesentéricas ou da V. esplênica) para a *V. porta do fígado* – e, portanto, para o fígado – e somente então para a V. cava inferior, e daí para as cavidades direitas do coração.

A *1ª via* serve aos órgãos urinários, às glândulas suprarrenais e aos órgãos genitais, além das paredes do abdome e da pelve, enquanto a *2ª via* serve aos órgãos do sistema digestório (órgãos ocos do trato gastrintestinal, pâncreas e vesícula biliar) e ao baço (ver **D**). Apenas os segmentos inferiores do reto não participam desta via e têm seu sangue drenado pelas Vv. ilíacas para a V. cava inferior. Esta via (indireta) através do fígado assegura que os órgãos do sistema digestório forneçam o seu sangue, rico em nutrientes, aos numerosos processos metabólicos a serem realizados no fígado. Através desta via, o baço conduz eritrócitos destruídos para o fígado. Por isso, a V. porta do fígado é um vaso geral para o fígado: ela supre o fígado com sangue para metabolismo sistêmico. O vaso específico do fígado, que serve apenas ao seu próprio suprimento, é a A. hepática própria. Entre o sistema da V. porta do fígado e o da V. cava podem existir conexões (*anastomoses portocava*), que possibilitam circulação colateral no caso de determinadas doenças, ver p. 234.

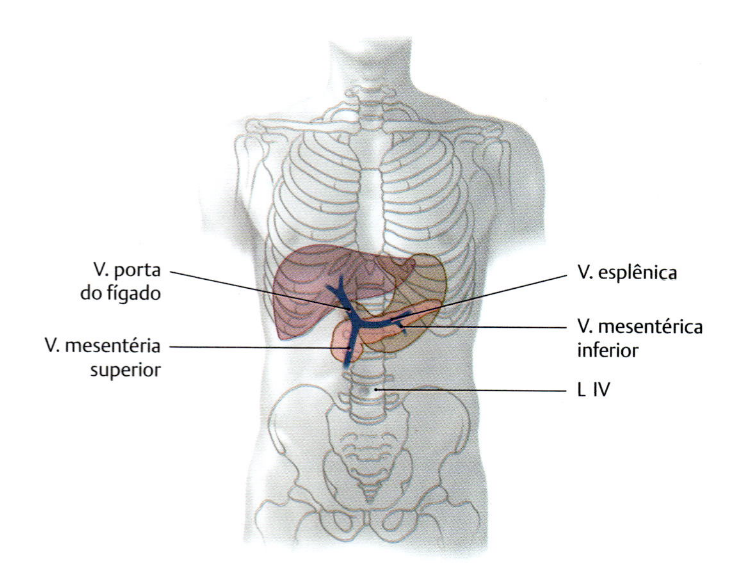

B Projeção da V. porta do fígado e seus dois vasos troncais na coluna vertebral

A V. porta do fígado surge a partir da confluência da V. mesentérica *superior* e da V. esplênica direita no centro do corpo na altura da vértebra lombar L I.

A V. mesentérica *inferior* desemboca na V. esplênica e conduz o seu fluxo sanguíneo nesta via também para a V. porta do fígado.

Observe a relação de localização da V. porta do fígado para o fígado, estômago e pâncreas.

C Drenagem para a V. porta do fígado

- **V. mesentérica superior** (ver p. 294), com
  - Vv. pancreaticoduodenais
  - Vv. pancreáticas
  - V. gastromental direita
  - Vv. jejunais
  - Vv. ileais
  - V. ileocólica
  - V. cólica direita
  - V. cólica média
- **V. mesentérica inferior** (ver p. 295), com
  - V. cólica esquerda
  - Vv. sigmóideas
  - V. retal superior
- **V. esplênica** (ver p. 293), com
  - V. gastromental esquerda
  - Vv. pancreáticas
  - Vv. gástricas curtas
- **Tributárias diretas** (ver p. 293)
  - V. cística
  - V. gástrica esquerda com as Vv. esofágicas
  - V. gástrica direita
  - V. pancreaticoduodenal superior posterior
  - V. pré-pilórica
  - Vv. paraumbilicais

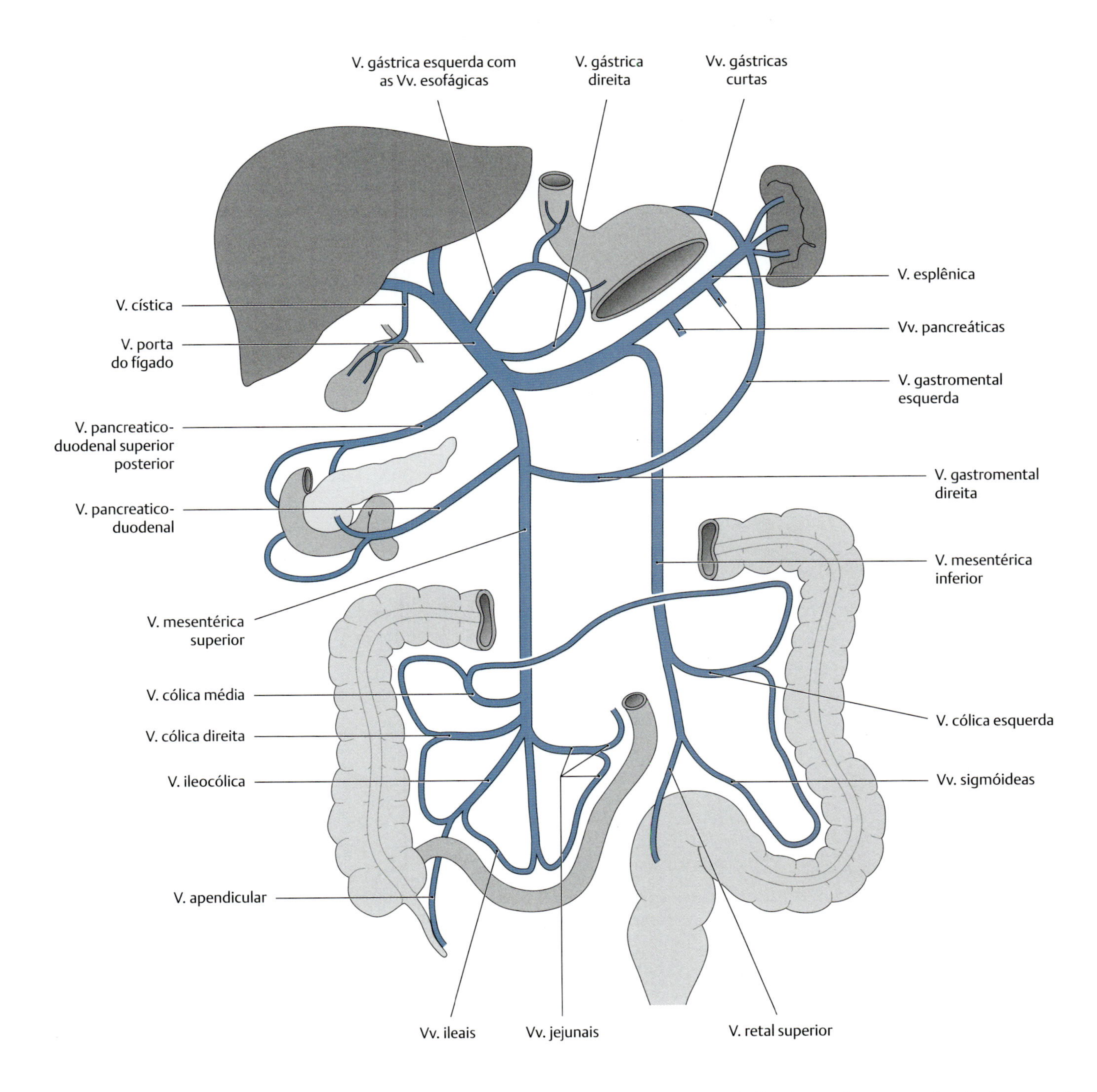

D Região de drenagem da V. porta do fígado (ver também **C**)

A V. porta do fígado é um vaso curto (comprimento total entre 6 e 12 cm), porém calibroso, que, ao penetrar no fígado, divide-se em dois grandes ramos para os dois lobos hepáticos. Sua área de drenagem corresponde à área do tronco celíaco e das Aa. mesentéricas superior e inferior. A V. porta do fígado recebe sangue dos órgãos ocos do trato gastrintestinal (à exceção do segmento retal inferior), e também do pâncreas, da vesícula biliar e do baço. Esse sangue flui, em parte, diretamente, a partir das veias dos órgãos correspondentes e, em parte, indiretamente, através das Vv. mesentéricas ou da V. esplênica.

2.5 Anastomoses Venosas no Abdome e na Pelve

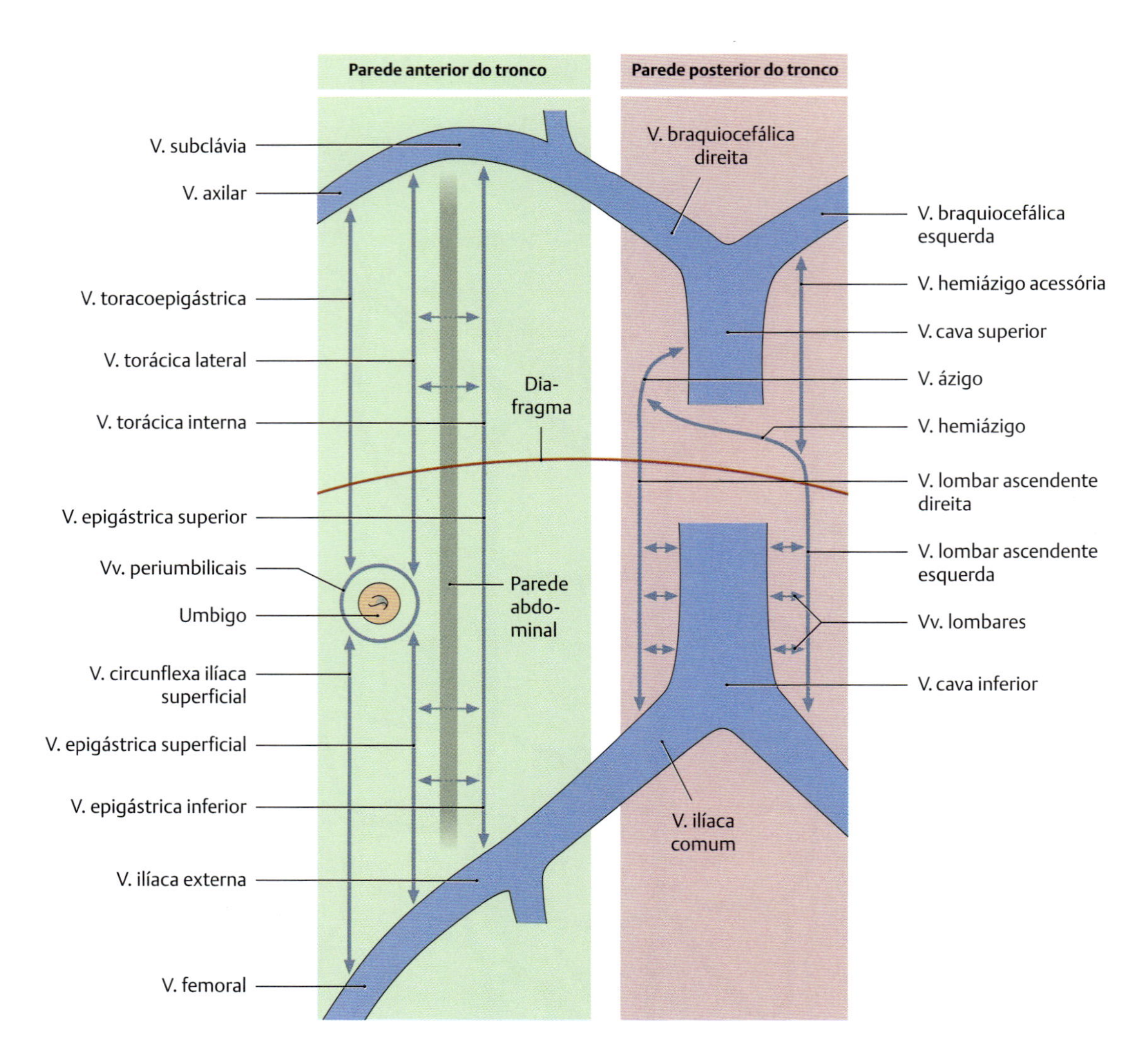

A Anastomoses cavocava (intercavais)

Entre as Vv. cavas inferior e superior formam-se, nas paredes anterior e posterior do tronco, anastomoses venosas (cavocava ou intercavais). Em distúrbios de drenagem, que comprometem a V. cava *inferior* no abdome ou as Vv. ilíacas comuns na pelve, o sangue pode ser desviado por essas anastomoses para a V. cava *superior* e daí para o coração. Consequentemente, as veias da parede torácica assumem a parte cranial da via de desvio. É possível identificar nas veias da parede anterior do tronco uma via de drenagem *superficial* (anterior ao M. reto do abdome) e uma via de drenagem *profunda* (abaixo do M. reto do abdome) (no tórax, essas duas vias se encontram fora ou dentro da caixa torácica).

Observação: Na parede *anterior* do tronco, através das Vv. paraumbilicais (ver **B**), forma-se uma anastomose entre a *V. porta do fígado* e a região de drenagem das Vv. cavas (anastomose portocava), importante em distúrbios de drenagem da V. porta do fígado. Essa anastomose pode envolver as vias de drenagem superficial e profunda da parede anterior.

- Anastomoses na *parede posterior* do abdome. Entre a V. lombar ascendente e a V. ázigo/hemiázigo. Elas constituem duas possibilidades de drenagem:

  1. Uma via *direta* entre a V. lombar ascendente e a V. ázigo/hemiázigo:
     V. cava inferior → (possivelmente através da V. ilíaca comum) V. lombar ascendente → V. ázigo/hemiázigo → **V. cava superior**.
  2. Uma via *indireta* entre a V. lombar ascendente e a V. ázigo/hemiázigo, através das veias horizontais da parede do tronco (Vv. intercostais e lombares, mediada por plexos venosos na coluna vertebral; aqui não representados, por motivos de melhor visualização):
     V. cava inferior → (possivelmente através da V. ilíaca comum) V. lombar ascendente → Vv. lombares → plexos venosos vertebrais → Vv. intercostais posteriores → V. ázigo/hemiázigo → **V. cava superior**.

- Anastomoses na *parede anterior* do abdome. Estas utilizam veias superficiais e profundas da pele, entre as quais a troca de sangue é possível. Assim, aqui também se constituem duas possibilidades de drenagem:

  1. Via de drenagem profunda (abaixo do M. reto do abdome):
     V. cava inferior → V. ilíaca comum → V. ilíaca externa → V. epigástrica inferior → V. epigástrica superior → V. torácica interna → V. subclávia → V. braquiocefálica → **V. cava superior**.
  2. Via de drenagem superficial (à frente do M. reto do abdome):
     V. cava inferior → V. ilíaca comum → V. ilíaca externa → V. femoral → V. epigástrica superficial/V. circunflexa ilíaca superficial → V. toracoepigástrica/V. torácica lateral → V. axilar → V. subclávia → V. braquiocefálica → **V. cava superior**.

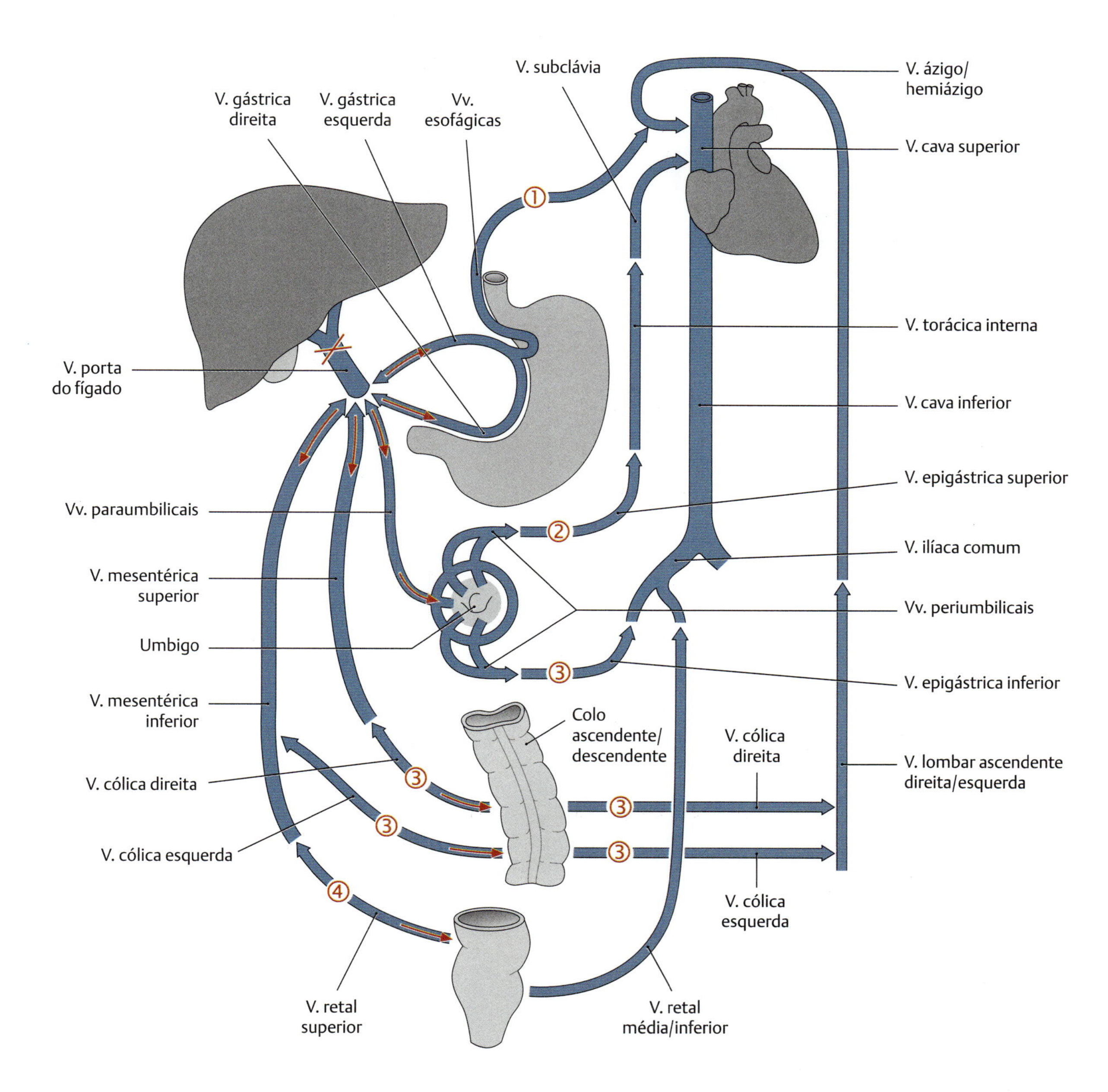

B Esquema da circulação venosa de desvio da V. porta do fígado (anastomoses portocava)

Também entre a V. porta do fígado e as Vv. cavas inferior e superior formam-se anastomoses venosas (anastomoses *portocava*). Existem duas causas para a sua formação: a sobreposição de áreas de drenagem venosa nos órgãos (plexos venosos no esôfago, colo, reto) ou a viabilidade de vasos sanguíneos que normalmente após o nascimento são obliterados (V. umbilical/Vv. paraumbilicais). Nesses plexos venosos, ou nestes vasos sanguíneos não obliterados, o sangue flui em dois sentidos. Essas anastomoses preexistentes são essenciais em certas doenças. Quando a irrigação sanguínea através do fígado é alterada (como, por exemplo, durante a cirrose hepática), a V. porta do fígado conduz o sangue do fígado (através do qual ele não pode mais ser drenado) de volta aos respectivos vasos condutores. Portanto, o *sangue flui novamente nesses vasos*, os quais realmente suprem o fígado, mas *para fora do fígado*. Ocorre a *inversão da corrente sanguínea* nesses vasos (setas vermelhas), e simultaneamente a pressão intravascular aumenta. Por meio das anastomoses a seguir relacionadas, o sangue retorna, pelos desvios, às Vv. cavas inferior e superior e, com isso, chega, finalmente, de volta ao coração. As **quatro anastomoses** mais importantes são:

① Através de veias do estômago e da extremidade inferior do esôfago (com a dilatação, essas veias podem tornar-se "varicosas" no esôfago, as chamadas varizes esofágicas; risco de hemorragia fatal):
V. porta do fígado ← Vv. gástricas ← *Vv. esofágicas* → V. ázigo/hemiázigo → **V. cava superior**.

② Através de veias da parede ventral do abdome:
V. porta do fígado ← V. umbilical (parte patente) ← *Vv. paraumbilicais* → Vv.periumbilicais → V. epigástrica superior → V. torácica interna → V. subclávia → **V. cava superior** *ou*
V. porta do fígado ← V. umbilical (parte patente) → *Vv. paraumbilicais* → Vv.periumbilicais → V. epigástrica inferior → V. ilíaca externa → **V. cava inferior**.
Observação: Uma drenagem das Vv. paraumbilicais nas veias superficiais (raramente!) da parede anterior do abdome (V. toracoepigástrica, V. torácica lateral, V. epigástrica superficial, ver **A**) causa a dilatação dessas veias tortuosas (cabeça de Medusa).

③ Através de veias da parede dorsal do abdome:
V. porta do fígado ← Vv. mesentéricas superior e inferior ← *V. cólica direita/esquerda* → Vv. lombares ascendentes direita/esquerda → V. ázigo/hemiázigo → **V. cava superior**. As Vv. lombares ascendentes também podem formar anastomoses com a V. cava inferior.

④ Através de plexos venosos do reto (em dilatações, estase venosa):
V. porta do fígado ← V. mesentérica inferior ← V. retal superior ← *Vv. retais média/inferior* → V. ilíaca interna → **V. cava inferior**.

2.6 Troncos Linfáticos e Linfonodos

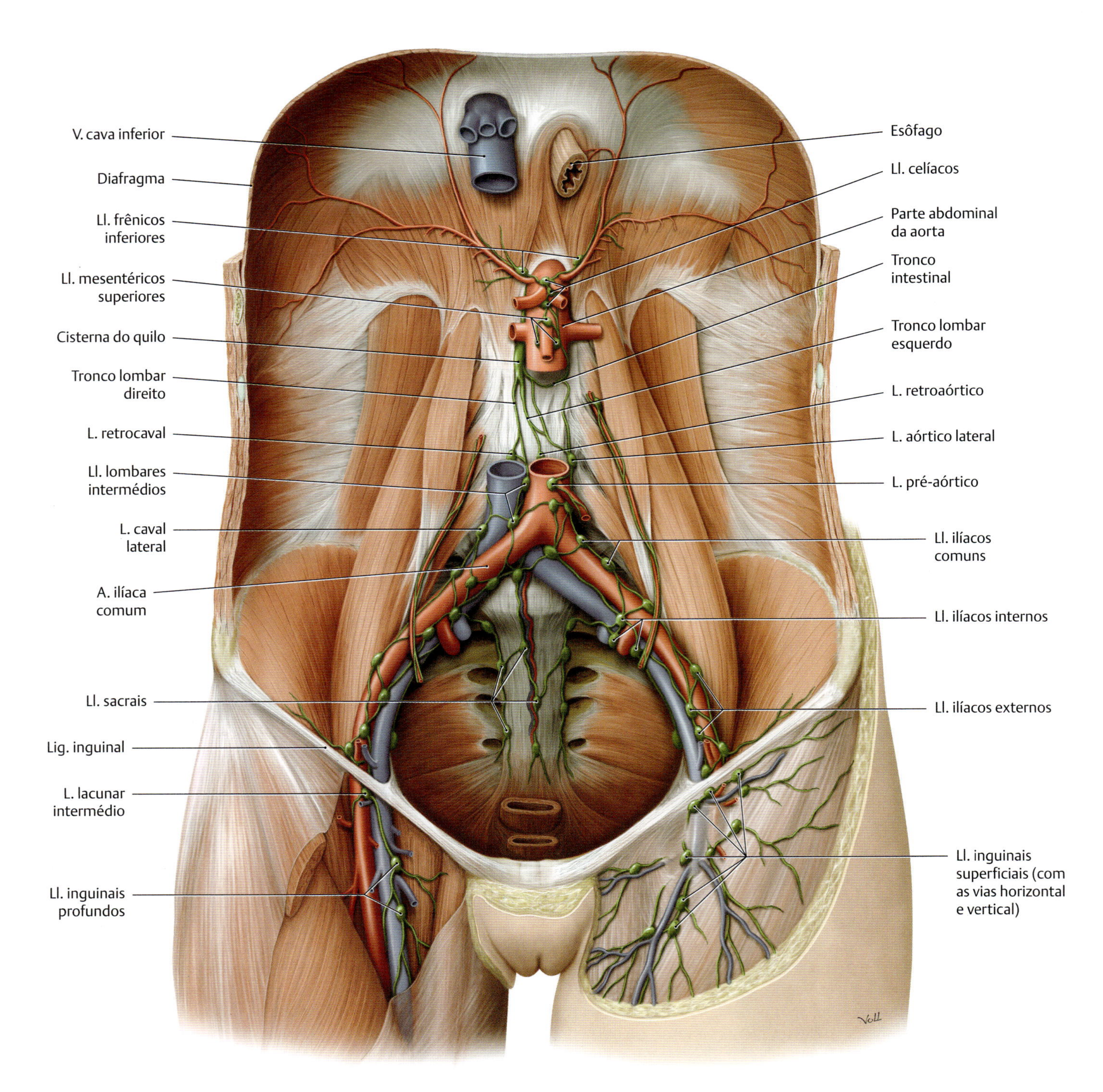

A Linfonodos parietais do abdome e da pelve: visão geral
Vista anterior, sexo feminino. Com exceção dos grandes vasos, todas as vísceras foram removidas. Para maior clareza, os vasos linfáticos são mostrados com um diâmetro aumentado; diferenças tanto no tamanho dos linfonodos (de 1 mm até mais que 1 cm) quanto na sua quantidade (algumas centenas) não foram consideradas.

Linfonodos regionais (ver **C**) podem situar-se tão próximos que não podemos distinguir grupos separados. No abdome e na pelve distinguimos os linfonodos *parietais* (*localizados na parede*) e *viscerais* (*localizados nos órgãos*). Os Ll. parietais são *adjacentes à parede do tronco* (muitas vezes ao longo dos vasos), e os Ll. viscerais *adjacentes aos órgãos* no tecido conjuntivo do espaço extraperitoneal ou nas reflexões do peritônio ("meso") de determinado órgão. Uma grande parte dos Ll. parietais localiza-se na parede posterior do abdome e da pelve, envolvendo, em grupos, os grandes vasos que aqui se localizam, tais como: a parte abdominal da aorta e a V. cava inferior, no abdome, e as Aa. e Vv. ilíacas e seus ramos, na região pélvica. Portanto, na região da parede anterior, existem somente poucos linfonodos, por exemplo, na região inguinal, na transição para os membros inferiores (Ll. inguinais), bem como em volta da A. ilíaca externa (Ll. ilíacos). Como ocorre em outras regiões do corpo, os linfonodos e os vasos linfáticos formam, no abdome e na pelve, uma rede fina (plexos). Consequentemente, a drenagem linfática não segue um caminho específico, mas é conduzida por vias preferenciais (ver p. 238). Para cada órgão da pelve existe um grande número de vias de drenagem, porque vários órgãos compartilham as mesmas vias linfáticas. Desta maneira, determinado grupo de linfonodos é envolvido na drenagem da bexiga urinária, dos órgãos genitais e do reto — mesmo seguindo vias preferenciais e distintas.

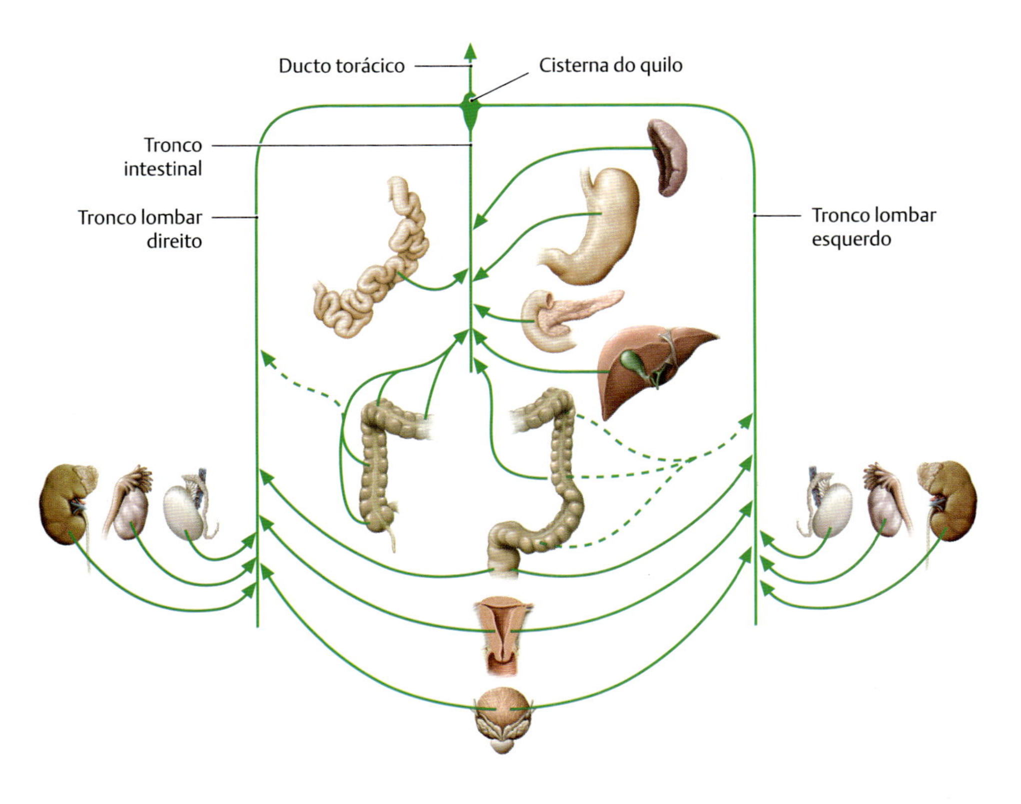

B Troncos linfáticos do abdome e da pelve
Os órgãos do abdome e da pelve drenam sua linfa após a passagem por uma única cadeia de linfonodos ou, mais frequentemente, por várias cadeias de linfonodos, ver **C**, para os troncos lombares e intestinais (ver p. 238). Na confluência desses troncos encontra-se frequentemente uma dilatação, a cisterna do quilo. A partir daí, o ducto torácico conduz a linfa pelo tórax até o ângulo venoso esquerdo. O ducto torácico representa, junto com o ducto linfático direito, o tronco linfático principal que, em última análise, drena a linfa para o sistema venoso.
Setas sólidas: principais vias de drenagem; setas tracejadas: vias de drenagem secundária pela retroperitonealização secundária dos colos ascendente e descendente.

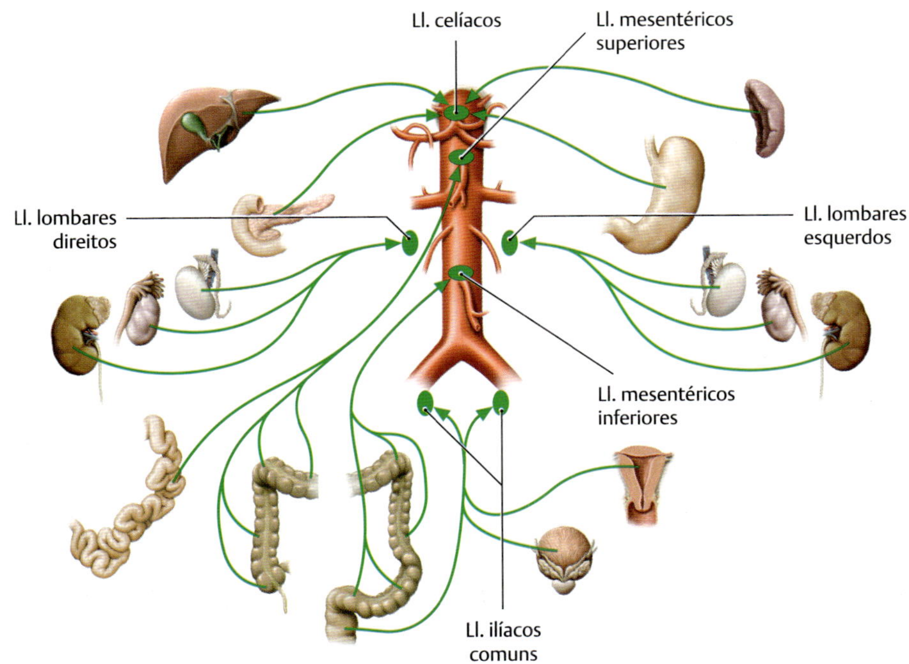

C Cadeias de linfonodos do abdome e da pelve
Antes que a linfa proveniente dos órgãos abdominais e pélvicos drene para os troncos linfáticos supracitados, ela passa por **linfonodos regionais**. Esses linfonodos correspondem à *1ª estação* da linfa proveniente de determinado órgão (ou de determinada região). A partir dos linfonodos regionais, a linfa drena para os **linfonodos coletores,** que "coletam" a linfa proveniente de vários Ll. regionais e a conduzem, finalmente, para os troncos linfáticos — no caso dos órgãos do abdome e da pelve para o tronco lombar ou o para o tronco intestinal.
Observação: Determinado linfonodo pode servir como a 1ª estação para *diferentes órgãos*, ou seja, funcionar como *linfonodo regional* para diversos órgãos e, ao mesmo tempo, coletar a linfa proveniente de diversos linfonodos regionais, ou seja, comportar-se como *linfonodo coletor*. Na região do abdome e da pelve, os Ll. lombares são um exemplo: recebem a drenagem dos rins, das glândulas suprarrenais, das gônadas e de seus anexos (ver p. 332), como linfonodos regionais e, ao mesmo tempo, como linfonodos coletores para os Ll. ilíacos.

D Cadeias de linfonodos e áreas de drenagem

Cadeias de linfonodos/ linfonodos coletores	Localização (ver **C**)	Órgãos inteiros ou partes que drenam para essas cadeias de linfonodos (áreas de drenagem)
Ll. celíacos	Ao redor do tronco celíaco	Terço distal do esôfago; estômago; omento maior; duodeno (partes superior e descendente); pâncreas; baço; fígado com vesícula biliar
Ll. mesentéricos superiores	Na origem da A. mesentérica superior	Duodeno a partir da parte descendente; jejuno e íleo; ceco com apêndice vermiforme; colo ascendente; colo transverso (os dois terços iniciais)
Ll. mesentéricos inferiores	Na origem da A. mesentérica inferior	Colo transverso (o terço final); colo descendente; colo sigmoide; reto (parte superior)
Ll. lombares (direitos, intermédios, esquerdos)	Ao redor da parte abdominal da aorta e da V. cava inferior	Diafragma (face abdominal); rins; glândulas suprarrenais; testículos/epidídimos; ovário; tuba uterina; fundo do útero; ureteres; espaço retroperitoneal
Ll. ilíacos	Ao redor dos vasos ilíacos	Reto (parte inferior); bexiga urinária e uretra; útero (corpo e colo); ducto deferente; glândula seminal; próstata; órgãos genitais externos (via Ll. inguinais)

2.7 Drenagem Linfática dos Órgãos

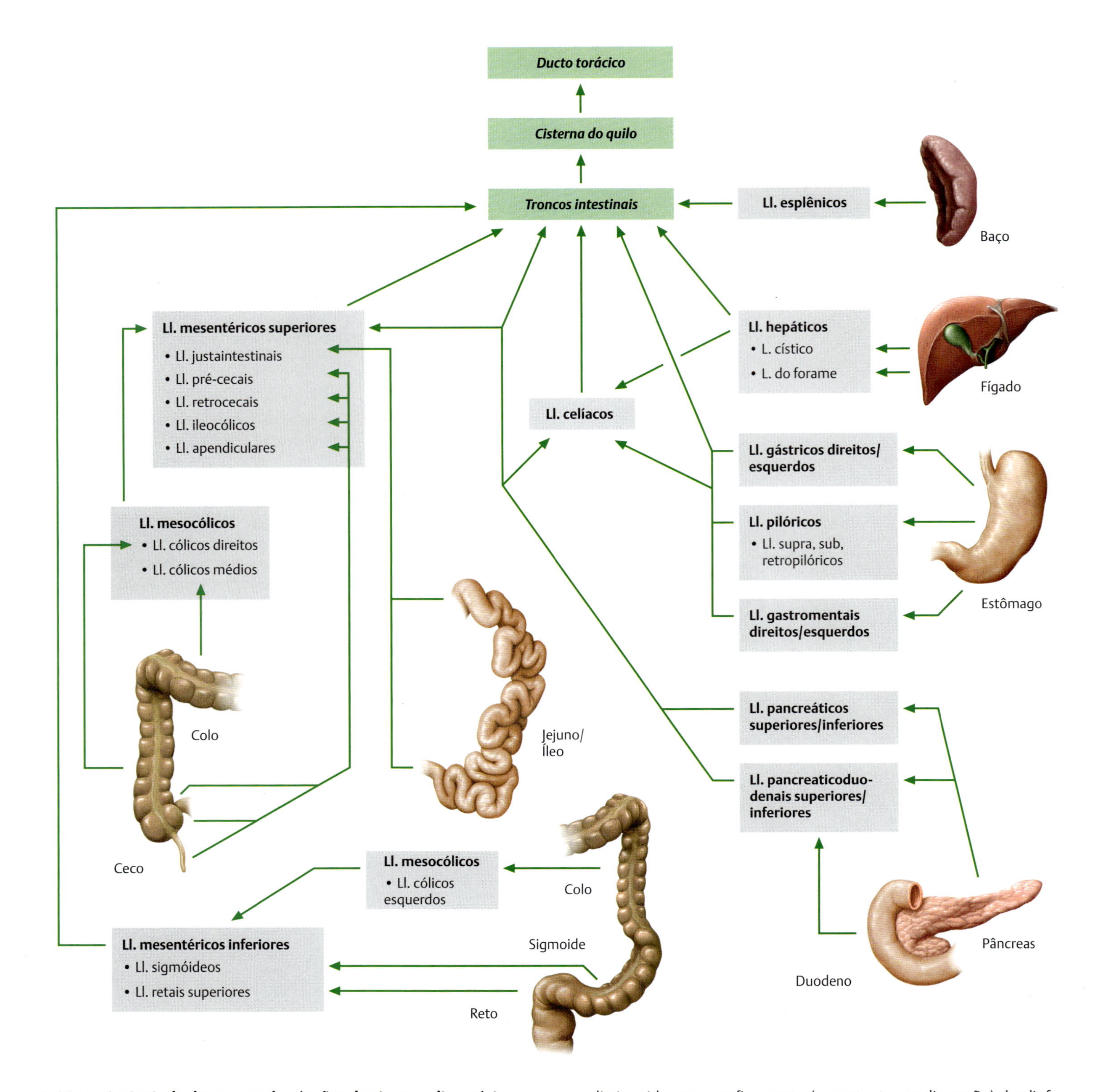

A Vias principais de drenagem dos órgãos do sistema digestório e do baço

A maioria dos órgãos do sistema digestório, bem como o baço, drenam a linfa, a partir dos linfonodos regionais, diretamente — ou por meio dos linfonodos coletores intermédios — para os *troncos intestinais*. As exceções são: o colo descendente, o colo sigmoide e a parte superior do reto. Todos eles têm drenagem linfática adicional através do tronco lombar. Para os órgãos e os linfonodos mostrados na figura existem, geralmente, *três grandes estações de coleta* (para os diferentes linfonodos, ver p. 298 e seguintes):

- Ll. celíacos: coletam a linfa proveniente do estômago, do duodeno, do pâncreas, do baço e do fígado. Frequentemente não podem ser distinguidos topograficamente (e, portanto, na dissecção) dos linfonodos regionais dos órgãos localizados na parte superior do abdome
- Ll. mesentéricos superiores: coletam a linfa do jejuno e do íleo, bem como dos colos ascendente e transverso
- Ll. mesentéricos inferiores: coletam a linfa dos colos descendente e sigmoide, bem como do reto.

A *drenagem principal* desses linfonodos coletores faz-se para os troncos intestinais e, daí, para a cisterna do quilo. Uma *drenagem lateral* ocorre através dos Ll. lombares esquerdos e do tronco lombar esquerdo diretamente para a cisterna do quilo.
Ver a drenagem linfática do reto na p. 301.

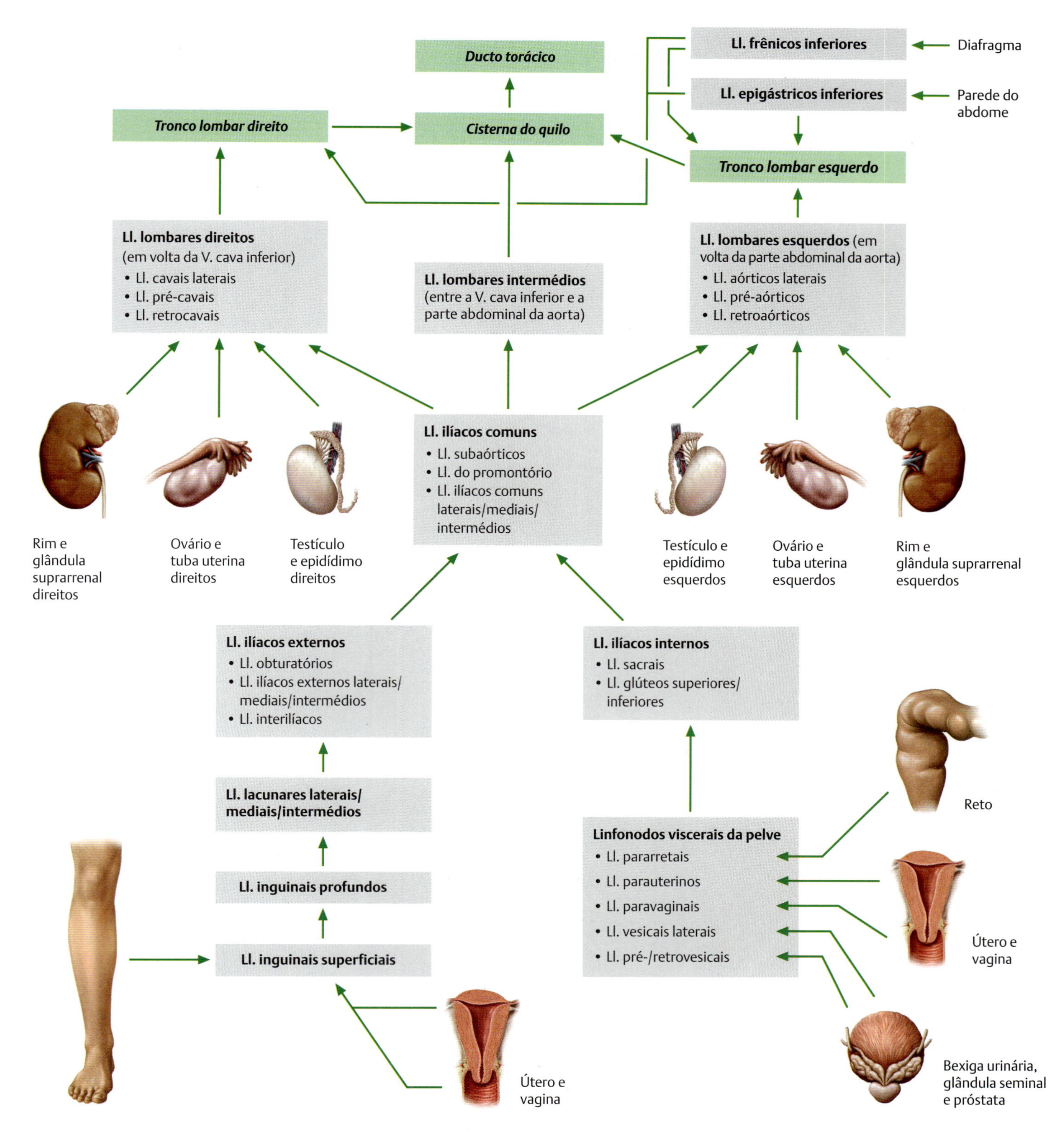

B Vias principais de drenagem dos órgãos do espaço retroperitoneal da pelve (e do membro inferior)

Os órgãos dessa região drenam a linfa principalmente para os troncos lombares direito e esquerdo. As cadeias de linfonodos mais importantes que drenam os órgãos do espaço retroperitoneal da pelve (e do membro inferior) são:

- Ll. ilíacos comuns: coletam a linfa dos órgãos pélvicos e do membro inferior
- Ll. lombares direitos e esquerdos: são linfonodos coletores para os Ll. ilíacos comuns e os linfonodos regionais, dos órgãos do espaço retroperitoneal *e* das gônadas, apesar de as gônadas se localizarem na pelve ou no escroto, de acordo com o sexo. Durante a descida das gônadas, permanece a conexão linfática com os linfonodos lombares — como ocorre com o suprimento sanguíneo, ver p. 368. Tumores, por exemplo, do testículo — (bem como do ovário) enviam metástases, por via linfática, diretamente para o abdome e não para a pelve.

Tanto os Ll. ilíacos quanto os Ll. lombares são linfonodos *parietais* (*adjacentes à parede*), como também pertencem os Ll. frênicos e epigástricos. Os linfonodos, como os Ll. pararretais ou parauterinos, são considerados linfonodos *viscerais* (*ou adjacentes aos órgãos*).

2.8 Gânglios e Plexos Autônomos

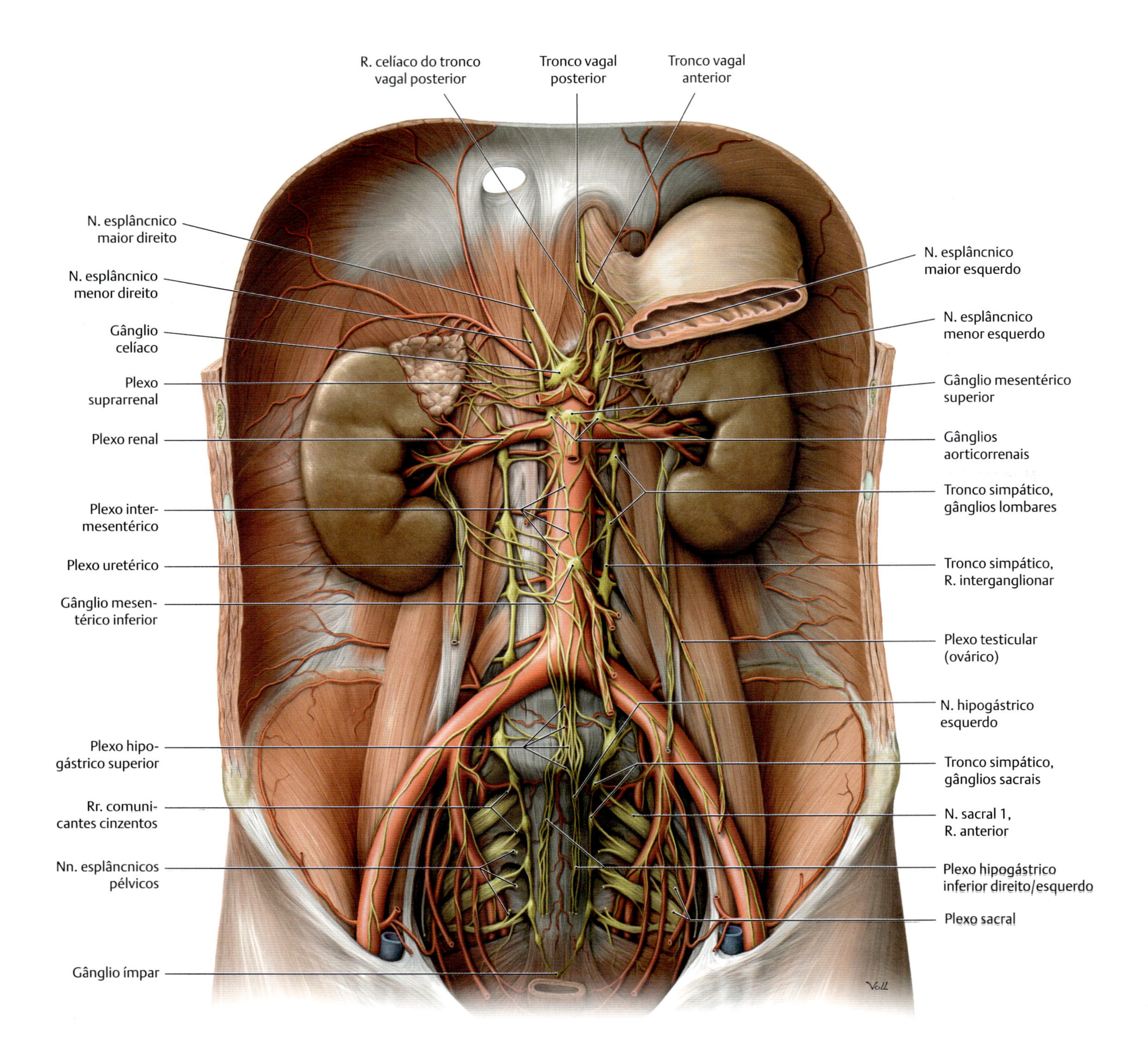

A Gânglios e plexos autônomos no abdome e na pelve, visão geral
Vista anterior, no sexo masculino; o peritônio foi completamente removido e o estômago foi retirado, com exceção de uma parte que — junto com o esôfago — foi ligeiramente tracionada para baixo; os órgãos pélvicos foram removidos, com exceção de uma pequena parte do reto.

A divisão autônoma do sistema nervoso forma *plexos* em volta da parte abdominal da aorta e na pelve, além de grandes *gânglios* onde ocorre a conexão do 1º neurônio (pré-ganglionar) com o 2º neurônio (pós-ganglionar). O conjunto dos plexos autônomos situados anterior e lateralmente à parte abdominal da aorta é chamado de *plexo aórtico abdominal*, ao qual também pertencem os plexos localizados na origem dos ramos pares e ímpares da parte abdominal da aorta (ver **B**). No plexo, as fibras nervosas simpática e parassimpática se unem antes de seguir para os órgãos efetores.

Observação: Os Nn. vagos esquerdo e direito se organizam em volta do esôfago, como troncos vagais anterior e posterior. Os dois troncos contêm fibras provenientes dos dois Nn. vagos: o tronco vagal *anterior* contém um número maior de fibras provenientes do N. vago esquerdo, e o tronco vagal *posterior,* do N. vago direito. O tronco vagal anterior, normalmente, termina no estômago, enquanto o tronco vagal posterior supre, ainda, todo o intestino delgado e o intestino grosso, até a transição do terço médio com o terço final do colo transverso.

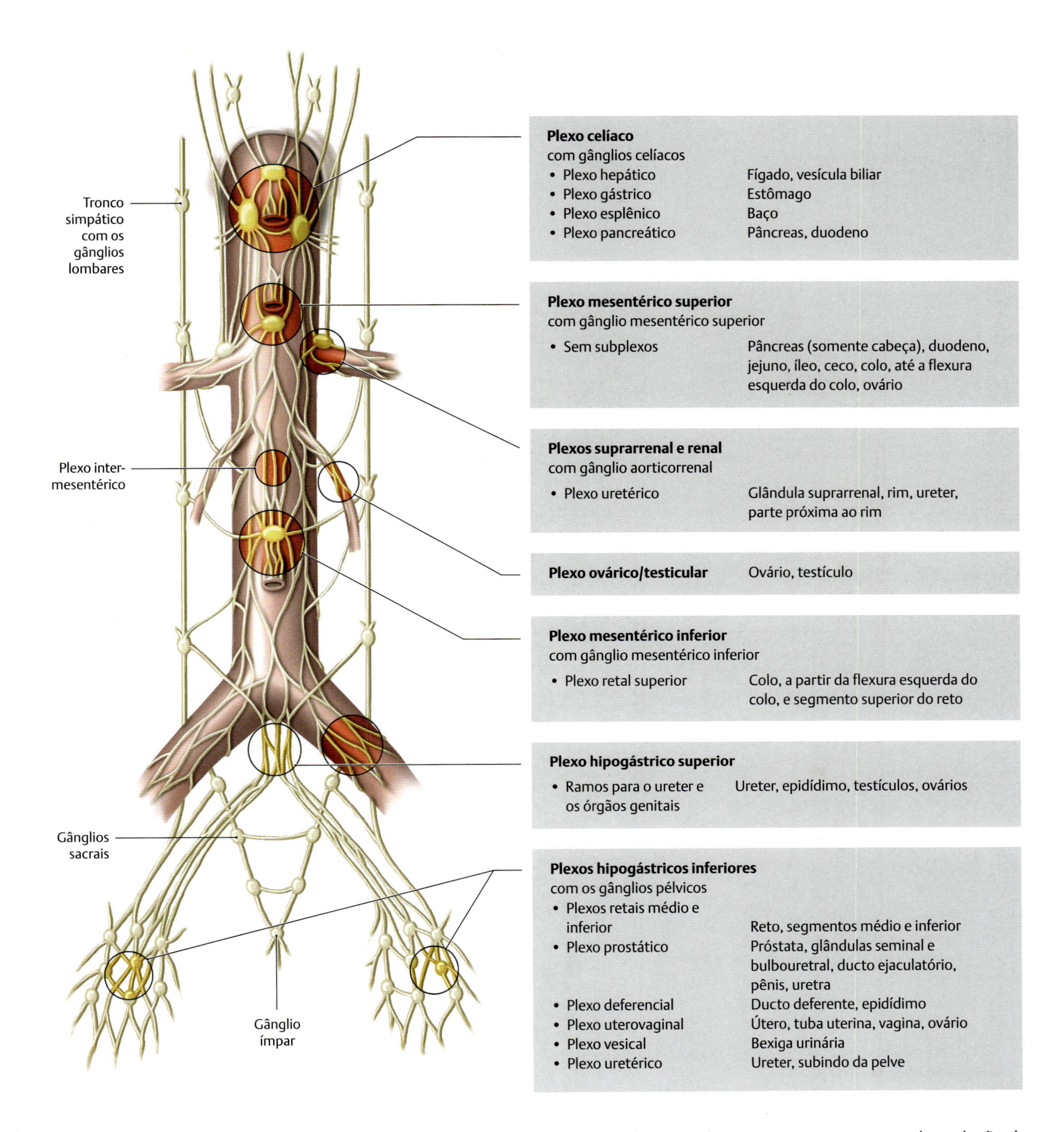

B Organização dos gânglios e plexos autônomos no abdome e na pelve

Os gânglios e plexos da divisão autônoma do sistema nervoso são denominados de acordo com a artéria que envolvem ou acompanham (p. ex., gânglio celíaco, plexo mesentérico). A conexão do 1º com o 2º neurônio ocorre com as fibras nervosas *simpáticas*, em gânglios "*distantes* do órgão" (ou em células ganglionares localizadas em um plexo "distante do órgão"), e no caso das fibras *parassimpáticas*, em gânglios "*próximos* ao órgão" (ou células ganglionares localizadas em plexos próximos). Portanto, os gânglios parassimpáticos localizam-se, em sua maioria, nas proximidades do órgão efetor ou, mesmo, em sua parede, onde são alcançados pelas ramificações dos troncos vagais ou dos Nn. esplâncnicos pélvicos.

Observação: Plexos também podem conter conjuntos — às vezes muito pequenos — de células ganglionares, como, por exemplo, o plexo renal que contém os gânglios renais (não representado na figura, devido ao seu pequeno tamanho).

Além das fibras eferentes (motoras viscerais), os plexos autônomos contêm, ainda, numerosas fibras aferentes (sensitivas viscerais) tanto na parte simpática quanto na parassimpática.

2.9 Esquema da Inervação Simpática e Parassimpática

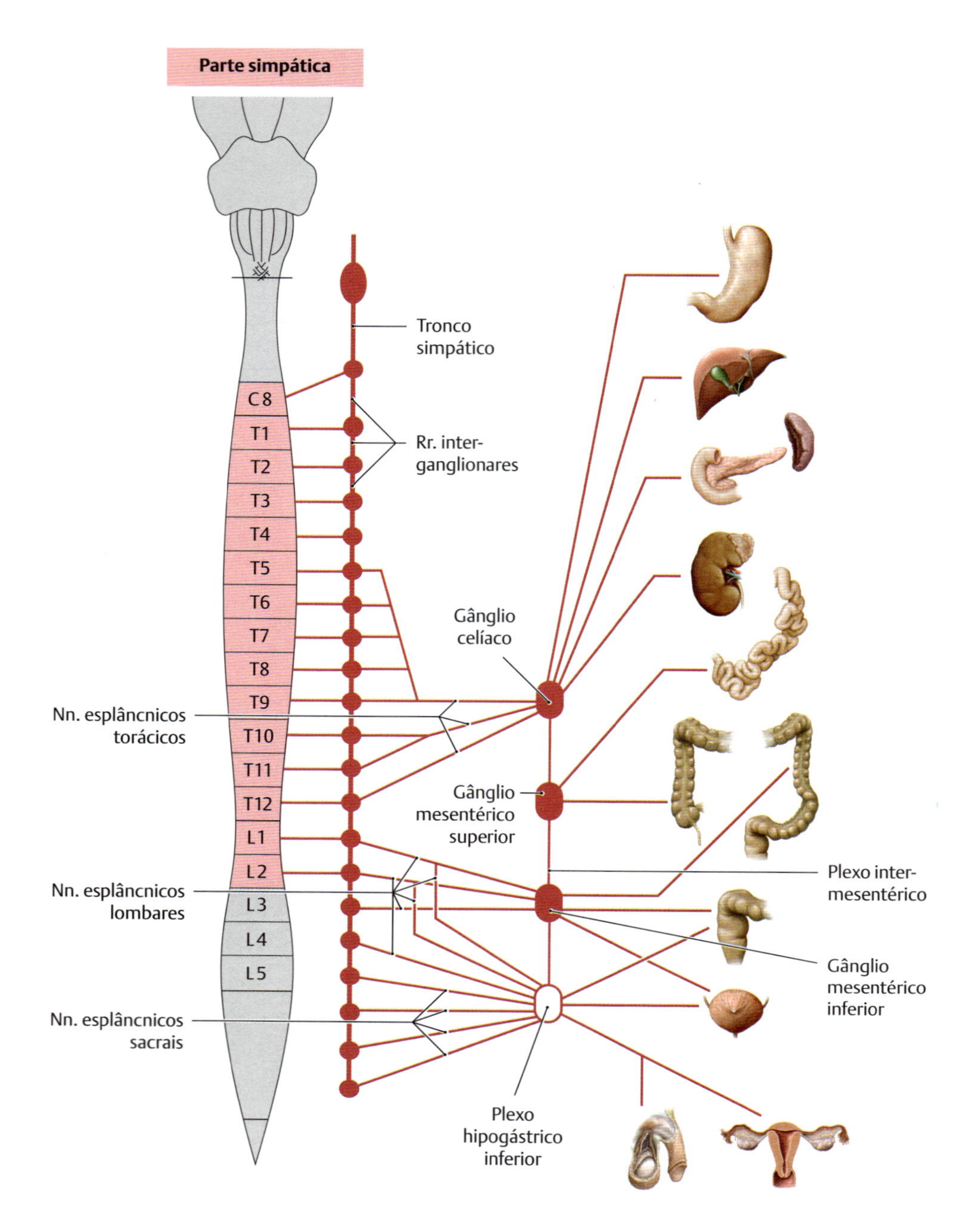

B Efeito da parte simpática da divisão autônoma do sistema nervososobre os órgãos no abdome e na pelve

Órgão/ sistema de órgãos	Efeito da parte simpática
• Sistema digestório	
– *Musculatura longitudinal e circular*	Diminuição da motilidade
– *Músculos esfíncteres*	Contração
– *Glândulas*	Diminuição da secreção
• Cápsula do baço	Contração
• Fígado	Aumento da glicogenólise/ gliconeogênese
• Pâncreas	
– *Pâncreas endócrino*	Diminuição da secreção da insulina
– *Pâncreas exócrino*	Diminuição da secreção
• Bexiga urinária	
– *M. detrusor da bexiga*	Relaxamento
– *M. esfíncter liso da bexiga urinária*	Contração
• Glândula seminal	Contração (ejaculação)
• Ducto deferente	Contração (ejaculação)
• Útero	Contração ou relaxamento, dependendo da fase hormonal
• Artérias	Vasoconstrição

A Organização da parte simpática da divisão autônoma do sistema nervoso no abdome e na pelve

As **origens** (1º neurônio) das fibras nervosas simpáticas que suprem os **órgãos abdominais** situam-se nos cornos laterais dos segmentos T5–12 da medula espinal. Seus axônios projetam-se, *sem conexões,* através dos gânglios do tronco simpático e formam os Nn. esplâncnicos torácicos (= Nn. esplâncnicos menor e maior [torácicos] — frequentemente distingue-se, ainda, um N. esplâncnico imo [torácico] proveniente de T12). A *conexão com o 2º neurônio* ocorre nos gânglios celíaco, mesentérico superior (em parte inferior) ou aorticorrenal (ver p. 305).

As **origens** (1º neurônio) das fibras nervosas simpáticas, que suprem os **órgãos pélvicos**, localizam-se nos cornos laterais dos segmentos L1 e L2 da medula espinal. Seus axônios passam nos gânglios lombares do tronco simpático e formam os Nn. esplâncnicos lombares. A *conexão com o 2º neurônio* ocorre nos gânglios lombares, no gânglio mesentérico inferior ou, ainda, no plexo hipogástrico inferior. As fibras pós-ganglionares do *2º neurônio* seguem, normalmente, ao longo de uma artéria — predominantemente reunidas com a parte parassimpática da divisão autônoma do sistema nervoso — para o órgão efetor.

Observação: Os gânglios da parte simpática da divisão autônoma do sistema nervoso localizam-se em ambos os lados da coluna vertebral (paravertebral), em toda a sua extensão e, no abdome e na pelve, posicionam-se anteriormente à coluna lombar (pré-vertebral) e ao sacro.

Os gânglios paravertebrais conectados, entre si, pelos Rr. interganglionares formam o tronco simpático que acompanha lateralmente a coluna vertebral ("cadeia simpática"). Os gânglios são identificados de acordo com as respectivas regiões da coluna vertebral (gânglios torácicos, lombares etc.); seu número é variável. Os gânglios pré-vertebrais localizam-se nas origens das grandes artérias, a partir da parte abdominal da aorta, e seus nomes relacionam-se às artérias próximas (gânglios celíaco, mesentéricos superior/inferior etc.).

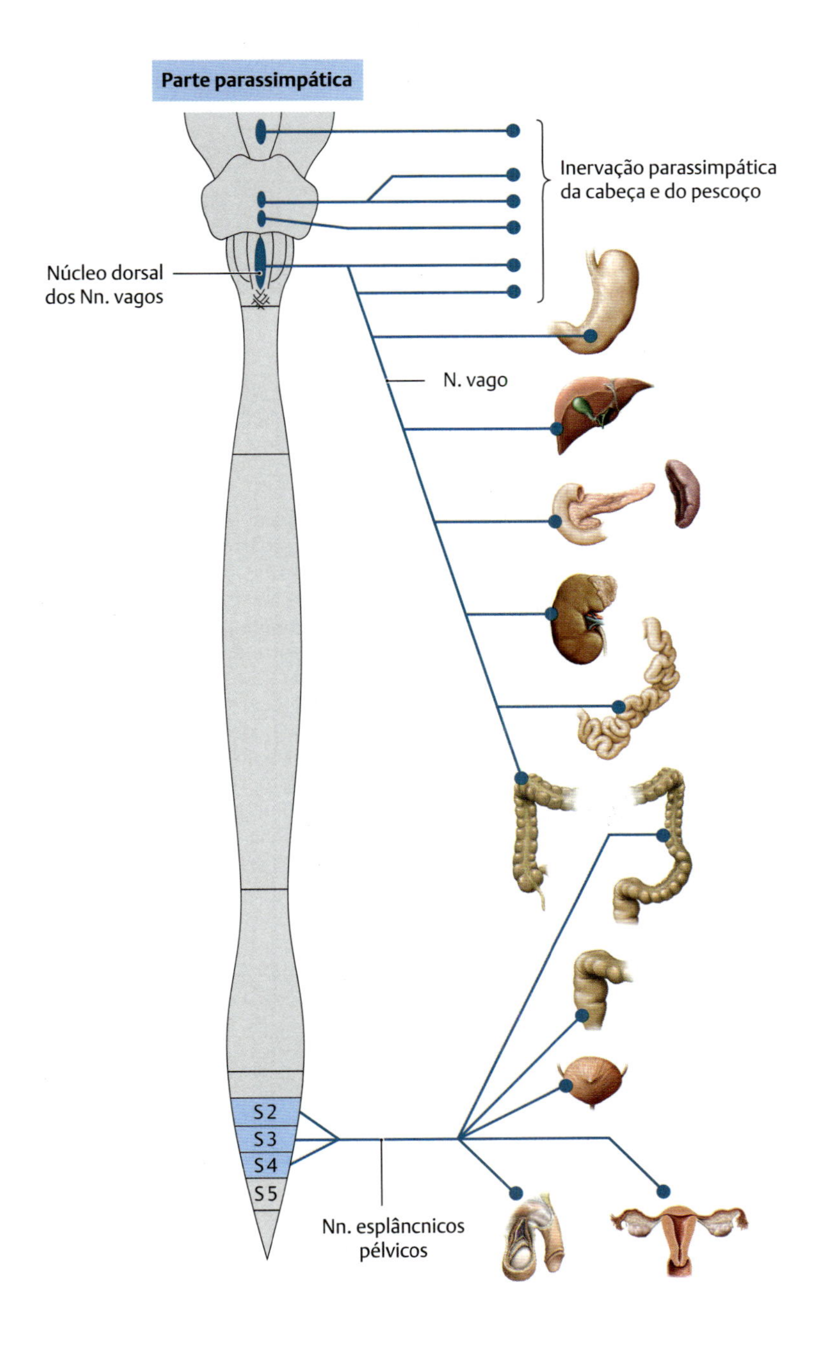

C Organização da parte parassimpática da divisão autônoma do sistema nervoso no abdome e na pelve

De modo diferente da que ocorre com a parte simpática, a parte parassimpática da divisão autônoma do sistema nervoso, no abdome e na pelve, é composta por *dois sistemas topograficamente distintos:* cranial e sacral. A conexão do 1º com o 2º neurônio ocorre — também diferentemente da parte simpática — somente nos gânglios parietais (intramurais), isto é, nas proximidades ou no interior dos órgãos.

- **Parte craniana da parte parassimpática da divisão autônoma do sistema nervoso no abdome e na pelve:** tem sua origem (1º neurônio) no núcleo dorsal do N. vago (no núcleo do NC X no bulbo). Os axônios (fibras nervosas pré-ganglionares) projetam-se através do N. vago para os gânglios intramurais (viscerais) onde se conectam com o 2º neurônio. A *área de suprimento* da parte craniana inclui o estômago, o fígado e a vesícula biliar, o pâncreas, o duodeno, os rins, o córtex das glândulas suprarrenais, o intestino delgado bem como o colo ascendente, até o terço distal do colo transverso
- **Parte pélvica da parte parassimpática da divisão autônoma do sistema nervoso no abdome e na pelve:** sua origem encontra-se nos cornos laterais dos segmentos S2–S4 da medula espinal (núcleo intermediolateral sacral). Os axônios (fibras nervosas pré-ganglionares) projetam-se, por um trajeto muito curto, junto aos Nn. espinais S2–S4 e seguem, como os Nn. esplâncnicos pélvicos, para as células ganglionares do plexo hipogástrico inferior ou para a parede dos órgãos, onde ocorre a conexão com o 2º neurônio. A *área de suprimento* da parte pélvica no abdome e na pelve inclui o colo transverso (terço final), os colos descendente e sigmoide, o reto, o ânus, a bexiga urinária, a uretra, bem como os órgãos genitais internos e externos.

D Efeito da parte parassimpática da divisão autônoma do sistema nervoso sobre os órgãos no abdome e na pelve

Órgão/ sistema de órgãos	Efeito da parte parassimpática
• Sistema digestório	
– *Musculatura longitudinal e circular*	Aumento da motilidade
– *Músculos esfíncteres*	Relaxamento
– *Glândulas*	Estímulo da secreção
• Cápsula do baço	–
• Fígado	–
• Pâncreas	
– *Pâncreas endócrino*	–
– *Pâncreas exócrino*	Estímulo da secreção
• Bexiga urinária	
– *M. detrusor da bexiga*	Contração
– *M. esfíncter liso da bexiga*	–
• Glândula seminal	–
• Ducto deferente	–
• Útero	–
• Artérias	Dilatação das artérias no pênis/ clitóris (ereção)

Observe o papel especial da medula da glândula suprarrenal e dos rins: do ponto de vista embriológico e funcional, a *medula da glândula suprarrenal* é um "gânglio simpático" – portanto, um elemento da parte simpática da divisão autônoma do sistema nervoso e, por isso, não está mencionada na Tabela. Quanto aos *vasos sanguíneos renais*, não há influência das partes simpática ou parassimpática, uma vez que estão sujeitos à chamada "autorregulação" (isto existe apenas no rim!). O rim regula a sua pressão sanguínea a partir de bases funcionais propriamente ditas.

3.1 Estômago: Posição, Relações com o Peritônio e com os Órgãos Adjacentes

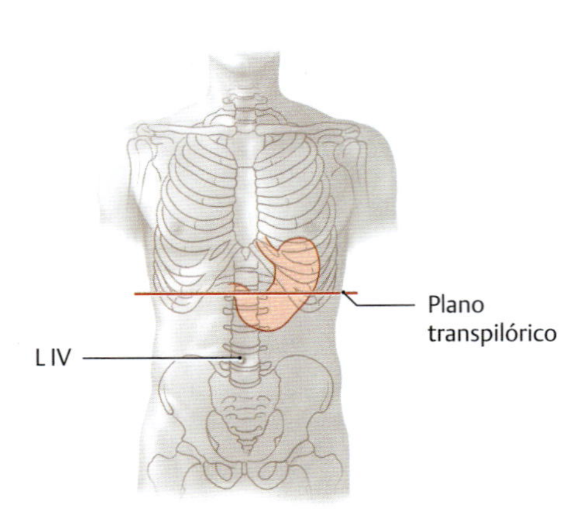

A Projeção no tronco
Vista anterior.
Observe a posição do plano transpilórico (plano projetado no ponto médio de uma linha vertical que une a margem superior da sínfise púbica e a margem superior do manúbrio do esterno, ver p. 378). Este plano é um importante ponto de referência na avaliação clínica: na altura deste plano ou levemente abaixo encontra-se o piloro. Sua posição dificilmente é alterada em relação aos demais segmentos do estômago, uma vez que ele se liga ao duodeno, disposto em posição retroperitoneal, sendo, portanto, pouco móvel.

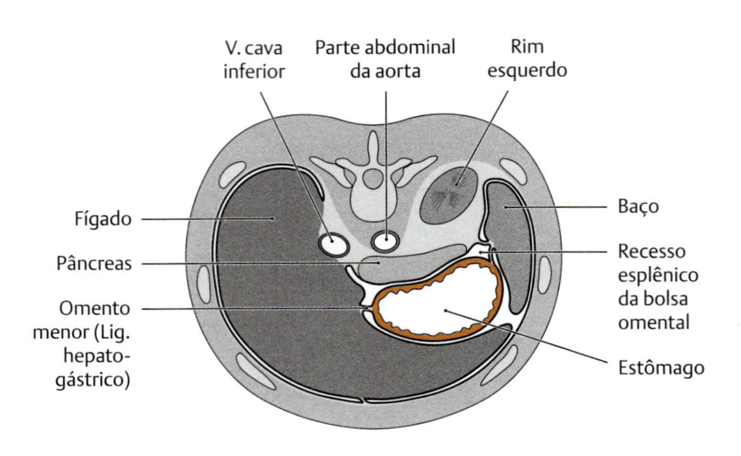

B Relações topográficas
Corte horizontal aproximadamente na altura de T XII/L I. Vista cranial.
Observe a posição do estômago em relação ao baço, ao pâncreas, ao fígado e à bolsa omental: a curvatura maior do estômago estende-se até o baço; o lobo hepático esquerdo projeta-se sobre o estômago anteriormente até o lado esquerdo do abdome superior; consequentemente, ao expor a cavidade, pode-se ver apenas uma pequena parte do estômago, pois a maior parte do fígado encontra-se anterior a ela. Posteriormente ao estômago, encontra-se a bolsa omental, cuja parede posterior é formada pelo pâncreas, entre outras estruturas. Devido a sua cobertura peritoneal, o estômago apresenta grande mobilidade em relação aos órgãos adjacentes, o que é de importância crucial para os seus próprios movimentos peristálticos. Em relação ao baço e ao fígado, o estômago ainda mantém uma ligação peritoneal direta com estes órgãos devido à sua posição embrionária tanto no mesogastro dorsal quanto no mesogastro ventral (ver p. 42).

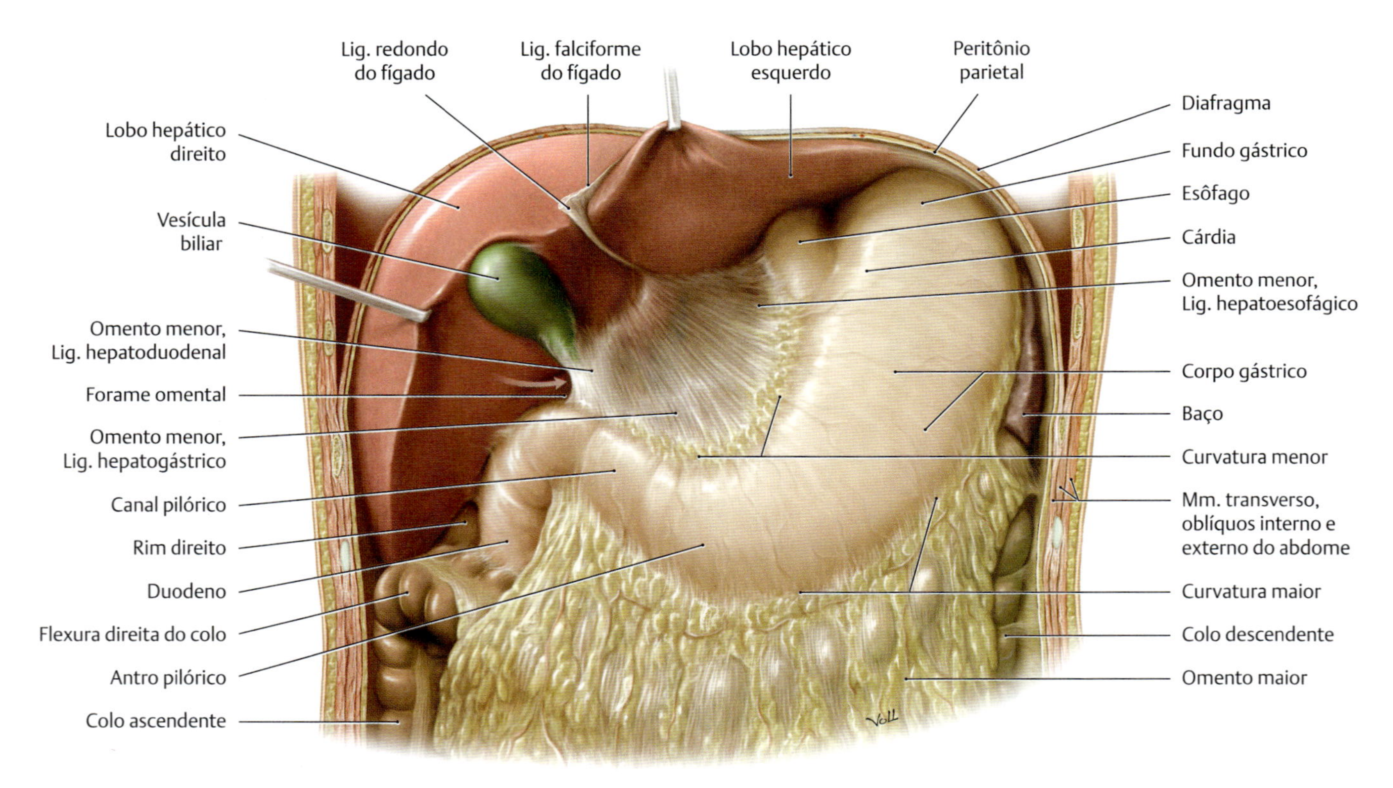

C Estômago *in situ*
Vista anterior da região superior do abdome. O fígado está levantado, e o esôfago um pouco deslocado para baixo para melhor visualização. A seta mostra o forame omental como uma abertura fisiológica da bolsa omental, posteriormente ao omento menor. Entre a parte descendente do duodeno e o fígado podem ser observadas aderências peritoneais. Pode-se identificar nitidamente a subdivisão do omento menor em um Lig. hepatoduodenal mais denso (com os vasos e nervos em direção à porta do fígado) e um Lig. hepatogástrico, mais delgado, em direção à curvatura menor do estômago. Um Lig. hepatoesofágico também é evidente. A curvatura maior do estômago apresenta-se no abdome superior esquerdo em contato próximo com o baço. O omento maior pende como uma duplicação peritoneal sobre o colo transverso e, mais inferiormente, sobre as alças do intestino delgado (não visualizadas).

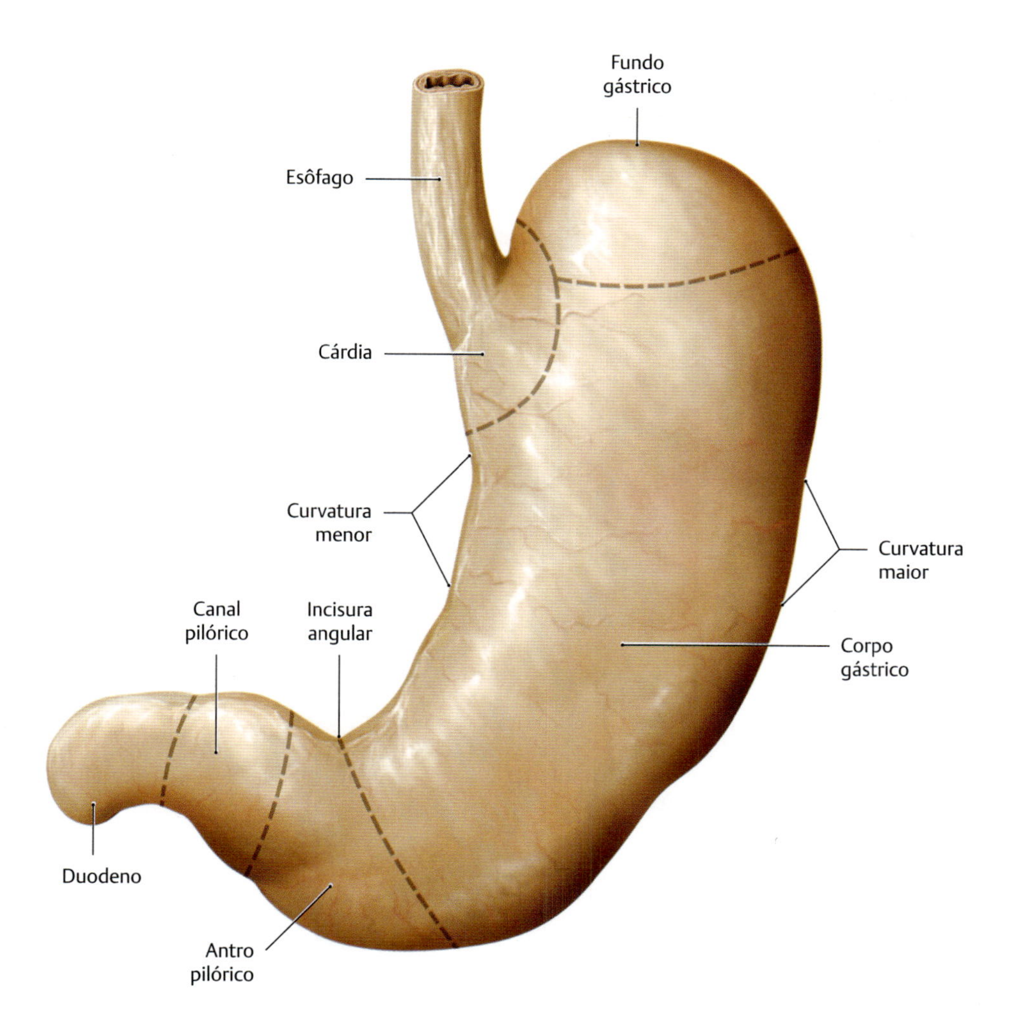

D Forma e estrutura anatômica
Vista anterior da parede anterior. O corpo gástrico é o seu maior segmento. Ele termina superiormente no fundo gástrico que, na posição ortostática, é o ponto mais elevado e preenchido com ar (visualizado nas radiografias como a bolha gástrica).
Observação: O esôfago desemboca no estômago na cárdia, à direita do fundo gástrico. Enquanto o esôfago é recoberto pelo tecido conjuntivo de uma túnica adventícia, o estômago apresenta uma cobertura peritoneal externa. A transição da túnica adventícia para a serosa é abrupta. Ocasionalmente, a serosa estende-se por uma pequena porção sobre o segmento inferior do esôfago.
A parte pilórica é dividida em um amplo antro pilórico, um estreito canal pilórico e o piloro. Ao fim do canal pilórico, a musculatura circular do estômago é especialmente espessa, formando uma estrutura de grande importância funcional: o M. esfíncter do piloro (ver **E**), causando nítido estreitamento do canal pilórico.

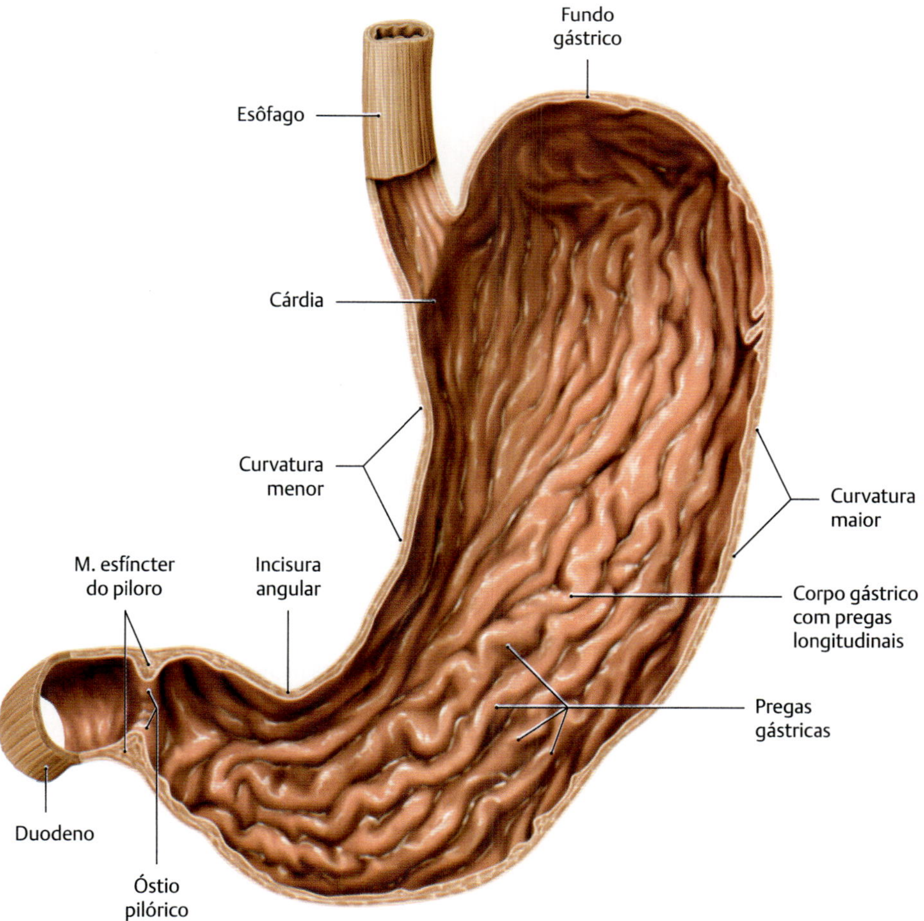

E Morfologia interna do estômago
Vista anterior do estômago seccionado. Para visão geral, pequenos segmentos do esôfago e do duodeno foram representados. A túnica mucosa do estômago forma pregas características que aumentam a sua superfície. Estas pregas estão orientadas longitudinalmente em direção ao piloro e formam “canais gástricos”. As pregas são mais altas no corpo gástrico e na curvatura maior, enquanto, próximo ao piloro, as pregas tornam-se mais achatadas. A túnica mucosa confere um brilho espelhado à parede interna do estômago.
Observação: O óstio pilórico mostra aqui um calibre bastante grande. Fisiologicamente, o óstio pilórico mede apenas 2 a 3 mm de largura ao ser aberto.

3.2 Estômago: Estrutura Anatômica da Parede e Histologia

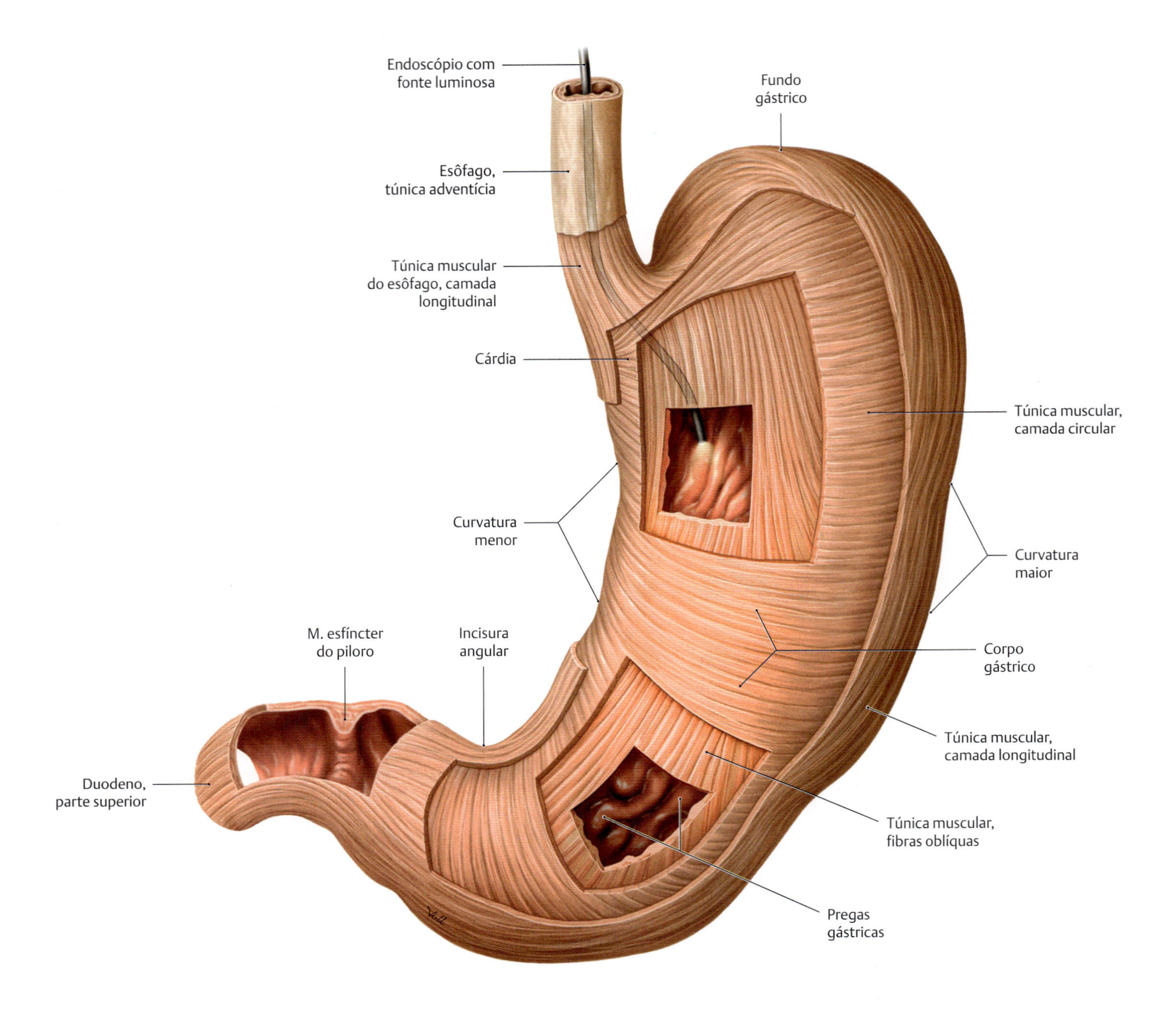

A Camadas musculares

Vista anterior da parede anterior do estômago; a túnica serosa e a tela subserosa foram removidas e a musculatura em alguns locais foi recortada. *A parede do estômago* tem 3 a 10 mm de espessura (camadas individuais, ver **B**). Sua túnica muscular é constituída, em quase todo o estômago, não por duas camadas (como nos outros órgãos ocos do sistema digestório), mas por *três* camadas musculares:

- A camada longitudinal é especialmente desenvolvida na curvatura maior (distensão longitudinal mais intensa)
- A camada circular típica do corpo gástrico, e mais desenvolvida no canal pilórico (esfíncter muscular circular, ver p. 245)
- As fibras oblíquas que surgem a partir do estrato circular e são bem visíveis no corpo gástrico.

As três camadas musculares possibilitam ao estômago realizar distintos movimentos rotatórios. Com isso, os componentes sólidos dos alimentos são centrifugados em meio ao suco gástrico, rico em ácido, sofrendo então um impacto contra a parede do estômago e, assim, os alimentos são reduzidos a cerca de 1 mm. Desta maneira, conseguem passar livremente pelo piloro. As pregas gástricas (pregas de reserva que, de acordo com o enchimento do estômago, permitem maior ou menor expansão), dispostas longitudinalmente, formam vias ("canais gástricos") e conduzem líquidos de modo muito mais rápido da cárdia para o piloro.

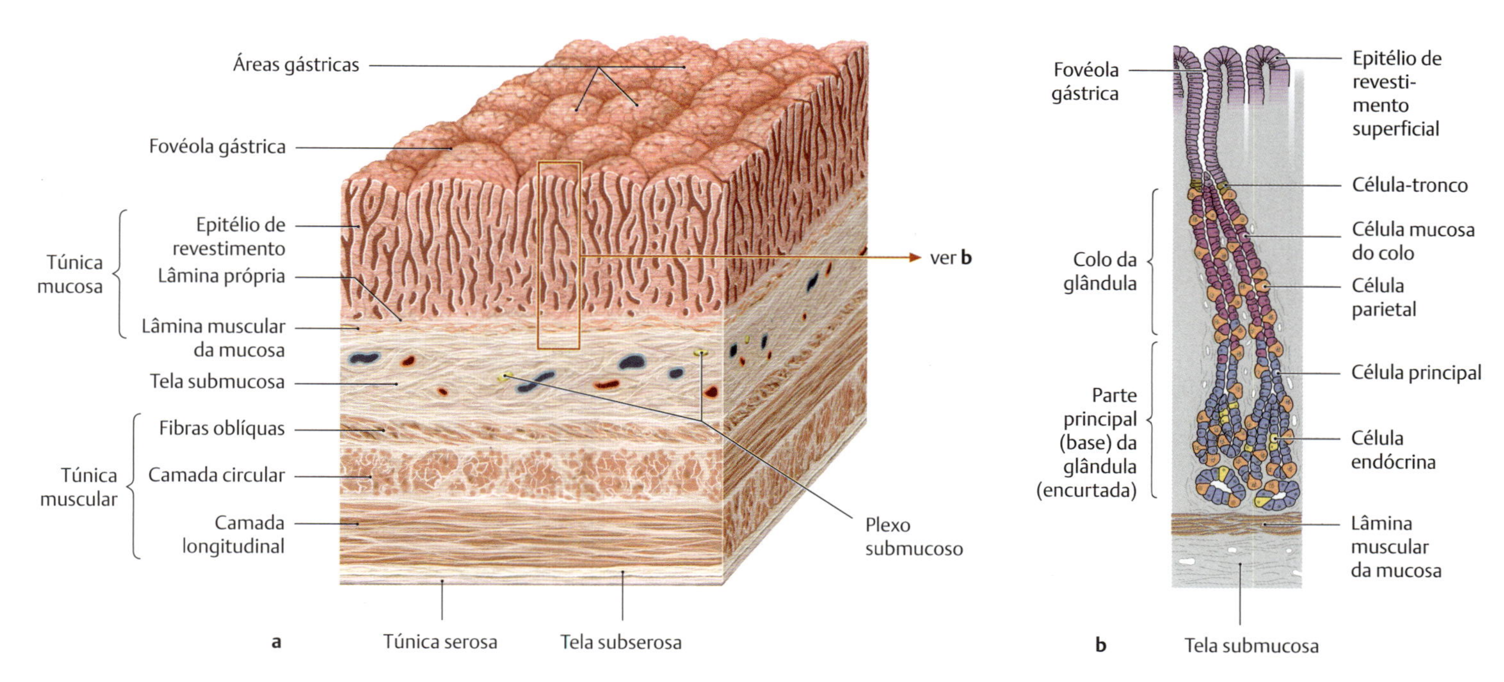

B Estrutura da parede do estômago e das glândulas gástricas

a A **estrutura da parede do estômago** é característica dos órgãos ocos de todo o sistema digestório e por isso está aqui representada como exemplo. A única exceção é que, no estômago, a túnica muscular não apresenta apenas duas, mas três camadas (comparar com **A**).
Observação: A túnica serosa e a tela subserosa (camada de tecido conjuntivo para fixação da túnica serosa, com vasos sanguíneos e nervos para a túnica muscular) existem apenas onde o respectivo órgão é recoberto pelo peritônio visceral. Porções da parede sem cobertura peritoneal (p. ex., grande parte da parede do duodeno e do colo), em vez de túnica serosa e de tela subserosa, têm uma túnica adventícia constituída por tecido conjuntivo, por meio da qual a parede do órgão liga-se ao tecido conjuntivo das estruturas vizinhas.
Na *túnica mucosa* existem células especializadas que estão organizadas em *glândulas* (identificadas nas áreas gástricas com o uso de uma lupa; as *aberturas* das glândulas são as fovéolas ou, ainda, criptas gástricas, ver **b**). No corpo e no fundo gástricos e na parte pilórica estas glândulas se estendem desde a sua desembocadura nas criptas até a lâmina muscular da mucosa (glândulas profundas = muitas células = alta secreção glandular). Na *tela submucosa* (camada de tecido conjuntivo com vasos sanguíneos e nervos para o suprimento da túnica mucosa), encontra-se o *plexo submucoso*, constituído de vias aferentes e eferentes, para o controle neural do sistema digestório. Da mesma maneira que ocorre com o *plexo mioentérico* (na túnica muscular, para o controle motor visceral da musculatura do tubo digestório, aqui não representado), o plexo submucoso é parte do sistema nervoso *entérico*, que, ao longo de sua extensão, contém aproximadamente o mesmo número de neurônios que a medula espinal.

b Estrutura das glândulas gástricas (segundo Lüllmann-Rauch) (as glândulas são muito numerosas nessa região do corpo): no fundo e no corpo gástrico são distinguidos vários tipos celulares:
- Células epiteliais superficiais: revestimento da superfície e produção de uma camada de muco
- Células mucosas do colo: produção de mucina para uma camada de muco adicional (mais fortemente aniônica)
- Células principais: produção de pepsinogênio (conversão para pepsina [degradação de proteínas] no estômago)
- Células parietais: produção de HCl e do fator intrínseco, que é essencial para a absorção da vitamina B_{12} no íleo
- Células endócrinas (produção de gastrina)
- Células-tronco: reservatório de células em divisão para substituição das células epiteliais de superfície e das células glandulares.

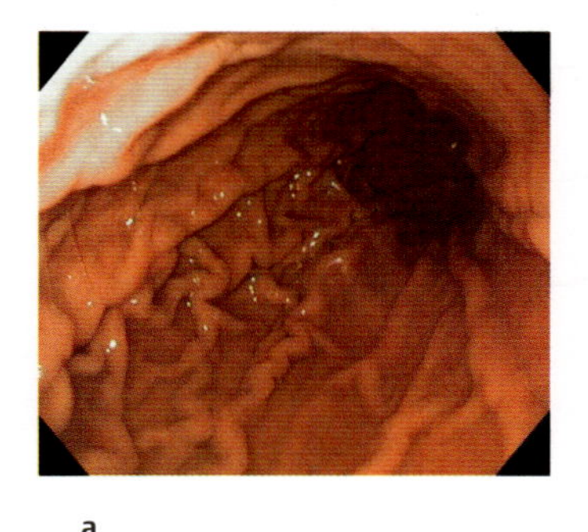
a

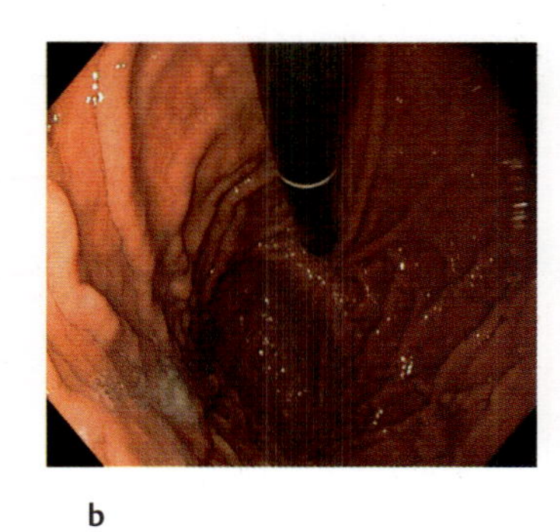
b

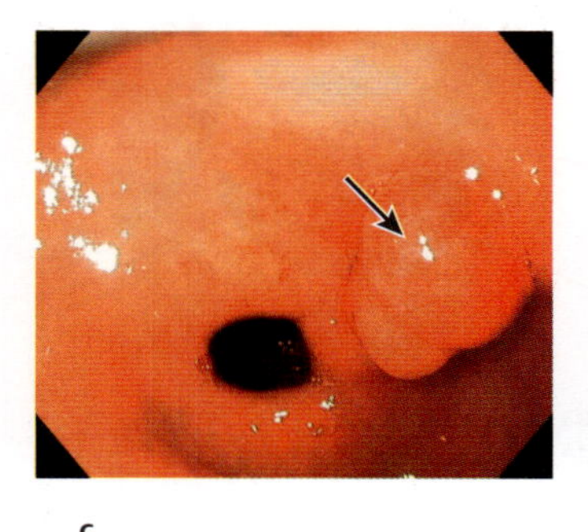
c

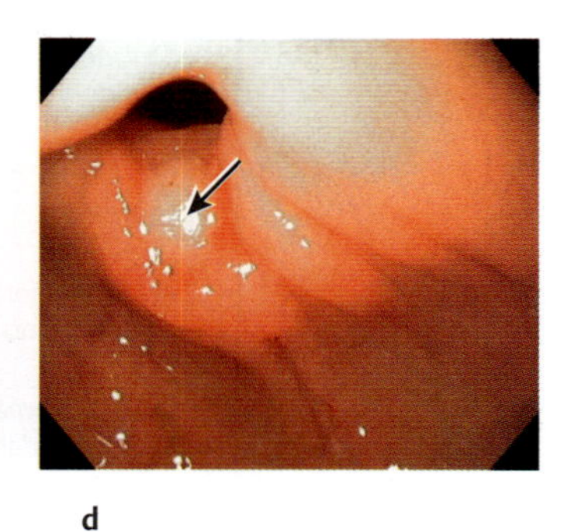
d

C Vista endoscópica da túnica mucosa do estômago
a e **b** Túnica mucosa do estômago sadia com superfície brilhosa; **c** e **d** Túnica mucosa do estômago com alterações patológicas.

a Vista superior do corpo e do fundo gástrico (em inversão): formação de dobras no estômago claramente visíveis devido às tortuosas pregas gástricas da tela submucosa.
b Vista de um antro pilórico normal: significativamente menos enrugamento em comparação com o corpo.
c Pólipo (seta) no antro pilórico.
d Úlcera gástrica (seta) no antro pilórico. Úlcera gástrica coberta por fibrina e um pouco de sangue. Uma úlcera gástrica é definida como uma lesão tecidual que atinja pelo menos a lâmina muscular da mucosa, embora muitas úlceras gástricas se estendam até as camadas mais profundas da parede do estômago. Habitualmente, a causa dessas úlceras é a infecção por *Helicobacter pylori*, uma bactéria resistente ao ácido clorídrico do suco gástrico (imagens originais: Dr. Med. Johannes Martin Hahn, Tübingen).

3.3 Intestino Delgado: Duodeno

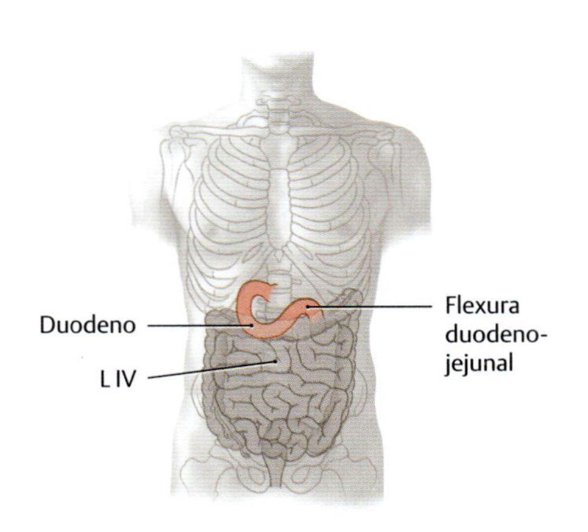

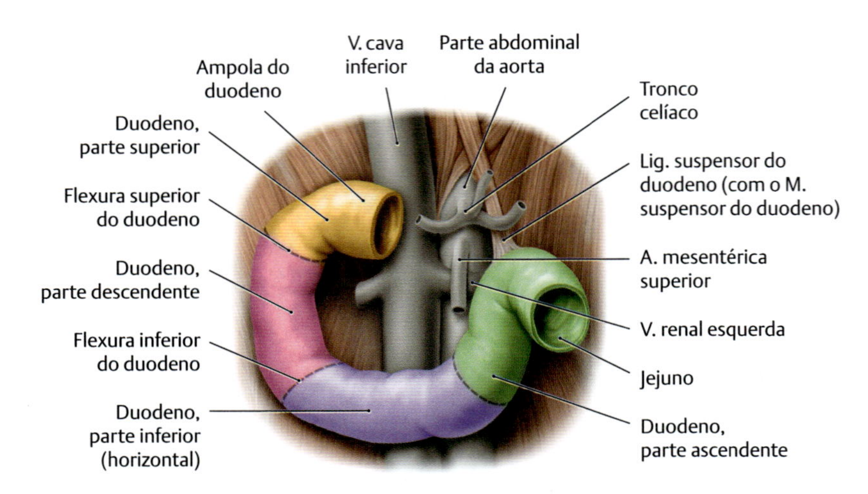

A Projeção na coluna vertebral
O duodeno tem formato de C, voltado para a esquerda, e está situado, predominantemente, à direita da coluna vertebral no epigástrio superior; sua posição corresponde à região das vértebras L I a L III, e ocasionalmente também de L IV. A cabeça do pâncreas se encontra geralmente na altura do corpo vertebral de L II na concavidade do duodeno (ver **D**).

B Segmentos anatômicos do duodeno
Vista anterior. Os segmentos anatômicos do duodeno (partes superior, descendente, horizontal e ascendente com as suas flexuras interpostas) estão reunidas em 12 dedos de extensão (duodeno).
Observe o Lig. suspensor do duodeno (ligamento de Treitz), que geralmente contém fibras musculares lisas. Em volta desse ligamento, as alças móveis do intestino delgado podem se enrolar e se prender entre o ligamento e os vasos (especialmente a parte abdominal da aorta) dorsais a ele (hérnia de Treitz). Isso causa obstrução da passagem no intestino e redução do fluxo sanguíneo das alças do intestino afetado pela supressão vascular (íleo).

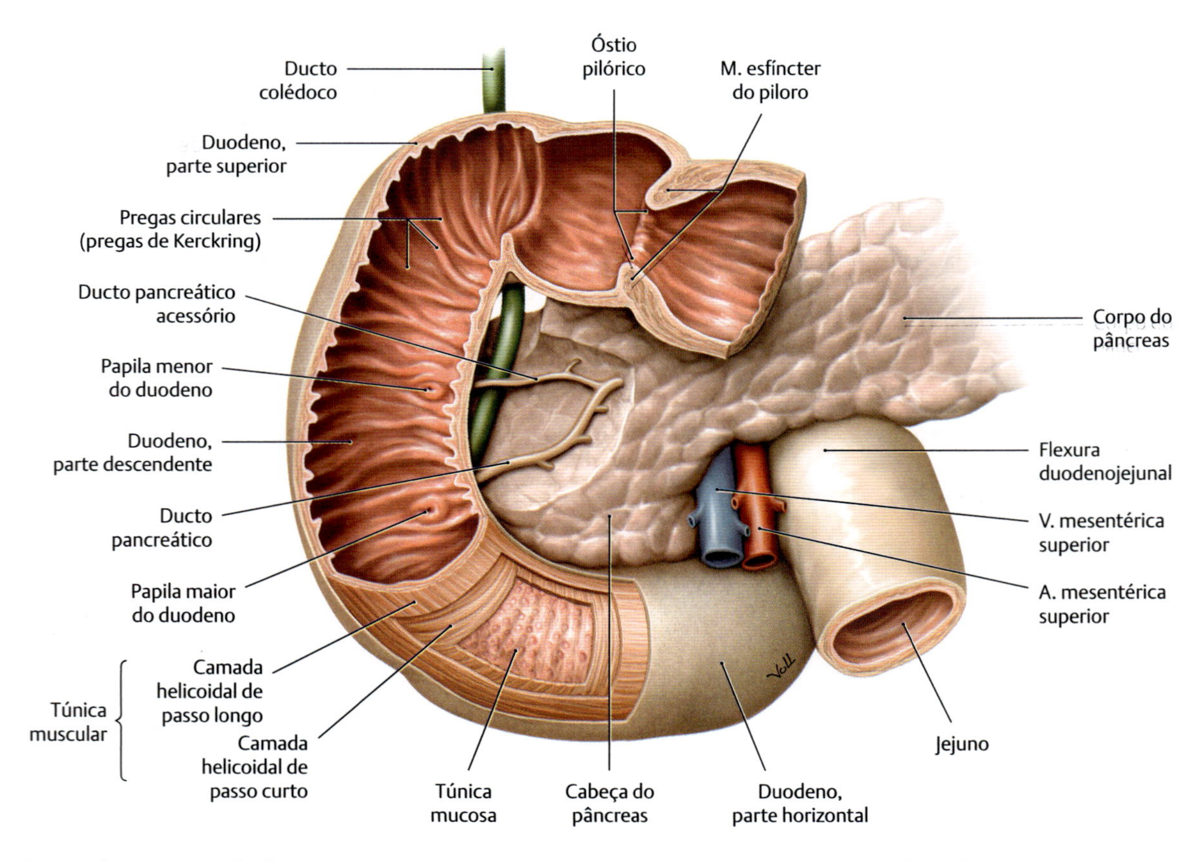

C Estrutura da parede e sistema de ductos
Vista anterior; o duodeno encontra-se aberto, em sua maior parte. O óstio pilórico (aqui muito alargado) abre-se para a passagem do bolo alimentar, com um diâmetro de apenas 2 a 3 mm. A estrutura da parede é basicamente a mesma que a dos segmentos do sistema digestório (ver **B**, p. 247); para a estrutura da túnica mucosa, ver **F**. A parte descendente tem, na parede interna, duas elevações: a papila menor do duodeno (com a desembocadura do ducto pancreático acessório) e a papila maior do duodeno (ou *papila de Vater*), com a desembocadura conjunta dos ductos colédoco e pancreático. A liberação da bile e do suco pancreático para a função digestória ocorre, portanto, no mesmo segmento intestinal superior.

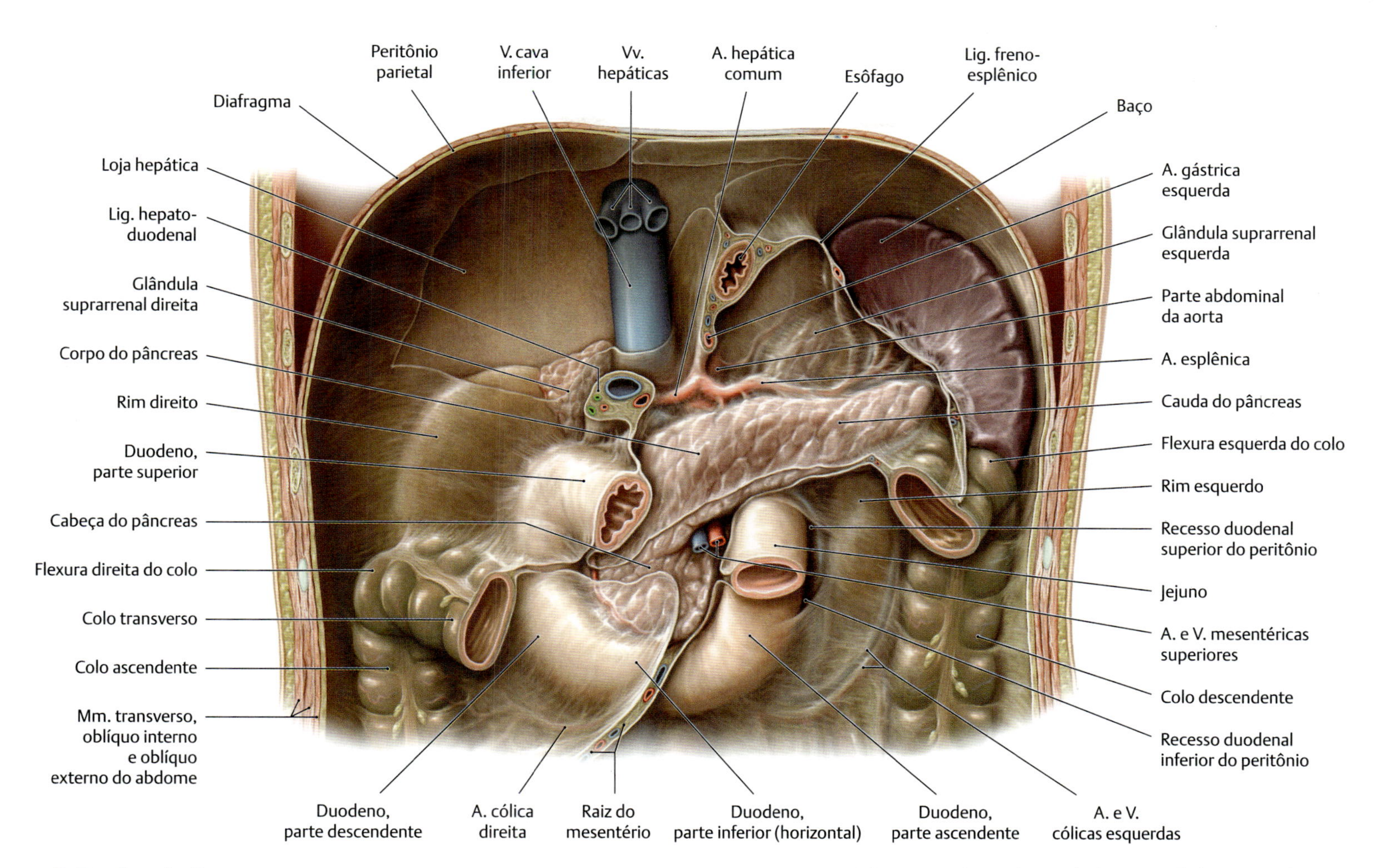

D Duodeno *in situ*

Vista anterior. O estômago, o fígado e as demais partes do intestino delgado, além de grande parte do colo transverso, foram retirados e o tecido adiposo e o tecido conjuntivo retroperitoneais, incluindo a cápsula adiposa renal, foram atenuados. A cabeça do pâncreas se situa na concavidade da alça duodenal em C. Cerca de 2 cm iniciais da parte superior do duodeno se encontram em posição intraperitoneal (ligados ao fígado pelo Lig. hepatoduodenal), enquanto a maior parte do duodeno se encontra em posição retroperitoneal. Devido à proximidade entre o duodeno e a cabeça do pâncreas, doenças pancreáticas (tumores) ou malformações (pâncreas anular) podem levar a distúrbios de passagem do alimento pelo duodeno. Na transição duodenojejunal, o peritônio forma os recessos duodenais superior e inferior. Nessas bolsas peritoneais, as alças do intestino delgado, que são extremamente móveis, podem ficar aprisionadas (*hérnia interna*). Isto pode levar à obstrução na passagem dos alimentos no intestino delgado (íleo paralítico), que é potencialmente fatal.

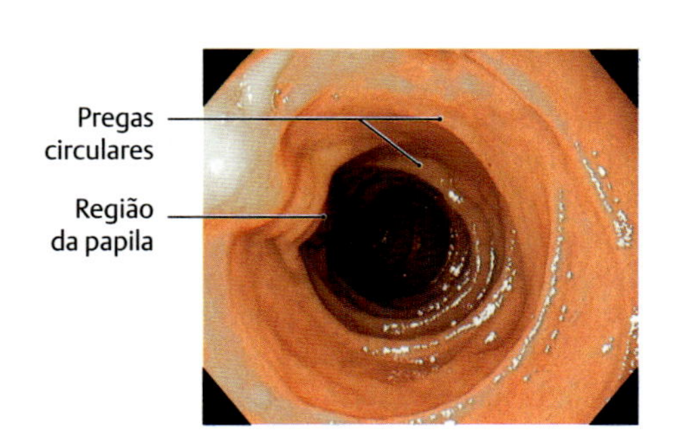

E Vista endoscópica

Vista da parte descendente do duodeno, de cima para baixo. Na margem esquerda da figura, na posição aproximada de 10 horas, observa-se a região da papila maior do duodeno, onde os ductos colédoco e pancreático desembocam. Podem-se ver, nitidamente, as pregas circulares (pregas de Kerckring), típicas do intestino delgado, que da região oral para a aboral vão tornando-se cada vez mais achatadas (imagem original: Dr. Med. Johannes Martin Hahn, Tübingen).

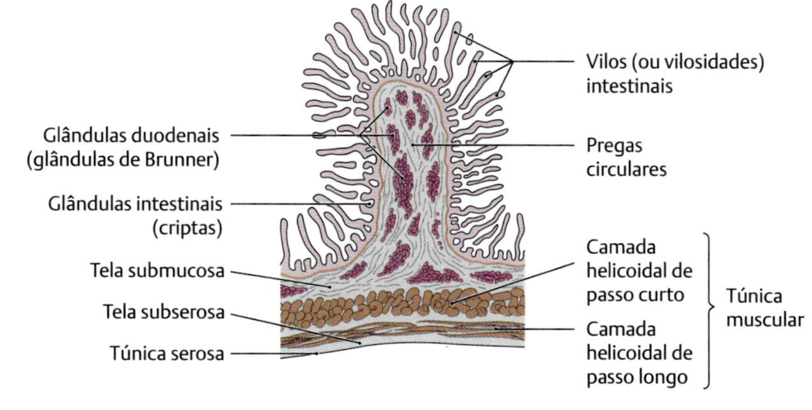

F Estrutura histológica

Corte longitudinal da parede do duodeno. Histologicamente, o duodeno — como todo o intestino delgado — tem essencialmente a mesma estrutura dos demais órgãos ocos do sistema digestório (comparar com **B**, p. 247), com algumas particularidades como, por exemplo, as glândulas de Brunner (secreção de mucina, um ativador da tripsina e de bicarbonato para a neutralização da acidez do suco gástrico) ou as pregas de Kerckring (pregas circulares especializadas). Deste modo, existem diferenças segmentares específicas, a partir do duodeno, passando pelo jejuno até o íleo. Assim, por exemplo, o relevo da túnica mucosa é mais saliente no duodeno e torna-se cada vez mais achatado em direção ao fim do intestino delgado.

Observação: Em comparação com o estômago, a túnica muscular em *todo* o intestino é formada por duas camadas (circular interna, que no intestino delgado recebe o nome de camada helicoidal de passo curto, e longitudinal externa [camada helicoidal de passo longo]).

3.4 Intestino Delgado: Jejuno e Íleo (Alças Intestinais)

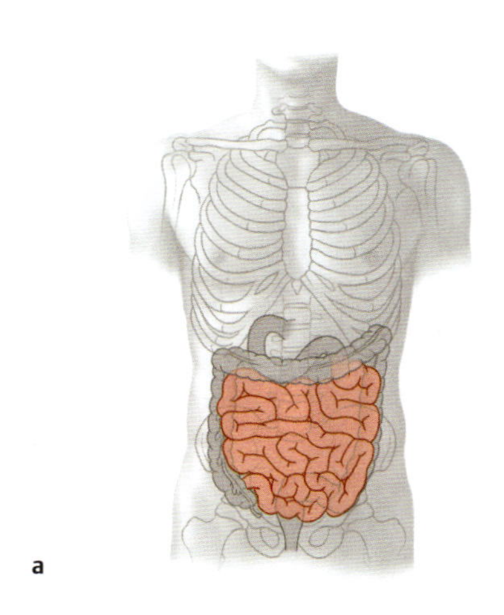

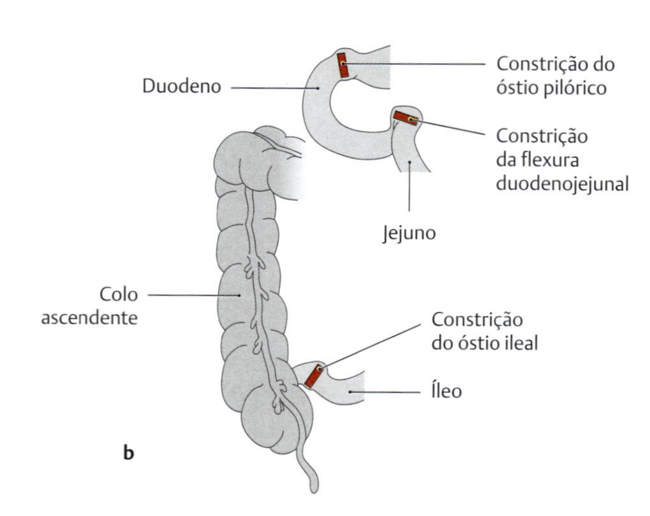

A Segmentos intestinais: visão geral (a) e constrições (b)
Vista anterior. O intestino grosso circunda as longas alças do intestino delgado como uma moldura. Como as alças do intestino delgado se encontram em posição intraperitoneal e, por isso, são muito móveis, referências precisas quanto à sua posição, em relação ao esqueleto, não teriam significado. Durante a rotação fisiológica da alça do intestino médio (ver p. 46), o duodeno se encontra *posteriormente* ao colo transverso, e durante uma rotação não fisiológica — portanto, inversa — o duodeno situa-se anteriormente ao colo transverso.
Observe os seguintes locais de constrição:

- Transição do piloro para o duodeno (o óstio pilórico tem apenas cerca de 2 a 3 mm)
- Flexura duodenojejunal
- Óstio ileal.

Corpos estranhos deglutidos podem ficar retidos nestes locais, tornando-se obstáculos à passagem dos alimentos e provocando *íleo paralítico* ou *íleo mecânico*, potencialmente fatal (indicação absoluta de cirurgia).

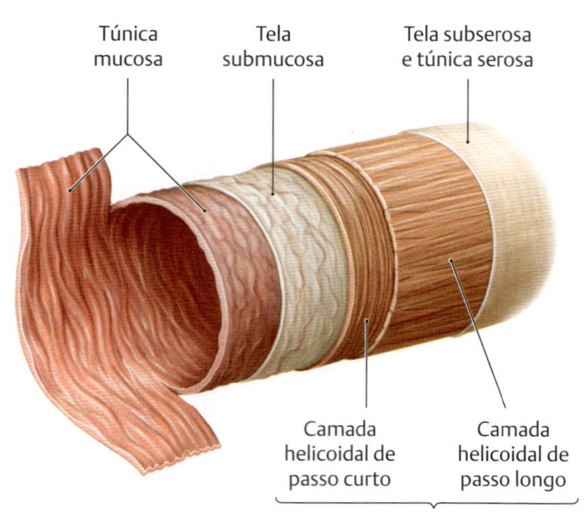

B Estrutura da parede do jejuno e do íleo
Representação "telescópica" das túnicas da parede em um corte transversal. A túnica mais interna está aberta por um corte longitudinal adicional. Basicamente, o jejuno e o íleo apresentam a mesma estrutura em suas paredes, como os demais órgãos ocos do sistema digestório (ver **B**, p. 247). Entretanto, apresentam diferenças segmentares específicas no relevo das pregas (ver **C**) e no suprimento vascular (ver p. 286).

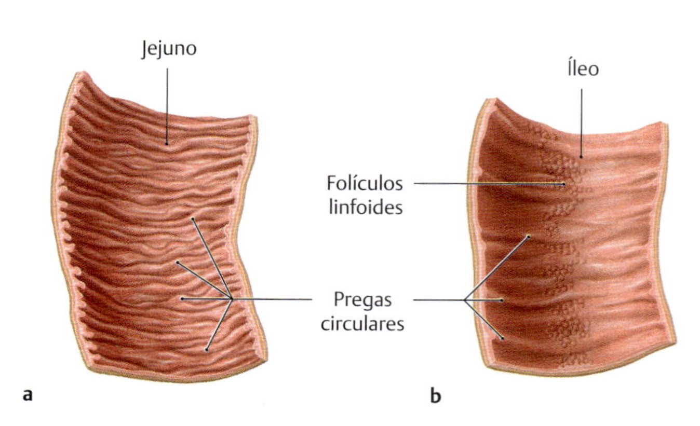

C Diferenças na estrutura da parede do jejuno e do íleo
Vista macroscópica das túnicas mucosas do jejuno (**a**) e do íleo (**b**), abertas longitudinalmente para uma vista do relevo da túnica mucosa.
Observação: No jejuno, as pregas circulares de trajeto transversal são muito mais numerosas do que as do íleo. O íleo apresenta em sua parede (da lâmina própria da mucosa até a tela submucosa) numerosos folículos linfoides (placas de Peyer = nódulos linfáticos agregados) para reações imunes contra antígenos presentes no conteúdo intestinal.

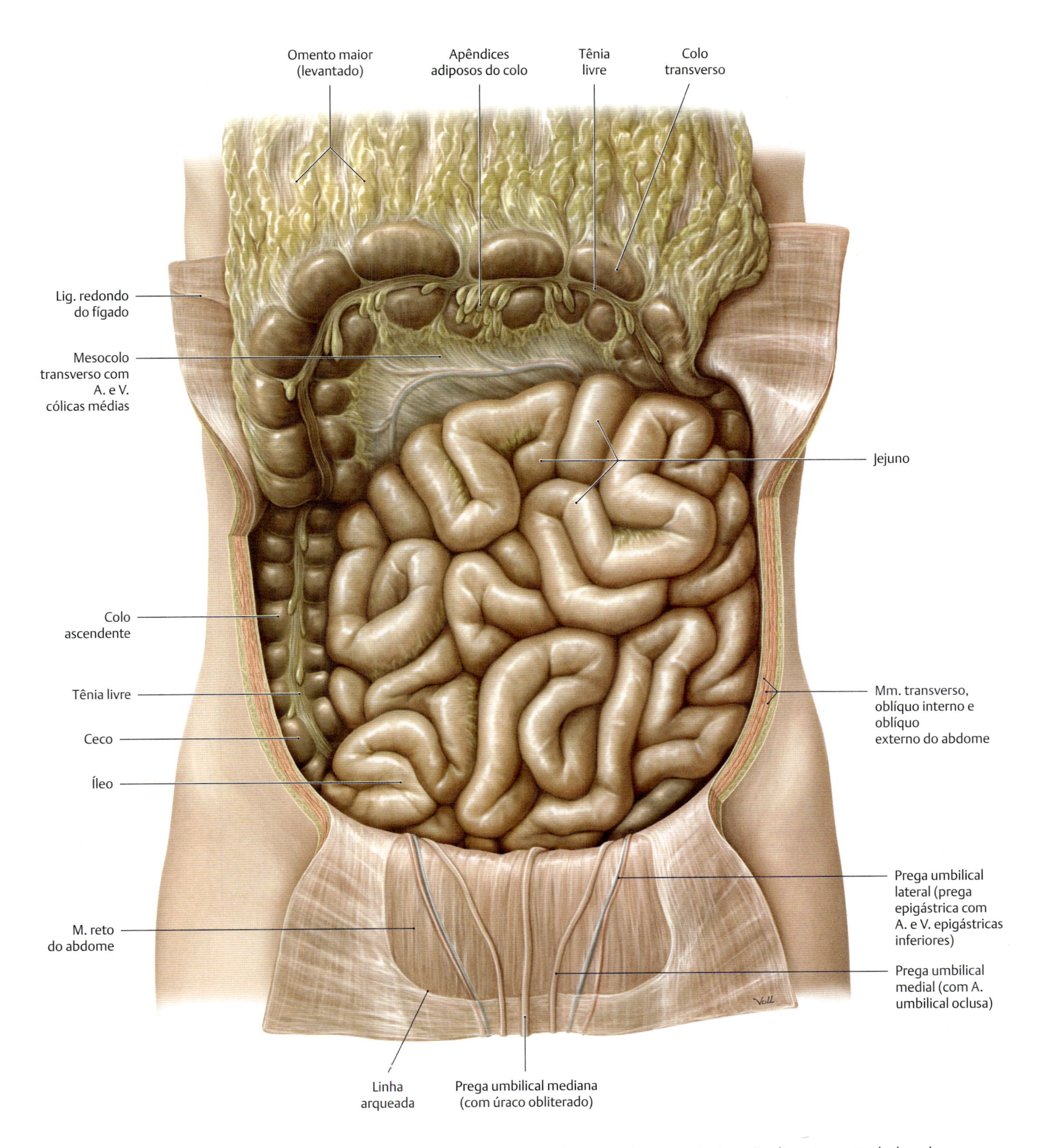

D Jejuno e íleo *in situ*

Vista anterior do abdome. A parede abdominal está aberta e afastada e o colo transverso encontra-se rebatido. As alças do jejuno e do íleo preenchem toda a região central da cavidade abdominal, abaixo do mesocolo transverso, onde são circundadas pelo colo do intestino grosso. Na figura, as alças intestinais estão discretamente deslocadas para a esquerda e se encontram anteriormente ao colo descendente que, por isso, não pode ser visualizado. Na região lateral (flanco) direita do abdome podem ser observados o colo ascendente e o ceco.

3.5 Intestino Grosso: Segmentos do Colo

A Organização estrutural do intestino grosso

O intestino grosso é subdividido, no sentido oral para aboral, nos seguintes segmentos:

- Ceco, com o apêndice vermiforme
- Colo, com seus segmentos
  - Colo ascendente/na transição da flexura direita do colo em
  - Colo transverso/na transição da flexura esquerda do colo em
  - Colo descendente
  - Colo sigmoide
- Reto

Observação: Por diferentes razões, o reto é considerado, por alguns autores, como não sendo um componente do intestino grosso, mas um segmento intestinal completamente independente. Todavia, segundo a Terminologia Anatômica, que é o padrão internacional válido para a nomenclatura anatômica, o reto é um segmento do intestino grosso.

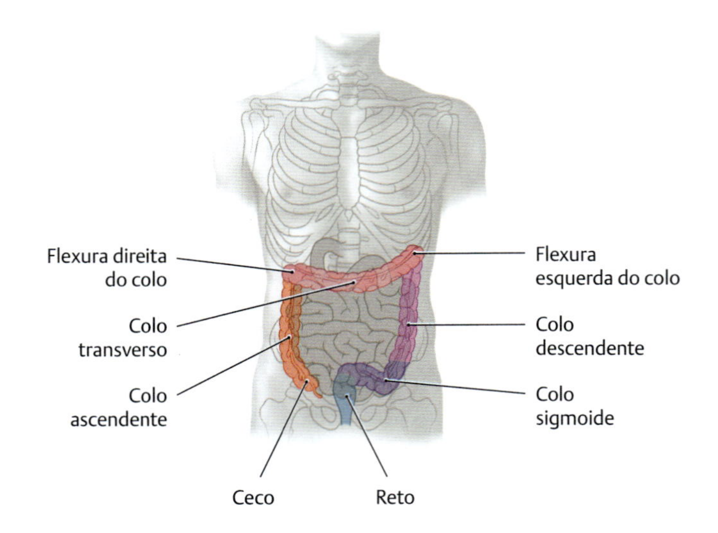

B Projeção do intestino grosso no esqueleto

Devido à rotação embrionária intestinal, o intestino grosso forma uma moldura, ao redor do intestino delgado. Entretanto, dependendo do processo de rotação da alça do intestino médio, a posição e a extensão dos segmentos do intestino grosso podem variar: com uma rotação normal, o colo ascendente, por exemplo, tem um "comprimento" normal (como aqui representado); no entanto, se a rotação for incompleta, ele fica encurtado. Especialmente o colo transverso, devido ao fato de que o seu mesocolo é bastante móvel, em comparação com os colos ascendente e descendente que são menos móveis, por serem fixados à parede posterior da cavidade abdominal. Como o lobo hepático direito ocupa um espaço muito grande, a flexura esquerda do colo é, em geral, um pouco mais alta do que a direita; além disso, o colo descendente se encontra mais posteriormente em relação ao colo ascendente.

C Particularidades morfológicas do intestino grosso

A parede do intestino grosso apresenta, comparada com a do intestino delgado, algumas diferenças visíveis, sendo três externas e uma interna que, entretanto, não são encontradas da mesma maneira em cada segmento específico do intestino grosso: o ceco — com o apêndice vermiforme — e o reto constituem exceções.

Tênias do colo	A camada longitudinal da túnica muscular, na maior parte dos segmentos, não existe, continuamente, ao redor de toda a parede, mas concentra-se em três faixas musculares longitudinais individuais, as tênias do colo (ver **D**); as exceções são o reto e o apêndice vermiforme, sendo que no apêndice a ausência das tênias é raramente percebida
Apêndices omentais do colo	Evaginações da túnica serosa preenchidas com gordura; as exceções são o ceco (normalmente não apresenta, ou em raros casos exibe apenas apêndices omentais muito pequenos) e o reto (não apresenta apêndices omentais)
Saculações do colo	Dilatações da parede, entre as pregas semilunares do colo (comparar com a p. 254); a exceção é o reto
Pregas semilunares do colo	Em contraste com as três características externas acima descritas, visíveis apenas *internamente*; elas se originam devido à contração da túnica muscular, sendo, portanto, geradas durante a atividade funcional. As pregas internas correspondem aos estreitamentos externos, que delimitam as saculações do colo

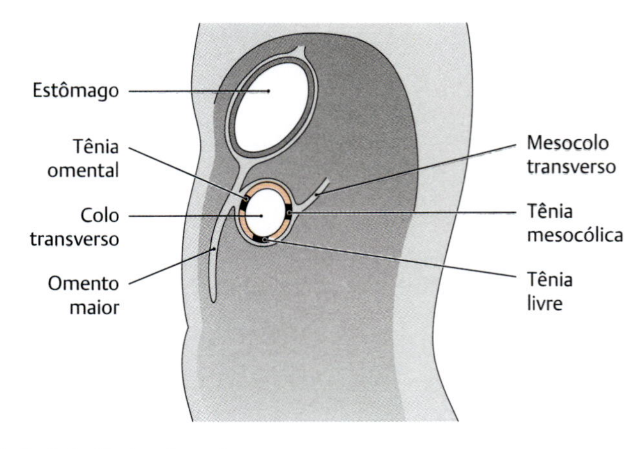

D As três tênias do colo

Corte sagital, lado esquerdo. As três tênias são denominadas de acordo com sua posição no colo:

- Tênia livre
- Tênia omental (a tênia aderida ao omento maior)
- Tênia mesocólica (a tênia aderida ao mesocolo).

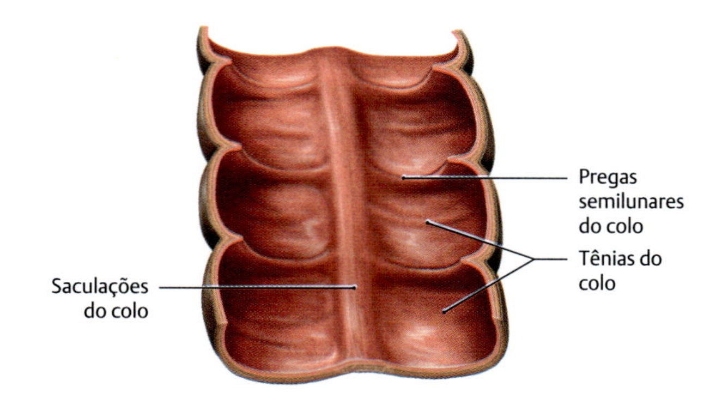

E Relevo interno do colo (tênias do colo)

As dobras transversais em forma de crescente (pregas semilunares do colo) e as protuberâncias resultantes no meio (saculações do colo) são mostradas. As pregas são formadas pela contração da musculatura da parede do colo, de modo que são visíveis ou não são percebidas, dependendo da tensão da camada muscular da parede. As pregas e as saculações migram de oral para o aboral através do colo como parte do peristaltismo.

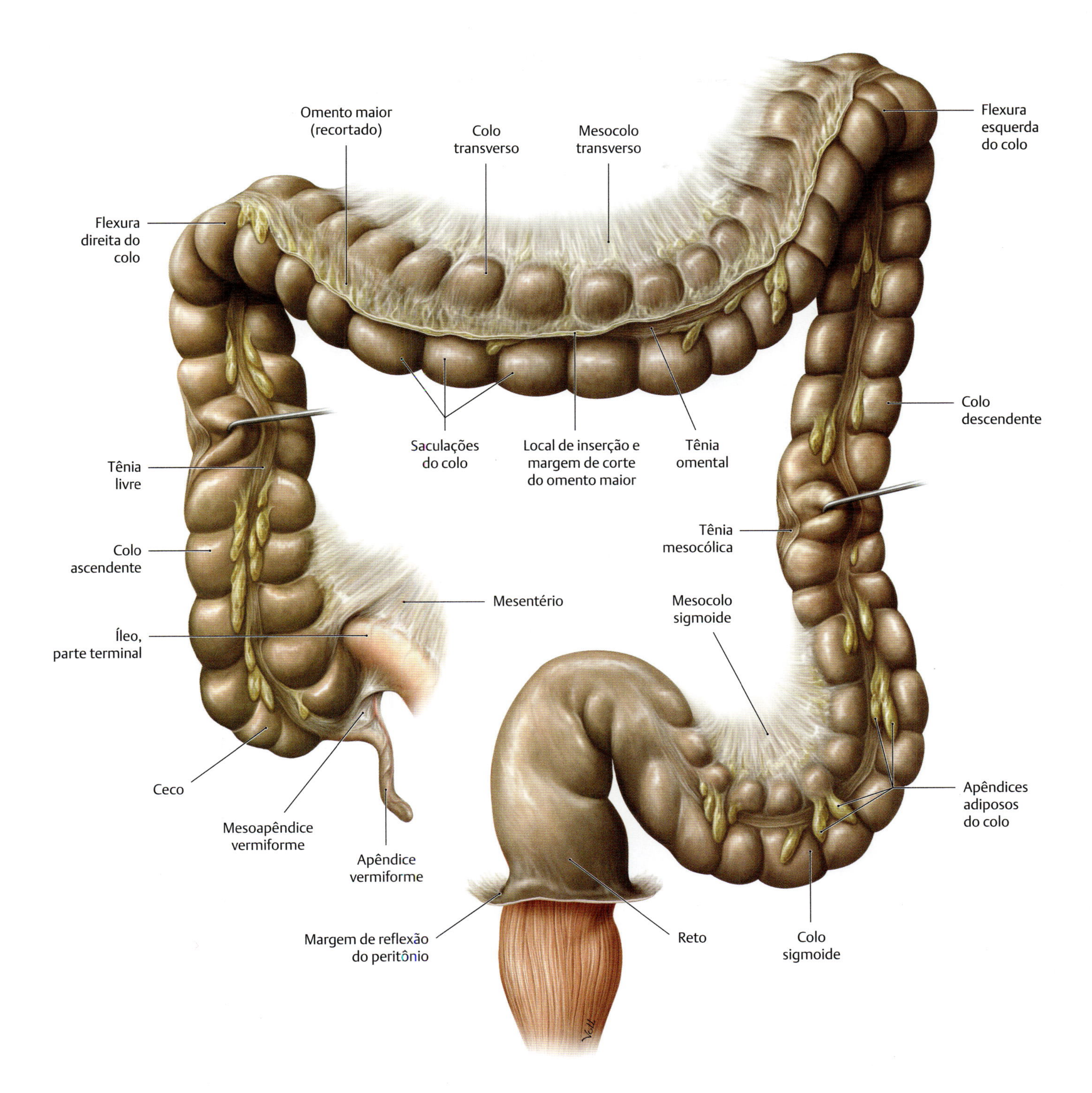

F Intestino grosso: segmentos, forma e particularidades
Vista anterior do intestino grosso. Um pequeno segmento do íleo ainda pode ser observado; os mesocolos transverso e sigmoide foram apenas parcialmente representados; os colos ascendente e descendente foram tracionados por ganchos para que as tênias se tornem visualizadas.
Observação: O carcinoma colorretal, um dos mais frequentes tumores malignos nos países industrializados na atualidade, é localizado muito frequentemente na transição retossigmóidea ou no reto propriamente dito, portanto, em posição aboral à flexura esquerda do colo (ver p. 264). Em alguns segmentos do colo podem ser observadas todas as características morfológicas do intestino grosso (saculações, tênias, apêndices omentais, ver **C**), que desaparecem normalmente na transição sigmoide-reto. As tênias seguem ao longo do colo e desaparecem na musculatura longitudinal do reto, que se torna contínua. Em vez de saculações, o reto apresenta três estreitamentos constantes, que são provocados pelas pregas transversas do reto, presentes na sua face interna (ver p. 257). Na parede anterior do reto, pode-se observar o local de reflexão do peritônio: aqui, o peritônio é refletido sobre a parede posterior do útero (nas mulheres) ou sobre a face superior da bexiga urinária (no homem).
Observação: Os colos ascendente e descendente encontram-se (secundariamente) em posição retroperitoneal e, por isso, *não* têm mesocolo (em comparação com os colos sigmoide e transverso); portanto, mantêm um revestimento peritoneal apenas em sua face anterior. O reto encontra-se em uma posição extraperitoneal na pelve menor e, por isso, também não apresenta uma "banda suspensora" (ver exceções e particularidades em Reto).

3.6 Intestino Grosso: Estrutura da Parede, Ceco e Apêndice Vermiforme

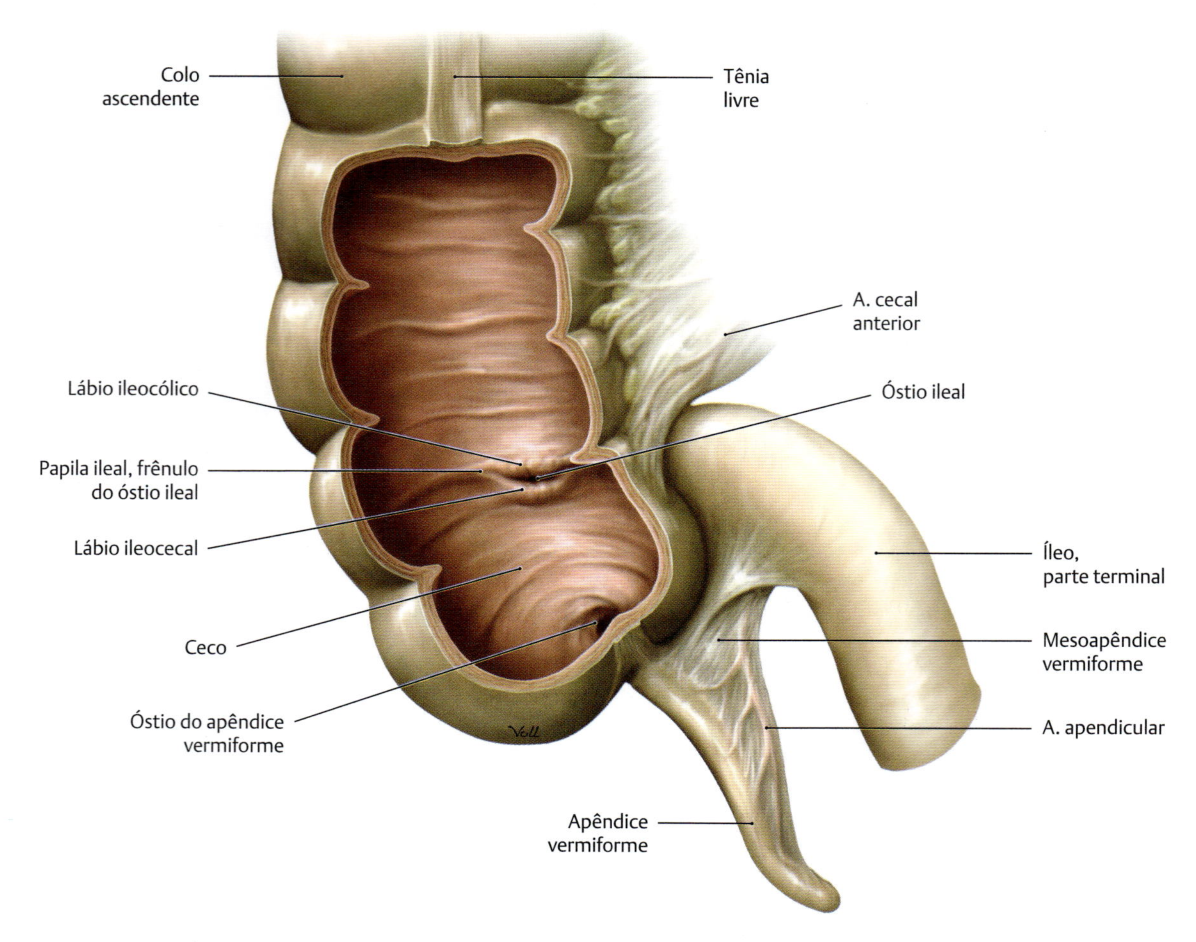

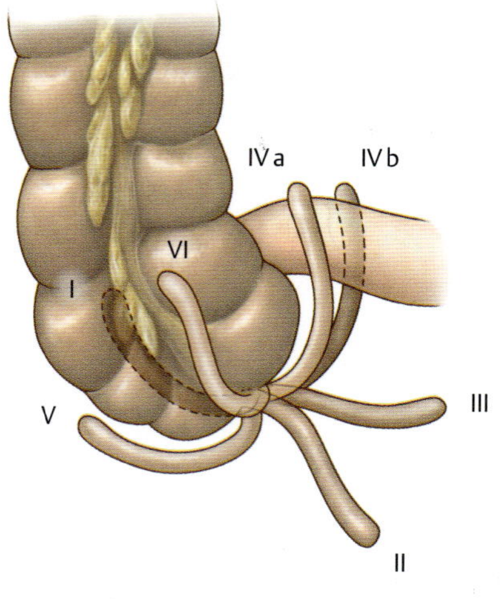

Variantes (arredondadas para números inteiros):

I	= retrocecal	aprox. 30%
II	= pélvica	aprox. 27%
III	= subcecal	aprox. 13%
IV	= ileocecal	aprox. 14%
	IV a = pré-ileocecal	aprox. 9%
	IV b = pós-ileocecal	aprox. 5%
V	= paracecal	aprox. 7%
VI	= anterocecal	aprox. 4%
VII	= outras (não mostradas)	aprox. 5%

A Ceco e parte terminal do íleo

a Vista anterior; **b** Variações posicionais do apêndice vermiforme (dados de Kacprzyk A, Droś J, Stefura T et al.). O ceco tem uma posição especial em virtude da junção terminolateral do último segmento do intestino delgado (íleo) e do seu prolongamento em forma de verme (apêndice vermiforme: comprimento médio de aproximadamente 8 a 10 cm, diâmetro médio: 0,5 a 1,0 cm).

Portanto, tem duas aberturas: cranialmente, o óstio ileal na pequena papila ileal, e, caudalmente, o óstio do apêndice vermiformes, que leva ao lúmen do apêndice. Nas pessoas vivas, o óstio ileal é geralmente arredondado; no intestino grosso *post mortem* frequentemente tem um formato de fenda, com um lábio superior (lábio ileocólico) e um lábio ileocecal (lábio inferior). Ambos terminam em uma delgada faixa da túnica mucosa (frênulo do óstio ileal).

Observação: A apendicite (inflamação aguda do apêndice vermiforme) é uma das doenças de tratamento cirúrgico mais frequentes do sistema digestório. Se não tratada, pode fazer com que bactérias do lúmen intestinal entrem na cavidade peritoneal (em termos leigos, "perfuração do apêndice") e rapidamente causem peritonite (inflamação do peritônio) na grande superfície peritoneal, com risco de morte.

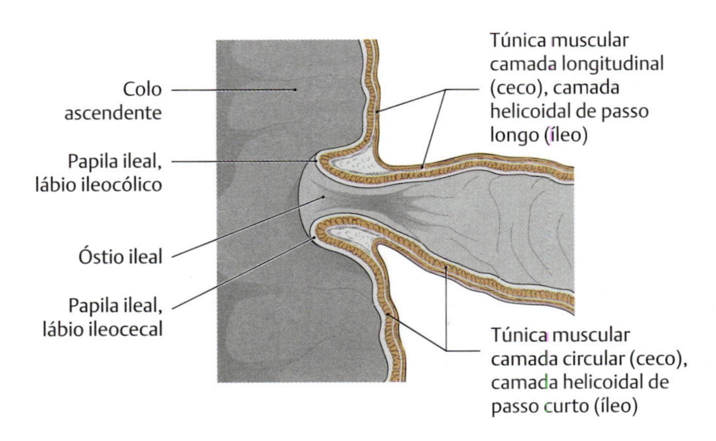

B Óstio ileal

Vista anterior; o ceco e o íleo foram seccionados em um plano frontal. A disposição do óstio ileal permite o fechamento da parte terminal do íleo em relação ao ceco e impede o refluxo do conteúdo do intestino grosso (locais de constrição estrutural, ver **A**, p. 250). No óstio ileal, a extremidade do íleo projeta a camada circular de músculo liso para o lúmen do colo. Com exceção da camada helicoidal de passo longo de músculo liso e do peritônio, todos os componentes da parede do íleo estão envolvidos na estrutura do óstio. As camadas musculares helicoidal de passo curto do íleo e circular do ceco funcionam, portanto, como um esfíncter. O óstio é aberto apenas periodicamente, de modo que o conteúdo do intestino delgado possa passar para o intestino grosso; porém, refluxo certamente é impedido. Ele se assemelha ao piloro em sua função.

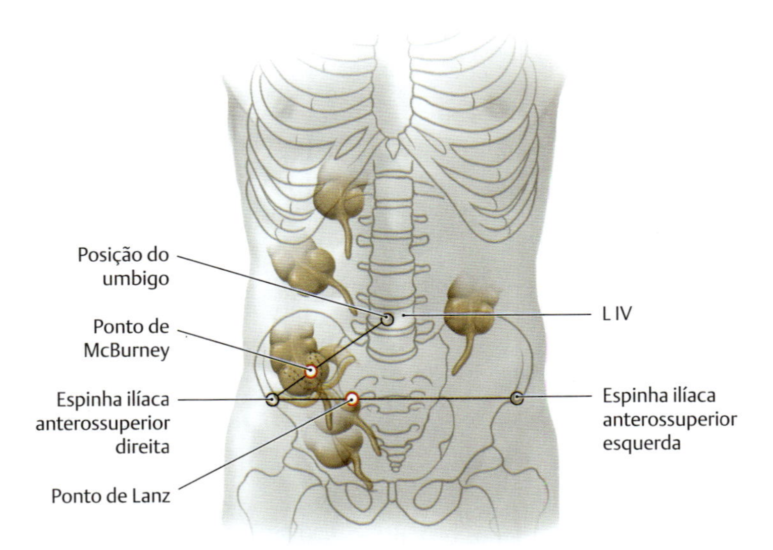

D Variações da posição do ceco

Devido a distúrbios durante a rotação da alça umbilical (alça do intestino médio embrionário), podem ocorrer numerosas variações topográficas do ceco e do apêndice. Até mesmo uma posição à esquerda no abdome é possível. Durante a inflamação do apêndice vermiforme em sua *típica posição* pode ocorrer dor à compressão de dois pontos:

- Ponto de McBurney: situado entre os terços médio/lateral de uma linha imaginária que une o umbigo e a espinha ilíaca anterossuperior direita
- Ponto de Lanz: situado entre os terços direito e médio de uma linha imaginária que une as espinhas ilíacas anterossuperiores.

Entretanto, este é um sinal clínico incerto. Sobretudo nas variações de posição, a dor oriunda do apêndice pode ser desencadeada pela compressão de muitos outros locais do abdome.

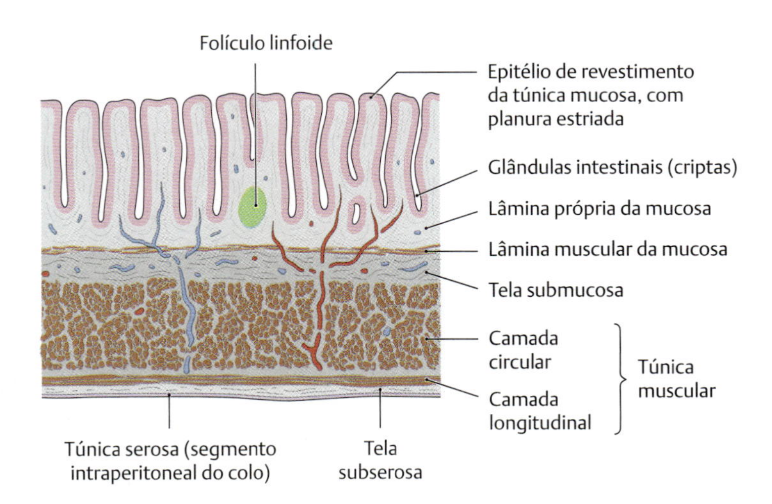

C Estrutura da parede do colo e do ceco

Corte longitudinal do tubo intestinal. Todos os componentes gerais da parede do sistema digestório são encontrados: a túnica mucosa, a tela submucosa, a túnica muscular e a túnica serosa (ou túnica adventícia nas partes retroperitoneais do colo, comparar com **B**, p. 247). Entretanto, existem as seguintes diferenças, comparando a estrutura das paredes do intestino grosso e do intestino delgado:

- A túnica mucosa *não apresenta vilosidades* (consequentemente, permitindo um aumento de superfície muito menor do que no intestino delgado); em vez das vilosidades, existem numerosas *criptas* profundas (criptas de Lieberkühn)
- O epitélio de revestimento da túnica mucosa contém células caliciformes muito mais numerosas (aqui não representadas, por motivos de visualização geral)
- O relevo principal forma as pregas semilunares do colo (ver **C**)
- A túnica muscular também apresenta uma camada circular interna e uma camada longitudinal externa — no entanto, a camada longitudinal está organizada essencialmente em três faixas longitudinais, as tênias (ver p. 252).

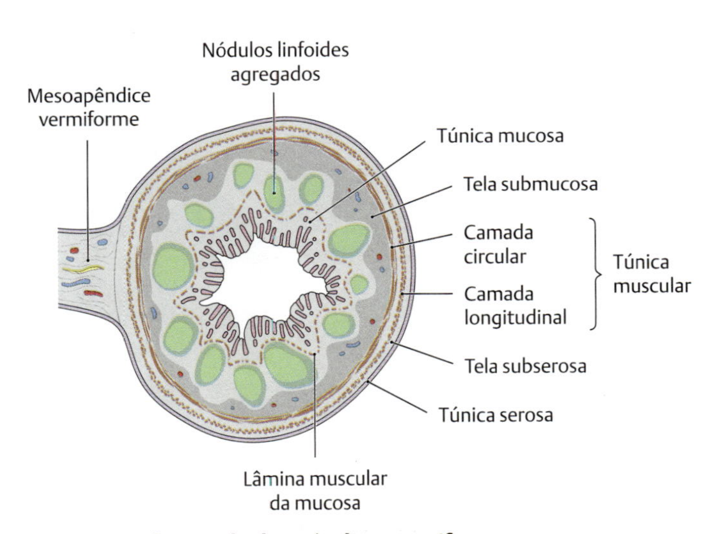

E Estrutura da parede do apêndice vermiforme

O apêndice vermiforme tem a típica estrutura da parede de um tubo intestinal intraperitoneal. É notável a abundância de folículos linfoides na tela submucosa (também são encontrados no colo e no ceco, porém em número muito menor). Devido a essa grande atividade imune, o apêndice também é denominado "*tonsila intestinal*". A túnica mucosa tem numerosas criptas profundas, que estão em contato próximo com os folículos linfoides na lâmina própria da mucosa e na tela submucosa (as criptas e os folículos linfoides não são mostrados aqui). Graças a sua posição intraperitoneal, o apêndice vermiforme tem um pequeno mesentério, o mesoapêndice vermiforme, onde correm vasos sanguíneos e nervos.

3.7 Intestino Grosso: Localização, Forma e Visão Interna do Reto

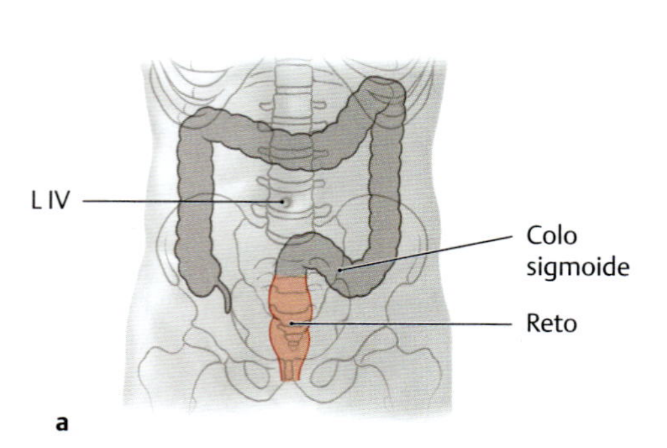

A Posição e flexuras do reto

Vistas anterior (**a**) e anterolateral esquerda (**b**). O reto tem 15 a 16 cm de comprimento e segue, aproximadamente, a partir da margem superior da vértebra S III até o períneo. Ele tem um trajeto retilíneo apenas a partir de uma vista anterior (como representado em **a**); contudo, na vista lateral (**b**) observamos duas flexuras: a sacral (retroperitoneal) e a anorretal (perineal), que é extraperitoneal e já inclui parte do canal anal. A flexura sacral é côncava anteriormente, correspondente à forma do osso sacro. Ela é um importante componente funcional do mecanismo de continência fecal (ver pp. 258 e seguinte).

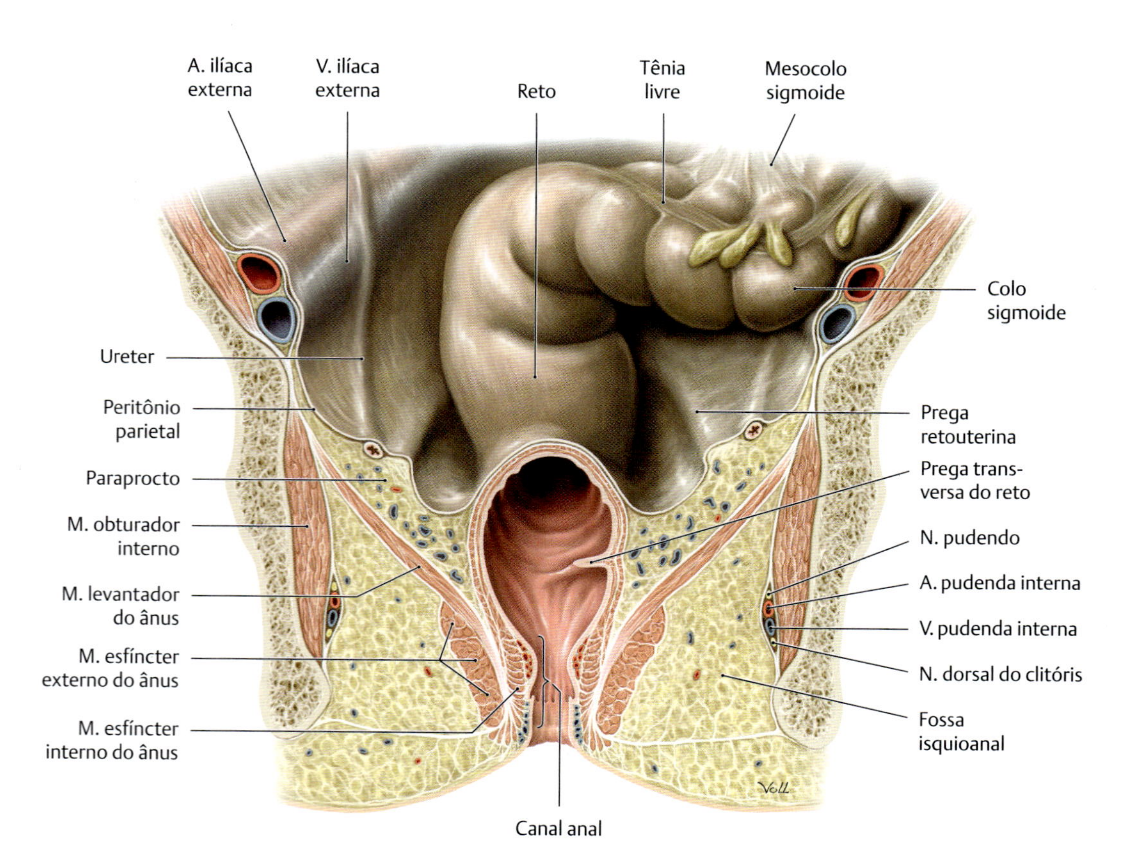

C Particularidades morfológicas do reto

Embora o reto seja considerado parte do intestino grosso, ele é distinguido do colo e do ceco graças à *ausência* de algumas características "típicas do intestino grosso":

- O reto não apresenta tênias, mas musculatura longitudinal contínua
- O reto não apresenta apêndices adiposos
- O reto não apresenta saculações
- O reto não apresenta pregas semilunares, mas pregas transversas
- Os segmentos da parede não apresentam células ganglionares
- Desenvolvimento embrionário: apenas o segmento retal acima da junção anorretal se origina do endoderma, como o colo; o canal anal se origina do ectoderma (por essa razão, alguns autores não o consideram como parte do reto)

B Reto *in situ*

Corte frontal, pelve feminina, vista anterior; o reto foi aberto aproximadamente após a prega transversa média. A tênia do colo sigmoide desaparece na transição com o reto. Na parede externa podem-se ver as constrições que correspondem às pregas transversas do reto, na parede interna. O reto (que seria visto desta forma apenas com a ampola cheia) está, em geral, um pouco levantado. Abaixo do M. levantador do ânus, o potente M. esfíncter externo do ânus é visível como componente muscular do sistema de continência retal. O tecido conjuntivo pararretal (paraprocto), abaixo da cavidade peritoneal, contém numerosos vasos sanguíneos para irrigação do reto.

A figura está representada de acordo com a dissecção de um cadáver feminino. Portanto, o peritônio está refletido da parede anterior do reto sobre a parede posterior do útero. No entanto, o útero (como a parede anterior do reto, abaixo do local de reflexão) se encontra à frente do plano de corte; a prega retouterina é, todavia, bem identificada.

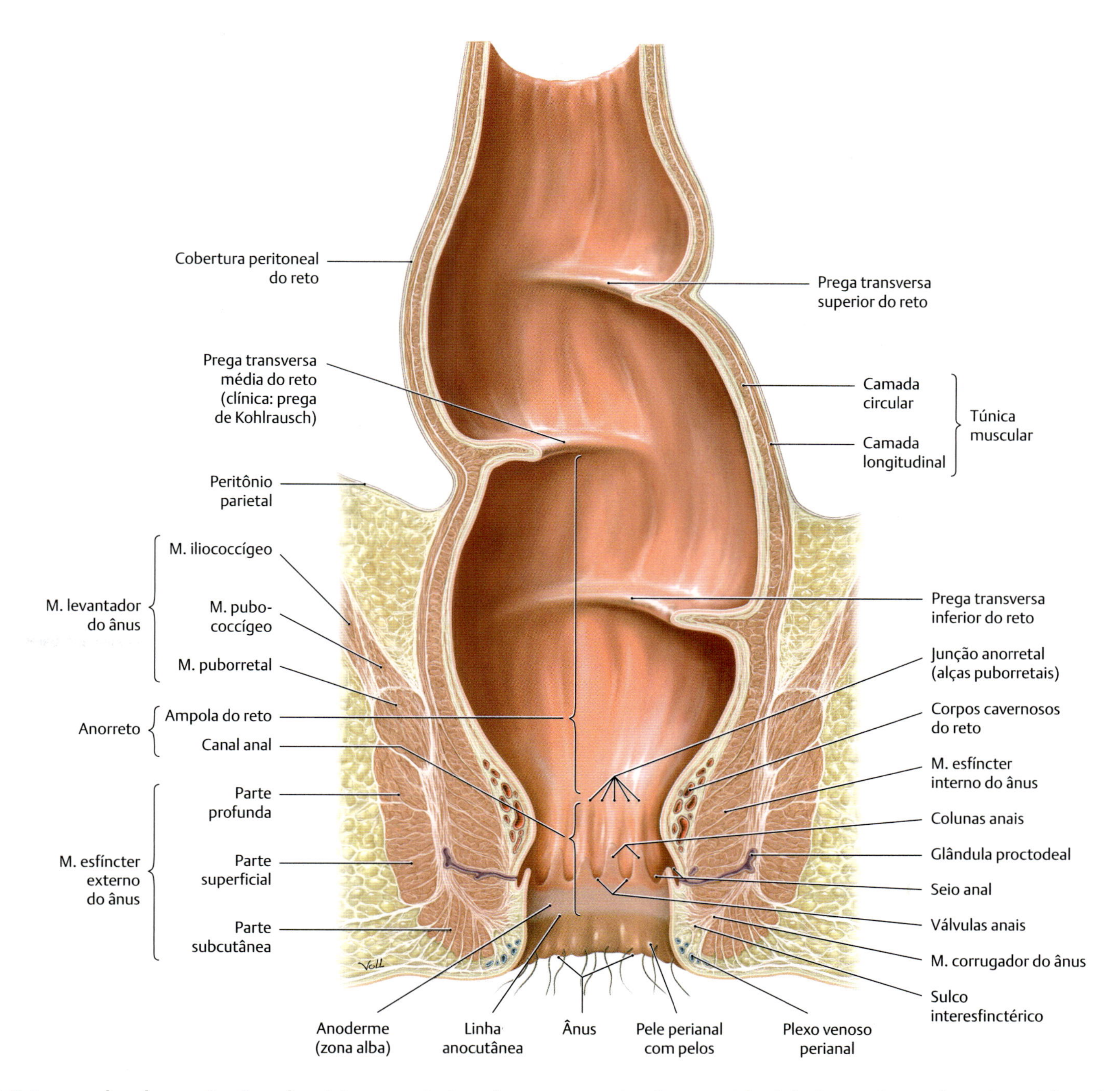

D Reto e canal anal: organização, relevo interno e estrutura da parede

Vista ventral, toda a parede anterior do reto foi removida por corte coronal. Em vez das pregas semilunares do colo, o reto contém as três constantes pregas transversas do reto. A parte inferior do reto, chamada *anorretal*, é dividida em duas seções com base na protrusão (alça puborretal ou junção anorretal) detectável e palpável no relevo da túnica mucosa: *ampola do reto* e *canal anal*.

- **Ampola do reto:** parte mais caudal do reto entre a prega transversa média do reto (de Kohlrausch) e a junção anorretal. A ampola do reto é a parte mais maleável do reto. Geralmente ela não está preenchida. Se as fezes se acumularem nela, determinado mecanismo desencadeará a defecação quando ela for preenchida até um certo nível (ver p. 261). A prega de Kohlrausch, que se projeta da direita e dorsalmente para o reto, está localizada cerca de 6 a 7 cm de distância do ânus e é dificilmente alcançada pelo dedo na palpação. Carcinomas retais que fiquem abaixo da prega de Kohlrausch podem ser, portanto, palpados (ver p. 264)
- **Canal anal:** situa-se abaixo da junção anorretal na extremidade distal da flexura anorretal (ver **A**), tem cerca de 4 cm de comprimento e geralmente é contraído pelo tônus dos músculos do esfíncter. O clinicamente importante "*canal anal cirúrgico*" começa na altura da junção anorretal palpável e termina na altura da também palpável linha anocutânea, um sulco entre as margens dos Mm. esfíncteres interno e externo do ânus (sulco interesfinctérico), onde passa a anoderme (zona alba), que é extremamente inervada pelo sistema sensitivo, para a pele perianal pigmentada (ver p. 258, **B**). Acima da anoderme passam 8 a 10 dobras de túnica mucosa longitudinais (colunas anais), que são provocadas por um corpo erétil localizado na tela submucosa e suprido por artérias (corpo cavernoso do reto) (ver p. 258). As dobras de túnica mucosa são unidas umas às outras em sua extremidade inferior por meio de dobras transversais tipo cúspides (válvulas anais), que, em sua totalidade, formam a linha pectinada, um marco de orientação importante visível nos seres vivos. Atrás da válvula anal estão localizados recessos saculares (seios anais ou sacos de Morgagni), nos quais desembocam cerca de 6 a 8 ductos excretores das glândulas mucosas anais rudimentares (glândulas proctodeais). Comumente, os corpos glandulares estão localizados na região da comissura posterior (próximo da posição de 6 h na posição de litotomia), submucosa ou interesfincteriana (entre os Mm. esfíncteres interno e externo do ânus), de modo que os seus ductos excretores passem parcialmente através do M. esfíncter interno do ânus.

Observação: A inflamação bacteriana das glândulas pode levar abscessos perianais e fístulas anais de difícil tratamento (ver p. 263).

3.8 Órgão de Continência: Estrutura e Componentes

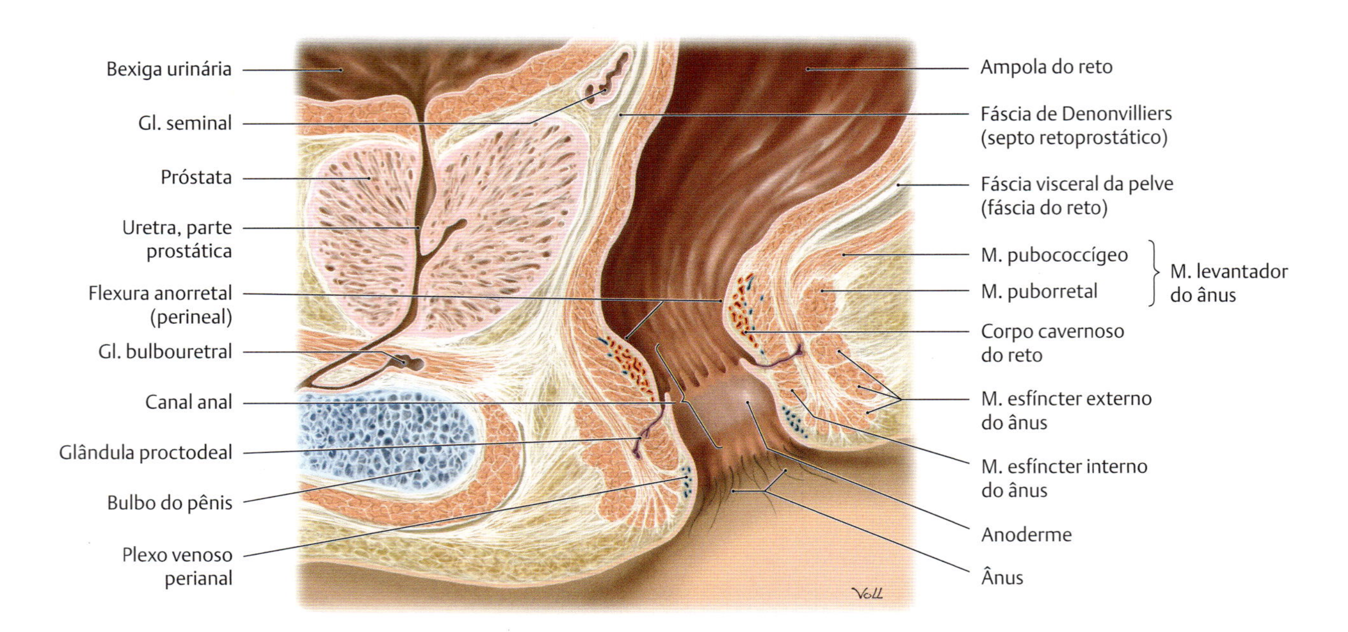

A Componentes do sistema de órgãos da continência
Corte mediano na altura do canal anal no homem; vista da esquerda.
O sistema de *órgãos* da continência é responsável pela oclusão (continência) e pela abertura (defecação) do reto e garante a tensão antes e depois do esvaziamento fecal para o conteúdo sólido, líquido e gasoso do intestino. Consiste em uma cavidade elástica, bem como mecanismos de oclusão vasculares e musculares, incluindo o controle nervoso. Esses mecanismos de oclusão angiomusculares são incorporados no chamado *segmento estreito construtivo*, que começa na altura da flexura anorretal (perineal) e continua ao longo do canal anal:

- Cavidade elástica:
  - Reto com os receptores de tensão, especialmente a ampola do reto (inervação viscerossensitiva)
  - Ânus com a pele elástica no canal anal (inervação somatossensitiva)
- Oclusão muscular:
  - M. esfíncter interno do ânus (inervação viscerossensitiva)
  - M. esfíncter externo do ânus (inervação somatossensitiva)
  - M. levantador do ânus, especialmente o M. puborretal (inervação somatossensitiva)
- Oclusão vascular:
  - Corpo cavernoso do reto (um corpo cavernoso permanentemente preenchido, que detumesce apenas para o esvaziamento do intestino)
- Controle nervoso:
  - Sistema nervoso visceral e somático (principalmente a partir de S2-S4) com os Nn. esplâncnicos, o N. pudendo e o plexo retal.

De uma perspectiva funcional, tanto a continência quanto a defecação são o resultado de um circuito de controle bem afinado entre os receptores e os efetores do sistema de órgãos da continência com a participação do sistema nervoso central (ver pp. 260 e seguinte).

M. levantador do ânus
M. esfíncter interno do ânus
M. esfíncter externo do ânus
Anoderme (zona alba)
Junção anorretal
Linha supratransicional
Linha pectinada
Linha anocutânea

B Aspectos relacionados ao revestimento epitelial do canal anal (segundo Lüllman-Rauch)
Na região do canal anal, o epitélio simples cilíndrico da túnica mucosa colorretal, na altura da zona de transição, é substituído por epitélio estratificado pavimentoso não queratinizado da anoderme (ou zona alba) e, em seguida, por epitélio estratificado pavimentoso queratinizado na pele perianal. A transição entre os epitélios ocorre em regiões que representam referências anatômicas características. Do ponto de vista histológico, são distinguidas as seguintes regiões epiteliais:

- **Zona colorretal**, entre a junção colorretal e a linha supratransicional: túnica mucosa colorretal típica, apresentando criptas
- **Zona de transição**, na altura das colunas anais (entre a linha supratransicional e a linha pectinada: mosaico estrutural que varia de acordo com o indivíduo, podendo apresentar-se com uma túnica mucosa colorretal típica composta por revestimento epitelial simples cilíndrico e epitélio estratificado pavimentoso não queratinizado
- **Zona escamosa**, entre a linha pectinada e a linha anocutânea: uniformemente revestida por epitélio estratificado pavimentoso não queratinizado e que se encontra firmemente associado ao M. esfíncter interno do ânus, situado em posição subjacente e que, por isso, é esbranquiçada no indivíduo vivo (= zona alba). Apresenta densa inervação sensitiva com receptores para tato, pressão, temperatura e, principalmente, para dor (clinicamente, esta região é denominada anoderme)
- **Pele perianal**, abaixo da linha anocutânea: início do epitélio estratificado pavimentoso queratinizado da pele (epiderme) (intensa pigmentação, glândulas sudoríferas écrinas e apócrinas e, mais externamente, também folículos pilosos).

Observação: O conhecimento sobre o revestimento epitelial na região do canal anal é importante, por exemplo, para a diferenciação de carcinomas retais (geralmente adenocarcinomas) e carcinomas anais (carcinoma de epitélio estratificado pavimentoso queratinizado ou não queratinizado).

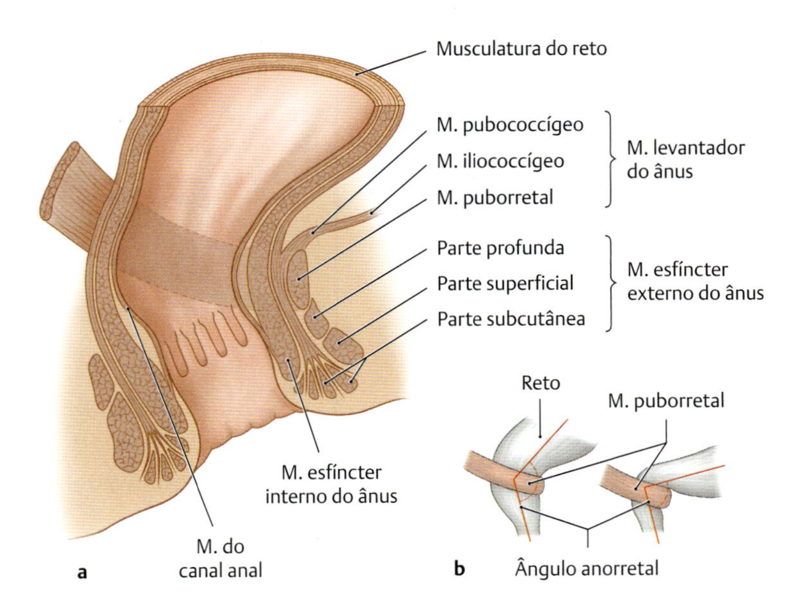

C Estrutura da oclusão muscular

a Corte sagital mediano, vista da esquerda; **b** Alças puborretais e ângulo anorretal: o músculo relaxa (à esquerda) e se contrai (à direita). Na estrutura do complexo esfincteriano do canal anal, estão envolvidas tanto fibras musculares lisas quanto estriadas. Enquanto a musculatura lisa é a continuação direta dos músculos da parede retal, os músculos estriados são formados por seções especializadas dos músculos do assoalho pélvico. Portanto, esse sistema de oclusão muscular está submetido a um controle tanto somático arbitrário quanto autônomo involuntário.

Músculos lisos involuntariamente inervados:

- *M. esfíncter interno do ânus*: o músculo liso mais importante; forma uma oclusão anelar como uma continuação dos músculos anelares do reto, que, devido a um número significativamente reduzido de células ganglionares entéricas (hipoganglionose) e, por meio do fluxo de fibras nervosas simpáticas, garante uma posição firme do anal canal (ele deve mediar cerca de 70% da capacidade de continência)
- *M. do canal anal*: como uma continuação do músculo da túnica mucosa do reto, ele atravessa o corpo cavernoso do reto e termina na linha pectinada; estabiliza e fixa o corpo cavernoso do reto
- *M. corrugador do ânus*: como uma continuação dos músculos longitudinais retais, essas fibras musculares atravessam o canal anal, perfuram a parte subcutânea do M. esfíncter externo do ânus e se irradiam, como um músculo da mímica, para a pele perianal. O seu nome, M. corrugador do ânus, se deve ao fato de que a contração muscular franze a pele perianal e se localiza nas dobras radiais.

Músculos estriados voluntariamente inervados:

- *M. esfíncter externo do ânus*: envolve todo o canal anal por fora sob a forma de um cilindro muscular e apresenta três componentes: partes profunda, superficial e subcutânea. Enquanto as seções profunda e subcutânea são organizadas em um anel, a parte superficial se estende entre o corpo do períneo, anterior e o Lig. anococcígeo, posterior, e envolve o canal anal como um grampo. Por conseguinte, também se fala de oclusão de laço ou tampão. Ele consiste principalmente em fibras musculares de tipo I, que medeiam uma contração lenta, mas permanente e pouco fatigável
- *M. puborretal*: como a parte mais interna do M. levantador do ânus, o M. puborretal forma uma forte alça muscular, que envolve o reto na altura da junção anorretal como um laço por trás e entra em íntima ligação com a parte do M. esfíncter externo do ânus. O ponto fixo é a origem no púbis, de modo que, pela contração da alça puborretal, surge uma protrusão envolvida no desempenho de continência entre o canal anal e o reto, o chamado ângulo anorretal. Nesse contexto, fala-se em "oclusão de protrusão".

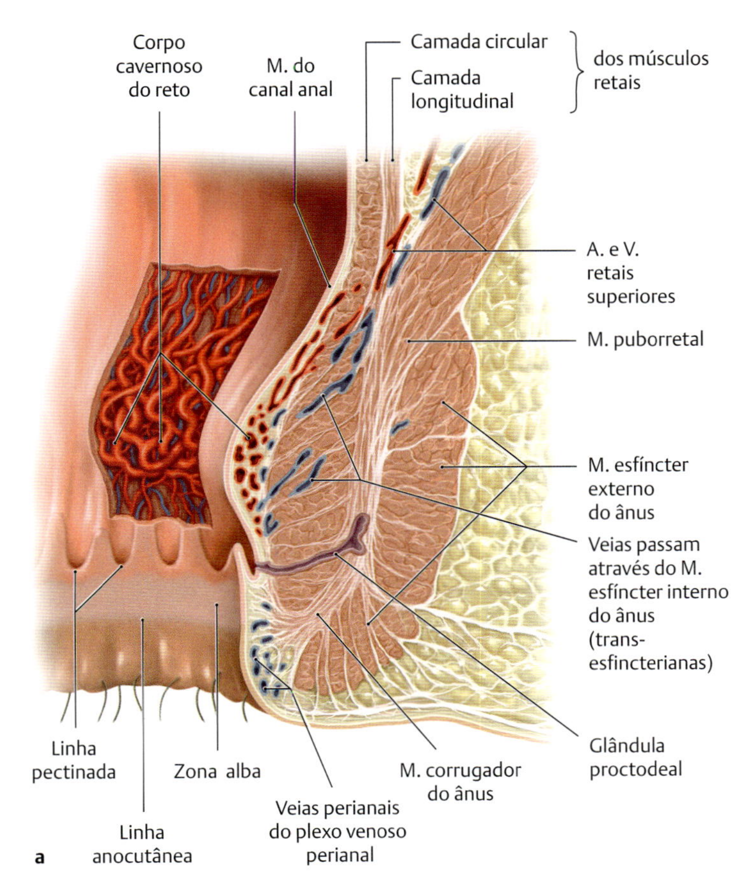

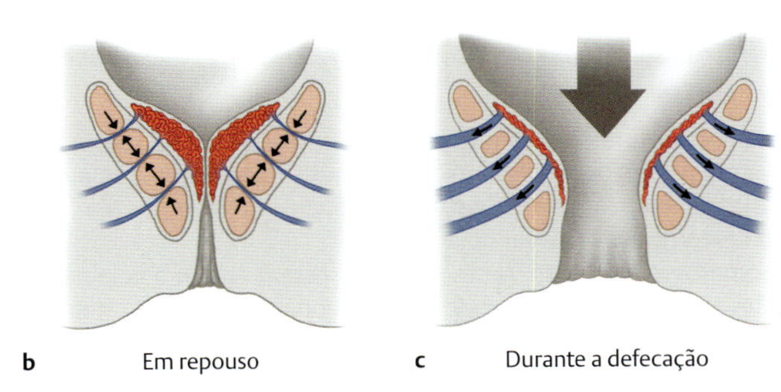

D Estrutura da oclusão vascular

a Corte longitudinal do canal anal com corpo cavernoso do reto "fenestrado"; **b** e **c** Corpo cavernoso do reto em repouso e durante a defecação. Acima da linha pectinada, na altura da coluna anal, situa-se um corpo cavernoso submucoso, o corpo cavernoso do reto. Pela sua continência elástica firme, ele assegura, especialmente, a continência fina para o conteúdo líquido e gasoso do intestino. A estrutura deste corpo cavernoso hemorroidário circular lembra a do corpo cavernoso do pênis, mas, ao contrário deste, é permanentemente preenchido. O corpo cavernoso, que é preenchido por sangue arterial (plexo hemorroidal) é irrigado quase exclusivamente pela A. retal superior, através de três ramos principais, que, na região típica (posições de 3, 7 e 11 h na posição de litotomia) no corpo cavernoso do reto, se aproximam e, na região da coluna anal, se dividem ainda mais (ver p. 291). O fluxo de saída do corpo cavernoso ocorre por anastomoses arteriovenosas ao longo de veias de fluxo transesfincteriano – especialmente através do M. esfíncter interno do ânus – na base de drenagem da V. mesentérica inferior (e para a veia porta), mas também, parcialmente, através das Vv. retais médias e inferiores para as veias perianais do plexo venoso externo. O relaxamento do sistema esfincteriano durante a defecação leva à liberação da drenagem venosa do corpo caverno do reto.

Observação: Um alargamento patológico (hiperplasia) dos corpos cavernosos além do enchimento fisiológico também leva a uma das doenças proctológicas mais comuns, a doença hemorroidária (ver pp. 262 e seguinte).

3.9 Órgão de Continência: Função

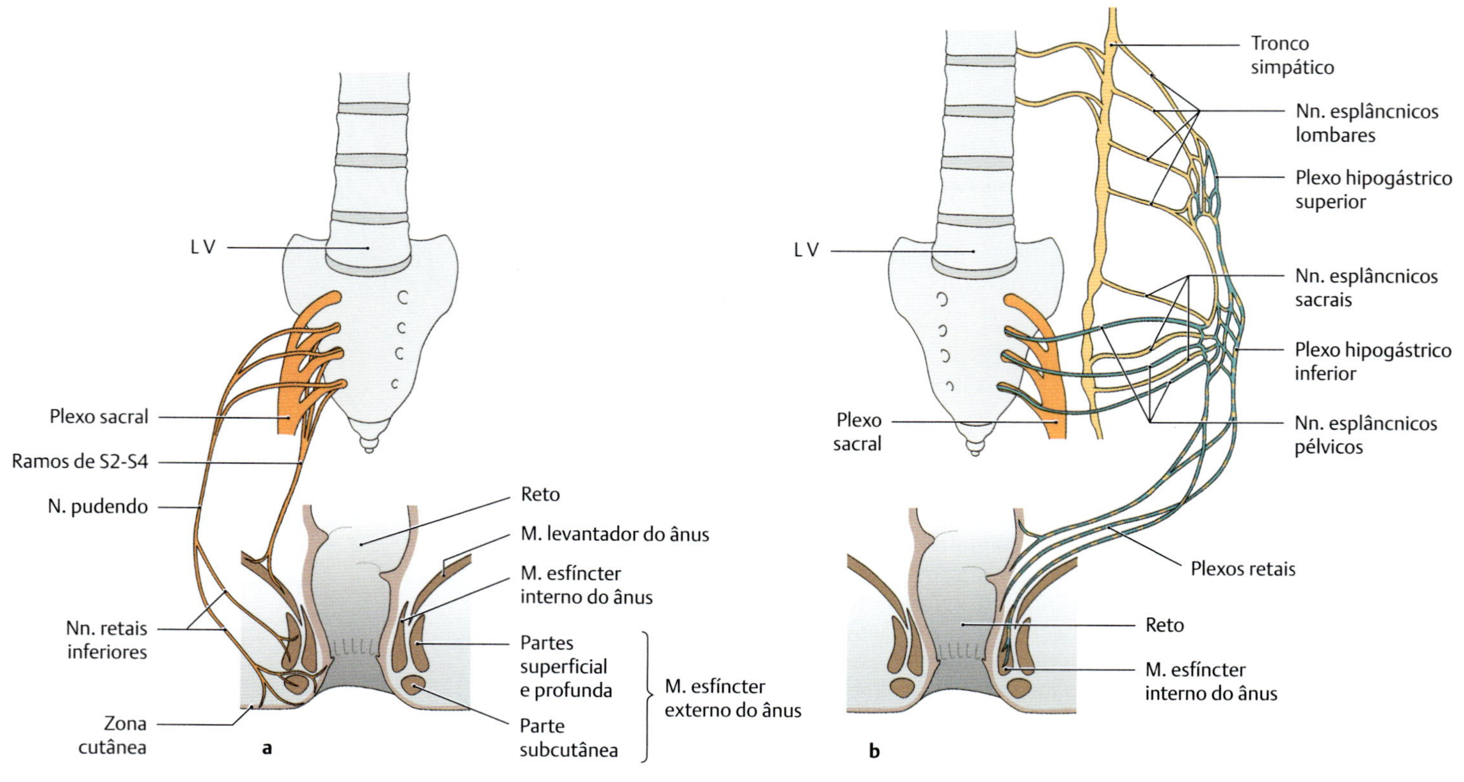

A Inervação (segundo Stelzner)
a Inervação somatomotora e somatossensitiva; **b** Inervação visceromotora e viscerossensitiva:

- Somatomotora: N. pudendo para M. esfíncter externo do ânus; Nn. levantadores para o M. levantador do ânus (especialmente N. puborretal). Inervação ativa e em parte voluntária controlável dos Mm. esfíncter externo e levantador do ânus
- Somatossensitiva: Nn. retais inferiores para o ânus e a pele perianal. Eles derivam do N. pudendo e redirecionam sensações táteis e, especialmente, de dor. A pele do ânus é muito sensível à dor. Mesmo pequenas lacerações, na maioria das vezes alteradas por inflamação, nesta região de pele causam dor intensa
- Visceromotora: Nn. esplâncnicos pélvicos (S2-S4) para o M. esfíncter interno do ânus. O tônus contínuo do M. esfíncter interno do ânus (Nn. esplâncnicos lombares e sacrais) leva à oclusão do canal anal e à diminuição do fluxo venoso oriundo do corpo cavernoso do reto: o corpo cavernoso permanece preenchido e contribui para o fechamento impermeável do reto. Topograficamente, os Nn. esplâncnicos pélvicos do plexo retal se conectam
- Viscerossensitiva: Nn. esplâncnicos pélvicos (S2-S4) inervam a parede do reto, especialmente os receptores de pressão na ampola do reto. Aqui a pressão da ampola é percebida por meio da coluna fecal; origina-se uma sensação subjetiva de urgência fecal.

B Sequência de eventos da defecação (segundo Wedel; ver página à direita)
a Enchimento da ampola do reto; **b** Relaxamento dos músculos de fechamento de controle voluntário e expulsão da coluna de fezes.
O processo de esvaziamento intestinal (defecação), de forma similar à contenção das fezes (continência), é realizado por meio de diferentes estruturas anatômicas que são controladas pela parte central do sistema nervoso. Essas estruturas se estendem desde o córtex cerebral até a pele perianal, e não estão confinadas apenas à região anorretal como órgão efetor real. Associados a esse mecanismo encontram-se o assoalho da pelve, a musculatura para preparação do agachamento e para a pressão intra-abdominal, além de nervos somáticos e autônomos com seus núcleos no SNC.

Enchimento da ampola do reto e estimulação de receptores locais de distensão na parede da ampola: Quando o bolo fecal atinge a ampola do reto, mecanorreceptores registram o enchimento da ampola e conduzem essa informação pelas aferências viscerais ao longo dos feixes do funículo posterior para o córtex sensorial. Aí, a urgência de defecar é percebida. Estímulos olfatórios, visuais e acústicos podem acelerar ou retardar a percepção e a subsequente ação voluntária para a defecação.

Reflexo inibitório retoanal e relaxamento da musculatura de fechamento de inervação voluntária: A progressiva pressão intrarretal devido ao enchimento da ampola do reto relaxa, inicialmente, o M. esfíncter interno do ânus. No decorrer do processo, o relaxamento voluntário da alça puborretal e do M. esfíncter externo do ânus causam a suspensão da junção anorretal e a dilatação do canal anal.
Expulsão da coluna de fezes: A expulsão ocorre tanto por aumento da pressão reflexa direta no reto quanto por aumento de pressão indireta simultânea pelos músculos inervados sob controle voluntário: contração das musculaturas abdominal (pressão abdominal), perineal (elevação do assoalho da pelve), diafragmática (contração do diafragma) e glótica (fechamento da rima da glote). Com isso, para a sustentação da pressão abdominal, a postura de agachamento é frequentemente assumida (reflexo dos músculos flexores). A eliminação da coluna de fezes comprime o coxim hemorroidário do órgão de continência.
Fim da defecação: Após a liberação através do aparelho esfinctérico, a coluna de fezes entra em contato com a anoderme (zona alba), muito sensível, e é percebida de forma consciente em relação ao volume, à consistência e à posição. Esse registro sinaliza a finalização voluntária da defecação, com subsequente contração de todo o aparelho esfinctérico e preenchimento do órgão de continência.

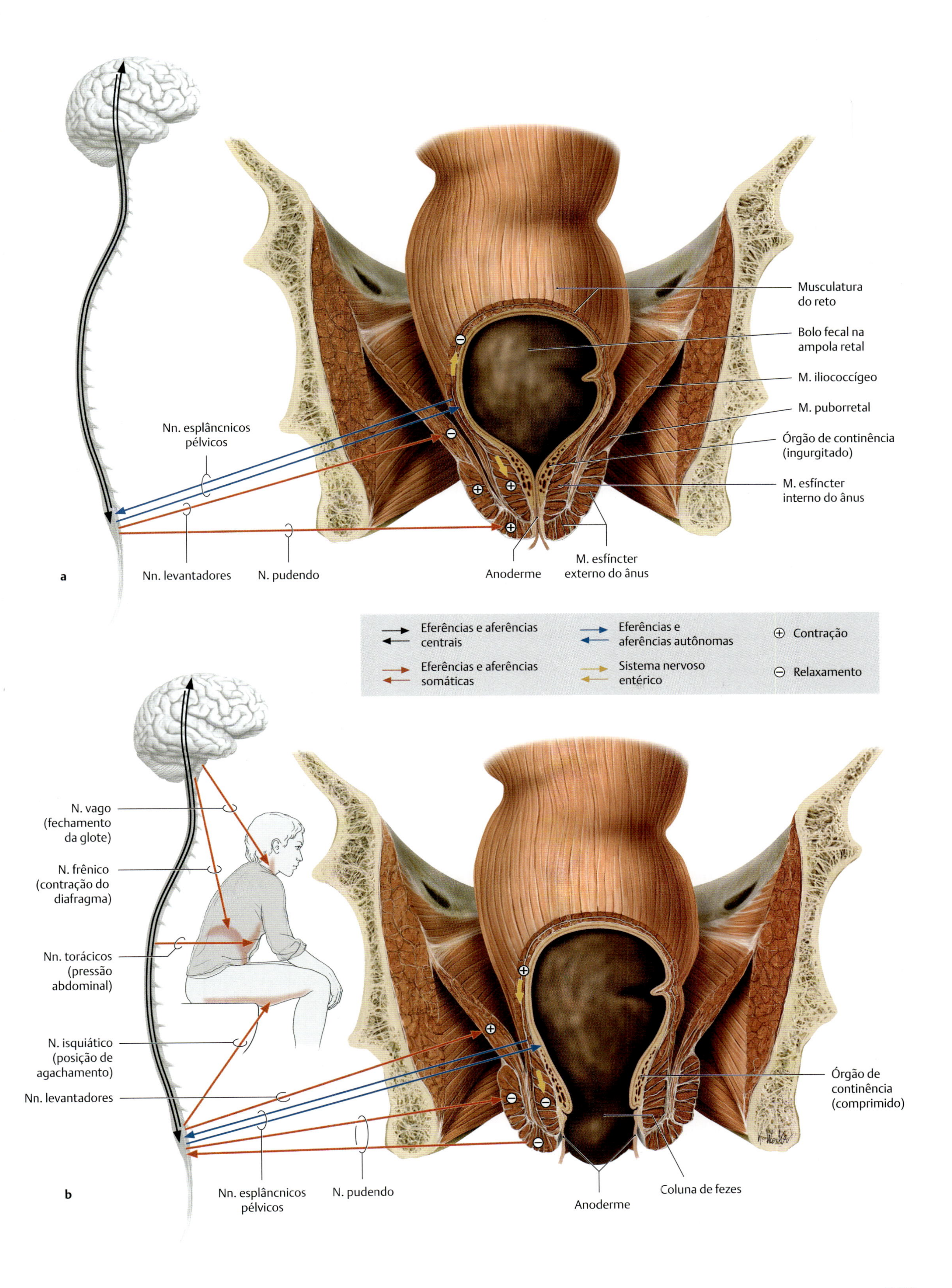

Musculatura do reto
Bolo fecal na ampola retal
M. iliococcígeo
M. puborretal
Órgão de continência (ingurgitado)
M. esfíncter interno do ânus
Nn. esplâncnicos pélvicos
a
Nn. levantadores
N. pudendo
Anoderme
M. esfíncter externo do ânus
Eferências e aferências centrais
Eferências e aferências autônomas
Contração
Eferências e aferências somáticas
Sistema nervoso entérico
Relaxamento
N. vago (fechamento da glote)
N. frênico (contração do diafragma)
Nn. torácicos (pressão abdominal)
N. isquiático (posição de agachamento)
Nn. levantadores
Órgão de continência (comprimido)
b
Nn. esplâncnicos pélvicos
N. pudendo
Anoderme
Coluna de fezes

3.10 Doenças do Canal Anal: Doença Hemorroidária, Abscessos Anais e Fístulas Anais

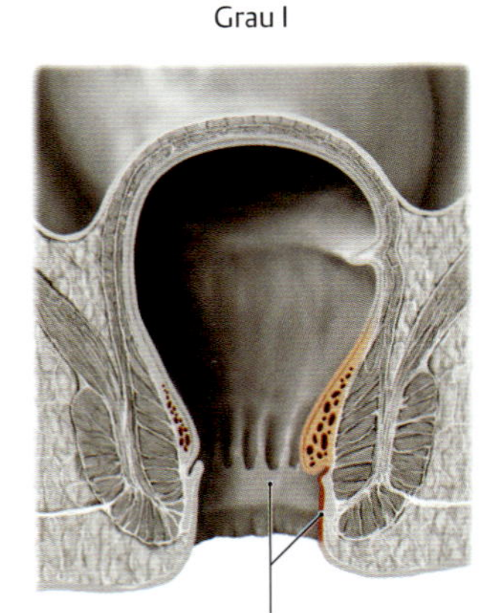

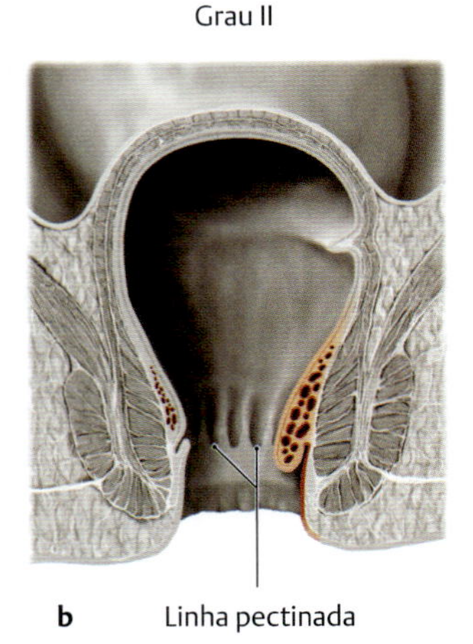

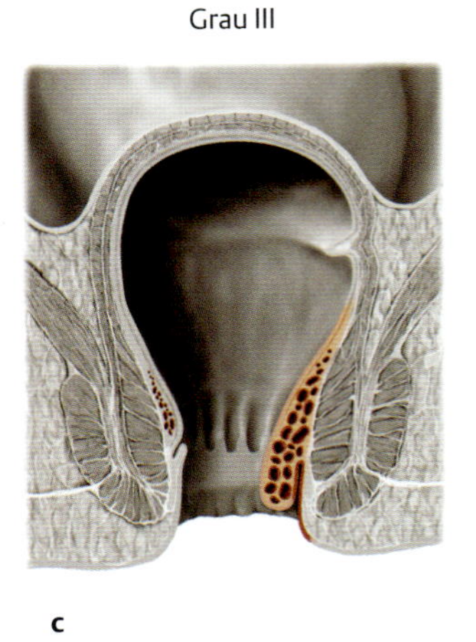

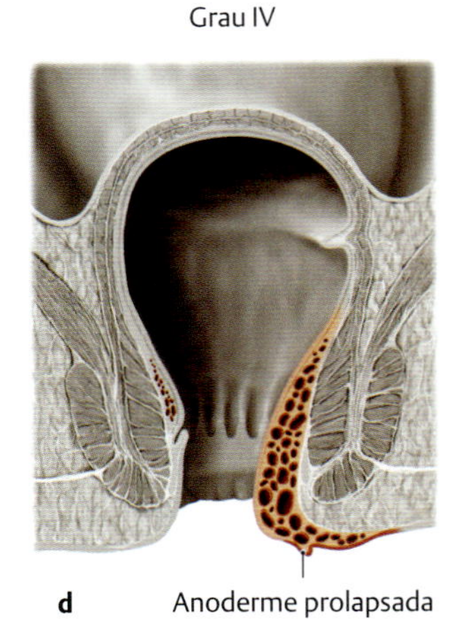

a b c d

A A doença hemorroidária

A doença hemorroidária é uma das mais frequentes doenças proctológicas. O foco da lesão é o plexo hemorroidário, de disposição circular, do órgão de continência, situado acima da linha pectinada. O conceito de *hemorroida* envolve inicialmente apenas hiperplasia (aumento de tamanho) do tecido local, suprido com sangue arterial, e que, ainda, não provoca sintomas. As hemorroidas se tornam importantes clinicamente somente quando se tornam sintomáticas (sangramento arterial vermelho vivo, prolapso da mucosa, prurido, queimação, secreção purulenta, fezes gordurosas etc.) e quando existe negligência no tratamento (doença hemorroidária). A causa mais frequente de doença hemorroidária é a intensa pressão durante a defecação, habitualmente deflagrada por constipação intestinal crônica devido, por exemplo, a alimentação pobre em fibras e líquido. A obstrução do fluxo sanguíneo venoso transfinctérico, devido ao aumento do tônus dos esfíncteres, também pode causar alteração varicosa do plexo hemorroidário. O diagnóstico e a classificação dos estágios são realizados por meio de inspeção anal, palpação e proctoscopia do canal anal. De acordo com as características da hiperplasia e com os respectivos sintomas, a doença hemorroidária é classificada em quatro graus:

- **Grau I (a):** visível exclusivamente ao exame proctoscópico (situada acima da linha pectinada), coxins vasculares abaulados que se projetam para o lúmen do canal anal. Causa sangramento indolor e de cor vermelho vivo (indolor pelo fato de estar localizada acima da anoderme)
- **Grau II (b):** coxim vascular nitidamente hiperplásico, e que, durante a defecação ou durante pressão no canal anal, apresenta prolapso, mas não se retrai espontaneamente após o esvaziamento retal. Secreção sanguinolenta mínima ou em jato e secreções mucosas podem levar à formação de áreas úmidas locais e prurido (eczema perianal)
- **Grau III (c):** prolapso espontâneo do plexo hemorroidário aumentado durante a defecação ou durante aumento da pressão intra-abdominal, e que, entretanto, pode ser reduzido manualmente. Uma possível trombose ou encarceramento do nódulo prolapsado pode causar dor intensa
- **Grau IV (d):** no estágio final da doença hemorroidária, os coxins vasculares nodulares e grande parte do canal anal – inclusive a anoderme, que é muito sensível à dor – tornam-se permanentemente prolapsados (não é possível a redução) e aderidos à margem anal (neste caso, considera-se um prolapso anal).

Observação: Ao contrário da terminologia alemã, nas terminologias anglo-americana e suíça as *hemorroidas internas* e *externas* são diferenciadas. Neste caso, originariamente, as veias estão principalmente envolvidas: as hemorroidas internas têm como seu ponto de partida o órgão de continência anorretal suprido por sangue "venoso", enquanto hemorroidas externas são doenças do plexo venoso subcutâneo perianal (p. ex., trombose perianal). Entretanto, de acordo com a nossa compreensão, as hemorroidas externas não passam de coxins vasculares hiperplásicos do órgão de continência anorretal, suprido por sangue arterial, e deslocados para fora devido a um prolapso(!).

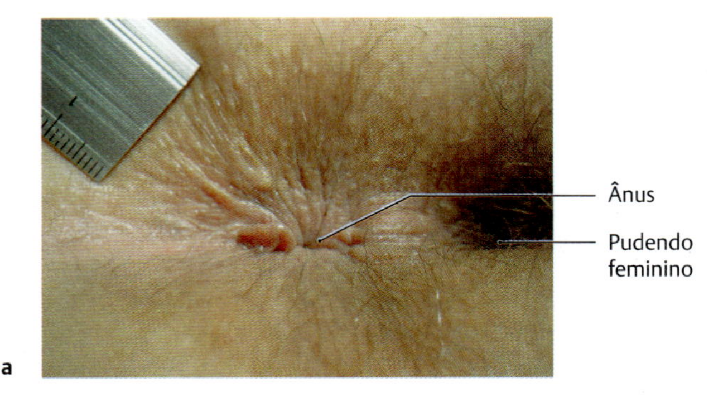

a

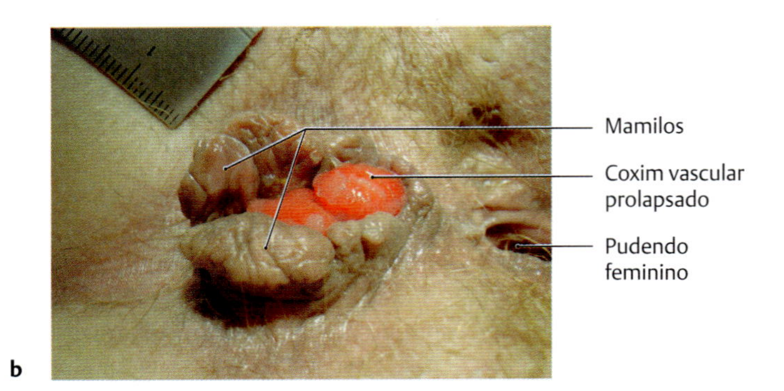

b

B Aspectos da pele perianal com e sem doença hemorroidária

a Aspecto característico da pele da região perianal de uma paciente de 38 anos; **b** Doença hemorroidária de grau IV em uma paciente de 54 anos: prolapso da mucosa na comissura anterior, combinado a dois "mamilos" nos lados esquerdo e direito (mamilos são pregas da pele da região perianal, normalmente assintomáticos e inofensivos) (de Rohde, H.: Lehratlas der Proktologie. Stuttgart: Thieme; 2007).

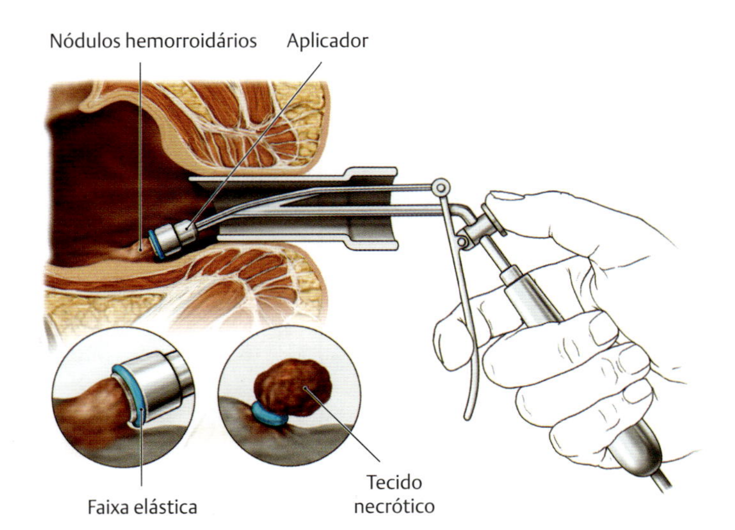

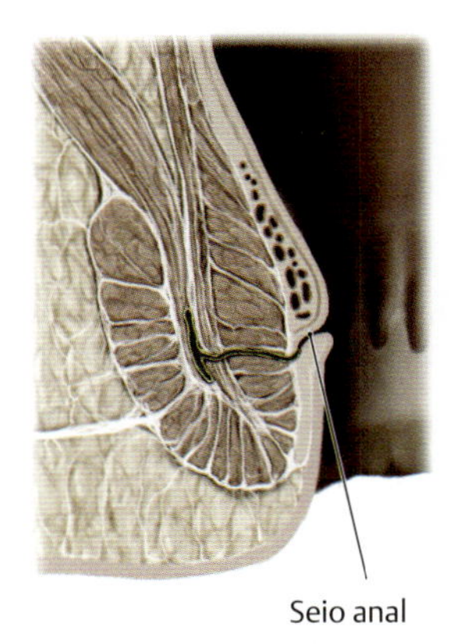

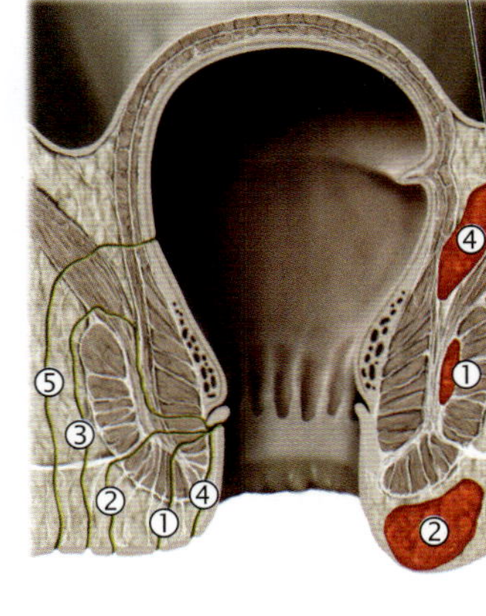

a Glândula proctodeal **b** Fístulas anais Abscessos anais

C Possibilidades terapêuticas para a doença hemorroidária

A terapia para doença hemorroidária tem essencialmente três objetivos: profilaxia, eliminação dos sintomas e recuperação da anatomia e fisiologia locais. Dentro das possibilidades terapêuticas, distinguem-se as medidas profiláticas (ou acessórias) e as sintomáticas (conservadoras, semicirúrgicas e cirúrgicas):

- **Medidas profiláticas/acessórias:** em primeiro lugar, procede-se aqui ao esclarecimento do paciente sobre os hábitos alimentares recomendáveis (adaptação ou mudança para uma dieta rica em fibras e pobre em gorduras, com ingestão adequada e suficiente de líquido, evitando bebidas alcoólicas, nicotina e alimentos muito condimentados) e sobre a melhora no comportamento de defecação (defecar apenas quando em urgência, evitar grandes esforços, não utilizar laxantes e fazer higiene anal suficiente, porém não exagerada)
- **Medidas conservadoras:** tratamento local com pomadas, supositórios, tampões anais, banhos de assento, cujo objetivo é aliviar os sintomas
- **Medidas semicirúrgicas:** efeitos terapêuticos efetivos são obtidos, em particular, na doença hemorroidária de graus I e II, por meio de esclerose (p. ex., segundo Blond), ligadura com uma faixa elástica (de acordo com Barron) e ligadura arterial hemorroidária controlada por ultrassom (LAH). Durante o tratamento de esclerose são injetados, por exemplo, 0,5 a 1,0 mℓ de polidocanol ao redor da região, na submucosa acima da linha pectinada. O polidocanol danifica o endotélio dos vasos sanguíneos e promove sua transformação em tecido fibroso cicatricial (esclerose). O alvo desta terapia é a melhor imobilização dos nódulos hemorroidários. A ligadura com faixa elástica é o procedimento de eleição para a doença hemorroidária de grau II (ver **A**). Com o auxílio de um aplicador especial, o tecido hemorroidário excessivo é amarrado e comprimido com uma faixa elástica, fazendo com que o tecido necrótico seja eliminado em até 2 semanas. Por meio da ligadura arterial (LAH), o suprimento sanguíneo é reduzido, de modo que o coxim vascular aumentado se retraia
- **Medidas cirúrgicas:** a doença hemorroidária de grau III constitui indicação de cirurgia. Os procedimentos cirúrgicos atuais são, por exemplo, a hemorroidectomia, segundo Milligan-Morgan, e a chamada hemorroidopexia por clampeamento, segundo Longo. Na hemorroidectomia, os nódulos aumentados são excisados radialmente aos segmentos e ligados em sua base. Pelo método de clampeamento, os nódulos hemorroidários prolapsados são inicialmente reduzidos e reposicionados com o auxílio de um espéculo, enquanto a mucosa, situada em posição proximal, é ressecada de forma circular, juntamente com partes do tecido hemorroidário. Em seguida, o tecido hemorroidário é fixado em sua posição fisiológica com um clampe, em localização supra-anodermal. Uma vantagem fundamental deste procedimento é a ocorrência menor de dor pós-cirúrgica, uma vez que o clampeamento é realizado em uma região da mucosa retal que não apresenta inervação sensitiva somática.

D Fístulas anais e abscessos anais

Essas condições são muito associadas e frequentemente se devem ao mesmo processo: inflamação das glândulas proctodeais rudimentares (ver p. 257). Consequentemente, o abscesso anal de ocorrência aguda e a fístula anal crônica são quase sempre causados pela chamada infecção criptoglandular. De acordo com a anatomia das glândulas proctodeais – a posição do corpo da glândula ocorre mais frequentemente entre os esfíncteres, na região da comissura posterior, e a desembocadura do ducto excretor no seio anal (**a**) –, as fístulas anais e os abscessos anais (**b**) são classificados de acordo com seu trajeto e a sua localização em relação ao aparelho esfinctérico, das seguintes formas:

- **Fístulas anais** (fístulas típicas são completas, isto é, são uma ligação entre a pele na superfície externa e o canal anal e têm duas aberturas, uma no seio anal e outra na região da pele perianal):

  ① Fístula interesfinctérica: 50 a 70% de todas as fístulas anais, perfura o M. esfíncter interno do ânus.
  ② Fístula transfinctérica: 30 a 40% de todas as fístulas anais, perfura tanto o M. esfíncter externo do ânus quanto o M. esfíncter interno do ânus.
  ③ Fístula supraesfinctérica: aproximadamente 5% de todas as fístulas anais; segue para cima entre os dois músculos esfíncteres e perfura a alça puborretal.
  ④ Fístula subcutânea ou subanodermal: 5 a 10% de todas as fístulas anais, não perfura nenhum esfíncter, mas se estende para fora diretamente sob a pele do canal anal (sinônimo: fístula anal marginal).
  ⑤ Fístula anal atípica: aproximadamente 5% de todas as fístulas anais; não se origina das glândulas proctodeais, mas se estende da ampola do reto, através do M. levantador do ânus, em direção à superfície externa da pele (também é conhecida como fístula anal extraesfinctérica), e é frequentemente encontrada na doença de Crohn.

- **Abscessos anais** (originados das fístulas que não apresentam comunicação com o meio externo e que, portanto, permanecem em fundo cego):
  ① Abscesso interesfinctérico: na região das glândulas proctodeais.
  ② Abscesso subcutâneo ou subanodermal: perianal ou no canal anal.
  ③ Abscesso isquiorretal ou infralevantador: abaixo do M. levantador do ânus na fossa isquioanal.
  ④ Abscesso pelvirretal supralevantador: entre o reto e o funil formado pelo M. levantador do ânus, no paraprocto.

Observação: As fístulas anais e os abscessos anais sempre têm de ser tratados cirurgicamente. Os abscessos anais acompanhados por dor intensa, febre e leucocitose representam habitualmente uma situação de emergência. O principal objetivo da cirurgia da fístula é, além de eliminar o seu ducto, a descontaminação das glândulas proctodeais, uma vez que geralmente há recidiva. Crucial para um bom resultado do tratamento de uma fístula anal é o conhecimento das relações anatômicas exatas!

3.11 Tumores Colorretais: Frequência, Fatores de Risco e Exames Preventivos

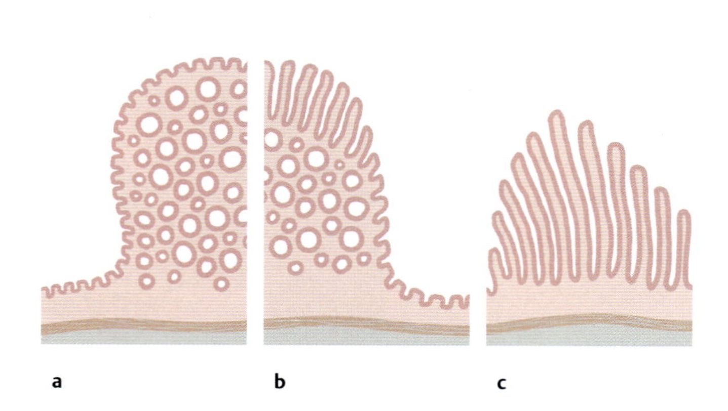

A Pólipos adenomatosos do intestino grosso
a Pólipos tubulares; **b** Pólipos tubulovilosos; **c** Pólipos vilosos.
Os adenomas são neoplasias epiteliais benignas que se originam de tecidos glandulares. Caso eles se originem, por exemplo, da mucosa do intestino grosso, frequentemente se projetam para fora da mucosa e se expandem sob a forma de pólipos (por isso a denominação "pólipos do intestino grosso). De acordo com o seu aspecto morfológico, podem ser distinguidos os seguintes tipos:

- Adenomas tubulares (75% de todos os pólipos do intestino grosso): geralmente pediculados e menores que 2 cm
- Adenomas tubulovilosos (15% de todos os pólipos do intestino grosso): forma mista; risco de degeneração nitidamente mais elevado do que a forma tubular
- Adenomas vilosos (10% de todos os pólipos intestinais; alto risco de degeneração, aproximadamente 30%): superfície com estruturas semelhantes a vilosidades; por causa de sua base larga, são difíceis de ser retirados sob endoscopia – por isso, apresentam um índice elevado de recidiva.

Observação: Todos os adenomas podem sofrer degeneração maligna, sendo que o risco de degeneração se correlaciona com o tamanho dos pólipos, o tipo histológico e o grau de displasia (p. ex., grau de diferenciação).

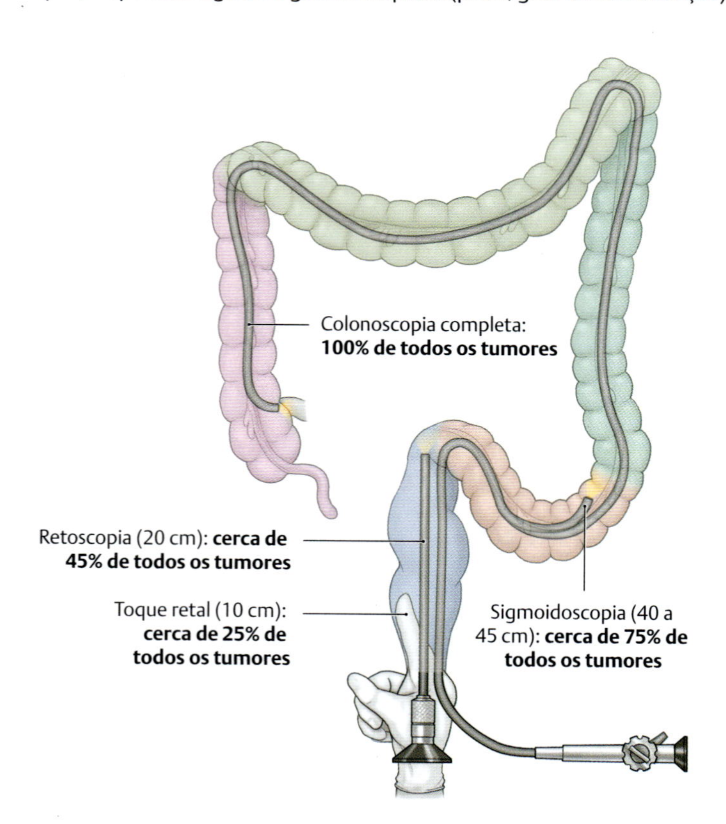

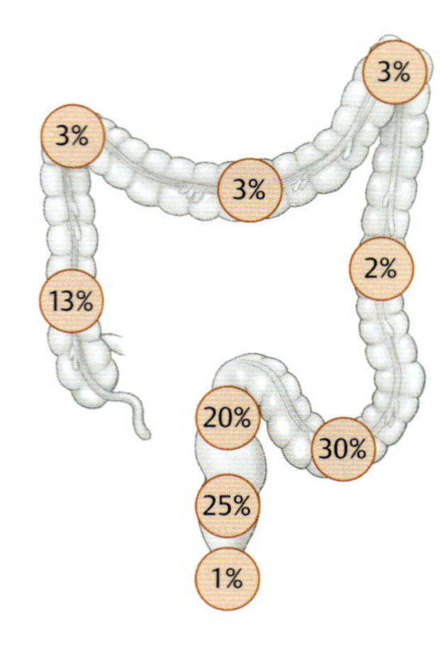

B Frequência e fatores de risco dos carcinomas colorretais
Os carcinomas colorretais constituem os tumores malignos mais frequentes do sistema digestório, no mundo ocidental. Na Europa e nos EUA, a proporção de carcinoma colorretal – em incidência crescente – é de aproximadamente 15% de todos os tipos de câncer, e, só na Alemanha, há mais de 60.000 novos casos de carcinoma colorretal por ano, independentemente do sexo, sendo o segundo tipo de câncer mais frequente (mais da metade dos pacientes morre desta doença). Aproximadamente 45% desses tumores são derivados do reto (ver figura). As causas do carcinoma colorretal não estão nitidamente esclarecidas, embora os seguintes fatores de risco exógenos e endógenos pareçam estar relacionados:

- **Fatores de risco exógenos:**
  - Consumo elevado de carne e de gorduras em uma dieta geralmente pobre em fibras
  - Absorção insuficiente de vitaminas (ácido fólico, vitaminas A, C e E) e de oligoelementos (selênio)
  - Consumo de álcool
  - Exposição ao asbesto (amianto)
  - Condição socioeconômica melhor (associado a maus hábitos alimentares, ver anteriormente)
  - Falta de atividades físicas
- **Fatores de risco endógenos:**
  - Pólipos adenomatosos do intestino grosso
  - Ocorrência frequente de carcinomas de colo na família
  - Doenças intestinais inflamatórias (p. ex., colite ulcerosa, doença de Crohn).

Observação: Os tumores do canal anal (1%) não estão incluídos nos carcinomas colorretais!

C Exames preventivos
A importância do diagnóstico precoce por meio de exames de rastreamento para fins de prognóstico de um carcinoma colorretal é a mesma de qualquer outro tumor benigno. Isso se deve ao intervalo de tempo relativamente longo (muitos anos), até que um carcinoma se desenvolva a partir de um adenoma benigno primário. Os tumores colorretais benignos devem-se principalmente a alterações poliposas, que se originam da mucosa (adenomas tubulares, vilosos e tubulovilosos, que são pediculados, de base larga, solitários ou múltiplos). Os adenomas vilosos apresentam a tendência mais alta de degeneração — cerca de 30% (ver **A**). As recomendações para a prevenção do câncer consistem em pesquisa anual de sangue oculto nas fezes (Hemoccult® a partir dos 40 anos), toque retal e uma colonoscopia (a partir dos 55 anos), com a possibilidade de uma intervenção primária direta pela remoção de precursores neoplásicos. Atualmente a colonografia por TC (colonoscopia virtual, ver p. 266) ofereceu uma alternativa menos invasiva em relação à colonoscopia endoscópica convencional. Isso se deve ao reconhecimento de que a incidência e a mortalidade podem ser expressivamente reduzidas, particularmente pelo diagnóstico endoscópico, em 60 a 80%.

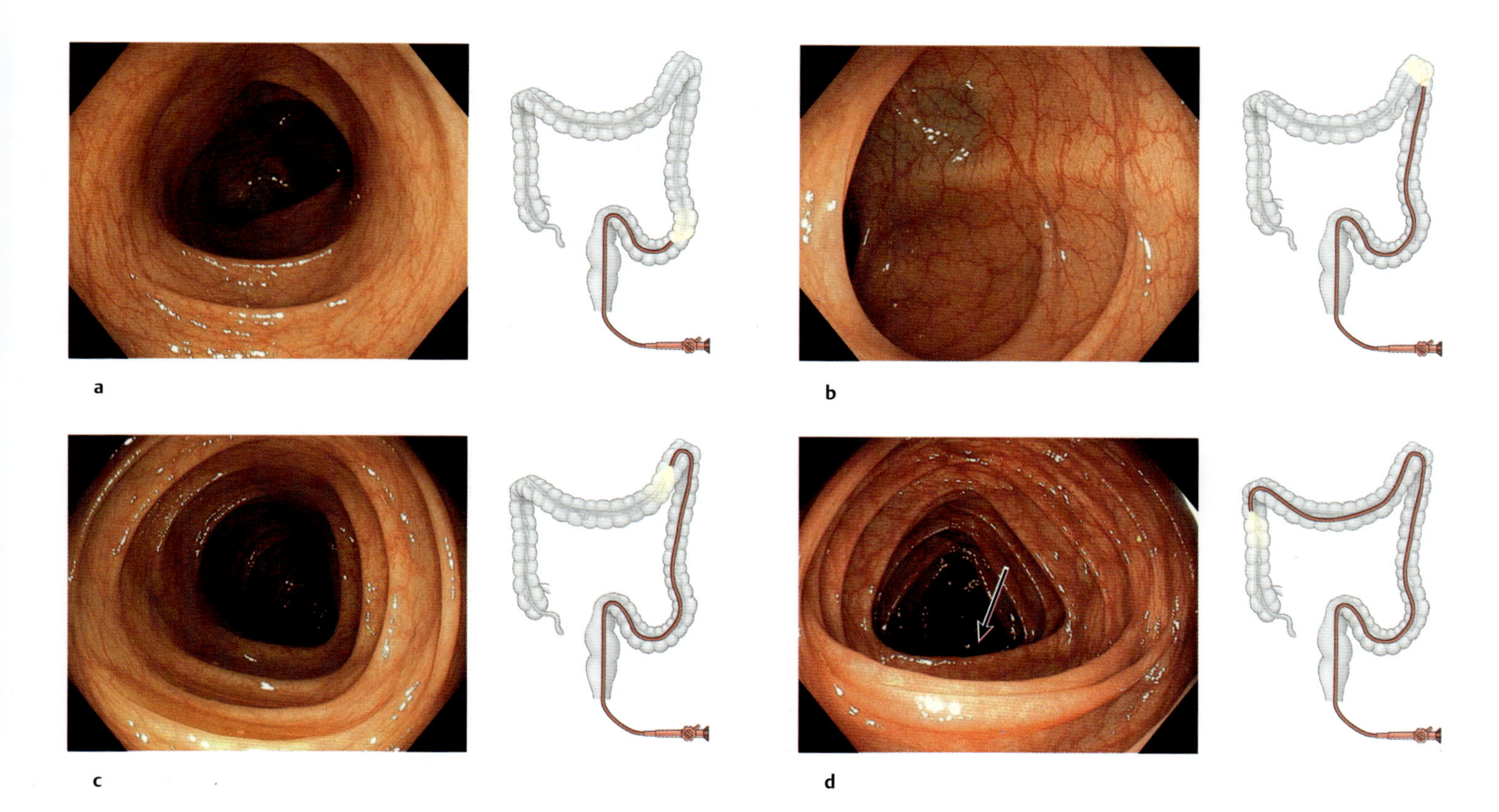

D Colonoscopia e relevo interno normal de diferentes seções do colo

a Vista do colo descendente (lúmen oval e saculação regular); **b** Flexura esquerda do colo com baço adjacente e superficial; **c** Vista do colo transverso com configuração triangular típica; **d** Vista do colo descendente com a válvula ileocecal (seta) no fundo. No lado direito das figuras, estão apresentadas as respectivas posições do endoscópio (fotos de: Messmann H, Hrsg. Lehratlas der Koloskopie. 2. Aufl. Stuttgart: Thieme; 2014).

Observação: Na endoscopia, a perspectiva do examinador é diferente da habitual nos procedimentos de imagem: olha-se para o relevo interno do intestino, que é quase triangular em corte transversal (ver **c**). Nos respectivos cantos existem três espessamentos em forma de fios da camada muscular longitudinal (tênias, ver p. 252), com os quais, em intervalos regulares saltando para o lúmen, dobras transversais em forma de crescente (pregas semilunares) alternam com protuberâncias intervenientes, as saculações. Para poder avaliar bem o colo endoscopicamente, ele deve ser cuidadosamente limpo com antecedência por lavagem intestinal oral (o paciente bebe um total de 4 ℓ de solução eletrolítica não absorvível, por exemplo, polietilenoglicol, na noite anterior e no dia do exame). O exame endoscópico inicia-se com a inspeção e palpação da região perianal após preparo analgésico ou sedação do paciente. A dilatação do lúmen intestinal por insuflação de CO_2 ou água aquecida (técnica de infusão) reduz a possível dor com o avanço do colonoscópio. Após atingir o ceco e intubar o íleo terminal, inicia-se a fase de retirada do dispositivo (começando pela Figura **d**), durante a qual as seções individuais do colo são rigorosamente examinadas. Como regra geral, intervenções terapêuticas (p. ex., hemostasia, ressecção de neoplasias da mucosa, ablação tumoral etc.) também são realizadas no caminho de volta da colonoscopia.

Observação: A taxa geral de complicações da colonoscopia é de cerca de 0,3%.

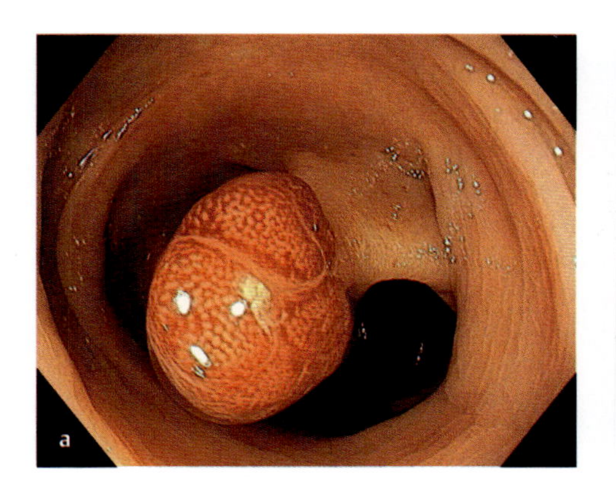

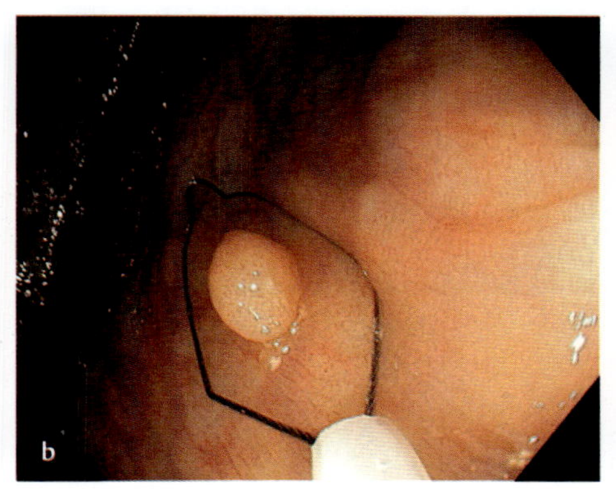

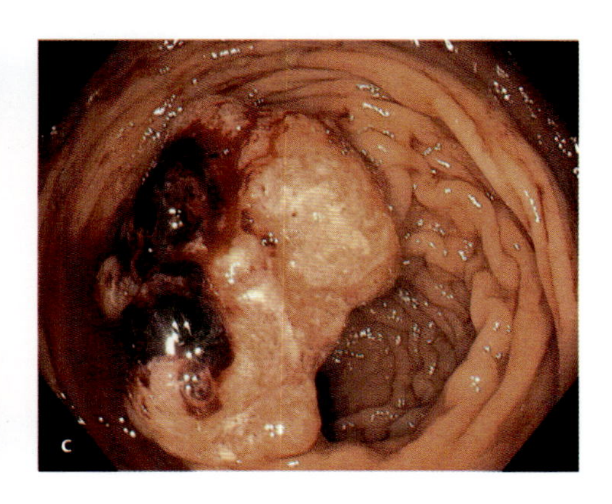

E Exemplos de tumores colorretais benignos (a e b) e malignos (c)

a Pólipo pedunculado; **b** Pólipo afunilado com alça aberta de ablação; **c** Carcinoma exofítico (crescimento exterior) na junção retossigmoide com ulceração e sangramento típicos (de: Messmann H, Hrsg. Lehratlas der Koloskopie. 2. Aufl. Stuttgart: Thieme, 2014). A maioria das neoplasias colorretais são adenocarcinomas, que surgem do epitélio cilíndrico do colo ou reto. Geralmente surgem de precursores benignos (pólipos adenomatosos). Os carcinomas avançados são caracterizados por relevo superficial destrutivo, ulceração, sangramento (ver **c**) e estenose do lúmen do colo.

3.12 Tumores Colorretais: Diagnóstico por Imagem e Tratamento Cirúrgico

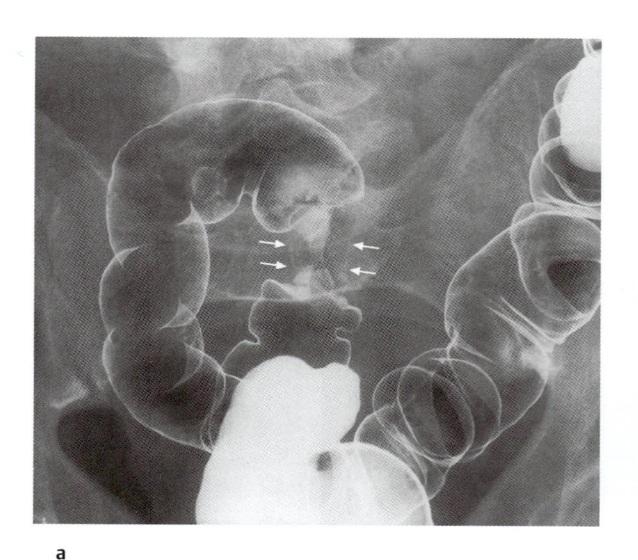

a

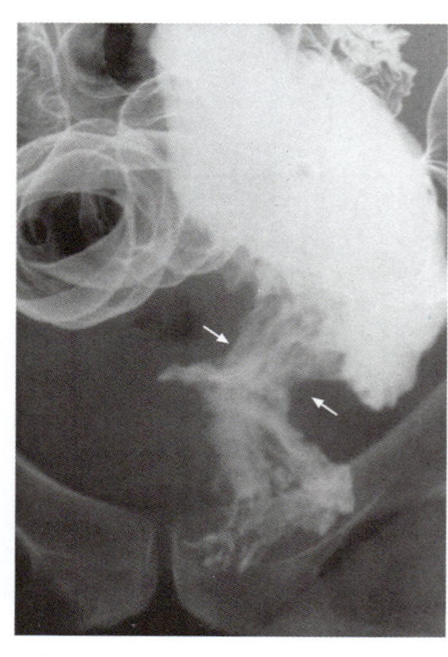

b

A Exame de duplo contraste do colo e do reto

a Carcinoma no colo sigmoide com configuração típica de "mordida de maçã" (setas) na fase tardia do tumor. Um defeito de enchimento na parede é visível e a interrupção do contorno da parede revela uma protrusão do tumor para o lúmen intestinal ("maçã mordida").

b Quanto mais o tumor progride, mais contrai o lúmen intestinal (setas). Antes da estenose, uma dilatação do lúmen pode então ser reconhecida, mostrada aqui com o exemplo do câncer retal (de: Reiser M, Kuhn F, Debus J, Hrsg. Duale Reihe Radiologie. 4. Aufl. Stuttgart: Thieme; 2017).

Observação: O exame de duplo contraste como procedimento radiológico padrão para avaliação adicional dos carcinomas colorretais foi amplamente substituído pela TC e pela RM (ver **B** e **C**). Ambos os procedimentos são particularmente adequados para o estadiamento tumoral. O procedimento mais importante para o diagnóstico primário dos carcinomas colorretais ainda é a colonoscopia (ver p. 265).

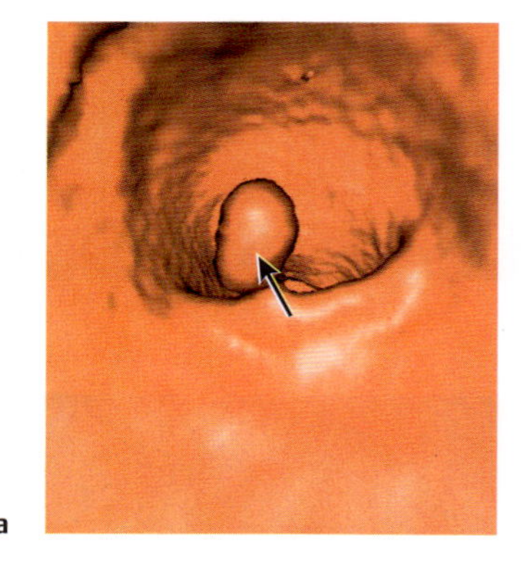

a

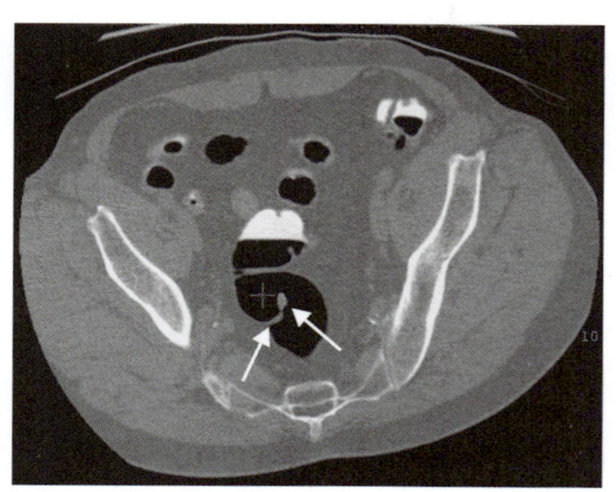

b

B Colonoscopia virtual (colonografia por TC) do colo e do reto

a Imagem 3D reconstruída e imagem de TC (**b**) de pólipo retal pedunculado durante colonoscopia virtual. Massa intraluminal circunscrita estendendo-se da parede intestinal (**a** seta preta, **b** setas brancas) (de: Henn-Bruns D, Hrsg. Duale Reihe Chirurgie. 4. Aufl. Stuttgart: Thieme; 2012). A colonografia virtual não é um procedimento invasivo como a colonoscopia convencional. Em vez disso, é baseada em imagens de TC do abdome, a partir das quais um computador calcula imagens tridimensionais e, assim, reconstrói o colo. Com uma câmera endoscópica virtual, o radiologista pode então embarcar em uma "jornada virtual" pelo colo. Pólipos/neoplasias com tamanho >10 mm podem, de acordo com estudos, ser diagnosticados com alta sensibilidade (> 90%), mas os menores, ou seja, <10 mm, não podem ser detectados de forma confiável. Como o exame também está associado a uma exposição não desprezível à radiação, a colonoscopia virtual ainda não é um procedimento de rotina.

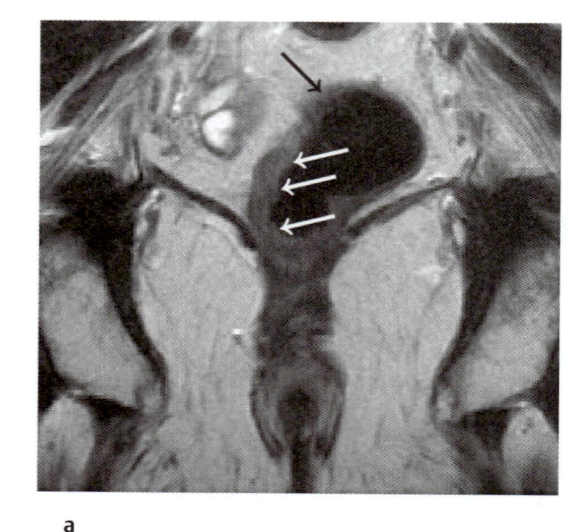

a

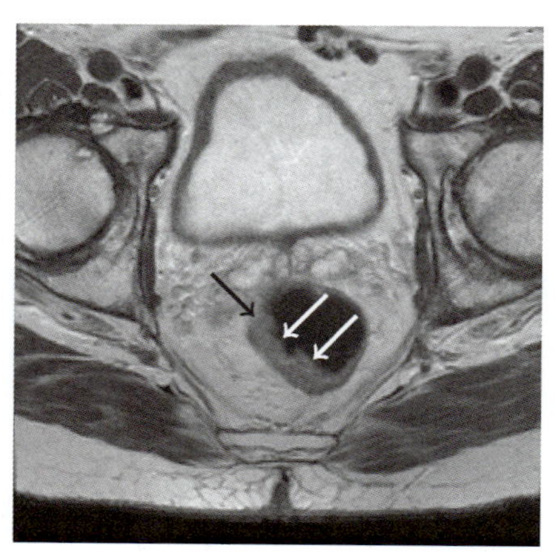

b

C RM de um carcinoma retal infiltrante crescente

Imagens de cortes coronal (**a**) e axial (**b**) com ponderação em T2 da pelve menor no nível da articulação do quadril (de: Reiser M, Kuhn F, Debus J, Hrsg. Duale Reihe Radiologie. 4. Aufl. Stuttgart: Thieme; 2017). No reto, observa-se massa localizada na parede, com expansão intraluminal (setas brancas) que infiltra o tecido adiposo mesorretal (ver **E**) (seta preta). Graças ao seu alto contraste de tecidos moles, a RM desempenha um papel crucial no diagnóstico e estadiamento (p. ex., profundidade da infiltração etc.) dos carcinomas retais. Além disso, esse método pode ser usado para detectar linfonodos regionais e metástases a distância.

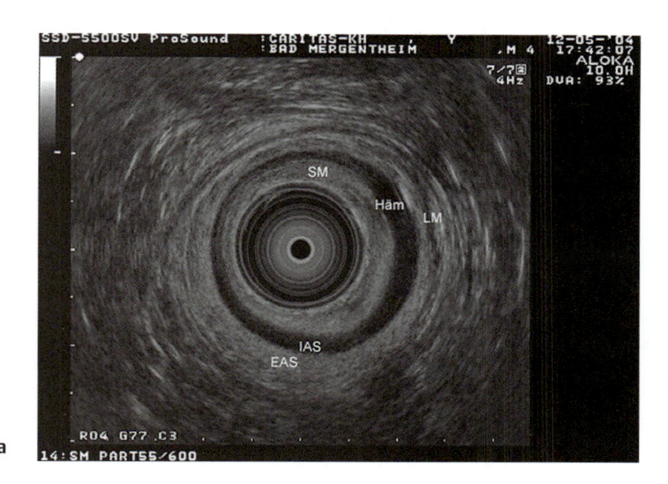

a

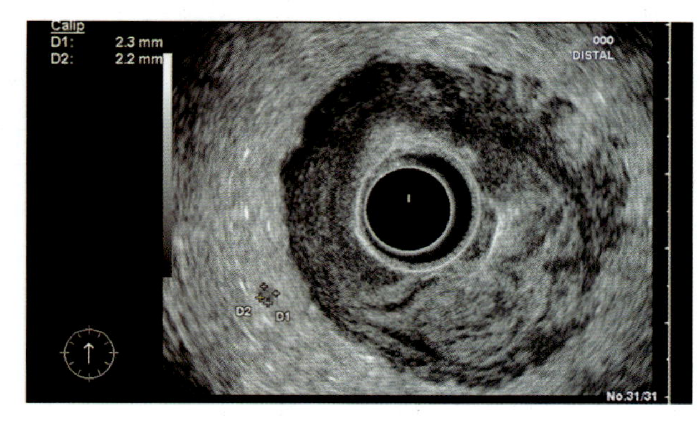

b

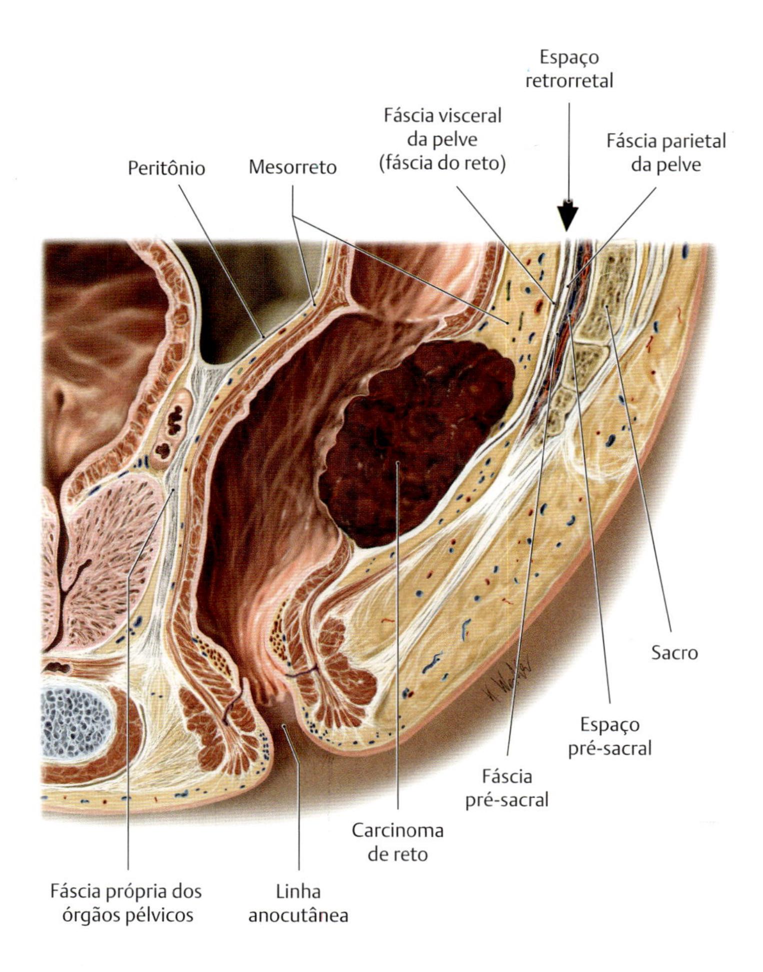

D Endossonografia retal e anal

A endossonografia retal e anal investiga as camadas da parede da região anorretal e das estruturas circunjacentes à região e, em particular, os órgãos adjacentes com maiores acurácia e resolução local. Enquanto a ultrassonografia endorretal investiga principalmente as camadas da parede do reto, a ultrassonografia endoanal avalia a musculatura dos esfíncteres e o assoalho da pelve. Para que as imagens endossonográficas sejam corretamente interpretadas, é necessário um bom conhecimento anatômico. A orientação transversal com uma sonda de 360° é o plano de representação endossonográfica mais frequente; ele facilita a correta localização anatômica das estruturas nas imagens.

a **Endossonografia anal:** demonstração do aparelho esfinctérico no canal anal; a estrutura principal é o M. esfíncter interno do ânus (IAS), que aparece como um anel hipoecogênico diretamente associado à submucosa (SM), de aspecto hiperecogênico (partes do plexo hemorroidário – Häm). Na direção externa, segue-se o M. esfíncter externo do ânus (EAS), com um padrão ecogênico não uniforme. No espaço interesfinctérico, podem ser observadas fibras do M. corrugador do ânus como uma continuação da musculatura longitudinal (LM), como uma delgada camada hipoecogênica.

b **Endossonografia retal:** observa-se um grande carcinoma retal, de crescimento circular, com infiltração do tecido adiposo perirretal. A endossonografia retal é utilizada para o chamado estadiamento pré-operatório do carcinoma retal, isto é, com este método pode-se examinar a profundidade do tumor – ou seja, quanto ele penetrou na parede retal – e quantos linfonodos regionais foram comprometidos. Essas informações são importantes em relação à escolha do procedimento cirúrgico: o reto pode ser completamente retirado (excisão abdominoperineal), ou pode ser operado, mas com interrupção do mecanismo de continência (excisão mesorretal total, ver **E**) ou, ainda, é possível fazer apenas um tratamento local do tumor (de: Dietrich Ch. Hrsg. Endosonographie, Lehrbuch und Atlas des endoskopischen Ultraschalls. Stuttgart: Thieme; 2007).

E Excisão mesorretal total (EMT)

Oitenta por cento dos cânceres retais podem ser tratados com cirurgia poupadora da continência. O pré-requisito é que a borda distal do tumor esteja no mínimo 6 cm acima da linha anocutânea. A introdução da excisão mesorretal total (EMT) melhorou significativamente os resultados oncológicos (redução da taxa de recorrência local), especialmente em casos de carcinomas profundos dos terços médio e inferior do reto. A EMT considera os padrões regionais de metástase de câncer retal, removendo radicalmente não apenas o tumor com a potencial infiltração pela parede no tecido adiposo perirretal (mesorreto), mas também toda a área de fluxo linfático regional. Além disso, a abordagem cirúrgica considera o plexo pélvico autônomo (plexo hipogástrico inferior), especialmente para evitar disfunção erétil e de esvaziamento da bexiga; diz-se então de uma excisão mesorretal "orientada pelo nervo" (ver p. 401).

Procedimento cirúrgico: após a preparação do ramo linfovascular dos vasos retais superiores, primeiramente são separadas centralmente as A. e V. mesentéricas inferiores (ligadura vascular). Neste procedimento deve-se a atentar a que a A. mesentérica inferior seja ligada preservando-se o plexo venoso autônomo na aorta 2 cm distal a sua saída. A EMT atual abrange, posteriormente, todo o corpo adiposo retrorretal, ou seja, a mobilização do mesorreto no espaço vazio (espaço retrorretal, seta preta; ver também p. 401) entre a fáscia visceral da pelve (fáscia do reto) e a fáscia parietal da pelve; anteriormente, a inclusão do espaço pré-retal ao longo da fáscia própria dos órgãos pélvicos; e lateral toda a área até a parede pélvica (paraprocto), preservando-se os Nn. hipogástricos e esplâncnicos pélvicos. Após a imobilização do reto até o M. levantador do ânus e a apresentação das alças puborretais, o reto é desconectado *in situ* com margem de segurança de 2 cm e o coto retal é anastomosado com o colo restante com a ajuda de um instrumento de sutura.

3.13 Fígado: Posição e Relações com Órgãos Adjacentes

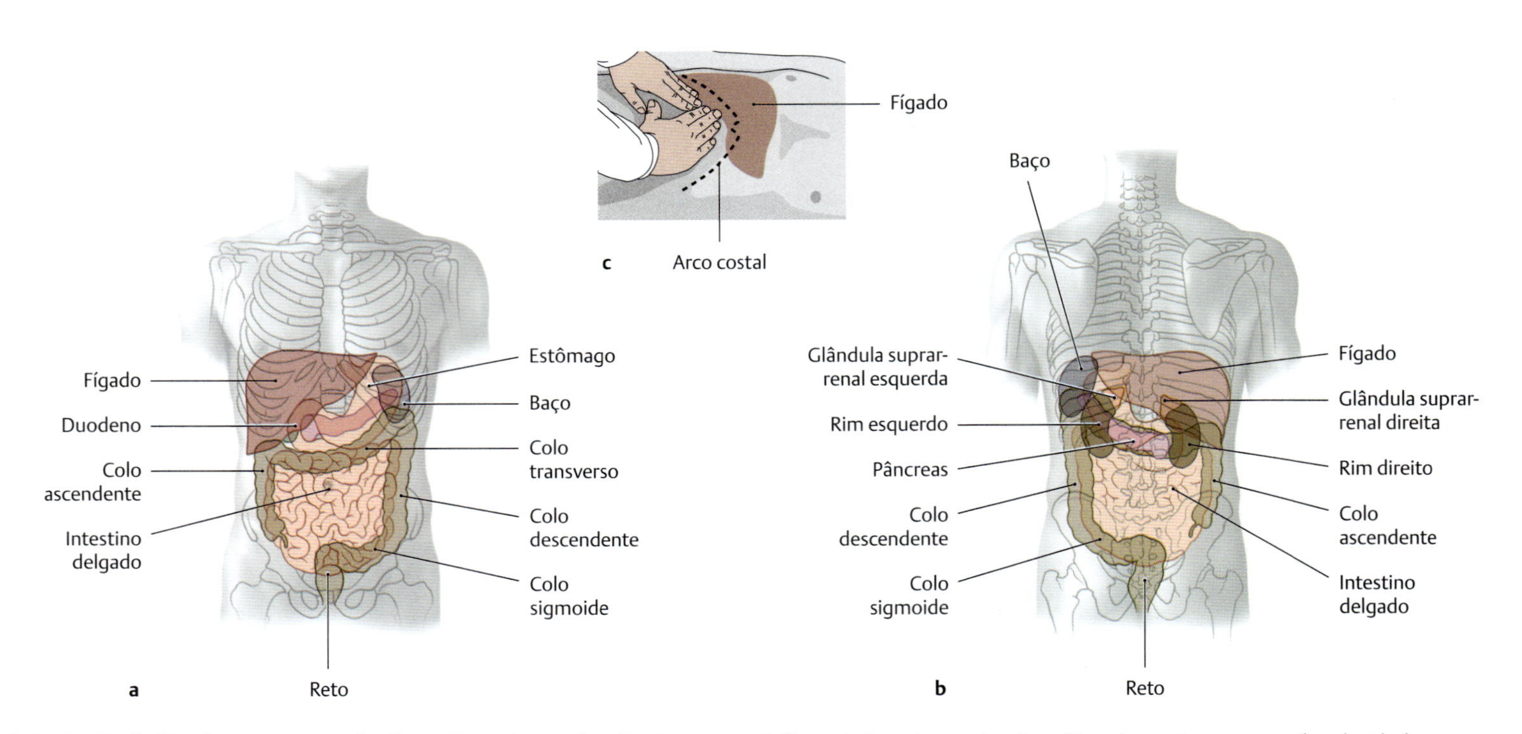

A Projeção do fígado no tronco e órgãos adjacentes; palpação do fígado

a Vista anterior; **b** Vista dorsal; **c** Palpação do fígado.

O fígado se situa, em sua maior parte, no abdome superior direito, porém ele se estende ao longo do epigástrio até o abdome superior esquerdo. Por isso ele se dispõe amplamente à frente do estômago. O lobo hepático direito mostra um íntimo contato com o rim direito e com a flexura direita do colo. Devido à cúpula do diafragma, a cavidade pleural se superpõe às faces anterior e posterior do fígado. Como o fígado se encontra aderido à face inferior do diafragma, sua posição é altamente influenciada pela respiração, além da postura corporal e da idade: em pessoas de pé, assim como no curso da ptose geral que os órgãos sofrem com a idade, o fígado pode se situar em uma posição mais baixa. O fígado é mais bem palpável (ver **c**) quando o paciente se deita, com o abdome relaxado (pernas flexionadas!), expira ao máximo (o fígado se dirige para cima, com o diafragma) e, em seguida, inspira intensamente (o fígado se abaixa, sua margem inferior, bem delimitada — comparar em **B** — é palpável sob o arco costal). Com um aumento patológico, o fígado, em casos excepcionais, pode atingir até a margem da pelve.

B Fígado *in situ*: posição do fígado na cavidade abdominal

Vista anterior de um abdome aberto; o tórax também está aberto, e o coração e os pulmões foram retirados; os Ligg. falciforme e redondo do fígado foram seccionados anteriormente.

Pode-se observar aqui a posição do fígado no hipocôndrio direito, no epigástrio e até a região superior esquerda do abdome. Na margem inferior esquerda do fígado, o estômago está visível, e na margem inferior direita observa-se o fundo da vesícula biliar.

Observação: Devido ao formato em cúpula do diafragma, o fígado e a cavidade torácica se sobrepõem parcialmente em um plano horizontal. Consequentemente, as lesões perfurantes podem atingir simultaneamente os pulmões na cavidade torácica e o fígado na cavidade abdominal (as chamadas lesões politraumáticas).

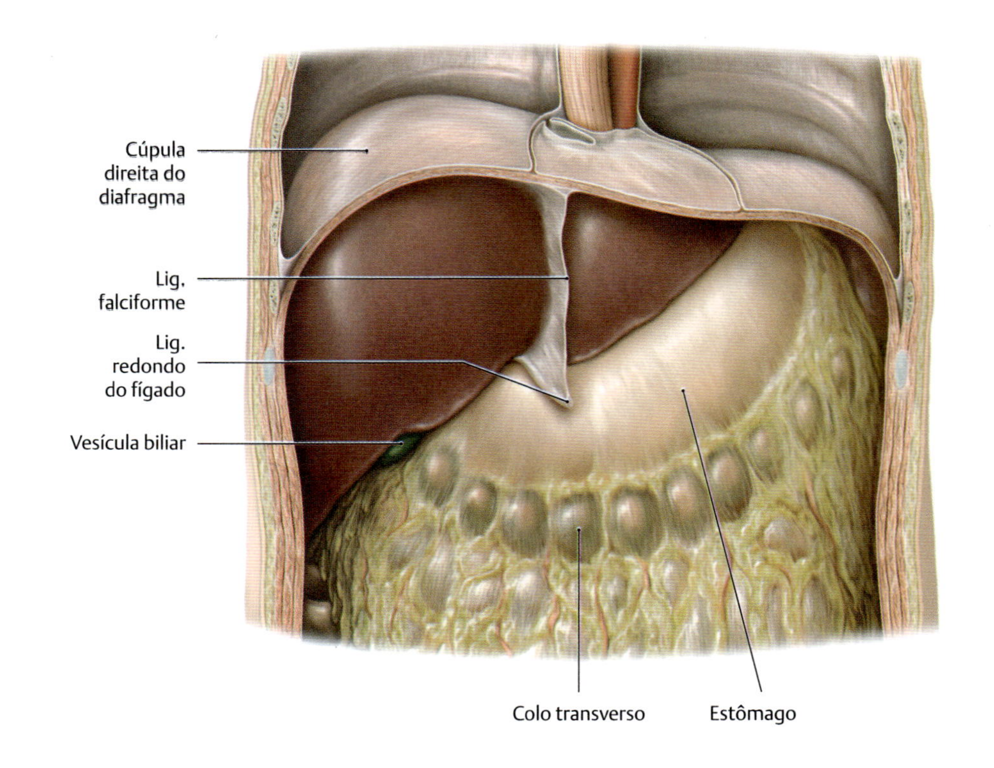

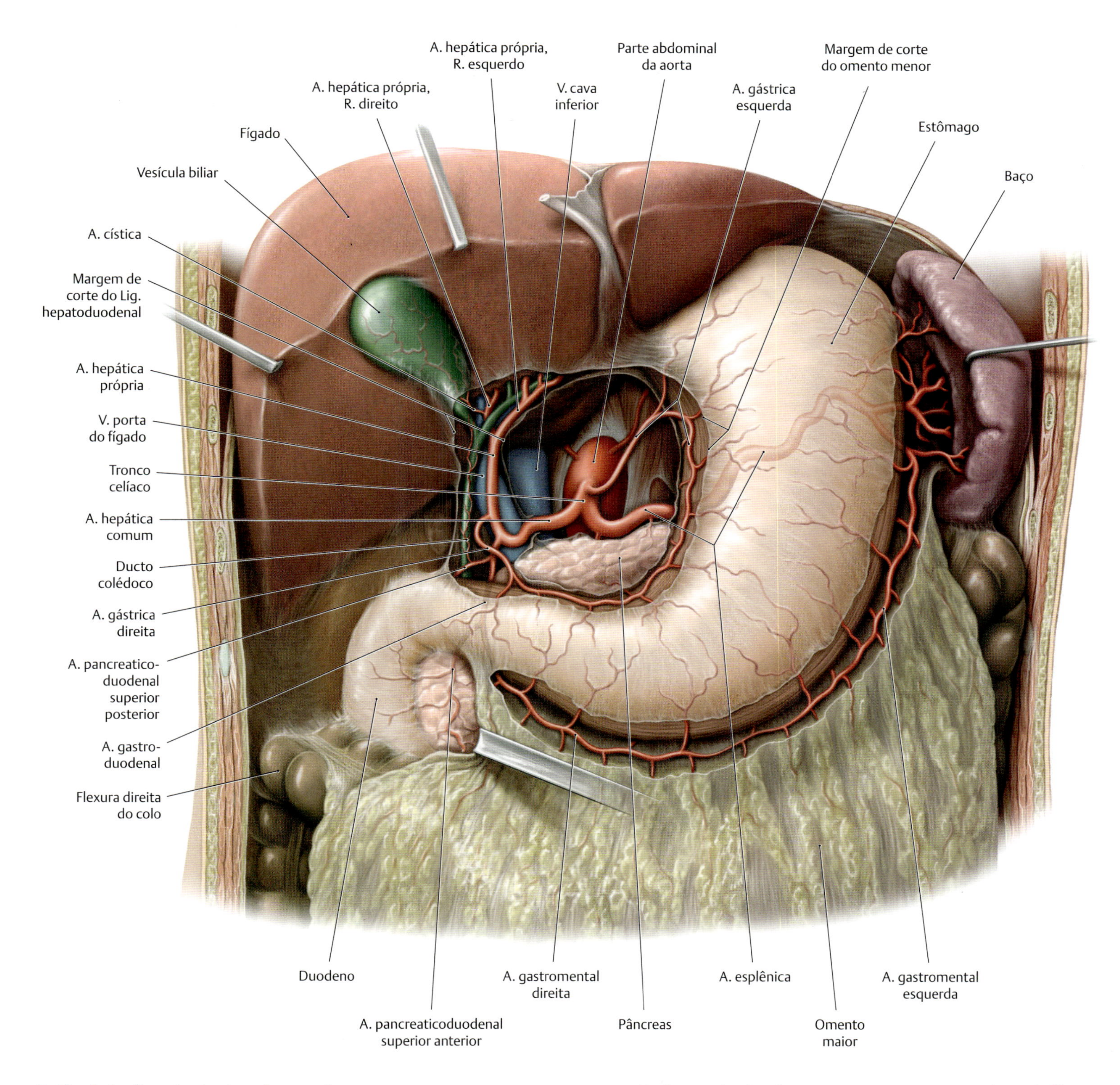

D Fígado *in situ* após abertura do omento menor

Vista ventral de um abdome superior aberto. Para melhor visualização, o fígado e o baço foram levantados por afastadores.

Graças à abertura do omento menor, pode-se olhar diretamente o interior da bolsa omental. Imediatamente à direita e aproximadamente acima do lobo hepático direito (ver p. 271), superiormente a cavidade pleural está seccionada. A margem anterior do fígado *in situ*, apontada para baixo, é bem delimitada, e quando o fígado está aumentado, é palpável. Na face visceral do fígado situa-se a vesícula biliar (ver p. 274), que projeta o seu fundo contra a parede abdominal, em direção ventral, e é identificada na margem inferior do fígado. Na parte direita do omento menor, o Lig. hepatoduodenal, encontram-se os vasos sanguíneos do fígado (A. hepática própria e V. porta do fígado) e o ducto colédoco. Na face inferior do lobo hepático direito pode-se identificar o contorno do rim direito.

Observação: A desembocadura das veias hepáticas na V. cava inferior situa-se diretamente abaixo do diafragma (ver p. 275) e, por isso, distante apenas alguns centímetros do átrio direito do coração. A insuficiência cardíaca direita pode, portanto, manifestar-se como estase sanguínea no fígado (hepatomegalia), entre outros achados. A variação de posição do fígado é considerável durante a palpação (ver **Ac**).

3.14 Fígado: Relações com Peritônio e Forma

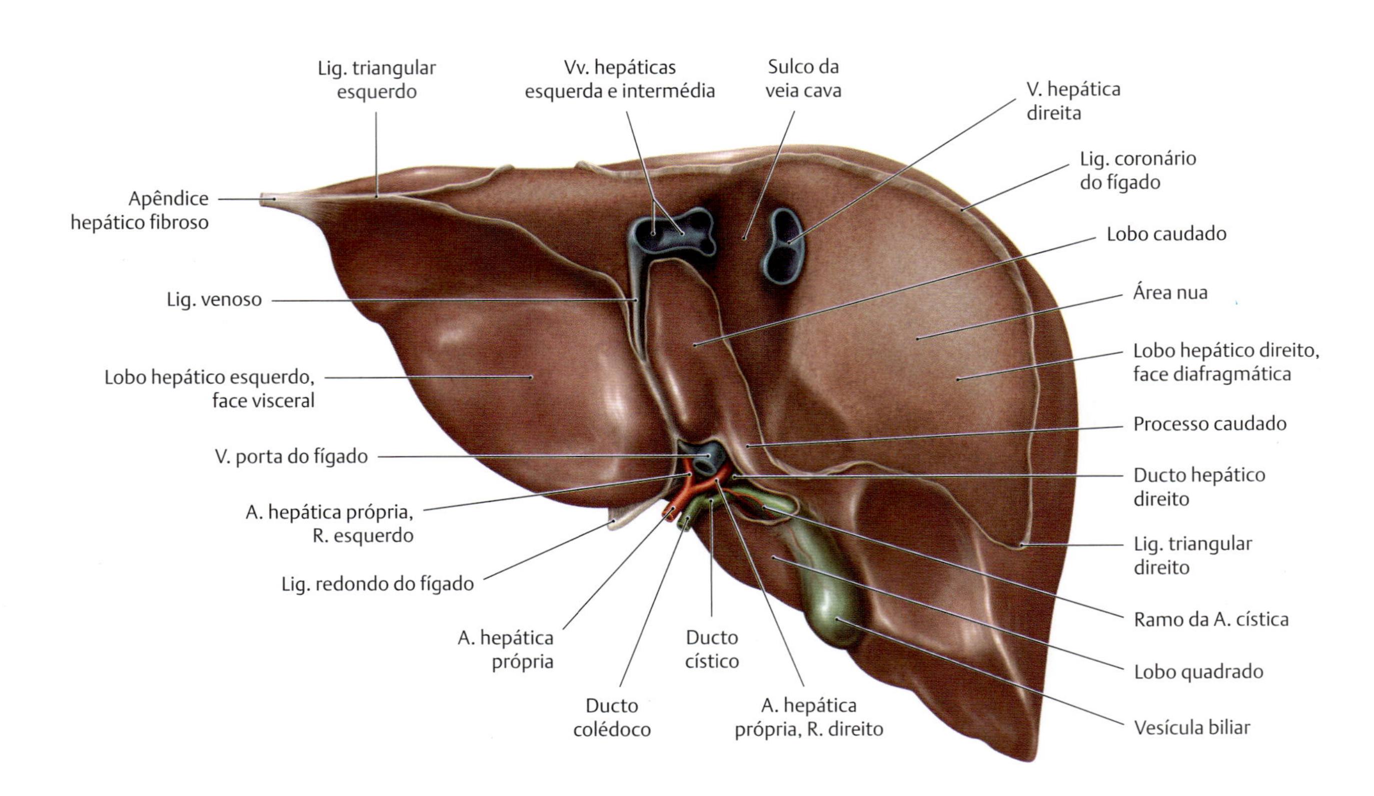

A Revestimento peritoneal do fígado
Vista posterior da parte superior da face diafragmática. O fígado é envolvido por uma cápsula de tecido conjuntivo, que envia septos para o interior do órgão; eles carreiam consigo os vasos sanguíneos e os nervos. A maior parte da *superfície* do fígado — externamente à cápsula de tecido conjuntivo — é recoberta pelo peritônio visceral e é brilhante. Apenas a área nua, cuja extensão é muito variável, mostra-se mais rugosa como uma área *sem peritônio*, uma vez que, nesta região, a superfície é formada pela cápsula conjuntiva. Pela área nua e, portanto, *fora* do revestimento peritoneal, saem também as Vv. hepáticas (geralmente três) do fígado. Isto é uma particularidade em comparação com todos os outros órgãos intraperitoneais, cujas veias e artérias sempre seguem em seu próprio "meso". No fígado apenas a A. hepática própria, que é *aferente*, e a V. porta do fígado, que também é *aferente*, além do ducto colédoco, seguem pelo meso-hepático (= Lig. hepatoduodenal, ver **Cb**), enquanto os vasos eferentes, ao contrário, não seguem pelo meso-hepático. Nos locais de reflexão de peritônio visceral para o peritônio parietal, na face inferior do diafragma, o delicado epitélio peritoneal frequentemente se sobrepõe ao tecido conjuntivo e aparece como uma "faixa" (Lig. coronário, ver **Ca**). Essa sobreposição do tecido conjuntivo é estendida, como uma ponta, na margem esquerda do lobo hepático esquerdo (apêndice fibroso do fígado).

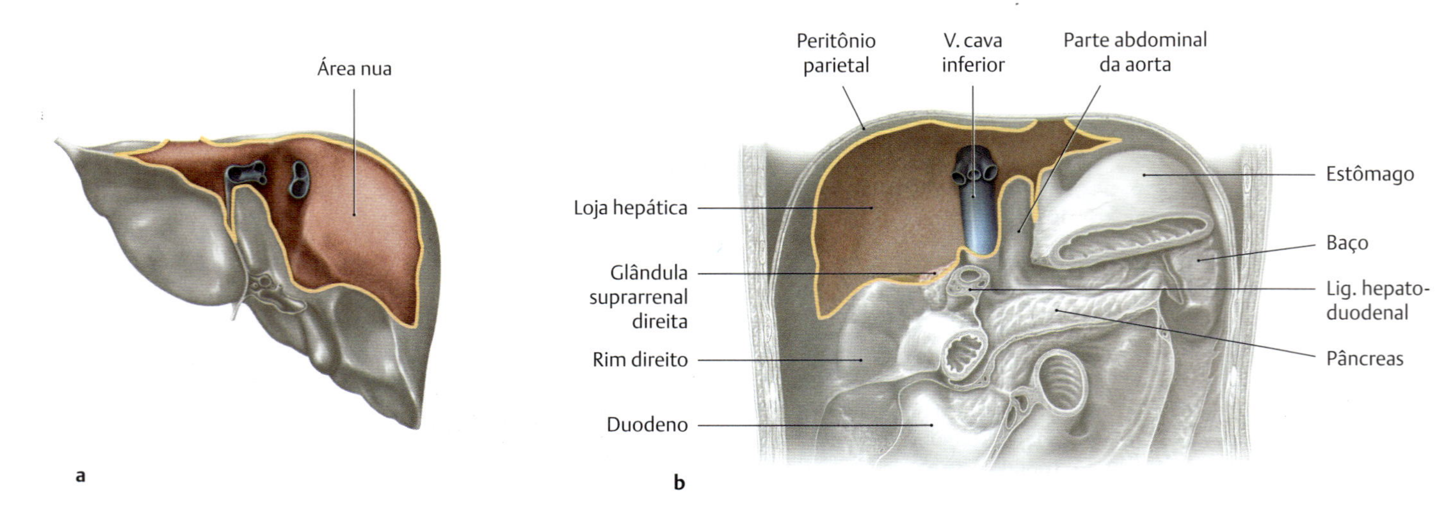

B Área nua e loja hepática no diafragma
Vista posterior da face diafragmática do fígado (**a**) e da face inferior do diafragma (**b**). A marcação dos locais de revestimento peritoneal no fígado e no diafragma evidencia a correspondência entre a área nua e a loja hepática no diafragma. Aqui, a face superior do fígado e a face inferior do diafragma são firmemente unidas por tecido conjuntivo, de tal modo que o fígado — apesar de sua posição intraperitoneal — não apresenta mobilidade isoladamente.

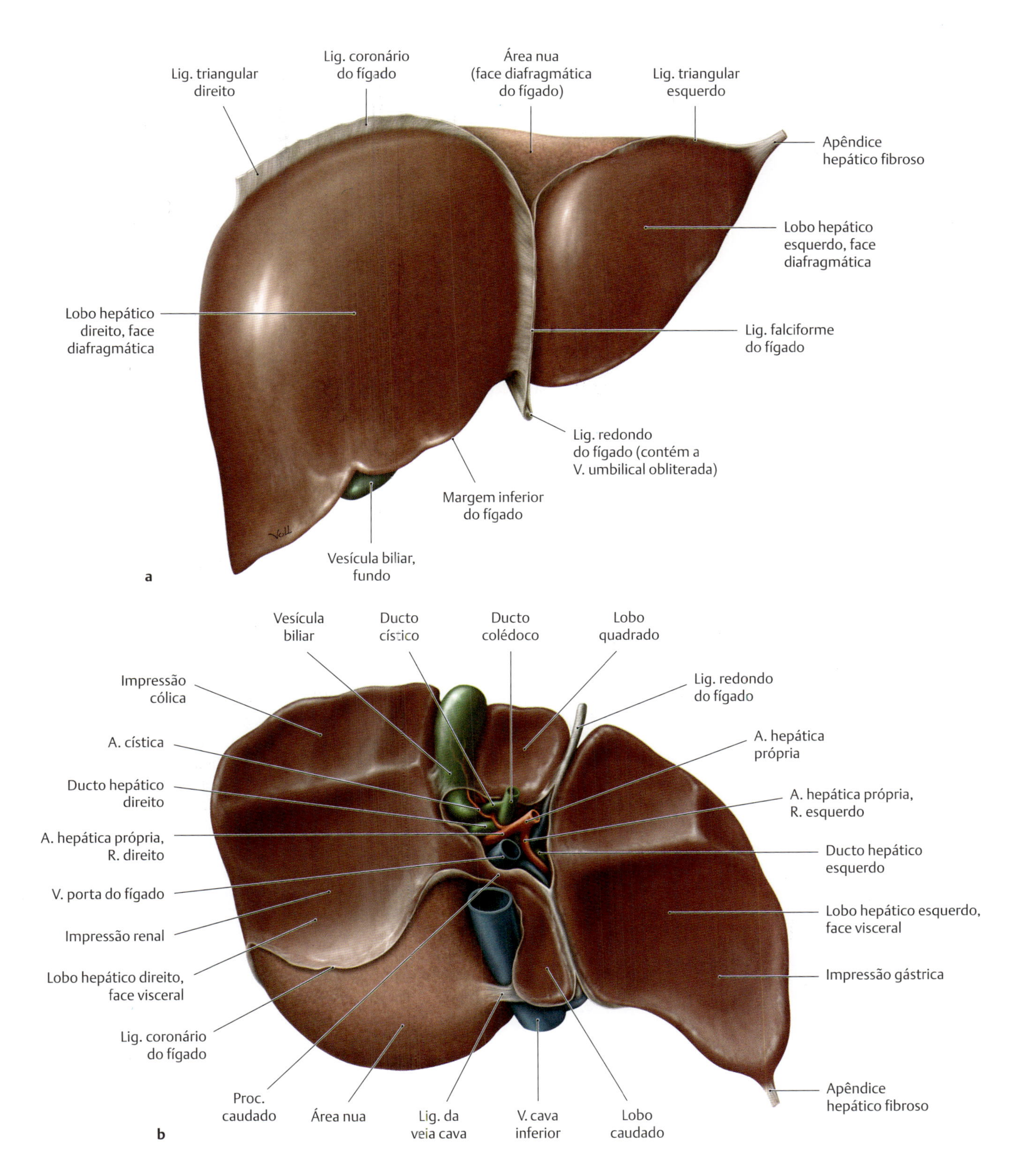

C Fígado: faces diafragmática e visceral

a Vista anterior da face diafragmática. Podem-se identificar dois lobos: o lobo hepático direito (maior) e o lobo hepático esquerdo (menor). Entre os dois lobos estende-se o Lig. falciforme que, juntamente com o Lig. redondo do fígado, atua como "*meso-hepático*" *ventral* e projeta-se para a parede abdominal anterior.

b Vista caudal da face visceral. São distintos dois dos quatro lobos do fígado, o lobo caudado e o lobo quadrado. A face visceral também contém a porta do fígado para a entrada e a saída das vias condutoras (ducto hepático comum, A. hepática própria, V. porta do fígado). Pode-se ver a extensão do Lig. hepatoduodenal a partir da margem de corte do peritônio visceral correspondente em torno da tríade vascular. Ele serve ao fígado junto com o Lig. hepatogástrico dorsal como "*meso-hepático*" dorsal e é, topograficamente, uma parte do omento menor. As inúmeras impressões dos órgãos adjacentes são reconhecidas com essa nitidez apenas em um órgão quimicamente fixado (formolizado). A vesícula está contato íntimo com a face visceral, recobre a margem inferior do fígado com o fundo e nivela o seu colo com a porta do fígado, onde entra em contato com o ducto hepático comum.

3.15 Fígado: Segmentos e Histologia

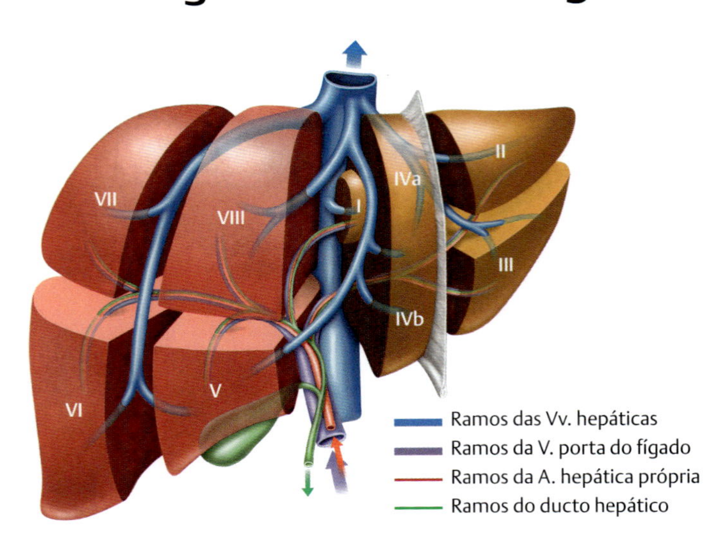

A Subdivisão do fígado em segmentos
Vista anterior. *Observação*: Na porta do fígado, há três vasos (tríade portal) que entram ou saem do fígado:

- V. porta do fígado
- A. hepática própria e
- Ducto hepático comum.

O ramo central da veia porta do fígado divide funcionalmente o fígado nas partes hepáticas esquerda (em amarelo) e direita (em vermelho). O limite entre as duas partes se situa em uma linha imaginária que une a fossa da vesícula biliar com a V. cava inferior (linha cava-vesícula biliar, ver **Cb**). Portanto, não é idêntico ao limite externo visível dos lobos, que forma o Lig. falciforme (ver p. 271). A tríade portal é distribuída nos dois grandes segmentos de forma ampla, de modo que há oito segmentos, que mostram uma certa independência funcional. Assim, é possível realizar a remoção cirúrgica de um ou de vários segmentos, sem que haja dano maior para o fígado. Além disso, as partes do fígado que permanecerem têm um alto potencial de regeneração. Nesta representação, os segmentos do fígado foram "destacados" nos seus limites virtuais, a fim de evidenciar a posição e a forma de cada um deles (para a denominação, ver **B** e **C**).

B Organização dos segmentos do fígado em partes e divisões

Parte hepática esquerda	• Parte posterior do fígado, lobo caudado	• Segmento I*
	• Divisão lateral esquerda	• *Segmento posterior lateral esquerdo* (= segmento II)* • *Segmento anterior lateral esquerdo* (= segmento III)*
	• Divisão medial esquerda	• *Segmento medial esquerdo* (= segmento IV)*, subdividido em subsegmento IVa (acima) e IVb (abaixo)
Parte hepática direita	• Divisão medial direita	• *Segmento anterior* medial direito (= segmento V)* • *Segmento posterior* medial direito (= segmento VIII)*
	• Divisão lateral direita	• *Segmento anterior lateral direito* (= segmento VI)* • *Segmento posterior lateral direito* (= segmento VII)*

* N.R.T.: A Terminologia Anatômica não utiliza mais a numeração para estes segmentos.

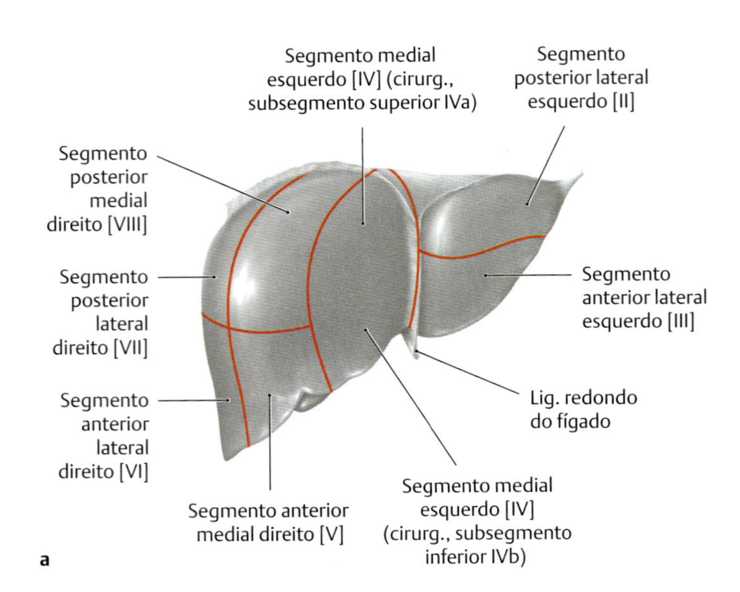

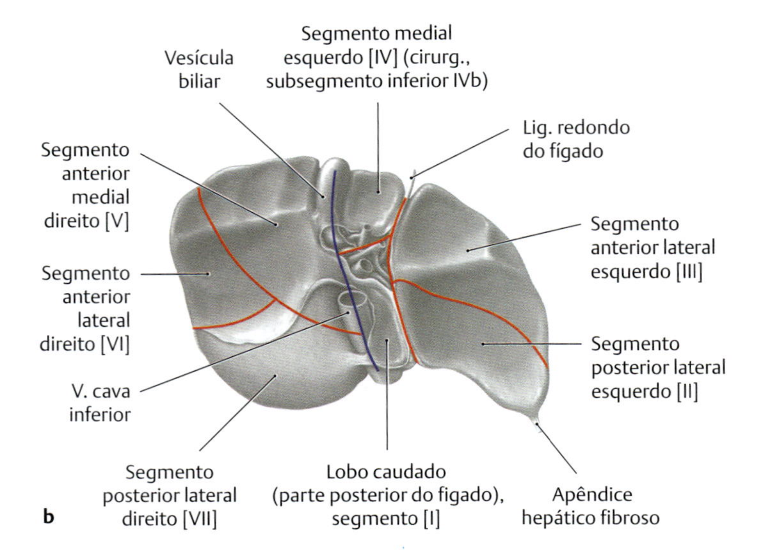

C Projeção dos limites segmentares na superfície do fígado
Vista das faces diafragmática (**a**) e visceral (**b**)*. Os segmentos definidos pela distribuição da tríade vascular portal (ver **A**) são projetados com os seus limites virtuais na superfície do fígado. Assim, é possível fazer uma comparação direta entre a disposição segmentar orientada na árvore vascular com a tradicional subdivisão do fígado em quatro lobos com base em critérios morfológicos externos. Para fins clínicos, os segmentos são agrupados em partes e divisões (ver **B**), pois a porção do fígado cirurgicamente removível não é apenas um segmento, mas também dois segmentos adjacentes ou a parte hepática direita ou esquerda inteira. Para identificar os segmentos com segurança, o cirurgião evita os respectivos vasos aferentes até que o(s) outro(s) segmento(s) descore(m) devido à falta de sangue.

*Linha azul em **b**: linha cava-vesícula biliar

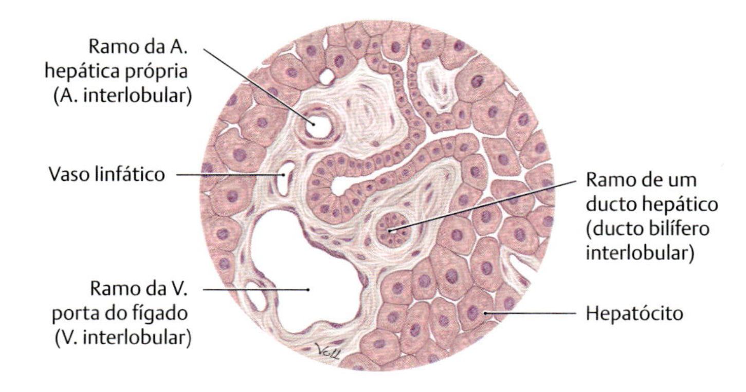

D Imagem histológica de um campo periportal

A tríade *portal* (para o termo "tríade" ver também **E**) ramifica-se de muitas maneiras e é referida, na dimensão microscópica, como a tríade periportal (de Glisson), que está localizada no campo periportal revestido por tecido conjuntivo. Os vasos da tríade são chamados de V. e A. *interlobulares* e *ducto bilífero interlobular*, uma vez que estão localizados entre os lóbulos (*interlobular*, ver **E**). Com base no calibre e na estrutura da parede, pode-se distinguir as vias de condução da tríade:

- A. interlobular: epitélio achatado, parede *espessa*, lúmen *estreito*
- V. interlobular: epitélio achatado, parede *delgada*, lúmen *amplo*
- Ducto bilífero interlobular: epitélio cilíndrico, lúmen estreito.

Na **cirrose hepática**, o tecido conjuntivo prolifera, especialmente na área periportal e na região das Vv. centrais, porque hepatócitos mortos são substituídos por tecido conjuntivo (má cicatrização). Na área dessa cicatriz, a circulação sanguínea capilar (sinusoide) fica obliterada, o que reduz a capacidade de fluxo do fígado. Com o *suprimento* de sangue não diminuído através da V. hepática própria e da V. porta para o fígado, ocorre um *acúmulo* de sangue na V. porta do fígado (devido à sua baixa pressão intrínseca em comparação com a A. hepática própria) e, portanto, há um aumento patológico da pressão (hipertensão portal). Se necessário, através de curtos-circuitos venosos (anastomoses portocava, p. 235) o sangue é redirecionado para o sistema venocava antes do fígado.

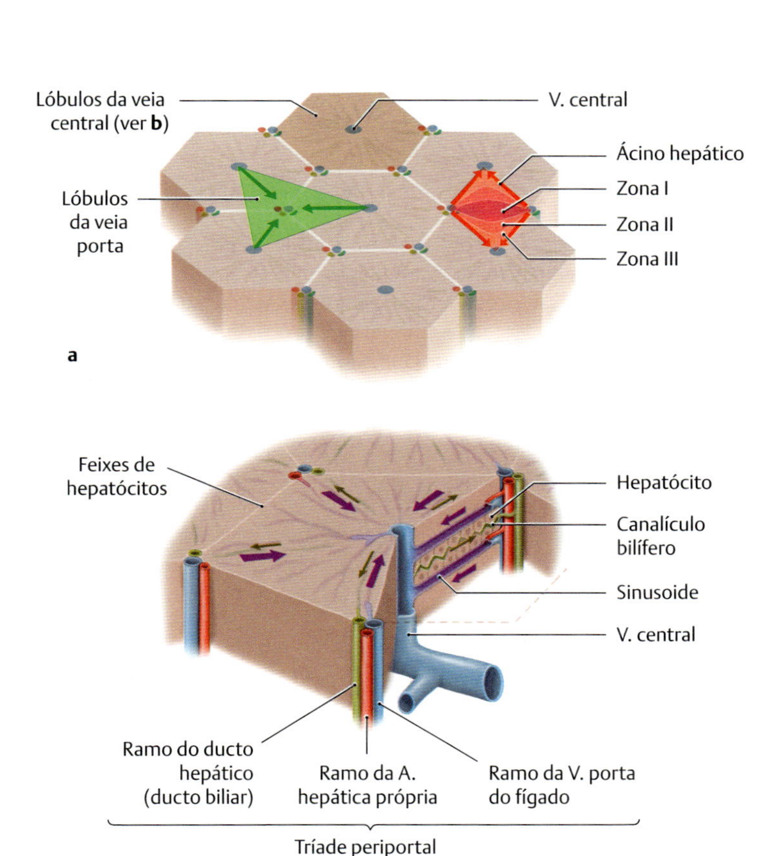

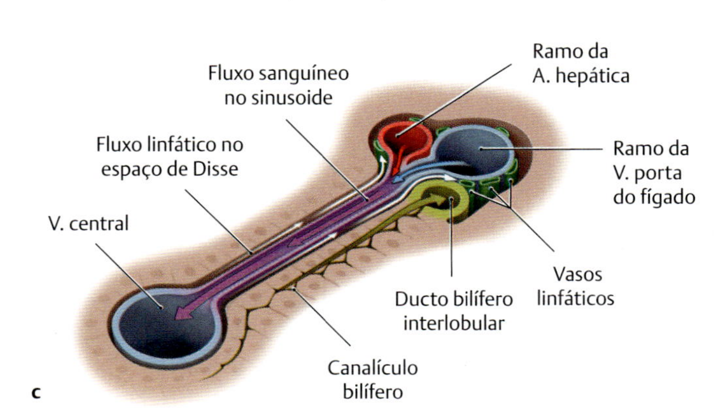

E Arquitetura histológica e fluxo de fluidos no fígado

a Lóbulos da veia central (marrom); lóbulos da veia porta (verde) e ácino hepático (vermelho); **b** Modelo estrutural tridimensional; **c** Fluxo de fluidos no fígado.

a Classificação histológica funcional do fígado

- **Lóbulos da veia central hexagonal** (lóbulo hepático): os filamentos de hepatócitos em forma de barra estão dispostos radialmente em torno de uma veia localizada no centro do lóbulo (veia central). Entre os feixes encontram-se os sinusoides hepáticos como espaços transportadores de sangue. Nos cantos entre lóbulos adjacentes encontra-se o *campo periportal* do tecido conjuntivo (ver **b**) com uma tríade vascular (tríade periportal ou tríade de Glisson). Devido a esta localização, os vasos da tríade são referidos como *A. e V. interlobulares*, bem como ducto bilífero *"interlobular"* (ver também **D**). Sobre o termo *"tríade"*, ver **c**. Essa classificação leva em consideração a aparência histológica e o *fluxo sanguíneo* do campo periportal para a veia central.
- **Lóbulos da veia porta**: aqui, o campo periportal é o centro de um triângulo virtual, formado por três Vv. centrais do lóbulo hepático adjacente. As setas verdes indicam a *direção do fluxo biliar* para o ducto bilífero interlobular.
- **Ácino hepático**: a partir de uma linha que liga dois campos periportais, o sangue flui através dos dois lóbulos adjacentes para a veia central (setas vermelhas). O ácino descreve a diminuição do *conteúdo de oxigênio e substrato* do sangue em direção à veia central, que corresponde a zonas de diminuição da atividade metabólica (I > II > III).

b e c Modelo tridimensional de um lóbulo hepático com os fluxos de fluidos: No lóbulo hepático, o sangue flui nos sinusoides para longe do campo periportal e em direção à veia central. Na direção oposta, fluem a bile e a linfa. Os vasos linfáticos periportais ainda não eram descritos por Glisson na época. Embora haja um total de **quatro** vias no campo periportal, ainda é tradicionalmente referido como um *"tríade"*. Os sinusoides são a seção terminal capilar comum para A. e V. interlobulares; eles contêm, portanto, sangue arteriovenoso misto com um alto conteúdo de substrato do trato gastrintestinal. Existe uma lacuna muito estreita entre o endotélio sinusoide e os hepatócitos, o espaço de Disse. Os poros no endotélio descontínuo permitem a transferência de componentes plasmáticos para o espaço de metabolismo pelos hepatócitos. O líquido não absorvido é direcionado como *linfa hepática* através do espaço de Disse de volta para o campo periportal e transportado para lá através de *vasos linfáticos*, que chegam a vasos linfáticos maiores no óstio hepático. A **bile** flui para o ducto biliar em fendas *intercelulares entre os hepatócitos* (canal bilífero, sem parede própria!). Observando o hepatócito individualmente, o espaço sinusoide e o espaço de Disse estão de um lado, e o canalículo do outro lado do hepatócito: ele é funcionalmente polarizado, com os capilares biliares representando o polo celular apical.

No caso de um acúmulo de bile relacionado à doença, o aumento resultante da pressão no canal bilífero pode "estourar" os contatos celulares entre os hepatócitos: o canalículo torna-se vazado, a bile pode fluir entre hepatócitos dispersos para o espaço de Disse e mais para o sinusoide. Se os pigmentos biliares entrarem no sangue, isso é chamado de icterícia.

3.16 Vesícula Biliar

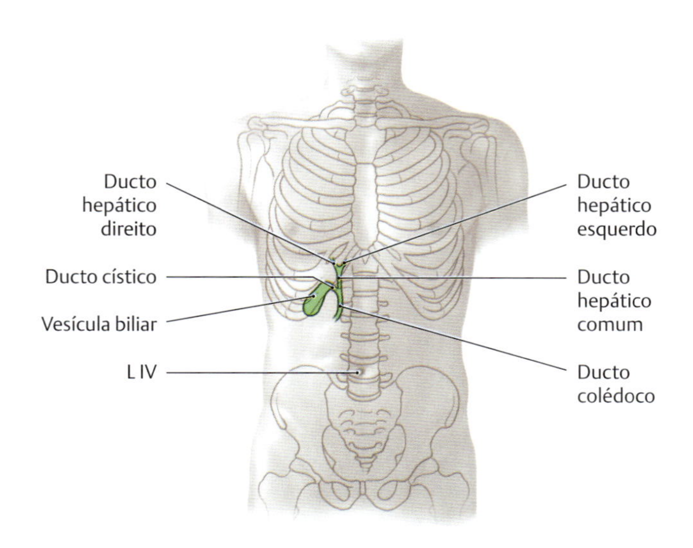

A Projeção das vias biliares extra-hepáticas no esqueleto
A vesícula biliar aparece na linha medioclavicular direita, na margem inferior da 9ª costela. A desembocadura do ducto colédoco (em geral juntamente com a desembocadura do ducto pancreático na papila maior do duodeno) se situa aproximadamente na altura do corpo vertebral de L II. Aproximadamente no nível dos corpos vertebrais de L I/L II, a vesícula biliar projeta-se abaixo do arco costal direito. Aqui, em determinados casos de doença da vesícula biliar (p. ex., durante inflamação), a dor é provocada pela compressão local.

B Projeção das vias biliares intra- e extra-hepáticas sobre a superfície do fígado
Vista anterior. A bile flui pelos canalículos biliares (não visíveis na figura, pois são microscópicos) para os pequenos ductos bilíferos na tríade de Glisson (ver p. 273). Esses confluem para unidades cada vez maiores que, finalmente, drenam um segmento hepático. Todos os segmentos liberam sua bile em dois grandes canais coletores, os ductos hepáticos direito e esquerdo, que ainda estão situados no interior do fígado e que recebem os pequenos ductos direito e esquerdo do lobo caudado. O ducto hepático direito (a partir da parte hepática direita) e o ducto hepático esquerdo (a partir da parte hepática esquerda) se unem para formar o ducto hepático comum. Após um curto trajeto, o ducto de saída da vesícula biliar, ducto cístico, desemboca na região lateral do ducto hepático comum. O segmento comum formado por esses dois ductos unidos é conhecido como ducto colédoco.

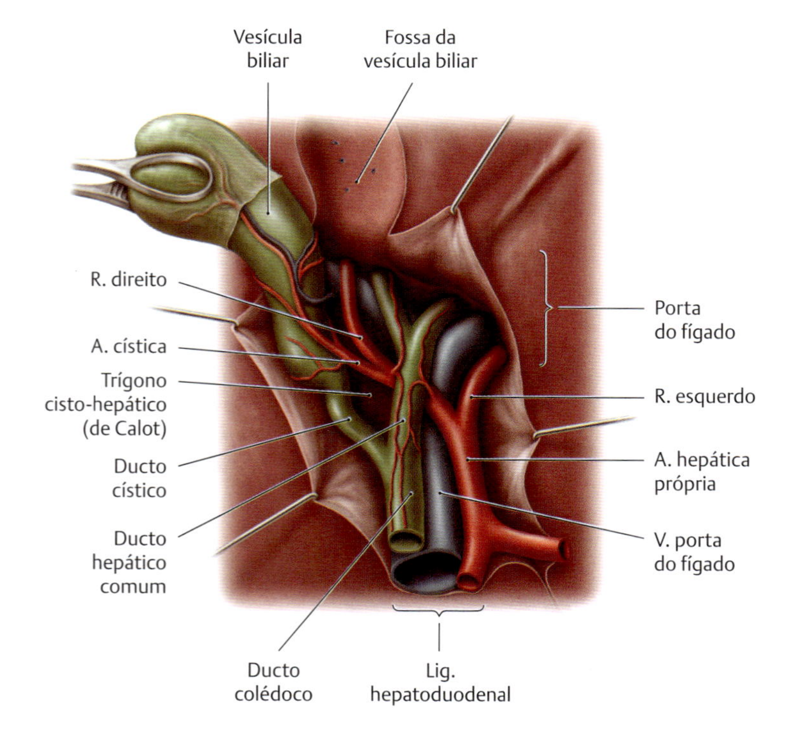

C Topografia do triângulo de Calot (trígono cisto-hepático) na porta do fígado
Vista anteroinferior. A margem frontal direita do fígado foi empurrada para cima e a vesícula biliar foi removida da sua fossa e puxada para a direita. O peritônio na região da porta do fígado e do Lig. hepatoduodenal foi aberto. Para melhor visão, nervos, linfonodos e ductos linfáticos foram removidos. Lesões das vias biliares extra-hepáticas ocorrem em até 95% no intraoperatório, mais comumente após colecistectomia. Especialmente com a remoção minimamente invasiva da vesícula biliar (colecistectomia laparoscópica), obtém-se a identificação exata das estruturas anatômicas no ponto médio da técnica cirúrgica. Portanto, antes da separação da A. cística e do ducto cístico, o chamado trígono cisto-hepático (de Calot) deve se apresentar entre a A. cística, ducto cístico e ducto hepático comum. Para isso, toma-se o fundo da vesícula biliar, e a vesícula biliar é rebatida superiormente para a direita. Assim, o trígono cisto-hepático se estende, e pode-se preparar livremente, ligar e grampear as estruturas delimitadas.

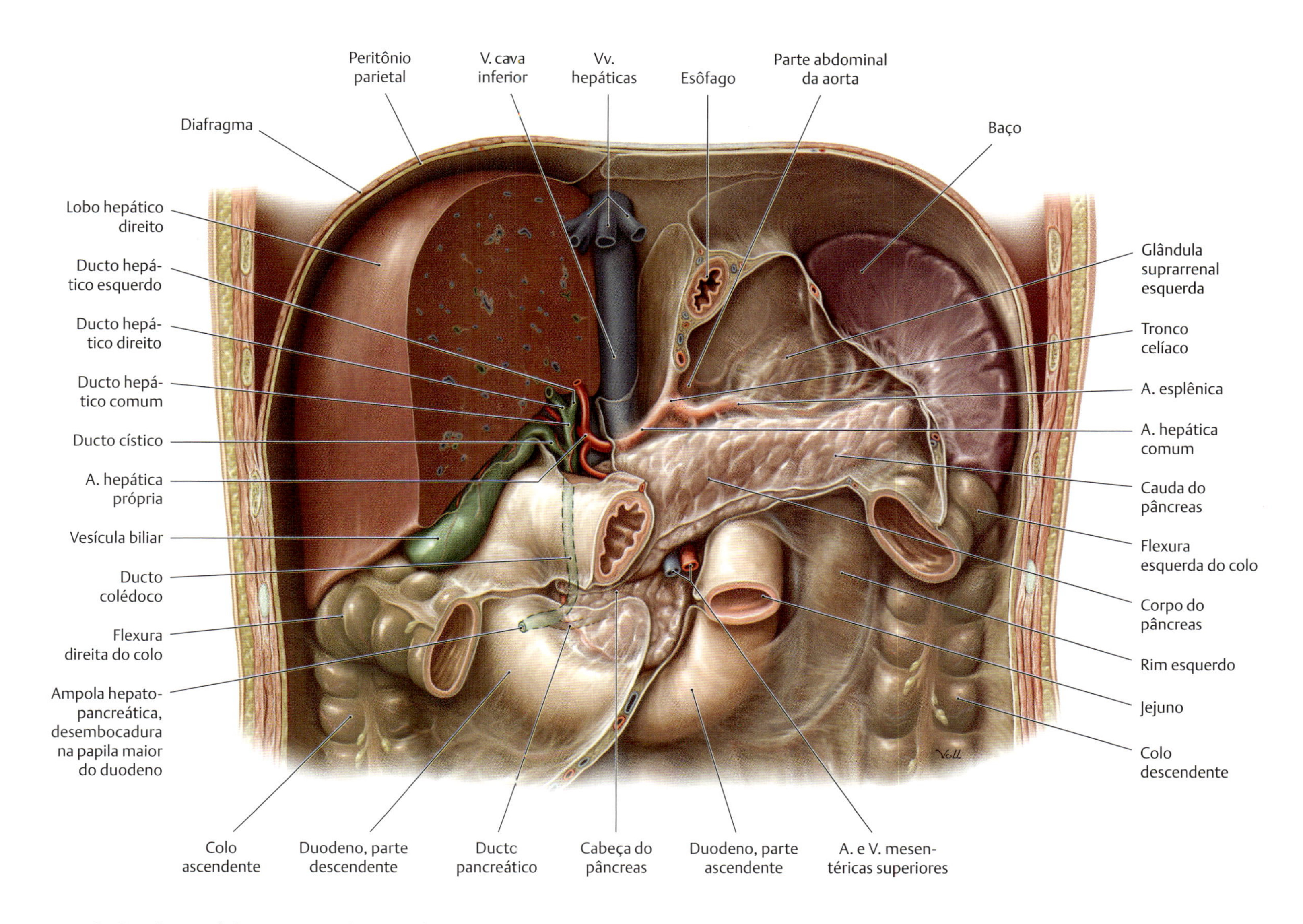

D Relações das vias biliares com os órgãos adjacentes

Vista anterior do abdome superior. O estômago, o intestino delgado, o colo transverso e grande parte do fígado foram retirados e o peritônio na região do Lig. hepatoduodenal está recortado. A vesícula biliar encontra-se diretamente sobre a face visceral do fígado, na fossa da vesícula biliar. O ducto colédoco projeta-se por trás do duodeno, em direção à cabeça do pâncreas, passando em seu interior. Após esse trajeto, ele frequentemente se une, como aqui representado, com o ducto pancreático: ambos os ductos desembocam, então, na papila maior do duodeno, na sua parte descendente (ver p. 276).

E Bile: secreção, composição e função

Secreção:

A bile é produzida pelo fígado (*bile hepática*) como uma secreção fluida (até 1.200 mℓ/dia) e, em seguida, armazenada na vesícula biliar (*bile vesicular*), onde ocorre a remoção de água e de sais, sendo em seguida eliminada no duodeno, pelas vias biliares. A força motriz para a secreção de bile é representada por enzimas ativadas por ATP (ATPases) que transportam principalmente os ácidos biliares e outras substâncias para os canalículos biliares, sendo estes componentes acompanhados pela água devido a forças osmóticas.

Composição:

Água, ácidos biliares ou seus sais (p. ex., ácidos cólico e deoxicólico), fosfolipídios (principalmente fosfatidilcolina – ou lecitina), bilirrubina, colesterol, sais inorgânicos etc.

Circulação êntero-hepática:

Noventa e oito por cento dos sais biliares secretados na bile são absorvidos novamente na parte terminal do íleo, transportados de volta para o fígado pela V. porta e secretados novamente pelos hepatócitos; desta maneira, os sais biliares são reciclados até 10 vezes diariamente, antes de serem eliminados nas fezes.

Função:

A bile tem essencialmente duas funções principais:

- Absorção das gorduras no intestino delgado: os sais biliares, juntamente com fosfolipídios, emulsificam os lipídios não hidrossolúveis obtidos da alimentação (pela formação de micelas lipídicas)
- Veículo para a excreção de colesterol e de outros resíduos do metabolismo (p. ex., a bilirrubina, que resulta da degradação da hemoglobina).

Cálculos biliares:

Estes cálculos se originam devido à alteração da composição da bile (cálculos de colesterol e de pigmentos, ou suas formas mistas). Os cálculos em geral não causam sintomas. Apenas a obstrução ou a inflamação das vias biliares devido aos cálculos causam problemas (colelitíase ou colecistite).

3.17 Vias Biliares Extra-Hepáticas e Ducto Pancreático

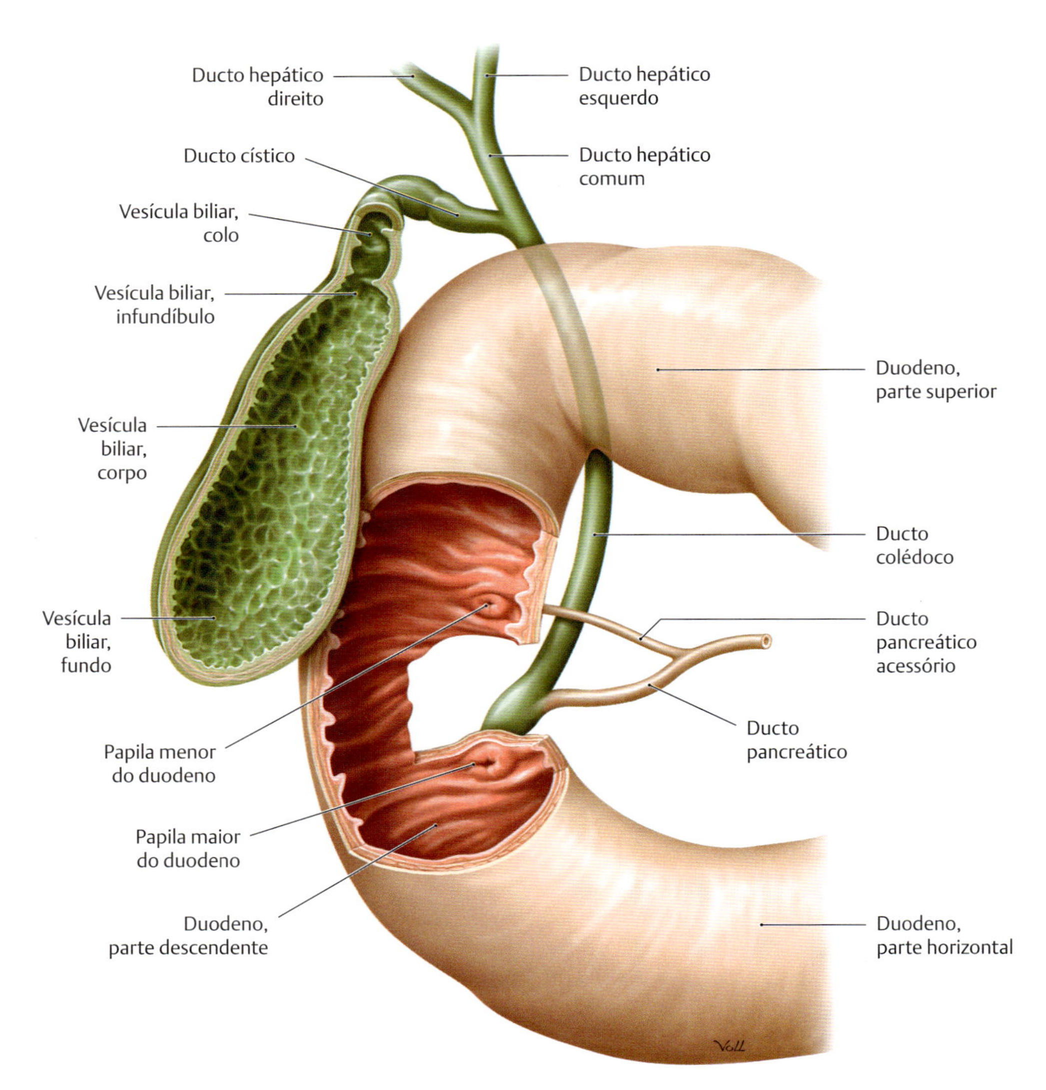

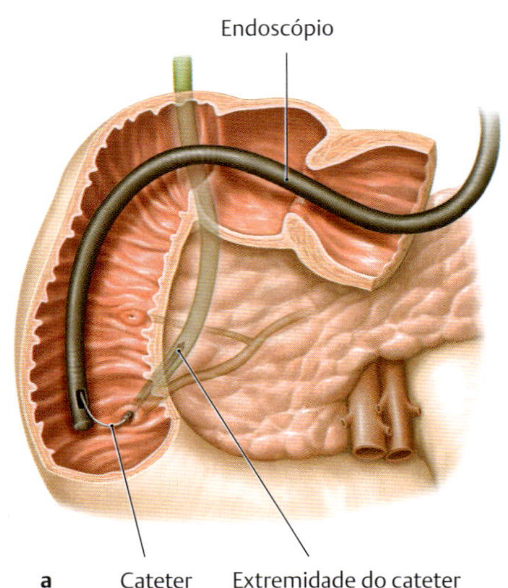

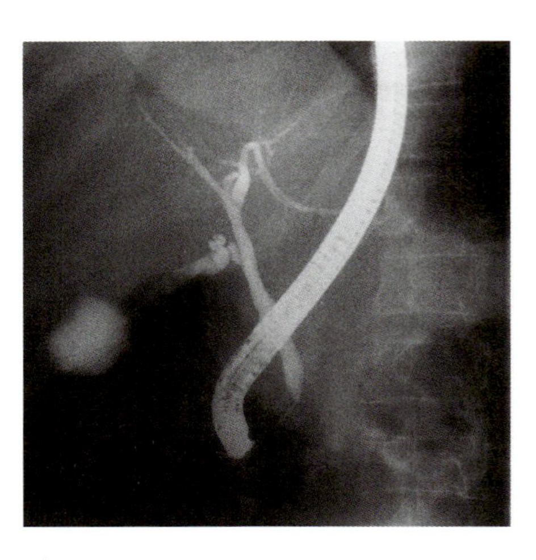

b

A Organização das vias biliares extra-hepáticas

Vista anterior. A vesícula biliar está aberta, e parte do duodeno foi recortada; a superfície da túnica mucosa da vesícula biliar, com pregas organizadas de modo semelhante a uma rede, está visível. Entre as pregas, a túnica mucosa pode formar criptas profundas que se invaginam e nas quais as bactérias podem-se estabelecer (risco de inflamação da vesícula biliar). A parte principal da vesícula biliar é o seu corpo, que por meio do infundíbulo da vesícula biliar dá origem ao colo. O colo antecede o ducto cístico, o ducto da vesícula biliar, que desemboca lateralmente no ducto hepático comum, formado pela união dos *ductos hepáticos direito* e *esquerdo*. O longo e amplo ducto biliar (confluência do ducto cístico e do ducto hepático comum) é conhecido como *ducto colédoco*. Frequentemente, o ducto pancreático desemboca no colédoco, de tal forma que ambos os ductos eliminam suas secreções digestórias no duodeno através da papila maior do duodeno (papila de Vater). Nesta figura, além da papila maior, foi representada, ainda, a papila menor do duodeno, em posição mais cranial. Um outro ducto pancreático, o ducto pancreático acessório, cruza à frente do ducto colédoco. A figura mostra as relações do desenvolvimento normal do pâncreas a partir dos dois primórdios (para variações, ver **D**).

Observação: A desembocadura comum do ducto colédoco e do ducto pancreático tem duas importantes consequências: um tumor na cabeça do pâncreas pode comprimir o ducto colédoco (refluxo de bile para o fígado, com icterícia); um cálculo biliar, que poderia se deslocar da vesícula biliar para o ducto colédoco, pode se posicionar no ducto pancreático, na parte final comum! A estase da secreção pancreática leva frequentemente à inflamação do pâncreas (pancreatite) com risco de morte.

B Colangiopancreatografia endoscópica retrógrada (CPER)

a Vista anterior; o duodeno está aberto anteriormente; **b** Representação da região correspondente com a CPER (**b** de: Möller T, Reif E. Taschenatlas der Röntgenanatomie. 7. Aufl. Stuttgart: Thieme; 2021).

A CPER é um procedimento por meio do qual as vias biliares, a vesícula biliar e o ducto pancreático podem ser demonstrados por um meio de contraste radiográfico (ver **b**): por meio de um endoscópio, procura-se pelas papilas do duodeno (maior ou menor) e um meio de contraste é injetado na abertura das papilas. O sistema de ductos preenchido com o meio de contraste permite, então, a avaliação radiográfica. Simultaneamente, por meio de um dispositivo apropriado na extremidade do endoscópio, a CPER oferece também, por exemplo, a possibilidade da remoção de cálculos biliares que podem ficar retidos nos ductos ou na papila (papilotomia endoscópica). Assim, a CPER é uma técnica diagnóstica e terapêutica.

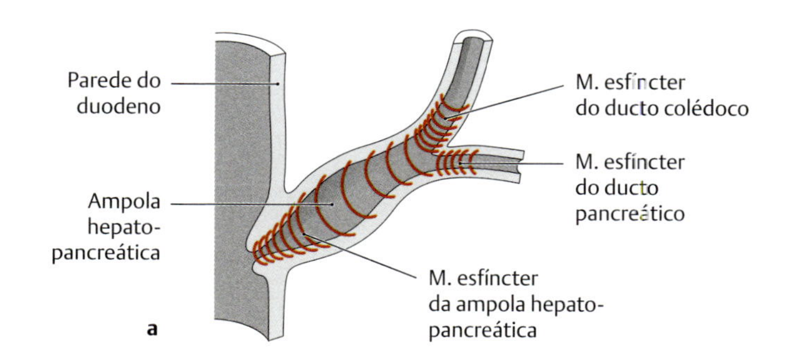

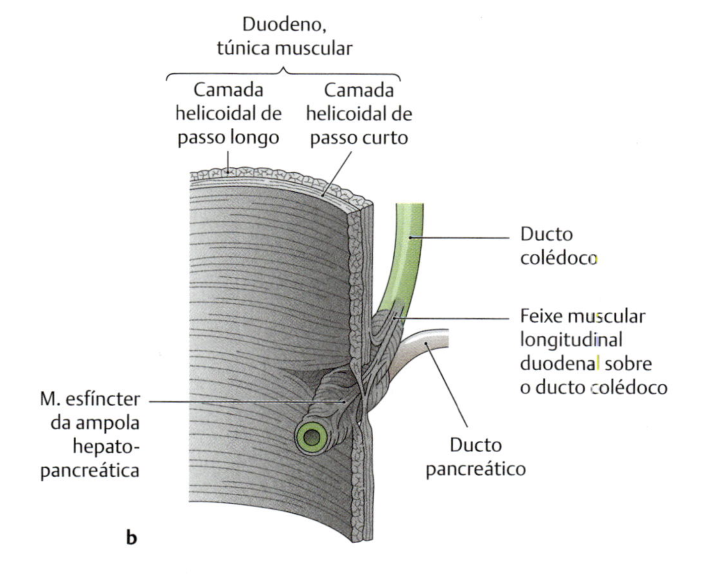

C Função e estrutura do sistema de esfíncteres

a Esfíncteres dos ductos colédoco e pancreático. Os dois ductos têm seu próprio sistema de esfíncteres (M. esfíncter do ducto colédoco e M. esfíncter do ducto pancreático). Devido à desembocadura conjunta de ambos os ductos forma-se a ampola hepatopancreática, que tem um esfíncter próprio adicional (M. esfíncter da ampola hepatopancreática). Coxins venosos adjacentes (aqui não representados) na parede dos ductos auxiliam a ação dos esfíncteres.

b Inserção do sistema de esfíncteres na parede duodenal. A musculatura dos dois ductos continua com o M. esfíncter da ampola hepatopancreática, que atravessa a parede do duodeno.

Observação: O sistema ampular de esfíncteres atua de forma independente da camada muscular helicoidal de passo curto da parede duodenal, de modo que a ação dos esfíncteres no sistema de ductos é preservada durante o relaxamento da musculatura da parede: os esfíncteres são contraídos na fase de repouso da digestão (duodeno relaxado), e a bile fica represada. Após a chegada do alimento, o sistema de esfíncteres é aberto, e a bile é ejetada no duodeno. O sistema de esfíncteres é uma constrição fisiológica. Aqui, um cálculo da vesícula biliar pode permanecer estacionado, provocando refluxo de bile e da secreção pancreática (pancreatite, ver **A**). A função dos esfíncteres, a liberação da bile pela vesícula e a produção da bile hepática, por um lado, são controladas pela divisão autônoma do sistema nervoso (principalmente pela parte parassimpática), e, por outro, pela ação de hormônios gastrintestinais (p. ex., a colecistoquinina e a secretina).

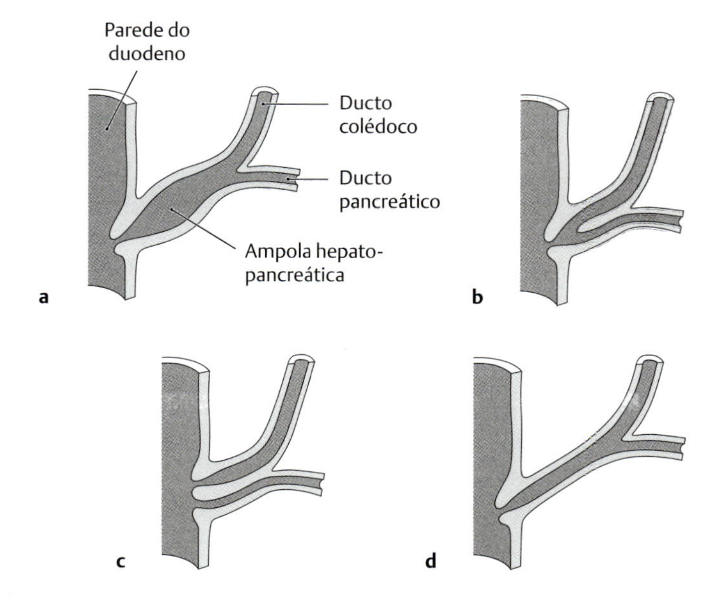

D Vias biliares extra-hepáticas: normal e variações

Variações das desembocaduras do ducto colédoco e do ducto pancreático.

a Normal: Ambos os ductos desembocam na papila maior do duodeno, por meio de uma ampola comum (forma mais frequente).

b–d Variações:

b A ampola comum é septada em variados graus, até quase existir uma dupla desembocadura (ver **c**).

c Desembocadura dupla dos dois ductos na papila.

d Desembocadura sem uma ampola verdadeira.

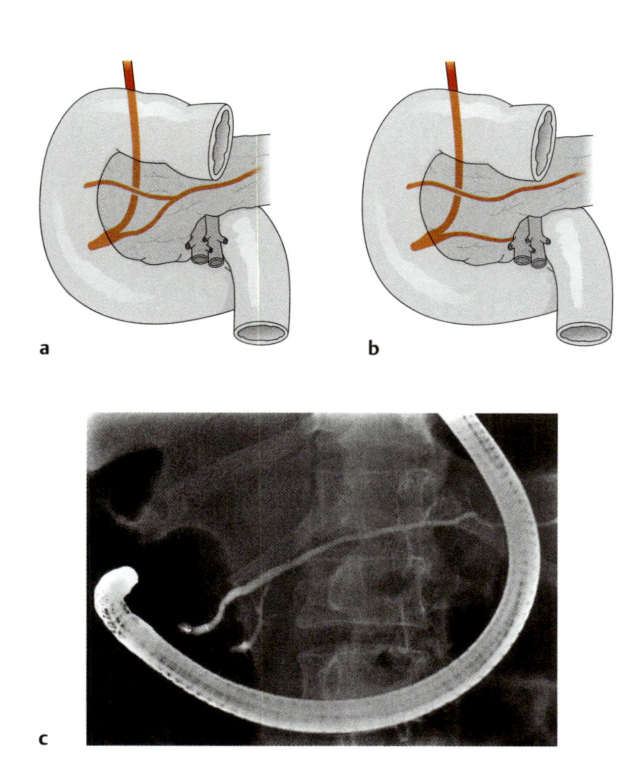

E Pâncreas: conformação normal e variações

a Primórdios pancreáticos regularmente fundidos; **b** Pâncreas *divisum* (até 10% dos pacientes avaliados!); **c** Pâncreas *divisum* na CPER (**c** de: Brambs, H-J: Pareto-Reihe Radiologie. Gastrointestinales System. Stuttgart: Thieme; 2007).

Quando as porções dorsal e ventral do primórdio embrionário do pâncreas não se fundem uma com a outra (ver p. 43), forma-se um pâncreas dividido (pâncreas *divisum*; sem importância clínica, habitualmente um achado acidental). Os ductos de ambos os primórdios permanecem completamente separados. O ducto do primórdio ventral desemboca normalmente na papila maior do duodeno, enquanto o ducto do primórdio dorsal desemboca na papila menor do duodeno. Na CPER (ver **c**), ambos os ductos encontram-se separados, pois as duas papilas foram preenchidas com contraste.

3.18 Pâncreas

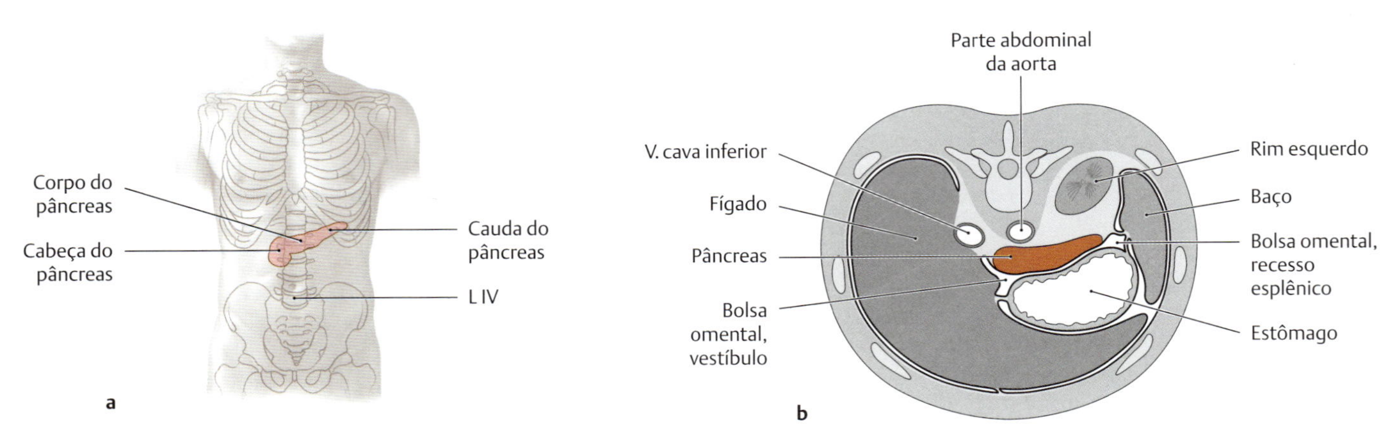

A Localização do pâncreas

a Projeção na coluna vertebral; **b** Corte horizontal do abdome na altura da vértebra T XII/vértebra L I, vista cranial.

Observação: A cabeça do pâncreas está abaixo do nível de corte, por isso o pâncreas parece encurtado aqui.

O pâncreas situa-se como um órgão alongado transversalmente na região abdominal superior, em grande parte na área do epigástrio. Enquanto o corpo do pâncreas situa-se em grande parte na altura da vértebra lombar I (L I), a cabeça do pâncreas, apontada para a direita, alcança a vértebra L II. A cauda do pâncreas pode se estender no hipocôndrio superior esquerdo até próximo do baço. A dor em doenças pancreáticas é geralmente percebida como uma faixa na região abdominal superior e até mesmo na região torácica inferior (ver p. 302).

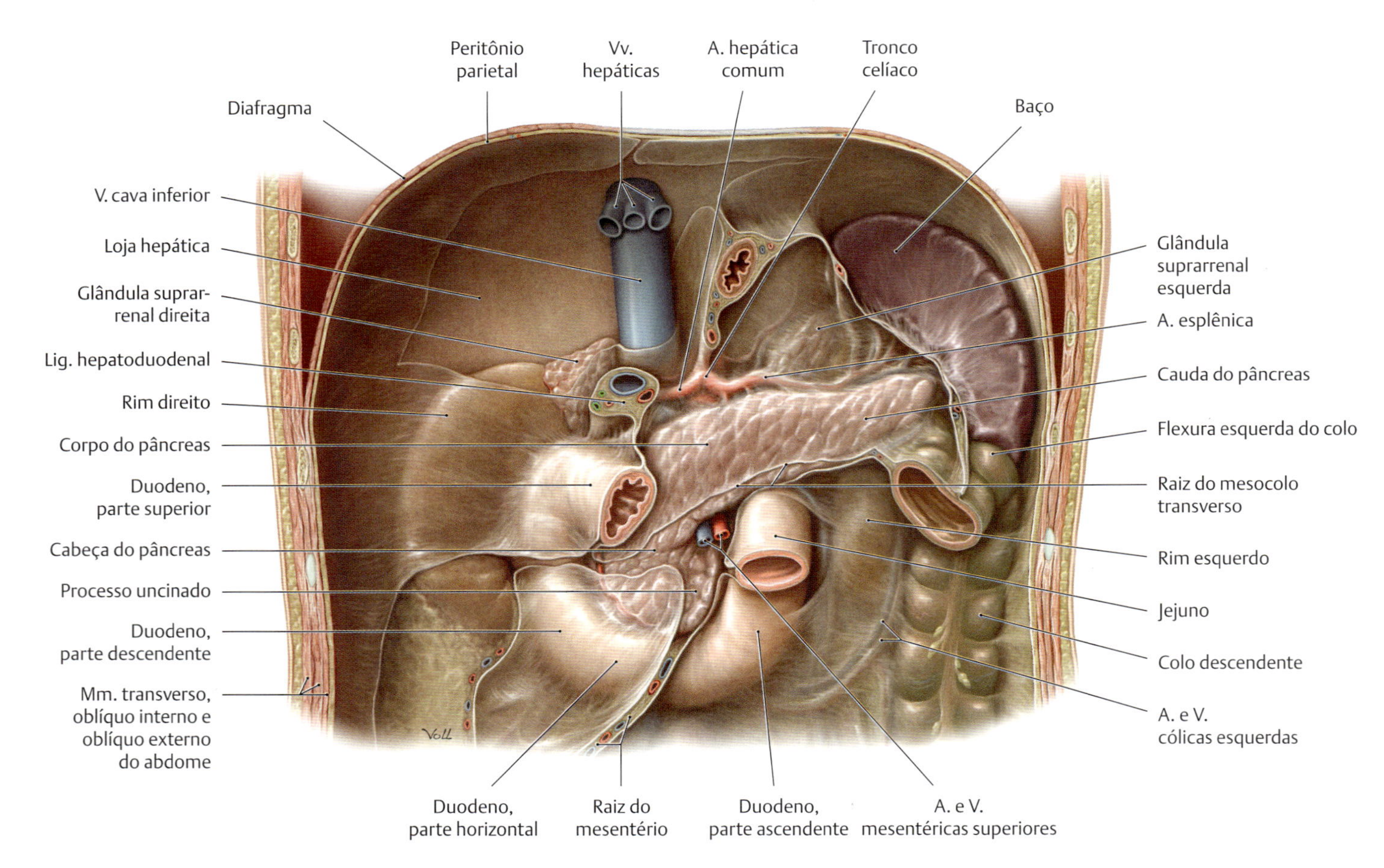

B Pâncreas *in situ*

Vista anterior. O fígado, o estômago, o intestino delgado e o intestino grosso oralmente à flexura esquerda do colo foram retirados. Para melhor visualização das estruturas no espaço retroperitoneal (nas proximidades do pâncreas), os tecidos conjuntivo e adiposo retroperitoneais e a cápsula adiposa renal foram atenuados. Devido à sua posição (posteriormente a outros órgãos e nas proximidades de vasos maiores), o acesso cirúrgico ao pâncreas é difícil. A cabeça do pâncreas se encontra associada à curvatura em C do duodeno, voltada para a esquerda. Sobre a face anterior do pâncreas identificamos a área de fixação do mesocolo transverso. Tumores malignos do pâncreas podem disseminar-se sobre os vasos sanguíneos locais (principalmente A. e V. mesentéricas superiores), crescendo ao seu redor e os envolvendo, levando invariavelmente a distúrbios de circulação dos órgãos deles dependentes. Da mesma maneira, inflamações e carcinoma da cabeça do pâncreas podem comprimir o ducto colédoco e causar icterícia obstrutiva, por estase da bile.

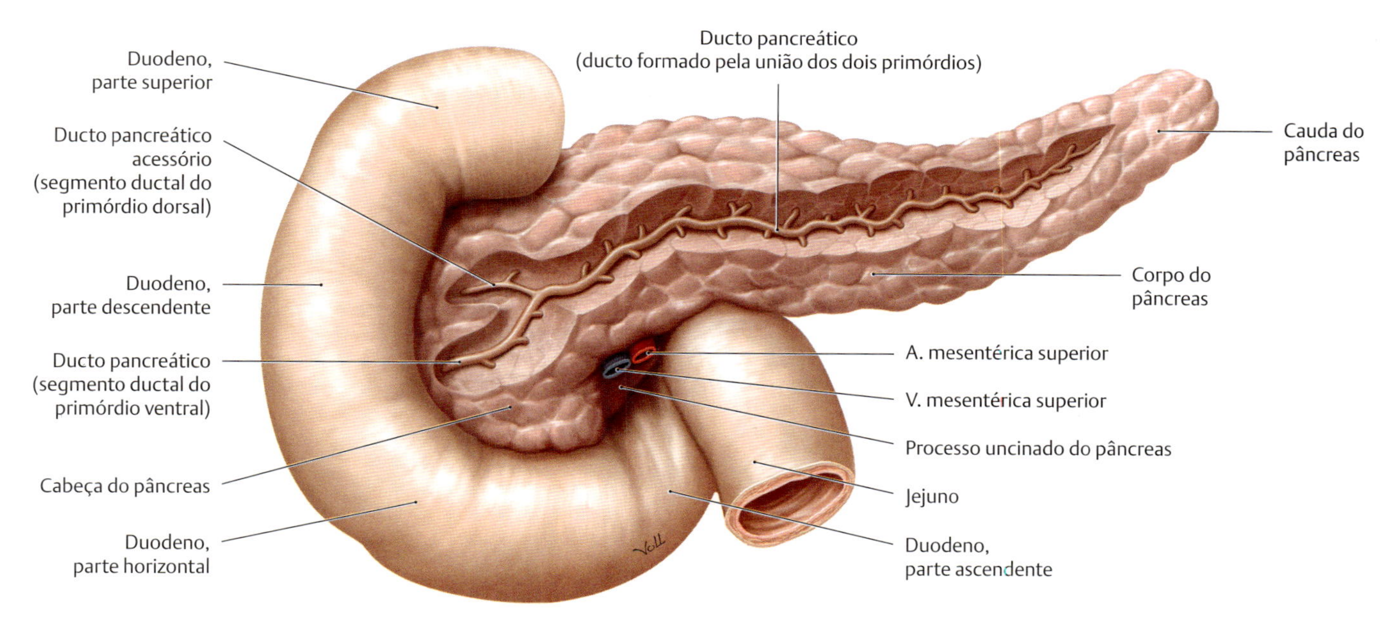

C Posição e trajeto do ducto pancreático

Vista anterior; a face anterior do pâncreas foi parcialmente seccionada. Aqui está representada a situação mais comum: os dois ductos dos antigos primórdios pancreáticos ventral e dorsal se uniram ao longo de quase toda a sua extensão em um ducto comum. Esse ducto comum (juntamente com o pequeno segmento ductal do primórdio ventral, remanescente na cabeça do pâncreas) é denominado *ducto pancreático*. Ele atravessa toda a extensão do pâncreas e desemboca, à direita, na parte descendente do duodeno (geralmente juntamente com o ducto colédoco) na papila maior do duodeno. O pequeno segmento remanescente do antigo ducto do pâncreas dorsal — agora denominado *ducto pancreático acessório* — também foi representado na cabeça do pâncreas e, da mesma maneira, desemboca no duodeno em uma papila própria, a papila menor do duodeno, que se encontra acima da papila maior (ver p. 277). Ocorrem diversas variações dos ductos:

- Os dois ductos permanecem separados ao longo de toda a extensão do pâncreas e desembocam em duas papilas (= pâncreas *divisum*, ver p. 277)
- Os dois ductos se unem ao longo de toda a extensão do pâncreas, e o ducto único, assim originado, desemboca em uma única papila
- Nos dois casos (embora raramente), é possível uma desembocadura separada adicional do ducto colédoco no duodeno.

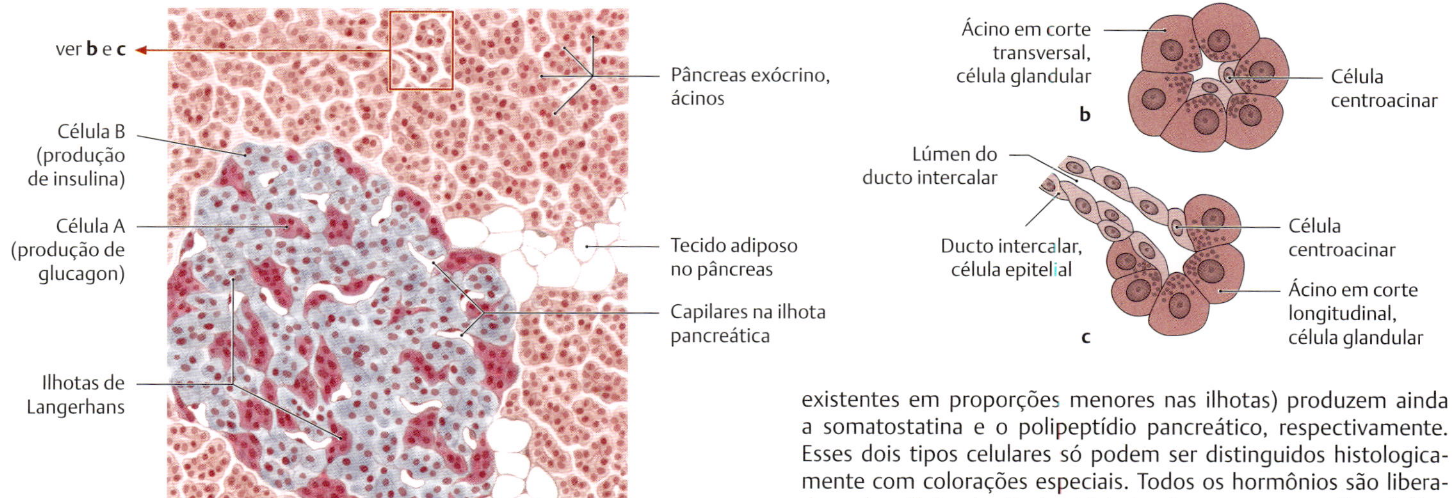

D Estrutura histológica do pâncreas

a Parênquima pancreático; **b** e **c** Detalhes de **a**: Ácino em cortes transversal e longitudinal, em aumento maior.

a Do ponto de vista histológico, o pâncreas é composto por duas porções funcionalmente distintas:

- **Pâncreas exócrino** (98% da massa do órgão, em rosa-claro): glândula acinosa serosa composta (formada por unidades secretoras arredondadas, caracterizadas como ácinos serosos; ver **b** e **c**)
- **Pâncreas endócrino** (2%): cerca de 1 milhão de células epiteliais endócrinas em agregados arredondados (ilhotas de Langerhans) distribuídos em meio ao parênquima pancreático exócrino, nas quais podem ser distinguidas principalmente as células A ou α (cerca de 20%) e as células B ou β (cerca de 80%). As células B produzem a insulina (hormônio que diminui os níveis de glicose no sangue, ou seja, um hormônio hipoglicemiante), e as células A, o glucagon (um hormônio hiperglicemiante). As células D e F (células existentes em proporções menores nas ilhotas) produzem ainda a somatostatina e o polipeptídio pancreático, respectivamente. Esses dois tipos celulares só podem ser distinguidos histologicamente com colorações especiais. Todos os hormônios são liberados pelas células das ilhotas (dotadas de numerosos capilares) diretamente na corrente sanguínea.

Observação: A diminuição da quantidade de células B, e, em consequência, diminuição ou falha na produção de insulina, causa o diabetes melito.

b As **células acinares** no pâncreas exócrino produzem por dia cerca de 2 litros de suco pancreático, uma secreção rica em enzimas (proteínas) que é lançada no duodeno através do ducto pancreático. Ele é responsável pelos processos de digestão no intestino delgado. Portanto, a diminuição na função do pâncreas exócrino compromete a digestão.

Observação: As células acinares em geral coram-se intensamente pelas técnicas histológicas de rotina. Entretanto, não aparecem uniformemente coradas nos cortes histológicos. Existem células localizadas na região central dos ácinos (células centroacinares) que invadem a porção central de cada ácino, formam a porção inicial da rede de ductos pancreáticos (equivalentes, portanto, aos ductos intercalares das glândulas salivares), corando-se nitidamente e com menos intensidade que as células acinares secretoras, sendo, em consequência, facilmente distinguidas dessas últimas nos cortes histológicos. As células centroacinares existem somente nos ácinos pancreáticos.

3.19 Baço

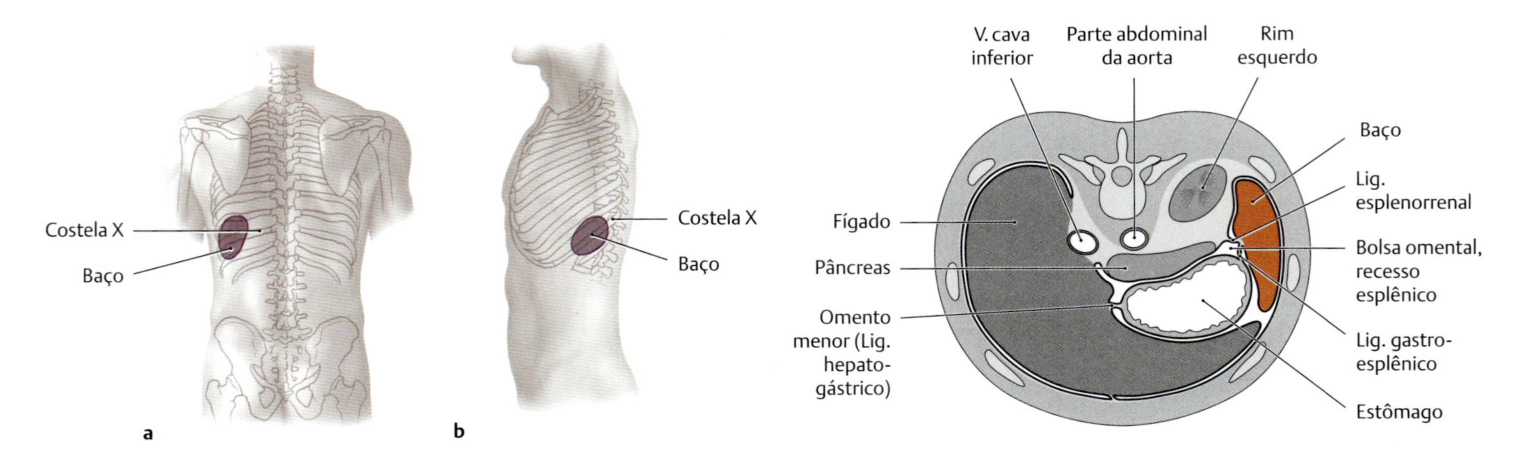

A Projeção do baço no esqueleto
Vistas posterior (**a**) e pelo lado esquerdo (**b**). O baço se situa no abdome superior esquerdo. Sua posição é altamente dependente da respiração, uma vez que, em sua posição imediatamente abaixo do diafragma, é afetado diretamente pelos seus movimentos. Diferente do que ocorre com o fígado, o baço não é fortemente fixado ao diafragma. Na posição intermediária de respiração, o seu hilo cruza a costela X à esquerda. Um baço sadio, não aumentado, em geral não é palpável.

B Posição do baço
Corte horizontal do abdome, vista cranial, corte composto a partir de vários planos, a fim de que as relações topográficas espaciais do baço com os órgãos adjacentes possam ser demonstradas. O baço, de posição intraperitoneal, situa-se em um nicho e encontra-se ligado, por meio de reflexões do peritônio, à parede posterior do corpo (Lig. esplenorrenal) e ao estômago (Lig. gastroesplênico). A bolsa omental se estende com uma dilatação (recesso esplênico) até o baço.

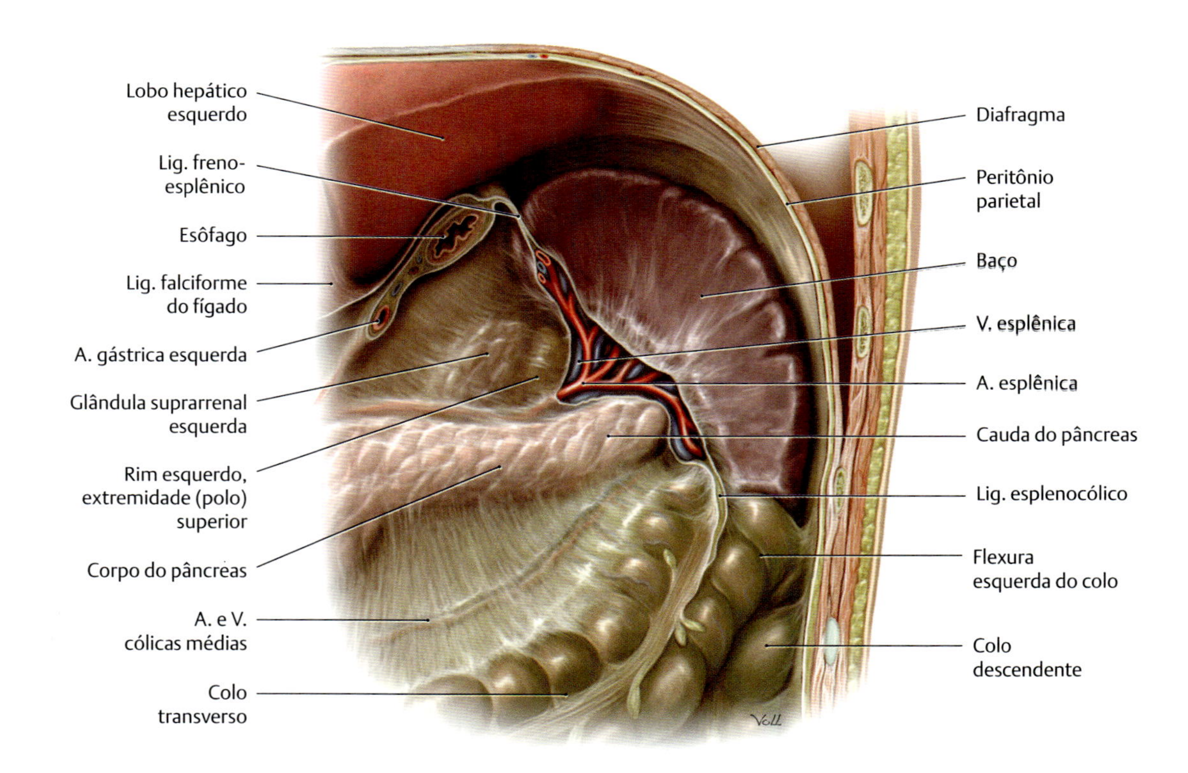

C Baço *in situ*: relações com o peritônio
Vista anterior do abdome superior esquerdo; o estômago foi retirado. Na esplenomegalia o estômago e o colo podem ser comprimidos e causar dor. Na figura, pode-se identificar a proximidade do baço com a cauda do pâncreas e com a flexura esquerda do colo, que por isso também é chamada de flexura esplênica.
Observe a ligação peritoneal entre o baço e o colo transverso (Lig. esplenocólico, parte do omento maior): o omento maior é, do ponto de vista do desenvolvimento embriológico, um mesentério dorsal, no qual o baço se desenvolve. Por causa da rotação do estômago, o baço, originariamente em posição posterior ao tubo digestório, se desloca para o abdome superior esquerdo. Entretanto, é por meio do Lig. esplenocólico que ele retém sua cobertura pelo mesentério dorsal. A distensão da cobertura peritoneal e do Lig. esplenocólico pode levar ao intumescimento do baço por causa do esforço físico, com as chamadas “pontadas laterais”.

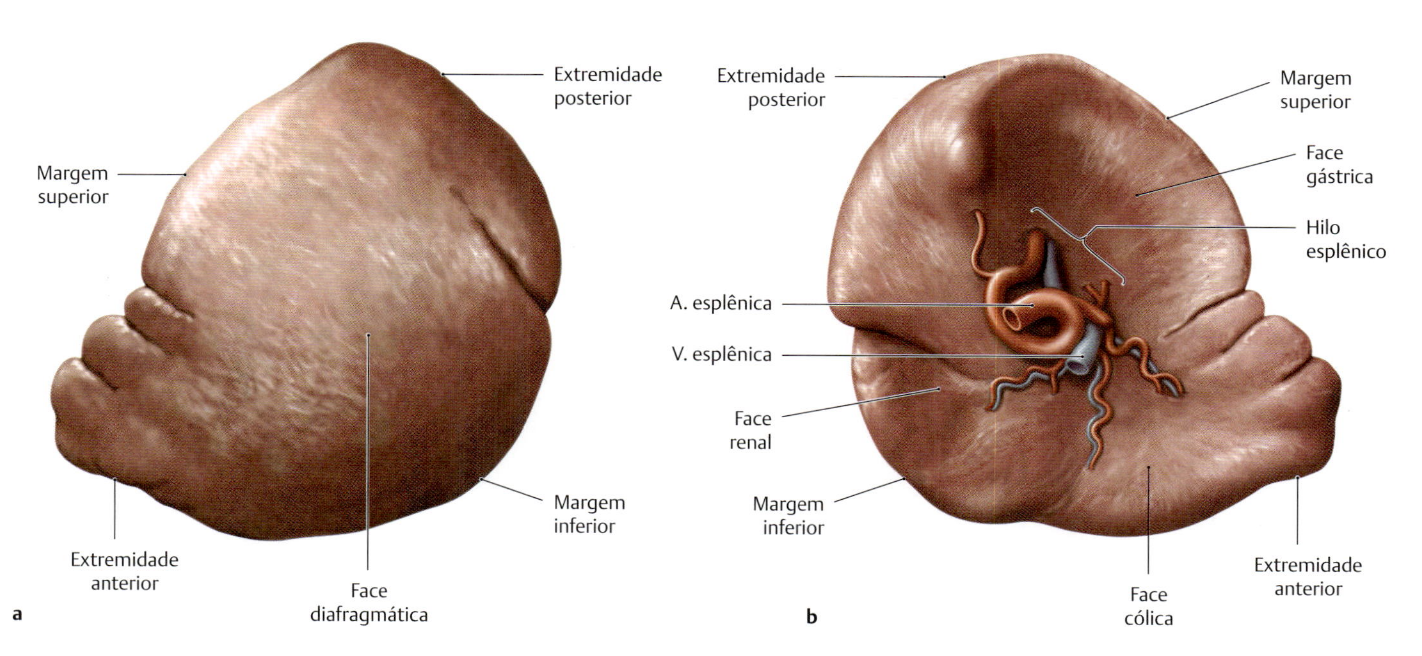

D Baço: forma e superfície

Vista da face costal (**a**) e da face visceral (**b**). A forma do baço é muito variável. Entretanto, como é um órgão muito macio, é recoberto por uma cápsula de tecido conjuntivo bastante resistente, de tal modo que a sua morfologia externa é relativamente constante ("forma em grão de café").

A sutura cirúrgica do tecido esplênico é muito difícil. Esplenectomias após lesões do órgão, portanto, não são raras, pois existe o risco de hemorragia para a cavidade peritoneal. Os vasos sanguíneos esplênicos, que entram ou saem do baço pela região do hilo, em geral têm um trajeto tortuoso e geralmente são contorcidos.

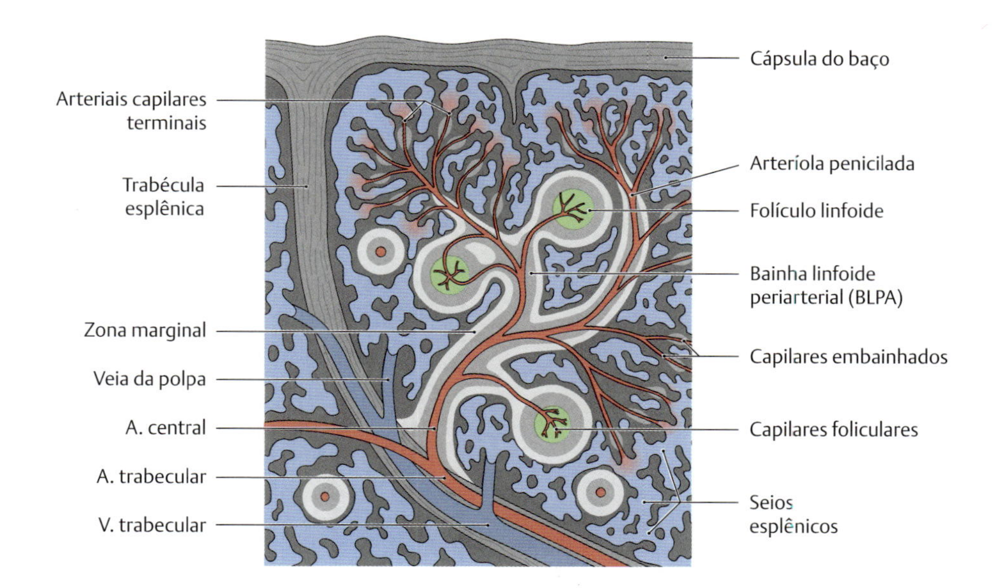

E Estrutura histológica do baço

O baço é o maior órgão linfoide, sendo o único interposto funcionalmente na corrente sanguínea (hemocatérese, ver adiante). A partir de sua resistente cápsula fibrosa partem septos de tecido conjuntivo (trabéculas esplênicas) em direção ao hilo esplênico, subdividindo o seu tecido em pequenas câmaras. A ramificação das trabéculas esplênicas e dos vasos sanguíneos que seguem em seu interior (as chamadas *artérias* e *veias trabeculares*) determina a arquitetura do baço. Entre as trabéculas esplênicas encontra-se uma trama tridimensional formada por um delicado tecido reticular, a polpa esplênica. Com a entrada dos vasos sanguíneos na polpa esplênica, estes vasos são caracterizados como *artérias* e *veias da polpa*. A polpa esplênica é subdividida em polpa branca e polpa vermelha:

- Polpa vermelha: tecido reticular com muitos espaços vasculares (os chamados seios esplênicos ou seios venosos da polpa), que no órgão vivo são ricamente perfundidos com sangue (acúmulo de uma grande massa de eritrócitos), dos quais resultam a cor e a denominação (em preparados histológicos, a polpa aparece como aqui, naturalmente sem sangue e sem coloração); ela atua na eliminação de eritrócitos senescentes e funcionalmente comprometidos (processo conhecido como hemocatérese); os numerosos seios, na trama de tecido reticular, conferem ao baço uma consistência macia e esponjosa
- Polpa branca: nódulos linfáticos do baço (corpúsculos de Malpighi) = de forma diferente, um grande acúmulo de linfócitos (bainhas linfoides periarteriais, folículos linfoides); estão totalmente a serviço de reações de defesa imune.

Os acúmulos de linfócitos da polpa branca envolvem as artérias da polpa de diferentes maneiras, de modo que um contato mais íntimo entre o sangue e os linfócitos está garantido. As artérias da polpa conduzem o sangue, após numerosas ramificações, para os sinusoides da polpa vermelha. Daí o sangue é conduzido, pelas veias da polpa, para as veias trabeculares que, por sua vez, drenam para a V. esplênica.

3.20 Ramos do Tronco Celíaco: Artérias para o Estômago, o Fígado e a Vesícula Biliar

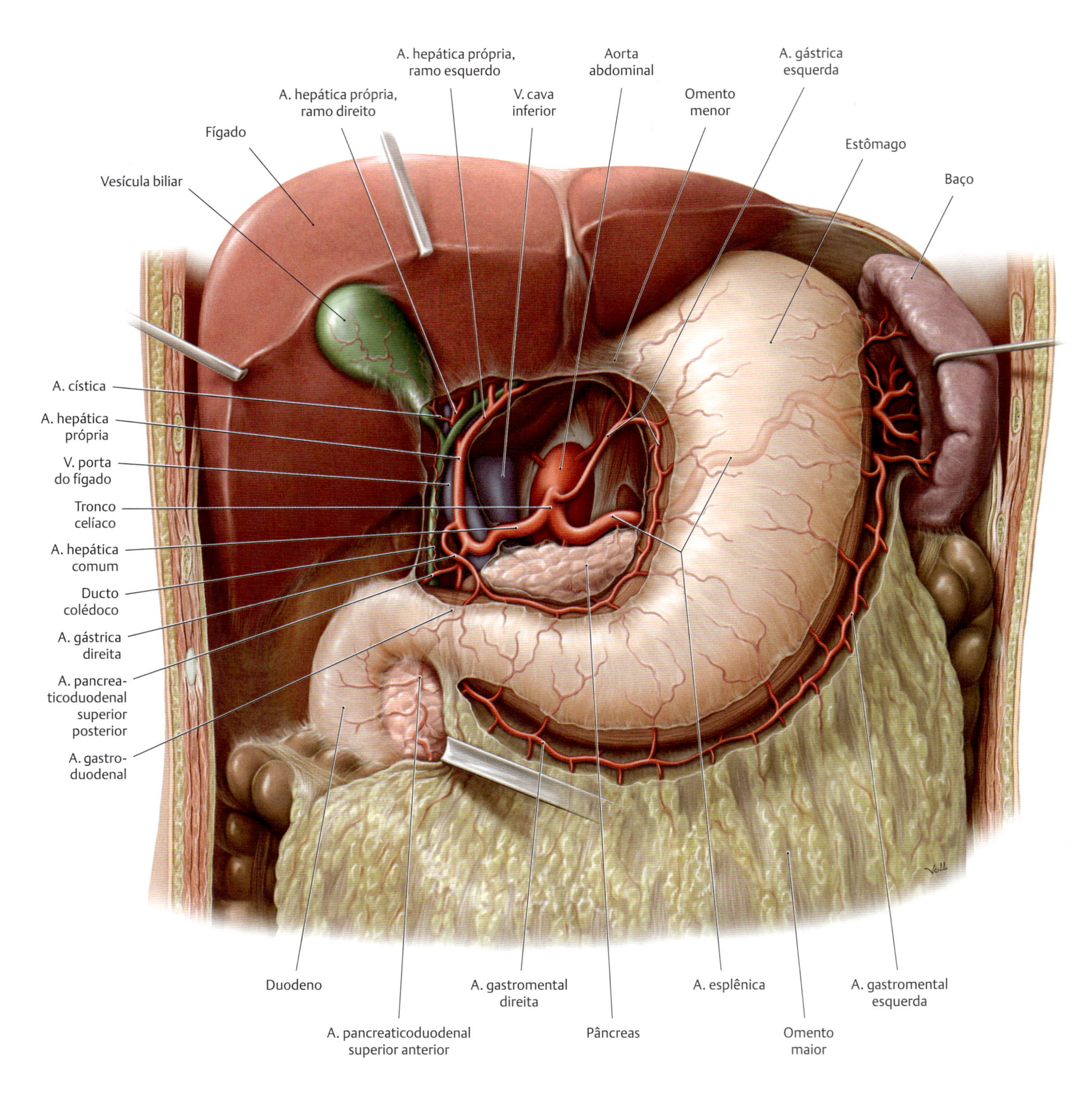

A Tronco celíaco e artérias para o estômago, o fígado e a vesícula biliar

Vista anterior. O omento menor foi aberto para visão do tronco. O omento maior foi recortado para a identificação das Aa. gastromentais. O tronco celíaco é o 1º ramo visceral anterior da parte abdominal da aorta (ver p. 227) e tem, aproximadamente, 1 cm de comprimento. Como ocorre em 25% dos casos, os *três* ramos arteriais são originados a partir dele, conforme aqui representado, daí também ser denominado *trípode de Haller*. Para as variações do tronco celíaco, ver **C**.

Observe que a A. hepática própria, juntamente com a V. porta do fígado e o ducto colédoco, passam para o fígado através do Lig. hepatoduodenal – uma parte do omento menor. Esses vasos têm de ser observados em intervenções cirúrgicas da vesícula biliar e das vias biliares.

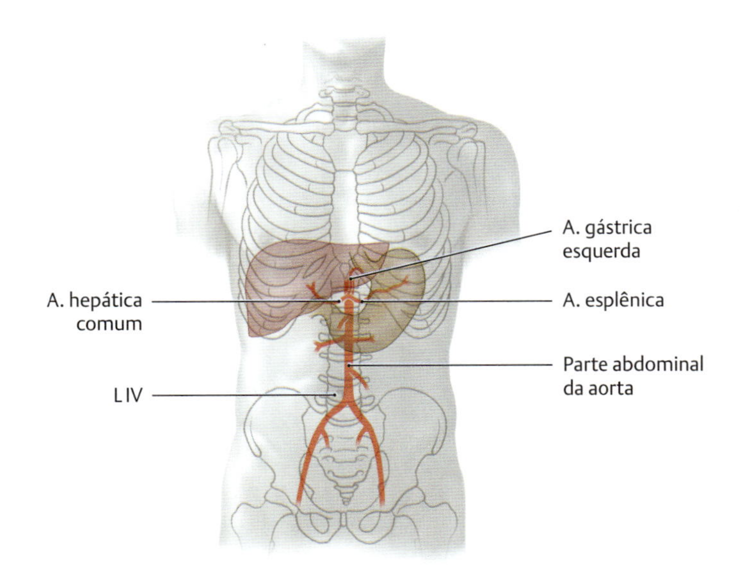

B Projeção do tronco celíaco sobre a coluna vertebral (T XII), e sua posição em relação ao fígado e ao estômago

O tronco celíaco também é chamado de trípode de Haller.

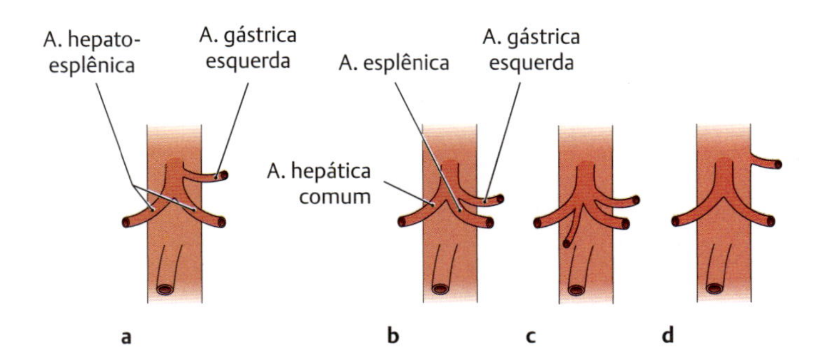

C Variações do tronco celíaco (segundo Lippert e Pabst)

- **a** Divisão do tronco celíaco em uma A. gástrica esquerda e uma A. hepatoesplênica, em cerca de 50%.
- **b** A A. hepática comum, a A. gástrica esquerda e a A. esplênica têm uma origem comum (trípode de Haller), com frequência de cerca de 25%.
- **c** O tronco celíaco tem um 4º ramo para o pâncreas, em cerca de 10%.
- **d** Origem direta da A. gástrica esquerda a partir da parte abdominal da aorta, em cerca de 5%. A frequência de todas as outras variações é inferior a 5%.

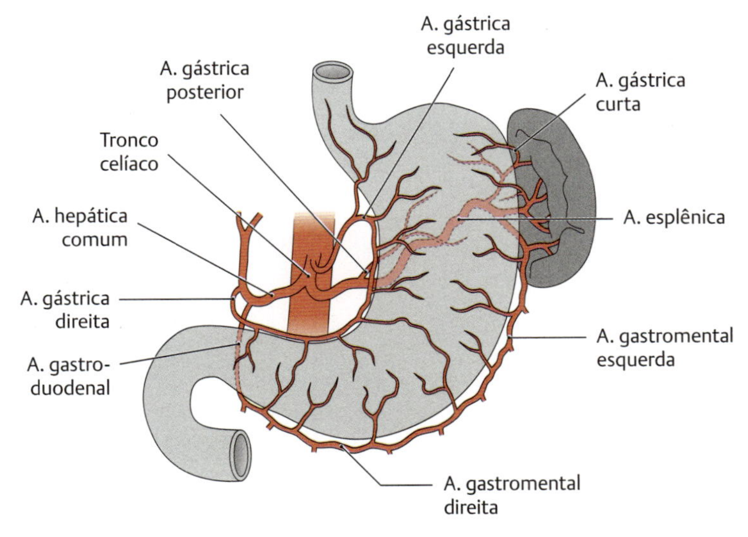

D Artérias do estômago

Observe que a *parede posterior* do estômago é suprida pela A. gástrica posterior, que se origina da A. esplênica em 60% dos casos. Também existem variações nas artérias do estômago, que, entretanto, não foram consideradas aqui por razões didáticas.

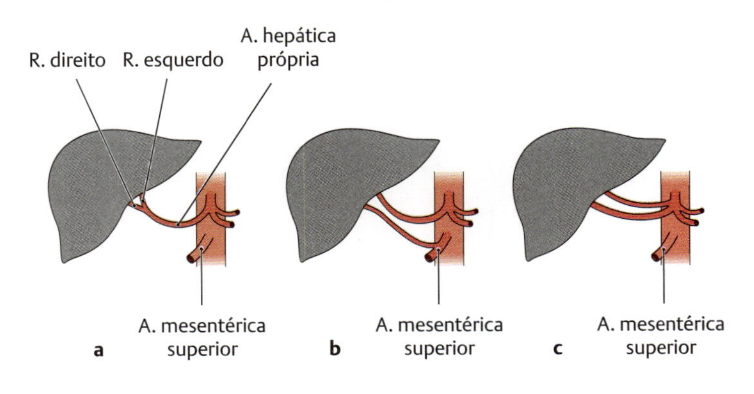

E Variações da irrigação arterial hepática (segundo Lippert e Pabst)

- **a** Típica divisão da A. hepática própria em Rr. direito e esquerdo, com frequência de cerca de 75%.
- **b** Origem do R. direito da A. mesentérica superior, em cerca de 10% dos casos.
- **c** Origem distinta dos dois ramos do tronco celíaco (menos de 5%).

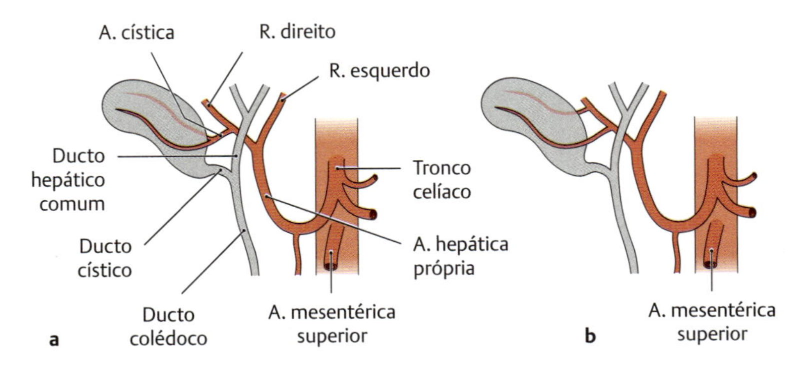

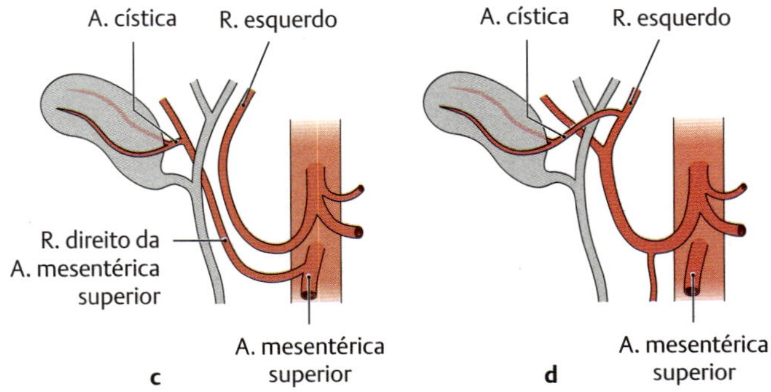

F Variações mais comuns da A. cística (de Lippert e Pabst)

- **a** A. cística divide-se e segue para as faces anterior e posterior da vesícula biliar (46% dos casos).
- **b** Duas Aa. císticas suprem a vesícula biliar (13% dos casos).
- **c** A. cística como ramo do R. direito da A. mesentérica superior (12% dos casos).
- **d** A. cística como ramo do R. esquerdo da A. hepática própria (5% dos casos).

3.21 Ramos do Tronco Celíaco: Artérias para o Pâncreas, o Duodeno e o Baço

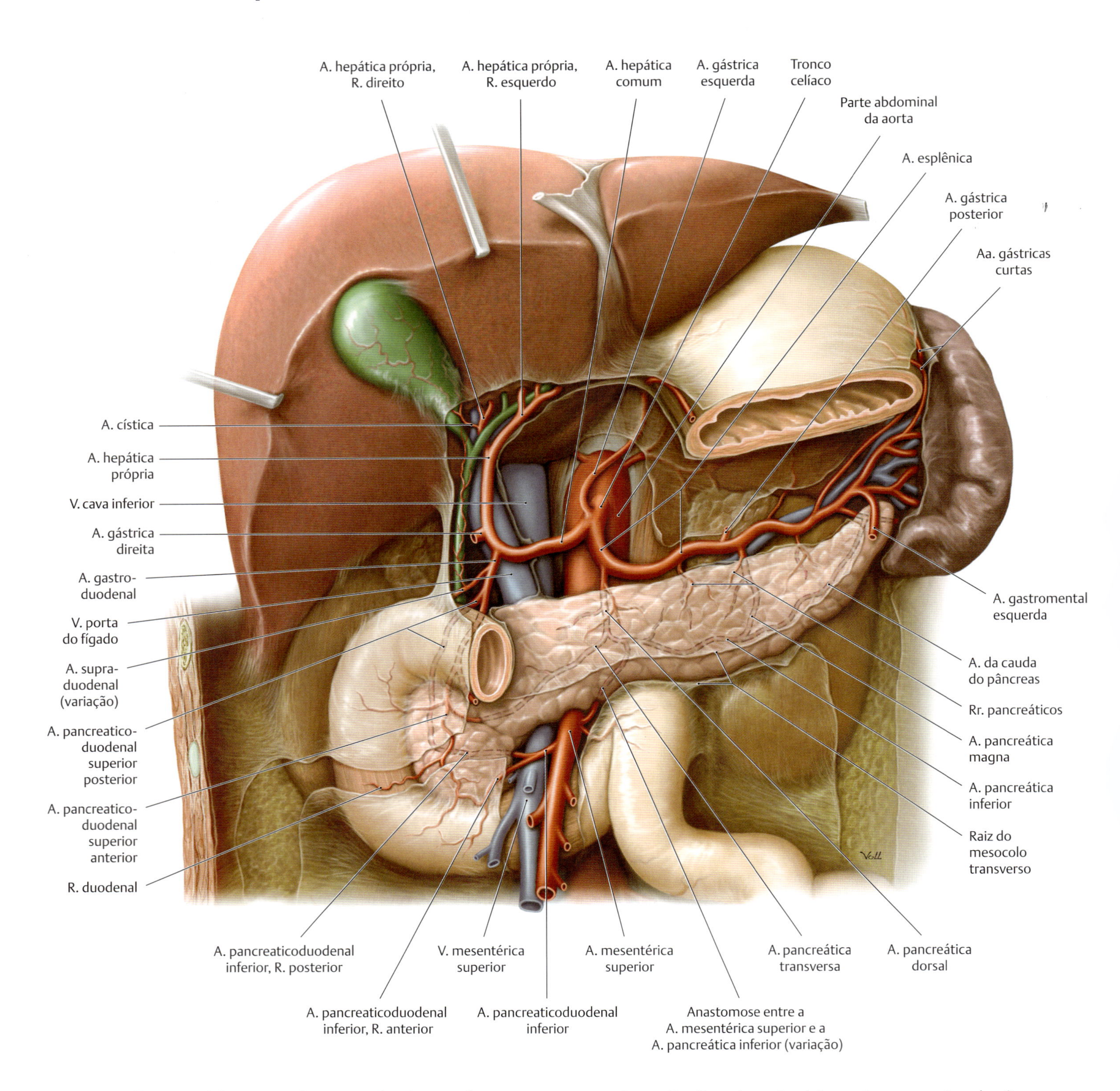

A Tronco celíaco e artérias para o pâncreas, o duodeno e o baço
Vista anterior da região superior do abdome: o corpo gástrico, o piloro, o omento menor e o colo (intestino grosso) foram removidos; para a melhor visualização dos vasos, o peritônio parietal foi parcialmente removido.

A A. gástrica esquerda se estende para a esquerda e para cima, em direção à curvatura menor do estômago, enquanto a A. hepática própria se estende para a direita, em meio ao Lig. hepatoduodenal (seccionado aqui), em direção ao fígado. A A. esplênica, durante o seu trajeto para a esquerda em direção ao baço, também emite ramos acima do pâncreas e origina a A. gastromental esquerda. A A. mesentérica superior (e a V. mesentérica superior), em seu trajeto em direção caudal, atingem imediata proximidade com a cabeça do pâncreas (para a formação de ramos para o pâncreas, ver **C**). Tumores do pâncreas podem, nesta região, comprimir a artéria ou a veia, e comprometer o irrigação e a drenagem dos órgãos dependentes. O tronco celíaco é o mais superior dos três planos vasculares para irrigação arterial dos órgãos do sistema digestório (e do baço).

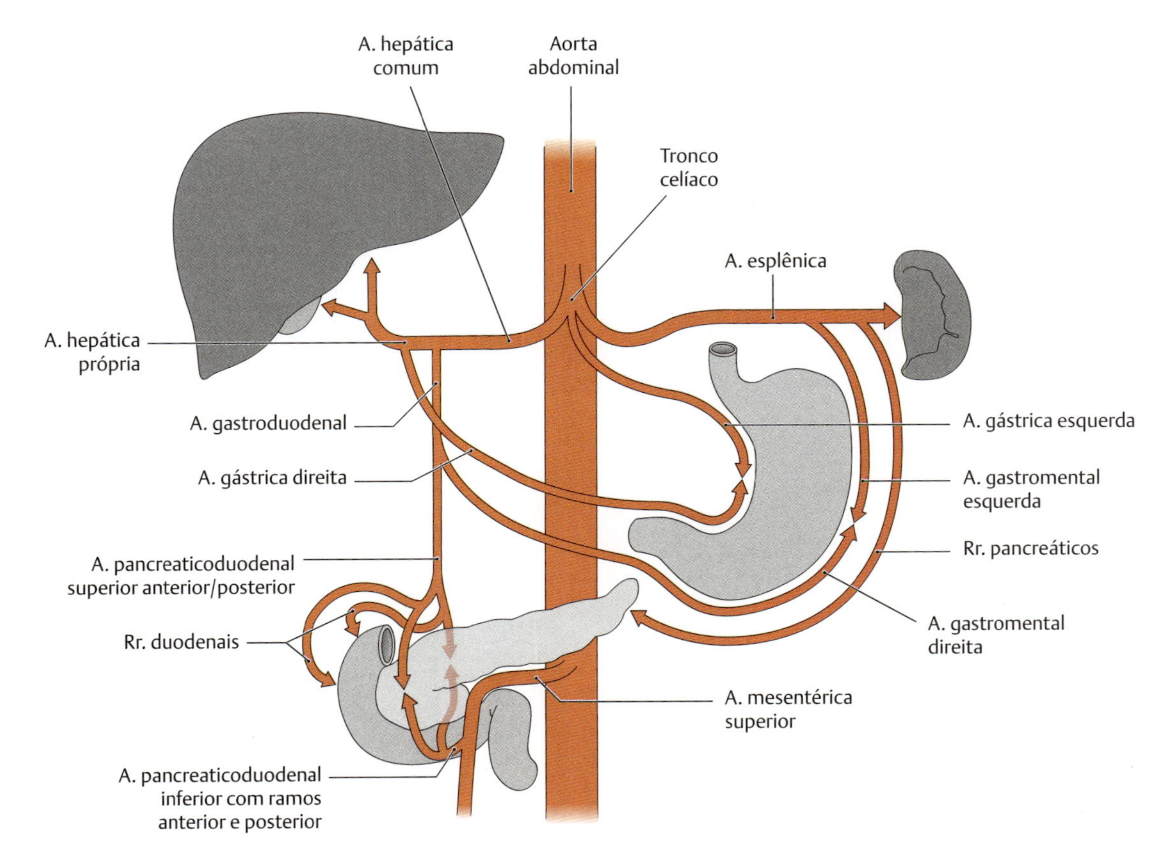

B Visão geral da região de suprimento arterial de todo o tronco celíaco

Observação: O pâncreas é irrigado adicionalmente por ramos da A. mesentérica superior.

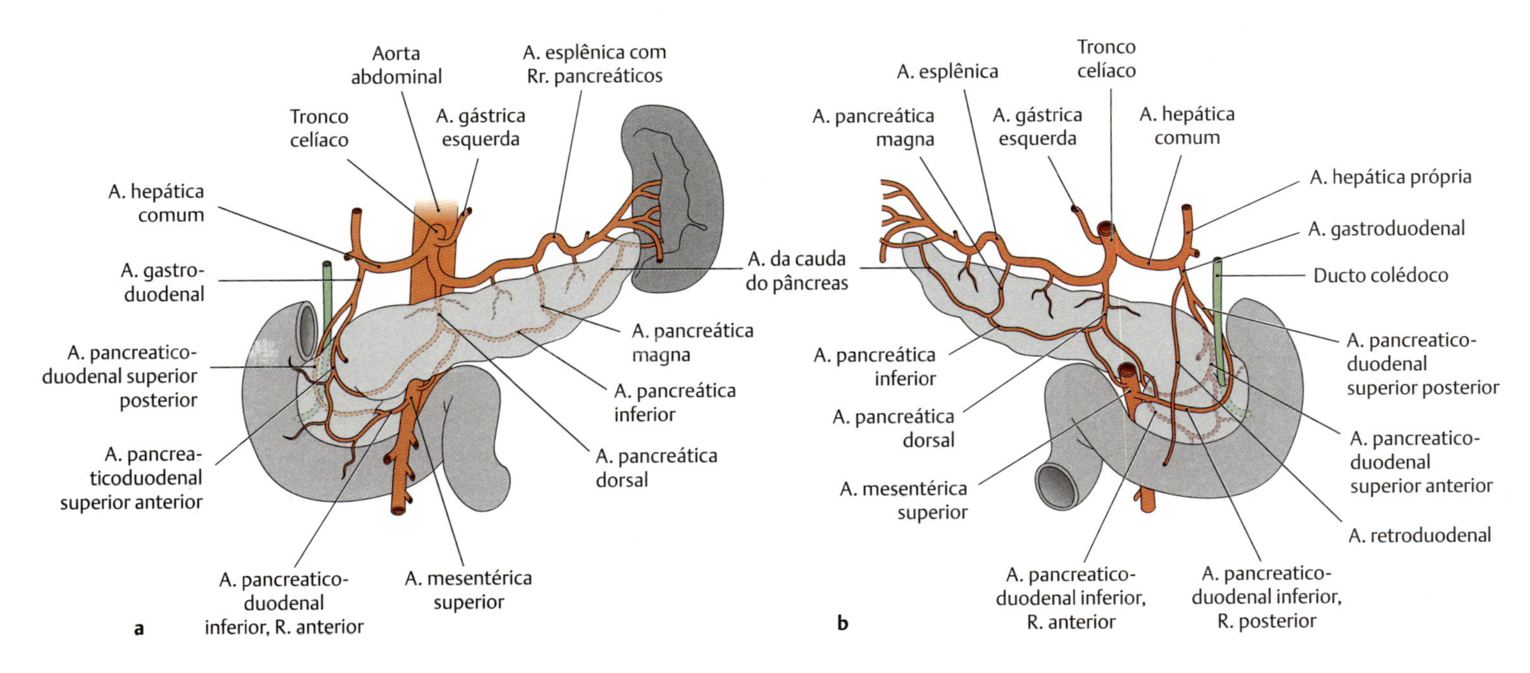

C Irrigação arterial do pâncreas

a Vista anterior; **b** Vista posterior. O tronco celíaco e a A. mesentérica superior foram seccionados aqui, imediatamente após a sua emergência da parte abdominal da aorta.

Observe que a irrigação arterial do pâncreas não é feita exclusivamente pelo tronco celíaco, mas também por meio de ramos da A. mesentérica superior. Essa disposição, por um lado cranial e por outro caudal, forma uma arcada, e por isso ela é também chamada de "arcada pancreática". Entre a A. esplênica e a A. pancreática inferior existem numerosas anastomoses; a maior delas é chamada de A. pancreática magna.

3.22 Ramos da Artéria Mesentérica Superior: Artérias para o Pâncreas, o Intestino Delgado e o Intestino Grosso

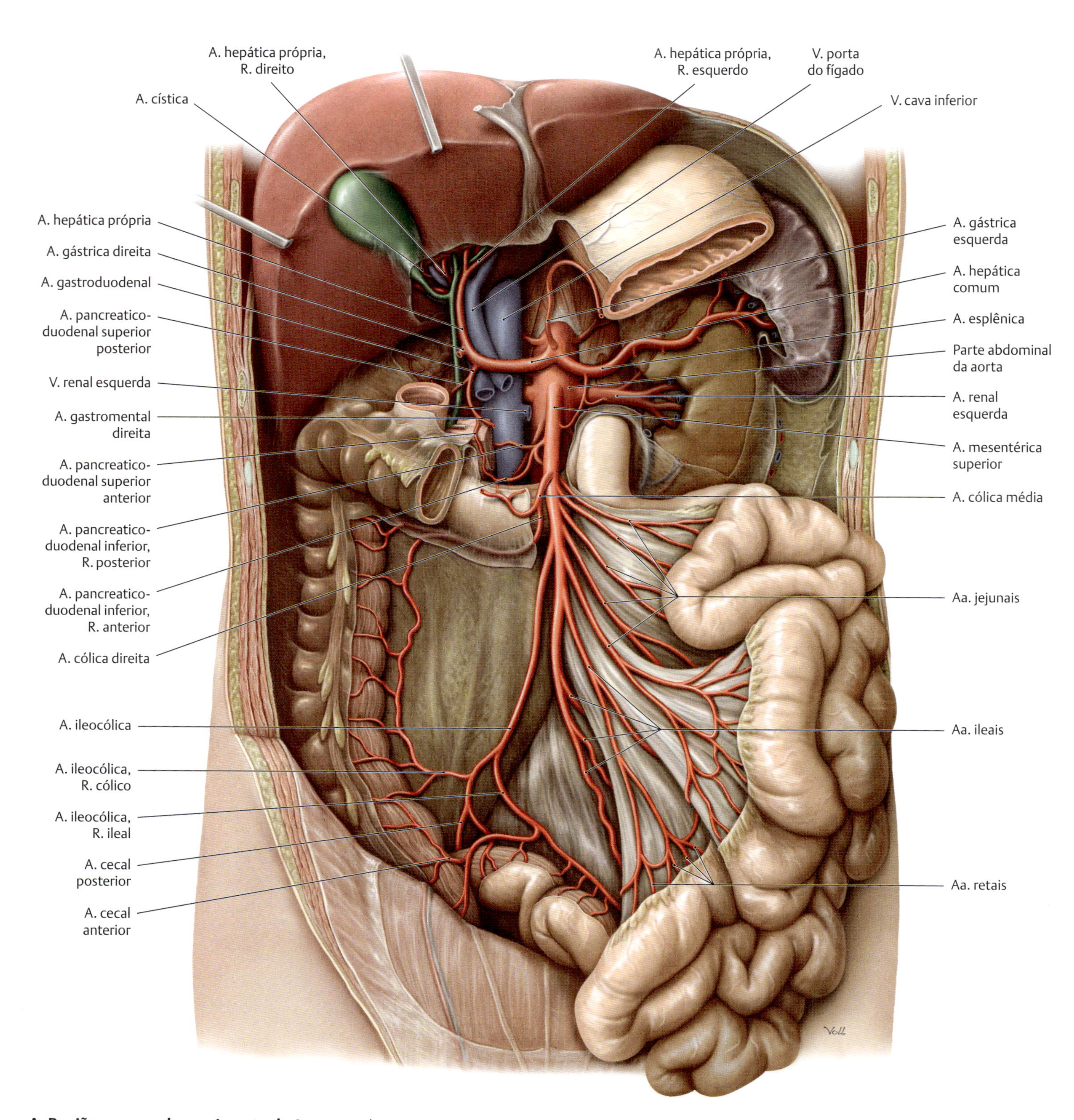

A Região e ramos de suprimento da A. mesentérica superior

Vista ventral. Para melhor visão, o estômago e o peritônio foram parcialmente removidos ou fenestrados, o tecido conjuntivo retroperitoneal abaixo do colo transverso foi mantido em sua maior parte.

A. mesentérica superior sai na altura da 1ª vértebra lombar (L I) da aorta abdominal e segue, com suas inúmeras ramificações, principalmente para a direita. Ela é, portanto, bem visível e dissecável se o aglomerado do intestino delgado for rebatido para a esquerda, conforme mostrado aqui. Desta forma, pode-se ver os numerosos arcos vasculares (arcadas), que formam os ramos da A. mesentérica superior (no jejuno, na parte superior do intestino delgado, únicos, no íleo, na parte mais inferior do intestino delgado, múltiplos). Das arcadas seguem os ramos (chamados "artérias retas") para as diversas partes do intestino. A A. mesentérica superior e seus numerosos ramos suprem o intestino delgado, mas também partes do pâncreas (ver p. 285), e grandes seções do intestino grosso (ver **C**), então até próximo da flexura esquerda do colo (não visível aqui). Ela cruza o duodeno e a V. renal esquerda. Para a localização da A. mesentérica superior, ver **D**.

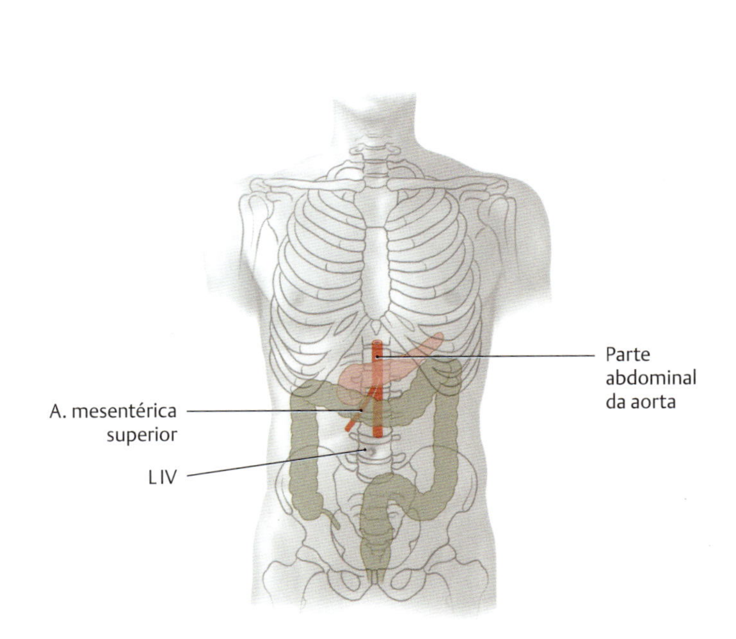

B Projeção da A. mesentérica superior sobre a coluna vertebral, e a posição em relação ao intestino grosso e o pâncreas

A A. mesentérica superior tem sua origem na altura de L I.

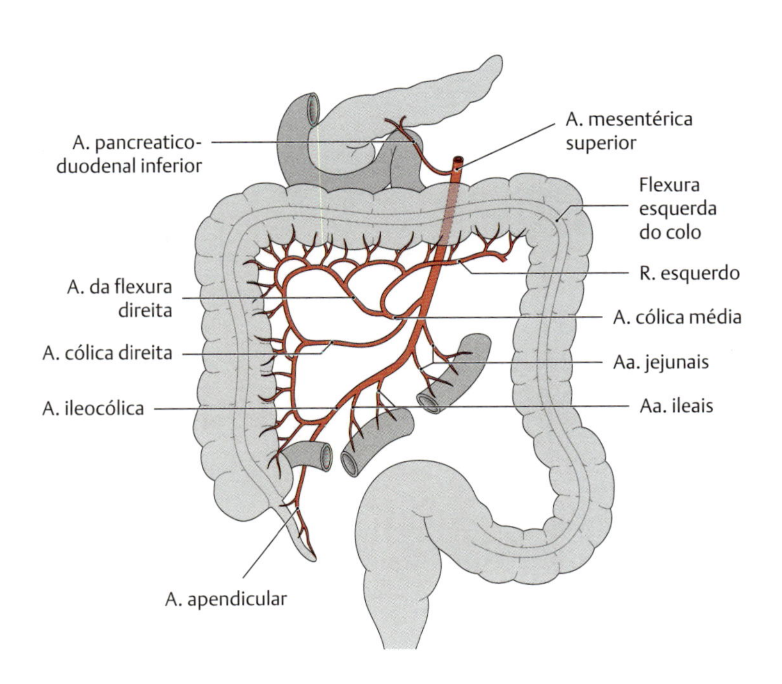

C Sequência dos ramos da A. mesentérica superior (ver **E**)

Topografia e localização da artéria em relação a órgãos individuais. A região de suprimento da A. mesentérica *superior* termina próximo da flexura esquerda do colo. A partir daí, o colo é suprido pela A. mesentérica *inferior* (ver p. 289). Comumente existem várias pontes arteriais entre ambas as Aa. mesentéricas (comparar com a p. 229).

Observação: A figura é altamente esquematizada e não considera as relações topográficas das estruturas individuais entre si.

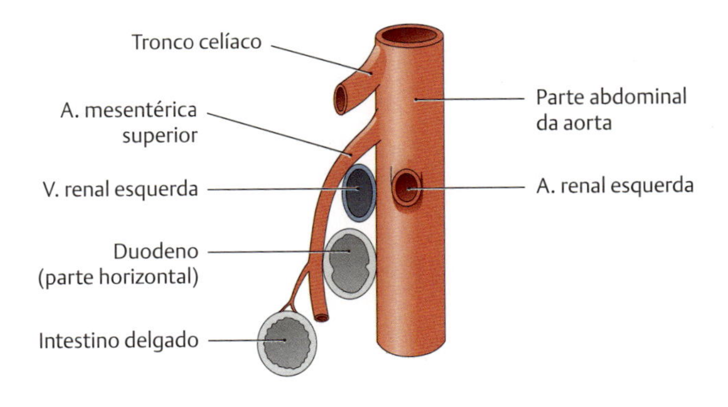

D Posição da A. mesentérica superior em relação ao duodeno e à V. renal esquerda

Vista pelo lado esquerdo.

Observação: A A. mesentérica superior se localiza à frente do duodeno e da V. renal esquerda. Juntamente com a parte abdominal da aorta, a A. mesentérica superior forma uma pinça semelhante a um "quebra-nozes", no interior da qual a V. renal esquerda se posiciona como se fosse uma "noz" a ser quebrada.

E Ramos da A. mesentérica superior na sequência dos órgãos supridos

- A. pancreaticoduodenal inferior
- Aa. jejunais e ileais (cerca de 14 a 20)
- A. ileocólica, com Aa. cecais anterior e posterior e A. apendicular
- A. cólica direita
- A. cólica média

As artérias para os intestinos delgado e grosso formam numerosas arcadas, das quais surgem as chamadas "artérias retas" (= ramos retos) no mesentério para cada segmento individual do intestino.

* *Observação:* A origem da A. cólica direita é muito variável. De acordo com Lippert e Pabst (1985) e Kuzu et al. (2017) origina-se diretamente da A. mesentérica superior em apenas 40% dos casos. Em 20% dos casos, a A. cólica direita tem um tronco comum com a A. cólica média e em 15% dos casos origina-se diretamente da A. ileocólica. Em pelo menos 25% dos casos, a A. cólica direita não está presente!

3.23 Ramos da Artéria Mesentérica Inferior: Irrigação do Intestino Grosso

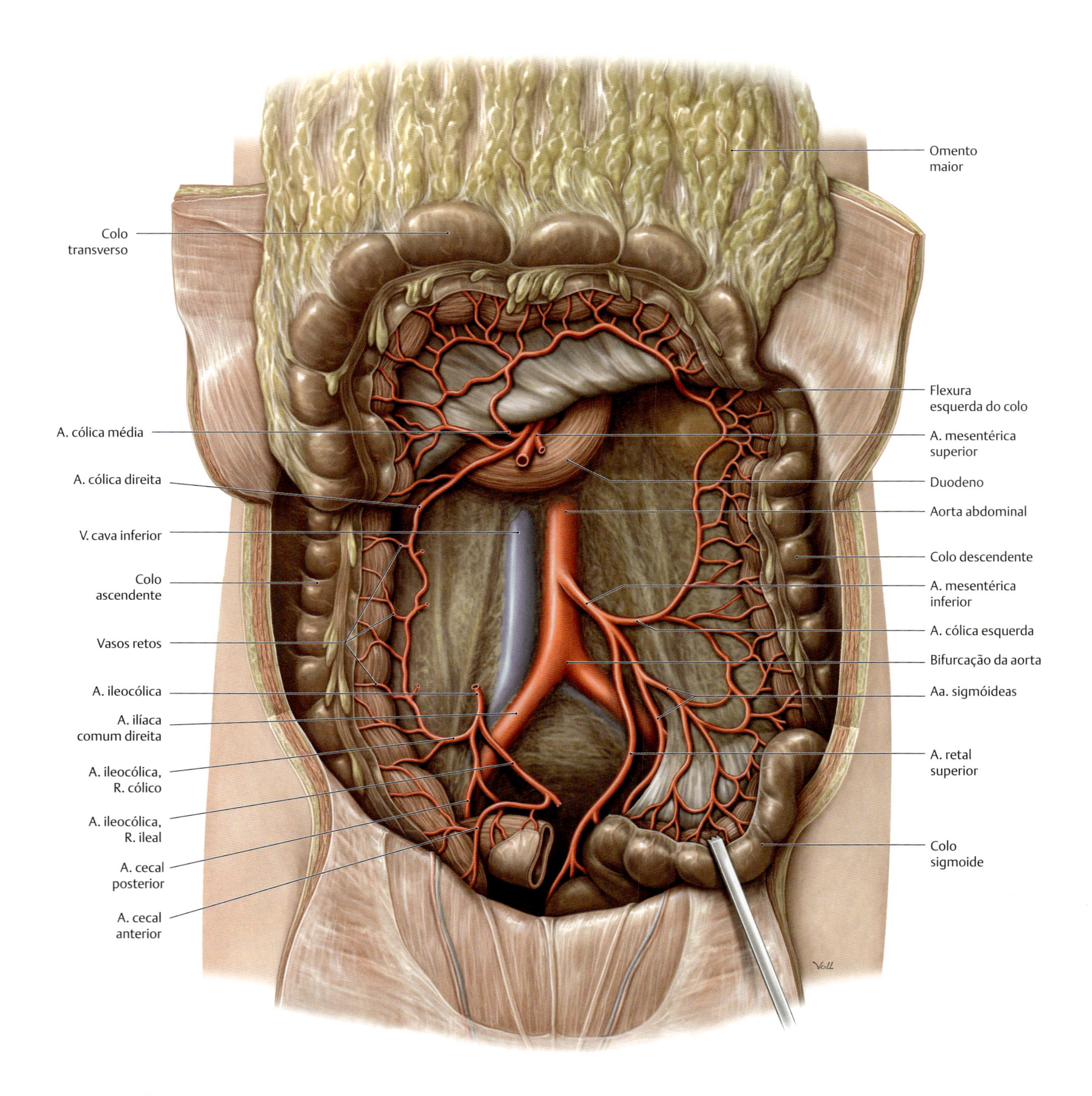

A Irrigação do intestino grosso pelas Aa. mesentéricas superior e inferior

Vista anterior; o jejuno e a maior parte do íleo foram retirados; o colo transverso foi levantado, o peritônio, em muitos locais, foi retirado ou recortado. Contudo, o tecido conjuntivo retroperitoneal foi parcialmente preservado.

A A. mesentérica inferior se origina da parte abdominal da aorta, na altura de L III/L IV (ver **B**), dirigindo-se para a esquerda. Por isso só é visível e dissecada quando as alças do intestino delgado forem rebatidas para a direita (as alças foram aqui retiradas). Desse modo, as numerosas arcadas múltiplas também estão visíveis, formando os ramos individuais da A. mesentérica inferior. A A. mesentérica inferior nutre o intestino grosso imediatamente a partir da flexura esquerda do colo.

Observe a irrigação do reto por três artérias (ver **D**), das quais apenas a A. retal superior é mostrada nesta figura.

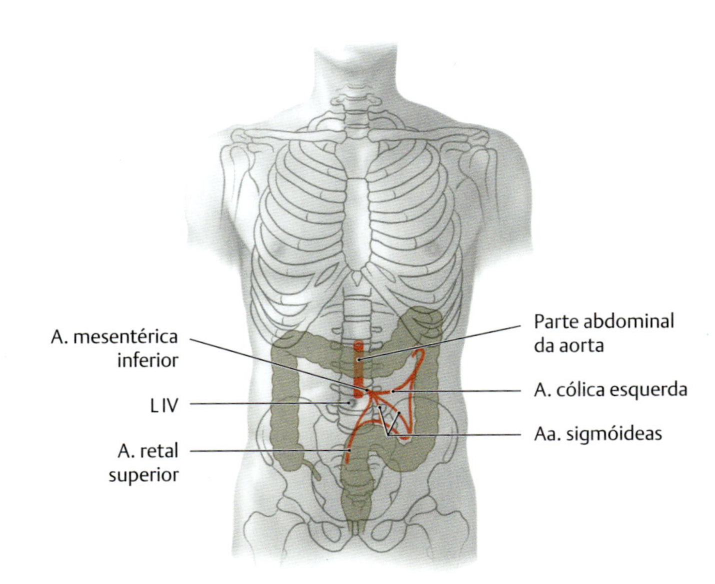

B Projeção da A. mesentérica inferior sobre a coluna vertebral e a posição em relação ao intestino grosso

A origem da A. mesentérica inferior se encontra na altura dos corpos vertebrais de L III e L IV.

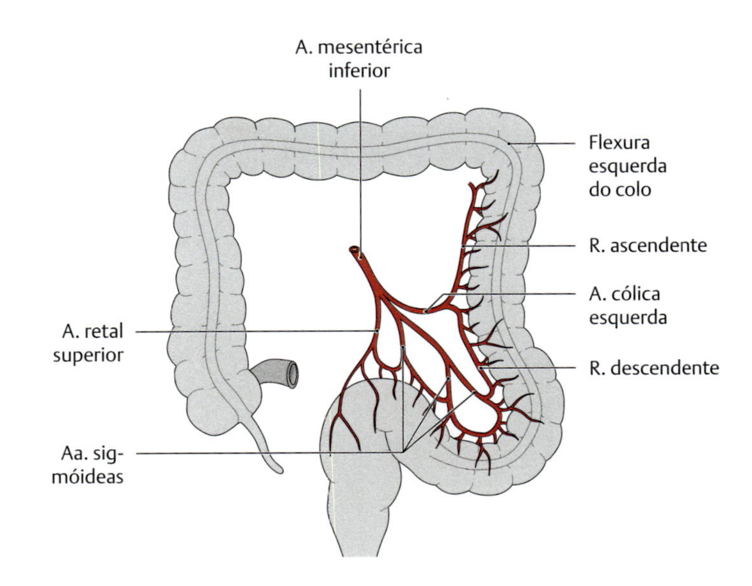

C Sequência de ramos da artéria mesentérica inferior (ver também p. 229)

A. cólica esquerda, Aa. sigmóideas (2 a 3), A. retal superior.

Observe o limite da região de irrigação das Aa. mesentéricas superior e inferior próximo à flexura esquerda do colo.

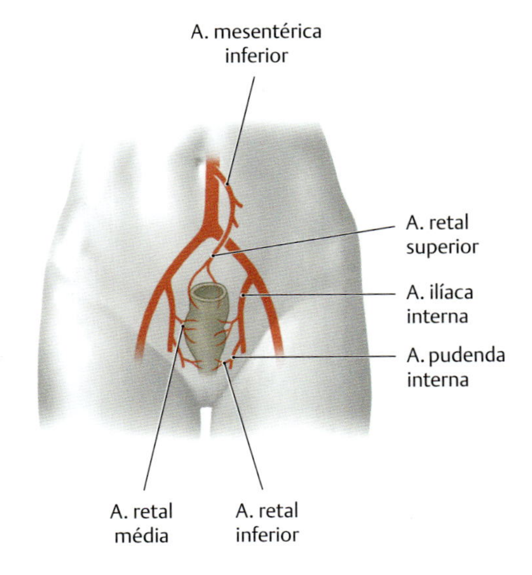

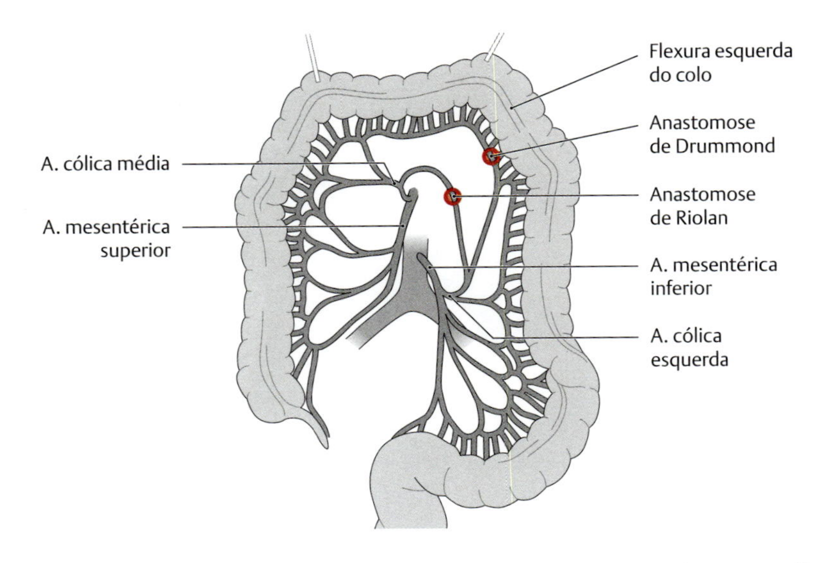

D Contribuição da A. mesentérica inferior na irrigação arterial do reto

O reto é suprido por três diferentes artérias e seus ramos (ver p. 291):

- A. mesentérica inferior (e seu ramo, a A. retal superior)
- A. retal média (diretamente) e
- A. pudenda interna (e seu ramo, a A. retal inferior).

Portanto, a A. mesentérica inferior irriga, a partir da região cranial, a maior parte do reto, e as duas outras artérias irrigam as regiões menores e inferiores do reto.

E Anastomoses entre artérias do intestino grosso

As anastomoses entre as artérias do intestino grosso proporcionam basicamente duas consequências: quando uma artéria é mal perfundida (no caso de lesão ou doença), o sangue pode fluir a partir da artéria adjacente através da anastomose, de modo a suprir, ainda de maneira suficiente, o segmento intestinal dependente. Com a ressecção de um segmento intestinal, entretanto, tanto o vaso de trajeto direto para o órgão como a ligação anastomótica têm de ser ligados, de modo a evitar perda sanguínea por um vaso vizinho. Duas anastomoses são aqui mencionadas, devido à sua importância:

- Arcada de Riolan: anastomose direta entre as Aa. cólicas média e esquerda (normalmente tem origem próximo às saídas das Aa. cólicas média e esquerda a partir da A. mesentérica superior ou inferior)
- Artéria marginal de Drummond: próximo à margem do intestino grosso, unindo as artérias (próximo ao tubo intestinal) de todo o contorno do intestino grosso.

Esses vasos comunicantes são denominados anastomoses, apesar de nem sempre essa terminologia ser precisa.

Graças às substanciais anastomoses aqui mostradas, doenças oclusivas arteriais são relativamente raras no intestino. Apenas quando dois dos três vasos principais (tronco celíaco, A. mesentérica superior e A. mesentérica inferior) apresentam constrição significativa, surgem manifestações clínicas. Os pacientes se queixam de desconforto na parte superior do abdome 15 minutos após consumirem uma farta refeição. O motivo disso é isquemia consequente ao estreitamento vascular associado a aumento do oxigênio e da circulação sanguínea no intestino após o consumo de muita comida. Consequentemente, o paciente só consegue ingerir pouco alimento (*síndrome das pequenas refeições*) várias vezes ao dia. Desse modo, ele evita que o intestino seja irrigado agudamente com muito sangue.

3.24 Ramos da Artéria Mesentérica Inferior: Irrigação do Reto

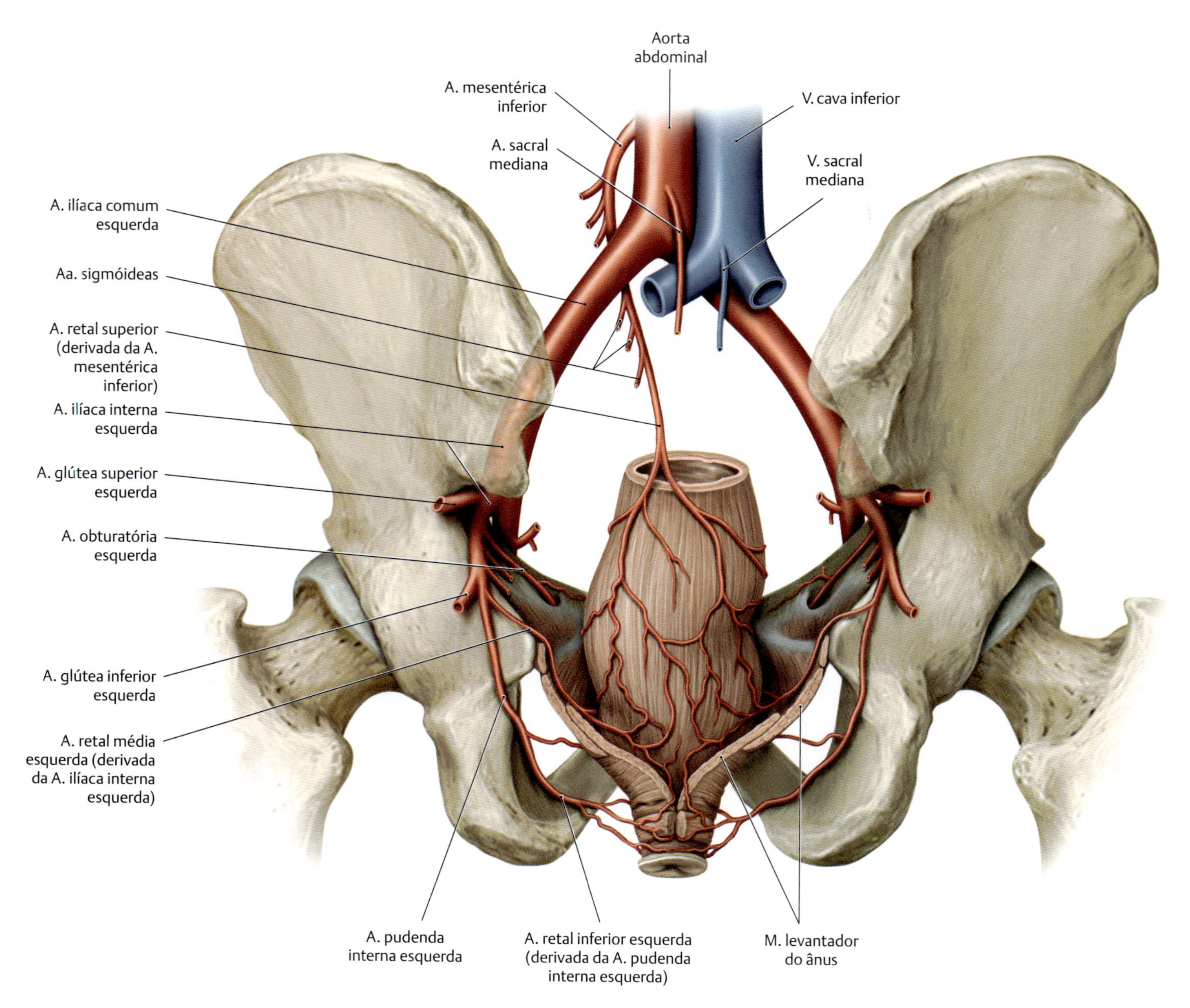

A Irrigação arterial do reto
Vista posterior. Parte do ílio está esquematizada de forma transparente para melhor visualização.

Observação: A A. retal *superior*, ímpar (ramo da A. mesentérica inferior, também ímpar) se divide, no nível do reto, em dois ramos. As Aa. retais *médias* (ramos da A. ilíaca interna) e inferiores (derivadas da A. pudenda interna), por sua vez, devido às suas origens a partir de troncos vasculares pares, dispõem-se como vasos pares desde o início. Não raramente, na mulher, a A. retal média se origina da A. uterina!

A A. retal *inferior* origina-se da A. pudenda interna, no canal do pudendo (também denominado de *canal de Alcock* – em homenagem ao cirurgião londrino Thomas Alcock, 1784-1833). A A. retal superior se aproxima posterior e cranialmente do reto, onde entra em contato com a cobertura peritoneal do reto (aqui não representada, para melhor visualização geral). Considera-se o trajeto dessa artéria como *"peritoneal"*. As Aa. retais médias e inferiores atingem o reto pelas suas faces laterais, onde o M. levantador do ânus forma uma "divisão" topográfica bem definida: as Aa. retais médias atingem o reto cranialmente a este músculo, enquanto as Aa. retais inferiores atingem o reto caudalmente a ele. Como o M. levantador do ânus é um componente muito importante do chamado "diafragma da pelve" (ver p. 415), os trajetos das Aa. retais médias e inferiores também podem ser denominados *vias supradiafragmática* e *infradiafragmática*, respectivamente. As Aa. retais acompanham as Vv. retais, frequentemente, por um longo trajeto.

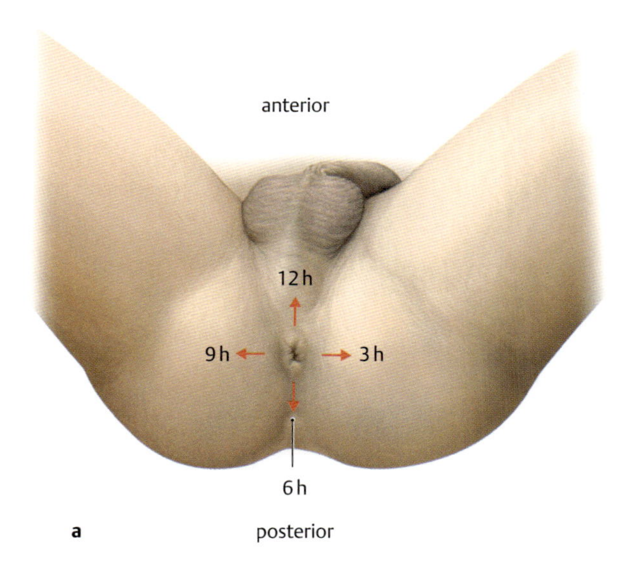

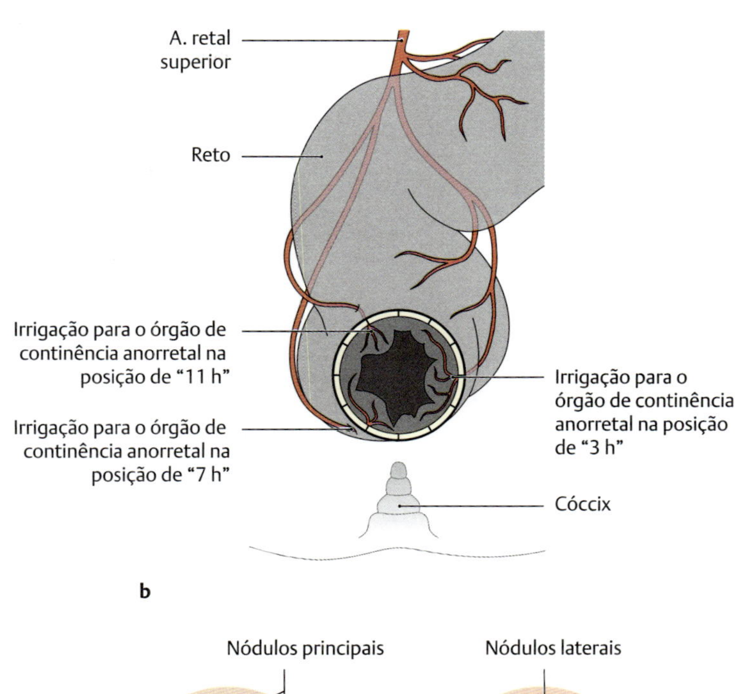

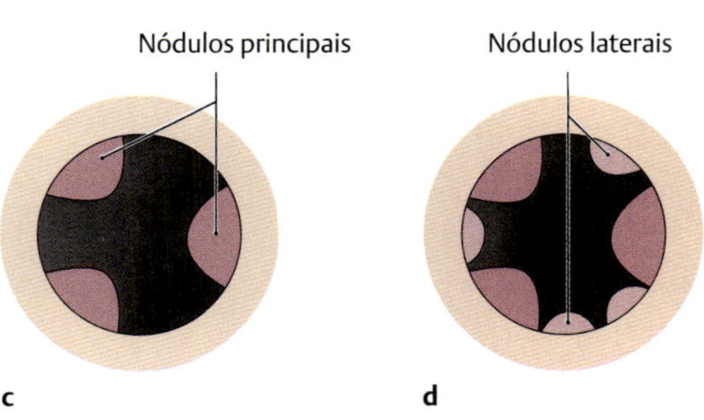

B Irrigação arterial do órgão de continência anorretal

a Vista inferior na posição de litotomia, isto é, o paciente está em decúbito dorsal e o examinador examina o períneo; a orientação segue de acordo com os ponteiros de um relógio. O órgão de continência anorretal (plexo hemorroidário, ver p. 259) permanentemente ingurgitado, é suprido exclusivamente pela A. retal superior por meio de ramos principais (**b**). Eles se aproximam do órgão de continência anorretal em posições típicas (3, 7 e 11 h) e formam, na região das colunas anais, três "nódulos principais" (**c**). Os três vasos principais se dividem em quatro ramos laterais e formam pequenos "nódulos laterais" nas posições de 1, 5, 6 e 9 h (**d**). Juntas, essas áreas organizadas de modo circular e ingurgitadas com sangue formam um sistema de contenção bastante eficiente e que garante particularmente a continência do conteúdo intestinal de natureza aquosa e gasosa. A contração permanente do aparelho esfinctérico muscular impede a drenagem venosa, de modo que apenas o relaxamento da musculatura dos esfíncteres, durante a defecação, causa a liberação do fluxo venoso do órgão de continência.

Observação: A dilatação patológica (hiperplasia) do órgão de continência anorretal, devido a preenchimento fisiológico excessivo, causa as condições proctológicas mais frequentes, as doenças hemorroidárias (ver pp. 262 e seguinte).

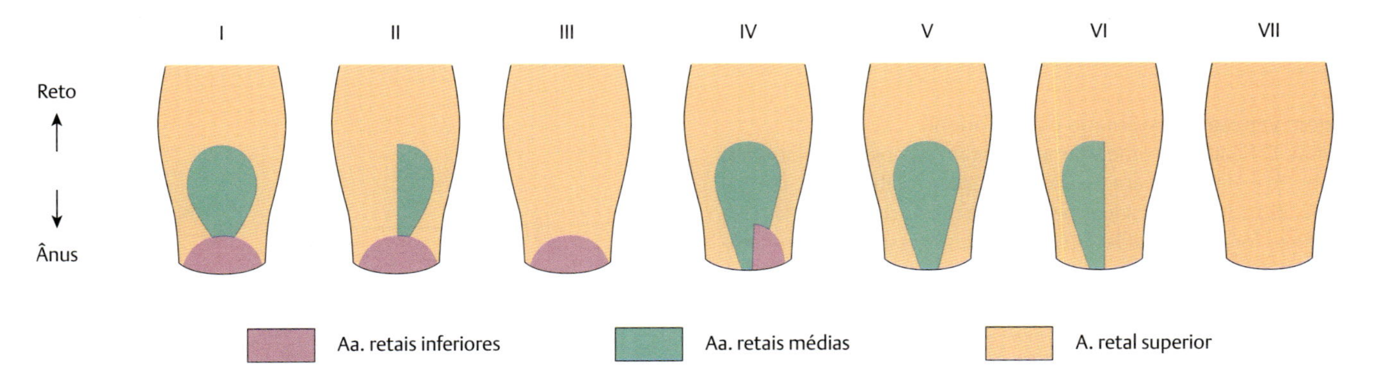

C Áreas de suprimento das Aa. retais

Representação esquemática dos diferentes tipos de suprimento arterial no reto em corte sagital após a injeção de um agente de contraste nas artérias provedoras com subsequente radiografia; vista da parede anterior do intestino estendido.

O suprimento arterial do reto pode ocorrer por meio de sete diferentes padrões (I-VII). O padrão I é o mais comum (36% dos casos): os três quartos superiores são quase que exclusivamente supridos pela A. retal superior única, o quarto inferior é variavelmente suprido pelas Aa. retais médias, de calibre significativamente pequeno (da A. ilíaca interna), e inferiores (da A. pudenda interna). Todas as três artérias formam consecutivamente as anastomoses estendidas.

Observação: O conceito frequente de que o reto é irrigado no terço superior pela A. retal superior, no terço médio pelas Aa. retais médias e no terço inferior pelas Aa. retais inferiores não é aplicável.

3.25 Veia Porta do Fígado: Drenagem Venosa de Estômago, Duodeno, Pâncreas e Baço

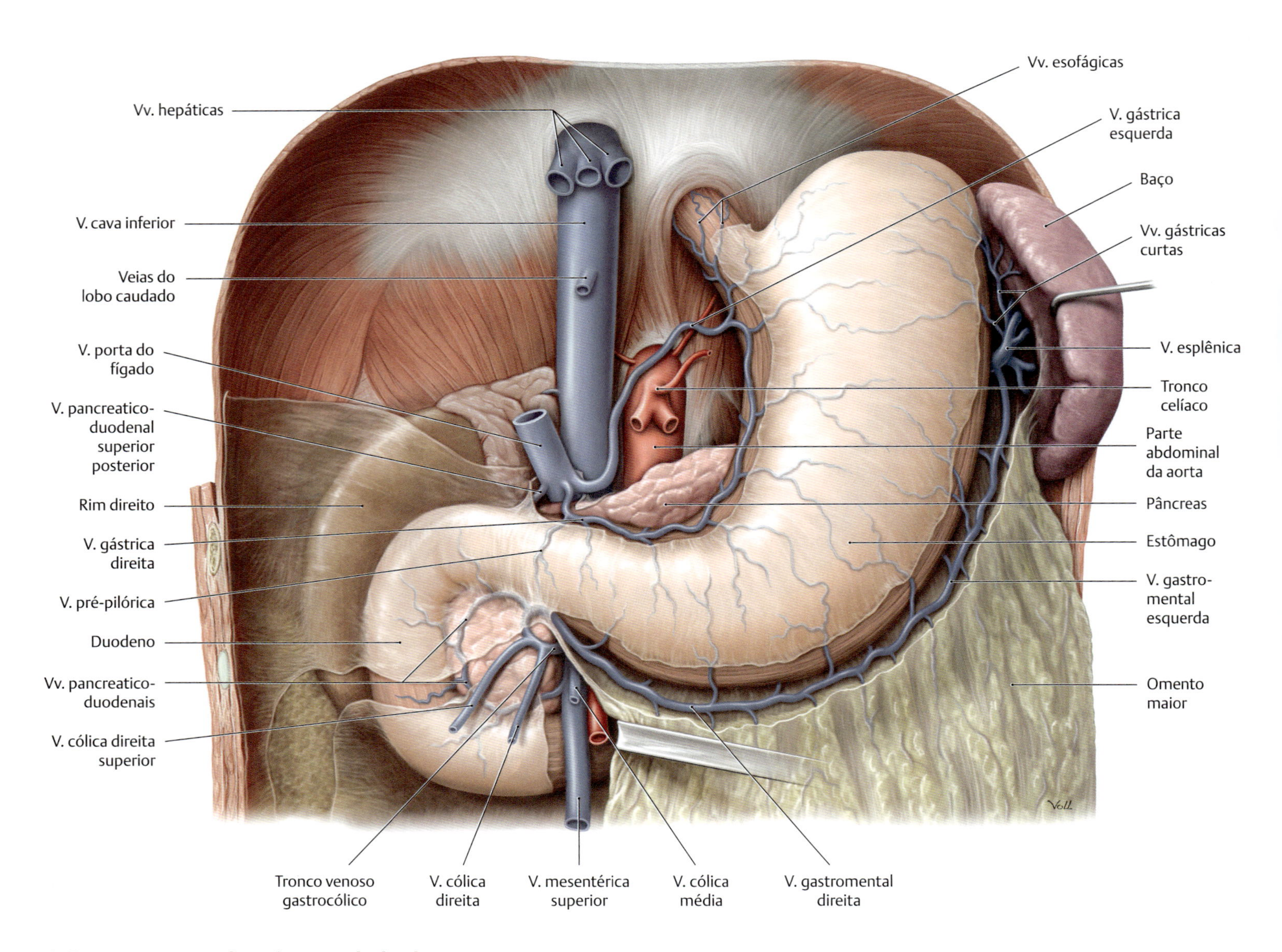

A Drenagem venosa do estômago e do duodeno
Vista anterior. O fígado e o omento menor foram removidos, o omento maior foi aberto e afastado para a esquerda, e, para melhor visão, o estômago foi puxado um pouco caudalmente; para maior clareza, várias partes do peritônio foram removidas ou fenestradas. Desse modo, tornam-se bem visíveis a desembocadura das Vv. hepáticas na V. cava inferior e a desembocadura das veias gástricas na região da veia porta.

O sangue da *curvatura menor* do estômago geralmente flui diretamente para a V. porta do fígado, e o da *curvatura maior* flui através da V. esplênica ou da V. mesentérica superior. O duodeno conduz o seu sangue, principalmente da parte inferior, para a V. mesentérica superior; as partes superiores geralmente fluem diretamente para a V. porta do fígado. Variações, no entanto, são comuns.

Observe a drenagem das Vv. esofágicas através das Vv. gástricas esquerdas para a V. porta do fígado: isso é importante para a circulação de desvios portocavais (ver **B** e p. 234). Devido à proximidade topográfica das veias gástricas à V. porta do fígado, as veias gástricas desempenham um papel importante nessas anastomoses.

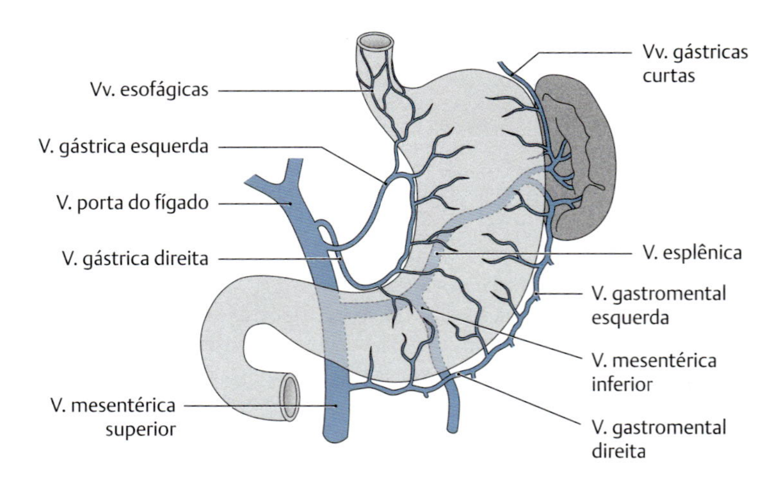

B Desembocadura da V. mesentérica inferior na V. esplênica
Vista anterior. Aqui a confluência de ambas as veias, posteriormente ao estômago, está bem visível.

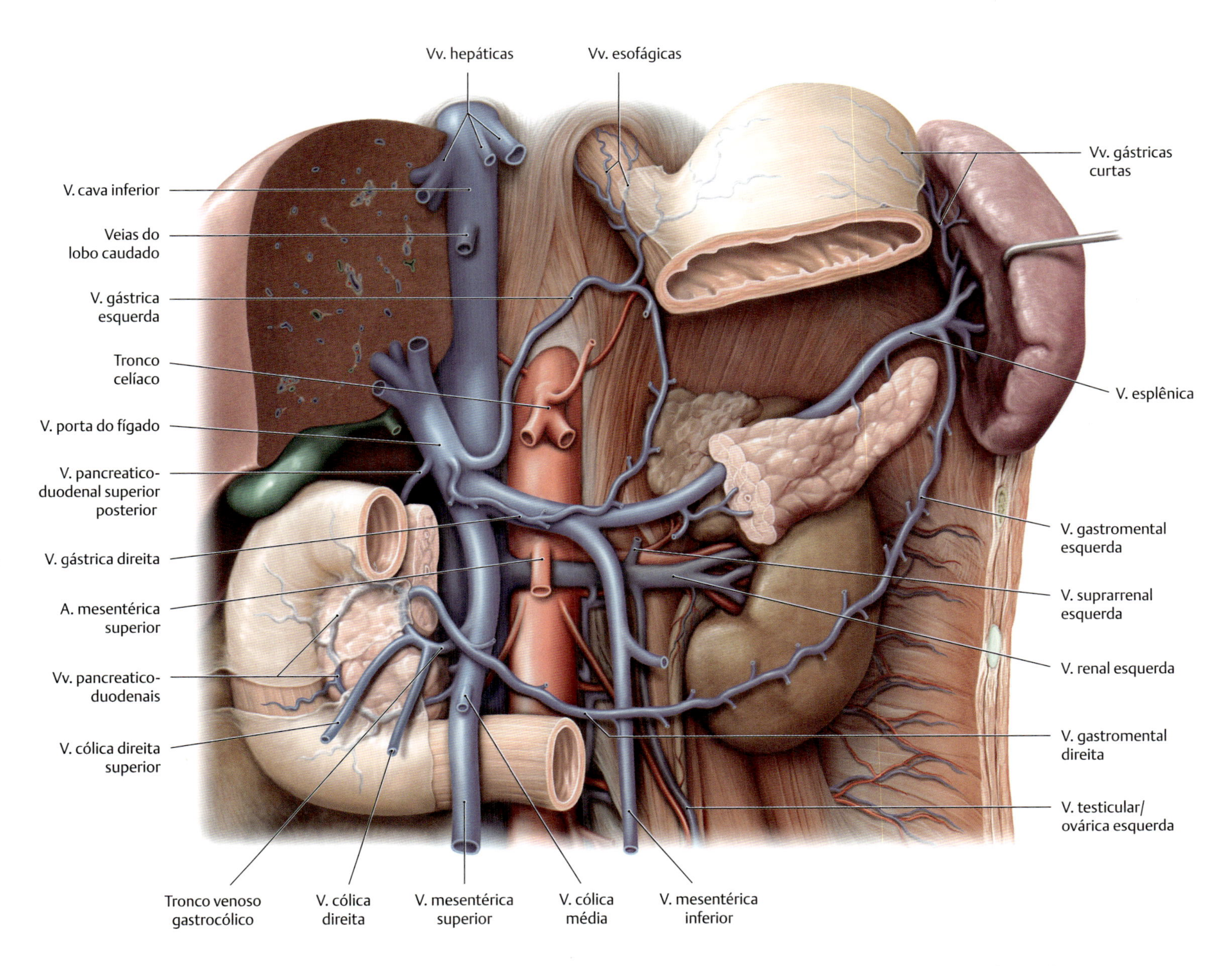

C Drenagem venosa do pâncreas e do baço

Vista anterior. O estômago foi parcialmente removido e, para melhor visualização, foi deslocado um pouco caudalmente; grande parte do peritônio foi removida. Nesta figura, vê-se claramente que a V. porta do fígado surge da confluência da V. mesentérica superior com a V. esplênica próximo do fígado. Em 70% dos casos, a V. esplênica recebe a drenagem da V. mesentérica inferior, como mostrado aqui (ver **B**).

O *sangue venoso esplênico* flui através da V. esplênica diretamente na V. porta do fígado, e o do *pâncreas* toma caminhos diferentes: a maior parte das veias pancreáticas (principalmente da cauda e do corpo) conecta-se à V. esplênica; uma pequena parte flui com as veias do estômago e do colo ascendente através do forte tronco venoso gastrocólico (ver **D**) para a V. mesentérica superior.

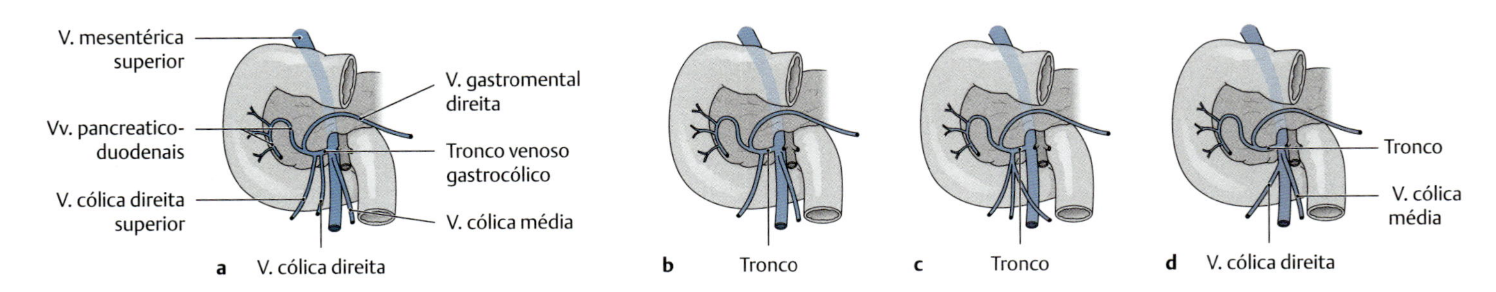

D Variantes do tronco venoso gastrocólico (tronco de Henle)

a 45%; **b** 33%; **c** 11% e **d** 11% dos casos.

Através do tronco venoso gastrocólico drenam também, em 90% dos casos, além do estômago (V. gastromental direita) e da cabeça do pâncreas/duodeno (Vv. pancreaticoduodenais), o colo ascendente (V. cólica direita) e a flexura direita do colo (V. cólica direita superior). Em 11% dos casos, o tronco venoso gastrocólico incorpora também a V. cólica média (**c**). A confluência do tronco na V. mesentérica superior situa-se na altura do processo uncinado.

Observação: Para o cirurgião, o tronco venoso gastrocólico (tronco de Henle) é um marco importante, principalmente para a cirurgia da cabeça do pâncreas e da flexura direita do colo.

3.26 Veias Mesentéricas Superior e Inferior: Drenagem Venosa dos Intestinos Delgado e Grosso

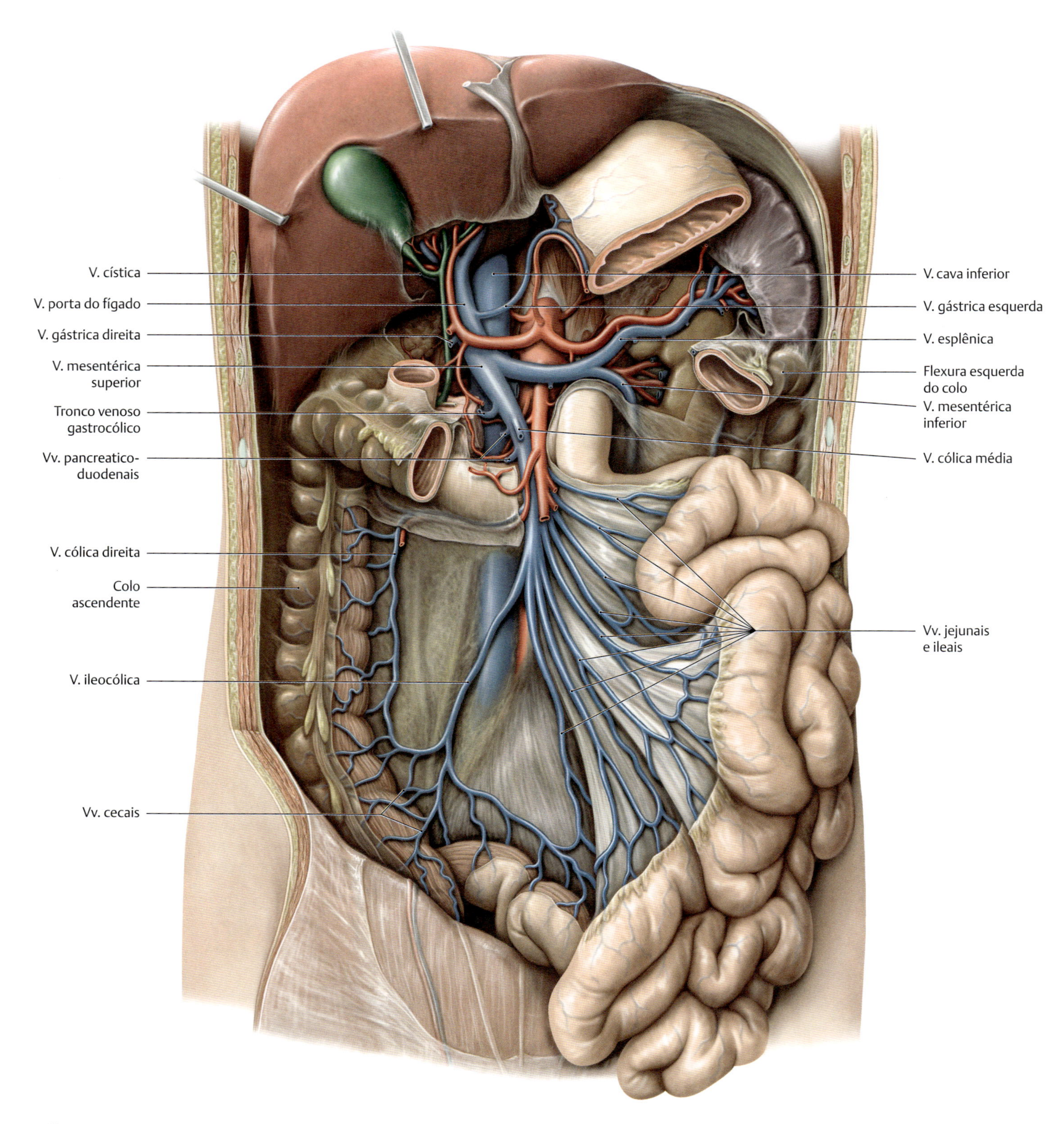

A Afluentes para a V. mesentérica superior

Vista anterior. Grande parte do estômago foi removida, e várias partes do peritônio foram removidas ou fenestradas; o tecido conjuntivo retroperitoneal foi parcialmente removido. O mesentério e o colo transverso foram parcialmente removidos, e o aglomerado do intestino foi movido para a esquerda.

A V. mesentérica superior forma, na altura de L I, juntamente com a V. esplênica, a V. porta do fígado (ver **B**, p. 292).

O *intestino delgado* conduz o seu sangue exclusivamente para a bacia de drenagem da V. mesentérica *superior*. A V. mesentérica superior, no entanto, incorpora adicionalmente sangue do intestino grosso, até uma região na proximidade da flexura esquerda do colo. A partir daí, inicia a região de afluência da V. mesentérica *inferior*. Entre essas duas grandes veias há – como nas artérias – várias anastomoses. O suprimento arterial e a disposição venosa são análogos para os segmentos intestinais.

Observação: O colo ascendente secundariamente retroperitoneal também pode obter conexão com veias do espaço retroperitoneal, que fluem para a V. cava inferior. Aqui também há, portanto, uma anastomose portocava (ver p. 234).

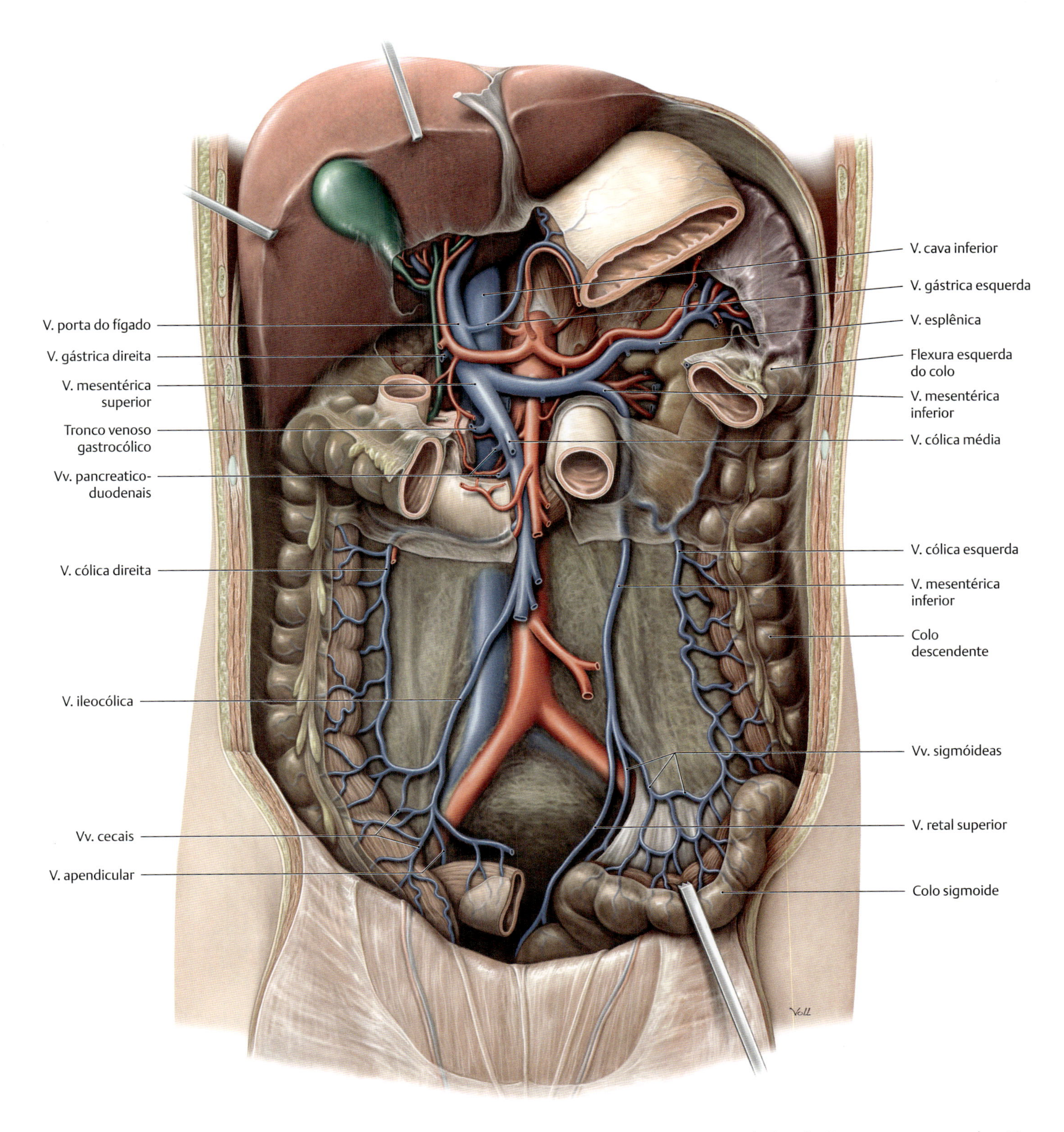

B Afluentes para a V. mesentérica inferior

Vista anterior. O estômago, o pâncreas e o duodeno foram, em grande parte, removidos, várias partes do peritônio foram removidas ou fenestradas, e o tecido conjuntivo peritoneal foi mantido parcialmente.

A V. mesentérica inferior surge da confluência da V. cólica esquerda, Vv. sigmóideas e V. retal superior, então das veias da área de suprimento da A. mesentérica inferior. Ela flui – em contraste com a V. mesentérica *superior* – independente da artéria e segue atrás do estômago e pâncreas, geralmente para a V. esplênica (ver p. 293). A V. mesentérica *inferior* incorpora, então, apenas o *sangue do intestino grosso*. O limite com a área de drenagem da V. mesentérica superior situa-se no colo transverso próximo da flexura esquerda do colo. No entanto, entre as duas Vv. mesentéricas existem várias anastomoses.

O colo descendente secundariamente retroperitoneal também pode obter conexão nas veias do espaço retroperitoneal, de modo que aqui também há anastomoses portocava.

Observação: A drenagem venosa do *assoalho superior do reto* ocorre através da V. retal *superior* para a V. mesentérica inferior e dela para a região de drenagem da *V. porta do fígado*. A drenagem do assoalho inferior (na imagem não é visível) ocorre através das Vv. retais média e inferior, primeiramente para as Vv. ilíacas e, então, para a bacia de drenagem da *V. cava inferior* (ver p. 296).

3.27 Ramos da Veia Mesentérica Inferior: Drenagem Venosa do Reto

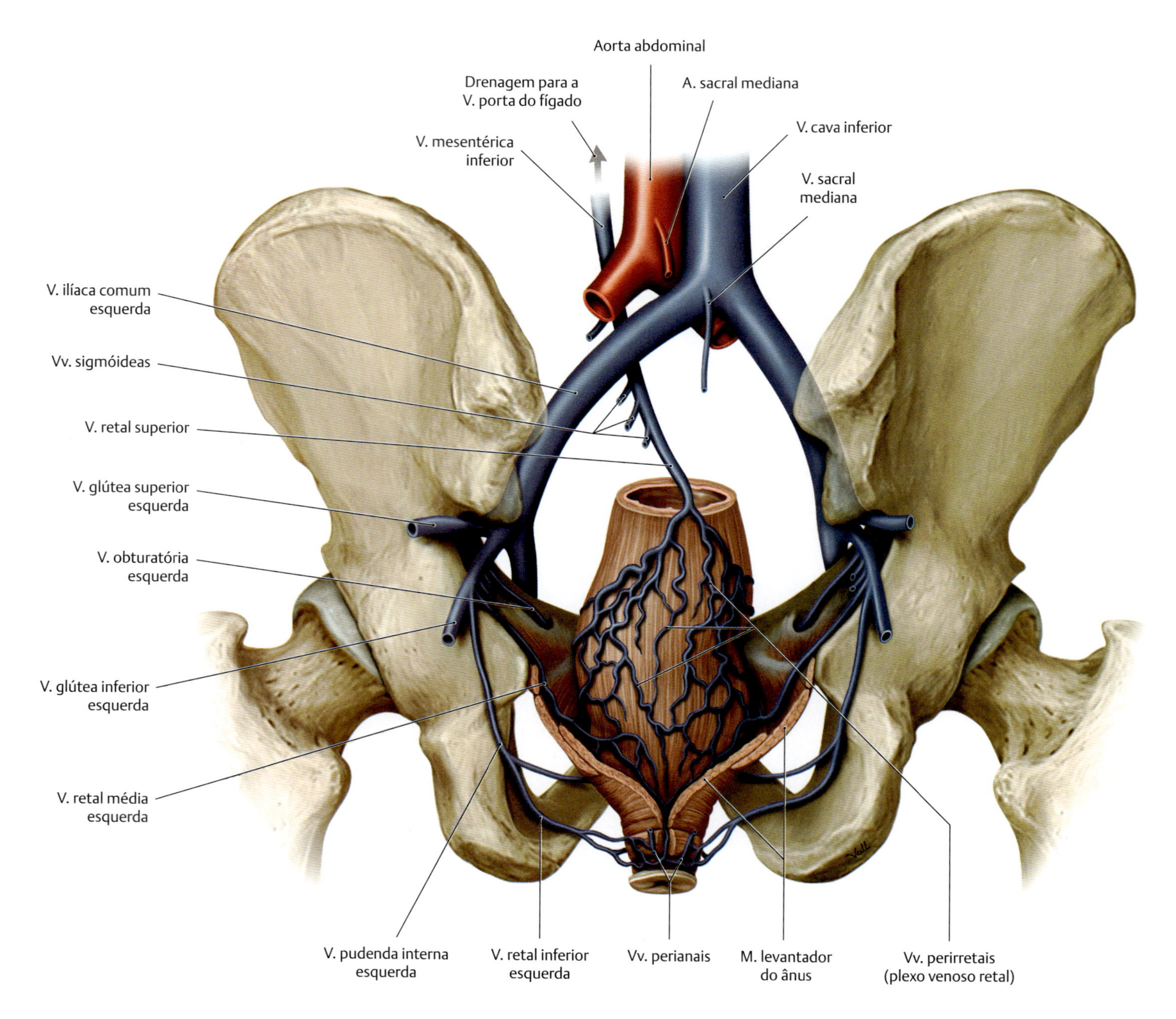

A Drenagem venosa do reto
Vista posterior. Parte do ílio está esquematizada de forma transparente para melhor visualização.
Observação: A V. retal *superior*, ímpar (tributária da V. mesentérica inferior, também ímpar), é formada, no reto, por duas tributárias. As Vv. retais *médias* (tributárias da V. ilíaca interna) e as Vv. retais *inferiores* (tributárias da V. pudenda interna) já são dispostas em pares, uma vez que desembocam em veias-tronco pares.
Como as Vv. retais acompanham as artérias correspondentes, ao longo de determinado trajeto, as veias seguem uma via conforme já descrito para as artérias. Pode-se distinguir a via peritoneal (para a V. retal superior) e as vias supradiafragmática e infradiafragmática para as Vv. retais médias e inferiores. A V. retal superior apresenta conexões com o sistema venoso porta do fígado pela V. mesentérica inferior (ver **B**).
Observação: Tumores na área de drenagem da V. retal *superior* atingem em primeiro lugar o leito capilar do fígado através da região de drenagem da V. porta do fígado (metástases hepáticas), enquanto tumores na área de drenagem das Vv. retais *médias* e *inferiores* atingem preferencialmente o leito capilar dos pulmões através da área de drenagem da V. cava inferior (metástases pulmonares). Observe também a importância dessas veias para as anastomoses portocava (ver **B**).

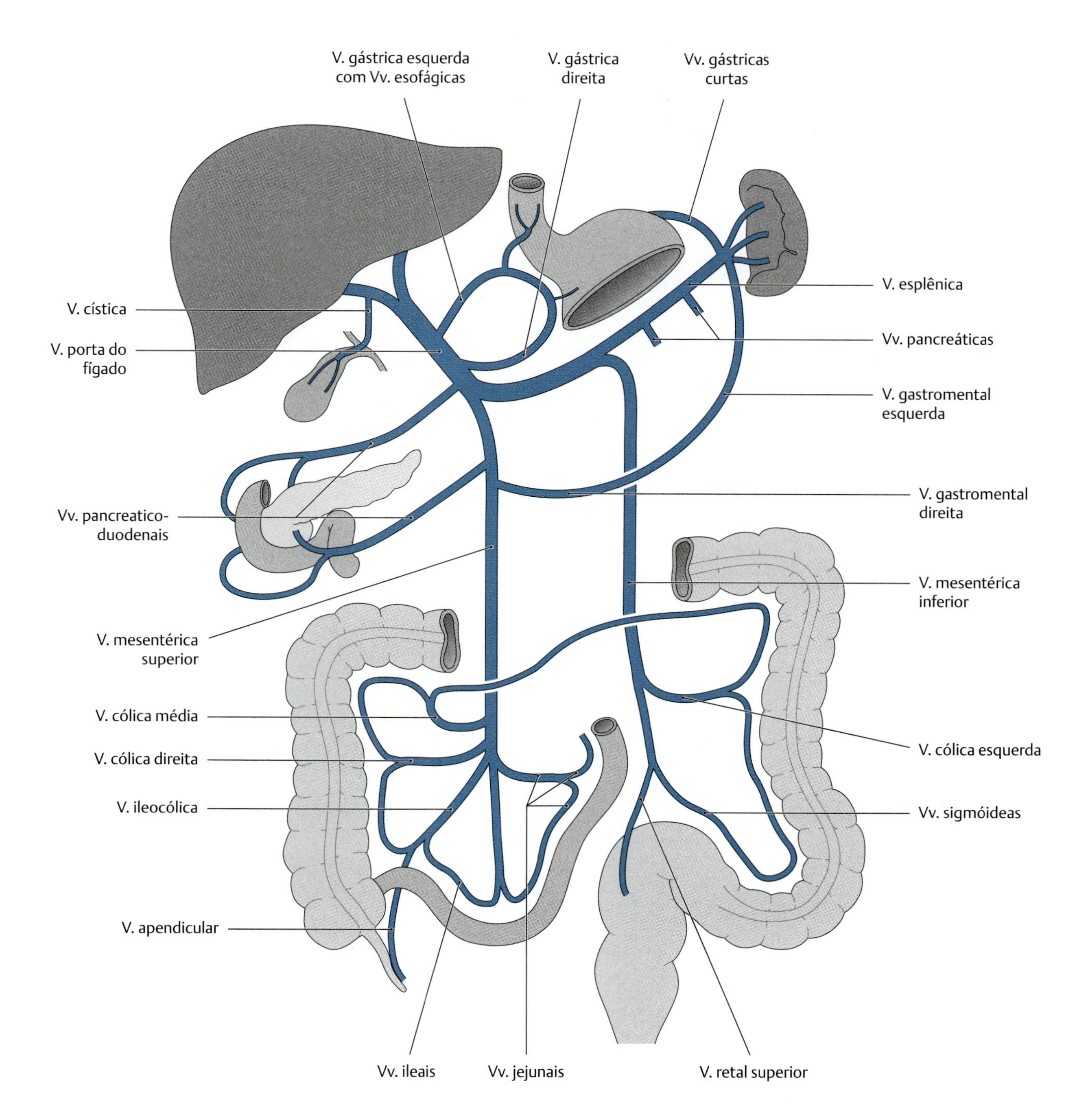

B Drenagem da V. retal superior para a V. porta do fígado

Uma grande parte da drenagem venosa derivada do reto atinge a área de drenagem da V. porta do fígado por meio da V. retal superior. Em particular, os dois terços superiores do reto têm a sua drenagem venosa desta maneira. Por outro lado, o sangue venoso do terço inferior do reto flui pelas Vv. retais médias e inferiores, inicialmente para as Vv. ilíacas internas e, em seguida, para a área de drenagem da V. cava inferior. Ambas as áreas de drenagem (para a V. porta do fígado e para a V. cava inferior) se mantêm conectadas entre si por extensas anastomoses ao longo das Vv. perirretais (plexo venoso retal) e, em determinadas condições, podem formar uma anastomose portocava (p. ex., hipertensão porta em consequência de dificuldades na perfusão intra-hepática).

Observação: As áreas de drenagem das Vv. retais, particularmente no terço inferior do reto, são muito variáveis, semelhantes às da irrigação arterial. Portanto, o sangue derivado das Vv. retais pode atingir não somente a V. cava inferior, mas, também, a V. porta e, consequentemente, o fígado. Isso é importante na administração retal de medicamentos (na forma de supositórios). De fato, seria esperado evitar a passagem de um medicamento pelo fígado pela administração retal – o chamado "efeito de primeira passagem" (*first-pass effect* – eliminação pré-sistêmica de fármacos no fígado apos a absorção intestinal) e, deste modo, garantir a distribuição sistêmica simultânea dos medicamentos na circulação do corpo. Entretanto, devido às drenagens variáveis das Vv. retais, isso nem sempre é bem-sucedido. A proporção da absorção e, consequentemente, da distribuição sistêmica dos medicamentos na circulação sistêmica depende de grandes variações durante a administração retal. Não obstante, em crianças a administração retal de medicamentos tem vantagens cruciais, uma vez que a punção venosa – frequentemente difícil – nem sempre é possível.

3.28 Drenagem Linfática do Estômago, do Baço, do Pâncreas, do Duodeno e do Fígado

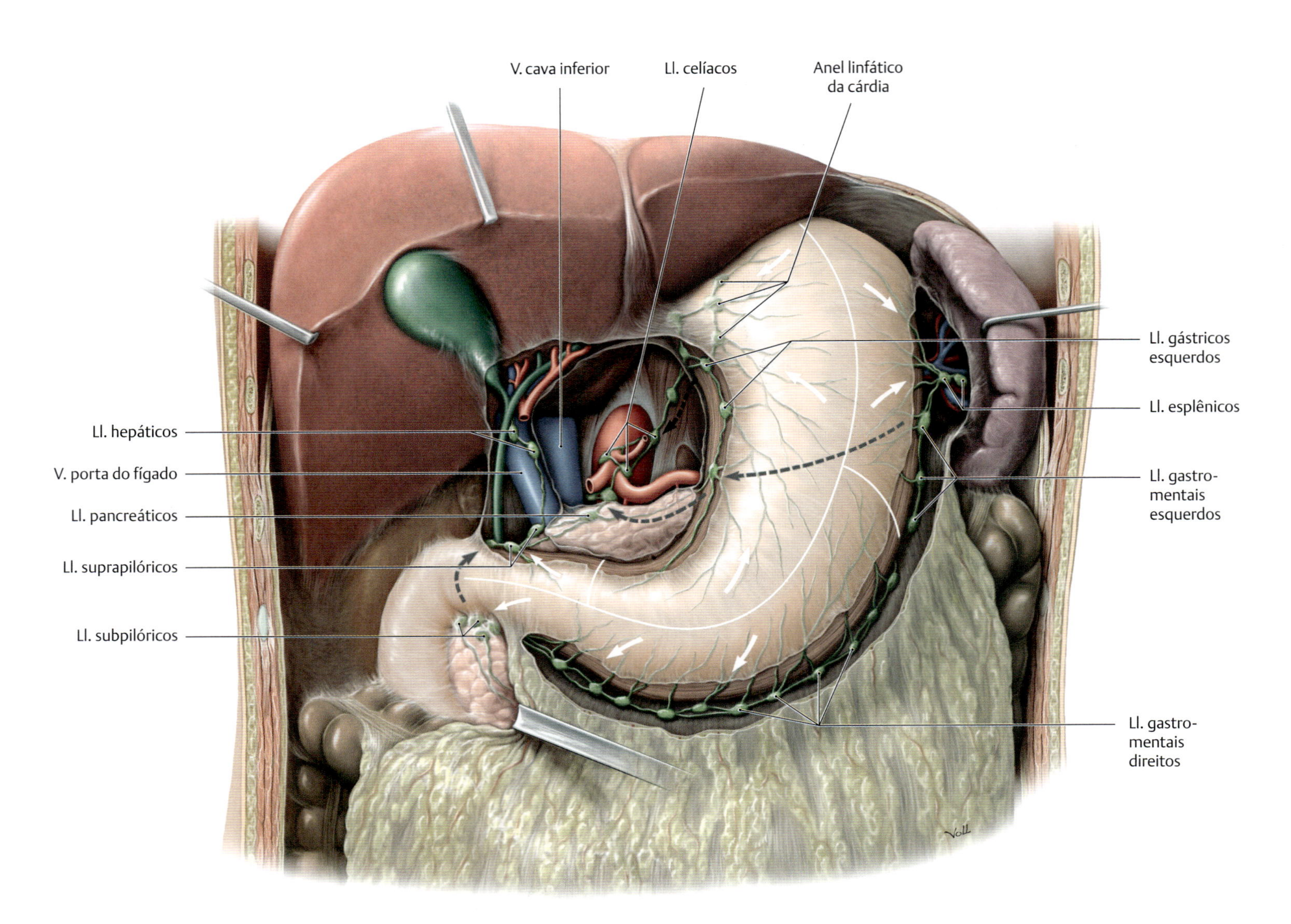

A Drenagem linfática do estômago
Vista anterior, após remoção do omento menor e abertura parcial do omento maior, na curvatura maior; o fígado foi ligeiramente suspenso. As vias de drenagem linfática mais importantes são:

- A drenagem linfática em direção **às curvaturas maior e menor do estômago**, isto é, primeiramente a drenagem faz-se para os linfonodos regionais, os Ll. gástricos direitos/esquerdos (em direção à curvatura menor) ou os Ll. gastromentais direitos/esquerdos (em direção à curvatura maior), ver linhas e setas brancas. Esses linfonodos regionais conduzem a linfa, direta ou indiretamente, para os Ll. celíacos (indiretamente via Ll. pilóricos e esplênicos). A partir daí, a linfa drena para o tronco intestinal
- Drenagem linfática **do fundo gástrico e da cárdia:** drenagem para o anel linfático da cárdia (inconstante, isto é, não presente em todos os indivíduos) e, em seguida, para o tronco intestinal.

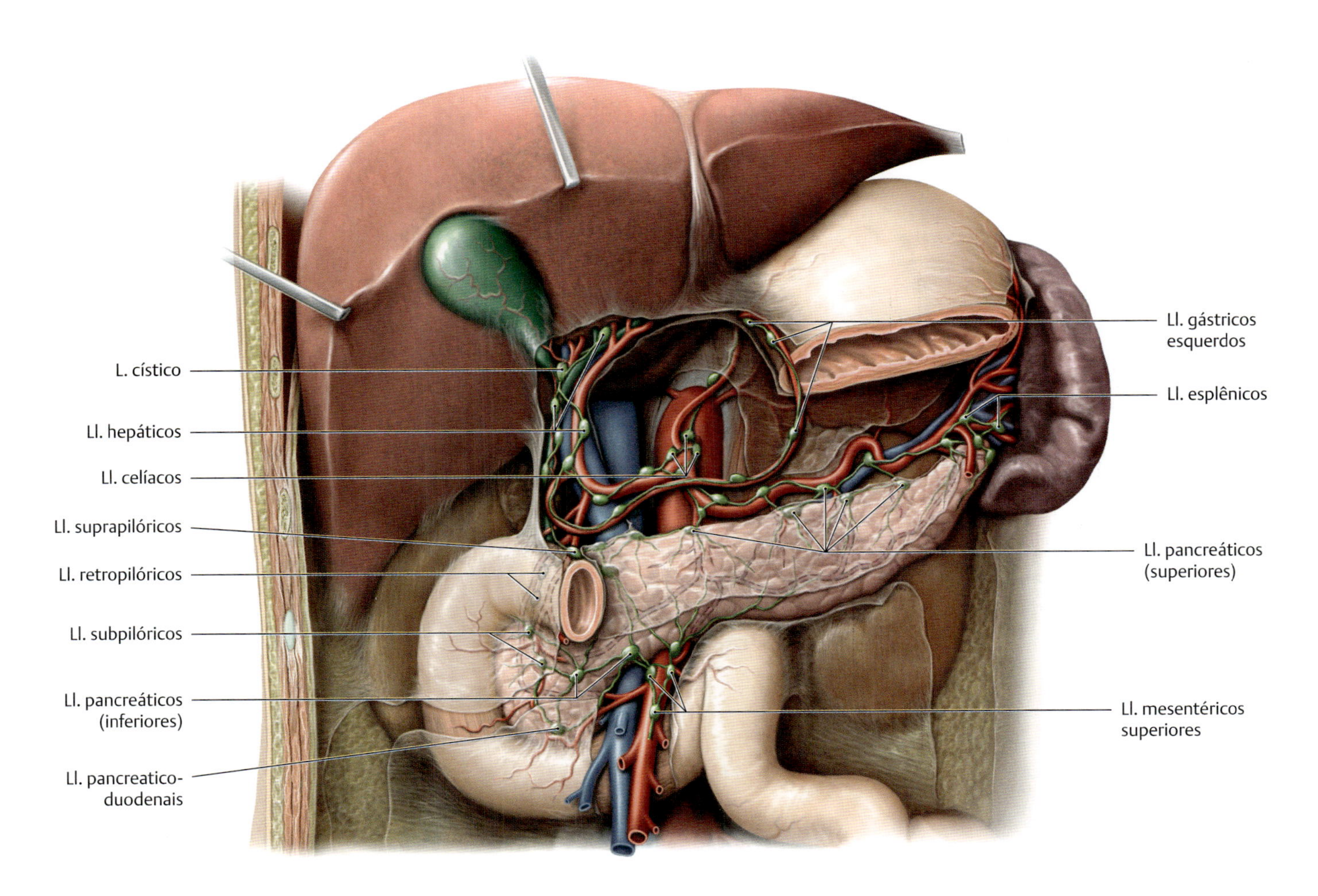

B Drenagem linfática do baço, do pâncreas e do duodeno
Vista anterior. O estômago foi removido, em grande parte; o colo foi removido e o fígado deslocado para cima. Os linfonodos e/ou grupos de linfonodos mais importantes são:

- **Baço:** drenagem linfática, inicialmente para os *Ll. esplênicos*; em seguida, direta ou indiretamente, para o *tronco intestinal* (indiretamente ou *somente* através dos Ll. pancreáticos superiores ou, ainda, através dos Ll. pancreáticos superiores *e* dos Ll. celíacos)
- **Pâncreas:** drenagem linfática, inicialmente para os *Ll. pancreáticos superiores/inferiores* e, em seguida, direta ou indiretamente (através dos Ll. celíacos) para o tronco intestinal — *ou*, ainda: inicialmente para os *Ll. pancreaticoduodenais superiores/inferiores* (predominantemente situados na face posterior do pâncreas) e, em seguida, direta ou indiretamente, através dos Ll. mesentéricos superiores, para o tronco intestinal
- **Duodeno:** *parte superior*: drenagem linfática, inicialmente para os *Ll. pilóricos* (ver **C**) e, em seguida, para os Ll. pancreaticoduodenais superiores e, subsequentemente, para os Ll. hepáticos e, em parte, ainda, para os Ll. pré-aórticos e para o tronco intestinal; *parte inferior*: inicialmente, para os *Ll. pancreaticoduodenais superiores/inferiores* e, em seguida, diretamente para o tronco intestinal.

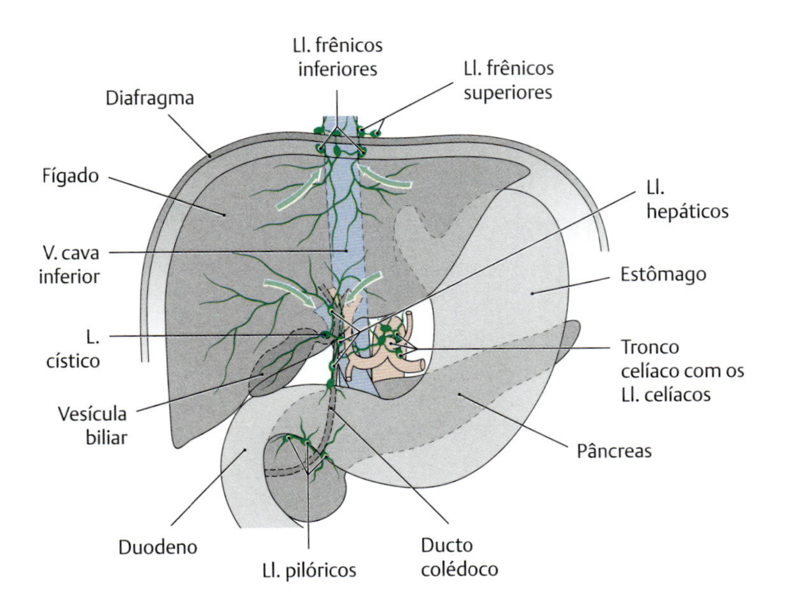

C Vias de drenagem linfática do fígado e ductos das vias biliares
Vista anterior. As vias de drenagem linfática mais importantes são:
Fígado e ductos biliares intra-hepáticos (três vias de drenagem linfática):

- Principalmente para baixo, em direção aos Ll. hepáticos, seguindo para os Ll. celíacos e, posteriormente, para o tronco intestinal e para a cisterna do quilo, ou diretamente, a partir dos Ll. hepáticos para o tronco intestinal e para a cisterna do quilo
- Uma pequena parte segue para cima, via Ll. frênicos inferiores, para o tronco lombar
- Uma via alternativa segue através do diafragma (pelo forame da veia cava e por lacunas musculares do diafragma) para os Ll. frênicos superiores, com conexão ao tronco broncomediastinal.

Vesícula biliar: primeiro via Ll. cístico e, em seguida, pela via descendente descrita acima.
Ducto colédoco: drenagem linfática através dos Ll. pilóricos (Ll. supra, sub e retropilóricos), do L. do forame e os Ll. celíacos, para o tronco intestinal.

3.29 Drenagem Linfática dos Intestinos Delgado e Grosso

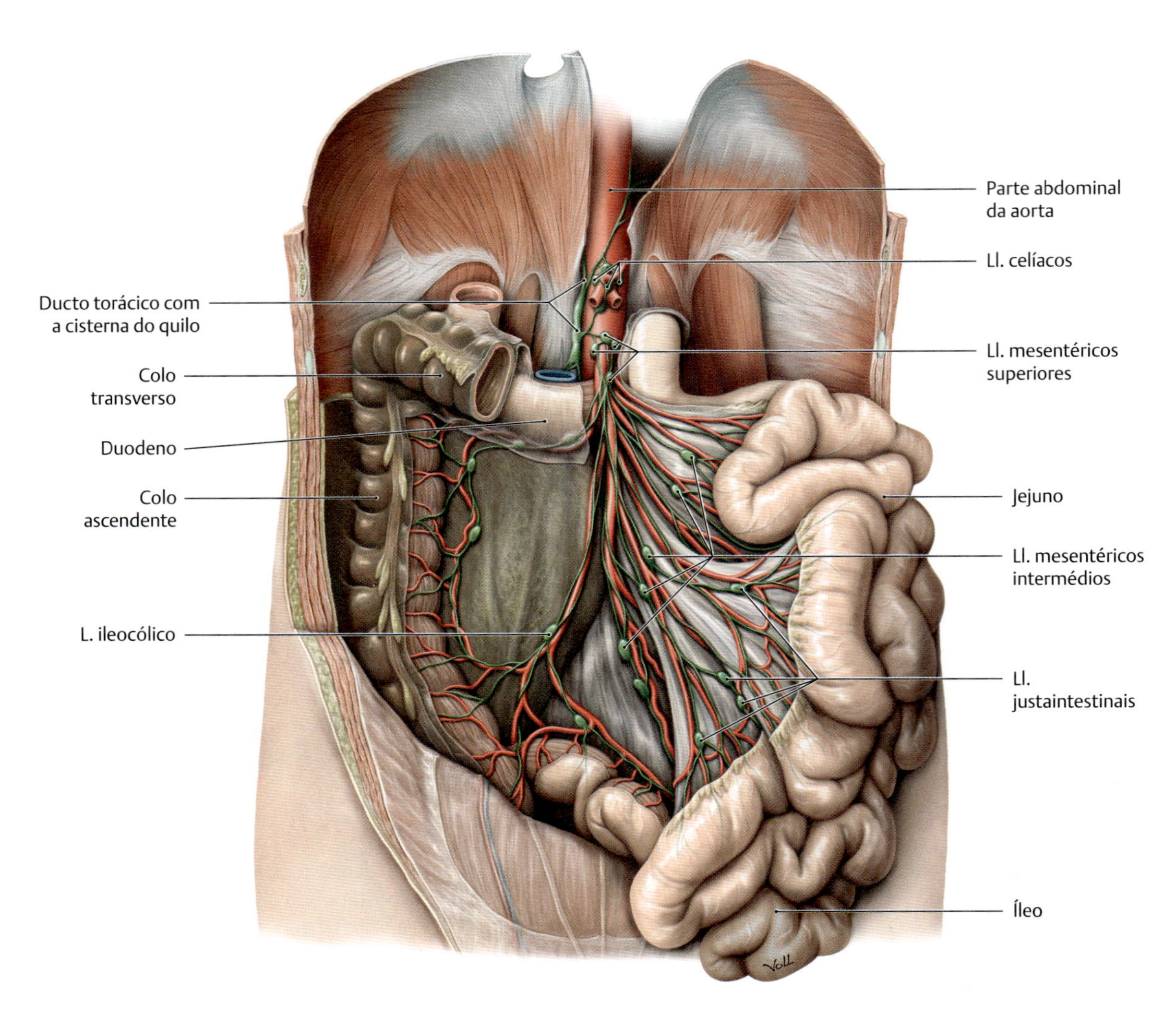

A Linfonodos e drenagem do jejuno e do íleo
Vista anterior. O estômago, o fígado, o pâncreas, o baço e a maior parte do colo foram removidos. Os linfonodos do intestino delgado representam a maior cadeia de linfonodos do corpo humano, com cerca de 100 a 150 linfonodos de tamanho variado. Por questões didáticas, apenas alguns linfonodos são mostrados aqui e, às vezes, também representam cadeias de linfonodos. Tanto o jejuno quanto o íleo drenam sua linfa primeiro para linfonodos regionais (Ll. justaintestinais) e, em seguida, para os Ll. mesentéricos superiores e, finalmente, para o tronco intestinal.
No *mesentério*, os vasos linfáticos e os linfonodos acompanham as artérias e as veias. São chamados de "intermédios", porque estão localizados *entre* os linfonodos viscerais e os linfonodos coletores (os Ll. mesentéricos superiores/inferiores). Em caso de tumor maligno, o médico tenta remover o maior número possível de linfonodos, ao longo de determinada via de drenagem linfática, para garantir que micrometástases (diagnóstico possível somente histologicamente, não visíveis macroscopicamente na peça cirúrgica) sejam eliminadas. No caso do intestino delgado, isto significa que, além do segmento do tubo intestinal acometido, o mesentério adjacente e seus linfonodos intermédios também devem ser removidos. Em alguns casos removem-se, ainda, os Ll. mesentéricos superiores e inferiores.

B Drenagem linfática segmentar do tubo intestinal
A linfa intestinal é coletada por vários plexos (redes de vasos linfáticos) na parede intestinal e drenada via vasos linfáticos no mesentério (**a**). O vaso linfático localizado no mesentério drena a seção do intestino, que é suprida pelos vasos sanguíneos mesentéricos. Por um lado, válvulas nos coletores subserosos determinam a direção do fluxo linfático na parede intestinal em direção ao mesentério (**a**). Por outro lado, as válvulas impedem que a linfa se espalhe "longitudinalmente" do tubo intestinal: "segmentos de drenagem" são criados na parede intestinal e no mesentério (**b**). Portanto, a disseminação ampla de um tumor linfogênico na direção longitudinal do intestino além dos limites dos segmentos é muito rara.

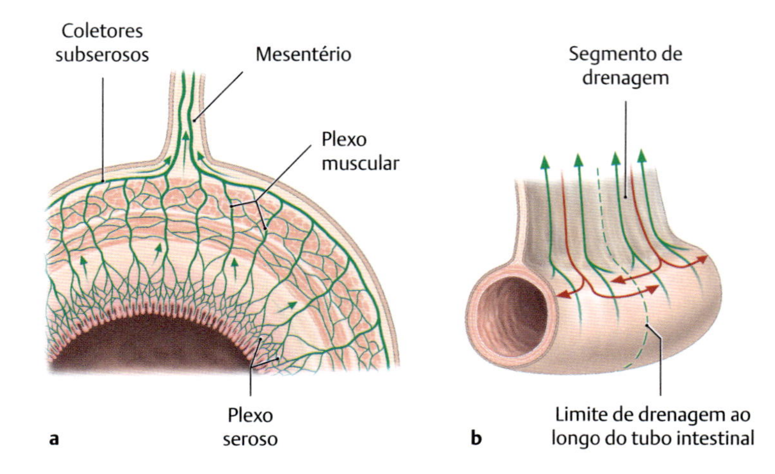

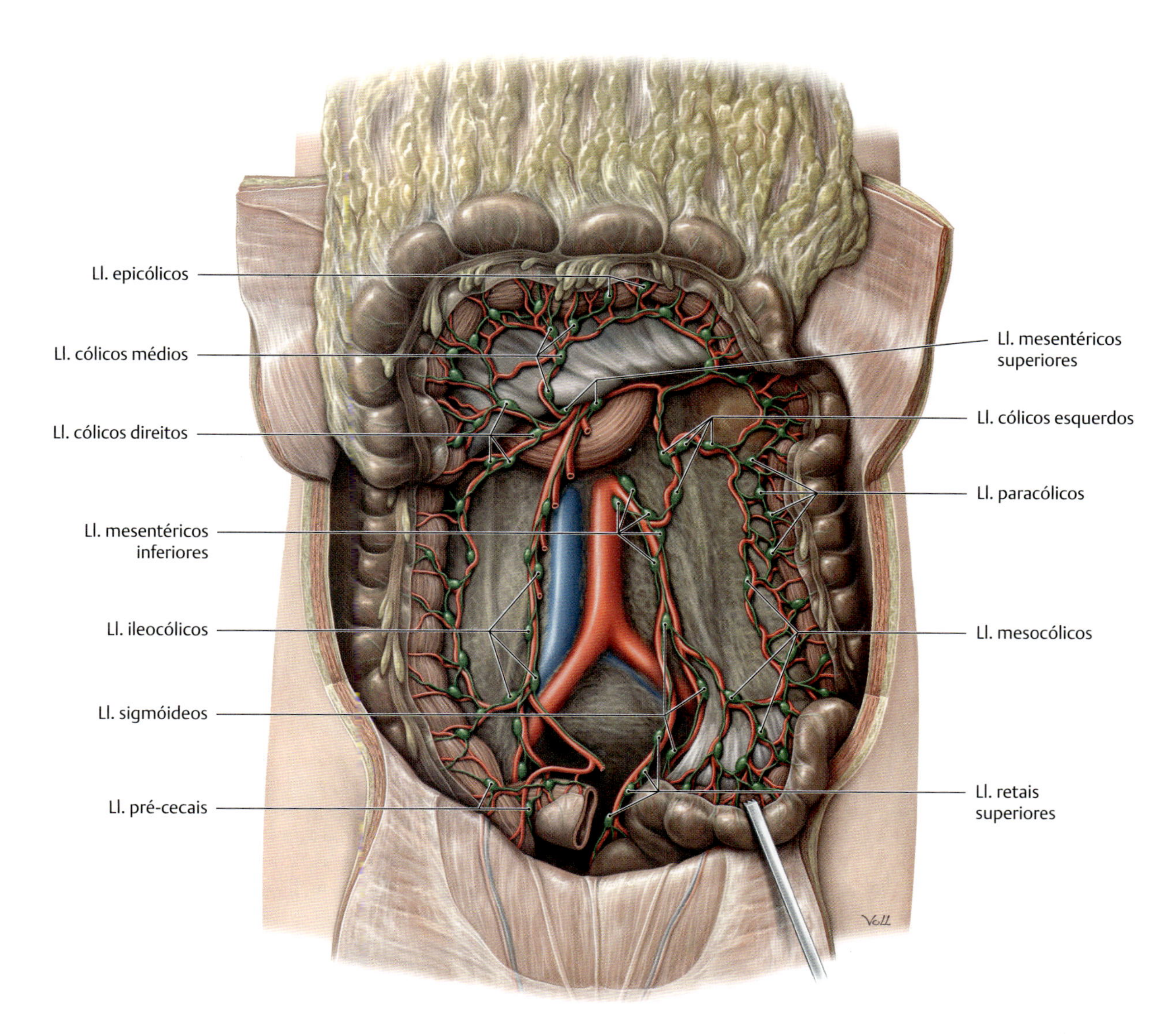

C Drenagem linfática do intestino grosso
Vista anterior, o colo transverso e o omento maior foram rebatidos superiormente. As vias de drenagem linfática mais importantes são:

- **Colo ascendente, ceco e colo transverso:** inicialmente para os *Ll. cólicos direitos* e *médios*, em seguida, para os *Ll. mesentéricos superiores* e, finalmente, para o *tronco intestinal*
- **Colo descendente:** inicialmente para os linfonodos regionais, os *Ll. cólicos esquerdos* e, em seguida, para os *Ll. mesentéricos inferiores* e, mais adiante, para o tronco intestinal
- **Colo sigmoide:** inicialmente para os *Ll. sigmóideos* e, em seguida, percorre o mesmo trajeto descrito no colo descendente, ver anteriormente
- **Reto, parte superior** (ver também **D**): inicialmente para os *Ll. retais superiores* e, em seguida, de forma semelhante ao colo sigmoide, ver anteriormente.

Portanto, na disseminação de um tumor, pela via linfática, as células tumorais têm que passar por várias cadeias de linfonodos (todas removidas na cirurgia tumoral), antes que a linfa atinja, por meio do tronco intestinal e do ducto torácico, os vasos sanguíneos. Este longo caminho de disseminação linfática aumenta as chances de tratamento.
Além da classificação, do ponto de vista anatômico, os linfonodos podem ser subdivididos *sistemática* e *clinicamente* em: linfonodos situados na parede intestinal (grupo epicólico), na vizinhança da parede intestinal (grupo paracólico), nas origens das três grandes artérias intestinais (grupo central) e nas origens das Aa. mesentéricas (linfonodos coletores). A Terminologia Anatômica não detalha os linfonodos epicólicos, e considera os grupos paracólicos e central como Ll. mesocólicos.

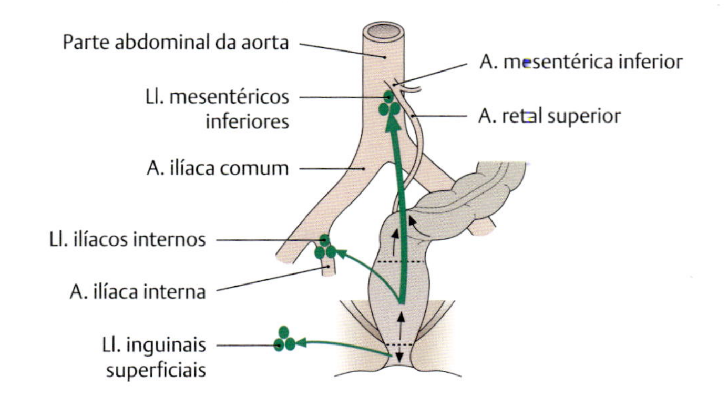

D Drenagem linfática do reto
Vista anterior. A drenagem ocorre em três segmentos e em três direções principais (direta ou indiretamente através dos Ll. pararretais, na parede do reto):

- Segmento superior: através dos Ll. retais superiores (não mostrados aqui) para os Ll. mesentéricos inferiores (→ tronco intestinal)
- Segmento médio: Ll. ilíacos internos (→ troncos lombares direito e esquerdo)
- Segmento inferior:
  - Zona colunar: para os Ll. ilíacos internos
  - Zona cutânea: através dos Ll. inguinais superficiais para os Ll. ilíacos externos (→ troncos lombares).

3.30 Inervação Autônoma do Fígado, da Vesícula Biliar, do Estômago, do Duodeno, do Pâncreas e do Baço

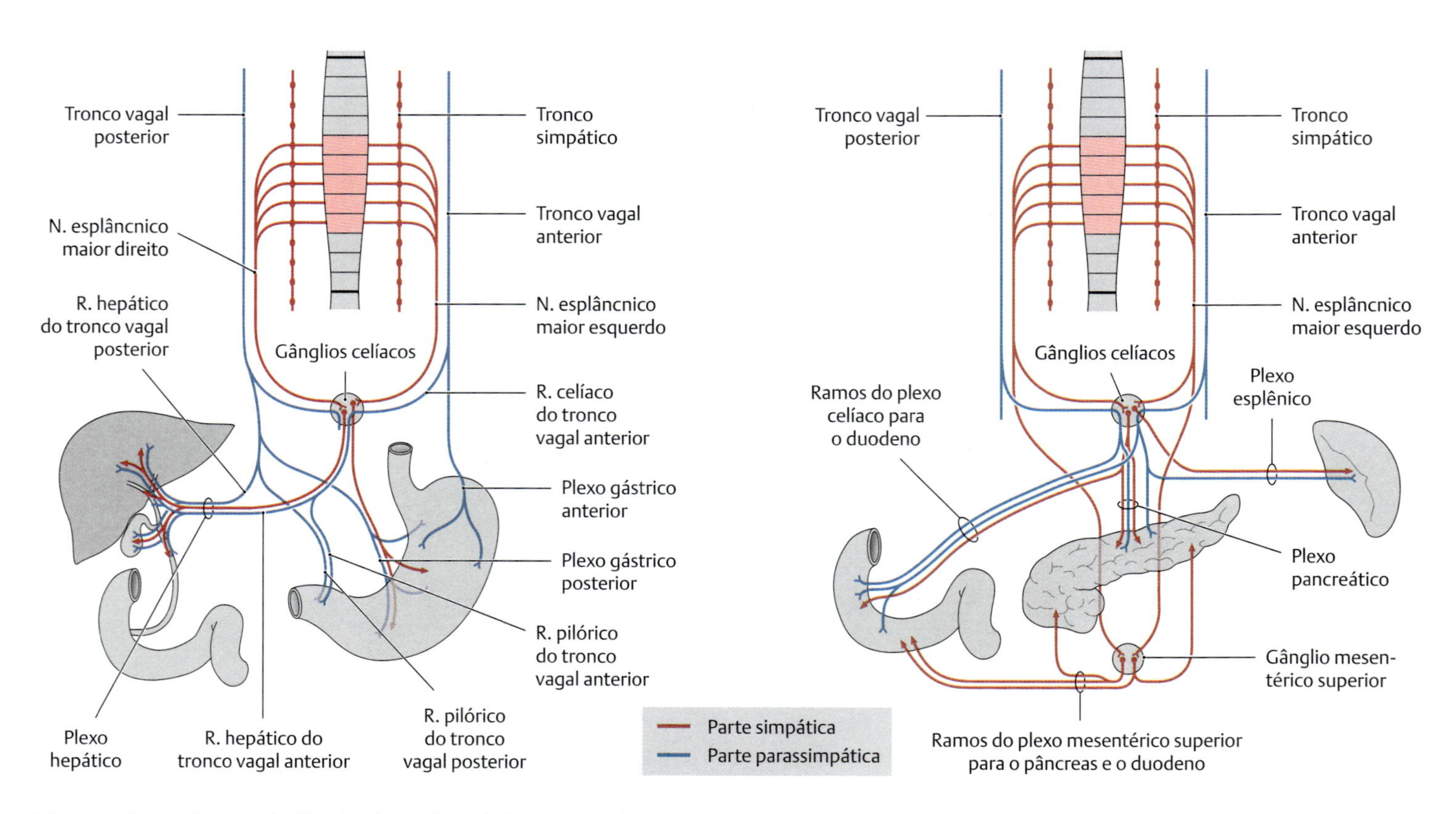

A Inervação autônoma do fígado, da vesícula biliar e do estômago
A **inervação simpática** é feita pelos gânglios celíacos. As fibras *pós-ganglionares* projetam-se junto aos ramos do tronco celíaco, e as fibras *pré-ganglionares* (1º neurônio) originam-se dos Nn. esplâncnicos (predominantemente o N. esplâncnico maior) e se conectam, no gânglio, com o 2º neurônio.
A **inervação parassimpática** faz-se por meio dos troncos vagais (fibras ganglionares). O tronco vagal *anterior* (com maior participação do N. vago esquerdo) termina no estômago; o tronco vagal *posterior* encarrega-se adicionalmente do suprimento de grandes segmentos do intestino. Os plexos gástricos anterior e posterior estendem-se até as paredes anterior e posterior do estômago. A conexão com o 2º neurônio (parassimpático) faz-se nos gânglios menores, diretamente na parede do estômago.
Fibras simpáticas e parassimpáticas estendem-se, como plexo hepático, junto à A. hepática própria, até a porta do fígado. O plexo hepático provê — após bifurcação no fígado — ainda a inervação da vesícula biliar e dos ductos biliares intra- e extra-hepáticos.

B Inervação autônoma do pâncreas, do duodeno e do baço
A **inervação simpática** faz-se a partir dos gânglios celíacos e do gânglio mesentérico superior. As fibras *pós-ganglionares* acompanham os ramos do tronco celíaco e da A. mesentérica superior. As fibras *pré-ganglionares* originam-se dos Nn. esplâncnicos maior e menor. A **inervação parassimpática** dos três órgãos provém de *troncos vagais* (predominantemente posterior).
Fibras simpáticas e parassimpáticas acompanham, com a denominação de *plexo esplênico*, a A. esplênica até o baço, e nas proximidades dos ramos da A. esplênica e da A. mesentérica superior, com o nome de *plexo pancreático*, atingem o pâncreas. As fibras para o duodeno projetam-se ao longo da A. gastroduodenal, A. pancreaticoduodenal e de Rr. duodenais como parte do *plexo mesentérico superior*. A conexão com o 2º neurônio parassimpático ocorre em gânglios menores, localizados nas proximidades do órgão.

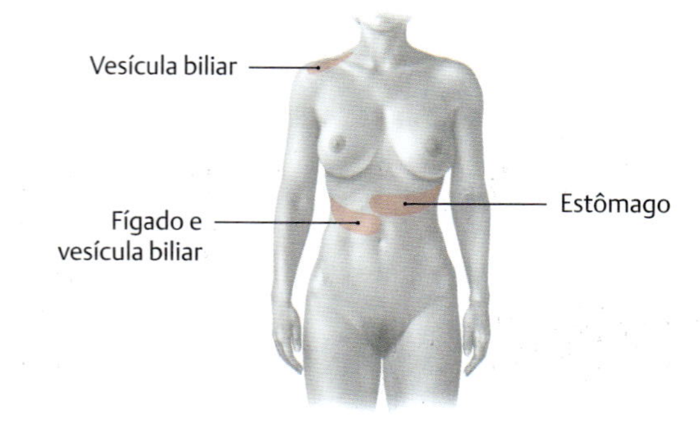

C Áreas de dor referida do fígado, da vesícula biliar e do estômago
As áreas de projeção dolorosa do fígado, da vesícula biliar e do estômago estendem-se dos hipocôndrios direito e esquerdo, respectivamente, para o epigástrio. Dor da vesícula biliar pode também ser irradiada até o ombro direito (o duodeno e o baço não apresentam áreas de dor referida).

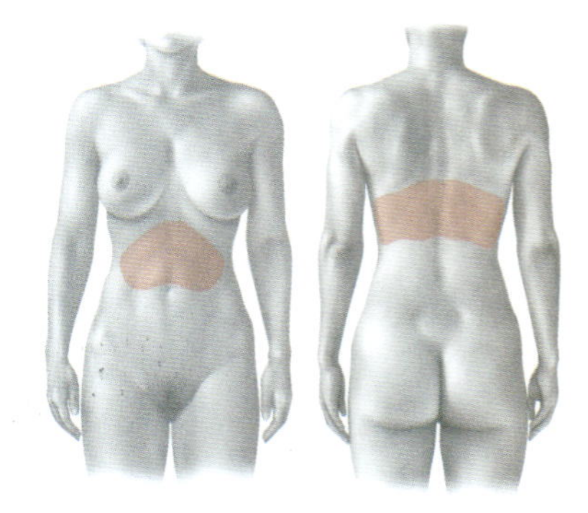

D Áreas de "dor referida" (Zonas de Head) do pâncreas
A área de Head do pâncreas envolve o abdome em forma de faixa. A dor causada por enfermidades do pâncreas é referida, não apenas no abdome superior, mas, também, no dorso. A área de projeção dolorosa ventral sobrepõe-se com as áreas de projeção dolorosa do fígado e do estômago.

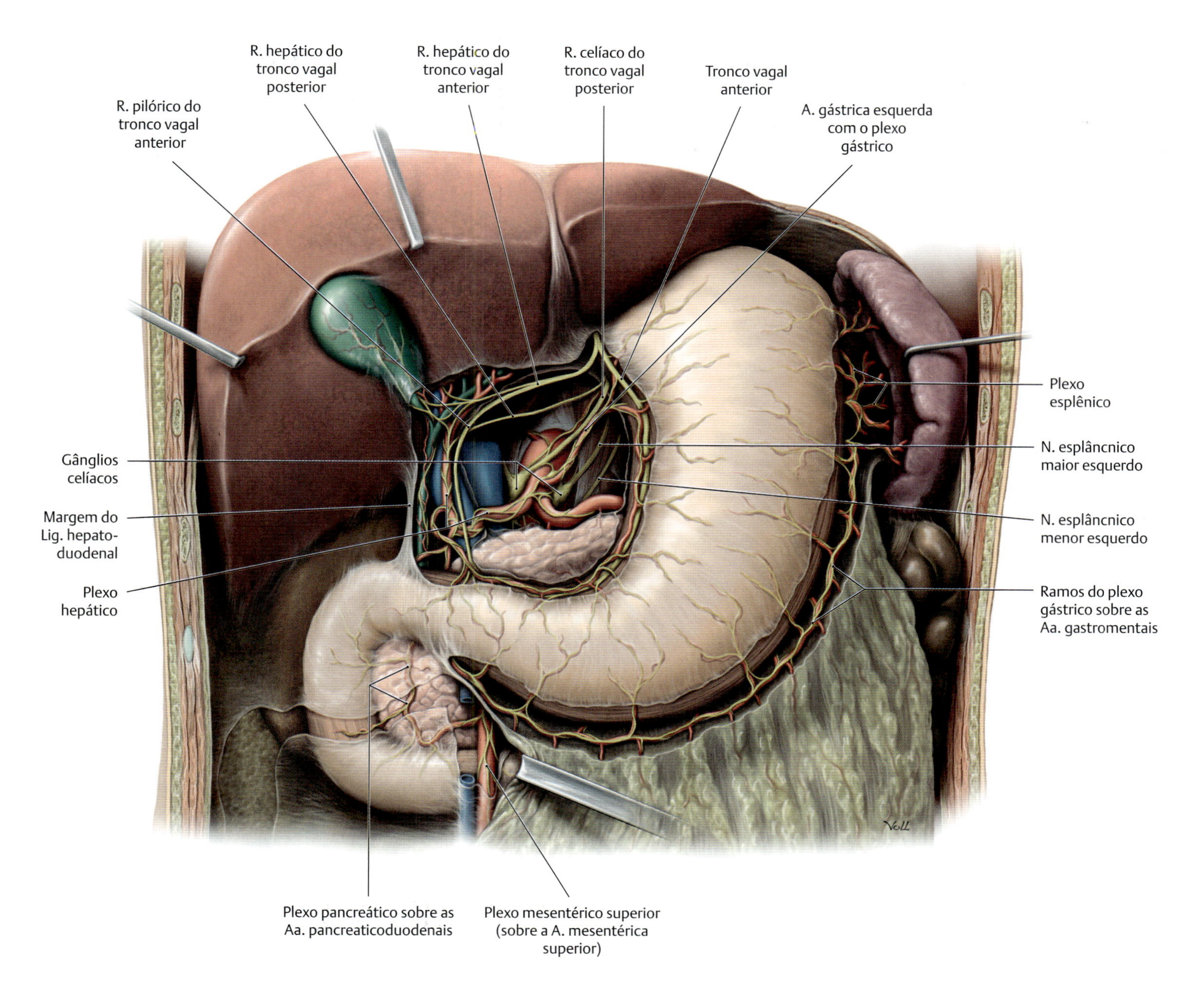

E Inervação do fígado, da vesícula biliar, do estômago, do duodeno, do pâncreas e do baço

Vista anterior, omento menor amplamente removido, omento maior aberto. O colo ascendente e parte do colo transverso foram removidos. Para melhor visualização, os tecidos adiposo e conjuntivo retroperitoneais foram parcialmente removidos. Os plexos viscerais, que se estendem a partir do gânglio celíaco, em sua maior extensão, seguem as artérias, até os órgãos efetores.

Observação: O **piloro** é normalmente suprido por Rr. pilóricos próprios que se originam nos troncos vagais (inervação parassimpática) e normalmente se projetam junto aos Rr. hepáticos.

O fígado e os ductos biliares recebem seu suprimento autônomo por meio de Rr. hepáticos *parassimpáticos* de onde provêm, também, as fibras *simpáticas* no plexo hepático. O *plexo hepático* alcança o fígado acompanhando a A. hepática própria e emite ramos para o suprimento da vesícula biliar e dos ductos biliares. O **baço** e o **pâncreas** recebem suas fibras autônomas através dos plexos esplênico e pancreático, respectivamente. O **duodeno** é parcialmente suprido pelo gânglio mesentérico superior e pelo plexo mesentérico superior.

3.31 Inervação Autônoma do Intestino: Área de Inervação do Plexo Mesentérico Superior

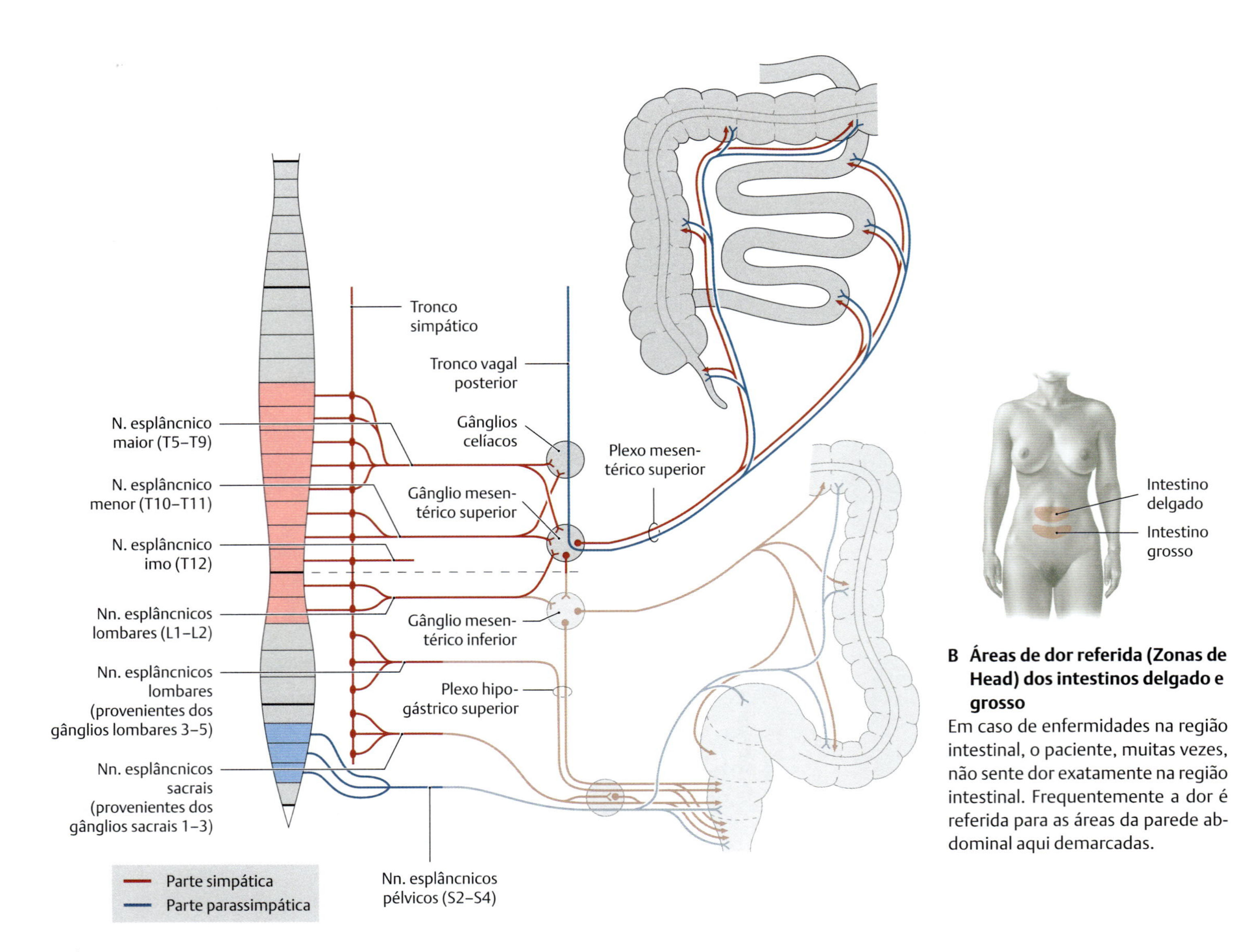

B Áreas de dor referida (Zonas de Head) dos intestinos delgado e grosso
Em caso de enfermidades na região intestinal, o paciente, muitas vezes, não sente dor exatamente na região intestinal. Frequentemente a dor é referida para as áreas da parede abdominal aqui demarcadas.

A Área de inervação autônoma do plexo mesentérico superior
A despeito da existência da nítida diferença topográfica e histológica entre os intestinos grosso e delgado, a inervação autônoma de determinada região intestinal origina-se de determinado plexo, independentemente de a região pertencer ao intestino grosso ou delgado. O limite da inervação está relacionado ao fato de a região intestinal em questão ser suprida pelo plexo mesentérico *superior* ou *inferior*. O esquema acima mostra essa relação:

Inervação simpática:

- *Jejuno* e *íleo, ceco, colo ascendente* e os dois *terços iniciais do colo transverso* são inervados por ramos pós-ganglionares do gânglio mesentérico *superior*, através do plexo mesentérico superior, que se estende ao longo dos ramos da A. mesentérica superior para as regiões intestinais
- De forma análoga, o *terço final do colo transverso, os colos descendente* e *sigmoide* e o *segmento superior do reto* são inervados por ramos pós-ganglionares do gânglio mesentérico *inferior* e do plexo correspondente que se estende junto aos ramos da A. mesentérica inferior
- Os *segmentos médio e inferior do reto* são supridos pelos Nn. esplâncnicos lombares e sacrais através do plexo hipogástrico inferior (para o suprimento do reto em três setores, ver p. 306).

Os gânglios mesentéricos superior e inferior suprem, portanto, a inervação **simpática**, em toda a extensão do intestino delgado e uma parte do intestino grosso, isto é, a maior parte do tubo intestinal.

Inervação parassimpática: Esta se divide de forma análoga à inervação simpática.

- *Intestino delgado, ceco* e *colo* até o terço final do colo transverso são supridos pelo *tronco vagal* e por seus ramos
- Os *segmentos finais do colo* e o *reto* são inervados pelos *Nn. esplâncnicos pélvicos* dos segmentos S2–S4 (ver p. 306). Essas fibras conectam-se, em parte, com as células ganglionares, no plexo hipogástrico inferior, e, ainda, com as células ganglionares situadas na parede do órgão.

O tronco vagal (isto é, parte do parassimpático cranial) é responsável pela inervação **parassimpática** de todo o intestino delgado e de uma parte do intestino grosso, isto é, a maior parte do tubo intestinal. O ponto do colo transverso que delimita a área de inervação cranial da divisão autônoma do sistema nervoso da inervação sacral é chamado de *ponto de Cannon-Böhm* ou de *região de Cannon-Böhm*.

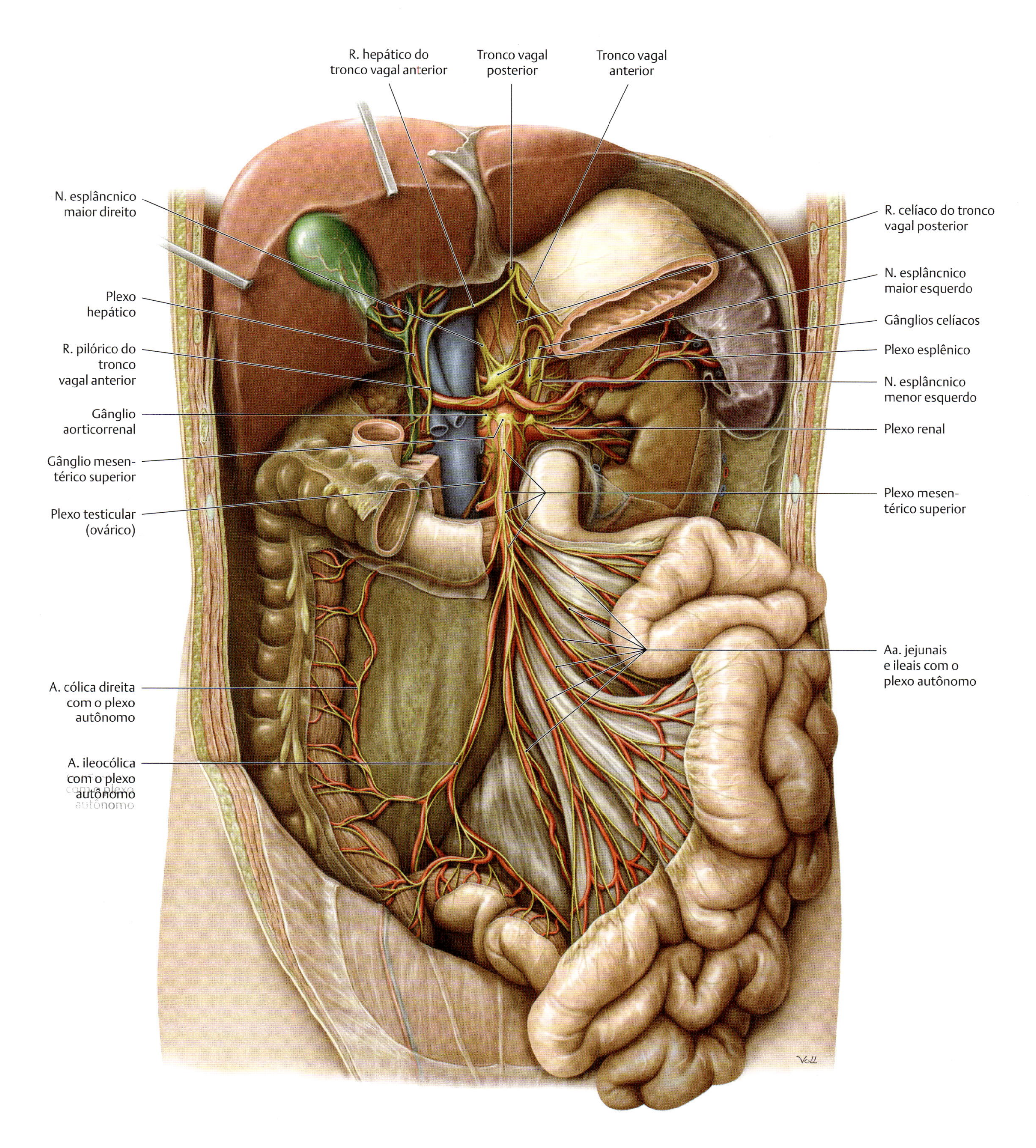

C Inervação autônoma do intestino pelo plexo mesentérico superior

Vista anterior. O fígado foi tracionado para cima e mantido suspenso, e o estômago e o pâncreas foram parcialmente removidos. O colo transverso foi seccionado no terço inicial, e todas as alças do intestino delgado foram desviadas para a esquerda.

Os ramos pós-ganglionares, provenientes do gânglio mesentérico superior (**inervação simpática**), seguem no mesentério, como o plexo mesentérico superior e, acompanhando os ramos da A. mesentérica superior, alcançam o jejuno, o íleo, o ceco e o apêndice vermiforme e o colo até a transição do terço médio com o terço final do colo transverso. A partir deste ponto, o gânglio mesentérico inferior (não visível aqui) é responsável pela inervação simpática. A **inervação parassimpática** do jejuno até o terço final do colo transverso é feita pelo tronco vagal e seus ramos. Ver a inervação das outras porções do colo e do reto na p. 306.

3.32 Inervação Autônoma do Intestino: Áreas de Inervação dos Plexos Mesentérico e Hipogástrico Inferiores

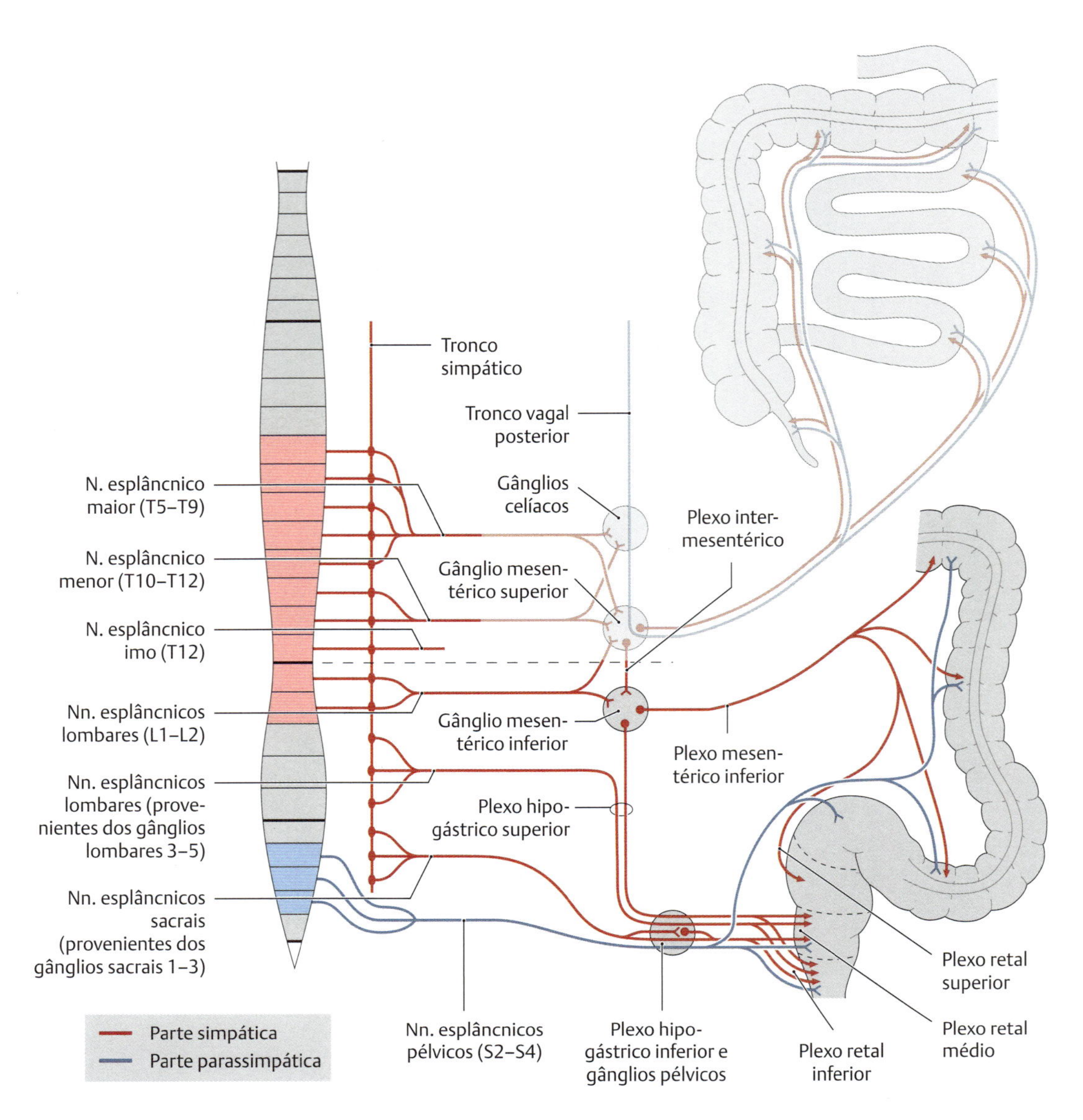

A Área de inervação autônoma do plexo mesentérico inferior e do plexo hipogástrico inferior

Observação: A grande questão da inervação autônoma do intestino é saber qual o plexo que inerva determinada parte do intestino (plexo mesentérico superior ou inferior e plexo hipogástrico inferior), e isso não está relacionado à diferença entre os intestinos grosso e delgado. Como esta unidade de aprendizado trata principalmente da área de inervação dos plexos mesentérico inferior e hipogástrico inferior (comparar também com **C**), esta região é destacada no esquema acima. Quanto aos detalhes da inervação, ver também p. 241.

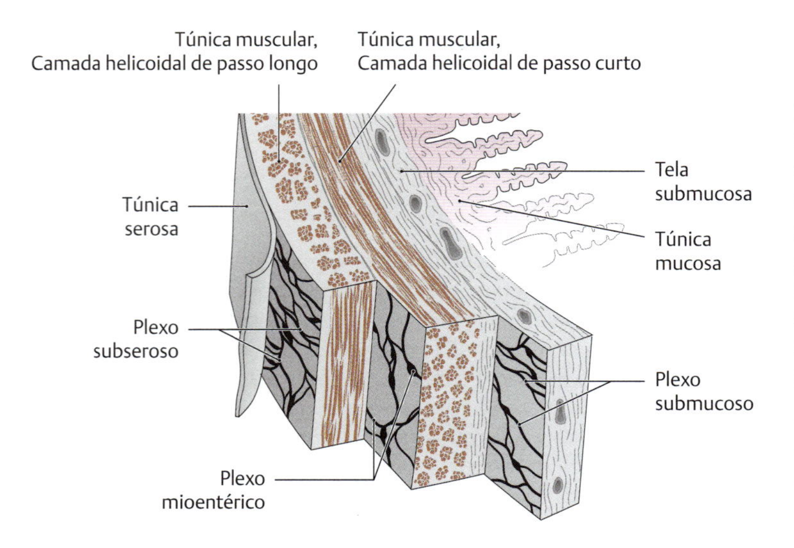

B Organização do plexo entérico

O plexo entérico representa o componente da divisão autônoma do sistema nervoso na parede de *todos os órgãos do sistema digestório* (sistema nervoso entérico), sendo influenciado tanto pela parte simpática quanto pela parte parassimpática (sistema nervoso intramural). A ausência congênita do plexo entérico causa distúrbios graves no trânsito gastrintestinal (p. ex., a doença de Hirschsprung). O plexo entérico apresenta basicamente a mesma organização, ao longo de todo sistema digestório, havendo, no entanto, uma região sem gânglios na parede do segmento inferior do reto (ver p. 259). Três subsistemas se destacam:

- Plexo submucoso (plexo de Meissner)
- Plexo mioentérico (plexo de Auerbach)
- Plexo subseroso.

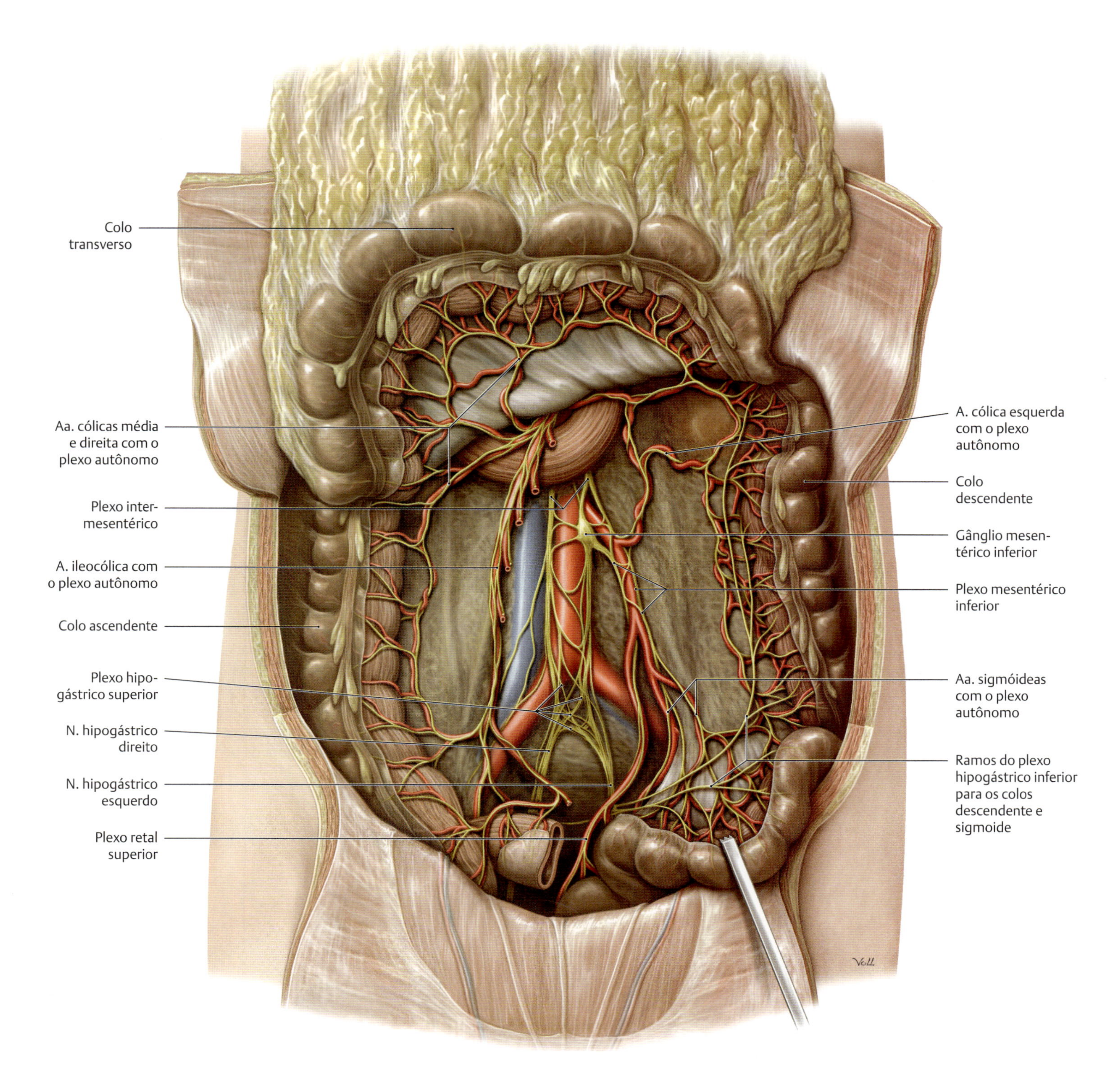

C Inervação autônoma do intestino pelos plexos mesentérico e hipogástrico

Vista anterior. Jejuno e íleo foram removidos com exceção de uma pequena parte ileal ligada ao ceco. O colo transverso foi rebatido superiormente, e o colo sigmoide inferiormente.

A **inervação simpática** ocorre

- Para o *ceco* e o *apêndice vermiforme* e o *colo, incluindo os dois terços iniciais do colo transverso* (bem como todo o intestino delgado, não visível aqui), por intermédio dos ramos pós-ganglionares, do gânglio mesentérico superior
- Para o *terço final do colo transverso, os colos descendente* e *sigmoide*, bem como o *segmento superior do reto,* por meio de ramos pós-ganglionares, do gânglio mesentérico inferior, que acompanham os ramos da A. mesentérica inferior, como o plexo mesentérico inferior
- Para os *dois segmentos inferiores do reto* (ver p. 334) por meio dos Nn. esplâncnicos lombares e sacrais, por meio do plexo hipogástrico inferior (acompanhando os ramos viscerais da A. ilíaca interna).

A **inervação parassimpática** divide-se também na transição do terço médio para o terço final do colo transverso:

- A inervação da parte *inicial* ocorre pelo tronco vagal e seus ramos (*i. e.*, parte *craniana* da parte parassimpática)
- A parte *final* através dos Nn. esplâncnicos pélvicos dos segmentos S2–S4 e partes do plexo hipogástrico inferior (*i. e.*, parte *pélvica* da parte parassimpática) (comparar com a p. 243).

4.1 Visão Geral do Sistema Urinário; Rins *in situ*

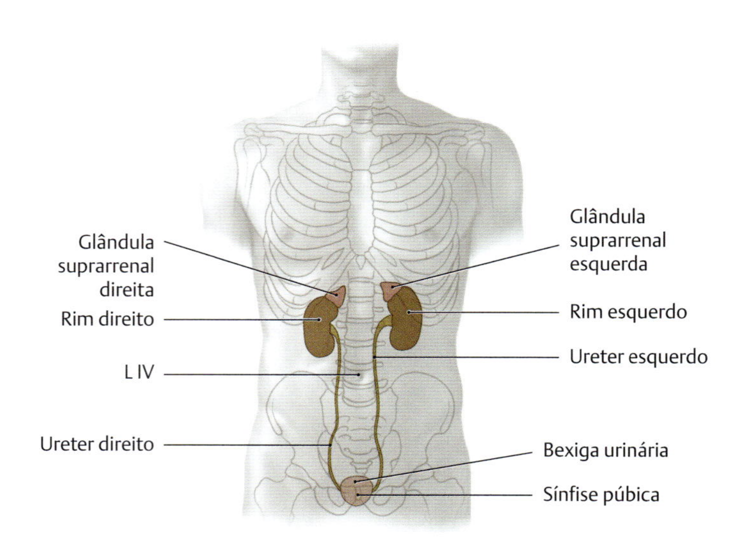

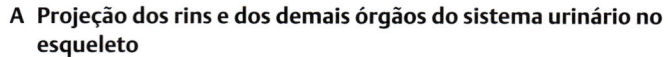

A Projeção dos rins e dos demais órgãos do sistema urinário no esqueleto

Vista anterior; as glândulas suprarrenais foram representadas para melhor orientação. Ambos os rins estão situados próximo à coluna vertebral, direcionados cranialmente, de modo que chegam a cruzar parcialmente as costelas XI e XII. O hilo renal se situa na altura dos corpos vertebrais de L I e L II. Frequentemente, o rim direito está localizado mais profundamente, devido ao grande espaço ocupado pelo fígado (comparar com a p. 402). A bexiga urinária está representada como se estivesse plenamente cheia; quando vazia, é consideravelmente menor e desaparece por trás da sínfise púbica. Os ureteres seguem posteriormente no espaço retroperitoneal em direção à parede posterior da bexiga urinária.

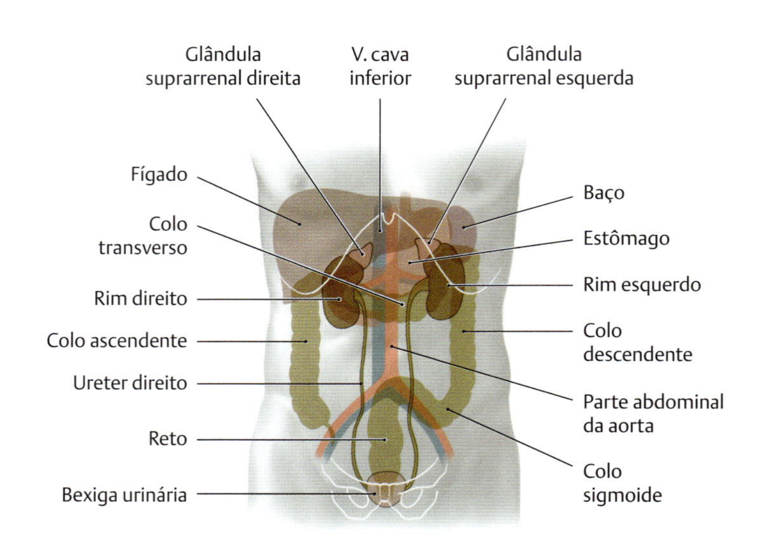

B Projeção dos órgãos do sistema urinário nos órgãos do abdome e da pelve

Vista anterior. O fígado desloca o rim direito um pouco para baixo. A bexiga urinária está representada como se estivesse cheia. No homem, ela se encontra anteriormente ao reto, enquanto na mulher ela se situa anteriormente ao útero (aqui não representado). Consequentemente, o enchimento excessivo da ampola do reto ou aumento do útero, devido a uma gestação, comprime a bexiga urinária, de tal modo que mesmo pequeno acúmulo de urina na bexiga urinária provoca vontade de urinar. Em doenças crônicas e progressivas, como, por exemplo, tumores da musculatura uterina (miomas), ou enfraquecimento do mecanismo de fechamento da bexiga urinária por causa de partos sucessivos (perda do tônus da musculatura do diafragma da pelve), pode ocorrer incontinência urinária.

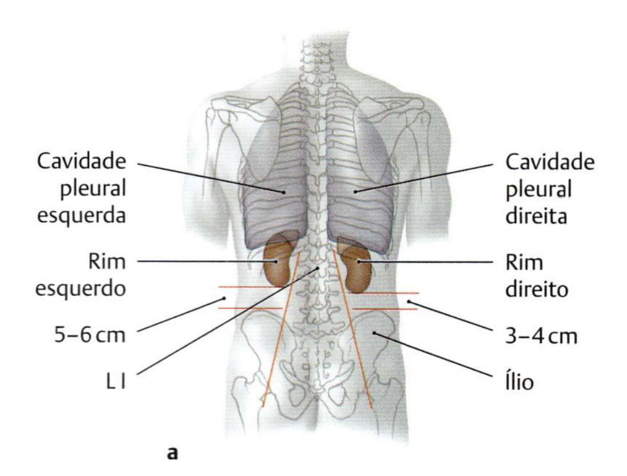

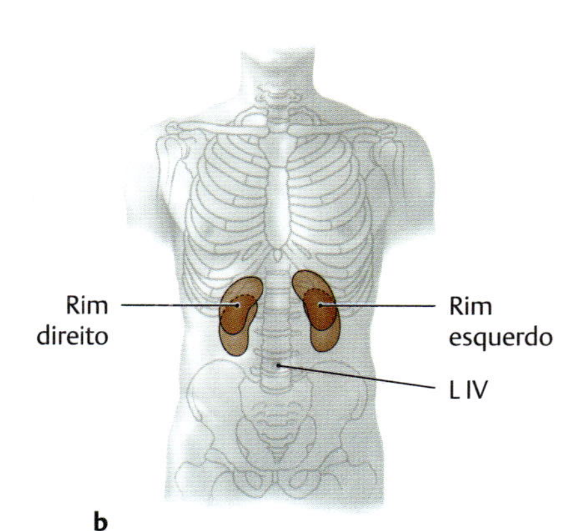

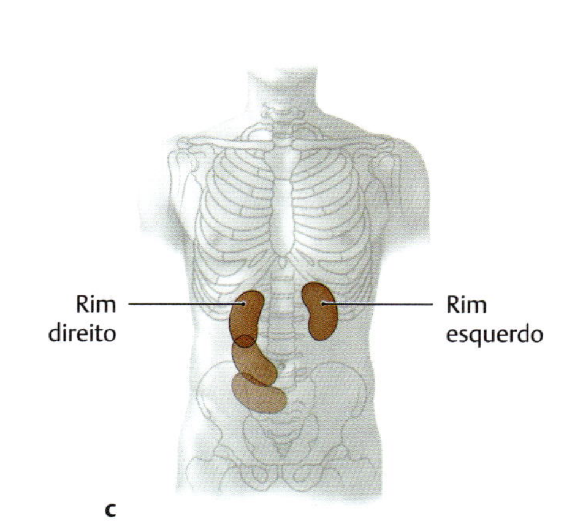

C Posição dos rins e mobilidade fisiológica e patológica

a Vista posterior. Posteriormente, os rins se sobrepõem posteriormente à cavidade pleural devido ao formato de cúpula do diafragma. *Observe* a distância menor do rim direito, mais profundamente situado, da crista ilíaca, facilmente palpável.

b e **c Vista anterior.** Os rins se encontram na região retroperitoneal logo abaixo do diafragma. Consequentemente, durante a respiração, eles se movem com os deslocamentos do diafragma (ambos os polos superiores apontam para a coluna vertebral, ver linha oblíqua vermelha em **a**), e o movimento ocorre tanto em direção caudal quanto lateral. Em certas doenças renais, esses movimentos passivos podem causar dor associada à respiração. A mobilidade *patologicamente* aumentada dos rins ("rim móvel" ou ptose renal, ver **c**) resulta da depleção ou da perda da cápsula adiposa na qual o rim se encontra firmemente inserido e que mantém sua posição. Em graves doenças debilitantes (p. ex., tumores metastáticos de diferentes origens), o tecido adiposo da cápsula adiposa torna-se tão reduzido que os rins ficam fixados de modo insuficiente por seus pedículos vasculares e "caem" (ptose). Isso pode levar a distúrbios da irrigação sanguínea renal ou da drenagem de urina, devido a angulações dos vasos sanguíneos ou dos ureteres.

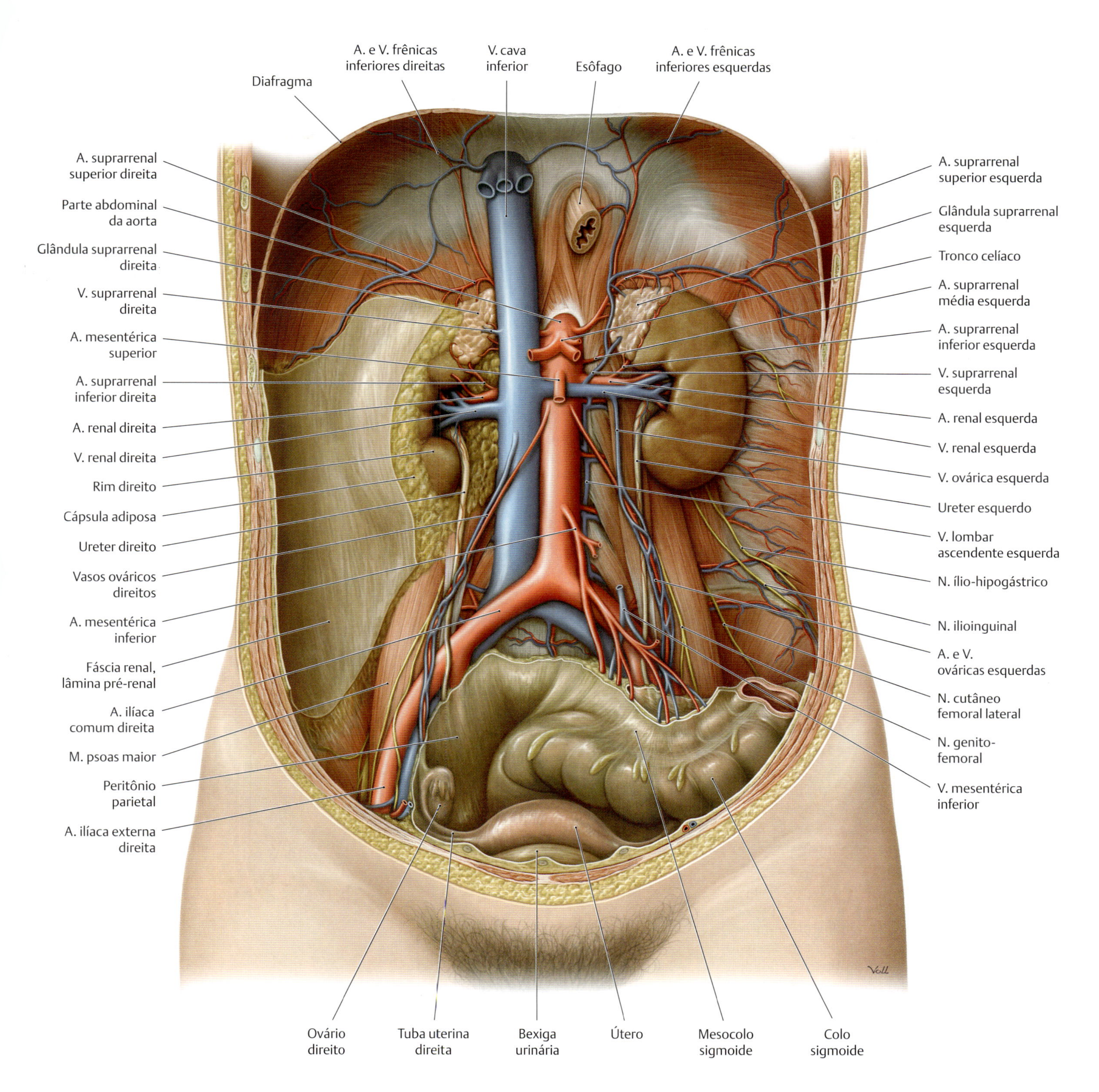

D Posição dos órgãos do sistema urinário *in situ*

Vista anterior do abdome feminino; o baço e os órgãos do sistema digestório foram retirados até o colo sigmoide; o esôfago está deslocado um pouco em direção caudal; a cápsula adiposa do rim foi mantida parcialmente à direita, e completamente removida à esquerda. Graças à gordura nessa cápsula, os rins e as glândulas suprarrenais estão inseridos no espaço retroperitoneal. A bexiga urinária está moderadamente cheia e visível exatamente acima da sínfise púbica, anteriormente ao útero; o peritônio parietal foi retirado, de modo a possibilitar uma completa visão da região retroperitoneal.

Observação: Os ureteres na região retroperitoneal cruzam por baixo dos vasos ováricos e sobre os vasos ilíacos. Nesses locais encontram-se as constrições dos ureteres, de grande importância clínica, porque um cálculo, liberado da pelve renal, pode encravar aí (ver **B**, p. 319).
Os rins não são posicionados de modo exatamente paralelo em relação ao plano frontal; o hilo renal, por onde entram e saem os vasos sanguíneos, aparece, portanto, voltado em direção medial e anterior (ver **Ab**, p. 310). Além disso, os polos superiores dos rins se encontram mais próximos um do outro do que os polos inferiores, de modo que, aparentemente, os rins são "girados" medialmente: por isso, os hilos renais aparecem também levemente direcionados para baixo.

4.2 Rins: Posição, Forma e Estrutura

A Posição dos rins nas lojas renais

Loja renal direita; **a** Corte sagital aproximadamente à altura do hilo renal, vista pelo lado direito; **b** Corte horizontal do abdome aproximadamente na altura dos corpos vertebrais de L I e L II, vista superior.

As lojas renais são encontradas de ambos os lados da coluna vertebral no espaço retroperitoneal. Elas contêm os rins, que são envolvidos por uma **cápsula** delgada (**cápsula fibrosa do rim**), e as glândulas suprarrenais, que se encontram, juntamente com os rins, na **cápsula adiposa do rim**. Elas são mais bem caracterizadas em posição posterior aos rins do que em posição anterior.

Observação: Tumefação ou aumento do rim (habitualmente devido a um processo inflamatório) pode causar dor intensa por distensão da cápsula fibrosa do rim.

A cápsula adiposa está envolvida pelas **fáscias renais**, que são delimitadas deste envoltório por duas lâminas:

- A lâmina pré-renal, posterior ao peritônio parietal (parcialmente aderida a este), e
- A lâmina retrorrenal, que está parcialmente aderida à parede posterior do tronco, firmemente, pela fáscia transversal e pelas fáscias musculares.

A fáscia renal e, consequentemente, as lojas renais, abrem-se caudal e medialmente para a passagem do ureter e dos vasos sanguíneos renais, e se fecham lateral e cranialmente por meio das fixações das lâminas fasciais. No entanto, inflamações dos rins e da fáscia renal propagam-se predominantemente para o lado oposto ou para baixo, podendo atingir a pelve.

Observação: Durante o abaixamento inspiratório do diafragma, toda a loja renal é pressionada para baixo e, consequentemente — *indiretamente* —, o rim, com a glândula suprarrenal, também é rebaixado. Em contraste, o fígado, que está firmemente aderido ao diafragma (área nua), é *diretamente* deslocado para baixo pelo diafragma.

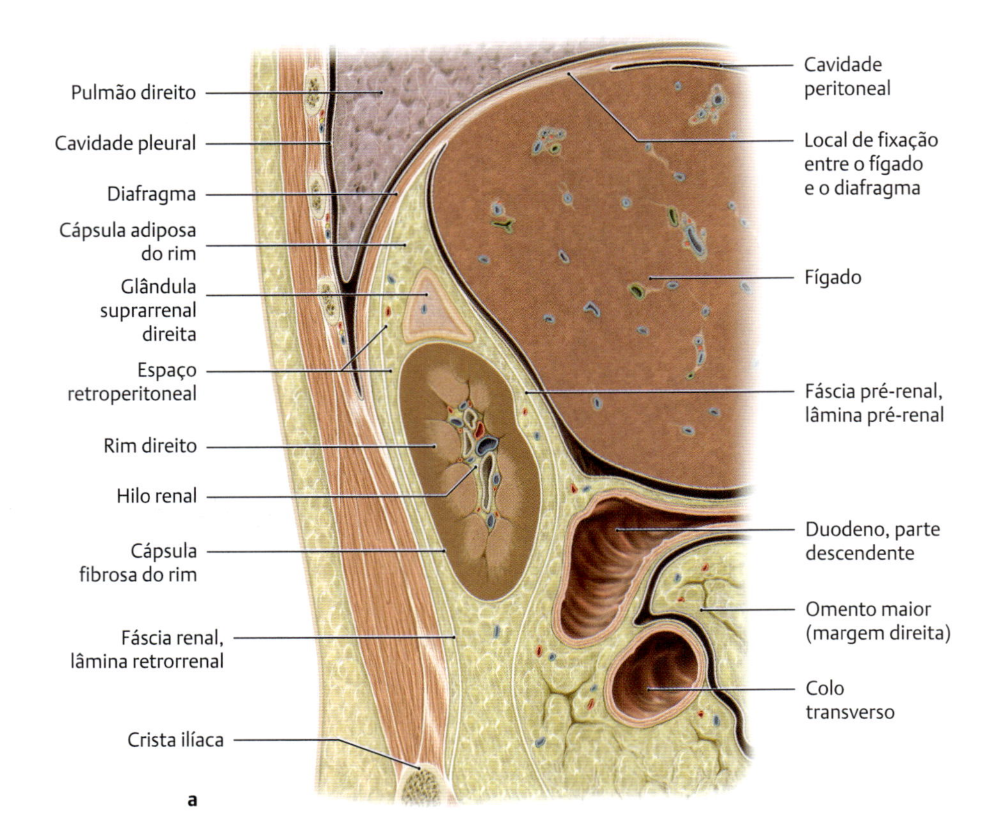

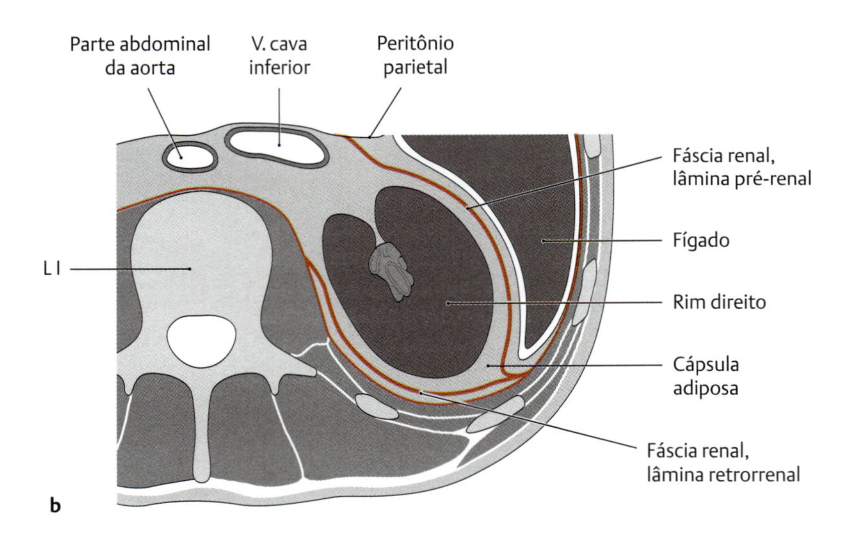

B Loja renal: fáscias e cápsulas dos rins

Cápsula fibrosa do rim	Delgada e resistente cápsula própria do rim, formada por tecido conjuntivo denso, que envolve fortemente cada um dos rins
Cápsula adiposa do rim	Corpo adiposo que envolve os rins *e* as glândulas suprarrenais e preenche as lojas renais; é bem evidente, principalmente lateral e posteriormente aos rins
Fáscia renal	Camada fascial de tecido conjuntivo, que circunscreve a cápsula adiposa e também segmentos da parte abdominal da aorta e da V. cava inferior próximos aos rins (ver **Ab**) e aos ureteres; subdivisão em delgada lâmina pré-renal e uma resistente lâmina retrorrenal (ver **Aa**)

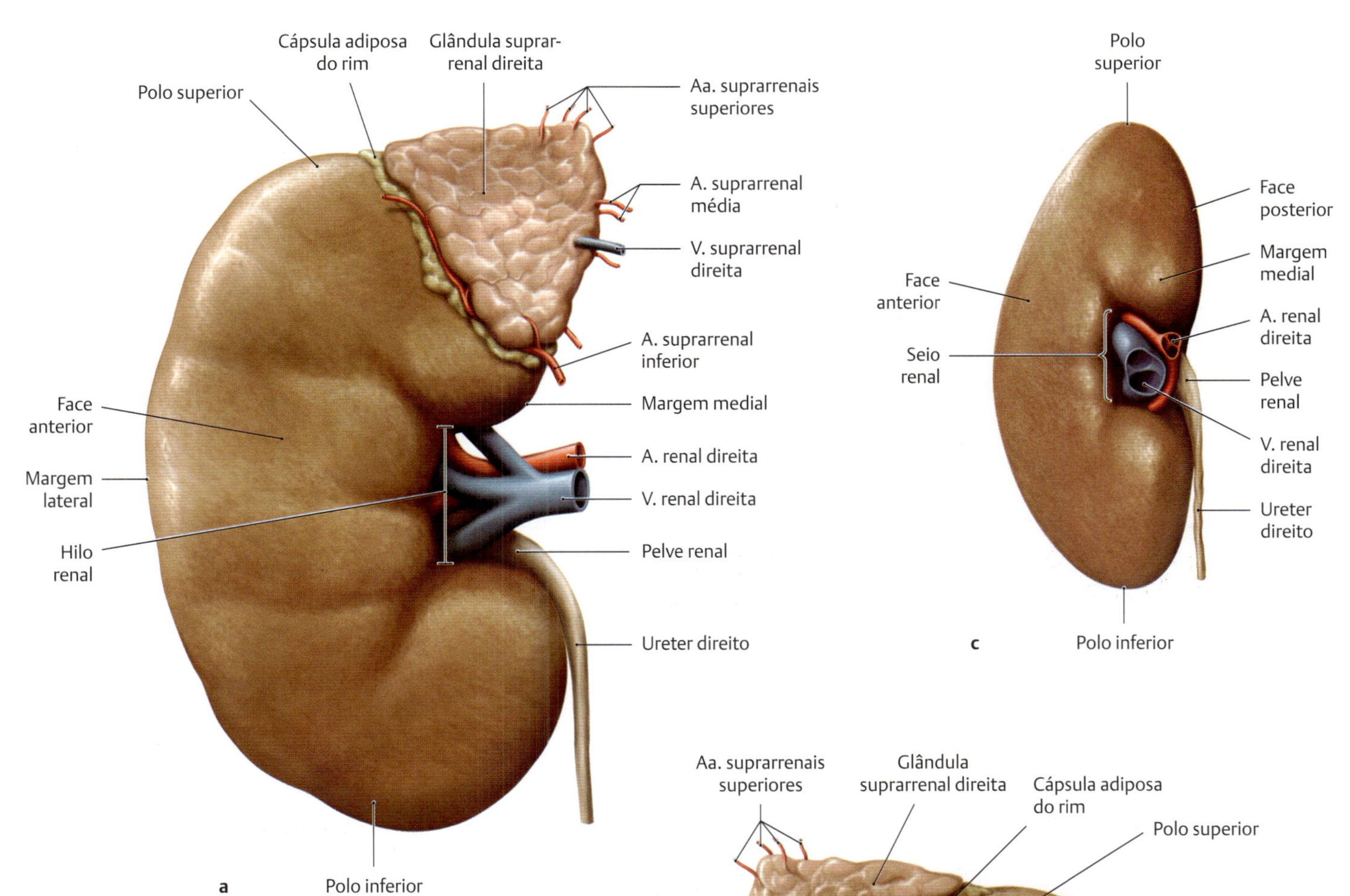

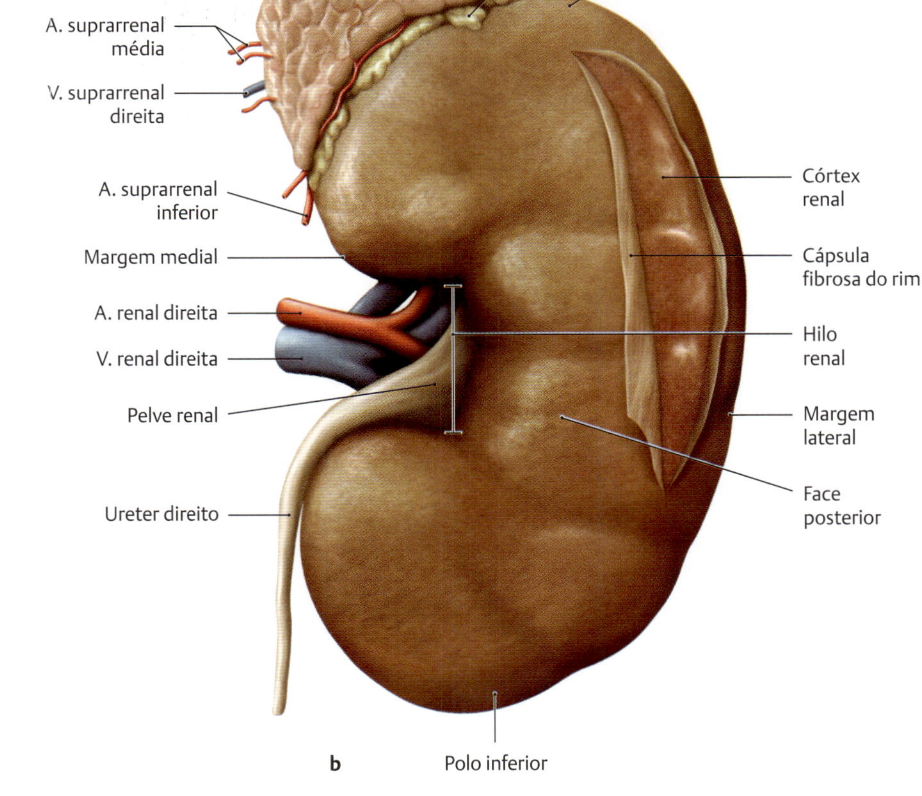

C Estrutura e forma do rim

Vistas anterior (**a**), posterior (**b**) e medial (**c**) do rim direito; em **a** e **b**, a glândula suprarrenal foi mantida e o ureter foi seccionado na altura do polo renal inferior. A cápsula fibrosa do rim, que o envolve diretamente, está intacta em **a** e **c**, e parcialmente aberta em **b**, de tal modo que o parênquima renal imediatamente abaixo seja visível. O seio renal (com o hilo renal) contém, como regra geral, gordura que atua como elemento de sustentação. Vasos sanguíneos, nervos e a pelve renal, portanto, não se encontram livres, conforme representado aqui. Um rim tem, em média, 12 × 6 × 3 cm (comprimento × largura × espessura) e pesa 150 a 180 g. No rim podem ser distinguidos:

- Dois polos (superior e inferior)
- Duas faces (anterior e posterior) e
- Duas margens (lateral e medial).

O hilo renal situa-se na margem medial para a entrada e a saída de vasos sanguíneos, dos nervos e do ureter. A discreta segmentação da face renal deve-se à lobulação do rim durante o desenvolvimento embrionário. A sequência dos vasos e nervos é geralmente disposta da região anterior para a posterior (como visto em **c**): V. renal direita, A. renal direita e ureter direito.

Observação: A A. renal geralmente tem um trajeto posterior à V. renal, uma vez que a A. renal direita segue *posteriormente* à V. cava inferior (vaso de desembocadura das Vv. renais), e a V. renal esquerda segue *anteriormente* à parte abdominal da aorta (vaso de origem das Aa. renais) em direção ao rim esquerdo. Entretanto, a A. renal esquerda, de trajeto descendente, pode se enrolar ao redor da V. renal esquerda em uma posição anterior. O ureter se origina da pelve renal (ver p. 312) em um nível inferior aos vasos e, em comparação aos vasos sanguíneos, está geralmente em uma posição mais posterior.

4.3 Rins: Arquitetura e Estrutura Histológica

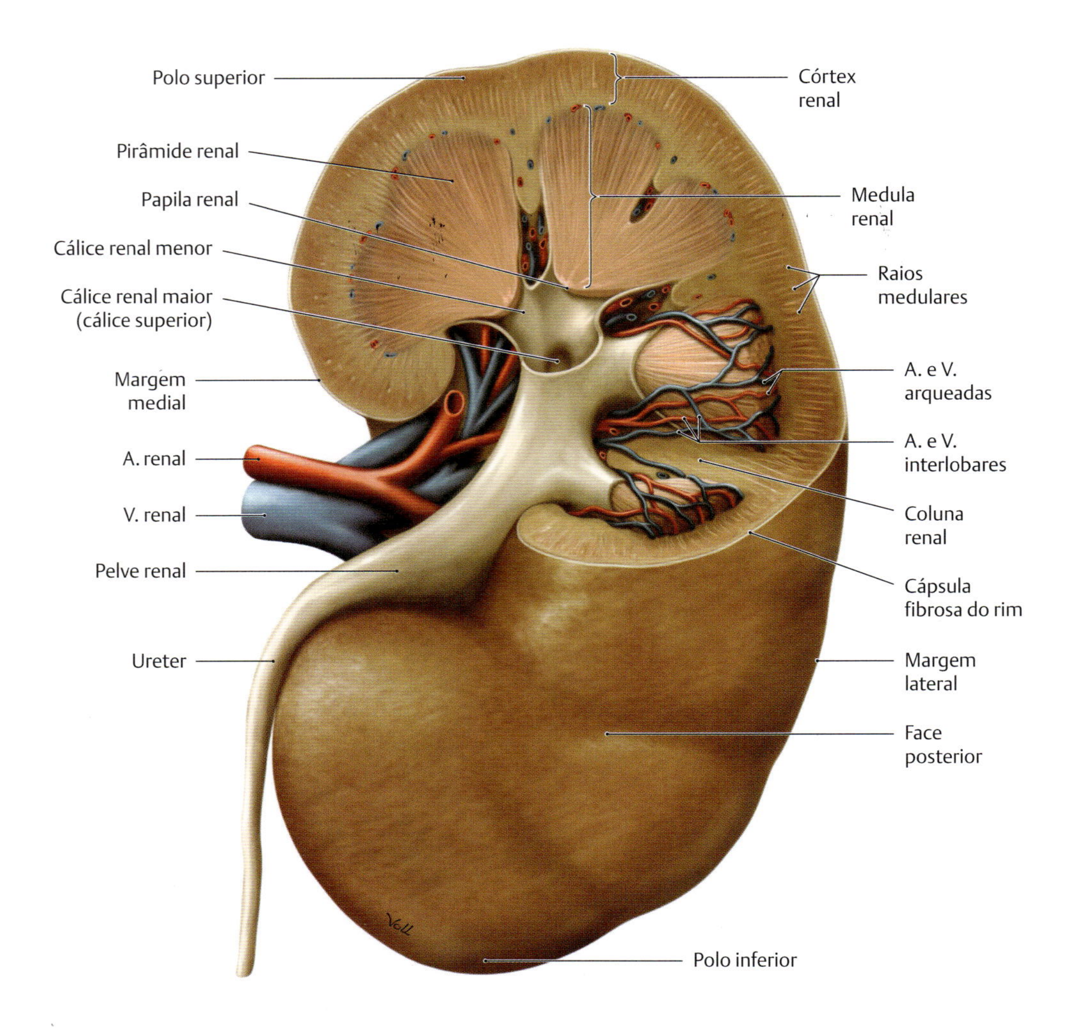

A Estrutura anatômica macroscópica do rim
Vista posterior de um rim direito, onde a metade superior do rim foi parcialmente retirada. O **parênquima renal** é dividido em:

- Uma camada externa, o *córtex renal*: relativamente estreita, que se encontra imediatamente abaixo da cápsula e nas colunas renais, ao redor das pirâmides da medula; no córtex são encontrados cerca de 2,4 milhões de corpúsculos renais (ver **B**), que contêm os glomérulos, além dos segmentos iniciais e terminais dos túbulos renais (ver **C**)
- Uma camada interna, a *medula renal*: constituída por cerca de 10 a 12 pirâmides renais. A base das pirâmides está voltada em direção ao córtex e à cápsula, enquanto o ápice das pirâmides está voltado para a pelve renal. Na medula são encontrados, entre outros, os segmentos ascendentes e descendentes dos túbulos renais.

Para a **pelve renal**, ver p. 314.

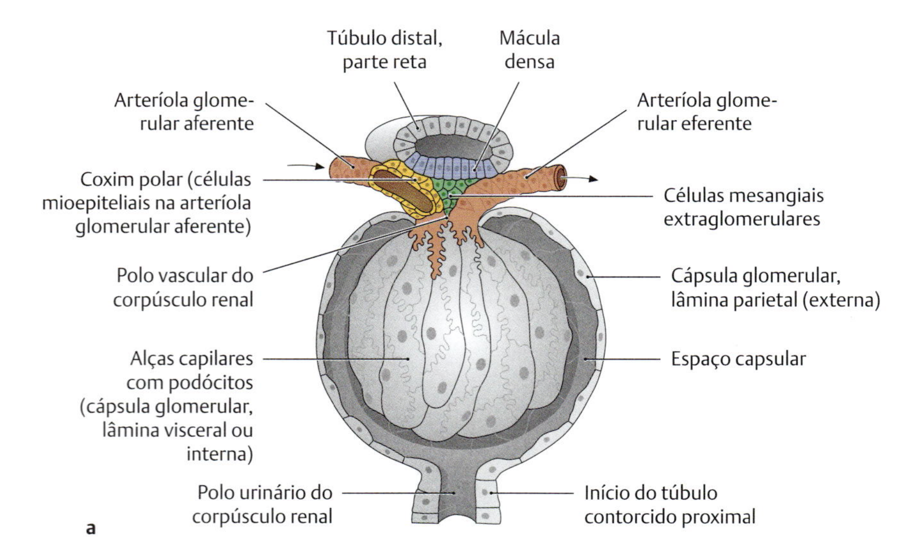

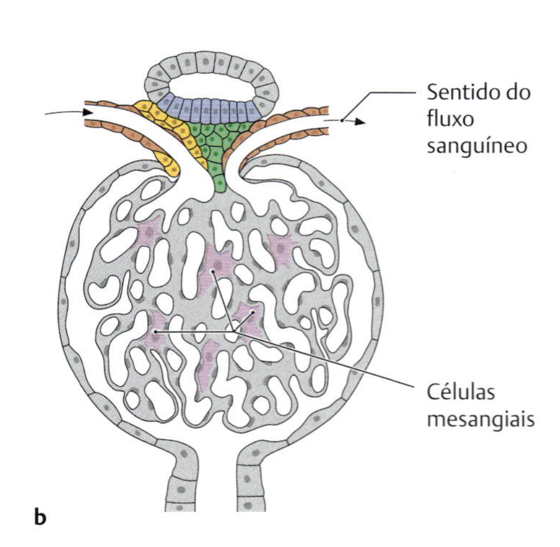

B Corpúsculo renal
a Cápsula seccionada; **b** Corte.
O corpúsculo renal é o "elo" entre os vasos e o sistema formador da urina (ver **C**). Ele é constituído por um enovelado central formado por múltiplas alças capilares, o *glomérulo* e um envoltório formado por um epitélio simples pavimentoso, a *cápsula de Bowman*. No polo vascular do corpúsculo renal, o sangue entra no glomérulo pela arteríola glomerular *aferente*, passa pelas alças capilares e, em seguida, sai pela arteríola glomerular *eferente*. No corpúsculo renal, coleta-se um filtrado (glomerular) que, em seguida, sai do corpúsculo renal pelo polo urinário por meio de um sistema de túbulos. O 1º segmento deste sistema tubular, diretamente conectado à cápsula de Bowman, é o túbulo contorcido proximal (ver **C**).
Observação: Células especializadas no polo vascular do corpúsculo renal regulam, entre outras coisas, a pressão sanguínea necessária para a ultrafiltração.

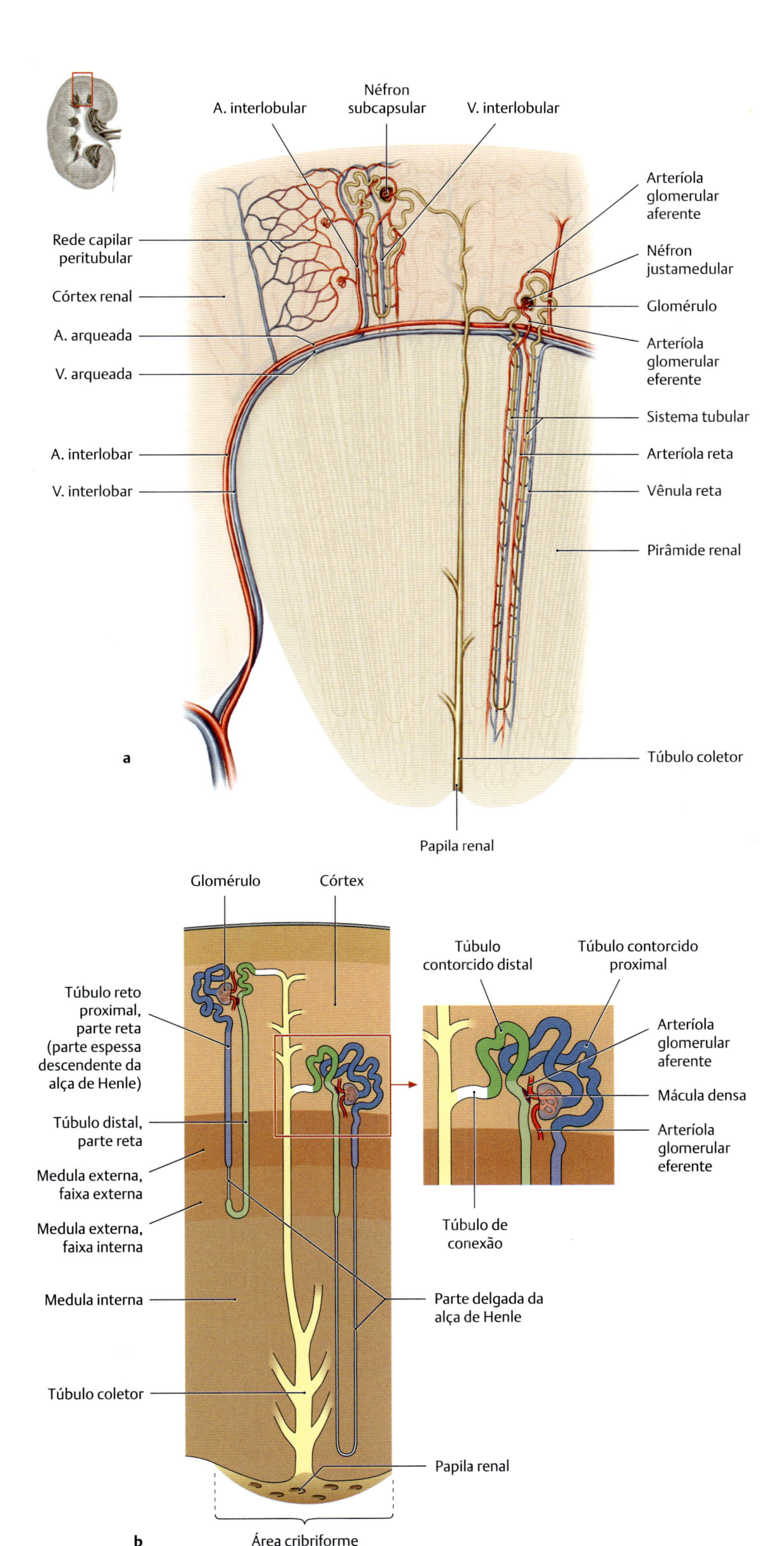

C Arquitetura dos vasos sanguíneos renais e do sistema intrarrenal formador da urina

a Vasos sanguíneos renais: corte de uma pirâmide medular com a região cortical adjacente. Os vasos sanguíneos e o sistema formador da urina estão espacial e funcionalmente associados: um ultrafiltrado do sangue (urina primária) é liberado em um delgado sistema de túbulos microscópicos (túbulos renais). O *afluxo sanguíneo para o rim* (**a**) ocorre a partir do hilo renal lateralmente a uma pirâmide medular por uma artéria interlobar, que supre cada uma de duas pirâmides medulares adjacentes e o segmento cortical associado (as ramificações não foram representadas). Na base das pirâmides, a A. interlobar origina uma A. arqueada, que emite radialmente, em direção ao córtex, as Aa. interlobulares), atingindo a cápsula fibrosa. As arteríolas glomerulares *aferentes*, que surgem de uma A. interlobular, suprem os glomérulos. As arteríolas glomerulares *eferentes*, que posteriormente abandonam o glomérulo e conduzem o sangue com uma pressão parcial de oxigênio ainda alta, irrigam o córtex e a medula renais.

b Sistema intrarrenal de formação da urina: a unidade funcional do rim é o néfron, que consiste no corpúsculo renal e nos túbulos renais. Cada néfron se abre em um ducto coletor através de um curto túbulo de conexão, que recebe a urina de cerca de 10 a 12 néfrons. Cerca de 1 milhão de néfrons, dentro do princípio de contracorrente (ver livros-texto de fisiologia), são responsáveis pela filtração diária de aproximadamente 1.700 ℓ de sangue para formar aproximadamente 170 ℓ de filtrado (*urina primária*). Esse filtrado é coletado, no polo urinário do corpúsculo renal, no sistema tubular e conduzido como *urina final* (cerca de 1,7 ℓ diariamente), através da região da papila renal, para o sistema calicial. O *sistema tubular* é formado pelos túbulos proximal e distal (cada um com uma parte contorcida e uma parte reta) e pelo túbulo intermediário (com partes descendente e ascendente). O túbulo intermediário e as partes retas adjacentes dos túbulos proximal e distal formam a *alça de Henle*. No sistema tubular, substâncias filtradas (principalmente a água) são posteriormente retiradas da urina primária por reabsorção. Contudo, existe ainda a secreção de determinadas substâncias nesse processo (p. ex., íons). A urina final, então originada, por meio de um túbulo de conexão, atinge um túbulo coletor e, pela papila renal, chega ao *sistema calicial*, e daí, graças ao peristaltismo dos cálices e da pelve renal, ao ureter.

4.4 Pelve Renal e Transporte de Urina

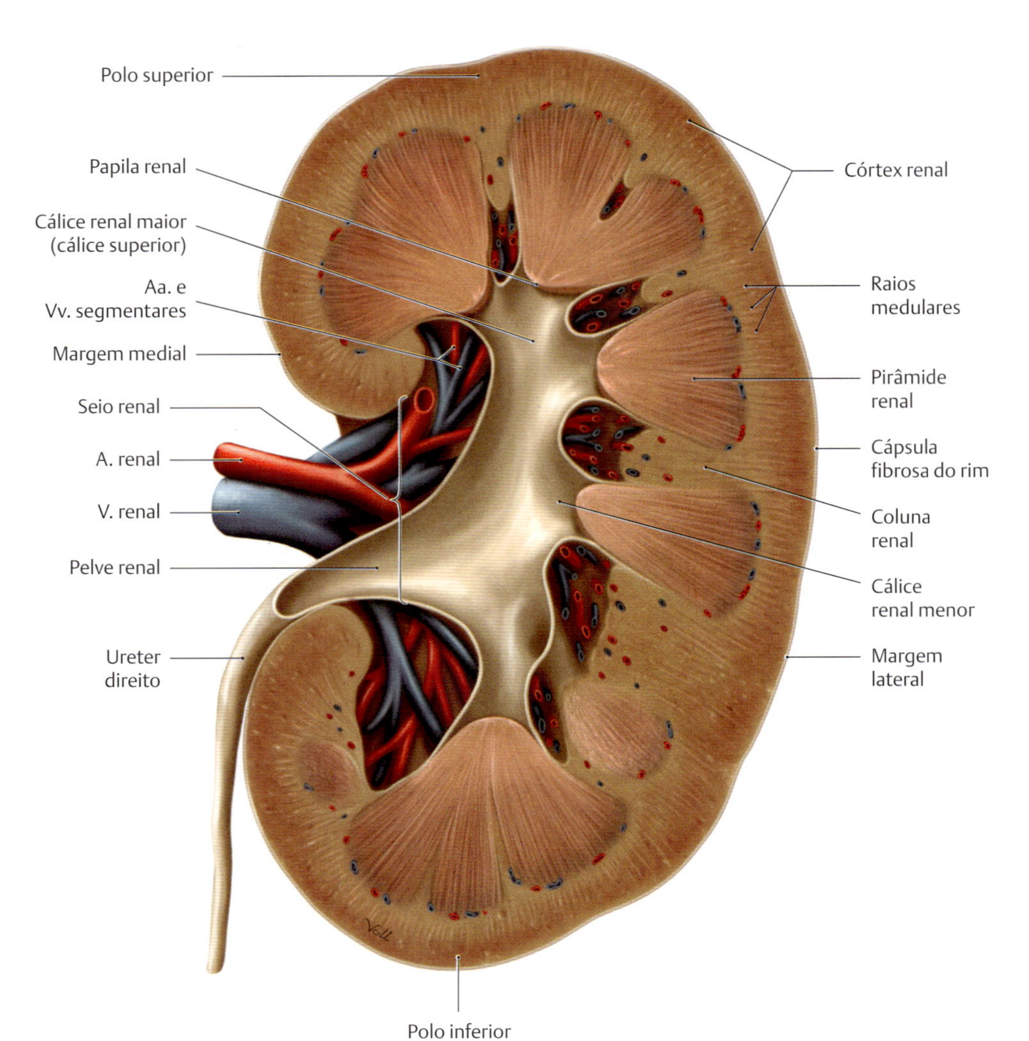

A Estrutura e forma da pelve renal
Vista posterior da metade de um rim direito em corte frontal. A pelve renal se situa posteriormente aos vasos renais e continua, em direção caudal, com o ureter. Ela pode ser de diferentes formatos (ver **B**). Geralmente há 2 a 3 grandes cálices (cálices renais maiores), grosseiramente demarcados uns dos outros, dos quais os cálices renais menores se originam. Os cálices menores envolvem os ápices das papilas, de modo que a urina não possa fluir, neste local de contato, para o parênquima renal. Os cálices, a pelve renal e o ureter (ver a estrutura da parede, em **D**) têm contrações peristálticas devido à sua musculatura lisa (ver **C**).
Observação: Cálculos (ver **C**, p. 319) nos cálices renais ou na pelve renal podem ser tão grandes que permanecem no espaço cavitário e o preenchem, reproduzindo o seu formato (cálculo coraliforme).

B Pelve renal: variações na forma
Vista anterior da pelve renal esquerda.
A pelve renal se origina como um prolongamento cranial do ureter a partir de um brotamento do ducto metanéfrico. Este "brotamento uretérico" cresce em direção cranial para o interior do primórdio do rim metanéfrico, associando-se a ele e, assim, originando a pelve renal. Por meio da ramificação da pelve renal originam-se os cálices renais maiores e menores. A variação é, sobretudo, de número e expressão dos cálices renais maiores: os cálices maiores adjacentes podem se fundir e, assim, integram-se à pelve renal. Existem dois tipos principais com formas transicionais:

- Tipo dendrítico de pelve renal (sua forma extrema é denominada linear) (**a**): cálices renais maiores muito delicados; forma transicional ("pelve renal magra")
- Tipo ampular de pelve renal (**c**): poucos ou nenhum cálice renal maior é discernido; "pelve renal larga"; os cálices renais menores emergem direto da pelve renal.

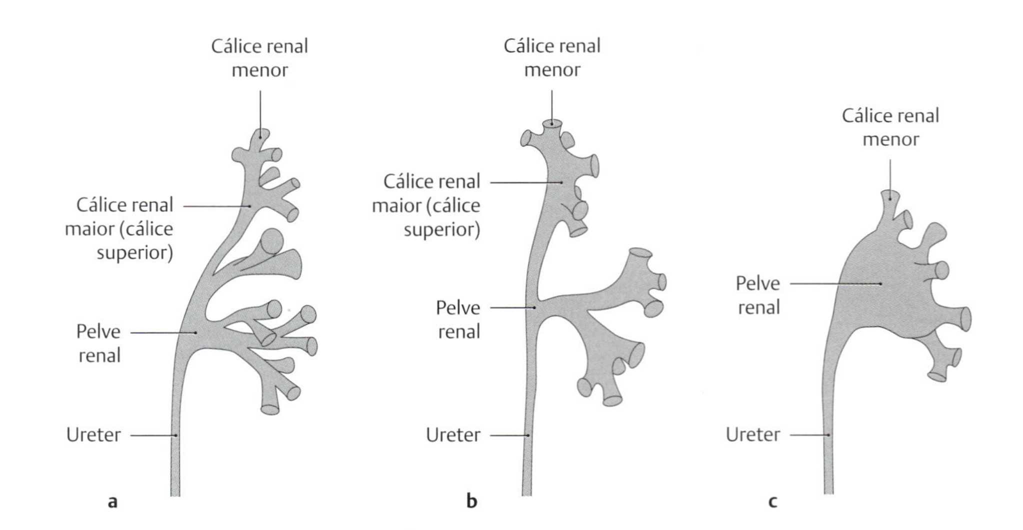

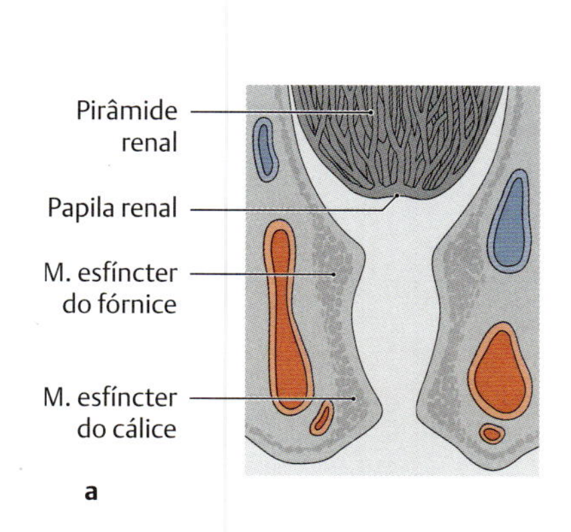

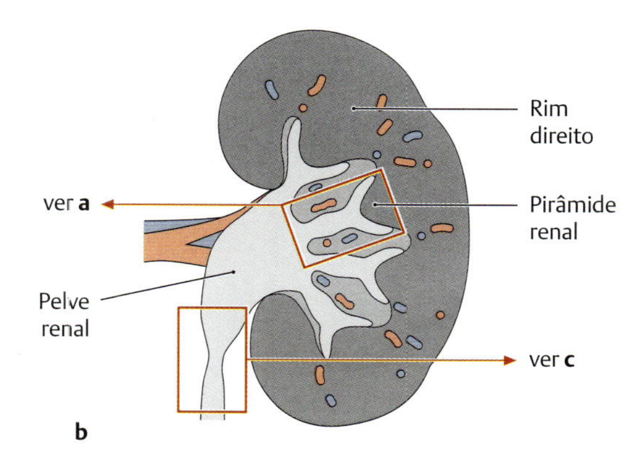

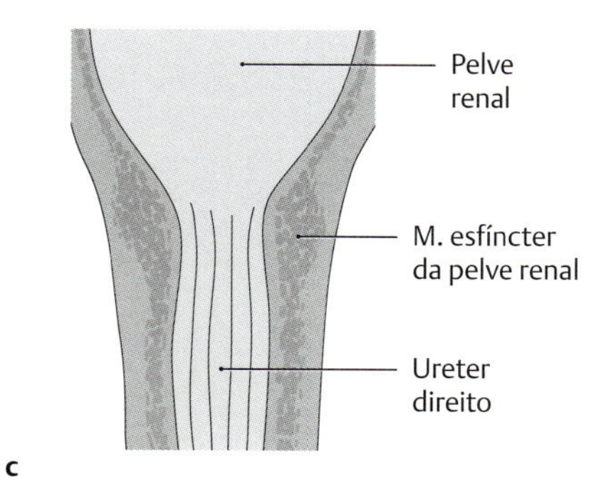

C Mecanismo de fechamento dos cálices renais e da pelve renal; transporte de urina

Corte esquemático de um rim (**b**) com setores aumentados de um cálice (**a**) e da pelve renal (**c**), além da representação dinâmica funcional dos cálices e da pelve durante o transporte de urina (**d**). O transporte de urina é um mecanismo ativo. A musculatura lisa do M. esfíncter do fórnice e do M. esfíncter do cálice (**a**), além do M. esfíncter da pelve renal (**c**) (= sistema de esfíncteres funcionais) possibilita a contração da parede dos cálices e da pelve renais em segmentos. Esta contração continua com a peristalse dos ureteres e faz com que o sistema de condução da urina nunca se abra em toda a sua extensão, mas de forma segmentar (**d**). Assim, o fluxo de urina é direcionado do ápice das papilas para os cálices e, através da pelve renal, para o ureter, seguindo em direção à bexiga urinária; desta forma, o refluxo de urina para os rins é impedido.

Observação: Um distúrbio desse processo ativo de transporte (cálculos renais; medicamentos que diminuam a atividade da musculatura do ureter) pode levar a inflamações na pelve renal devido ao refluxo de urina. As papilas renais, os cálices renais e a pelve renal, devido a sua proximidade espacial, são frequentemente envolvidos conjuntamente em doenças (p. ex., inflamações). Uma doença frequente é a pielonefrite bacteriana purulenta ("pielo" = pelve renal).

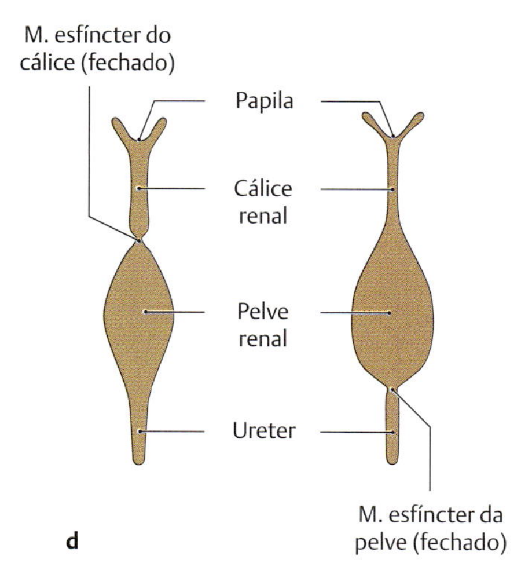

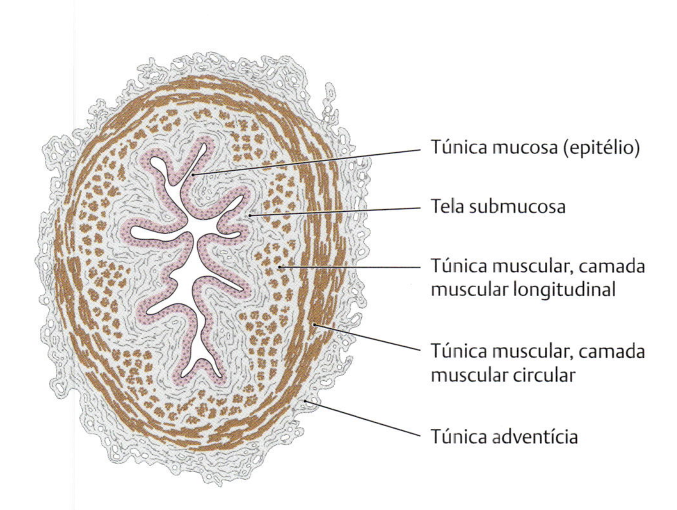

D Estrutura da parede do ureter

Corte transversal de um ureter. O formato estrelado do lúmen do ureter deve-se às pregas de trajeto longitudinal da túnica mucosa. A túnica mucosa é revestida — no ureter e na bexiga urinária — por um epitélio de transição de altura variada (ver p. 323). A musculatura lisa, basicamente organizada em duas camadas, encontra-se disposta funcionalmente de forma espiral (ver **E**) e é fortemente desenvolvida. Durante o transporte de um cálculo renal pelo ureter, a forte contração dessa musculatura, que serve para a expulsão dos cálculos, é o motivo da dor muito intensa (cólica renal/ureteral). A cólica pode ser solucionada por medicamentos que inibam a atividade da parte parassimpática da divisão autônoma do sistema nervoso. No entanto, o transporte fisiológico da urina para a bexiga urinária também é comprometido por esses medicamentos. A pelve renal apresenta — com exceção da forma estrelada do lúmen — uma estrutura totalmente análoga à do ureter.

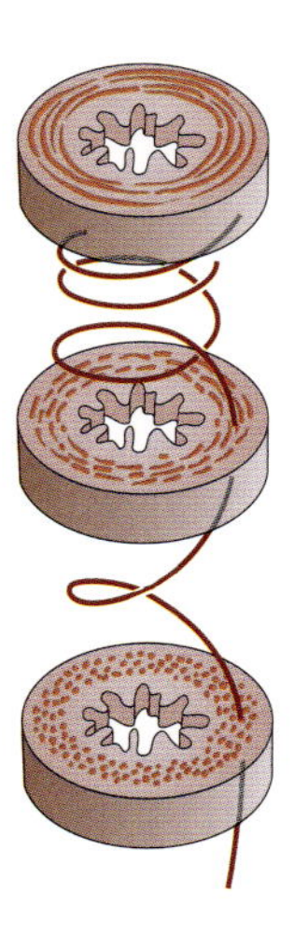

E Trajeto da musculatura na parede do ureter

Corte transversal esquemático do ureter em diferentes níveis. As musculaturas longitudinal e circular do ureter seguem um trajeto levemente oblíquo formando, portanto, um tipo de espiral que transporta a urina em direção à bexiga urinária por meio de contrações peristálticas. As ondas de contração são controladas principalmente pela parte parassimpática da divisão autônoma do sistema nervoso (N. vago e centros parassimpáticos em S2–S4). Elas seguem com uma velocidade de 2 a 3 cm/s em direção à bexiga urinária. Os óstios dos ureteres são fechados pela contração da musculatura da parede da bexiga urinária (proteção contra o refluxo de urina) e são abertos apenas com a chegada de uma onda peristáltica de contração: a urina goteja no interior da bexiga urinária.

4.5 Glândulas Suprarrenais

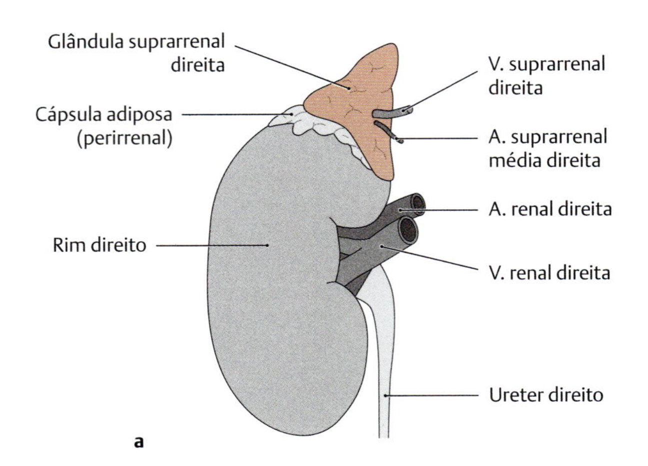

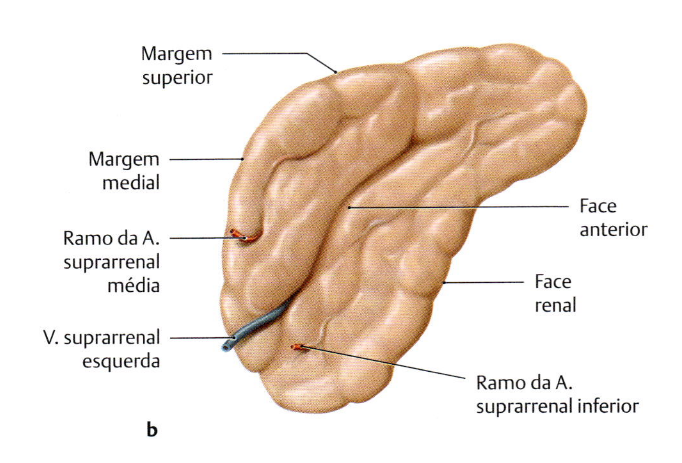

A Posição e forma

a Posição da glândula suprarrenal direita sobre o rim; **b** Glândula suprarrenal esquerda isolada, vista anterior.

As glândulas suprarrenais se encontram com sua face renal sobre o polo superior dos rins. Por meio de uma delgada camada de gordura, elas são, por um lado, separadas da cápsula fibrosa do respectivo rim (e assim são levemente ressaltadas destes), e, por outro, encontram-se juntamente com o rim na cápsula adiposa *perirrenal*.

Observação: Pode-se ver o tamanho real de uma glândula suprarrenal apenas após a sua remoção. *In situ*, devido à posição sobre o rim, ela não pode ser identificada totalmente. As partes, por exemplo, que ficam "projetadas" na face posterior do rim, não são visíveis *in situ*.

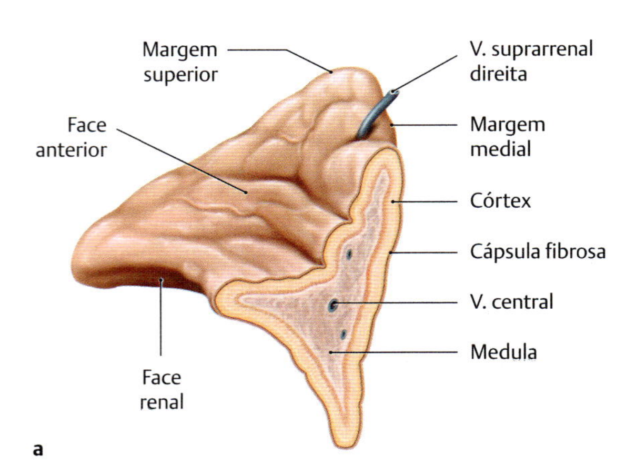

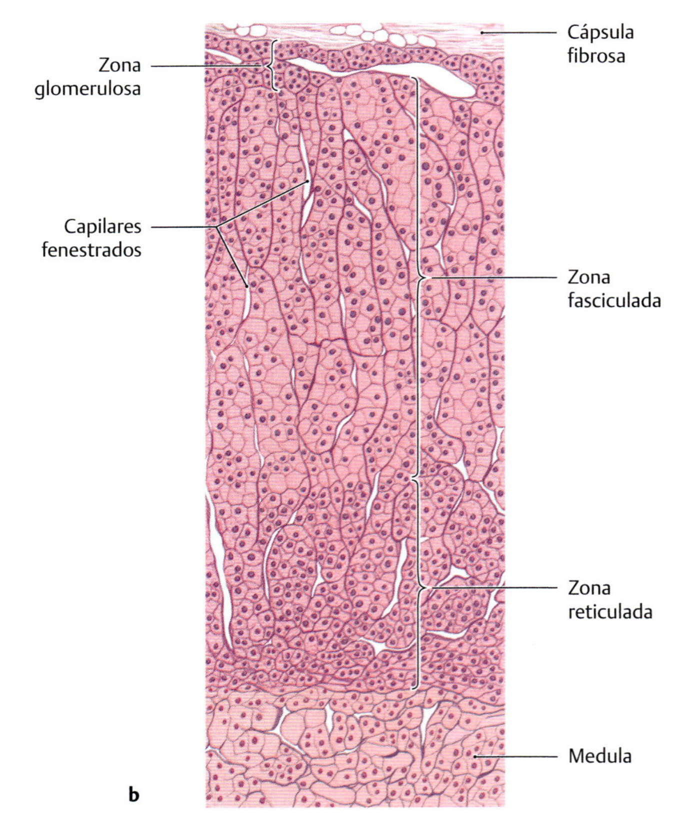

B Estrutura histológica das glândulas suprarrenais

a Glândula suprarrenal direita, seccionada; **b** Imagem histológica de uma glândula suprarrenal.

A glândula suprarrenal se organiza em uma medula e um córtex, ver **a**. O **córtex**, situado abaixo de uma delicada cápsula de tecido conjuntivo, inclui três nítidas camadas, morfologicamente distintas (ver **b**), onde os hormônios das glândulas suprarrenais são produzidos e secretados na corrente sanguínea. De fora para dentro, identificamos:

- Zona glomerulosa: principalmente mineralocorticoides (aldosterona)
- Zona fasciculada: principalmente glicocorticoides (cortisol)
- Zona reticulada: glicocorticoides e androgênios (cortisol e testosterona).

Observação: A falência ou insuficiência funcional dos dois córtices das glândulas suprarrenais é denominada doença de Addison, e a hiperfunção dos córtices das glândulas suprarrenais constitui a síndrome de Cushing (que pode ser consequente a tumores).

Funcionalmente, o córtex da glândula suprarrenal é uma glândula endócrina verdadeira, embriologicamente derivada do mesoderma. Ele se desenvolve na região paravertebral, na chamada zona esteroidogênica. Por sua vez, a **medula da glândula suprarrenal** é, embriologicamente, um derivado das cristas neurais, originando-se, portanto, a partir do ectoderma. Na medula as catecolaminas epinefrina e norepinefrina são produzidas e liberadas no sangue. Do ponto de vista (neuro)funcional, a medula da glândula suprarrenal não é uma verdadeira glândula propriamente dita, mas um *gânglio simpático*: à medula da glândula suprarrenal chegam fibras nervosas provenientes de neurônios simpáticos pré-ganglionares, a partir dos Nn. esplâncnicos maior e menor. Como as glândulas suprarrenais são uma glândula endócrina e um gânglio simpático em um único órgão, podem, por exemplo, em situações de estresse, liberar epinefrina e glicocorticoides (cortisol).

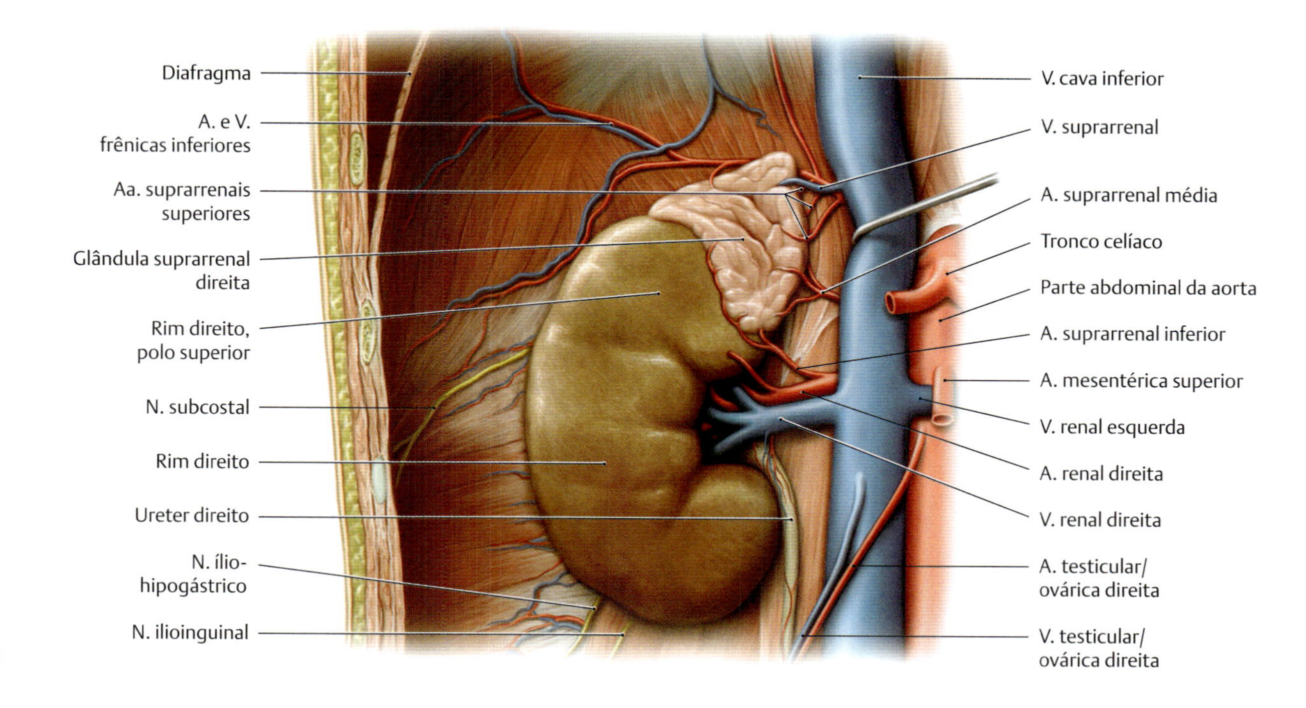

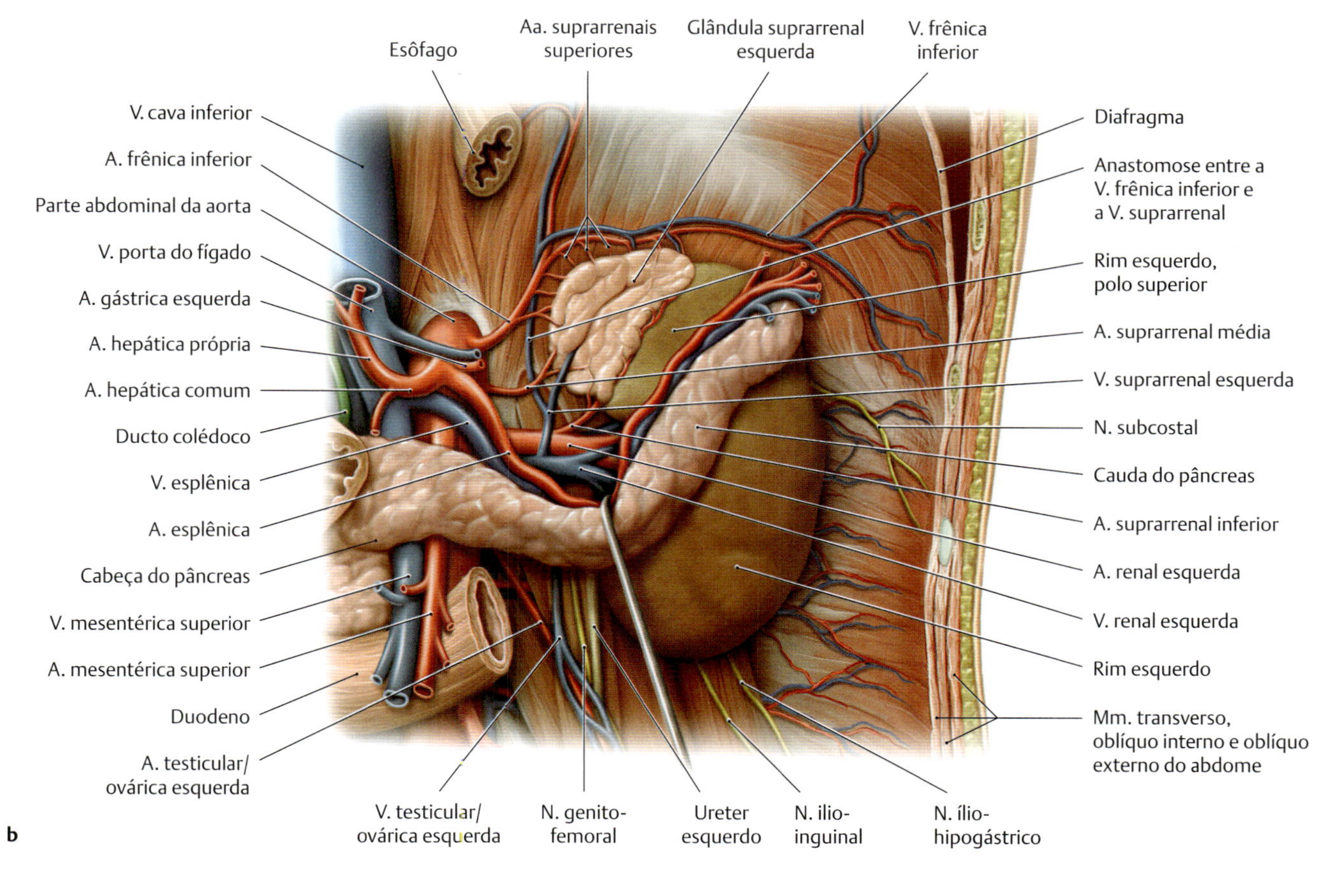

C Glândulas suprarrenais direita e esquerda *in situ*

Vista anterior do rim e glândula suprarrenal direitos (**a**) e esquerdos (**b**); a cápsula adiposa perirrenal foi completamente retirada. Para representação dos vasos sanguíneos de trajeto posterior à glândula suprarrenal, em **a** a V. cava inferior foi deslocada em direção medial e em **b** o pâncreas foi deslocado em direção caudal. As principais diferenças entre as duas glândulas suprarrenais são:

- A glândula suprarrenal direita é, em geral, um pouco menor do que a esquerda, que, com frequência, atinge o hilo renal
- A glândula suprarrenal direita é piramidal, enquanto a glândula suprarrenal esquerda é mais alongada
- *In situ*, a glândula suprarrenal direita normalmente entra em contato com a V. cava inferior (a qual aqui, entretanto, foi deslocada em direção medial); a glândula suprarrenal esquerda *não* entra em contato com a parte abdominal da aorta
- A V. suprarrenal direita, ao contrário da V. suprarrenal esquerda (que desemboca na V. renal esquerda), normalmente desemboca *diretamente* na V. cava inferior (proximidade topográfica da V. suprarrenal direita à V. cava inferior).

Observação: As glândulas suprarrenais são ricamente vascularizadas, uma vez que, sendo órgãos endócrinos, liberam os hormônios diretamente na corrente sanguínea.

4.6 Ureter *in situ*

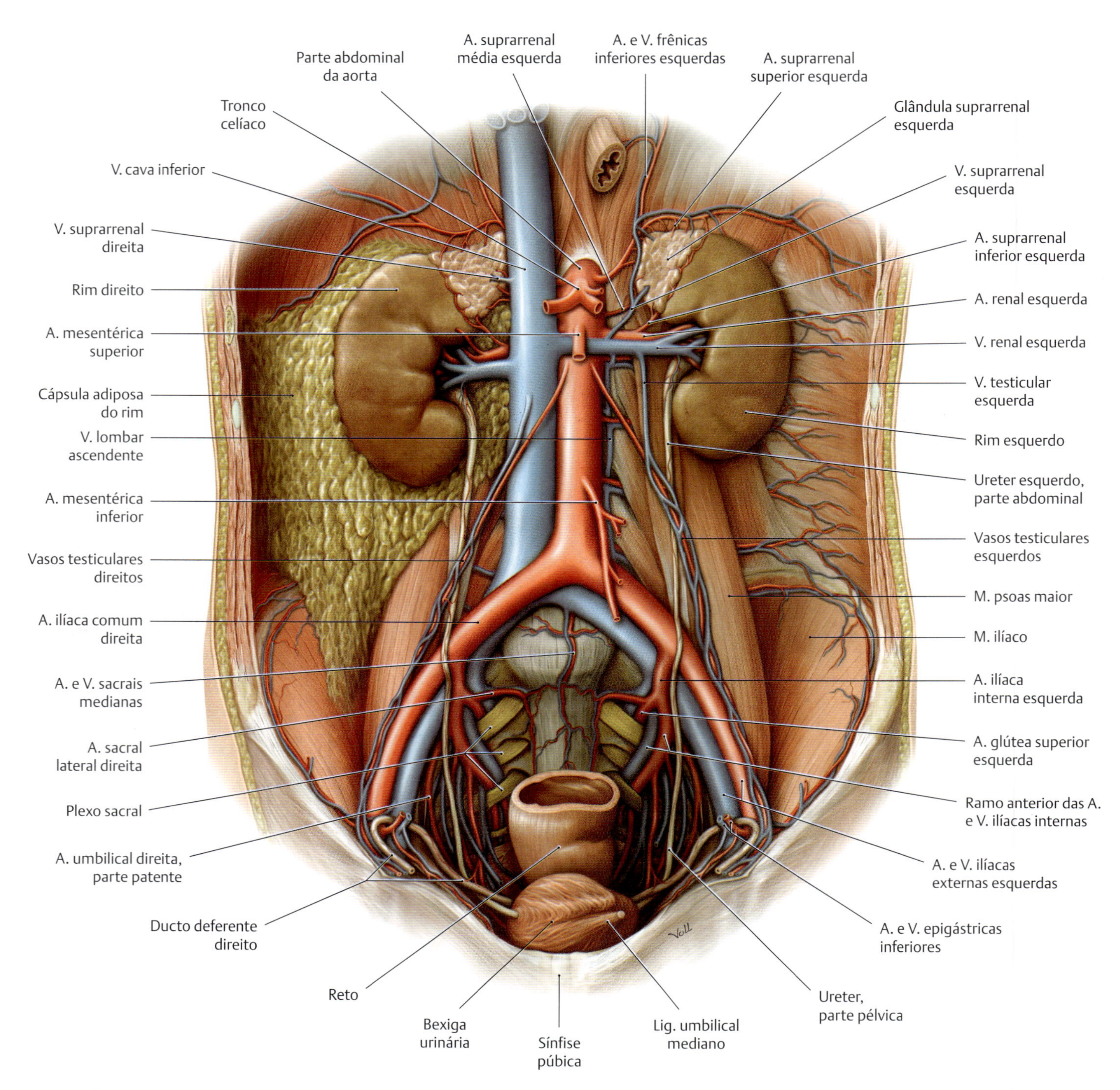

A Trajeto do ureter no abdome e na pelve
Vista anterior de um abdome masculino; todos os órgãos foram retirados, exceto os órgãos do sistema urinário, as glândulas suprarrenais e um segmento do reto; o esôfago está um pouco deslocado para baixo, e a cápsula adiposa do rim foi mantida parcialmente à direita. O ureter, com cerca de 26 a 29 cm de comprimento, segue, como uma continuação da pelve renal no espaço retroperitoneal, em direção caudal e discretamente anterior. Ele desemboca por trás da bexiga urinária. *Anatomicamente*, podem ser distinguidos três segmentos:

- A parte abdominal (da pelve renal até a linha terminal da pelve)
- A parte pélvica (da linha terminal até a parede da bexiga urinária) e
- A parte intramural (trajeto na parede da bexiga urinária).

Clinicamente, três segmentos também são distinguidos, considerando a diferença entre o segmento do ureter de trajeto livre e os dois segmentos do ureter ligados a órgãos. Nesse caso, o limite anatômico entre a parte de trajeto abdominal e a parte de trajeto pélvico não é distinguido:

- Segmento renal do ureter (diretamente do rim)
- Segmento lombar do ureter (entre os rins e a bexiga urinária)
- Segmento vesical do ureter (na parede da bexiga; corresponde à parte intramural anatômica).

As mais frequentes *malformações* dos ureteres são o ureter duplo e o ureter bífido. Elas podem causar refluxo de urina para o rim (p. ex., se um ureter bífido se fecha de modo insuficiente em relação à bexiga urinária) e, consequentemente, podem levar a inflamações renais bacterianas, que ascendem a partir da bexiga urinária.

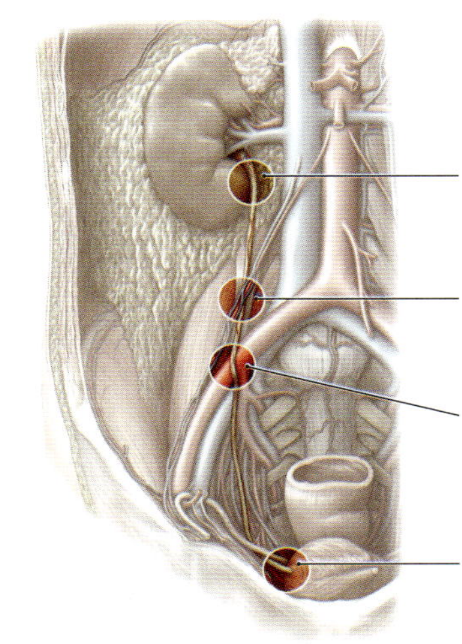

B Constrições do ureter

Existem *três constrições fisiológicas*, nas quais os cálculos advindos da pelve renal podem permanecer:

- Saída do ureter da pelve renal ("colo do ureter")
- Cruzamento do ureter sobre os vasos ilíacos externos ou comuns
- Passagem do ureter através da parede da bexiga urinária.

Ocasionalmente, pode ser distinguida uma *4ª constrição* no cruzamento do ureter por baixo das A. e V. testiculares ou ováricas.

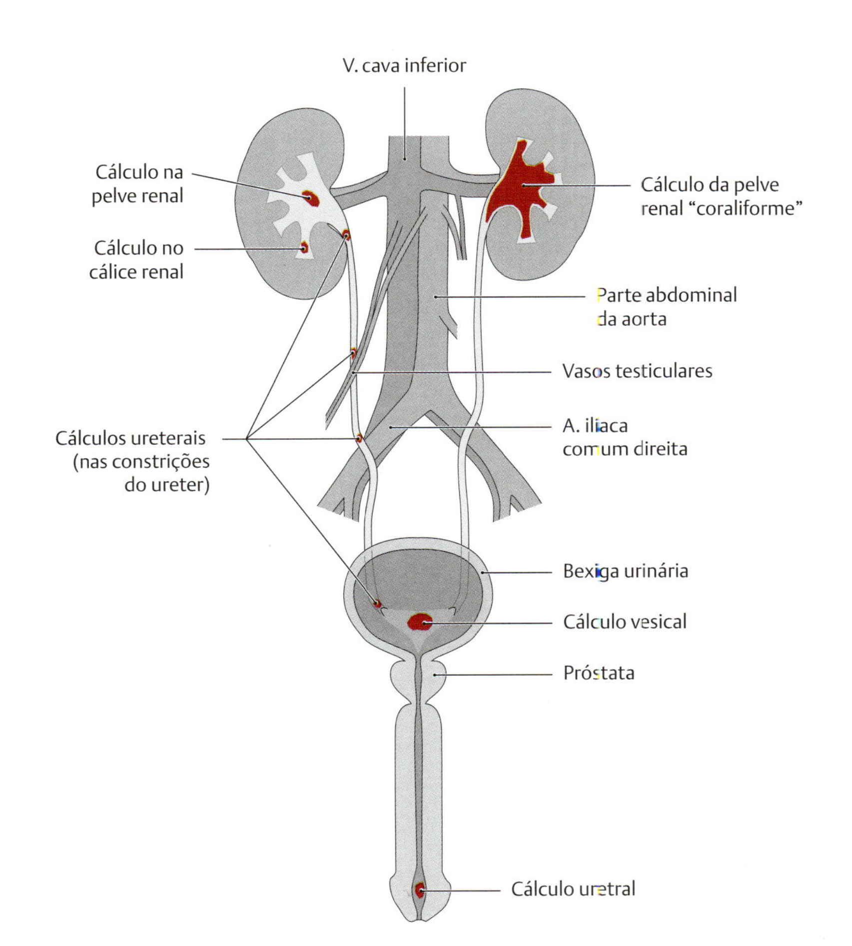

C Localizações frequentes de cálculos no sistema urinário

Quando o produto de solubilidade de determinadas substâncias na urina (p. ex., ácido úrico) é excedido, estas substâncias não permanecem em solução, mas se precipitam e eventualmente sofrem cristalizações. Essas concreções podem originar-se em qualquer local do sistema excretor de urina e podem depositar-se em diferentes locais em todos os órgãos do sistema urinário (cálculos renais ou da pelve renal, cálculos ureterais, vesicais e uretrais). Em particular, grandes cálculos permanecem no ureter. As eventuais fortes ondas de contração peristáltica da musculatura do ureter podem causar dor intensa durante as tentativas de expulsão dos cálculos (cólicas renais e ureterais).

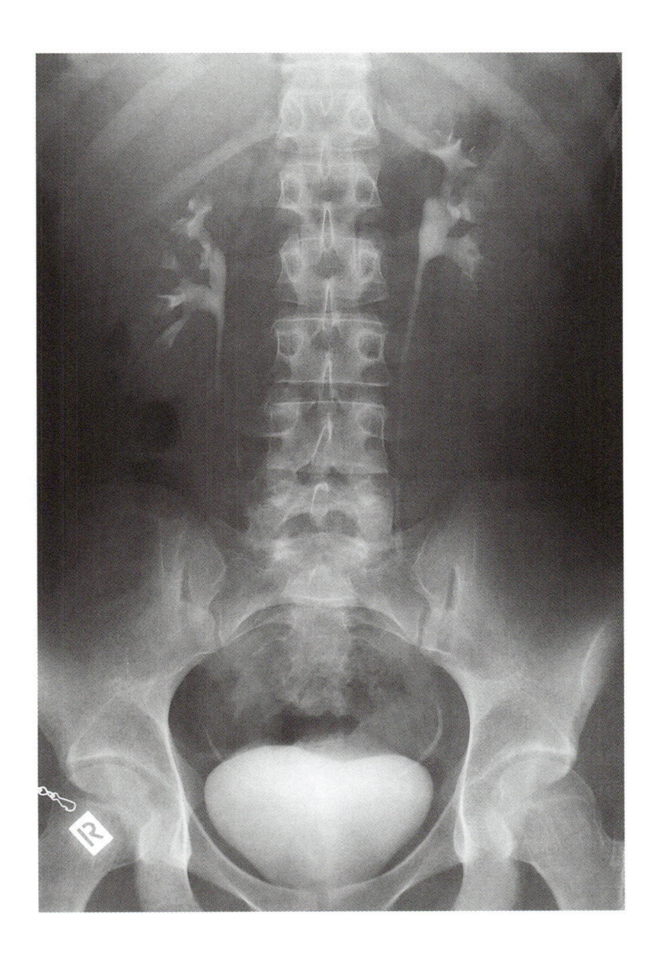

D Urografia intravenosa (urografia excretora)

Na urografia intravenosa um meio de contraste à base de iodo é injetado por via intravenosa, de modo a ser excretado subsequentemente pelos rins. São obtidos dados funcionais dos rins, além de achados patológicos, tais como anomalias, cistos, estase urinária, urolitíases e tumores, dentre outros (de: Möller T, Reif E. Taschenatlas der Röntgenanatomie. 7. Aufl. Stuttgart: Thieme; 2021).

4.7 Bexiga Urinária: *in situ*

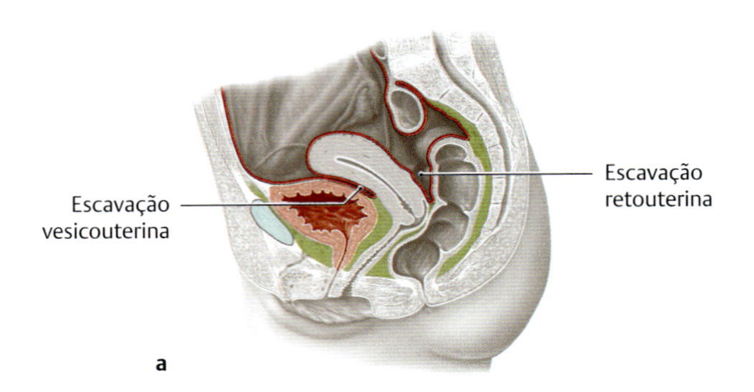

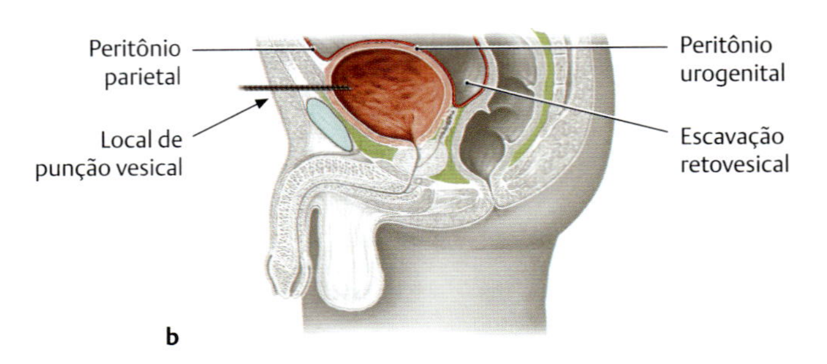

A Posição e revestimento peritoneal da bexiga urinária feminina (a) e masculina (b)
Corte mediano; vista pelo lado esquerdo; a bexiga urinária está um pouco cheia, e o útero está discretamente elevado devido ao enchimento da bexiga. O peritônio se estende da face posterior da parede abdominal anterior sobre a face superior da bexiga urinária e se reflete, sob a forma de uma bolsa peritoneal, sobre o órgão situado por trás da bexiga urinária: formação da escavação vesicouterina sobre a parede anterior do útero (na mulher); formação da escavação retovesical sobre a parede anterior do reto (no homem). A maior parte da bexiga urinária está inserida no tecido conjuntivo frouxo da pelve.

Observação: Com a bexiga urinária cheia e, portanto, aumentada, o peritônio urogenital é deslocado em direção cranial, de modo que se forma um segmento sem peritônio anteriormente à bexiga urinária. Com a bexiga urinária cheia, portanto, pode ser realizada uma punção vesical através da parede abdominal sobre a sínfise púbica, sem que a cavidade peritoneal seja perfurada com a agulha.

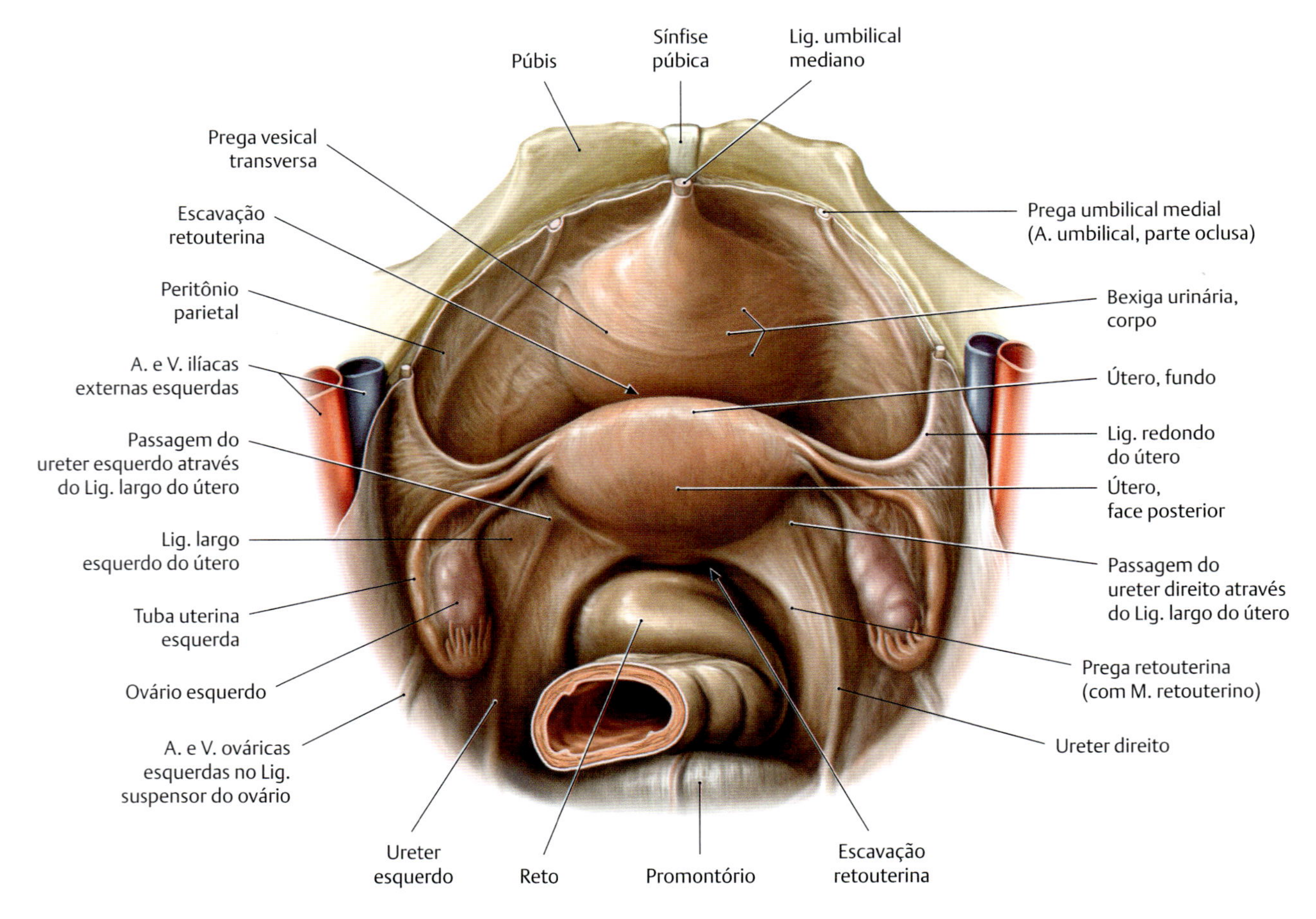

B Posição da bexiga urinária na pelve e sobre o diafragma da pelve
Vista superior; para a melhor visualização, o útero está erguido; o intestino grosso foi em grande parte retirado e o peritônio urogenital foi mantido; a prega vesical transversa, uma prega peritoneal sobre a superfície da bexiga, é delineada devido ao grande enchimento, como se vê aqui.

Na mulher, a bexiga urinária situa-se abaixo do útero, de modo que, com o seu enchimento, o útero é elevado. Se o tônus e a tensão do diafragma da pelve (M. levantador do ânus e sua fáscia) diminuírem, por exemplo, devido a traumatismo durante um parto vaginal, pode ocorrer, como consequência, queda da bexiga urinária com subsequente incontinência.

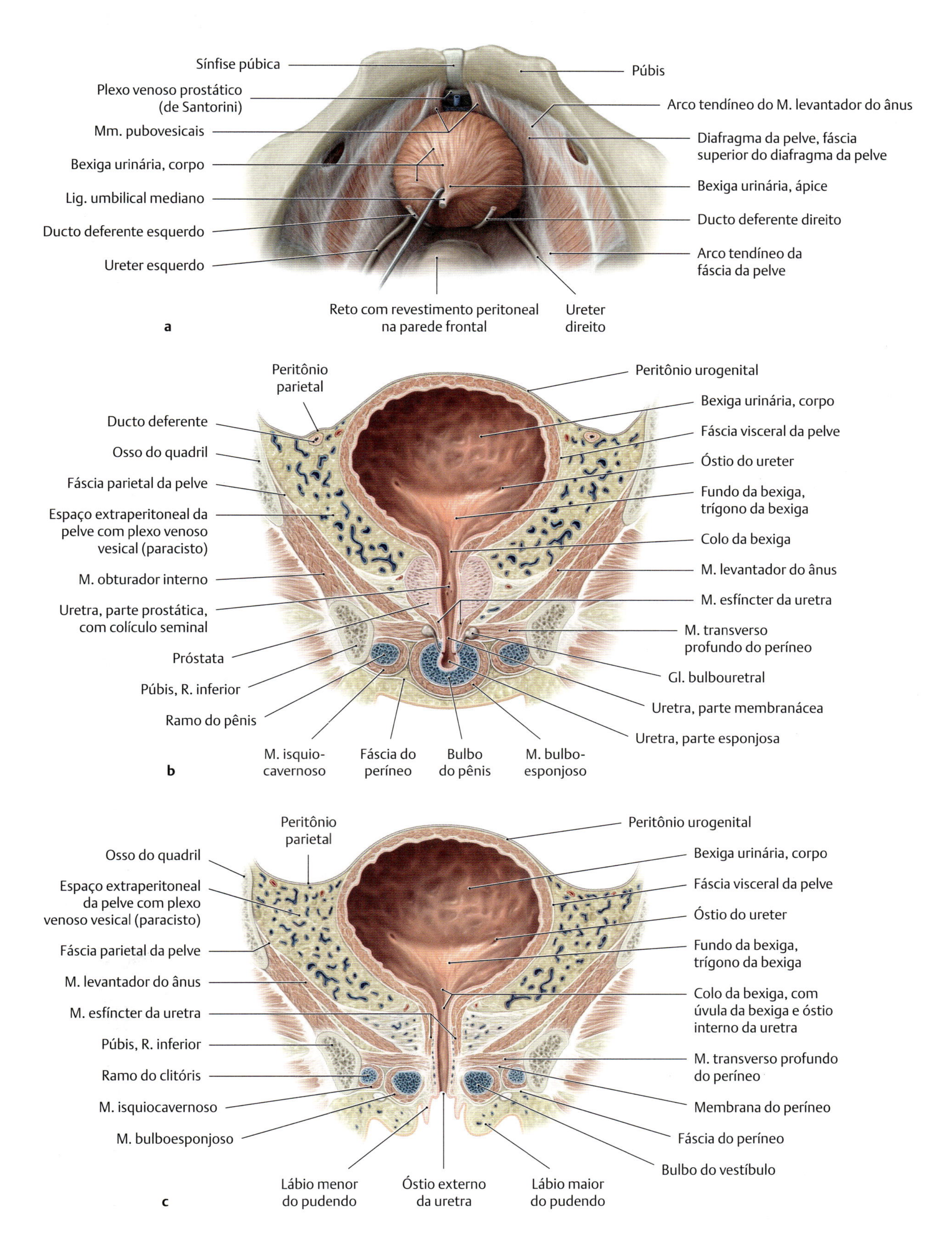

C Localização da bexiga urinária no sexo masculino (a e b) e no sexo feminino (c)

a Vista superior; a bexiga urinária foi levemente rebatida para posteriormente; o peritônio urogenital, em contraste com **B**, à esquerda, foi removido; a bexiga urinária tem aqui a forma esférica, pois está bem cheia.

Nos homens, a face de contato da bexiga urinária com a lâmina muscular do diafragma da pelve (especialmente do M. levantador do ânus e sua fáscia) é menor do que na mulher, porque no homem a próstata também se encontra na pelve menor.

b e **c Corte frontal levemente inclinado posteriormente**, vista anterior; bexiga urinária e uretra abertas. Nas seções peritoneais livres, a bexiga urinária é incorporada à pelve por meio de uma área de tecido conjuntivo lateral correspondente (paracisto) com um plexo venoso distinto. Esse plexo venoso, bem como o peritônio urogenital facilmente móvel, permite alterações substanciais no tamanho da bexiga urinária. Como a bexiga urinária, a parte inicial da uretra também é circundada por tecido conjuntivo; em homens, também próstata. Esta se encontra no M. transverso profundo do períneo e nos feixes levantadores do diafragma da pelve.

4.8 Bexiga Urinária: Estrutura da Parede e Função

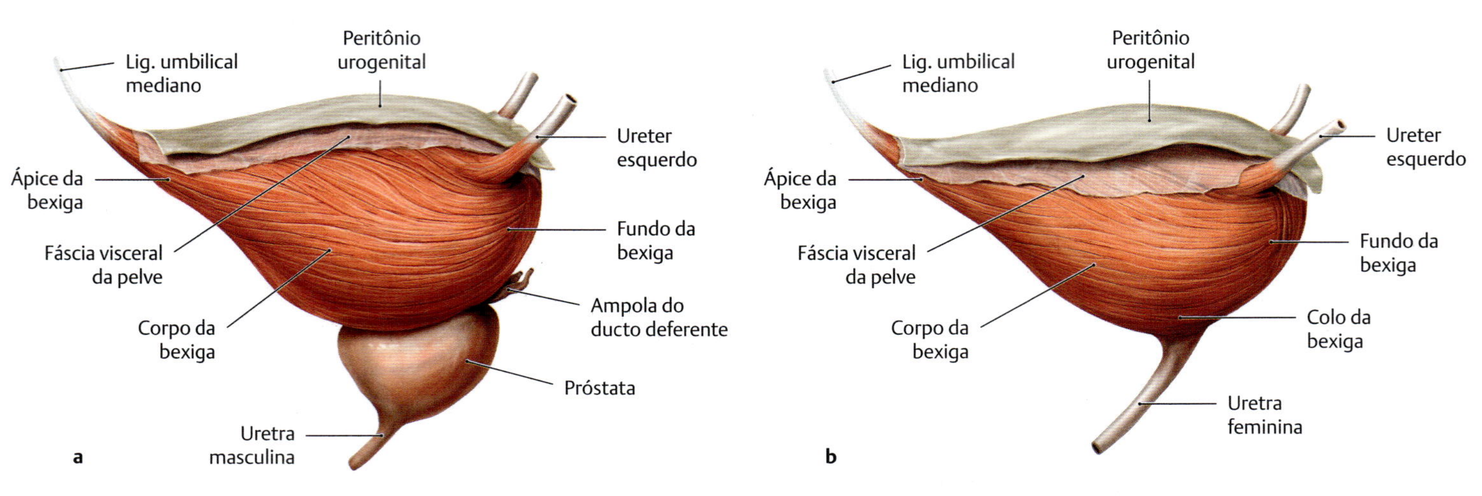

A Morfologia externa da bexiga urinária e da uretra
Bexiga urinária em vista da esquerda no sexo masculino (**a**) e no sexo feminino (**b**).
A bexiga urinária é uma cavidade muscular que coleta a urina produzida pelos rins e a expele em momentos adequados através da uretra. O enchimento máximo da bexiga urinária é de 500 a 700 mℓ (mulheres > homens). A micção pode ocorrer, no entanto, já quando o enchimento da bexiga urinária for de 150 a 200 mℓ; em mulheres grávidas, devido à pressão do útero, pode ocorrer com um volume menor de urina. Uma bexiga urinária saudável é esvaziada sem deixar urina residual. Na bexiga urinária, são distintos o corpo da bexiga, o fundo da bexiga, situado caudalmente, e o ápice da bexiga, em posição anterossuperior, onde se prende o ligamento umbilical mediano (rudimento de úraco) que se estende até a parede abdominal anterior. Os dois ureteres desembocam posterolateralmente no fundo, e a uretra inicia-se no colo da bexiga em posição anteroinferior.

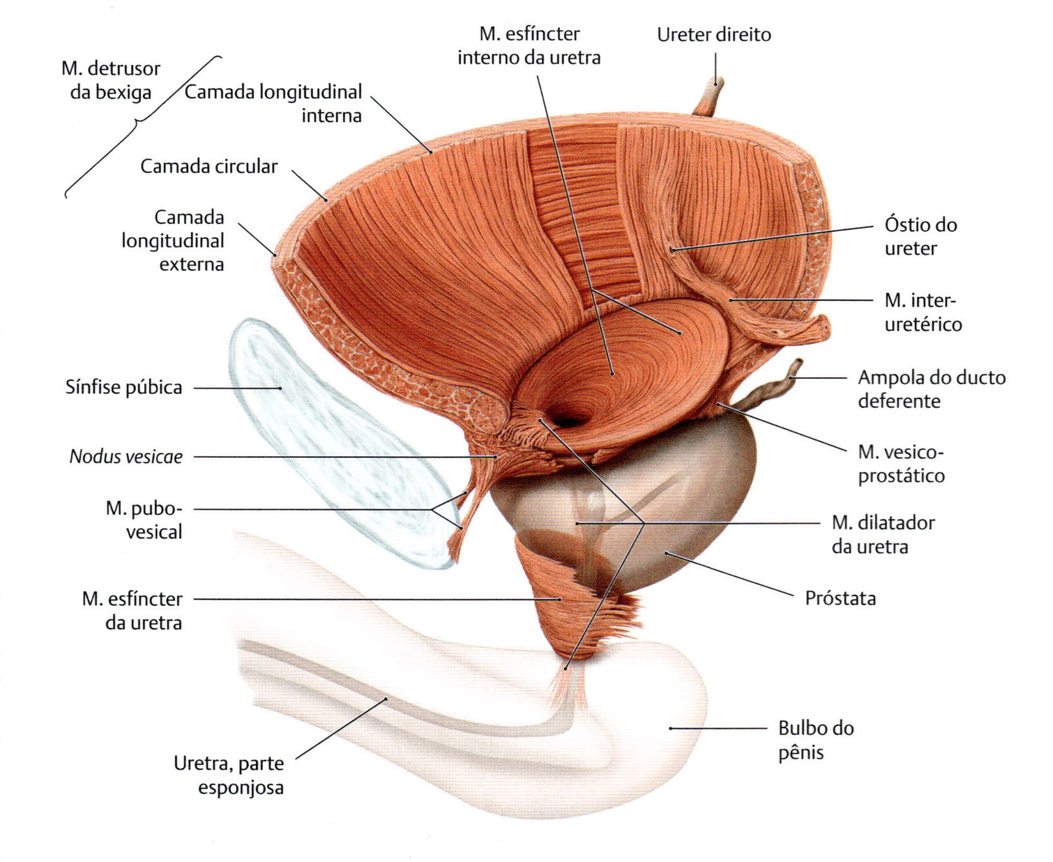

B Músculos da bexiga urinária e da uretra
Bexiga urinária em homens, vista da esquerda.
Os **músculos da bexiga urinária** consistem essencialmente em

- M. detrusor da bexiga
- M. esfíncter interno da uretra.

Os **músculos da uretra** consistem em

- M. dilatador da uretra e
- M. esfíncter externo da uretra.

Segundo Dorschmer et al. (2001), o M. detrusor da bexiga e o M. esfíncter interno da uretra são unidades morfologicamente completamente separadas (ver p. 324): o *M. detrusor da bexiga* tem três camadas e ajuda significativamente a ancorar a bexiga urinária posterior e anteriormente na pelve. Para isso passam fibras da sua camada muscular longitudinal externa *posteriormente* no M. vesicoprostático (ou vesicovaginal) e, na região do *nodus vesicae*, anteriormente no M. pubovesical, que forma uma parte importante do sistema de suspensão anterior (ver p. 325). As camadas média e interna (camada circular/longitudinal interna) terminam posteriormente acima da prega interuretérica (ver **C**). O *M. esfíncter interno da uretra* tem forma elíptica em homens; nas mulheres é mais circular. Ele serve exclusivamente para a contração da bexiga. Em sua circunferência dorsal, o esfíncter interno constitui a base morfológica do trígono da bexiga (ver **C**).
O *M. dilatador da uretra* (ver p. 324) origina-se com forma lamelar na sínfise púbica e ao longo do arco tendíneo da fáscia da pelve (ver **E** e p. 325), passa anteriormente para o óstio da uretra e continua na parte anterior da uretra em direção inferior, sendo inserido no bulbo do pênis e do vestíbulo. O *M. esfíncter externo da uretra* consiste em um músculo liso interno e uma parte externa estriada (ver detalhes em **D**, p. 325).

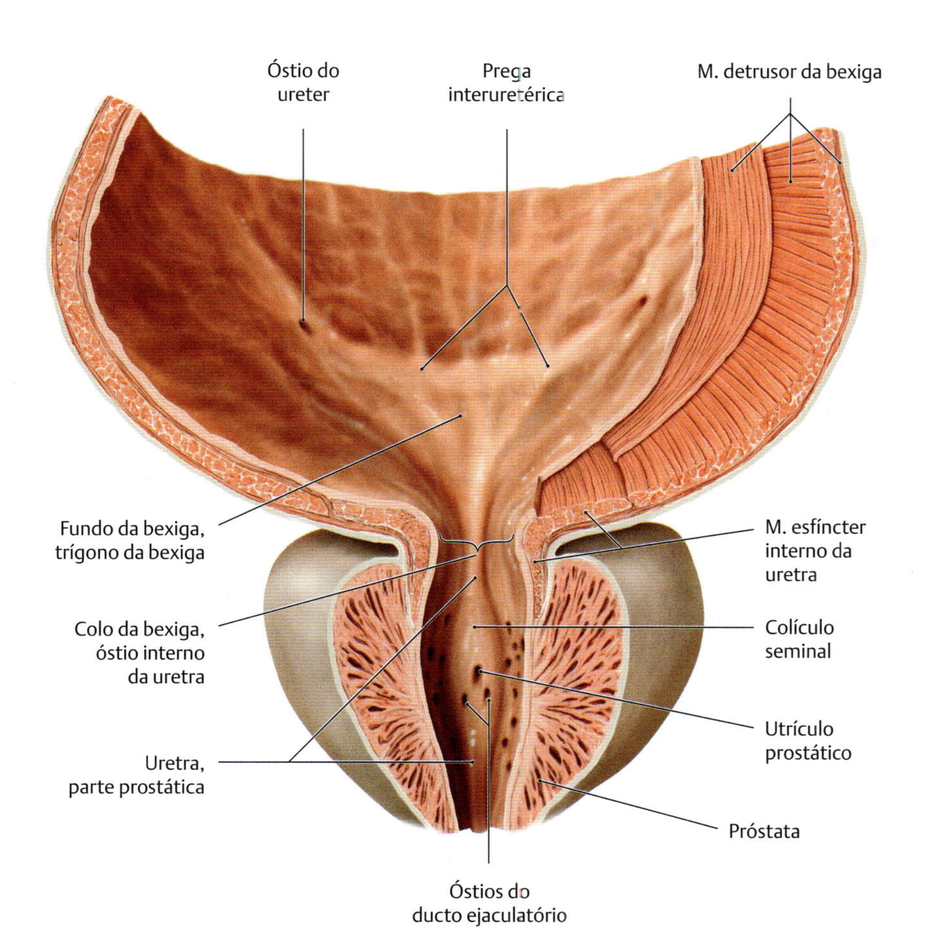

C Colo da bexiga, trígono da bexiga e óstio interno da uretra

Corte frontal na altura do óstio da uretra no homem, vista anterior.

A parede interna da bexiga urinária é coberta por uma túnica mucosa relativamente espessa (tecido conjuntivo sob o urotélio, ver **D**). Com exceção do trígono da bexiga, ela é bem móvel e apresenta, especialmente no estado não distendido, marcante formação de dobras. O trígono da bexiga é uma região mucosa de parede lisa no fundo e no colo da bexiga entre o óstio da uretra e os dois ureteres que passam posterolateralmente. Como um limite superior, esse trígono reforça uma prega interuretérica, um dobra erguida pelo M. interuretérico entre as duas saídas do ureter. Inferiormente, o M. esfíncter interno da uretra, que nos homens tem a forma elíptica e nas mulheres é circular, segue em torno do óstio interno da uretra.

Observe o óstio do ureter em forma de fenda e o curso oblíquo do ureter através da parede da bexiga. Através desse curso oblíquo origina-se, na parte intramural, uma constrição ureteral (ver p. 319). O curso oblíquo, a musculatura ureteral e a musculatura da parede bexiga fornecem uma obliteração funcionalmente segura do óstio do ureter como proteção contra o refluxo.

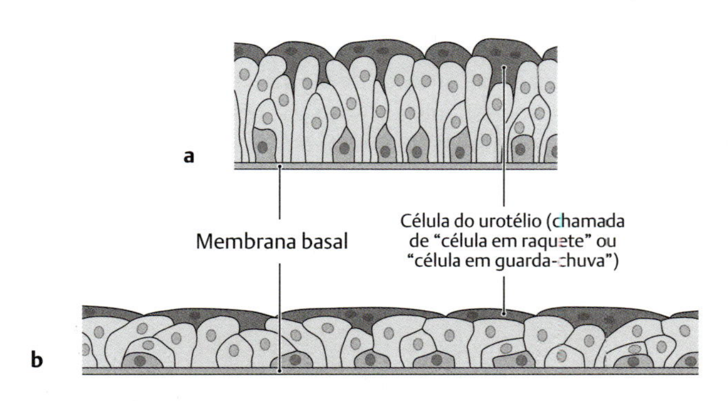

D Epitélio da túnica mucosa da bexiga urinária

a Bexiga urinária vazia — epitélio alto; **b** Bexiga urinária cheia — epitélio achatado.

A bexiga urinária é, como quase todos os segmentos das vias urinárias (exceção: segmento distal da uretra), revestida por epitélio de transição (ou *urotélio*), cuja altura e número de camadas dependem do estado de enchimento ou de relaxamento do respectivo segmento. Basicamente, o urotélio tem muitas camadas de células. As células em raquete, muito proeminentes, também são chamadas de "células em guarda-chuva", por causa de seu aspecto. Atualmente ainda não está esclarecido se as células em raquete possivelmente atingem a membrana basal com um prolongamento extremamente delgado (o "cabo do guarda-chuva", por isso, o urotélio seria, por definição, um epitélio pseudoestratificado (ver livros-texto de histologia).

Observação: A espessura de toda a parede da bexiga urinária (musculatura e túnica mucosa) varia de 2 a 5 mm, com a bexiga cheia, até 8 a 15 mm, com a bexiga vazia.

E Esvaziamento e oclusão da bexiga urinária: micção e continência

Micção é entendida como o processo de esvaziamento da bexiga. A capacidade de manter a urina nos momentos fora da micção é chamada de *continência* urinária. A interação coordenada dos mecanismos de esvaziamento e oclusão é essencial para um funcionamento ideal da bexiga. Nesse processo, o sistema muscular involuntário (autônomo) e voluntário (N. pudendo) da bexiga e da uretra desempenha um importante papel (ver p. 334):

- Esvaziamento da urina residual da bexiga na micção
- Proteção das saídas do ureter contra refluxo
- Preservação da continência quando a bexiga está cheia.

Micção: ativação do centro de micção sacral por meio de um centro no tronco encefálico (centro de micção pontino) → contração do M. detrusor da bexiga, com isso o aumento da pressão interna na bexiga (suporte pelo aumento da pressão intra-abdominal) → relaxamento do M. esfíncter interno da uretra e contração dos Mm. dilatador da uretra e pubovesical, com isso a extensão do óstio interno da uretra → fechamento simultâneo das duas saídas dos ureteres (óstio do ureter) pela musculatura do trígono → relaxamento do M. esfíncter externo da uretra, tanto da parte lisa quanto estriada, e simultaneamente, detumescência do plexo venoso submucoso da uretra → esvaziamento da bexiga.

Continência: as estruturas que suportam a continência são, principalmente, os sistemas de oclusão musculares da bexiga e da uretra (M. esfíncteres *interno* e *externo* da uretra), o sistema de suspensão vesicouretral anterior (ver p. 325), bem como partes do assoalho pélvico e perineal e do centro do períneo. A interação ideal dessas várias estruturas permite a continência.

Observação: Tanto no homem quanto na mulher, a uretra forma, em estado de repouso, um ângulo aberto de 110 a 120° (ângulo vesicouretral posterior) para trás contra o fundo da bexiga. Um aumento desse ângulo, por exemplo, pelo processo de prolapso na região do assoalho pélvico, causa incontinência.

4.9 Anatomia Funcional da Continência Urinária

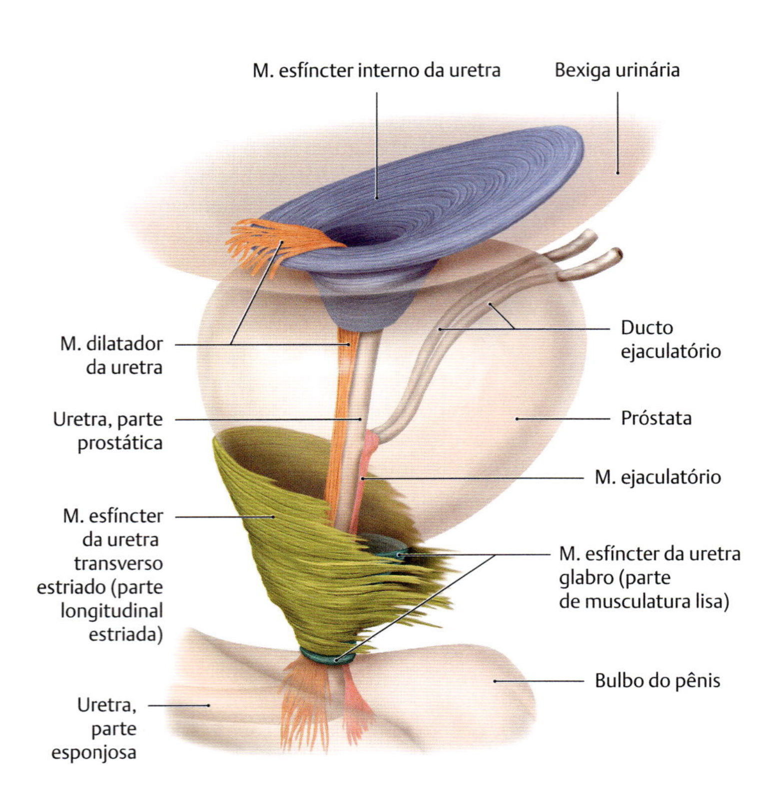

A Músculos do colo da bexiga e da uretra proximal em homens
Segundo Dorschner et al. (2001) e Schwalenberg et al. (2010), a continência ocorre pela ação coordenada de diferentes unidades funcionais anatômicas, entre elas o posicionamento correto dos vários sistemas de oclusão muscular, uma "pressão" da uretra pela musculatura lisa, o sistema muscular longitudinal da uretra e um mecanismo de suspensão anterior na altura do colo da bexiga. Uma falha de um componente individual pode causar, por exemplo, hipermobilidade uretral e, portanto, desencadear incontinência. São distinguidos:

- **Sistema de abertura e constrição muscular:**
  - M. esfíncter interno da uretra
  - M. esfíncter externo da uretra com uma parte muscular estriada e uma parte muscular lisa (M. esfíncter da uretra transverso estriado e glabro)
  - Músculos longitudinais da uretra com um M. dilatador da uretra (anterior), de musculatura lisa, e um M. ejaculatório (posterior)
- **Sistema de ancoragem musculofibrosa do assoalho pélvico:**
  - Sistema de suspensão vesicouretral anterior a partir do M. pubovesical, Ligg. pubouretral e puboprostático, bem como o arco tendíneo da fáscia da pelve como suspensão dinâmica do colo da bexiga
  - Corpo do períneo (centro do períneo) como suporte posterior e zona de ancoragem do M. esfíncter externo da uretra.

Observação: Com exceção do M. ejaculatório, músculo longitudinal posterior, todas as estruturas são também encontradas nas mulheres.

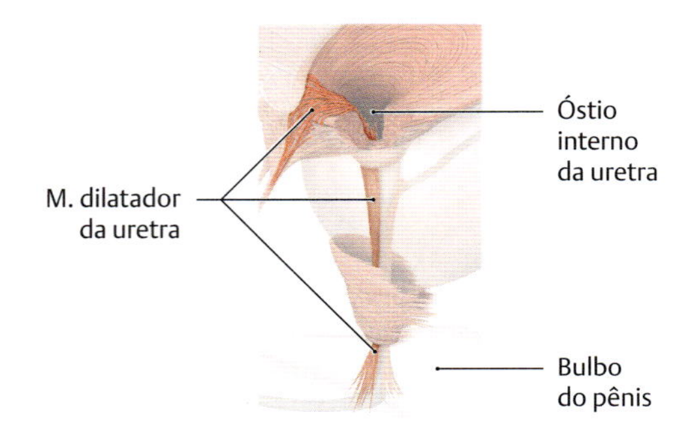

B M. dilatador da uretra
É a parte anterior dos músculos longitudinais da uretra. Ele se origina com forma lamelar na sínfise e ao longo do arco tendíneo da fáscia da pelve (ver **E**) e cruza, então, o óstio interno da uretra em sua circunferência anterior, segue na parte anterior da uretra inferiormente e se insere no bulbo do pênis (do vestíbulo). A sua contração reduz a uretra e estende o óstio interno da uretra até formar um funil. Isso inicia a micção.

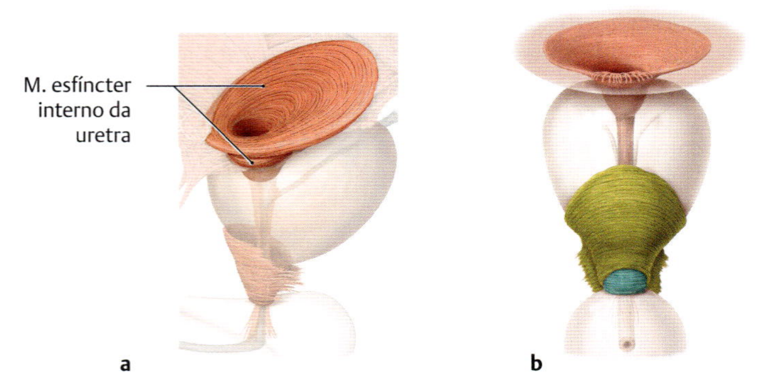

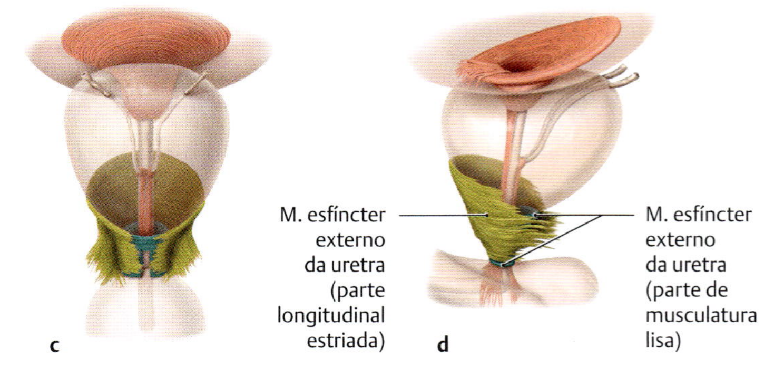

C M. esfíncter interno da uretra e M. esfíncter externo da uretra
a M. esfíncter interno da uretra; **b–d** M. esfíncter externo da uretra nas vistas anterior, posterior e lateral.
Segundo Dorschner et al. (2001), existe um músculo de constrição da bexiga (M. esfíncter interno da uretra) funcional e independente, cujo músculo liso não tem relação com a musculatura uretral e detrusora, assim não se origina nem da musculatura associada ao trígono da bexiga nem dos músculos detrusores. Em geral, o M. esfíncter interno da uretra nos homens é mais pronunciado do que nas mulheres, principalmente na parte uretral envolvida na uretra proximal. Isso possivelmente se deve ao fato de que este músculo em homens, além da *função de continência*, garante a contração efetiva do colo da bexiga para evitar a ejaculação retrógrada (dupla função nos homens!). Segundo Dorschner et al., o M. esfíncter externo da uretra consiste em duas partes:

- Uma parte muscular lisa interna em forma de anel e
- Uma parte externa estriada em forma de ômega ou ferradura, com um recesso dorsal.

Observação: Numerosas pesquisas têm mostrado que o M. esfíncter externo da uretra estriado (assim como o M. esfíncter interno da uretra) também é um músculo separado e não é uma divisão nem da lâmina levantadora nem do M. transverso profundo do períneo.

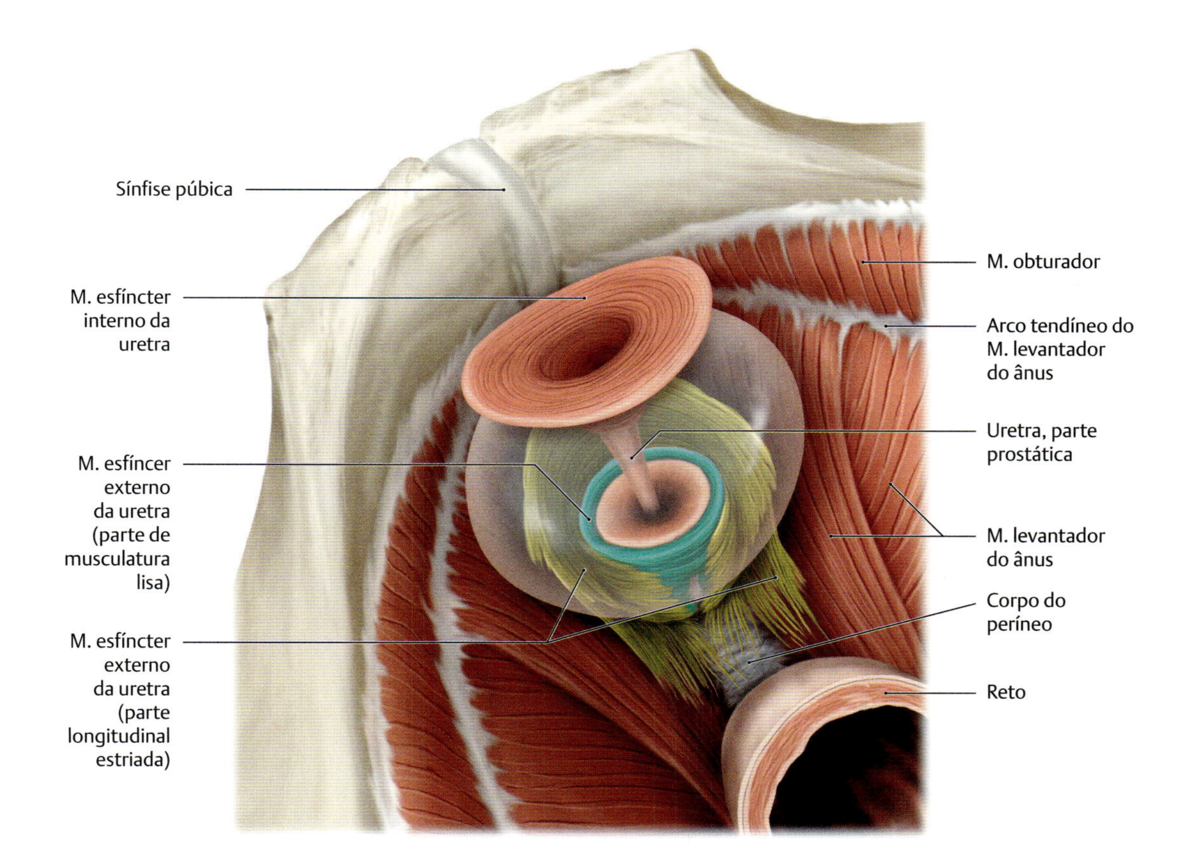

D Estrutura do M. esfíncter externo da uretra no seu ambiente

Anterior e lateralmente a parte externa é limitada pelo pronunciado plexo venoso (ver **E**) e é parcialmente pressionada por ele. Segundo Wallner et al. (2009) e Schwalenberg et al. (2010), as suas fibras musculares laterais irradiam para a fáscia do M. levantador do ânus. Além disso, discute-se uma ancoragem das fibras musculares no corpo do períneo. Por esse motivo, as fibras musculares do M. esfíncter externo da uretra se tensionam durante a sua contração entre o M. levantador do ânus de ambos os lados e encontram ali a sua ancoragem dinâmica. Enquanto o componente muscular liso do M. esfíncter externo da uretra com suas fibras circulares realiza uma pressão leve, mas prolongada na parte membranácea da uretra, a parte estriada do M. esfíncter externo da uretra estriado de inervação somática pode alcançar maior pressão de contração (melhor continência) juntamente com o corpo do períneo e o M. levantador do ânus durante a tensão do assoalho pélvico.

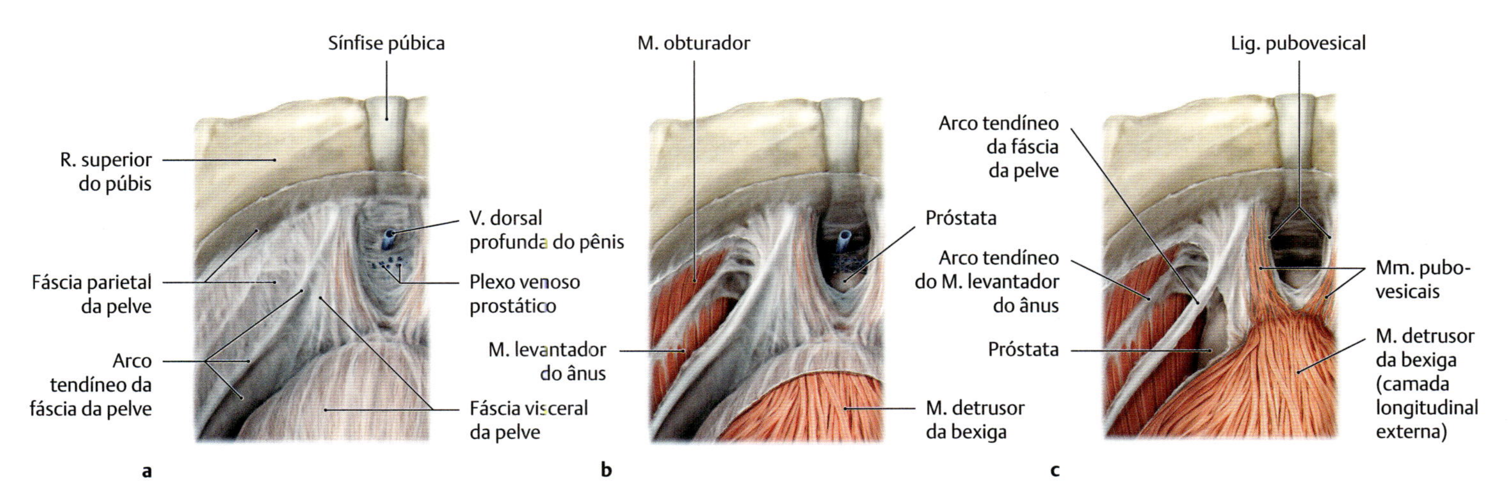

E Sistema de suspensão vesicouretral anterior

A função mais importante do sistema de suspensão na região retropúbica é, além da estabilização anterolateral da passagem vesicouretral, a suspensão dinâmica do colo da bexiga e, com isso, a manutenção da continência (Schwalenberg et al., 2010). Os componentes essenciais do sistema de suspensão anterior são os Mm. pubovesicais e o arco tendíneo da fáscia da pelve, uma faixa da fáscia da pelve fibrilar compacta, que sai da sínfise púbica e segue para a espinha isquiática através do diafragma. No arco tendíneo da fáscia da pelve, a lâmina visceral une-se à lâmina parietal (fáscia superior do diafragma da pelve). Devido à sua extensão anterior, o arco tendíneo da fáscia da pelve funciona, entre outros, como fixação aponeurótica adicional para os dois Mm. pubovesicais, que seguem em ambos os lados da sínfise como continuidade da camada muscular longitudinal externa ventral do M. detrusor da bexiga em direção ao púbis. Os Ligg. pubouretral e puboprostático, listados na *Terminologia Anatômica,* não são ligamentos no sentido estrito, mas sim fortes feixes de tecido conjuntivo das fáscias visceral e parietal da pelve, que se movimentam da sínfise para o colo da bexiga ou para a próstata.

Observação: A proteção e a restauração das estruturas mencionadas do sistema de suspensão anterior quando da remoção cirúrgica da próstata reduzem significativamente a incontinência pós-operatória.

4.10 Uretra

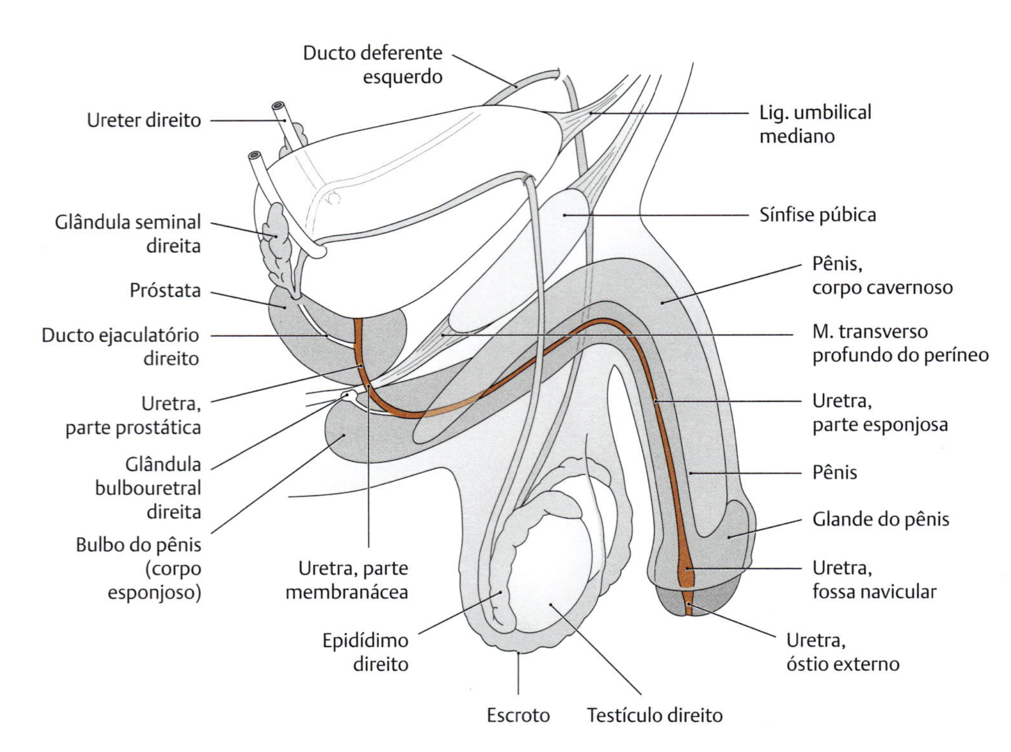

A Segmentos da uretra masculina
Vista pelo lado direito dos sistemas urinário e genital masculino na pelve. Diferentemente da uretra feminina, a uretra masculina é uma via *tanto* urinária *quanto* genital. Ela tem, em média, 20 cm de comprimento e pode ser subdividida em quatro segmentos com três constrições e três dilatações (ver **B**). A parte intramural da uretra, com trajeto na parede da bexiga urinária, não está representada aqui. Ao contrário da uretra feminina, predominantemente retilínea (ver **E**), a uretra masculina apresenta duas curvaturas, a *curvatura infrapúbica* e a *curvatura prépúbica*. Isso é importante durante a cateterização transuretral da bexiga urinária (ver **F**).

B Segmentos da parede, constrições e dilatações da uretra masculina (comparar com **D**)

Segmentos da parede	Constrições e dilatações	
Óstio interno da uretra		
Parte intramural	1ª constrição:	M. esfíncter interno da uretra
Parte prostática	1ª dilatação	
Parte membranácea	2ª constrição:	M. esfíncter externo da uretra
Parte esponjosa	2ª dilatação: 3ª dilatação:	ampola fossa navicular
Óstio externo da uretra	3ª constrição	

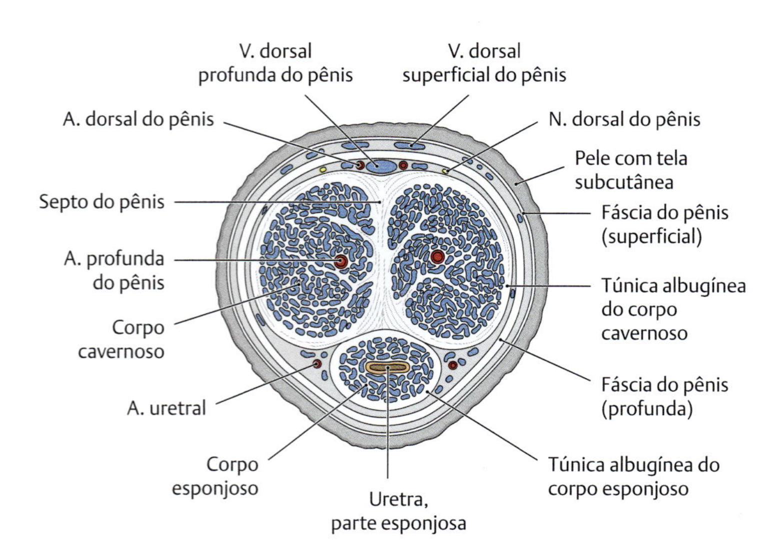

C Posição da uretra masculina no pênis
Corte transversal do corpo do pênis, vista anterior. A parte esponjosa da uretra se encontra no corpo esponjoso do pênis. Uma vez que o corpo esponjoso não se torna completamente rígido mesmo com ereção máxima, a manutenção da abertura da uretra é garantida durante a ejaculação. Em corte transversal, o lúmen da uretra não aparece frequentemente arredondado, mas achatado, uma vez que as suas paredes anterior e superior estão em contato.

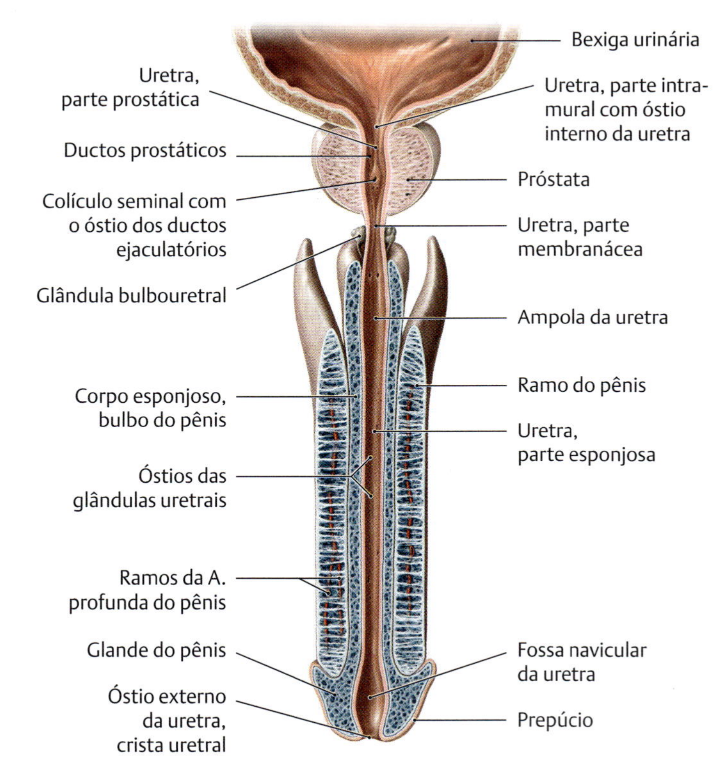

D Uretra masculina em corte longitudinal
A uretra foi seccionada ao longo de toda a extensão e representada sem as curvaturas; toda a musculatura do diafragma da pelve foi retirada. Podem ser identificados os quatro segmentos da uretra masculina. O segmento mais longo é a parte esponjosa. Através do corpo esponjoso, a uretra masculina atinge seu óstio externo na glande do pênis. A *parte prostática* pode ser muito estreitada por *hiperplasia prostática benigna* (HPB) (ver p. 356). Com isso, o esvaziamento completo da bexiga é impedido. Ao fim do processo de micção, ocorre o gotejamento da urina, havendo frequentemente urina residual na bexiga urinária. Essa urina residual pode levar à inflamação (frequentemente bacteriana) da bexiga urinária (cistite).

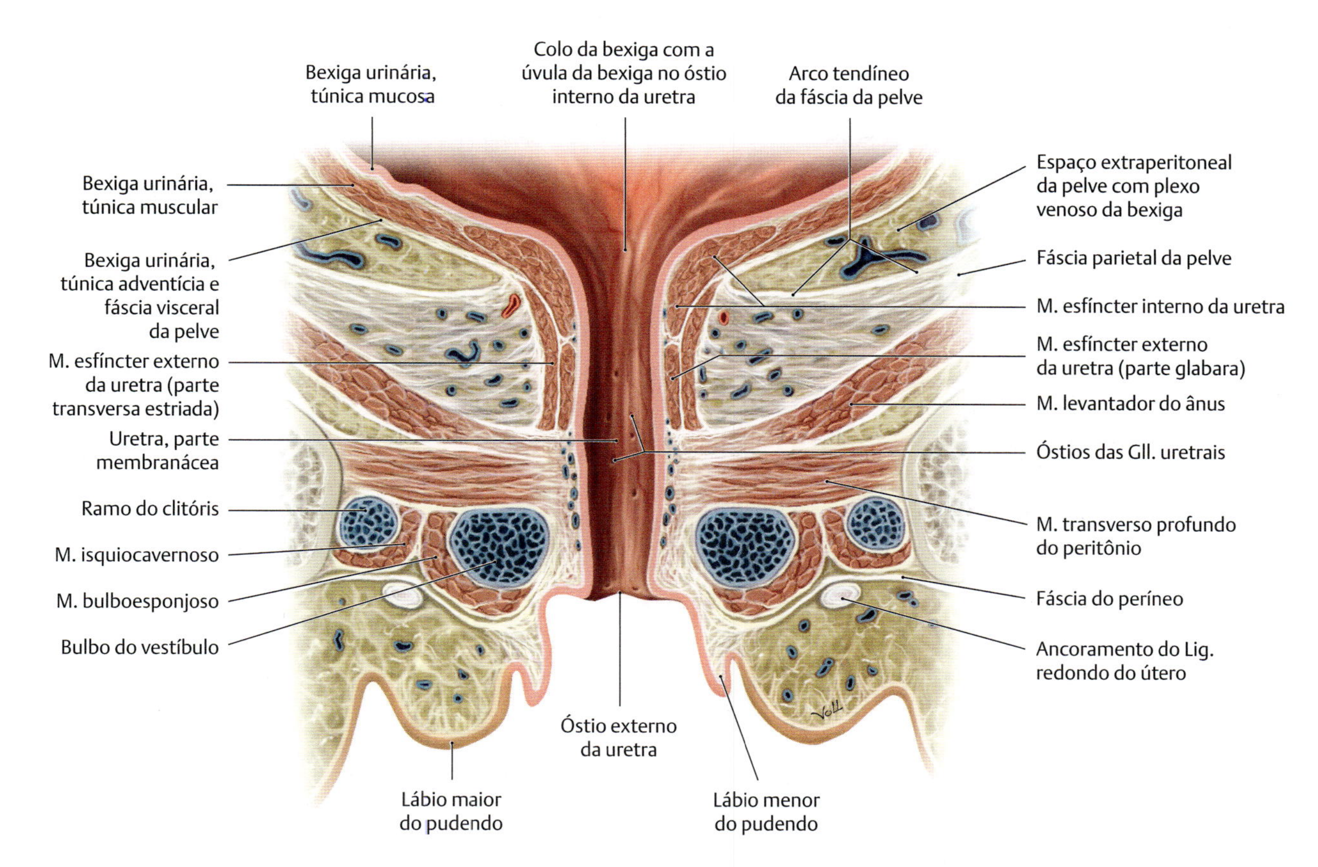

E Corte da uretra no sexo feminino

Corte frontal levemente inclinado posteriormente, vista anterior. Ao contrário da uretra masculina, a uretra feminina de cerca de 3 a 5 cm de extensão tem o percurso reto. Um cateterismo é, portanto, mais fácil do que no homem. O comprimento curto da uretra feminina, no entanto, também aumenta a suscetibilidade para infecções do trato urinário nas mulheres.

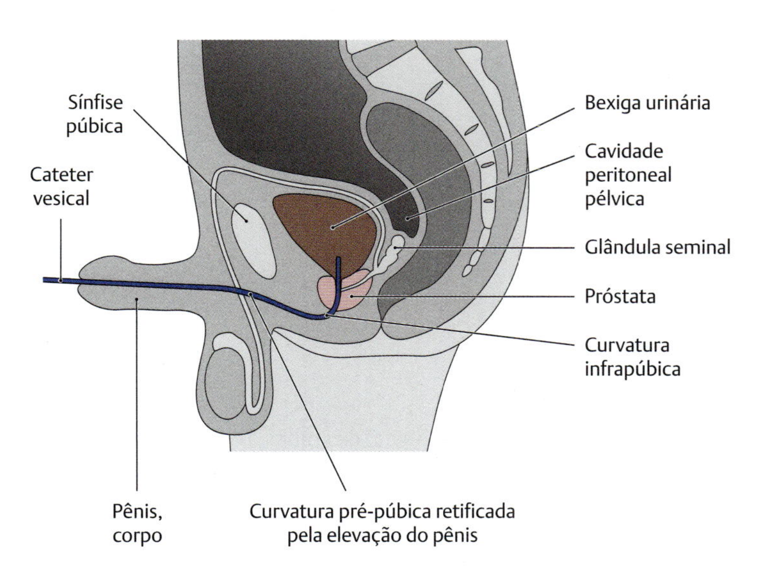

F Cateterização transuretral da bexiga urinária no homem

As duas curvaturas (curvaturas infrapúbica e pré-púbica) e as três constrições da uretra masculina podem representar um obstáculo durante a cateterização transuretral. Por meio da elevação do pênis, a curvatura pré-púbica pode ser quase eliminada.

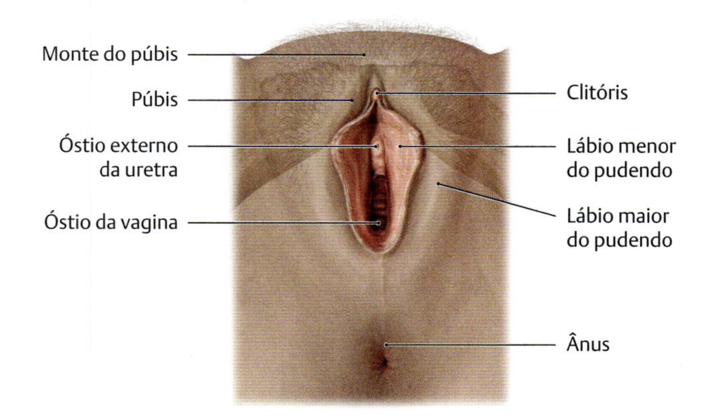

G Óstio externo da uretra feminina

Vista superior; para orientação, o púbis foi representado. O óstio externo da uretra se situa entre os lábios menores do pudendo, anteriormente à vagina. Apesar da proximidade topográfica com os órgãos genitais femininos externos, a uretra feminina é exclusivamente uma via urinária. A proximidade topográfica entre a uretra e os órgãos genitais femininos externos, porém, é importante também no contexto do desenvolvimento embrionário: tanto a uretra quanto a vagina desenvolvem-se, inicialmente, com a mesma desembocadura na região do seio urogenital e são separadas apenas mais tarde no desenvolvimento. Caso esta separação ocorra de modo incompleto ou defeituoso, pode ocorrer uma conexão não fisiológica (fístula) entre a vagina e a uretra, a chamada *fístula uretrovaginal*. Também durante o desenvolvimento embrionário regular, a proximidade da uretra (fisiologicamente sem microrganismos) com a vagina (fisiologicamente povoada por microrganismos) favorece a inflamação (causada por bactérias) da uretra (*uretrite*), que pode ascender e provocar inflamação da bexiga urinária (*cistite*), devido ao curto trajeto da uretra da mulher.

4.11 Visão Geral das Artérias e Veias dos Rins e das Glândulas Suprarrenais*

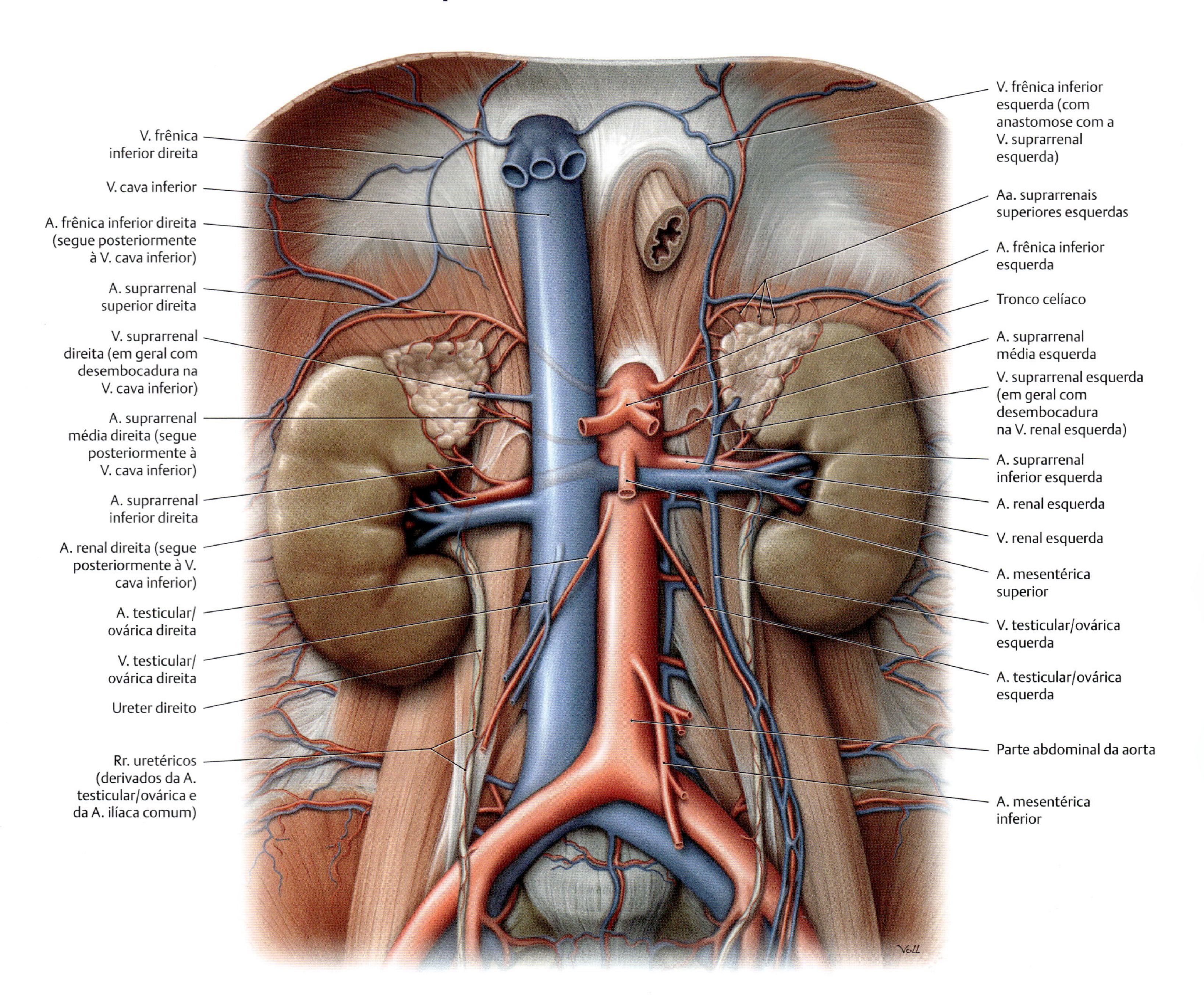

A Artérias e veias dos rins e das glândulas suprarrenais, visão geral
Vista anterior; o esôfago está levemente deslocado para baixo, e o rim e a glândula suprarrenal direitos foram afastados da V. cava inferior para mostrar os vasos da glândula suprarrenal. Os demais órgãos abdominais foram retirados.

Artérias dos rins: A A. renal se ramifica, a partir da parte abdominal da aorta, em ambos os lados, na altura de L I e L II (ver **C**). Daí, ela segue, no *lado direito*, *posteriormente* à V. cava inferior (que, por isso, foi representada transparente) e, no *lado esquerdo*, *posteriormente* à V. renal esquerda. A A. renal se divide então em um R. anterior e um R. posterior. Da A. renal se originam: as Aa. suprarrenais inferiores para a glândula suprarrenal, os Rr. capsulares (perirrenais) para o tecido perirrenal e para a cápsula renal (cápsulas fibrosa e adiposa, aqui retiradas para melhor visualização), além de Rr. uretéricos para irrigar a parte superior dos ureteres e da pelve renal distal. Para variações, ver **E**, p. 331.

Artérias das glândulas suprarrenais: Aa. suprarrenais superior, média e inferior (derivadas da A. frênica inferior, da parte abdominal da aorta e da A. renal, ver anteriormente).

Veias dos rins: A V. renal se origina, de ambos os lados, como regra geral, da confluência de dois ou três vasos venosos (para as variações, ver **F**, p. 331). Enquanto a *V. renal esquerda* recebe o sangue da V. suprarrenal esquerda e da V. testicular esquerda, ou da V. ovárica esquerda, as *veias correspondentes do lado direito* desembocam diretamente na V. cava inferior (ver também **D**). A V. renal também recebe os ramos da cápsula fibrosa do rim, além de pequenos ramos da pelve renal e das partes craniais dos ureteres (não representados).

Veias das glândulas suprarrenais:
Observação: O sangue das três artérias principais das glândulas suprarrenais (ver anteriormente) retorna por *apenas uma veia* (raramente duas), a *V. suprarrenal*. Enquanto a V. suprarrenal *esquerda* desemboca na veia renal, onde frequentemente se anastomosa com a V. frênica inferior esquerda – como aqui representado –, a V. suprarrenal *direita* desemboca diretamente na V. cava inferior (ver também **D**).

* Os vasos sanguíneos da bexiga urinária estão descritos juntamente com os vasos sanguíneos e nervos dos órgãos genitais internos, também situados na pelve (ver p. 364).

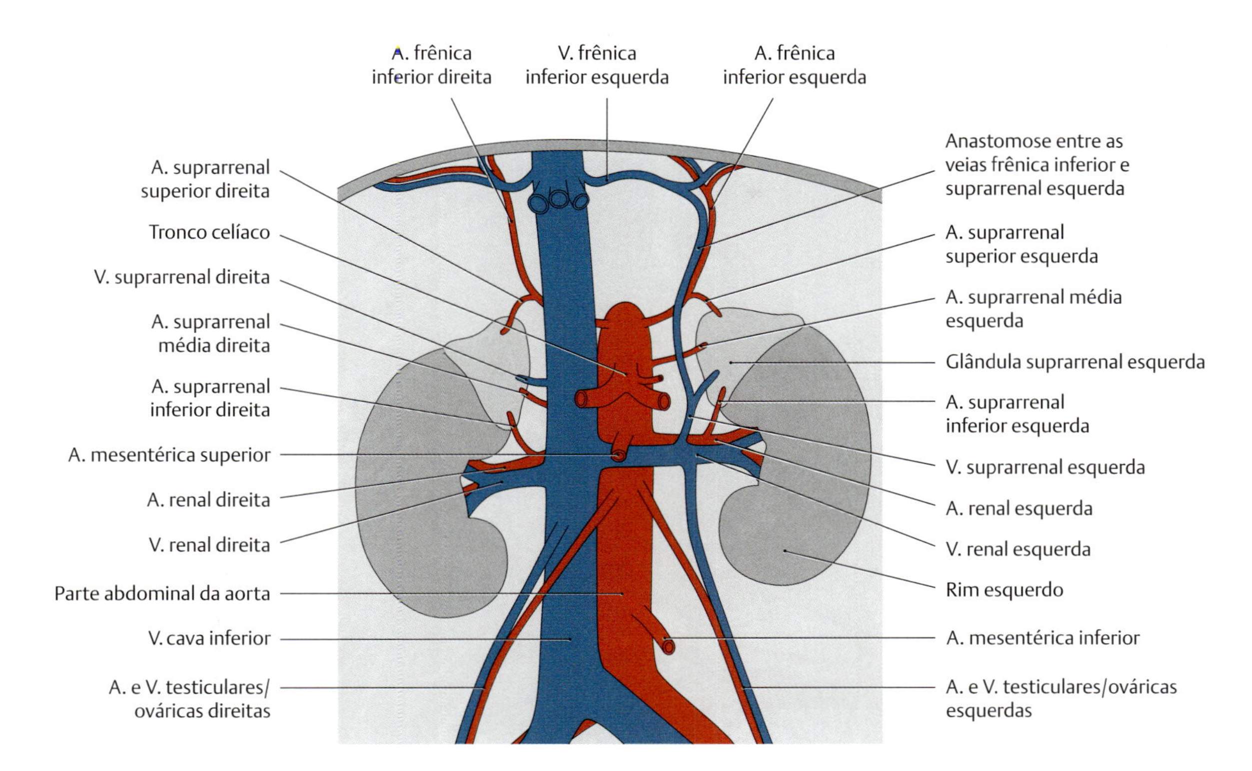

B Artérias e veias dos rins e das glândulas suprarrenais
Vista anterior; o rim e a glândula suprarrenal direitos foram levemente afastados da V. cava inferior para melhor visualização da posição dos vasos.
Como também se pode ver em **A**, o suprimento e a drenagem das glândulas suprarrenais são mais complexos do que os dos rins: a partir dos troncos arteriais das glândulas suprarrenais (Aa. suprarrenais superior, média e inferior), cerca de 50 pequenos ramos atingem as glândulas suprarrenais!
Observe que o sangue dos três troncos arteriais das glândulas suprarrenais comumente retorna por apenas uma veia, a V. suprarrenal. Esta, *à direita*, desemboca *diretamente* na V. cava inferior, e *à esquerda*, por sua vez, na V. renal (comparar com **D**).

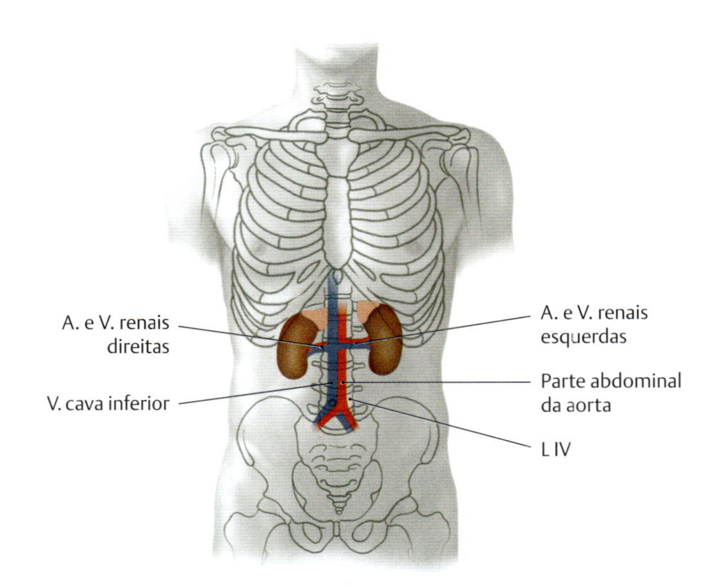

C Projeção das artérias e veias renais na coluna vertebral
A A. renal se origina à altura dos corpos de L I e L II.
Observação: As Vv. renais encontram-se anteriormente às artérias.

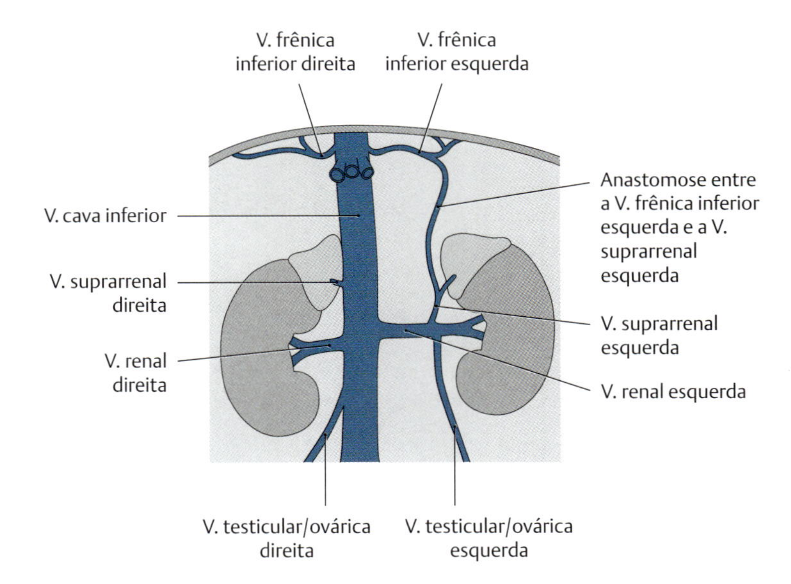

D Drenagem venosa para a veia renal esquerda
A V. renal esquerda recebe uma drenagem maior do que a direita: *à esquerda*, desembocam na V. renal a V. suprarrenal esquerda (frequentemente anastomosada com a V. frênica inferior esquerda, comparar com **A**) e a V. testicular/ovárica esquerda; *à direita*, por sua vez, as veias correspondentes desembocam *diretamente* na V. cava inferior. Em consequência, dilatações varicosas das veias do funículo espermático (varicoceles) ocorrem mais frequentemente à esquerda do que à direita, em função de maior dificuldade do fluxo do lado esquerdo.

4.12 Artérias e Veias dos Rins e das Glândulas Suprarrenais: Topografia e Variações

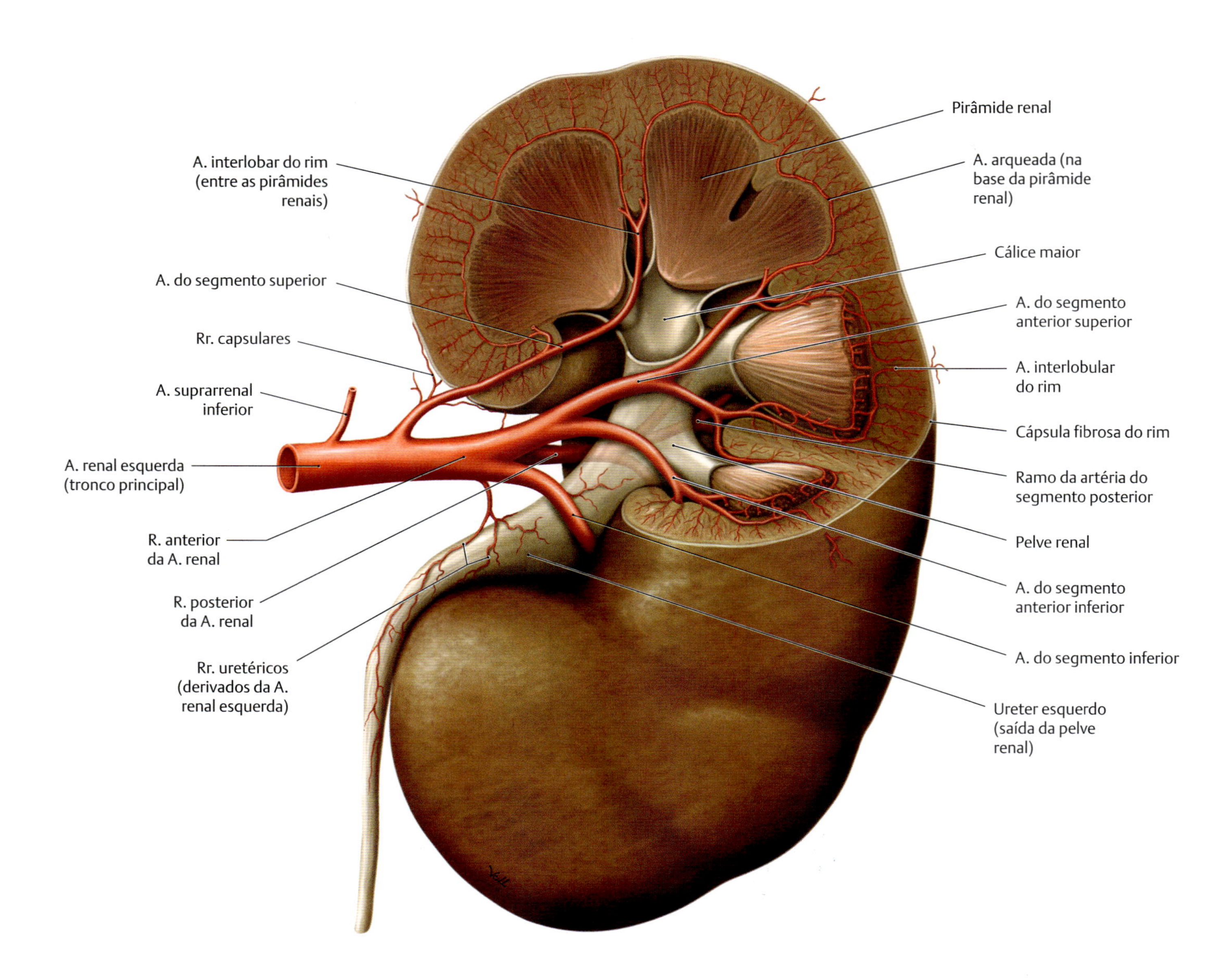

A Subdivisão da A. renal em Aa. segmentares
Vista anterior do rim esquerdo.
O tronco principal é dividido em um R. anterior e um R. posterior. A partir do R. anterior, surgem quatro artérias segmentares:

- A. do segmento superior
- A. do segmento anterior superior
- A. do segmento anterior inferior
- A. do segmento inferior.

A partir do R. posterior, surge apenas uma artéria, a A. do segmento posterior.

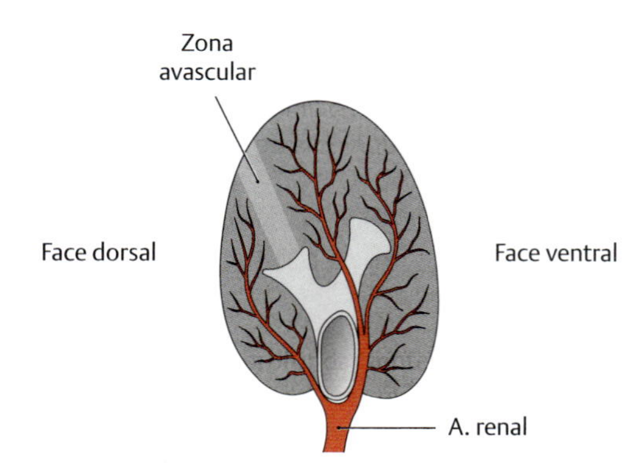

B Zona "avascular" no rim
Vista inferior do rim direito.
Entre o segmento posterior e os segmentos anteriores encontra-se, no rim, uma zona relativamente avascular; apesar disso, o rim é um órgão *ricamente vascularizado* (*i. e.*, importante para procedimentos cirúrgicos no rim).

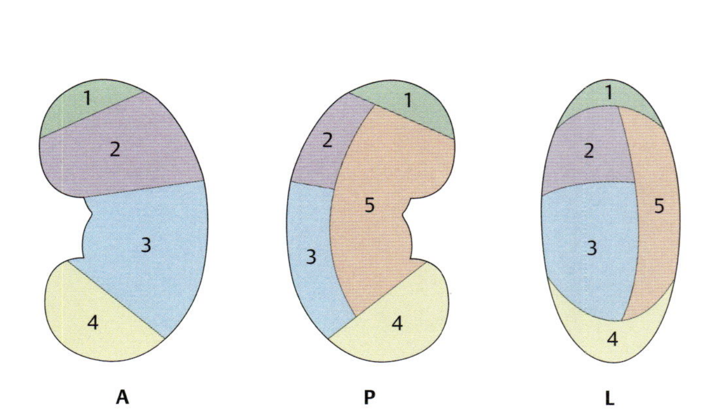

C Representação dos segmentos renais
Vistas anterior (A), posterior (P) e lateral (L) do rim esquerdo.
Segundo a irrigação arterial, o rim é subdividido em cinco segmentos:

1 Segmento superior
2 Segmento anterossuperior
3 Segmento anteroinferior
4 Segmento inferior e
5 Segmento posterior.

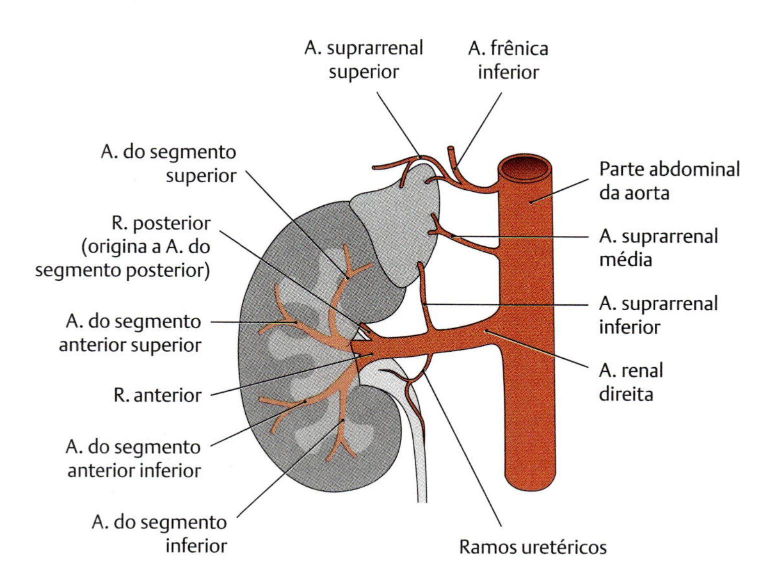

D Correlação dos ramos da artéria renal com os segmentos renais
Vista anterior do rim direito. Estão representadas as origens da A. renal, da A. suprarrenal média e da A. frênica inferior, a partir da parte abdominal da aorta.
Observe a divisão da A. renal em um R. anterior (segmentos anteriores, segmento superior e segmento inferior) e um R. posterior (para o segmento posterior, ver também **A**). A parte cranial do ureter é suprida por Rr. uretéricos, derivados da A. renal.

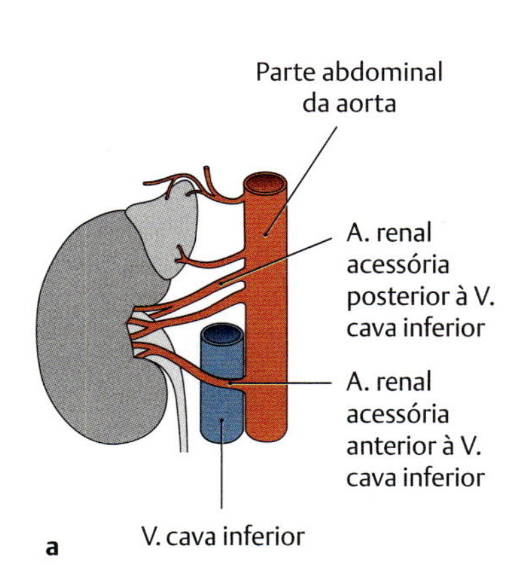

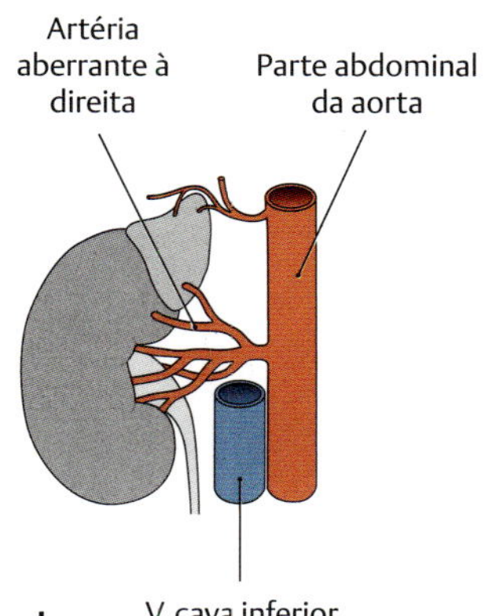

E Variações das artérias renais
Vista anterior do rim direito.

a Duas artérias renais acessórias (uma com trajeto à frente da V. cava inferior): artérias renais acessórias são vasos adicionais, cuja entrada se encontra no hilo renal. Como uma frequente variação das artérias renais acessórias, não há a emergência da A. suprarrenal inferior.
b Artérias renais aberrantes (sua entrada não se encontra no hilo renal). *Observação*: Uma artéria aberrante também pode ser acessória. Da mesma maneira, uma artéria acessória pode ser aberrante. Como variação, aqui não há uma A. suprarrenal média (derivada da parte abdominal da aorta).

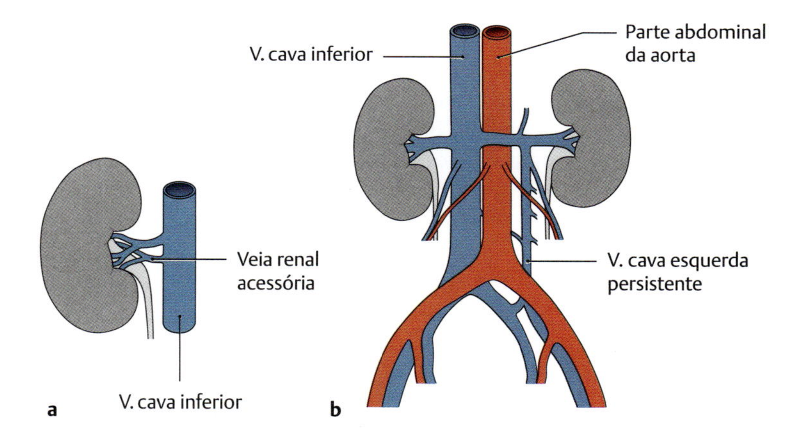

F Variações das veias renais
Vista anterior.

a Múltiplas veias renais (acessórias).
b Uma V. cava esquerda, existente à esquerda até a altura da V. renal (persistência da parte inferior da V. supracardinal), desemboca na V. renal esquerda.

4.13 Drenagem Linfática dos Rins, das Glândulas Suprarrenais, dos Ureteres e da Bexiga Urinária

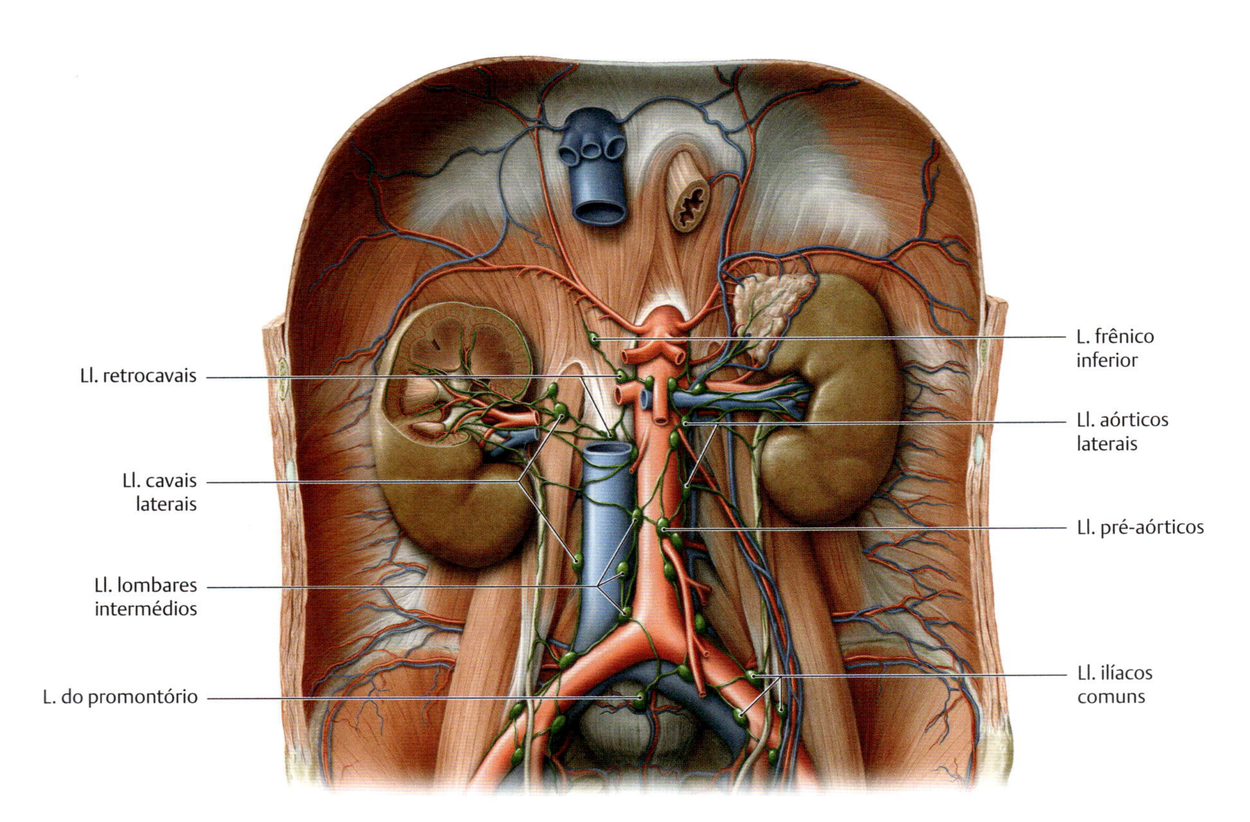

A Drenagem linfática do rim, da glândula suprarrenal e dos ureteres
(Parte abdominal; quanto à parte pélvica, ver **C**)
Vista anterior. As vias de drenagem linfática mais importantes são (ver também p. 237):

- **Rim e glândula suprarrenal direitos:** drenagem para os *Ll. lombares direitos* (= cavais laterais, pré-cavais e retrocavais, comparar com **B**) e, em seguida, para o *tronco lombar direito*
- **Rim e glândula suprarrenal esquerdos:** drenagem para os *Ll. lombares esquerdos* (= Ll. aórticos laterais, pré-aórticos e retroaórticos, comparar com **B**) e, em seguida, para o *tronco lombar esquerdo*
- **Ureter (parte abdominal):** segue a drenagem dos rins e das glândulas suprarrenais dos lados direito e esquerdo (ver também **C**).

Os Ll. lombares são, ao mesmo tempo, linfonodos coletores para os Ll. ilíacos comuns.

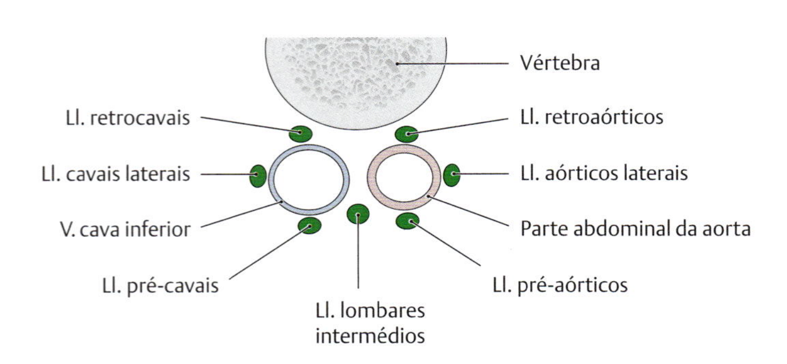

B Divisão dos Ll. lombares
Corte horizontal. Vista superior. Os linfonodos lombares estão agrupados em volta da parte abdominal da aorta e da V. cava inferior. São divididos em três grupos e nomeados de acordo com suas posições em relação aos vasos:

- Ll. lombares esquerdos (em volta da aorta)
- Ll. lombares intermédios (entre a aorta e a V. cava inferior)
- Ll. lombares direitos (em volta da V. cava inferior).

Estes grupos são divididos em subgrupos (comparar com a legenda de **A**).

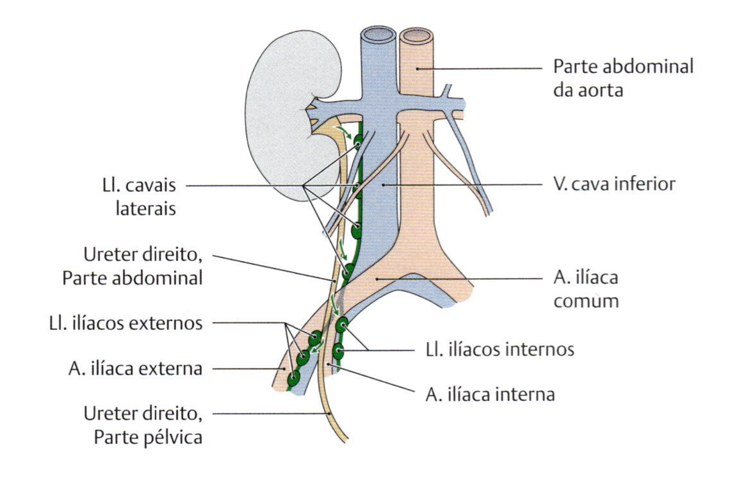

C Linfonodos do ureter
Vista anterior do ureter direito.
A drenagem ocorre em dois setores, distinguidos, de uma forma ampla em:

- Parte abdominal: Ll. lombares
  - direito: Ll. cavais laterais (= Ll. lombares direitos)
  - esquerdo: Ll. aórticos laterais (= Ll. lombares esquerdos)
- Parte pélvica: Ll. ilíacos externos e internos.

Ambas as vias são direcionadas para os troncos lombares.

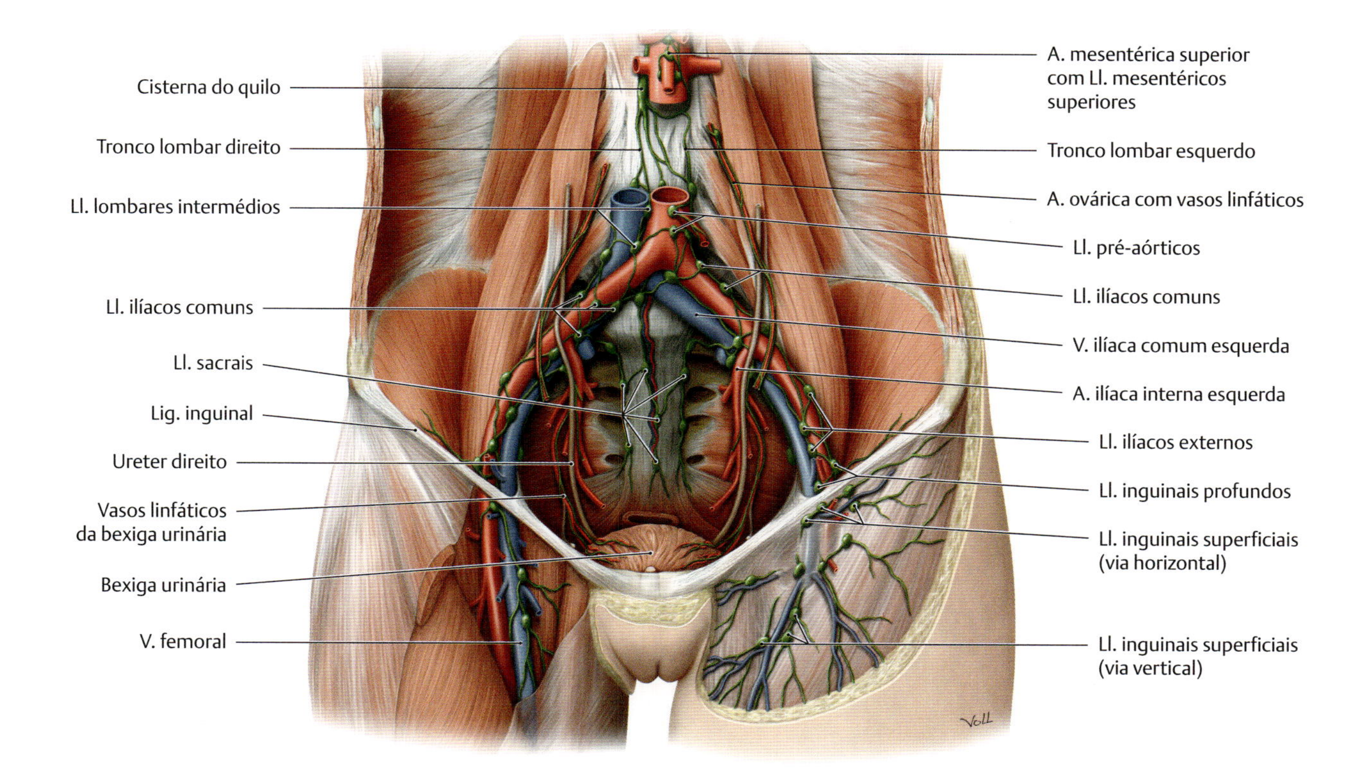

D Visão geral dos linfonodos da pelve e drenagem linfática da bexiga urinária

Vista anterior do abdome e da pelve feminina; todos os órgãos — com exceção da bexiga urinária e de uma pequena parte do reto — foram removidos; o peritônio foi removido, a bexiga urinária está cheia e, portanto, visível superiormente à sínfise púbica. Esta figura mostra os numerosos linfonodos parietais, em volta dos vasos ilíacos na pelve (comparar com **E**). A bexiga urinária tem a sua linfa drenada, normalmente, para cadeias de linfonodos vizinhos: Ll. vesicais laterais, pré- e retrovesicais (o conjunto dos Ll. paravesicais). Esses linfonodos situam-se no tecido conjuntivo da pelve, ao redor da bexiga urinária (paracisto), isto é, no interior da pelve e, portanto, não são visíveis aqui. A partir destes linfonodos vizinhos (do órgão), a linfa drena, por duas vias principais, para os linfonodos laterais da parte abdominal da aorta e da V. cava inferior (Ll. lombares) e, em seguida, para os troncos lombares. As vias de drenagem são ilustradas em **F**.

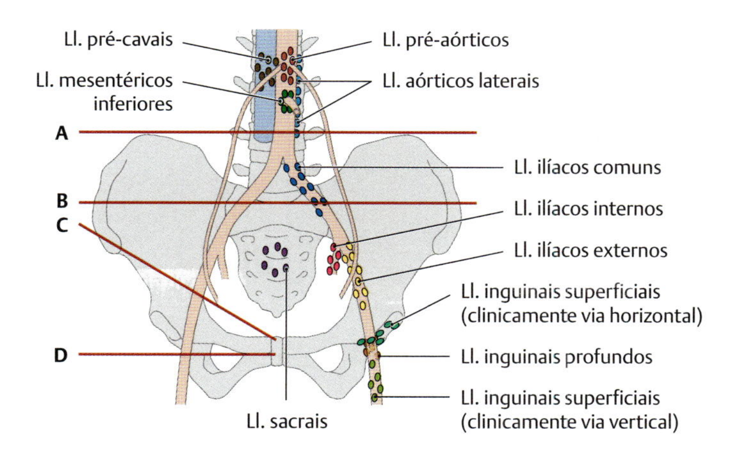

E Visão geral dos linfonodos da pelve

Os linfonodos da pelve localizam-se ao longo dos grandes vasos sanguíneos e anteriormente ao sacro. Como a linfografia (visualização radiológica dos linfonodos) não permite a visualização dos vasos sanguíneos, a localização dos linfonodos da pelve faz-se de outra maneira. Os ossos servem como referências e, assim, distinguem-se quatro linhas de orientação:

A Linha iliolombar: trajeto horizontal na margem superior da crista ilíaca.
B Linha sacroilíaca: trajeto horizontal pelo centro da Art. sacroilíaca.
C Linha inguinal: trajeto ao longo do Lig. inguinal.
D Linha obturada: trajeto horizontal pelo centro do forame obturado.

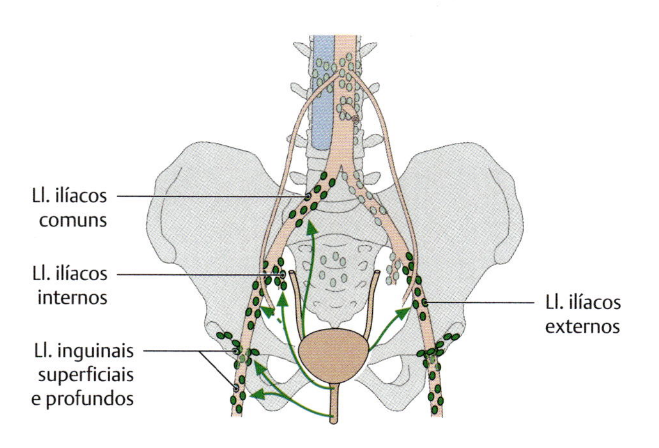

F Drenagem linfática da bexiga urinária e da uretra

A **bexiga urinária** apresenta duas principais vias de drenagem:

- Ascendente, ao longo dos vasos ilíacos (ver **D**)
- Para os Ll. ilíacos internos e externos (predominantemente do fundo da bexiga).

As partes da bexiga adjacentes ao óstio interno da uretra têm a sua linfa conduzida para os Ll. inguinais superficiais e profundos. A **uretra** tem a sua linfa conduzida, principalmente, para os Ll. inguinais profundos e superficiais (estes últimos recolhem a linfa das partes próximas ao óstio externa da uretra). Partes da uretra adjacentes à bexiga urinária são drenadas para os Ll. ilíacos (principalmente Ll. ilíacos internos).
Observação: Da mesma maneira que ocorre com a uretra, a linfa do pênis é drenada para os Ll. inguinais superficiais e profundos.

4.14 Inervação Autônoma dos Órgãos Urinários e das Glândulas Suprarrenais

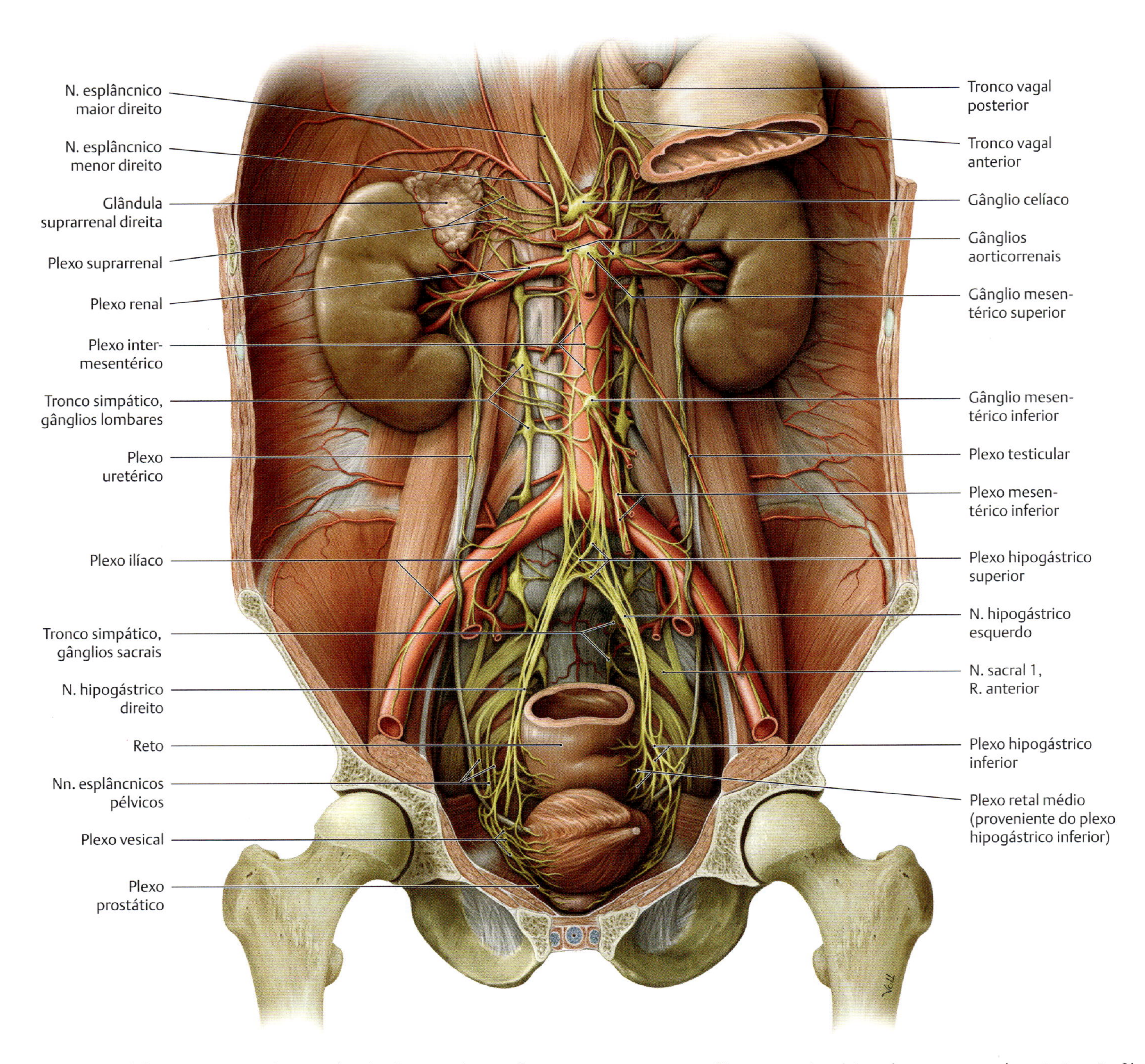

A Visão geral da inervação autônoma dos órgãos urinários e das glândulas suprarrenais

Vista anterior, no sexo masculino; para melhor visualização, a maior parte do estômago foi removida e o restante, junto com o esôfago, ligeiramente tracionado para baixo; o rim direito foi ligeiramente afastado; a bexiga urinária foi erguida e deslocada para a esquerda. A pelve foi seccionada no plano frontal, o plano de corte projetou-se no centro do acetábulo. A inervação autônoma dos órgãos urinários e das glândulas suprarrenais depende da localização do respectivo órgão:

- Os **rins no espaço retroperitoneal** e as partes superiores das vias urinárias **(partes próximas ao rim e a parte abdominal do ureter)** recebem fibras *simpáticas* com origem nos Nn. esplâncnicos menor, imo e lombar (comparar com **B**) que se conectam com o 2º neurônio, nos gânglios aorticorrenais e renais, respectivamente. As fibras *parassimpáticas* originam-se do tronco vagal posterior, bem como dos Nn. esplâncnicos pélvicos (ver **B** quanto aos plexos)
- O **córtex e a medula da glândula suprarrenal no espaço retroperitoneal** recebem fibras *simpáticas* dos Nn. esplâncnicos maior e menor, e fibras *parassimpáticas* do tronco vagal posterior. As fibras simpáticas e parassimpáticas reunidas projetam-se como o plexo suprarrenal, por intermédio do plexo renal, até as glândulas suprarrenais. *Observação*: A inervação autônoma *simpática* da medula da glândula suprarrenal representa uma exceção, uma vez que a medula somente é alcançada por fibras simpáticas pré-ganglionares, provenientes do plexo suprarrenal. Essas fibras se conectam, na medula da glândula suprarrenal, com o 2º neurônio. Portanto, a medula representa um tipo de gânglio simpático que secreta epinefrina para o sangue por meio de contatos neurovasculares. Não existem provas conclusivas da existência de uma inervação *parassimpática* da medula da glândula suprarrenal
- **Bexiga urinária e a parte principal das partes abdominal e pélvica do ureter** (bem como a **uretra**, não visível aqui) **na pelve** (ver **D**) recebem fibras *simpáticas* provenientes dos Nn. esplâncnicos lombares e sacrais, e fibras *parassimpáticas* provenientes dos Nn. esplâncnicos pélvicos (S2–S4); ver **D** quanto aos plexos. Para uma explicação da inervação autônoma do **reto**, ver p. 330.

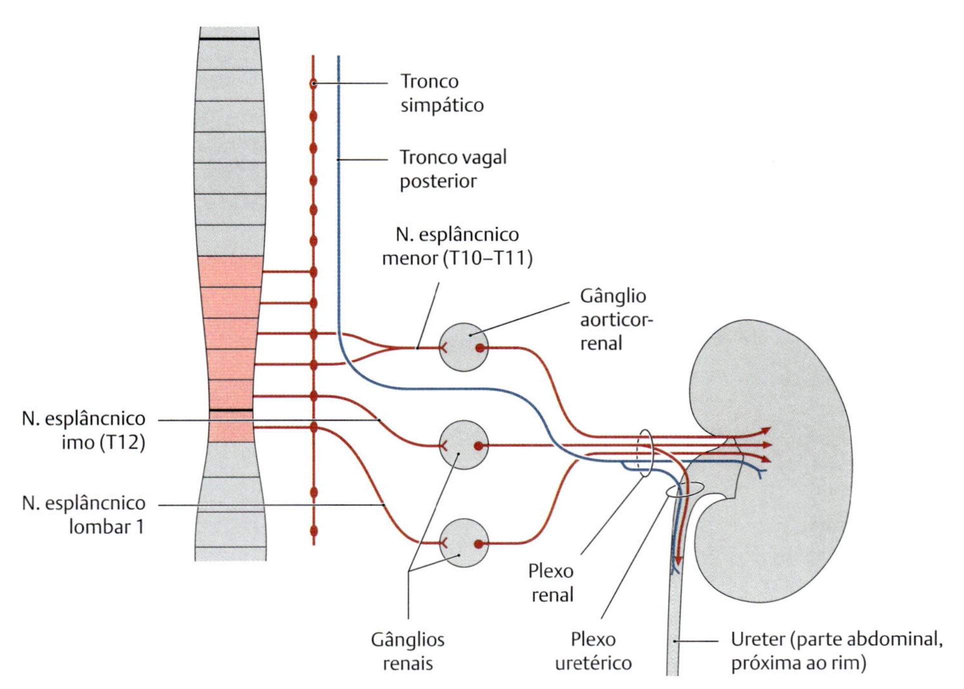

B Inervação autônoma do rim e da parte abdominal (próxima ao rim) do ureter

As fibras simpáticas provenientes dos gânglios aorticorrenais e dos gânglios renais formam, junto com as fibras parassimpáticas provenientes do tronco vagal posterior, o *plexo renal* que se estende até o rim. O plexo renal dá origem a ramos que se projetam, como *plexo uretérico,* até a parte abdominal do ureter. Fibras simpáticas pré-ganglionares originam-se dos Nn. esplâncnicos torácicos (não mostrados aqui).

Observação: Os gânglios aorticorrenais fundem-se com frequência com o gânglio celíaco devido à sua proximidade. Em imagens como a mostrada na p. 70, a inervação dos rins é, portanto, mostrada como proveniente do gânglio celíaco. Do ponto de vista funcional, entretanto, os gânglios aorticorrenais são seus próprios gânglios. Nos esquemas são mencionados separadamente.

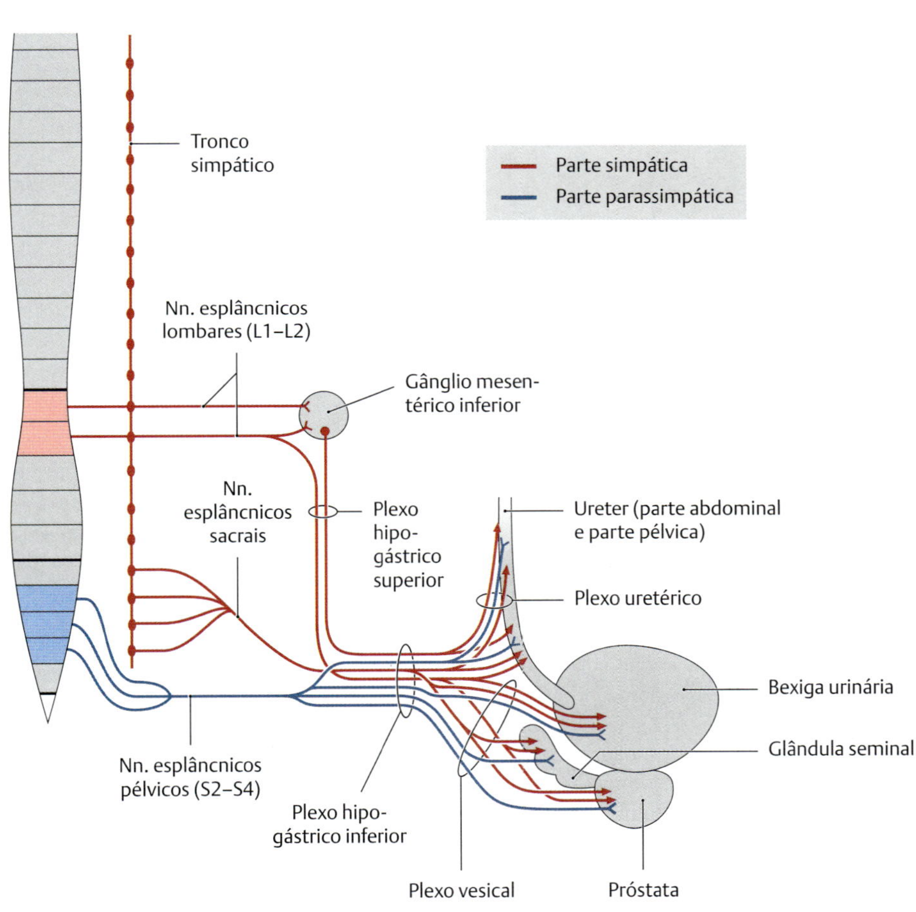

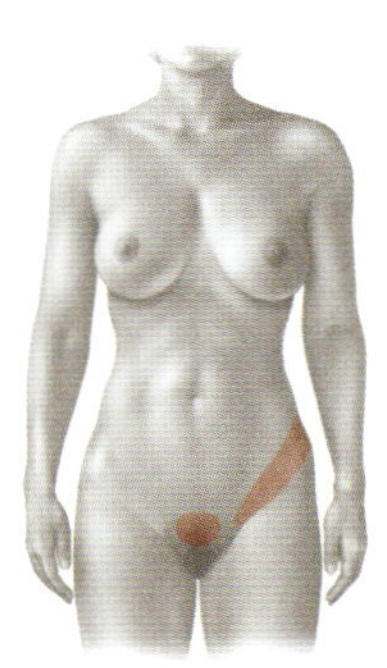

C Zonas de Head do rim esquerdo e da bexiga urinária

Em caso de enfermidade do rim e da bexiga urinária (inflamação, cálculos), estas regiões cutâneas podem ser sede de dor projetada que, às vezes, se irradia até a região inguinal.

D Inervação autônoma da bexiga urinária e das partes abdominal e pélvica do ureter

As fibras simpáticas, provenientes dos Nn. esplâncnicos lombares e sacrais, acompanham as fibras parassimpáticas provenientes dos Nn. esplâncnicos pélvicos, até o plexo hipogástrico inferior, que se ramifica nos plexos vesical e uretérico, para suprir a bexiga urinária e as partes abdominal e pélvica do ureter. A conexão com o 2º neurônio ocorre, em relação às fibras *parassimpáticas,* exclusivamente no plexo hipogástrico inferior (ou na parede do órgão); no caso das fibras *simpáticas,* as conexões ocorrem tanto no gânglio mesentérico inferior quanto no plexo hipogástrico inferior (ver as fibras que se projetam do plexo hipogástrico superior até o plexo hipogástrico inferior).

Observação: Em caso de paraplegia, o paciente perde a influência dos centros superiores da parte central do sistema nervoso sobre os neurônios parassimpáticos sacrais S2–S4 (= Nn. esplâncnicos pélvicos). Uma vez que os Nn. esplâncnicos pélvicos iniciam e controlam a micção, o paciente paraplégico pode apresentar problemas no controle da função da bexiga urinária.

5.1 Visão Geral do Sistema Genital

Classificação dos órgãos genitais

Os órgãos genitais podem ser classificados nos sexos masculino e feminino segundo diferentes pontos de vista:

- Topograficamente (**A**) em:
  - Órgãos genitais internos
  - Órgãos genitais externos
- Funcionalmente (**B** e **C**) em:
  - Órgãos para a produção de gametas e de hormônios (glândulas sexuais ou gônadas)
  - Órgãos para transporte de gametas, gestação e cópula, além de glândulas acessórias
- Embriologicamente (ver p. 62) em:
  - Primórdios gonadais indiferenciados (que evoluem para gônadas)
  - Dois sistemas indiferenciados de ductos (que evoluem para órgãos de transporte de gametas masculinos e femininos, na mulher para um segmento do órgão copulatório, e no homem para uma das glândulas acessórias)
  - Seio urogenital e seus derivados (a partir deste se originam a genitália externa de ambos os sexos, as glândulas genitais acessórias e segmentos dos órgãos para a cópula).

A Órgãos genitais masculinos e femininos internos e externos*

Comparar também com a abordagem geral dos órgãos genitais externos em *Prometheus, Anatomia Geral e Aparelho Locomotor*, onde os órgãos genitais externos (como componentes da parede do tronco) são descritos com detalhes.

	Masculinos	Femininos
Órgãos genitais internos	Testículo Epidídimo Ducto deferente Próstata Gl. seminal Gl. bulbouretral	Ovário Útero Tuba uterina Vagina (parte superior)
Órgãos genitais externos	Pênis com uretra Escroto com envoltórios testiculares	Vagina (apenas o vestíbulo) Lábios maiores e menores do pudendo Monte do púbis Gll. vestibulares maiores e menores Clitóris

* Os órgãos genitais externos da *mulher* (pudendo feminino ou vulva) são clinicamente denominados *vulva*.

B Função dos órgãos genitais masculinos

Órgão	Função
Testículo	Produção de células germinativas (gametas) Produção de hormônios
Epidídimo	Armazenamento dos espermatozoides
Ducto deferente	Transporte dos espermatozoides
Uretra	Transporte dos espermatozoides e urina
Glândulas genitais acessórias (próstata, glândulas seminais e glândulas bulbouretrais)	Produção de secreções
Pênis	Estrutura urinária e para a cópula

C Função dos órgãos genitais femininos

Órgão	Função
Ovário	Produção de células germinativas (gametas) Produção de hormônios
Tuba uterina	Local da concepção (fecundação) e transporte do zigoto
Útero	Função gestacional e no parto
Vagina	Função copulatória e no parto
Lábios maiores e menores do pudendo e clitóris	Estruturas para a cópula
Glândulas vestibulares maiores e menores	Produção de secreções

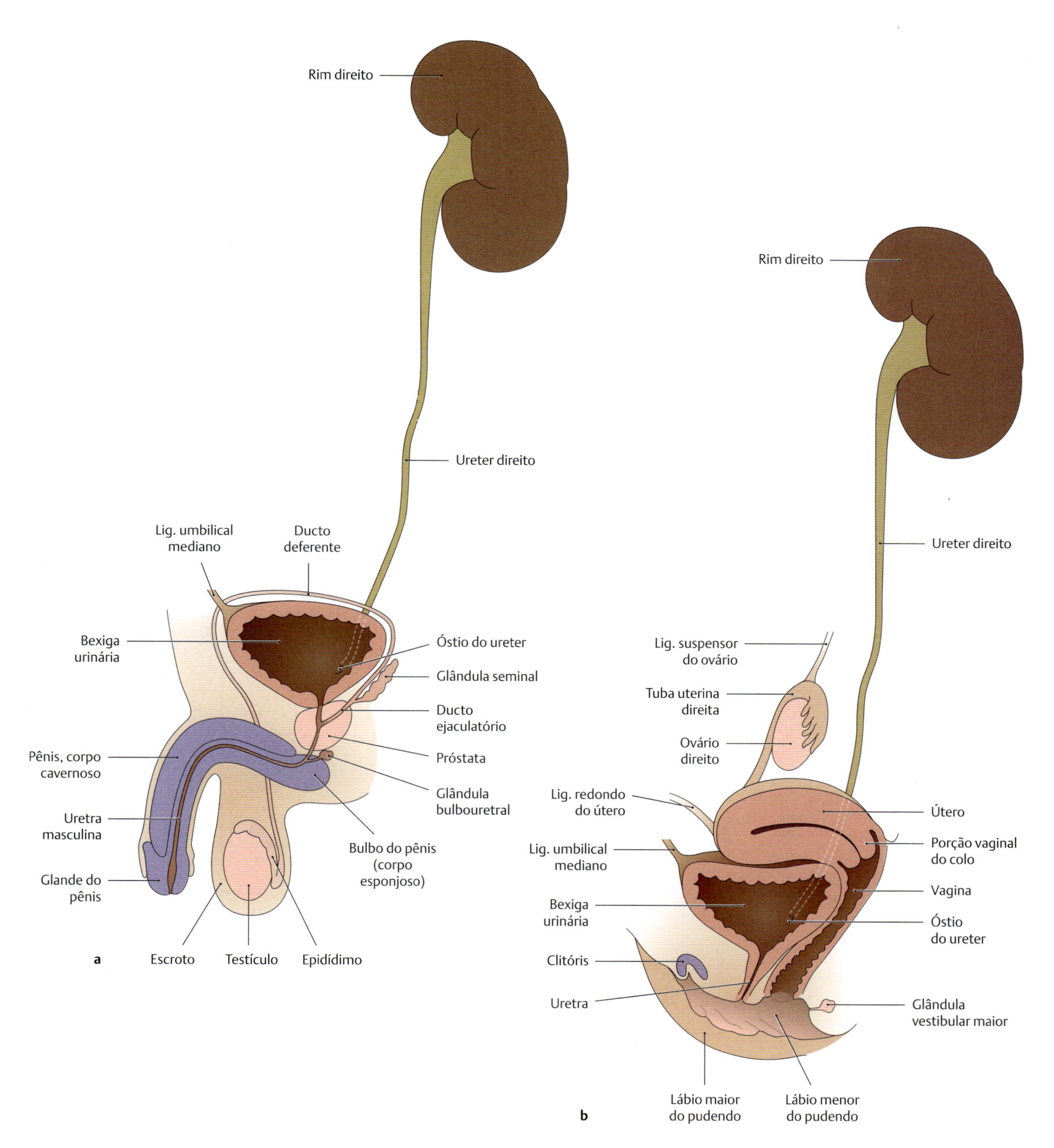

D Visão geral dos sistemas urinário e genital

Representação esquemática dos sistemas urinário e genital nos sexos masculino e feminino, vista pelo lado esquerdo; os órgãos pélvicos ímpares e os órgãos genitais externos aparecem no corte sagital mediano.

a No **homem**, os sistemas urinário e genital estão associados dos pontos de vista topográfico e funcional: a uretra atravessa a próstata, que se origina embriologicamente do epitélio uretral. Todas as glândulas genitais acessórias (próstata, glândulas seminais e glândulas bulbouretrais) liberam sua secreção na uretra.

b Na **mulher**, os sistemas urinário e genital são *funcional* e anatomicamente separados. Do ponto de vista *topográfico*, entretanto, o útero (parede anterior) apresenta relação espacial próxima com a bexiga urinária. Na região dos órgãos genitais externos ocorre, da mesma maneira, uma proximidade topográfica entre as vias urinárias (óstio externo da uretra) e as vias genitais (vagina).

Por essas razões, o conceito de *sistema urogenital* é normalmente aplicado e utilizado.

5.2 Órgãos Genitais Femininos Internos: Visão Geral

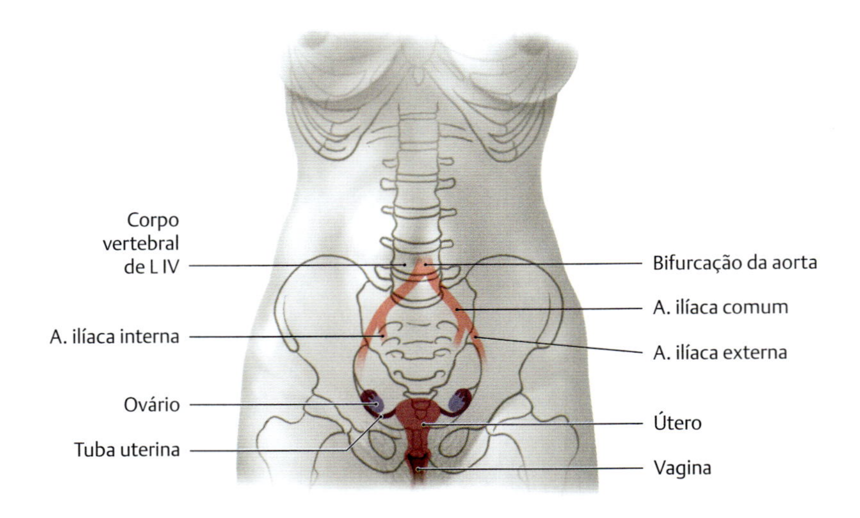

A Projeção dos órgãos genitais femininos internos na pelve
Vista anterior. Para melhor orientação, um segmento mais caudal da parte abdominal da aorta com a divisão nas duas Aa. ilíacas comuns foi esquematizado. Da mesma maneira que ocorre com a vagina, o útero se situa no meio da pelve, e os dois ovários estão localizados superior, lateral e posteriormente ao útero, cada um em sua fossa ovárica, um pouco abaixo da divisão da A. ilíaca comum. As tubas uterinas não se estendem para os ovários pela via mais curta, mas aproximam-se dos ovários a partir da região lateral, uma vez que ambos os ductos de Muller (que se transformam nas tubas uterinas) se encontram lateralmente à chamada zona esteroidogênica, na qual os ovários se desenvolvem.

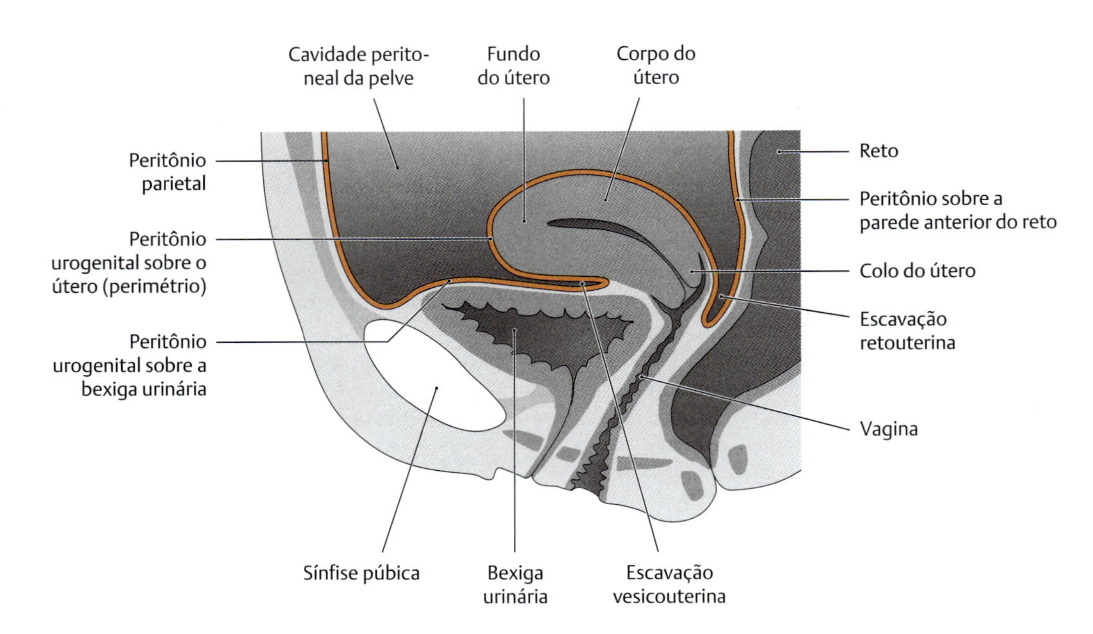

B Útero e vagina: relações topográficas com os órgãos da pelve
Corte sagital mediano de uma pelve feminina, vista pelo lado esquerdo; o revestimento peritoneal foi colorido. O útero se situa sobre a bexiga urinária. Posteriormente ao útero, situa-se o reto. O fundo e o corpo do útero são recobertos pelo peritônio urogenital, que se reflete sobre a bexiga urinária e sobre o reto, formando as escavações vesicouterina e retouterina, respectivamente. Na parede posterior do útero, o peritônio se prolonga para baixo mais profundamente do que na parede ventral, de modo que *posteriormente* ao colo do útero também recebe uma cobertura peritoneal, ao passo que, anteriormente, isso não ocorre. A vagina é envolvida, em todos os lados, pelo tecido conjuntivo da pelve, que é reforçado anterior e posteriormente pelos septos vesicovaginal e retovaginal, respectivamente.

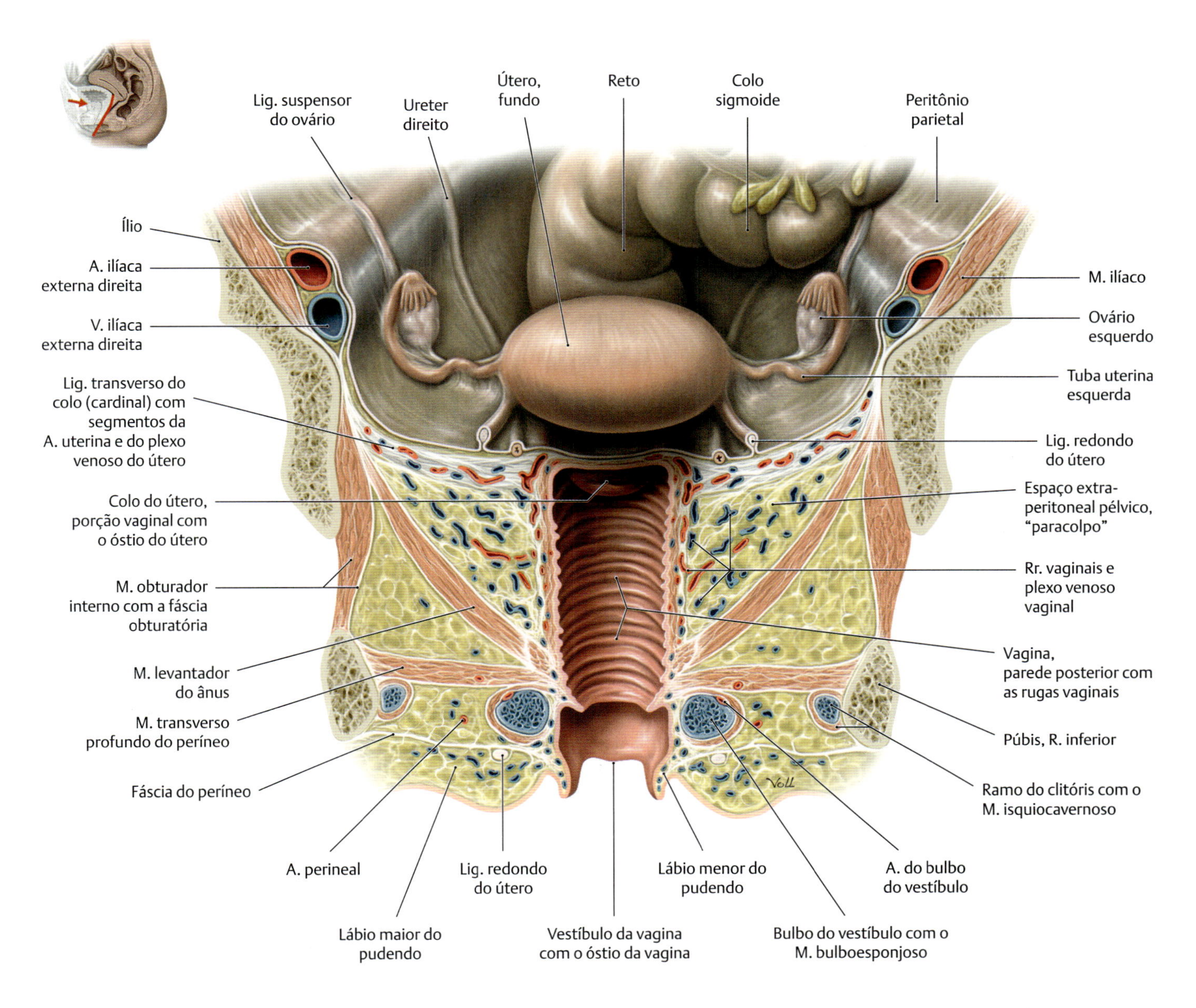

C Órgãos genitais femininos *in situ*

Corte frontal levemente inclinado; a bexiga urinária, que se situa anteriormente à vagina e abaixo do fundo do útero (ver **B**), não foi representada. A figura é composta por vários planos, de modo a se conseguir uma visão geral: o fundo do útero, que devido a anteversão e anteflexão (ver p. 344), aponta anteriormente, projeta-se nesta direção a partir do plano posterior da figura. Ao lado da vagina, encontra-se uma área de tecido conjuntivo, o paracolpo, preenchido com um plexo venoso característico. Este tecido conjuntivo frouxo permite uma considerável distensão da vagina durante o parto. Os segmentos de artérias visíveis no paracolpo correspondem a artérias para a vagina que se originam de ramos das Aa. vesicais inferiores. Ver organização do espaço pélvico e estrutura do diafragma da pelve, nas pp. 414 e seguinte.

5.3 Órgãos Genitais Femininos Internos: Topografia e Relações com o Peritônio; Forma e Estrutura Anatômica

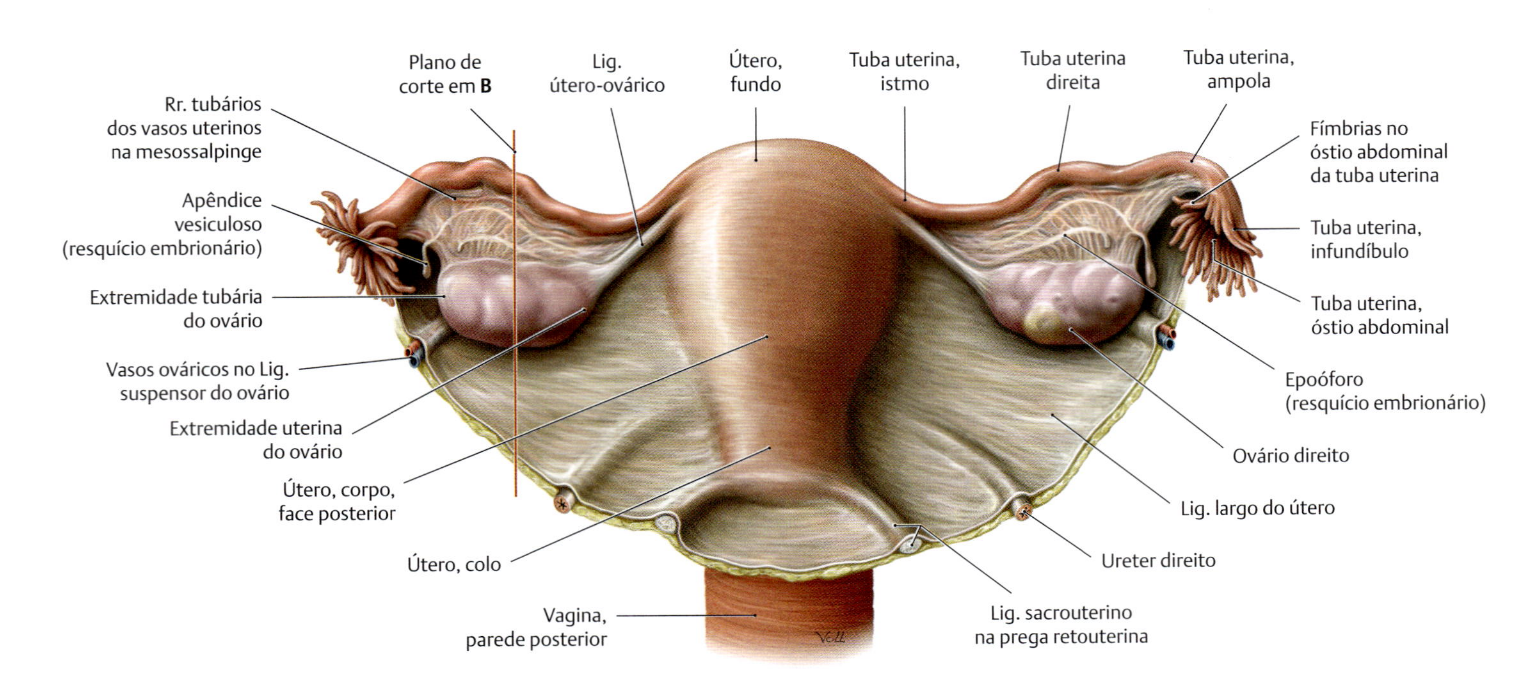

A Útero e anexos: topografia e relações com o peritônio
Vista posterior e superior do útero e dos anexos e da face posterior do Lig. largo do útero. Os anexos do útero (ovário e tuba uterina) estão unidos à margem superior e à face posterior do Lig. largo do útero, por meio de reflexões peritoneais (mesovário e mesossalpinge) (ver **B**). O Lig. largo do útero, que acompanha a anteflexão do útero, fixa o útero às paredes laterais da pelve e conduz os vasos sanguíneos e nervos *uterinos*. O *ovário* é suprido com vasos e nervos ainda por uma 2ª estrutura peritoneal, o Lig. suspensor do ovário (para os demais ligamentos, ver **C**).

Observação: Os dois ureteres, de trajeto retroperitoneal, originados da região cranial, alcançam a parede posterior do Lig. largo do útero e atravessam em direção anterior para a bexiga urinária. Assim, passam no Lig. largo por baixo da A. uterina (não visível aqui) (ver p. 369). Esta situação topográfica deve ser observada em cirurgias do útero e do Lig. largo (risco de lesão do ureter!).

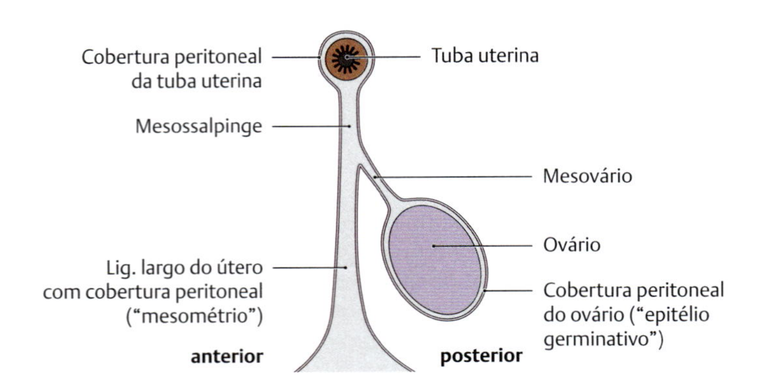

B Duplicações peritoneais nos órgãos genitais femininos internos
Corte sagital do Lig. largo do útero. O ovário, a tuba uterina e grande parte do útero (comparar com **A**) estão recobertos pelo peritônio. Na margem superior do Lig. largo do útero encontra-se a tuba uterina, e em sua face posterior, o ovário que é fixado ao Lig. largo por meio de uma estrutura peritoneal própria, em forma de faixa, o Lig. útero-ovárico (lig. próprio do ovário). Estas estruturas de tecido conjuntivo, recobertas pelo peritônio têm, em relação aos órgãos genitais, a mesma função que os mesentérios no sistema digestório e são, portanto, denominadas de modo análogo (ver em **C**): mesovário (para o ovário); mesossalpinge (para a tuba = salpinge); mesométrio (para o útero).

C Ligamentos e estruturas peritoneais nos órgãos genitais femininos internos

Lig. largo do útero	Duplicação peritoneal que se estende das paredes laterais da pelve ao útero (com vasos sanguíneos e nervos para os órgãos genitais internos), e que pode ser dividido em: • Mesométrio = parte do ligamento para o útero • Mesossalpinge = parte do ligamento para a tuba • Mesovário = parte do ligamento para o ovário A área de tecido conjuntivo entre as duas lâminas peritoneais é caracterizada clinicamente como paramétrio
Lig. transverso do colo do útero (lig. cardinal)	Faixa de tecido conjuntivo de trajeto transversal entre o colo do útero e a parede da pelve (ver p. 416)
Lig. redondo do útero	Remanescente do gubernáculo (= cordão embrionário no homem e na mulher que serve como faixa condutora para a descida do testículo ou do ovário, respectivamente); estende-se do ângulo tubário através do canal inguinal, na tela subcutânea, em parte, até os lábios maiores do pudendo e não está seccionado na vista **A** posteriormente
Prega retouterina	Prega de tecido conjuntivo, recoberta por peritônio, entre o útero e o reto; contém frequentemente musculatura lisa (M. retouterino)
Lig.útero-ovárico (lig. próprio do ovário	Remanescente do gubernáculo; estende-se desde a extremidade uterina do ovário até o ângulo tubário
Lig. suspensor do ovário	Duplicação peritoneal que parte da parede da pelve até o ovário; contém os vasos ovarianos

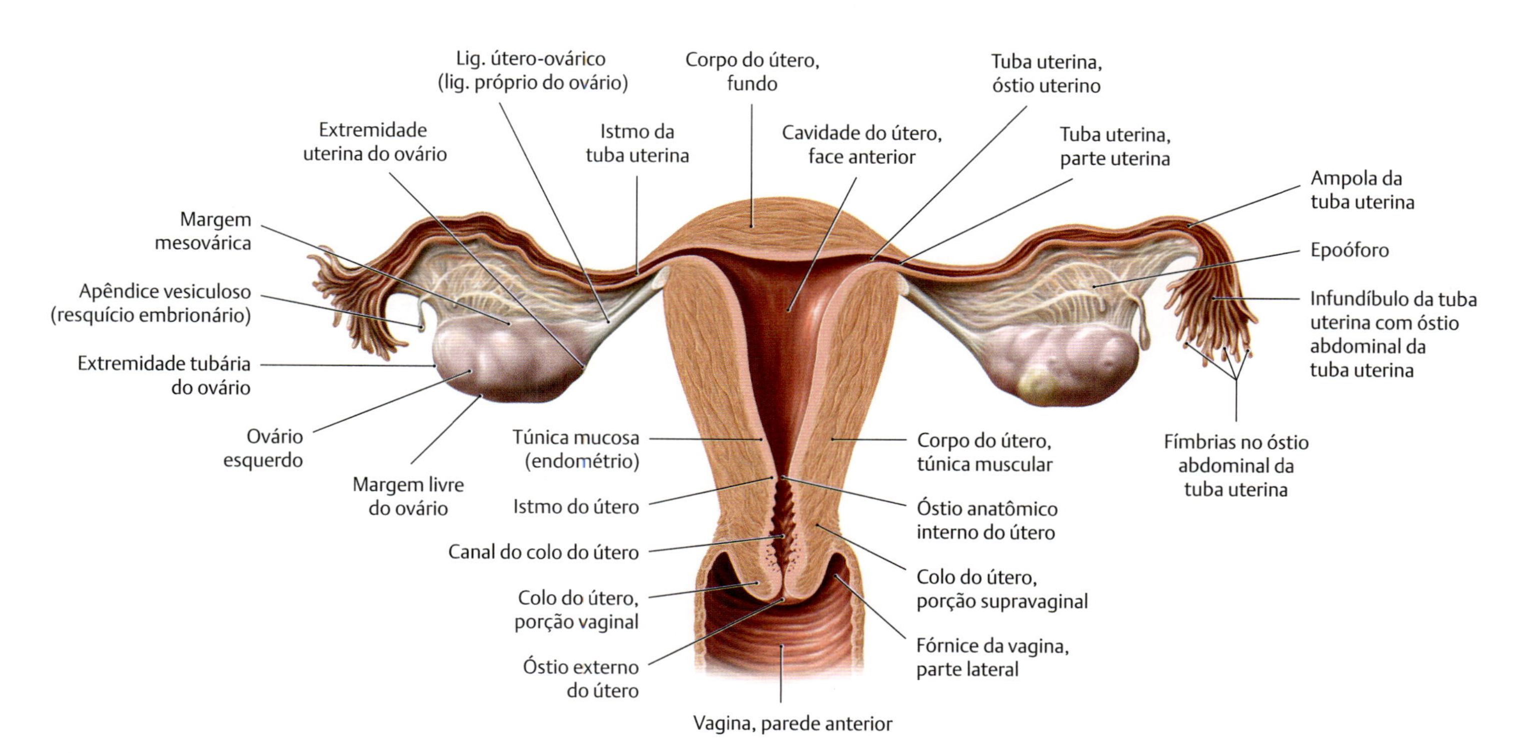

D Útero e tubas uterinas: forma e estrutura anatômica

Corte frontal, vista posterior. O útero está distendido e o Lig. largo do útero foi retirado. O útero é constituído pelo corpo (com o fundo) e pelo colo, conectado ao corpo pelo istmo do útero, com cerca de 1 cm de comprimento. Macroscopicamente, o istmo pertence ao colo do útero, porém, histologicamente, contém o endométrio presente no corpo do útero. O limite entre o corpo e o colo do útero é o óstio anatômico interno do útero. A cavidade do corpo (*cavidade do útero*), que está ligada à vagina por meio do istmo e do canal do colo do útero, tem um comprimento total de 7 a 8 cm. No corte frontal, a cavidade do útero aparece com um formato triangular. O *colo do útero* é subdividido em uma porção supravaginal e uma porção vaginal. O óstio do útero é a abertura da porção vaginal do colo direcionada para a vagina. A porção vaginal do colo está circundada pela vagina devido à formação do fórnice da vagina.

A *tuba uterina* (comprimento total de cerca de 10 a 18 cm) é subdividida, de lateral para medial, em infundíbulo, ampola e istmo da tuba uterina, além da parte intramural uterina. O óstio abdominal da tuba uterina, circundado pelas fímbrias, abre-se pelo infundíbulo na cavidade peritoneal, e o óstio uterino da tuba abre-se, com a parte intramural uterina, na cavidade do útero.

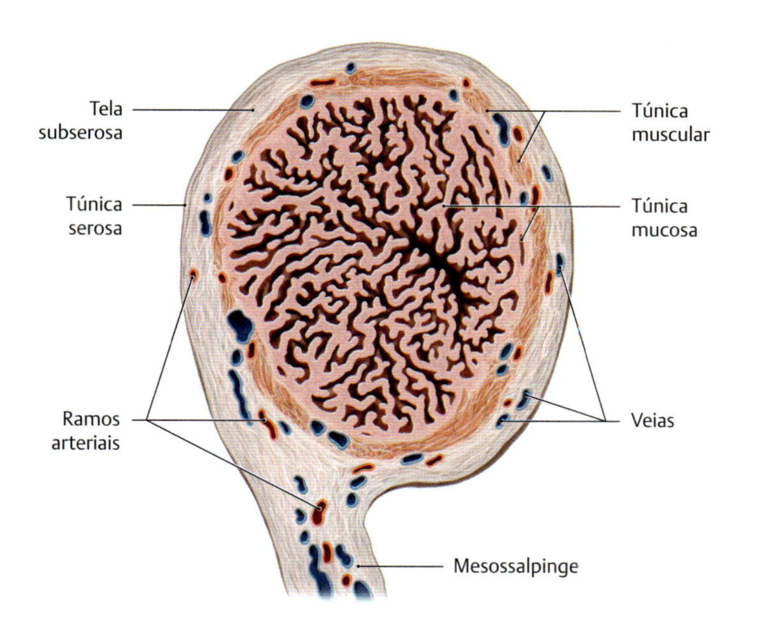

E Tuba uterina em corte transversal: estrutura da parede

Corte transversal da ampola de uma tuba uterina direita. A mesossalpinge aparece na parte de baixo da figura. Podem ser identificadas nitidamente as três túnicas da parede (espessura da parede: 0,4 a 1,5 cm):

- **Túnica mucosa**, com pregas muito numerosas, que se projetam no lúmen. Elas são muito importantes no transporte do zigoto para o útero. Aderências das pregas da mucosa como consequência de processos inflamatórios podem comprometer o transporte do zigoto ou até mesmo torná-lo impossível (ver p. 352)
- **Túnica muscular**, composta por várias camadas delgadas. Ela atua nos movimentos próprios da tuba ("percepção" do folículo prestes a amadurecer na superfície do ovário, ver **B**, p. 351) e também no transporte do zigoto
- **Túnica serosa** (cobertura peritoneal), que se transforma na cobertura serosa da mesossalpinge.

5.4 Órgãos Genitais Femininos Internos: Estrutura da Parede e Função do Útero

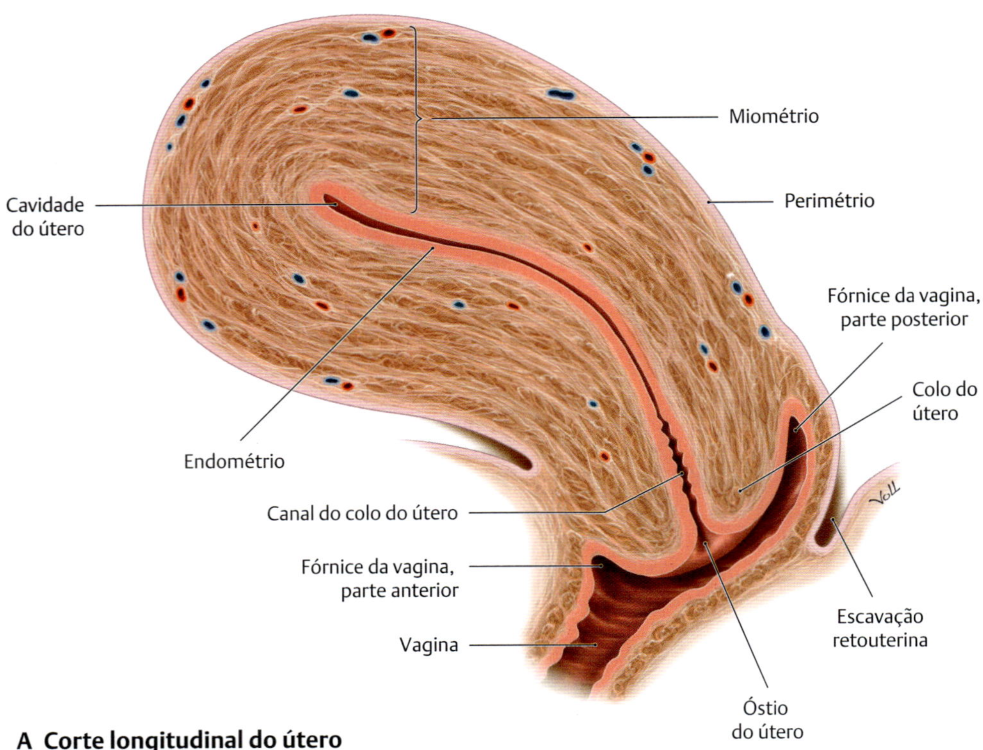

A Corte longitudinal do útero
Vista pelo lado esquerdo.

B Estrutura da parede do útero

De dentro para fora, o útero apresenta três túnicas em sua parede:

- **Túnica mucosa** ou **endométrio** (ver **D**): formada por epitélio simples cilíndrico e uma lâmina própria de tecido conjuntivo frouxo
- **Túnica muscular** ou **miométrio** (ver **C**): túnica de tecido muscular liso, com cerca de 1,5 cm de espessura e feixes em numerosas orientações
- **Túnica serosa** ou **perimétrio**: cobertura serosa nas faces anterior e posterior do corpo do útero e na parede posterior do colo do útero. O tecido conjuntivo que acompanha as camadas musculares e que recobre as partes uterinas sem revestimento peritoneal (p. ex., inserção do Lig. largo do útero) constitui a túnica adventícia.

C Estrutura das camadas (a) e funções (b) da musculatura uterina
De fora para dentro, o miométrio (túnica muscular do útero) é composto por três camadas:

- **Estrato supravascular:** camada mais externa, delgada, com lamelas cruzadas; estabiliza a parede do útero
- **Estrato vascular:** camada média, espessa, com fibras musculares em uma disposição reticular; muito vascularizada; principal responsável pelas contrações uterinas
- **Estrato subvascular:** camada mais interna, delgada, abaixo do endométrio; na região do óstio uterino das tubas, atua como um mecanismo de oclusão das tubas uterinas. Sua contração promove o descolamento da túnica mucosa uterina (descamação da camada funcional do endométrio) durante a menstruação e o descolamento da placenta após o parto.

Do ponto de vista funcional, a musculatura uterina desempenha duas funções opostas: o *fechamento do útero* durante a gravidez e a *abertura do colo* durante o parto. Para tanto, cada uma das camadas musculares apresenta feixes com trajetos longitudinal, oblíquo e transversal ou circular (ver anteriormente): os feixes circulares – particularmente na região do colo do útero – atuam no fechamento do colo do útero durante a gravidez: os feixes longitudinais e oblíquos, encontrados principalmente no corpo e no fundo do útero, encurtam o útero e abaixam o fundo durante o parto. No fundo do útero, na região das desembocaduras das tubas uterinas, a musculatura uterina continua com os feixes circulares da musculatura tubária. A contração da musculatura uterina é particularmente estimulada pelo hormônio hipofisário ocitocina. Tais contrações não ocorrem somente durante o parto, mas também durante a menstruação, quando provocam a eliminação da túnica mucosa uterina. Tumores benignos da musculatura uterina (miomas) podem causar distúrbios menstruais.

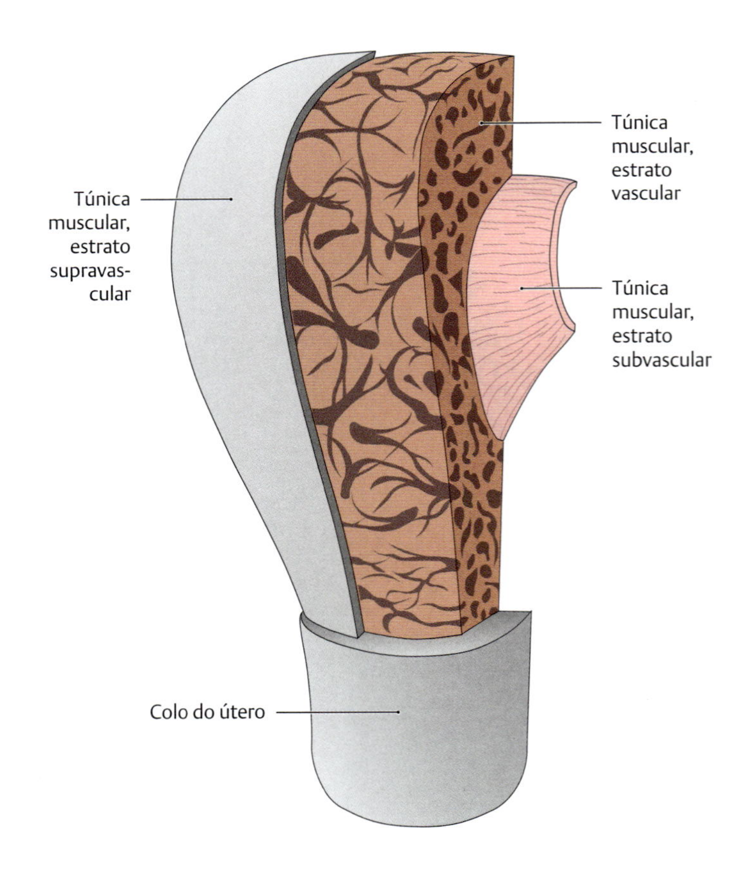

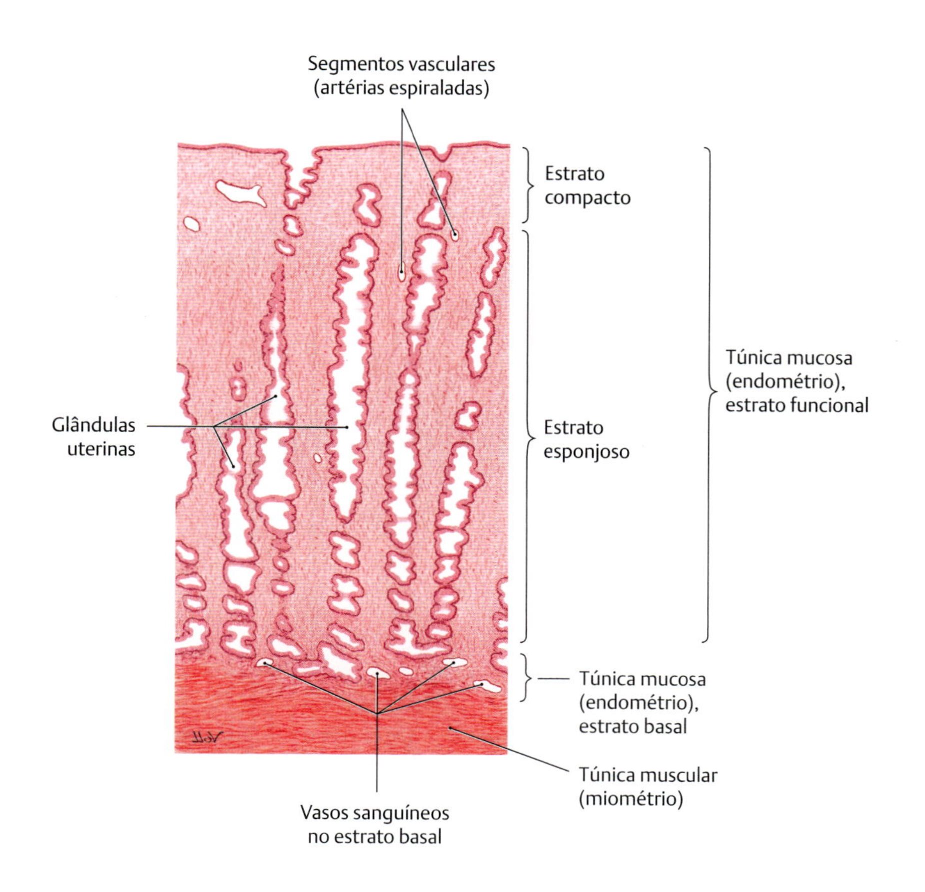

D Estrutura da túnica mucosa uterina (endométrio)

O endométrio é composto por um epitélio de revestimento simples cilíndrico e por uma lâmina própria de tecido conjuntivo frouxo, no qual o epitélio se invagina profundamente e forma glândulas tubulosas simples, as glândulas uterinas ou endometriais. Do ponto de vista funcional, o endométrio pode ser dividido em um estrato (ou camada) basal e um estrato (ou camada) funcional. O *estrato basal* tem cerca de 1 mm de espessura, não sofre alterações cíclicas e, portanto, não é eliminado durante a menstruação. O estrato funcional, na mulher sexualmente madura, apresenta diferentes espessuras a cada fase do ciclo menstrual e é totalmente eliminado durante a menstruação (descamação), em um ciclo de 28 dias. Na chamada fase secretora ou progestacional do ciclo menstrual, ele apresenta maior espessura: neste caso, ele ainda pode ser subdividido em um estrato compacto superficial e um estrato esponjoso, situado em posição mais basal. O suprimento vascular é feito pelas artérias espiraladas. Nesta fase secretora, o endométrio encontra-se mais preparado para a implantação de um zigoto. A túnica mucosa do colo do útero não participa dessas alterações cíclicas.

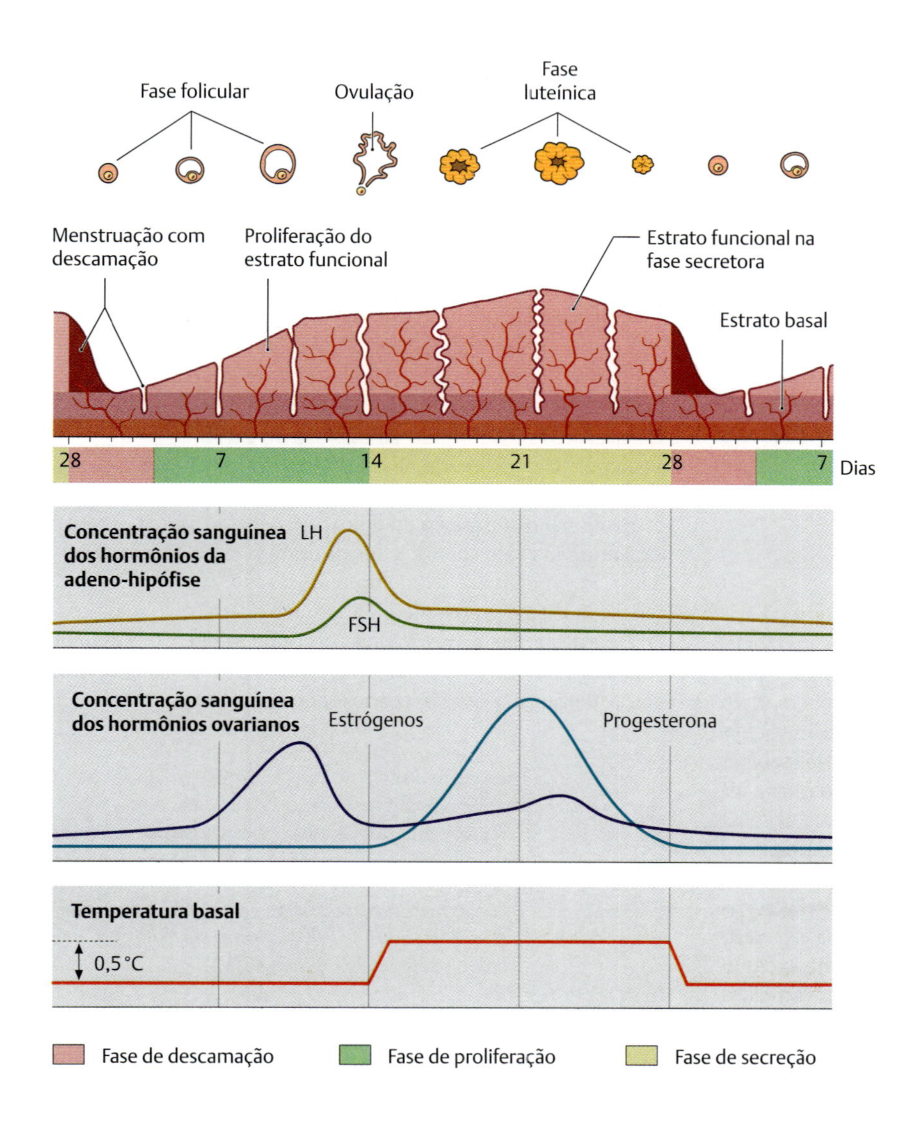

E Alterações cíclicas do endométrio

O ovário libera de forma cíclica estrógenos (p. ex., estradiol) e progestógenos (p. ex., progesterona). Os estrógenos promovem intensa proliferação do endométrio, enquanto os progestógenos estimulam a sua transformação para uma atividade secretora. A liberação de ambos os hormônios é regulada essencialmente pelos hormônios FSH (hormônio foliculoestimulante) e LH (hormônio luteinizante), secretados, também de forma cíclica, pela hipófise. Enquanto os estrógenos são produzidos pelos folículos ovarianos em desenvolvimento, os progestógenos são secretados em quantidades consideráveis apenas enquanto houver corpo-lúteo no ovário. Caso não aconteça a concepção, o corpo-lúteo degenera e não há mais produção de hormônios. Isso leva ao colapso do estrato funcional do endométrio, que é perdido juntamente com um sangramento descamativo, o que caracteriza a menstruação. Com a produção de estrógenos por novos folículos em desenvolvimento em função do estímulo hipofisário, inicia-se um novo ciclo, o qual dura, em média, 28 dias (1 mês lunar). A ovulação ocorre por volta do 14º dia.

Observação: Por razões práticas, o 1º dia do ciclo menstrual é determinado com o início da menstruação (duração aproximada de 4 dias), embora o ciclo já tenha terminado com a menstruação. O fato é que o início súbito de sangramento é mais facilmente perceptível do que o seu fim (não tão abrupto). No entanto, considerando o comportamento do endométrio, o último dia de menstruação (nem sempre facilmente reconhecível) representa o fim do ciclo menstrual.

5.5 Órgãos Genitais Femininos Internos: Vagina e Posições do Útero

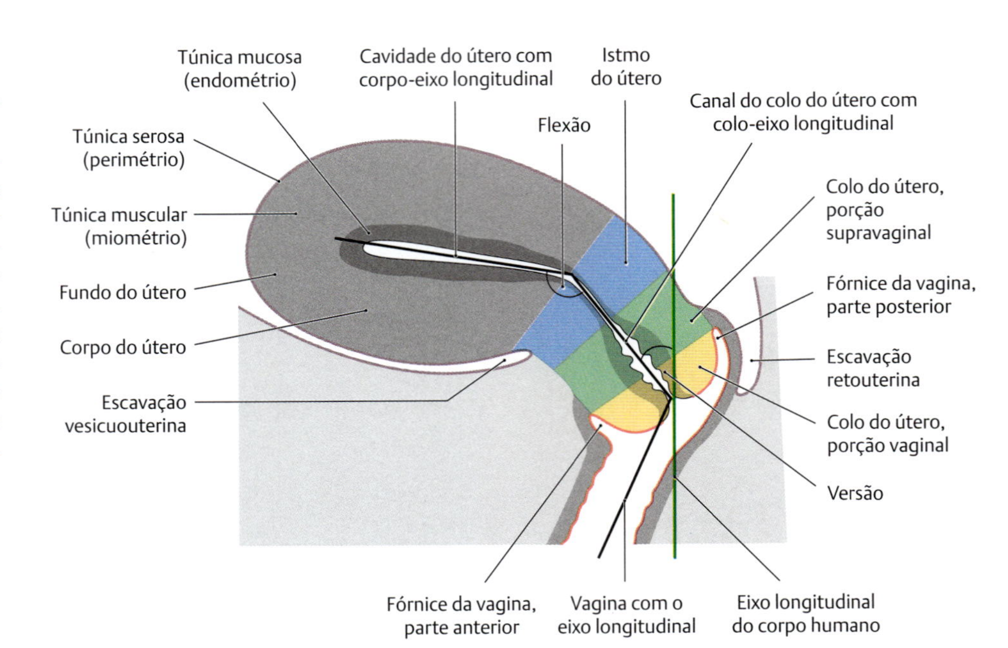

A Curvatura e posição do útero
Vista da esquerda; útero e parte superior da vagina e um corte mediano.
Observe os dois ângulos que resultam na anteversão e anteflexão fisiológicas (ver **D**). De modo não fisiológico podem ocorrer retroversão e retroflexão do útero. Um útero retrovertido tende a uma leve redução, pois o útero está localizado no eixo longitudinal da vagina. Além disso, o útero retrovertido, que aumenta durante a gravidez, pode permanecer "pendente" sob o promontório do sacro (transição L V–S I), e, assim, pôr em perigo o restante da gestação, porque ele não pode mais se expandir adequadamente.

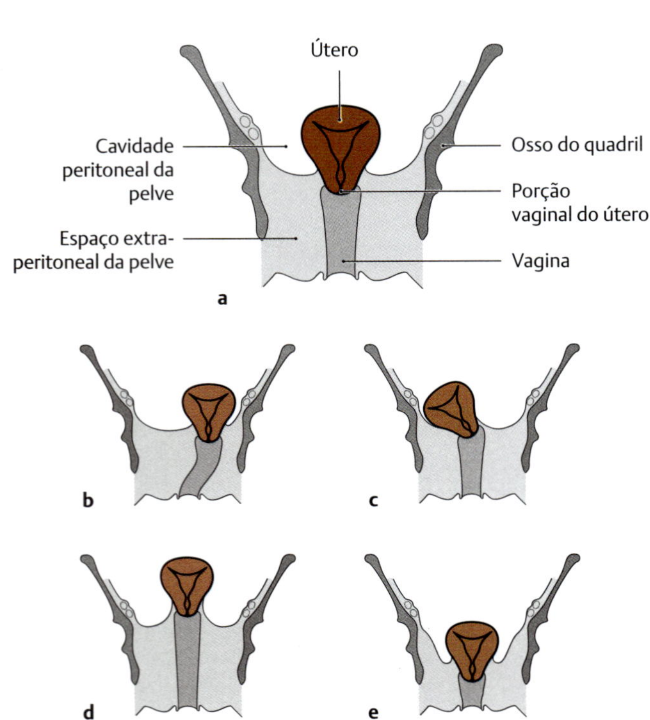

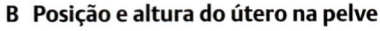

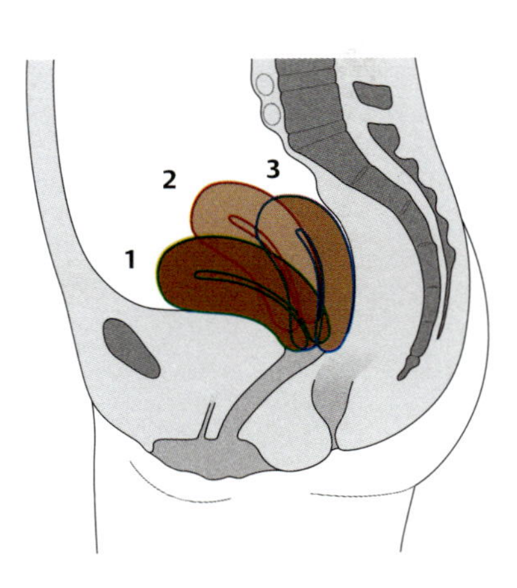

C Alterações fisiológicas da posição do útero
Vista pelo lado esquerdo de uma hemipelve em corte mediano. As diferentes condições de enchimento da bexiga urinária e do reto atuam diretamente sobre a posição do útero. **1** Bexiga urinária e reto vazios; **2** Bexiga urinária e reto cheios; **3** Bexiga urinária cheia e reto vazio.

B Posição e altura do útero na pelve
Vista anterior de uma pelve seccionada em um corte frontal; para melhor visualização, o útero encontra-se um pouco ereto. Normalmente, o útero se situa aproximadamente no plano mediano (**a**), com a porção vaginal do útero situada na altura de uma linha de conexão entre as duas espinhas isquiáticas. A partir desta posição, o útero pode ser deslocado para a esquerda ou para a direita (sinistroposição ou dextroposição, **b** e **c**), além de se situar acima ou abaixo do plano das espinhas isquiáticas (elevação ou abaixamento, **d** e **e**). Um deslocamento para as regiões anterior ou posterior (anteposição ou retroposição, aqui não representadas) é possível. Uma queda do útero, em geral, resulta de debilidade estrutural do diafragma da pelve (principalmente do M. levantador do ânus, frequentemente após numerosos partos). Alterações de posição do útero podem causar complicações e distúrbios funcionais devido à compressão dos órgãos adjacentes (bexiga urinária, reto). Uma queda do útero pode até mesmo levar a projeção da porção vaginal do útero através da vagina (prolapso).

D Especificações da posição do útero na pelve
A posição do útero na pelve pode ser descrita pelos conceitos de "versão", "flexão" e "posição" (para os ângulos, ver **A**).

Versão	Inclinação do colo no espaço da pelve; definida pelo ângulo do eixo do colo com o eixo longitudinal do corpo (clinicamente também é conhecido como eixo longitudinal da vagina); fisiologicamente, existe *anteversão*
Flexão	Inclinação do corpo do útero em relação ao colo; definida pelo ângulo entre o eixo do colo e o eixo do corpo; fisiologicamente, existe *anteflexão*
Posição	Posição da porção vaginal do colo no espaço da pelve; fisiologicamente, a porção vaginal do colo encontra-se na altura da linha interespinal no meio da pelve

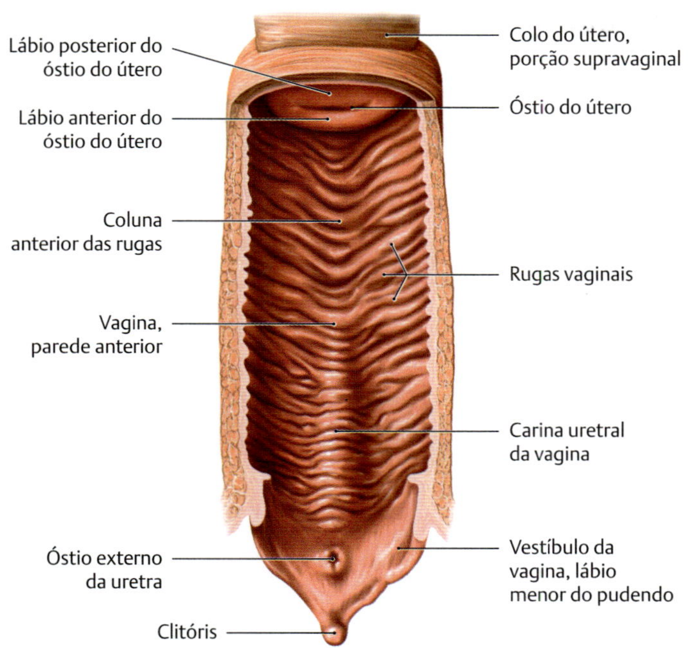

E Vagina
Vista posterior; para visualização da parede anterior, a vagina foi seccionada longitudinalmente em plano frontal, inclinado posteriormente; ao corte transversal (ver **F**), o lúmen da vagina tem formato de H. Nesta figura, a vagina está distendida; *in situ*, a parede posterior e a parede anterior estão muito próximas. A mucosa da vagina apresenta numerosas pregas transversais (rugas vaginais); as colunas anterior e posterior das rugas são formadas pelo característico plexo venoso da parede vaginal. Na parede anterior, o segmento mais inferior da vagina contém uma elevação longitudinal provocada pela uretra, muito próximo (carina uretral da vagina).

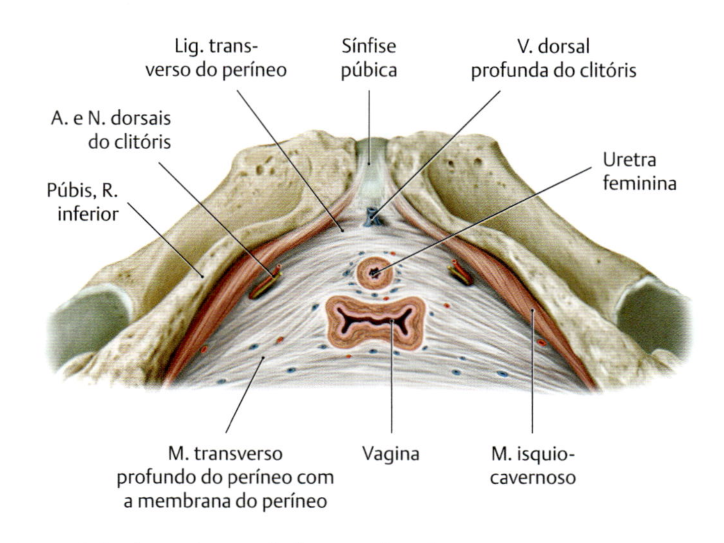

F Posição da vagina no diafragma da pelve
Aqui, a proximidade topográfica entre a vagina e a uretra é evidente. Ambas as estruturas atravessam o M. transverso profundo do períneo. Para a estrutura do diafragma da pelve e para a posição e função dos Mm. transversos do períneo, ver *Prometheus, Anatomia Geral e Aparelho Locomotor*). A partir do M. transverso profundo do períneo, portanto, fibras se dividem e envolvem a vagina e a uretra. Nesta última, formam o M. esfíncter externo da uretra.

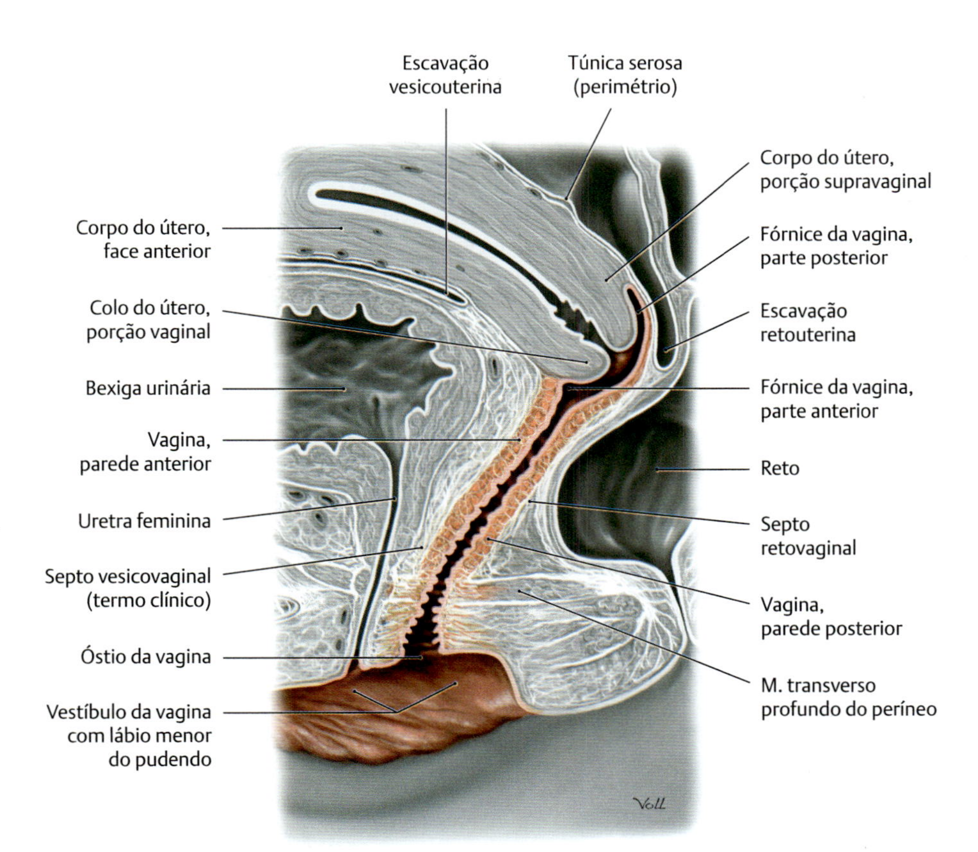

G Posição da vagina na pelve
Corte mediano da pelve feminina; vista da esquerda. O eixo longitudinal da vagina é direcionado superior e posteriormente. Com o tecido conjuntivo da pelve, a vagina é fixada anterior (septo vesicovaginal), posterior (septo retovaginal) e lateralmente ("paracolpo", não visível aqui). O fórnice da vagina abrange a porção vaginal do colo, que, por sua vez, é direcionada superior e anteriormente. O fórnice posterior da vagina é significativamente maior do que o anterior e se projeta na pelve mais superiormente. Através do períneo urogenital, que se estende profundamente para baixo na parede dorsal do útero, a parte posterior do fórnice da vagina alcança íntimo contato com a escavação retouterina (ponto mais profundo na cavidade peritoneal feminina).

5.6 Órgãos Genitais Femininos Internos: Relações Epiteliais no Colo do Útero

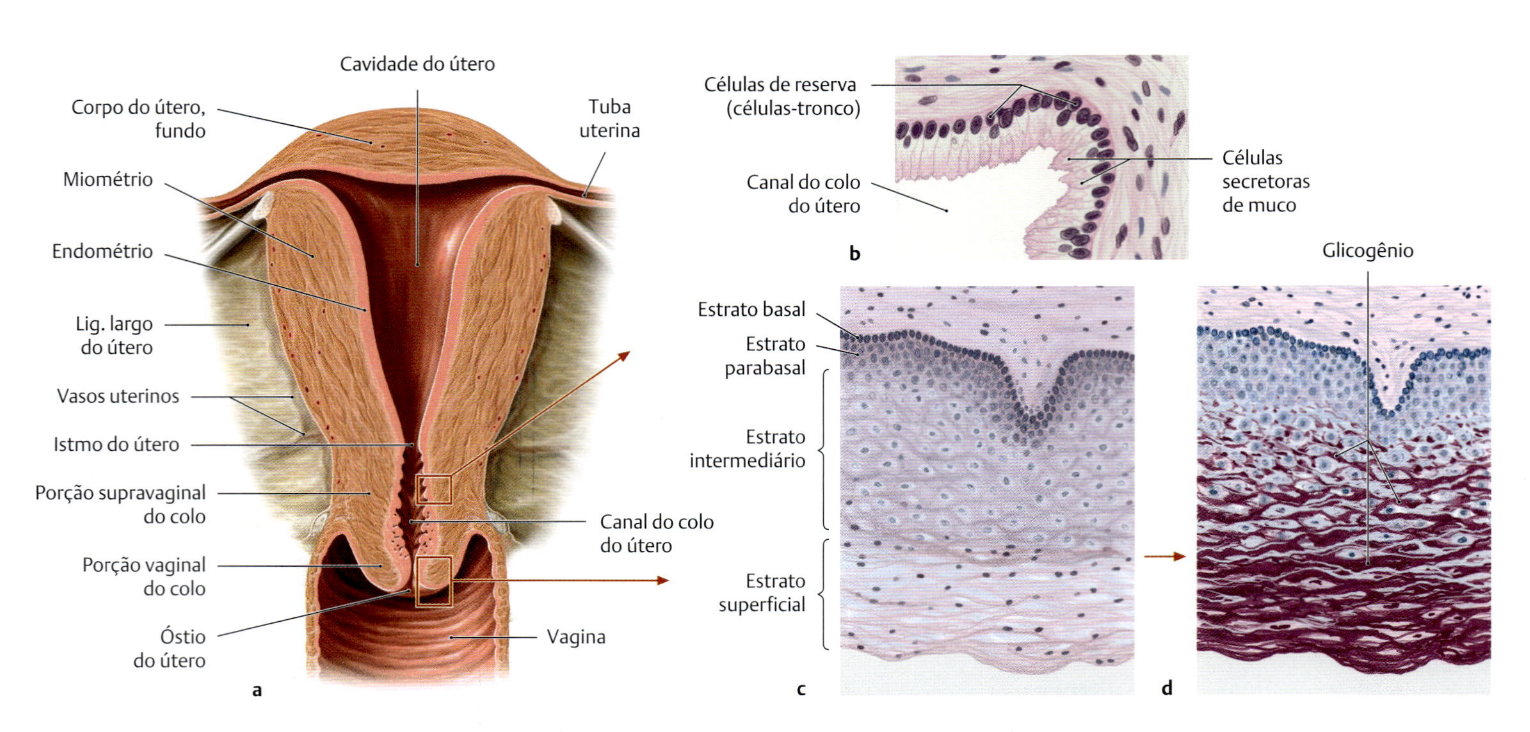

A Relações entre os epitélios na região do colo do útero
a Corte frontal de um útero, vista anterior; **b–d** Cortes histológicos obtidos a partir de **a**: **b** Epitélio simples cilíndrico mucossecretor da túnica mucosa do canal do colo do útero (endocérvice); **c** Epitélio estratificado pavimentoso não queratinizado da ectocérvice; **d** Coloração com PAS para demonstração de glicogênio (segundo Lüllmann).

O colo do útero forma o terço inferior do útero. Ele se inicia distalmente ao istmo do útero com a porção *supravaginal* do colo, a parte superior do colo do útero envolvida pelo tecido conjuntivo do paramétrio, e termina com a porção inferior que se projeta para a vagina (porção *vaginal* do colo). Na altura da porção vaginal do colo, o útero é fixado por meio de estruturas ligamentares (p. ex., pelo Lig. transverso do colo, de origem lateral, ver p. 416). O lúmen tubular do colo é denominado canal do colo do útero. Ele é um canal revestido por uma túnica mucosa (endocérvice), que se inicia na altura do óstio anatômico interno do útero e termina no óstio do útero, na porção vaginal do colo. O epitélio da túnica mucosa desse canal é um epitélio simples cilíndrico secretor de muco e reveste uma série de pregas largas paralelamente organizadas, dentre as quais se encontram longas glândulas (ou criptas) endocervicais, de formato tubular e muito ramificadas. Na base do epitélio encontram-se células de reserva, que atuam no suprimento de novas células, permitindo a renovação celular natural. Ao contrário do epitélio simples cilíndrico do colo, a vagina tem uma túnica mucosa revestida por epitélio estratificado pavimentoso não queratinizado e que, dependendo da fase hormonal da mulher, estende-se até a face interna da porção vaginal do colo. Aqui se encontra o limite entre os epitélios endocervical e ectocervical (ver **C**).

O epitélio estratificado pavimentoso não queratinizado da túnica mucosa da vagina (e da ectocérvice, ou porção vaginal do colo) apresenta até cerca de 20 camadas celulares, e é composto por quatro estratos: estratos basal, parabasal, intermediário e superficial. Caracteristicamente, as células dos dois estratos mais superiores particularmente apresentam, como manifestação de seu grau de diferenciação, grandes quantidades de glicogênio. O epitélio sofre modificações cíclicas: durante o período pré-ovulatório, todos os estratos celulares se encontram bem estruturados, e, após a ovulação, principalmente as células dos estratos intermediário e superficial descamam e morrem. O glicogênio liberado devido a essa descamação e à morte das células é utilizado como nutriente por bactérias produtoras de ácido láctico (*Lactobacillus acidophilus*, componentes da flora bacteriana de Döderlein) da flora normal da vagina. Devido à degradação do glicogênio em ácido láctico, o meio interno da vagina torna-se ácido (pH 4 a 5), o que protege o órgão contra a entrada de microrganismos patogênicos na 2ª metade do ciclo menstrual (ver **B**). O muco cervical, de natureza levemente alcalina, exerce efeito semelhante, agindo como barreira fisiológica contra as infecções; na maior parte do ciclo, o muco cervical é viscoso, e o canal do colo do útero é provido com um tampão protetor (barreira contra germes que possam causar infecções por via ascendente). Apenas no momento da ovulação é que o muco se torna mais fluido e, por isso, mais permissivo à passagem dos espermatozoides.

B Mecanismos de proteção vaginal e possíveis distúrbios
A particularidade anatômica de uma ligação permanente com o meio externo e com a cavidade peritoneal (via vagina → canal do colo do útero → cavidade do útero → tuba uterina) predispõe o organismo feminino a infecções por via ascendente. Por esta razão, existem barreiras fisiológicas contra infecções na forma de mecanismos de proteção vaginal. Um distúrbio desses mecanismos pode, consequentemente, causar inflamações ginecológicas e aumentar o risco de um abortamento.

Mecanismos de proteção	Possíveis distúrbios
• Meio vaginal fisiologicamente "ácido", com um pH de 4 a 5 • Influência dos estrógenos: estimulam a proliferação e a diferenciação do epitélio vaginal (armazenamento de glicogênio) • Influência dos progestógenos: causam a descamação das células dos estratos intermediário e superficial do epitélio da túnica mucosa da vagina • Degradação do glicogênio em ácido láctico pelas bactérias da flora de Döderlein (*Lactobacillus acidophilus*)	• Aumento do pH: o sangramento menstrual e o muco cervical podem alcalinizar o meio vaginal • Ausência de glicogênio: baixas concentrações de estrógenos e de progestógenos endógenos (infância/velhice/doenças) • Medicamentos: antibióticos destroem a flora vaginal fisiológica • Influências exógenas: vida sexual, tampões, má higiene anal, lavagens com sabões alcalinizantes • Infecções: colpites, particularmente por clamídias, protozoários do gênero *Trichomonas* e fungos (*Candida albicans*)

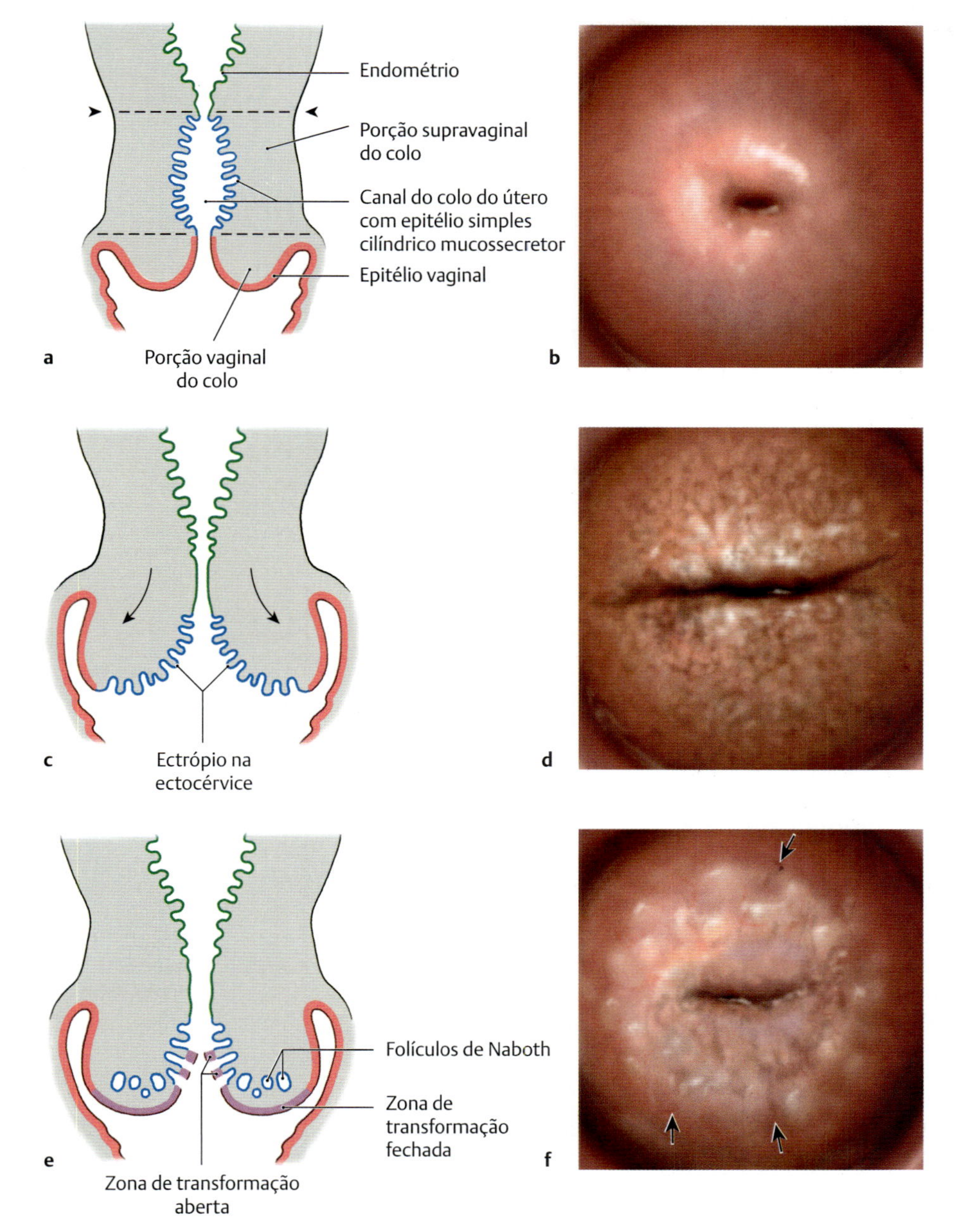

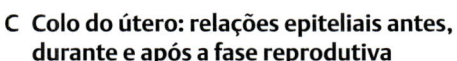

C Colo do útero: relações epiteliais antes, durante e após a fase reprodutiva

a, c, e e **g:** Cortes frontais esquemáticos do colo do útero e da vagina em vista anterior; imagens de colposcopia da porção vaginal do colo antes da puberdade (**b**, mulher nulípara) e na fase reprodutiva (**d** e **f**, mulheres multíparas); **b**, **d** e **f**: As setas em **a** indicam a posição do óstio anatômico interno do útero; as linhas tracejadas delimitam o canal do colo do útero. O limite entre o epitélio simples cilíndrico mucossecretor (epitélio da túnica mucosa cervical da endocérvice) que reveste o canal do colo do útero e o epitélio estratificado pavimentoso não queratinizado da porção vaginal do colo (região de ectocérvice) e da túnica mucosa da vagina pode sofrer mudança de posicionamento, dependendo da fase hormonal da mulher (ver adiante). Deste modo, a porção visível do colo do útero é caracterizada como ectocérvice, e a porção não visível é denominada endocérvice.

Antes da puberdade (a e **b):** Antes da fase reprodutiva, a porção vaginal do colo é recoberta por epitélio estratificado pavimentoso não queratinizado, e o limite com o epitélio da mucosa endocervical se encontra internamente, acima do óstio externo do útero, isto é, não é visível a partir da vagina.

Durante a fase reprodutiva (c–f): Sob a influência hormonal de estrógenos, o epitélio da túnica mucosa do canal do colo do útero na mulher sexualmente madura se desloca para fora do canal, sofrendo o que se chama de ectrópio, também se projetando para a vagina. Esta região se apresenta como um campo de aparência glandular, muito pregueado, com um aspecto semelhante a uma área com vilosidades na ectocérvice (**d**). Como resultado, o limite nítido com o epitélio estratificado pavimentoso não queratinizado da porção vaginal do colo, de tonalidade rosada e superfície lisa, se encontra externamente ao óstio externo do útero, de modo que este limite seja nitidamente percebido a partir de uma observação vaginal. Presumivelmente, essa formação de ectrópio da área de glândulas cervicais está associada a fertilidade maior (propicia a penetração dos espermatozoides!). O epitélio simples cilíndrico que se projeta para fora do canal do colo do útero e para a vagina se adapta às características da vagina (meio ácido, em comparação com o meio alcalino do canal do colo) e, assim, ele se transforma em um epitélio estratificado pavimentoso não queratinizado (*metaplasia*). Desta maneira, ele se assemelha ao epitélio estratificado pavimentoso típico da porção vaginal do colo, em relação à estrutura e ao comportamento cíclico. Durante a transformação do epitélio simples cilíndrico do colo em epitélio estratificado pavimentoso, os ductos excretores das glândulas cervicais mucossecretoras podem aumentar de tamanho e se tornar obstruídos (zona de transformação fechada, em comparação com a zona de transformação aberta, na qual não há o aumento dos ductos das glândulas cervicais; as setas em **f** indicam os ductos das glândulas "abertos"). Deste modo, formam-se cistos de retenção preenchidos com muco (chamados de "folículos ou cistos de Naboth"), macroscopicamente visíveis, mas que não têm importância clínica ou patológica. Na região da zona de transformação, as células do epitélio estratificado pavimentoso podem sofrer degeneração maligna e, pela ação de células precursoras pré-cancerosas, estarem envolvidas na formação de um carcinoma de células pavimentosas (ou "escamosas") (ver pp. 348 e seguinte).

No período pós-menopausa (g): Devido ao retorno do epitélio cervical em consequência do efeito reduzido dos hormônios ao fim da fase reprodutiva, o limite entre os dois tipos de epitélios retorna à região endocervical, isto é, a zona de transformação se desloca novamente para o interior do canal do colo do útero (aparência clínica semelhante à figura em **b**, onde o óstio externo do útero alterou o seu formato em função da ocorrência de um parto vaginal).

5.7 Órgãos Genitais Femininos Internos: Colpocitologia Oncótica, Conização do Colo do Útero e Carcinoma do Colo do Útero

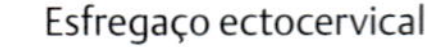

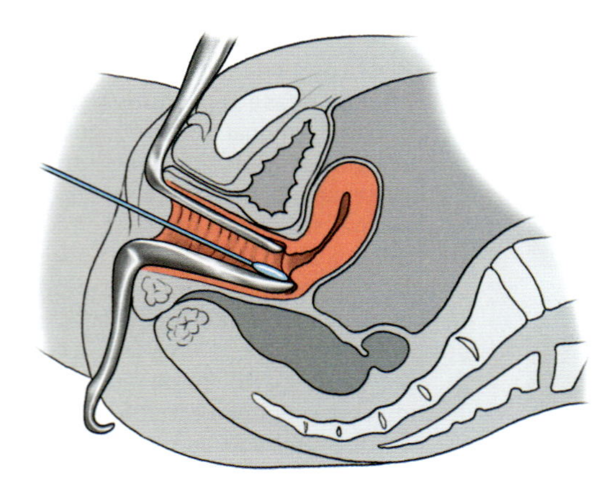

a

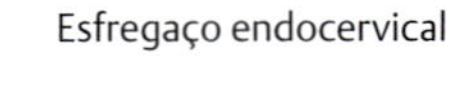

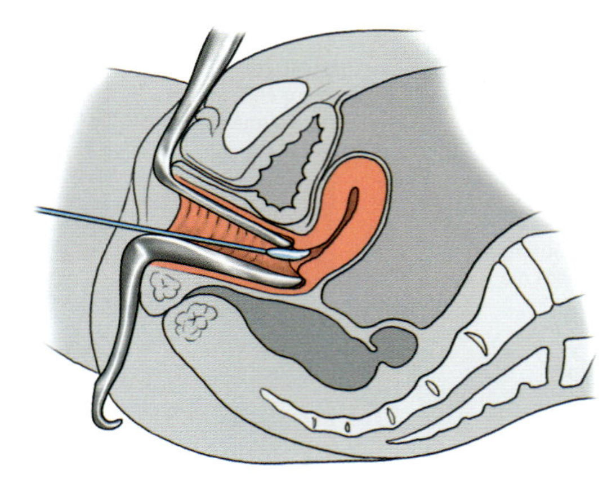

b

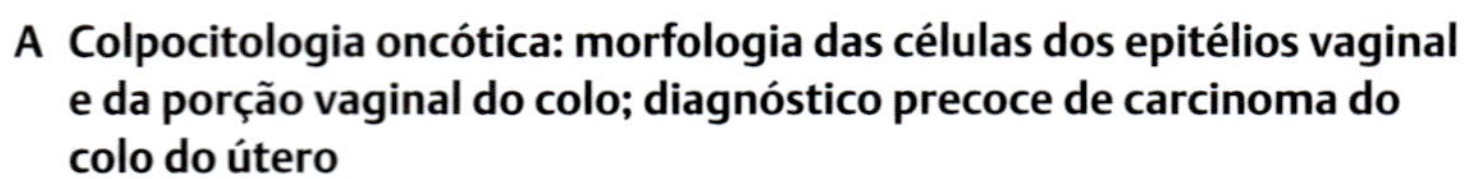

A Colpocitologia oncótica: morfologia das células dos epitélios vaginal e da porção vaginal do colo; diagnóstico precoce de carcinoma do colo do útero

a e **b** Obtenção de amostras citológicas da porção vaginal do colo e do canal do colo do útero; **c** Realização do esfregaço do material colhido dos epitélios vaginal e cervical para avaliação citológica; **d** Aspecto histológico e morfologia celular do epitélio vaginal da porção vaginal do colo em um esfregaço citológico; **e** Coloração de Papanicolaou de células superficiais e intermediárias (**e** de: Nauth H F. Gynäkologische Zytodiagnostik. 2. Aufl. Stuttgart: Thieme; 2013.)

Particularmente na zona de transformação do colo do útero, portanto, no local onde o epitélio simples cilíndrico do colo continua com o epitélio estratificado pavimentoso não queratinizado na maturidade sexual (ver p. 347), o epitélio estratificado pavimentoso pode originar um carcinoma invasivo de células pavimentosas. Como o carcinoma do colo do útero em geral se desenvolve lentamente, ao longo de vários anos, estágios precoces podem ser bem diagnosticados pela avaliação de preparados citológicos por distensões (ou "esfregaços"). O citodiagnóstico é, portanto, uma das medidas mais importantes para o diagnóstico precoce do carcinoma do colo (ver **D**) e é obrigatório durante a primeira avaliação ginecológica e no exame de prevenção contra o câncer (na Alemanha, a partir dos 20 anos), além de orientar os procedimentos no caso de alterações suspeitas. O esfregaço citológico sempre deve conter as células da camada epitelial mais superficial, as quais, no caso de epitélio saudável, apresentam todos os sinais de diferenciação (ver p. 346).

Rotineiramente, são feitos dois esfregaços: o 1º (**a**) deve ser coletado a partir da superfície da porção vaginal do colo (ectocérvice) e o 2º (**b**) a partir do canal do colo do útero (endocérvice). O material para o esfregaço é colhido com o auxílio de um bastão com um pequeno chumaço de algodão na extremidade (*swab*), espalhado sobre uma lâmina de vidro e imediatamente fixado (**c**). Em seguida, o esfregaço de células é corado pelo *método de Papanicolaou* e analisado com relação a determinadas características de diferenciação celular (formato e núcleo das células, e as relações de tamanho entre o núcleo e o citoplasma, ver **D**). Como a estrutura, a espessura e o grau de maturação do epitélio estratificado pavimentoso não queratinizado da região dependem da respectiva fase do ciclo menstrual, é fundamental que se saiba em que fase do ciclo este esfregaço foi colhido. Caso o esfregaço tenha sido coletado, por exemplo, durante a fase folicular (influência de estrógenos), as células dominantes – do ponto de vista fisiológico – são células da camada superficial, de citoplasma acidófilo (corado pela eosina), de tonalidade avermelhada, além de células da camada intermediária, de citoplasma basófilo e largo, de tonalidade verde-azulada, com núcleos picnóticos (**e**). Nesta fase, na qual ocorre essencialmente a proliferação do epitélio, a camada de células mais superficiais é constantemente substituída por células subsequentes derivadas da camada basal, durando aproximadamente 1 semana na maturidade sexual em condições normais. Após a ovulação, ocorrem principalmente diferenciação e descamação das células, tornando, portanto, o epitélio mais delgado durante a 2ª metade do ciclo menstrual.

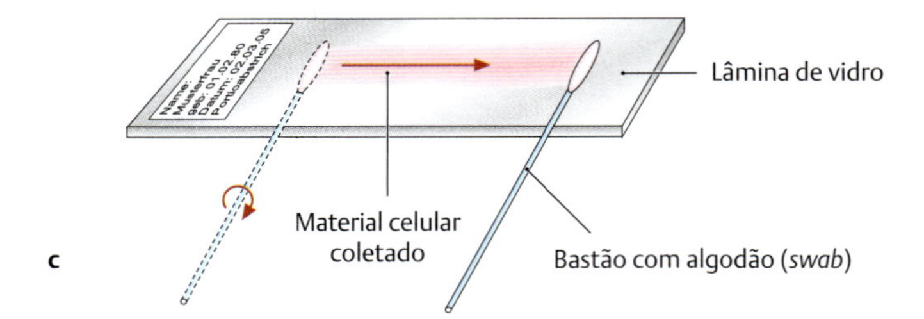

c

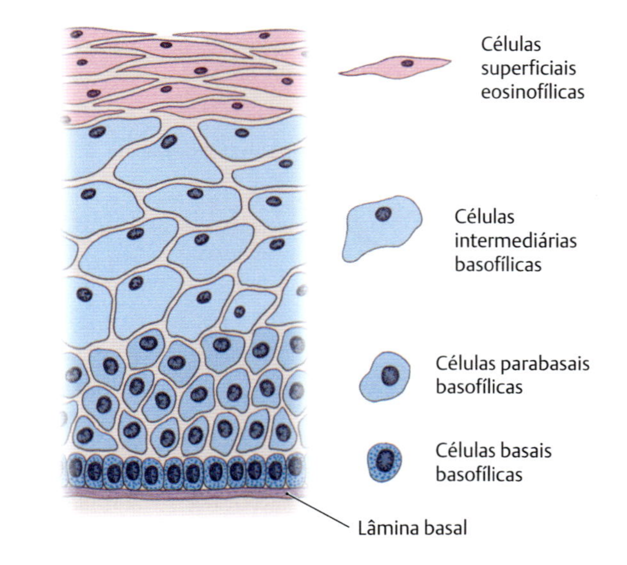

d

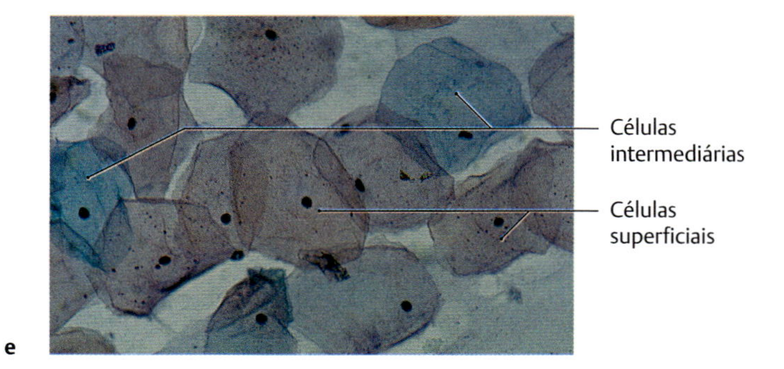

e

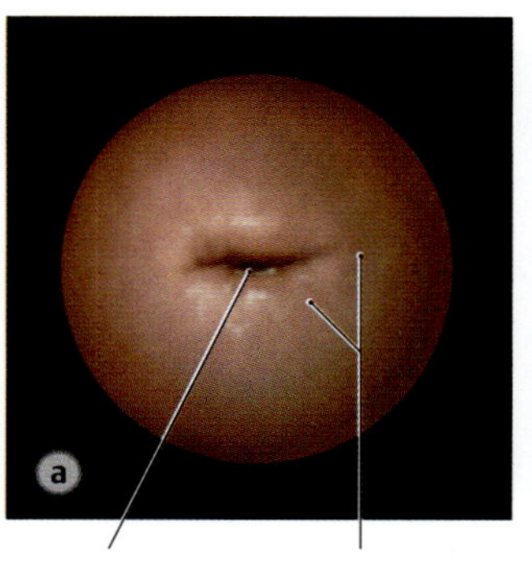
a
Óstio externo do útero
Epitélio da porção vaginal do colo, positivo para iodeto

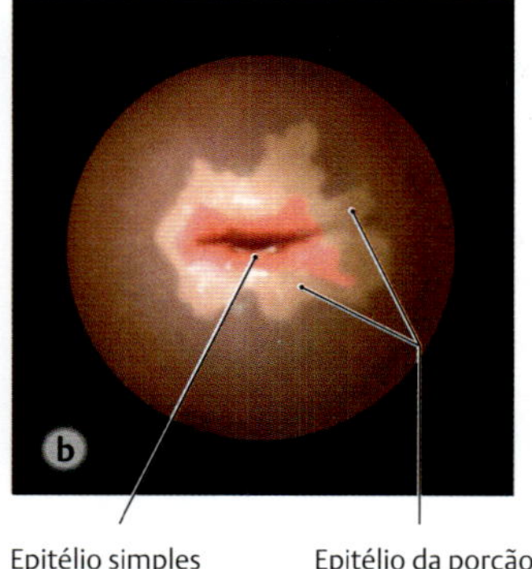
b
Epitélio simples cilíndrico do canal do colo do útero
Epitélio da porção vaginal do colo, negativo para iodeto

B Teste do iodeto de Schiller para localização de áreas epiteliais suspeitas

a Epitélio sadio da porção vaginal do colo, corado em marrom-escuro pelo iodeto; **b** Epitélio não totalmente diferenciado da porção vaginal do colo, negativo para o teste do iodeto.

Após a introdução de um espéculo na vagina, a inspeção da porção vaginal do colo é feita, de início, macroscopicamente – ocasionalmente com o auxílio de colposcópio, para aumentos de 6 a 40 vezes. Para a pesquisa de regiões suspeitas, é importante avaliar o conteúdo de glicogênio do epitélio estratificado pavimentoso não queratinizado circunjacente. Para isso, a superfície da porção vaginal do colo é pincelada com uma solução iodada (*teste de Schiller*). Um epitélio estratificado pavimentoso não queratinizado sadio – independentemente de ser o epitélio original ou ser uma metaplasia – se cora em uma tonalidade marrom-escura, enquanto um epitélio estratificado pavimentoso não queratinizado não totalmente diferenciado – com pouco ou nenhum glicogênio – se cora em marrom-claro ou até mesmo pode ser iodetonegativo. A área não corada corresponde, portanto, à expansão da superfície do epitélio não diferenciado. De fato, áreas iodeto-negativas são inespecíficas, porém, neste contexto, em combinação com um achado citológico suspeito (ver **D**), elas indicam alterações atípicas do epitélio. Consequentemente, a localização e a expansão das alterações podem ser bem avaliadas. Tais locais podem ser removidos por conização (ver **C**).

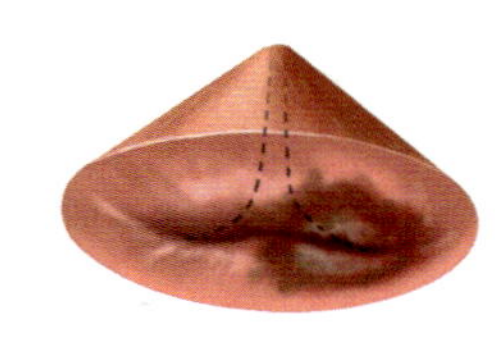

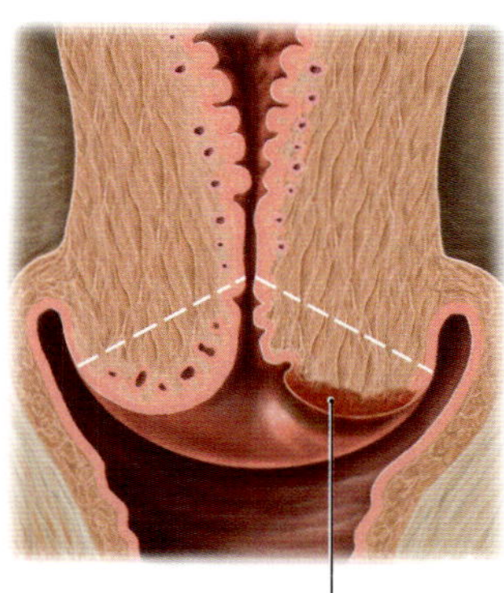

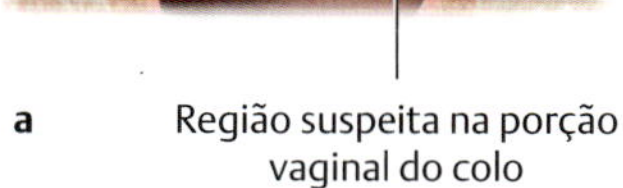
a
Região suspeita na porção vaginal do colo

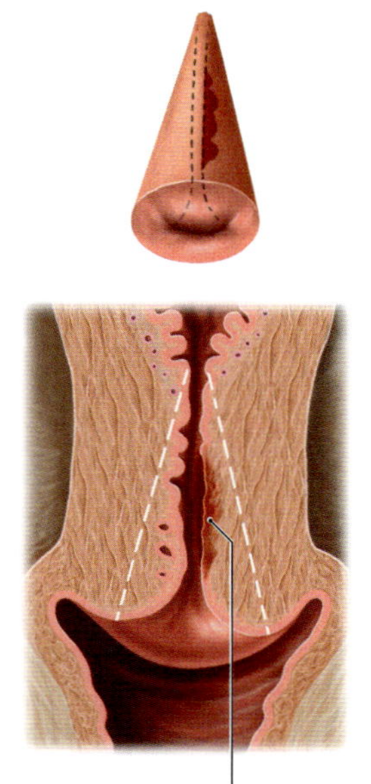
b
Região suspeita no canal do colo do útero

C Conização

Para que os achados suspeitos (regiões iodeto-negativas, células displásicas no esfregaço) sejam analisados do ponto de vista histológico, pode-se retirar um fragmento de tecido do colo do útero, em *formato de cone* (*conização*), com o auxílio de um bisturi e sob anestesia. Em uma mulher sexualmente madura, espera-se observar um epitélio atípico na superfície da porção vaginal do colo na região da zona de transformação. Esta região é incluída caso um fragmento de tecido no formato de um cone plano e largo seja retirado (**a**). Por sua vez, nas mulheres após a menopausa, o epitélio atípico encontra-se no canal do colo do útero. Esta região é incluída quando se retira um fragmento de tecido no formato de um cone pontiagudo e alto (**b**).

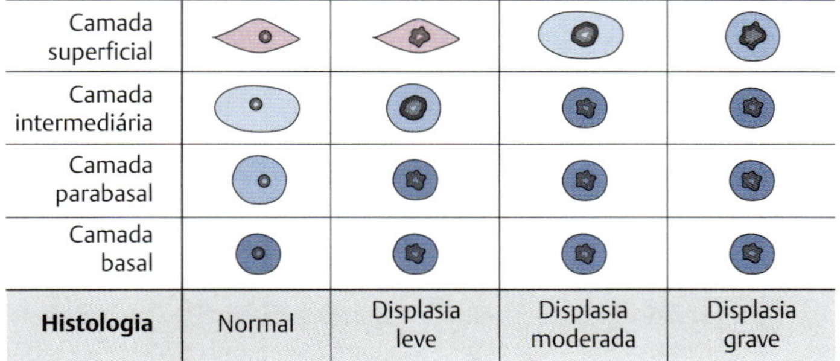
Camada superficial
Camada intermediária
Camada parabasal
Camada basal
Histologia
Normal
Displasia leve
Displasia moderada
Displasia grave
a

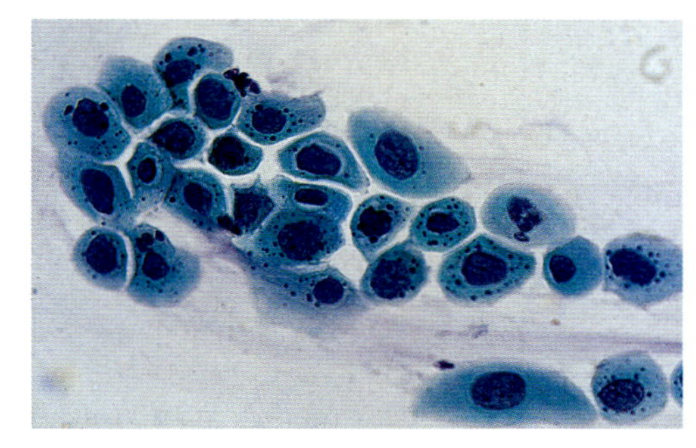
b

D Carcinoma do colo do útero e seus estágios iniciais

a Células normais e displásicas no esfregaço citológico; **b** Células epiteliais pavimentosas parabasais com núcleos celulares atípicos e polimórficos ("discarioses imaturas" na displasia grave) (de: Nauth HF. Gynäkologische Zytodiagnostik. 2. Aufl. Stuttgart: Thieme; 2013).

Os estágios iniciais do carcinoma do colo do útero estão inicialmente limitados ao epitélio e ainda não infiltram a lâmina própria (estroma) subjacente (ver adiante). Todas as alterações subsequentes das células, da região basal para a superficial (tamanho das células e dos núcleos celulares, relação núcleo-citoplasma) são a expressão de diferenciação progressiva. Elas não existem quando as células, embora ainda se dividam, não amadurecem (*displasia* = tecido malformado ou degenerado). As células displásicas frequentemente apresentam núcleos celulares de tamanho aumentado ou hipercromáticos, de modo que a relação núcleo-citoplasma favoreça o tamanho dos núcleos. Com o auxílio de esfregaços citológicos, os diferentes graus de displasia – portanto, os estágios iniciais do carcinoma do colo – podem ser percebidos (**a**). De acordo com a classificação internacional, são caracterizados nos chamados estágios NIC (NIC = "neoplasia intraepitelial cervical"): displasia leve (NIC I); displasia moderada (NIC II); displasia grave/carcinoma *in situ* (NIC III).

Quanto mais significativa a displasia, mais provável é o desenvolvimento subsequente de um carcinoma invasivo. Em uma displasia leve, calcula-se que mais de 50% dos casos apresentem uma regressão espontânea. Em displasias graves (**b**), as alterações atípicas incluem todo o epitélio, a estratificação se encontra quase totalmente desorganizada, mas o carcinoma ainda não ultrapassou a lâmina basal (carcinoma *in situ*). A transposição da lâmina basal é caracterizada pelo crescimento infiltrativo, com subsequente metastatização. No total, aproximadamente 20% das alterações intraepiteliais se transformam em um crescimento infiltrativo, o que normalmente requer um período de mais de 10 anos entre o surgimento da displasia e a infiltração.

O carcinoma do colo do útero é, em todo o mundo, a segunda causa mais frequente de morte por câncer nas mulheres. Aproximadamente 500.000 mulheres adoecem a cada ano, e 350.000 morrem anualmente, apesar do diagnóstico precoce e das possibilidades de tratamento. Admite-se que uma infecção (na transmissão por via sexual) por determinados tipos de papilomavírus humano (principalmente HPV-16 e HPV-18) seja considerada o principal fator patogênico. Eles produzem proteínas de função aberrante que controlam o ciclo celular, por exemplo, p53 e Rb. Há pouco tempo, uma vacina contra HPV tornou-se disponível.

5.8 Órgãos Genitais Femininos Internos: Ovário e Maturação Folicular

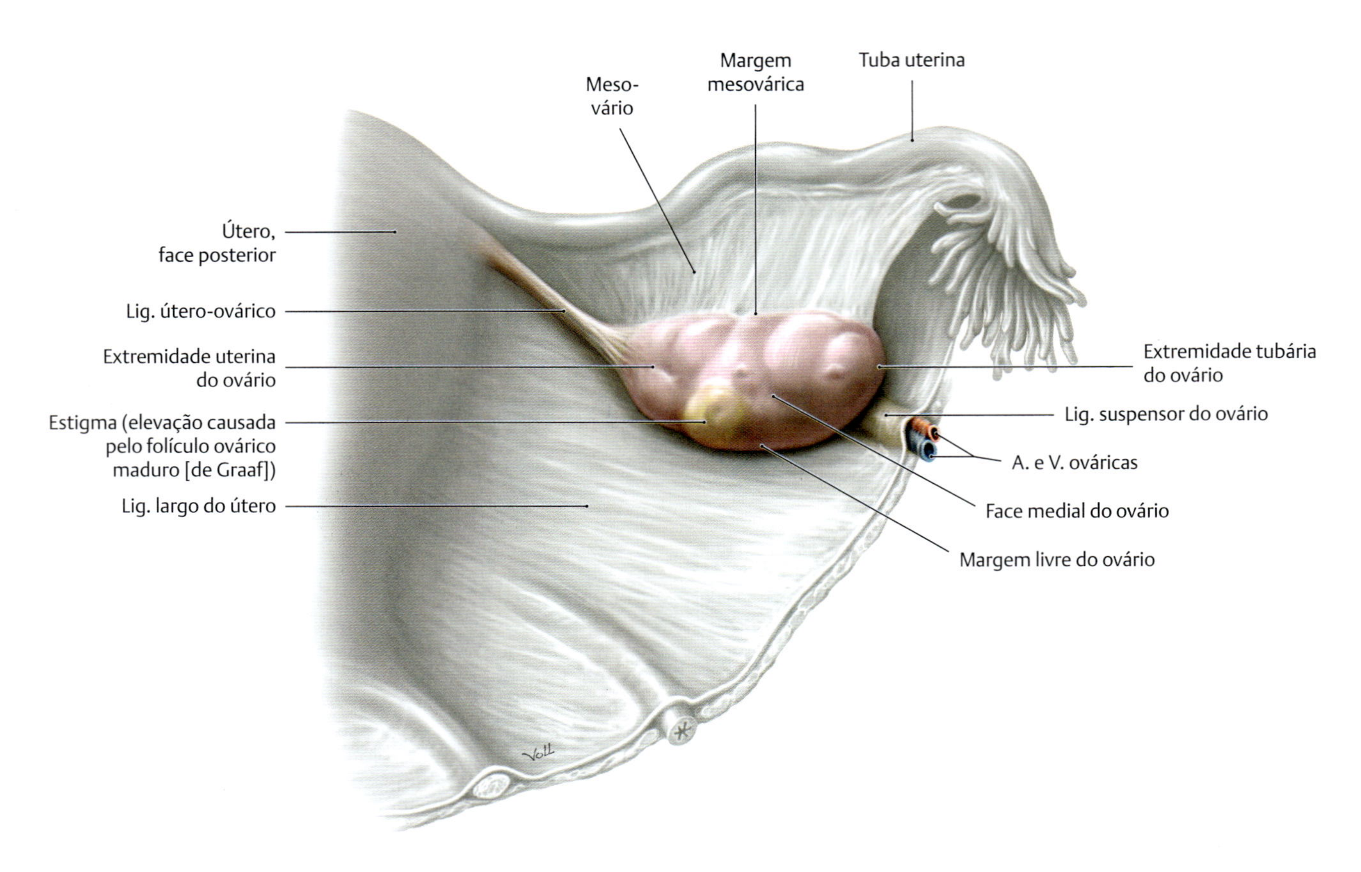

A Ovário

Vista posterior do ovário direito; pregas peritoneais que conduzem os vasos sanguíneos do ovário (Lig. suspensor do ovário, com A. e V. ováricas; Lig. útero-ovárico, com o R. ovárico da A. uterina e as porções do plexo venoso uterino) estão representadas, além de uma parte do útero, a tuba uterina e o Lig. largo do útero. O ovário assim posicionado, *in situ,* encontra-se na fossa ilíaca da pelve.

Observação: Devido à dupla irrigação do ovário por vasos sanguíneos originados da região abdominal superior (adquiridos durante a sua descida) e da área de irrigação do útero (na qual o ovário está finalmente localizado), durante uma intervenção cirúrgica, ambos os sistemas de vasos sanguíneos sempre têm de ser interrompidos.

Na mulher sexualmente madura, o ovário tem 3 a 5 cm de comprimento, o tamanho e a forma de uma ameixa e está organizado em um córtex e uma medula (ver **C**). Ele é recoberto por uma delicada cápsula de tecido conjuntivo (túnica albugínea). Na região do córtex são encontrados folículos em diferentes estágios de desenvolvimento. Eles contêm os oócitos, envolvidos por células epiteliais foliculares e uma camada de tecido conjuntivo (teca folicular). Os hormônios femininos não são produzidos pelos oócitos, mas pelas células ao seu redor. Sendo um órgão intraperitoneal, o ovário apresenta uma cobertura de peritônio sobre sua túnica albugínea e tem uma superfície brilhante.

Observação: A cobertura peritoneal ovariana é denominada — erroneamente — "epitélio germinativo". Entretanto, este "epitélio germinativo" não tem relação com a função de formação de gametas do ovário. Particularmente, o epitélio germinativo (o peritônio!) do ovário não deve ser confundido com o conceito de "epitélio germinativo" no testículo, o qual — corretamente — caracteriza o epitélio seminífero do testículo, que desempenha a função da formação de espermatozoides.

B Mecanismo de captura de oócitos na superfície do ovário

Vista dorsal de um ovário e uma tuba uterina direitos. Tanto a tuba uterina como o ovário são móveis: a tuba, devido à musculatura de sua parede; o ovário, devido à musculatura lisa no Lig. suspensor do ovário e no Lig. útero-ovárico. Com isso, movimentos de rotação e longitudinais do ovário fazem com que as fímbrias do infundíbulo da tuba possam "rastrear" e "sentir" todo o ovário. O movimento de rastreamento para quando a abertura abdominal da tuba tiver se posicionado sobre a elevação do folículo de Graaf (folículo ovárico maduro).

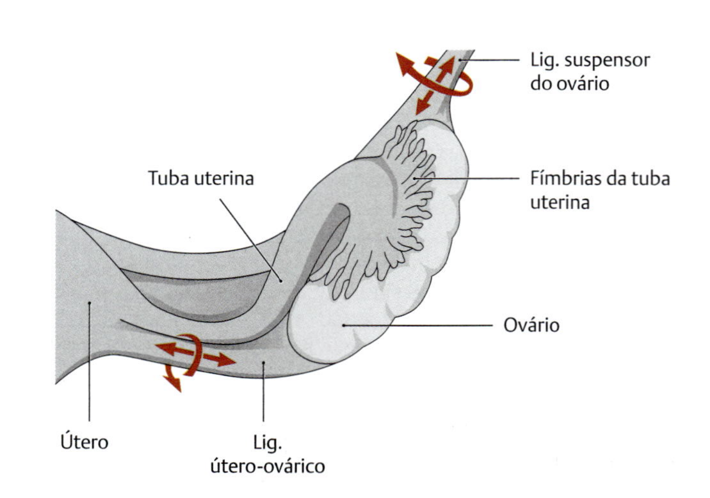

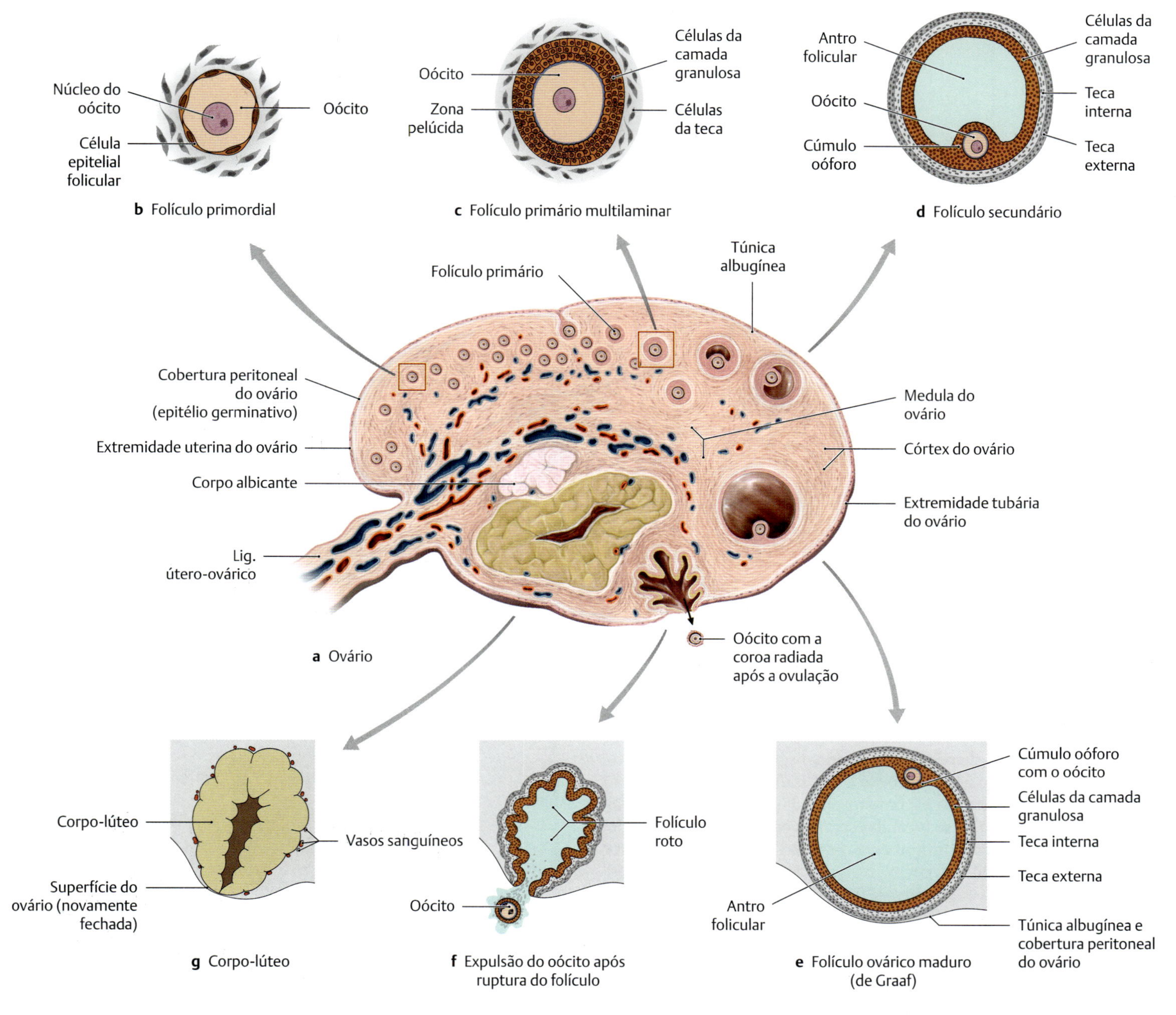

C Maturação dos folículos no ovário

A maturação folicular está representada em sentido horário ao redor do ovário; os estágios dos folículos não estão esquematizados em escala.

- **a Ovário:** estrutura microscópica e estágios foliculares; corte do ovário de uma mulher adulta. Uma medula central (medula do ovário) é envolvida por uma região cortical (córtex do ovário), onde os folículos em diferentes estágios de desenvolvimento estão situados. Na margem inferior está representada a ruptura de um folículo de Graaf com a expulsão do oócito (ovulação). Após a ovulação, o folículo ovárico maduro (de Graaf) se desenvolve inicialmente em um corpo-lúteo, secretando hormônios, e finalmente regride até a formação de um corpo albicante.
- **b Folículo primordial:** epitélio pavimentoso simples ao redor de um oócito; no subsequente folículo primário unilaminar (aqui não representado), o epitélio também é simples, porém cúbico.
- **c Folículo primário multilaminar:** o epitélio (agora formado pelas chamadas células da camada granulosa) é estratificado, e o epitélio e o oócito estão separados pela zona pelúcida, nitidamente visível.
- **d Folículo secundário:** entre as células epiteliais da camada granulosa formam-se fendas preenchidas com líquido, que se fundem em uma cavidade única (cavidade folicular ou antro folicular), contendo o líquido folicular. O tecido conjuntivo situado externamente (estroma ovariano) ao redor do epitélio folicular, organiza-se em uma teca externa e uma teca interna (responsável pela produção de hormônios), que é separada do epitélio da camada granulosa por uma membrana basal.
- **e Folículo terciário ou folículo ovárico maduro (de Graaf):** folículo prestes a se romper, com um grande antro folicular. O oócito encontra-se unido a uma grande coleção de células epiteliais, a coroa radiada, que forma uma elevação excêntrica, o cúmulo oóforo. *Observação*: O folículo ovárico maduro tem um diâmetro de cerca de 2 cm, promovendo uma nítida elevação na superfície do ovário.
- **f Ruptura do folículo e expulsão do oócito (ovulação):** o folículo rompe-se, e o oócito, acompanhado das células do cúmulo oóforo, é lançado na cavidade peritoneal, sendo, de modo geral, capturado pela tuba uterina. Ocorrem sangramentos espontâneos para o antro folicular, formando um corpo hemorrágico.
- **g Corpo-lúteo**: muito ativo na produção de hormônios, origina-se da transformação do corpo hemorrágico. Caso não ocorra a fecundação, ele "degenera" (corpo-lúteo menstrual). Havendo a fecundação, o corpo-lúteo permanece (agora corpo-lúteo da gravidez) durante os primeiros três meses — estimulado por meio de hormônios do zigoto — até que seja substituído pela placenta, na produção de hormônios.

5.9 Gravidez e Parto

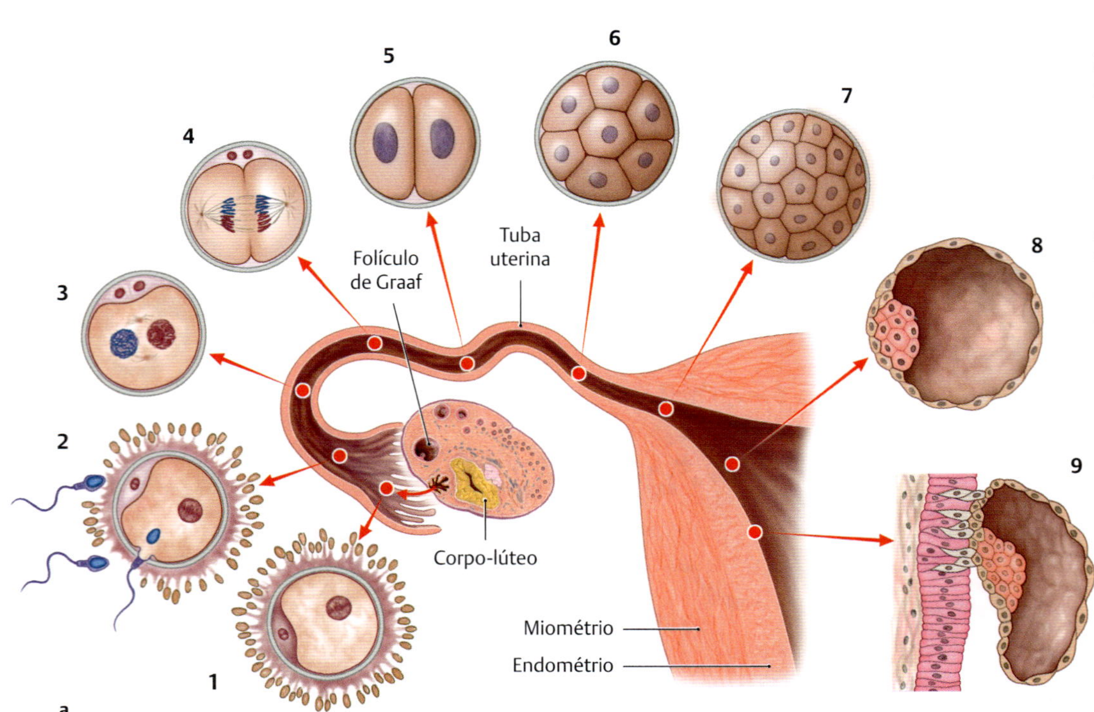

1 Oócito imediatamente após a ovulação
2 Fertilização em cerca de 12 horas
3 Pró-núcleos masculino e feminino com subsequente formação de zigoto
4 Primeira divisão de clivagem
5 Estágio de duas células (30 h)
6 Estágio de mórula (3º dia)
7 Entrada no lúmen uterino (4º dia)
8 Blastocisto (4º ao 5º dia)
9 Início da implantação (5º ao 6º dia)

Implantação na tuba uterina
Implantação no ovário (epitélio peritoneal)
Implantação na cavidade peritoneal (epitélio peritoneal)
Implantação na escavação retouterina
Implantação no colo do útero
b

A Fases de migração do oócito fertilizado e locais de gravidez extrauterina

a Fases de migração do oócito fertilizado: fisiologicamente, o zigoto migra em direção ao útero. O oócito é fertilizado na tuba uterina, normalmente na ampola. Os espermatozoides chegam até aí por meio do movimento ativo de suas caudas contra a corrente de secreção do epitélio tubário, logo, positivamente reotático. Em seguida, a mesma corrente de secreção movimenta o zigoto em direção à cavidade do útero. Durante a sua migração pela tuba, o zigoto passa por diferentes estágios de desenvolvimento. Cerca de 6 dias após a ovulação, ele se implanta no endométrio preparado na fase secretora.

b Locais de gravidez extrauterina: sob condições patológicas, um oócito fertilizado pode sofrer nidação em diferentes locais fora da cavidade do útero:

- Em segmentos próximos ao útero (gravidez tubária) ou
- Dentro da cavidade peritoneal (gravidez peritoneal).

Em uma gravidez tubária (p. ex., em consequência de aderência da túnica mucosa tubária devido a processo inflamatório, impedindo a migração do zigoto), devido às restritas condições no lúmen da tuba, existe o perigo de ruptura da parede tubária e, consequentemente, sangramento para a cavidade peritoneal, evento potencialmente fatal.

B Posição do útero na gravidez

a Vista anterior; **b** Vista pelo lado esquerdo.

O fundo do útero pode ser palpado em diferentes alturas nos vários meses lunares (mês lunar = período de 28 dias) da gravidez.

Observação: Com o início do 10º mês lunar, o fundo do útero vira-se em direção anterior, e, em seguida, ele se abaixa e fica mais profundo do que no 9º mês lunar.

O útero muito aumentado, no fim da gravidez, comprime praticamente todos os órgãos no abdome e na pelve. Se a gestante estiver em decúbito dorsal, pode ocorrer até mesmo compressão da V. cava inferior, com redução do retorno venoso para o coração. Em condições de emergência, consequentemente, a grávida deve sempre ser colocada em decúbito lateral *esquerdo*, de modo a evitar compressão vascular.

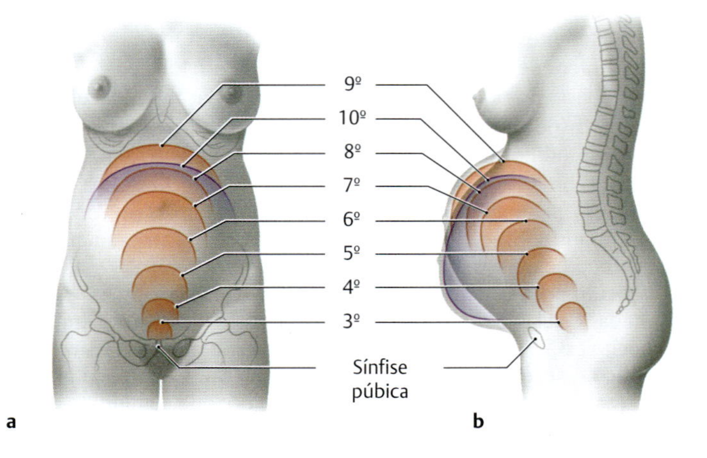

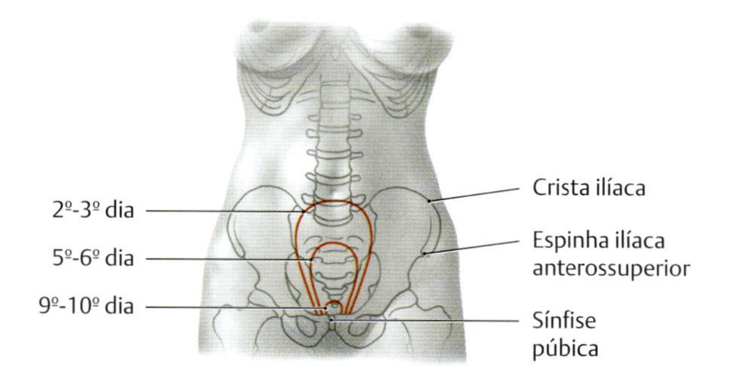

C Regressão pós-parto do útero

Vista anterior. O fundo do útero pode ser palpado e avaliado clinicamente em diferentes alturas durante a regressão pós-parto do útero. Pontos ósseos palpáveis (crista ilíaca, espinha ilíaca anterossuperior, sínfise púbica) podem ser utilizados para uma orientação aproximada sobre a posição da altura do fundo do útero.

Diâmetro diagonal
Diâmetro verdadeiro
Plano da abertura superior da pelve
Tubérculo púbico
Sínfise púbica
Corpo vertebral L V
Promontório
Linha terminal
Cóccix
Cerca de 60°
Cerca de 15°
Diâmetro reto (plano da abertura inferior da pelve)
a

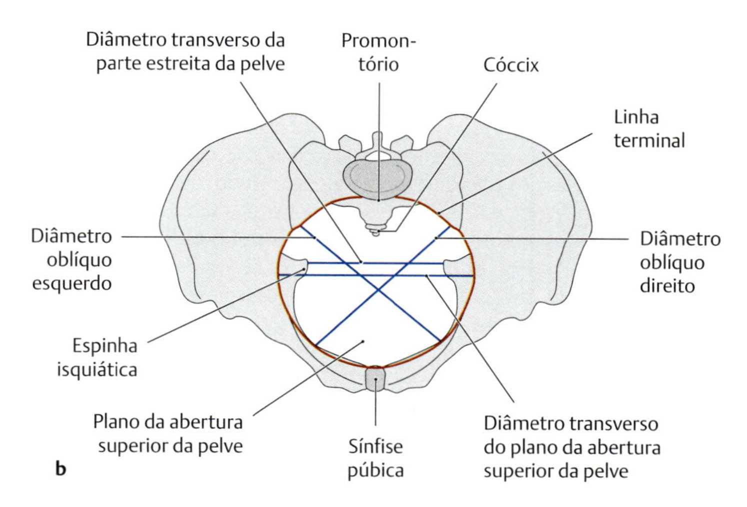

D Importantes medidas pélvicas sob o ponto de vista obstétrico: planos da pelve

a Vista pelo lado esquerdo da metade da pelve feminina em corte mediano.

b Vista superior da pelve feminina.

Durante o parto, o feto atravessa vários planos da pelve materna. Em consequência, as medidas anteroposteriores (extensão menor da pelve em direção sagital!) têm maior importância clínica. A pelve tem o menor comprimento anteroposterior no chamado diâmetro verdadeiro, a menor distância da face posterior da sínfise púbica ao promontório da base do sacro. Essa distância não deve ultrapassar 11 cm; caso contrário, um parto vaginal pode ser impedido ou até mesmo impossível. Em relação ao feto, é fundamental se observar a medida da cabeça, principalmente o diâmetro anteroposterior (o maior). **E** resume as mais importantes medidas da pelve.

E Medidas internas da pelve na mulher

Denominação	Definição	Comprimento
Diâmetro verdadeiro	Distância entre o promontório e a parte mais posterior da sínfise púbica	11 cm
Diâmetro diagonal	Distância entre o promontório e a margem inferior da sínfise púbica	12,5 a 13 cm
Diâmetro reto	Distância entre a margem inferior da sínfise púbica e a extremidade do cóccix	9 (+ 2) cm
Diâmetro transverso	Distância maior entre as linhas terminais	13 cm
Diâmetro transverso da parte estreita da pelve	Distância entre as espinhas isquiáticas	11 cm
Diâmetros oblíquos direito (I) e esquerdo (II)	Distância entre a articulação sacroilíaca, na altura da linha terminal, e a eminência iliopectínea do lado oposto	12 cm

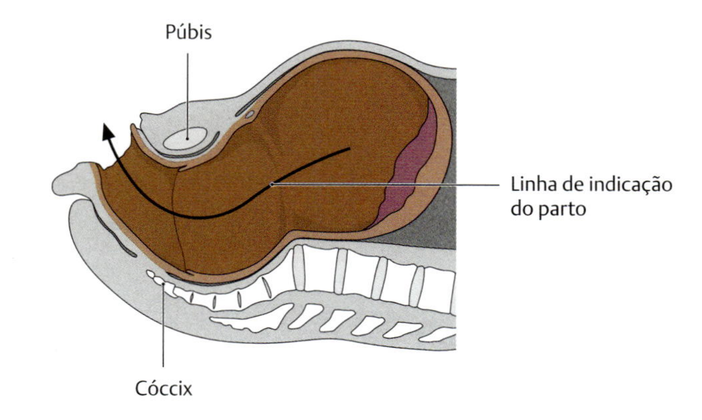

F Canal do parto na fase de expulsão (segundo Rauber/Kopsch)

O colo do útero, a vagina e o diafragma da pelve estão distendidos no chamado canal do parto. A cabeça do feto, que sempre sofre rotação com seu diâmetro maior (anteroposterior) se adaptando ao diâmetro maior do respectivo plano da pelve, segue a linha de referência. Normalmente, o parto ocorre em uma posição de tal forma que a parte posterior da cabeça do feto (occipúcio) volta-se anteriormente. O occipúcio do feto orienta-se para a sínfise púbica.

5.10 Órgãos Genitais Masculinos: Glândulas Genitais Acessórias

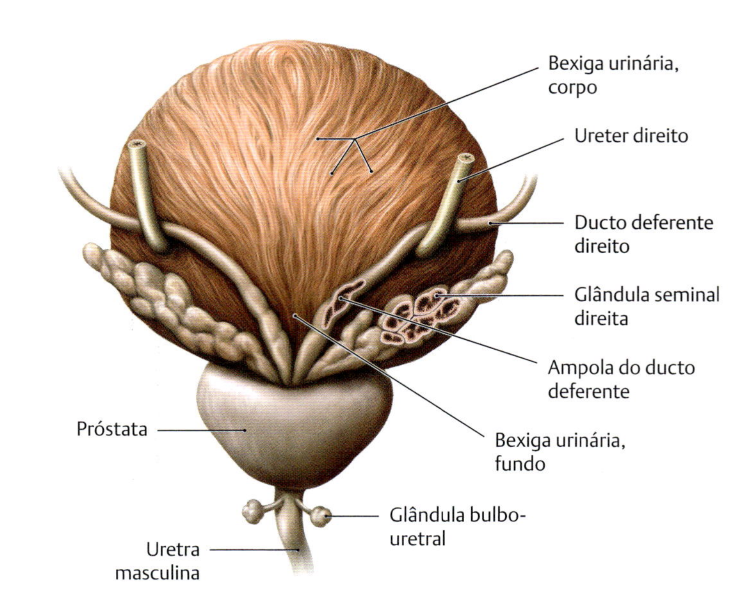

A Glândulas genitais acessórias (próstata, glândulas seminais e glândulas bulbouretrais)

Vista posterior da bexiga urinária, da próstata, das glândulas seminais e das glândulas bulbouretrais; o peritônio e a fáscia visceral da pelve foram completamente retirados; para melhor orientação, foram mantidos pequenos segmentos dos dois ureteres e dos dois ductos deferentes. As **glândulas seminais** constituem-se de dois tubos de cerca de 15 cm de comprimento, que se encontram enovelados e *in situ* apresentam um comprimento de cerca de 5 cm. A secreção das glândulas seminais constitui cerca de 70% do volume do ejaculado, é levemente alcalina (pH 7,4) e rica em frutose (fornecedor de energia para os espermatozoides). O termo "vesícula seminal" é errôneo, uma vez que a glândula não contém espermatozoides (células do sêmen). O ducto excretor da glândula seminal se une ao ducto deferente para formar o ducto ejaculatório, que atravessa a próstata. As glândulas seminais se formam a partir do epitélio dos ductos de Wolff, e se situam lateralmente aos ductos deferentes, também originados dos ductos de Wolff. As **glândulas bulbouretrais** situam-se no M. transverso profundo do períneo e desembocam com seus ductos, de cerca de 2 a 4 cm de comprimento, dorsalmente na uretra. A secreção é fluida e prepara a uretra para a passagem dos espermatozoides. Para a próstata, ver **B**.

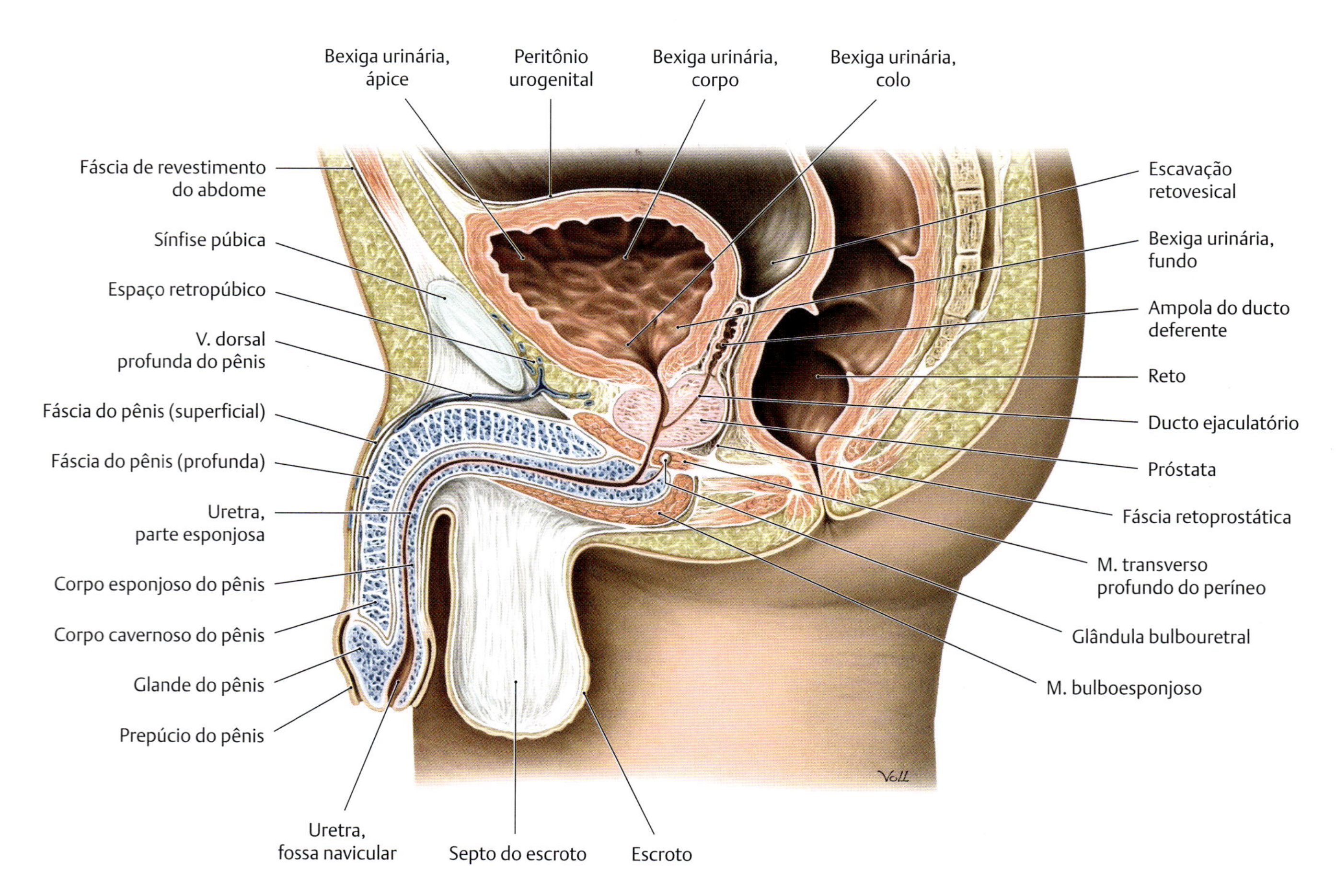

B Próstata *in situ*

Corte sagital da pelve masculina. Vista pelo lado esquerdo; a bexiga urinária e o reto foram abertos. Para um entendimento maior das relações peritoneais e da associação da glândula seminal com a próstata e a uretra, a figura foi composta a partir de vários planos: a ampola do ducto deferente, situada em posição paramediana, está um pouco elevada e, da mesma forma que com o ducto ejaculatório e a glândula bulbouretral esquerda, foi projetada medialmente. A próstata se situa na saída da bexiga urinária e envolve a uretra (ver **C**). Posteriormente, ela se limita com a parede anterior do reto, do qual está separada por uma fáscia de tecido conjuntivo. A próstata não tem qualquer contato com o peritônio, pois ela se situa completamente no espaço extraperitoneal da pelve. Por sua vez, a cúpula das glândulas seminais (aqui não visualizadas) é recoberta pelo peritônio.

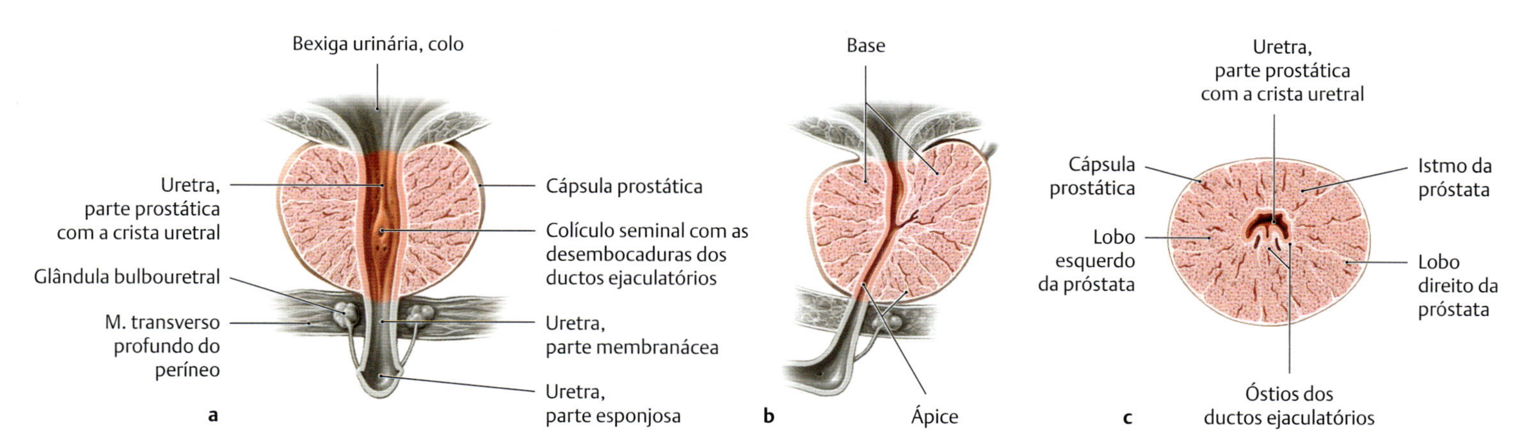

C Posição periuretral da próstata

a Corte frontal (vista anterior); **b** Corte sagital (vista pelo lado esquerdo); **c** Corte horizontal (vista superior), todos através da próstata e da uretra masculina.

Na próstata, que tem um tamanho aproximado de uma castanha, podem-se distinguir dois lobos laterais (lobos direito e esquerdo), que são unidos posteriormente pelo lobo médio e, anteriormente, pelo istmo da próstata. Toda a glândula é envolvida por uma densa cápsula de tecido conjuntivo (cápsula prostática). Do ponto de vista embriológico, a próstata é um derivado do epitélio da uretra: um brotamento epitelial, que inicialmente cresce apenas posteriormente, envolvendo, em seguida, a uretra (parte prostática da uretra). Histologicamente, a próstata é constituída por 30 a 50 glândulas tubuloalveolares, que desembocam na parte prostática da uretra por meio de cerca de 20 ductos excretores. A secreção prostática constitui cerca de 30% do volume do ejaculado. Ela contém importantes substâncias para a motilidade dos espermatozoides. A secreção é clara, fluida e levemente ácida (pH 6,4). Os níveis sanguíneos de proteína presente na secreção prostática (o antígeno prostático específico, PSA) frequentemente estão aumentados nos tumores malignos da próstata.

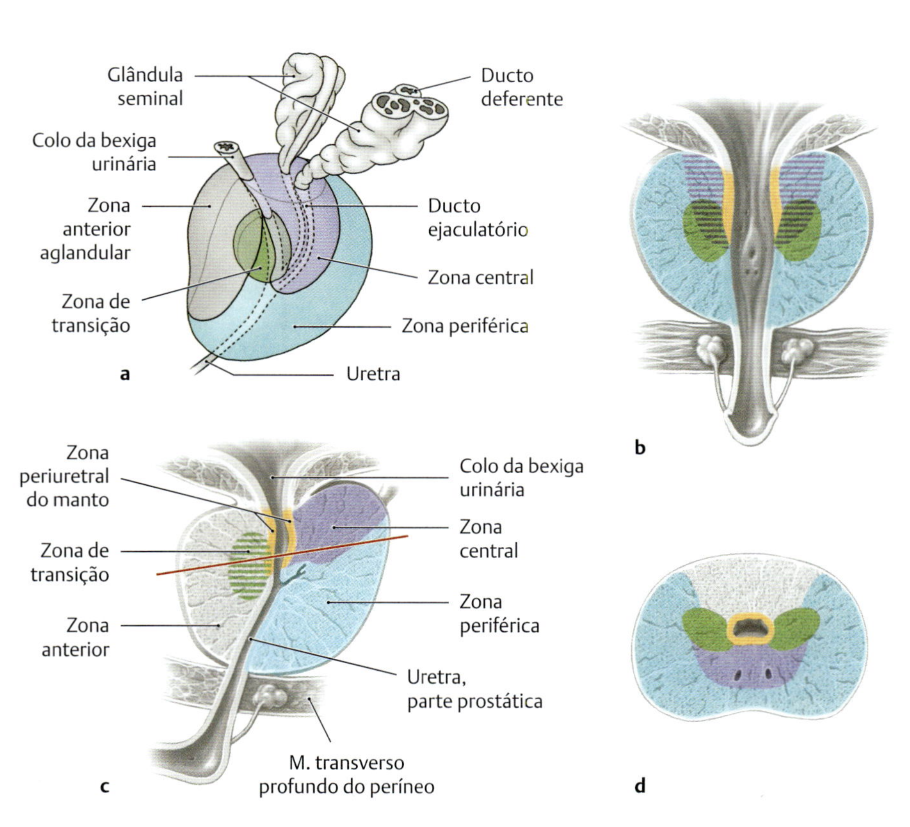

D Medidas das glândulas genitais acessórias

Próstata	
Diâmetro anteroposterior	Cerca de 2 a 3 cm
Largura	Cerca de 4 cm
Espessura	Cerca de 1 a 2 cm
Glândulas	Cerca de 40 lóbulos
Sistema de ductos	Cerca de 20 ductos
Secreção	pH 6,4; rica em enzimas
Massa	Cerca de 20 g
Glândula seminal	
Comprimento	
– enovelada	Cerca de 3 a 5 cm
– esticada	Cerca de 15 cm
Secreção	pH 7,4; rica em frutose
Glândula bulbouretral	
Tamanho	Tamanho de uma ervilha
Comprimento dos ductos	Cerca de 4 cm

E Subdivisão clínico-histológica da próstata em zonas (segundo McNeal)

Representação esquemática da próstata (**a**) em três planos de corte: **b** corte frontal, **c** corte sagital, **d** corte horizontal.

A organização da próstata mais utilizada na prática clínica baseia-se nos estudos de *McNeal*. O ponto de orientação anatômica é a parte prostática da uretra, que se dobra ligeiramente em direção anterior (35°) na altura do colículo seminal, e é dividida em um segmento proximal e um distal (**b** e **Cb**). Na altura do colículo seminal encontra-se a desembocadura do utrículo prostático (resquício dos ductos paramesonéfricos de Muller), tendo a seu lado as aberturas dos ductos ejaculatórios. Ao redor do segmento proximal da uretra, observa-se a *zona periuretral*, em formato de manguito. Em ambos os lados dessa zona, a *zona de transição* é composta por dois lobos glandulares parauretrais, que, no total, perfazem apenas aproximadamente 5% do parênquima prostático. Por trás dessa zona, encontra-se uma região cuneiforme que se projeta em direção cranial, a *zona central*, compreendendo cerca de 25% do parênquima prostático. Ela é atravessada pelos dois ductos ejaculatórios e pelo utrículo prostático. Para trás, lateral e caudalmente, encontra-se associada a *zona periférica*, correspondendo a aproximadamente 70% da massa do órgão. Anteriormente, o parênquima prostático é constituído por uma *zona aglandular*, com estroma fibromuscular.

Observação: Enquanto aproximadamente 70% dos carcinomas malignos de próstata estão localizados na zona periférica, geralmente próximos à cápsula prostática, na hiperplasia benigna da próstata ocorre mais frequentemente aumento nítido da zona de transição (ver p. 356).

5.11 Tumores da Próstata: Carcinoma e Hiperplasia; Exames Preventivos

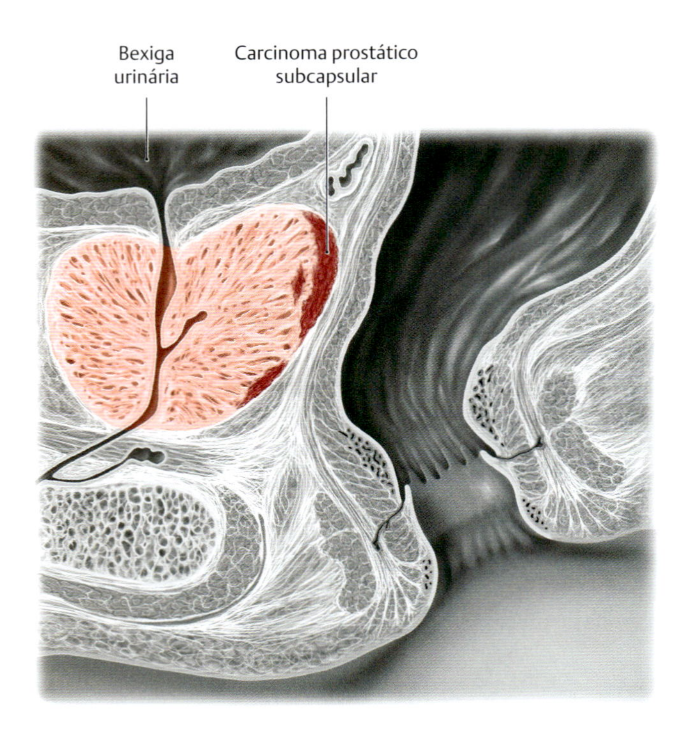

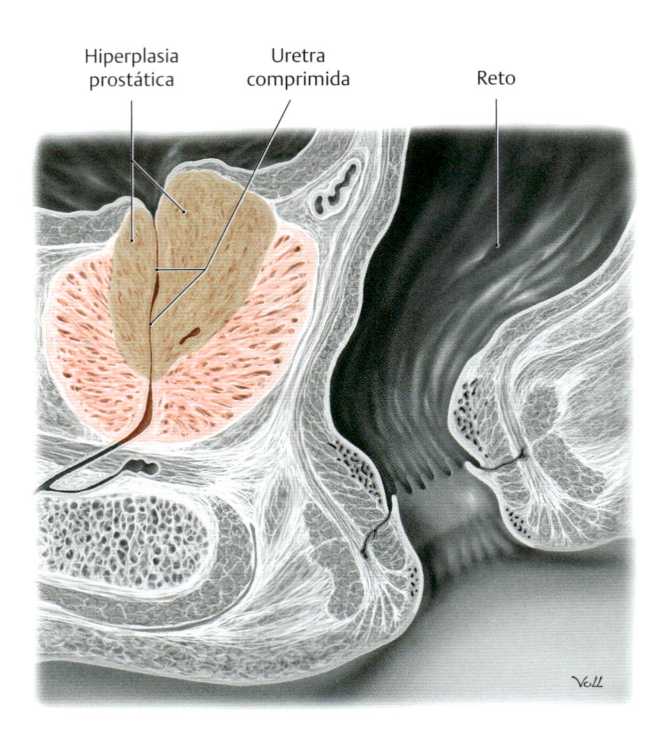

A Carcinoma de próstata

O carcinoma de próstata é o mais frequente tumor urológico do homem, sendo que 95% desses carcinomas são encontrados em homens entre 45 e 89 anos, com uma idade média de 70 anos no diagnóstico inicial. Na Alemanha, anualmente são diagnosticados quase 50.000 casos de carcinoma de próstata. Com uma parcela de 10%, estão aproximadamente em 3º lugar entre as causas de morte por câncer nos homens. Na maioria dos casos (85%), o carcinoma de próstata se origina na zona periférica (ver p. 355). Devido à localização periférica predominante, as manifestações típicas frequentemente se desenvolvem somente quando o tumor progride além de seu local de origem. Como consequência, as manifestações típicas frequentemente já indicam a ocorrência de metástases ósseas: lombalgia, ciatalgia e dor que se propaga para a pelve. Quase 50% dos pacientes nos quais um tumor maligno é diagnosticado desenvolvem metástase e, consequentemente, um estágio incurável da doença. Um diagnóstico precoce é, portanto, absolutamente necessário, de modo a aumentar o tempo de sobrevida. Atualmente, são utilizados três exames de rotina para o rastreamento de câncer de próstata (ver **C**, **D** e **E**):

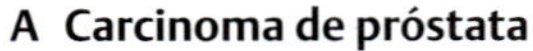

- A dosagem do antígeno prostático específico (PSA)
- Toque retal
- A ultrassonografia transretal (USTR).

Conceitos de terapia: Basicamente, o estágio do carcinoma de próstata no momento do diagnóstico define a opção de tratamento. O carcinoma de próstata limitado ao órgão é tratado habitualmente de forma cirúrgica (prostatectomia radical) ou irradiação (p. ex., braquiterapia). Devido à dependência acentuada do tumor pela testosterona, realiza-se frequentemente um tratamento contra os hormônios androgênicos em tumores progressivos, ou seja, redução da secreção de testosterona pela eliminação da secreção de GnRH (hormônio liberador de gonadotrofinas) com substâncias sintéticas análogas ao GnRH, as quais ocupam os receptores para GnRH na hipófise de forma duradoura (a chamada castração funcional).

B Hiperplasia benigna da próstata (HBP)

A hiperplasia benigna da próstata é o tumor mais frequente dos homens idosos. Trata-se de uma alteração estrutural acompanhada por remodelação nodular, em particular da zona de transição (ver p. 355) e frequentemente também da zona periuretral, que é provocada pela hiperplasia. A hiperplasia afeta tanto o estroma quanto o parênquima glandular (hiperplasia fibromuscular/glandular) e causa aumento de tamanho da zona de transição e, consequentemente, de toda a próstata. O acometimento é sobretudo das áreas imediatamente adjacentes à uretra. Devido à compressão, ocorrem progressivos distúrbios durante a micção. Entre estes estão incluídos intervalos de micção reduzidos e jatos finos de urina. A micção exige um esforço inicial maior, além de haver polaciúria (eliminação frequente de pequenos volumes de urina). Em um estágio subsequente, ocorre a progressiva obstrução da saída da bexiga urinária devido à hipertrofia muscular da sua parede (bexiga trabeculada), até a formação de urina residual e refluxo de urina, com progressiva dilatação bilateral dos ureteres e do sistema pielocalicial dos rins.

Procedimentos diagnósticos: Além da anamnese e do toque retal (próstata nitidamente aumentada, edemaciada e bem delimitada), o tamanho e as alterações estruturais da próstata, além do volume de urina residual, podem ser determinados com o auxílio da ultrassonografia transvesical ou transretal. O real volume do fluxo de urina pode ser determinado com a urofluxometria (o valor normal para o volume máximo de fluxo de urina se encontra entre 15 e 40 mℓ/s). O antígeno prostático específico (PSA, ver **D**) também pode estar aumentado em um carcinoma.

Opções de tratamento: Além da conduta expectante (a hiperplasia às vezes sofre interrupção espontânea), medidas conservadoras podem ser utilizadas, e que, frequentemente, aliviam os sintomas (fitoterapia, terapia antiadrenérgica e tratamento com hormônios antiandrogênicos – lembre-se da dependência da hiperplasia da testosterona!). No tratamento cirúrgico, em primeiro plano existe a chamada *ressecção prostática transuretral*. Neste caso, pequenos fragmentos do parênquima prostático são "cortados" com o auxílio de uma alça elétrica e retirados da bexiga urinária com o instrumental cirúrgico.

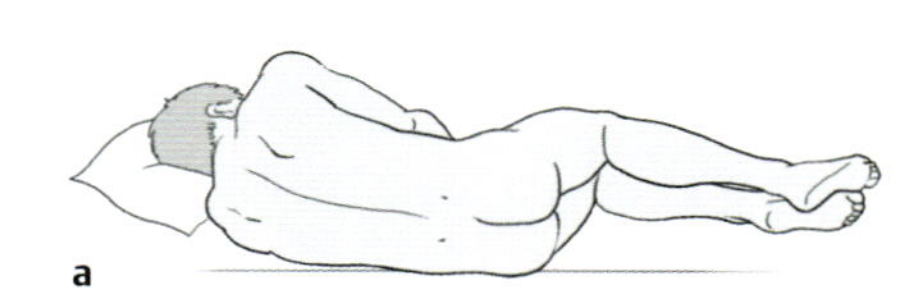

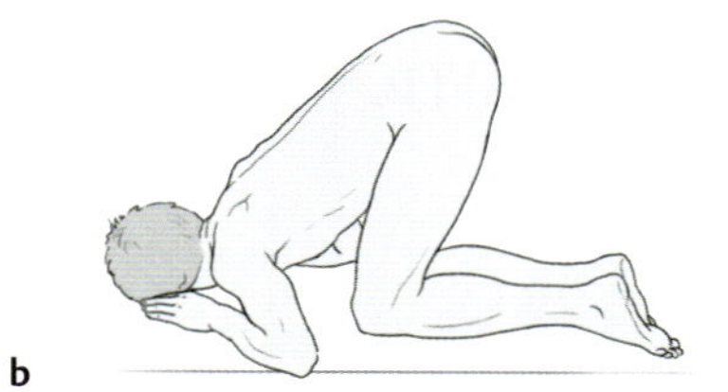

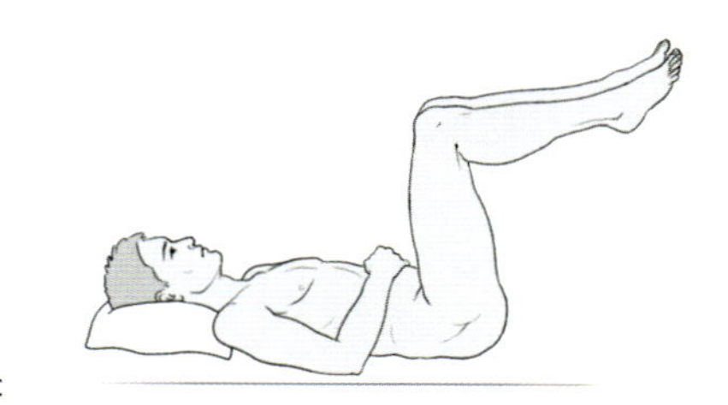

C Palpação da próstata
a Decúbito lateral esquerdo; **b** Posição de apoio com joelhos e cotovelos; **c** Posição de litotomia; **d** O toque retal é um importante exame preventivo, e deve ser realizado em todos os homens a partir dos 40 anos, uma vez por ano. Pode ser realizado em posições de apoio nos joelhos e cotovelos, litotomia ou decúbito lateral, e deve sempre ser iniciado com uma inspeção retal. Em cerca de 7 a 8 cm de profundidade, a próstata pode ser palpada através da parede anterior do reto (**d**). São avaliados o tamanho, a superfície e a consistência de ambos os lobos, o sulco em posição mediana, a mobilidade da túnica mucosa do reto e a delimitação em relação aos tecidos adjacentes. Uma próstata normal tem o tamanho aproximado de uma castanha e apresenta a consistência de uma eminência hipotenar tensa. Na hiperplasia prostática benigna (ver **B**), a superfície – apesar do significativo aumento de tamanho – costuma ser lisa e bastante móvel em relação à túnica mucosa retal. No carcinoma de próstata (ver **A**), a superfície é endurecida e parcialmente protuberante, com mobilidade restrita em relação à túnica mucosa. Já uma próstata macia, mal delimitada e sensível à pressão corresponde a inflamação.

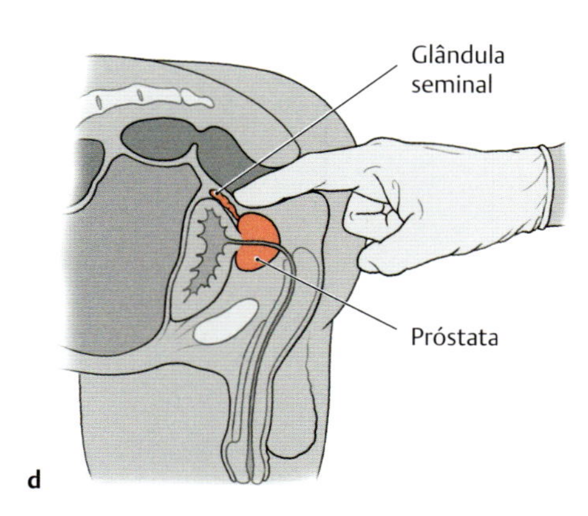

D Detecção do antígeno prostático específico (PSA)

O antígeno prostático específico (PSA) é uma serino-protease, que preferencialmente é produzida pelas ativas células epiteliais secretoras dos alvéolos prostáticos. Ele contribui para a manutenção da fluidez da secreção viscosa das glândulas seminais no ejaculado. Portanto, o PSA é uma enzima normal do homem saudável, que se apresenta fisiologicamente em baixas concentrações no sangue circulante e existe tanto na forma livre (PSA livre) quanto na forma ligada (PSA ligado). Os níveis séricos do PSA total normalmente se encontram abaixo de 4 ng/mℓ, embora haja variações, de acordo com os indivíduos. Como a produção de PSA pelas células cancerosas pode ser até 10 vezes maior do que a das células prostáticas normais, os valores de PSA são adequados – com certas restrições – como um marcador de tumores. Em um carcinoma de próstata, valores pouco aumentados (4 a 10 ng/mℓ) são encontrados em 25% dos casos, e valores muito aumentados (mais de 10 ng/mℓ) são encontrados em mais de 50% dos casos. Entretanto, como ocorre elevação dos níveis sanguíneos de PSA também em outras doenças benignas (hiperplasia prostática benigna, prostatite crônica), assim como nas atividades esportivas (corrida, ciclismo) ou em condições comuns, p. ex., constipação intestinal, o valor do PSA para o diagnóstico precoce do carcinoma de próstata é, em parte, controverso.

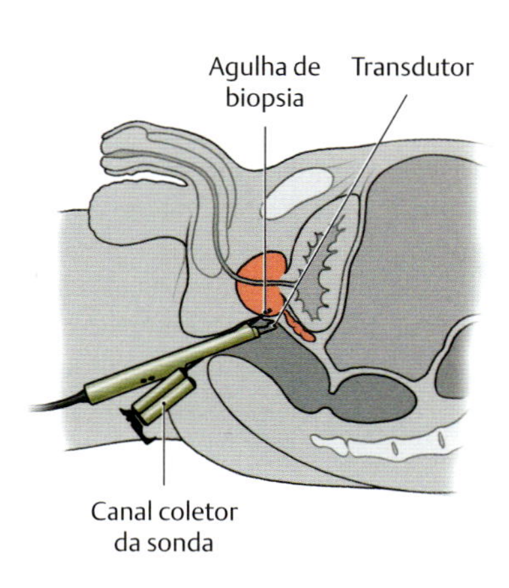

Posição do transdutor

a

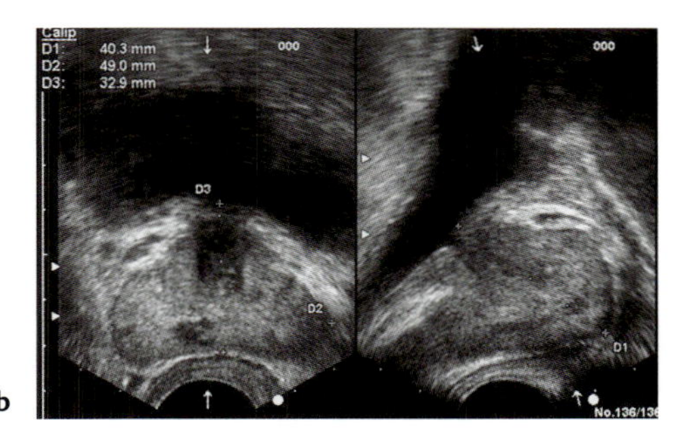

E Ultrassonografia transretal (USTR)
a Introdução do transdutor no reto; **b** Demonstração da próstata em planos transversal e sagital para a determinação do volume da próstata (de: Dietrich Ch, Hrsg. Endosonographie, Lehrbuch und Atlas des endoskopischen Ultraschalls. Stuttgart: Thieme; 2008).

A ultrassonografia transretal da próstata é um procedimento simples, rápido e barato, e, por isso, o primeiro exame de imagem utilizado para o diagnóstico de doenças da próstata. Para este exame, o transdutor envolvido por um preservativo lubrificado com gel é introduzido no reto. Este procedimento possibilita um acoplamento ideal na parede anterior do reto sem provocar interferência de gases ou de fezes. Com uma frequência de 7,5 MHz, o parênquima pode ser demonstrado a uma profundidade de 1 a 5 cm, com uma imagem de alta definição. Para a melhor orientação, a demonstração é feita inicialmente no plano transversal. Por meio da oscilação do transdutor, subsequentemente a próstata também pode ser avaliada no plano sagital. Com o auxílio de ambos os planos, pode-se determinar o tamanho exato – e, portanto, o volume – da próstata.

F Biopsia de próstata sob controle da ultrassonografia transretal (USTR)
Para a análise histológica de um carcinoma de próstata, realiza-se uma biopsia transretal (*punch*), controlada por ultrassonografia. Neste caso, a USTR possibilita que a agulha de biopsia seja colocada em áreas sistematicamente selecionadas da próstata ou em nódulos palpáveis, ou, ainda, em regiões suspeitas. Neste procedimento, a agulha de biopsia é instalada em um canal condutor posicionado sobre a sonda retal, de modo que a agulha seja visualizada. Desta maneira, áreas com suspeita de tumor são observadas de modo adequado. Na biopsia *punch*, habitualmente 8 a 18 cilindros de tecido prostático são coletados e, depois, processados para o exame histológico. O valor dos achados histológicos é limitado, devido ao fato de a biopsia incluir apenas partes da próstata.

5.12 Órgãos Genitais Masculinos: Escroto, Testículo e Epidídimo

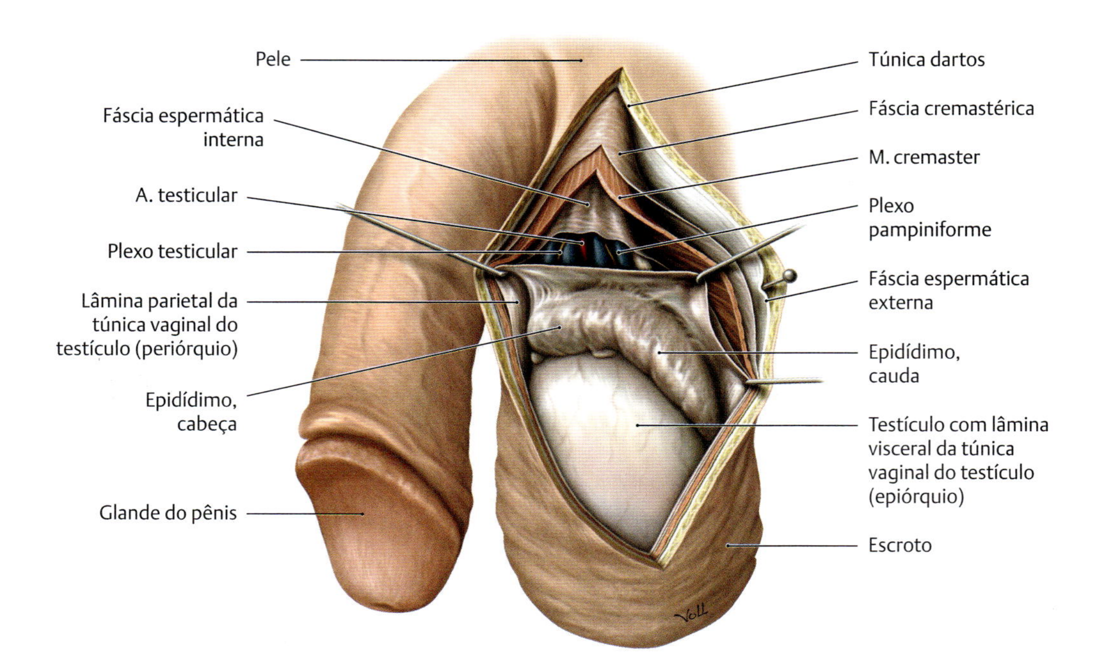

A Escroto e envoltórios testiculares *in situ*

Vista pelo lado esquerdo; o escroto foi aberto em camadas. O testículo é um órgão par, com o tamanho e o formato de uma ameixa (comparar com **D**) e que é dividido por septos de tecido conjuntivo em cerca de 350 lóbulos testiculares. As camadas do escroto com o testículo e com o funículo espermático são derivadas das camadas da parede anterior do abdome devido à descida dos testículos (ver **E** e *Prometheus*, *Anatomia Geral e Aparelho Locomotor*). Durante a descida testicular, o testículo adquire um prolongamento peritoneal digitiforme (processo vaginal peritoneal). Ao atravessar o canal inguinal que, normalmente, é obliterado em direção à cavidade peritoneal no anel inguinal interno. O peritônio forma então, no escroto, um compartimento extraperitoneal (prolongamento peritoneal) completamente fechado ao redor (túnica vaginal do testículo) com uma lâmina visceral (epiórquio) e uma lâmina parietal (periórquio). O epidídimo encontra-se externamente a esse prolongamento peritoneal. O acúmulo de líquido seroso no espaço entre as duas lâminas peritoneais (hidrocele) pode causar problemas ao testículo devido ao aumento de pressão. Não raramente, entretanto, o prolongamento peritoneal permanece aberto e pode representar um ponto de saída para uma hérnia inguinal congênita (ver *Prometheus*, *Anatomia Geral e Aparelho Locomotor*).

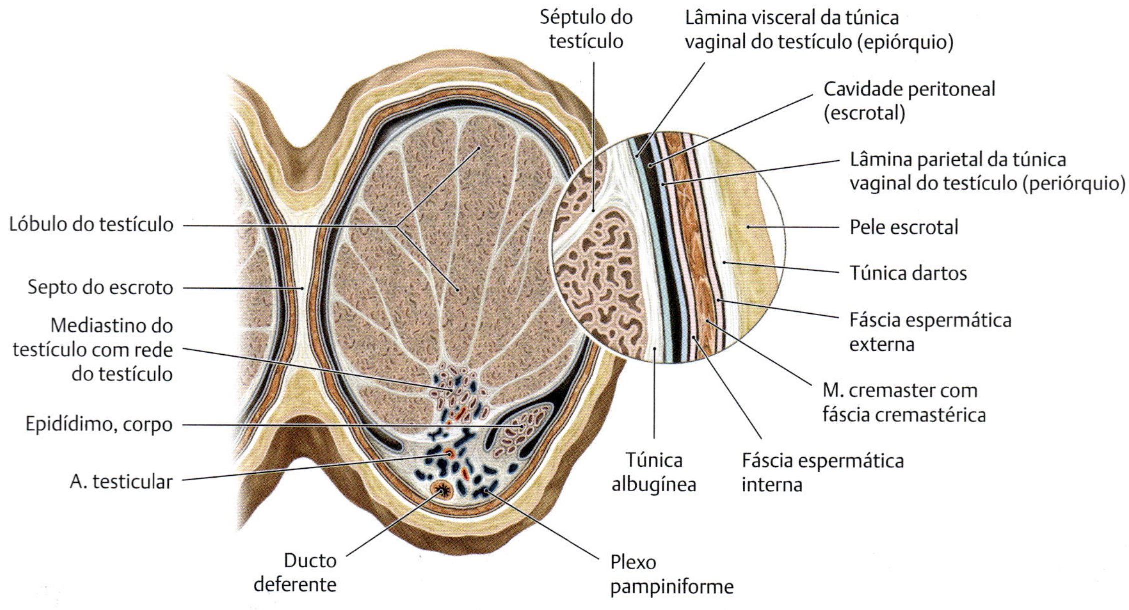

B Escroto e envoltórios testiculares em corte

Corte horizontal do testículo direito. Vista superior. O detalhe da imagem aumentada mostra as camadas individuais dos envoltórios testiculares. O testículo é envolvido por uma resistente cápsula de tecido conjuntivo (túnica albugínea). Da região do mediastino do testículo partem, radialmente, para a túnica albugínea, delgados septos de tecido conjuntivo (séptulos do testículo), subdividindo o testículo em cerca de 350 a 370 lóbulos (lóbulos do testículo), que contêm os túbulos seminíferos (ver **C**). Os túbulos seminíferos atuam na formação dos espermatozoides (espermatogênese). Células incluídas no tecido conjuntivo intersticial testicular (células de Leydig) produzem a testosterona.

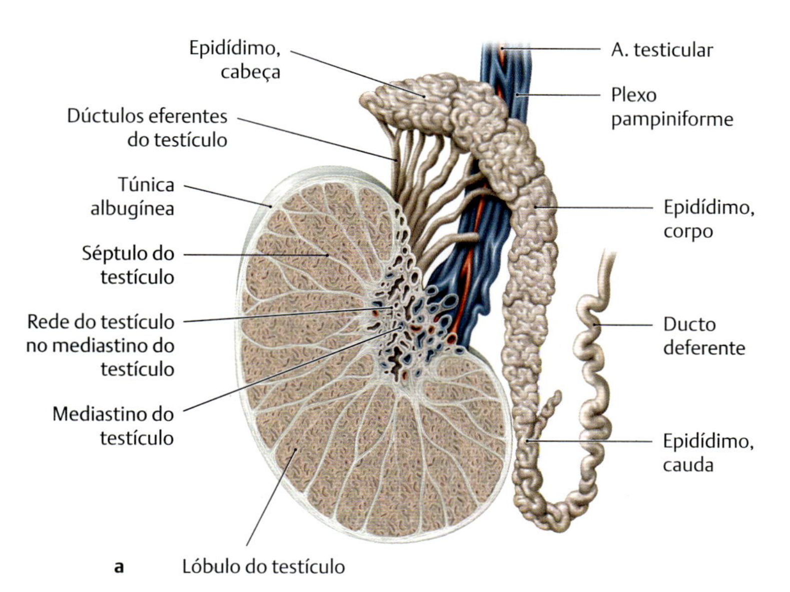

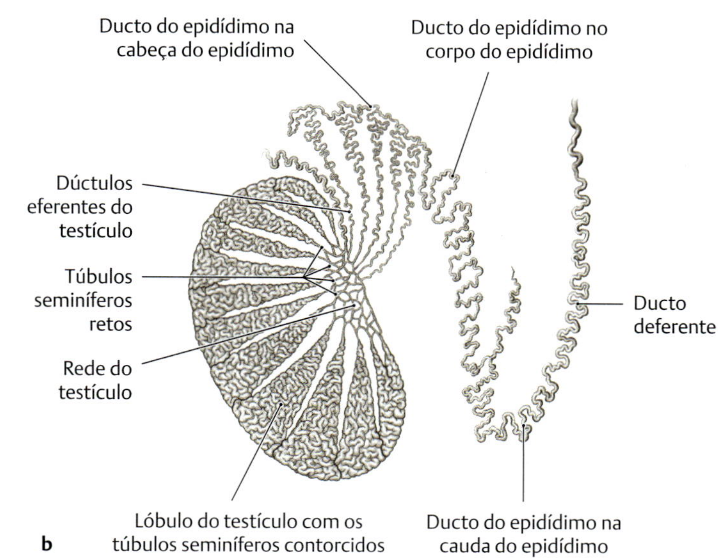

C Estrutura do testículo e epidídimo

Vista pelo lado esquerdo do testículo e do epidídimo esquerdos; o testículo está seccionado e o epidídimo está afastado da superfície do testículo. Os lóbulos do testículo cuneiformes contêm os **túbulos seminíferos** (quando esticados, apresentam cerca de 20 cm de comprimento; enovelados, como se apresentam nos testículos, têm cerca de 3 cm de comprimento), onde se realiza a espermatogênese. Entre os túbulos seminíferos encontram-se — não são mostradas aqui — as células intersticiais de Leydig (produção de andrógenos). Os túbulos seminíferos *retos*, subsequentes aos túbulos seminíferos contorcidos, são curtos túbulos que conduzem à rede do testículo (uma rede de espaços anastomosados com revestimento epitelial) que, por sua vez, leva aos cerca de 12 dúctulos eferentes do testículo e que desembocam no epidídimo. O **epidídimo**, que se situa posteriormente ao testículo, é um órgão de armazenamento e de maturação dos espermatozoides. A cabeça do epidídimo é constituída principalmente pelos dúctulos eferentes do testículo; o corpo e a cauda do epidídimo são formados a partir do ducto do epidídimo intensamente enovelado (que esticado tem cerca de 6 metros de comprimento). Na cabeça do epidídimo, os dúctulos eferentes do testículo desembocam no ducto do epidídimo e a partir da sua cauda o epidídimo desemboca no ducto deferente.

Observação: O testículo e o epidídimo situam-se no escroto *fora* da cavidade abdominal, uma vez que no interior da cavidade abdominal (temperatura mais elevada do corpo!) não se realiza espermatogênese adequada. Uma posição não fisiológica do testículo no canal inguinal (testículo inguinal), devido à descida incompleta, é, portanto, frequentemente acompanhada de redução da fertilidade.

A formação e a maturação dos espermatozoides no testículo, além da migração para o epidídimo, com o armazenamento final nos segmentos inferiores do ducto do epidídimo, duram cerca de 80 dias.

D Medidas do testículo e do epidídimo

Testículo		**Epidídimo**	
Peso	Cerca de 20 g	Comprimento do ducto do epidídimo	
Comprimento	Cerca de 4 cm	– esticado	Cerca de 6 m
Largura	Cerca de 2 cm	– enovelado	Cerca de 6 cm
350 a 370 lóbulos do testículo			
Cerca de 12 dúctulos eferentes do testículo			

E Envoltórios testiculares e as camadas da parede abdominal

O canal inguinal é um espaço na parede abdominal. As camadas da parede abdominal encontram, portanto, sua correspondência nas camadas do escroto e nos envoltórios testiculares.

Camada de parede abdominal	Envoltórios testiculares e do funículo espermático
• Pele do abdome	→ Pele do escroto com a túnica dartos (miofibroblastos na derme)
• Fáscia de revestimento superficial	→ Fáscia espermática externa
• M. oblíquo interno do abdome	→ M. cremaster com a fáscia muscular
• Fáscia transversal	→ Fáscia espermática interna
• Peritônio	→ Túnica vaginal do testículo com: Lâmina visceral (epiórquio) e lâmina parietal (periórquio)

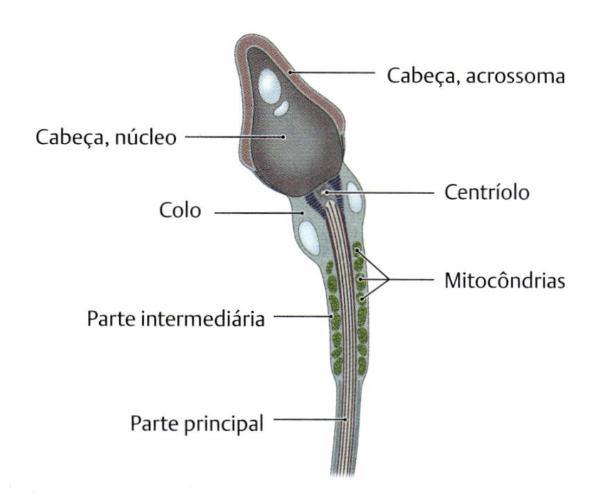

F Espermatozoide maduro, ultraestrutura

Em um período de cerca de 80 dias, forma-se um espermatozoide a partir de uma espermatogônia. A formação ocorre nos túbulos seminíferos do testículo, porém a maturação final ocorre, de fato, no epidídimo. A microscopia eletrônica mostra os segmentos individuais do espermatozoide, que tem cerca de 60 µm de comprimento:

- Cabeça, com acrossoma e núcleo celular
- Flagelo (cauda), o qual contém o axonema, e é subdividido em:
  - Colo
  - Parte intermediária
  - Parte principal e
  - Parte terminal (aqui não representada).

5.13 Órgãos Genitais Masculinos: Vias Espermáticas Condutoras e Sêmen

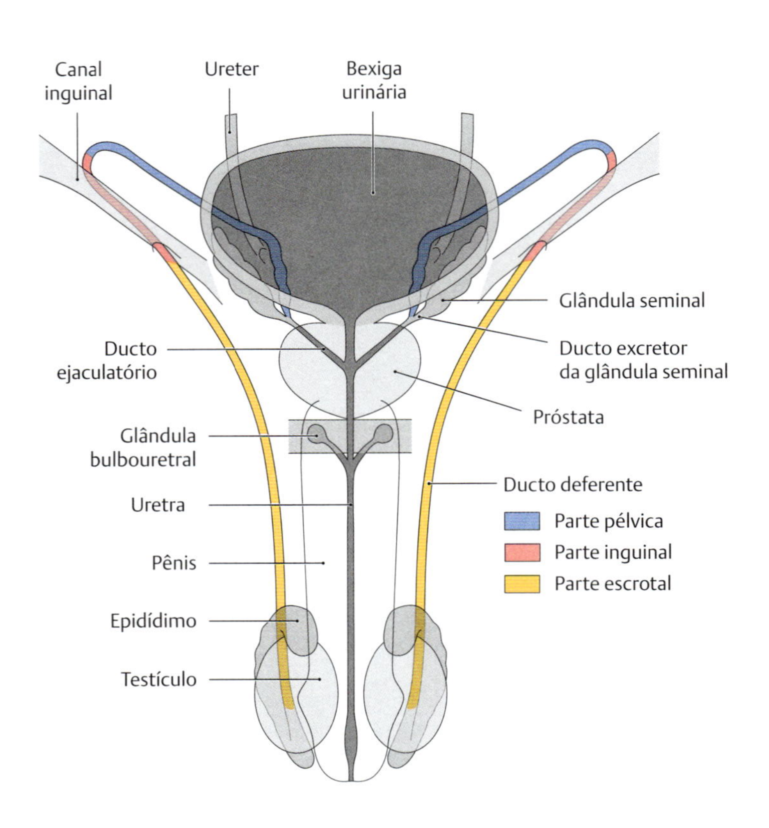

A Visão geral das vias espermáticas
Vista anterior do sistema genital masculino, com a bexiga urinária esquematizada para melhor orientação.
Observação: A uretra masculina é, ao mesmo tempo, uma via urinária e uma via espermática.
Considera-se como ducto ejaculatório o ducto resultante da união do ducto deferente com o ducto excretor da glândula seminal, que desemboca na uretra (comparar com **C**).

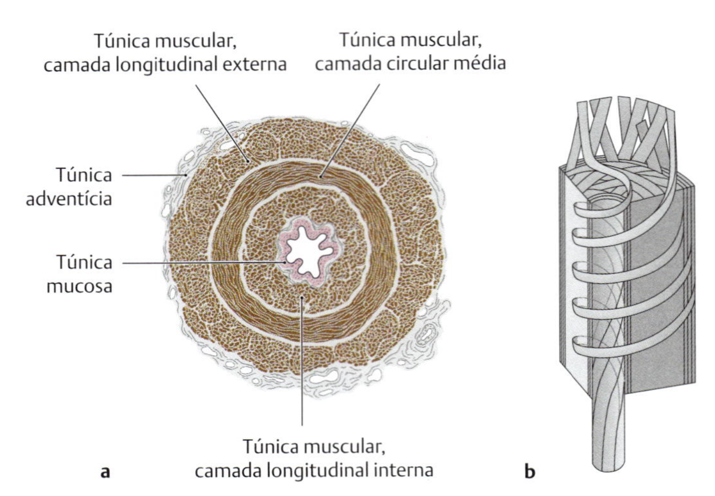

B Estrutura da parede e musculatura do ducto deferente

a Estrutura da parede do ducto deferente; corte transversal do ducto deferente. O ducto deferente tem cerca de 40 cm de comprimento e 3 mm de espessura. Origina-se da cauda do ducto do epidídimo. Sua função é promover o rápido transporte da suspensão de espermatozoides durante a ejaculação. Para tanto, apresenta musculatura lisa muito desenvolvida, que está aparentemente organizada em três camadas (longitudinal, circular e longitudinal) (ver **b**). O epitélio é biestratificado ou pseudoestratificado e contém estereocílios (principalmente nas proximidades do epidídimo).

b Musculatura do ducto deferente; representação tridimensional do trajeto das fibras musculares. Em um corte transversal, a musculatura lisa do ducto deferente aparece organizada em três camadas. Na verdade é um arranjo contínuo de fibras musculares, que envolvem o lúmen do ducto, de forma espiral, em diversas camadas. As fibras musculares lisas são ricamente inervadas pela parte simpática da divisão autônoma do sistema nervoso: a ejaculação é promovida pela parte simpática da divisão autônoma do sistema nervoso.

C Local de produção e vias espermáticas
Em sentido estrito, as vias espermáticas correspondem aos dúctulos eferentes do testículo, ao ducto do epidídimo e ao ducto deferente.

Testículo	• Túbulos seminíferos contorcidos (espermatogênese) • Túbulos seminíferos retos • Rede do testículo • Dúctulos eferentes do testículo
Epidídimo com	
• Cabeça	• Dúctulos eferentes (estes aqui desembocam no ducto do epidídimo)
• Corpo	• Ducto do epidídimo
• Cauda	• Ducto do epidídimo, que aqui se continua com o ducto deferente
Canal inguinal e cavidade pélvica	• Ducto deferente
Próstata	• Ducto ejaculatório (ducto terminal formado pela união do ducto deferente com o ducto excretor da glândula seminal)
Diafragma da pelve e pênis (corpo esponjoso)	• Uretra masculina

D O sêmen (valores normais e conceitos)
O sêmen é composto pelos espermatozoides e pelo fluido seminal, que se origina principalmente das glândulas seminais (cerca de 70%) e da próstata (cerca de 30%).

Volume	2 a 6 mℓ
pH	7,0 a 7,8
Número de espermatozoides	Cerca de 40 milhões/mℓ (dos quais 40 a 50% são muito ativamente móveis; pelo menos 60% normais)
Comprimento dos espermatozoides	Cerca de 60 μm
Normozoospermia	Sêmen normal
Aspermia	Não há sêmen
Hipospermia	< 2 mℓ de sêmen
Normozoospermia	Número normal de espermatozoides (ver acima)
Azoospermia	Não há espermatozoides
Oligozoospermia	< 20 milhões de espermatozoides/mℓ
Necrozoospermia	Todos os espermatozoides são imóveis
Teratozoospermia	> 60% de espermatozoides malformados

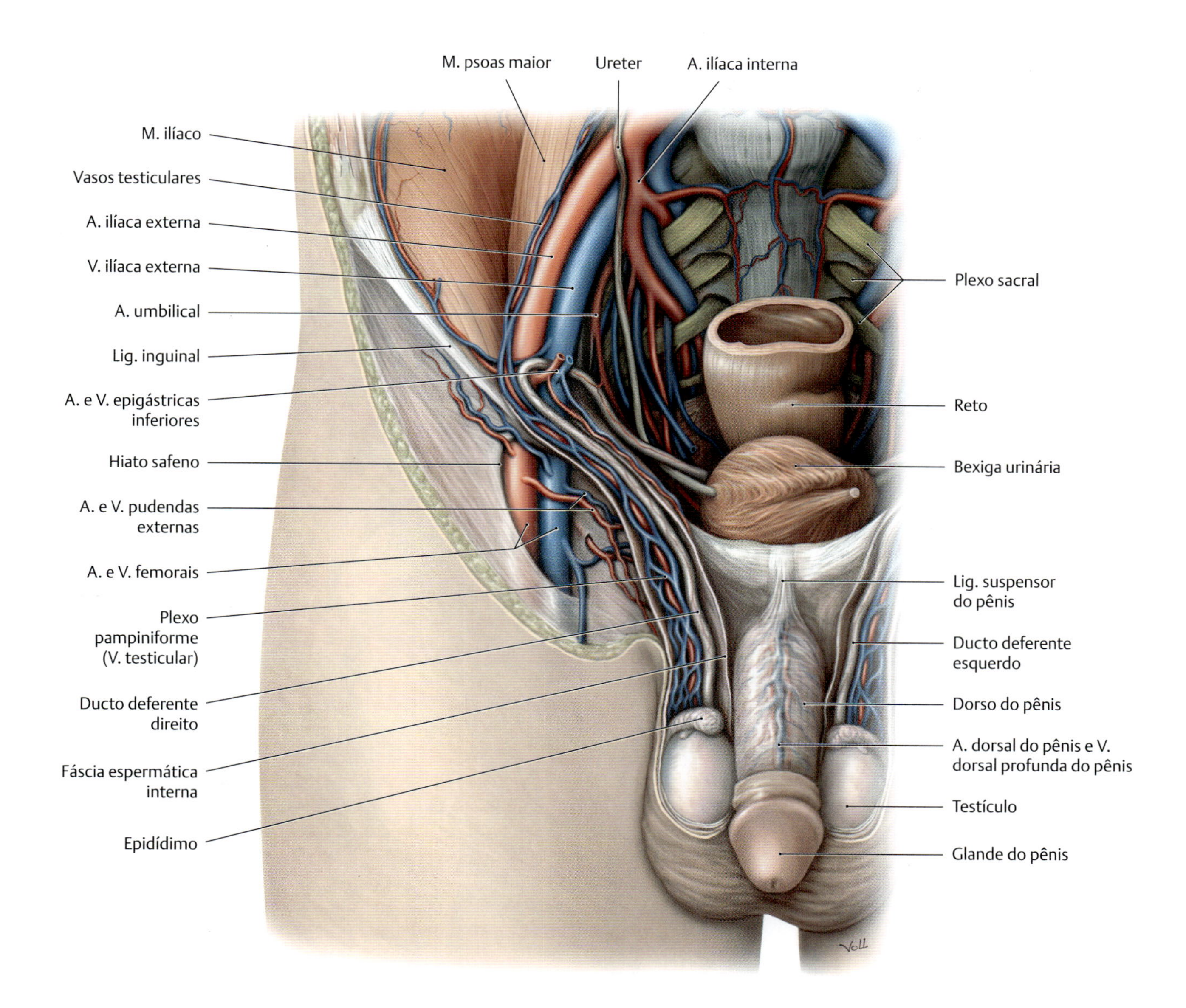

E Funículo espermático *in situ*

Vista anterior; no canal inguinal, em ambos os lados, os envoltórios do funículo espermático estão abertos anteriormente, de modo a mostrar o trajeto do ducto deferente. O canal inguinal, bem mais longo no homem em comparação com a mulher — devido ao funículo espermático —, e com o amplo anel inguinal, predispõe o homem à ocorrência de hérnias através do canal inguinal (hérnia inguinal, ver *Prometheus, Anatomia Geral e Aparelho Locomotor*).

Observação: O ducto deferente cruza com A. e V. epigástricas inferiores. Isto deve ser observado em cirurgias do anel inguinal, de modo a evitar uma lesão vascular.

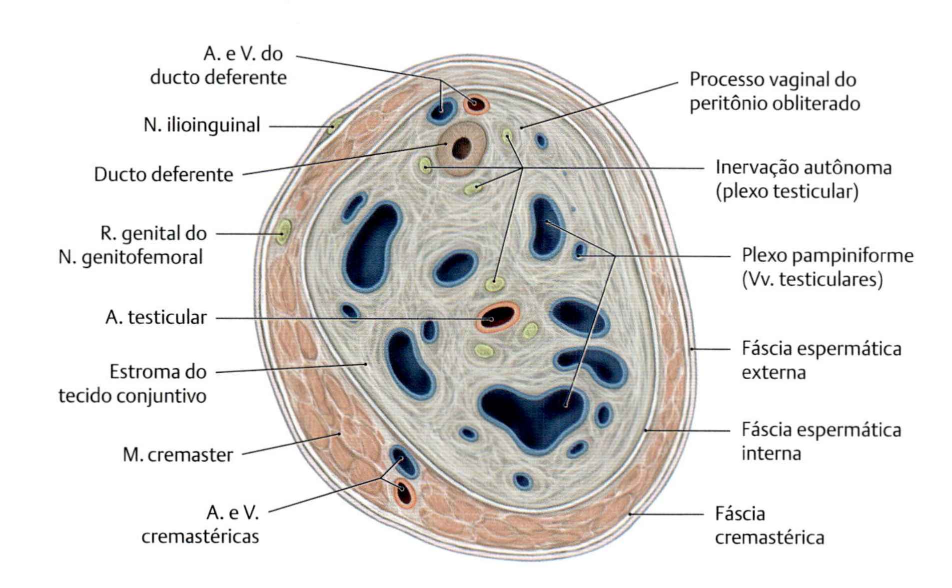

F Conteúdo do funículo espermático

Corte transversal do funículo espermático. Estão representadas as camadas da parede do funículo espermático e a organização espacial de seus componentes. Um plexo venoso muito característico (o plexo pampiniforme), pode sofrer dilatação varicosa patológica ao redor do testículo (varicocele, p. ex., devido à obstrução da drenagem sanguínea) e, assim, levar à diminuição da fertilidade devido ao aquecimento excessivo do testículo.

Observação: O plexo pampiniforme drena para a V. testicular que, à direita, desemboca na V. cava inferior, e à esquerda, após um trajeto nas proximidades do polo inferior do rim, desemboca, quase em ângulo reto, na V. renal. A obstrução do fluxo da V. testicular (necessidade de espaço no polo renal, circunstâncias desfavoráveis à corrente sanguínea devido ao ângulo de desembocadura) faz com que, consequentemente, a varicocele ocorra mais frequentemente à esquerda do que à direita.

5.14 Ramos da Artéria Ilíaca Interna: Visão Geral das Artérias para os Órgãos Pélvicos e para a Parede da Pelve

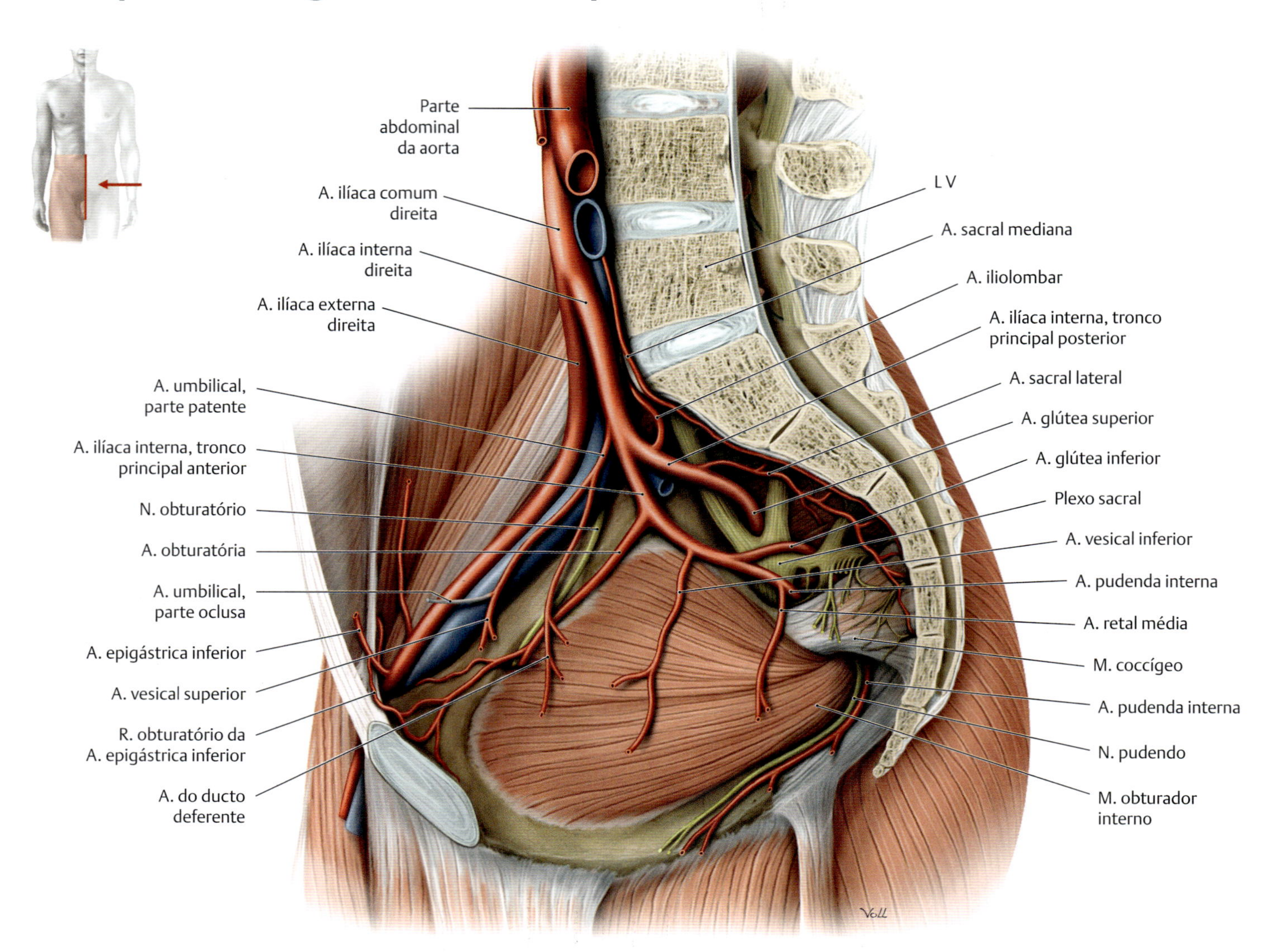

A Ramos da A. ilíaca direita na pelve masculina
Corte sagital; vista da esquerda, órgãos pélvicos removidos; a imagem é altamente idealizada.
A A. ilíaca interna origina-se da A. ilíaca comum. Antes do M. piriforme (ver **D**) ela se divide, em 60% dos casos, em um tronco anterior e outro posterior. Do tronco principal anterior, saem ramos parietais e ramos viscerais; do ramos posterior saem apenas ramos parietais. Para o curso dos ramos isolados, ver **C**.
Observe a relação de localização da A. ilíaca interna e de seus ramos com o plexo sacral. Alguns ramos da A. ilíaca interna "desaparecem" atrás desse feixe nervoso.

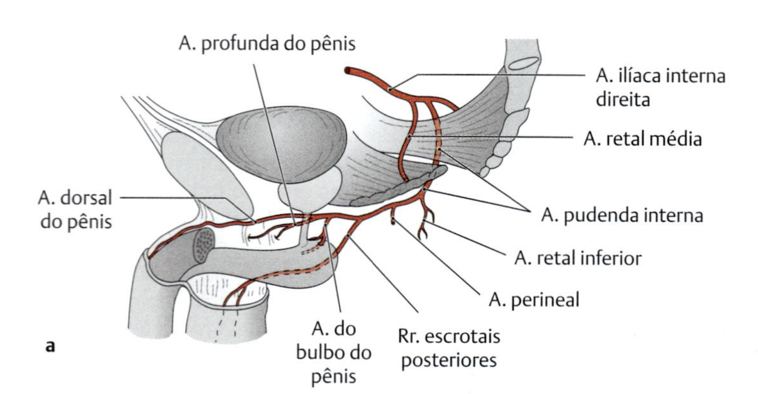

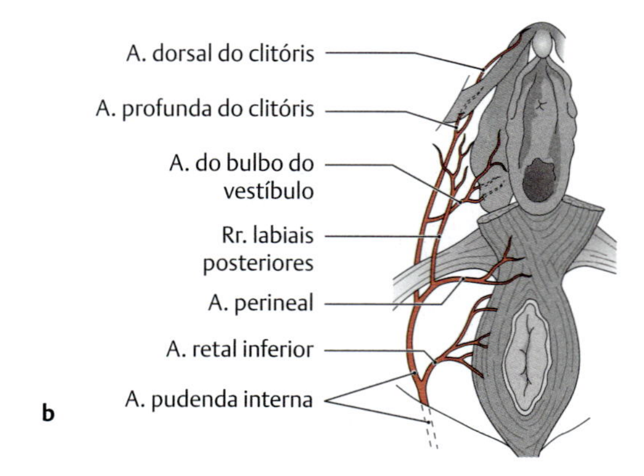

B Trajeto e ramos da A. pudenda interna direita no assoalho da pelve
A A. pudenda interna está visível em **A** apenas na sua origem. Neste esquema, o seu trajeto subsequente está representado.
a Trajeto no homem (perspectiva semelhante à de **A**).
b Trajeto na mulher. O trajeto da A. pudenda interna na pelve feminina é análogo ao trajeto na pelve masculina. Por um lado, a vista inferior deve complementar a vista lateral em **a**, enquanto, por outro lado, é importante na mulher em relação à necessidade de intervenções cirúrgicas no assoalho da pelve.

C Sequência de ramos da A. ilíaca interna

A A. ilíaca interna irriga as paredes e os órgãos da pelve, com cinco ramos parietais e cinco a seis ramos viscerais (→ = "emite").

Ramos parietais (para as paredes da pelve)	
A. iliolombar Para as paredes laterais da pelve	→ *R. lombar* → *R. espinal* → *R. ilíaco*
A. sacral lateral Para a parede posterior da pelve	→ *Rr. espinais*
A. obturatória Para as paredes anterior e laterais da pelve	→ *R. púbico* → *R. acetabular* → *R. anterior* → *R. posterior*
A. glútea superior Para a região glútea	→ *R. superficial* → *R. profundo*
A. glútea inferior Para a região glútea	→ *A. acompanhante do nervo isquiático*

Ramos viscerais	
A. umbilical Sua parte patente dá origem aos seguintes ramos:	→ *A. do ducto deferente* e → *A. vesical superior* (para a bexiga urinária)
A. vesical inferior Para a base da bexiga urinária	→ *Rr. prostáticos*
A. uterina Corresponde à A. do ducto deferente do homem (ver acima), mas não se origina diretamente da A. ilíaca interna	→ *Rr. helicinos* → *Rr. vaginais* → *R. ovárico* → *R. tubário*
A. vaginal Origem, como ramo único, da A. ilíaca interna (como listado aqui) ou (mais frequentemente) ramo da A. vesical inferior ou da A. uterina (nesse caso, A. ázigo da vagina)	
A. retal média Para a ampola retal e para o M. levantador do ânus	→ *Rr. vaginais* (f) → *Rr. prostáticos* (m)
A. pudenda interna (devido à origem da A. retal inferior, incluída aqui nos ramos viscerais)	→ *A. retal inferior* (para a parte terminal do reto, dentre outras) → *A. perineal* para o períneo → *Rr. escrotais posteriores* (m)/*labiais posteriores* (f) → *A. uretral* → *A. do bulbo do vestíbulo* (f)/*do bulbo do pênis* (m) → *A. dorsal do clitóris* (f)/*dorsal do pênis* (m) → *A. profunda do clitóris* (f)/*profunda do pênis* (m) → *Aa. perfurantes do pênis*

D Vias de irrigação arterial na parede da pelve

Vista medial da hemipelve direita. Estão representadas as aberturas da pelve, através das quais as artérias – juntamente com as veias de mesmo nome – se projetam. Desta maneira, constituem seis vias de irrigação. Como referências anatômicas estão indicados o M. piriforme, os Ligg. sacroespinal, sacrotuberal e inguinal, e a membrana obturadora (ver também **E**).

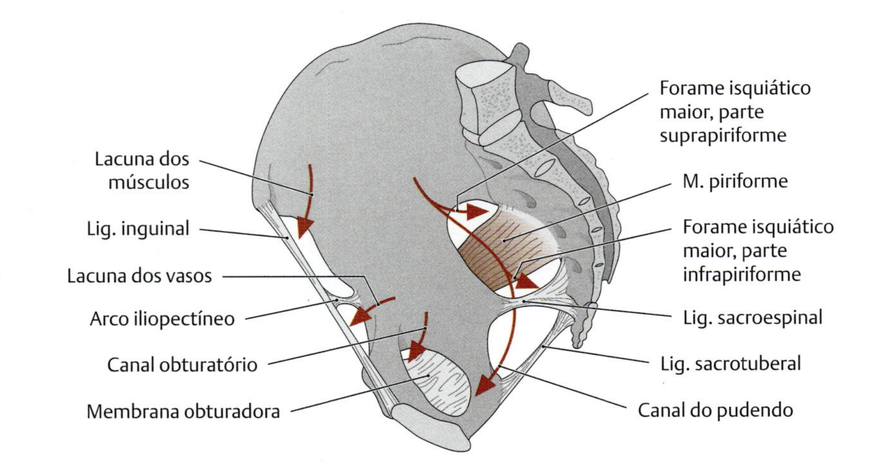

E Vias vasculonervosas nas paredes da pelve

Nas paredes da pelve se encontram seis grandes vias vasculonervosas; quatro destas (*) contêm ramos da A. ilíaca interna.

Via	Vasos sanguíneos e nervos em passagem
Posterior	
① Forame isquiático maior, parte suprapiriforme* (acima do M. piriforme)	A. e V. glúteas superiores e N. glúteo superior
② Forame isquiático maior, parte infrapiriforme* (abaixo do M. piriforme)	A. e V. glúteas inferiores, N. glúteo inferior, N. isquiático, A. e V. pudendas internas, N. pudendo, N. cutâneo femoral posterior
No assoalho da pelve	
③ Canal do pudendo*	A. e V. pudendas internas e N. pudendo
Lateral	
④ Canal obturatório*	A. e V. obturatórias e N. obturatório
Anterior	
⑤ Lacuna dos músculos (posteriormente ao Lig. inguinal e lateralmente ao arco iliopectíneo)	N. femoral e N. cutâneo femoral lateral
⑥ Lacuna dos vasos (posteriormente ao Lig. inguinal, medialmente ao arco iliopectíneo)	A. e V. femorais, vasos linfáticos (a A. femoral é um ramo da A. ilíaca externa), R. femoral do N. genitofemoral

5.15 Vascularização dos Órgãos Pélvicos no Homem

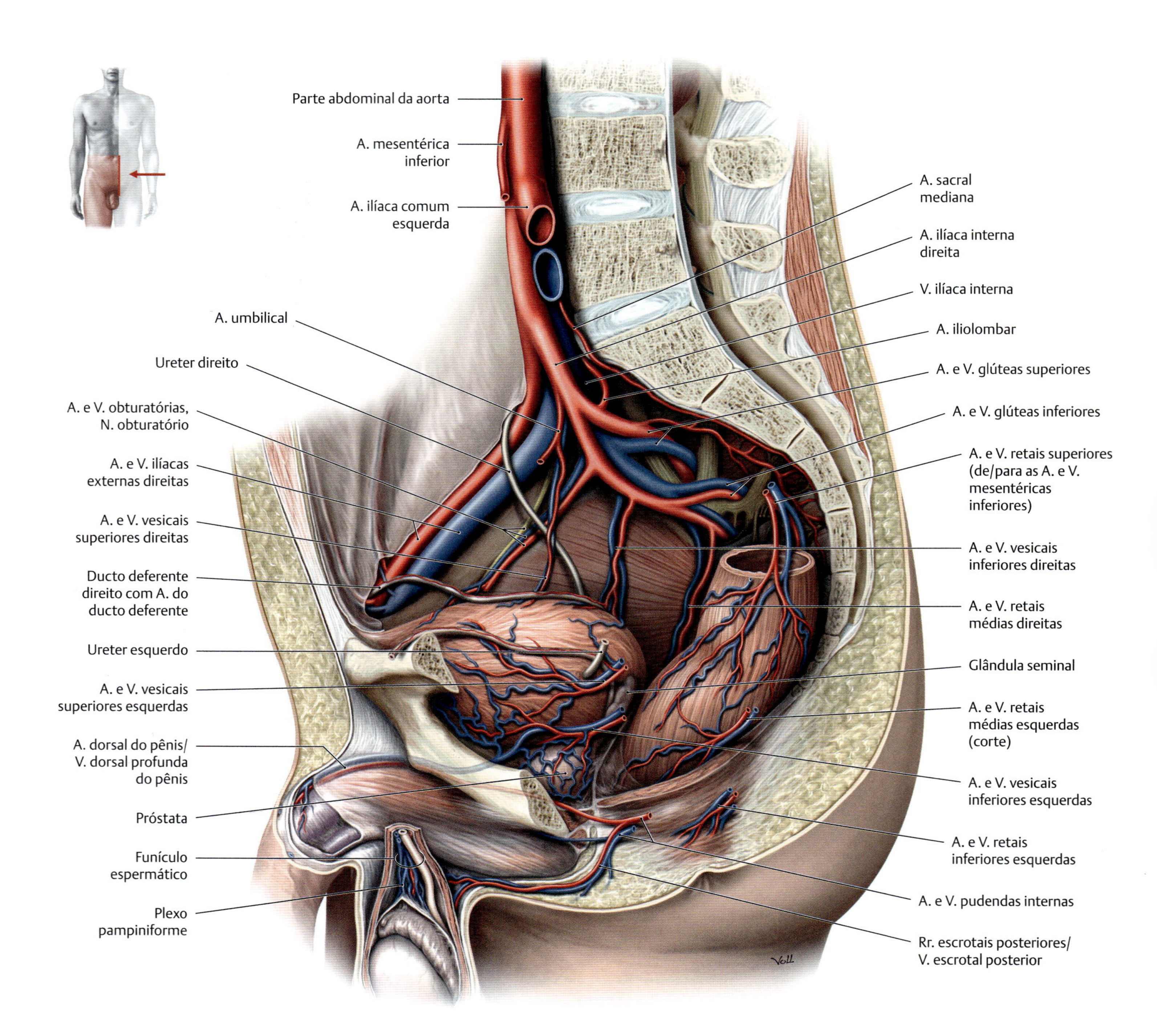

A Suprimento arterial e drenagem venosa dos órgãos pélvicos no sexo masculino (visão geral)

Vista esquerda da metade direita da pelve (combinação de vários cortes sagitais), imagem fortemente idealizada.

O **suprimento arterial** dos órgãos pélvicos ocorre através dos ramos viscerais da A. ilíaca interna, e a **drenagem venosa** – geralmente paralela às artérias – através das veias de mesmo nome na bacia de drenagem da V. ilíaca interna. Em contraste com as artérias, as veias são, de cada lado da pelve, geralmente múltiplas e, próximo do órgão, comumente avançadas para os grandes plexos. As principais diferenças entre o suprimento arterial e a drenagem venosa dos órgãos pélvicos para homens e mulheres resultam do pronunciado suprimento do útero e da vagina nas mulheres: o útero e a vagina são vascularizados por grandes vasos *próprios*. Nos homens, no entanto, pequenos ramos de vasos de órgãos limítrofes (bexiga urinária, reto) suprem também as glândulas genitais acessórias.

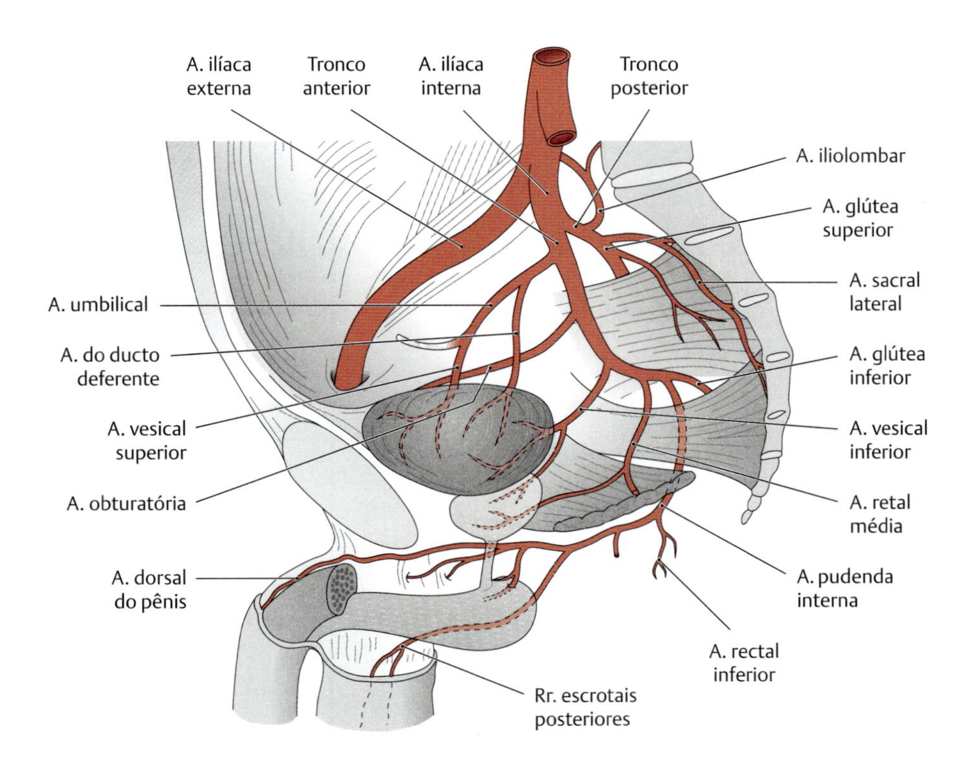

B Sequência de ramos da A. ilíaca interna direita e sua projeção na pelve masculina

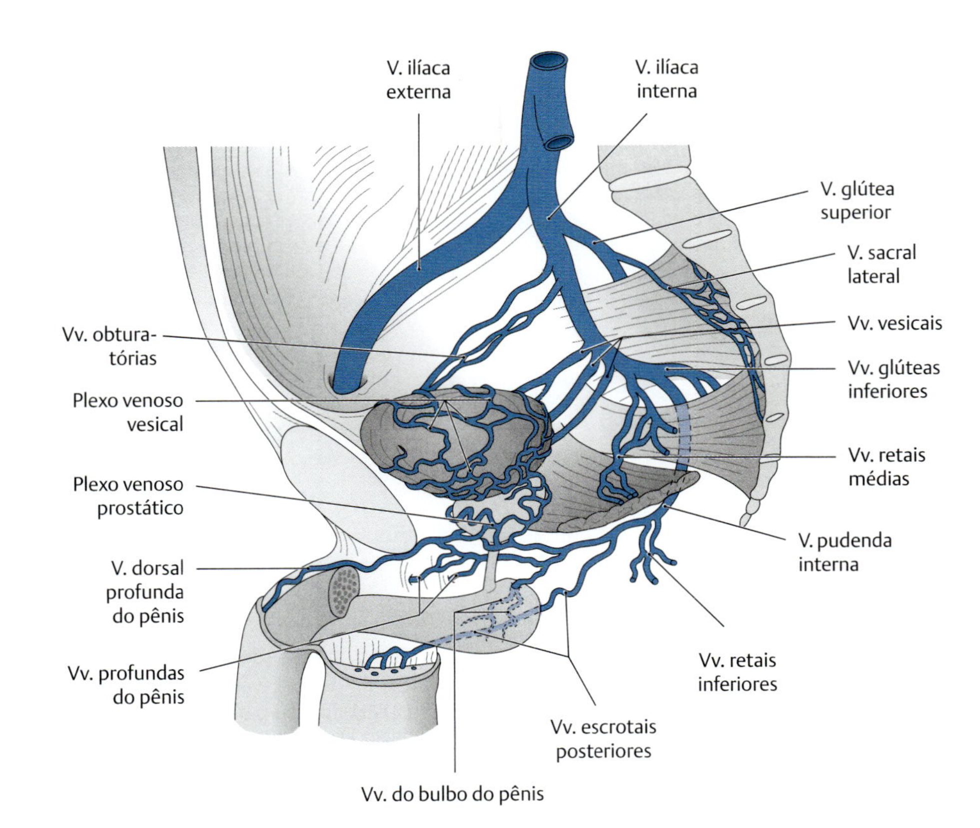

C Drenagem venosa da bexiga urinária e dos órgãos genitais masculinos

Grandes plexos venosos em torno da bexiga urinária (plexo venoso vesical) e da próstata (plexo venoso prostático) drenam, pelas Vv. vesicais, para a V. ilíaca interna. Por meio de uma conexão anastomótica entre o plexo venoso prostático e o plexo venoso vertebral (não é mostrado aqui – atua na drenagem venosa da coluna vertebral e do canal vertebral), o sangue pode chegar até a parte inferior da coluna vertebral. Por essa via, um carcinoma de próstata metastatiza para a coluna vertebral (lombalgia!).

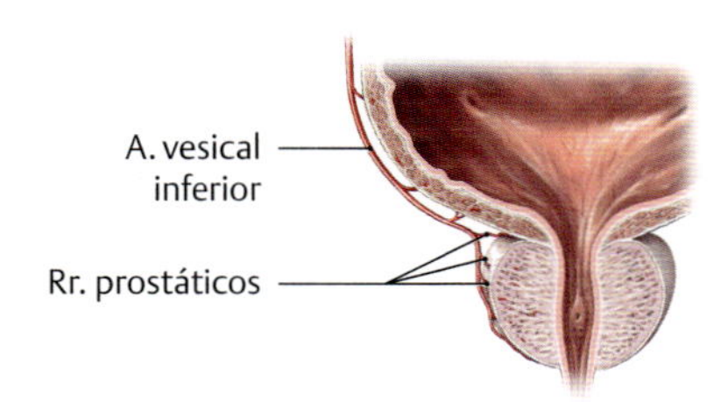

D Irrigação arterial da próstata

Corte frontal, vista anterior. Os Rr. prostáticos advêm, principalmente, da A. vesical superior e, menos comumente, de ramos da A. retal média (aqui não visível). Os Rr. prostáticos se dividem por fora da cápsula prostática em pequenos ramos muito numerosos.

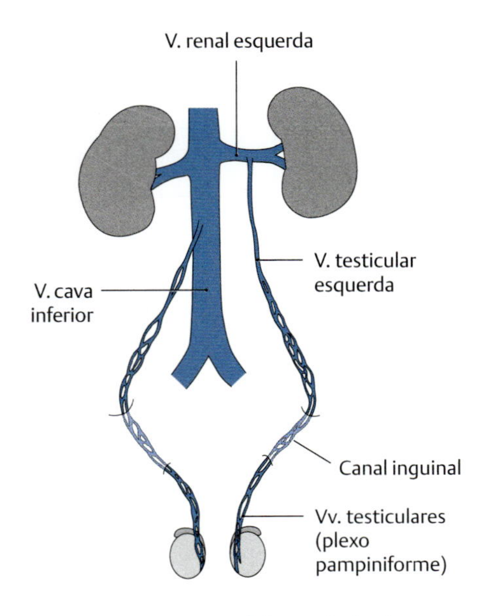

E Drenagem venosa diferenciada dos testículos direito e esquerdo

O sangue venoso dos testículos e dos epidídimos flui na região do mediastino do testículo para as Vv. testiculares que, particularmente em seu trajeto distal, formam um plexo venoso longitudinal, o plexo pampiniforme. Ele envolve os ramos da A. testicular e se estende com ela através do canal inguinal para o espaço retroperitoneal. Aí, a V. testicular *direita* desemboca na V. cava inferior, enquanto a V. testicular *esquerda* desemboca na V. renal esquerda. A diferença na localização das drenagens venosas é de grande importância clínica: a desembocadura na V. renal esquerda ocorre em ângulo reto. Por isso, forma-se uma constrição fisiológica que pode comprometer a drenagem do fluxo venoso. Isso pode causar dilatações varicosas (varicocele, ver p. 361) na V. testicular esquerda e, com isso, também em todo o plexo pampiniforme. Assim, o plexo pampiniforme pode não mais exercer sua função de "regulador da temperatura" (resfriamento do sangue que segue pela A. testicular pelo sangue venoso com fluxo ascendente) de forma adequada. A consequência é o aquecimento local excessivo e, frequentemente, a fertilidade limitada do testículo esquerdo.

5.16 Vascularização dos Órgãos Pélvicos na Mulher

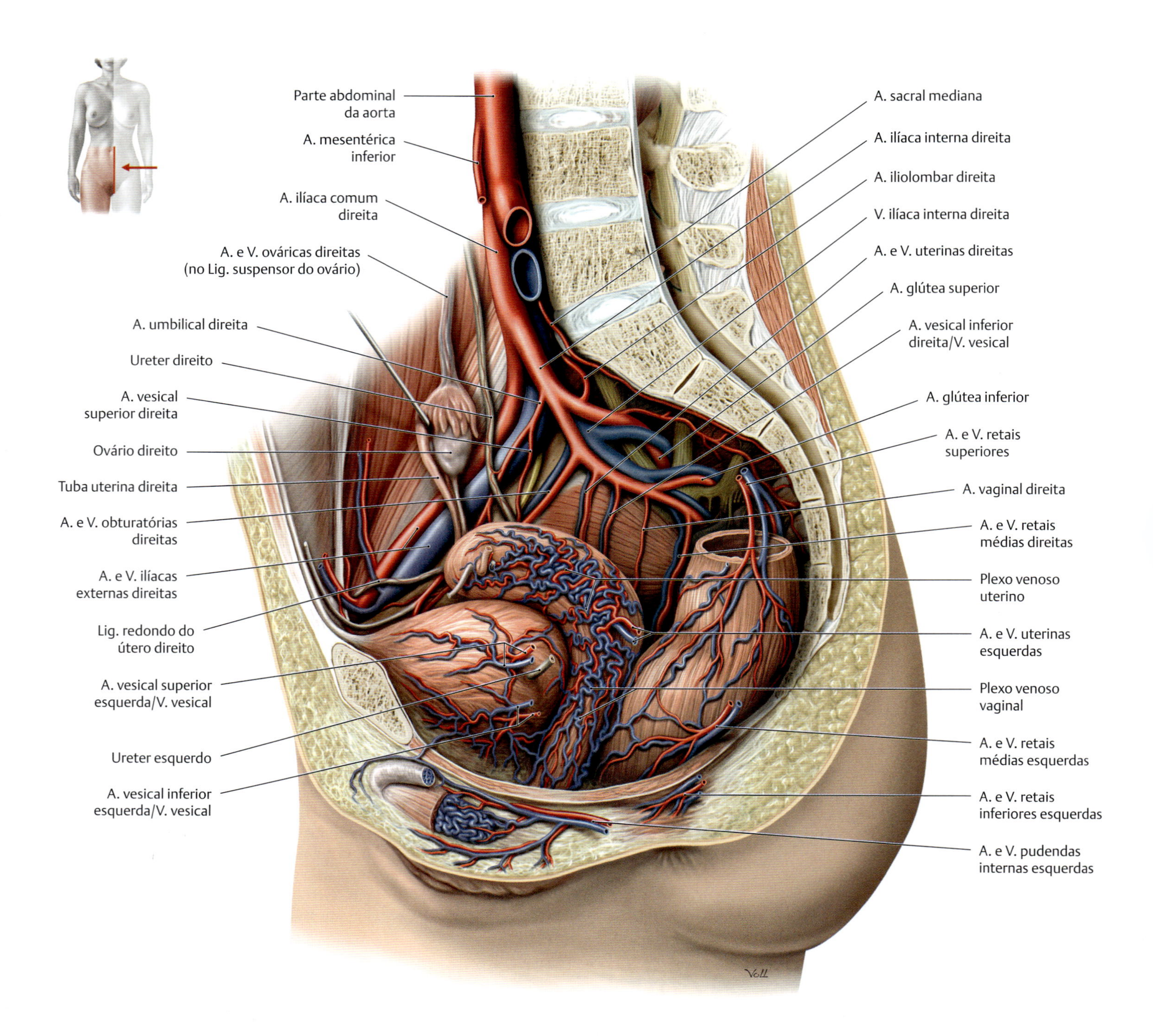

A Suprimento arterial e drenagem venosa dos órgãos pélvicos no sexo feminino (visão geral)
Vista esquerda dos órgãos da pelve feminina.

Suprimento arterial: o útero é suprido pela A. uterina, que emite um ramo para a tuba uterina (R. tubário) e para o ovário (R. ovárico). A bexiga urinária é suprida pelas Aa. vesicais superiores (com os Rr. uretéricos para o ureter) e inferiores. O reto recebe uma A. retal média diretamente da A. ilíaca interna e uma A. retal inferior da A. pudenda interna, que supre o assoalho pélvico e também os órgãos genitais femininos externos. O ovário tem uma característica especial, ele tem dois vasos: devido a sua descida embrionária, o ovário leva os seus vasos (A. ovárica/V. ovárica) do abdome superior para a pelve (onde a A. ovárica emite também um R. tubário para a tuba uterina) e recebe ali uma conexão para a A. uterina. A A. uterina segue pelo Lig. largo para o útero, onde é cruzada pelo ureter (ver p. 369). Ela chega ao útero próximo do limite entre o corpo e o colo. Ali, comumente emite um R. vaginal para a vagina e segue com caminho muito sinuoso para o fundo do útero. Esse caminho sinuoso permite o alongamento da A. uterina no caso de aumento do útero por gravidez.

Drenagem venosa: a drenagem venosa do útero ocorre através do plexo uterino para a V. uterina, que tem um curso análogo ao da artéria. A V. uterina escoa na V. ilíaca interna. A V. ovárica leva o sangue do ovário direito diretamente para a V. cava inferior, e do esquerdo através do circuito da V. renal esquerda. A drenagem venosa da bexiga urinária ocorre através das Vv. vesicais, em geral diretamente para a V. ilíaca interna. As seções do reto supridas pelos ramos da A. ilíaca interna direcionam o seu sangue venoso através das veias de mesmo nome para a V. ilíaca interna.

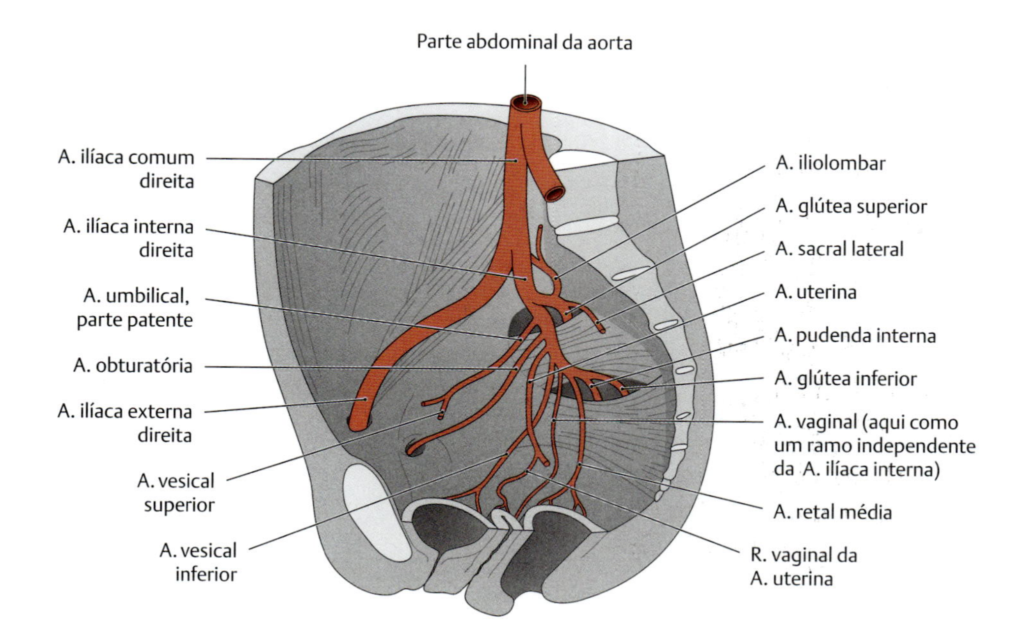

B Sequência de ramos da A. ilíaca interna direita na pelve feminina

Vista pelo lado esquerdo. A principal diferença em relação ao trajeto dos vasos no homem (ver também **E**, p. 364) deve-se aos vasos para o útero e para a vagina. O **útero** recebe um grande vaso, a A. uterina, que habitualmente se origina, de forma independente, da A. ilíaca interna (o vaso análogo no homem, a A. do ducto deferente, advém geralmente da A. umbilical). Entretanto, ela também pode originar-se da A. retal média, que é especialmente calibrosa. A irrigação arterial da **vagina** também apresenta variações. É feita pela A. vaginal (única), derivada da A. ilíaca interna, ou por um R. vaginal, derivado da A. uterina ou da A. vesical inferior.

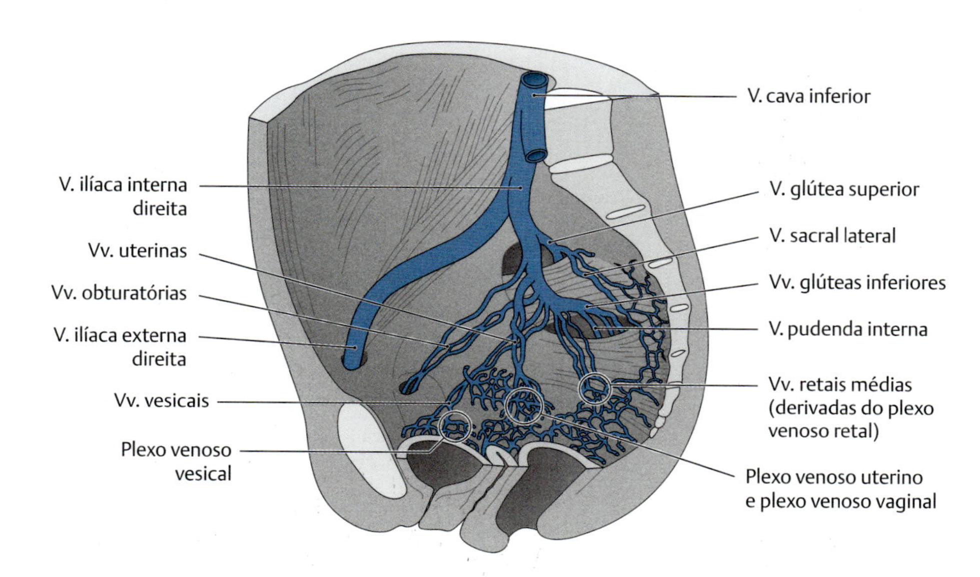

C Drenagem venosa dos órgãos da pelve feminina

Vista pelo lado esquerdo. A V. ilíaca interna direita está representada.

A drenagem ocorre, de modo geral, por quatro plexos (ver também **D**):

- Plexo venoso vesical (Vv. vesicais)
- Plexo venoso vaginal (Vv. vesicais)
- Plexo venoso uterino (V. uterina)
- Plexo venoso retal (Vv. retais).

As Vv. retais médias e inferiores desembocam na área de drenagem da V. ilíaca interna, a V. retal superior drena na V. mesentérica inferior (as Vv. retais superior e inferior não são mostradas aqui).

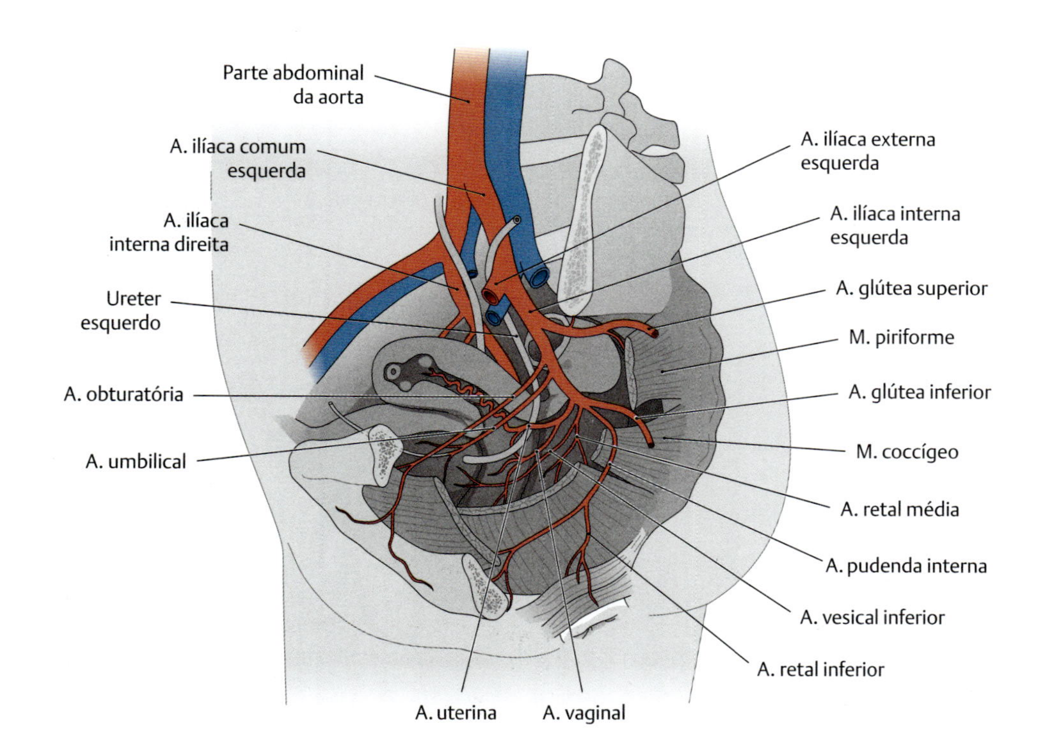

D Irrigação arterial do útero, da vagina e da bexiga urinária

Vista interna da pelve pelo lado esquerdo; o Lig. largo do útero foi seccionado. Estão representados os ramos da A. ilíaca interna esquerda. *Observe* o trajeto ascendente e enovelado da A. uterina, ao lado do corpo do útero, que é particularmente bem observado nesta vista lateral. As origens da A. uterina e da A. vaginal apresentam consideráveis variações.

5.17 Vascularização dos Órgãos Genitais Internos e da Bexiga Urinária na Mulher

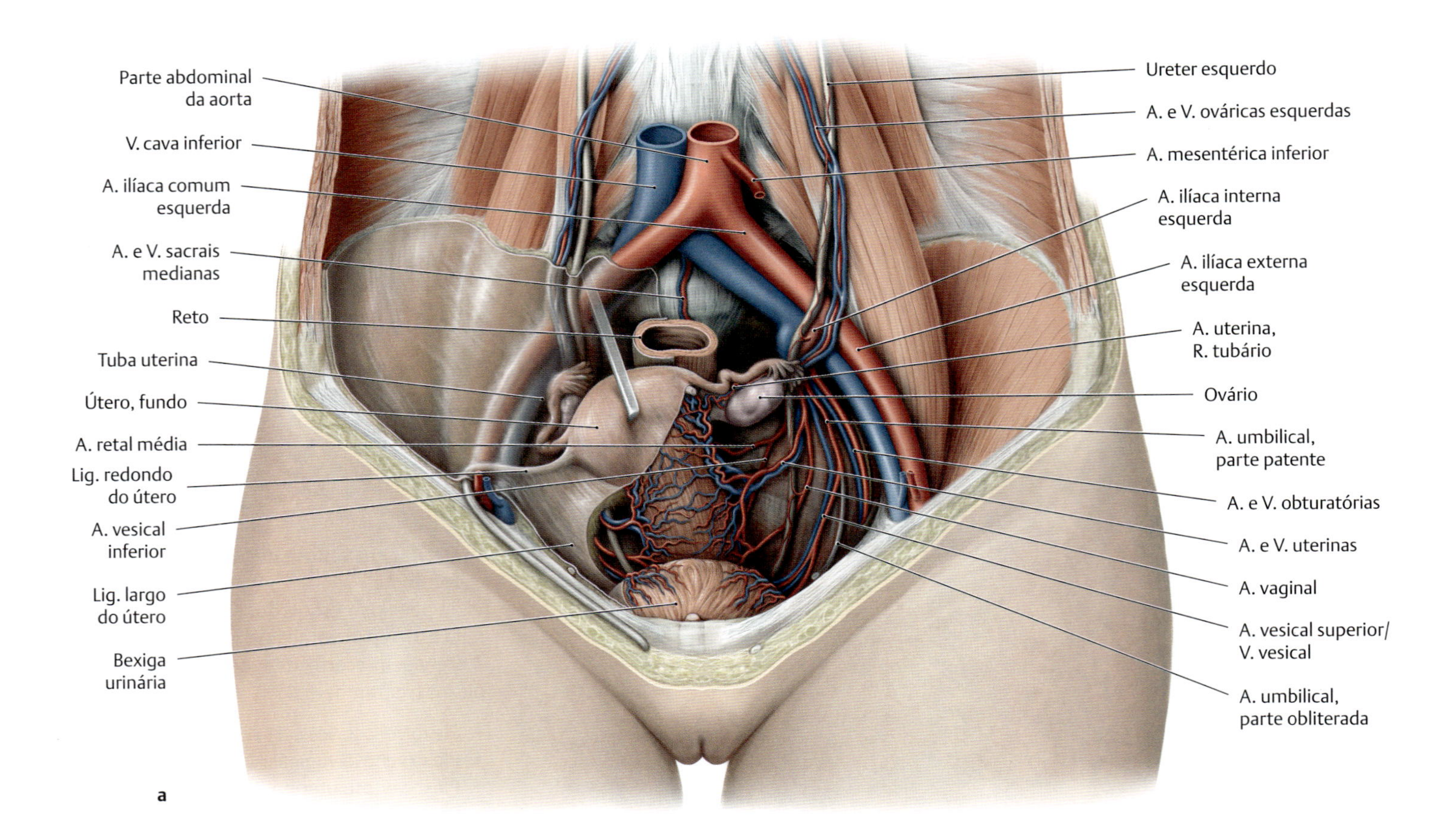

A Vascularização dos órgãos genitais internos
a Visão geral; à esquerda o peritônio foi totalmente retirado, enquanto à direita foi retirado em sua maior parte; o útero está levantado e inclinado para a direita; **b** Irrigação arterial; **c** Drenagem venosa.

Os órgãos genitais femininos internos são supridos por duas grandes **artérias** e seus ramos:

- Ovário: apresenta dois suprimentos arteriais: um, principalmente derivado da A. ovárica, e outro, de um R. ovárico da A. uterina
- Útero: a partir da A. uterina
- Tuba uterina: cada tuba recebe um R. tubário da A. ovárica e outro da A. uterina.

As duas grandes artérias se originam de diferentes troncos: a A. ovárica habitualmente é derivada da parte abdominal da aorta (para variações, ver **C**), e a A. uterina é derivada da A. ilíaca interna (ramo visceral).

Observe a chamada arcada do ovário (ver **b**), que é de particular importância nas cirurgias: ela é formada pela A. ovárica e pelo R. ovárico da A. uterina.

A **drenagem venosa** dos órgãos genitais femininos internos se dá por duas grandes veias e plexos venosos:

- Útero: pelo plexo venoso uterino, em parte pelo plexo venoso vaginal para a V. uterina, e daí para a V. ilíaca interna
- Ovário: pela V. ovárica para a V. cava inferior, à direita, a drenagem é direta, enquanto à esquerda a drenagem é feita indiretamente pela V. renal esquerda; pelo plexo venoso ovárico: anastomoses venosas entre a V. ovárica e a V. uterina (o plexo drena para ambas as veias).

As artérias e as veias seguem no peritônio: as A. e V. ováricas no Lig. suspensor do ovário, e as A. e V. uterinas no ligamento largo do útero.

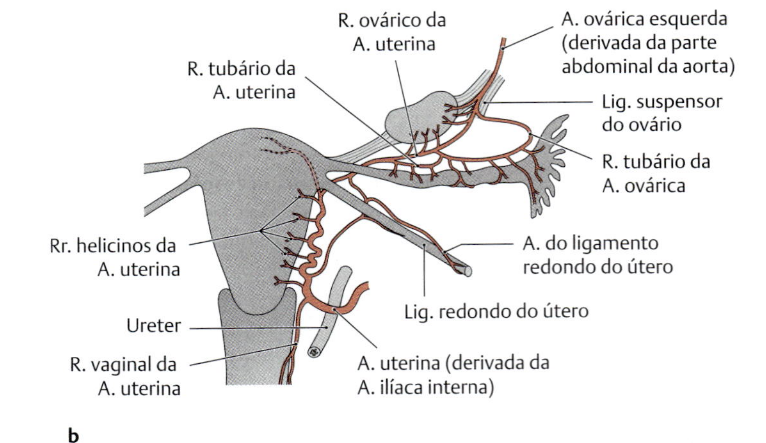

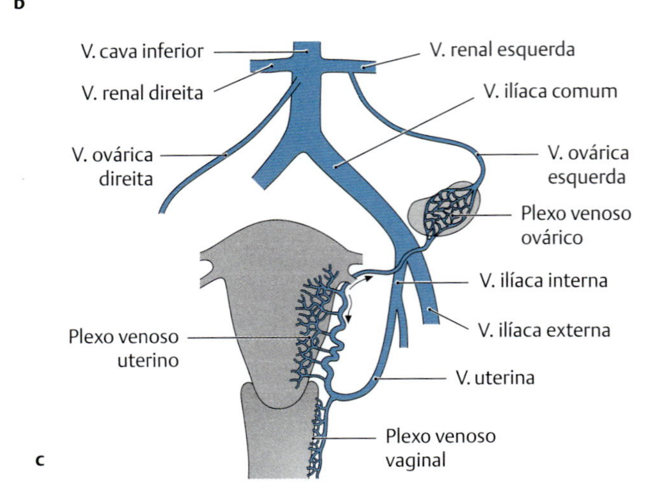

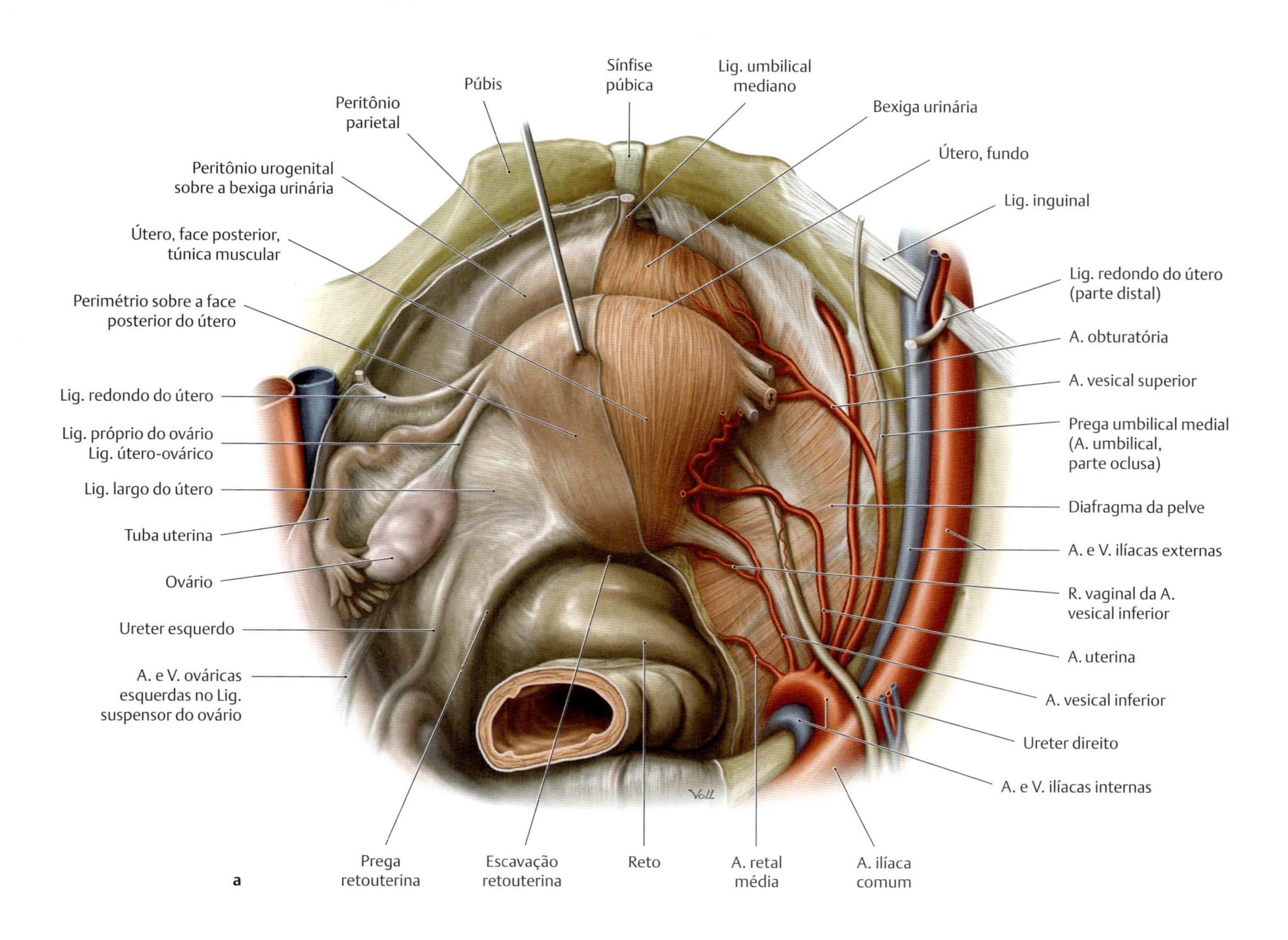

B Relações topográficas da A. uterina e do ureter

a Vista superior de uma pelve feminina; o peritônio à direita foi retirado em sua maior parte, e o intestino grosso foi seccionado, de modo que apenas um segmento do reto ainda é visualizado; o útero está tracionado para a frente; **b** Vista pelo lado esquerdo da A. uterina esquerda e do ureter esquerdo.

A A. uterina segue pelo Lig. largo do útero (em **a** ela foi retirada juntamente com o peritônio, para melhor visualização, enquanto à esquerda ela permanece *in situ*) em direção ao útero; durante esse trajeto, passa por baixo do ureter (risco de lesão do ureter nas cirurgias uterinas).

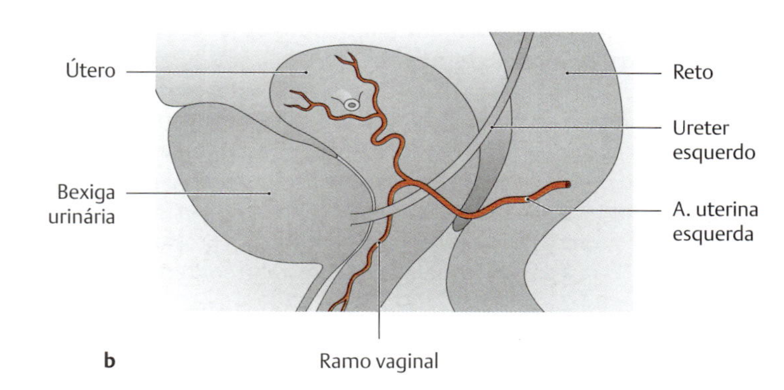

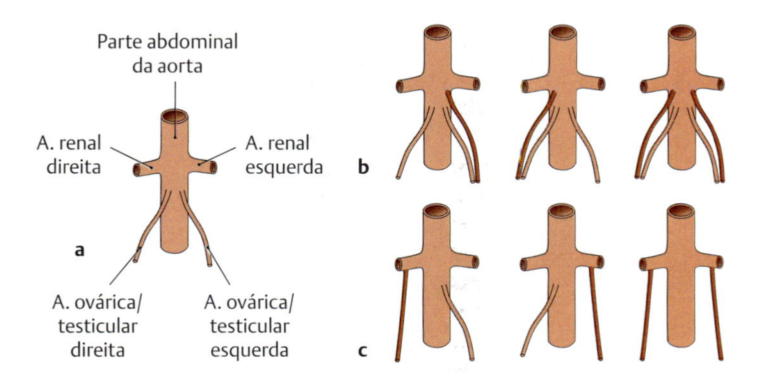

C Variações na origem das Aa. ováricas/testiculares (segundo Lippert e Pabst)

a Caso normal: as Aa. ováricas/testiculares originam-se da parte abdominal da aorta (frequência de cerca de 70%).

b Existem vasos adicionais (frequência de cerca de 15%).

c As artérias se originam da A. renal (frequência de cerca de 15%).

5.18 Drenagem Linfática dos Órgãos Genitais Masculinos e Femininos

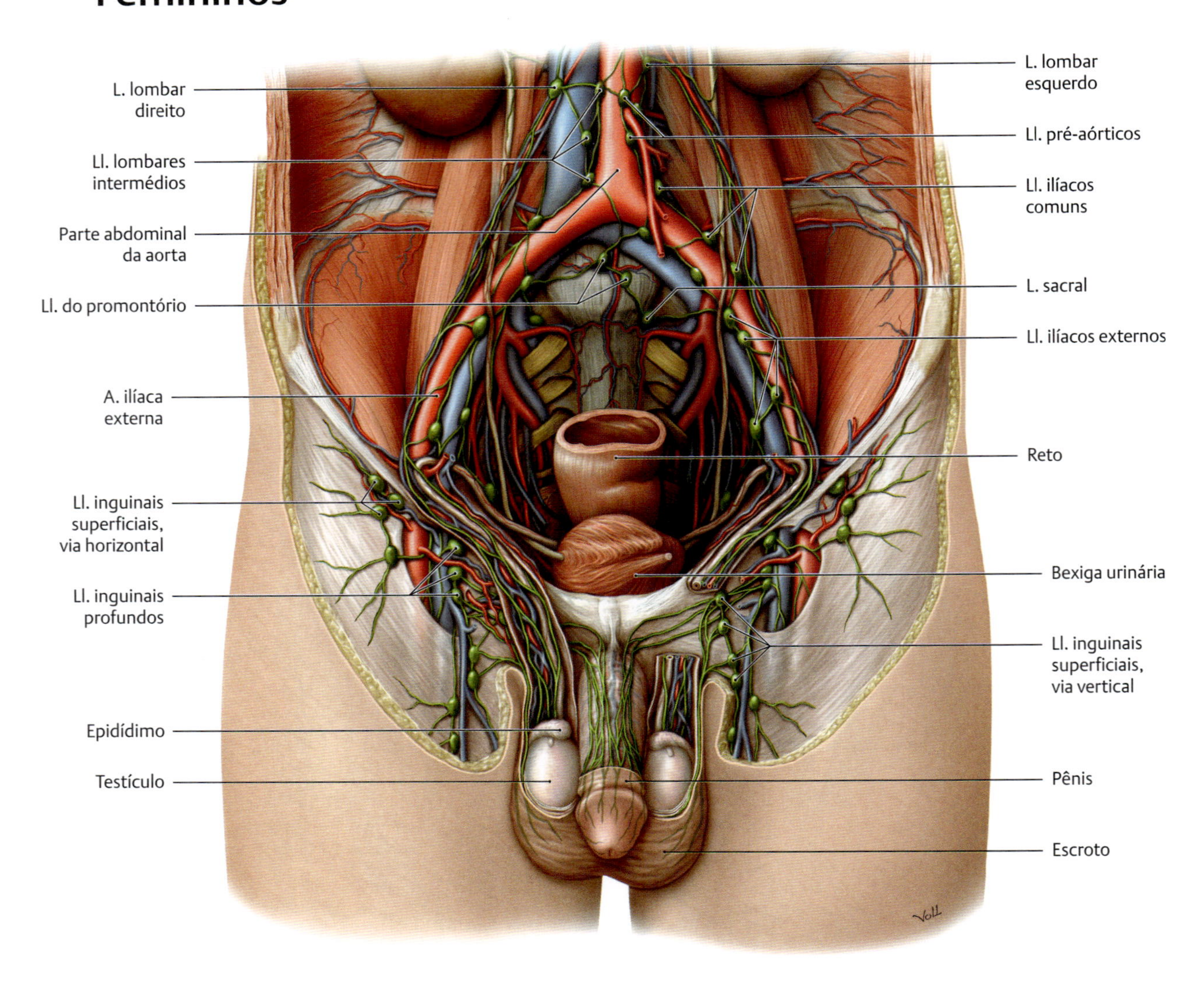

A Linfonodos e vias de drenagem linfática dos órgãos genitais masculinos externos e internos

Vista anterior. Todo o sistema digestório foi removido, com exceção de uma parte do reto; o peritônio foi removido e a bexiga urinária deslocada levemente para a esquerda. Somente o pênis e o escroto são considerados aqui como *órgãos genitais externos*. Devido ao seu desenvolvimento embrionário, os testículos e os epidídimos — apesar de sua localização — fazem parte dos *órgãos genitais internos*, bem como a próstata e a glândula seminal. (Para a drenagem linfática da próstata, dos testículos e dos epidídimos, ver **B**.)

Observação: Os linfonodos lombares para os quais os *testículos e epidídimos* drenam sua linfa não se localizam topograficamente nas imediações destes órgãos, como acontece geralmente com os "linfonodos viscerais". Da mesma maneira que ocorre com a drenagem linfática do ovário, a via de drenagem do testículo e do epidídimo para os Ll. lombares é longa. Portanto, metástases de um tumor maligno surgem, na maioria dos casos, nos Ll. lombares. A drenagem dos *órgãos genitais externos* faz-se para os Ll. inguinais superficiais e profundos. Entre os vasos linfáticos e o dorso do pênis existem anastomoses que possibilitam drenagem linfática bilateral. Devido a essa drenagem bilateral, um tumor maligno do lado *direito* do pênis pode metastatizar para Ll. inguinais direitos *e* esquerdos.

B Drenagem linfática dos testículos, dos epidídimos e das glândulas genitais acessórias

Toda linfa dos órgãos genitais masculinos drena por diferentes cadeias de linfonodos parietais e, finalmente, para os Ll. lombares, ao redor da parte abdominal da aorta e da V. cava inferior (ver pp. 237 e 239). Encontramos as seguintes vias de drenagem:

Testículos e epidídimos: drenagem longa e direta, ao longo dos vasos testiculares, para os Ll. lombares direitos e esquerdos.

Ducto deferente: para os Ll. ilíacos (principalmente externos e, em menor extensão, para os internos).

Glândula seminal: Ll. ilíacos internos e externos (juntamente com o ducto deferente).

Próstata (várias vias): Ll. ilíacos externos; ao longo dos vasos da bexiga urinária para os Ll. ilíacos internos; Ll. sacrais (daí para os Ll. lombares).

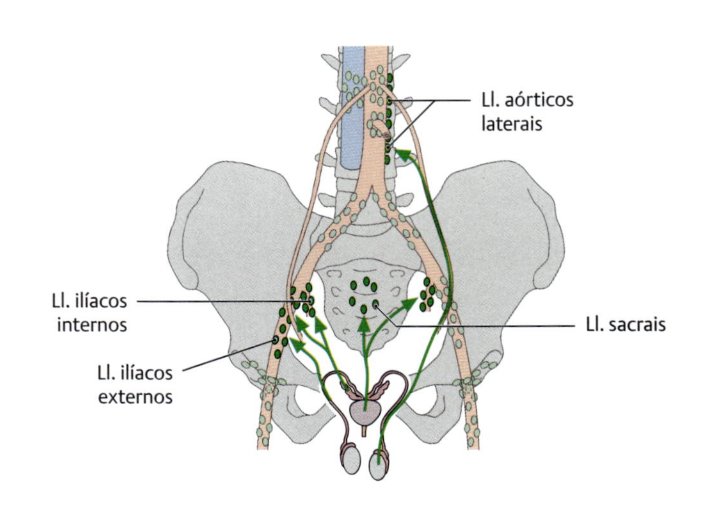

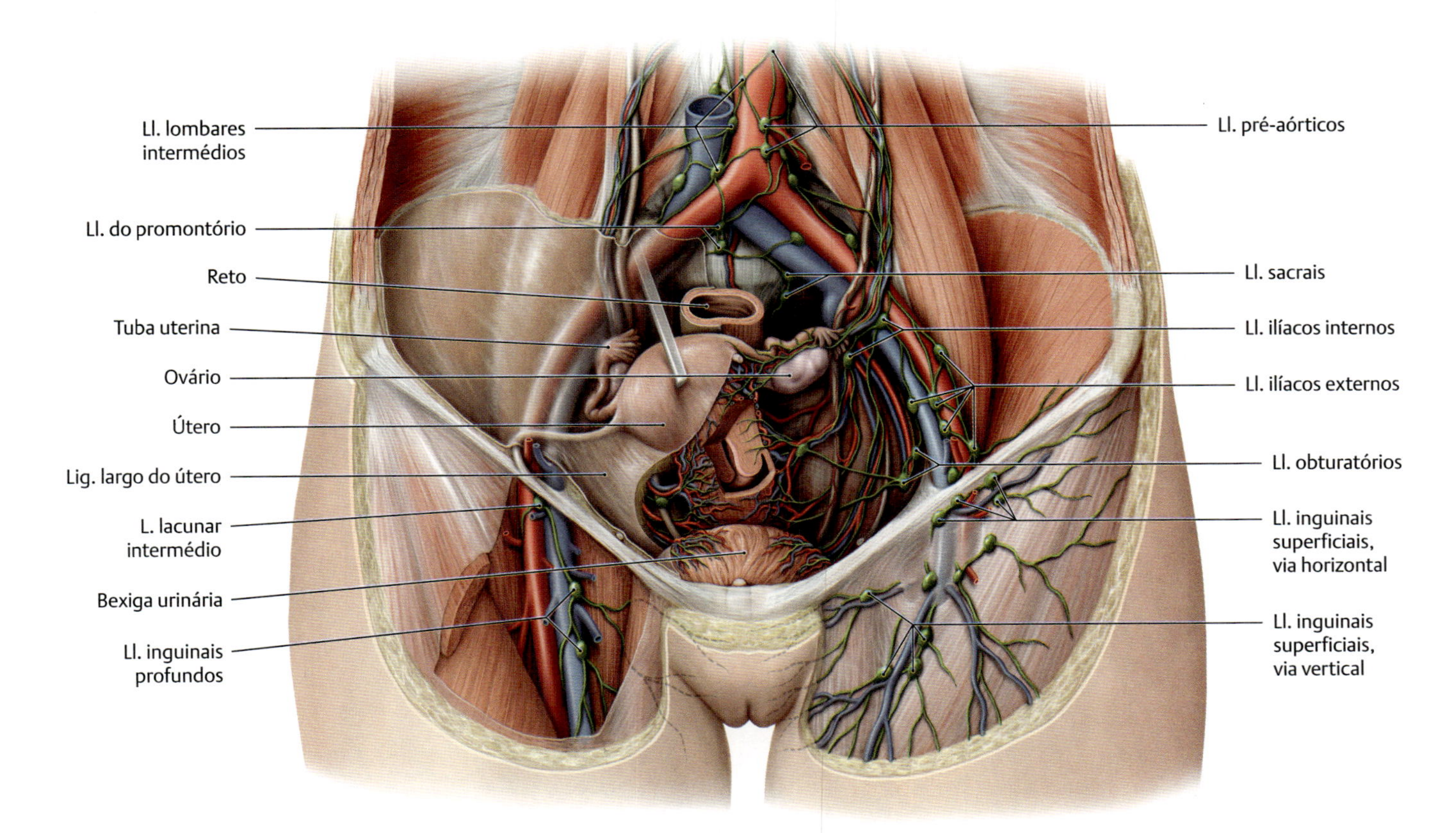

C Linfonodos e vias de drenagem linfática dos órgãos genitais femininos externos e internos

Vista anterior, útero deslocado para a direita. O Lig. largo do útero foi parcialmente removido do lado direito e completamente removido do lado esquerdo, permitindo a visualização dos numerosos vasos linfáticos que aqui se localizam. Por motivos didáticos, somente alguns linfonodos, de determinadas cadeias, são mostrados. Na pelve feminina, a *linfa dos órgãos genitais internos* flui, principalmente, para os Ll. ilíacos e lombares, enquanto a *linfa dos órgãos genitais externos* é drenada, principalmente, para os Ll. inguinais. Os clínicos dividem os Ll. inguinais em uma via horizontal e outra via vertical e, assim, a drenagem dos *órgãos genitais externos* ocorre principalmente pela via vertical.

Observação: Apesar da sua localização na pelve, o ovário drena para os Ll. lombares. A maioria dos vasos linfáticos do útero estende-se pelo Lig. largo do útero, isto é, lateralmente em direção à parede da pelve.

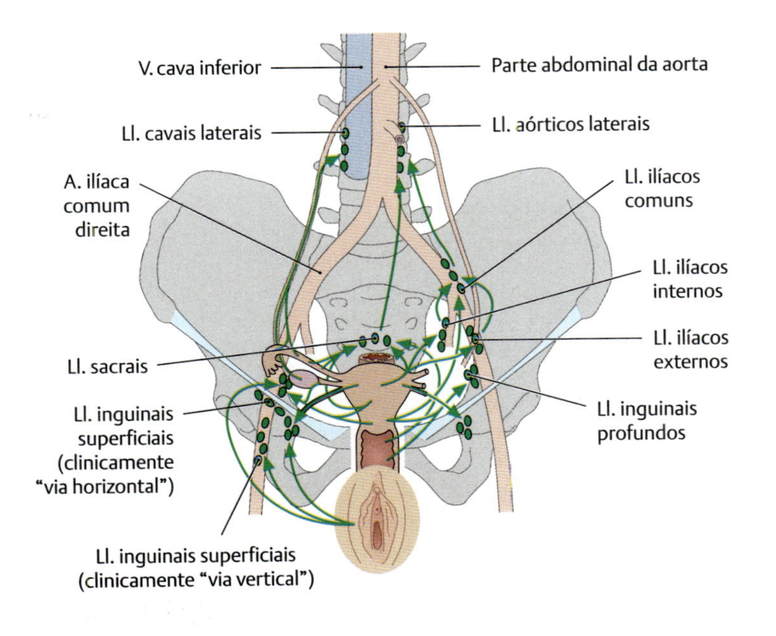

D Drenagem linfática dos órgãos genitais femininos

O sistema genital, considerado em conjunto, tem a sua linfa drenada por diferentes cadeias de linfonodos parietais e, finalmente, para os Ll. lombares, ao redor da parte abdominal da aorta e da V. cava inferior (ver pp. 237 e 239).

Órgãos genitais externos (e a parte inferior da vagina): Ll. inguinais superficiais e profundos; por meio de uma via lateral (não mostrada aqui) diretamente para os Ll. ilíacos.

Órgãos genitais internos:

- Ovário e partes da tuba uterina: via de drenagem longa para os Ll. lombares em volta da parte abdominal da aorta e da V. cava inferior
- Fundo e corpo do útero e partes da tuba uterina (principalmente as partes próximas ao útero): Ll. parauterinos e Ll. sacrais; através dos Ll. ilíacos internos e externos para os troncos lombares
- Útero (colo do útero) e as partes médias e superiores da vagina: Ll. inguinais.

Observação: Pequenos linfonodos viscerais para o útero e a vagina (Ll. parauterinos, Ll. paravaginais, não mostrados aqui) situam-se adjacentes aos órgãos, no tecido conjuntivo regional (paramétrio e paracolpo).

5.19 Inervação Autônoma dos Órgãos Genitais Masculinos

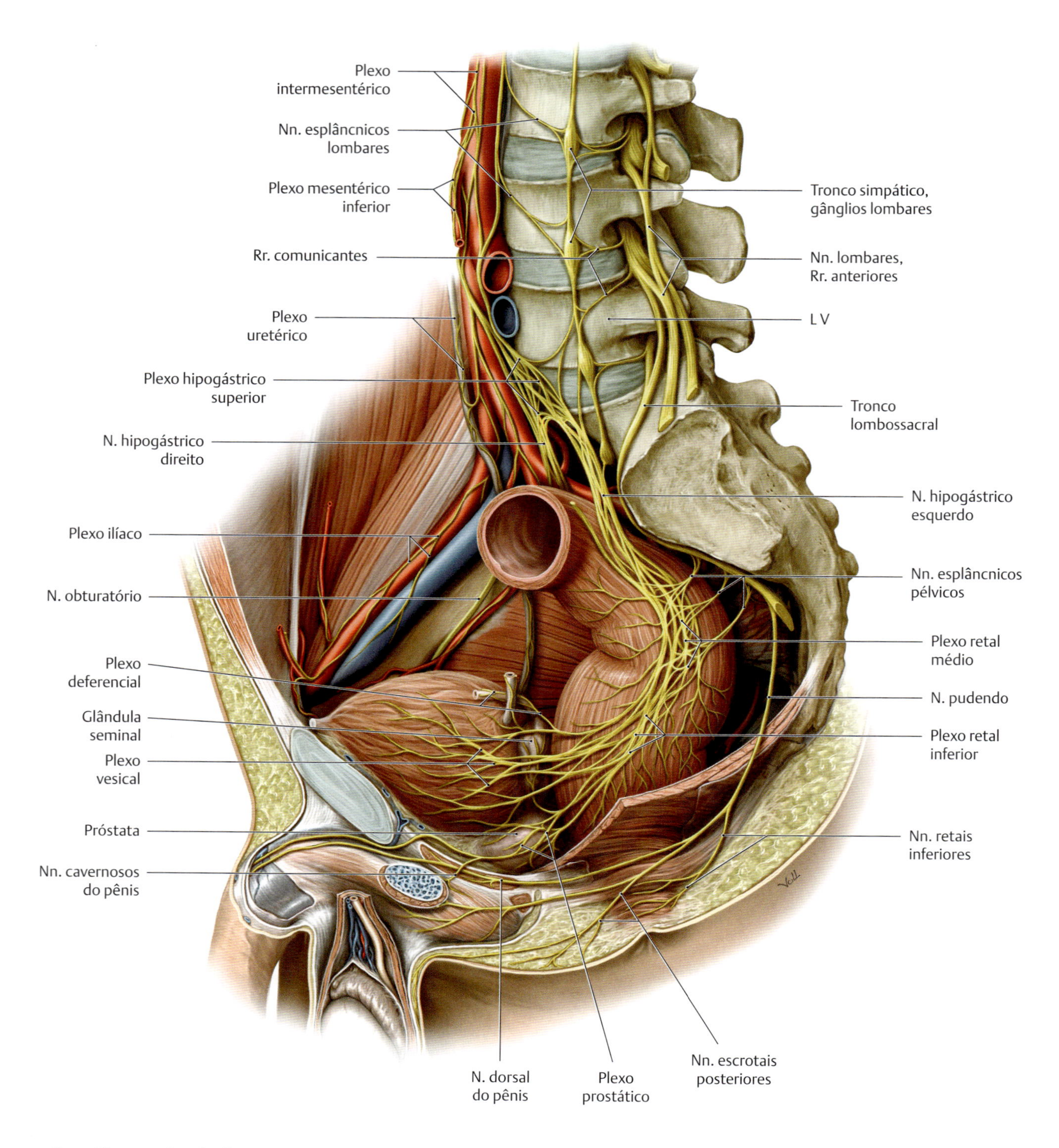

A Inervação autônoma dos órgãos genitais masculinos, visão geral
Vista esquerda da região pélvica masculina; a imagem foi composta para ilustrar as relações espaciais de múltiplos planos de corte.
As fibras *simpáticas* para o suprimento dos órgãos genitais masculinos derivam dos Nn. esplâncnicos menor, imo e lombar para os testículos e o epidídimo, e dos Nn. esplâncnicos lombar e sacral para as glândulas genitais acessórias (próstata, glândula seminal e glândulas bulbouretrais), bem como para o pênis e o ducto deferente. O suprimento *parassimpático*, que é significativamente menor do que o simpático, é proveniente quase exclusivamente dos Nn. esplâncnicos pélvicos para os órgãos genitais masculinos (comparar com **B**). As fibras simpáticas e parassimpáticas coalescem no *plexo hipogástrico inferior*, do qual irradiam também os Nn. hipogástricos (que emergem da separação do plexo hipogástrico superior). O plexo hipogástrico inferior pareado, do qual também emerge o plexo para o suprimento dos órgãos urinários (ver p. 241), então se divide em vários plexos para a inervação dos órgãos genitais (ver **C**).

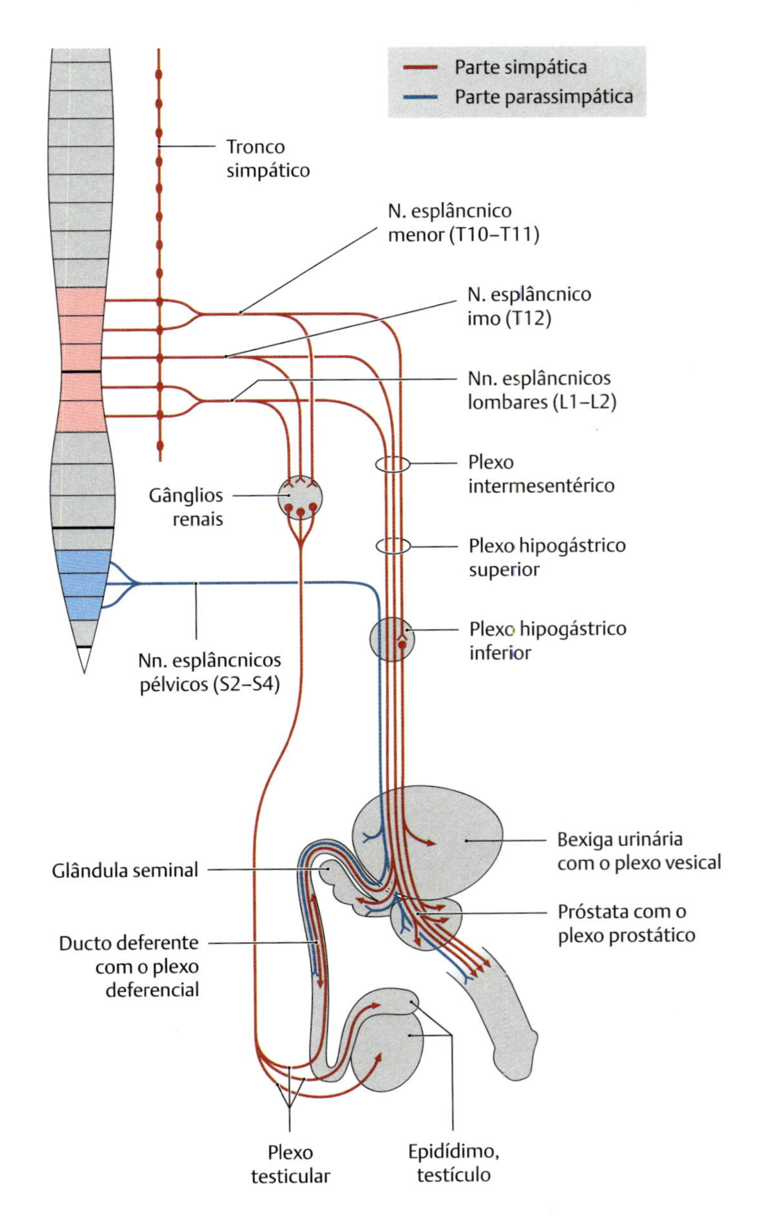

C Inervação autônoma dos órgãos genitais masculinos

1º Neurônio	Trajeto periférico (simpático e parassimpático)	Órgão efetor	Efeito
Parte simpática:			
T10–T12 (Nn. esplâncnicos menor e imo)	Via gânglios renais até o plexo testicular	• Testículo • Epidídimo	• Vaso-constrição
L1–L2 (Nn. esplâncnicos lombares e sacrais)	Via plexo hipogástrico superior, plexos hipogástricos inferiores até o plexo prostático e até o	• Próstata • Glândulas bulbouretrais e glândula seminal	• Secreção
		• Pênis (parcialmente)	• Ejaculação
	plexo deferencial	• Ducto deferente	• Contração
Parte parassimpática:			
S2–S4 (Nn. esplâncnicos pélvicos)	Via plexo hipogástrico superior e plexos hipogástricos inferiores até o plexo prostático e, em seguida, até os Nn. cavernosos do pênis	• Pênis/corpo cavernoso	• Ereção

B Detalhes da inervação autônoma dos órgãos genitais masculinos

A inervação distribui-se:

- Para as **glândulas genitais acessórias (próstata, glândula seminal e glândulas bulbouretrais),** por meio do plexo prostático que é uma ramificação do plexo hipogástrico inferior (contém, ainda, fibras de dor)
- Para o **pênis**, por intermédio do plexo prostático e dos Nn. cavernosos do pênis (ver **A**). Em ambos os casos, a conexão com o 2º neurônio ocorre nas células ganglionares do plexo hipogástrico inferior
- Para o **ducto deferente**, principalmente, por meio do plexo deferencial que também representa um ramo do plexo hipogástrico inferior, bem como — em menor parte — do plexo testicular que acompanha a A. testicular
- Para o testículo que, devido a sua descida, recebe a maior parte de sua inervação autônoma do plexo testicular (fibras simpáticas ao longo da A. testicular fazem conexões nos gânglios renais). O plexo testicular envia, ainda, fibras para o epidídimo. Ambos os órgãos recebem uma pequena contribuição da inervação autônoma do plexo hipogástrico inferior (não mostrado em **C**).

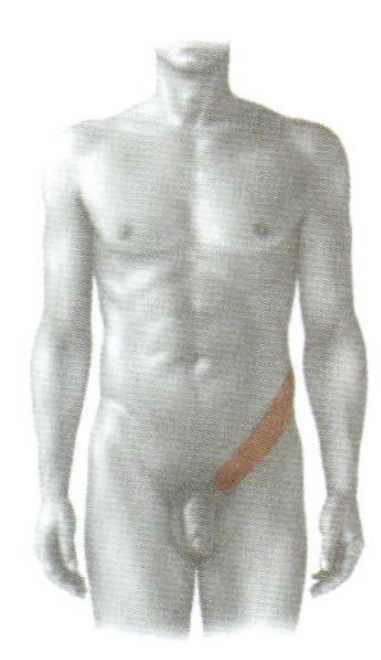

D Áreas de projeção dolorosa das gônadas masculinas esquerdas

Em caso de enfermidade do testículo (p. ex., inflamações), a dor pode ser projetada para estas regiões cutâneas. Da mesma maneira que vimos em relação ao intestino, a dor no testículo também não é referida exatamente na região de localização do órgão.

5.20 Inervação Autônoma dos Órgãos Genitais Femininos

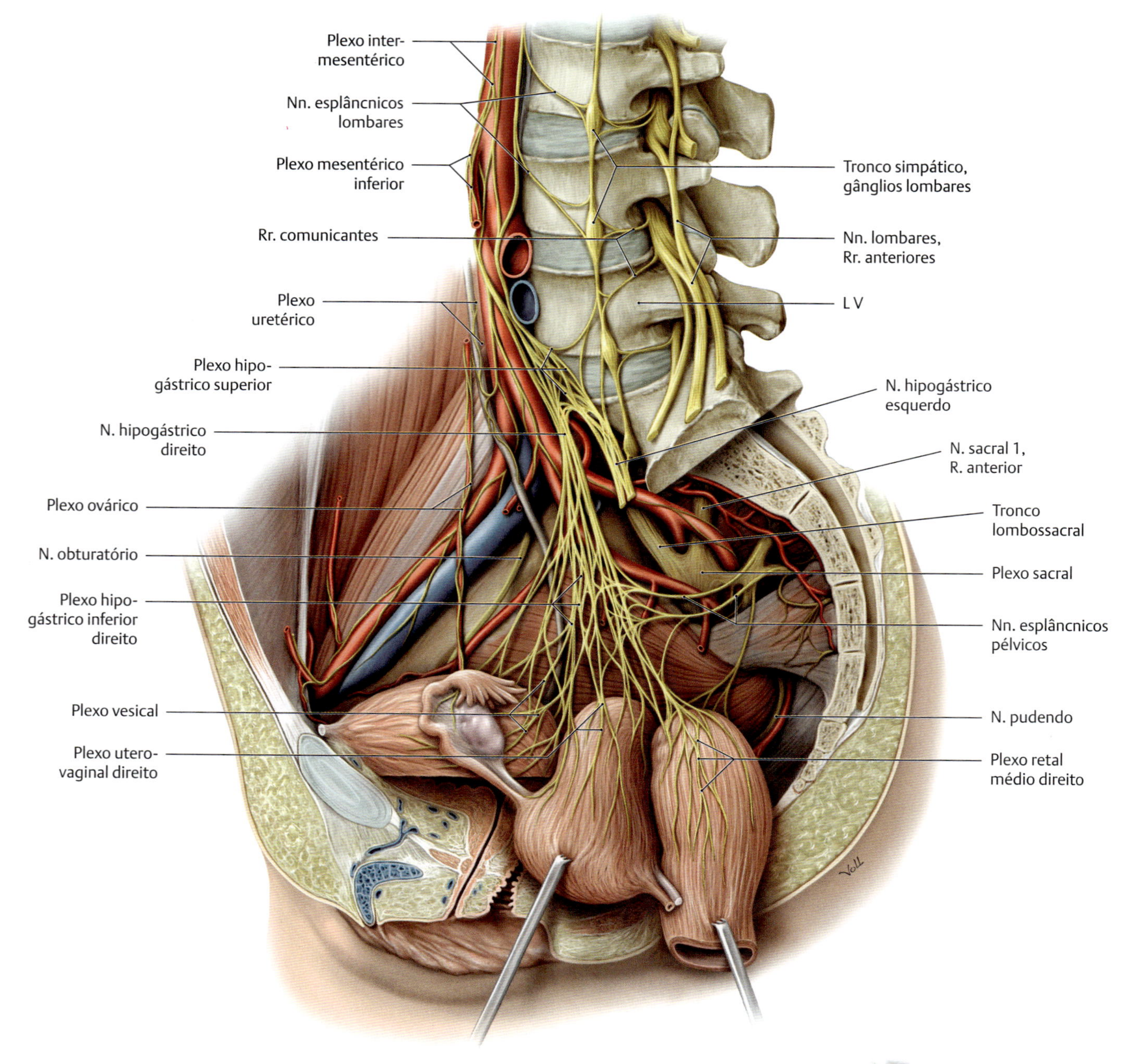

A Inervação autônoma dos órgãos genitais femininos, visão geral
Vista da esquerda da região pélvica direita no sexo feminino; o reto e o útero foram afastados. A imagem pretende ilustrar as relações espaciais compostas de vários planos de corte.
As fibras *simpáticas* para o útero, tubas uterinas e ovários são proveniente exclusivamente dos Nn. esplâncnicos menor, imo e lombar, e as *parassimpáticas* dos Nn. esplâncnicos pélvicos.
Observação: A comutação das fibras que seguem para o ovário já se encontra, em maior parte, nos gânglios renais, pois o ovário carrega o seu suprimento autônomo do abdome em virtude da descida fisiológica. As fibras seguem então para o plexo ovárico, que inclui também fibras do plexo mesentérico superior. Isso é equivalente à inervação do testículo através dos gânglios renais, assim como do plexo mesentérico superior e inferior e do plexo testicular em homens.

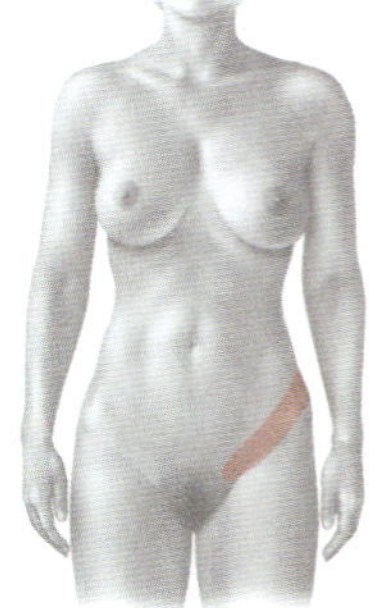

B Áreas de projeção dolorosa das gônadas femininas
A dor decorrente de enfermidades dos órgãos (p. ex., inflamações) pode projetar-se para essas regiões cutâneas. Dores causadas por enfermidades das gônadas femininas, da mesma maneira que ocorre no homem, não são, habitualmente, referidas na região de localização do órgão.

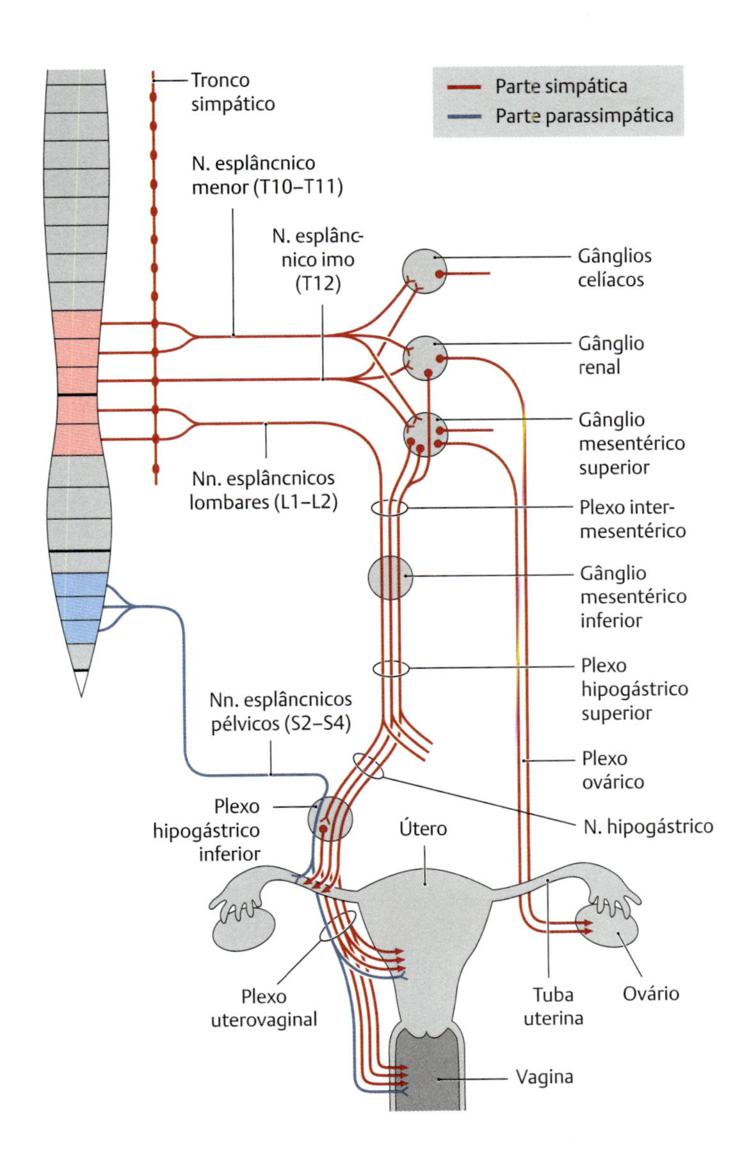

C Inervação autônoma dos órgãos genitais femininos

A inervação do **ovário** é explicada por sua descida fisiológica ao longo da A. ovárica no Lig. suspensor do ovário (plexo ovárico que se origina do plexo aórtico abdominal, por intermédio dos gânglios renais; esta inervação é análoga à que vimos no testículo, pelo plexo testicular).

A inervação autônoma do **útero,** da **tuba uterina** e da **vagina** provém do plexo hipogástrico inferior. A *parte simpática* origina-se dos Nn. esplâncnicos menor, imo e lombares. Estes se conectam em parte nos gânglios mesentéricos e em parte nas células ganglionares do plexo hipogástrico inferior. As *partes parassimpáticas* provêm dos Nn. esplâncnicos pélvicos (S2–S4) que se conectam com o 2º neurônio no plexo hipogástrico inferior ou na parede do órgão ou, ainda, em suas proximidades. Em ambos os lados do útero forma-se, a partir de ramos do plexo hipogástrico inferior, um bem desenvolvido plexo uterovaginal (plexo de Frankenhäuser). Ao longo da tuba uterina o ovário pode receber inervação autônoma adicional do plexo hipogástrico inferior.

D Inervação autônoma dos órgãos genitais femininos

1º Neurônio	Trajeto periférico (simpático e parassimpático)	Órgão efetor	Efeito
Parte simpática:			
T10–T12 (Nn. esplâncnicos menor e imo)	Via gânglios renais e gânglio mesentérico superior, até o plexo ovárico	• Ovário	• Vasoconstrição
L1–L2 (Nn. esplâncnicos lombares e sacrais)	Via plexo hipogástrico superior, Nn. hipogástricos, plexo hipogástrico inferior até o plexo uterovaginal	• Útero • Tuba uterina • Vagina • Vagina	• Contração (no útero dependente da fase hormonal) • Vasoconstrição
Parte parassimpática:			
S2–S4 (Nn. esplâncnicos pélvicos)	Plexo hipogástrico superior e plexos hipogástricos inferiores até o plexo uterovaginal e, em seguida, até os Nn. cavernosos do clitóris	• Útero, tuba uterina • Vagina • Clitóris	• Vasodilatação • Secreção • Ereção

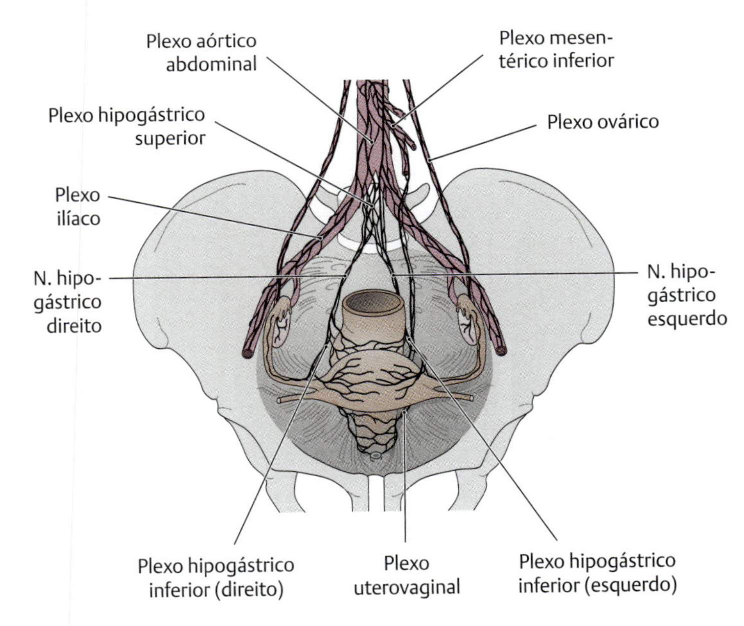

E Visão geral dos plexos autônomos na pelve feminina

Vista anterior.

Observe a ramificação do plexo hipogástrico superior em *dois Nn. hipogástricos*, que se prolongam nos *dois plexos hipogástricos inferiores*; estes se projetam, em seguida, em plexos distintos, para o reto, o útero, a vagina e a bexiga urinária (ver **A**).

A inervação do ovário ocorre, em sua maior parte, por intermédio do plexo ovárico, ao longo da A. ovárica no Lig. suspensor do ovário. Portanto, a inervação autônoma da pelve feminina é análoga à da pelve masculina. Entretanto, devido à grande inervação do útero, os plexos da pelve feminina são mais desenvolvidos.

6.1 Anatomia de Superfície, Regiões Topográficas e Relevos Ósseos Palpáveis

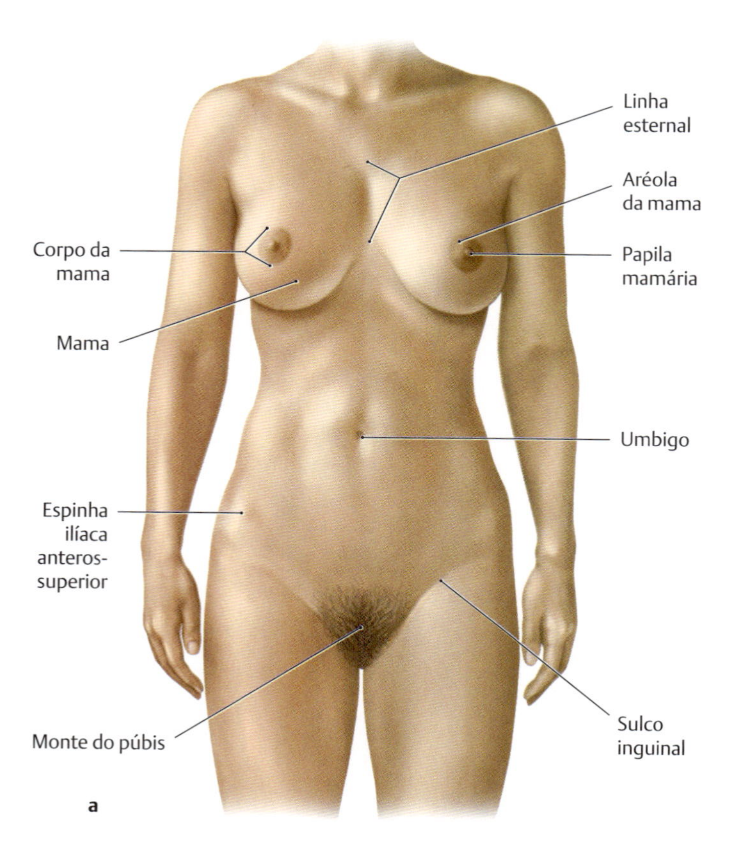

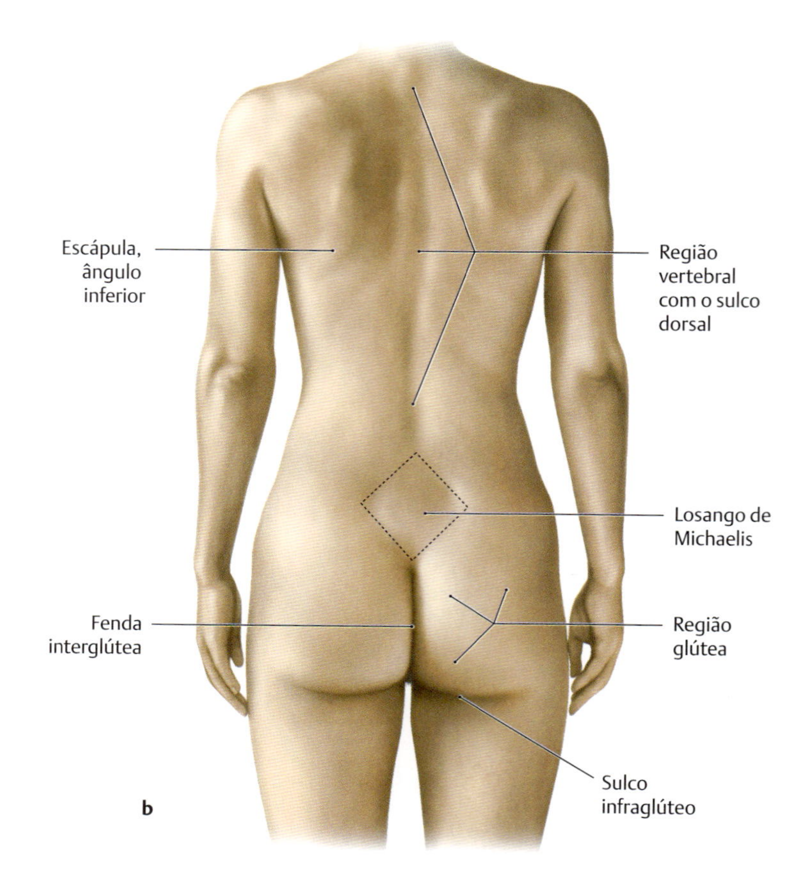

A Anatomia de superfície da mulher
a Vista anterior; **b** Vista posterior.

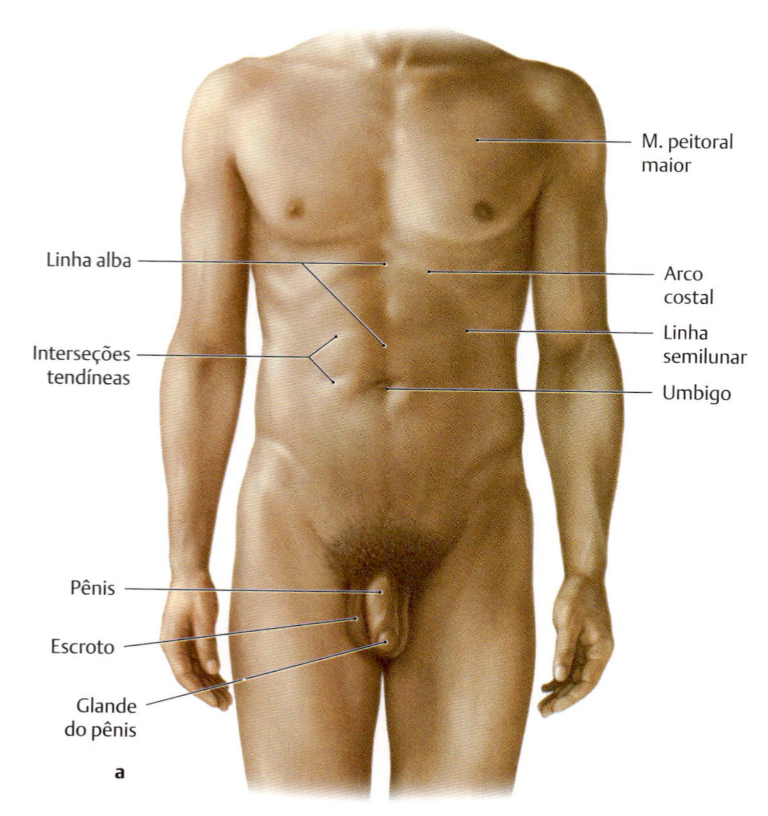

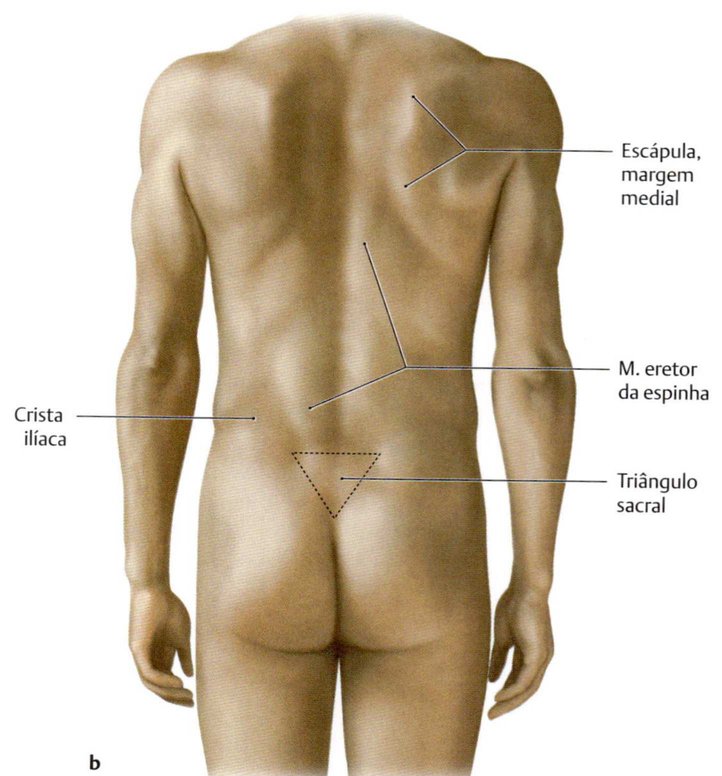

B Anatomia de superfície do homem
a Vista anterior; **b** Vista posterior.

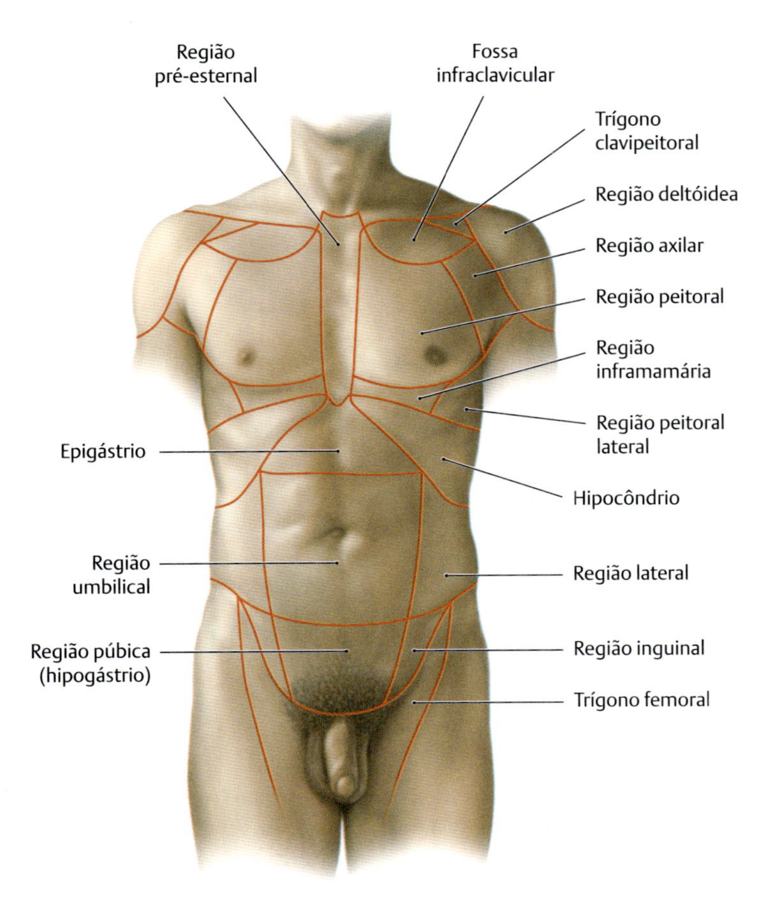

C Regiões torácicas e abdominais
Vista anterior.

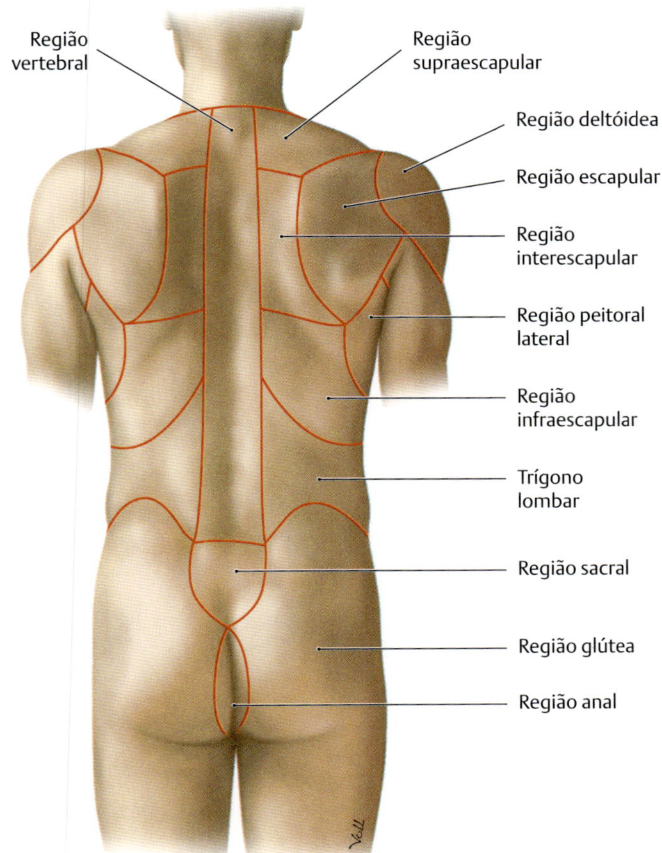

D Regiões dorsais e glútea
Vista posterior.

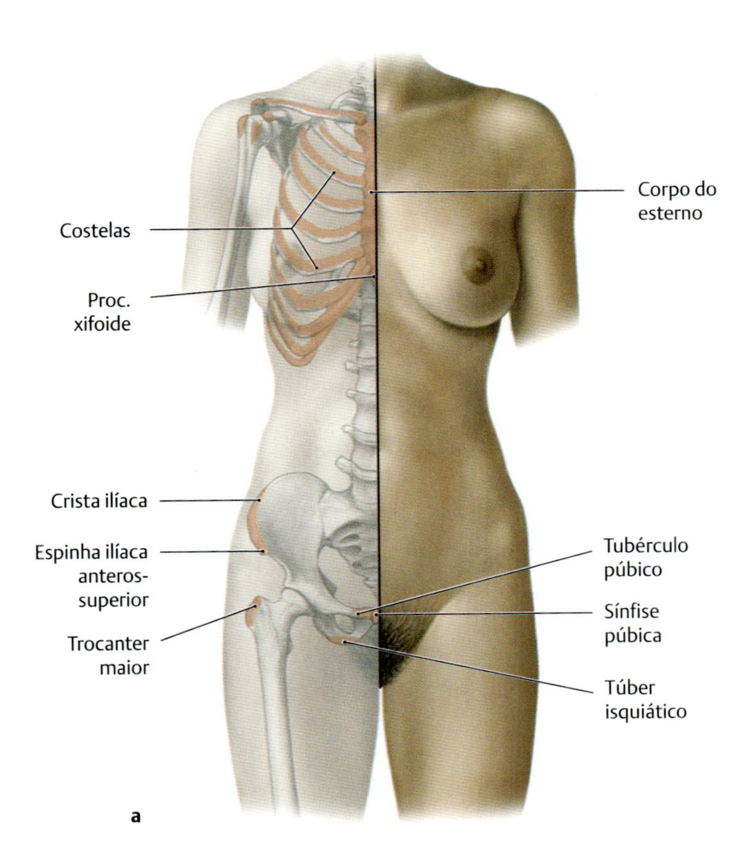

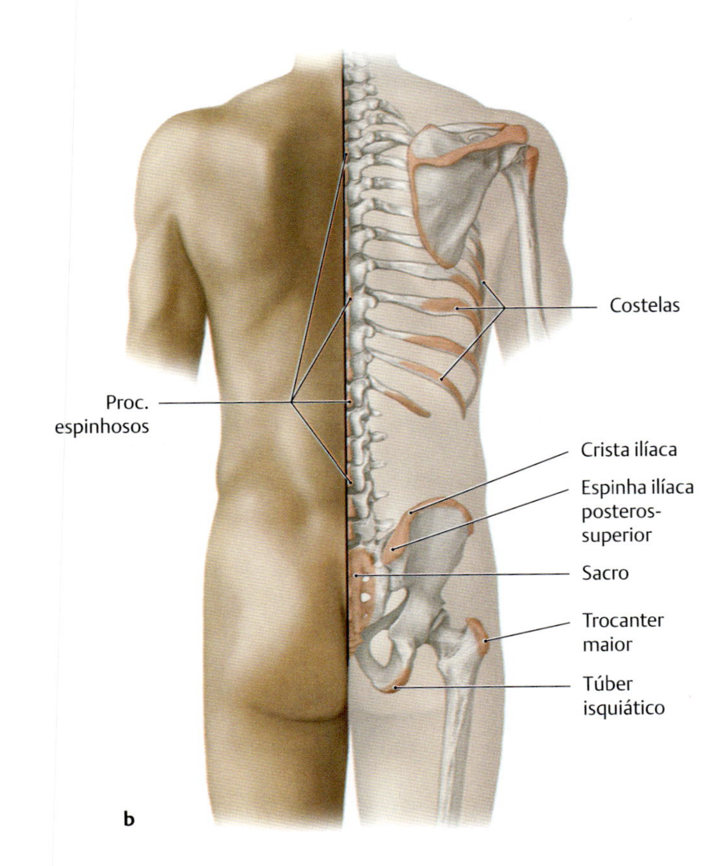

E Relevo superficial e relevos ósseos palpáveis no tronco
a Vista anterior; **b** Vista posterior.

6.2 Posição dos Órgãos no Abdome e na Pelve e sua Projeção na Parede do Tronco

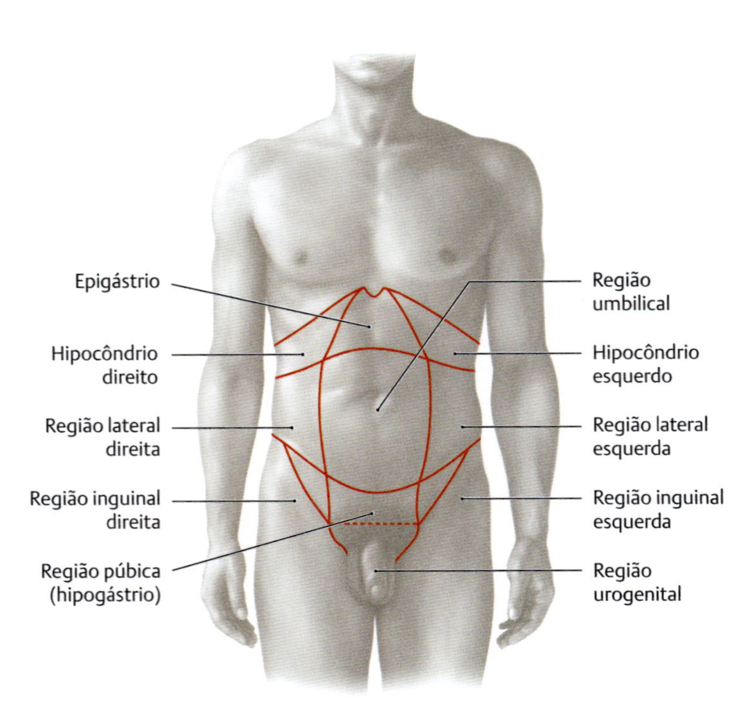

A Regiões da parede anterior do tronco
Na parede abdominal, três níveis, cada um com três regiões, podem ser distinguidos em direção craniocaudal:

- O *epigástrio*; à sua direita e à sua esquerda estão situados os hipocôndrios direito e esquerdo
- O mesogástrio, com a *região umbilical*; à sua direita e à sua esquerda estão situadas as regiões laterais direita e esquerda e
- O hipogástrio, com a *região púbica*; à sua direita e à sua esquerda estão situadas as regiões inguinais direita e esquerda.

Ao hipogástrio, junta-se a *região urogenital*. Os níveis são determinados através de planos horizontais, cuja posição pode ser estipulada com base em relevos ósseos palpáveis (ver também **C**).

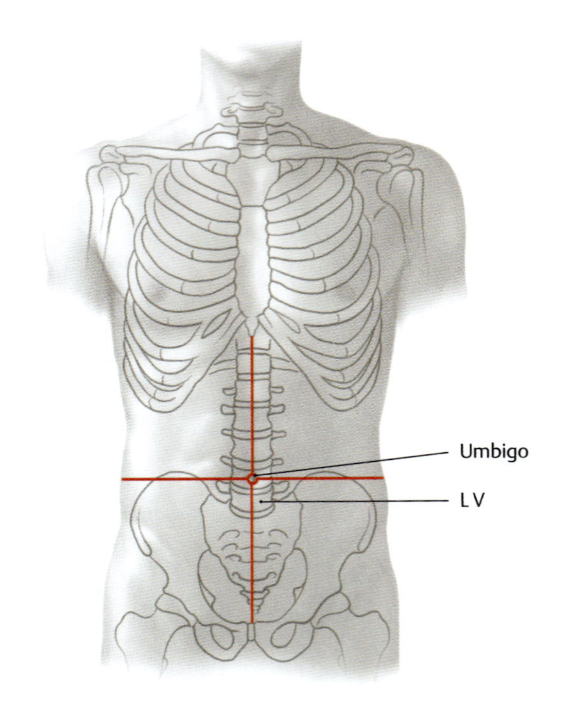

B Divisão em quadrantes da parede anterior do tronco
O umbigo serve como ponto médio de projeção, situando-se no nível do corpo vertebral L IV.

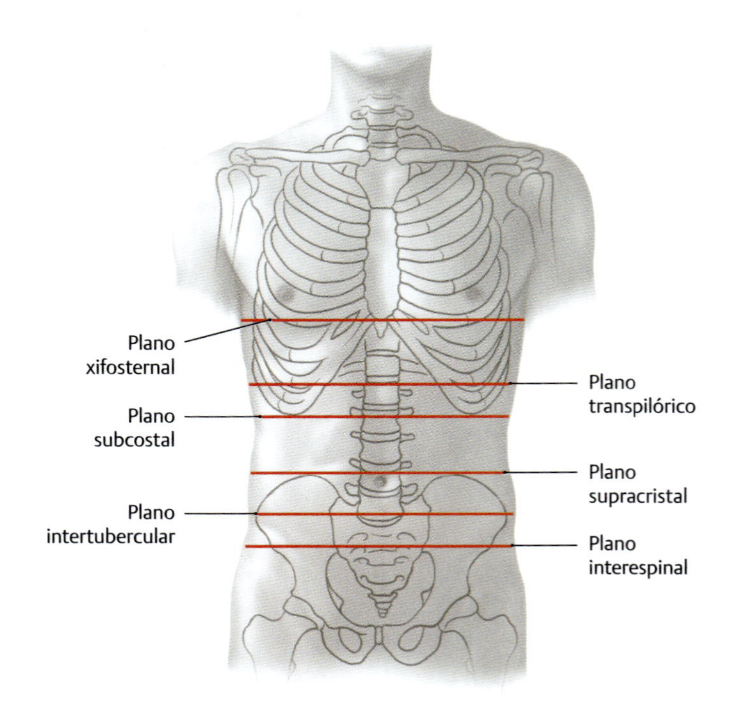

C Planos horizontais (ou planos transversos) da parede anterior do tronco
São distinguidos os seguintes planos imaginários:

- **Plano xifosternal:** através da sincondrose entre o processo *xifoide* e o corpo do *esterno*
- **Plano transpilórico:** através do ponto médio da distância entre a incisura jugular do esterno e a margem superior da sínfise. Ele representa o plano médio da parede anterior do tronco e projeta-se no nível de L I. O *piloro* do estômago, normalmente, situa-se *logo abaixo* deste plano
- **Plano *subcostal*:** segue o *nível mais baixo dos arcos costais* do 10º par de costelas, na altura do corpo vertebral de L II, e separa o epigástrio do mesogástrio (ver também **A**)
- **Plano supracristal:** passa através da transição entre o corpo vertebral de L III e L IV e une os *pontos mais elevados das cristas ilíacas*
- **Plano intertubercular:** une os *tubérculos ilíacos* e projeta-se no corpo vertebral de L V. O plano intertubercular separa o mesogástrio do hipogástrio
- **Plano interespinal:** une as duas *espinhas ilíacas anterossuperiores*.

Observação: A posição dos três planos superiores não é constante, mas depende da postura e da forma da caixa torácica. Aqui, ocorrem variações que dependem da fase respiratória, da idade, do biotipo e do sexo.

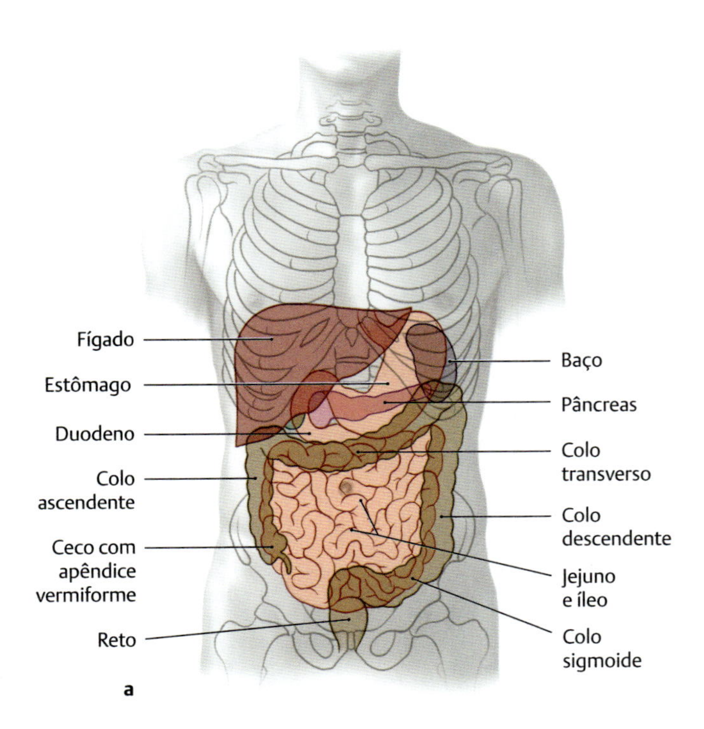

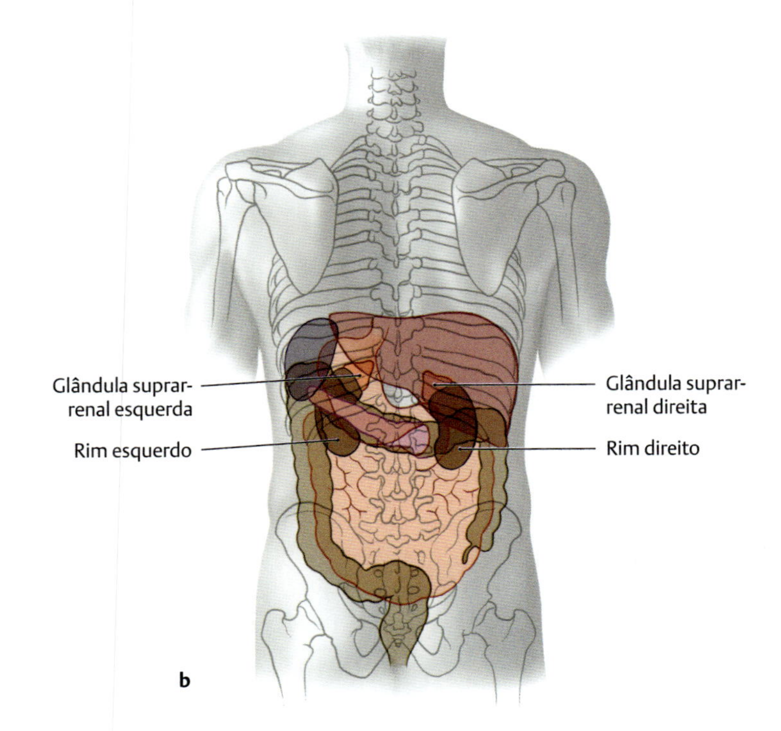

D Projeção dos órgãos do abdome e da pelve na parede do tronco
a Projeção na parede anterior do tronco; **b** Projeção na parede posterior do tronco.
A projeção dos órgãos na parede do tronco depende de postura corporal, idade, tipo de constituição física, sexo, condições nutricionais e fase respiratória.
Observe a superposição das cavidades abdominal e torácica: lesões perfurantes da cavidade abdominal, aproximadamente na região do fígado, podem envolver simultaneamente a cavidade pleural (a chamada lesão multicavitária). Para a projeção dos órgãos individuais, ver **E**.

E Projeção de estruturas anatômicas na região abdominal e na pelve em relação à coluna vertebral
Os dados estão relacionados aos corpos vertebrais.

T VIII-T X	Margem superior do fígado
T XII	Origem do tronco celíaco
L I	• Plano transpilórico (de modo geral, o piloro do estômago encontra-se abaixo deste plano) • Fundo da vesícula biliar • Hilo renal • Pâncreas (colo) • Origem da A. mesentérica superior • Fixação do mesocolo transverso
L I/L II	• Parte descendente do duodeno • Origem das Aa. renais
L II	Flexura duodenojejunal
L III	Origem da A. mesentérica inferior
L III/L IV	Umbigo
L IV	Bifurcação da aorta
L V	Divisão da V. cava inferior
S III	Início do reto

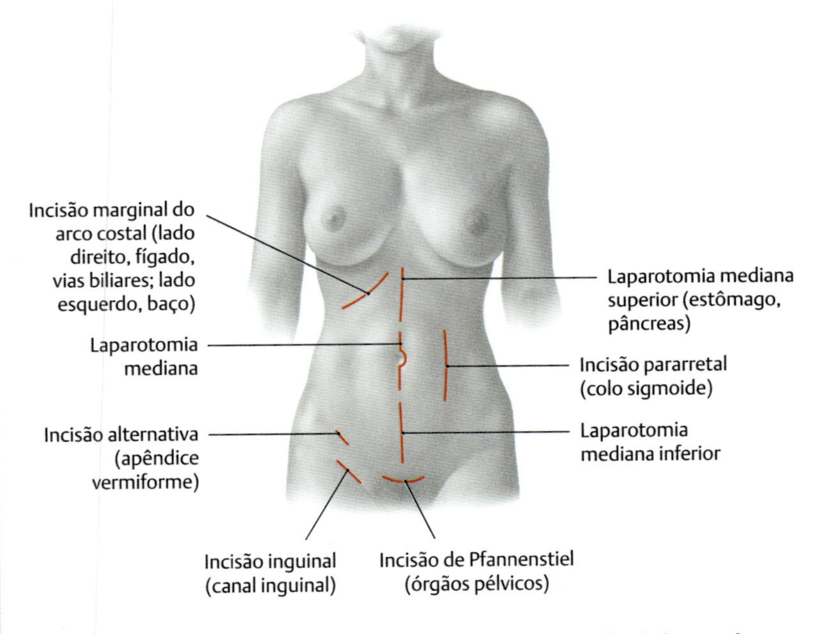

F Localização das incisões cirúrgicas na pele da parede abdominal anterior
Observação: Em uma laparotomia mediana, realiza-se uma incisão passando à *esquerda* do umbigo, de modo a não atingir o resquício da V. umbilical (o Lig. redondo do fígado, ver p. 271), localizado à *direita*. Esse remanescente da V. umbilical normalmente está obliterado, porém em casos excepcionais, pode ocorrer sangramento se for atingido.
Com uma "*incisão alternativa*", a orientação do corte pode ser alterada em cada uma das camadas da parede do tronco. Deste modo, especialmente os músculos da parede do tronco podem ser seccionados cuidadosamente, de modo a se realizar a incisão seguindo a direção das fibras musculares, alternada em cada camada.

6.3 Topografia da Cavidade Peritoneal (Partes Supra e Inframesocólicas)

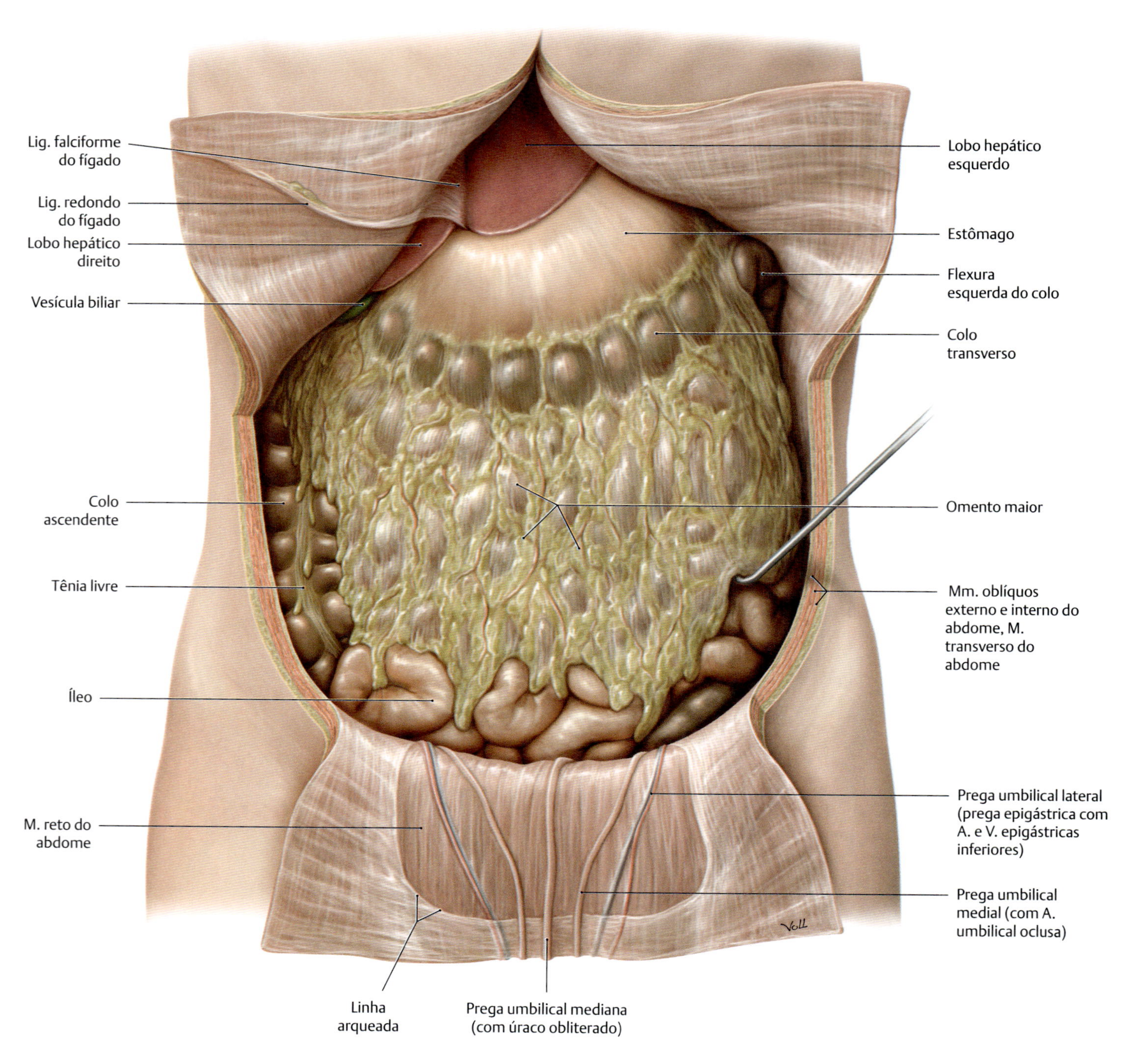

A Visão geral: omento maior *in situ*

Vista anterior. A parede abdominal foi aberta e rebatida. As circunvoluções das alças do intestino delgado estão, em grande parte, recobertas pelo omento maior e são visíveis apenas na parte inferior. O omento maior é uma duplicação peritoneal, em forma de avental, que se origina da curvatura maior do estômago, fixando-se no colo transverso. Ele se forma durante o desenvolvimento embrionário devido à rotação do estômago. Com isso, a antiga parede posterior do primórdio do estômago se volta para a esquerda e para baixo. Consequentemente, a fixação peritoneal da parede posterior do estômago à parede posterior da cavidade peritoneal — o chamado mesogastro dorsal — se projeta para fora; fica suspensa, como um saco peritoneal, a partir da curvatura maior. O omento maior é relativamente móvel, de tal forma que, durante as intervenções cirúrgicas, é frequentemente encontrado em uma outra posição, diferente da posição anatômica normal aqui representada. Graças a essa mobilidade, raramente ocorrem aderências, nem mesmo após cirurgia do omento maior com os outros órgãos vizinhos, como ocorre especialmente após inflamações localizadas. Essa característica pode impedir a disseminação de uma inflamação, porém pode, simultaneamente, diminuir a mobilidade do órgão que sofreu a aderência. Aderências peritoneais, de natureza cicatricial — as chamadas bridas — tornam-se um obstáculo ao trânsito fecal, por exemplo, no intestino delgado, promovendo obstruções mecânicas. O omento maior é frequentemente ocupado por linfonodos e considerado, de modo secundário, como um órgão de defesa do sistema imunológico. Sobre o omento menor, ver p. 382.

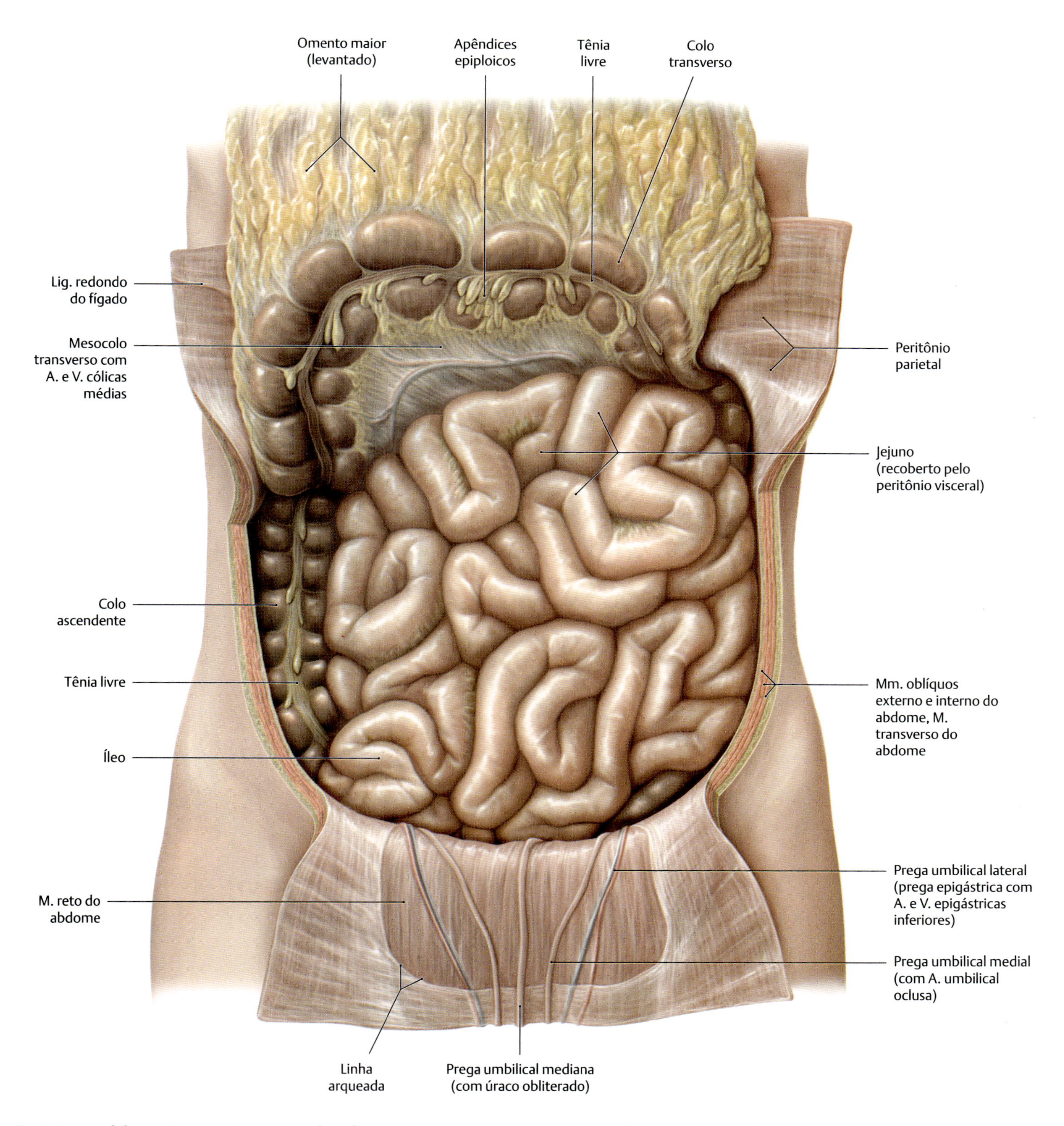

B Visão geral da região: omento maior rebatido para cima, intestino delgado *in situ*

Vista anterior. Nesta figura, o omento maior está rebatido para cima e, consequentemente, o colo transverso está levantado. Deste modo, torna-se evidente que o intestino delgado, de localização intraperitoneal, está cercado pelos segmentos do colo, como se fora a moldura de um quadro. O *mesocolo* transverso divide a cavidade peritoneal em uma parte *supramesocólica* e uma parte *inframesocólica* (ver **B**, p. 224).

A extensa superfície epitelial do peritônio é de grande importância clínica:

- Durante uma infecção bacteriana da cavidade peritoneal (devido a lesão externa, ou transmural, com a ruptura de um apêndice vermiforme inflamado), o agente causal pode disseminar-se facilmente e as toxinas bacterianas são facilmente absorvidas, atingindo a circulação. Consequentemente, a peritonite (inflamação do peritônio) bacteriana é, de modo geral, uma condição grave e potencialmente fatal
- Em inflamações localmente limitadas, podem ocorrer aderências e subsequentes cicatrizações fibrosas no peritônio (bridas, ver **A**)
- A grande superfície pode ser utilizada para a *diálise peritoneal*, em casos de falência da função renal: o dialisado injetado na cavidade peritoneal consegue absorver escórias que deveriam ser excretadas na urina e assim removê-las do corpo.

6.4 Espaços de Drenagem e Recessos na Cavidade Peritoneal

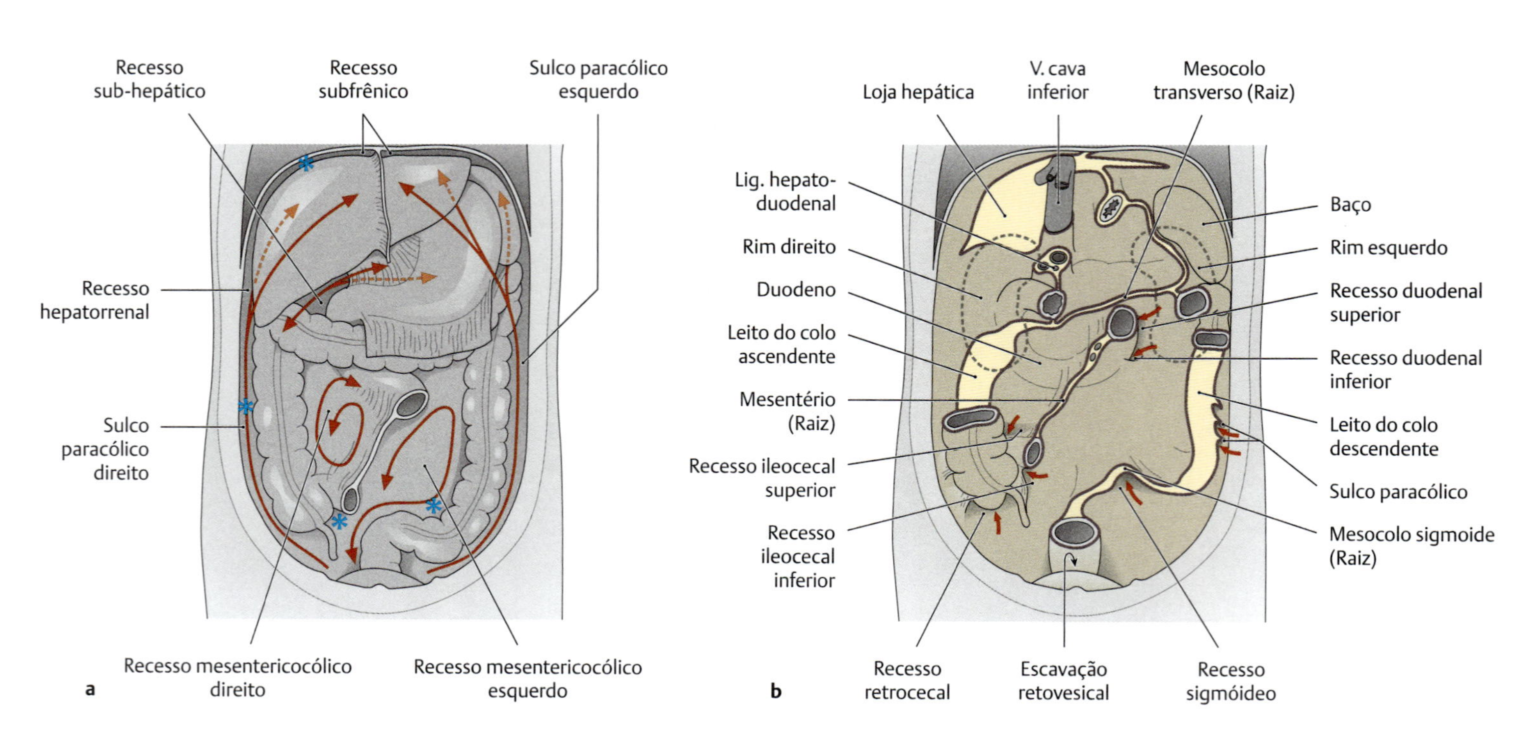

A Espaços de drenagem e recessos na cavidade peritoneal

a Vista anterior do abdome após a retirada do omento maior e do intestino delgado. Locais preferenciais de depósito de metástases (ver asteriscos azuis).

b Vista anterior da parede posterior da cavidade abdominal.

As raízes do mesentério e dos locais de inserção de órgãos determinam espaços incompletamente delimitados (recessos ou sulcos). Nesses espaços, o líquido peritoneal produzido pelo epitélio peritoneal (transudação) circula livremente.

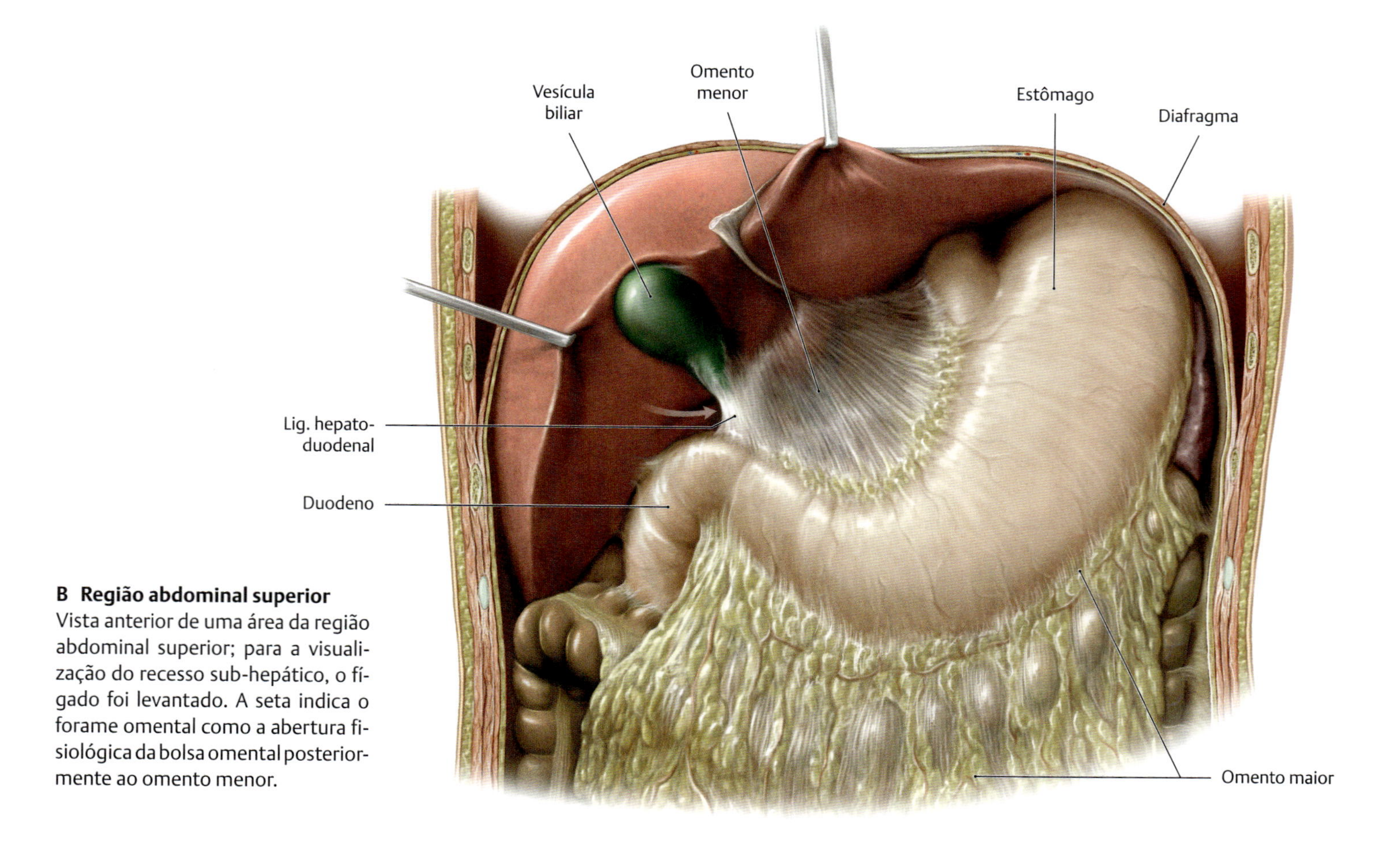

B Região abdominal superior

Vista anterior de uma área da região abdominal superior; para a visualização do recesso sub-hepático, o fígado foi levantado. A seta indica o forame omental como a abertura fisiológica da bolsa omental posteriormente ao omento menor.

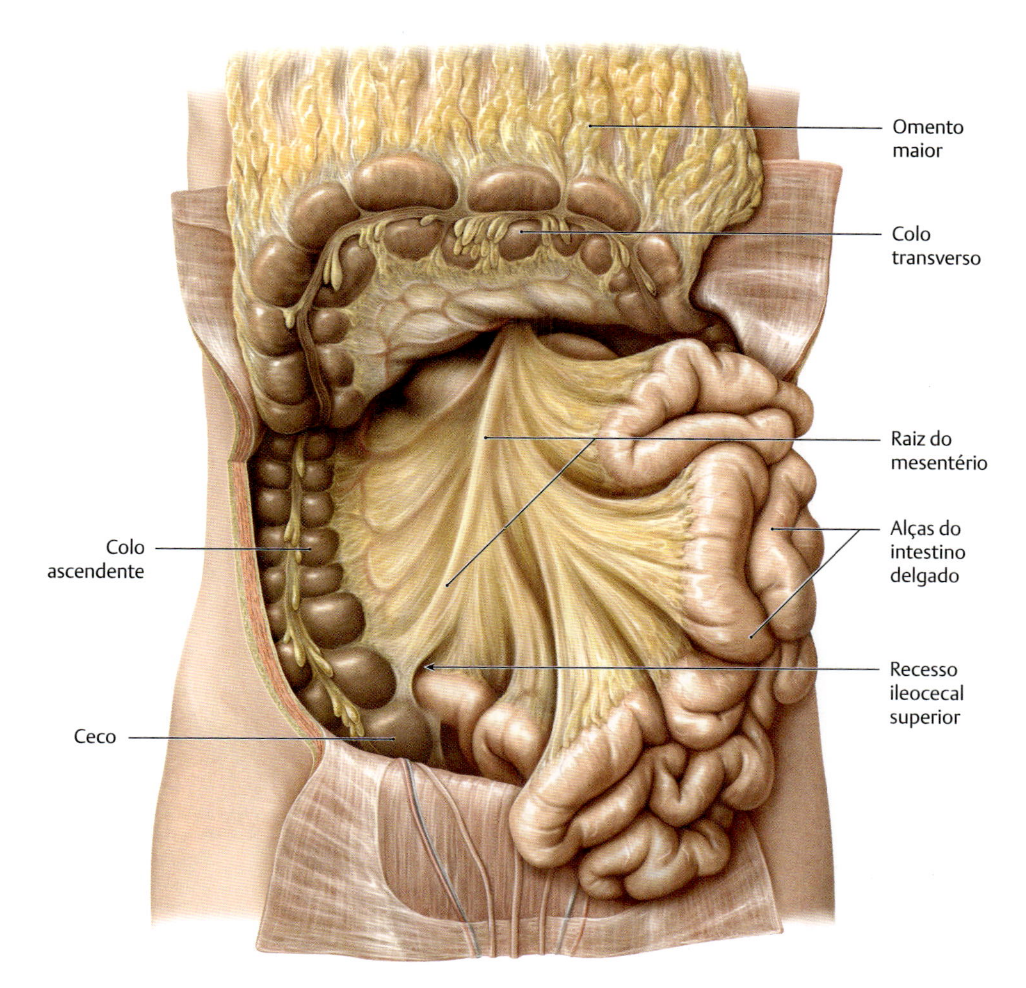

C Recessos na parede posterior da cavidade peritoneal

Vista anterior das regiões abdominal e pélvica masculinas. Devido à sua posição entre os órgãos, o peritônio forma recessos (ver também **A**). Em certos aspectos, a bolsa omental pode ser considerada o maior recesso da cavidade peritoneal (ver p. 386).

Observação: Cada um dos recessos se encontra entre um órgão e a parede da cavidade peritoneal ou entre os órgãos em si. Nesses recessos, pode ocorrer o encarceramento de alças do intestino delgado (as chamadas "hérnias internas"), que se movimentam livremente nesses espaços. Tal encarceramento pode comprometer a passagem do conteúdo intestinal e evoluir para íleo paralítico, geralmente fatal.

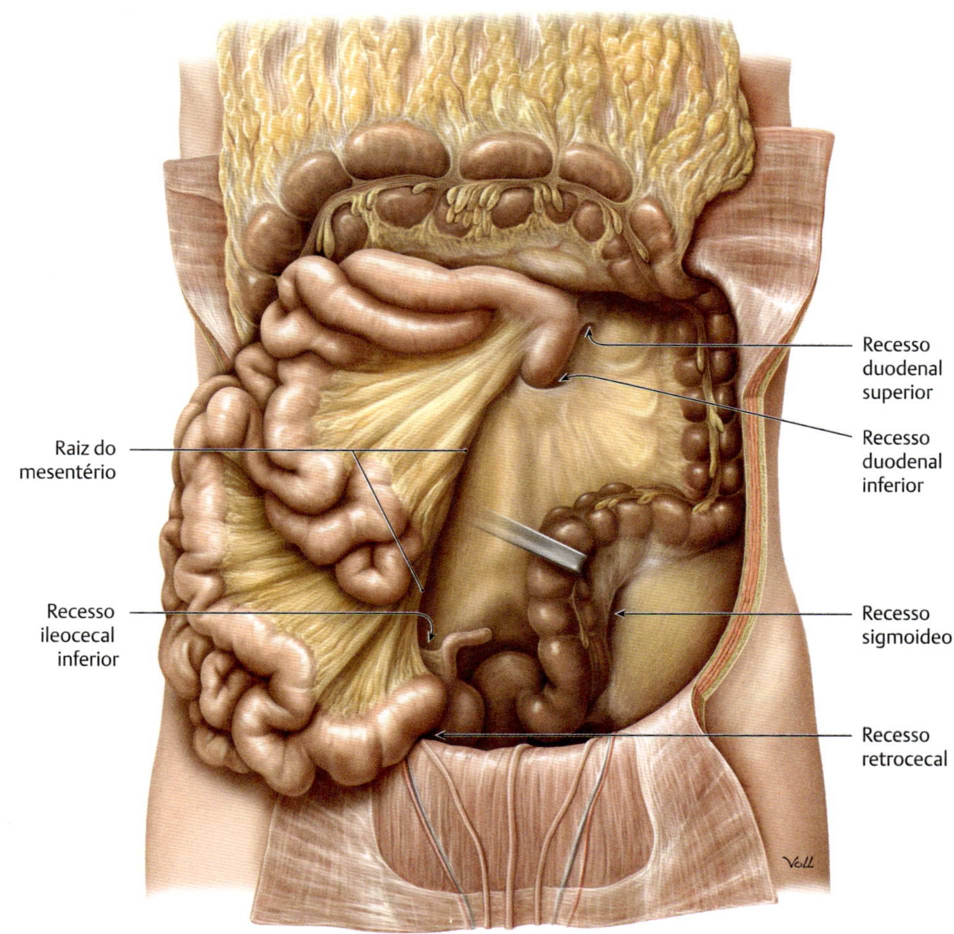

6.5 Visão Geral dos Mesentérios

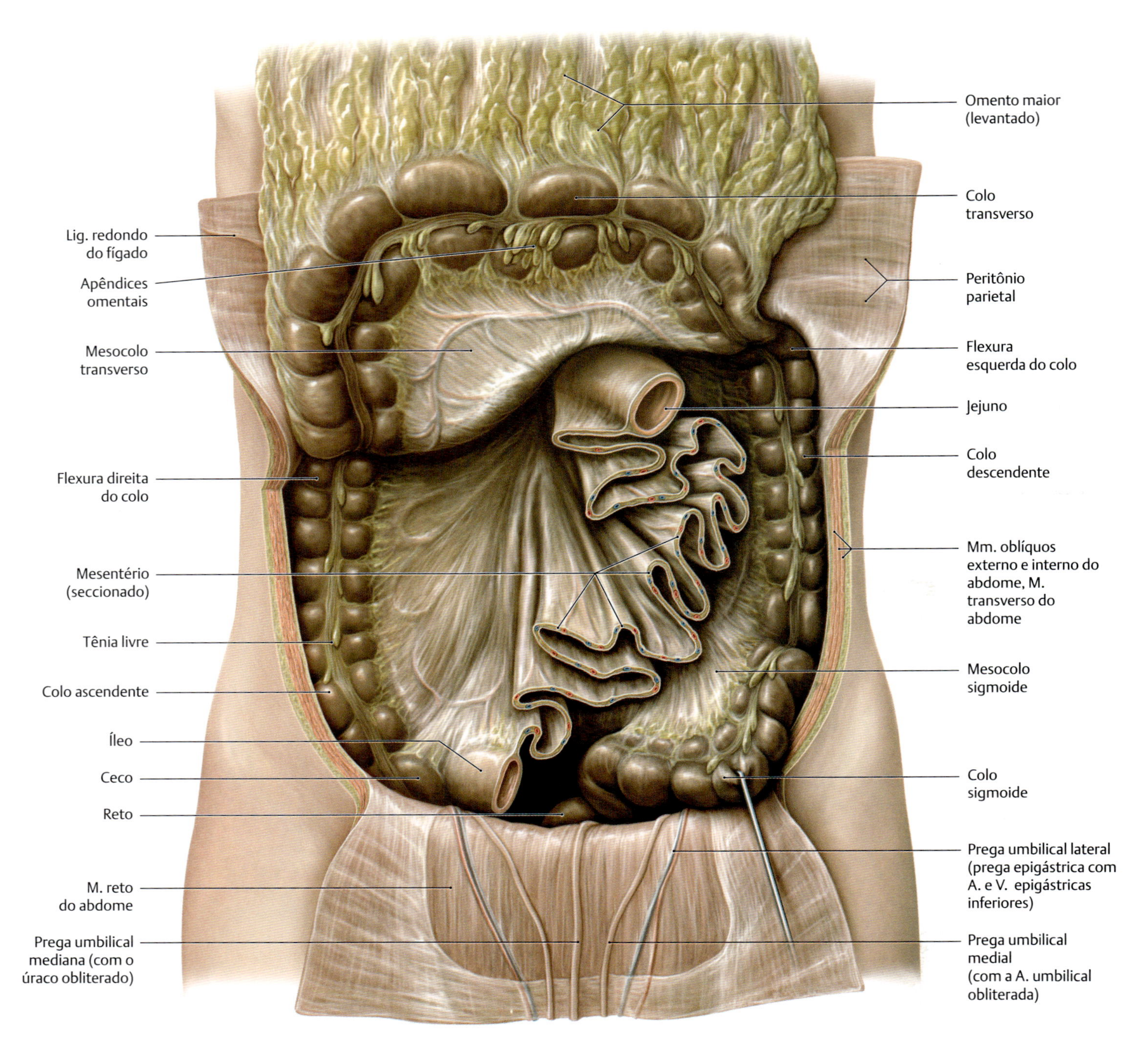

A Visão geral dos mesentérios: omento maior rebatido para cima e intestino delgado removido

Vista anterior. O colo transverso e o omento maior estão levantados. O intestino delgado, de localização intraperitoneal, foi retirado até onde se observa um pequeno segmento do jejuno e um outro do íleo. No intestino delgado e no intestino grosso, são distinguidos *três grandes mesentérios* (para a estrutura anatômica do mesentério, ver p. 42):

- Mesentério propriamente dito: o "meso" do jejuno e do íleo
- Mesocolo transverso e
- Mesocolo sigmoide (também denominado mesossigmoide).

Sua respectiva origem está representada em **B**. *Pequenos mesentérios* são encontrados no apêndice vermiforme (*mesoapêndice*) e no segmento cranial do reto (*mesorreto*, ver **C**).

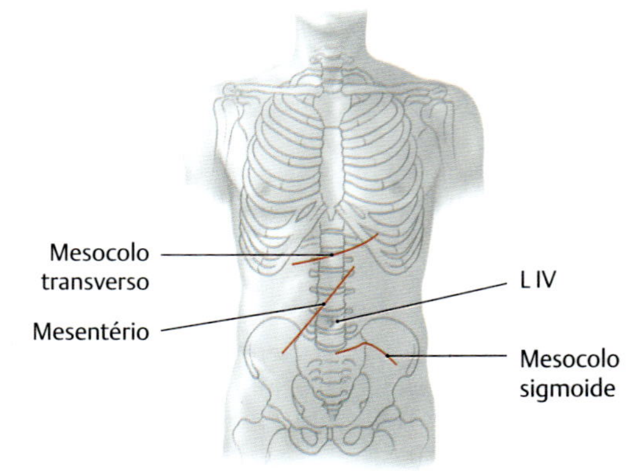

B Projeção das raízes dos mesentérios em relação ao esqueleto.

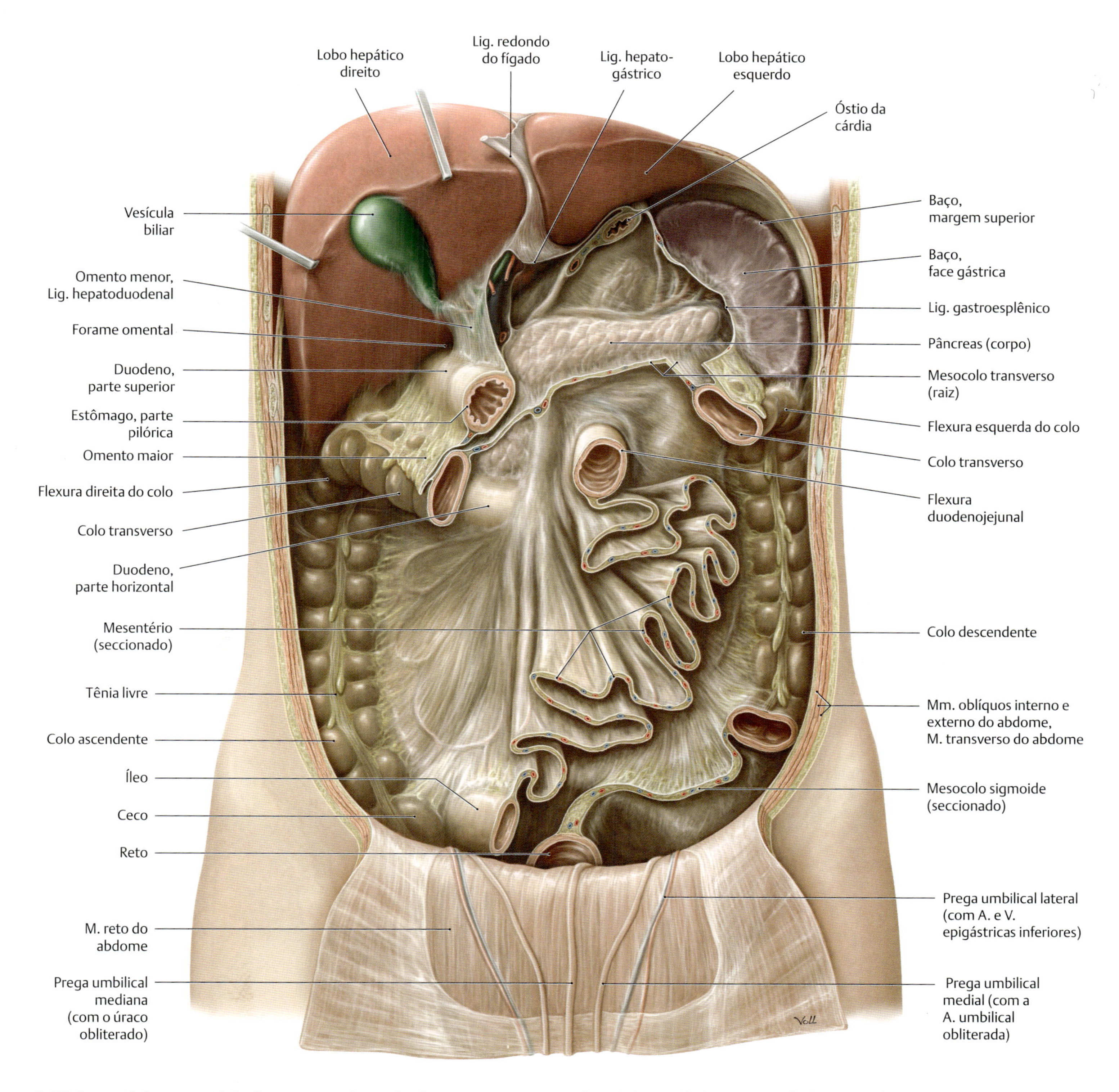

C Visão geral do mesentério:* omento maior retirado
Vista anterior; para melhor visualização, o estômago, o jejuno e o íleo foram retirados ao longo de seus mesentérios, de modo a restarem apenas curtos segmentos do intestino delgado; o fígado está levantado, de modo que uma parte do omento menor fique bem visível: o Lig. hepatoduodenal, que une o fígado ao piloro e ao duodeno. A outra parte do omento menor, o Lig. hepatogástrico (duplicação peritoneal entre o fígado e a curvatura menor do estômago), foi retirada, com a remoção do estômago, de modo a deixar aberta a parede anterior da bolsa omental. O colo transverso e o colo sigmoide foram seccionados e retirados em sua maior parte, para visualização das raízes do mesocolo transverso e do mesocolo sigmoide.
Observação: No 4º mês embrionário, os *colos* ascendente e descendente se prendem à parede dorsal da cavidade peritoneal. Por essa razão, os *mesocolos* ascendente e descendente também se fundem à parede dorsal da cavidade peritoneal. O mesocolo *transverso* cruza anteriormente o duodeno, durante o desenvolvimento embrionário (ver p. 46), tornando-o também uma parte da parede posterior da cavidade abdominal. O mesocolo transverso passa anteriormente esta "parte mural" do duodeno devido a sua inevitável fixação à parede dorsal da cavidade peritoneal. Quase todos os mesentérios são derivados embriologicamente dos mesentérios primitivos *dorsais*. Além disso, mesentérios primitivos *ventrais* persistem apenas em órgãos do abdome superior (p. ex., no fígado e no estômago).

* Em um sentido mais amplo, os mesentérios são caracterizados como duplicações peritoneais associadas aos intestinos delgado e grosso; em sentido mais estrito, os mesentérios são relacionados apenas ao jejuno e ao íleo, não sendo, portanto, chamados de mesojejuno e mesoíleo!

6.6 Topografia da Bolsa Omental

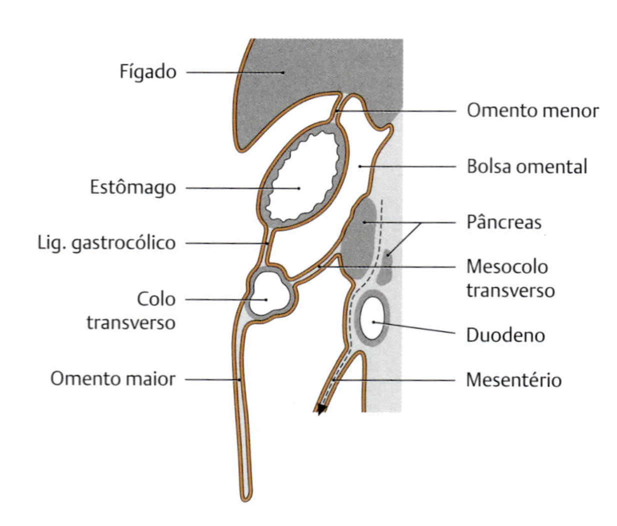

A Forma e posição da bolsa omental, corte sagital
Vista pelo lado esquerdo. A bolsa omental é o maior recesso do espaço peritoneal. Ela se encontra posteriormente ao omento menor e ao estômago. *Observação*: Devido à rotação do estômago no período embrionário, a bolsa omental é deslocada diretamente para a região anterior da parede posterior da cavidade peritoneal. O pâncreas deslocado secundariamente para o espaço retroperitoneal forma, deste modo, uma parte da parede posterior da bolsa, de modo que ele pode ser acessado cirurgicamente através desta bolsa. Durante a rotação do estômago em sentido horário (em vista anterior), a curvatura menor do estômago, direcionada para a direita, agora também se volta para cima, pelo fato de o fígado também ser deslocado para direita e para cima. Deste modo, a bolsa omental encontra-se parcialmente abaixo do fígado.

B Delimitações da parede da bolsa omental

Anterior	Omento menor, parede posterior do estômago, Lig. gastrocólico
Posterior	Pâncreas, aorta (parte abdominal), tronco celíaco, A. e V. esplênicas, prega gastropancreática, glândula suprarrenal esquerda, polo superior do rim esquerdo
Superior	Fígado (com o lobo caudado), recesso superior da bolsa omental
Inferior	Mesocolo transverso, recesso inferior da bolsa omental
Esquerda	Baço, Lig. gastroesplênico, recesso esplênico da bolsa omental
Direita	Fígado, parte superior do duodeno

C Acessos para a bolsa omental (ver **A**)

- Através do forame omental (abertura natural, ver **E**)
- Entre a curvatura maior do estômago e o colo transverso, através do Lig. gastrocólico
- Através do mesocolo transverso após o levantamento do colo transverso (acesso inferior)
- Entre a curvatura menor do estômago e o fígado (através do omento menor)

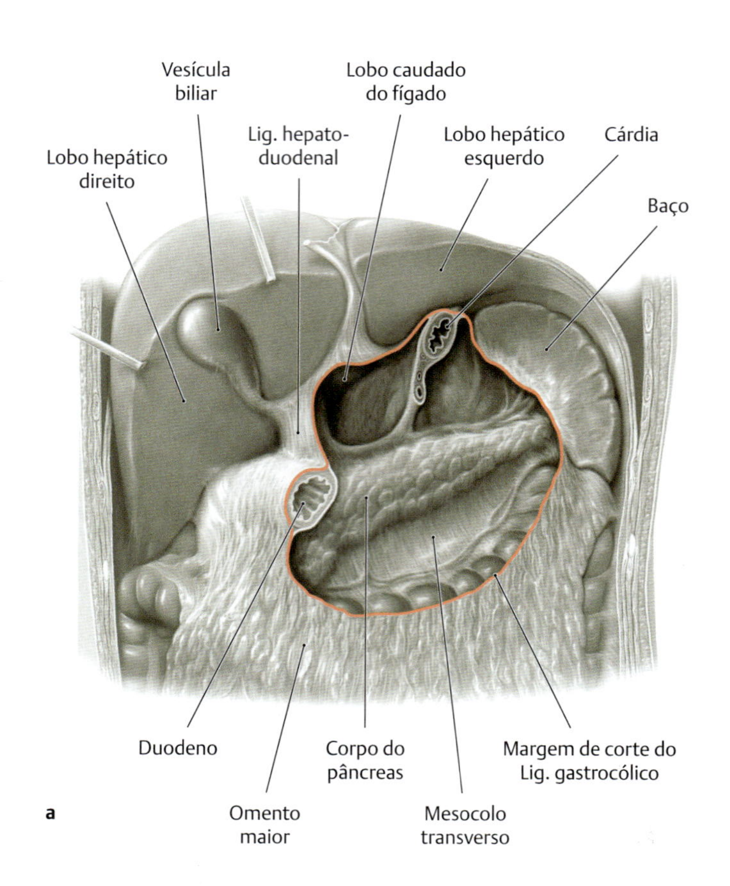

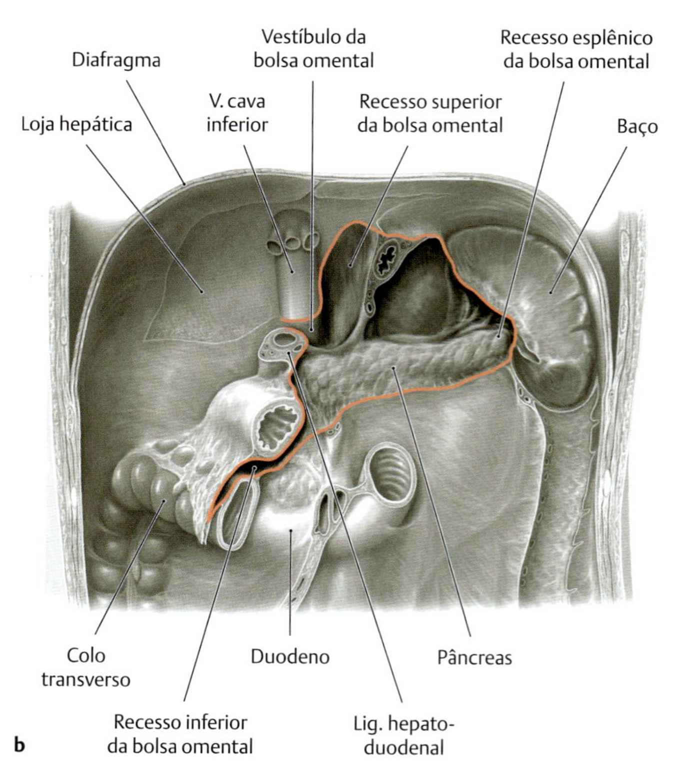

D Bolsa omental em vista anterior
a Limites da bolsa omental e posição e forma do leito gástrico.
b Estrutura da parede posterior da bolsa omental.

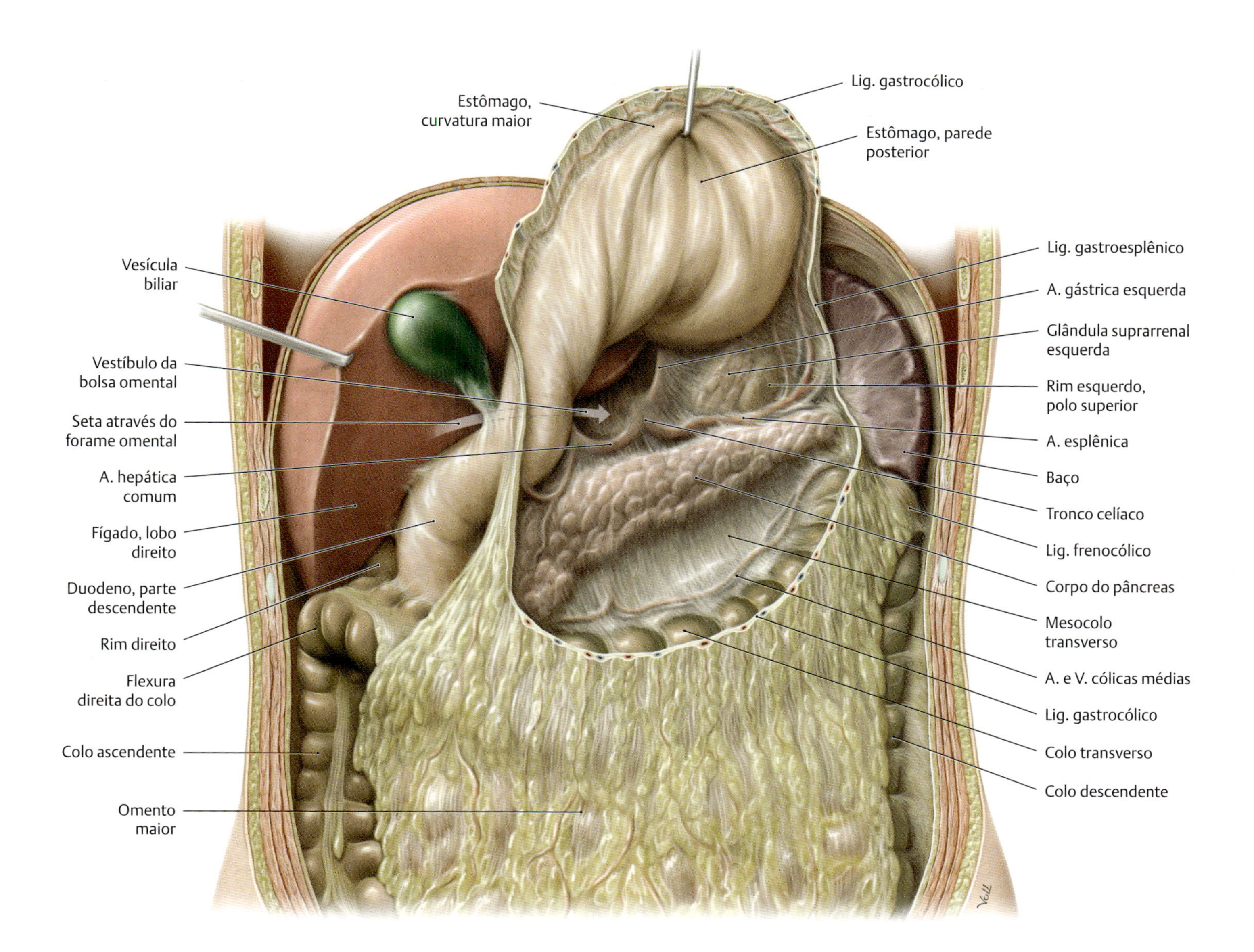

E Bolsa omental na região abdominal superior

Vista anterior. O Lig. gastrocólico foi cortado, e o estômago está levantado (via de acesso cirúrgico); o fígado está deslocado para cima e lateralmente. O *forame omental*, através do qual foi representada uma seta, é a única abertura natural da bolsa omental (trajeto posterior ao Lig. hepatoduodenal). O *vestíbulo da bolsa omental* é realmente a "porção atrial" da bolsa, adjacente ao forame e, por isso, já é parte da cavidade da bolsa.

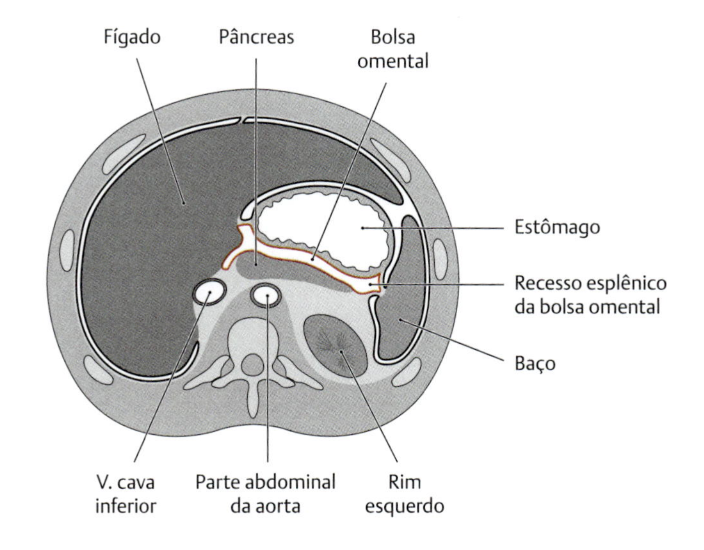

F Bolsa omental em corte horizontal

Corte esquemático do abdome na altura dos corpos vertebrais de T XII/L I, vista cranial.

Observe as paredes e o recesso que se originam da formação da bolsa omental, durante a rotação do estômago: como a bolsa se forma devido ao deslocamento do celoma, no abdome, da posição superior direita em sentido posterior, no contexto de uma rotação de 90°, as estruturas inicialmente posteriores (baço) agora são encontradas à esquerda, e as estruturas inicialmente anteriores (fígado), à direita. Os recessos da bolsa omental chegam bem próximo desses órgãos (ver **B**).

6.7 Topografia dos Órgãos da Região Abdominal Superior: Fígado, Vesícula Biliar, Duodeno e Pâncreas

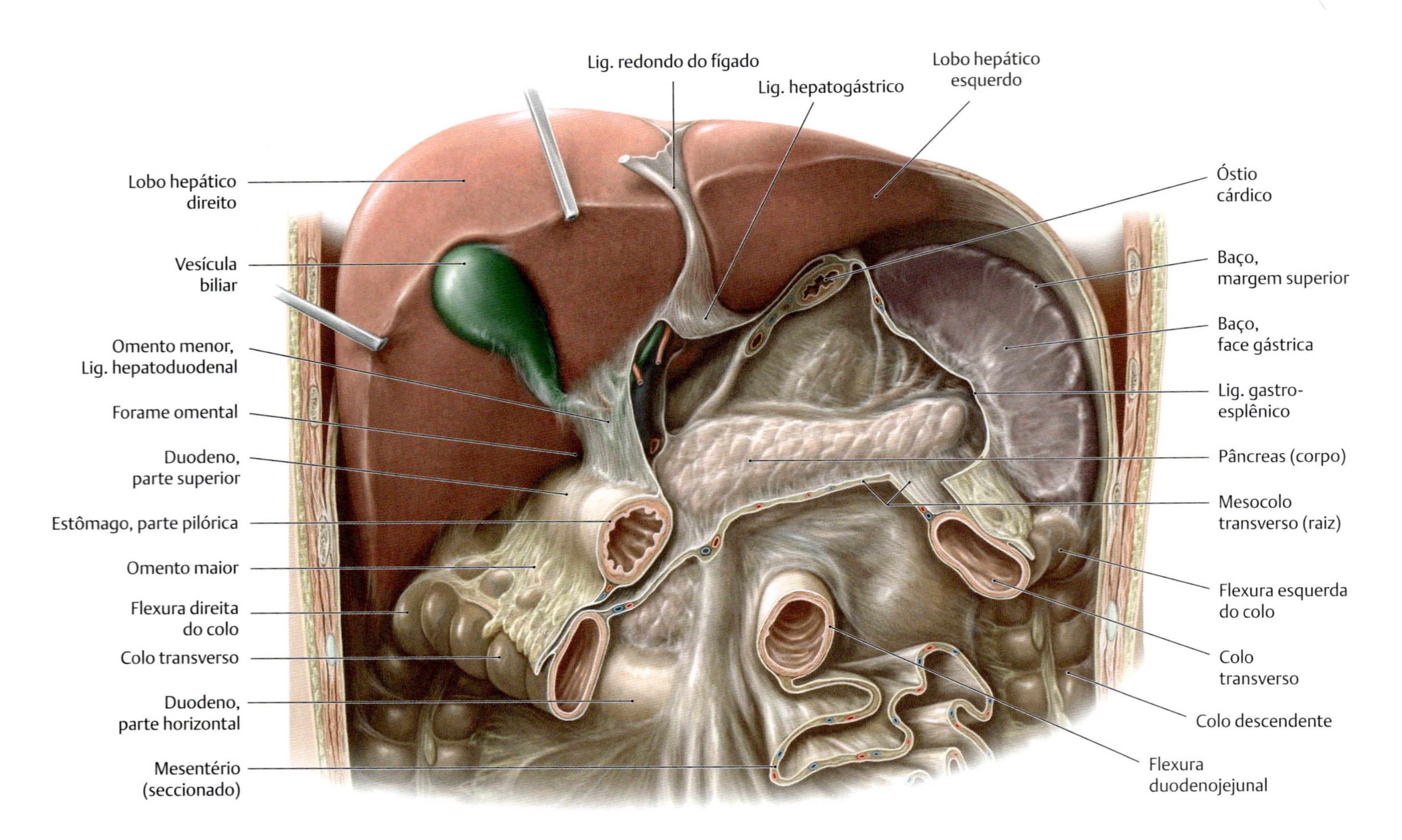

A Posição do fígado e da vesícula biliar
Vista anterior; o estômago foi completamente retirado juntamente com o esôfago, assim como o jejuno, exceto por um curto segmento. O colo transverso foi removido em sua maior parte. O fígado encontra-se levantado, de modo que uma parte do omento menor – o Lig. hepatoduodenal – e o pâncreas sejam bem visualizados (para o conteúdo do Lig. hepatoduodenal, ver **Eb**).

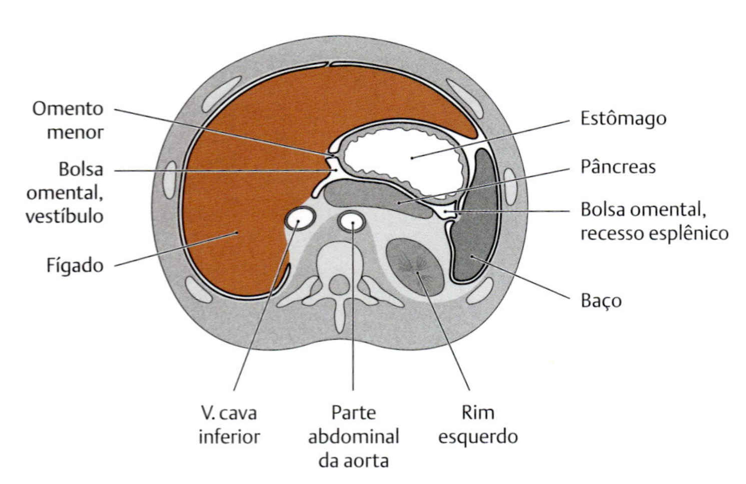

B Posição do fígado
Corte horizontal do abdome, aproximadamente na altura dos corpos vertebrais de T XII e L I, vista caudal. O fígado encontra-se em posição intraperitoneal, exceto a área nua, não visualizada aqui. O lobo hepático esquerdo se posiciona à frente do estômago, até a região esquerda do abdome superior. A duplicação peritoneal entre o fígado e a curvatura menor do estômago (omento menor) é mostrada. Partes do fígado formam o limite direito da bolsa omental.

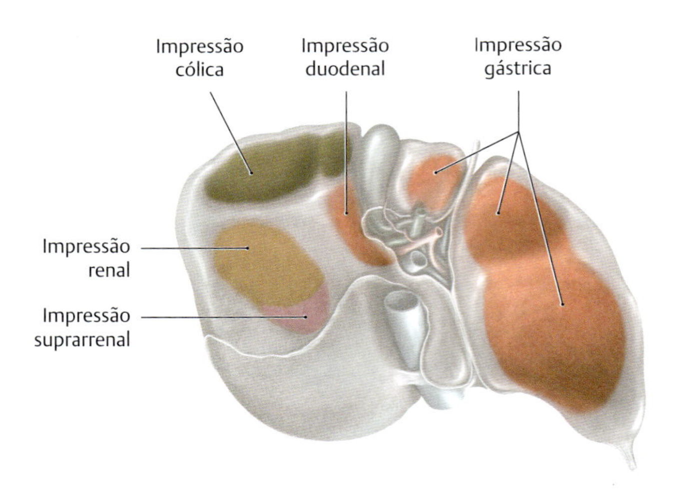

C Superfícies de contato da face visceral do fígado
Vista da face visceral.
Observação: As impressões dos órgãos que mantêm contato direto com o fígado são encontradas apenas em um fígado quimicamente "fixado" (procedimentos na conservação de cadáveres). Um fígado não fixado (abertura do cadáver sem conservação química) é tão mole que, em geral, não apresenta impressão de nenhum órgão. Através das superfícies de contato (particularmente numerosas no fígado, em função de seu tamanho e de sua topografia), pode haver a propagação de doenças do fígado para outros órgãos e vice-versa.

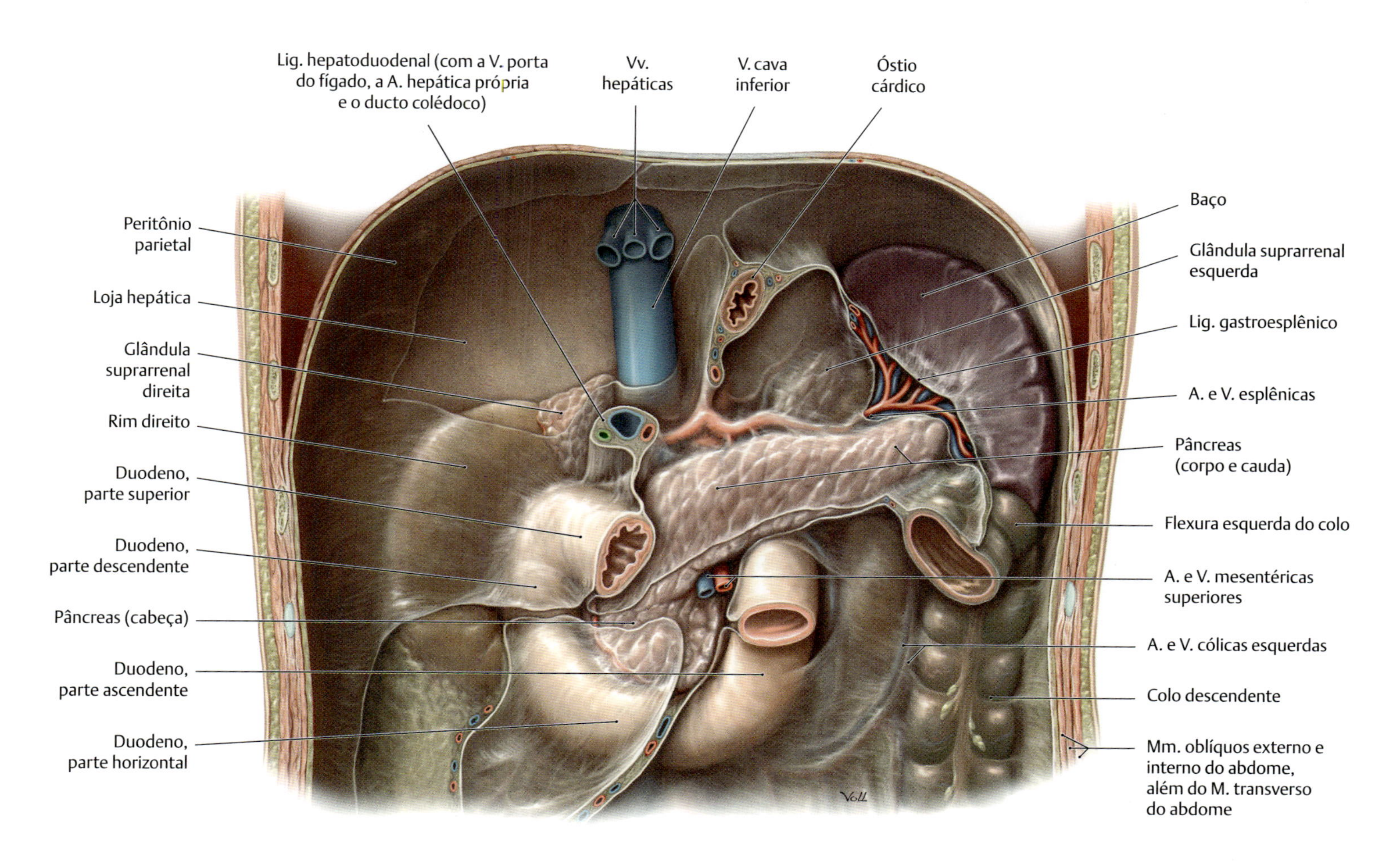

D Posição do duodeno e do pâncreas
Vista anterior; o fígado, o estômago, juntamente com o esôfago e o intestino delgado, com exceção do duodeno e uma parte muito pequena do jejuno, foram retirados. Os colos ascendente e transverso foram removidos, de modo que o rim direito, o pâncreas e a alça duodenal pudessem ser visualizados. O colo descendente, em posição retroperitoneal *secundária*, foi deixado *in situ*. Da mesma forma, o pâncreas e o duodeno também se encontram retroperitoneais (de modo *secundário*) (para as relações peritoneais, ver p. 225). Através do peritônio parietal, observa-se a posição dos dois rins e das glândulas suprarrenais no espaço retroperitoneal. No entanto, sob o ponto de vista embriológico, os rins e as glândulas suprarrenais são primariamente retroperitoneais. O baço, de posição intraperitoneal, está localizado na região esquerda do abdome superior, na chamada loja esplênica.
Observação: A raiz do mesocolo transverso (para o colo transverso, de localização intraperitoneal) se estende transversalmente sobre o duodeno e o pâncreas.

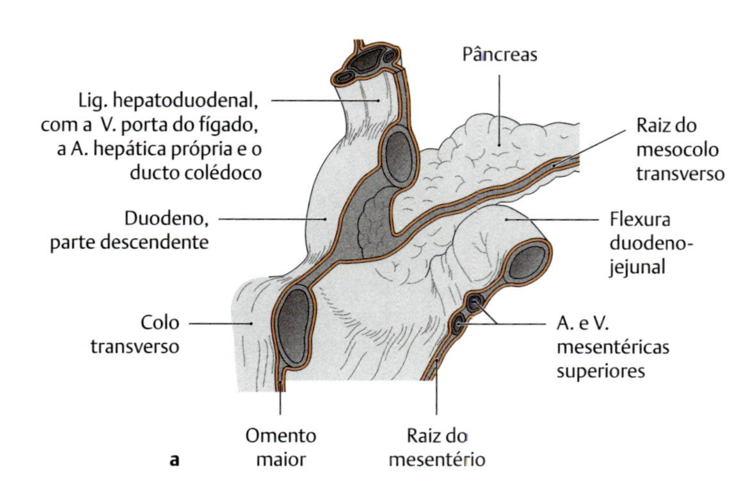

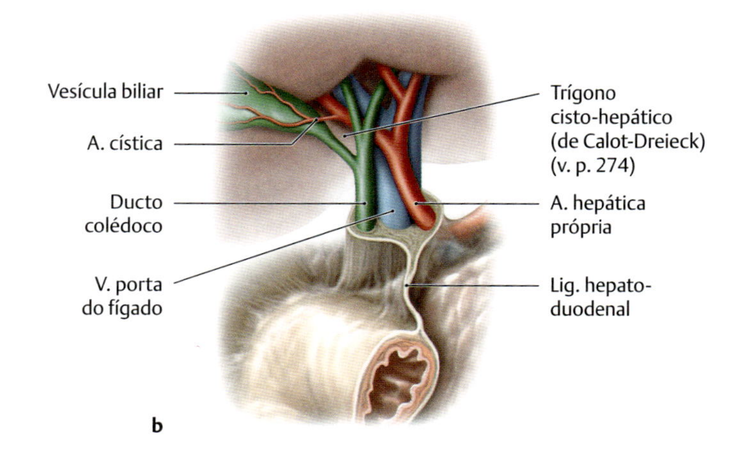

E Relações peritoneais do duodeno e do pâncreas; conteúdo do Lig. hepatoduodenal
a Relações peritoneais do duodeno e do pâncreas, vista anterior. A raiz do mesocolo transverso passa sobre a parte descendente do duodeno e do pâncreas.

b Conteúdo do Lig. hepatoduodenal. O Lig. hepatoduodenal é uma parte do omento menor e une o fígado ao piloro e à parte superior do duodeno. Nele seguem a V. porta do fígado, a A. hepática própria e o ducto colédoco.

6.8 Topografia dos Órgãos da Região Abdominal Superior: Estômago e Baço

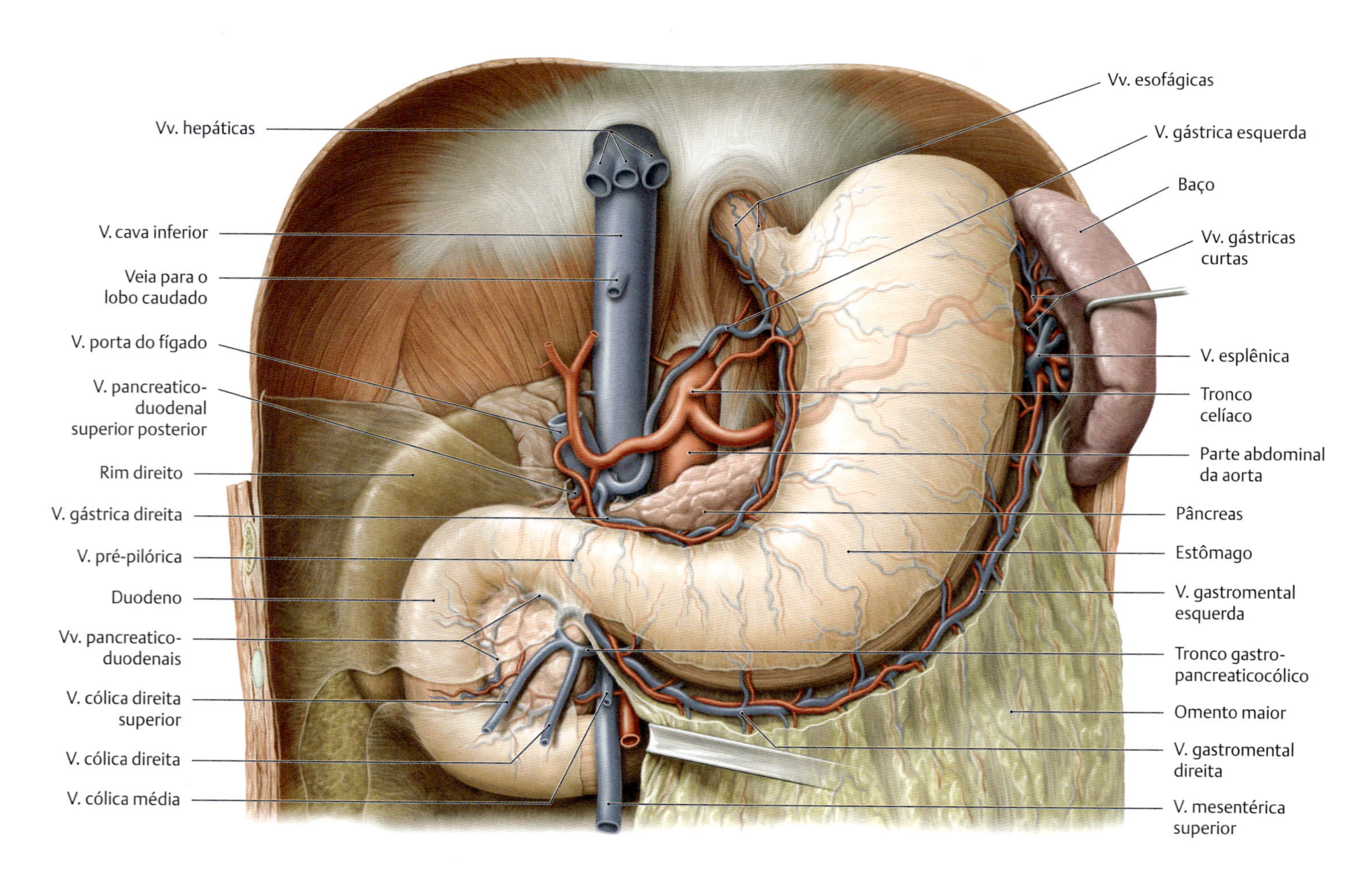

A Localização do estômago e do baço
Abdome superior, vista anterior; o fígado e o omento menor foram removidos, e o omento maior foi aberto e puxado para a esquerda, para melhor visão, o estômago foi puxado levemente em direção inferior; várias partes do peritônio foram removidas ou fenestradas, de modo que estão bem visíveis a desembocadura das Vv. hepáticas na V. cava inferior e a desembocadura das veias gástricas na região da veia porta (V. porta do fígado) na margem livre do Lig. hepatoduodenal (aqui completamente aberto, com o peritônio removido). O baço é afastado com um gancho de seu leito e está localizado, em relação ao estômago, próximo do fundo gástrico, na curvatura maior do estômago. O estômago intraperitoneal cobre a maior parte do pâncreas retroperitoneal. Na curvatura maior do estômago, o omento maior pende como resíduo da mesogástrio dorsal. O estômago é esquematizado parcialmente transparente para mostrar, atrás dele, a A. esplênica trazida para a esquerda pelo tronco celíaco para o baço.

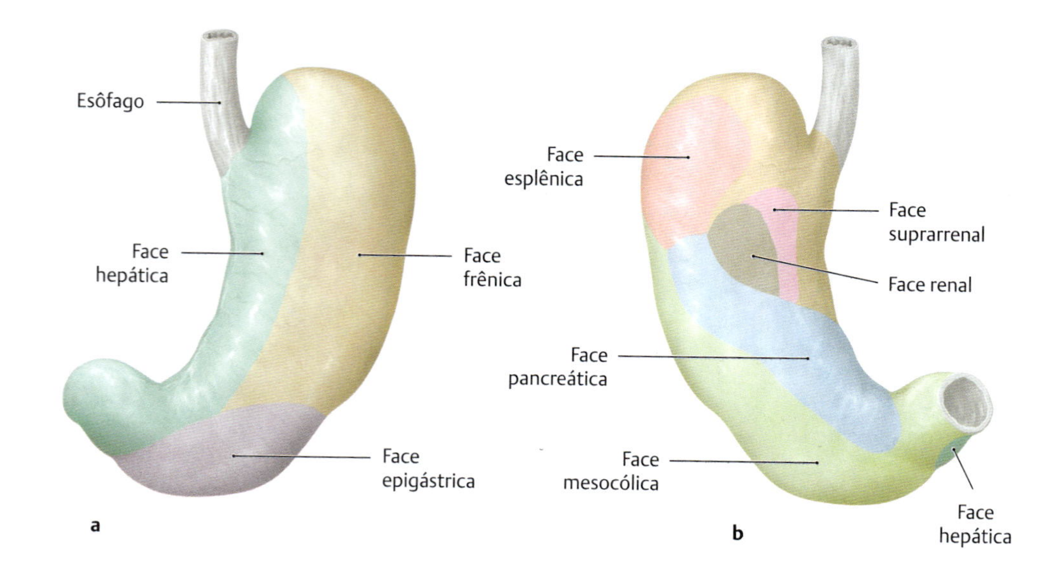

B Áreas de contato com órgãos adjacentes
a e **b** Vista das paredes anterior e posterior do estômago. Devido à sua posição intraperitoneal, o estômago apresenta uma grande mobilidade em relação a todos os órgãos adjacentes. Com isso, processos patológicos que atravessam a parede do estômago (úlceras, tumores malignos) podem propagar-se para os órgãos adjacentes ou causar aderências do estômago aos órgãos adjacentes, devido ao contato próximo.

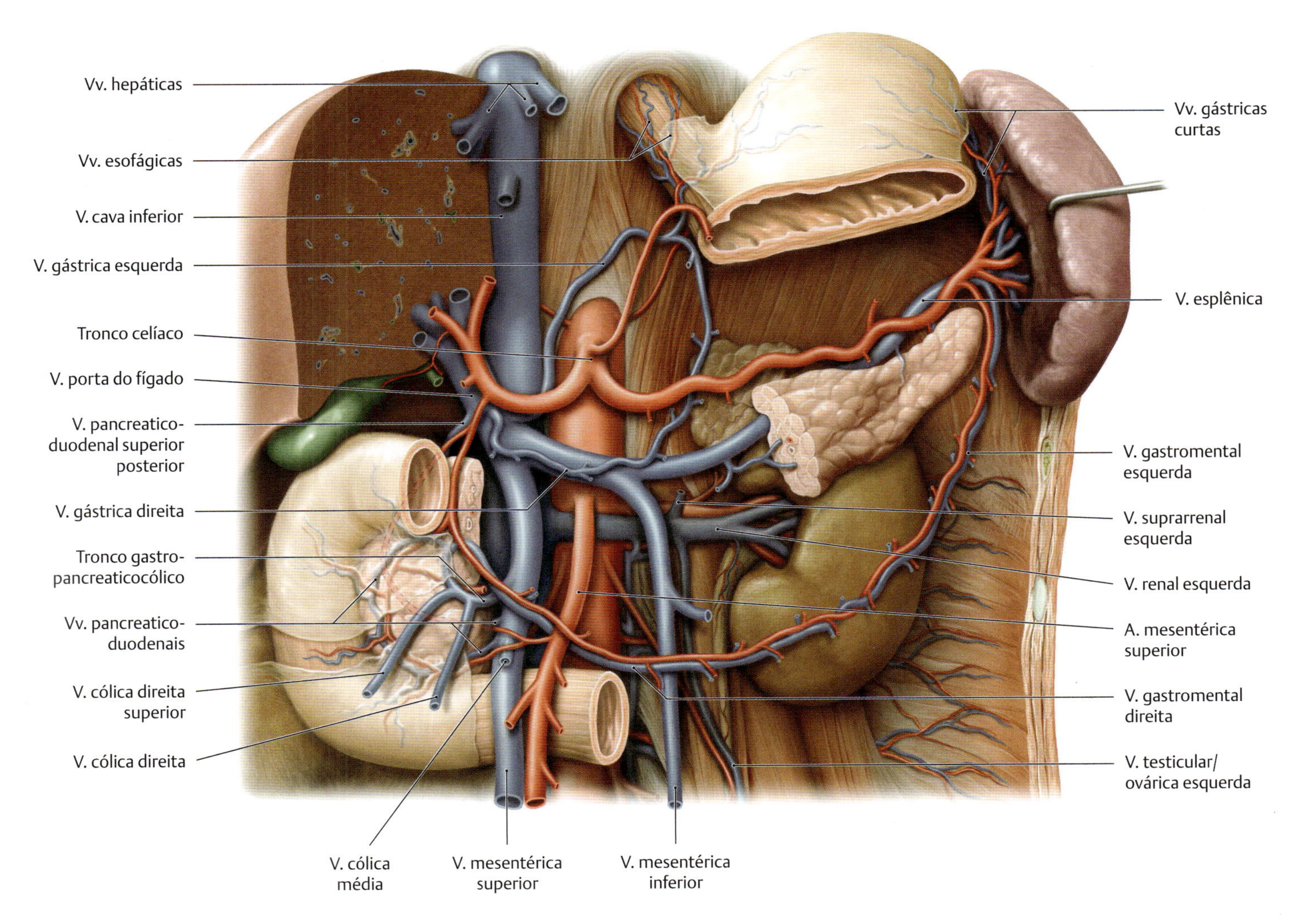

C Localização do pâncreas, do baço e dos grandes vasos
Abdome superior, vista anterior; o estômago foi parcialmente removido e puxado levemente para baixo. O intestino foi retirado completamente até o duodeno. O baço foi afastado com um gancho de seu leito para a frente e para esquerda no fundo gástrico; uma parte do corpo do pâncreas foi ressecada. O peritônio foi em grande parte removido, tecido conjuntivo e gordura retroperitoneal foram removidos.
O pâncreas secundariamente retroperitoneal cruza o rim esquerdo, também localizado na região retroperitoneal, no seu polo superior. Observa-se que os órgãos retroperitoneais apresentados aqui não estão em um plano frontal, e sim orientados de anterior para posterior: na parte mais anterior, na região superior direita do abdome, está o duodeno; um pouco mais posterior está o pâncreas, que cruza da direita (e da frente) para a esquerda (e também um pouco para trás e para cima); na parte mais dorsal, estão os dois rins (aqui apenas o esquerdo está claramente visível, o direito está coberto pelo duodeno e pela cabeça do pâncreas).

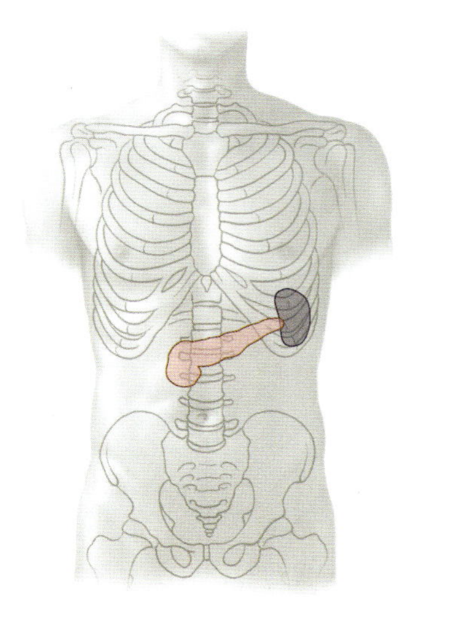

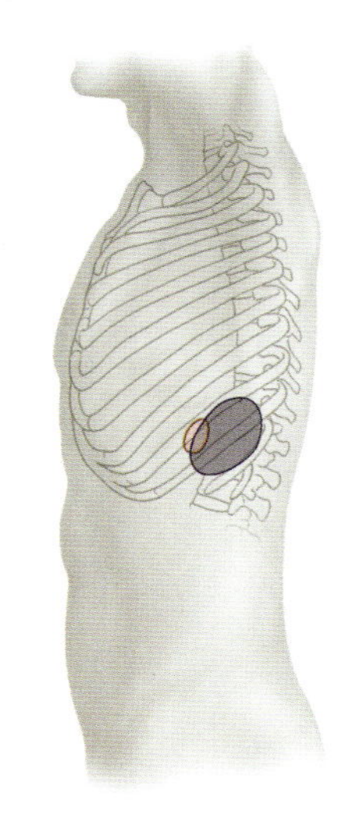

D Projeção da localização do pâncreas e do baço no esqueleto
Vistas anterior (**a**) e lateral esquerda (**b**).
O corpo do pâncreas situa-se na altura de L I/L II; a cabeça localiza-se um pouco mais profundamente e a cauda se dirige superior e posteriormente para a esquerda (até quase T XI). O baço está localizado à esquerda no abdome superior com seu eixo longitudinal ao longo da 10ª costela. A cauda do pâncreas aparentemente quase toca o baço. "Aparentemente" porque o pâncreas tem posição retroperitoneal, e o baço, intraperitoneal; ambos são, então, separados pela cavidade peritoneal.
Observe em **b** a localização extremamente posterior do baço, que, como o fígado, toca a parede posterior da cavidade peritoneal.

6.9 Anatomia Seccional dos Órgãos da Região Abdominal Superior

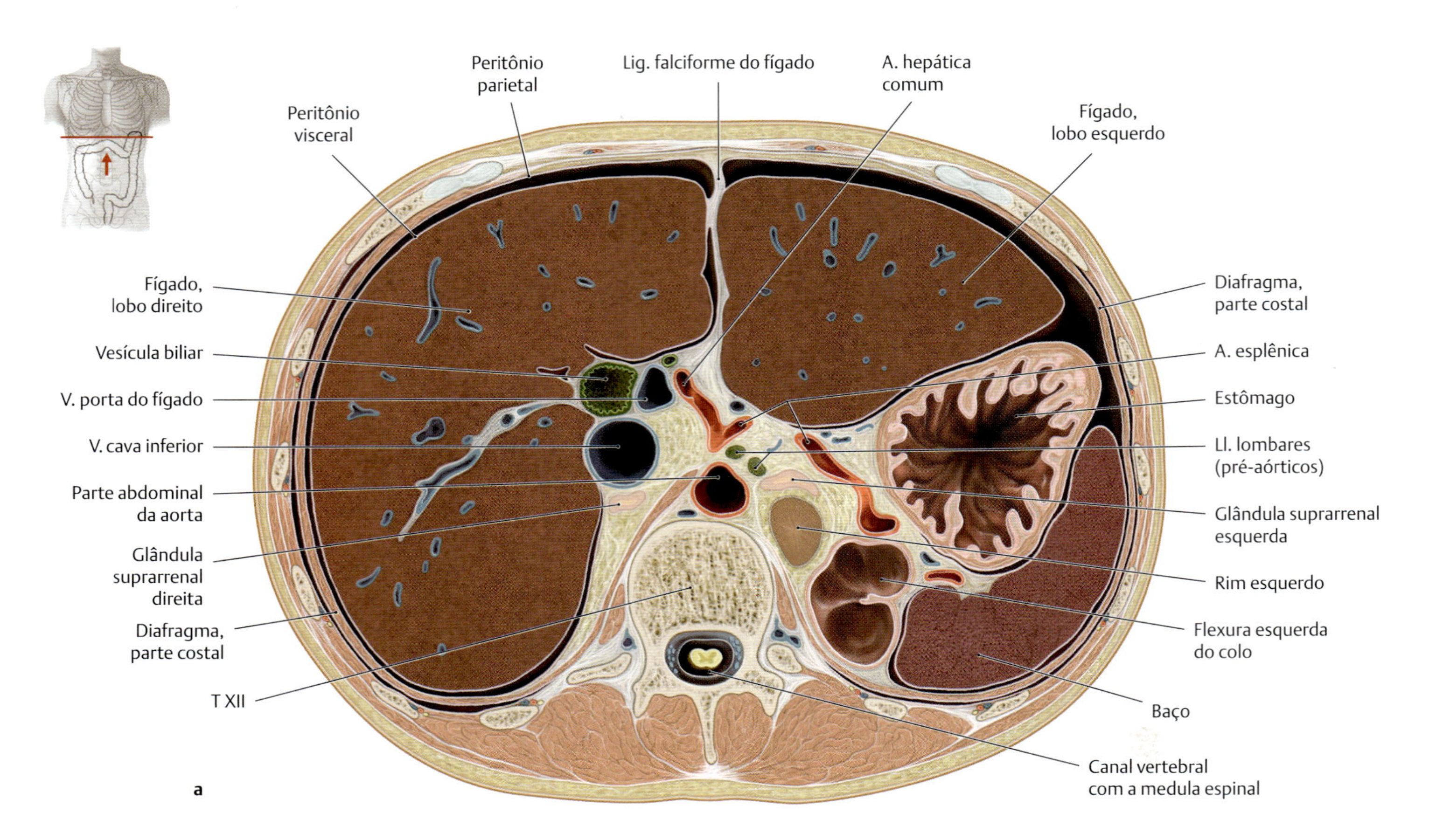

Peritônio parietal
Lig. falciforme do fígado
A. hepática comum
Peritônio visceral
Fígado, lobo esquerdo
Fígado, lobo direito
Vesícula biliar
V. porta do fígado
V. cava inferior
Parte abdominal da aorta
Glândula suprarrenal direita
Diafragma, parte costal
T XII
Diafragma, parte costal
A. esplênica
Estômago
Ll. lombares (pré-aórticos)
Glândula suprarrenal esquerda
Rim esquerdo
Flexura esquerda do colo
Baço
Canal vertebral com a medula espinal

a

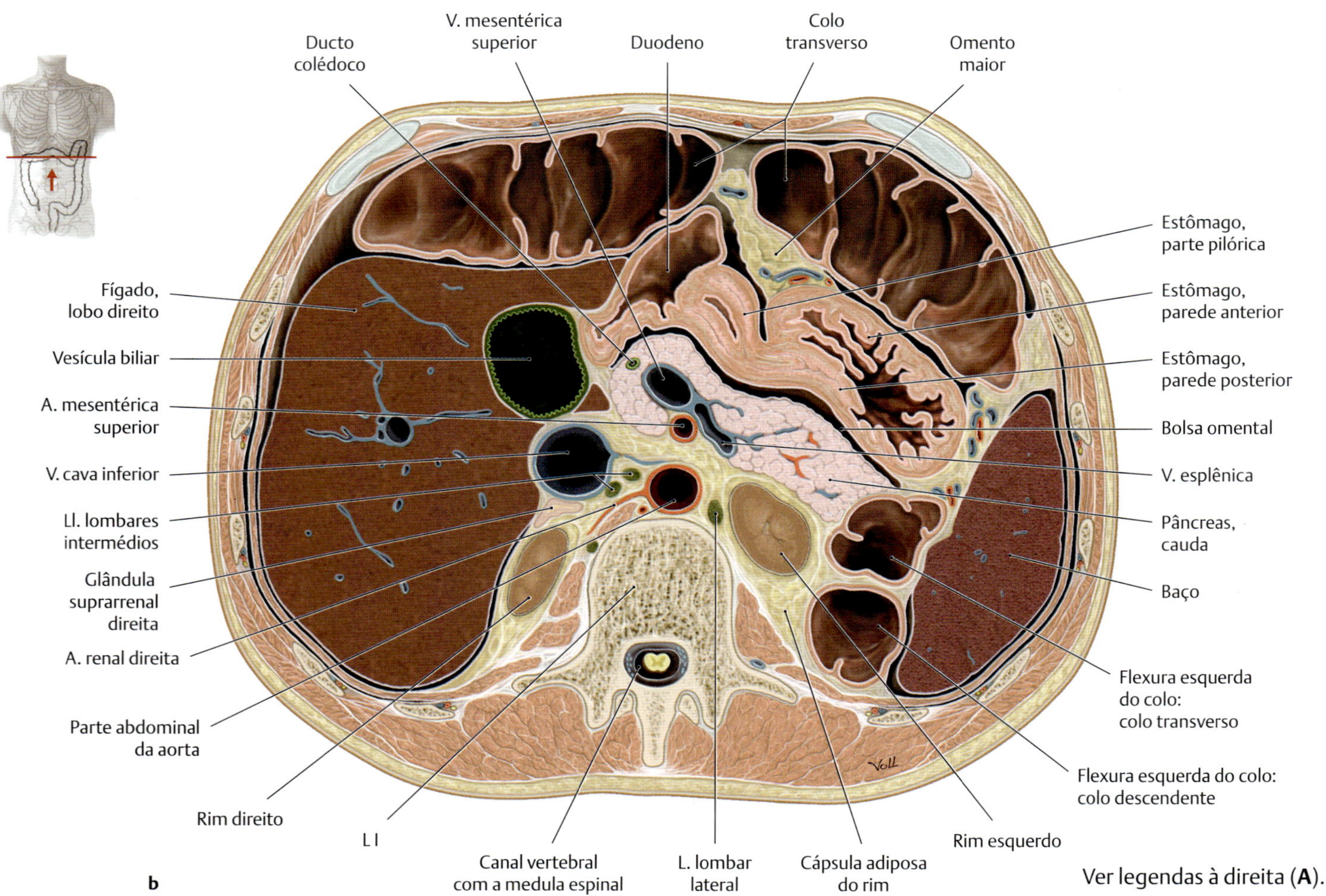

Ducto colédoco
V. mesentérica superior
Duodeno
Colo transverso
Omento maior
Fígado, lobo direito
Vesícula biliar
A. mesentérica superior
V. cava inferior
Ll. lombares intermédios
Glândula suprarrenal direita
A. renal direita
Parte abdominal da aorta
Rim direito
L I
Canal vertebral com a medula espinal
L. lombar lateral
Cápsula adiposa do rim
Rim esquerdo
Estômago, parte pilórica
Estômago, parede anterior
Estômago, parede posterior
Bolsa omental
V. esplênica
Pâncreas, cauda
Baço
Flexura esquerda do colo: colo transverso
Flexura esquerda do colo: colo descendente

b

Ver legendas à direita (**A**).

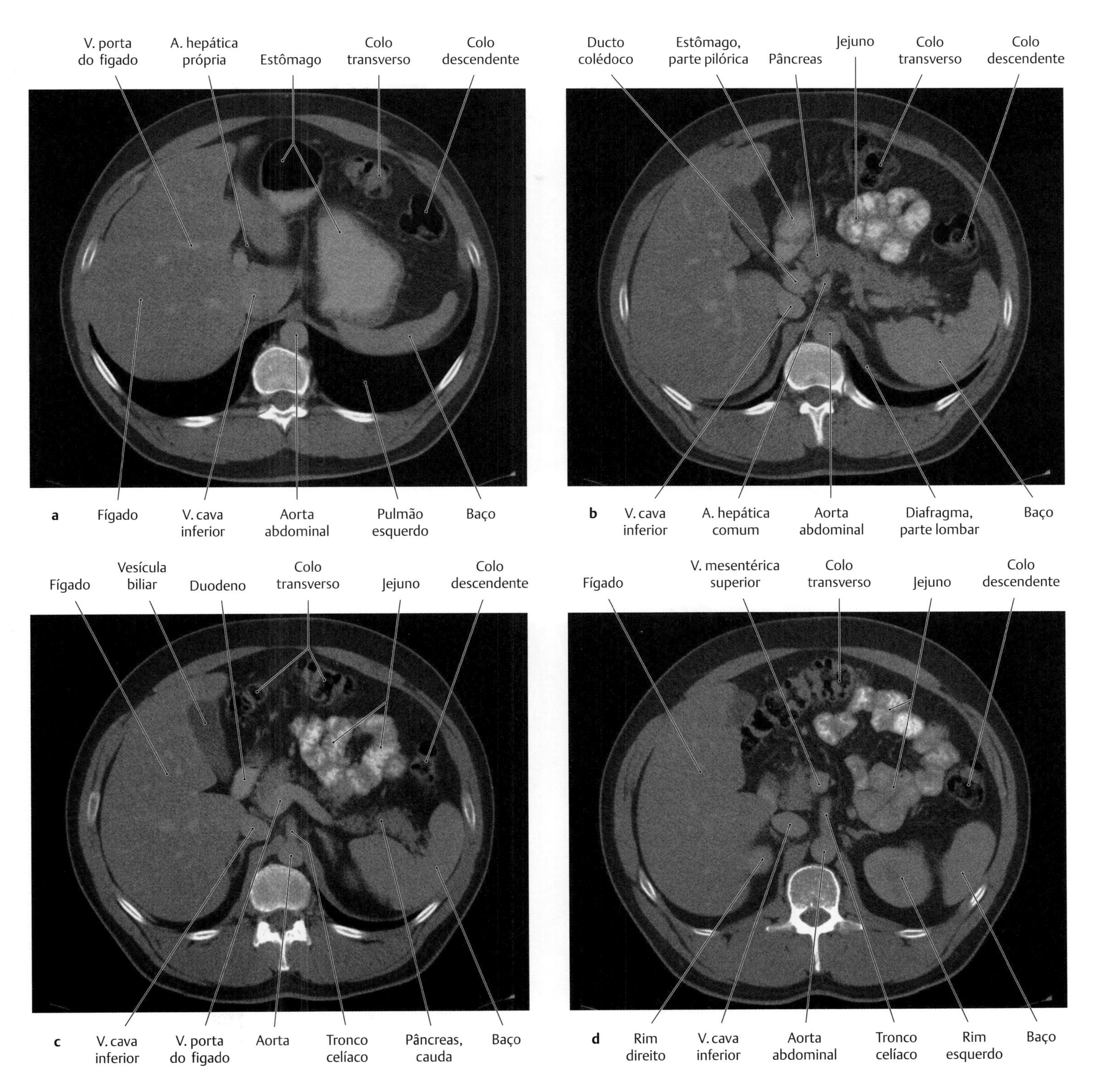

B Tomografia computadorizada do abdome
Cortes axiais dos órgãos da região abdominal superior na altura dos corpos vertebrais de T XI (**a**), T XII (**b**) e L I superior (**c**) e inferior (**d**) em vista inferior (de: Möller, Reif E. Taschenatlas der Schnittbildanatomie, Band II: Thorax, Abdomen, Becken. 2. Aufl. Stuttgart: Thieme; 2019).

Observação: O pâncreas se localiza normalmente na altura de L I/L II, entre a saída do tronco celíaco (ver **b**) e a saída da A. mesentérica superior (ver **c**) a partir da parte abdominal da aorta.

A Cortes horizontais do abdome
a Na altura do corpo vertebral de T XII; **b** Na altura do corpo vertebral de L I. Vista caudal.
O nível da maioria dos órgãos depende da idade, da postura do corpo, do biotipo e das condições de alimentação e respiração. Por isso é que, no corte em determinada altura, é possível encontrar consideráveis variações, particularmente nos órgãos que se encontram adjacentes apenas no respectivo nível de corte. No corte na altura de T XII (**a**), por exemplo, apenas o rim esquerdo (com a glândula suprarrenal), em posição mais alta, é mostrado, enquanto o rim direito (que se encontra em posição mais baixa do que o esquerdo, devido às grandes dimensões do fígado) se encontra abaixo desse nível de corte. Sua posição pode ser suposta na altura de T XII apenas com base na posição da glândula suprarrenal direita seccionada. Na altura de L I, quase sempre os dois rins são observados (ver **b**).

6.10 Topografia do Intestino Delgado e do Intestino Grosso

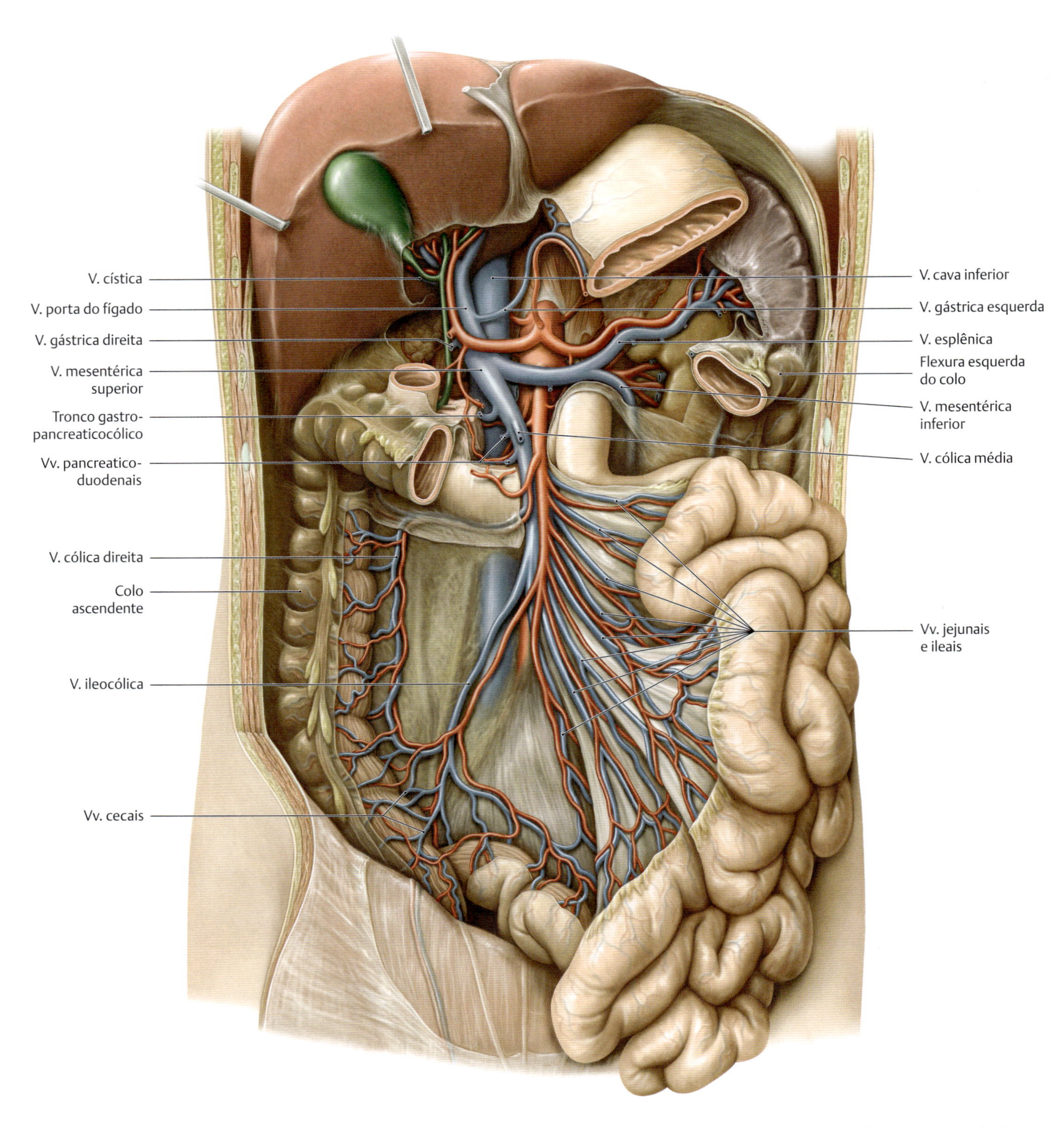

A Localização do intestino delgado

Vista anterior da região abdominal aberta. O fígado foi levantado, e grande parte do estômago, assim como do colo transverso, foi removida; grande parte do pâncreas foi ressecada.

O intestino delgado é o órgão mais longo do corpo. Sua localização é tão variável que uma indicação, com os pontos de referência ósseos, não faz sentido. Pontos fixos indicam apenas o início e o fim do intestino delgado: o início, o duodeno, está localizado como uma alça em C (secundária) retroperitoneal na região superior direita do abdome, abaixo (e um pouco atrás) do fígado, quase na altura de L I-L III. Ele é interceptado pela raiz do mesocolo transverso. O fim, a transição do íleo na parte inicial do intestino grosso, o ceco, localiza-se – com altura muito variável – na região inferior do abdome, um pouco abaixo do plano da crista ilíaca. Este está localizado na maior parte do jejuno e do íleo (ambos totalmente intraperitoneais) em forma de múltiplas alças no abdome inferior entre o mesocolo transverso e o plano de entrada da pelve dentro de uma "moldura" que é definida pelo colo. O jejuno e o íleo são – cobertos pelo omento maior (aqui retirado) – ambos mais anteriores (camada anterior do abdome) do que o duodeno (camada média do abdome). Nesta foto, o mesentério foi amplamente aberto de modo a tornar visíveis as numerosas Aa. e Vv. jejunais e ileais.

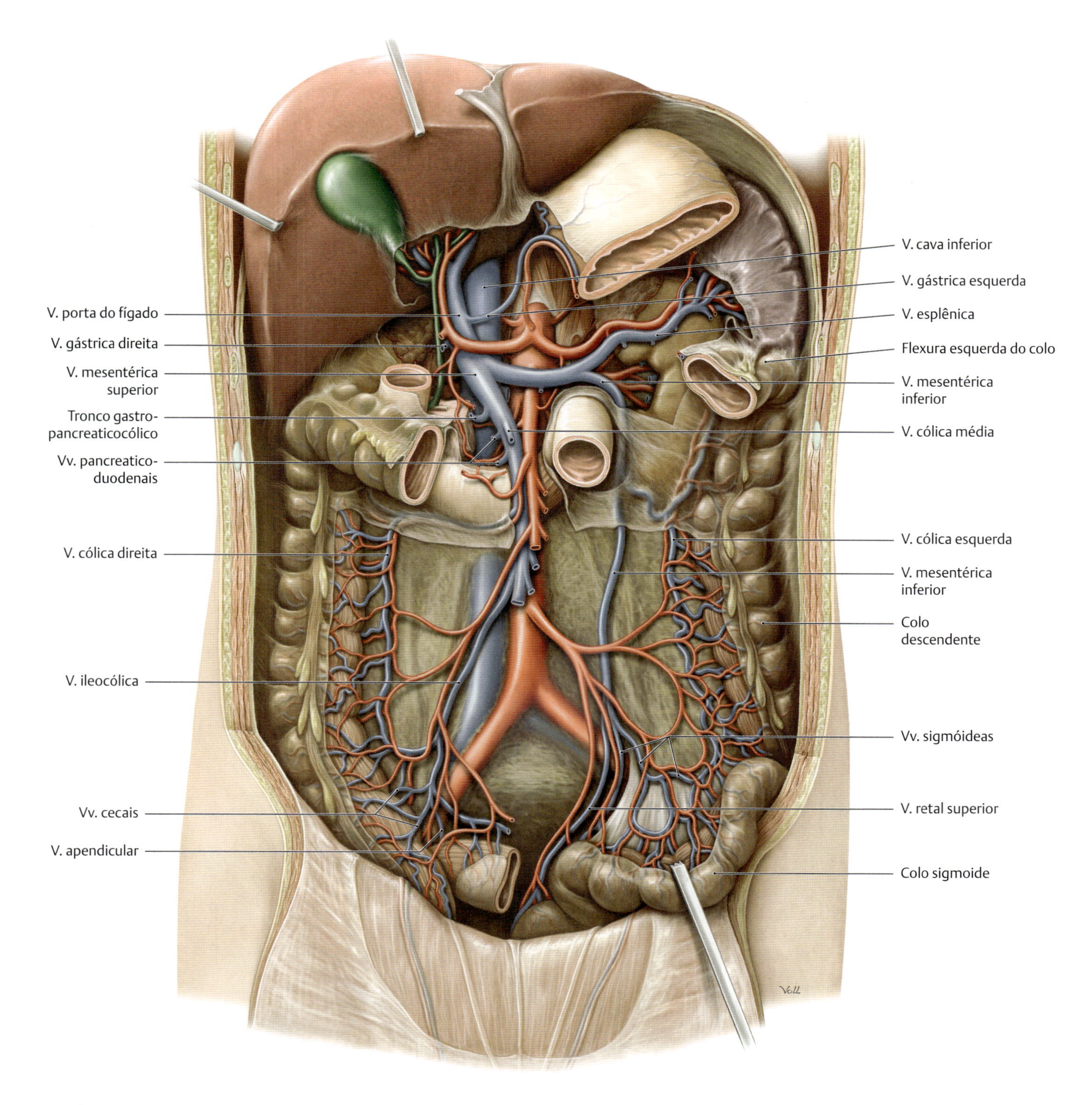

B Localização do intestino grosso

Vista anterior da região abdominal aberta. O fígado foi levantado e grande parte do estômago, assim como do colo transverso, foi removida; grande parte do pâncreas foi ressecada, e o intestino delgado foi completamente removido até o duodeno, restando um pequeno coto de jejuno e íleo. Devido à remoção em grande escala do peritônio, as vias vasculares retroperitoneais que se congregam nos colos ascendente e descendente estão claramente visíveis.

O intestino grosso forma uma moldura em volta do intestino delgado. A sua localização também varia, mas não tanto quanto a do intestino delgado. Individualmente, estão localizados:

- Colos ascendente e descendente (ambos secundariamente retroperitoneais) sobre as regiões laterais direita e esquerda
- Colo transverso (intraperitoneal) transversal no limite superior-inferior do abdome
- Colo sigmoide na transição para a pelve na região inferior esquerda e
- Reto e canal anal (retro e subperitoneal) na própria pelve anterior ao sacro.

Os pontos ósseos de referência são significativos somente no reto, que se estende anteriormente ao sacro, aproximadamente a partir da transição entre as vértebras S II/S III, até o assoalho pélvico. No colo há dois conhecidos pontos de indicação topográfica; nas proximidades do fígado (a flexura direita do colo, também chamada de flexura hepática) e do baço (a flexura esquerda do colo, também chamada de flexura esplênica). Se o abdome for dividido em camadas de anterior para posterior, o colo transverso intraperitoneal ocupará a camada anterior, as seções retroperitoneais colo descendente e colo ascendente estarão na camada média; no entanto, o colo descendente estará significativamente mais posterior do que o colo ascendente.

6.11 Diagnóstico por Imagem dos Intestinos Delgado e Grosso: Imagens Gerais do Abdome e Métodos de Duplo Contraste

A Radiografia simples de abdome, posição ortostática

Dependendo de cada problema específico, o sistema digestório pode ser visualizado por radiografias convencionais (com ou sem meio de contraste), TC, RM e ultrassonografia (US). Para a investigação de ar livre na cavidade peritoneal, que indicaria a perfuração de um órgão oco, ou de níveis de líquido no lúmen intestinal na suspeita de obstrução intestinal (íleo paralítico), inicialmente o paciente é preparado para uma radiografia simples de abdome na posição ortostática ou em decúbito lateral esquerdo. (Fotografias de: Reiser M, Kuhn F, Debus J, Hrsg. Duale Reihe Radiologie. 4. Aufl. Stuttgart: Thieme; 2017.)

a Achado normal na posição ortostática: diafragma bem delimitado (setas), sem evidências de ar livre sob as cúpulas diafragmáticas; pequenas quantidades de ar (gases intestinais ou bolha gástrica) são fisiologicamente normais.

b Íleo mecânico após hemicolectomia lateral direita: proximalmente à estenose, são observados níveis hidroaéreos de diferentes alturas em alças ileais muito dilatadas e na parte remanescente do colo. A partir do respectivo padrão de distribuição dos níveis hidroaéreos, pode-se inferir a localização da obstrução (ver **c**).

c Representação esquemática de achados radiológicos de diferentes localizações no íleo mecânico: **I** Íleo paralítico duodenal, com o típico fenômeno de "bolha dupla"; **II** Íleo paralítico do intestino delgado de posição mais alta e **III** de posição mais profunda (a "moldura" do colo está livre); **IV** Íleo paralítico do intestino grosso, com níveis de localização correspondente ao trajeto do colo.

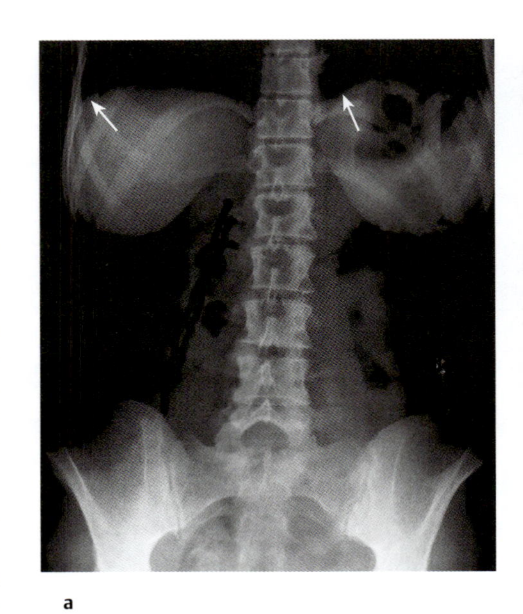

a

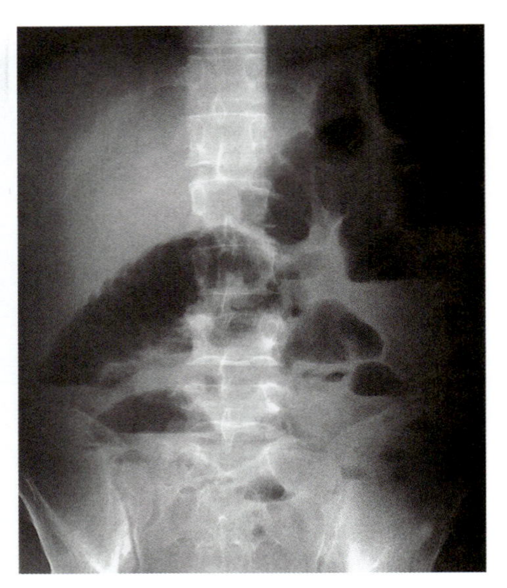

b

c

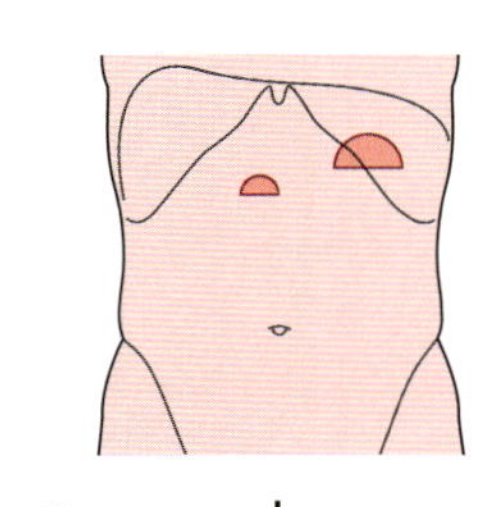

I

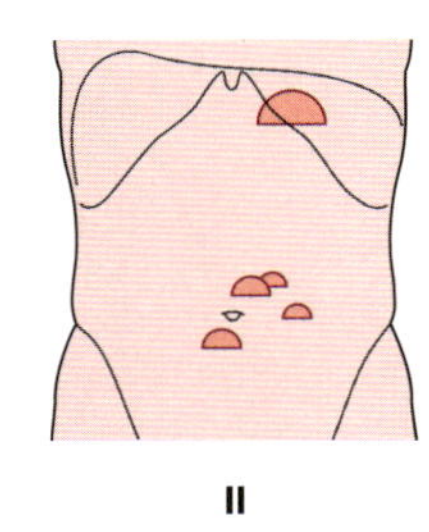

II

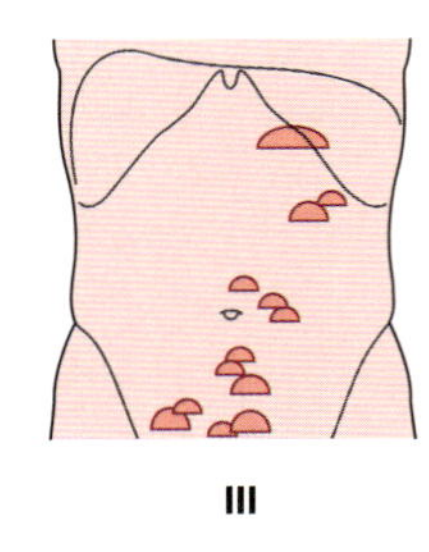

III

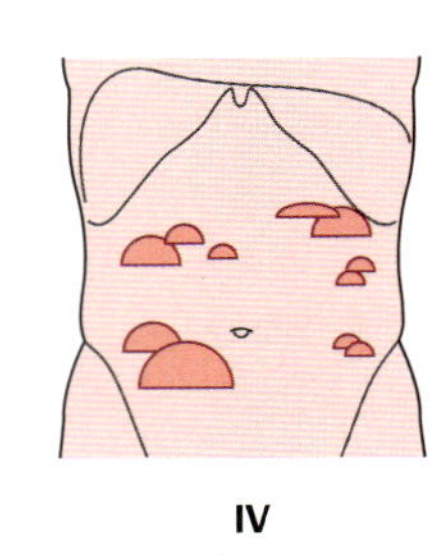

IV

B Radiografia do intestino delgado

Demonstração do intestino delgado no chamado trânsito de delgado, incidência anteroposterior (fonte de irradiação à frente do paciente, filme radiográfico atrás do paciente). Vista anterior. (Fonte: Universitätsmedizin Mainz; Klinik und Poliklinik für Diagnostische und Interventionelle Radiologie). Em um procedimento com duplo contraste, o influxo de ar por um cateter e a administração de um meio de contraste fluido e radiopaco (sulfato de bário) permitem a visualização do intestino. A resolução morfológica é boa e também permite a avaliação das relações da túnica mucosa. A imagem aqui é normal. As pregas circulares, em disposição transversal, são bem visualizadas.

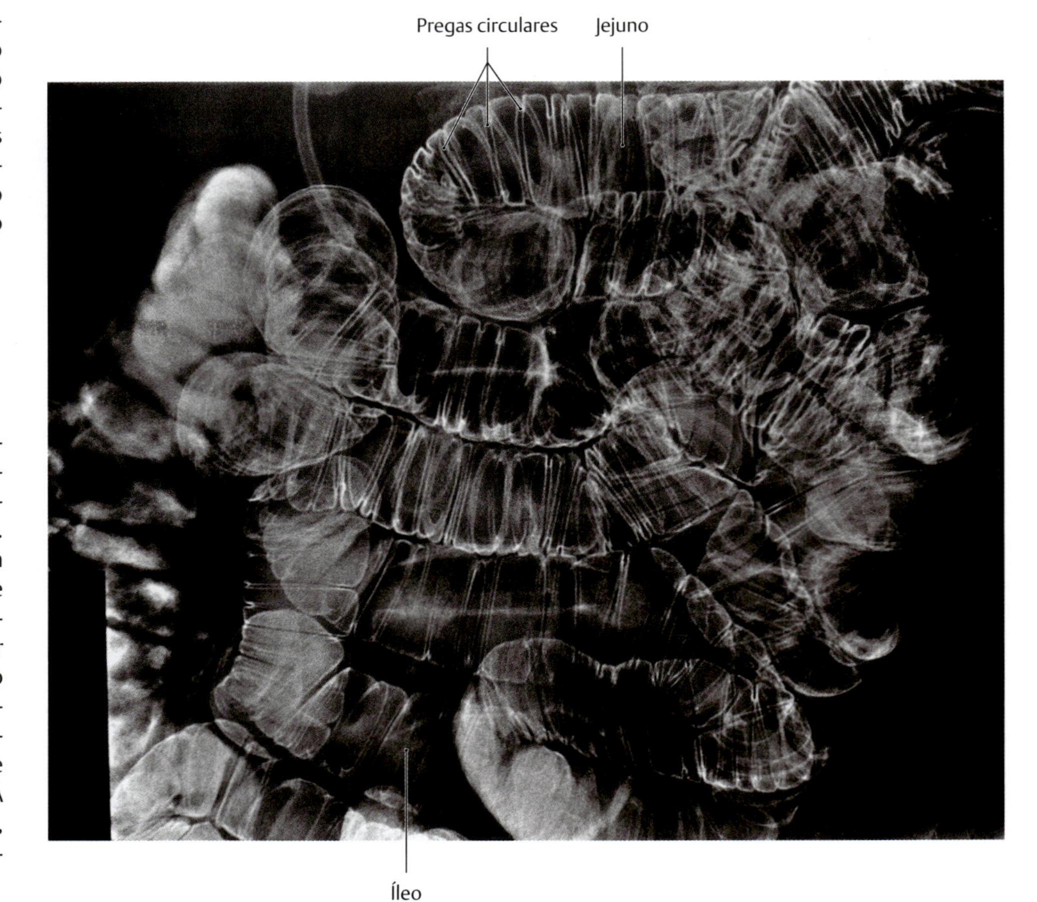

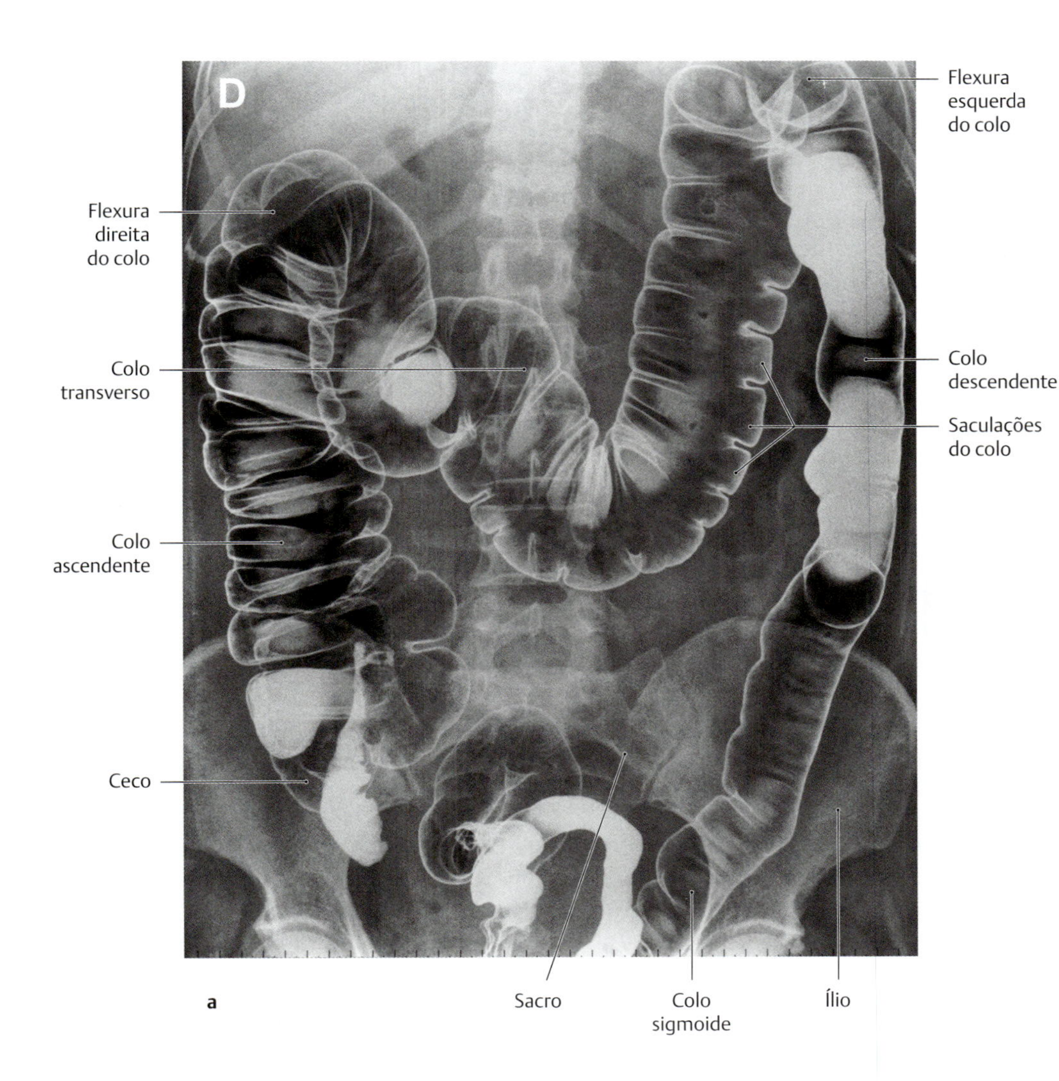

a

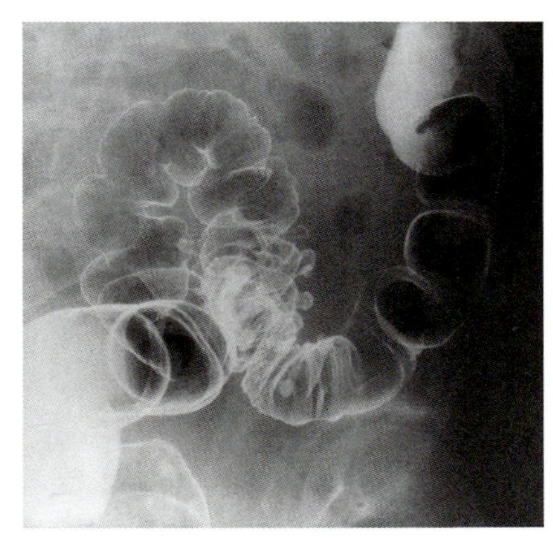

b

C Radiografia do intestino grosso

Visualização do intestino grosso em duplo contraste na incidência AP, vista ventral; **a** Achados normais (Fonte: Universitätsmedizin Mainz; Klinik und Poliklinik für Diagnostische und Interventionelle Radiologie); **b** Protrusões múltiplas na diverticulose do sigmoide (Fonte: Reiser M, Kuhn F, Debus J, Hrsg. 3. Aufl. Stuttgart: Thieme; 2011). Em **a**, pode-se ver claramente as seções individuais do intestino grosso com as saculações. O contraste radiopaco não foi completamente distribuído: áreas esbranquiçadas, menos transparentes e de diferentes tamanhos marcam acúmulos de agente de contraste.

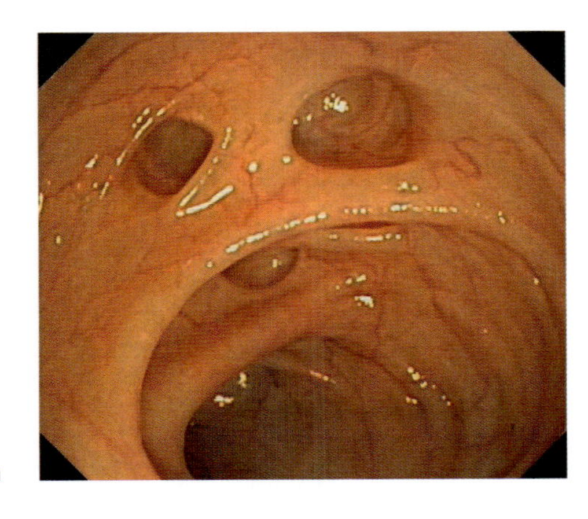

a

Tela submucosa
Tênia
Tênia (musculatura longitudinal envolvida transversalmente)
Túnica mucosa
Divertículo
Divertículo
Peritônio
Vasos retos
Músculo anelar
Tênia

b

D Divertículos do intestino grosso

a Visão colonoscópica de vários divertículos na flexura direita do colo (Fonte: Messmann H, Hrsg. Lehratlas der Koloskopie. 2. Aufl. Stuttgart: Thieme; 2014); **b** Corte esquemático do intestino grosso até a localização dos divertículos nos locais de passagem dos vasos retos através dos músculos anelares. Vistos por dentro, ou seja, colonoscopicamente, os divertículos colonoscópicos são protuberâncias semelhantes a sacos cobertos com serosa na parede do intestino grosso (**a**). Na maioria dos casos, são pseudodivertículos, ou seja, nem todas as camadas da parede do colo se projetam, apenas a túnica mucosa e a tela submucosa (**b**). Em geral, os divertículos se desenvolvem preferencialmente onde a parede intestinal é fraca, ou seja, onde os vasos sanguíneos intramurais (vasos retos) estão localizados (ver adiante). A localização mais comum dos divertículos é o colo sigmoide (quase 90% dos casos). Na Alemanha, quase 1/3 das pessoas com mais de 65 anos são portadoras de divertículos, 80% delas sem sintomas (**diverticulose**). Vinte por cento dos portadores de divertículos apresentam sintomas como dor ou diarreia (**doença diverticular**). Se os divertículos ficarem inflamados (**diverticulite**), complicações graves são possíveis, como formação de abscesso e fístula, sangramento do divertículo, perfuração do divertículo e estreitamento da parede intestinal. Os fatores patogenéticos incluem idade avançada, predisposição genética (doença hereditária do tecido conjuntivo) e uma dieta pobre em fibras e alto consumo de carne. Alterações neuromusculares na parede intestinal, que levam a distúrbios da motilidade intestinal, entre outros, também são discutidas. Além do exame clínico, o diagnóstico exato da diverticulite é feito por técnicas de imagem, idealmente por ultrassonografia intestinal e tomografia computadorizada (ver p. 398).

6.12 Diagnóstico por Imagem dos Intestinos Delgado e Grosso: Ultrassonografia Intestinal, Tomografia Computadorizada e Enterografia por RM

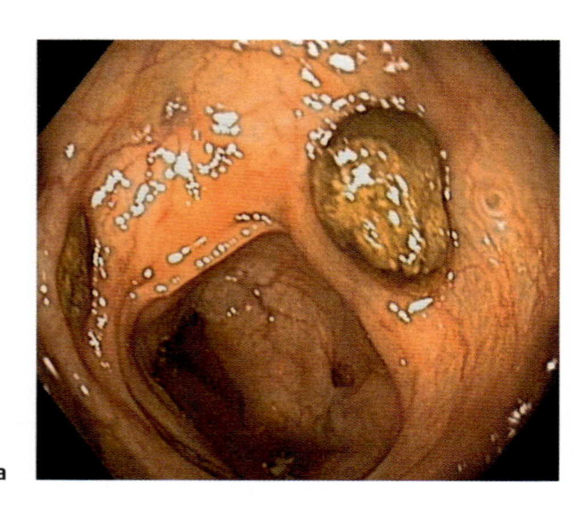

a

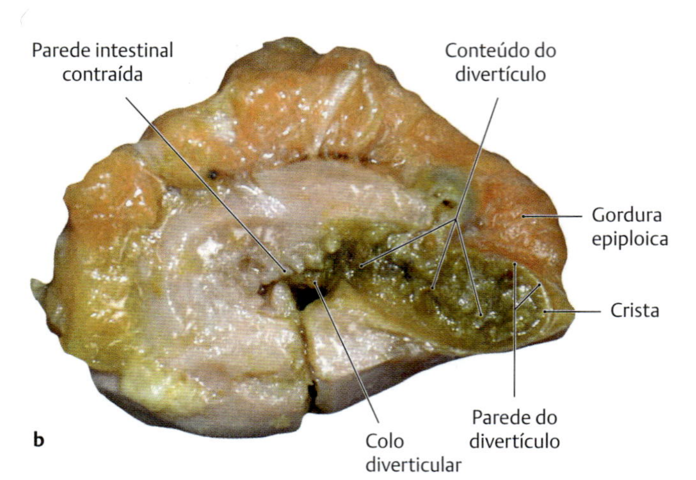

b

A Achados colonoscópicos e macropatológicos de divertículos cheios de fezes da parede intestinal

a Resíduos fecais em divertículos da parede intestinal podem ser reconhecidos pela colonoscopia pelo fato de dificultarem a visualização do divertículo. Esses restos de fezes são problemáticos de várias maneiras. Eles permanecem no divertículo porque muitas vezes não foi possível esvaziá-los através do estreito colo diverticular. Lá eles se espessam, endurecem e se tornam permanentes fonte de microrganismos. Isso, juntamente com a compressão dos vasos (risco de isquemia), especialmente os vasos retos (ver p.397), aumenta o risco de inflamação bacteriana da túnica mucosa do divertículo. Como a parede do divertículo é, em geral, fina (apenas túnica mucosa, sem túnica muscular!) e coberta apenas por túnica serosa e tecido adiposo epiploico na sua crista (**b**), ela é perfurada facilmente – e, portanto, a parede intestinal! Os microrganismos podem então entrar no tecido pericólico e na cavidade abdominal livre, causando peritonite e, posteriormente, sepse (Ilustrações originais: **a** Messmann H, Hrsg. Lehratlas der Koloskopie. 2. Aufl. Stuttgart: Thieme; 2014; **b** Dr. med. Imke Weyers, Inst. f. Anatomie, Univ. Lübeck).

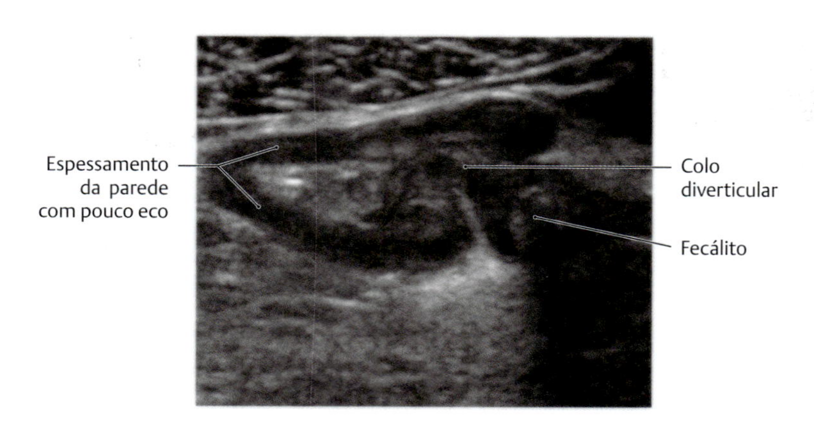

B Diverticulite: achados ultrassonográficos de divertículo alterado inflamatório

No caso de diverticulite aguda, a ultrassonografia é o método preferencial para avaliação. A colonoscopia aumentaria o risco de perfuração do divertículo, e a ultrassonografia como procedimento não invasivo é geralmente mais suave. Além disso, a ultrassonografia intestinal é particularmente informativa para doenças inflamatórias intestinais (crônicas), entre outros, porque a inflamação leva a um espessamento da parede intestinal, que é claramente visível na ultrassonografia. A proximidade do colo sigmoide e descendente com a parede abdominal também facilita o diagnóstico ultrassonográfico (de: Seitz K, Braun B, Hrsg. Sonografie kompetent. Stuttgart: Thieme; 2016).

Observe o espessamento da parede hipoecoica como expressão de hipertrofia da túnica muscular anelar, a túnica mucosa e a tela submucosa salientes no colo diverticular e o cálculo fecal (fecálito) situado no divertículo.

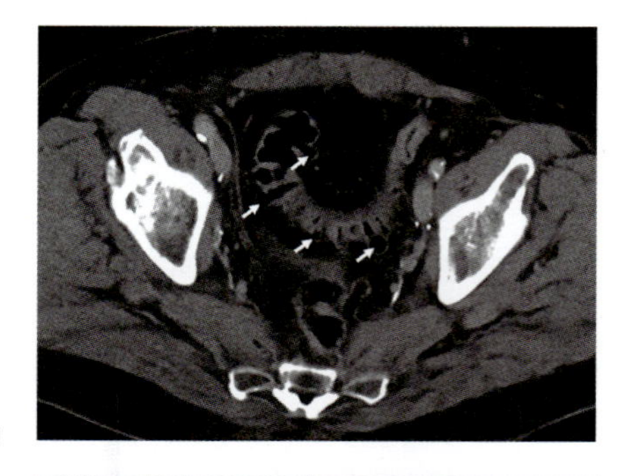

a

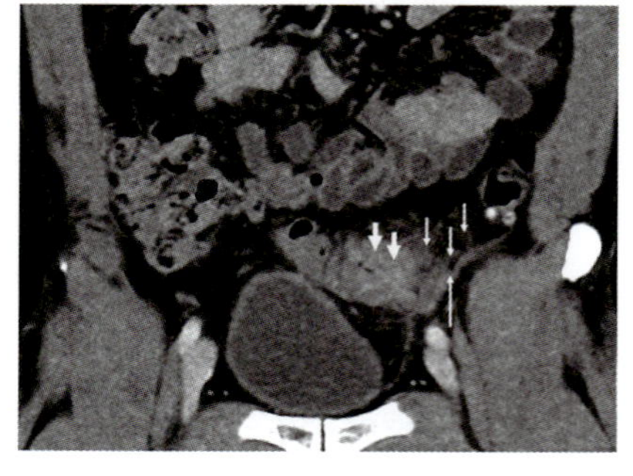

b

C Tomografia computadorizada para diverticulose e diverticulite no colo sigmoide

a Diverticulose (reconstrução axial); **b** Diverticulite (reconstrução coronal). O exame de TC é geralmente realizado com preenchimento de agente de contraste retal e, se possível, com administração adicional de contraste endovenoso. Na diverticulose, os divertículos aparecem como pequenas protuberâncias cheias de ar da parede intestinal (setas). Os sinais de diverticulite são espessamento da parede intestinal com aumento da captação do agente de contraste (setas curtas grossas) e hiperemia com aumento da densidade do tecido adiposo pericólico (setas finas curtas). Na detecção de complicações (p. ex., perfuração coberta, abscesso), o exame de TC é superior à ultrassonografia (de: Reiser M, Kuhn F, Debus J, Hrsg. Duale Reihe Radiologie. 4. Aufl. Stuttgart: Thieme; 2017).

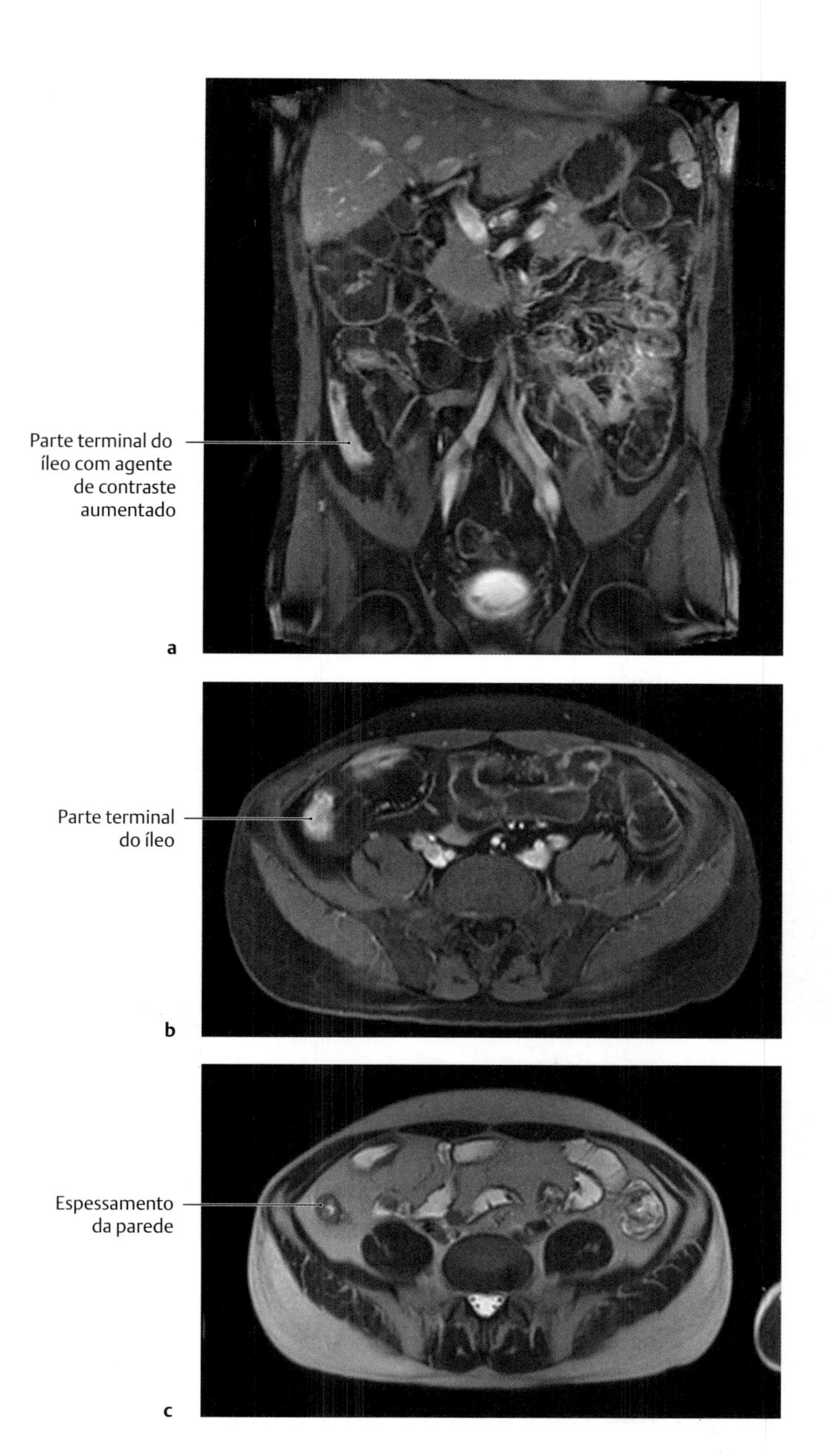

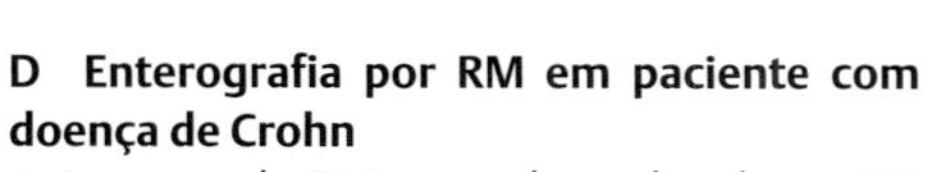

D Enterografia por RM em paciente com doença de Crohn

a Imagem de RM coronal ponderada em T1 com saturação de gordura; **b** Imagem axial ponderada em T1 com saturação de gordura; **c** Imagem axial ponderada em T2. Nas RMs ponderadas em T1 o tecido adiposo tem alto sinal, ou seja, brilhante. Por meio da saturação de gordura, ele "desaparece". Desta forma, as estruturas que importam tornam-se facilmente reconhecíveis, aqui na doença de Crohn o intestino delgado. Em ambas as imagens ponderadas em T1, pode-se observar maior acúmulo de contraste na parte terminal do íleo. Isso indica inflamação desta seção do intestino. Na imagem ponderada em T2, o líquido é exibido com alto sinal, ou seja, brilhante. Portanto, a parede intestinal espessada e edematosa inflamatória pode ser vista particularmente bem na seção inflamada. A enterografia por RM é especialmente adequada para o diagnóstico de doenças inflamatórias intestinais crônicas (como a doença de Crohn, localizada principalmente no intestino delgado e a colite ulcerativa, localizada principalmente no intestino grosso, ver **E**). O método não requer radiografias; o contraste e um agente estabilizador para dilatação intestinal são administrados por via oral. Como resultado, os exames de acompanhamento, que são mais frequentes, especialmente no caso de doenças crônicas, são suaves para os pacientes. Alterações precoces da túnica mucosa e sinais de inflamação (mostrados aqui) podem ser diagnosticados, bem como, na fase crônica, estenose fibrótica, mas também neoplasias raras do intestino delgado.

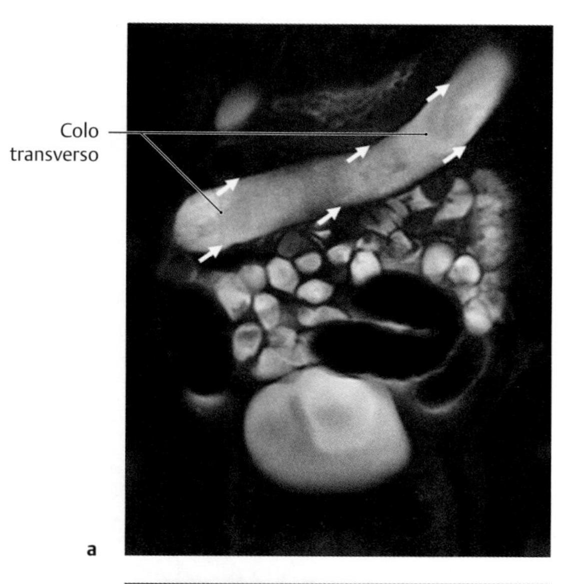

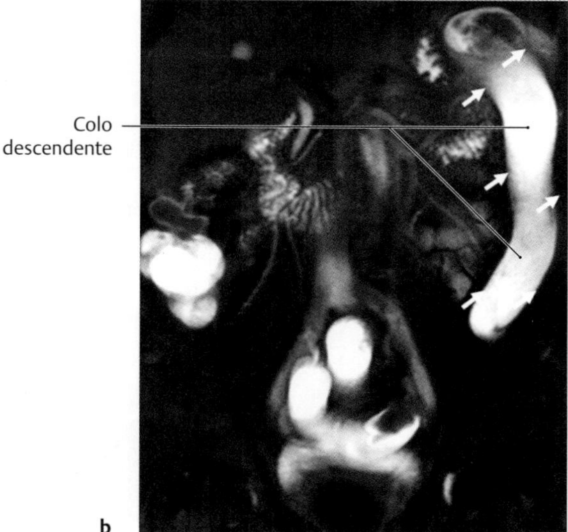

E Enterografia por RM em um paciente com colite ulcerativa de longa duração

Imagens de RM coronais ponderadas em T1 em diferentes planos: **a** no nível do colo transverso; **b** no nível do colo descendente (de: Reiser M, Kuhn F, Debus J, Hrsg. Duale Reihe Radiologie. 4. Aufl. Stuttgart: Thieme; 2017). Em ambas as seções do colo, observa-se o aumento do acúmulo de contraste e uma estrutura de parede suavemente definida (setas brancas). Essa estrutura é particularmente pronunciada na fase crônica, como no exemplo aqui, e lembra um pneu de bicicleta ("fenômeno do pneu de bicicleta"). A causa da parede lisa é a perda da saculação na colite ulcerativa (fibrose da parede intestinal devido à inflamação, resultando em retração). A túnica mucosa e a tela submucosa tornam-se inflamadas. A colite ulcerativa inicia na idade adulta mais jovem, geralmente no reto, e se espalha continuamente proximalmente. É crônica, geralmente em recidivas; sua etiologia não é clara. Inicialmente, a doença se manifesta por dor abdominal e diarreia mucosa sanguinolenta. O risco de desenvolvimento de câncer de colo é maior.

6.13 Topografia do Reto

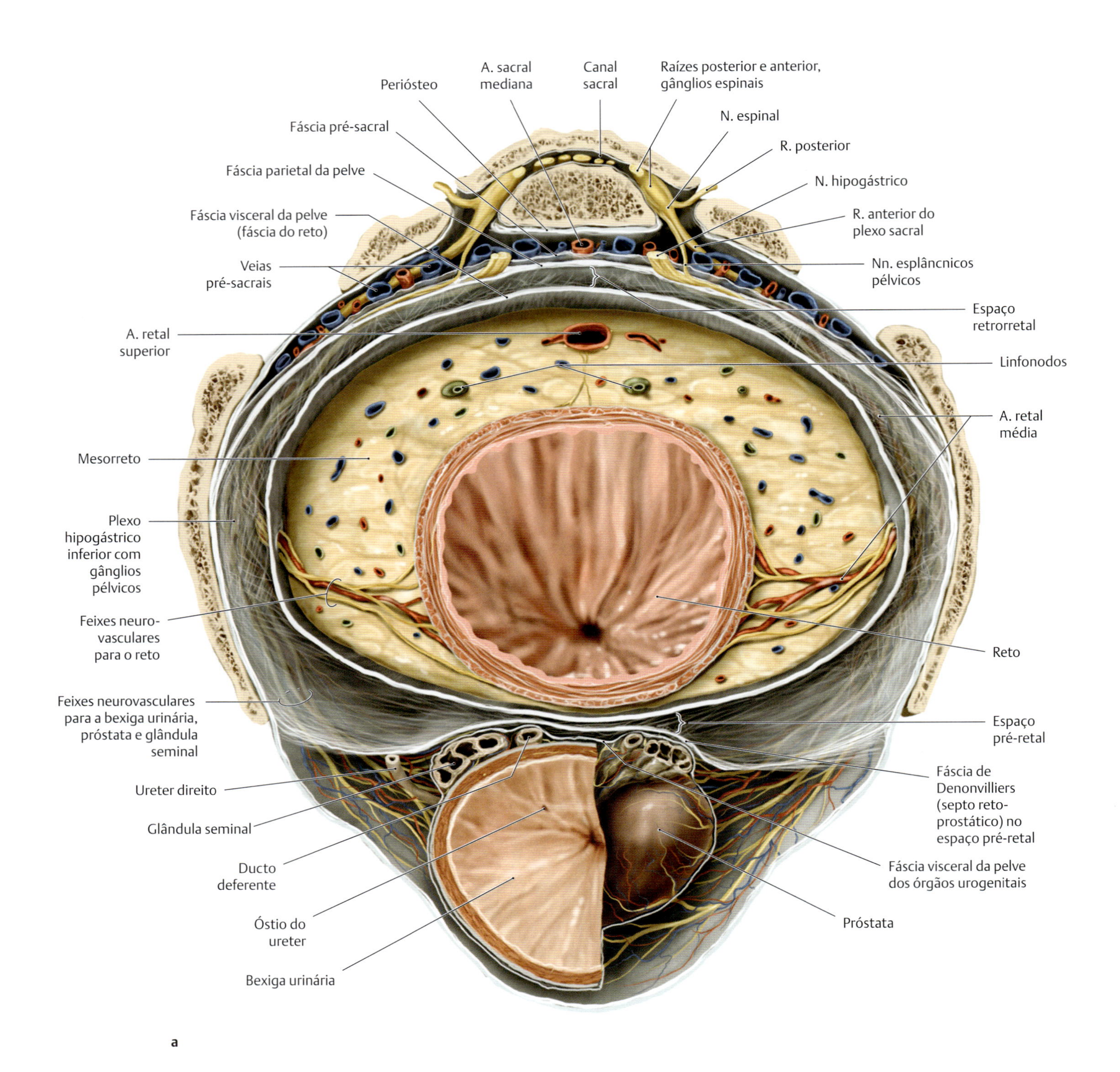

A Compartimento perianal com a fáscia de cobertura mesorretal (com a colaboração de Wedel e Stelzner)

Pelve masculina; **a** Corte transversal na altura do terço inferior da bexiga urinária, vista superior; **b** Corte sagital mediano, vista da esquerda; **c** Diagrama esquemático do ambiente perirretal (corte transversal, vista superior).

Em intervenções cirúrgicas de tumores no reto, as cirurgias poupadoras da continência, tais como a excisão mesorretal total (EMT), desempenham um papel cada vez mais importante (ver p. 267). Para cirurgias de carcinomas do reto, tem, portanto, especial importância a chamada fáscia de cobertura mesorretal, que cria compartimentos na região perianal e funciona especialmente como uma segurança para o suprimento neurovascular do reto e outros órgãos pélvicos. Essa fáscia de cobertura origina-se da fáscia transversal, que, por sua vez, continua como fáscia da pelve e ali cobre os órgãos pélvicos, com uma lâmina visceral (fáscia visceral da pelve), e a parede óssea e muscular da pelve, com uma lâmina parietal (fáscia parietal da pelve).

Onde os órgãos estão em contato com o assoalho pélvico, ambas as lâminas fasciais se interconectam. Um compartimento anatômico especial é o chamado mesorreto, uma camada perirretal consistindo em tecido conjuntivo e adiposo (muitas vezes também chamada de túnica adventícia do reto). Nela também cursam, juntamente com os vasos retais superiores, os vasos linfáticos retais com seus linfonodos; como resultado, normalmente neste local carcinomas do reto podem se disseminar. A fáscia visceral da pelve que circunda o mesorreto (também chamada de fáscia do reto) limita tanto na frente quanto atrás o espaço livre de nervos e vasos (espaço retro ou pré-retal), cuja abertura possibilita

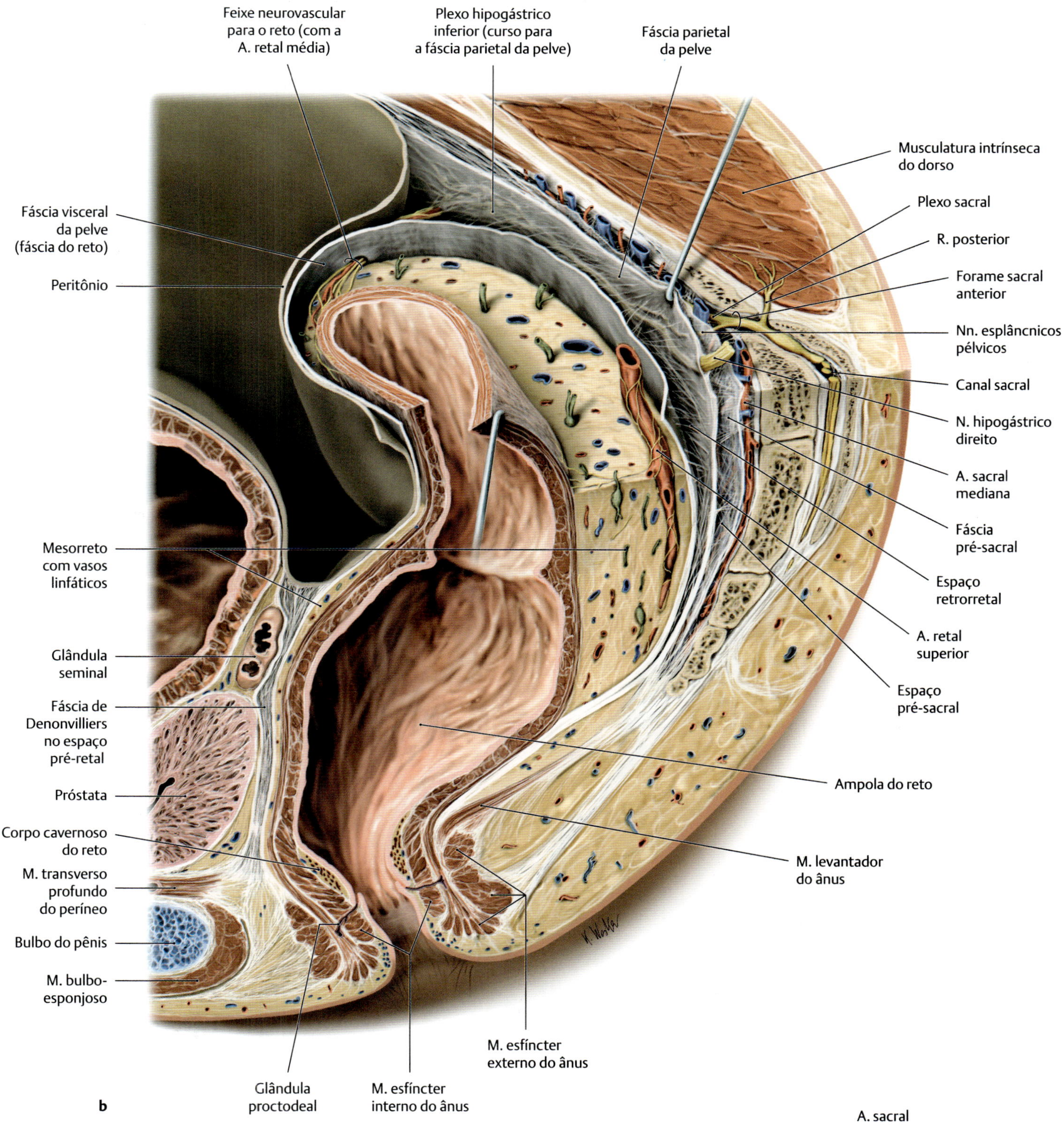

uma completa mobilização posterior e anterior do reto, com o mesorreto, em uma EMT (ver p. 267). Mais dorsalmente segue a fáscia parietal da pelve sacral (também chamada de "Fáscia de Waldeyer"). Envoltas nela passam lateralmente duas fortes fibras nervosas simpáticas (Nn. hipogástricos esquerdo e direito) (ver **c**). Elas se encontram, com exceção dos Nn. esplâncnicos pélvicos parassimpáticos a partir dos nervos sacrais na região paranal (chamada coluna retal lateral), com os vasos médios do reto (A. retal média), na parede lateral do reto. Entre a fáscia pré-sacral e o periósteo sacral passam no espaço pré-sacral parcialmente fortes feixes venosos (veias pré-sacrais). Na frente, o mesorreto é limitado pela fáscia própria dos órgãos pélvicos (de Denonvilliers) dos órgãos urogenitais, que, especialmente nos homens, na altura da próstata e das glândulas seminais, apresenta uma placa de tecido conjuntivo bem definida.

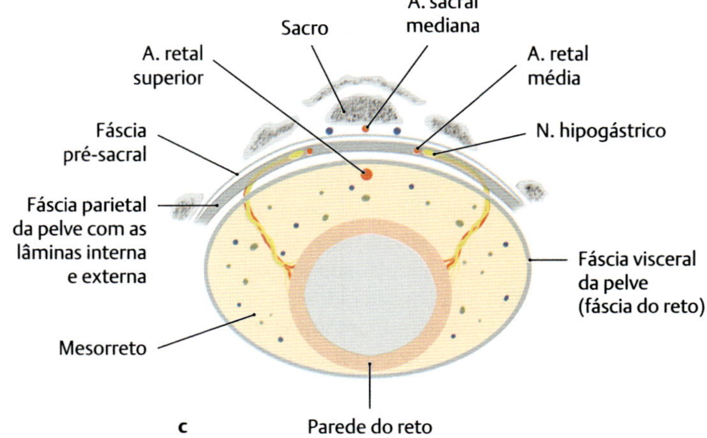

6.14 Retroperitônio: Visão Geral e Divisão

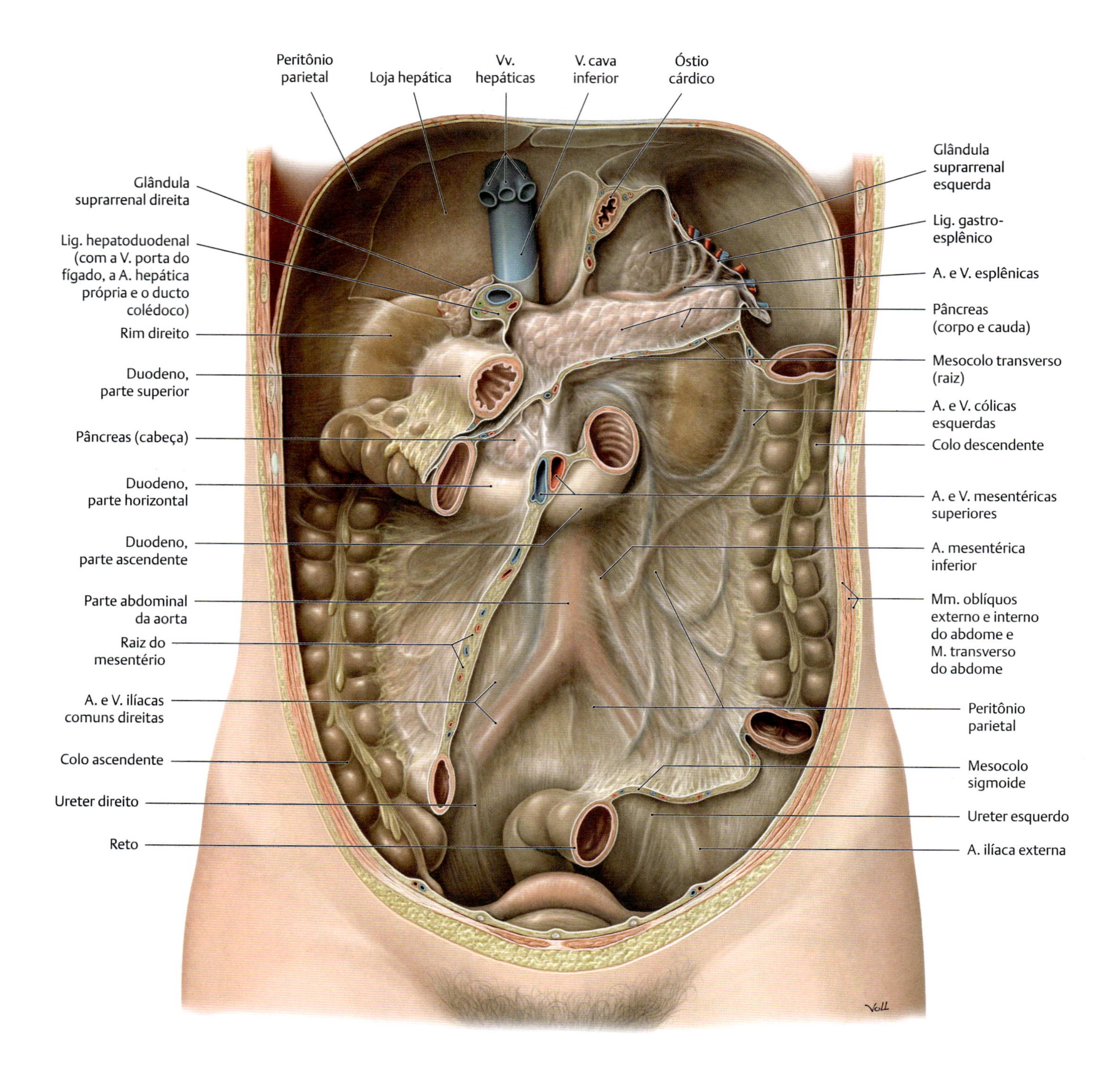

A Visão geral do retroperitônio
Vista anterior das regiões abdominal e pélvica femininas. O esôfago foi levemente tracionado para baixo, de modo que nessa representação ele ainda esteja parcialmente visível para orientação.
Observação: Alguns órgãos no espaço retroperitoneal são considerados primariamente retroperitoneais (ou seja, são originariamente retroperitoneais, como os rins, as glândulas suprarrenais e grandes vasos e nervos), enquanto outros são considerados secundariamente retroperitoneais (ou seja, originariamente eram intraperitoneais e, com o desenvolvimento, são deslocados para o retroperitônio, como o pâncreas e o duodeno), ver **B**. Os órgãos que foram deslocados para o espaço retroperitoneal de modo secundário ainda apresentam, em sua face anterior, uma cobertura peritoneal (conforme já dito, inicialmente se encontravam em localização intraperitoneal), uma vez que seu peritônio visceral, durante o "deslocamento para trás", se funde com o peritônio parietal da parede posterior. Os órgãos situados primariamente no espaço retroperitoneal não apresentam cobertura peritoneal, uma vez que, desde o início, eles já se encontram incluídos em meio ao tecido conjuntivo retroperitoneal.

B Órgãos e estruturas vasculonervosas no espaço retroperitoneal

Órgãos	Vasos sanguíneos	Nervos
Primariamente retroperitoneais (ou extraperitoneais): • Rins direito e esquerdo • Glândulas suprarrenais direita e esquerda • Ureteres direito e esquerdo *Secundariamente retroperitoneais* (ou extraperitoneais): • Pâncreas • Duodeno: partes descendente, horizontal, e, parcialmente, a parte ascendente • Colos ascendente e descendente • Variável: segmentos do ceco • Reto, até a flexura sacral	(Todos primariamente retroperitoneais) • Aorta (parte abdominal) com seus ramos • V. cava inferior, com suas tributárias • Vv. lombares ascendentes • V. porta do fígado (antes do trajeto no Lig. hepatoduodenal) com suas tributárias • Linfonodos lombares, sacrais e ilíacos, troncos lombares, cisterna do quilo	(Todos primariamente retroperitoneais) • Ramos do plexo lombar (Nn. ílio-hipogástrico, ilioinguinal, genitofemoral, cutâneo femoral lateral, femoral e obturatório) • Tronco simpático • Gânglio e plexos autônomos

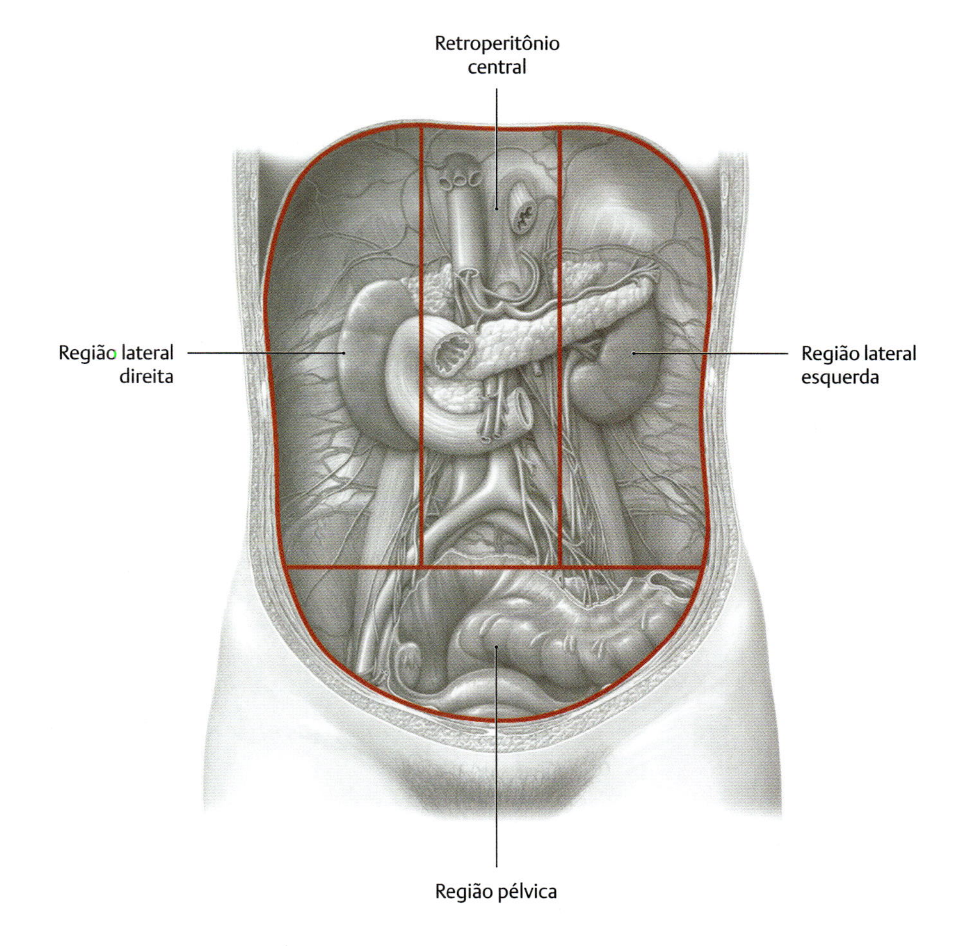

C Divisão do espaço retroperitoneal em três zonas

Uma subdivisão das cavidades corporais – aqui, do espaço retroperitoneal – também é possível do ponto de vista clínico. Tal divisão é importante na avaliação de acometimento conjunto de órgãos vizinhos por algum processo patológico ou lesão, devido às suas posições adjacentes entre si, muito embora pertençam a sistemas funcionais diferentes. O espaço retroperitoneal é subdividido em três zonas:

Zona 1:
Retroperitônio central, com os grandes vasos e o duodeno.

Zona 2:
Regiões laterais esquerda e direita, com os rins, os ureteres, os colos ascendente e descendente (não representados aqui para melhor visualização dos demais órgãos).

Zona 3:
Região pélvica (hipogástrio), com a bexiga urinária, os ureteres próximo à sua desembocadura, o reto e os órgãos genitais internos.

6.15 Retroperitônio: Relações com o Peritônio

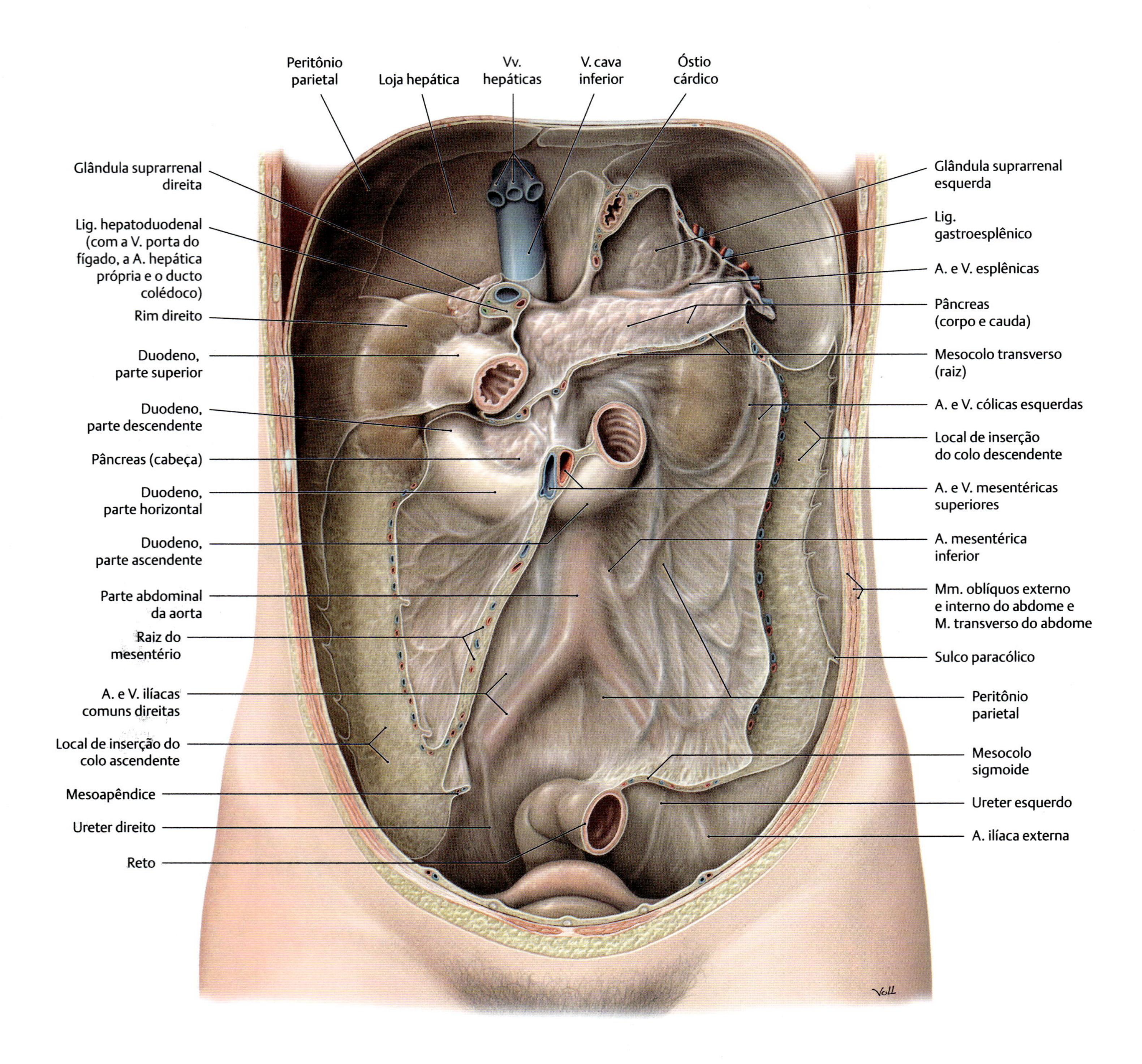

A Relações peritoneais com a parede posterior da cavidade abdominal

Vista anterior das regiões abdominal e pélvica. Todos os órgãos intraperitoneais foram retirados, de modo que a identificação do espaço retroperitoneal seja completa. A parede posterior da cavidade peritoneal é a mesma parede anterior do espaço retroperitoneal. Em comparação com a parede anterior da cavidade peritoneal, que é composta por músculos e fáscias, a parede posterior é formada por uma considerável parte dos órgãos localizados no espaço retroperitoneal, que aqui aparecem por trás do peritônio por transparência. Por motivos didáticos, os tecidos conjuntivo e adiposo retroperitoneais estão representados apenas muito levemente. O trajeto dos vasos sanguíneos no espaço retroperitoneal e dos ureteres (passando sobre os vasos ilíacos) é mostrado (ver **C**). A zona livre de peritônio no diafragma é a loja hepática. Ela corresponde à área nua do fígado. Os colos ascendente e descendente (aqui retirados por motivos de melhor visualização) estão afixados na parede posterior da cavidade peritoneal por tecido conjuntivo – portanto, eles também são componentes do espaço retroperitoneal (ver p. 402), no qual, aqui, o local de fixação do colo ascendente atinge uma posição um pouco mais caudal (variação). O mesocolo transverso que, como o colo transverso, se situa anteriormente ao duodeno (portanto, não sendo retroperitoneal), pode, consequentemente, "empurrar" os órgãos do espaço retroperitoneal "para trás" (ver o deslocamento desses órgãos durante o desenvolvimento embrionário, nas pp. 42 e seguinte). O mesocolo sigmoide cruza o trajeto dos vasos ilíacos esquerdos e do ureter esquerdo.

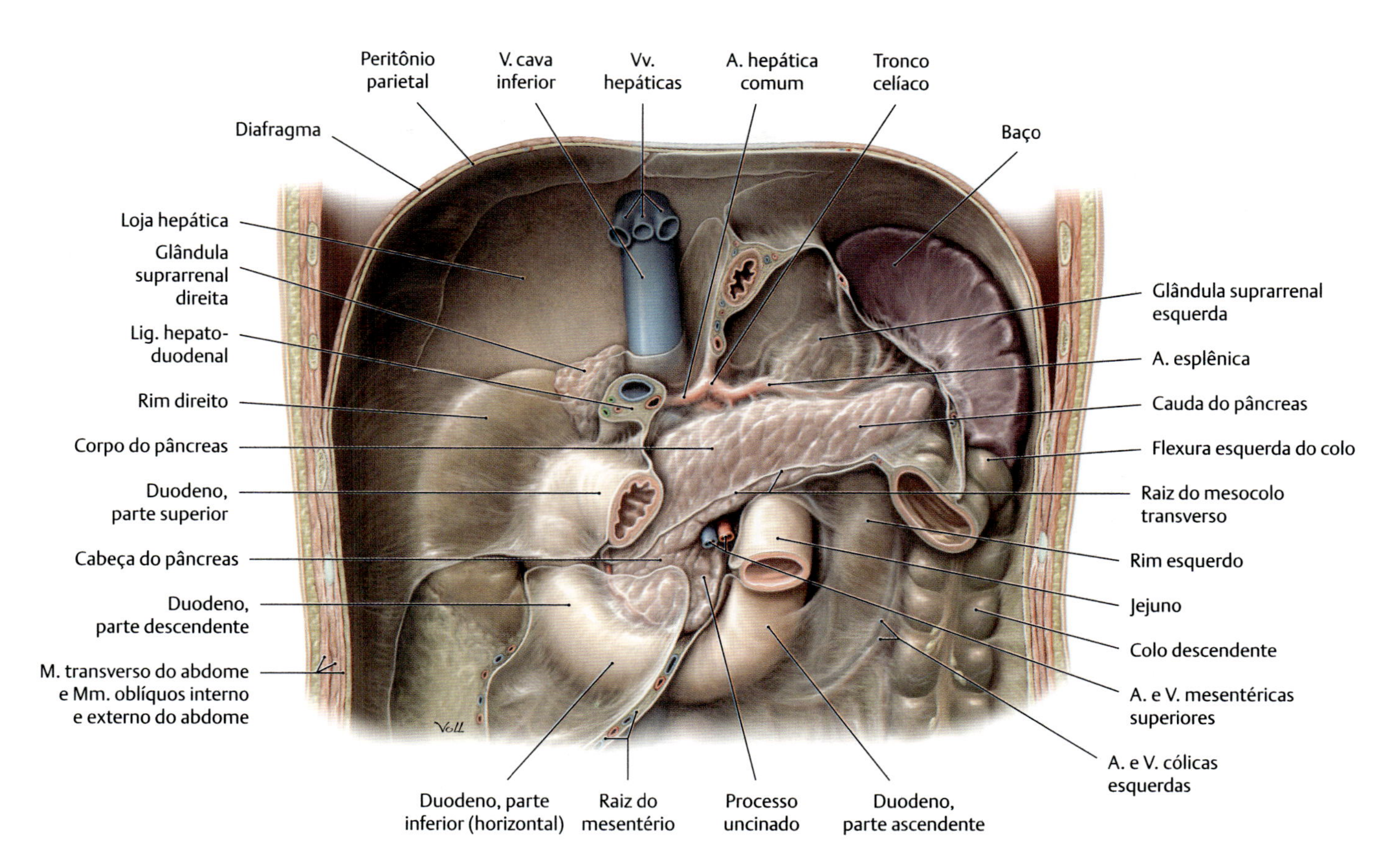

B Retroperitônio
Vista anterior do retroperitônio; todos os órgãos intraperitoneais, com exceção do baço e de um segmento muito pequeno do jejuno (ambos deixados para orientação), foram retirados; o colo ascendente, de localização retroperitoneal, também foi removido; o tecido conjuntivo retroperitoneal, para melhor visualização dos rins, está representado apenas de forma sugestiva.
Os órgãos retroperitoneais são observados através do peritônio por transparência. A raiz do mesocolo transverso segue transversalmente cruzando o rim direito, o duodeno e o pâncreas. A raiz do mesentério segue em direção craniocaudal sobre a cabeça do pâncreas. Durante a retroperitonização, o colo descendente se desloca na direção posterior, de modo a quase se posicionar em um plano frontal com o rim esquerdo. O baço, de posição intraperitoneal, se encontra em sua loja, na região esquerda do abdome superior, próximo à cauda do pâncreas, ao colo descendente e ao rim esquerdo, porém, separado de todos esses órgãos pela cavidade peritoneal.

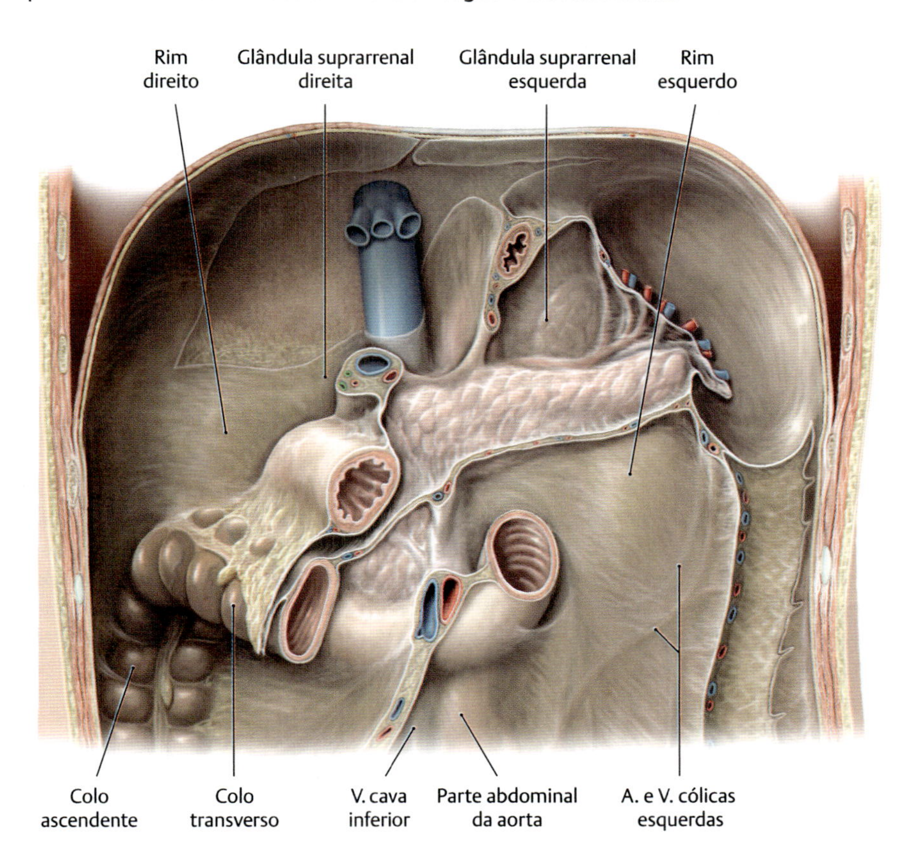

C Vista transperitoneal do retroperitônio
Vista anterior. Os órgãos intraperitoneais, com exceção de uma pequena parte do colo transverso e também do colo descendente, em posição retroperitoneal, foram retirados. Nesta figura, os tecidos conjuntivo e adiposo do espaço retroperitoneal foram completamente representados. Os rins, que no período embrionário se situam no espaço retroperitoneal e desde o início estão incluídos nos tecidos conjuntivo e adiposo do espaço retroperitoneal, são, por isso, observados – da mesma forma que os grandes vasos – apenas devido ao seu contorno por trás do peritônio parietal. Além disso, entre os rins e o peritônio parietal, encontra-se ainda a lâmina pré-renal da fáscia renal (ver p. 310). Por sua vez, o pâncreas, como órgão secundariamente retroperitoneal, e que não se encontra, portanto, incluído nesses tecidos conjuntivo e adiposo, estando "apenas aderido" à parede posterior da cavidade peritoneal, devido à fusão das lâminas peritoneais, é visualizado mais nitidamente. Ele, de fato, é recoberto por peritônio em sua face anterior, o qual, entretanto, é mais transparente que os tecidos conjuntivo e adiposo retroperitoneais.

6.16 Retroperitônio: Órgãos do Espaço Retroperitoneal

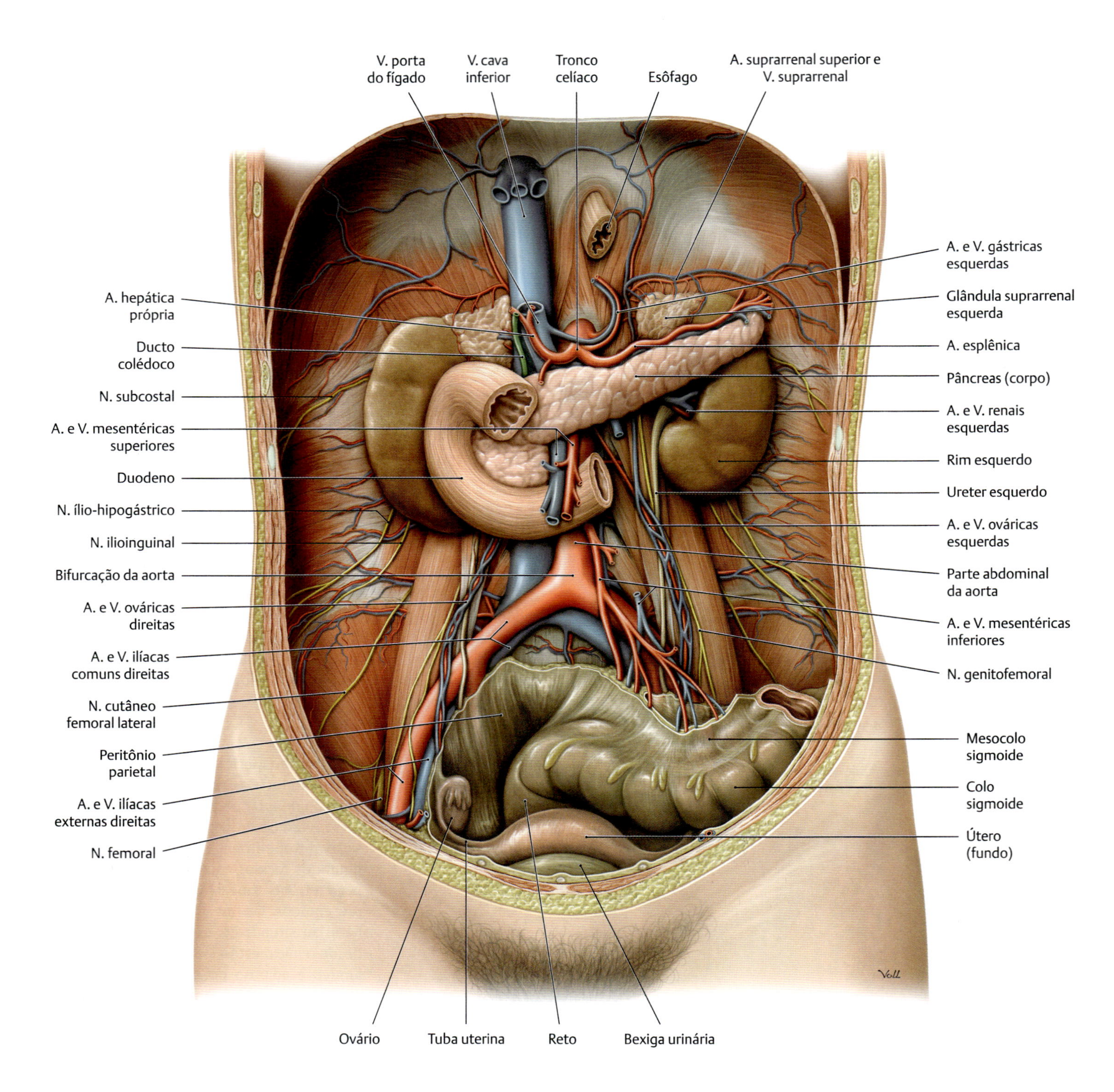

A Retroperitônio, vista anterior
Órgãos da região superior do retroperitônio, vista anterior; os órgãos intraperitoneais foram retirados, com exceção do colo sigmoide, do útero e anexos e da região subperitoneal da bexiga urinária (deixados para orientação); os segmentos retroperitoneais do intestino grosso, o peritônio parietal e o tecido conjuntivo retroperitoneal também foram completamente retirados; portanto, o peritônio ainda permanece apenas nas regiões dos órgãos pélvicos mencionados. A parede posterior da cavidade abdominal, com seus vasos sanguíneos e nervos, está visível. A figura é dominada pelos grandes troncos vasculares retroperitoneais – a parte abdominal da aorta e a V. cava inferior –, em cujas regiões anteriores e laterais os órgãos do espaço retroperitoneal se situam.

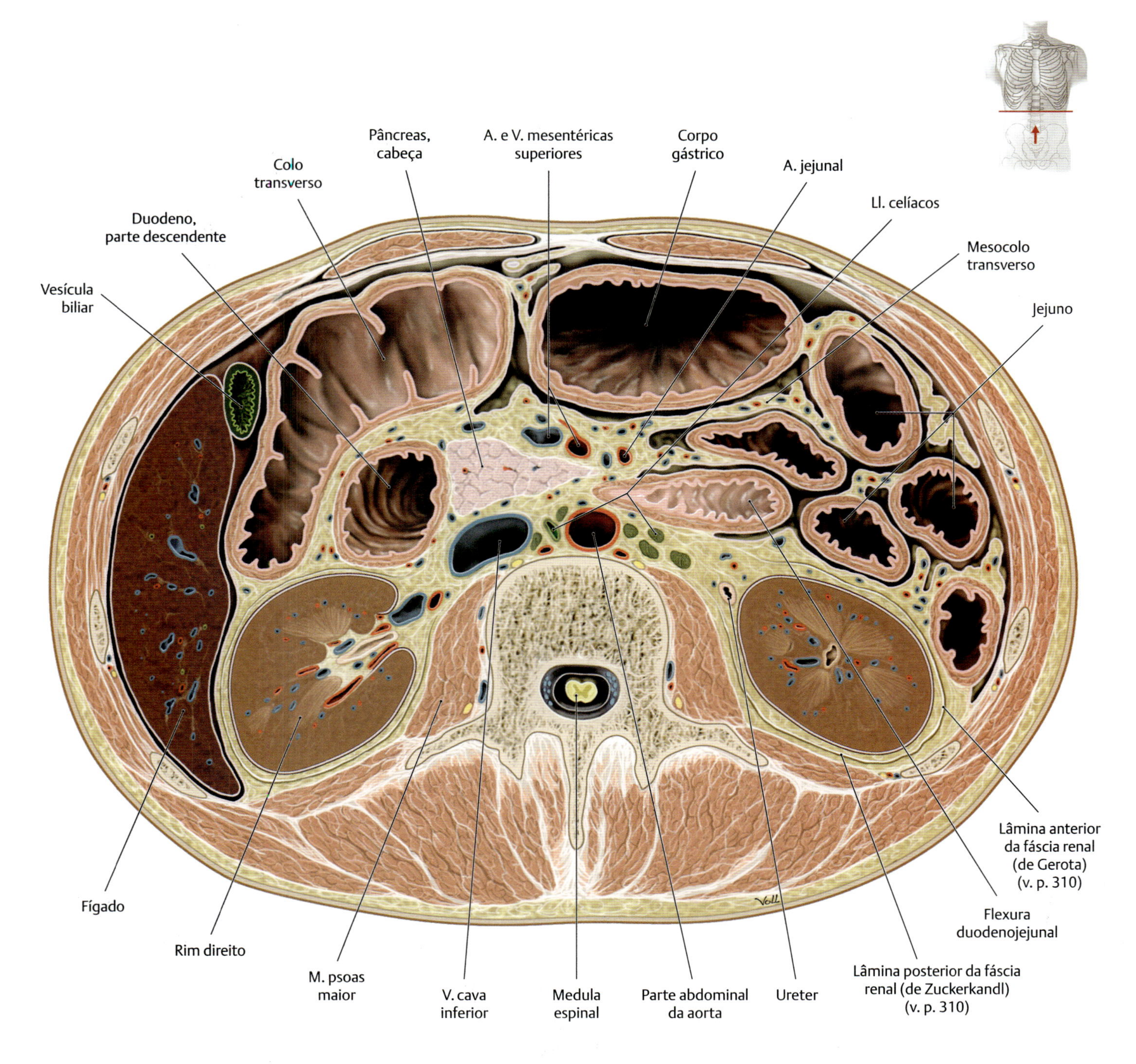

B Retroperitônio, corte horizontal
Corte horizontal do abdome aproximadamente na altura do corpo vertebral de L I; vista inferior.
No corte horizontal, são mostradas as relações de posição dos órgãos do espaço retroperitoneal, da região anterior para a posterior:

- Em posição mais anterior encontra-se o duodeno com a cabeça do pâncreas
- A cauda do pâncreas (não visualizada, uma vez que se encontra acima do plano de corte) se encontra mais posteriormente do que a cabeça do pâncreas, considerando que o pâncreas segue um trajeto oblíquo para trás
- Em posição mais posterior encontram-se os dois rins.

Entre o "plano do duodeno e do pâncreas" e o "plano dos rins" encontram-se os dois grandes troncos vasculares retroperitoneais – a aorta, anteriormente à coluna vertebral, e a veia cava inferior, anteriormente e um pouco à direita da coluna vertebral. Pode-se observar nitidamente que o fígado, com a cavidade peritoneal, move-se facilmente por trás do rim direito, e que o colo descendente se encontra quase em um plano com o rim esquerdo. Também muito bem visualizada é a inclusão dos rins em meio aos tecidos adiposo e conjuntivo da cápsula adiposa.

6.17 Retroperitônio: Posição dos Rins

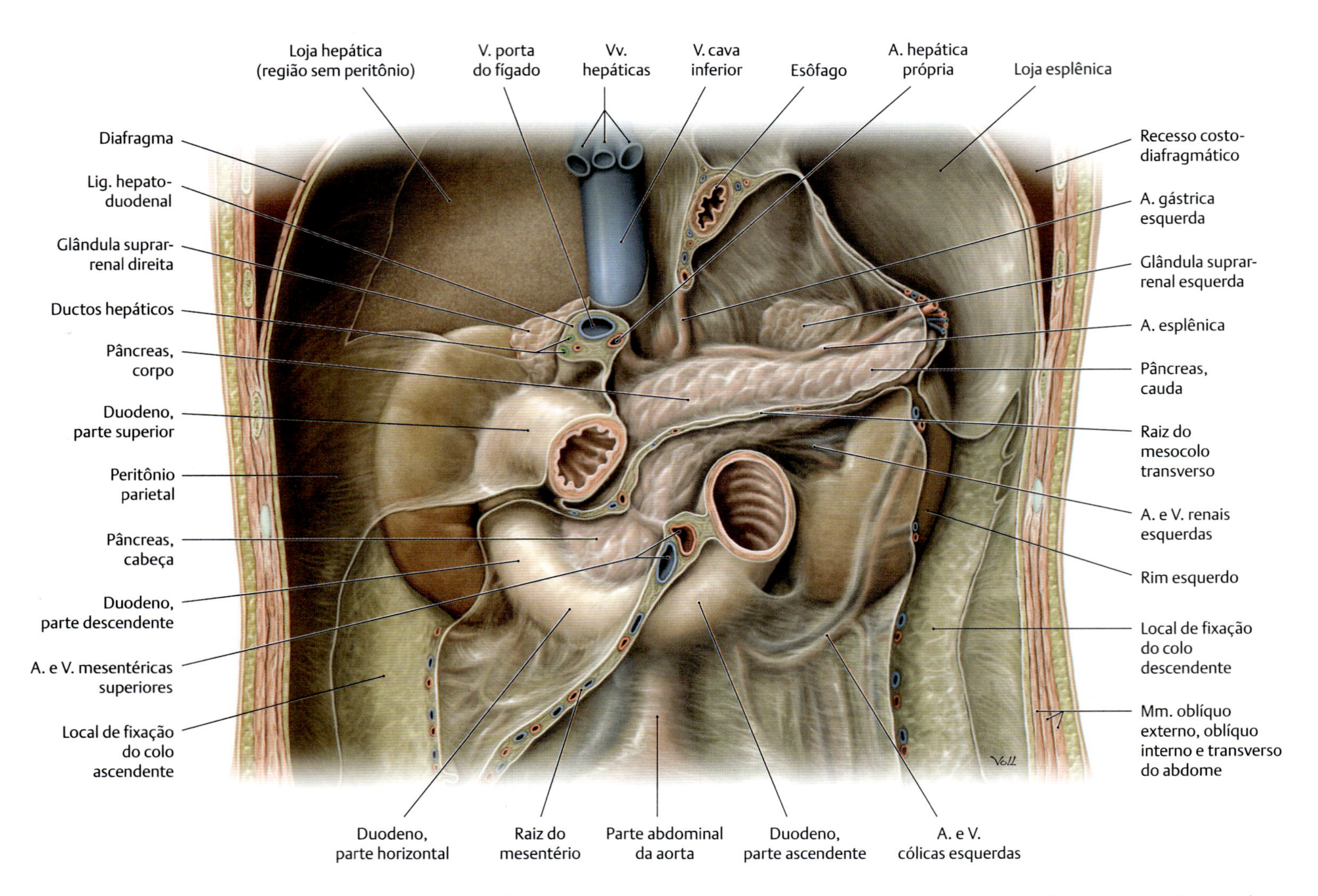

A Relações topográficas dos rins no espaço retroperitoneal
Vista anterior; todos os órgãos intraperitoneais, além dos segmentos retroperitoneais do colo (colos ascendente e descendente) foram retirados; o duodeno e o pâncreas foram mantidos; a cápsula adiposa, anteriormente aos rins, também foi retirada, em sua maior parte. Ambos os rins estão sobrepostos à parede posterior da cavidade peritoneal a partir das zonas de fixação dos colos ascendente e descendente e são cruzados pela raiz do mesocolo transverso. O pâncreas, as partes do duodeno e as flexuras esquerda e direita do colo, devido a sua retroperitonização *secundária*, encontram-se muito próximo aos rins, de disposição *primariamente* retroperitoneal, embora estejam ainda separados dessas estruturas pelos tecidos conjuntivo e adiposo da cápsula adiposa (comparar com **B**).

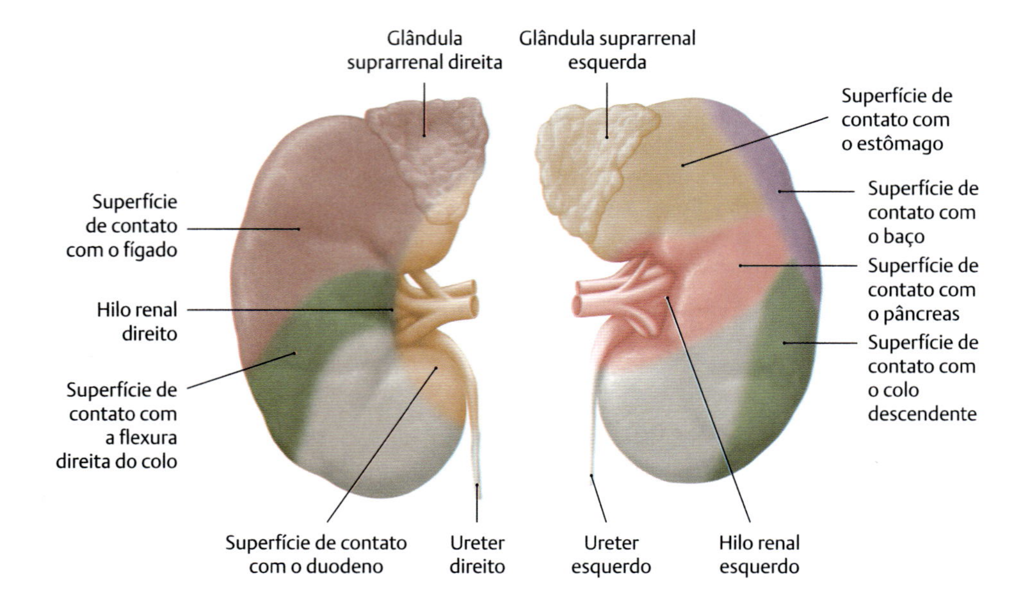

B Superfícies de contato dos rins com órgãos do abdome e da pelve
Vista anterior. As glândulas suprarrenais (representadas para melhor orientação) se situam muito próximo dos rins sem, no entanto, tocá-los, uma vez que elas são separadas destes pela cápsula adiposa. As *faces anteriores* dos rins estão muito próximas de numerosos órgãos do abdome. Os rins, de posição retroperitoneal, estão separados de outras estruturas *retroperitoneais* pelas fáscias das lojas renais, e dos órgãos *intraperitoneais* pelo peritônio. Consequentemente, os órgãos adjacentes não deixam impressão nos rins, devido à sua consistência mais dura. Por essa razão, as superfícies de contato têm aqui importância mais topográfica do que clínica.

C Proximidade dos rins com os Nn. ílio-hipogástrico e ilioinguinal

a Vasos sanguíneos e nervos na face anterior da parede posterior do tronco. Fossa lombar do lado direito, após a remoção das paredes anterior e lateral do tronco, de todas as fáscias e do peritônio, e dos órgãos intraperitoneais e retroperitoneais – com exceção do rim direito. A V. cava inferior foi parcialmente retirada. Vista anterior.

b Vista posterior do rim direito; a cápsula adiposa e parte da parede posterior do tronco foram removidas.

c Áreas de pele relacionadas ao trajeto da dor transmitida pelos Nn. ílio-hipogástrico e ilioinguinal.

Após a remoção das camadas da parede do tronco, torna-se aparente a proximidade dos rins em relação aos Nn. ílio-hipogástrico e ilioinguinal. Ambos são ramos do plexo lombar, derivado de T12 e L1, que se origina lateralmente à região lombar da coluna vertebral (ver **a**). Eles são responsáveis pela inervação motora dos músculos da parede do tronco e pela inervação sensitiva de áreas da pele nas paredes abdominais laterais e anterior. Um rim aumentado patologicamente comprime esses dois nervos, podendo, portanto, causar dor nas áreas cutâneas marcadas em **c**. A distância em relação ao N. subcostal (também derivado de T12) é geralmente tão grande que esse nervo raramente é comprimido por um rim aumentado.

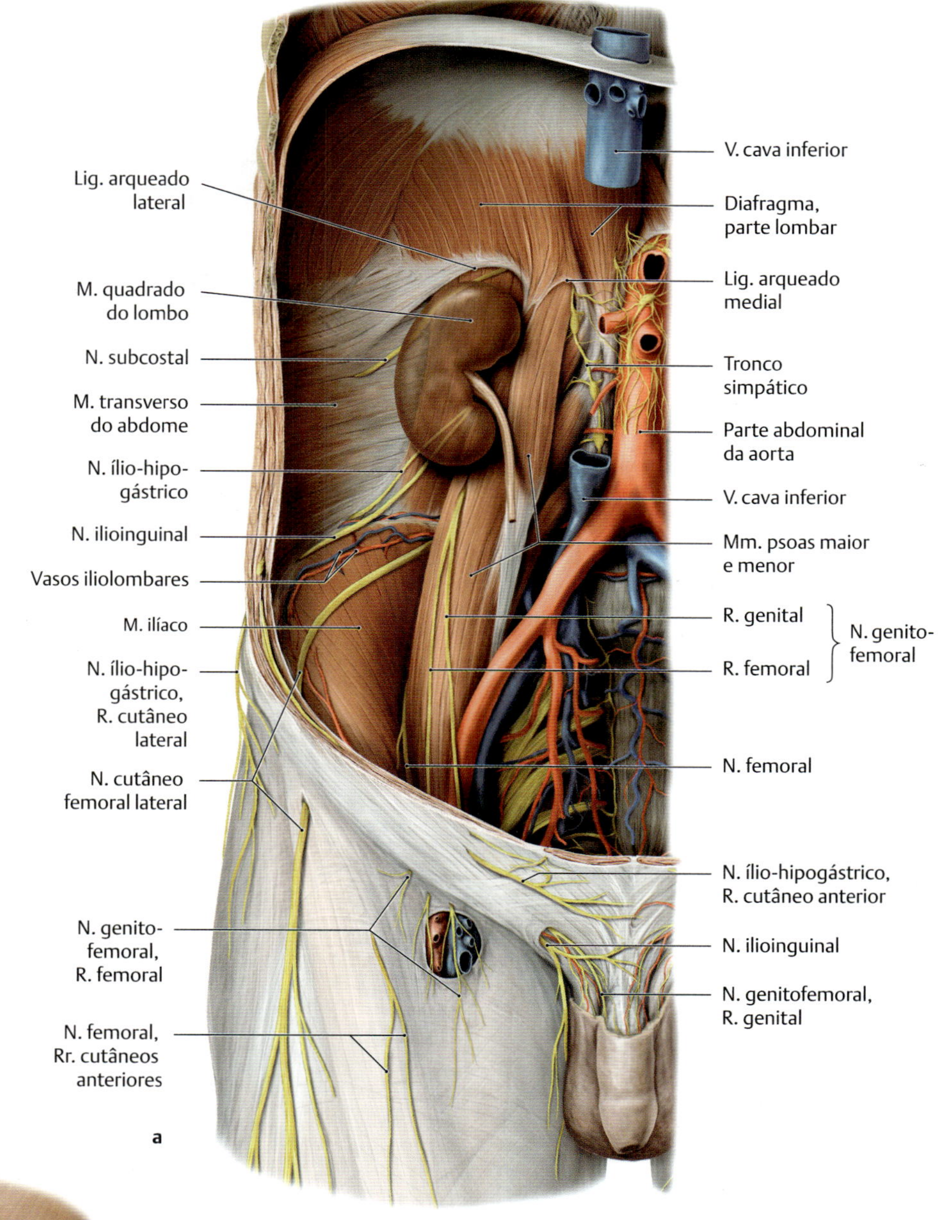

a

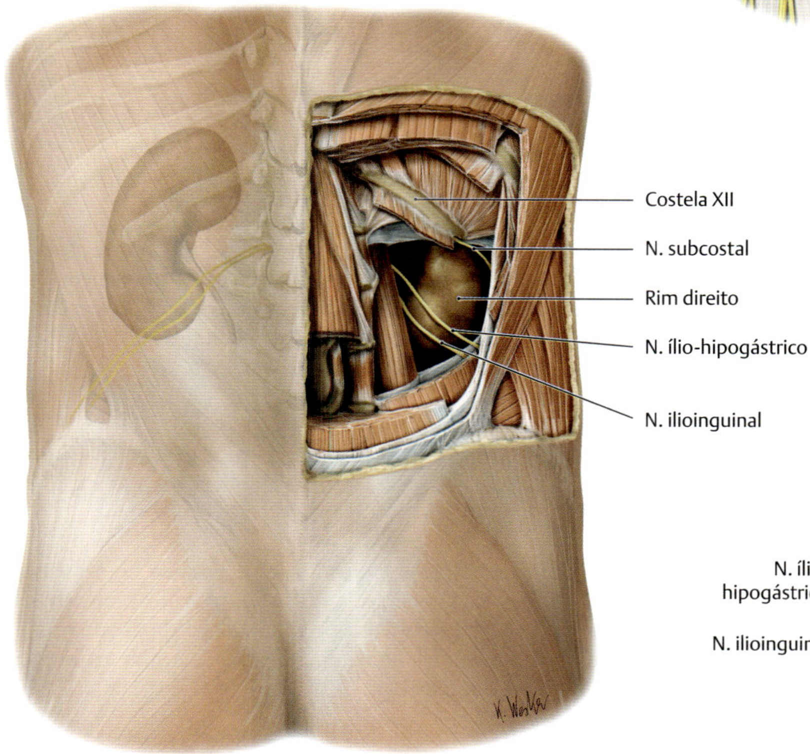

b

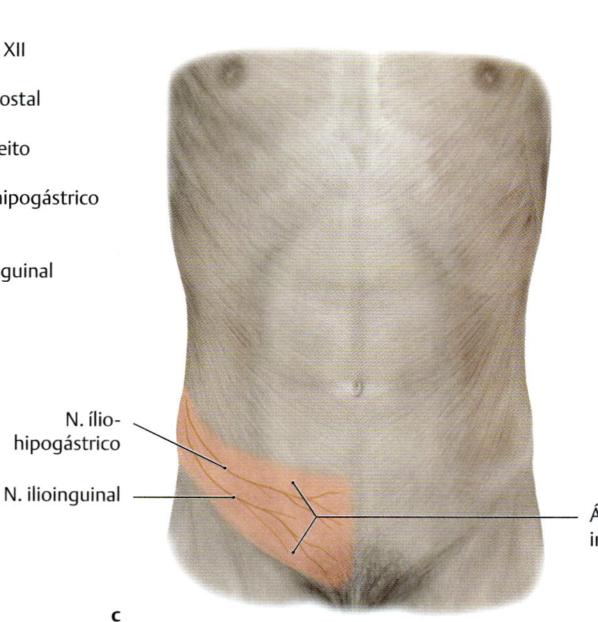

c

6.18 Relações Peritoneais na Face Posterior da Parede Abdominal Anterior

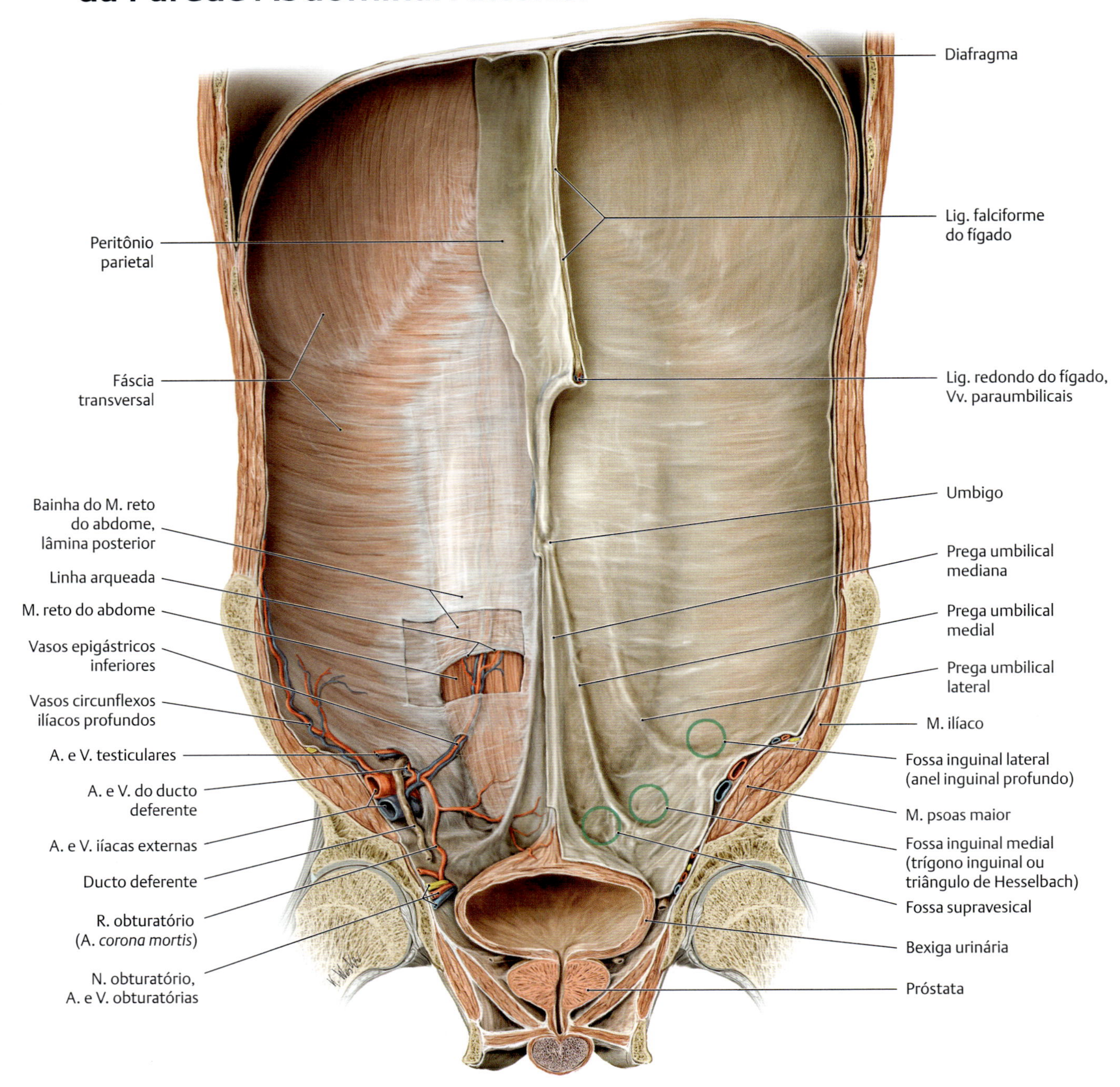

A Relações peritoneais na face posterior da parede abdominal anterior

Vista posterior da face posterior da parede abdominal anterior. À esquerda, o peritônio foi retirado para a visualização das estruturas componentes das pregas peritoneais (ou pregas umbilicais). Elas se formam devido à cobertura peritoneal das estruturas que se encontram diretamente sobre a face posterior da parede anterior do tronco. Entre as pregas peritoneais que se interpõem a essas estruturas, o peritônio é ligeiramente aprofundado para formar fossas peritoneais rasas.

Pregas umbilicais:

- Uma prega umbilical mediana: aqui, o peritônio parietal recobre o Lig. umbilical mediano, ou seja, o úraco obliterado (sua obliteração ocorre ainda no período embrionário)
  Observação: Um úraco incompletamente obliterado pode levar à formação de fístulas umbilicais em crianças.
- Duas pregas umbilicais mediais: aqui, o peritônio parietal recobre a A. umbilical (parte obliterada)
- Duas pregas umbilicais laterais: aqui, o peritônio parietal recobre A. e V. epigástricas inferiores (por isso também denominadas pregas epigástricas).

Cada uma das artérias umbilicais do par se divide em uma parte patente proximal (desta parte se origina a A. vesical superior e – no homem – a A. do ducto deferente) e uma parte distal obliterada. A *V. umbilical*, ímpar, se encontra – habitualmente obliterada – no Lig. redondo do fígado.

Fossas peritoneais:

- Duas fossas supravesicais
- Duas fossas inguinais mediais (correspondem ao anel inguinal superficial)
- Duas fossas inguinais laterais (correspondem ao anel inguinal profundo).

Observação: O *anel inguinal profundo*, como entrada no canal inguinal (participa na descida do testículo durante o desenvolvimento), representa um ponto vulnerável na parede abdominal do ponto de vista estrutural, pelo fato de, sob alargamento e pressão, permitir a passagem de vísceras (hérnias) (ver **B** e **C**).

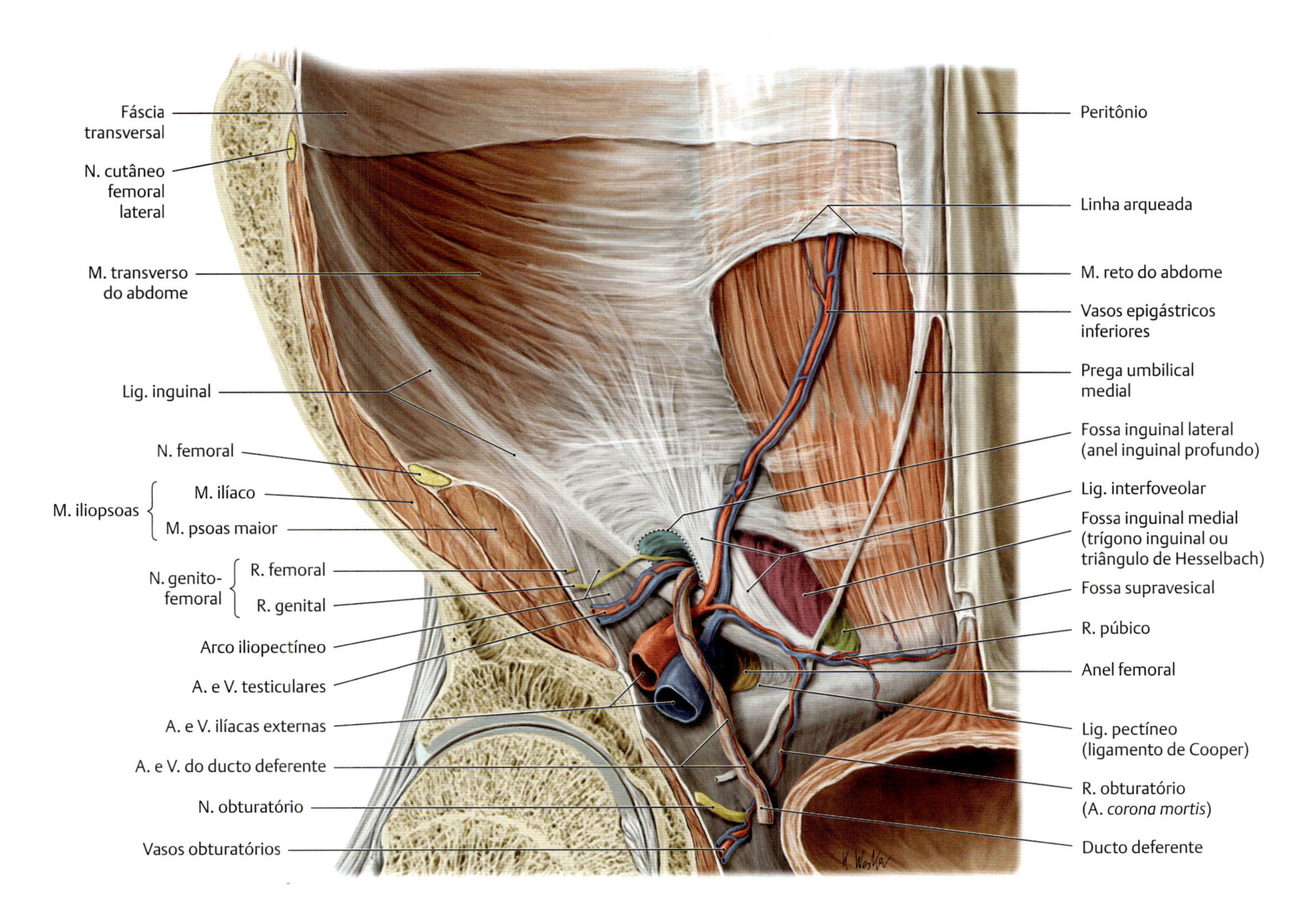

B Orifícios herniários internos das regiões inguinal e femoral no homem

Região extraída de **A**, vista posterior. Para a melhor demonstração dos orifícios herniários, o peritônio e a fáscia transversal foram parcialmente removidos. Os orifícios herniários internos (ver **C**) das hérnias inguinais indiretas e diretas, das hérnias femorais e das hérnias suprapúbicas (ou supravesicais) estão indicados em cores.

C Orifícios herniários internos e externos na parede anterior do abdome, visão geral

Acima do ligamento inguinal, as pregas umbilicais mediana, medial e lateral (ver **A**) delimitam, a cada lado, três pontos vulneráveis, nos quais ocorrem hérnias inguinais diretas e indiretas, além de hérnias suprapúbicas. Um outro ponto vulnerável se encontra *abaixo do ligamento inguinal*, medialmente à V. femoral, na lacuna dos vasos. Neste local, o chamado anel femoral é ocluído exclusivamente por tecido conjuntivo frouxo e distensível, atravessado por numerosos vasos linfáticos.

Orifícios herniários internos	Hérnia	Orifícios herniários externos
Acima do ligamento inguinal:		
Fossa supravesical	Hérnia supravesical	Anel inguinal superficial
Fossa inguinal medial (trígono inguinal)	Hérnia inguinal direta	Anel inguinal superficial
Fossa inguinal lateral (anel inguinal profundo)	Hérnia inguinal indireta	Anel inguinal superficial
Abaixo do ligamento inguinal:		
Anel femoral	Hérnia femoral	Hiato safeno (fossa oval)

6.19 Relações Peritoneais na Pelve Menor

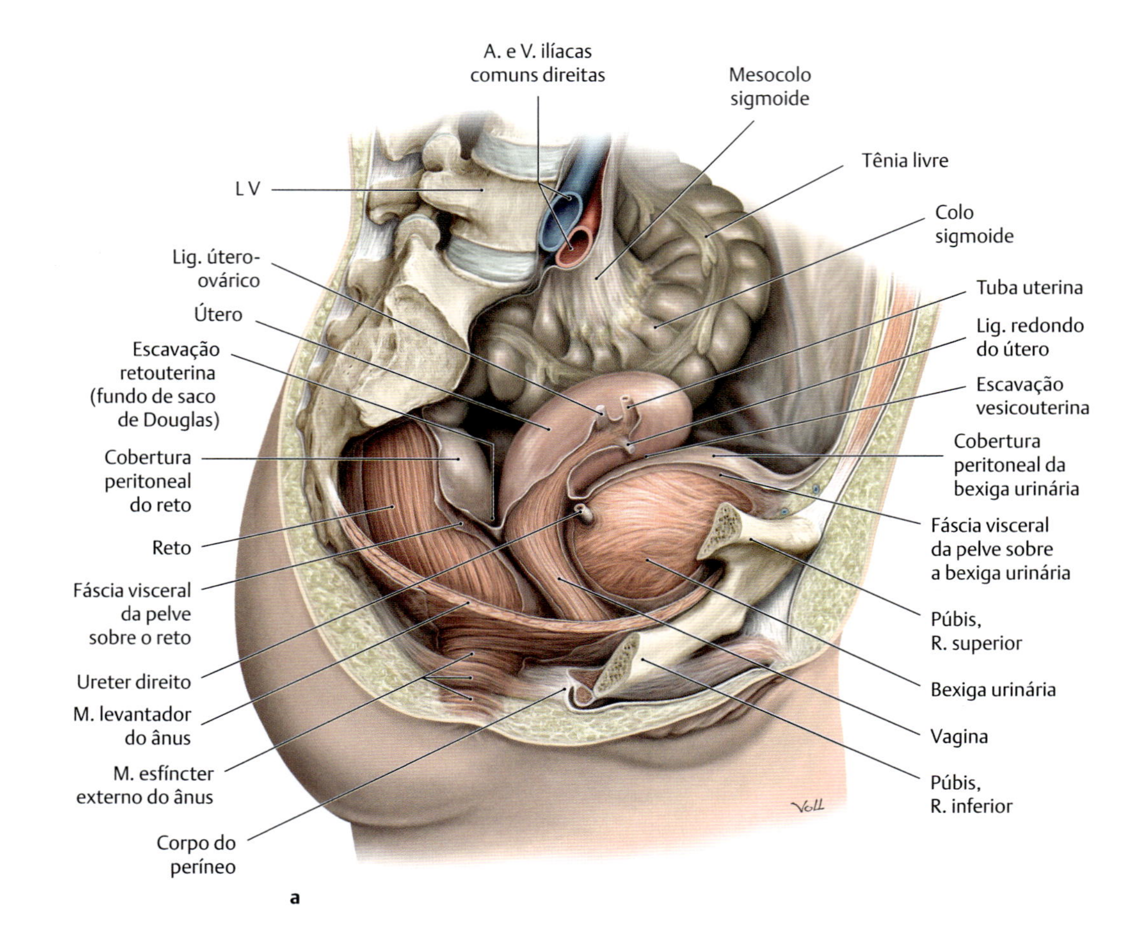

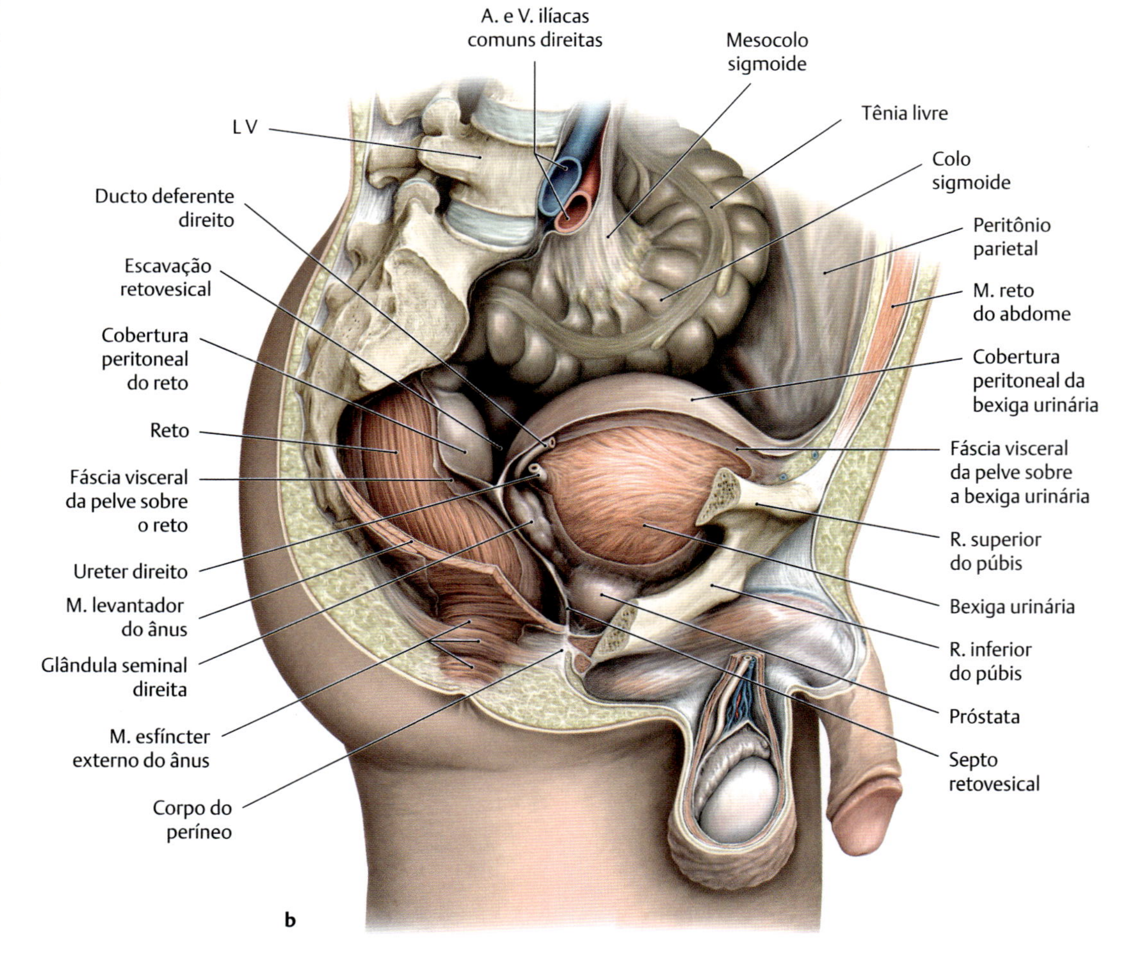

A Pelve menor em corte paramediano (= plano de corte aproximadamente lateral à região mediana)

a Pelve feminina; **b** Pelve masculina; ambas em vista pelo lado direito.

O tecido conjuntivo no espaço extraperitoneal da pelve foi removido em sua maior parte, de modo que espaços aparentemente vazios se formem entre os órgãos; a bexiga urinária está representada cheia, de modo que seja demonstrada com uma parte livre de peritônio acima da sínfise púbica (local da punção vesical suprapúbica).

Enquanto a cavidade peritoneal no homem é completamente fechada, na mulher existe basicamente uma conexão com o "meio externo" através das extremidades abdominais abertas das tubas uterinas. O único obstáculo às infecções que podem ser transmitidas da cavidade peritoneal para a pelve menor é o tampão mucoso do colo do útero. No homem e na mulher existem espaços peritoneais na pelve menor. Na mulher, existe a escavação ret*outerina* (entre o útero e o reto), enquanto no homem existe a escavação ret*ovesical* (entre a bexiga urinária e o reto, ponto mais caudal da cavidade peritoneal *masculina*). A forma desses espaços depende do "estado de enchimento" do útero e do reto, e da bexiga urinária e do reto, respectivamente. Geralmente, a escavação retouterina é mais profunda, enquanto a escavação retovesical é mais superior. Na mulher, a escavação retouterina (fundo de saco de Douglas) forma o ponto mais baixo da cavidade peritoneal (ver **B**). Esse espaço é importante do ponto de vista clínico, porque pode ser alcançado com o ultrassom ou na punção pela vagina.

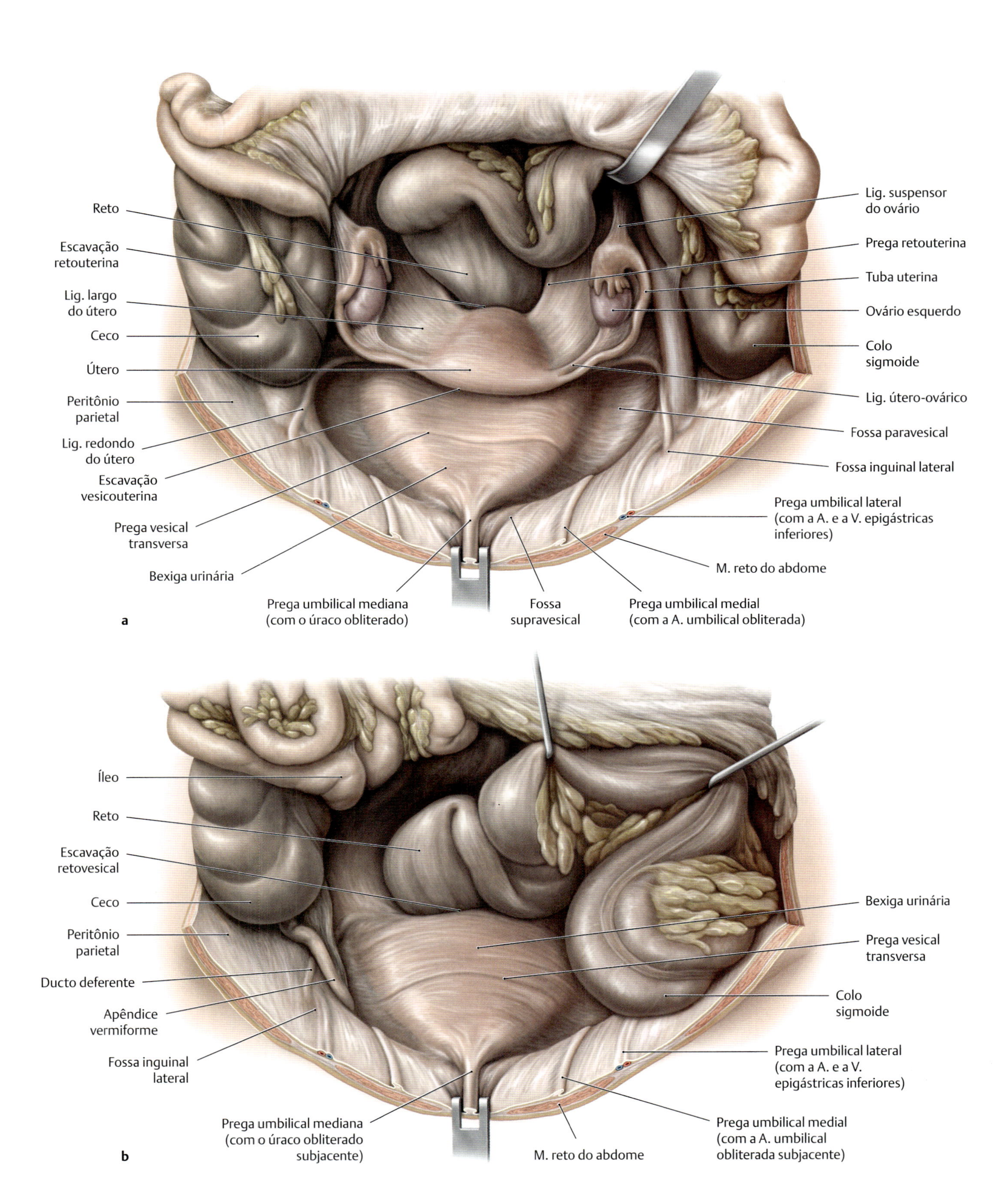

B Pelve menor em vista anterior e superior

a Pelve feminina, **b** pelve masculina. As alças do intestino delgado e partes do intestino grosso foram deslocadas lateralmente, para que se possa observar livremente a bexiga urinária e o reto.

O peritônio da parede abdominal anterior (peritônio parietal) é rebatido sobre a face superior da bexiga urinária e subsequentemente se estende para a parede anterior do reto ou, na mulher, para o útero e para a parede anterior do reto, cujo segmento superior ele recobre. A parede posterior da bexiga urinária e a parte inferior do reto não apresentam peritônio.

Observação: Sobre a face superior da bexiga urinária, na bexiga quase vazia – como aqui – o peritônio forma uma prega horizontal, a prega vesical transversa. Com o enchimento da bexiga, esta prega se desfaz. Para as pregas umbilicais, ver p. 410. Na mulher, o útero e o paramétrio (tecido conjuntivo ao redor do útero) são *quase* completamente recobertos pelo peritônio; o colo do útero, aqui não visualizado, não tem peritônio. Os ovários e as tubas uterinas, como órgãos intraperitoneais, são *completamente* recobertos pelo peritônio. No homem, o ducto deferente, que atravessa a parede abdominal no canal inguinal, também é recoberto pelo peritônio parietal na pelve menor.

6.20 Topografia do Tecido Conjuntivo da Pelve, Níveis dos Espaços da Pelve e do Assoalho da Pelve

A Divisão da pelve menor por espaços e fáscias

Pelve (tecido conjuntivo pélvico) em cortes horizontais (**a** e **b**) e medianos (**c** e **d**), vistas anterossuperior e lateral.

Os **espaços** da pelve menor são a *cavidade peritoneal pélvica* e o *espaço extraperitoneal pélvico* (ver p. 9). Este último ainda é dividido pelo M. levantador do ânus em partes superior e inferior, de modo a existirem três níveis (ou planos) na pelve menor (ver **B**). Ele é preenchido com tecidos conjuntivos* de diferentes densidades. Do ponto de vista topográfico, portanto, a respeito da posição em relação ao peritônio e à parede da pelve, o espaço extraperitoneal pode ser dividido em:

- Espaço retropúbico: entre a bexiga urinária e a sínfise púbica
- Espaço retroinguinal: atrás da região inguinal e abaixo do peritônio
- Espaço retroperitoneal: entre o peritônio e o sacro (continuação do espaço retroperitoneal do abdome).

Fáscias: A *fáscia da pelve* pode ser dividida em uma fáscia parietal da pelve (recobre as estruturas das paredes da pelve) e uma fáscia visceral da pelve (recobre os órgãos pélvicos). O *tecido conjuntivo da fáscia visceral* encontra-se reforçado entre os órgãos e lateralmente, em várias regiões, e se mantém em conexão com a túnica adventícia ou com a cápsula dos órgãos da pelve:

- Fáscia retoprostática = fáscia própria dos órgãos pélvicos = septo retovesical (pelve masculina; entre o reto e a bexiga urinária)
- Fáscia retovaginal = septo retovaginal (pelve feminina; entre o reto e a vagina).

O *tecido conjuntivo situado ao redor dos órgãos* também é reforçado e contém, de modo geral, os pedículos vasculonervosos que seguem para os órgãos, sendo denominados de acordo com os órgãos que envolvem (deste modo, as seguintes denominações são úteis principalmente na clínica): paraprocto (ao redor do reto); paracisto (ao redor da bexiga urinária); paramétrio (ao redor do útero); e paracolpo (ao redor da vagina, ver **C**).

* No espaço extraperitoneal, encontra-se em sua maior parte tecido conjuntivo frouxo e tecido adiposo unilocular (tecidos para deslizamento e movimentação, principalmente para os órgãos). Em alguns locais, o tecido conjuntivo apresenta-se espessado ou condensado e se assemelha a um tecido conjuntivo denso não modelado, devido à textura proporcionada pela grande quantidade de fibras (toda a fáscia parietal da pelve e partes da fáscia visceral da pelve e os chamados ligamentos, como o Lig. transverso do colo ou cardinal, mas que não tem as características de um típico ligamento articular do sistema locomotor).

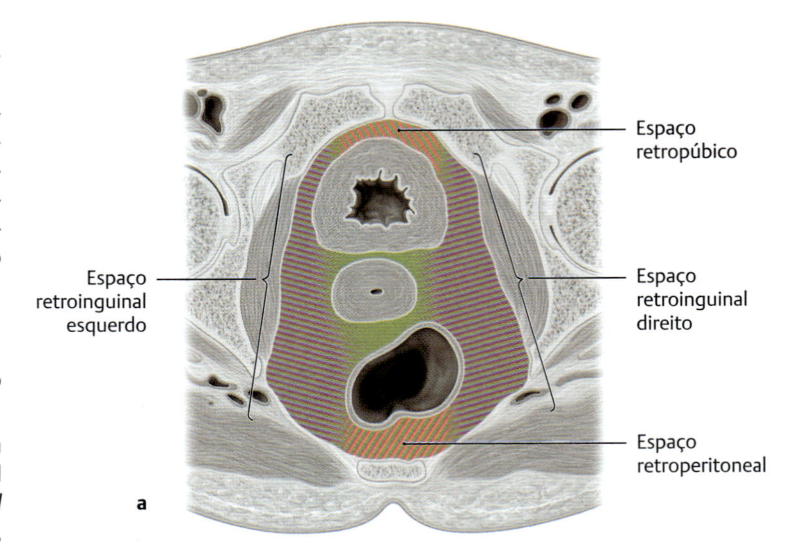

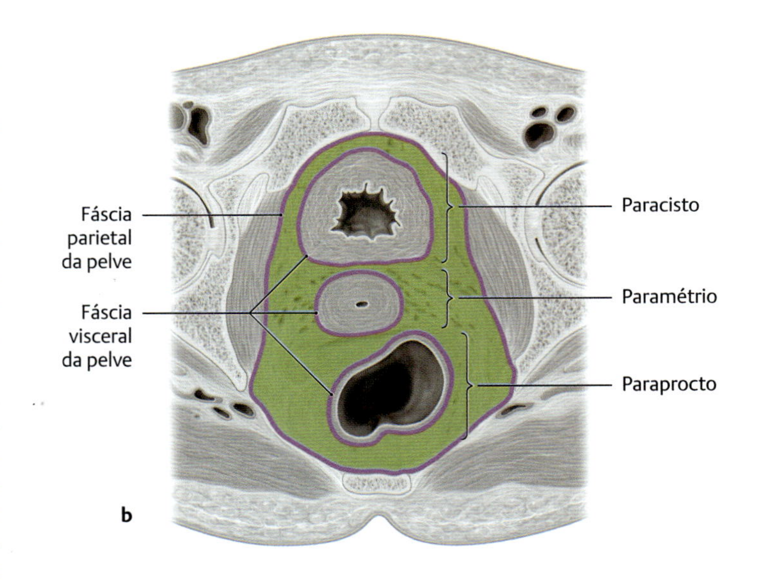

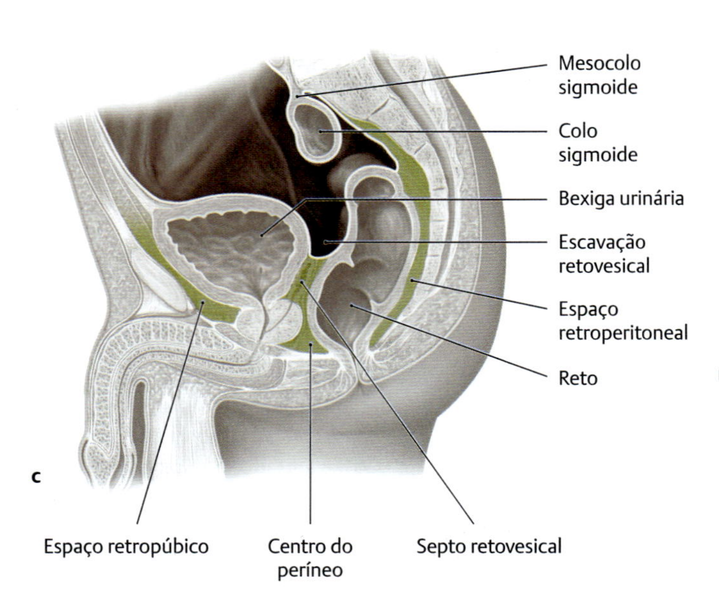

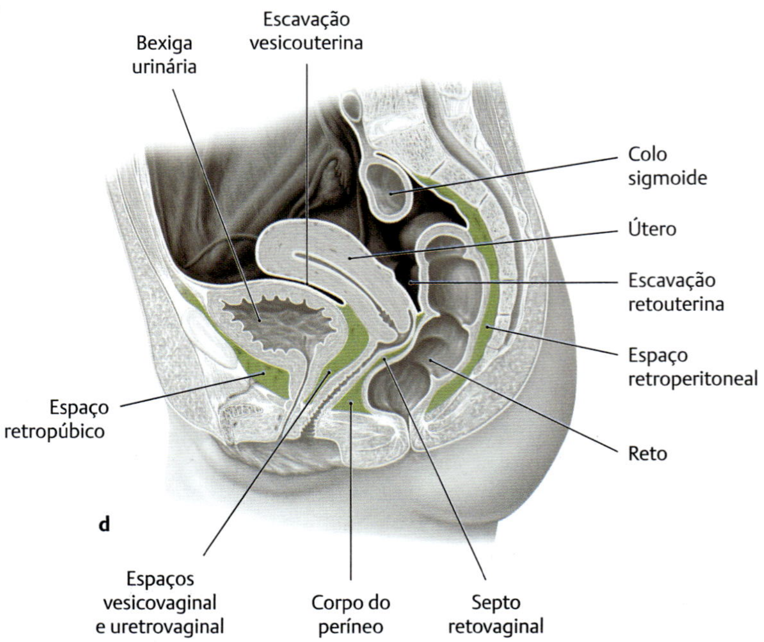

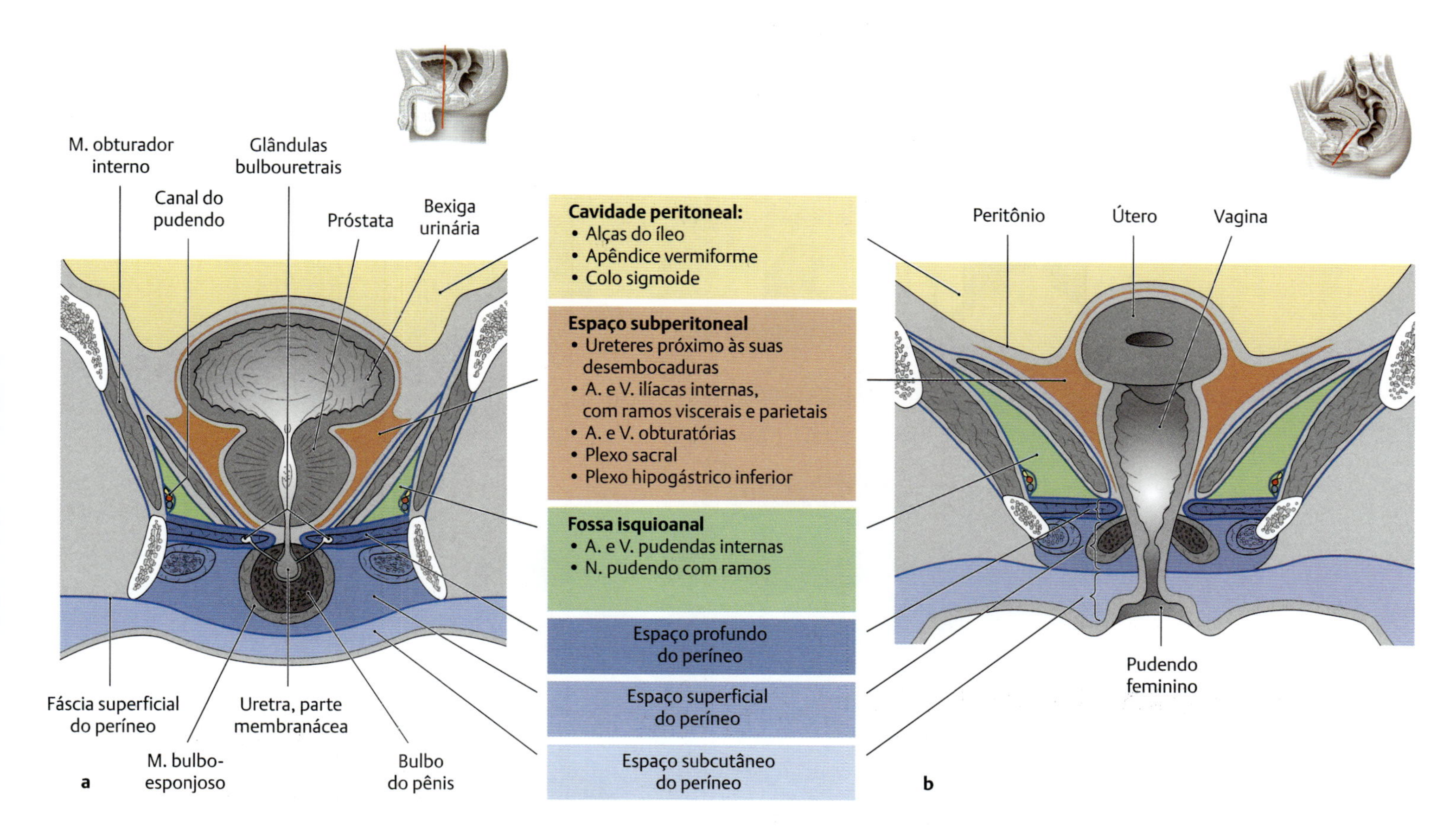

B Níveis (ou planos) do espaço pélvico e estruturas que estão localizadas em cada nível

Cortes frontais (para a posição exata dos planos de corte, ver pequeno esquema acima) através de uma pelve masculina (**a**) e de uma pelve feminina (**b**). Além dos níveis do espaço pélvico, os espaços perineais, localizados caudalmente ao espaço pélvico (espaços perineais profundo, superficial e subcutâneo) também estão representados em cores.

C Estrutura do assoalho da pelve

As três lâminas de tecidos conjuntivo e muscular que participam da estrutura do assoalho da pelve também estão organizadas em três níveis:

- **Nível superior:** diafragma da pelve
- **Nível médio:** diafragma urogenital
- **Nível inferior:** músculos esfíncteres e musculatura do tecido erétil dos sistemas urogenital e digestório.

O diafragma da pelve, em formato de funil, é formado principalmente pelo M. levantador do ânus e por suas fáscias musculares superior e inferior (fáscias superior e inferior do diafragma da pelve). O diafragma urogenital estende-se como uma lâmina fibromuscular horizontal entre os ramos do ísquio e do púbis e é formado, principalmente, pelo M. transverso profundo do períneo e suas fáscias musculares superior e inferior (fáscias superior e inferior do diafragma urogenital). Dentre a musculatura esfinctérica e de tecido erétil local estão incluídos os Mm. bulboesponjoso, isquiocavernoso, esfíncter da uretra e esfíncter externo do ânus, com as suas fáscias musculares individuais. O termo "*diafragma urogenital*" foi abandonado na nomenclatura anatômica atual. Incluía: *Mm. transverso profundo* e *superficial do períneo*, bem como as *fáscias superior e inferior do diafragmática urogenital*. A fáscia superior não está mais definida, a fáscia inferior é chamada de *membrana do períneo*. Seu reforço na margem anterior do M. transverso profundo do períneo é denominado *Lig. transverso do períneo*.

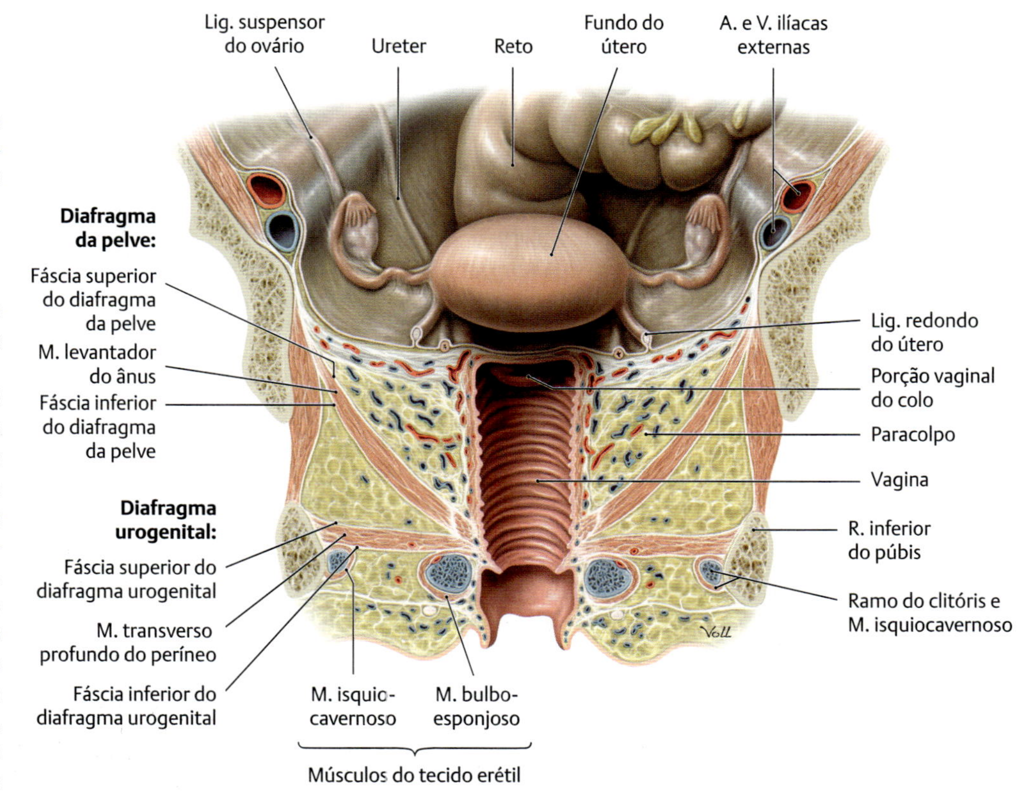

6.21 Aparelho de Sustentação do Útero

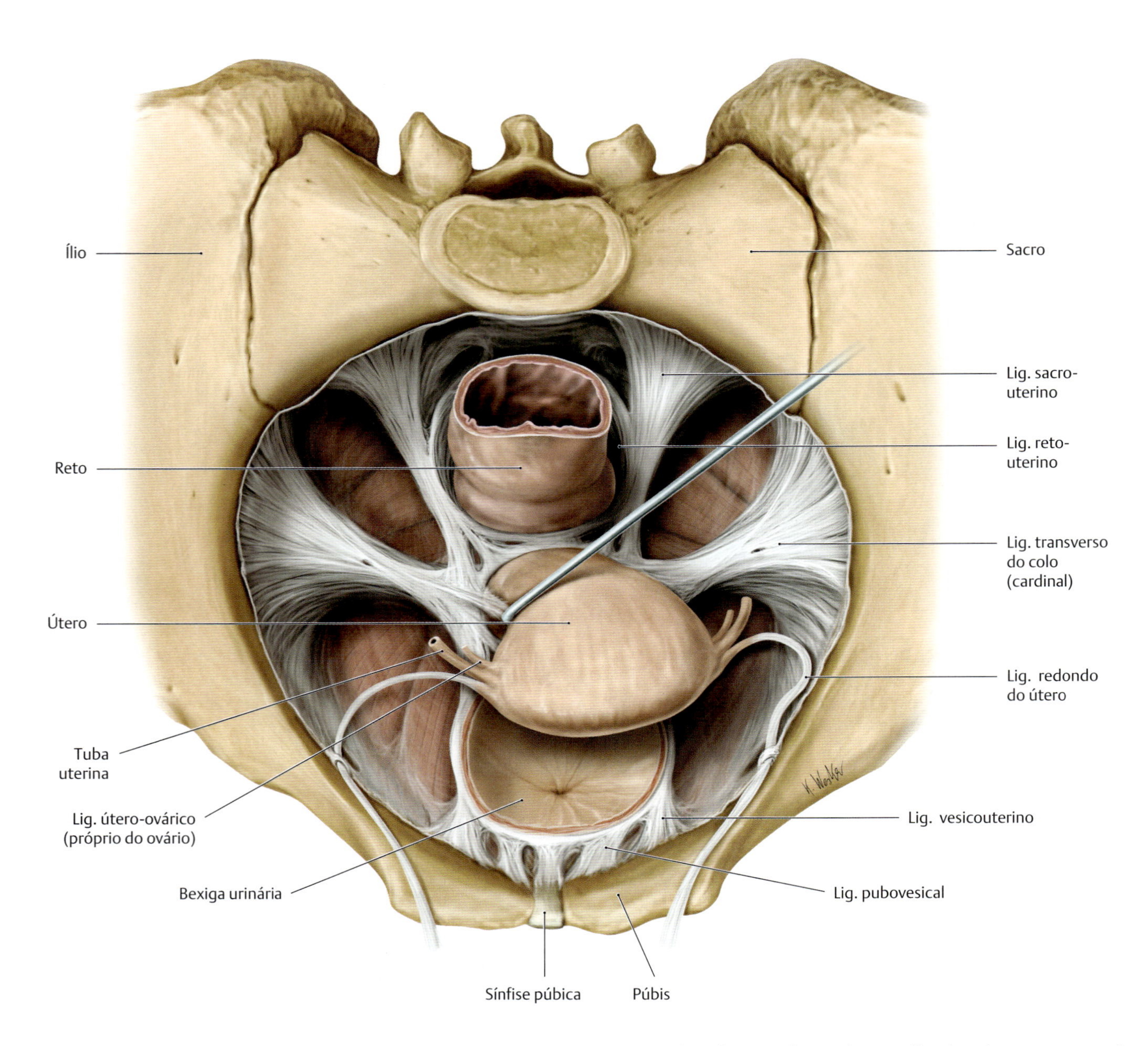

A Aparelho de sustentação do útero

Posição e função: O aparelho de sustentação do útero se localiza no tecido conjuntivo subperitoneal da pelve menor e é constituído por estruturas "semelhantes a ligamentos", formadas por tecido conjuntivo denso e rico em fibras colágenas da pelve (ver p. 414). A fixação do útero envolve principalmente o colo do útero e se expande sagital e transversalmente. Neste caso, o istmo do útero e a porção supravaginal do colo ficam incluídos como a boca de uma garrafa de cabeça para baixo e assim são fixados na pelve menor, de modo que a porção vaginal do colo fique na altura da linha interespinal. Esta é considerada a *"posição" normal do útero*. Em geral, o aparelho de sustentação do útero possibilita a sua mobilidade fisiológica em ajuste aos estados de enchimento dos órgãos adjacentes. Deste modo, com a bexiga cheia, o útero fica em posição ereta; com o reto cheio, o útero fica pressionado para a frente; e, com o enchimento de ambos os órgãos, o útero fica levantado.

Componentes: Como porção mais resistente, existe o *Lig. transverso do colo* (ligamento de Mackenroth), caracterizado como o conjunto de todas as fibras conjuntivas de trajeto no paramétrio, e que se irradiam das fáscias da parede lateral da pelve, em formato de leque, em direção à porção supravaginal do colo. Ele mantém o útero em uma posição suspensa e protegido pela musculatura do assoalho da pelve. Em orientação sagital, o útero é fixado por meio de diferentes estruturas ligamentares entre a sínfise púbica e o sacro. Consequentemente, as fibras do tecido conjuntivo seguem tanto entre a bexiga e o colo do útero quanto entre o reto e o colo do útero (*Ligg. pubovesicais, vesicouterino, sacrouterino e retouterino*) e, desta maneira, também fixam cada órgão envolvido. O Lig. redondo do útero segue em ambos os lados a partir do ângulo tubário, em uma conformação arqueada em direções lateral e anterior através do canal inguinal, em direção aos lábios maiores do pudendo, onde se insere. O ligamento contém feixes de fibras musculares lisas como extensões da musculatura uterina e mantém o útero com propriedades elásticas em sua posição inclinada para a frente (anteversão-anteflexão, ver p. 344).

Observação: Alterações da posição intraperitoneal do útero são habitualmente de natureza congênita, mas tumores ou processos inflamatórios devido ao encurtamento das estruturas de sustentação também podem alterar a posição do útero. Uma posição de retroversão-retroflexão pode ocorrer após os partos (distensão excessiva temporária dos ligamentos). Entretanto, essa alteração regride completamente após o término dos processos de involução uterina.

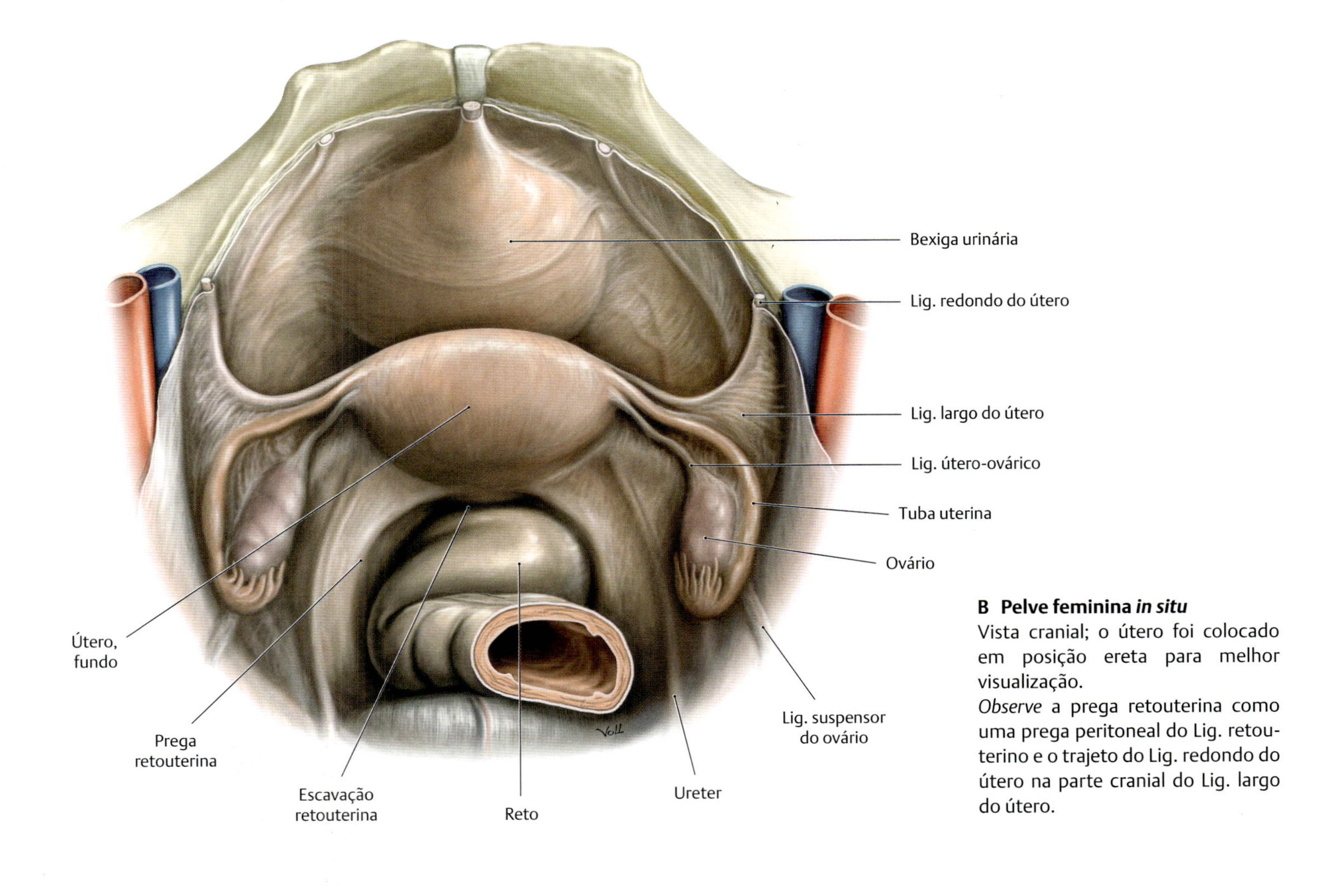

B Pelve feminina *in situ*

Vista cranial; o útero foi colocado em posição ereta para melhor visualização.

Observe a prega retouterina como uma prega peritoneal do Lig. retouterino e o trajeto do Lig. redondo do útero na parte cranial do Lig. largo do útero.

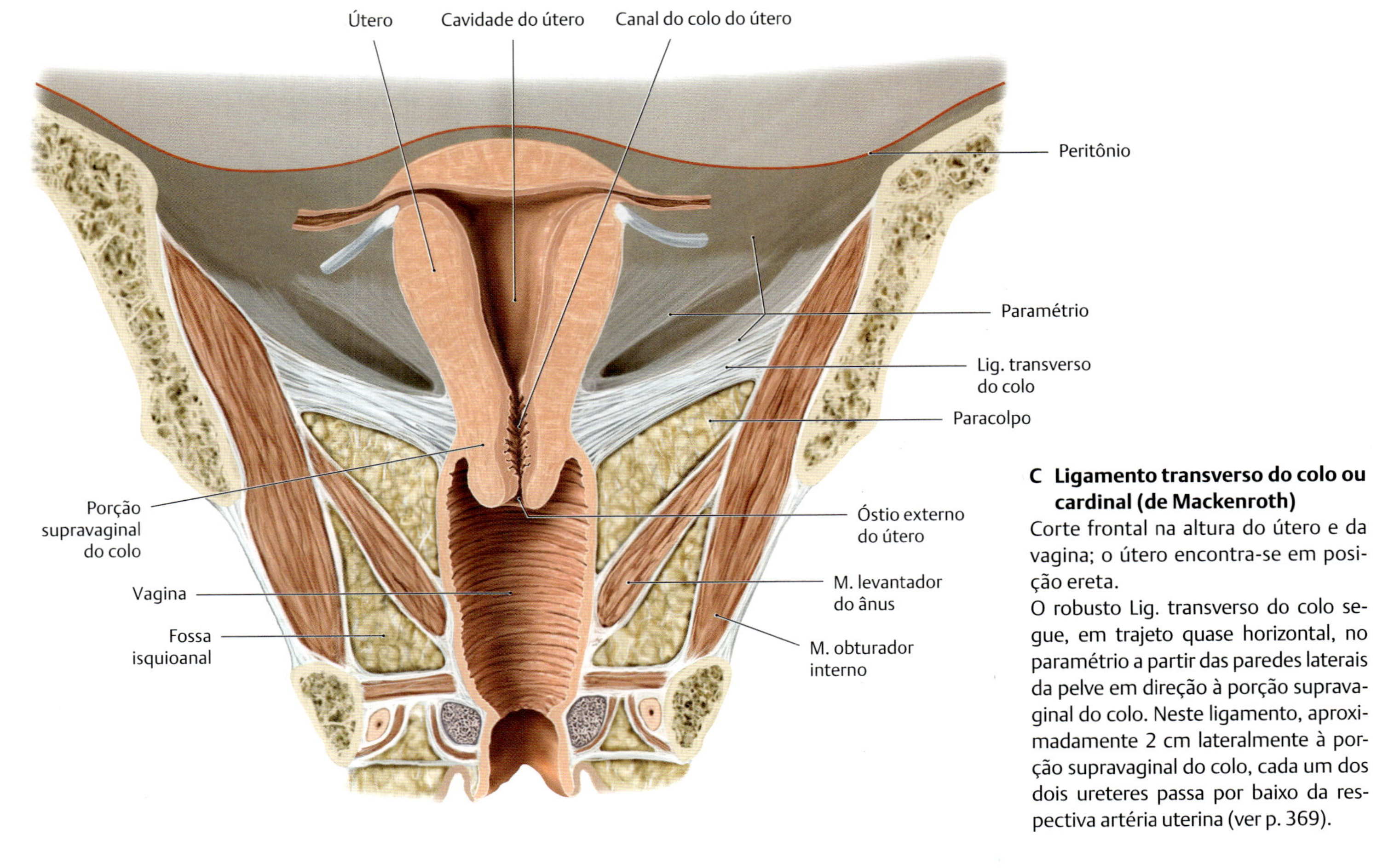

C Ligamento transverso do colo ou cardinal (de Mackenroth)

Corte frontal na altura do útero e da vagina; o útero encontra-se em posição ereta.

O robusto Lig. transverso do colo segue, em trajeto quase horizontal, no paramétrio a partir das paredes laterais da pelve em direção à porção supravaginal do colo. Neste ligamento, aproximadamente 2 cm lateralmente à porção supravaginal do colo, cada um dos dois ureteres passa por baixo da respectiva artéria uterina (ver p. 369).

6.22 Pelve Feminina

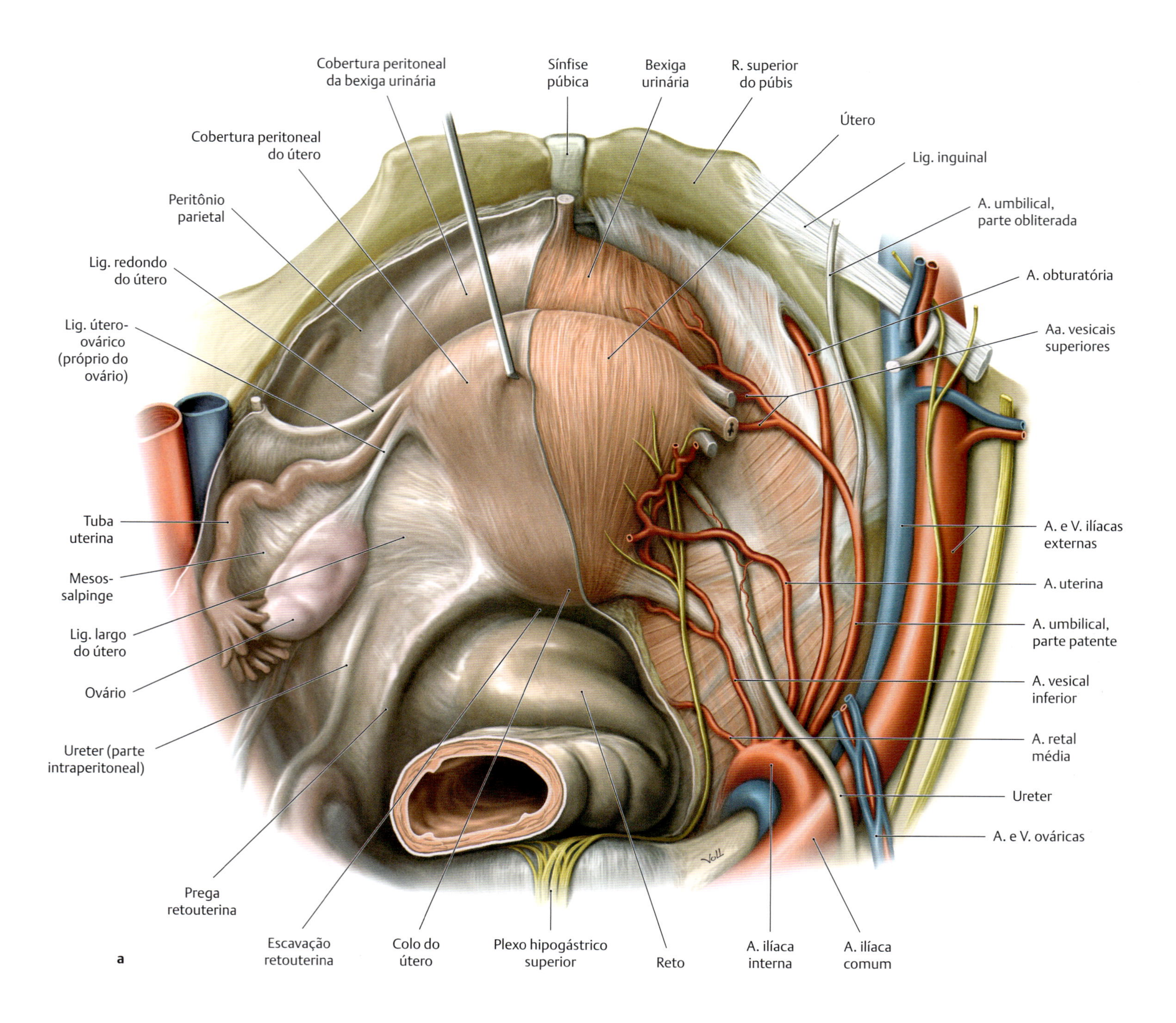

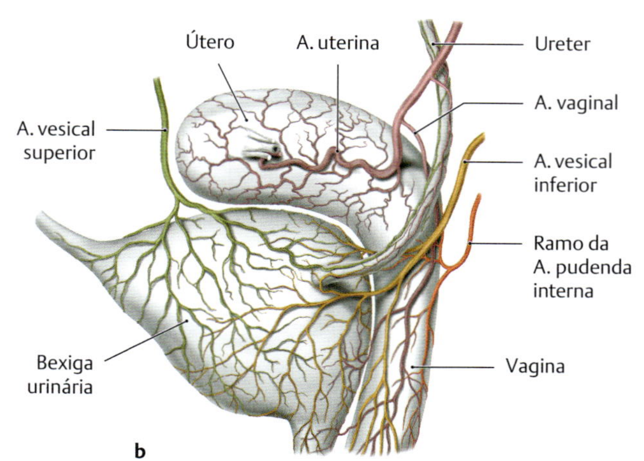

A Pelve feminina

a Vista posterossuperior; o peritônio sobre o útero e a bexiga urinária, e também sobre as paredes laterais e posterior da pelve, foi parcialmente retirado; o útero está um pouco tracionado para a frente; o Lig. largo do útero (parte do paramétrio, ver p. 414), o ovário e a tuba uterina à direita foram retirados.
Observação: Aproximadamente 2 cm lateralmente ao colo, o ureter passa por baixo da A. uterina.

b Esquema da irrigação sanguínea do sistema urogenital feminino, vista lateral esquerda.

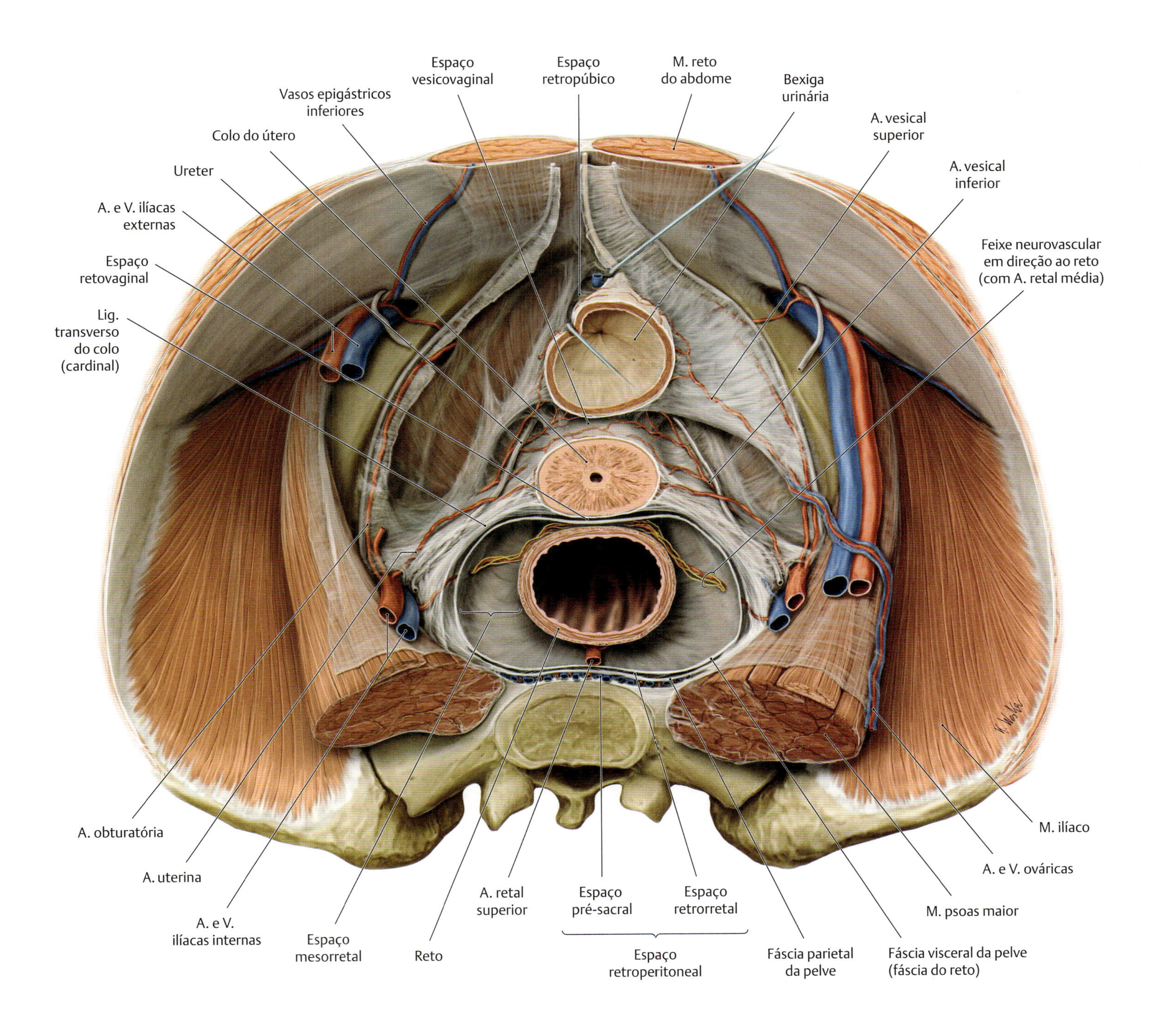

B Pelve feminina, vista superior

Cavidade pélvica em corte horizontal; para melhor visualização, numerosas estruturas foram retiradas; o útero foi seccionado no colo e os seus anexos foram retirados. A bexiga urinária e o reto foram abertos superiormente. Os vasos sanguíneos estão seccionados superiormente. Por isso, os espaços da pelve visualizados são:

- Espaço retropúbico, anteriormente à bexiga urinária
- Espaço vesicovaginal, entre a bexiga urinária e o útero
- Espaço retrovaginal, entre o útero e o reto e
- Espaço retroperitoneal, posteriormente ao reto (com um espaço retrorretal e um espaço pré-sacral).

Para que os feixes neurovasculares que se estendem para o reto (A. retal média e fibras nervosas do plexo hipogástrico inferior) pudessem ser mais bem visualizados, o tecido adiposo mesorretal (ver p. 400) entre o reto e a fáscia do reto foi completamente removido. Também pode-se observar nitidamente que a A. uterina no Lig. transverso do colo (ver p. 416), na parte basal do Lig. largo do útero, se estende ao lado do colo do útero e passa por cima do ureter aproximadamente 2 cm lateralmente ao colo.

6.23 Pelve Masculina

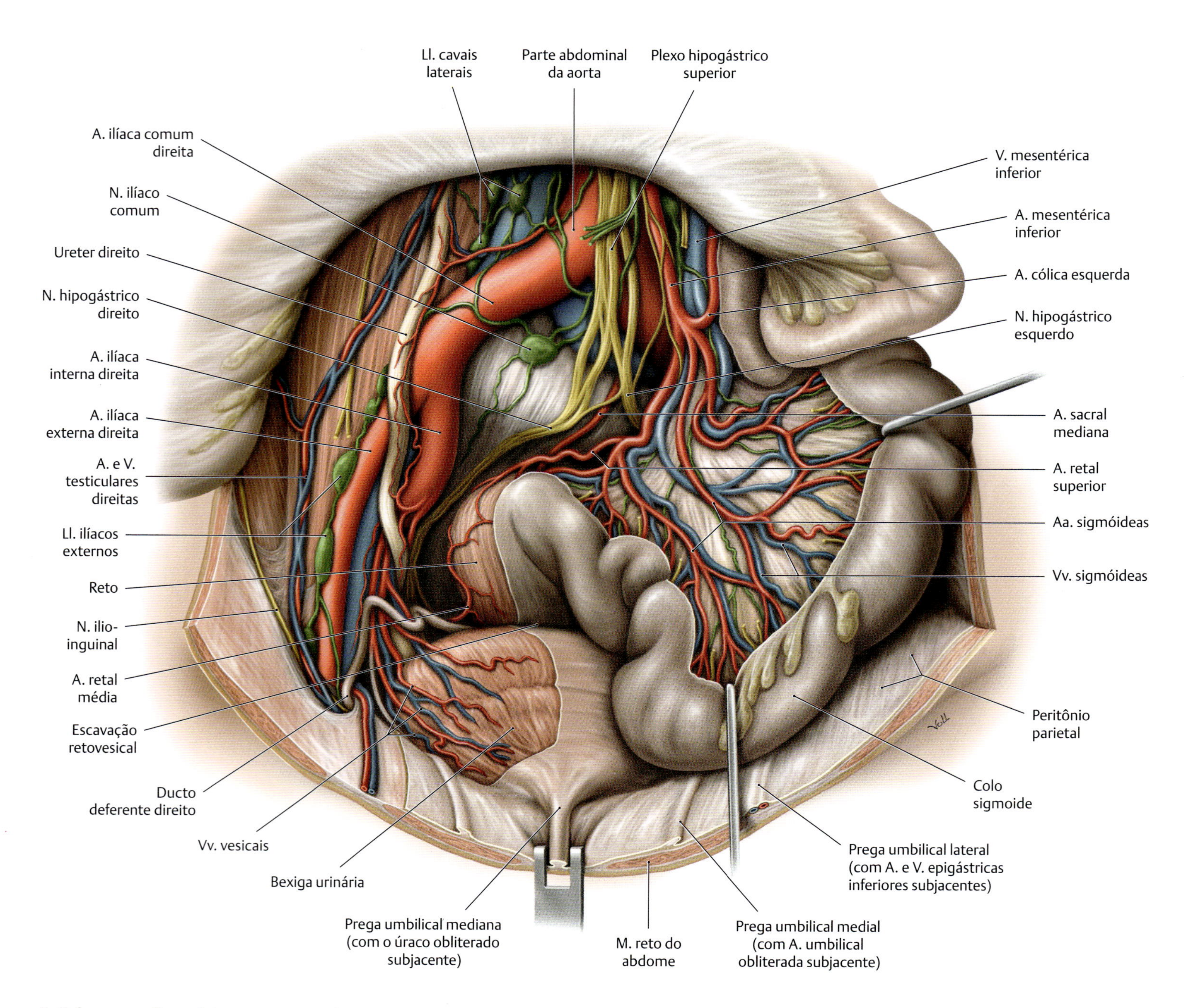

A Pelve masculina, vista anterossuperior

O colo sigmoide está tracionado para a frente, para a esquerda e para cima com o auxílio de um gancho; o peritônio foi extensamente retirado do mesocolo sigmoide do reto, da bexiga urinária e das paredes laterais e posterior da pelve, para que as estruturas subjacentes pudessem ser visualizadas. Os linfonodos e os plexos nervosos autônomos de interesse estão representados esquematicamente em uma visão geral. Na pelve masculina, o peritônio se reflete da bexiga urinária diretamente sobre o reto e forma a escavação (ou fossa) retovesical.

B Fáscias da pelve, mesorreto e trajeto dos feixes neurovasculares (ver página à direita)

a Pelve masculina, vista anterossuperior, após a remoção dos dois terços superiores do reto e da bexiga urinária.
O tecido adiposo do mesorreto, com o trajeto da A. retal superior em seu interior, está bem visualizado, além da fáscia visceral da pelve (ver p. 400) que envolvem o mesorreto. Entre as lâminas pélvicas visceral e parietal, seguem para a frente os chamados feixes neurovasculares em ambos os lados, advindos da região posterior. Cada um deles forma um plexo hipogástrico inferior, um plexo formado por nervos simpáticos (N. hipogástrico) e parassimpáticos (Nn. esplâncnicos pélvicos), além de gânglios (gânglios pélvicos). Deste plexo, as fibras nervosas se projetam, juntamente com a A. retal média, em direção ao reto, e com as Aa. vesicais em direção à próstata, às glândulas seminais e à bexiga urinária.

b Corte sagital de uma pelve masculina; o tecido conjuntivo da pelve e grande parte das fáscias da pelve foram retirados; vista pelo lado esquerdo.
O reto, com as fáscias mesorretais (fáscia visceral da pelve), está tracionado lateralmente, para mostrar a posição do plexo hipogástrico inferior e o trajeto dos feixes neurovasculares de cada uma de suas faces laterais, entre as duas lâminas da fáscia. Entre a bexiga urinária, as glândulas seminais, a próstata e o reto, uma parte da fáscia própria dos órgãos pélvicos foi preservada (ver p. 400).

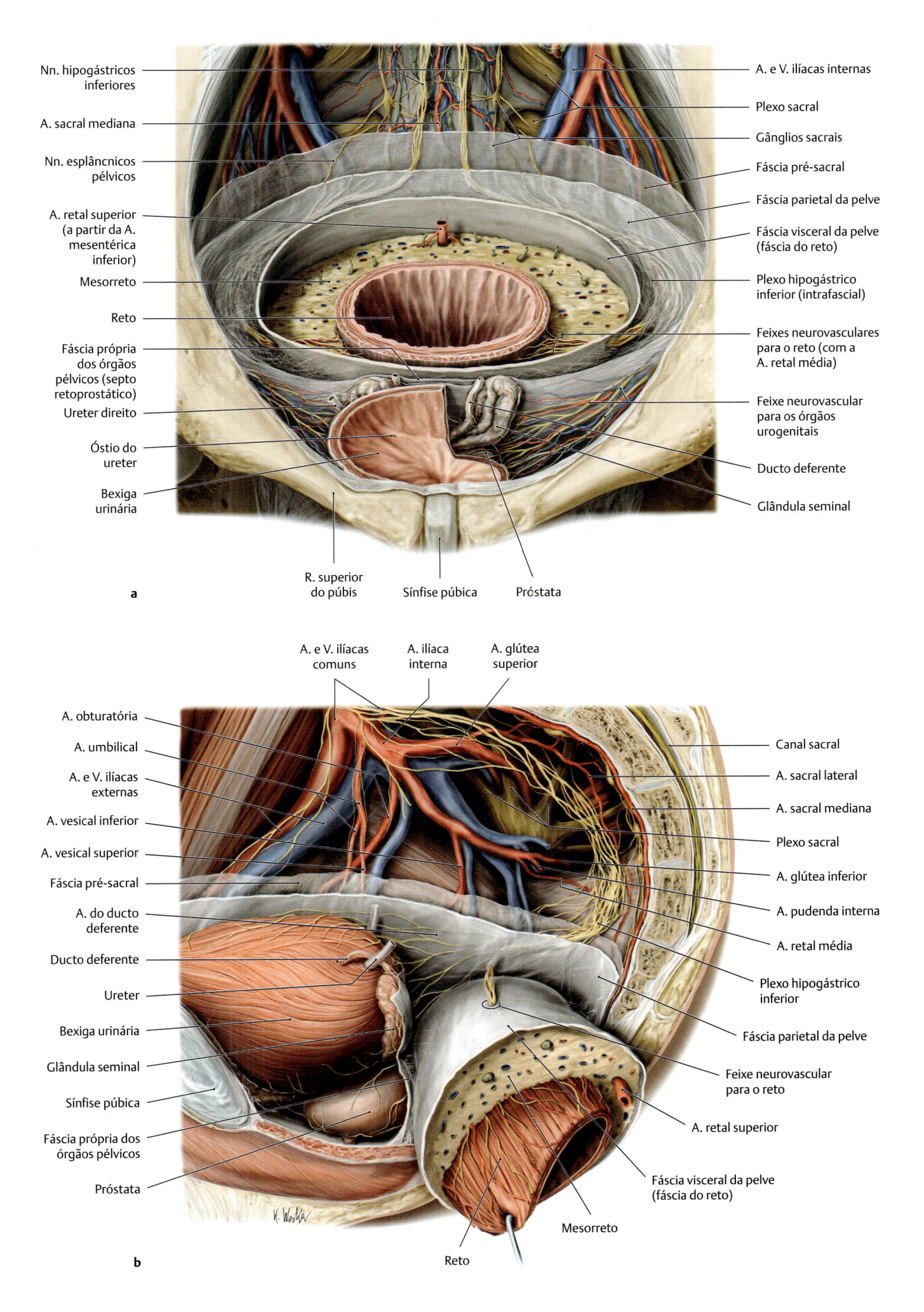

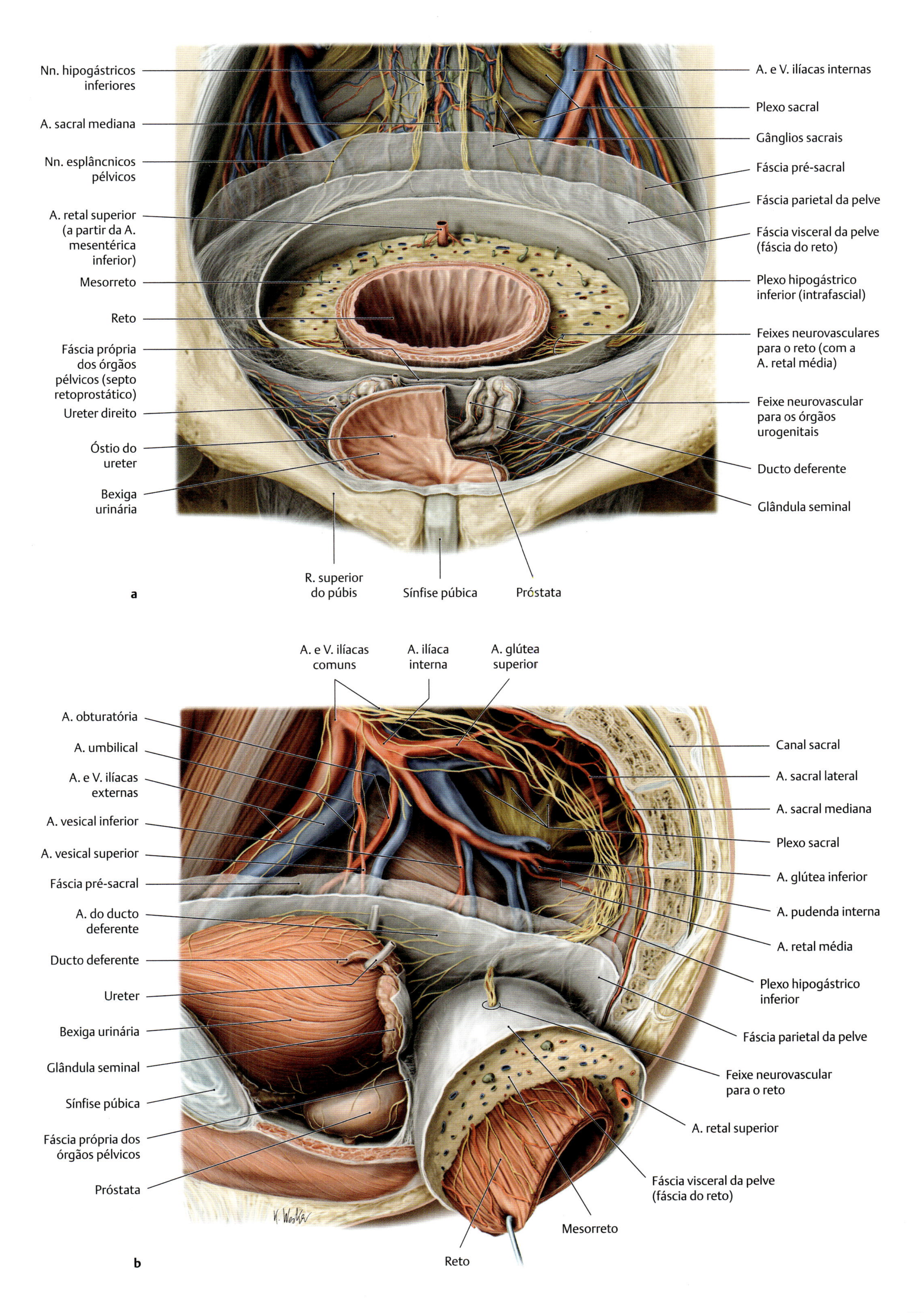
Nn. hipogástricos inferiores
A. sacral mediana
Nn. esplâncnicos pélvicos
A. retal superior (a partir da A. mesentérica inferior)
Mesorreto
Reto
Fáscia própria dos órgãos pélvicos (septo retoprostático)
Ureter direito
Óstio do ureter
Bexiga urinária
A. e V. ilíacas internas
Plexo sacral
Gânglios sacrais
Fáscia pré-sacral
Fáscia parietal da pelve
Fáscia visceral da pelve (fáscia do reto)
Plexo hipogástrico inferior (intrafascial)
Feixes neurovasculares para o reto (com a A. retal média)
Feixe neurovascular para os órgãos urogenitais
Ducto deferente
Glândula seminal
R. superior do púbis
Síntese púbica
Próstata
a
A. e V. ilíacas comuns
A. ilíaca interna
A. glútea superior
A. obturatória
A. umbilical
A. e V. ilíacas externas
A. vesical inferior
A. vesical superior
Fáscia pré-sacral
A. do ducto deferente
Ducto deferente
Ureter
Bexiga urinária
Glândula seminal
Sínfise púbica
Fáscia própria dos órgãos pélvicos
Próstata
Canal sacral
A. sacral lateral
A. sacral mediana
Plexo sacral
A. glútea inferior
A. pudenda interna
A. retal média
Plexo hipogástrico inferior
Fáscia parietal da pelve
Feixe neurovascular para o reto
A. retal superior
Fáscia visceral da pelve (fáscia do reto)
Mesorreto
Reto
b

6.24 Pelve Feminina: Anatomia Seccional

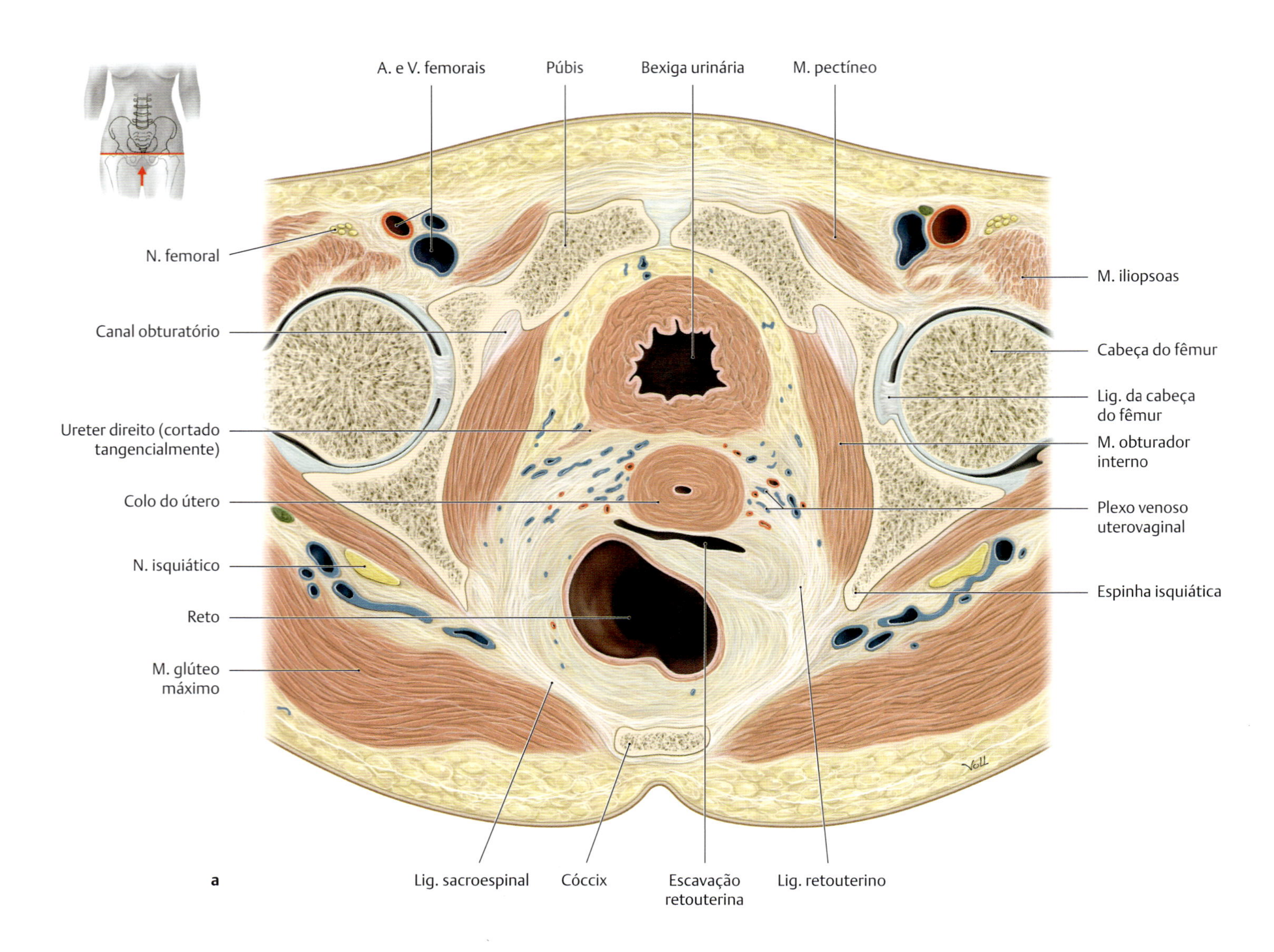

A Posição dos órgãos pélvicos femininos, corte horizontal

a Corte da pelve feminina na margem superior da sínfise púbica, vista inferior. A bexiga urinária está seccionada diretamente acima da desembocadura dos ureteres. Posteriormente à bexiga, pode-se observar o colo do útero, com o reto em posição mais posterior (separado do colo exatamente pelo fundo da escavação retouterina). Como ocorre na pelve masculina, encontra-se tecido conjuntivo ao redor da bexiga urinária e do reto. Ademais, encontra-se tecido conjuntivo ao redor do colo do útero (paracolo), que é uma continuação inferior do tecido conjuntivo paramétrico. Embebidos no tecido conjuntivo são observados múltiplos cortes do plexo venoso uterovaginal, que realiza a drenagem venosa do útero e da vagina.
Observação: Basicamente, encontra-se uma cavidade peritoneal anterior e posteriormente ao útero, a escavação vesicouterina (anterior) e a escavação retouterina (posterior). Este corte é tão inferior na pelve que apenas a extensão mais baixa da escavação retouterina está seccionada. A escavação vesicouterina, não tão profunda, situa-se acima do plano de corte. Portanto, no corte, encontra-se tecido conjuntivo entre o colo do útero e a bexiga urinária (anteriormente denominado septo vesicovaginal).

b **RM da pelve, corte transversal** (de: Hamm B. et al. MRT von Abdomen und Becken, 2. Aufl. Stuttgart: Thieme; 2006). Demonstração do estroma cervical interno (setas), de formato circular e de baixo sinal, que envolve o estreito canal do colo do útero, de sinal mais intenso.

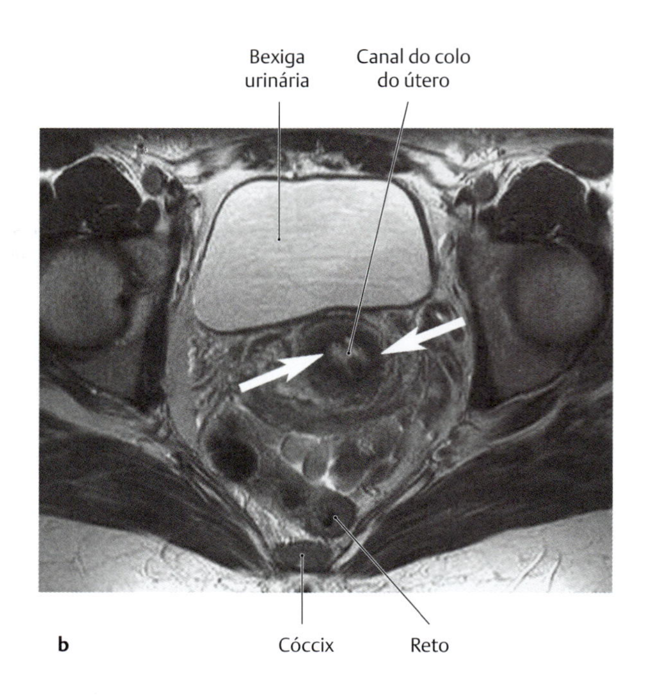

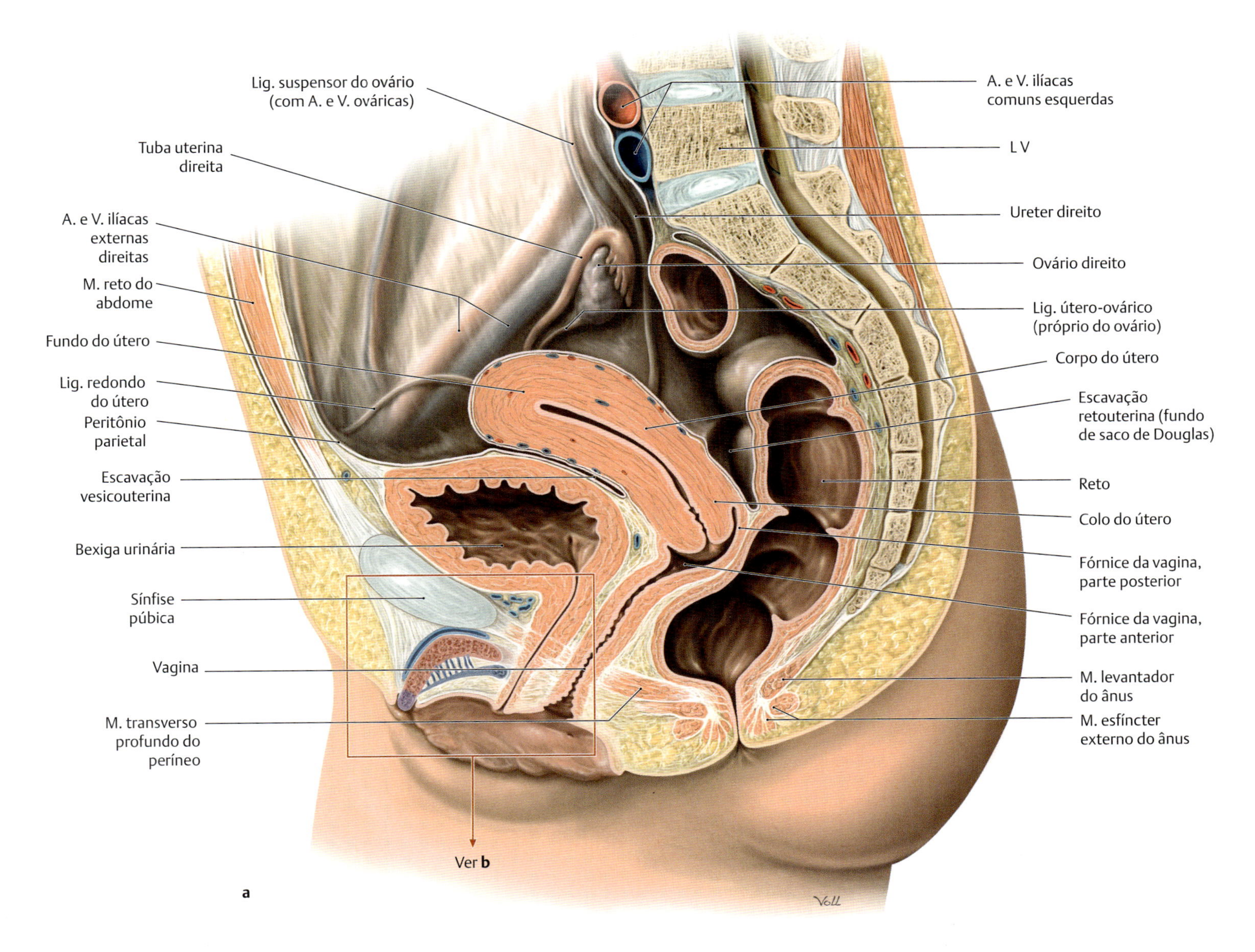

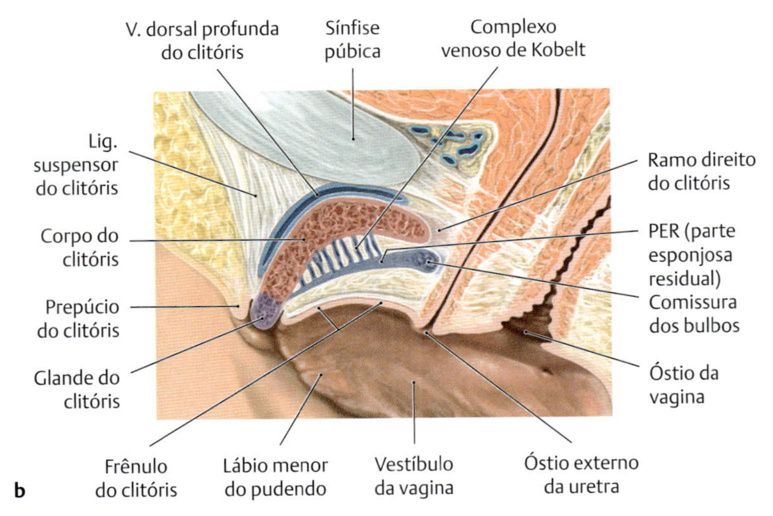

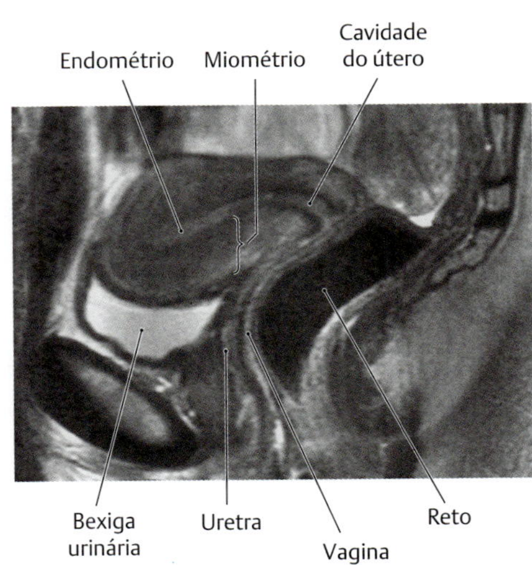

B Posição dos órgãos pélvicos femininos, corte mediano

a Vista pelo lado esquerdo, os intestinos delgado e grosso, com exceção do colo sigmoide e do reto, foram retirados.

b Detalhe de **a**.

Observação: Na mulher, o útero se movimenta com seu aparelho ligamentar entre a bexiga urinária e o reto. Consequentemente, as relações peritoneais são diferentes da pelve masculina: como ocorre no homem, o peritônio se estende da parede anterior da cavidade peritoneal sobre a superfície da bexiga urinária; porém, daí ele se projeta sobre a parede anterior do útero. Como o útero se encontra sobre a bexiga urinária chamadas posições de anteversão e anteflexão, o peritônio forma uma profunda, porém estreita, fossa, a escavação vesicouterina (ver p. 342).

c RM da pelve, corte sagital (de: Hamm B. et al. MRT von Abdomen und Becken, 2. Aufl. Stuttgart: Thieme; 2006). Útero durante a primeira metade do ciclo menstrual (fase proliferativa), com endométrio estreito e intensidade de sinal relativamente menor do miométrio.

6.25 Pelve Masculina: Anatomia Seccional

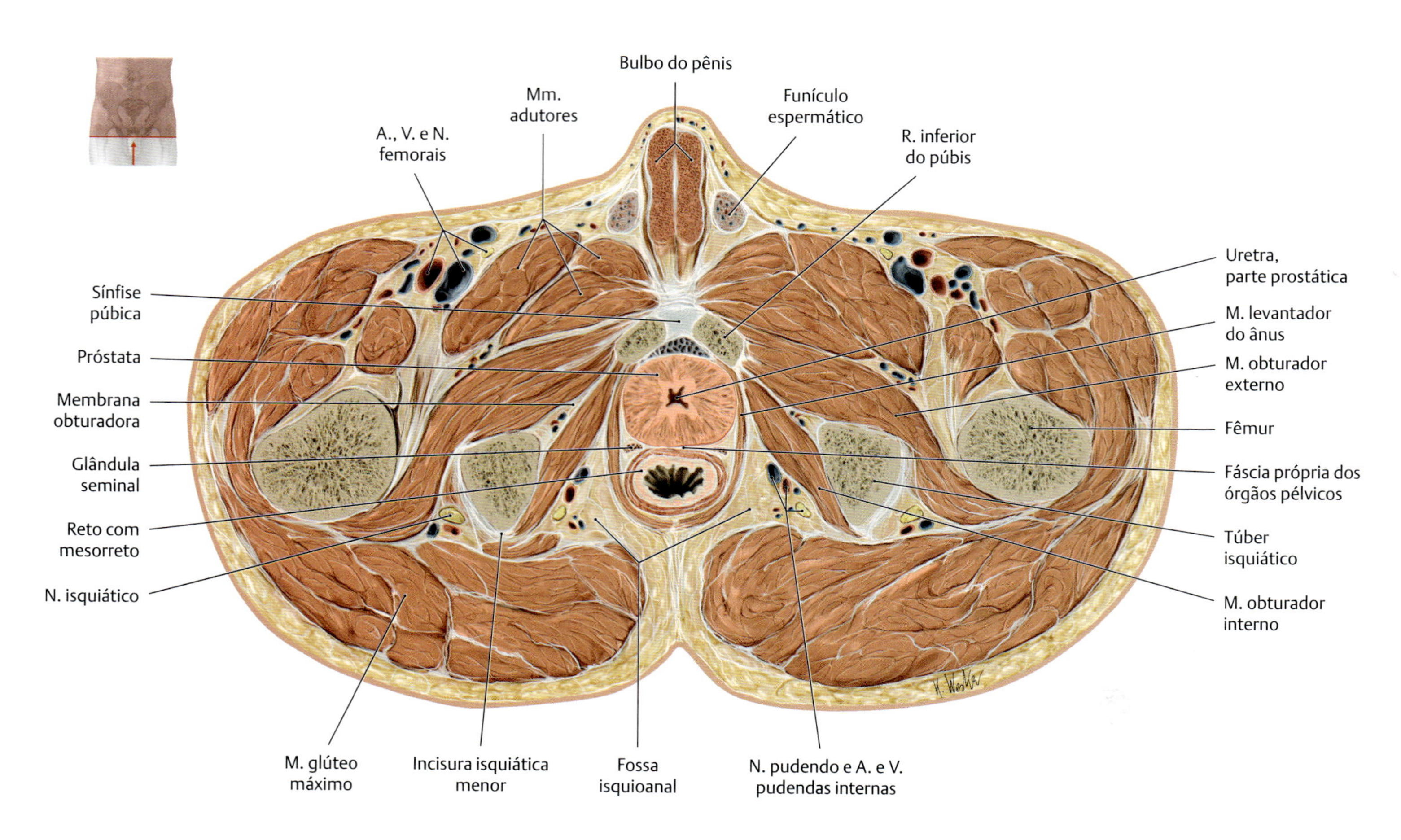

A Posição dos órgãos pélvicos masculinos, corte horizontal
Corte da pelve masculina na altura da próstata, vista inferior.
A figura mostra a posição da próstata imediatamente atrás dos Rr. inferiores do púbis e da sínfise púbica. Posteriormente à próstata também se encontram as glândulas seminais. Entre a próstata e o reto estende-se a fáscia própria dos órgãos pélvicos, uma lâmina de tecido conjuntivo em posição frontal que separa o mesorreto dos órgãos urogenitais. Em direção lateral e posterior segue o M. levantador do ânus, que forma o limite externo da fossa isquioanal.

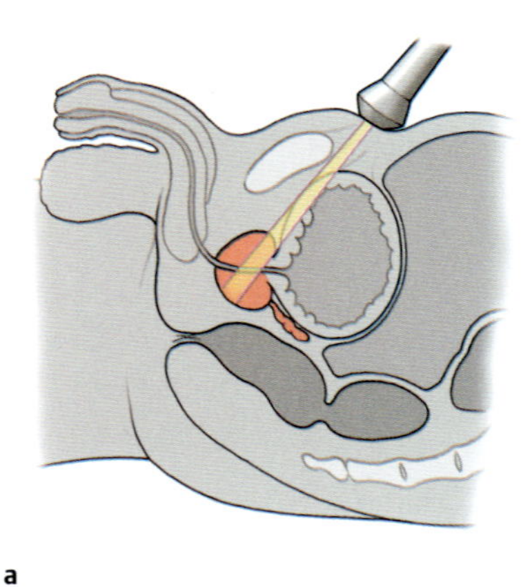
a

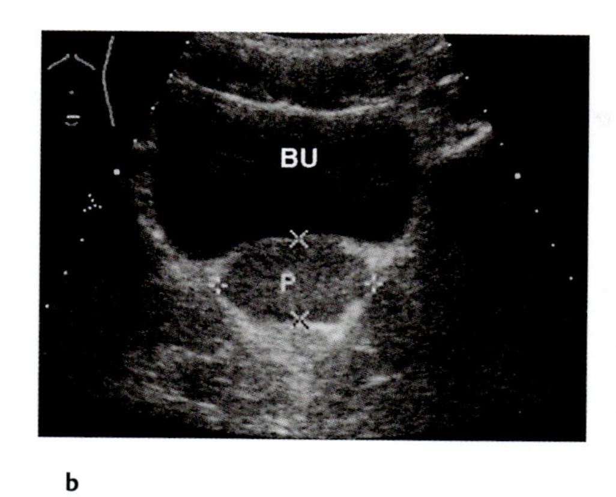

b

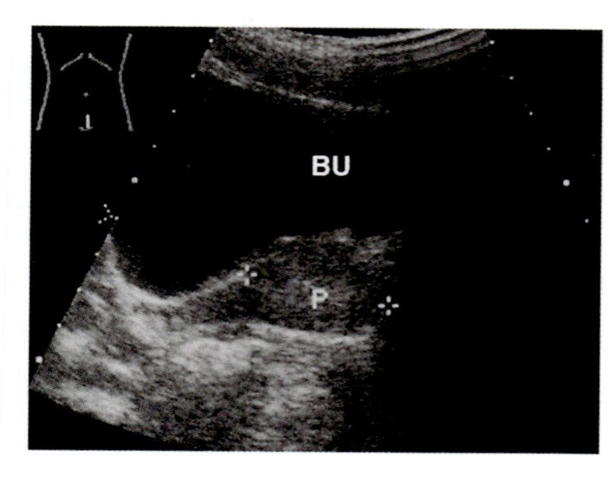

c

B Ultrassonografia transvesical da próstata
a Corte sagital mediano esquemático de uma pelve masculina, representação do posicionamento suprapúbico do transdutor, vista pelo lado esquerdo; **b** Achado normal de uma próstata em corte transversal; **c** Próstata em corte sagital (de: Reiser M, Kuhn F, Debus J, Hrsg. Duale Reihe Radiologie. 4. Aufl. Stuttgart: Thieme; 2017).
A avaliação transvesical da próstata é bem-sucedida apenas com a bexiga urinária suficientemente cheia. Em comparação com a ultrassonografia transretal da próstata, que possibilita uma avaliação diferenciada da estrutura do órgão e facilita, principalmente, a evidenciação de um tumor em fase inicial que pode ultrapassar os limites do órgão (ver p. 356), com a US transvesical suprapúbica pode-se demonstrar o órgão em todos os três planos espaciais (transversal, sagital e frontal) e, segundo a fórmula $V = 0{,}523 \times a \times b \times c$, pode-se determinar o volume do órgão de forma aproximada.

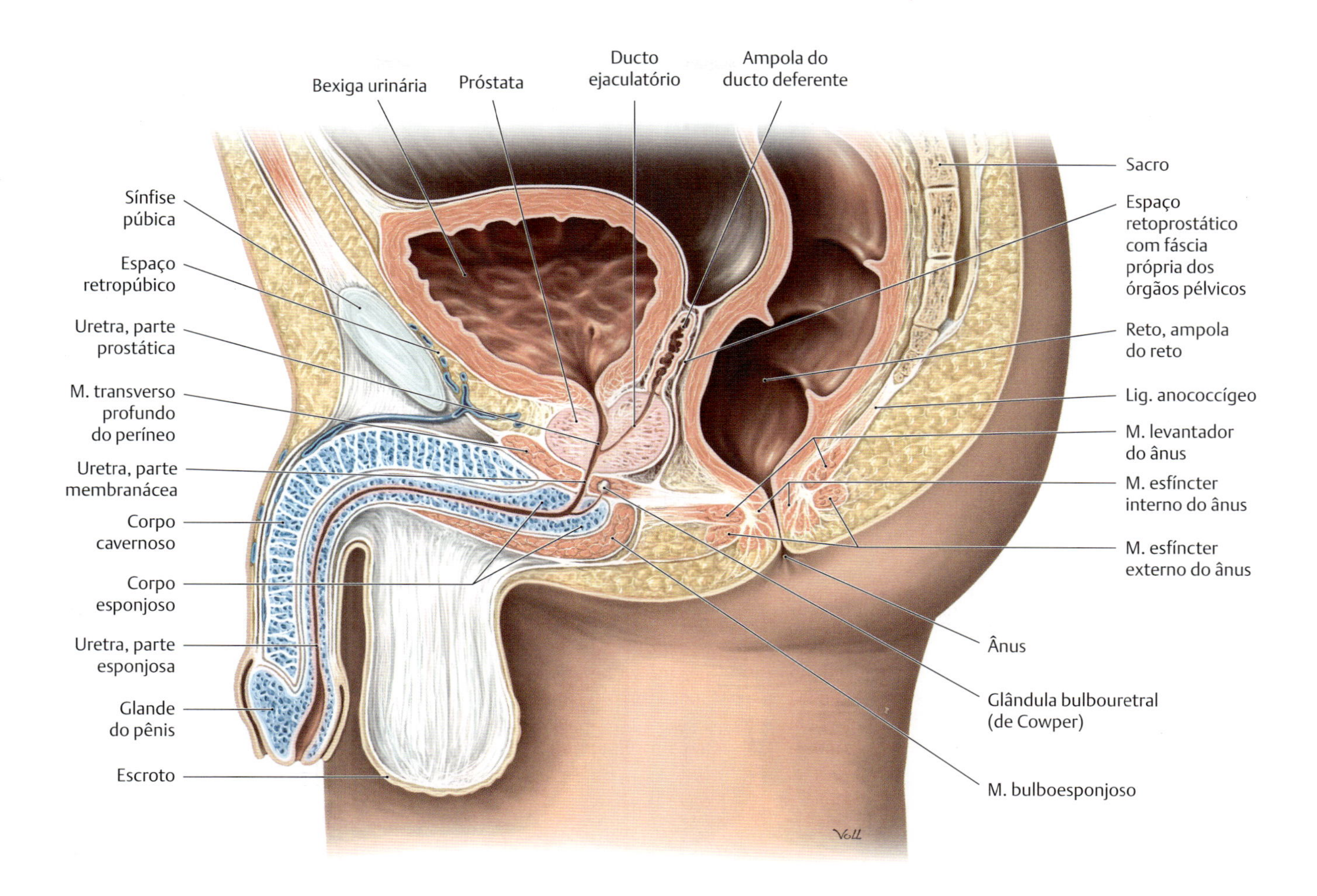

C Posição dos órgãos pélvicos masculinos, corte sagital
Corte mediano, vista pelo lado esquerdo.
A bexiga urinária está representada em tamanho e em posição que indicam seu evidente enchimento. A bexiga urinária, quando vazia, é bem menor e se encontra posteriormente à sínfise púbica, e o peritônio forma uma prega horizontal, a prega vesical transversa, sobre a superfície da bexiga urinária. Da bexiga urinária, o peritônio se estende para a formação de uma pequena fossa, a escavação retovesical (ponto mais caudal da cavidade peritoneal masculina), sobre a parede anterior do reto. A próstata não apresenta contato com o peritônio.
Observe as duas curvaturas (!) do reto no plano sagital (flexura sacral e flexura anorretal (perineal) e a fáscia própria dos órgãos pélvicos no limite com a próstata e as glândulas seminais.

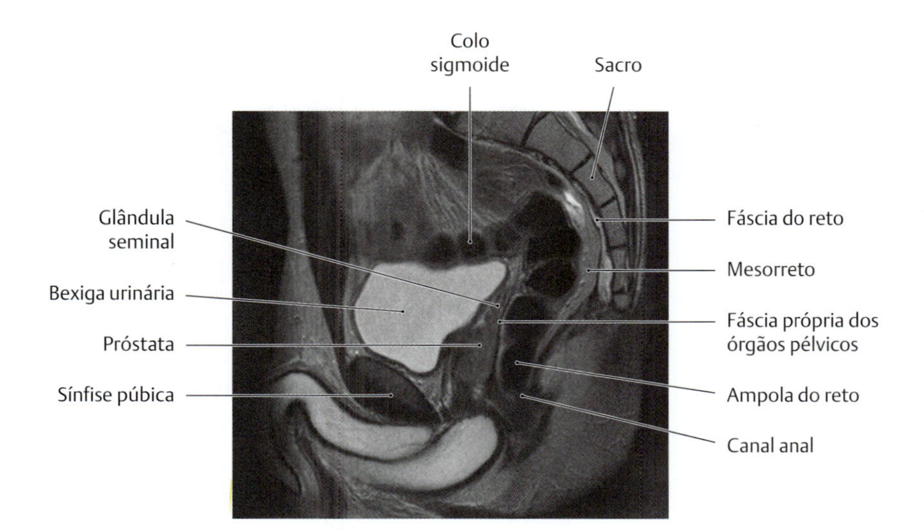

D RM sagital de uma pelve masculina (sequência TSE ponderada em T2)
Observação: Na RM ponderada em T2, o tecido adiposo perirretal (mesorreto) é uma camada hiperintensa. A fáscia mesorretal (fáscia do reto = fáscia visceral da pelve), que envolve o mesorreto, pode ser delimitada como uma delicada linha com intensidade de sinal mais baixa (de: Hamm B. et al. MRT von Abdomen und Becken, 2. Aufl. Stuttgart: Thieme; 2006).

D Sistemática do Suprimento dos Órgãos

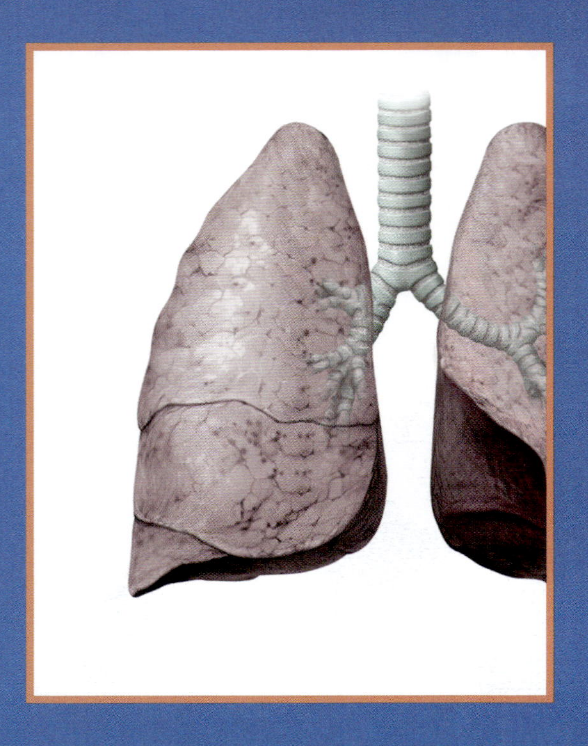

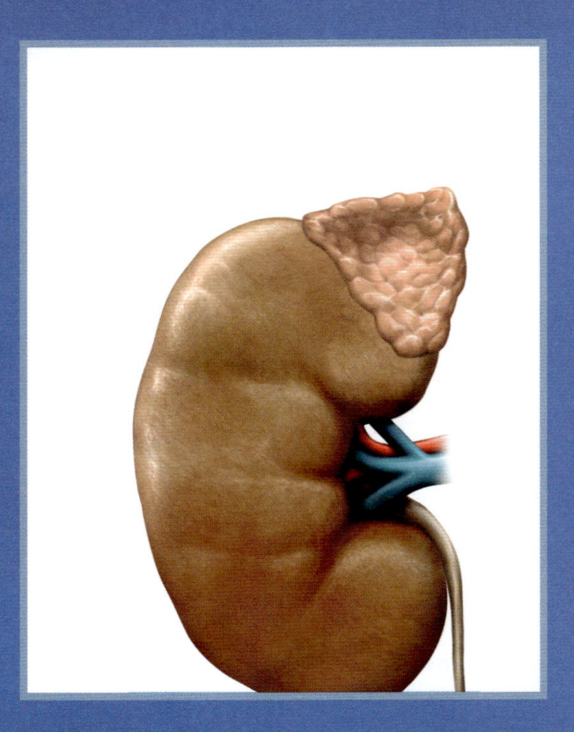

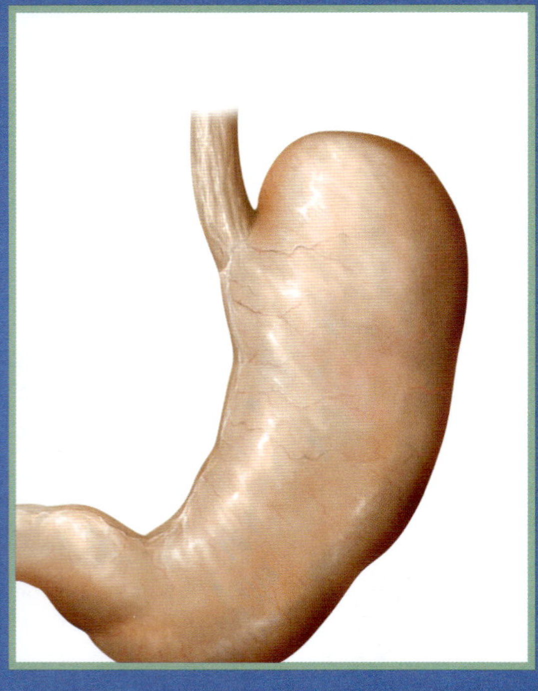

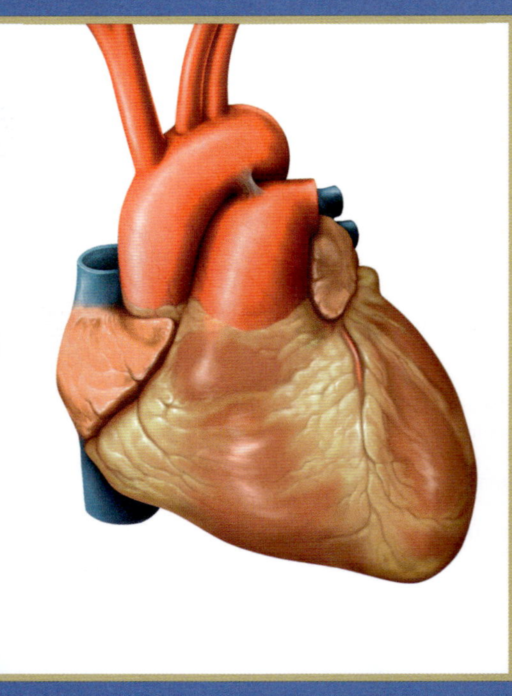

"INSTRUÇÕES PARA USO"

O seguinte capítulo resume, de forma sistemática, os suprimentos de um órgão ou de um grupo de órgãos com os vasos e os nervos. Deste modo, devem ser distinguidos os seguintes **SUBGRUPOS**:

- Irrigação arterial (em vermelho)
- Drenagem venosa (em azul)
- Drenagem linfática (em verde)
- Inervação (em amarelo).

ESTA SISTEMÁTICA PODE SER USADA COM VÁRIOS OBJETIVOS:

- Para *revisão* antes de um exame: aqui, os alunos podem ser orientados de modo muito mais rápido sobre as estruturas vasculonervosas em conjunto
- Para *referências*: devido a uma representação bem clara, um vaso sanguíneo ou um nervo individual e suas ramificações são identificados rapidamente
- Para *treinamento/prática* na localização mais complexa de um órgão: a visão geral permite que o suprimento básico de um órgão seja entendido e que este suprimento possa ser novamente identificado em um contexto topográfico mais complexo *in situ*; portanto, no capítulo correspondente do livro.

Deste modo, com relação às **ILUSTRAÇÕES**, é importante perceber que:

- A sistemática foi simplificada (representação esquemática)
- Elas não apresentam uma abordagem topográfica e não se encontram esquematizadas na devida escala
- Os órgãos que são topograficamente adjacentes, mas que são supridos de forma distinta, foram representados em figuras diferentes
- Em geral, a sistemática não contém variações
- Em uma simetria esquerda-direita, o suprimento foi representado apenas em um dos lados.

1.1 Timo

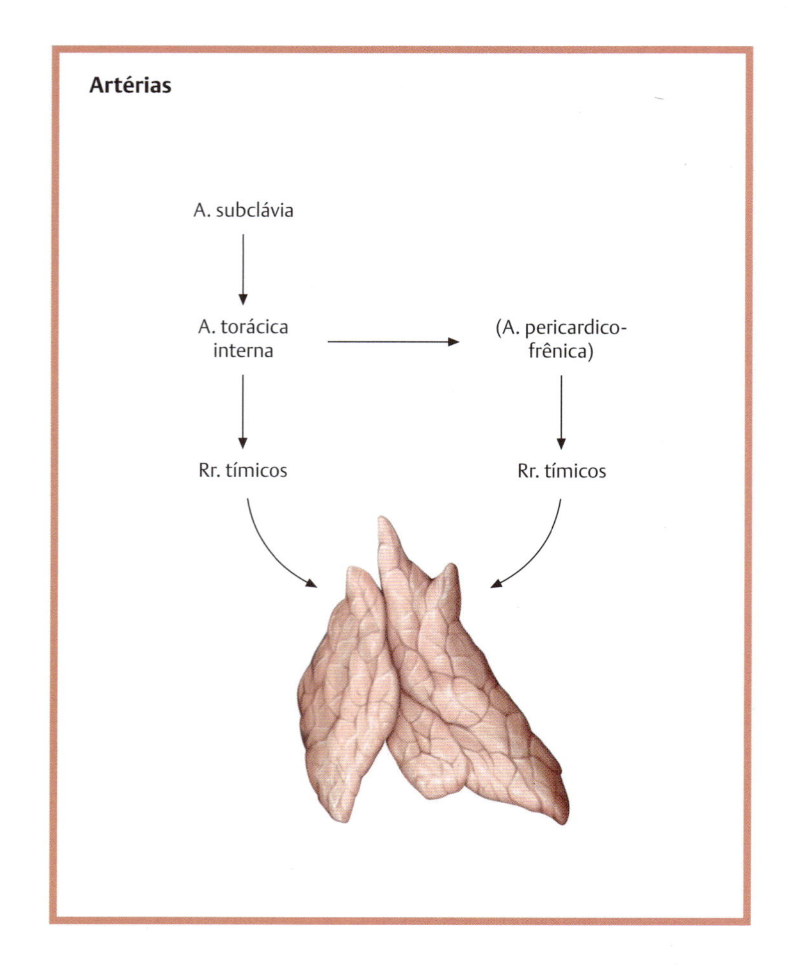
Artérias
A. subclávia
A. torácica interna
(A. pericardico-frênica)
Rr. tímicos
Rr. tímicos

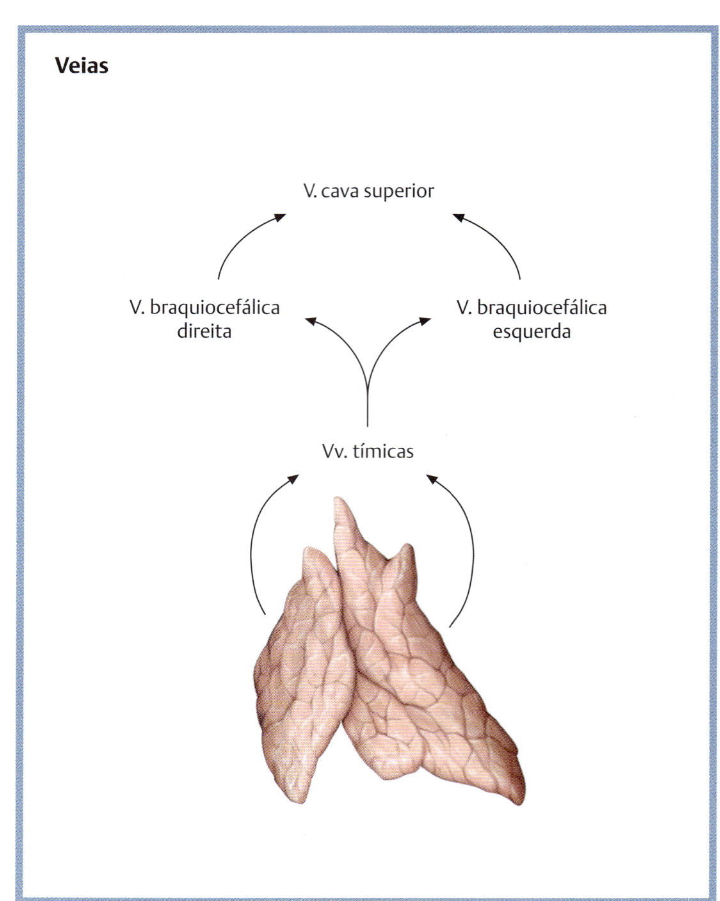
Veias
V. cava superior
V. braquiocefálica direita
V. braquiocefálica esquerda
Vv. tímicas

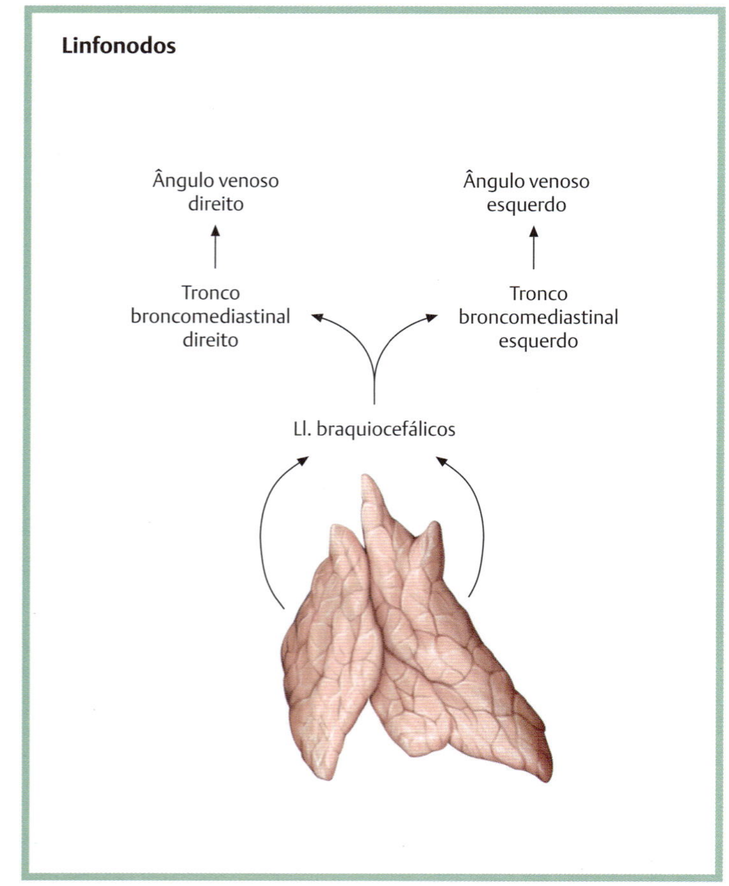
Linfonodos
Ângulo venoso direito
Ângulo venoso esquerdo
Tronco broncomediastinal direito
Tronco broncomediastinal esquerdo
Ll. braquiocefálicos

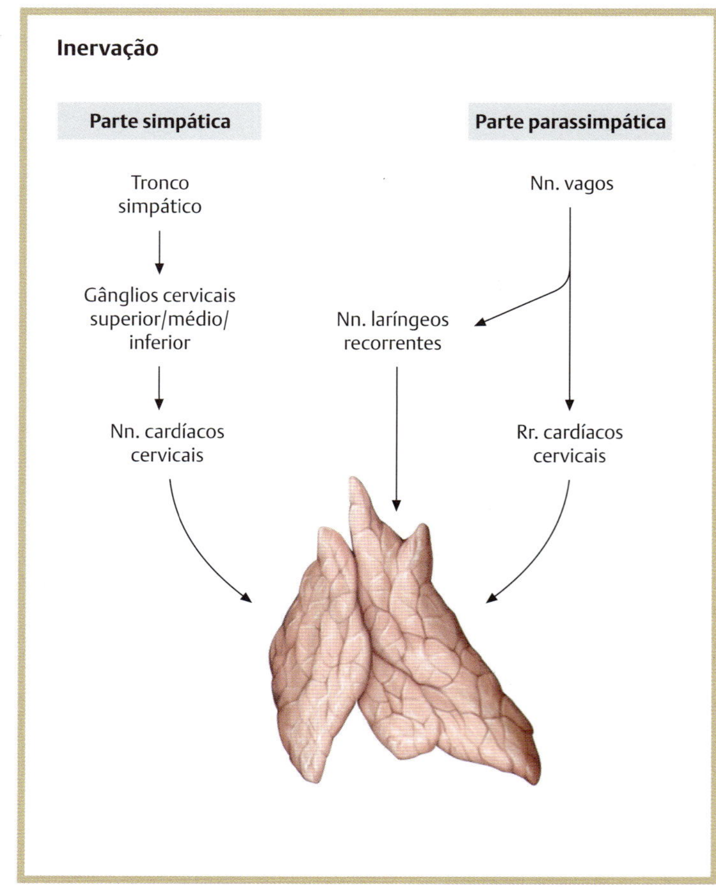
Inervação
Parte simpática
Parte parassimpática
Tronco simpático
Nn. vagos
Gânglios cervicais superior/médio/inferior
Nn. laríngeos recorrentes
Nn. cardíacos cervicais
Rr. cardíacos cervicais

1.2 Esôfago

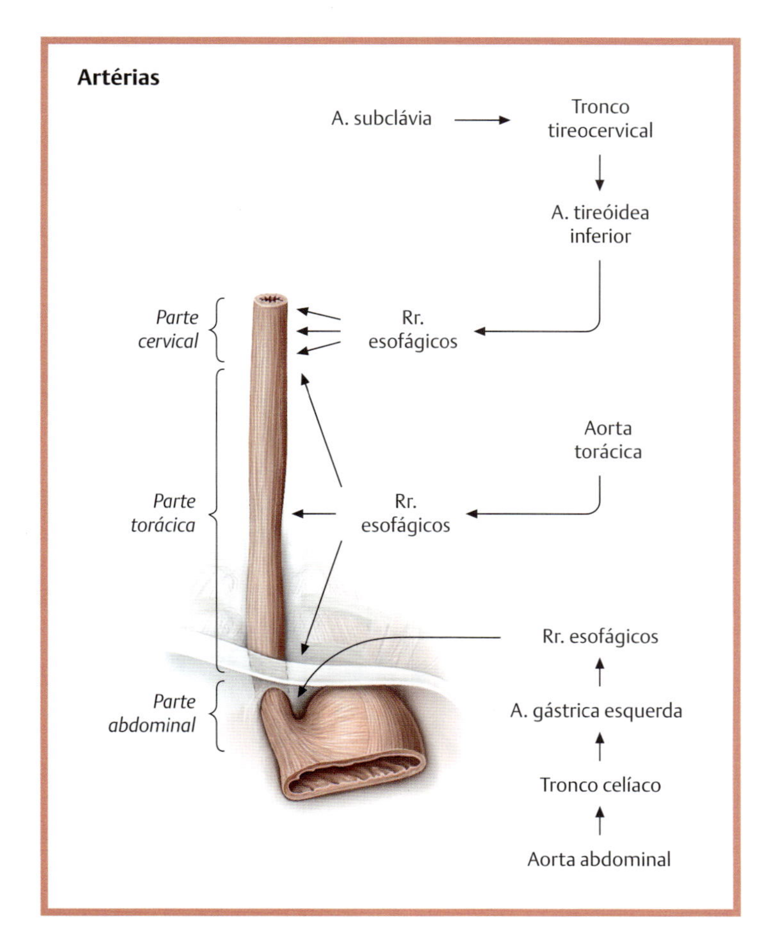
Artérias
A. subclávia
Tronco tireocervical
A. tireóidea inferior
Parte cervical
Rr. esofágicos
Aorta torácica
Parte torácica
Rr. esofágicos
Rr. esofágicos
A. gástrica esquerda
Parte abdominal
Tronco celíaco
Aorta abdominal

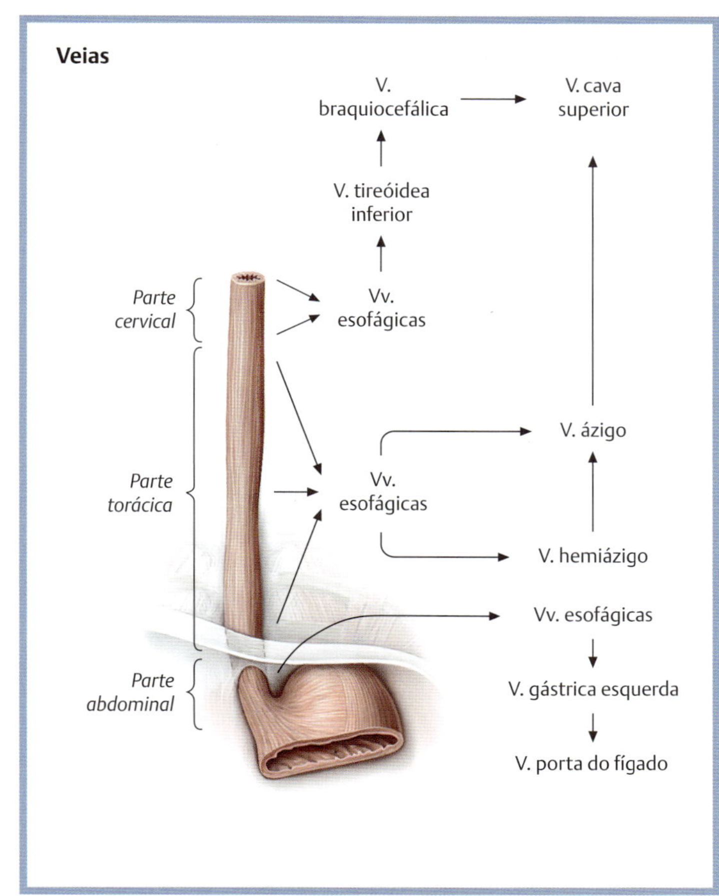
Veias
V. braquiocefálica
V. cava superior
V. tireóidea inferior
Parte cervical
Vv. esofágicas
V. ázigo
Parte torácica
Vv. esofágicas
V. hemiázigo
Vv. esofágicas
Parte abdominal
V. gástrica esquerda
V. porta do fígado

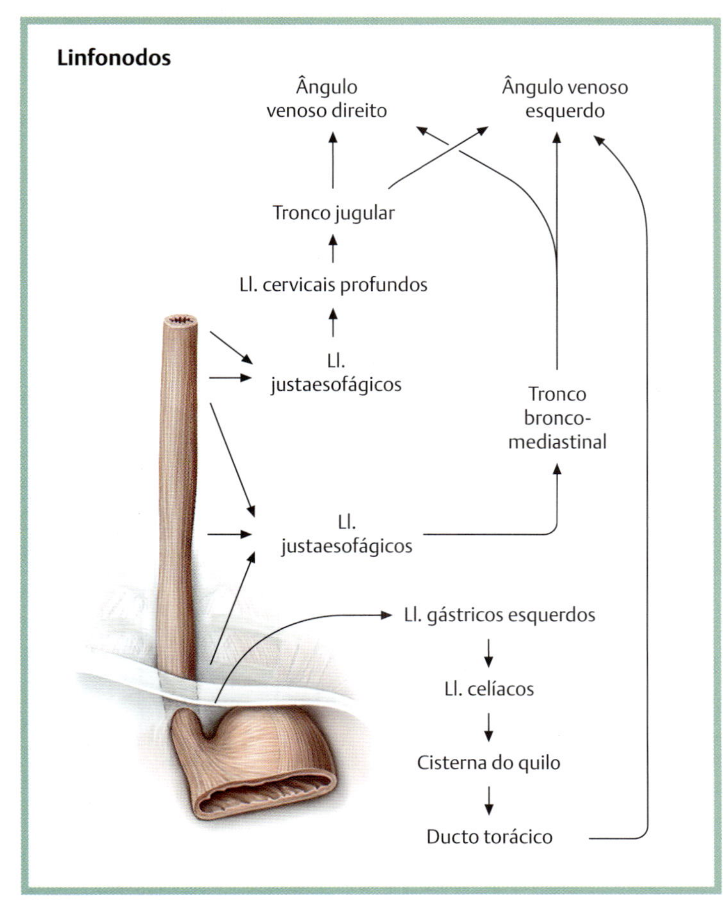
Linfonodos
Ângulo venoso direito
Ângulo venoso esquerdo
Tronco jugular
Ll. cervicais profundos
Ll. justaesofágicos
Tronco bronco-mediastinal
Ll. justaesofágicos
Ll. gástricos esquerdos
Ll. celíacos
Cisterna do quilo
Ducto torácico

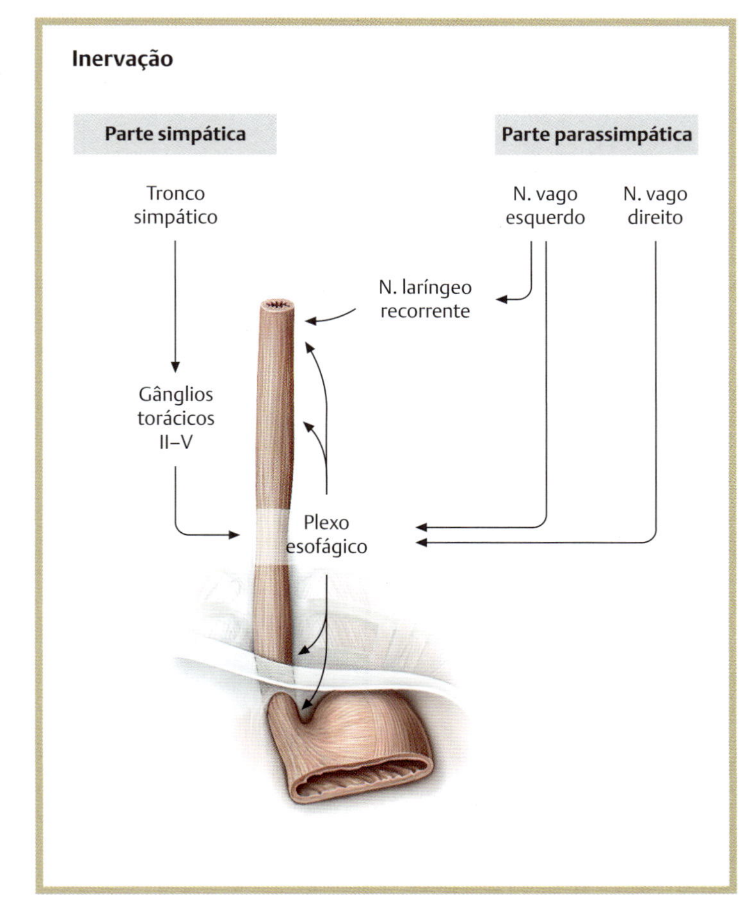
Inervação
Parte simpática
Parte parassimpática
Tronco simpático
N. vago esquerdo
N. vago direito
N. laríngeo recorrente
Gânglios torácicos II–V
Plexo esofágico

1.3 Coração

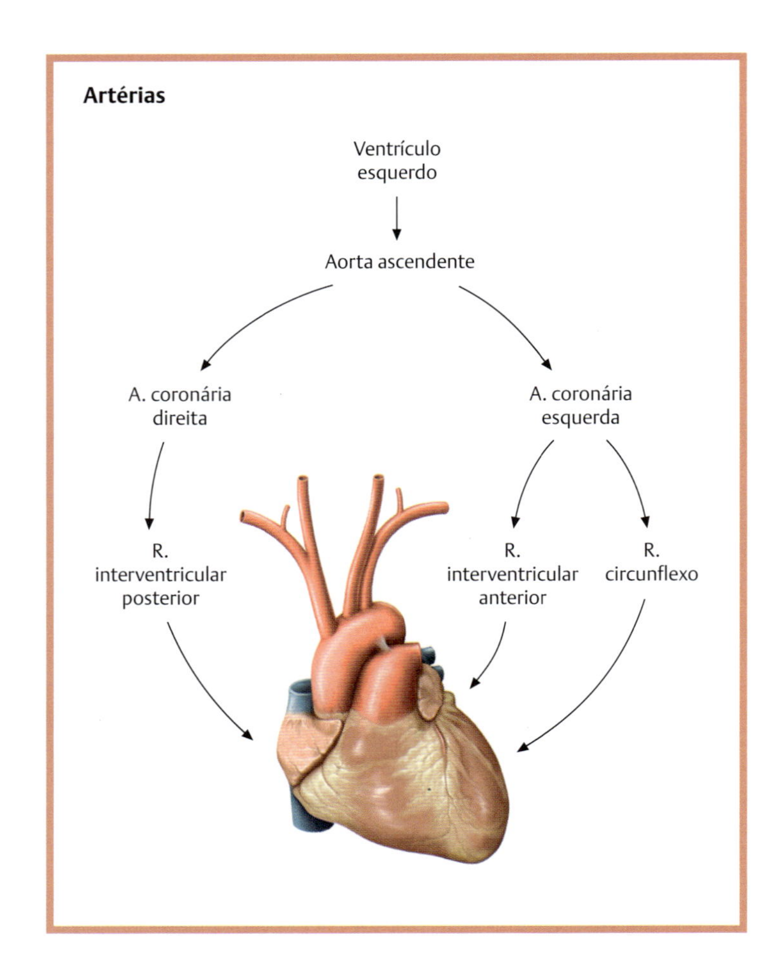
Artérias
Ventrículo esquerdo
Aorta ascendente
A. coronária direita
A. coronária esquerda
R. interventricular posterior
R. interventricular anterior
R. circunflexo

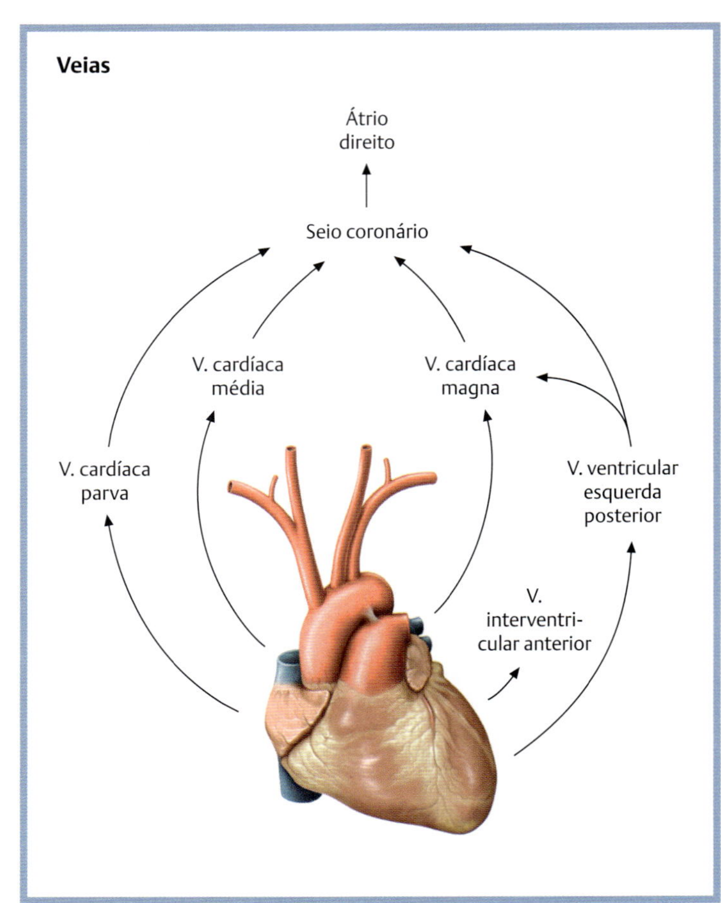
Veias
Átrio direito
Seio coronário
V. cardíaca média
V. cardíaca magna
V. cardíaca parva
V. ventricular esquerda posterior
V. interventri-cular anterior

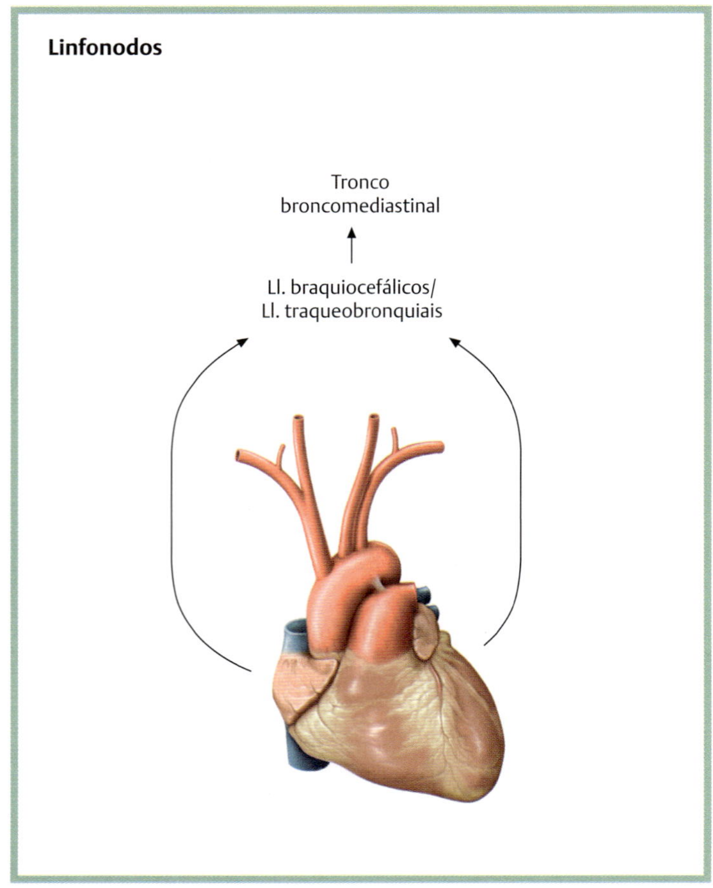
Linfonodos
Tronco broncomediastinal
Ll. braquiocefálicos/
Ll. traqueobronquiais

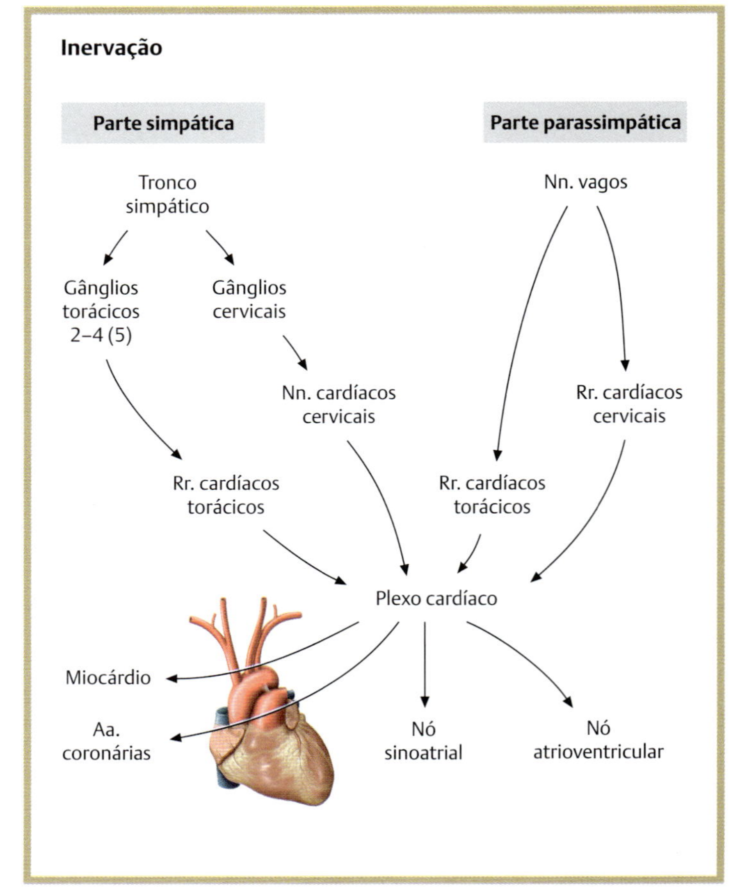
Inervação
Parte simpática
Parte parassimpática
Tronco simpático
Nn. vagos
Gânglios torácicos 2–4 (5)
Gânglios cervicais
Nn. cardíacos cervicais
Rr. cardíacos cervicais
Rr. cardíacos torácicos
Rr. cardíacos torácicos
Plexo cardíaco
Miocárdio
Aa. coronárias
Nó sinoatrial
Nó atrioventricular

1.6 Diafragma

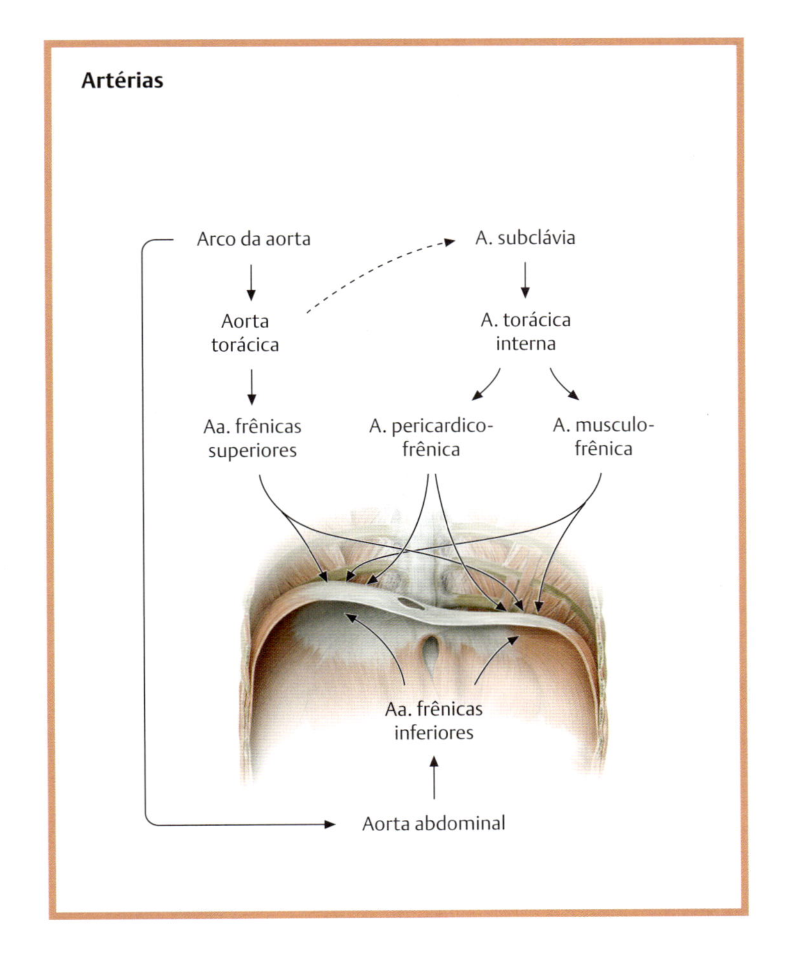
Artérias
Arco da aorta
A. subclávia
Aorta torácica
A. torácica interna
Aa. frênicas superiores
A. pericardico-frênica
A. musculo-frênica
Aa. frênicas inferiores
Aorta abdominal

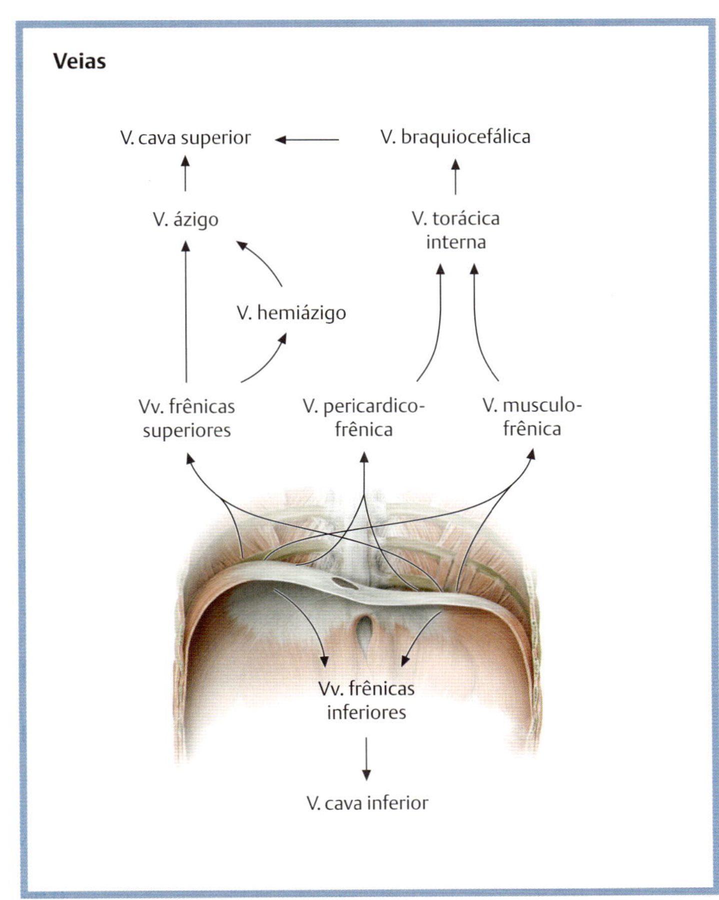
Veias
V. cava superior
V. braquiocefálica
V. ázigo
V. torácica interna
V. hemiázigo
Vv. frênicas superiores
V. pericardico-frênica
V. musculo-frênica
Vv. frênicas inferiores
V. cava inferior

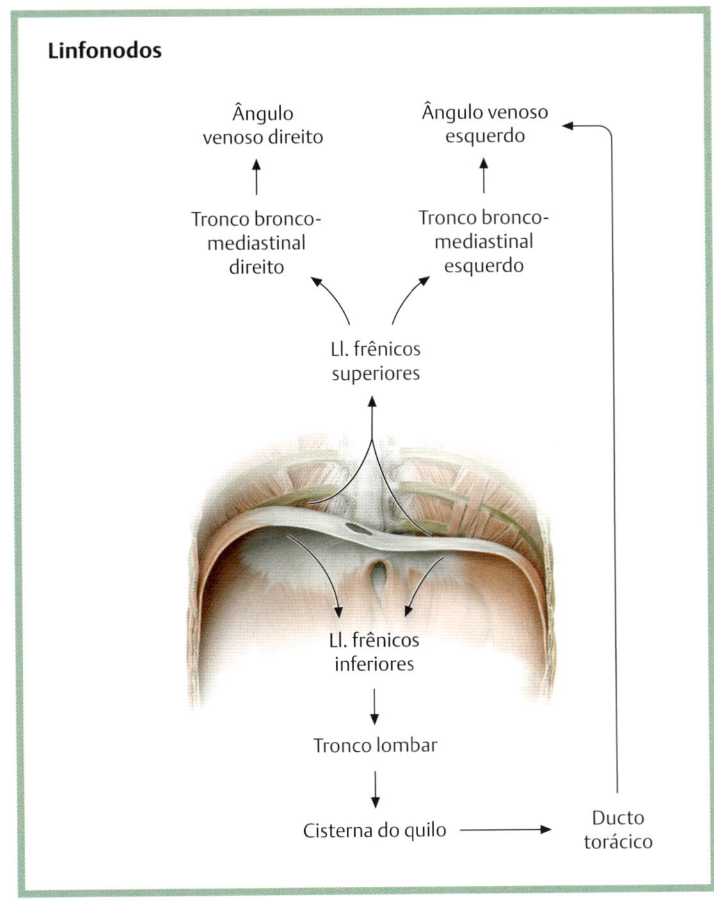
Linfonodos
Ângulo venoso direito
Ângulo venoso esquerdo
Tronco bronco-mediastinal direito
Tronco bronco-mediastinal esquerdo
Ll. frênicos superiores
Ll. frênicos inferiores
Tronco lombar
Cisterna do quilo
Ducto torácico

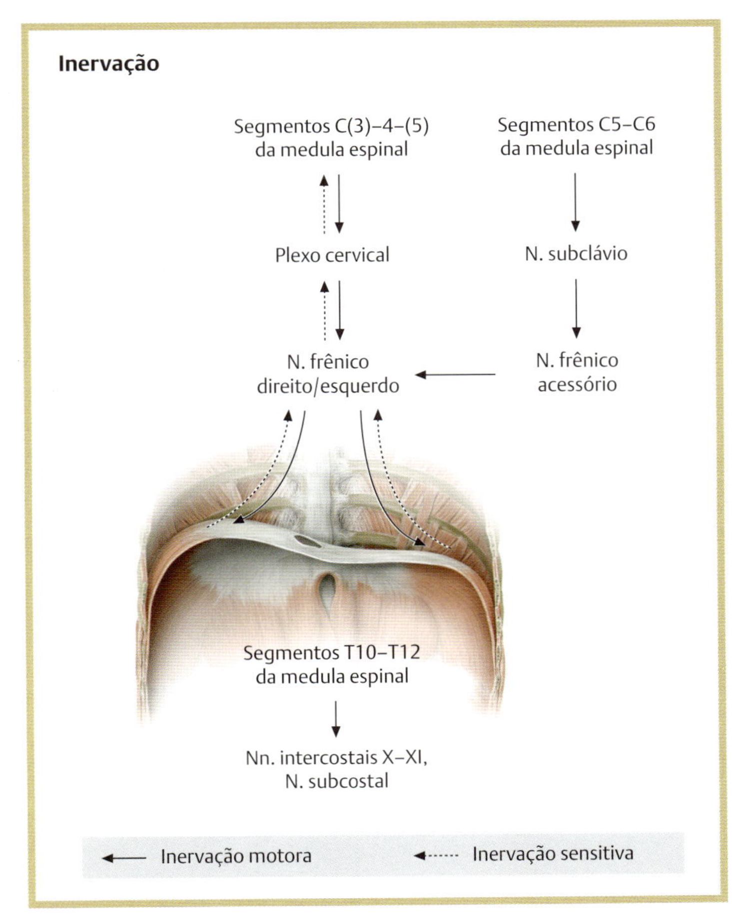
Inervação
Segmentos C(3)–4–(5) da medula espinal
Segmentos C5–C6 da medula espinal
Plexo cervical
N. subclávio
N. frênico direito/esquerdo
N. frênico acessório
Segmentos T10–T12 da medula espinal
Nn. intercostais X–XI, N. subcostal
Inervação motora
Inervação sensitiva

1.7 Fígado, Vesícula Biliar e Baço

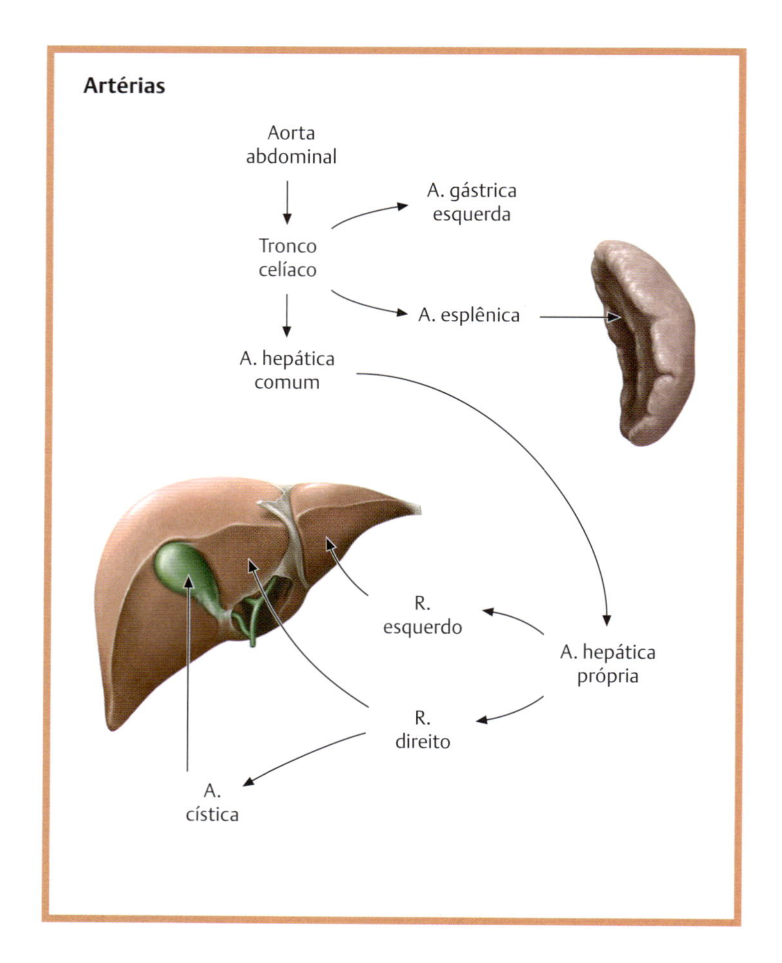

Artérias
Aorta abdominal
Tronco celíaco
A. gástrica esquerda
A. esplênica
A. hepática comum
R. esquerdo
A. hepática própria
R. direito
A. cística

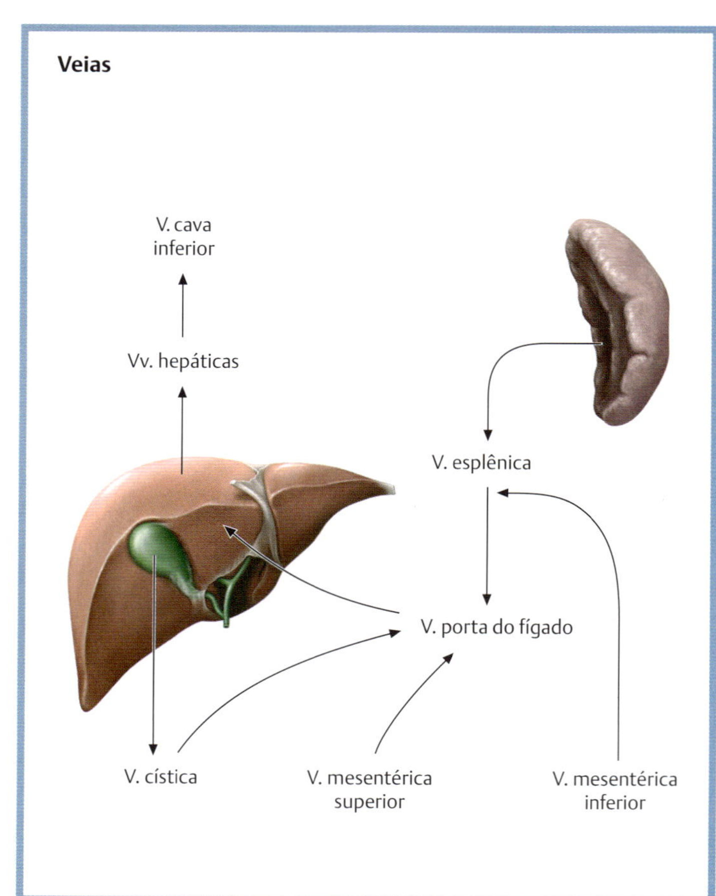

Veias
V. cava inferior
Vv. hepáticas
V. esplênica
V. porta do fígado
V. cística
V. mesentérica superior
V. mesentérica inferior

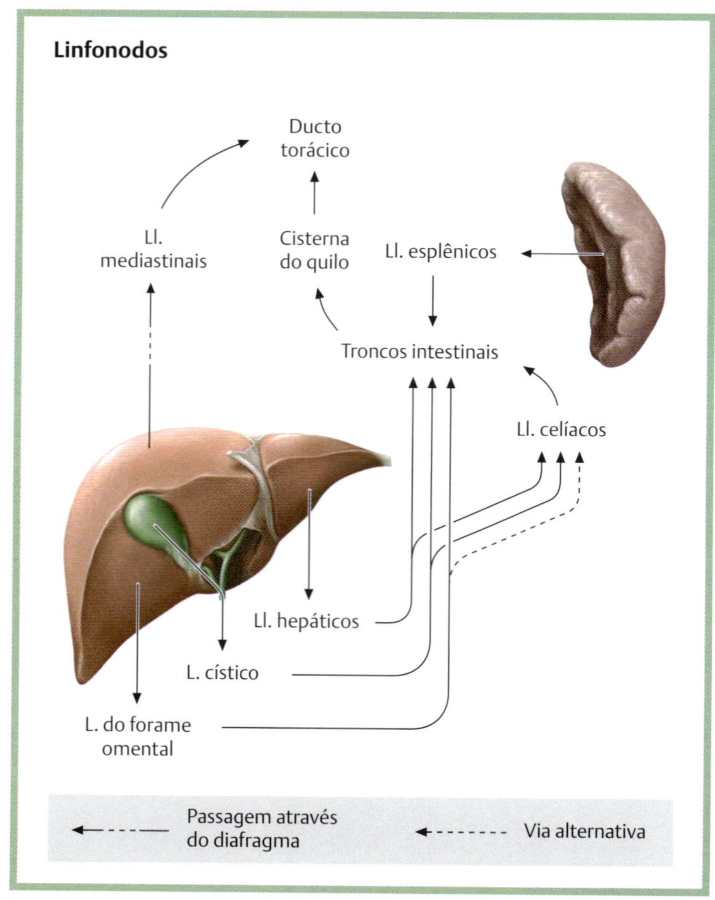

Linfonodos
Ducto torácico
Ll. mediastinais
Cisterna do quilo
Ll. esplênicos
Troncos intestinais
Ll. celíacos
Ll. hepáticos
L. cístico
L. do forame omental
Passagem através do diafragma
Via alternativa

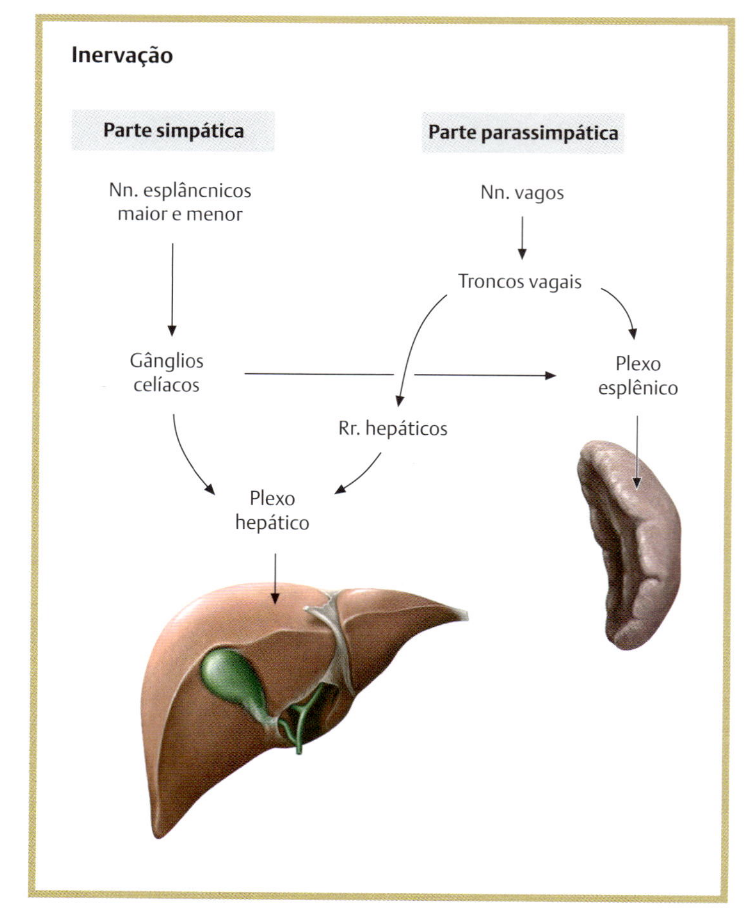

Inervação
Parte simpática
Parte parassimpática
Nn. esplâncnicos maior e menor
Nn. vagos
Troncos vagais
Gânglios celíacos
Plexo esplênico
Rr. hepáticos
Plexo hepático

1.8 Estômago

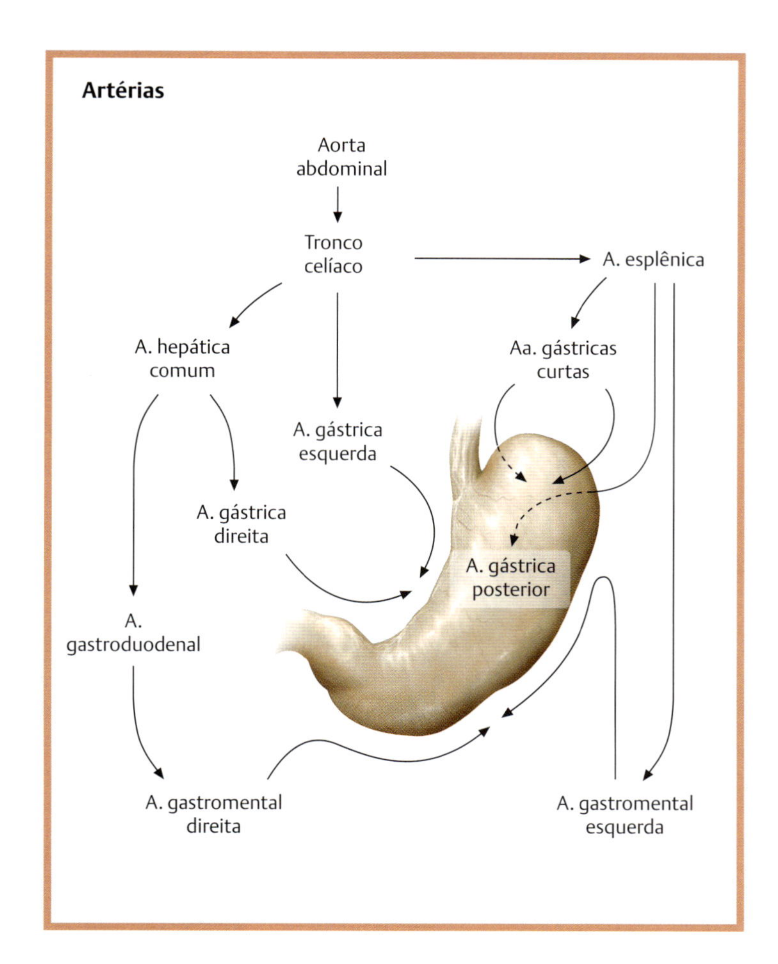
Artérias
Aorta abdominal
Tronco celíaco
A. esplênica
A. hepática comum
Aa. gástricas curtas
A. gástrica esquerda
A. gástrica direita
A. gástrica posterior
A. gastroduodenal
A. gastromental direita
A. gastromental esquerda

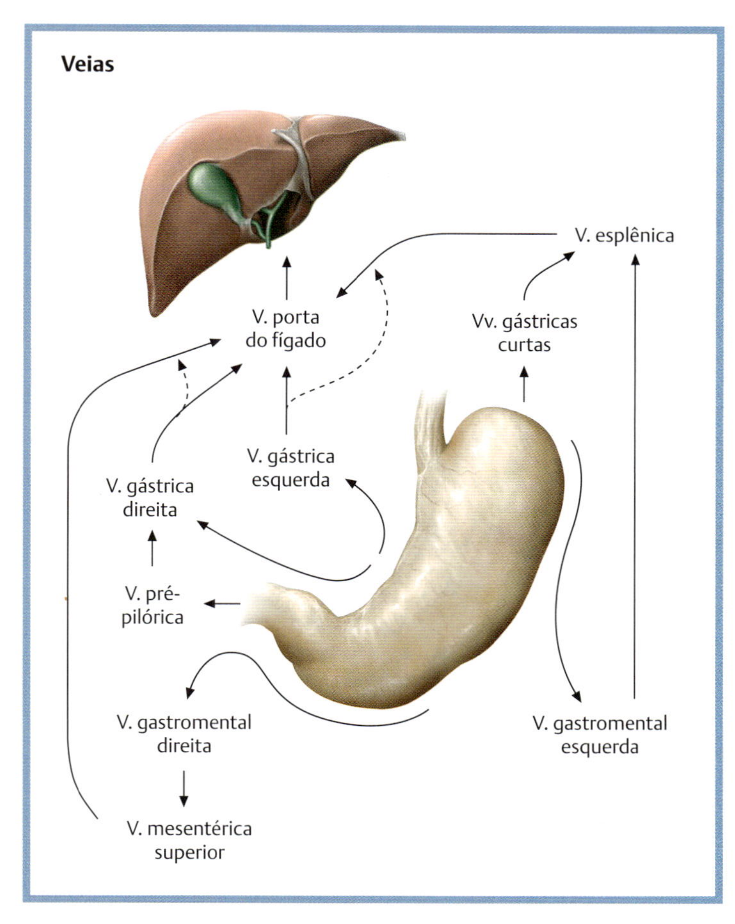
Veias
V. esplênica
V. porta do fígado
Vv. gástricas curtas
V. gástrica esquerda
V. gástrica direita
V. pré-pilórica
V. gastromental direita
V. gastromental esquerda
V. mesentérica superior

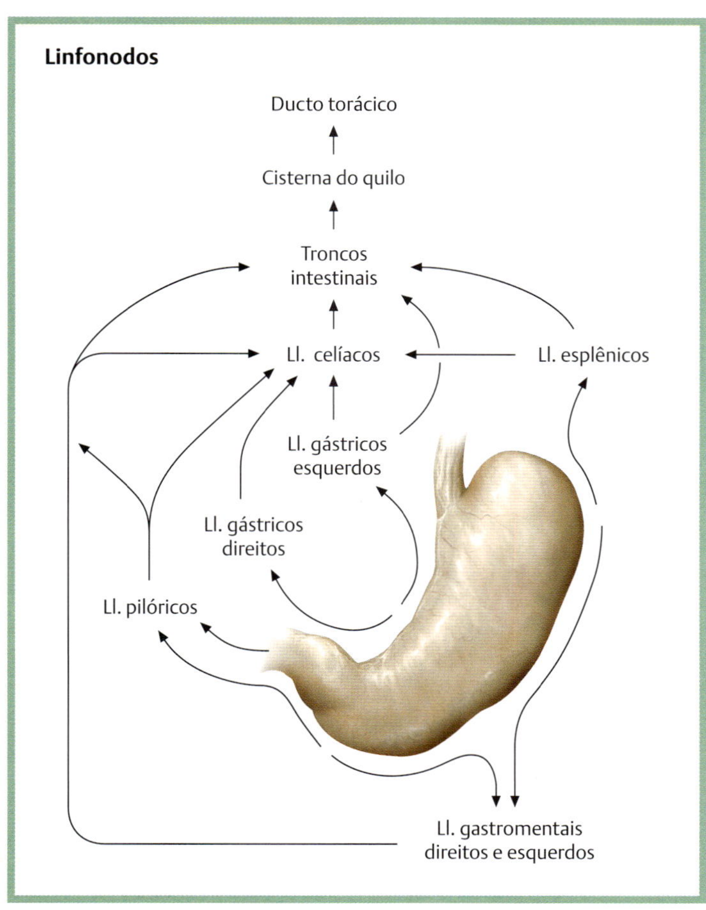
Linfonodos
Ducto torácico
Cisterna do quilo
Troncos intestinais
Ll. celíacos
Ll. esplênicos
Ll. gástricos esquerdos
Ll. gástricos direitos
Ll. pilóricos
Ll. gastromentais direitos e esquerdos

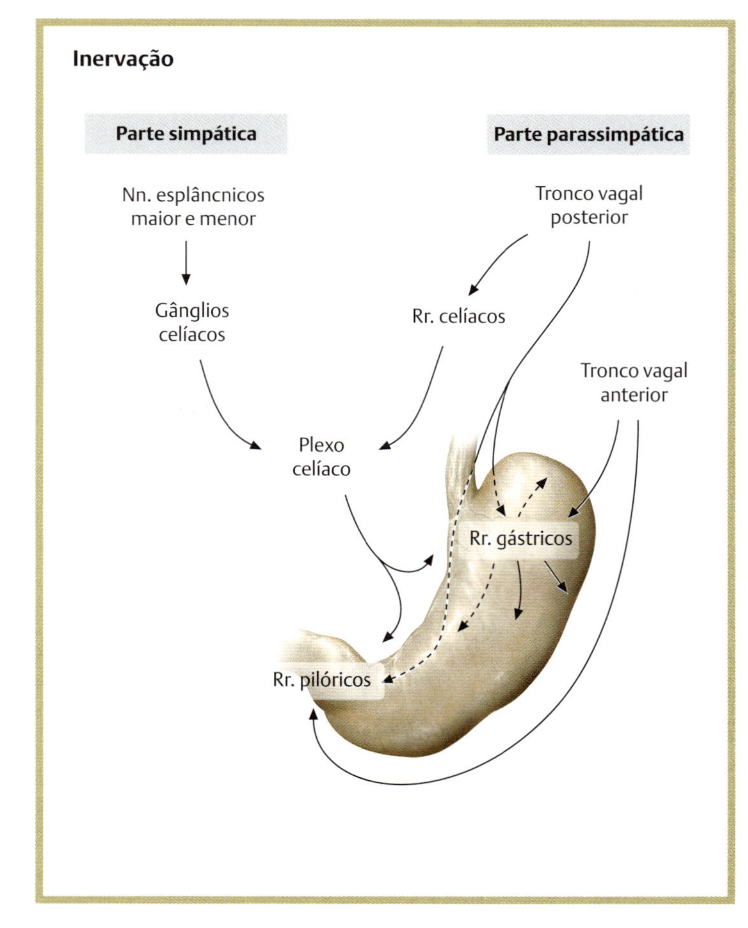
Inervação
Parte simpática
Parte parassimpática
Nn. esplâncnicos maior e menor
Tronco vagal posterior
Gânglios celíacos
Rr. celíacos
Tronco vagal anterior
Plexo celíaco
Rr. gástricos
Rr. pilóricos

1.9 Duodeno e Pâncreas

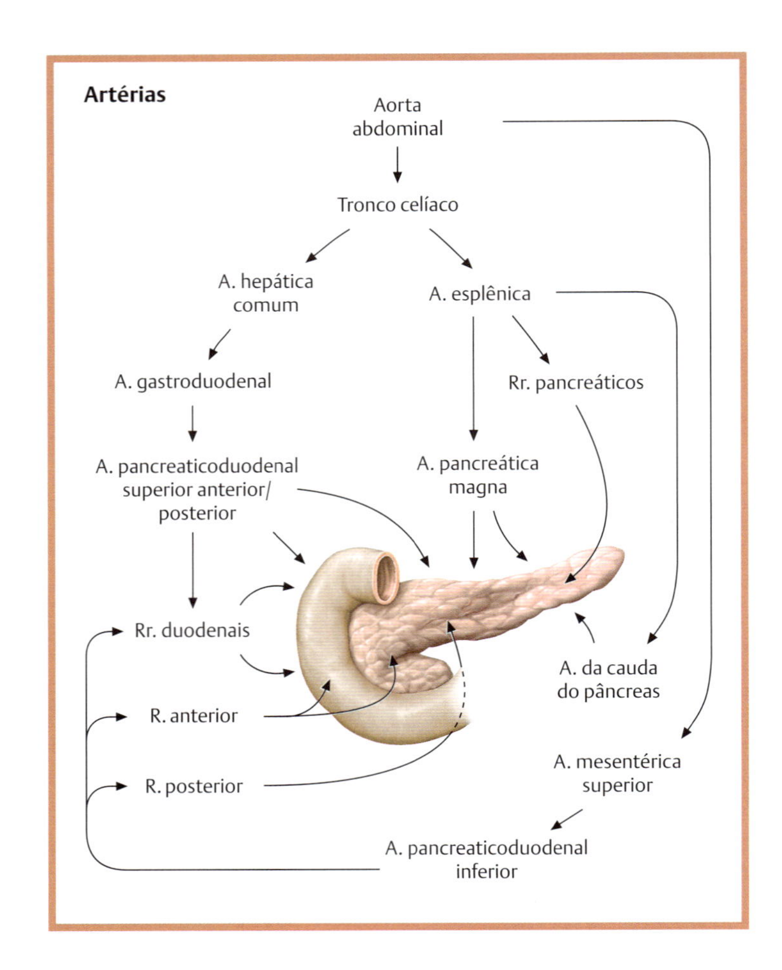
Artérias
Aorta abdominal
Tronco celíaco
A. hepática comum
A. esplênica
A. gastroduodenal
Rr. pancreáticos
A. pancreaticoduodenal superior anterior/posterior
A. pancreática magna
Rr. duodenais
R. anterior
R. posterior
A. da cauda do pâncreas
A. mesentérica superior
A. pancreaticoduodenal inferior

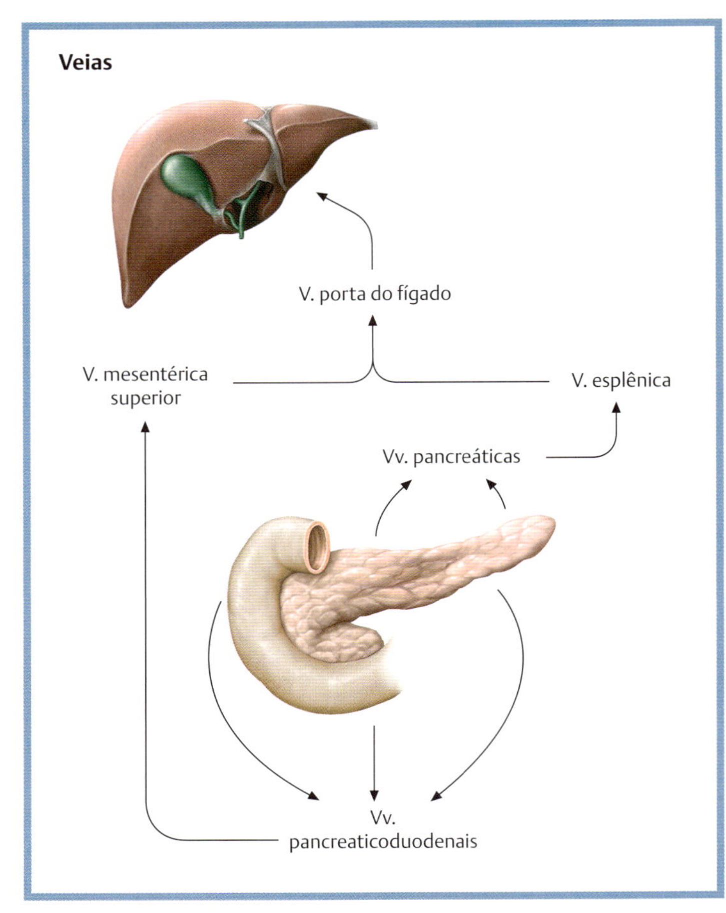
Veias
V. porta do fígado
V. mesentérica superior
V. esplênica
Vv. pancreáticas
Vv. pancreaticoduodenais

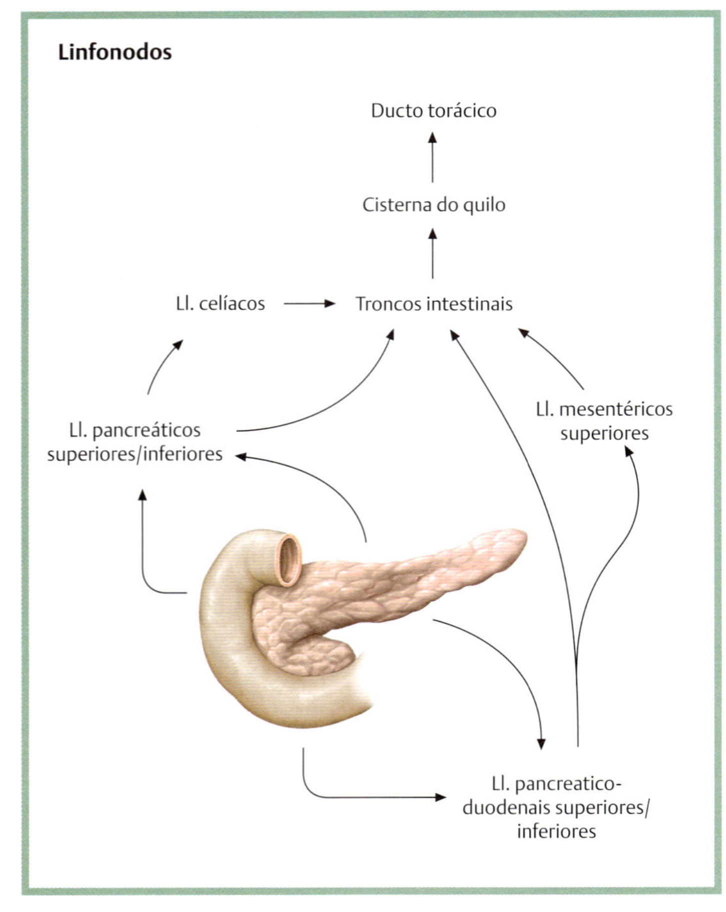
Linfonodos
Ducto torácico
Cisterna do quilo
Ll. celíacos
Troncos intestinais
Ll. mesentéricos superiores
Ll. pancreáticos superiores/inferiores
Ll. pancreatico-duodenais superiores/inferiores

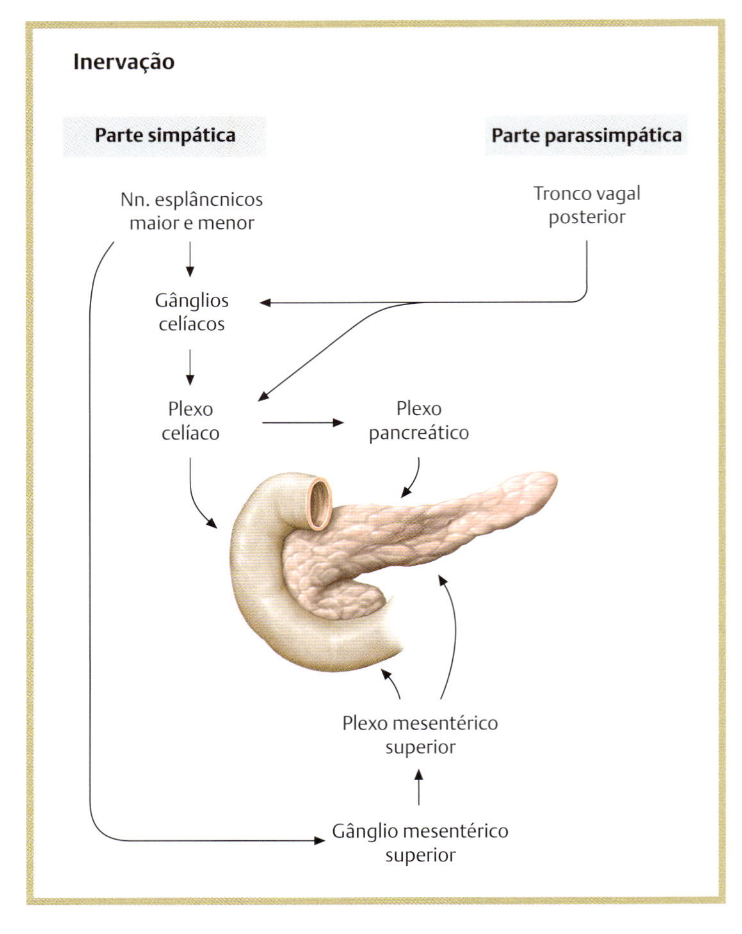
Inervação
Parte simpática
Parte parassimpática
Nn. esplâncnicos maior e menor
Tronco vagal posterior
Gânglios celíacos
Plexo celíaco
Plexo pancreático
Plexo mesentérico superior
Gânglio mesentérico superior

1.10 Jejuno e Íleo

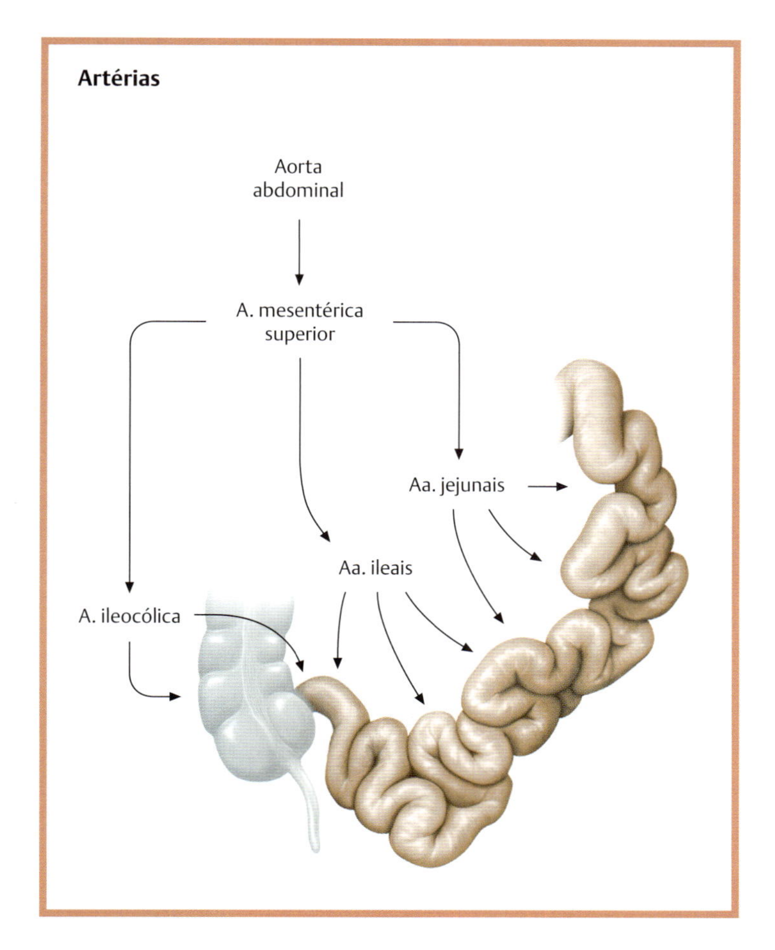
Artérias
Aorta abdominal
A. mesentérica superior
Aa. jejunais
Aa. ileais
A. ileocólica

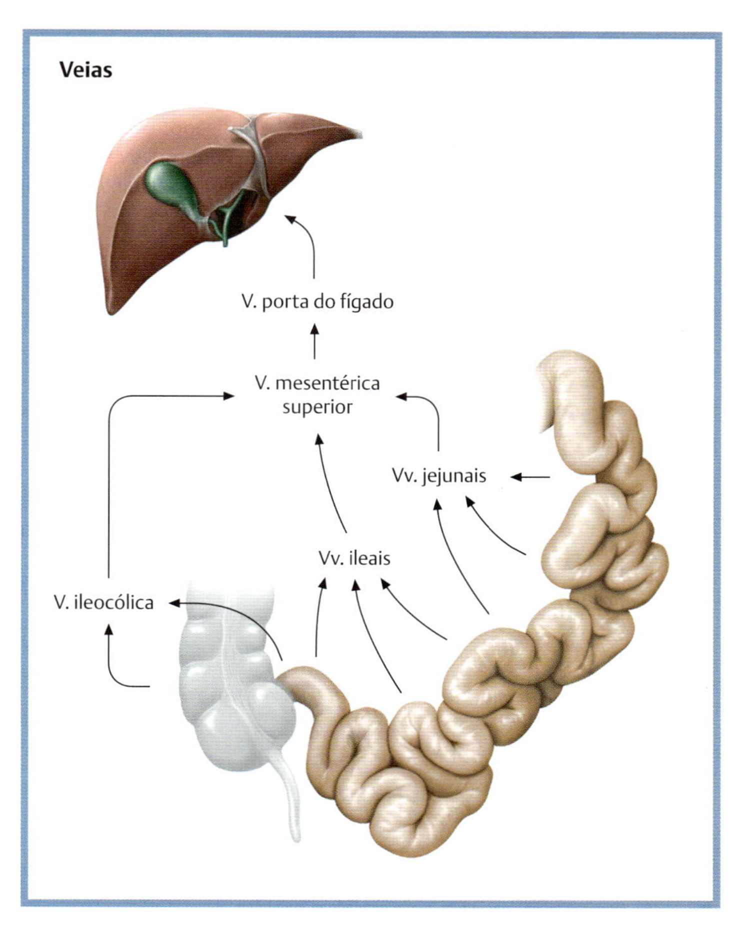
Veias
V. porta do fígado
V. mesentérica superior
Vv. jejunais
Vv. ileais
V. ileocólica

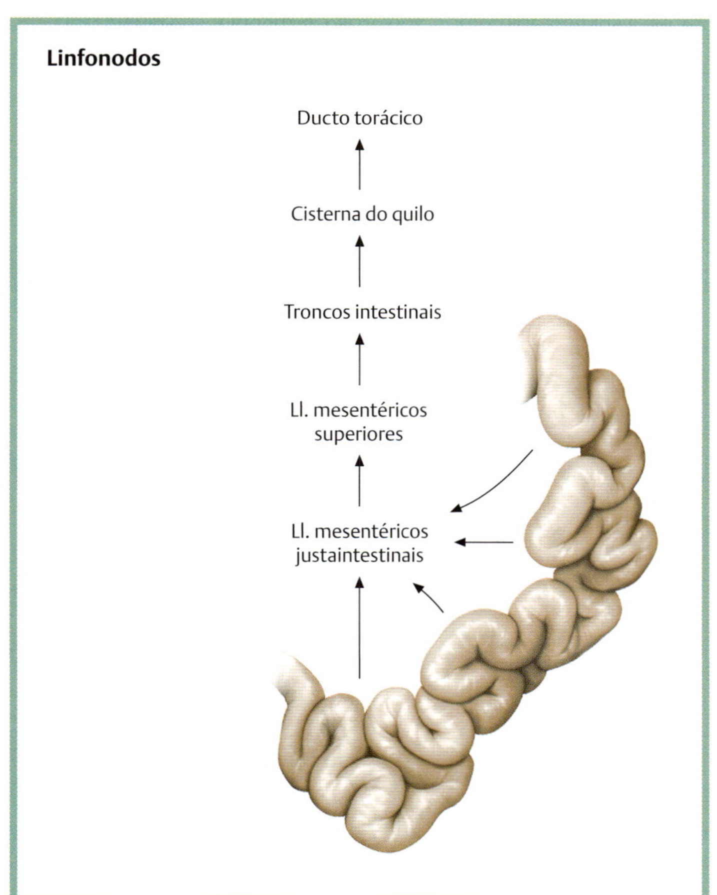
Linfonodos
Ducto torácico
Cisterna do quilo
Troncos intestinais
Ll. mesentéricos superiores
Ll. mesentéricos justaintestinais

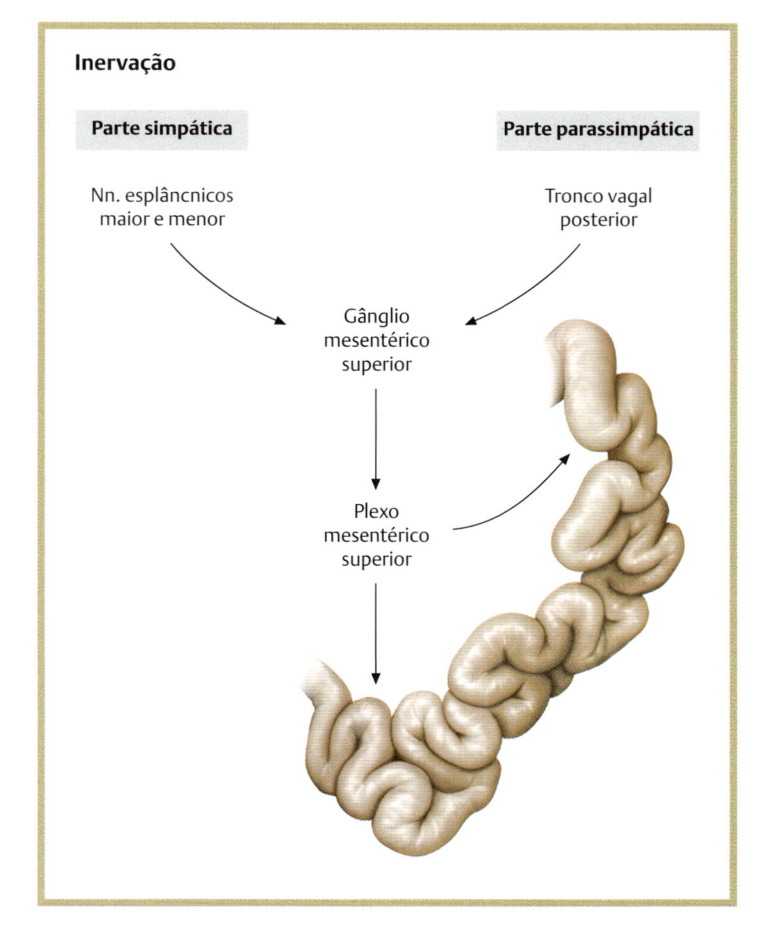
Inervação
Parte simpática
Parte parassimpática
Nn. esplâncnicos maior e menor
Tronco vagal posterior
Gânglio mesentérico superior
Plexo mesentérico superior

1.11 Ceco, Apêndice Vermiforme e Colos Ascendente e Transverso

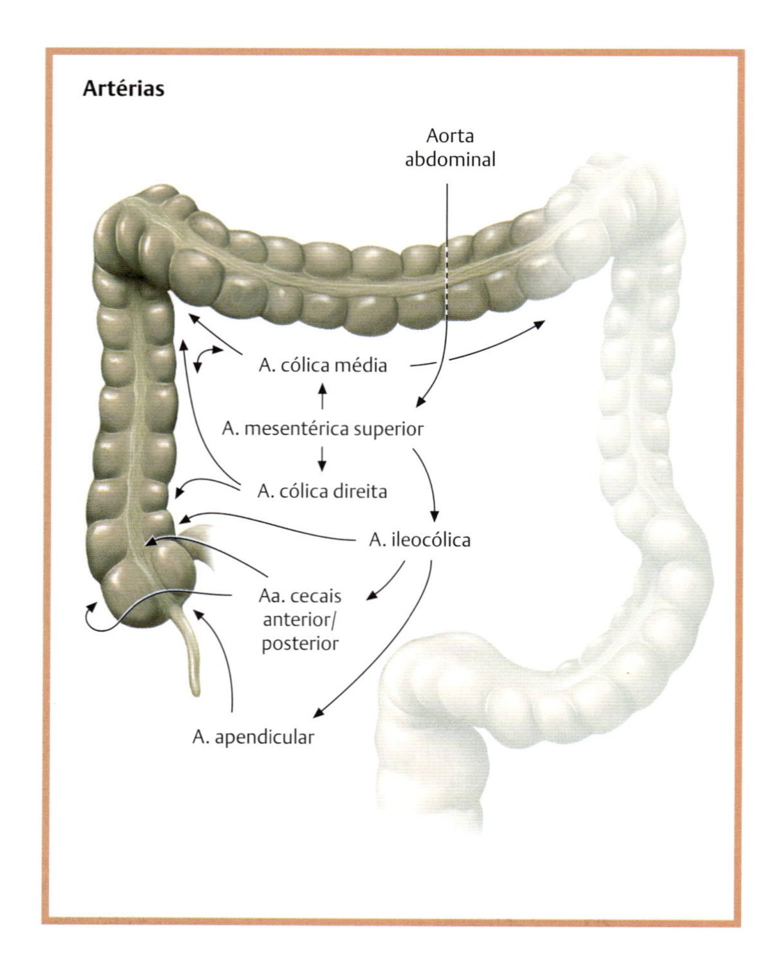
Artérias
Aorta abdominal
A. cólica média
A. mesentérica superior
A. cólica direita
A. ileocólica
Aa. cecais anterior/ posterior
A. apendicular

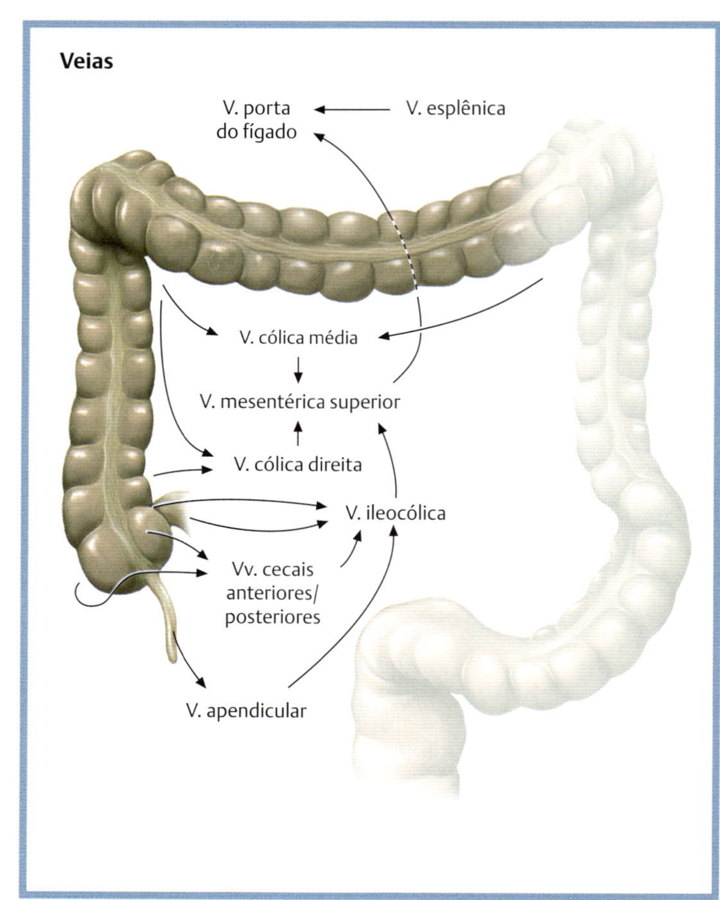
Veias
V. porta do fígado
V. esplênica
V. cólica média
V. mesentérica superior
V. cólica direita
V. ileocólica
Vv. cecais anteriores/ posteriores
V. apendicular

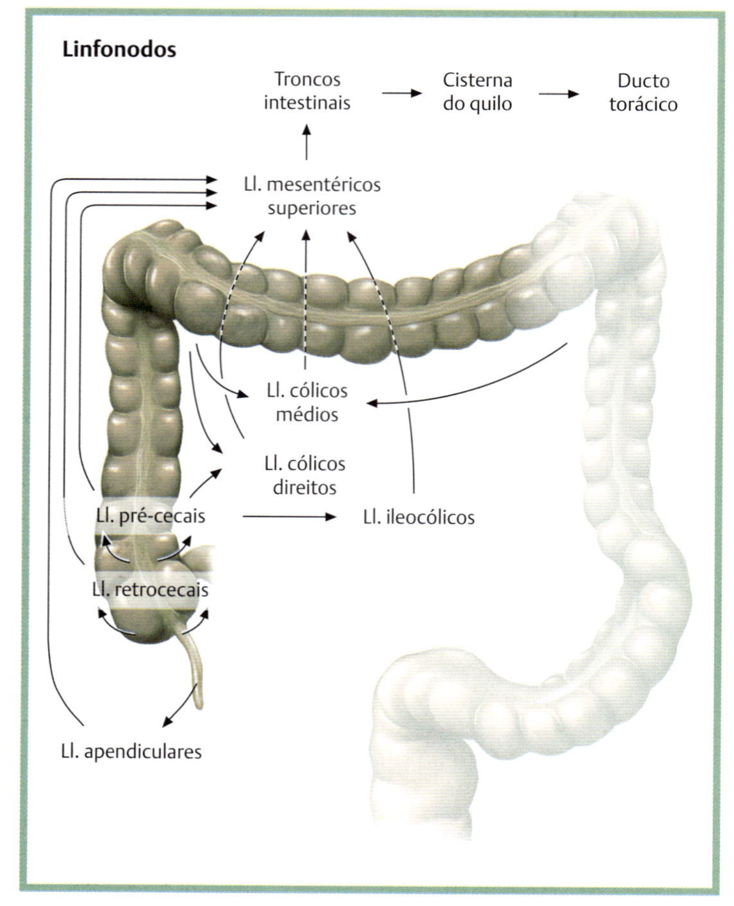
Linfonodos
Troncos intestinais
Cisterna do quilo
Ducto torácico
Ll. mesentéricos superiores
Ll. cólicos médios
Ll. cólicos direitos
Ll. pré-cecais
Ll. ileocólicos
Ll. retrocecais
Ll. apendiculares

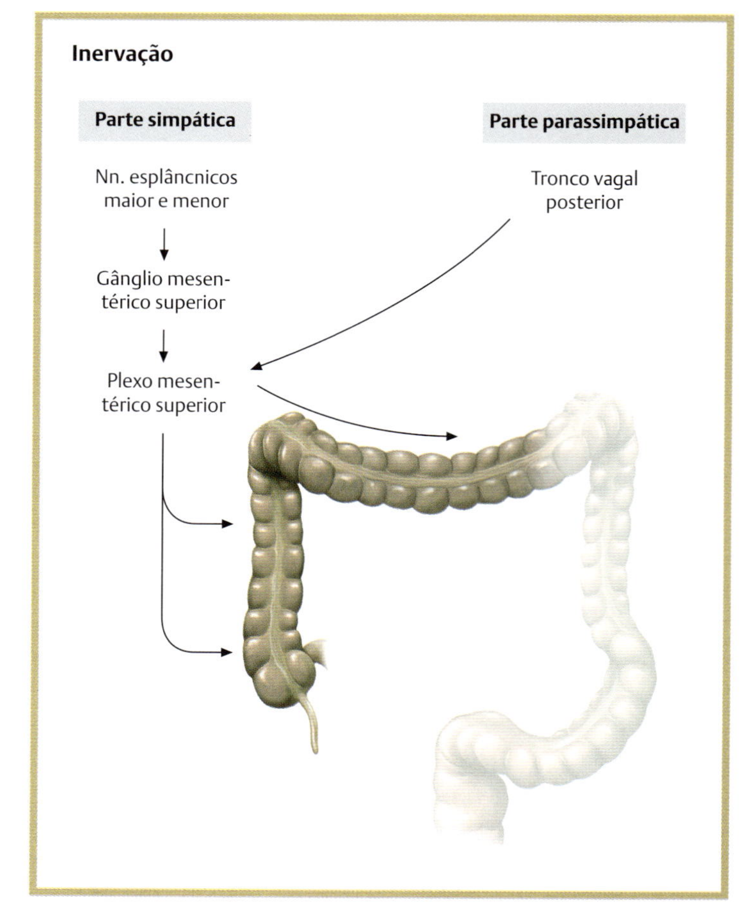
Inervação
Parte simpática
Parte parassimpática
Nn. esplâncnicos maior e menor
Tronco vagal posterior
Gânglio mesen-térico superior
Plexo mesen-térico superior

1.12 Colo Descendente e Colo Sigmoide

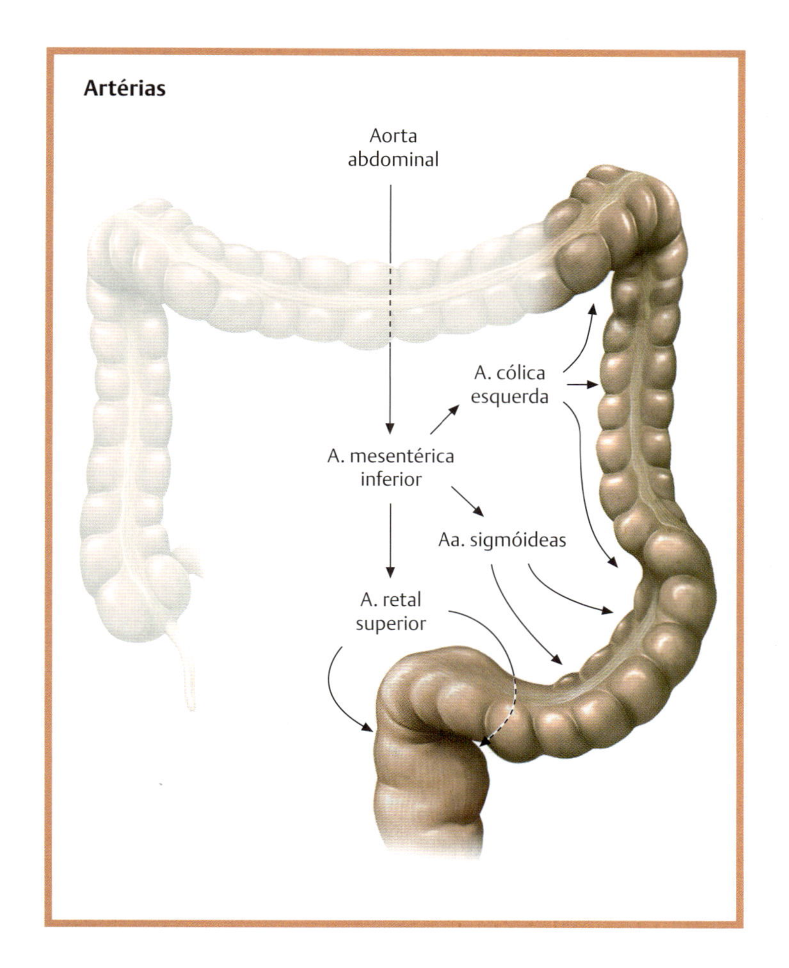
Artérias
Aorta abdominal
A. cólica esquerda
A. mesentérica inferior
Aa. sigmóideas
A. retal superior

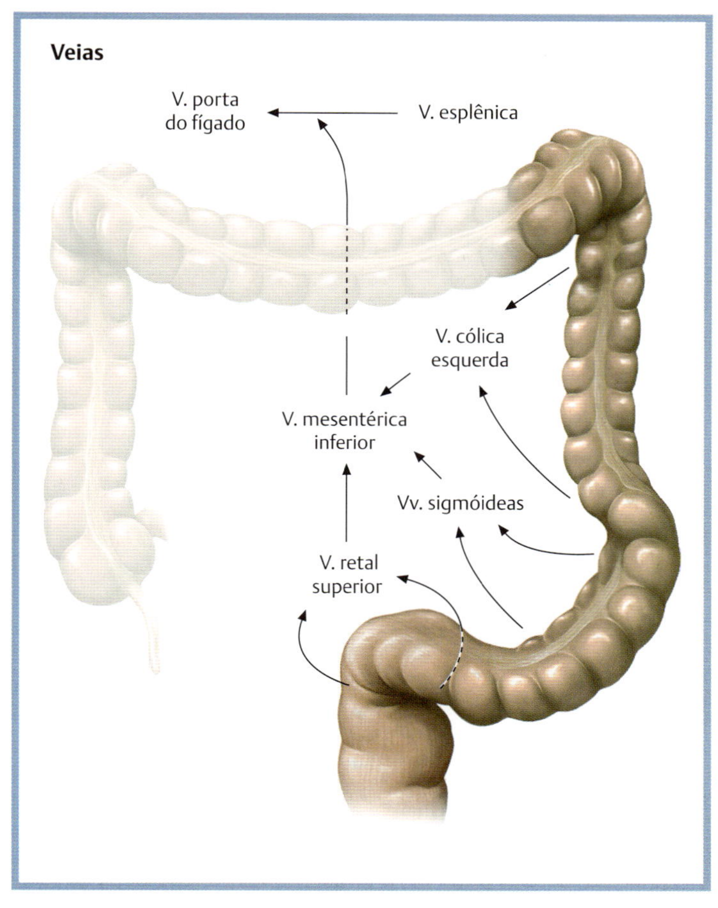
Veias
V. porta do fígado
V. esplênica
V. cólica esquerda
V. mesentérica inferior
Vv. sigmóideas
V. retal superior

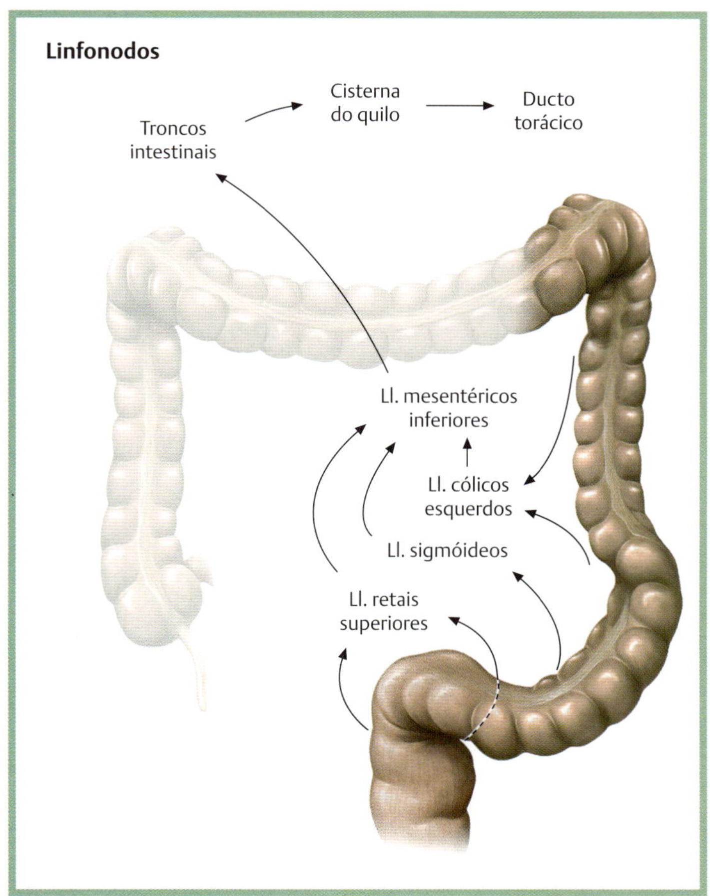
Linfonodos
Troncos intestinais
Cisterna do quilo
Ducto torácico
Ll. mesentéricos inferiores
Ll. cólicos esquerdos
Ll. sigmóideos
Ll. retais superiores

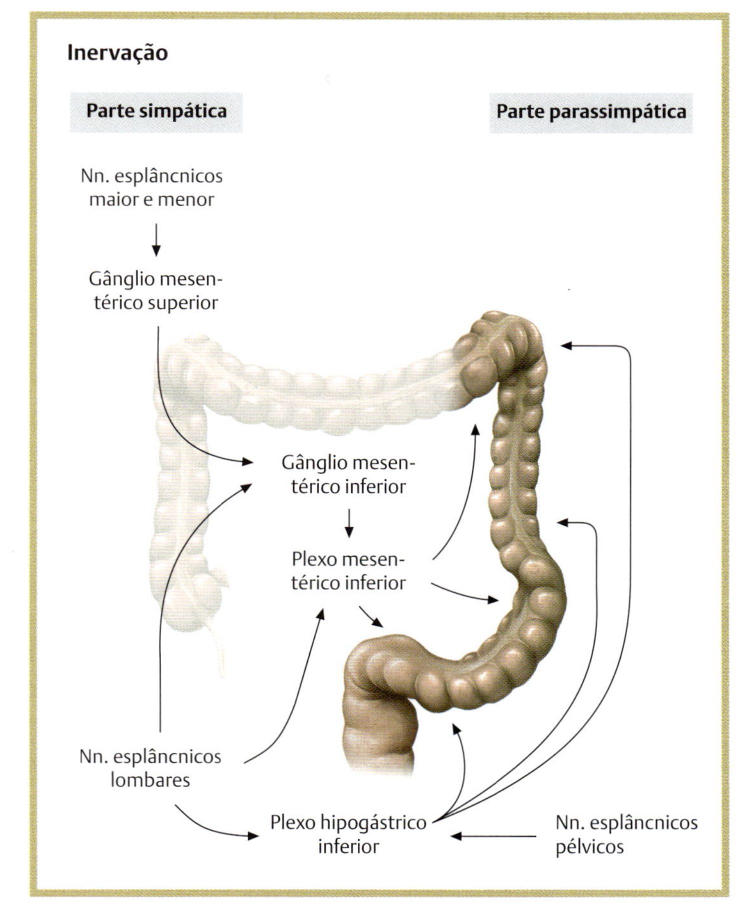
Inervação
Parte simpática
Parte parassimpática
Nn. esplâncnicos maior e menor
Gânglio mesentérico superior
Gânglio mesentérico inferior
Plexo mesentérico inferior
Nn. esplâncnicos lombares
Plexo hipogástrico inferior
Nn. esplâncnicos pélvicos

1.13 Reto

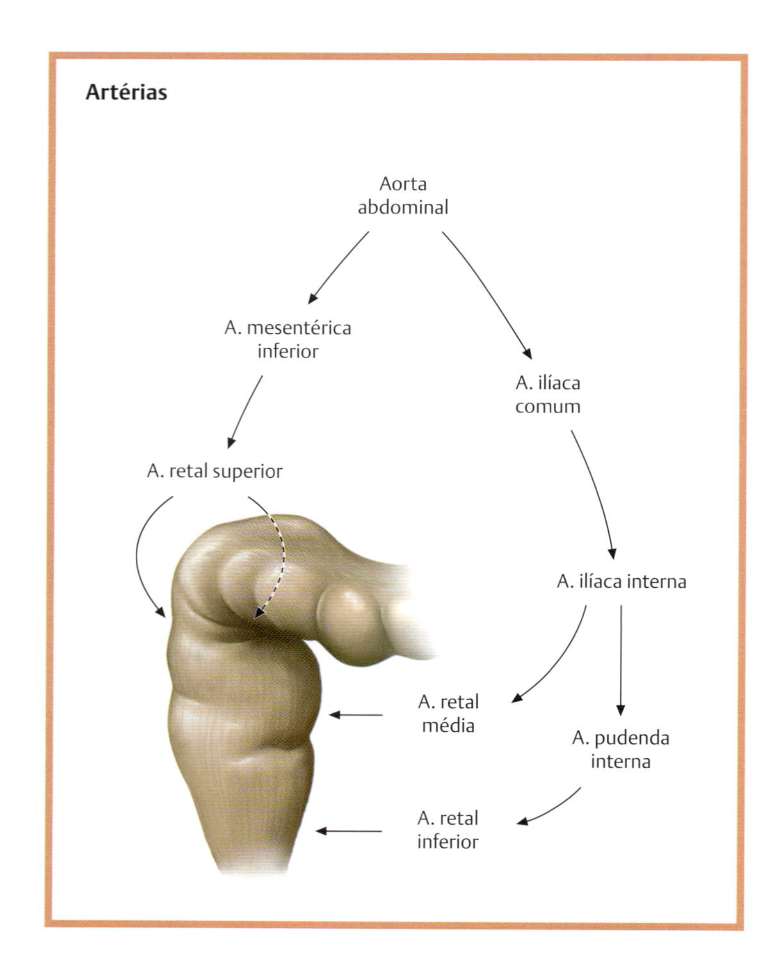
Artérias
Aorta abdominal
A. mesentérica inferior
A. ilíaca comum
A. retal superior
A. ilíaca interna
A. retal média
A. pudenda interna
A. retal inferior

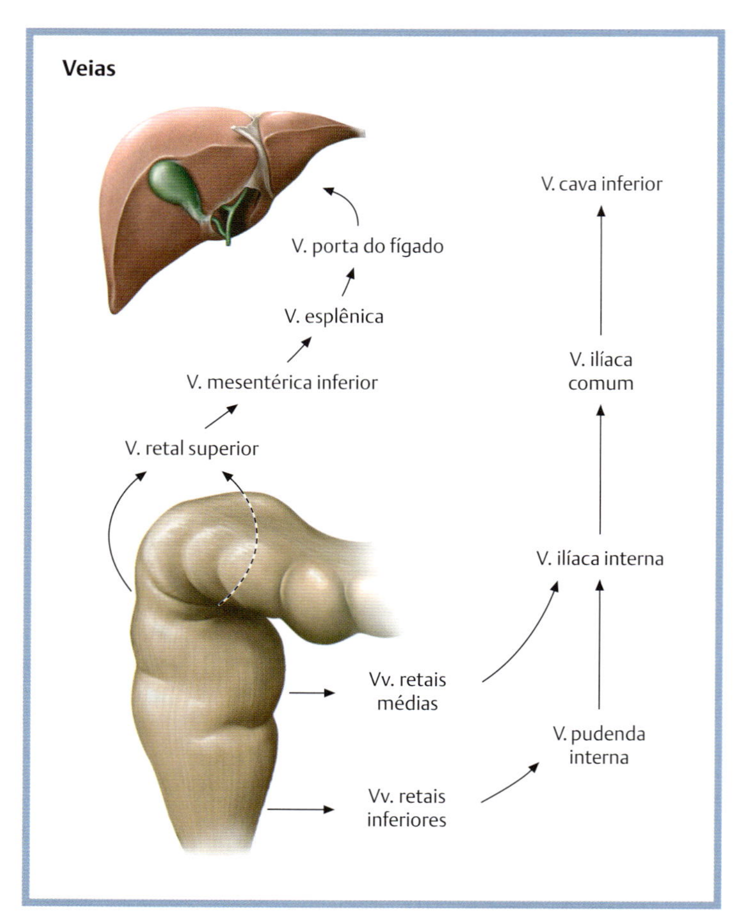
Veias
V. cava inferior
V. porta do fígado
V. esplênica
V. ilíaca comum
V. mesentérica inferior
V. retal superior
V. ilíaca interna
Vv. retais médias
V. pudenda interna
Vv. retais inferiores

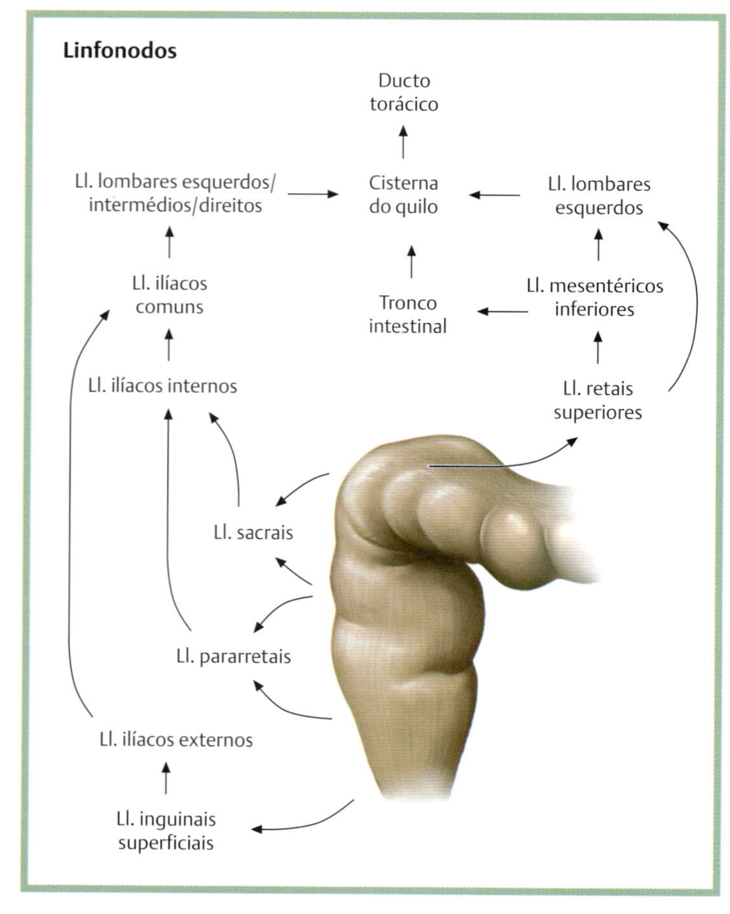
Linfonodos
Ducto torácico
Ll. lombares esquerdos/intermédios/direitos
Cisterna do quilo
Ll. lombares esquerdos
Ll. ilíacos comuns
Tronco intestinal
Ll. mesentéricos inferiores
Ll. ilíacos internos
Ll. retais superiores
Ll. sacrais
Ll. pararretais
Ll. ilíacos externos
Ll. inguinais superficiais

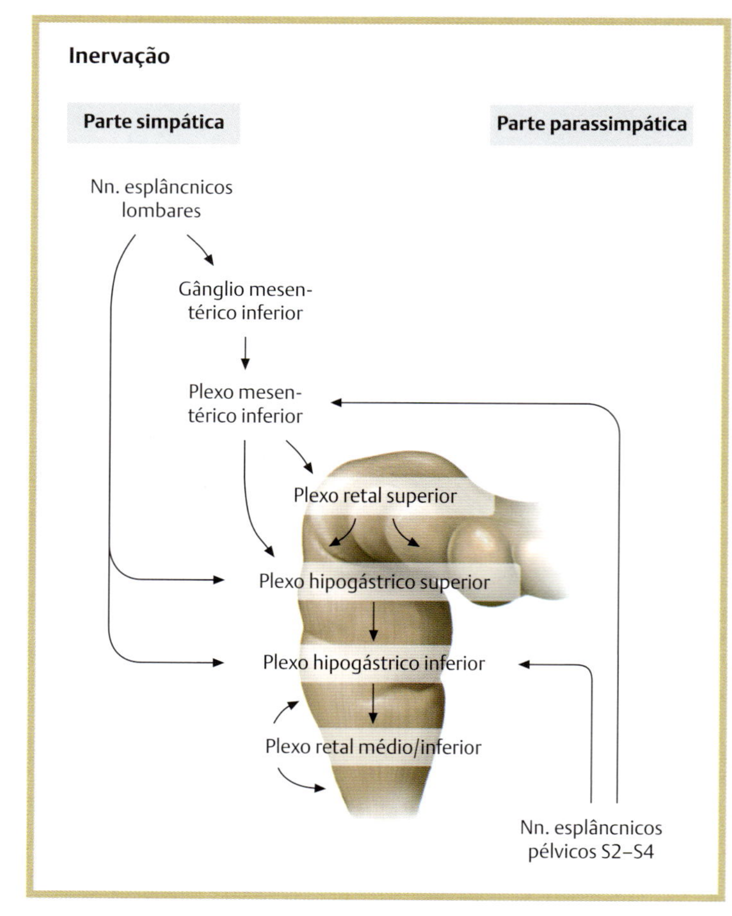
Inervação
Parte simpática
Parte parassimpática
Nn. esplâncnicos lombares
Gânglio mesentérico inferior
Plexo mesentérico inferior
Plexo retal superior
Plexo hipogástrico superior
Plexo hipogástrico inferior
Plexo retal médio/inferior
Nn. esplâncnicos pélvicos S2–S4

1.14 Rim, Ureter e Glândula Suprarrenal

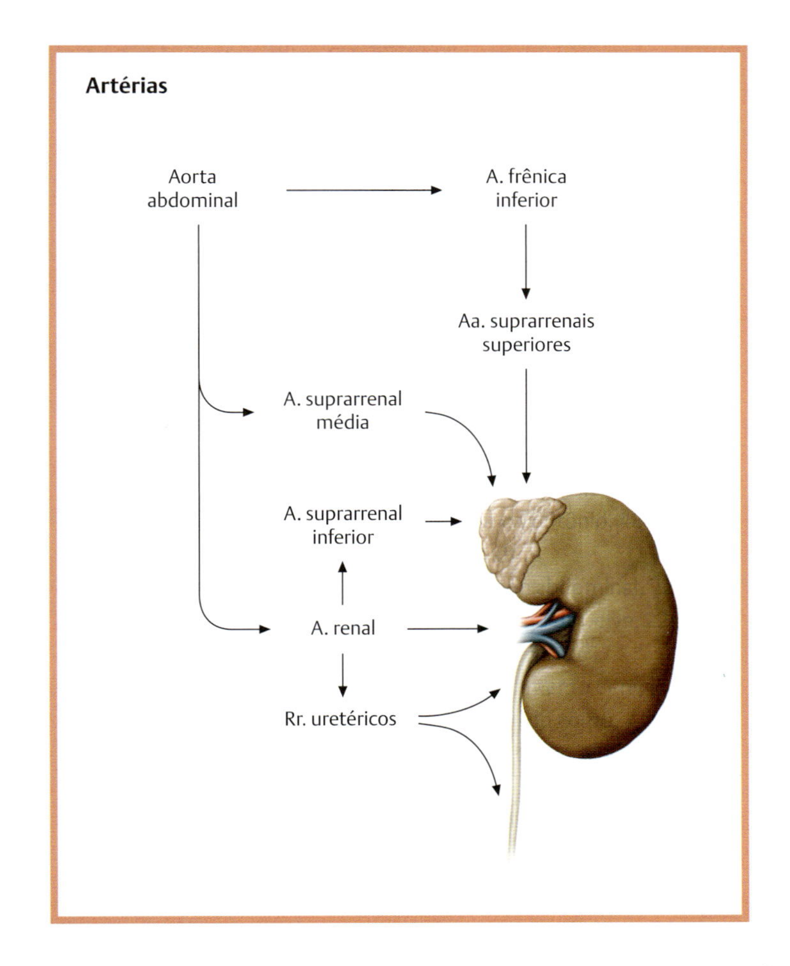
Artérias
Aorta abdominal
A. frênica inferior
Aa. suprarrenais superiores
A. suprarrenal média
A. suprarrenal inferior
A. renal
Rr. uretéricos

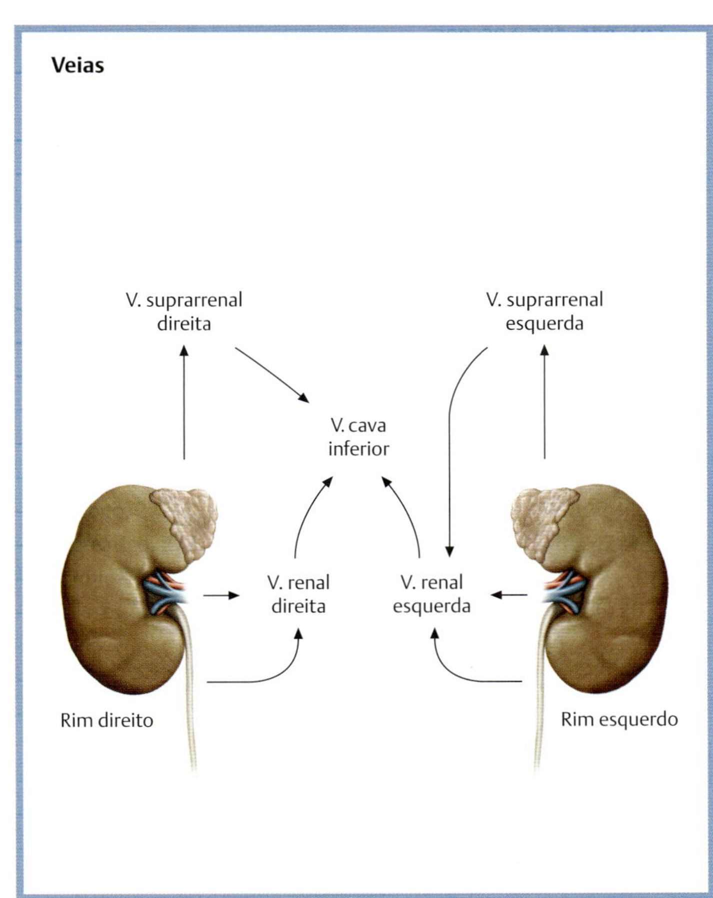
Veias
V. suprarrenal direita
V. suprarrenal esquerda
V. cava inferior
V. renal direita
V. renal esquerda
Rim direito
Rim esquerdo

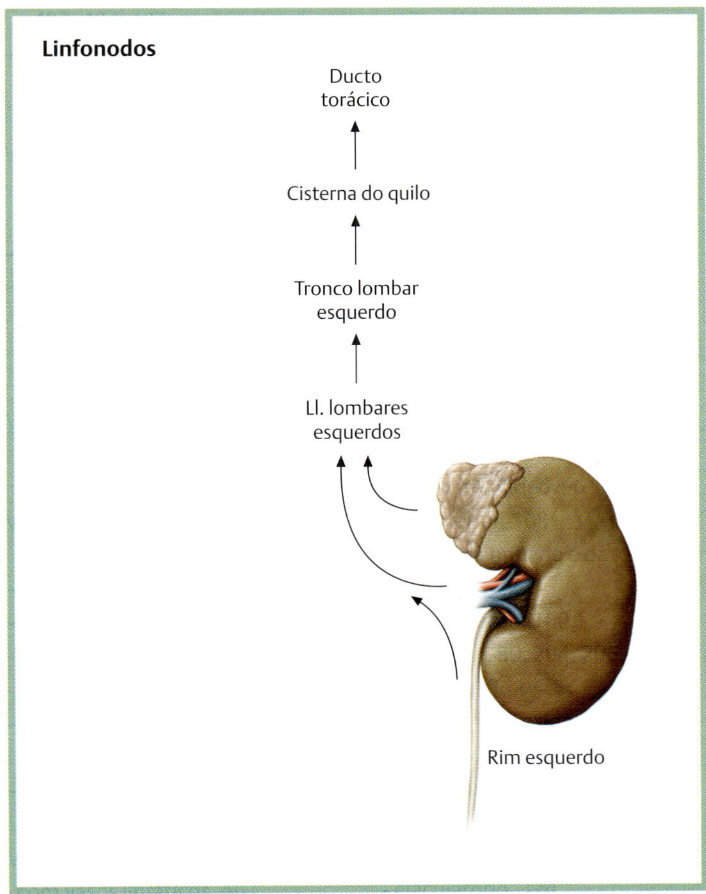
Linfonodos
Ducto torácico
Cisterna do quilo
Tronco lombar esquerdo
Ll. lombares esquerdos
Rim esquerdo

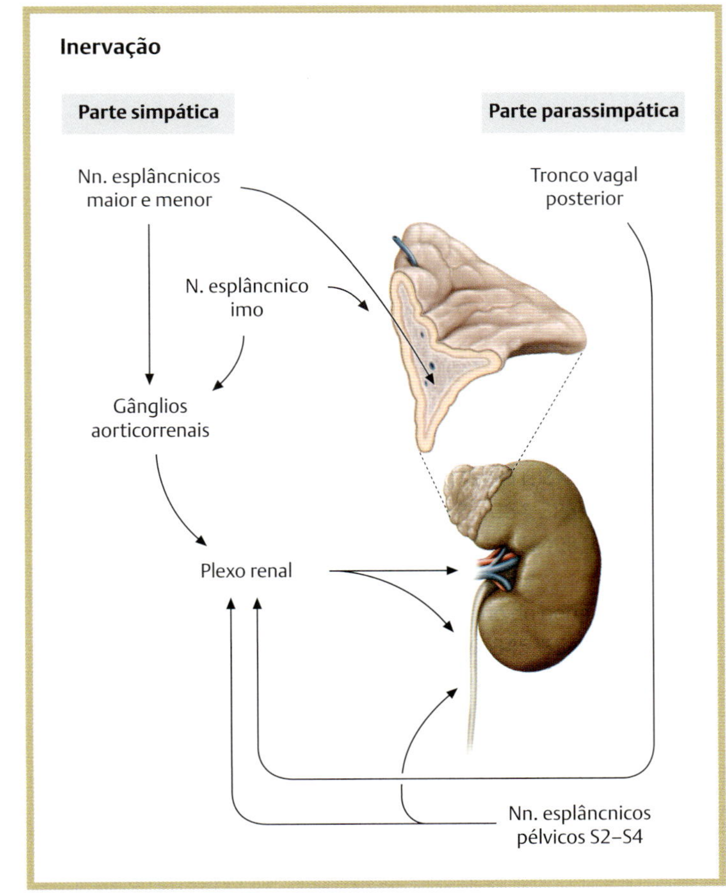
Inervação
Parte simpática
Parte parassimpática
Nn. esplâncnicos maior e menor
Tronco vagal posterior
N. esplâncnico imo
Gânglios aorticorrenais
Plexo renal
Nn. esplâncnicos pélvicos S2–S4

1.15 Bexiga Urinária, Próstata e Glândula Seminal

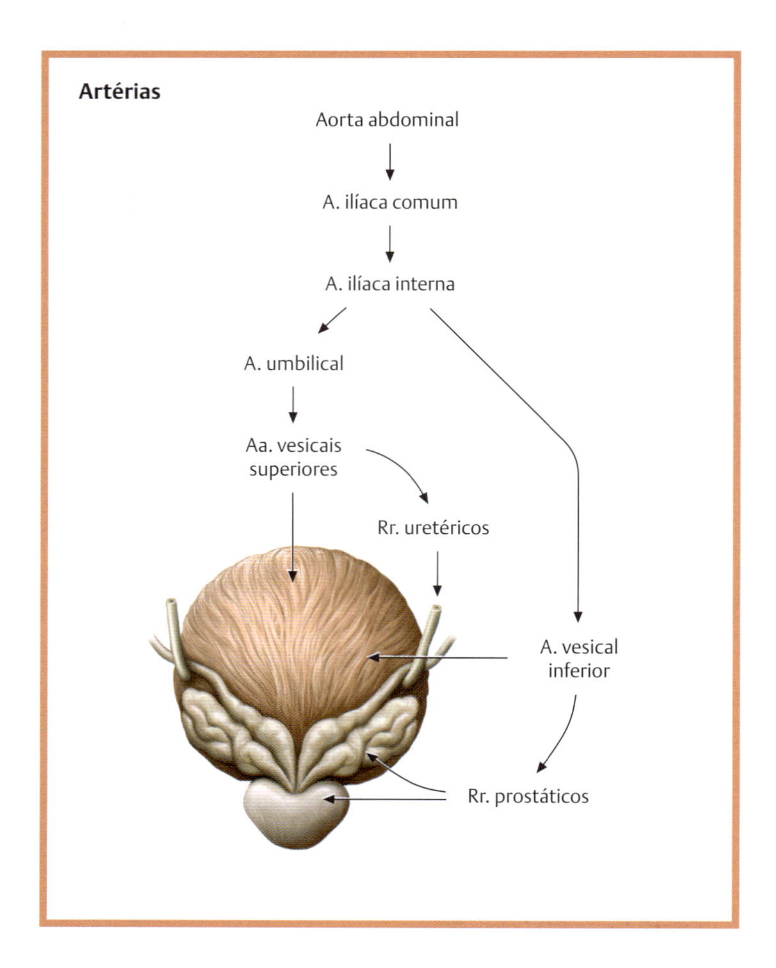
Artérias
Aorta abdominal
A. ilíaca comum
A. ilíaca interna
A. umbilical
Aa. vesicais superiores
Rr. uretéricos
A. vesical inferior
Rr. prostáticos

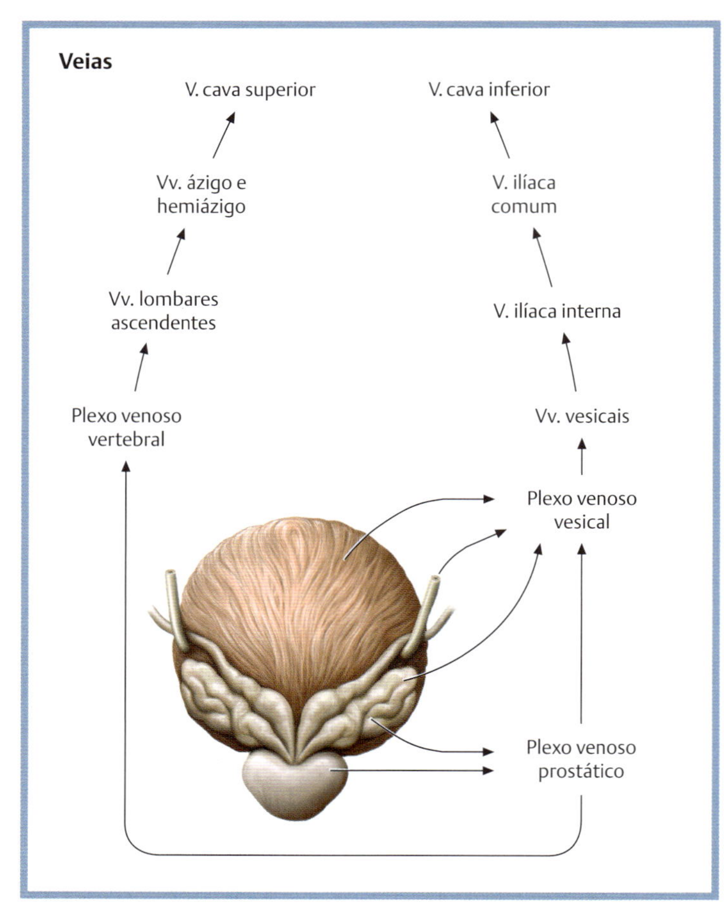
Veias
V. cava superior
V. cava inferior
Vv. ázigo e hemiázigo
V. ilíaca comum
Vv. lombares ascendentes
V. ilíaca interna
Plexo venoso vertebral
Vv. vesicais
Plexo venoso vesical
Plexo venoso prostático

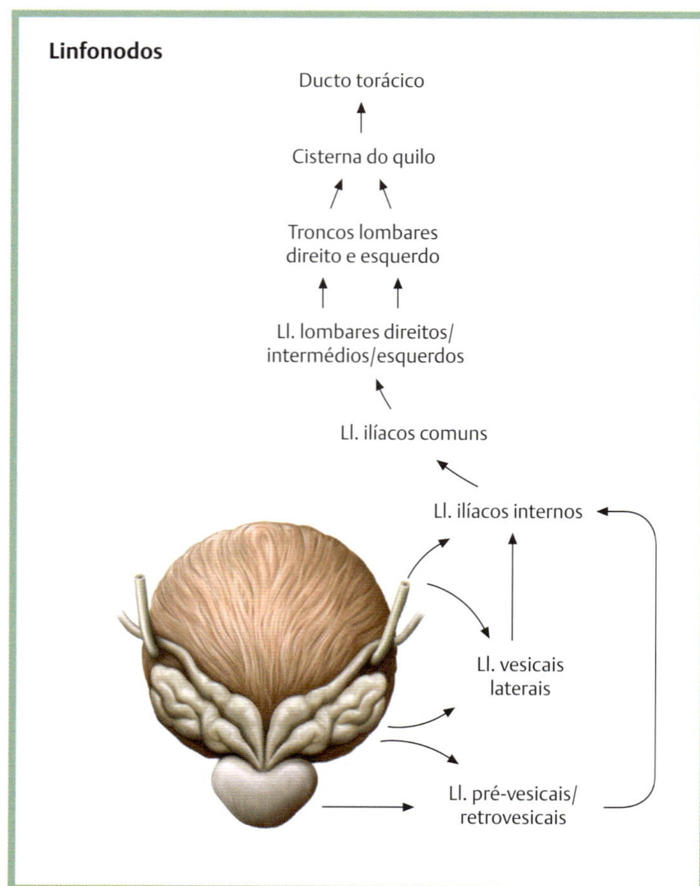
Linfonodos
Ducto torácico
Cisterna do quilo
Troncos lombares direito e esquerdo
Ll. lombares direitos/intermédios/esquerdos
Ll. ilíacos comuns
Ll. ilíacos internos
Ll. vesicais laterais
Ll. pré-vesicais/retrovesicais

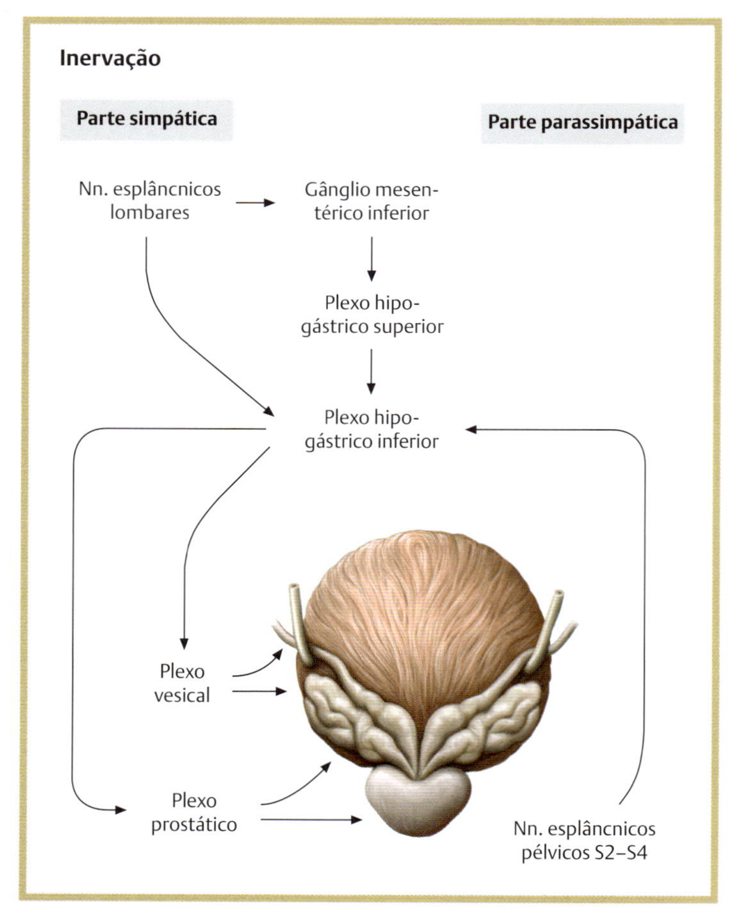
Inervação
Parte simpática
Parte parassimpática
Nn. esplâncnicos lombares
Gânglio mesen-térico inferior
Plexo hipo-gástrico superior
Plexo hipo-gástrico inferior
Plexo vesical
Plexo prostático
Nn. esplâncnicos pélvicos S2–S4

1.16 Testículo, Epidídimo e Ducto Deferente

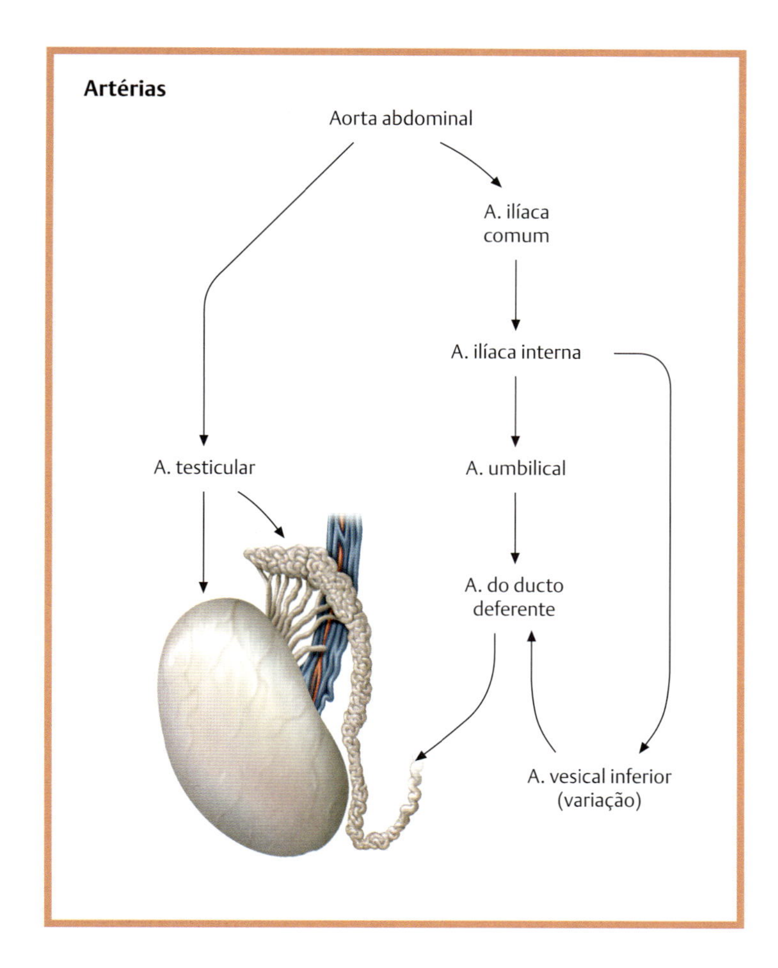
Artérias
Aorta abdominal
A. ilíaca comum
A. ilíaca interna
A. testicular
A. umbilical
A. do ducto deferente
A. vesical inferior (variação)

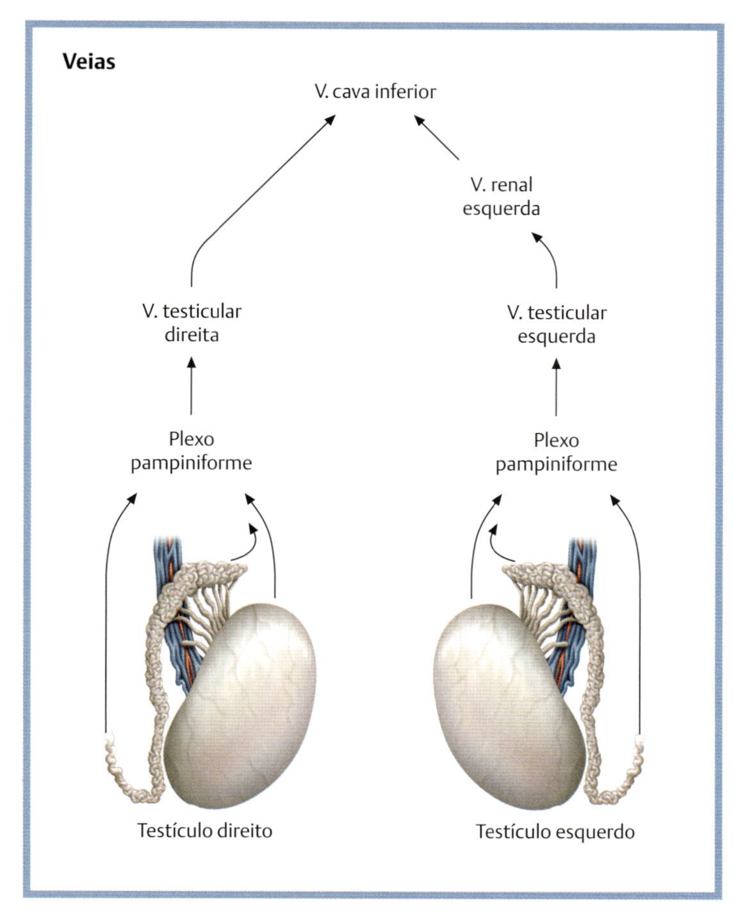
Veias
V. cava inferior
V. renal esquerda
V. testicular direita
V. testicular esquerda
Plexo pampiniforme
Plexo pampiniforme
Testículo direito
Testículo esquerdo

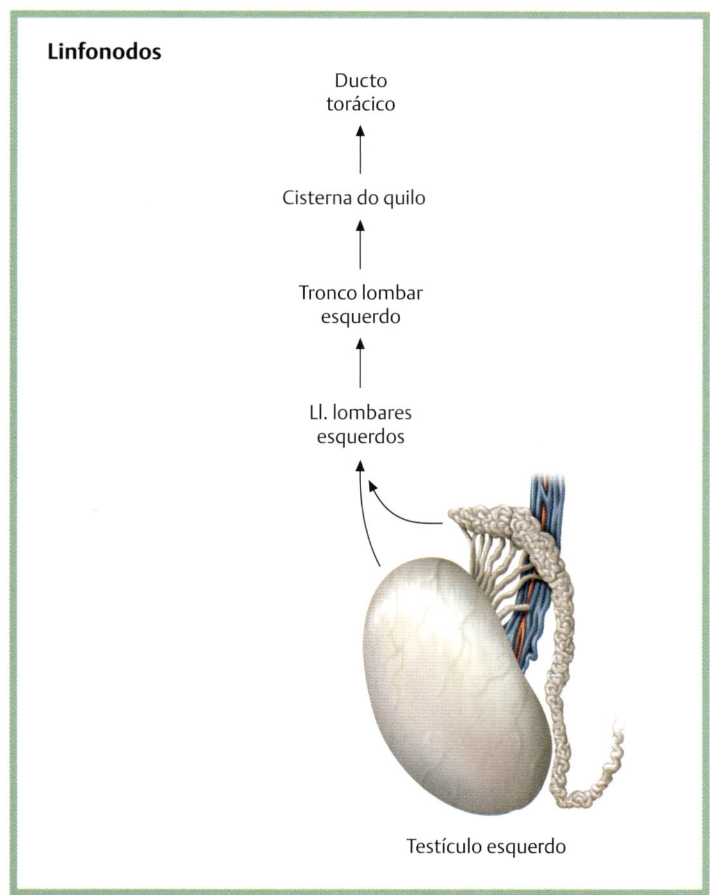
Linfonodos
Ducto torácico
Cisterna do quilo
Tronco lombar esquerdo
Ll. lombares esquerdos
Testículo esquerdo

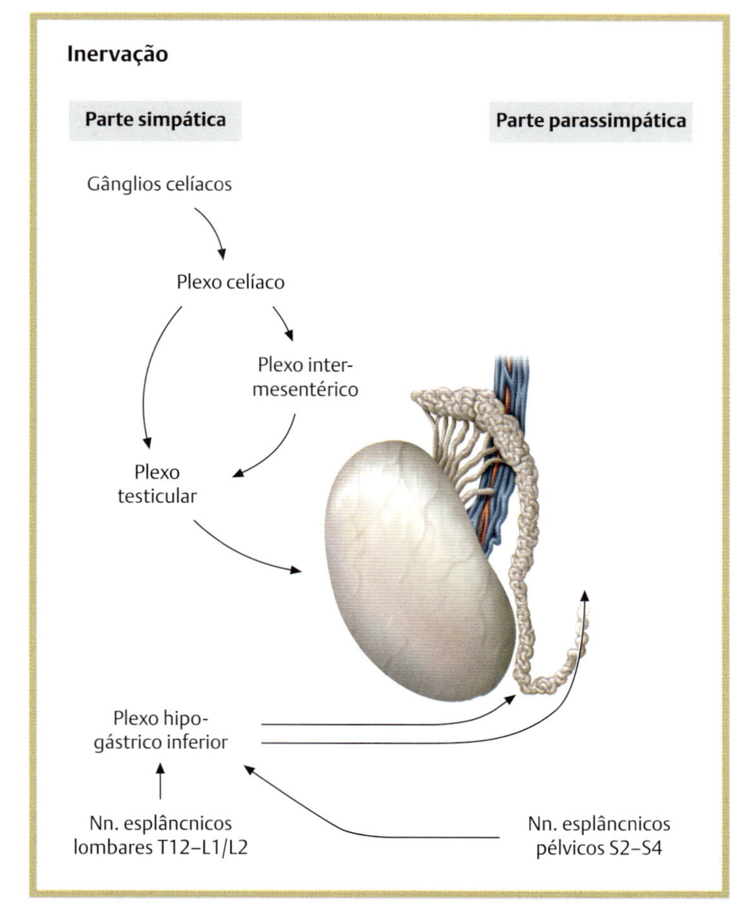
Inervação
Parte simpática
Parte parassimpática
Gânglios celíacos
Plexo celíaco
Plexo inter-mesentérico
Plexo testicular
Plexo hipo-gástrico inferior
Nn. esplâncnicos lombares T12–L1/L2
Nn. esplâncnicos pélvicos S2–S4

1.17 Útero, Tuba Uterina e Vagina

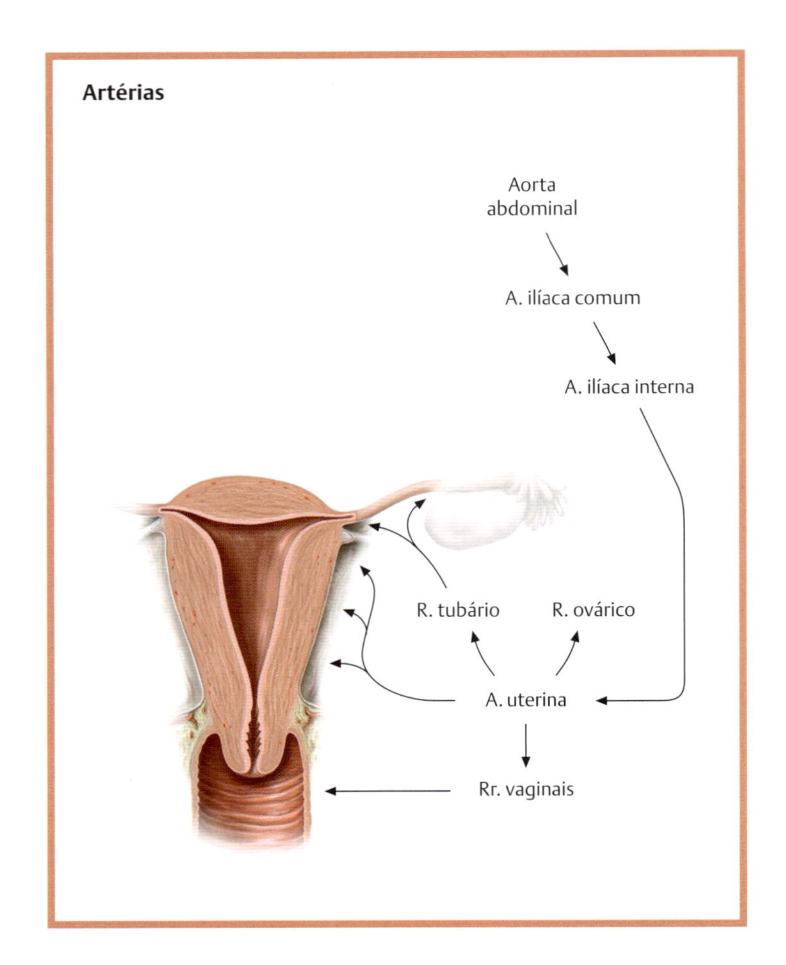
Artérias
Aorta abdominal
A. ilíaca comum
A. ilíaca interna
R. tubário
R. ovárico
A. uterina
Rr. vaginais

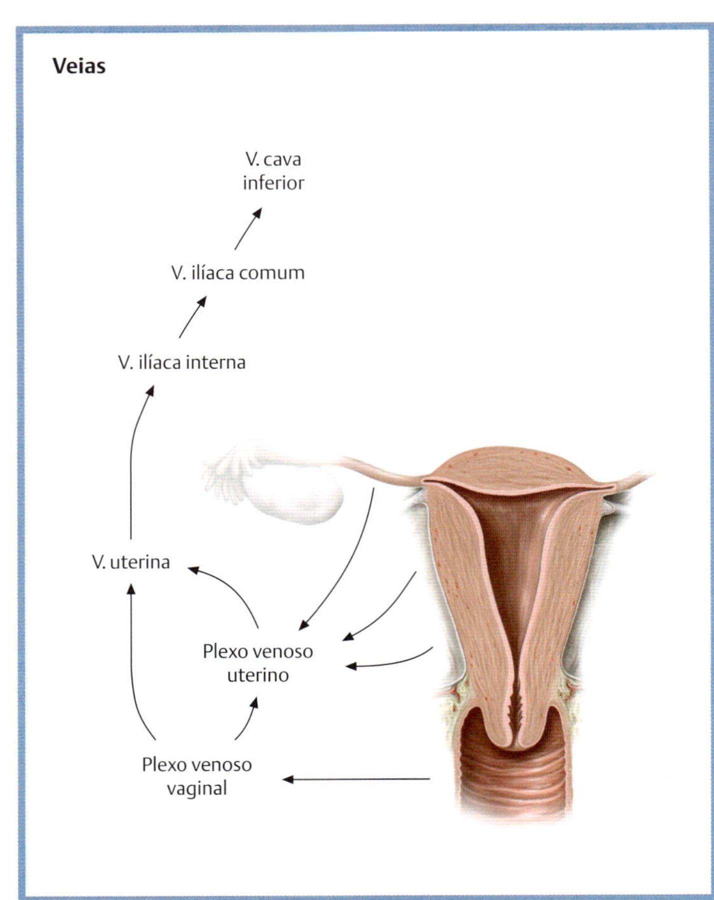
Veias
V. cava inferior
V. ilíaca comum
V. ilíaca interna
V. uterina
Plexo venoso uterino
Plexo venoso vaginal

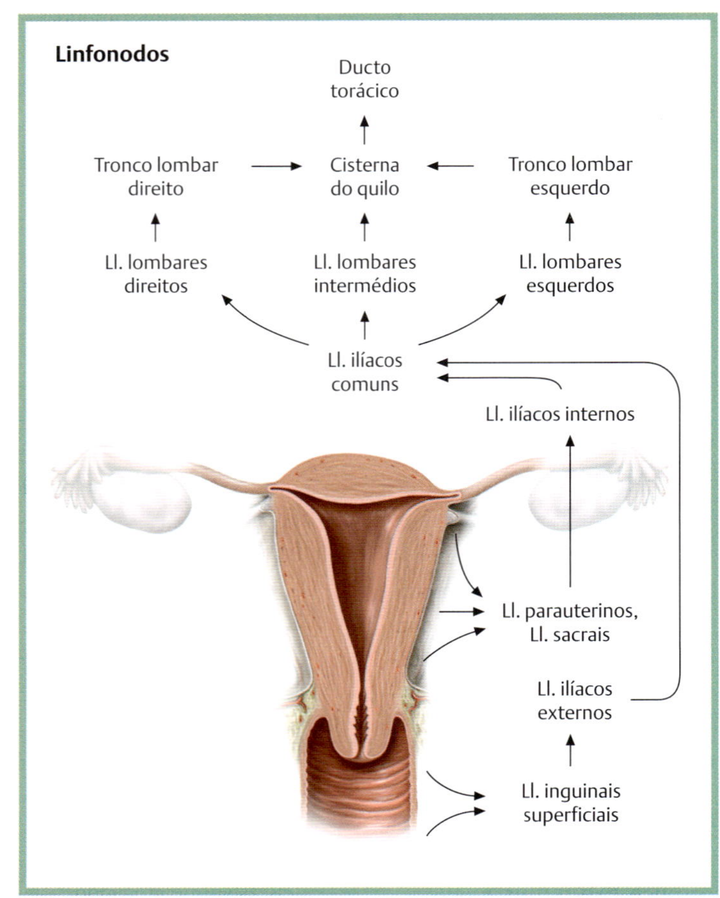
Linfonodos
Ducto torácico
Tronco lombar direito
Cisterna do quilo
Tronco lombar esquerdo
Ll. lombares direitos
Ll. lombares intermédios
Ll. lombares esquerdos
Ll. ilíacos comuns
Ll. ilíacos internos
Ll. parauterinos, Ll. sacrais
Ll. ilíacos externos
Ll. inguinais superficiais

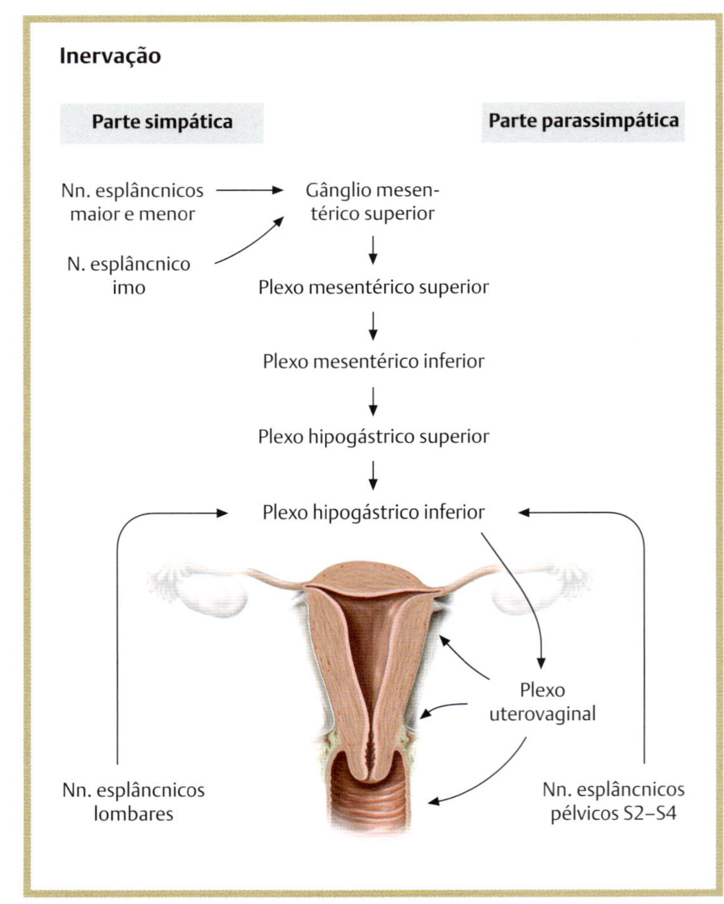
Inervação
Parte simpática
Parte parassimpática
Nn. esplâncnicos maior e menor
Gânglio mesen- térico superior
N. esplâncnico imo
Plexo mesentérico superior
Plexo mesentérico inferior
Plexo hipogástrico superior
Plexo hipogástrico inferior
Plexo uterovaginal
Nn. esplâncnicos lombares
Nn. esplâncnicos pélvicos S2–S4

1.18 Tuba Uterina e Ovário

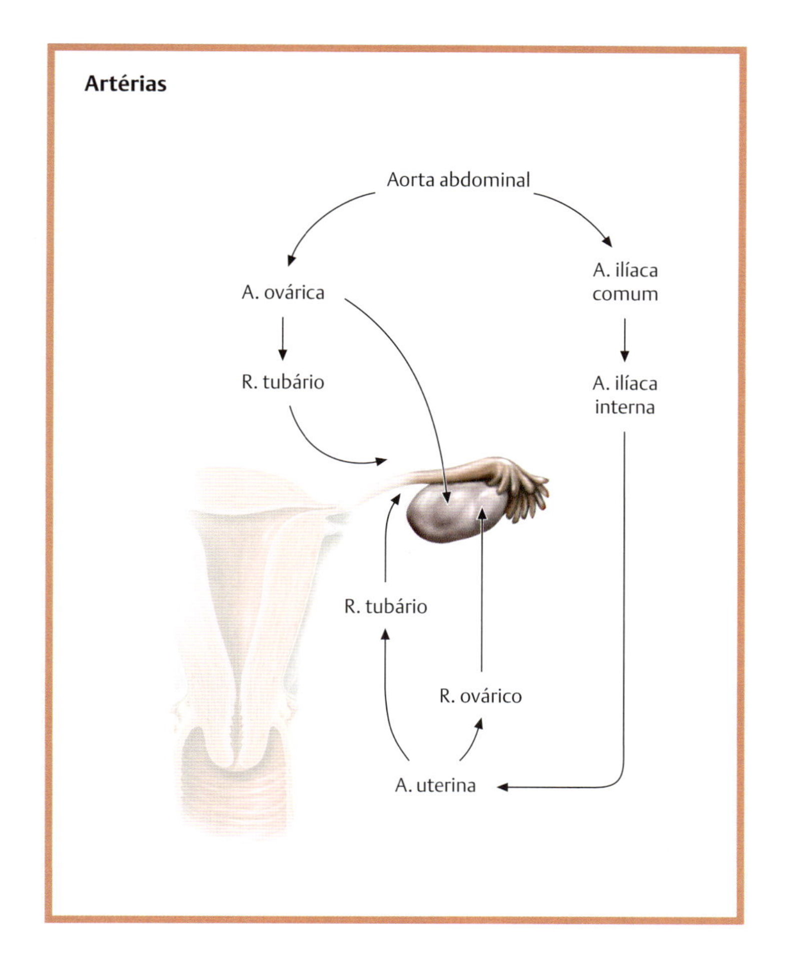
Artérias
Aorta abdominal
A. ovárica
A. ilíaca comum
R. tubário
A. ilíaca interna
R. tubário
R. ovárico
A. uterina

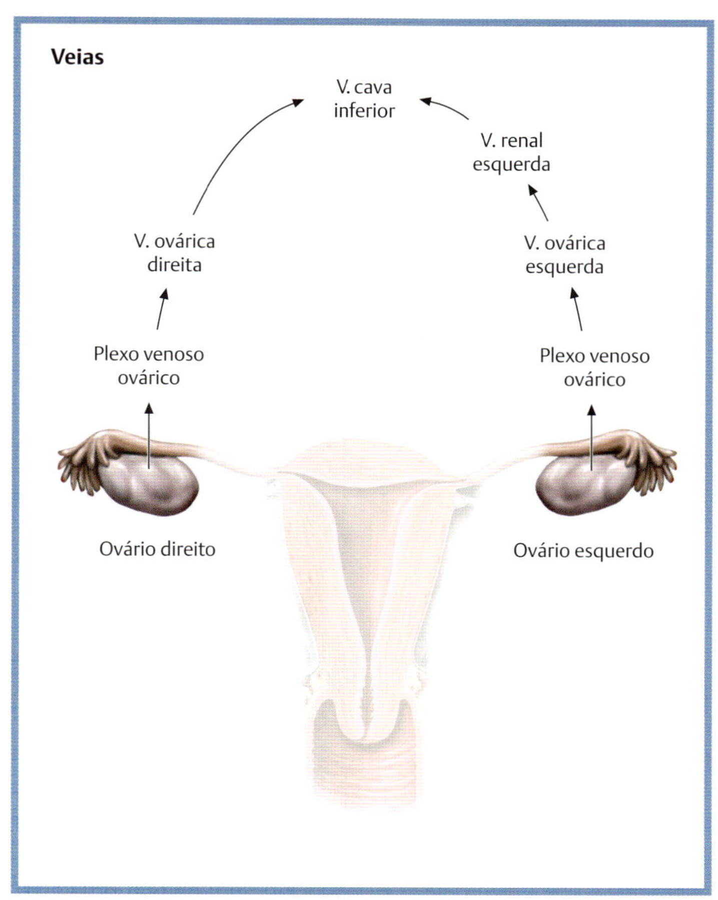
Veias
V. cava inferior
V. renal esquerda
V. ovárica direita
V. ovárica esquerda
Plexo venoso ovárico
Plexo venoso ovárico
Ovário direito
Ovário esquerdo

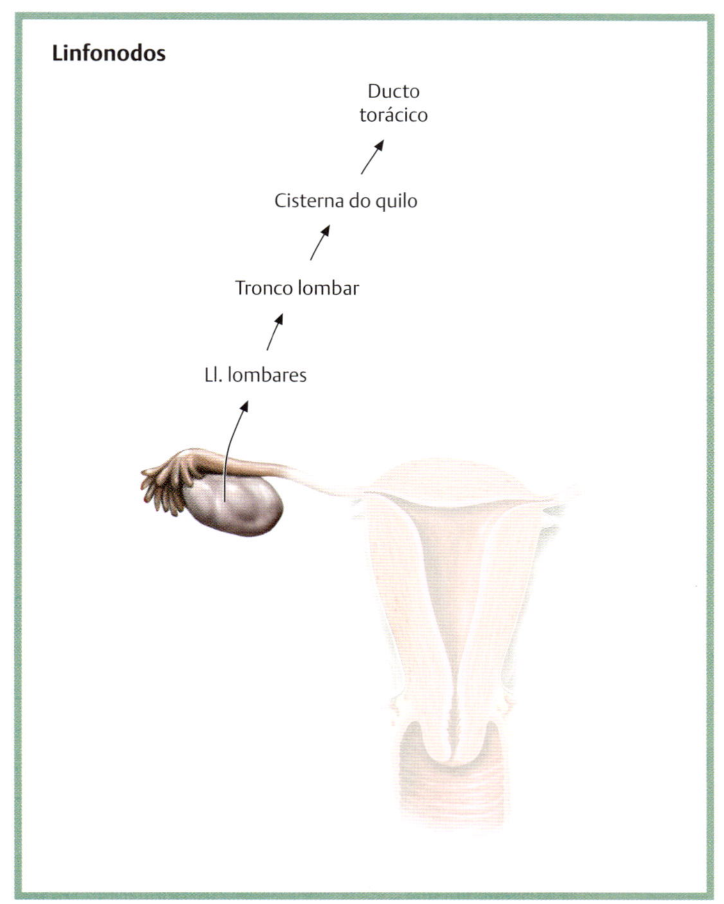
Linfonodos
Ducto torácico
Cisterna do quilo
Tronco lombar
Ll. lombares

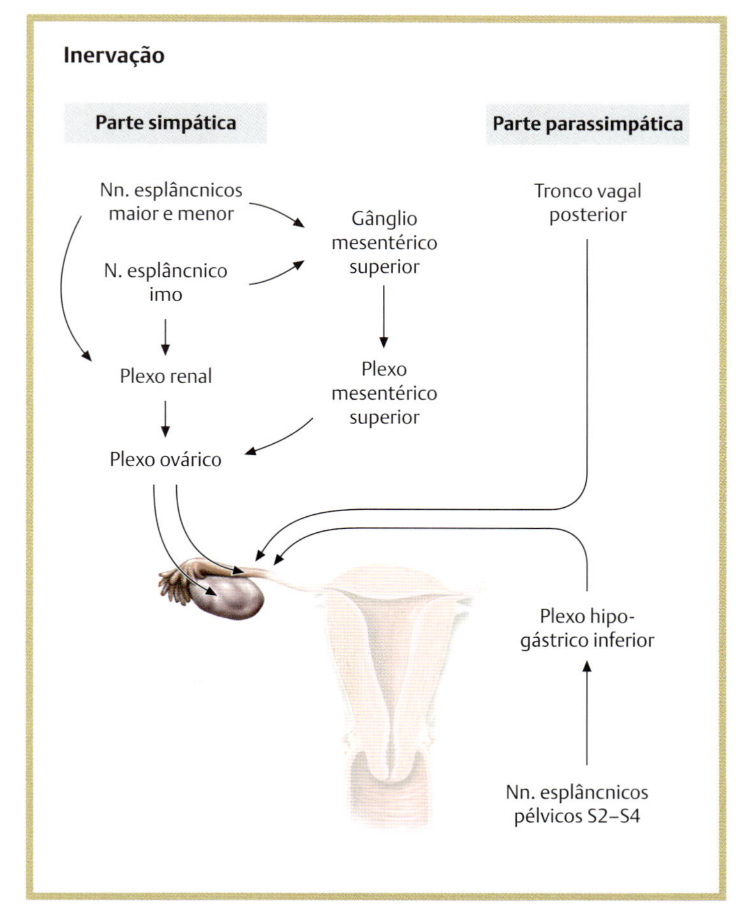
Inervação
Parte simpática
Parte parassimpática
Nn. esplâncnicos maior e menor
Gânglio mesentérico superior
Tronco vagal posterior
N. esplâncnico imo
Plexo renal
Plexo mesentérico superior
Plexo ovárico
Plexo hipo-gástrico inferior
Nn. esplâncnicos pélvicos S2–S4

E Sinopse

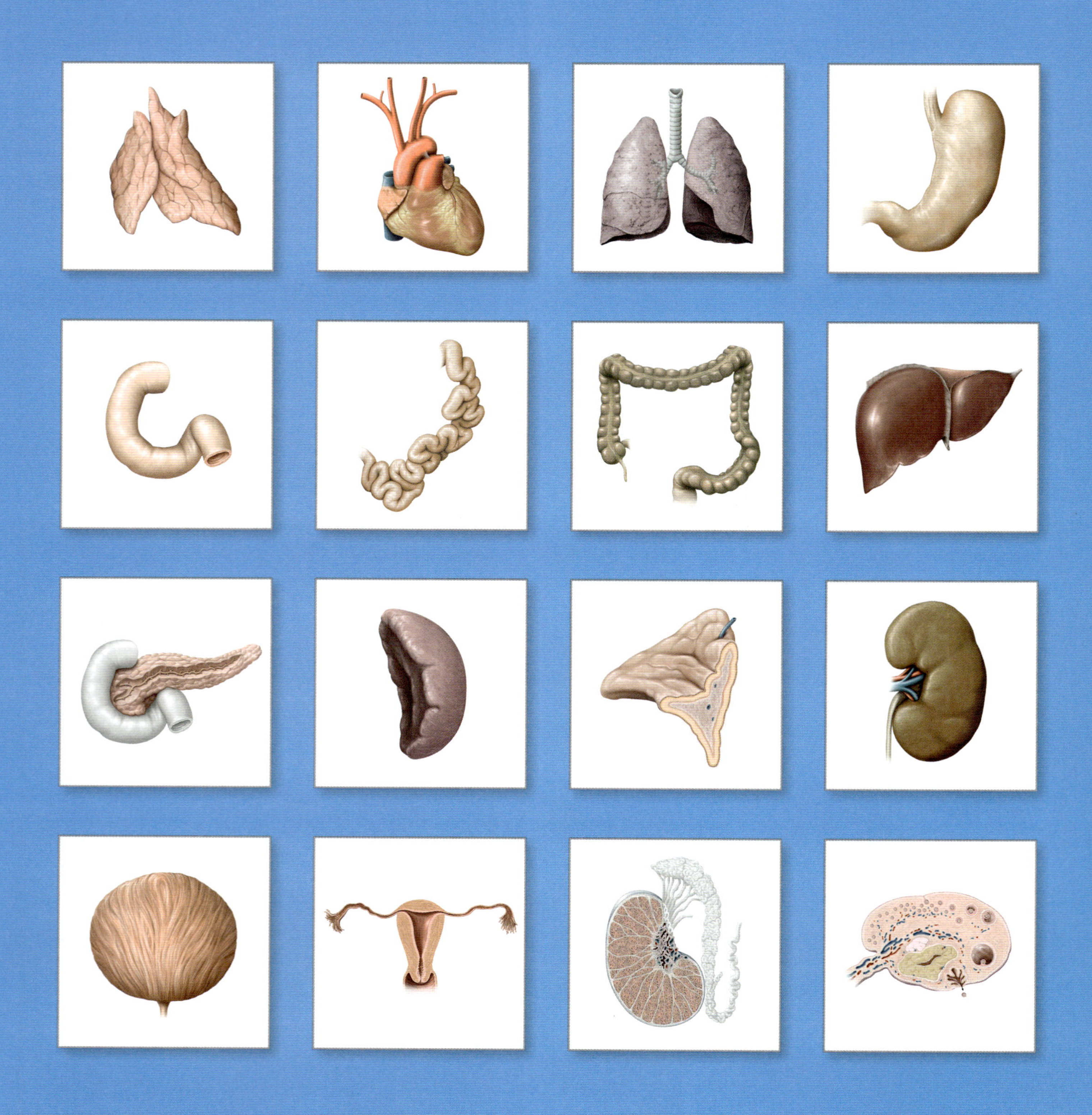

1.1 Timo

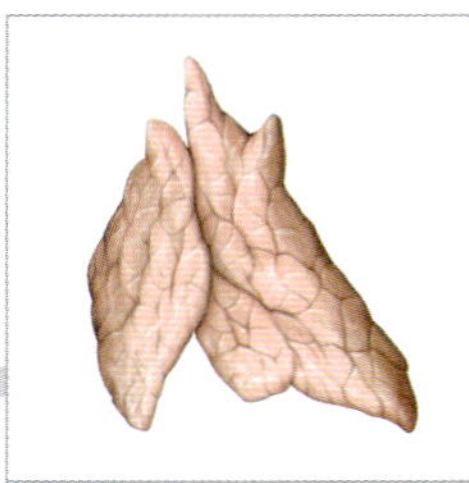

Posição

- No mediastino superior, diretamente posterior ao esterno, e anterior ao pericárdio e aos grandes vasos da base do coração
- Na radiografia de tórax forma o "triângulo tímico".

Formato e Estrutura

- Órgão linfoepitelial de consistência amolecida, geralmente formado por dois lobos (lobos direito e esquerdo)
- Delicada cápsula de tecido conjuntivo, de onde partem trabéculas que penetram no parênquima tímico, ocasionando a divisão dos lobos em lóbulos tímicos
- Organização interna no córtex (mais intensamente corado) e na medula (menos corada). Células reticulares epiteliais formam, em posição subcapsular e ao redor das trabéculas conjuntivas, uma camada celular fechada (a barreira hematotímica). No interior do timo essas células formam uma rede tridimensional, na qual estão os linfócitos em maturação. Na medula encontramos estruturas formadas pelo arranjo concêntrico das células reticulares epiteliais, chamadas corpúsculos de Hassal
- Outros tipos celulares: macrófagos, células mioides, células dendríticas.

Vasos e Nervos (ver também p. 428)

Suprimento do tipo mediastinal. Devido à sua posição no mediastino superior, mantém conexões com os vasos e os nervos em posição cranial.

- *Artérias:* Rr. tímicos originados da A. torácica interna (próximo ao esterno!)
- *Veias:* Vv. tímicas que drenam para as Vv. braquiocefálicas
- *Drenagem linfática:* por meio dos Ll. braquiocefálicos para os troncos broncomediastinais
- *Inervação autônoma:*
  - Parte parassimpática pelos dois Nn. vagos, especialmente os Nn. laríngeos recorrentes
  - Parte simpática pelos ramos oriundos dos gânglios cervicais (Nn. cardíacos cervicais).

Função

- Maturação e diferenciação de linfócitos T (aquisição de imunocompetência)
- Indução de morte celular programada (apoptose) dos linfócitos que direcionam a sua atividade contra antígenos do próprio organismo: cerca de 90% dos linfócitos T imaturos morrem no timo
- Produção de hormônios imunomoduladores (timosina, timopoetina, timulina)
- É o órgão linfoide primário para os linfócitos T.

Observação: O timo é um "órgão de crianças e jovens". Seu tamanho máximo é atingido por volta da puberdade (quando pesa cerca de 30 g). Nos idosos, a involução dos tecidos tímicos específicos é extraordinariamente intensa.

Desenvolvimento Embrionário

- O epitélio do timo se origina do epitélio do 3º par de bolsas faríngeas (origem endodérmica)
- O primórdio epitelial é progressivamente povoado com linfócitos (origem mesodérmica).

Principais Doenças

- Doenças específicas do timo são extremamente raras
- A ausência do timo (aplasia tímica) é fatal, uma vez que não há o desenvolvimento da imunocompetência pelos linfócitos T
- Em doenças do sistema linfático (p. ex., em determinadas formas de leucemia), o timo pode ser afetado
- Timomas: tumores que se originam do epitélio tímico e que são frequentemente acompanhados por doença autoimune (a miastenia *gravis*, que ocasiona fraqueza muscular progressiva) devido à função imunológica das células reticulares epiteliais.

1.2 Pericárdio

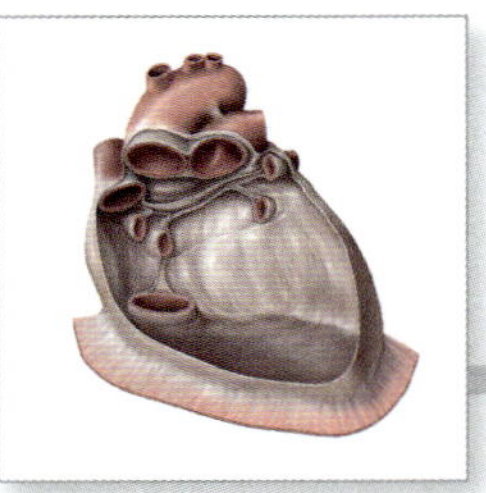

Posição

No tórax (mediastino médio).

Formato e Estrutura

Saco de tecido conjuntivo que envolve o coração, formado por duas camadas:

- Pericárdio fibroso (tecido conjuntivo mais denso e resistente, localizado externamente; envolve também as partes dos grandes vasos arteriais e venosos que se encontram mais próximos do coração)
- Pericárdio seroso, com:
  - Lâmina *parietal* (associada internamente ao pericárdio fibroso)
  - Lâmina *visceral* (= epicárdio, associada externamente ao miocárdio)
  - Entre as lâminas parietal e visceral: *cavidade do pericárdio* (apenas uma estreita fenda)
- Devido à reflexão da lâmina visceral na lâmina parietal nas proximidades da base do coração, formam-se dois seios:
  - O *seio transverso* (entre a saída dos vasos arteriais e a entrada dos vasos venosos)
  - O *seio oblíquo* (entre as Vv. pulmonares esquerdas e direitas).

Aberturas

- Uma para a parte ascendente da aorta
- Uma para o tronco pulmonar
- Duas para as duas Vv. cavas
- Quatro para as quatro Vv. pulmonares.

Vasos e Nervos (ver também p. 431)

- Suprimento do tipo mediastinal
- *Artérias:* A. pericardicofrênica (ramo da A. torácica interna)
- *Veias:* V. pericardicofrênica (na V. torácica interna)
- *Drenagem linfática:* Ll. pré-pericárdicos e pericárdicos laterais (também os Ll. frênicos superiores e Ll. traqueobronquiais, que drenam para o tronco broncomediastinal)
- *Inervação autônoma:* insignificante
- *Inervação sensitiva somática:* N. frênico (ramo do plexo cervical).

Função

Manutenção de um espaço de deslizamento ao redor do coração; no entanto, o pericárdio não é essencial à vida.

Desenvolvimento Embrionário

Derivado do mesoderma da lâmina lateral:

- Parte visceral derivada da esplancnopleura
- Parte parietal derivada da somatopleura.

Principais Doenças

- Pericardite – inflamação, geralmente secundária a infecção viral ou bacteriana
- Na pericardite tuberculosa, hoje em dia muito rara, ocorrem depósitos de cálcio no pericárdio. A consequência é que o coração não pode mais se distender – tamponamento cardíaco.

1.3 Coração

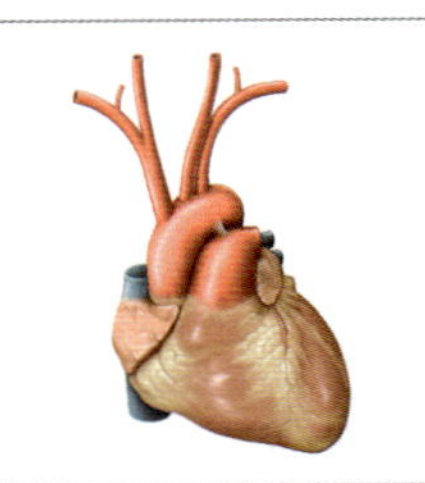

Posição

- No tórax, na cavidade do pericárdio
- A base do coração dirige-se para cima, para trás e para a direita; aqui, na porta venosa e na porta arterial, ocorrem a entrada dos vasos venosos (Vv. cavas superior e inferior) e a saída dos vasos arteriais (parte ascendente da aorta e tronco pulmonar), respectivamente
- O ápice do coração dirige-se para baixo, para a frente e para a esquerda
- O eixo longitudinal do coração (do meio da base do coração até o seu ápice = eixo cardíaco anatômico) se encontra em um ângulo de cerca de 45° em relação a todos os eixos do corpo.

Formato e Tamanho

- Órgão oco cordiforme: 12 a 14 cm de comprimento; maior largura: 8 a 9 cm
- Peso: até cerca de 300 g.

Morfologia Externa do Coração

- **Superfícies:**
  - Face esternocostal (anterior)
  - Faces pulmonares direita e esquerda
  - Face diafragmática (inferior)
- **Sulcos com artérias coronárias:**
  - Sulcos interventriculares anterior e posterior
  - Sulco coronário
- **Aurículas** (direita e esquerda): evaginações dos átrios (correspondentes ao átrio embrionário; local mais comum de formação de trombos); produzem o peptídio natriurético atrial (PNA) para a regulação da pressão sanguínea.

Morfologia Interna do Coração

Câmaras e aberturas cardíacas

- **Quatro câmaras contráteis:**
  - Dois *átrios*: esquerdo e direito, separados pelo septo inter*atrial* (de natureza muscular)
  - Dois *ventrículos*: esquerdo e direito, separados pelo septo inter*ventricular* (parte muscular e parte membranácea; portanto, uma parte de natureza muscular e outra parte de natureza conjuntiva); de acordo com o sentido do fluxo sanguíneo, ambos os ventrículos apresentam um trato de entrada (com trabéculas cárneas) e um trato de saída (de paredes lisas)
- **Quatro aberturas**, que unem os átrios aos ventrículos, o ventrículo direito ao tronco pulmonar e o ventrículo esquerdo à parte ascendente da aorta:
  - Duas aberturas no coração direito: óstio atrioventricular direito e óstio do tronco pulmonar
  - Duas aberturas no coração esquerdo: óstio atrioventricular esquerdo e óstio da aorta
- Além disso, existem as **aberturas para as desembocaduras** das Vv. cavas (no átrio direito) e das quatro Vv. pulmonares (no átrio esquerdo, ver fluxo sanguíneo), além da desembocadura do seio coronário (no átrio direito = óstio do seio coronário, com a válvula do seio coronário).

Fluxo sanguíneo através das câmaras cardíacas

- Fluxo geral: do coração direito para os pulmões (captação de oxigênio), daí para o coração esquerdo, e, em seguida, para a aorta (a liberação de oxigênio ocorre em todos os órgãos)
- Fluxo específico: a partir das Vv. cavas superior e inferior para o átrio direito, daí através do óstio atrioventricular direito para o ventrículo direito; do ventrículo direito, o sangue segue, através do óstio do tronco pulmonar, para o tronco pulmonar, daí para as duas Aa. pulmonares, seguindo para os pulmões, de onde sai pelas quatro Vv. pulmonares em direção ao átrio esquerdo e, através do óstio atrioventricular esquerdo, para o ventrículo esquerdo, de onde finalmente sai através do óstio da aorta para a artéria aorta.

Valvas cardíacas

- **Quatro valvas** – por meio do seu fechamento e da sua abertura (músculos papilares, ver a seguir!) – garantem que o sangue flua em apenas um único sentido através do coração:
  - Duas valvas atrioventriculares
  - Duas valvas arteriais (valvas da aorta e do tronco pulmonar).

  As *valvas atrioventriculares* impedem que, durante a contração dos ventrículos, haja o refluxo do sangue dos ventrículos para os átrios; as *valvas arteriais* impedem que, durante o relaxamento dos ventrículos, haja refluxo do sangue do tronco pulmonar e da parte ascendente da aorta para os ventrículos
- **Valvas do coração direito:**
  - Valva atrioventricular direita no óstio atrioventricular direito = valva dotada de *três válvulas* ou cúspides (em formato de vela de barco) – válvulas septal, anterior e posterior (valva *tricúspide*)
  - Valva do tronco pulmonar no óstio do tronco pulmonar, no trato de saída do ventrículo direito = valva dotada de três válvulas *semilunares* (em *formato de meia-lua*): válvulas semilunares anterior, esquerda e direita
- **Valvas do coração esquerdo:**
  - Valva atrioventricular esquerda no óstio atrioventricular esquerdo = valva dotada de duas válvulas ou cúspides (em formato de vela de barco) = valva *bicúspide*, com válvulas anterior e posterior
  - Valva da aorta no óstio da aorta, no trato de saída do ventrículo esquerdo = valva dotada de três válvulas semilunares: válvulas semilunares posterior, esquerda e direita.

Sulcos e cristas nas paredes internas das câmaras cardíacas

Sulcos (apenas nos átrios):
- Átrio direito: fossa oval, no septo interatrial, remanescente do forame oval inicialmente aberto
- Átrio esquerdo: valva do forame oval, como contraparte da fossa oval à direita.

Cristas (nos átrios e nos ventrículos)
- *Átrios* direito e esquerdo: Mm. pectíneos – projeções musculares semelhantes a cristas, presentes nas aurículas (correspondem ao átrio embrionário, ver anteriormente)
- *Ventrículos* direito e esquerdo:
  - Trabéculas cárneas (feixes musculares que marcam os tratos de fluxo sanguíneo; são mais proeminentes no ventrículo direito do que no ventrículo esquerdo
  - Mm. papilares: trabéculas musculares de formato particularmente bem definido e que se projetam na cavidade ventricular; impedem a projeção das válvulas das valvas atrioventriculares para os átrios, durante a contração dos ventrículos
  - No coração direito: *três* músculos papilares para as *três* válvulas da valva *tri*cúspide, ver anteriormente (Mm. papilares anterior, posterior e septal)
  - No coração esquerdo: *dois* músculos papilares para as duas válvulas da valva *bi*cúspide, ver anteriormente (Mm. papilares anterior e posterior).

Esqueleto fibroso cardíaco

Todas as valvas cardíacas se encontram em um mesmo plano (o chamado plano valvar), recobertas pelo endocárdio; a circunferência de cada valva é reforçada por um anel fibroso de tecido conjuntivo. Todos os anéis fibrosos e as demais partes de tecido conjuntivo que os unem formam o chamado esqueleto fibroso do coração.

Túnicas da parede do coração

A parede do coração apresenta, de dentro para fora, três camadas:
- Endocárdio (endotélio [epitélio simples pavimentoso] e tecido conjunto frouxo subendotelial): reveste as cavidades cardíacas e as valvas
- Miocárdio (musculatura com diferentes direcionamentos das fibras): está organizado macroscopicamente em três camadas
- Epicárdio (túnica) serosa do coração, representando o componente interno do pericárdio seroso, formada por um epitélio simples pavimentoso [mesotélio] e por tecido conjuntivo frouxo submesotelial): é considerado estritamente um componente do pericárdio, porém é frequentemente associado ao coração.

Vasos e Nervos (ver também p. 430)

- Suprimento do tipo mediastinal
- *Artérias:* A. coronária esquerda (com R. interventricular anterior e R. circunflexo) e A. coronária direita (R. interventricular posterior); ambas se originam da parte ascendente da aorta, imediatamente após a sua saída do ventrículo esquerdo
- *Veias:* Vv. cardíacas (magna, parva e média), juntamente com a V. ventricular esquerda posterior, conduzem o sangue através do seio coronário para o átrio direito
- *Drenagem linfática:* através dos Ll. braquiocefálicos e traqueobronquiais para o tronco broncomediastinal
- *Inervação autônoma:* parte parassimpática – por meio dos dois Nn. vagos (Rr. cardíacos cervicais e torácicos), neurônios do núcleo posterior do N. vago; parte simpática – por ramos originados dos gânglios torácicos II–IV (Nn. cardíacos cervicais superior, médio e inferior) e Nn. cardíacos torácicos.

Função

Órgão que se contrai de modo ritmado para produzir o bombeamento de fluxo sanguíneo para o corpo (volume do órgão de cerca de 780 mℓ; volume de ejeção de uma câmara de cerca de 70 mℓ).
- Ritmo de contração palpável como "*pulso*" (pulso em repouso de 1 Hertz)
- A ação do coração é dividida em *sístole* (contração do miocárdio de cada cavidade cardíaca) e *diástole* (relaxamento do miocárdio de cada cavidade cardíaca)
- A contração do miocárdio ventricular e o fechamento das valvas atrioventriculares (direita e esquerda) produzem o primeiro som cardíaco (*primeira bulha*). Em contrapartida, o relaxamento do miocárdio ventricular e o fechamento das valvas da aorta e do tronco pulmonar produzem o segundo som cardíaco (*segunda bulha*)
- As estruturas de autogeração de condução do impulso cardíaco são representadas por regiões especializadas do miocárdio: o iniciador dos impulsos é o *nó sinoatrial* (nó SA) no átrio direito, nas proximidades da desembocadura da V. cava superior. A transmissão do impulso dos átrios para os ventrículos ocorre através do *nó atrioventricular* (nó AV), no limite entre o átrio direito e o ventrículo direito. A transmissão do impulso continua em direção aos ventrículos através do chamado *fascículo atrioventricular* (ou feixe de His), com ramos ventriculares direito e esquerdo e que segue pelos ramos subendocárdicos, também denominados fibras de Purkinje.

Observação: O coração pode desenvolver uma excitação completamente autônoma e, assim, produzir um estímulo elétrico para os batimentos cardíacos. O coração também pode bater sozinho, sem inervação! A inervação autônoma (ver acima) apenas modula a atividade das estruturas de autogeração de condução do impulso cardíaco. A parte parassimpática da divisão autônoma do sistema nervoso diminui a frequência cardíaca e a transmissão entre átrios e ventrículos. A parte simpática da divisão autônoma do sistema nervoso aumenta a frequência e a condução e eleva a força dos batimentos.

Desenvolvimento Embrionário

Origem mesodérmica, a partir dos primórdios do tubo cardíaco, pela formação da alça cardíaca.

Principais Doenças

- A principal doença e principal causa de morte nos países industrializados é o *infarto do miocárdio* – o estreitamento das artérias coronárias reduz a irrigação de regiões do miocárdio, de tal modo que elas sofrem necrose
- Os *distúrbios do ritmo cardíaco* ocorrem devido a distúrbios funcionais no sistema autogerador e condutor do impulso cardíaco
- *Defeitos valvares* (hereditários ou adquiridos devido a inflamações do endocárdio) – as valvas não se abrem (estenose valvar) ou não se fecham (insuficiência valvar) por completo
- Em *lesões do miocárdio* na ausência de lesão do pericárdio, o coração bombeia sangue para a cavidade pericárdica, até que ocorra *tamponamento cardíaco*
- Gerais: a formação de coágulos sanguíneos patológicos (trombos) no coração implica risco de embolia, por exemplo, no encéfalo.

1.4 Traqueia, Brônquios e Pulmões

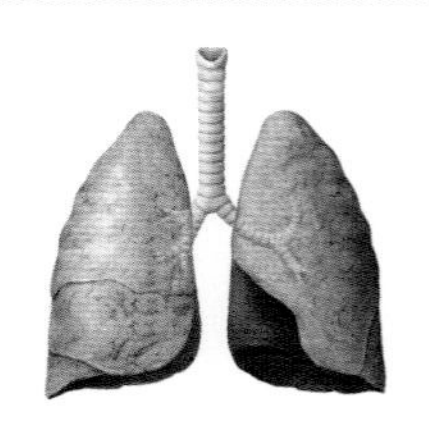

Posição

- Parte cervical da traqueia no pescoço
- Parte torácica da traqueia e brônquios principais no mediastino
- Brônquios lobares e todos os demais segmentos: intrapulmonares
- Pulmões, em geral: em ambos os lados em relação ao mediastino
- Os pulmões são recobertos externamente pela pleura visceral; na face voltada para o mediastino, no chamado ligamento pulmonar, reflexão da pleura visceral na pleura parietal.

Morfologia Externa do Pulmão

- Ápice do pulmão
- Base do pulmão
- Lobos pulmonares: 3 lobos no pulmão direito – superior, médio e inferior; 2 lobos no pulmão esquerdo – superior e inferior
- Fissuras pulmonares: 2 fissuras no pulmão direito – fissura horizontal, abaixo do lobo superior; e fissura oblíqua, entre os lobos médio e inferior; 1 fissura no pulmão esquerdo – fissura oblíqua, entre os lobos superior e inferior
- Duas margens pulmonares: margens anterior e inferior
- Quatro faces: face costal (voltada para as costelas); face diafragmática (na base, voltada para o diafragma); face mediastinal (voltada para o mediastino); face interlobar (nas fendas entre os lobos).

Observação: Na base do pulmão, a área de junção entre a face diafragmática e a face mediastinal não apresenta denominação específica na Terminologia Anatômica!

Forma e Estrutura das Vias Respiratórias (ou Vias Aéreas)

- Aspectos básicos: tubos que se ramificam de maneira dicotômica, com redução progressiva de calibre
- No interior do pulmão, as vias respiratórias, o tecido conjuntivo, os vasos sanguíneos e os nervos formam uma estrutura de aspecto esponjoso.

Organização da traqueia e da árvore bronquial:
- Da traqueia até os bronquíolos terminais = parte *condutora* (de ar) das vias respiratórias
- Dos bronquíolos respiratórios até os alvéolos = parte *respiratória* (onde ocorrem as trocas gasosas) das vias respiratórias.

Segmentos da parte condutora:
- Parte cervical da traqueia: do 1º anel cartilagíneo traqueal (ver adiante) até a abertura superior do tórax
- Parte torácica da traqueia: da abertura superior do tórax até a bifurcação da traqueia
- Na bifurcação da traqueia: divisão em brônquios principais direito e esquerdo
- Ramificação do brônquio principal *direito* em *três* brônquios lobares: brônquios lobares superior, médio e inferior
- Ramificação do brônquio principal *esquerdo* em *dois* brônquios lobares: brônquios lobares superior e inferior
- Ramificação dos brônquios lobares em brônquios segmentares: 10 brônquios segmentares à direita e 9 brônquios segmentares à esquerda
- Ramificação dos brônquios segmentares em brônquios subsegmentares.

Segmentos da parte respiratória:
- Bronquíolos respiratórios de 1ª a 3ª ordens (a partir daqui, já há alvéolos)
- Ductos alveolares
- Sáculos alveolares.

Estrutura da Parede das Vias Respiratórias

Traqueia:
- Órgão oco tubular, com 16 a 20 anéis de cartilagem hialina em formato de ferradura (cartilagens traqueais)
- Os anéis traqueais se unem uns aos outros pelos ligamentos ricos em fibras colágenas e elásticas (Ligg. anulares) ao longo da traqueia
- Túnica mucosa formada por epitélio respiratório (epitélio pseudoestratificado ciliado e com células caliciformes) e lâmina própria; tela submucosa de tecido conjuntivo frouxo contendo numerosas glândulas traqueais
- Parede posterior da traqueia: sem cartilagem, composta por tecido conjuntivo (parte membranácea), atravessada por musculatura lisa (M. traqueal).

Brônquios principais, lobares, segmentares e intrasegmentares (subsegmentares):
- Estrutura basicamente semelhante à da traqueia
- Musculatura lisa organizada de forma concêntrica ou espiralada em todos os brônquios (alteração ativa do calibre), situada abaixo da túnica mucosa
- Nos brônquios segmentares intrasegmentares (subsegmentares), existem *lâminas* cartilagíneas, em vez de *anéis* cartilagíneos
- O epitélio de revestimento da mucosa é semelhante ao da túnica mucosa traqueal – epitélio respiratório.

Bronquíolos terminais:
- Paredes sem cartilagem
- Epitélio cilíndrico simples com e sem cílios.

Bronquíolos respiratórios:
- Transição para os alvéolos, epitélio cilíndrico a cúbico, geralmente não ciliado, ocasionalmente pneumócitos tipo II
- Alvéolos (trocas gasosas): pneumócitos tipos I e II.

Estrutura Interna dos Pulmões

Organização das vias respiratórias em determinadas partes do pulmão:

- A traqueia conduz o ar para os pulmões
- Os brônquios principais (esquerdo e direito) conduzem o ar para apenas um dos pulmões (esquerdo ou direito)
- Cada brônquio lobar conduz o ar para apenas um lobo pulmonar
- Cada brônquio segmentar conduz o ar para apenas um segmento broncopulmonar
- Os bronquíolos lobulares conduzem o ar para um lóbulo pulmonar
- Os bronquíolos terminais conduzem o ar para um ácino pulmonar; vários ácinos juntos formam um lóbulo pulmonar.

Vasos e Nervos (ver também p. 432)

Suprimento do tipo mediastinal.

- As estruturas vasculonervosas do pulmão seguem um trajeto intrapulmonar, nas proximidades das ramificações da árvore bronquial, ou nos septos conjuntivos
- Particularmente, o pulmão apresenta duas circulações sanguíneas: artérias e veias bronquiais para o suprimento próprio do pulmão; artérias e veias pulmonares para as trocas gasosas que favorecem todos os órgãos.

Circuito sistêmico:

- *Artérias:* Rr. bronquiais da parte torácica da aorta ou, indiretamente, da A. intercostal posterior (via alternativa)
- *Veias:* Vv. bronquiais que à direita drenam para a V. ázigo e à esquerda drenam para a V. hemiázigo ou a V. hemiázigo acessória.

Circuito respiratório:

- *Artérias:* fornecimento de sangue desoxigenado oriundo do tronco pulmonar por duas Aa. pulmonares (esquerda e direita); ramos segmentares (Aa. segmentares) das Aa. pulmonares seguem juntamente com os brônquios segmentares em posição central em cada um dos 10 ou 9 segmentos pulmonares
- *Veias:* drenagem do sangue rico em oxigênio habitualmente por, 4 Vv. pulmonares para o átrio esquerdo do coração
- *Drenagem linfática:* através dos Ll. intrapulmonares, broncopulmonares, traqueobronquiais e paratraqueais, para os troncos broncomediastinais
- *Inervação autônoma:*
  - Parte parassimpática, pelos dois Nn. vagos no plexo pulmonar
  - Parte simpática, por ramos predominantemente derivados dos gânglios torácicos II, ou III–IV, ou V (variável), também no plexo pulmonar.

Função

A função geral é representada pelas trocas do oxigênio e do dióxido de carbono entre o ar atmosférico e o sangue; dentre as funções individuais, podem ser citadas as seguintes:

- A traqueia e os brônquios, assim como suas ramificações (árvore bronquial), com exceção dos segmentos terminais mais delgados, realizam a *condução do ar*
- As partes terminais da árvore bronquial (os alvéolos) realizam as *trocas gasosas entre o sangue e o ar*; portanto, os alvéolos são fundamentais para as seguintes funções:
  - Obtenção de energia para o organismo; captação do oxigênio do ar atmosférico para processos de oxidação
  - Regulação do equilíbrio ácido-básico (eliminação do dióxido de carbono no ar atmosférico, portanto, afetando os níveis de bicarbonato do sangue)
- Alterações de volume da cavidade torácica se propagam para os pulmões por intermédio das lâminas pleurais (os pulmões são tracionados pelas pleuras visceral e parietal devido à força capilar do líquido pleural); a alteração de volume dos pulmões influencia a pressão intrapulmonar, e esta promove o fluxo de entrada ou de saída do ar atmosférico.

Desenvolvimento Embrionário

Origem endodérmica, a partir da parte cranial do intestino anterior:

- O brotamento pulmonar (ou divertículo pulmonar) se origina de uma pequena evaginação da face anterior do esôfago embrionário
- A partir desse divertículo e por um contínuo processo de divisão dicotômica (em um total de 22 divisões), formam-se a traqueia, com a árvore bronquial, até os alvéolos.

Observação: O desenvolvimento total do pulmão maduro se completa apenas aos 10 anos (!).

Principais Doenças

A árvore bronquial e os pulmões fazem parte das regiões do corpo mais frequentemente suscetíveis a doenças (porta de entrada para microrganismos patogênicos!):

- Inflamações agudas da árvore bronquial (bronquite, asma, resfriado) são habitualmente causadas por infecções virais e, em geral, são de pequena gravidade
- Inflamações crônicas (bronquite crônica) ocorrem com frequência em fumantes
- A asma (frequentemente de origem alérgica) ocorre por dilatação insuficiente dos brônquios menores e dos bronquíolos durante a expiração
- Distensão excessiva dos pulmões, com ruptura dos alvéolos (enfisema pulmonar)
- Doença pulmonar obstrutiva crônica (DPOC): estágio final das três doenças mencionadas, com perda de parênquima pulmonar responsável pelas trocas gasosas
- Tumores malignos (carcinoma brônquico) são causas frequentes de morte em fumantes
- Embolia pulmonar: obstrução aguda de uma artéria pulmonar (ou de um de seus ramos) devido a um trombo sanguíneo que se origina, frequentemente, da porção venosa da circulação do corpo e que é transportado para os pulmões via câmaras cardíacas direitas; nesta condição, o duplo suprimento sanguíneo do pulmão é importante. O sangue derivado dos Rr. bronquiais é, em princípio, suficiente para manter o parênquima pulmonar viável; deste modo, durante a obstrução de uma artéria pulmonar, geralmente não ocorre diminuição do suprimento sanguíneo ao parênquima pulmonar e, portanto, não há lesão.

1.5 Esôfago

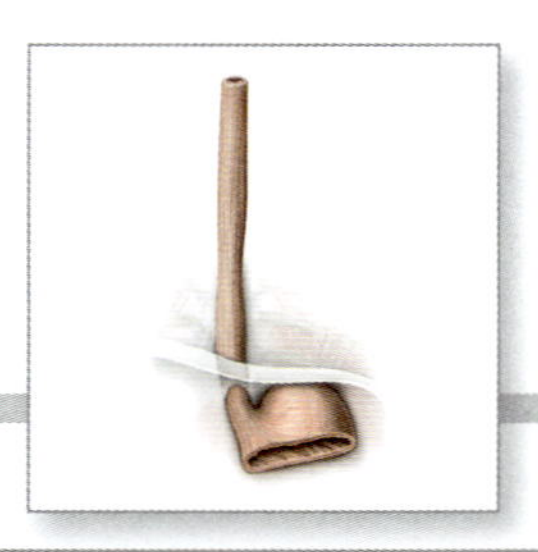

Posição	No pescoço e no tórax (mediastino), entre a traqueia e a coluna vertebral, e também no abdome.	
Forma, Comprimento e Divisão	• Tubo com 23 a 27 cm de comprimento (em média), com aberturas superior e inferior • Diâmetro de cerca de 20 mm (ver constrições do esôfago!). Três partes nas três regiões do corpo, de acordo com a posição (ver acima):	• Parte cervical (entre os corpos vertebrais de C VI a T I): até a abertura superior do tórax • Parte torácica (entre os corpos vertebrais de T I a T XI): até o hiato esofágico (local de passagem do esôfago através do diafragma) • Parte abdominal: até a cárdia do estômago (segmento mais curto, apenas 2 a 3 cm; aqui, o trajeto é intraperitoneal).
Constrições (no máximo 14 mm, em vez dos 20 mm normais)	• Constrição superior (*constrição faringoesofágica*) – altura: corpo vertebral de C VI; 14 a 16 cm a partir dos arcos dentais • Constrição média (*constrição broncoaórtica*) – altura: corpos vertebrais de T IV/T V; 25 a 27 cm a partir dos arcos dentais; o esôfago segue à direita da parte torácica da aorta	• Constrição inferior (*constrição diafragmática*) – altura: corpos vertebrais de T X/T XI; 36 a 38 cm a partir dos arcos dentais; passagem através do diafragma; fechamento mais permanente do esôfago devido à musculatura e ao coxim venoso da parede do esôfago e ainda devido à musculatura do diafragma.
Estrutura da Parede	• Estrutura básica presente no trato gastrintestinal – túnica mucosa, tela submucosa, túnicas muscular e adventícia; no segmento inferior (parte abdominal, próximo do estômago), há túnica serosa e tela subserosa • Túnica mucosa com epitélio estratificado pavimentoso não queratinizado (sem função digestória; apresenta capacidade de resistência mecânica aos alimentos que deslizam ao longo da face interna do órgão) e lâmina própria de tecido conjuntivo frouxo; lubrificação pelas glândulas esofágicas	• Musculatura estriada no terço superior do esôfago (como a musculatura da faringe); no terço médio, mistura de musculaturas estriada e lisa; e, no terço inferior, apenas musculatura lisa (como no estômago); o terço inferior apresenta um proeminente coxim venoso na tela submucosa • A musculatura contém, ainda, fibras que seguem um trajeto espiral ao redor do esôfago • A combinação de fibras musculares em trajetos circular, longitudinal e espiral possibilita a dilatação e o estreitamento do esôfago em suas aberturas superior e inferior (deglutição!).
Vasos e Nervos (ver também p. 429)	• Suprimento do tipo predominantemente mediastinal (parte torácica); suprimentos do tipo cervical (parte cervical) e do tipo abdominal superior (parte abdominal) • *Artérias:* numerosos Rr. esofágicos da A. tireóidea inferior (parte cervical), da parte torácica da aorta e da A. gástrica esquerda (parte abdominal) • *Veias:* numerosas Vv. esofágicas drenam para a V. tireóidea inferior (parte cervical), para as Vv. ázigo e hemiázigo (parte torácica) e para a V. gástrica esquerda (parte abdominal) • *Drenagem linfática* através dos Ll. justaesofágicos para os Ll. cervicais profundos (parte cervical), para os troncos	broncomediastinais (parte torácica) e para os linfonodos gástricos esquerdos (parte abdominal) • *Inervação autônoma:* – Parte parassimpática, pelos dois Nn. vagos (troncos vagais); na região cervical especialmente pelo N. laríngeo recorrente. Neurônios para a musculatura lisa do esôfago situados no núcleo posterior do N. vago; e neurônios para a musculatura estriada situados no núcleo ambíguo – Parte simpática, por ramos dos gânglios torácicos 2(3)-5(6). Os nervos autônomos formam o plexo esofágico ao redor do esôfago.
Função	Na deglutição, ocorre o transporte ativo de alimentos sólidos e líquidos da faringe para o estômago; durante o vômito, ocorre	o transporte do conteúdo do estômago para a faringe.
Desenvolvimento Embrionário	• Derivado do endoderma da parte cranial do intestino anterior • O segmento mais inferior do mesoesôfago embrionário pode permanecer na forma do Lig. hepatoesofágico (ligação da porta do fígado com o segmento esofágico mais próximo do estômago).	*Observação:* Em consequência da rotação sofrida pelo estômago embrionário, o esôfago também sofre uma ligeira rotação, porém pouco significativa. Por isso, a camada longitudinal da musculatura lisa do esôfago apresenta um trajeto espiralado.
Principais Doenças	**Doenças intrínsecas** do esôfago (raras, com exceção da esofagite de refluxo): • Divertículos (evaginações da parede) que ocorrem mais frequentemente na transição da parte laríngea da faringe (laringofaringe) para o esôfago, o chamado divertículo de Zenker, que não é um divertículo esofágico propriamente dito, mas um divertículo da faringe! • Tumores malignos (carcinoma de esôfago; relativamente raro) • Inflamações da túnica mucosa esofágica podem ocorrer devido ao consumo crônico de etanol	• Esofagite de refluxo: inflamação da túnica mucosa esofágica devido ao refluxo de suco gástrico; Bases: mecanismo de fechamento insuficiente na transição esofagogástrica • Esôfago de Barrett: na esofagite de refluxo, o epitélio estratificado pavimentoso não queratinizado do esôfago se transforma no epitélio simples cilíndrico do estômago: risco aumentado do desenvolvimento de carcinoma. Na **cirrose hepática**, veias esofágicas patologicamente dilatadas (varizes esofágicas – risco de hemorragia!) atuam como desvios portocavais (drenagem no sistema ázigo!).

1.6 Estômago

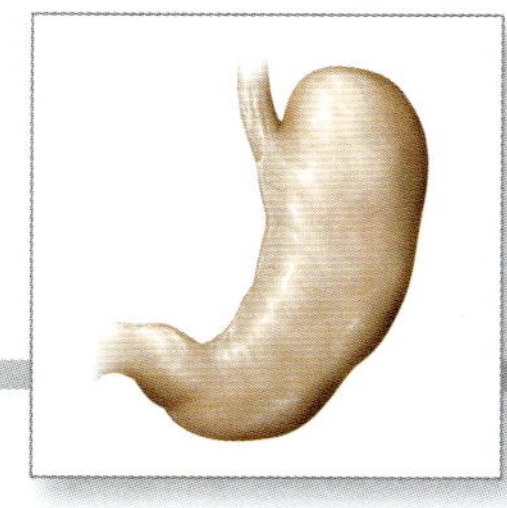

Posição	Órgão *intraperitoneal* localizado no epigástrio
Formato e Regiões	• Órgão oco em formato sacular, com paredes anterior e posterior; com diferentes formatos (estômago "em gancho", estômago "em chifre de touro", estômago alongado) • Quatro regiões, de cima para baixo: – Acima, à direita: *parte cárdica* (ou *região cárdica*), com o óstio cárdico = desembocadura do esôfago no estômago – *Fundo gástrico* com o *fórnice gástrico* (ou ainda, cúpula gástrica; em radiografias, aparece como um espaço preenchido com ar, com nível de fluido a ser observado) – *Corpo gástrico* – abaixo, à direita: *parte pilórica* (ou *região pilórica*) – com *antro pilórico* e *canal pilórico*; termina no *piloro*, que fecha o óstio pilórico (abertura inferior do estômago com a "saída" para o duodeno) • Duas curvaturas no corpo gástrico: – *Curvatura menor*, voltada para a direita e para cima; aqui se insere o omento menor (ligação com o fígado) e – *Curvatura maior*, voltada para a esquerda e para baixo; aqui se insere o omento maior • Duas incisuras: – Na desembocadura do esôfago no estômago: *incisura cárdica* – Na transição do corpo para a parte pilórica: *incisura angular*.
Estrutura da Parede	• Estrutura básica presente no trato gastrintestinal: túnica mucosa, tela submucosa, túnicas muscular e serosa, tela subserosa • Exceção: 3 camadas musculares na túnica muscular: camada oblíqua interna, camada circular média e camada longitudinal externa (importante para os movimentos peristálticos do órgão e para a mistura dos alimentos!) • Túnica mucosa com células glandulares especializadas para a produção de HCl e de fator intrínseco (células parietais), de pepsinogênio (células principais; digestão de proteínas) e de muco (epitélio do revestimento superficial e células mucosas do colo; produção de mucinas; proteção contra a autodigestão).
Vasos e Nervos (ver também p. 435)	Suprimento do tipo abdominal superior. • *Artérias:* devido à posição do estômago na região superior do abdome, todas as artérias gástricas se originam direta (apenas a A. gástrica esquerda) ou indiretamente (da A. hepática comum ou da A. esplênica) a partir do tronco celíaco: Aa. gástricas esquerda e direita para a curvatura menor do estômago; Aa. gastromentais esquerda e direita para a curvatura maior do estômago; uma A. gástrica posterior para a parede posterior é variável • *Veias:* Vv. gástricas esquerda e direita, Vv. gastromentais esquerda e direita, V. pré-pilórica e Vv. gástricas curtas, que drenam direta ou indiretamente (pela V. esplênica ou pela V. mesentérica superior) para a V. porta do fígado • *Drenagem linfática:* através de grupos de linfonodos na curvatura menor (Ll. gástricos esquerdos e direitos), na curvatura maior (Ll. gastromentais esquerdos e direitos), e no piloro (Ll. pilóricos, com Ll. pré-pilóricos e retropilóricos) para os linfonodos celíacos, e em seguida, para a cisterna do quilo • *Inervação autônoma:* – Parte parassimpática, pelos dois Nn. vagos (troncos vagais) – Parte simpática, predominantemente pelos Nn. esplâncnicos maiores e, em parte, também pelos Nn. esplâncnicos menores (através dos gânglios celíacos).
Função	• Reservatório temporário para os alimentos; por isso apresenta um grande volume (1,2 a 1,8 ℓ) devido à grande distensibilidade • Início dos processos de digestão: para tanto, realiza as seguintes funções: – Produção de suco gástrico contendo HCl (cerca de 2 ℓ de suco gástrico por dia para a desnaturação de proteínas e para a desinfecção dos alimentos; a concentração de ácido clorídrico é de 5 M/ℓ) e enzima proteolítica (pepsina) – Liquefação e fragmentação mecânica (por meio de movimentos peristálticos da parede do estômago) dos alimentos para a formação do bolo alimentar (quimo) com liberação, em partes, do piloro para o duodeno. Transporte peristáltico do quimo – Secreção do fator intrínseco para a absorção intestinal da vitamina B_{12}.
Desenvolvimento Embrionário	• Origem endodérmica, a partir do intestino anterior • Apresenta mesogastros dorsal e ventral, que formam os omentos maior e menor, respectivamente • Devido à rotação do estômago embrionário e de seus mesogastros, o fígado e o baço se deslocam para as regiões direita e esquerda do abdome superior, além da retroperitonização do duodeno.
Principais Doenças	• Inflamações aguda e crônica (gastrite) • Úlcera gástrica (frequentemente causada pela bactéria *Helicobacter pylori*) • Tumor gástrico maligno (carcinoma de estômago).

1.7 Intestino Delgado: Duodeno

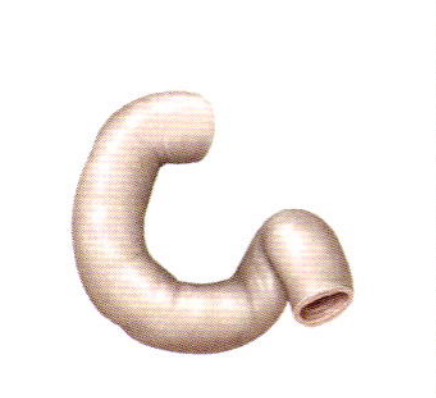

Posição

- Em sua maior parte, órgão secundariamente *retroperitoneal* na região direita do abdome superior, diretamente abaixo do fígado; apenas 2 cm de sua *parte superior* próximo ao estômago são *intraperitoneais*
- Em consequência à rotação e à inclinação do estômago durante o desenvolvimento embrionário, ocorre o seu deslocamento para a direita e nas direções cranial e posterior.

Formato e Partes

- Órgão tubular oco; formato em letra C, em vista anterior
- Segmento mais curto do intestino delgado: o seu comprimento corresponde aproximadamente a 12 dedos transversos
- Quatro partes, da região oral para a aboral:
  - Parte superior
  - Parte descendente
  - Parte inferior ou horizontal e
  - Parte ascendente.

Estrutura da Parede

- Basicamente a mesma observada em todo o trato gastrintestinal: túnica mucosa, tela submucosa, túnica muscular (com camadas circular e longitudinal), tela subserosa e túnica serosa ou adventícia; o relevo da túnica mucosa duodenal é o mais proeminente, tornando-se progressivamente mais plano em direção ao fim do intestino delgado
- Túnica mucosa com pregas anulares especializadas (pregas circulares, também chamadas valvas de Kerckring). No lúmen intestinal desembocam as glândulas duodenais (glândulas de Brunner), situadas na tela submucosa.

Vasos e Nervos (ver também p. 436)

Suprimentos dos tipos abdominal superior e mesentérico superior.

- *Artérias:* ramos indiretos do tronco celíaco (Rr. duodenais da A. gastroduodenal, com Aa. pancreaticoduodenais superior, anterior e posterior) e da A. mesentérica superior (pequenos ramos da A. pancreaticoduodenal inferior)
- *Veias:* drenagem pelas Vv. pancreaticoduodenais para a V. porta do fígado
- *Drenagem linfática:* indiretamente através de Ll. pancreaticoduodenais e Ll. pancreáticos para os Ll. celíacos ou para o tronco intestinal
- *Inervação autônoma:*
  - Parte parassimpática, predominantemente pelo N. vago direito (tronco vagal posterior)
  - Parte simpática, pelos Nn. esplâncnicos maiores (gânglios celíacos).

Função

- Digestão dos alimentos por meio da fragmentação enzimática de carboidratos, de gorduras e de proteínas. As enzimas advêm do próprio epitélio de revestimento duodenal ou são lançadas com o suco pancreático pela papila maior do duodeno (desembocadura dos ductos colédoco e pancreático) e pela papila menor do duodeno (desembocadura do ducto pancreático acessório) no lúmen do duodeno. A desembocadura adicional do ducto colédoco atua no fornecimento da bile para a emulsificação das gorduras
- Transporte de componentes nutricionais absorvidos na corrente sanguínea diretamente para o fígado (exceção: gorduras)
- Transporte peristáltico do bolo alimentar (quimo).

Observação: Cálculos biliares podem obstruir a desembocadura conjunta dos ductos colédoco e pancreático e, devido ao refluxo de suco pancreático com alta atividade enzimática, causar inflamação aguda do pâncreas (pancreatite).

Desenvolvimento Embrionário

- Origem endodérmica, a partir do intestino anterior
- Apresenta um mesoduodeno dorsal e um pequeno mesoduodeno ventral.

Observação: A partir do epitélio do duodeno, formam-se os primórdios do fígado, das vias biliares e do pâncreas.

Principais Doenças

- Úlcera duodenal
- Inflamação aguda e crônica (duodenite)
- Tumores malignos (muito raros).

1.8 Intestino Delgado: Jejuno e Íleo

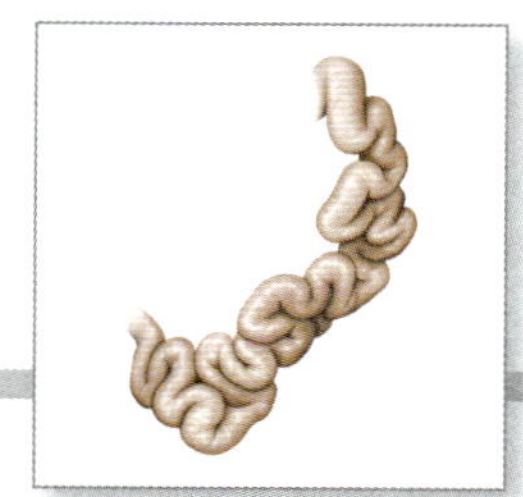

Posição

- Órgão *intraperitoneal*, situado entre o mesocolo transverso e a abertura superior da pelve
- As informações da posição em relação ao esqueleto não são significativas, uma vez que as alças do intestino delgado são muito móveis; de modo geral, o intestino delgado é cercado por uma "moldura" formada pelo intestino grosso.

Formato e Partes

- Órgão tubular oco com numerosas alças
- É o órgão mais longo do corpo (até 5 m!), o que garante um longo tempo de passagem dos alimentos: *jejuno*, cerca de 2/5 do comprimento total; *íleo*, cerca de 3/5 (segmento individual mais longo do intestino).

Observação: O íleo desemboca de forma terminolateral no ceco.

Estrutura da Parede

- Basicamente a mesma de todo o trato gastrintestinal: túnica mucosa, tela submucosa, túnicas muscular (com camadas circular e longitudinal) e serosa
- Túnica mucosa com numerosas pregas e vilosidades. Ocorre *diminuição da altura das pregas* no sentido oral para aboral, portanto, do jejuno para o íleo!
- Tela submucosa (em particular na parte terminal do íleo) com proeminentes coleções de folículos linfoides para reações imunológicas contra antígenos no conteúdo intestinal (as chamadas placas de Peyer). O efeito de vacinas *administradas por via oral* se baseia na ativação dessas placas de Peyer.

Vasos e Nervos (ver também p. 437)

Suprimento do tipo mesentérico superior.

- *Artérias:* Aa. jejunais e ileais muito numerosas (Rr. da A. mesentérica superior). Na parte terminal do íleo, ainda existe a A. ileocólica. Elas passam entre as lâminas do mesentério, em direção aos segmentos intestinais, e formam arcadas próximo às alças intestinais, por meio das quais estabelecem várias anastomoses entre si: distúrbios da irrigação são relativamente raros no intestino delgado
- *Veias:* Vv. jejunais e ileais drenam para a V. mesentérica superior e daí para a V. porta do fígado. Na parte terminal do íleo, há ainda a drenagem pela V. ileocólica
- *Drenagem linfática:* pelos linfonodos situados no mesentério (Ll. mesentéricos justaintestinais) para os Ll. mesentéricos superiores
- *Inervação autônoma:*
  - Parte parassimpática, predominantemente pelo N. vago direito (tronco vagal posterior)
  - Parte simpática, pelos Nn. esplâncnicos maior e menor (em parte pelos gânglios celíacos, porém, principalmente pelo gânglio mesentérico superior).

Função

- Secreção enzimática e, portanto, digestão de carboidratos, de proteínas e de lipídios, além de absorção de seus componentes e, ainda, a absorção adicional de vitaminas, de oligoelementos e de minerais
- Consequente transporte peristáltico de longa duração (tempo de passagem de 8 a 16 h) do bolo alimentar através do jejuno e do íleo, e contato mais próximo da túnica mucosa com o alimento
- Os componentes alimentares absorvidos são normalmente conduzidos com a corrente sanguínea diretamente para o fígado (pela V. porta do fígado) (exceção: as gorduras são conduzidas por capilares linfáticos para a cisterna do quilo).

Desenvolvimento Embrionário

- Origem endodérmica, a partir do intestino médio
- O jejuno e o íleo apresentam um mesentério dorsal.

Principais Doenças

- Inflamação aguda e crônica (enterite)
- As úlceras predominam em inflamações crônicas (doença de Crohn); tumores malignos são muito raros
- Nos três locais de constrição (óstio pilórico, flexura duodenojejunal e óstio ileal), corpos estranhos deglutidos podem ficar retidos (risco de *íleo mecânico* fatal).

1.9 Intestino Grosso: Ceco com o Apêndice Vermiforme e o Colo

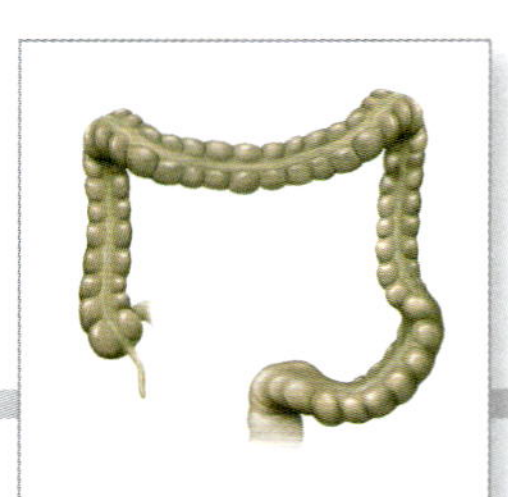

Posição

Em forma de "moldura", em sua maior parte na região inferior do abdome, transversalmente e nos flancos. Deste modo, a posição dos segmentos é a seguinte:

- Os colos ascendente e descendente são secundariamente *retroperitoneais*
- Os colos transverso e sigmoide são *intraperitoneais*
- O ceco pode ser intraperitoneal ou, às vezes, secundariamente retroperitoneal
- O apêndice vermiforme permanece intraperitoneal.

Observação: Um mesentério dorsal persiste apenas nos segmentos que permanecem intraperitoneais no organismo maduro.

Formato e Partes

Órgão tubular no formato de uma "moldura" aberta em direção caudal, formado pelo *ceco* – com o apêndice vermiforme – e pelo *colo* e suas subdivisões: colos ascendente, transverso, descendente e sigmoide.

Estrutura da Parede

- Basicamente a mesma de todo o trato gastrintestinal
- Profundas invaginações do epitélio de revestimento da túnica mucosa (criptas), porém – em comparação ao intestino delgado – não há pregas ou vilosidades
- Tela submucosa com muitos folículos linfoides (para o reconhecimento de antígenos intestinais); em comparação ao intestino delgado – que é estéril – o intestino grosso é colonizado por bactérias.

Observação: Feixes longitudinais da túnica muscular nos colos descontínuos, na forma de três tênias do colo (tênias livre, mesocólica e omental).

- No indivíduo vivo, os feixes circulares da túnica muscular formam áreas anelares de constrição (internamente visualizadas como pregas semilunares do colo), com dilatações dispostas entre elas (saculações do colo). A túnica serosa apresenta acúmulos de tecido adiposo (apêndices omentais)
- As tênias, as saculações e os apêndices omentais são características morfológicas dos colos e do ceco, de modo a permitir, nas cirurgias, uma distinção entre o intestino delgado e o intestino grosso. No reto, as tênias se distendem de modo a formar uma camada muscular contínua (limite entre colo e reto, visível externamente).

Vasos e Nervos (ver também pp. 438 e seguinte)

Oralmente à flexura esquerda do colo, **do tipo mesentérico superior**:

- *Artérias:* Aa. cólicas direita e esquerda e A. ileocólica (ramos da A. mesentérica superior) com Aa. cecais anterior e posterior, além da A. apendicular
- *Veias:* Vv. cólicas direita e esquerda e V. ileocólica com Vv. cecais anterior e posterior e V. apendicular, que drenam para a V. mesentérica superior e daí para a V. porta do fígado
- *Drenagem linfática:* através dos Ll. pré-cecais e retrocecais e linfonodos apendiculares para os Ll. mesentéricos superiores
- *Inervação autônoma:*
  - Parte parassimpática, predominantemente pelo N. vago direito (tronco vagal posterior)
  - Parte simpática, pelos Nn. esplâncnicos maior e menor (gânglio mesentérico superior).

Aboralmente à flexura esquerda do colo, **suprimento do tipo mesentérico inferior**:

- *Artérias:* A. cólica esquerda e Aa. sigmóideas, ramos da A. mesentérica inferior
- *Veias:* V. cólica esquerda, Vv. sigmóideas para a V. mesentérica inferior e daí para a V. porta do fígado
- *Drenagem linfática:* através de Ll. mesentéricos (Ll. cólicos esquerdos e Ll. sigmóideos) para os Ll. mesentéricos inferiores, e daí através dos troncos intestinais para a cisterna do quilo
- *Inervação autônoma:*
  - Parte parassimpática, pelos Nn. esplâncnicos pélvicos (derivados de S2–S4), pelo plexo hipogástrico inferior
  - Parte simpática, pelos Nn. esplâncnicos lombares (pelo plexo hipogástrico inferior) e, em parte, pelos Nn. esplâncnicos maior e menor (gânglio mesentérico superior).

Observação: Próximo à flexura esquerda do colo, existe uma anastomose proeminente entre as Aa. cólicas média e esquerda (*anastomose de Riolan*) e a convergência das inervações autônomas (*ponto de Cannon-Böhm*); transição embriológica entre os intestinos médio e posterior.

Função

- Absorção parcial de componentes alimentares enzimaticamente degradados
- Aumento da consistência da matéria fecal pela absorção de sais e de água (colos); portanto, transporte peristáltico mais lento do conteúdo luminal
- Reconhecimento imunológico de antígenos no conteúdo luminal (principalmente no ceco e no apêndice vermiforme).

Desenvolvimento Embrionário

Origem endodérmica, a partir do intestino médio (até a flexura esquerda do colo) e do intestino posterior (a partir da flexura esquerda do colo).

Principais Doenças

- Inflamação aguda e crônica (colite)
- Tumores benignos (pólipos), que *frequentemente* degeneram (o carcinoma colônico é um dos tumores malignos mais frequentes nos países industrializados)
- A inflamação aguda (geralmente bacteriana) do apêndice vermiforme (apendicite aguda) é muito frequente. Se houver disseminação da inflamação para o peritônio, pode evoluir para peritonite fatal. O tratamento é a remoção cirúrgica do apêndice (apendicectomia).

1.10 Intestino Grosso: Reto

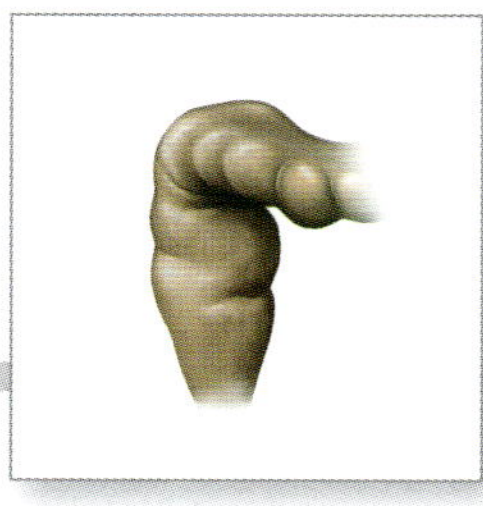

Posição	Na pelve menor, anteriormente ao sacro até o assoalho da pelve, em sua maior parte no espaço extraperitoneal da pelve; a *parte menor* (*oral*) ainda é essencialmente	*intraperitoneal*; o restante do órgão é *extraperitoneal* (retroperitoneal; em parte, também infraperitoneal).
Formato e Partes	Órgão tubular, com as seguintes partes: • Ampola do reto (ampola = dilatação circunscrita; o enchimento gradual com fezes aciona o mecanismo de defecação a partir de um certo "nível de enchimento" e • Canal anal.	*Observação:* Definitivamente, o reto não tem trajeto retilíneo, conforme seu nome sugere, em vez disso apresenta uma curvatura anteriormente ao sacro (flexura sacral) e curvaturas sobre o assoalho da pelve (flexuras perineal).
Estrutura da Parede	Como todo o trato gastrintestinal apresenta túnica mucosa, tela submucosa, túnica muscular (com camadas circular e longitudinal), tela subserosa e túnica serosa ou adventícia.	*Observe* as seguintes diferenças em relação ao restante do intestino grosso: não há tênias ou saculações, não há apêndices omentais; em vez de pregas semilunares, há três pregas transversas do reto.
Vasos e Nervos (ver também p. 440)	Os vasos sanguíneos e os vasos linfáticos (mas não a inervação autônoma!) se originam de **dois sistemas (!)**: Para os derivados do intestino posterior no reto – no caso, principalmente a ampola do reto – **o suprimento é do tipo mesentérico inferior**: • *Artérias:* A. retal superior (ímpar), ramo da A. mesentérica inferior • *Veias:* V. retal superior para a V. mesentérica inferior e, daí, para a V. porta do fígado • *Drenagem linfática:* 2 vias: – Através dos Ll. retais superiores para os Ll. mesentéricos inferiores – Através dos Ll. sacrais e pararretais para os Ll. ilíacos internos Para os derivados no assoalho da pelve – canal anal e ânus – **o suprimento é do tipo pélvico (ou ilíaco)**: • *Artérias:* par de Aa. retais médias (nem sempre presente), ramos da A. ilíaca interna, além da A. retal inferior, ramo da A. pudenda	• *Veias:* par de Vv. retais médias, diretamente, e par de Vv. retais inferiores, através da V. pudenda interna para a V. ilíaca interna • *Drenagem linfática:* através dos Ll. pararretais e Ll. inguinais superficiais, para os Ll. ilíacos internos **Inervação autônoma igual para ambas as partes:** • Parte parassimpática, derivada dos Nn. esplâncnicos pélvicos (S2–S4) • Parte simpática, derivada dos Nn. esplâncnicos lombares e (em menor grau) sacrais (pelos plexos retais superior, médio e inferior).
Função	Como parte terminal do intestino grosso, armazenamento limitado e controlado das fezes (continência) e a sua liberação controlada (defecação). *Observação:* Através do chamado órgão funcional de continência, o fechamento do reto é garantido. O corpo	cavernoso do reto, suprido pela A. retal superior, permanece preenchido para manter contração prolongada da musculatura esfinctérica retal (drenagem venosa apenas durante a defecação!).
Desenvolvimento Embrionário	• Em sua maior parte (principalmente a ampola do reto), origem no intestino posterior, com revestimento de derivação endodérmica • A parte caudal do reto, o canal anal (com o ânus) se origina do ectoderma do assoalho da pelve.	*Observação:* Conceitualmente, o canal anal é considerado parte do reto (a parte de origem endodérmica é, portanto, a ampola do reto) ou como uma parte independente do intestino grosso.
Principais Doenças	• Tumor maligno (carcinoma de reto), como um dos tumores malignos mais frequentes nos países industrializados	• Hemorroidas (dilatações do corpo cavernoso do reto; durante sangramentos, o sangue arterial é vermelho-vivo) • Fístulas e abscessos anais.

1.11 Fígado

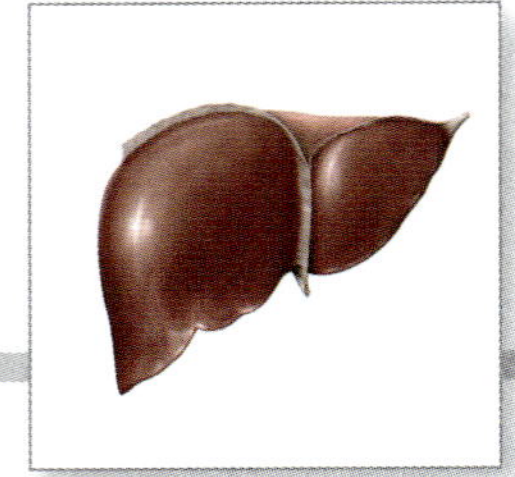

Posição

- Órgão intraperitoneal na região do abdome superior direito
- Em consequência da rotação embrionária do estômago e da rotação do mesogastro ventral, o fígado é deslocado diretamente para a face inferior do diafragma, e aí se torna parcialmente fixado (neste local, ocorre a perda do peritônio, ocasionando a formação da área nua do fígado), movendo-se também com os movimentos respiratórios.

Formato e Partes

- Órgão parenquimatoso mais pesado do ser humano (cerca de 1,5 kg), apresentando um formato grosseiramente triangular na vista anterior
- Morfologicamente, é dividido em lobos direito e esquerdo, apresentando ainda, na face posterior, os lobos caudado e quadrado
- Funcional e clinicamente, com base nos vasos sanguíneos e nos nervos, é dividido em 8 segmentos; cada segmento corresponde a uma região de suprimento de um ramo segmentar da A. hepática.

Modelos para a arquitetura histológica do parênquima hepático:

- *Lóbulos hepáticos clássicos:* lóbulos de 1 a 2 mm, em cujo centro se encontra a V. centrolobular; as células epiteliais hepáticas cúbicas (hepatócitos) se encontram em disposição radial ao redor desta veia; aqui, a drenagem venosa para a região central do lóbulo determina o critério deste modelo de lobulação do parênquima hepático
- *Lóbulos portais:* neste caso, em locais onde muitos lóbulos hepáticos clássicos confluem, os lóbulos portais são conectados pelos espaços porta (regiões de tecido conjuntivo contendo uma A. e uma V. interlobulares, além de um ducto biliar interlobular; estas três estruturas formam uma tríade portal); portanto, o centro de cada lóbulo portal é um espaço porta com os componentes da tríade portal (para o termo "tríade", ver p; 273); para este critério de lobulação, leva-se em consideração a secreção de bile (o que caracteriza o fígado como glândula exócrina)
- *Ácino hepático:* cada ácino hepático tem o formato de um romboide ou de um losango, cujos vértices são delimitados por dois espaços porta em posições opostas entre si e por duas veias centrolobulares também em posições opostas. Para este modelo de lobulação hepática mais recentemente proposto, a irrigação arterial é o principal critério, o que é importante sob o ponto de vista fisiopatológico.

Vasos e Nervos (ver também p. 434)

Suprimento do tipo abdominal superior.

- *Artérias:* A. hepática própria, ramo da A. hepática comum (ramo do tronco celíaco)
- *Veia porta do fígado:* suprimento venoso oriundo de quase todo o trato gastrintestinal
- *Veias:* as Vv. hepáticas (geralmente 3) desembocam na V. cava inferior
- *Drenagem linfática:* predominantemente através de linfonodos hepáticos para os Ll. celíacos, porém também há uma drenagem transdiafragmática (!) para os Ll. mediastinais
- *Inervação autônoma:*
  - Parte parassimpática, principalmente pelo N. vago direito (tronco vagal)
  - Parte simpática, predominantemente pelos Nn. esplâncnicos maiores e, em parte, pelos Nn. esplâncnicos menores (gânglios celíacos).

Observação: O fígado tem *dois suprimentos sanguíneos*: a A. hepática própria e a V. porta do fígado. O suprimento sanguíneo pela A. hepática própria é capaz de manter, sozinho, o fígado durante a vida. As Vv. hepáticas atravessam a área nua do fígado e desembocam na V. cava inferior. Os segmentos do fígado podem sofrer ressecção cirúrgica individual; as partes hepáticas remanescentes têm alta capacidade de regeneração.

Função

- Maior "laboratório metabólico" do corpo; para tanto, existe um sistema vascular porta, suprido pela V. porta do fígado, que fornece ao fígado sangue rico em nutrientes originado do trato gastrintestinal
- Glândula *exócrina:* de acordo com a necessidade, a bile é lançada de maneira descontínua, através das vias biliares intra-hepáticas e extra-hepáticas, e liberada no duodeno; neste local, a bile promove a emulsificação das gorduras alimentares que, assim, podem ser processadas de forma mais eficiente pelas enzimas existentes no duodeno devido ao aumento da superfície das partículas lipídicas
- Glândula *endócrina*: o fígado produz a maioria das proteínas plasmáticas, incluindo os fatores da coagulação e o pró-hormônio angiotensinogênio. Liberação nas Vv. hepáticas
- Destoxificação (metabolização) de diferentes fármacos: pela metabolização, essas substâncias são tornadas hidrossolúveis e, deste modo, podem ser excretadas pela bile ou pelo sangue (no rim).

Desenvolvimento Embrionário

Origem endodérmica a partir do brotamento hepático, uma evaginação do epitélio duodenal para o mesogastro ventral e para o mesoduodeno ventral (este pouco desenvolvido).

Principais Doenças

- Inflamação aguda e crônica (hepatite), frequentemente secundária a consumo excessivo de etanol ou à infecção viral (hepatites A, B ou C)
- O carcinoma primário de fígado é raro na Europa; tumores secundários (metástases) de carcinoma de intestino grosso são frequentes (migração das metástases pela corrente sanguínea venosa por meio da V. porta do fígado).

1.12 Vesícula Biliar e Vias Biliares

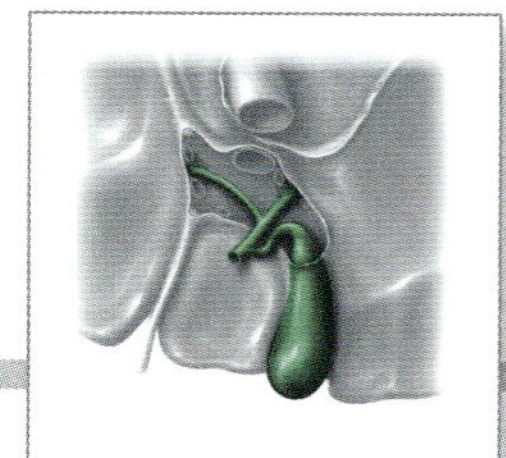

Posição

- Vesícula biliar: órgão *intraperitoneal*, diretamente sobre a face visceral do fígado; *colo* da vesícula biliar (saída da vesícula biliar) voltado para a porta do fígado; *fundo* da vesícula biliar imediatamente abaixo da margem aguda (inferior) do fígado, visualizado aproximadamente na linha medioclavicular sob o arco costal (aí ocorre dor quando a vesícula inflamada é comprimida)
- Vias biliares extra-hepáticas: em posição *intraperitoneal*, em sua maior parte no Lig. hepatoduodenal (parte do omento menor); apenas a *parte terminal do ducto colédoco*, que atravessa o pâncreas e segue posteriormente e à esquerda do duodeno, é secundariamente *retroperitoneal*.

Observação: Por definição, a vesícula biliar é também uma parte das vias biliares. Porém, por motivos didáticos e devido ao seu formato de saco em fundo cego, será descrita aqui. As vias biliares intra-hepáticas (canalículos biliares e ductos biliares interlobulares) – como componentes intrínsecos da estrutura histológica do fígado (ver Fígado) – não serão discriminados aqui.

Formato, Partes e Estrutura da Parede

- Vesícula biliar: formato piriforme, com até 12 cm de comprimento
- Vias biliares extra-hepáticas: estão divididas nos seguintes segmentos:
  - Ductos hepáticos direito e esquerdo
  - Ducto hepático comum
  - Ducto cístico (da vesícula biliar)
  - Ducto colédoco (composto pela fusão do ducto hepático comum com o ducto cístico), desembocando no duodeno.

Observação: Um pouco antes da desembocadura no duodeno, o ducto colédoco se une ao ducto pancreático.

A **parede** da vesícula biliar e das vias biliares extra-hepáticas é constituída por uma túnica mucosa e uma forte túnica muscular para o movimento anterógrado da bile.

Vasos e Nervos (ver também p. 434)

- *Artérias:* devido à proximidade do fígado, a irrigação arterial (A. cística) é derivada da A. hepática própria (a partir do ramo direito)
- *Veias:* V. cística, que drena para a V. porta do fígado
- *Drenagem linfática:* através de Ll. hepáticos e do L. cístico, principalmente para os Ll. celíacos
- *Inervação autônoma:* como no fígado:
  - Parte parassimpática, principalmente pelo N. vago direito (tronco vagal)
  - Parte simpática, pelos Nn. esplâncnicos maiores (gânglios celíacos).

Função

- Armazenamento e concentração temporária da bile produzida pelos hepatócitos, além da sua liberação regulada, pelo ducto cístico e do ducto colédoco, no duodeno (pelas contrações musculares da sua parede)
- Função de reservatório: a vesícula biliar pode armazenar até 50 mℓ de bile.

Desenvolvimento Embrionário

Origem endodérmica. Todas as partes das vias biliares se desenvolvem do brotamento hepático, uma evaginação epitelial do duodeno para o mesogastro ventral e para o mesoduodeno ventral (este último pouco desenvolvido).

Principais Doenças

- Os cálculos da vesícula biliar (concreções formadas essencialmente pela precipitação da bile líquida) são, em si, indolores; apenas quando a vesícula é estimulada, os cálculos são expulsos pelas contrações musculares rítmicas: dor aguda e intensa (cólica); a digestão das gorduras ainda é possível após a remoção cirúrgica da vesícula biliar, uma vez que o fígado produz bile continuamente; entretanto, uma carga muito grande de gorduras não pode mais ser digerida devido à ausência de um reservatório para a bile
- Inflamações da vesícula biliar (colecistite) e tumores malignos são muito raros.

1.13 Pâncreas

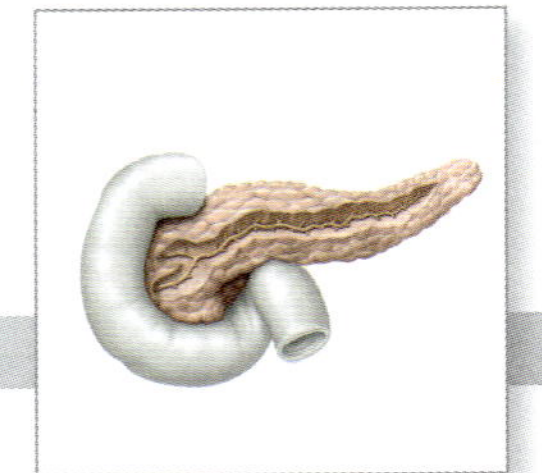

Posição

Órgão em posição transversal na região superior do abdome, junto à parede posterior da bolsa omental, na altura do corpo vertebral L II, secundariamente retroperitoneal.

Formato e Partes

Glândula alongada, pobre em tecido conjuntivo, com:

- Cabeça do pâncreas
- Corpo do pâncreas
- Processo uncinado do pâncreas e
- Cauda do pâncreas.

Estrutura Histológica

Dividido, dos pontos de vista histológico e funcional, em:

- *Pâncreas exócrino:* numerosas unidades secretoras serosas (ácinos) que formam os lóbulos; dos ácinos partem ductos que se unem para formar o ducto pancreático que – juntamente com o ducto colédoco – desemboca no duodeno. Frequentemente existe um segundo ducto pancreático (ducto pancreático acessório)
- *Pâncreas endócrino:* dispersas em meio à parte exócrina encontram-se ilhotas de células epiteliais (ilhotas de Langerhans), cujos hormônios são liberados diretamente na corrente sanguínea.

Vasos e Nervos (ver também p. 436)

Tipos abdominal superior e mesentérico superior de suprimento:

- *Artérias:* suprimento derivado de duas origens através das chamadas arcadas pancreáticas:
  - A partir dos ramos craniais do tronco celíaco (para a *esquerda*, através da A. esplênica: A. pancreática magna; Rr. pancreáticos; A. da cauda do pâncreas; para a direita, através da A. hepática comum: A. gastroduodenal, com A. pancreaticoduodenal superior, anterior/posterior)
  - Caudalmente, a partir do ramo da A. mesentérica superior: A. pancreaticoduodenal inferior
- *Veias:* Vv. pancreáticas (através da V. esplênica) ou Vv. pancreaticoduodenais (através da V. mesentérica superior ou diretamente na V. porta do fígado)
- *Drenagem linfática:* através dos Ll. pancreáticos superiores/inferiores e Ll. pancreaticoduodenais superiores/inferiores para os Ll. celíacos e Ll. mesentéricos superiores
- *Inervação autônoma:*
  - Parte parassimpática: pelo N. vago (predominantemente pelo N. vago direito como o tronco vagal posterior)
  - Parte simpática: Nn. esplâncnicos maiores e, em parte, pelos menores (gânglios celíacos e gânglio mesentérico superior).

Função

- *Parte endócrina* (aparelho insular): principalmente produção de insulina e de glucagon (dois hormônios antagônicos do metabolismo de carboidratos)
- *Parte exócrina:* produção de numerosas enzimas para a digestão de carboidratos, de gorduras, de proteínas e de ácidos nucleicos que ocorre no intestino delgado.

Desenvolvimento Embrionário

- O pâncreas exócrino é de origem endodérmica, a partir de dois brotamentos epiteliais do duodeno (primórdios dos pâncreas ventral e dorsal) e que, subsequentemente, se unem
- O pâncreas endócrino é derivado de um primórdio insular endodérmico.

Principais Doenças

- Inflamação do pâncreas (pancreatite) devido a refluxo ou estase de bile, pela obstrução da desembocadura comum dos ductos pancreático e colédoco, por exemplo, causada por um cálculo biliar, ou pelo consumo crônico de etanol como doença do pâncreas exócrino. A deficiência da parte exócrina leva à diminuição da produção de enzimas digestivas (dispepsia)
- A doença mais frequente do pâncreas endócrino (e em geral de todo o pâncreas) é a deficiência da produção de insulina pelo aparelho insular, o que leva ao *diabetes melito do tipo I*.

Observação: A. e V. mesentéricas superiores seguem através do parênquima pancreático em uma região entre a cabeça e o corpo: possível oclusão desses vasos pelos tumores do pâncreas; no carcinoma de cabeça do pâncreas: oclusão do ducto colédoco.

1.14 Baço

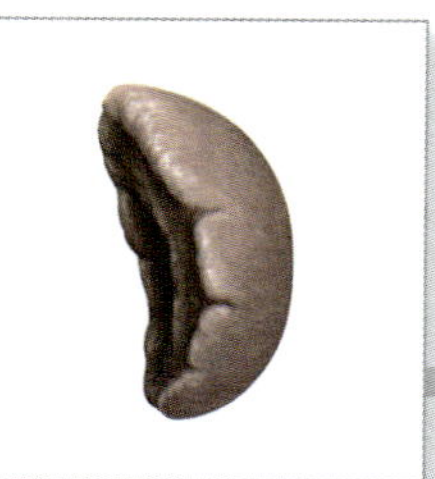

Posição

Órgão intraperitoneal na região superior esquerda do abdome, diretamente sobre a flexura esquerda do colo; eixo longitudinal paralelo à costela X; devido à posição imediatamente sob o diafragma, se move bastante durante a respiração.

Formato e Partes

Órgão em formato de "grão de café", com:

- Um hilo esplênico voltado para o estômago, correspondendo à entrada e a saída de estruturas vasculonervosas e
- Um polo anterior e um polo posterior e uma margem superior e uma margem inferior
- Face diafragmática voltada para o diafragma e para as costelas, além das faces gástrica, cólica e renal voltadas para os respectivos órgãos
- Espessura × largura × comprimento de cerca de 4 × 7 × 11 cm; tonalidade vermelho-acastanhada devido à abundância de sangue.

Estrutura Histológica

- Os vasos sanguíneos, que se distribuem em trabéculas de tecido conjuntivo através do órgão, desembocam em um tecido reticular cruzado por uma vasta rede de capilares especializados (sinusoides) e ocupado por coleções de tecido linfoide (órgão linfo*rreticular*)
- Os sinusoides esplênicos (ou seios esplênicos) permitem que o sangue circule com uma velocidade muito lenta pela polpa vermelha (oportunidade de degradação de eritrócitos [hemácias] senescentes pelos abundantes macrófagos da polpa esplênica vermelha; circulação esplênica aberta – particularidade do baço); após circular pela polpa vermelha, o sangue retorna aos sinusoides, e daí para veias que finalmente atingem as trabéculas conjuntivas.

Vasos e Nervos (ver também p. 434)

Suprimento do tipo abdominal superior.

- *Artérias:* A. esplênica, ramo do tronco celíaco
- *Veias:* através da V. esplênica, para a V. porta do fígado
- *Drenagem linfática:* através dos Ll. esplênicos (em parte ainda adicionalmente através dos Ll. celíacos) para os troncos intestinais
- *Inervação autônoma:*
  - Parte parassimpática: predominantemente pelo N. vago direito
  - Parte simpática: Nn. esplâncnicos maiores e, em parte, pelos menores (gânglios celíacos).

Função

- Maior órgão linfático
- Entre outros, vigilância imunológica do sangue
- Controle da degradação fisiológica de eritrócitos senescentes (cerca de 80 a 100 dias de vida).

Desenvolvimento Embrionário

- A partir de um brotamento mesodérmico em meio ao mesogastro dorsal
- Devido à rotação do estômago, o baço sofre um deslocamento para a região superior esquerda do abdome.

Observação: Durante os exercícios físicos (p. ex., corridas), ocorre aumento do aporte de sangue no baço, que aumenta de tamanho, e, consequentemente, comprime a fixação peritoneal entre o baço e o intestino grosso (Lig. esplenocólico), o que, supostamente, pode causar uma "dor em pontada".

Principais Doenças

- Comprometimento secundário a distúrbios do sistema hemolinfático (p. ex., em leucemias)
- Esplenomegalia dolorosa devido à mononucleose (infecção viral frequente)
- Em traumatismos significativos do abdome superior, um baço lesado era frequentemente removido, devido à dificuldade de ser cirurgicamente suturado, pela sua consistência macia. Atualmente, o baço é preservado nas cirurgias (aplicação de cola de fibrina), uma vez que a função de defesa pelos macrófagos esplênicos é extremamente importante. Os indivíduos esplenectomizados são afetados, em aproximadamente 5%, pela síndrome pós-esplenectomia, na qual bactérias encapsuladas causam frequentemente septicemia fatal.

1.15 Glândulas Suprarrenais

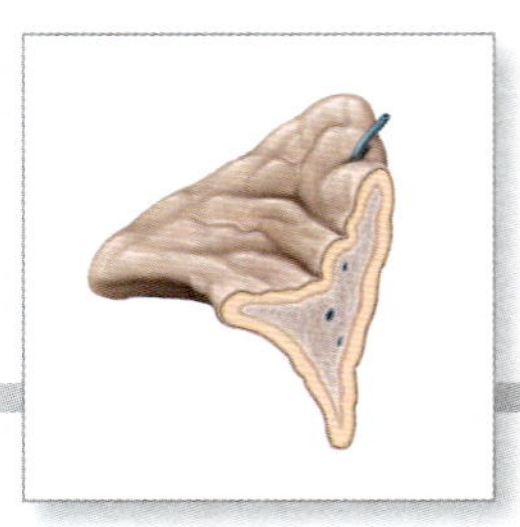

Posição

- Órgãos primariamente *retroperitoneais* (extraperitoneais), estando cada glândula localizada no polo superior do rim correspondente
- Envolvidas, juntamente com os rins, pela cápsula adiposa renal.

Formato e Estrutura Histológica

- Formato triangular (semelhante ao "chapéu de Napoleão"; faces renal, anterior e posterior)
- *Região cortical* (ou córtex), externa e maior (com três zonas ou camadas – zonas glomerulosa, fasciculada e reticulada); o córtex é composto por aglomerados de cordões colunares e arredondados de células epiteliais
- *Região medular* (ou medula), menor e mais interna, composta por células epitelioides secretoras (paraneurônios simpáticos, caracterizados também como células cromafins) de catecolaminas, diretamente para a corrente sanguínea
- Segundo relatos prévios de Aschoff, as células endoteliais dos capilares da glândula suprarrenal teriam atividade fagocitária, sendo consideradas, portanto, como parte do sistema mononuclear fagocitário (antigamente denominado "sistema reticuloendotelial").

Vasos e Nervos (ver também p. 441)

Suprimento do tipo abdominal retroperitoneal.

- *Artérias:* três (!) artérias dispostas em diferentes níveis:
  - A. suprarrenal superior, ramo da A. frênica inferior
  - A. suprarrenal média, ramo da parte abdominal da aorta
  - A. suprarrenal inferior, ramo da A. renal
- *Veias:* drenagem de cada glândula por apenas uma V. suprarrenal à direita para a V. cava inferior e, à esquerda, para a V. renal
- *Drenagem linfática:* diretamente para os linfonodos lombares
- *Inervação autônoma:*
  - Parte parassimpática: não esclarecida
  - Parte simpática: fibras simpáticas pré-ganglionares (!) oriundas dos nervos esplâncnicos maiores inervam a medula da glândula suprarrenal.

Observação: A conexão de fibras nervosas pré-ganglionares com "componentes pós-ganglionares" ocorre diretamente na medula da glândula suprarrenal, e não no tronco simpático, como frequentemente ocorre na parte simpática da divisão autônoma do sistema nervoso. Deste modo, o neurotransmissor pré-ganglionar do 1º neurônio é, como habitualmente ocorre nesta parte, a acetilcolina, enquanto o componente pós-ganglionar – neste caso, as células cromafins da medula da glândula suprarrenal (portanto, equivalente aos neurônios pós-ganglionares ou 2ºs neurônios) – secreta, em sua maior parte, epinefrina e, em menor parte, norepinefrina (10%).

Função

O par de glândulas suprarrenais é composto por duas partes endócrinas de origem completamente diferente:

- *Córtex da glândula suprarrenal:* produção de hormônios esteroides (glicorticoides, mineralocorticoides e hormônios sexuais masculinos) com efeito sobre o metabolismo de carboidratos, de lipídios e de proteínas, além do equilíbrio hidreletrolítico
- *Medula da glândula suprarrenal:* liberação de epinefrina e norepinefrina diretamente na corrente sanguínea; do ponto de vista funcional, trata-se de um componente da parte simpática da divisão autônoma do sistema nervoso ("duas glândulas, um órgão").*Observação:* A circulação da glândula suprarrenal ocorre do córtex em direção à medula.

Desenvolvimento Embrionário

- Medula da glândula suprarrenal: células que migram das cristas neurais (origem neuroectodérmica)
- Córtex da glândula suprarrenal: células da zona esteroidogênica (origem mesodérmica).

Principais Doenças

Distúrbios da função do córtex da glândula suprarrenal:

- Com a deficiência dos hormônios do córtex (hipofunção suprarrenal, *doença de Addison*; sem reposição dos hormônios pode ser fatal), por exemplo, com a destruição da glândula suprarrenal por tuberculose ou por metástases (melanoma maligno) ou
- Com a hiperfunção do córtex da glândula suprarrenal (*doença de Cushing*), que pode ocorrer, por exemplo, pela ação de tumores secretores de ACTH.

1.16 Rins

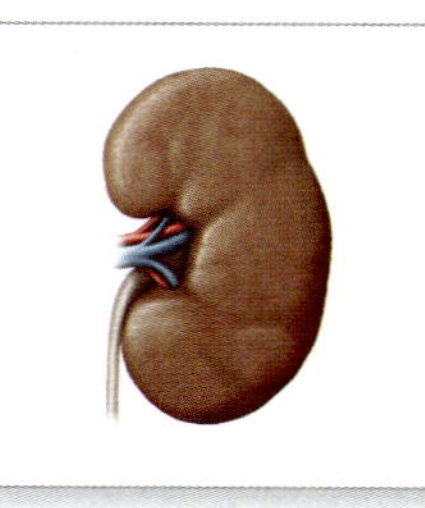

Posição	• Órgãos primariamente *retroperitoneais* (extraperitoneais) no espaço retroperitoneal do abdome, na altura de L I e L II e envolvido, juntamente com as glândulas suprarrenais, pela cápsula adiposa renal	• O rim direito se encontra em posição um pouco mais profunda do que o rim esquerdo, devido à posição do fígado à direita.
Formato e Estrutura	• Formato de "grão de feijão", com 12 × 6 × 3 cm (comprimento × largura × espessura) • Hilo renal, com entrada e saída de estruturas vasculonervosas, e saída do ureter, que está voltado medialmente • Polos superior e inferior e faces anterior e posterior	• Margens lateral e medial • Todo o parênquima renal é envolvido por uma resistente cápsula fibrosa renal.
Estrutura Histológica	• Zona cortical (córtex) externa, com numerosos corpúsculos renais para a ultrafiltração e formação da chamada urina primária • Em seguida, observa-se um sistema de delicados túbulos microscópicos (túbulos proximais e distais, com partes	retas e contorcidas e alças de Henle) em direção à medula renal para modificação da urina primária • Liberação da urina pelos cálices renais para a pelve renal, localizada no hilo, e daí para o ureter.
Vasos e Nervos (ver também p. 441)	Suprimento do tipo abdominal retroperitoneal. • *Artérias:* Aa. renais esquerda e direita, originadas diretamente da parte abdominal da aorta • *Veias:* Vv. renais esquerda e direita, diretamente para a V. cava inferior • *Drenagem linfática:* diretamente para os Ll. lombares • *Inervação autônoma:* – Parte parassimpática, em parte pelo N. vago (tronco vagal posterior) e, em parte, (principalmente para a pelve renal) pelos Nn. esplâncnicos pélvicos derivados de S2–S4	– Parte simpática, pelos Nn. esplâncnicos menor e imo (gânglios celíacos e aorticorrenais) e, em parte, pelo plexo hipogástrico inferior (principalmente para a pelve renal). *Observação:* A V. renal esquerda recebe, à esquerda, a V. testicular/ovárica e a V. suprarrenal esquerda. A V. renal esquerda segue entre a parte abdominal da aorta e a A. mesentérica superior como se estivesse "espremida" entre as duas, à esquerda da V. cava inferior.
Função	• Regulação dos equilíbrios hídrico, ácido-básico e eletrolítico • Eliminação de substâncias urofânicas (*i. e.*, destinadas a aparecer na urina) • Regulação da pressão sanguínea	• Influência hormonal sobre a formação de eritrócitos • Influência sobre o equilíbrio do cálcio pela intervenção no metabolismo da vitamina D.
Desenvolvimento Embrionário	Origem mesodérmica (mesoderma intermediário) a partir dos primórdios dos metanefros (blastemas metanefrogênicos); os primórdios dos metanefros se originam na pelve e migram para cima até quase o diafragma (ascensão renal).	
Principais Doenças	• *Cálculos renais:* se houver excesso de substâncias solúveis, estas podem se precipitar na urina e formar núcleos de cristalização para concreções. Esses podem, de modo geral, se originar nos rins (p. ex., como cálculos ajustados à pelve renal). Caso esses cálculos atinjam o ureter, podem deflagrar contrações rítmicas da musculatura da pelve renal e do ureter que podem ser muito dolorosas (cólicas) • Inflamações do rim (*nefrite*), causadas geralmente por bactérias, ocasionalmente com o envolvimento da pelve renal (*pielonefrite*), ou nefrite de origem autoimune (glomerulonefrite)	• O *estreitamento* de natureza arteriosclerótica das *artérias renais* (com comprometimento da pressão de irrigação do rim) pode levar ao aumento da pressão sanguínea sistêmica devido à regulação compensatória da pressão pelos rins • A elevação crônica dos níveis de glicose sanguínea (*diabetes melito*) pode levar a distúrbios da função renal e, ocasionalmente, à elevação da pressão arterial, devido à lesão das artérias renais menores (microangiopatia).

1.17 Ureter

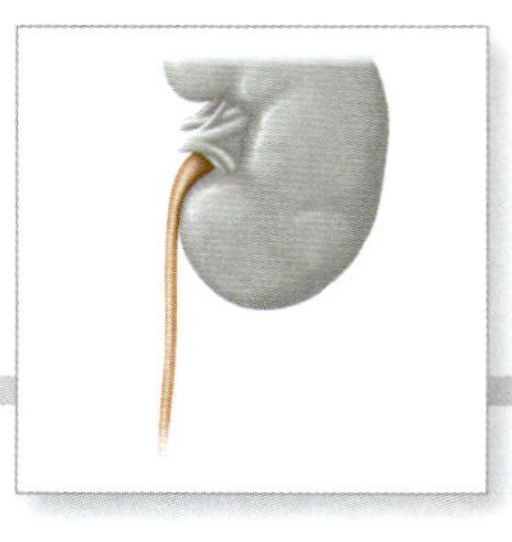

Posição	Órgão primariamente *retroperitoneal* (extraperitoneal) no abdome e na pelve.	
Formato e Partes	Órgão tubular com lúmen estreito; comprimento de 24 a 31 cm; três segmentos: • Parte abdominal: no espaço retroperitoneal do abdome, próximo à coluna vertebral; da pelve renal até a linha terminal da pelve • Parte pélvica: anteriormente ao sacro nos espaços retroperitoneal e infraperitoneal da pelve; da linha terminal até a parede da bexiga urinária	• Parte intramural: na espessura da parede da bexiga urinária. *Observação:* Na mulher, o trajeto através do ligamento largo do útero leva a cruzamento por baixo da A. uterina (risco de lesão em procedimentos cirúrgicos!).
Estrutura da Parede	• Túnica mucosa com epitélio de transição (ou urotélio; para proteção contra a urina hiperosmolar) • Tela submucosa • Túnica muscular com feixes espessos de músculo liso (transporte peristáltico ativo da urina)	• Túnica adventícia para inclusão no tecido conjuntivo do espaço extraperitoneal do abdome e da pelve.
Vasos e Nervos (ver também pp. 441 e seguinte)	Suprimentos dos tipos abdominal retroperitoneal e pélvico (ou ilíaco). • *Artérias:* Rr. uretéricos de acordo com o segmento, derivados das artérias adjacentes no abdome (Aa. renais) e na pelve (A. vesical superior; ocasionalmente, A. ilíaca interna) • *Veias:* de acordo com o segmento, para as veias adjacentes no abdome (V. renal) e na pelve (plexo venoso vesical; ocasionalmente, V. ilíaca interna)	• *Drenagem linfática:* de acordo com o segmento, diretamente para os Ll. lombares, Ll. vesicais laterais ou Ll. ilíacos internos: • *Inervação autônoma:* – Parte parassimpática, pelos Nn. esplâncnicos pélvicos, principalmente derivados de S2–S4 – Parte simpática, pelos Nn. esplâncnicos menor ou imo, por meio dos gânglios celíacos e aorticorrenais e ainda pelos Nn. esplâncnicos lombares por meio do plexo hipogástrico inferior.
Função	• Transporte peristáltico ativo da urina em pequenos volumes, da pelve renal até a bexiga urinária • Proteção contra o refluxo de urina impedindo infecção ascendente durante a estase urinária.	
Desenvolvimento Embrionário	Origem mesodérmica em ambos os sexos, a partir do ducto mesonéfrico (ducto de Wolff); o ureter se origina na pelve e	migra em direção cranial juntamente com o rim, durante a ascensão renal.
Particularidades	Três locais de estreitamento importantes do ponto de vista clínico: • Proximidade do ureter ao polo inferior do rim • Cruzamento do ureter por vasos (A. ilíaca comum) na altura da linha terminal e • Passagem do ureter pela parede muscular da bexiga urinária	• Ocasionalmente, existe um 4º local de estreitamento, no cruzamento por baixo dos vasos testiculares ou ováricos. Nas constrições, os cálculos renais que saem do rim podem eventualmente permanecer retidos no ureter (como cálculos ureterais).
Principais Doenças	• Cálculos ureterais podem ficar retidos em um dos estreitamentos ureterais; na tentativa de o ureter impelir o cálculo para a frente pelas contrações musculares, em direção à bexiga urinária, podem ocorrer *cólicas ureterais*, manifestadas como dor intensa	• Na infecção bacteriana da bexiga urinária, o microrganismo envolvido pode migrar pelos ureteres para o rim e causar inflamação dos ureteres (*ureterite*).

1.18 Bexiga Urinária

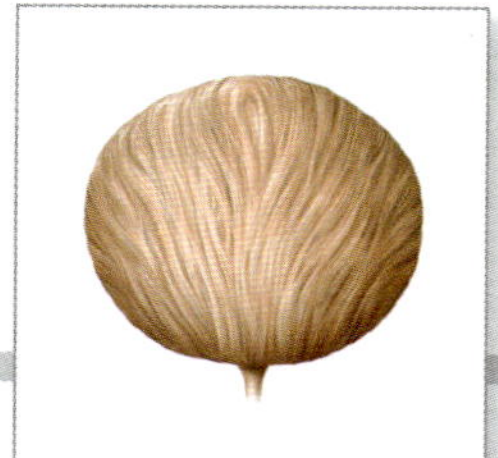

Posição	No espaço extraperitoneal da pelve menor, posteriormente à sínfise púbica; o assoalho da bexiga urinária se encontra sobre a musculatura do assoalho da pelve.	
Cobertura Peritoneal	Superiormente, a bexiga urinária é recoberta pelo peritônio urogenital. O peritônio vesical se reflete anteriormente no peritônio parietal da parede abdominal anterior e, posteriormente à bexiga urinária, sobre a parede anterior dos órgãos adjacentes (útero ou reto).	*Observação:* Durante o enchimento pleno da bexiga urinária, o peritônio é elevado. Deste modo, a parede anterior da bexiga urinária, sem peritônio, pode ser puncionada diretamente sobre a sínfise púbica (punção vesical suprapúbica).
Formato	Órgão oco em formato de sopeira ou circular (de acordo com o estado de enchimento), com cerca de 500 a 1.000 mℓ de capacidade fisiológica. Corpo com ápice, fundo e colo da bexiga (voltado para o assoalho da pelve).	As desembocaduras de ambos os ureteres (óstios dos ureteres) e a saída da uretra (óstio interno da uretra, com a úvula da bexiga) formam na parede interna o fundo do trígono da bexiga.
Estrutura da Parede	• Túnica mucosa com epitélio de transição (urotélio; proteção contra as influências osmóticas da urina) e lâmina própria de tecido conjuntivo frouxo • Proeminente túnica muscular com múltiplas camadas; por um lado, atua no fechamento da bexiga urinária (continência), e, por outro lado, no seu esvaziamento (micção)	• Túnica adventícia (= fáscia visceral da pelve) para inclusão no tecido conjuntivo circunjacente (paracisto, espaço retropúbico, septo retovesical). A face superior da bexiga urinária é recoberta pelo peritônio urogenital – portanto, uma túnica serosa.
Vasos e Nervos (ver também p. 442)	Suprimento do tipo pélvico (tipo ilíaco). • *Artérias:* por meio dos chamados ramos viscerais da A. ilíaca interna: Aa. vesicais superiores e inferiores • *Veias:* drenagem para os ramos viscerais da V. ilíaca interna, através das Vv. vesicais	• *Drenagem linfática:* para os Ll. ilíacos internos • *Inervação autônoma:* – Parte parassimpática, pelos Nn. esplâncnicos pélvicos, derivados de S2–S4 – Parte simpática, pelos Nn. esplâncnicos lombares e sacrais (do plexo hipogástrico inferior).
Função	Armazenamento temporário e controlado da urina final (continência) e esvaziamento controlado para liberação da urina (micção).	
Desenvolvimento Embrionário	Em sua maior parte, a origem é endodérmica, derivada do seio urogenital – uma parte da cloaca; uma pequena parte (parte da parede posterior) é de origem mesodérmica, derivada dos dois ductos mesonéfricos, que são incorporados à parede da bexiga urinária. *Observação:* Um aumento de tamanho do útero (durante a gravidez ou também nos casos de tumores musculares do	útero [miomas]), restringe a capacidade da bexiga urinária – a urgência em urinar é mais frequente. O rebaixamento da musculatura do assoalho da pelve, devido à fraqueza das estruturas – por exemplo, após numerosos partos – causa incontinência urinária, devido a falhas nos mecanismos de contenção da bexiga urinária.
Principais Doenças	• Inflamação bacteriana (cistite) causada por microrganismos, que migram através da uretra: na mulher, devido ao fato de a uretra ser mais curta, as inflamações são muito mais frequentes do que no homem • Carcinoma de bexiga urinária • Incontinência urinária devido à queda do assoalho da	pelve (na insuficiência mecânica do assoalho da pelve, quando, por exemplo, devido a vários partos, o diafragma da pelve se inclina e torna-se abaixado ou afundado) • Bexiga urinária trabeculada: aumento de tamanho dos feixes musculares que ocorre com o impedimento à drenagem, devido à hiperplasia benigna da próstata (HBP).

1.19 Uretra

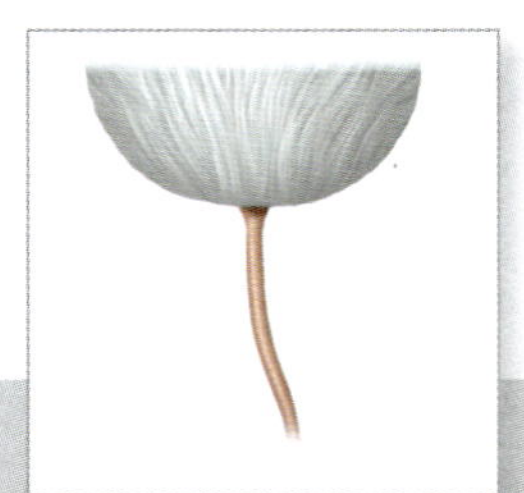

Observação: A uretra apresenta diferenças específicas de forma e de função em ambos os sexos; por isso são distinguidas:

- A uretra feminina
- A uretra masculina.

Posição

Em ambos os sexos, está diretamente sob a bexiga urinária, no espaço extraperitoneal da pelve, sendo que no homem também ocupa um espaço extracavitário, no corpo esponjoso do pênis. Uma parte da uretra masculina encontra-se imediatamente abaixo da bexiga urinária, envolvida pela próstata.

Formato

Órgão tubular com duas desembocaduras:

- Óstio *interno* da uretra (em ambos os sexos)
- Óstio *externo* da uretra: na mulher, está no vestíbulo da vagina, enquanto no homem se encontra na glande do pênis.

Partes

Uretra feminina (cerca de 3 a 5 cm de comprimento e reta) com duas partes:

- Parte intramural (muito curta, na parede da bexiga urinária) e
- Parte cavernosa (parte mais longa; desemboca no vestíbulo da vagina).

Uretra masculina (20 cm de comprimento, apresentando duas curvaturas) com 4 partes:

- Parte intramural (muito curta; na parede da bexiga urinária, sendo exclusivamente uma via urinária; com o M. esfíncter interno da uretra)
- Parte prostática (3 cm de comprimento; é tanto parte da via urinária quanto parte da via do aparelho genital masculino; envolvida pela próstata; com a crista uretral e o colículo seminal)
- Parte membranácea (1 a 2 cm de comprimento; estende-se através do hiato do músculo levantador do ânus (hiato urogenital), no diafragma da pelve; parte mais distal com a ampola da uretra mais distensível)
- Parte esponjosa (15 cm de comprimento; no corpo esponjoso do pênis; dilatação distal da uretra [fossa navicular] imediatamente antes do óstio externo; parte mais proximal da parte esponjosa fixada no assoalho pélvico, parte mais distal pendente e livre)

- *Duas curvaturas da uretra masculina:*
  - Curvatura infrapúbica: transição da parte membranácea para a parte esponjosa
  - Curvatura pré-púbica: transição entre as partes proximal e distal da parte esponjosa
- *Três estreitamentos da uretra masculina:*
  - Parte intramural
  - Parte membranácea (parte proximal)
  - Óstio externo da uretra
- *Três regiões dilatadas da uretra masculina:*
  - Parte prostática
  - Ampola da uretra
  - Fossa navicular.

Estrutura da Parede

Túnicas mucosa (o revestimento proximal da túnica mucosa ainda tem a participação de um epitélio de transição – ou urotélio – enquanto, distalmente, a túnica mucosa é revestida por epitélio estratificado pavimentoso não queratinizado, contendo glândulas uretrais intraepiteliais), muscular e adventícia.

Vasos e Nervos

Suprimento do tipo pélvico.

- *Artérias:* A. uretral, ramo da A. pudenda interna, e ramos menores (no homem, derivados dos Rr. prostáticos; na mulher, são derivados da A. vesical inferior e da A. retal média)
- *Veias:* drenagem no plexo vesical (na mulher) e nos plexos vesical e prostático e nas veias do pênis (no homem)
- *Drenagem linfática:* linfonodos lombares (através dos Ll. ilíacos internos ou dos linfonodos inguinais)
- *Inervação autônoma* (de forma esparsa):
  - Parte parassimpática, a partir dos Nn. esplâncnicos pélvicos
  - Parte simpática, a partir dos Nn. esplâncnicos sacrais do plexo hipogástrico inferior
  - Inervação somática (sensibilidade!) pelo N. pudendo.

Função

Condução da urina para fora do corpo (em ambos os sexos); ejeção do sêmen durante a ejaculação (no homem).

Desenvolvimento Embrionário

Origem a partir da cloaca e de uma invaginação do assoalho da pelve.

Principais Doenças

- Inflamação aguda ou crônica (uretrite) devido à ação de bactérias (mais comumente) ou de fungos (mais raramente). No caso de infecção, frequentemente há sensação de queimação ao urinar. Mais comum em mulheres do que em homens
- Malformações durante o desenvolvimento embrionário, com a formação de fístula uretrovaginal, ou a desembocadura atípica no pênis (geralmente na face inferior do pênis, hipospadia) em meninos.

1.20 Vagina

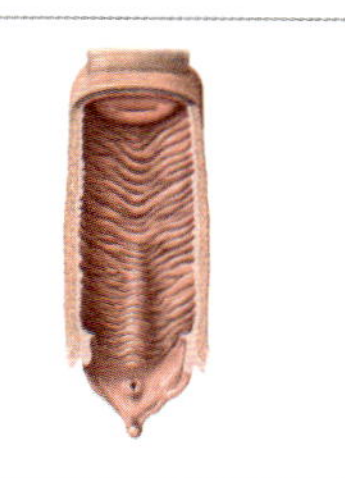

Posição	Órgão extraperitoneal no espaço extraperitoneal da pelve. A vagina, através do assoalho da pelve e por trás da uretra, no chamado hiato urogenital, desemboca no vestíbulo da vagina, entre os lábios menores do pudendo.	
Formato	Órgão tubular alongado (comprimento de 8 a 10 cm).	
Estrutura da Parede	• Túnica mucosa especializada, formada por epitélio estratificado pavimentoso não queratinizado (resistente a atritos mecânicos) e lâmina própria de tecido conjuntivo frouxo; no epitélio, ocorre degradação do glicogênio pela flora bacteriana local, com a produção de ácido láctico (manutenção de pH ácido para a proteção contra infecções ascendentes)	• Túnica muscular bem desenvolvida • Túnica adventícia para inclusão do órgão no tecido conjuntivo circunjacente da pelve. *Observação:* A parede vaginal não contém glândulas. A lubrificação da parede se dá graças ao fluxo de secreções uterinas.
Vasos e Nervos (ver também p. 444)	Suprimento do tipo pélvico (ou tipo ilíaco). • *Artérias:* A. vaginal (nem sempre presente) como ramo exclusivo da A. ilíaca interna, ou R. vaginal da A. uterina • *Veias:* plexo venoso vaginal, diretamente para a V. uterina, ou através do plexo venoso uterino • *Drenagem linfática:* em parte (apenas para a parte superior) para os Ll. parauterinos, a maior parte para os Ll. inguinais superficiais (como derivado do assoalho da pelve!) e, ainda, para os Ll. ilíacos externos	• *Inervação autônoma:* – Parte parassimpática, a partir dos Nn. esplâncnicos pélvicos (S2–S4) – Parte simpática, a partir dos Nn. esplâncnicos lombares e sacrais (do plexo hipogástrico inferior) • Inervação *sensitiva somática* adicional pelo N. pudendo.
Função	Órgão para a cópula e canal do parto.	
Desenvolvimento Embrionário	Como uma invaginação epitelial derivada do assoalho da pelve, a placa vaginal cresce como uma estrutura inicialmente sólida que é, subsequentemente, canalizada.	
Principais Doenças	• Infecções bacterianas ou fúngicas durante os distúrbios do meio interno vaginal • Tumores malignos (carcinoma de vagina) são raros • Fístulas congênitas para a uretra ou para o reto são mais raras, porém são originadas durante o desenvolvimento embrionário, com passagem de urina ou de fezes através da vagina (inflamações bacterianas!)	• Atrofia do epitélio vaginal após a menopausa; não é uma doença propriamente dita, uma vez que a menopausa é um processo fisiológico. Há ressecamento da vagina que predispõe a cistite e uretrite.

1.21 Útero e Tubas Uterinas

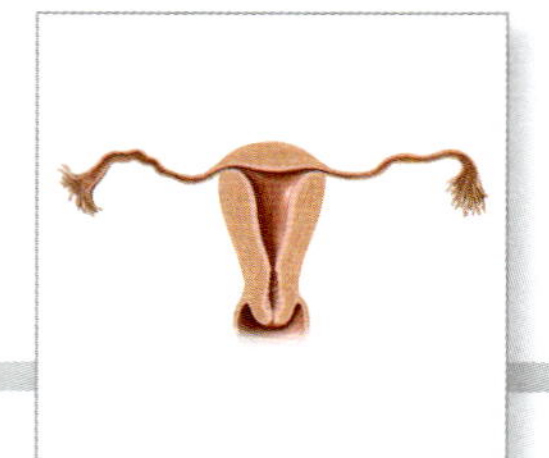

Posição

Órgãos intraperitoneais na pelve menor (recobertos pelo peritônio urogenital); apenas uma pequena parte do colo do útero se encontra em posição extraperitoneal.

Útero:
- Entre a bexiga urinária e o reto
- Fixado nas paredes laterais esquerda e direita pelo Lig. largo do útero; de modo geral, é inclinado na direção anterior (*anteversão do útero*); além disso, em relação ao colo do útero, o corpo do útero é dobrado na direção anterior (*anteflexão do útero*).

Observação: O Lig. largo do útero é uma lâmina de tecido conjuntivo posicionada frontalmente, na qual os vasos sanguíneos e nervos seguem em direção ao útero e às tubas uterinas e, em parte, para os ovários. Por isso, para cada órgão, ele é considerado também como um "meso" (mesométrio/mesossalpinge/mesovário = porções do ligamento em relação ao útero, às tubas uterinas e aos ovários, respectivamente).

Tubas uterinas: na margem superior do Lig. largo do útero.

Formato e Partes

- Útero: órgão oco, piriforme, com consistência tipicamente muscular
- Tubas uterinas esquerda e direita: órgãos tubulares que emergem à esquerda e à direita do fundo do útero, cada um com 7 a 10 cm de comprimento
- Suas extremidades abertas para a cavidade peritoneal (ampolas das tubas uterinas) se dispõem sobre os ovários (que têm a forma e o tamanho semelhantes aos de uma ameixa), de modo a capturar os oócitos eliminados durante a ovulação (ver ovário).

Segmentos estruturais do útero:
- Corpo do útero (2/3), com faces posterior e anterior e fundo cego (fundo do útero)
- Colo do útero (1/3), com istmo do útero, canal do colo do útero, porção vaginal e porção supravaginal
- Óstios do útero (abertura para a vagina).

Observação: A abertura do colo do útero para a vagina é obstruída pelo chamado tampão mucoso cervical que impede a ascensão de bactérias para o interior do útero.

Segmentos das tubas uterinas, da região lateral para a medial:
- Óstio abdominal (com as fímbrias)
- Infundíbulo da tuba uterina
- Ampola da tuba uterina
- Istmo da tuba uterina
- Parte uterina (segmento intramural; muito estreito, atravessa a parede do útero), com o óstio uterino (interno) da tuba.

Estrutura da Parede

Útero:
- Túnica mucosa (endométrio, com camadas basal e funcional; epitélio simples cilíndrico ciliado e estroma endometrial [tecido conjuntivo frouxo] com glândulas endometriais), especializada para a recepção do zigoto; na mulher madura, o endométrio sofre modificações cíclicas, que culminam com a eliminação da camada funcional (menstruação)
- Túnica muscular (miométrio): musculatura lisa durante a gestação, sofre hipertrofia e hiperplasia para permitir, ao fim da gestação, a expulsão do feto no momento do parto
- Túnica serosa (perimétrio): possibilita a mobilidade em relação aos outros órgãos da cavidade peritoneal (crescimento do útero durante a gravidez).

Observação: A contração da parede muscular uterina não é controlada somente por nervos, mas também por hormônios (ocitocina).

Tubas uterinas:
- Túnica mucosa (epitélio simples cilíndrico ciliado e lâmina própria, com pregas de altura variada nos diferentes segmentos), especializada na formação de uma corrente de líquido (a partir do movimento ciliar) em direção ao útero; atua no transporte do zigoto (que é imóvel) como uma via de transporte em direção ao útero, e para os espermatozoides (extremamente móveis – movimento reotático positivo dos espermatozoides) como via de orientação
- Túnica muscular: musculatura lisa que promove os movimentos peristálticos das tubas uterinas e durante a "aspiração" dos ovários pelas fímbrias
- Túnica serosa (cobertura peritoneal) da tuba uterina, que se continua com a túnica serosa que recobra o mesossalpinge (ver acima, "posição").

Vasos e Nervos

(ver também pp. 444 e seguinte)

Suprimento do tipo pélvico (ou tipo ilíaco).

Útero:
- *Artérias:* A. uterina, ramo da A. ilíaca interna
- *Veias:* drenagem pelo plexo venoso uterino e V. uterina para a V. ilíaca interna
- *Drenagem linfática:* através dos Ll. parauterinos e Ll. sacrais para os Ll. ilíacos internos e comuns (principalmente com relação ao corpo do útero) e Ll. inguinais (colo do útero; drenagem como para os órgãos genitais externos)
- *Inervação autônoma:*
  - Parte parassimpática: Nn. esplâncnicos pélvicos (S2–S4)
  - Parte simpática: Nn. esplâncnicos lombares e, em parte, Nn. esplâncnicos sacrais (plexo hipogástrico inferior).

Tubas uterinas:
- *Artérias:* R. tubário da A. uterina e R. tubário da A. ovárica
- *Veias:* drenagem pelo plexo venoso uterino ou plexo ovárico
- *Drenagem linfática:* diretamente ou indiretamente (através dos Ll. parauterinos) para os Ll. lombares
- *Inervação autônoma:* ver útero.

Observe o chamado ângulo uterotubário: na mulher, o ligamento redondo do útero se estende para o canal inguinal juntamente com vasos linfáticos: metástases de tumores derivados do ângulo uterotubário podem se instalar nos linfonodos inguinais.

Função	**Útero:** • Cavidade de desenvolvimento do embrião durante a gestação • Após a gestação, órgão do parto.	**Tubas uterinas:** • Órgão de captação do oócito maduro eliminado pelo ovário • Canal para ascensão dos espermatozoides • Local da fecundação • Transporte do zigoto para o útero.
Desenvolvimento Embrionário	**Útero e tubas uterinas:** origem mesodérmica, a partir dos ductos paramesonéfricos (ductos de Müller): • O útero se forma a partir da fusão dos ductos	• As tubas uterinas se formam a partir de partes não fundidas dos ductos.
Principais Doenças	**Útero:** • Tumores musculares benignos (miomas) podem se desenvolver sob a influência de hormônios sexuais, pressionando os órgãos adjacentes (bexiga urinária, reto) ou a túnica mucosa uterina (prováveis distúrbios do ciclo menstrual) • Tumores malignos podem se originar da túnica mucosa do corpo do útero (carcinoma de endométrio) ou da túnica mucosa do colo do útero (carcinoma de colo do útero)	• O abaixamento do assoalho da pelve pode ocasionar o prolapso do útero. **Tubas uterinas:** • Inflamações bacterianas (anexite ou salpingite) geralmente ascendem a partir do útero • Inflamações crônicas podem ocasionar a obstrução do lúmen tubário (infertilidade) • Infecções das tubas uterinas podem se disseminar também para a cavidade abdominal através do óstio abdominal das tubas uterinas.

1.22 Próstata e Glândulas Seminais

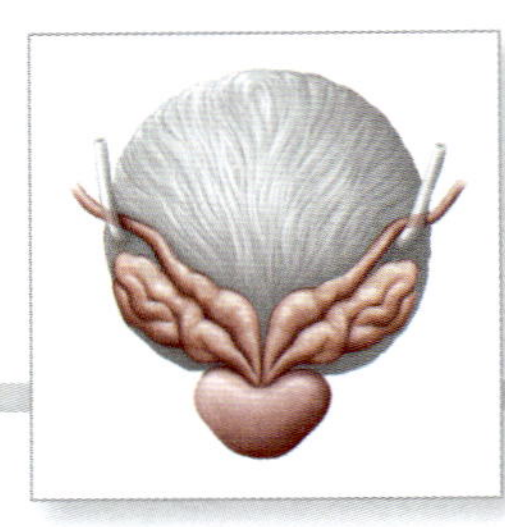

Posição	**Próstata:** órgão extraperitoneal diretamente abaixo da bexiga urinária, no espaço infraperitoneal da pelve; sobrepõe-se cranialmente ao M. levantador do ânus e envolve a parte prostática da uretra. **Glândulas seminais:** órgãos predominantemente extraperitoneais, imediatamente na parede posterior da bexiga	urinária (a cúpula das glândulas se encontra em posição posterossuperior, frequentemente recoberta pelo peritônio urogenital).
Formato e Estrutura	**Próstata:** • Glândula única, revestida por uma resistente cápsula fibrosa • Numerosos ductos intralobulares ramificados, que desembocam em vários ductos excretores na parte prostática da uretra • O ducto excretor das glândulas seminais e se funde com o ducto deferente, e atravessa a próstata desembocando na parte prostática da uretra como ducto ejaculatório.	**Glândulas seminais:** • Par de órgãos alongados (cerca de 5 cm de comprimento); de cada glândula parte um ducto excretor muito enovelado • Glândulas envolvidas por uma delicada cápsula conjuntiva. *Observação:* A divisão histológica da próstata em diferentes zonas é de interesse clínico. As glândulas seminais não são meros reservatórios de sêmen; produzem 70% do plasma seminal.
Vasos e Nervos (ver também p. 442)	Ambos os órgãos apresentam suprimento do tipo pélvico (tipo ilíaco). • *Artérias:* Rr. prostáticos geralmente oriundos da A. vesical inferior • *Veias:* plexo venoso prostático, com drenagem para o plexo venoso vesical (frequentemente unidos como plexo venoso vesicoprostático) • *Drenagem linfática:* em parte através dos Ll. pré-vesicais/retrovesicais para os Ll. ilíacos internos, sacrais e lombares	• *Inervação autônoma:* – Parte parassimpática, pelos Nn. esplâncnicos pélvicos (derivados de S2–S4) – Parte simpática, pelos Nn. esplâncnicos lombares e (em pequena parte) sacrais (do plexo hipogástrico inferior).
Função	Produção de secreção que, como componente do ejaculado, contém importantes substâncias, do ponto de vista funcional, para a mobilidade ativa dos espermatozoides. Secreção alcalina e rica em frutose (particularmente a secreção das	glândulas seminais – fonte de energia para os espermatozoides).
Desenvolvimento Embrionário	**Próstata:** brotamento epitelial derivado do epitélio da uretra.	**Glândulas seminais:** brotamentos epiteliais derivados do epitélio dos ductos mesonéfricos (ductos de Wolff).
Principais Doenças	**Próstata:** tumores benignos e malignos: • Hiperplasia benigna do epitélio e do estroma, com estreitamento da uretra e estase de urina, principalmente na zona de transição e particularmente frequente em homens idosos. Devido a hiperplasia e consequente espessamento de sua parede muscular (a chamada "*bexiga trabeculada*"), a bexiga urinária tenta expulsar a urina contra a resistência oferecida pela constrição. O tratamento consiste frequentemente no alargamento cirúrgico da uretra	• Carcinoma de próstata: desenvolve-se perifericamente, no epitélio glandular abaixo da cápsula (zona periférica). O carcinoma de próstata é um dos mais frequentes tumores malignos de homens idosos. Frequentemente, o tumor origina metástases para os ossos, particularmente para a coluna vertebral, uma vez que as veias entre o plexo prostático e o plexo venoso da medula espinal não têm válvulas (lombalgia em homens idosos!). **Glândulas seminais:** raras inflamações consequentes a infecções nos órgãos genitais.

1.23 Epidídimo e Ducto Deferente

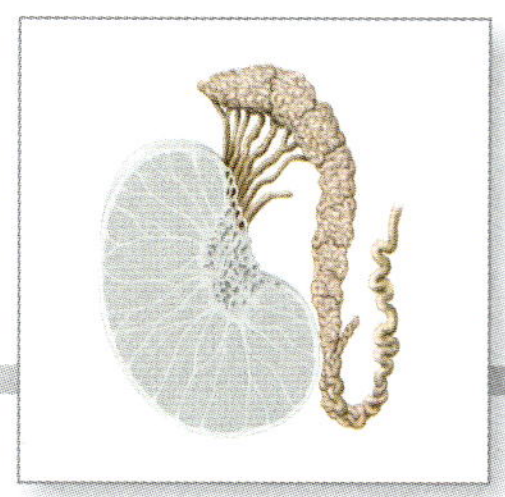

Posição

Epidídimo: no escroto, na região posterolateral sobre os testículos, parcialmente incluído na túnica vaginal dos testículos (lâmina visceral).

Ducto deferente: a partir do fim de cada epidídimo, estende-se sobre as faces superior e posterior da bexiga urinária através do canal inguinal, em direção à próstata. A parte que se encontra sobre a face superior da bexiga urinária é recoberta pelo peritônio urogenital (posição infraperitoneal).

Formato e Estrutura

Epidídimo: ductos longos (ductos epididimários, com epitélio pseudoestratificado estereociliado), bastante enovelados, com até 12 m de comprimento (!), que estão organizados em cabeça, corpo e cauda do epidídimo. A partir da cauda o epidídimo desemboca no ducto deferente.

Ducto deferente: ducto com cerca de 40 cm de comprimento, com uma túnica muscular muito desenvolvida, e que envolve o ducto com um trajeto espiral (aparece nos cortes histológicos frequentemente como uma túnica com três camadas de músculo liso). O epitélio da túnica mucosa é pseudoestratificado estereociliado. O ducto se alarga um pouco antes de entrar na próstata para formar a ampola do ducto deferente e se continua como ducto ejaculatório na próstata.

Observação: Devido à sua musculatura muito desenvolvida, o ducto deferente é palpável no canal inguinal como um cordão da espessura de um lápis.

Vasos e Nervos (ver também p. 443)

Epidídimo: suprimento do tipo abdominal retroperitoneal (conexão com os vasos testiculares). Pequenas partes também apresentam suprimento do tipo pélvico (tipo ilíaco). As estruturas vasculonervosas do epidídimo se conectam parcialmente com as estruturas vasculonervosas do testículo.

- *Artérias:* ramos derivados da A. testicular
- *Veias:* drenagem em direção ao plexo pampiniforme para as Vv. testiculares
- *Drenagem linfática:* Ll. lombares
- *Inervação autônoma* (esparsa):
  - Parte parassimpática, pelos Nn. esplâncnicos pélvicos (S2–S4)
  - Parte simpática, pelos Nn. esplâncnicos lombares e o plexo hipogástrico inferior.

Ducto deferente: suprimento do tipo pélvico (tipo ilíaco)

- *Artérias:* A. do ducto deferente, ramo da A. umbilical
- *Veias:* drenagem em parte para o plexo pampiniforme e em parte para o plexo venoso vesical
- *Drenagem linfática:* Ll. lombares
- *Inervação autônoma:*
  - Parte parassimpática, pelos Nn. esplâncnicos pélvicos (S2–S4)
  - Parte simpática, pelos Nn. esplâncnicos lombares e o plexo hipogástrico inferior.

Função

Epidídimo: armazenamento e maturação final dos espermatozoides produzidos nos testículos.

Ducto deferente: transporte rápido dos espermatozoides durante a ejaculação para a uretra masculina.

Observação: A formação e a maturação dos espermatozoides nos testículos, assim como a migração para os epidídimos, com o posicionamento definitivo nos segmentos inferiores dos ductos epididimários duram cerca de 80 dias!

Desenvolvimento Embrionário

Ambos os órgãos são de origem mesodérmica, derivados dos segmentos inferiores dos ductos mesonéfricos (ductos de Wolff).

Principais Doenças

Raramente ocorrem inflamações nos epidídimos (epididimite) ou no ducto deferente.

1.24 Testículo

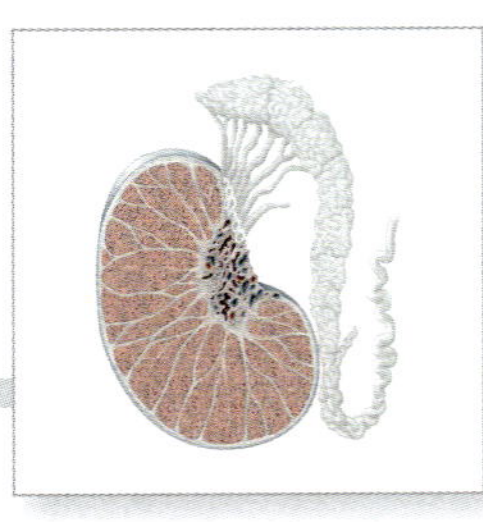

Posição

Órgão extracorpóreo, no escroto; devido à descida da túnica vaginal do testículo, é envolvido, em sua maior parte, por uma pequena cavidade completamente fechada, derivada do peritônio. A posição no escroto é atingida pela descida do testículo durante o desenvolvimento embrionário.

Formato e Estrutura

Par de órgãos de forma e tamanho semelhantes aos de uma ameixa, divididos em cerca de 350 lóbulos testiculares por septos de tecido conjuntivo. Em cada lóbulo encontram-se 2 a 4 túbulos seminíferos, intensamente enovelados, cujo epitélio especializado é responsável pelos eventos da espermatogênese. No tecido conjuntivo intersticial testicular encontram-se as células de Leydig, secretoras de testosterona.

Vasos e Nervos (ver também p. 443)

Suprimento do tipo abdominal retroperitoneal (apesar da localização extracavitária!)
Com a descida dos testículos, estes órgãos são acompanhados pelos vasos sanguíneos e nervos oriundos da parte superior do abdome. Consequentemente, as estruturas vasculonervosas não se originam de estruturas pélvicas (analogia com o ovário!).

- *Artérias:* A. testicular, ramo da parte superior da parte abdominal da aorta
- *Veias:* drenagem pelo plexo pampiniforme através das Vv. testiculares à direita, diretamente na V. cava inferior, e, à esquerda, na V. renal esquerda (!)
- *Drenagem linfática:* Ll. lombares
- *Inervação autônoma* (esparsa):
  - Da medula sacral S2–4 (Nn. esplâncnicos pélvicos)
  - Parte simpática, a partir dos Nn. esplâncnicos maiores e menores, por meio dos gânglios celíacos e aorticorrenais (plexo testicular).

Função

Produção de células germinativas (espermatozoides) e hormônios sexuais masculinos (testosterona).

Desenvolvimento Embrionário

Origem mesodérmica, a partir dos primórdios das gônadas, inicialmente indiferenciados na crista urogenital, na região lombar superior da coluna vertebral. As células precursoras dos espermatozoides migram a partir da parede do saco vitelino embrionário.

Observação: A disposição extracavitária dos testículos é necessária, uma vez que a temperatura da cavidade abdominal (mais elevada) prejudicaria a espermatogênese.

Principais Doenças

- A descida testicular incompleta leva ao chamado *testículo abdominal* (o testículo permanece nas cavidades abdominal ou pélvica) ou *testículo inguinal* (o testículo permanece no interior do canal inguinal). A elevada temperatura interna do corpo (o testículo se localiza mais próximo à temperatura central do corpo) impede a produção de células germinativas, culminando com a infertilidade (mas com produção normal de hormônios)
- Dilatações varicosas das veias do plexo pampiniforme (varicocele, preferencialmente do lado esquerdo), devido ao aquecimento excessivo do testículo (em função do não resfriamento adequado do testículo, uma vez que ele acaba recebendo uma quantidade maior de sangue com temperatura mais elevada), também podem causar queda na fertilidade
- O tumor maligno do testículo é um dos tipos de câncer mais frequentes em homens jovens; com um testículo remanescente na cavidade abdominal ou pélvica (criptorquidismo), existe o risco aumentado de desenvolvimento de um tumor maligno (seminoma ou teratoma).

1.25 Ovário

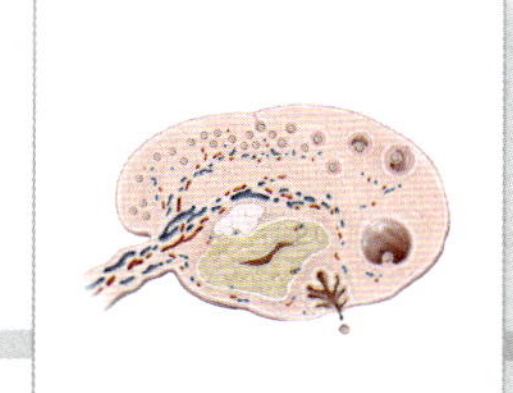

Posição

Órgão em posição intraperitoneal na pelve menor, na fossa ilíaca, após a descida dos ovários.
Observação: O mesotélio do peritônio sobre os ovários é caracterizado erroneamente como "epitélio germinativo", uma vez que, do mesotélio peritoneal, não se origina nenhuma célula germinativa. Nos testículos, por sua vez, o conceito de "epitélio germinativo" não caracteriza um revestimento peritoneal, mas o epitélio a partir do qual as células germinativas são produzidas.

Formato e Estrutura

- Par de órgãos de tamanho e formato semelhantes aos de uma ameixa, com extremidades tubária e uterina
- Organização em:
  - Cápsula de tecido conjuntivo (túnica albugínea do ovário)
  - Córtex e medula do ovário.

Córtex com folículos em diferentes estágios de desenvolvimento. Cada folículo contém um oócito, envolvido por células epiteliais foliculares e um manto de células conjuntivas do estroma ovariano (tecas foliculares).
Observação: Os hormônios sexuais femininos não são produzidos pelos oócitos, mas pelas células que formam os envoltórios de tecido conjuntivo ao redor das células foliculares.

Vasos e Nervos (ver também p. 445)

Suprimento principalmente do tipo abdominal retroperitoneal e, em pequena parte, do tipo pélvico (tipo ilíaco).

- *Artérias:* A. ovárica, ramo da parte abdominal da aorta; R. ovárico da A. uterina: a chamada arcada do ovário.
  Observação: Devido ao duplo suprimento do ovário com sangue arterial, nos procedimentos cirúrgicos é necessária a interrupção de ambos os sistemas de vasos.
- *Veias:* V. ovárica que, à direita, drena para a V. cava inferior, e, à esquerda, para a V. renal esquerda; também participa o plexo venoso ovárico que drena para o plexo venoso uterino
- *Drenagem linfática:* para os Ll. lombares
- *Inervação autônoma:*
  - Parte parassimpática, principalmente pelo N. vago
  - Parte simpática, pelos Nn. esplâncnicos (maiores) menores e imo (gânglios celíacos e aorticorrenais).

Função

- Produção e maturação de células germinativas femininas (oócitos)
- Produção cíclica de hormônios sexuais femininos.

Desenvolvimento Embrionário

Origem a partir dos primórdios gonadais no mesoderma intermediário das cristas urogenitais, na região lombar superior da coluna vertebral. Desta região, o ovário desce em direção à pelve menor (descida do ovário).
Observação: Uma grande parte dos primórdios embrionários dos ovários se encontra inicialmente em posição retroperitoneal e, devido à projeção das cristas urogenitais, eles se deslocam em direção intraperitoneal. Com a descida, o ovário carrega consigo as suas estruturas vasculonervosas, a partir da região superior do abdome; com isso, os vasos e nervos ovarianos seguem no interior de uma duplicação do peritônio (Lig. suspensor do ovário).

Principais Doenças

- Carcinoma de ovário: particularmente maligno, uma vez que as células tumorais podem se disseminar facilmente por toda a cavidade peritoneal
- Distúrbios do desenvolvimento folicular, com consequente diminuição da fertilidade ou distúrbios do ciclo hormonal.

Apêndice

Referências Bibliográficas

Agur AMR. Grants Anatomie. Lehrbuch und Atlas. Stuttgart: Enke; 1999.

Anschütz F. Die körperliche Untersuchung. 4. Aufl. Heidelberg: Springer; 1985.

Aumüller G, Aust G, Engele J et al. Anatomie. Duale Reihe. 4. Aufl. Stuttgart: Thieme; 2017.

Bähr M, Frotscher M. Neurologisch-topische Diagnostik. 10. Aufl. Stuttgart: Thieme; 2014.

Becker C. CT-Diagnostik der koronaren Herzkrankheit. Teil I: Indikation, Durchführung und Normalbefundung der CT-Koronarographie. Radiologie up2date 2008; 1: 55-67; DOI 10.1055/s-2007-995498.

Behrends JC, Bischofberger J, Deutzmann R et al. Physiologie. Duale Reihe. 3. Aufl. Stuttgart: Thieme; 2016.

Block B, Meier PN, Manns MP. Lehratlas der Gastroskopie. Stuttgart: Thieme; 1997.

Block B, Schachschal G, Schmidt H. Der Gastroskopie-Trainer. 2. Aufl. Stuttgart: Thieme; 2005.

Brambs H-J. Pareto-Reihe Radiologie. Gastrointestinales System. Stuttgart: Thieme; 2007.

Bücheler E. Einführung in die Radiologie. 11. Aufl. Stuttgart: Thieme; 2005.

Claussen CD, Miller S, Fenchel M et al. Pareto-Reihe Radiologie. Herz. Stuttgart: Thieme; 2006.

Dauber W. Bild-Lexikon der Anatomie. 10. Aufl. Stuttgart: Thieme; 2008.

Dietrich Ch, Hrsg. Endosonographie. Lehrbuch und Atlas des endoskopischen Ultraschalls. Stuttgart: Thieme; 2008.

Dorschner W, Stolzenburg J-U, Neuhaus J. Structure and Function of the Bladder Neck. Advances in Anatomy, Embryology and Cell Biology Vol. 159. Berlin: Springer; 2001.

Faller A, Schünke M. Der Körper des Menschen – Einführung in Bau und Funktion. 18. Aufl. Stuttgart: Thieme; 2020.

Fanghänel J, Pera F, Anderhuber F, Nitsch R, Hrsg. Waldeyer – Anatomie des Menschen. 24. Aufl. Berlin: De Gruyter; 2009.

Flachskampf F. Kursbuch Echokardiografie. 6. Aufl. Stuttgart: Thieme; 2017.

Földi M, Földi E, Kubik S. Lehrbuch Lymphologie. 7. Aufl. Stuttgart: Urban & Fischer, Elsevier; 2010.

Frick H, Leonhardt H, Starck D. Allgemeine und spezielle Anatomie. Taschenlehrbuch der gesamten Anatomie, Bd. 1 u. 2. 4. Aufl. Stuttgart: Thieme; 1992.

Fritsch H, Kühnel W. Taschenatlas der Anatomie. Bd. 2. 11. Aufl. Stuttgart: Thieme; 2013.

Gonska BD, Heinecker R. EKG in Klinik und Praxis. 14. Aufl. Stuttgart: Thieme; 1999.

Graumann W, von Keyserlingk D, Sasse D. Taschenbuch der Anatomie. Stuttgart: Gustav Fischer; 1994.

Greten H, Hrsg. Innere Medizin. 13. Aufl. Stuttgart: Thieme; 2010.

Hamm B, Krestin GP, Laniado M, Paul G, Volkmar N, Taupitz M, Hrsg. MRT von Abdomen und Becken. 2. Aufl. Stuttgart: Thieme; 2010.

Haferlach T. Taschenatlas Hämatologie. 7. Aufl. Stuttgart: Thieme; 2018.

Hegglin J. Chirurgische Untersuchung. 4. Aufl. Stuttgart: Thieme; 1988.

Ignjatovic D et al. Can the gastrocolic trunk of Henle serve as an anatomical landmark in laparoscopic right colectomy? A postmortem anatomical study. The American Journal of Surgery 2010; 199: 249–254.

Jin G, Tuo H, Sugiyama M et. al. Anatomic study of the superior right colic vein: its relevance to pancreatic and colonic surgery. The American Journal of Surgery 2006; 191: 100–103.

Kacprzyk A, Dro J, Stefura T et al. Variations and Morphometric Features of the Vermiform Appendix: A Systematic Review and Meta-Analysis of 114,080 Subjects with Clinical Implications. Clinical Anatomy 2020; 33: 85–98).

Kuzu MA, Ismail E, Çelik S et al. Variations in the Vascular Anatomy of the Right Colon and Implications for Right-Sided Colon Surgery. Diseases of the Colon & Rectum Volume 60: 3 (2017): 290–298.

Lange S. Radiologische Diagnostik der Thoraxerkrankungen. 4. Aufl. Stuttgart: Thieme; 2010.

von Lanz T, Wachsmuth W. Praktische Anatomie. Bd. II/6 Bauch. Berlin: Springer; 1993.

Lippert H, Pabst R. Arterial Variations in Man. München: Bergmann; 1985.

Loeweneck H. Diagnostische Anatomie. Berlin: Springer; 1981.

Lüllmann-Rauch R. Taschenlehrbuch Histologie. 5. Aufl. Stuttgart: Thieme; 2015.

Masuhr KF, Neumann M. Neurologie. Duale Reihe. 7. Aufl. Stuttgart: Thieme; 2013.

McNeal JE. Regional morphology and pathology of the prostate. Am J Clin Pathol 1968; 49: 347–357.

Messmann H, Hrsg. Lehratlas der Koloskopie. 2., aktualisierte Auflage. Stuttgart: Thieme; 2014.

Möller T, Reif E. Taschenatlas der Röntgenanatomie. 7. Aufl. Stuttgart: Thieme; 2021.

Möller T, Reif E. Taschenatlas der Schnittbildanatomie. Bd. 2: Thorax, Abdomen, Becken. 4. Aufl. Stuttgart: Thieme; 2019.

Moore KL, Persaud TVN. Embryologie. 5. Aufl. München: Urban & Fischer bei Elsevier; 2007.

Nauth HF. Gynäkologische Zytodiagnostik. 2. Aufl. Stuttgart: Thieme; 2013.

Netter FH. Farbatlanten der Medizin. Stuttgart: Thieme; 2000.

Pape HC, Kurtz A, Silbernagl S. Physiologie. 8. Aufl. Stuttgart: Thieme; 2018.

Platzer W. Taschenatlas der Anatomie. Bd. 1. 11. Aufl. Stuttgart: Thieme; 2013.

Platzer W. Atlas der topographischen Anatomie. Stuttgart: Thieme; 1982.

Rauber A, Kopsch F. Anatomie des Menschen. Bd. 1–4. Stuttgart: Thieme; Bd 1. 2. Aufl. 1997; Bde. 2 u. 3 1987; Bd. 4 1988.

Reiser M, Kuhn FP, Debus J. Radiologie. Duale Reihe. 4. Aufl. Stuttgart: Thieme; 2017.

Rohde H. Lehratlas der Proktologie. Stuttgart: Thieme; 2006.

Rohen JW. Topographische Anatomie. 10. Aufl. Stuttgart: Schattauer; 2007.

Romer AS, Parson TS. Vergleichende Anatomie der Wirbeltiere. 5. Aufl. Hamburg und Berlin: Parey; 1983.

Sadler ThW, Drews U, Brand-Saberi B. Taschenlehrbuch Embryologie. 13. Aufl. Stuttgart: Thieme; 2020.

Schneider H, Ince H, Kische S, Rehders TC et al. Management der Aortenisthmusstenose im Erwachsenenalter: Diagnostik, Prognose und Behandlung. Kardiologie up2date 2008; 4: 85–99; DOI: 10.1055/s-2007-995625.

Schünke M. Topografie und Funktion des Bewegungssystems – Funktionelle Anatomie. 3. Aufl. Stuttgart: Thieme; 2018.

Schumacher GH, Aumüller G. Topographische Anatomie des Menschen. 7. Aufl. Stuttgart: Urban & Fischer, Elsevier; 2004.

Schumpelick V, Bleese N, Mommsen U. Kurzlehrbuch Chirurgie. 8. Aufl. Stuttgart: Thieme; 2010.

Schwalenberg T, Neuhaus J, Dartsch M et al. Funktionelle Anatomie des männlichen Kontinenzmechanismus. Der Urologe 2010; 49: 472–480.
Seitz K, Braun B, Hrsg. Sonografie kompetent. Stuttgart: Thieme; 2016.
Siegenthaler W, Blum HE, Hrsg. Klinische Pathophysiologie. 9. Aufl. Stuttgart: Thieme; 2006.
Silbernagl S. Taschenatlas der Physiologie. 8. Aufl. Stuttgart: Thieme; 2012.
Stelzner F. Chirurgie an viszeralen Abschlußsystemen. Stuttgart: Thieme; 1998. Unter Benutzung der Ergebnisse von Widmer O. Die Rektalarterien des Menschen. Z Anat Entwickl-Gesch 1955; 118.
Stelzner F. Der Verschluß der terminalen Speiseröhre. Deutsch Med Wochensch 1968; 93: 1679–1685.
Strohmeyer G, Dölle W. Ösophagusvarizen: Bedeutung, Ursachen und Behandlung. Med Klein 1963; 58: 1649–1653.
Thelen M, Erbel R, Kreitner KF, Barkhausen J, Hrsg. Bildgebende Kardiodiagnostik. Stuttgart: Thieme; 2010.
Tillmann B. Farbatlas der Anatomie. Zahnmedizin – Humanmedizin. Stuttgart: Thieme; 1997.
Wallner C, Dabhoiwala NF, DeRuiter MC et al. The Anatomical Components of Urinary Continence. European Urology 2009; 55/4: 932–944.
Wedel T. Funktionelle Anatomie – Voraussetzung zum Verständnis von Defäkationsstörungen. In: Chir Gastroenterol 2007; 23: 220–227.
Wedel T, Stelzner S. Persönliche Mitteilung.

Índice Alfabético

A

B

C

D

E

F

G

H

I

J

L

M

N

O

P

R

S

T

U

V

Z

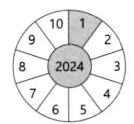
10
1
2
3
4
5
6
7
8
9
2024